T0224627

HANDBUCH DER INNEREN MEDIZIN

BEGRÜNDET VON

L. MOHR† UND R. STAEHELIN

ZWEITE AUFLAGE

BEARBEITET VON

W. ALWENS - FRANKFURT · G. v. BERGMANN - BERLIN · E. BILLIGHEIMER - FRANKFURT
R. BING - BASEL · K. BINGOLD - HAMBURG · O. BUMKE - MÜNCHEN · C. CHAGAS - RIO DE
JANEIRO · M. CLOETTA - ZÜRICH · H. CURSCHMANN - ROSTOCK · G. DENECKE - MARBURG
R. DOERR - BASEL · H. ELIAS - WIEN · H. EPPINGER - FREIBURG · W. FALTA - WIEN · E. ST. FAUST†-
BASEL · A. GIGON - BASEL · E. GLANZMANN - BERN · K. GOLDSTEIN - FRANKFURT · F. GÖP-
PERT† - GÖTTINGEN · C. HEGLER - HAMBURG · K. HÜBENER - LUCKENWALDE · G. KATSCH-
GREIFSWALD · M. KLOTZ - LÜBECK · F. KÜLBS - KÖLN · F. LEWANDOWSKY† - BASEL · L. LICHT-
WITZ - ALTONA · W. LÖFFLER - ZÜRICH · F. LOMMEL - JENA · M. LÜDIN - BASEL · R. MASSINI - BASEL
EDMUND MEYER - BERLIN · ERICH MEYER† - GÖTTINGEN · ERNST MEYER - KÖNIGSBERG
P. MORAWITZ - LEIPZIG · EDUARD MÜLLER - MARBURG · M. NADOLECZNY - MÜNCHEN
Y. RODENHUIS - s'GRAVENHAGE · F. ROLLY† - LEIPZIG · C. SCHILLING - BERLIN · A. SCHITTEN-
HELM - KIEL · H. SCHOTTMÜLLER - HAMBURG · F. SEILER - BERN · R. STAEHELIN - BASEL
E. STEINITZ - HANNOVER · J. STRASBURGER - FRANKFURT · F. SUTER - BASEL · F. UMBER - BERLIN
R. VON DEN VELDEN - BERLIN · O. VERAGUTH - ZÜRICH · F. VOLHARD - FRANKFURT
K. WITTMAACK - HAMBURG · H. ZANGGER - ZÜRICH · F. ZSCHOKKE - BASEL

HERAUSGEGEBEN VON

G. v. BERGMANN UND R. STAEHELIN
BERLIN ### BASEL

ZWEITER BAND · ZWEITER TEIL

TRACHEA · BRONCHIEN
LUNGEN · PLEURA

SPRINGER-VERLAG BERLIN HEIDELBERG GMBH
1930

ZIRKULATIONSORGANE
MEDIASTINUM · ZWERCHFELL
LUFTWEGE · LUNGEN · PLEURA

BEARBEITET VON

G. v. BERGMANN · H. EPPINGER · F. KÜLBS
EDMUND MEYER · R. STAEHELIN

ZWEITER TEIL

MIT 136 ZUM TEIL FARBIGEN ABBILDUNGEN

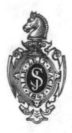

SPRINGER-VERLAG BERLIN HEIDELBERG GMBH
1930

ALLE RECHTE, INSBESONDERE DAS DER ÜBERSETZUNG
IN FREMDE SPRACHEN, VORBEHALTEN.

© SPRINGER-VERLAG BERLIN HEIDELBERG 1930
URSPRÜNGLICH ERSCHIENEN BEI JULIUS SPRINGER, BERLIN 1930
SOFTCOVER REPRINT OF THE HARDCOVER 2ND EDITION 1930

ISBN 978-3-662-40698-4   ISBN 978-3-662-41180-3 (eBook)
DOI 10.1007/978-3-662-41180-3

Inhaltsverzeichnis.

Die Erkrankungen der Trachea, der Bronchien, der Lungen und der Pleuren.
Von Professor Dr. R. Staehelin-Basel. (Mit 136 Abbildungen.)

Inhaltsverzeichnis. **VII**

Inhalt des ersten Teiles.

Die Erkrankungen der Trachea, der Bronchien, der Lungen und der Pleuren.

Von

R. Staehelin-Basel.

Mit 136 Abbildungen.

A. Allgemeiner Teil.

I. Anatomische Vorbemerkungen.

Die Lungen bilden zusammen mit den Bronchien drüsenähnlich aufgebaute Organe, in denen die Bronchien die zuführenden Gänge, die Alveolen deren end- und seitenständige Ausstülpungen darstellen.

Die gröberen Bronchien bestehen aus einem festen Rohr, das von einer Schleimhaut ausgekleidet wird. Nach Braune und Stahel sind sowohl die Trachea als auch die Bronchialabschnitte in ihrem mittleren Teil etwas weiter als an den Enden, also etwas spindelförmig aufgetrieben, was Wirbelbewegungen und Niederschlag des Staubes an den Bronchialwänden zur Folge haben soll. Aber diese Ansicht, die der gegenwärtig herrschenden Annahme einer laminären Luftströmung in den Bronchien widerspricht, erscheint unbewiesen, da sie sich nur auf Messungen an der Trachea und wenigen großen Bronchien stützt. Die Festigkeit wird zum Teil durch Knorpelspangen und -platten bedingt, die mit zunehmender Verästelung immer kleiner werden und schließlich verschwinden. Zwischen ihnen sind Schleimdrüsen eingelagert. Weiter innen befindet sich eine zirkuläre Schicht von glatter Muskulatur, die sich, allmählich dünner werdend, bis in die Alveolärgänge fortsetzt. Neben den zirkulären existieren auch längsverlaufende Muskelfasern (F. A. Hoffmann). Nach Huckert (Ed. Müller) handelt es sich nur um spiralige Muskelbündel. Die äußere Hülle bildet eine Faserhaut, die auch die mit dem Bronchus verlaufenden Gefäße und Nerven umhüllt. Die Schleimhaut wird durch eine Tunica propria von der Muskulatur getrennt und besteht aus einem mehrschichtigen Flimmerepithel.

Die Tunica propria besteht aus einem Gitterwerk von elastischen Fasern, das durch reichliche Züge von solchen mit der Muskelschicht in Verbindung steht. Das ganze Gewebe zwischen Schleimhaut und Knorpelschicht enthält ein reichliches Lymphgefäßsystem und große Gefäße und ist sehr locker, so daß eine erhebliche Verschieblichkeit der Schleimhaut gegenüber der festen Unterlage resultiert, was wohl eine energische Wirkung der Muskulatur auf die Schleimhaut auch in den Bronchien mit fester Knorpelwand ermöglicht.

Mit fortschreitender Teilung werden die Bronchien immer kleiner, ihre Wand immer dünner. Bei einer Weite von 1 mm hören die Knorpeleinlagerungen auf, dann auch die Schleimdrüsen, das Epithel wird auf eine einzige Lage reduziert, verliert seine Flimmerhaare und wird kubisch und schließlich platt. Es übernimmt immer mehr respiratorische Funktion, indem sich an den Bronchiolen Ausstülpungen bilden, deren Wand nur aus respiratorischem Epithel und dünnem Bindegewebe besteht, in das das Kapillarnetz des kleinen Kreislaufs eingelagert ist (Alveolen). Mit fortschreitender Teilung nehmen die Alveolen immer mehr zu, bis schließlich die ganze Wand des Schlauches nur noch durch Alveolen gebildet wird.

Im einzelnen gestaltet sich die Umwandlung des Bronchialbaumes in das respiratorische Lungengewebe nach Husten (dessen Terminologie sich Loeschcke nachträglich angeschlossen hat) folgendermaßen: Der Bronchus eines Lungenläppchens gibt im allgemeinen im Lobulus mehrere Kollateralen ab, die sich in den tiefen Abschnitten des Läppchens

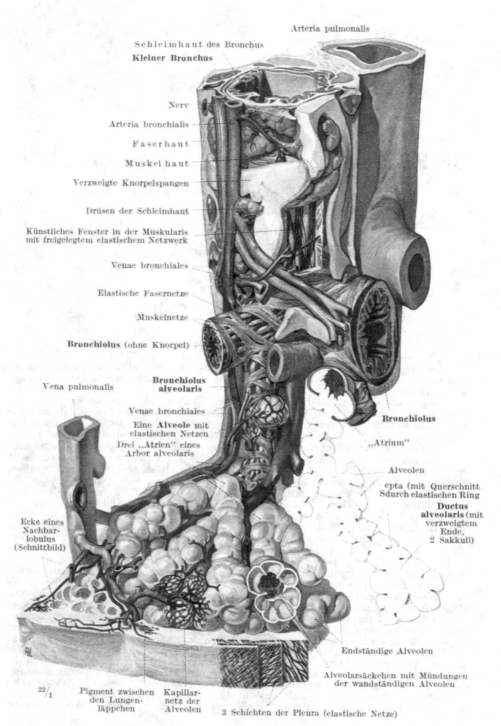

Arteria pulmonalis

Schleimhaut des Bronchus
Kleiner Bronchus

Nerv

Arteria bronchialis

Faserhaut

Muskelhaut

Verzweigte Knorpelspangen

Drüsen der Schleimhaut

Künstliches Fenster in der Muskularis
mit freigelegtem elastischem Netzwerk

Venae bronchiales

Elastische Fasernetze

Muskelnetze

Bronchiolus (ohne Knorpel)

**Bronchiolus
alveolaris**

Vena pulmonalis

Venae bronchiales
Eine **Alveole** mit
elastischen Netzen
Drei „Atrien" eines
Arbor alveolaris

Bronchiolus

„Atrium"

Alveolen

Septa (mit Querschnitt
durch elastischen Ring
**Ductus
alveolaris** (mit
verzweigtem
Ende,
2 Sakkuli)

Ecke eines
Nachbar-
lobulus
(Schnittbild)

Endständige Alveolen

Alveolarsäckchen mit Mündungen
der wandständigen Alveolen

22/1

Pigment zwischen
den Lungen-
läppchen

Kapillar-
netz der
Alveolen

3 Schichten der Pleura (elastische Netze)

Abb. 1. **Stück eines Lungenläppchens (Azinus).** Lunge eines jugendlichen Hingerichteten.
(Freie Rekonstruktion von A. Vierling.) Die Abstände in senkrechter Richtung sind beim Bronchialbaum schematisch verkürzt, d. h. der kleine Bronchus, mit welchem die Zeichnung oben beginnt,
geht in Wirklichkeit allmählicher in die Bronchioli über, auch diese sind in Wirklichkeit länger
gestreckt. Rechts vom Beschauer das Schnittbild eines Alveolarganges als Kontur (nicht plastisch,
Größenverhältnisse nicht verändert). Schleimhaut und Drüsen grün, Knorpel hellblau, Muskeln
und Arteria bronchialis gelbrot, elastische Fasern schwarzblau, Arteria pulmonalis karminrot,
Vena pulmonalis und Vena bronchialis dunkelblau.
(Aus H. Braus: Anatomie des Menschen. Bd. 2. Berlin: Julius Springer 1924.)

verzweigen. Schließlich teilt sich der Bronchus dichotom weiter. Die engsten Bronchien von etwa 0,5 mm Durchmesser stellen die letzten Verzweigungen dar, deren Epithel noch den Charakter der Bronchialschleimhaut trägt (abgesehen davon, daß sie nur noch wenig Flimmerzellen besitzen). Dieser „Bronchiolus terminalis" teilt sich in zwei Bronchioli respiratorii. Der Bronchiolus respiratorius 1. Ordnung ist noch mit Flimmerepithel bedeckt, besitzt aber schon an der einen Seite Alveolen. Einzelne Alveolen sind durch einen kurzen engen, mit Flimmerepithel bekleideten Gang mit dem Bronchiolus in Verbindung. Durch dichotome Verzweigung entsteht der Bronchiolus respiratorius 2. Ordnung, der auf der Seite, die der Arterie anliegt, Flimmerepithel besitzt, auf der anderen durch Alveolen gebildet wird. Die nächste Gabelung führt zum Bronchiolus respiratorius 3. Ordnung, in dem die Epithelrinde schwächer wird, das Flimmerepithel bald verschwindet und der größte Teil der Wand durch Alveolen gebildet wird. Bei der weiteren Teilung hört das Flimmerepithel ganz auf, und das Schlauchstück, das Alveolargang genannt wird, besteht nur noch aus aneinanderliegenden Alveolen. Während bisher

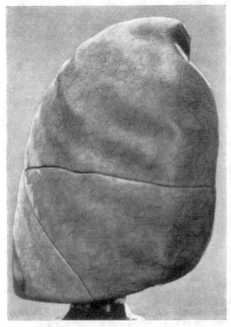 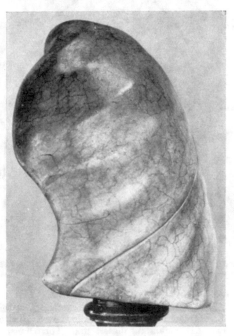

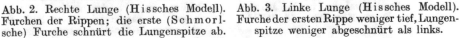

Abb. 2. Rechte Lunge (Hissches Modell). Furchen der Rippen; die erste (Schmorlsche) Furche schnürt die Lungenspitze ab.

Abb. 3. Linke Lunge (Hissches Modell). Furche der ersten Rippe weniger tief, Lungenspitze weniger abgeschnürt als links.

die Verzweigung des Rohres immer mit einer Verengerung einherging, werden die Alveolargänge wieder weiter. Aus der Teilung der Alveolargänge gehen entweder wieder Alveolargänge oder Alveolarsäcke hervor, die sich von den Alveolargängen nur dadurch unterscheiden, daß sie blind endigen und an ihrem Ende gewöhnlich noch etwas weiter werden (früher als Infundibula bezeichnet). Nach Miller bestehen an der Grenze zwischen Alveolargängen und Alveolarsäcken Erweiterungen („Atria"), nach F. E. Schulze finden sich solche Erweiterungen nirgends, nach Husten nur an der Grenze zwischen Bronchiolus respiratorius 3. Ordnung und Alveolargang. Die Alveolarsäcke können aber auch direkt aus dem Bronchiolus respiratorius 3. Ordnung hervorgehen.

Durch die verschieden starke Verzweigung der einzelnen Teile des Röhrensystemes wird es ermöglicht, daß der ganze Raum gleichmäßig durch respiratorische Gewebe ausgefüllt wird. Nach Loeschcke bildet jeder Bronchiolus terminalis mit seinen Verzweigungen ein würfelförmiges, durch Septa gut abgegrenztes Gebilde, das er Azinus nennt, während Husten als Azinus den Bronchiolus respiratorius 1. Ordnung mit seinen Verzweigungen bezeichnet. Dem „Azinus" Aschoff-Hustens entspricht der „Lobulus" Millers und der „Arbor alveolaris" F. E. Schulzes. Gegen die Auffassung, als ob die Lunge aus einigermaßen gleichmäßigen Azini besteht, wendet sich aber Felix.

Das respiratorische Epithel bestehe aus einer einschichtigen Lage von zweierlei Elementen: 1. kubische Zellen mit Kern, 2. verschieden große polygonale kernlose Platten, die den größeren Teil der Fläche bilden. Diese Struktur des respiratorischen Gewebes spricht ganz entschieden dafür, daß der Gasaustausch nur durch Diffusion vor sich geht (siehe unten S. 994). Wir können uns nicht denken, daß kernlose Protoplasmagebilde ein Gas sezernieren können, und wenn nur die kernhaltigen Zellen sezernierten, so müßte die Diffusion, die durch kernlose Platten vor sich geht, den Effekt illusorisch machen. Die Alveolen stehen vielfach durch feine Öffnungen, die Kohnschen Porenkanälchen, miteinander in Verbindung. Ihre Bedeutung haben neuerdings wieder Loeschcke (mit Hilfe von Lungenausgüssen), R. G. Marchand u. a. gezeigt (vgl. auch Miller, Schulze).

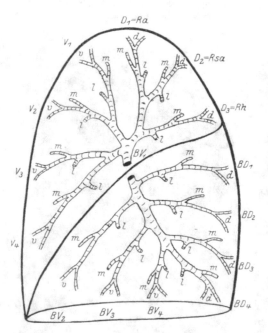

Abb. 4. Bronchialbaum, schematisch, auf einem Sagittalschnitt durch die linke Lunge. Entworfen nach Bronchialausgüssen und Korrosionspräparaten aus der Sammlung von H. Loeschcke. (Aus Beitr. Klin. Tbk. **68**, 1928.)

Unter dem Epithel finden sich in der Wand der Alveolen reichlich elastische Fasern, die namentlich am Eingang der Alveolen einen kräftigen Ring bilden. An dieser Stelle findet sich auch, wie Baltisberger gezeigt hat, reichlich glatte Muskulatur, so daß ein Schnitt durch einen Alveolargang oder Alveolarsack hier das Bild von knopfförmigen Verdickungen an den Enden der Scheidewände ergibt. Wir haben also im respiratorischen Parenchym reichlich Muskelgewebe, das sich in die Muskulatur der Bronchien fortsetzt und eine Kontraktion nicht nur der Bronchien, sondern auch der Alveolargänge recht wohl möglich erscheinen läßt. (Über die Anordnung des elastischen Gewebes im Tracheobronchialbaum und Lungengewebe vgl. Orsós, Lénart, Letulle, Koike, Miller usw.)

Die Lungen als Ganzes stellen annähernd kegelförmige Gebilde dar, die mit ihrer Basis dem Zwerchfell aufsitzen, mit der Spitze über die Ebene der oberen Thoraxapertur hinausragen. Die seitlichen Flächen bilden aber keinen regelmäßigen Kegelmantel, sondern zeigen die unregelmäßige Form, die durch die Konfiguration der Thoraxinnenfläche und der anliegenden Organe bedingt ist. In der medialen Fläche beider Lungen vereinigen sich die Bronchien und die ein- und austretenden Gefäße und bilden den Hilus (vgl. Abb. 12), der mit der Trachea und dem Herzen eng verbunden ist und den Fixpunkt der Lungen darstellt. Bei der Atmung wechselt er seine Lage nur wenig, während sich alle anderen Teile bei der Inspiration von ihm entfernen.

Beide Lungen sind durch tiefe Einschnitte in Lappen geteilt, die durch Furchen (Incisurae interlobares) voneinander getrennt werden. Links beginnt die Inzisur am Processus spinosus des 3. Brustwirbels und verläuft schräg nach abwärts zum Übergang der 6. Rippe in den Rippenknorpel. Rechts geht in der Axillarlinie von dieser Furche eine zweite Inzisur nach dem Sternalansatz des 4. Rippenknorpels und trennt einen Mittellappen ab. Praktisch kann man sich merken: Am Rücken gehört alles, was unterhalb des medialen Endes der Spina scapulas liegt, zum Unterlappen. Die ganze Vorderfläche wird links vom Oberlappen, rechts unterhalb der 4. Rippe vom Mittellappen gebildet. In der Seitenansicht wird links die Grenze bestimmt durch eine Linie, die man vom medialen, hinteren Ende der Spina scapulae zum Übergang der 6. Rippe in ihren Knorpel zieht, rechts gehört das, was zwischen dieser Linie und der 4. Rippe liegt, zum Mittellappen (Corning). Der Verlauf der Furchen ist teilweise in Abb. 2 und 3 zu sehen. Besonders zu beachten ist, daß die Lungenspitzen beiderseits nicht ganz gleich konfiguriert sind, wie aus Abb. 2 und 3 ersichtlich ist. Man sieht hier, daß die Lungenspitze von der übrigen Lunge durch eine tiefere Impression der ersten Rippe, sog. Schmorlsche Furche abgesetzt ist, und zwar die rechte schärfer als die linke. Dieser Unterschied ist deshalb wichtig, weil er zur Folge hat, daß der Perkussionsschall über beiden Spitzen oft nicht ganz gleich ist, sondern über der rechten etwas leiser. Aber auch der Verlauf der Bronchien wird durch die Rippenfurche beeinflußt; der seitliche, hintere Spitzenbronchus verläuft rechts stärker gewunden als links (Helm, Seufferheld).

Die Verteilung der Bronchien auf die Lungenbezirke ist auf Abb. 4 (nach Loeschcke) ersichtlich. Der als erster ventraler Ast des Stammbronchus aufzufassende Oberlappenbronchus (B V_1) teilt sich in einen oder zwei ventrale Hauptäste, aus denen 4—5 Nebenzweige (v_1—v_4) hervorgehen, und in einen dorsalen Hauptast, der zuerst den Ramus horizontalis ($D_3 = R$ h) abgibt und sich dann in einen Ramus subapicalis ($D_2 = R$ s a) und einen Ramus apicalis ($D_1 = R$ a) spaltet. Der als Unterlappenbronchus weiter verlaufende Stammbronchus gibt nach vorne die Rami bronchiales ventrales (B V_2 — B V_4) und nach hinten die Rami bronchiales dorsales (B D_1 — B D_4) ab. Alle ventralen und dorsalen Bronchialäste entsenden einen lateralen (1) und einen medialen (m) Zweig und verästeln sich als ventrale bzw. dorsale Endzweige (v, d). Von besonderer pathologischer Bedeutung (für den Ursprung der Lungenphthise) sind der Ramus apicalis und subapicalis des dorsalen Oberlappenastes.

In die Blutversorgung teilt sich der kleine Kreislauf mit einem Teil des großen. Die Äste der Arteria pulmonalis verzweigen sich längs den Bronchien, Bronchiolen und Alveolargänge bis an die Alveolarsäcke. Sie geben starke Äste an die Bronchien ab, die in der Submukosa mit den Ästen der Aa. bronchiales ein Kapillarnetz bilden, und lösen sich in den Alveolargängen und -säcken unter dem respiratorischen Epithel zu einem äußerst feinmaschigen Kapillarsystem auf. Aus diesem entstehen im perilobären Bindegewebe die Venen, die oberhalb der Bronchioli respiratorii in die Nähe des Bronchus gelangen (Felix, nach Backmann erst am Hilus) und hier neben den Arterien zurücklaufen. Die Bronchien werden außer durch die erwähnten Äste der Lungenarterien auch durch die Arteriae bronchiales versorgt, die teils aus der Aorta, teils aus der A. mammaria interna, gelegentlich auch aus der A. thyreoidea inf., A. intercostalis sup. usw. stammen. Sie verteilen sich längs den Bronchien, so daß auf jedem größeren Bronchus 2—3, miteinander kommunizierende Arterien liegen, und bilden zwei Kapillarnetze, eines in der Tunica propria und ein tieferes für Knorpel und Muskeln. Wie schon Krittner gezeigt hat, hören die Stämmchen der Bronchialarterien an den Bronchioli exspiratorii auf, und ihre Kapillaren gehen im Gebiet der Alveolargänge in das Netz der Pulmonalarterien. Der Abfluß geschieht teils durch die Venae bronchiales posteriores in die V. azygos oder in die V. cava sup. (rechts) bzw. in die V. intercostalis sup. oder V. innominata (links), teils durch die Venae bronchiales anteriores (die auch vom Perikard Zufluß erhalten und mit den Venen des Ösophagus und des hinteren Mediastinums Anastomosen bilden) in die Lungenvene. Außerdem ergießen im ganzen Bereich der Bronchien einzelne kleine Venen das Blut der Bronchialwand in Äste der Lungenvene. Es fließt also ein großer Teil des Bronchialvenenblutes, und zwar besonders das Blut aus den kleinen Bronchien in die Lungenvenen, während zwischen den Arterien der Bronchien und der Lunge geringere Anastomosen bestehen, immerhin so reichlich, daß nach Unterbindung der Art. pulmonalis die Ernährung des Lungengewebes nicht geschädigt wird (Sauerbruch).

Die Lymphgefäße bilden ein oberflächliches Netz unter der Pleura, das durch Stomata mit der Pleurahöhle in offener Verbindung steht, und ein tiefes im intralobulären Bindegewebe, das seine Zuflüsse aus dem Lungengewebe und den Bronchien erhält. Die Lymphe der Alveolarwände sammelt sich in periarteriellen, perivenösen und peribronchialen Gefäßen, in die (wie auch in das pleurale Netz) reichlich kleine Massen von Lymphgewebe eingeschaltet sind, während sich größere Knoten nur an den Teilungsstellen von Bronchien finden (Miller). In den Bronchien besteht ein submuköses und ein adventitielles Lymphnetz. Die abführenden Lymphgefäße aus den Pleuren und aus den Lungen und Bronchien kommunizieren nach der früher geltenden Anschauung erst am Hilus, nach neueren Untersuchungen (Franke) schon in der Peripherie. Sie münden, nachdem sie teilweise peribronchiale Lymphdrüsen passiert haben, in die tracheobronchialen Drüsen, von denen je ein Paket auf der Seite der Bifurkation der Trachea und eines im Winkel zwischen beiden Hauptbronchien liegt. Die Abflüsse dieser Gebiete vereinigen sich mit den trachealen Lymphbahnen, rechterseits auch mit den Lymphgefäßen aus den oberen Interkostalräumen, aus dem hinteren Mediastinum (vom Zwerchfell, Herzbeutel, Ösophagus mit eingeschalteten Drüsen längs der Aorta) und aus den Glandulae mediastinales anteriores (größtenteils vor dem Aortenbogen, mit Zuflüssen von Herzbeutel, Zwerchfell, Thymus). Diese Bahnen bilden zusammen den Truncus bronchomediastinalis dexter, der die Lymphe meist in die Anonyma an deren Ursprungsstelle ergießt. Bisweilen nimmt auch ein Truncus mammarius von der Innenseite des Sternums, aus dem Verbreitungsgebiet der Mammaria interna an der Bildung des Hauptstammes teil. Links münden die einzelnen Gefäße in den Ductus thoracicus. In der Nähe der Einmündungsstelle in die Venen stehen die Stämme in Beziehung zu einer tiefen zervikalen Drüse, die zum Ursprungsgebiet des Truncus jugularis (aus Kopf und Hals) gehören kann, oder zu einer Supraklavikulardrüse, die dem Truncus subclavius angehört (dem Abfluß aus Arm, Pleurakuppe, vorderer und seitlicher Brustwand). Doch scheint es, daß trotz dieser (freilich recht geringen) Kommunikation der Lymphgebiete ein Abfluß von Lymphe aus Hals oder Extremitäten in das bronchomediastinale Gebiet, d. h. ein Ansaugen von Lymphe in den Thorax, nie zustande kommt. Nach Franke findet aus den bronchopulmonalen Drüsen auch ein Abfluß statt zu Drüsen des hinteren Mediastinums und durch das Zwerchfell — mit und neben dem Ösophagus — zu Drüsen am oberen Rand und an der Hinterseite des Pankreas.

Die Lymphgefäße der Pleura costalis schlagen verschiedene Wege ein. Die Lymphgefäße der hinteren Partien ziehen gegen die Wirbelsäule und treffen, nachdem sie bisweilen in der Gegend des Angulus costae noch Drüsen passiert haben, nahe am Rippenköpfchen auf Drüsen. Von hier führt der Weg zu Lymphknoten, die auf der Wirbelsäule liegen, und von da in den Ductus thoracicus. Auch zu den Achseldrüsen führen bisweilen einzelne Wege. Die Lymphgefäße der Pleurakuppe vereinen sich zu besonderen Kanälchen, die sich in den Ductus thoracicus bzw. den Truncus lymphaticus communis dicht vor der Einmündung in die Vene ergießen. Die Lymphgefäße der vorderen Pleurapartien haben ihren Abfluß zu den längs der Arteria und Vena mammaria interna liegenden Lymphknoten. Von hier ergießt sich die Lymphe in den obersten Teil des Ductus thoracicus bzw. in eine entsprechende Stelle der rechten Seite, bisweilen aber auch in den Truncus bronchomediastinalis. Auch nach einer Supraklavikulardrüse (die manchmal auch mit dem Truncus bronchomediastinalis in Verbindung steht) kann ein Teil der Lymphe abfließen.

Die Nerven der Bronchien und Lungen stammen aus dem Vagus und dem Sympathikus. Der Vagusstamm gibt bald nach dem Abgang des Rekurrens beiderseits Äste an die Vorderwand der Trachea ab, die sich hier zum Plexus pulmonalis anterior vereinigen. Aus diesem entspringen die Rami bronchiales anteriores, die mit den Bronchien in die Lungen eintreten. In der Höhe der Bifurkation treten weitere Äste des Vagus an die Hinterseite der Stammbronchien und bilden hier den Plexus pulmonalis posterior. In diesen gelangen immer auch Äste aus den vier obersten Ganglien des Sympathikus (Bräuker). Der Plexus pulmonalis posterior entsendet die Rami bronchiales posteriores, die auf der Hinterseite der Bronchien verlaufen. In die Plexus und in die Bronchialvenen sind zahlreiche Gruppen von Ganglienzellen eingestreut. Nach Larsell und Mason schicken die Ganglienzellen Fortsätze in die Muskulatur der Bronchien und sind von einem Fasernetz umgeben, das, ebenso wie die Zellen selbst, nach Durchschneidung des Vagus degeneriert, so daß wir in diesen postganglionären Fasern das vom Vagus innervierte motorische System der Bronchialmuskulatur zu sehen hätten. Außerdem fanden Larsell und Mason sensible Nervenendigungen im Epithel der gröberen und an den Verzweigungsstellen der feineren Bronchien bis hinein in die Alveolargänge. L. R. Müller fand in der Ursprungsstelle des Plexus bronchialis Ganglienzellen, die in einer Kapsel eingeschlossen waren und keinen oder nur einen einzigen Fortsatz erkennen ließen. Er rechnet sie zum Spinalganglientypus und spricht sie den sensiblen Bahnen zu, die die Empfindung von den großen Bronchien vermitteln.

Auch die Lungenarterien besitzen zahlreiche Nerven. Ihre Endigungen finden sich in der Media. Spärlicher sind die Nerven der Lungenvenen.

Zum Schluß seien noch einige Zahlenangaben mitgeteilt (meist nach v. Skramlik):

	Männer	Frauen	Kind von 10 Jahren	Säugling
Distanz der Zahnreihe vom Ringknorpel	15,0 cm	14,0 cm	10,0 cm	8,0 cm
Distanz der Bifurkation vom Ringknorpel	26,0 ,,	24,0 ,,	17,0 ,,	12,0 ,,
Länge der Trachea	11,0 ,,	10,0 ,,	7,0 ,,	4,0 ,,
Länge des rechten Stammbronchus . .	3,5 ,,	3,0 ,,	2,0 ,,	1,0 ,,
Länge des linken Stammbronchus . . .	2,0 ,,	1,5 ,,	1,0 ,,	0,5 ,,

Gesamtzahl aller Bronchien und Bronchiolen (nach Rohrer)	239 103
Gesamtzahl aller Alveolargänge (nach Rohrer)	597 759
Gesamtlänge aller Bronchien, Bronchiolen und Alveolargänge (n. Rohrer)	713,75 m
Innenfläche des Lungenparenchyms (nach Zung)	90,00 m²
Innenfläche des Lungenparenchyms (nach Willson)	45,00 m²

II. Physiologische Vorbemerkungen.

Die Respirationsorgane besorgen die Abfuhr der Kohlensäure aus dem Blut und den Ersatz des verbrauchten Sauerstoffes. Das geschieht dadurch, daß durch die Atembewegungen in regelmäßigem Rhythmus die Luft in der Lunge erneuert wird, wo die Alveolarluft auf einer Fläche, die 100mal so groß wie die Körperfläche ist, mit den Kapillaren des Lungenkreislaufs in Berührung steht, nur durch eine ganz dünne Gewebsschicht getrennt. Außerdem wirken aber die Atembewegungen auch bei der Beförderung des Blutes mit, da einerseits der Lungenkreislauf durch die Volumschwankungen der Lunge beeinflußt wird, andererseits das Herz und die großen Venenstämme bei ihrer Lage im Thoraxraum von diesen Volumschwankungen und den Druckveränderungen im Brustraum direkt abhängig sind. Deshalb können Erkrankungen der Respirationsorgane auf die Atembewegungen, auf den Gasaustausch in der Lunge und auf die Blutzirkulation Einfluß ausüben.

Mechanik der Atmung. Bei Eröffnung der Brusthöhle fällt die Lunge zusammen; gleichzeitig erweitert sich aber dabei auch der Thorax etwas. Also nimmt die Lunge, wenn nach der Thoraxöffnung ihr Innenraum und ihre Oberfläche unter dem gleichen (atmosphärischen) Druck stehen, ein kleineres Volum ein als der Thorax, der ebenfalls von außen und von innen gleich belastet ist. Bei uneröffnetem Brustkasten besteht ein Gleichgewicht derart, daß die elastischen Kräfte von Lunge und Thorax sich aufheben, die Lunge ist also ausgedehnt, der Thorax eingezogen. Doch ist die Einziehung der Brustwand viel geringer als die Anspannung der Lunge, weil die elastischen Kräfte der Rippen und der zwischen ihnen ausgespannten Interkostalmuskeln usw. viel größer sind als die elastischen Kräfte der Lungen. Das Zwerchfell hingegen hat (in der Leiche) nur geringe elastische Kraft, die durch den intraabdominalen Druck evtl. noch vermindert oder aufgehoben wird, wird also stark eingezogen werden. Durch diese Spannungsdifferenzen entsteht an der Berührungsstelle von Lungen und Brusthöhlenwandung, zwischen Pleura pulmonalis und Pleura parietalis, ein negativer Druck. Donders, der diese Differenz zwischen dem Druck in der Pleuraspalte und dem Atmosphärendruck zuerst festgestellt hat, hat sie an der Leiche gemessen, indem er ein Manometer luftdicht in die Trachea einband und dann den Thorax eröffnete. Im Moment der Thoraxöffnung zieht sich die Lunge zusammen, der Druck im Manometer steigt, nach Donders im Mittel um etwa 6 mm Hg. Beim lebenden Menschen braucht er nicht gleich zu sein, weil die glatte Muskulatur der Lunge einerseits, der muskuläre Tonus der Brustwand, der Druck des Abdomens usw. andererseits die Spannungsverhältnisse gegenüber der Leiche verändern. Dieser Druck ist nicht nur virtuell, sondern tatsächlich vorhanden, da die Pleuraspalte nicht unendlich klein ist, sondern eine, wenn auch sehr dünne, Flüssigkeitsschicht enthält, ohne die das Gleiten der Pleurablätter undenkbar wäre (v. Neergaard). Die Adhäsion, der Brauer, Roth u. a. eine große Bedeutung beimessen, spielt unter normalen Verhältnissen keine Rolle (Stoevesandt, v. Wyß, v. Neergaard). Erst wenn Luft in die Pleurahöhle eindringt, entsteht eine kapillare Grenzfläche (Flüssigkeit — Luft) mit Oberflächenspannung, was früher mit der wahren Adhäsion verwechselt wurde (v. Neergaard). Die allgemeine Annahme war die, daß der Druck in der ganzen Pleuraspalte gleich sei, bis Tendeloo die Lehre aufstellte, daß an den einzelnen Stellen große Verschiedenheiten bestehen, daß der Druck besonders in den kaudalen und seitlichen Partien viel stärker negativ sei als an den kranialen und paravertebralen. Rohrer bestreitet das, und in sehr genauen Versuchen fand Wirz keine Unterschiede. Für die Uniformität des Pleuradruckes spricht auch die schalenförmige Gestalt des Pneumothorax bei intakter Lunge.

Der statische Pleuradruck ist bei jeder Lungenfüllung gleich dem Druck, den die Summe des Luftdruckes und der elastischen und muskulären Kräfte der Brustwand in der einen (erweiternden) und die Summe der Lungenelastizität und des Druckes in den Lungen nach der anderen (verengernden) Richtung ausüben. Rohrer hat in der Formel ausgedrückt: $p - b = $ Pleuradruck $ = p_{musc.} + p_{el.thor.} = p_{alv.} - p_{el.plum.}$ ($p = $ dehnende Kraft der Lungen, $b = $ Barometerdruck, $p_{musc.} = $ die senkrecht auf die Pleurafläche wirkende muskuläre Spannung, $p_{el.thor.} = $ die senkrecht auf die Pleurafläche wirkende passive Kraft, d. h. die Elastizität der Brustwandhöhlen, $p_{alv.} = $ Luftdruck in den Alveolen, $p_{el.pulm.} = $ Lungenelastizität). Diese Formel gilt nicht nur für jede einzelne Flächeneinheit der Pleura, sondern, da der Pleuradruck überall gleich ist, sagt sie auch aus, daß der Pleuradruck (multipliziert mit der Brusthöhlenoberfläche) gleich ist der Summe der auf die Thoraxinnenfläche wirkenden elastischen und muskulären Kräfte. Aus der Formel geht hervor, daß, wenn $p_{alv.} = 0$ wird, d. h. der Thorax bei offener Stimmritze ruhig steht, der statische Pleuradruck gleich wird der Lungenelastizität. Seine Messung beim Menschen wäre deshalb für die Beurteilung der Lungenelastizität in pathologischen Fällen sehr wichtig, stößt aber auf Schwierigkeiten, nicht nur wegen der Notwendigkeit einen Pneumothorax anzulegen, sondern auch wegen der Schwierigkeit, diesen Druck zu messen. Die bei der Pneumothoraxfüllung übliche Methode ergibt meist einen Wert zwischen dem statischen und dynamischen Pleuradruck, der durch die Trägheit und Schleuderung des Manometers entstellt ist. v. Neergaard und Wirz haben den statischen Pleuradruck (allerdings bei einer nicht ganz gesunden Lunge) mit einwandfreier Methode bestimmt und bei gewöhnlicher Atmung einen Exspirationsdruck von —2,5 cm H_2O, einen Inspirationsdruck von 8,7 cm H_2O, also einen statischen Mitteldruck von —5,6 cm H_2O gefunden. Das Maß für die Lungenelastizität, der Elastizitätskoeffizient, ist die Druckdifferenz pro Liter Lungenfüllung. Rohrer berechnet auf Grund der Dondersschen Messungen für die menschliche Lunge einen Elastizitätskoeffizienten von 4,5 cm H_2O pro 1 Liter Volumenänderung der Lungen, v. Neergaard und Wirz schätzen ihn auf Grund ihrer Versuche auf 7,7 cm H_2O. Rohrer nimmt, gestützt auf die Untersuchungen Cloettas, entgegen Liebermeister, Romanoff u. a. an, daß der Elastizitätskoeffizient für alle Grade der Luftfüllung innerhalb des Atmungsbereiches konstant ist. Über den Anteil der Oberflächenspannung an der Lungenelastizität vgl. v. Neergaard: Z. exper. Med. **66**, 373 (1929).

Die gesamten elastischen Kräfte (p el. pulm. + p el. thor.) können am Menschen bei vollkommener Muskelentspannung und offener Stimmritze entweder durch Messung des zur Brustwandbewegung nötigen Außendruckes pro Liter Volumänderung (Jaquet und Bernoulli mit der Miescherschen Kammer) oder durch Messung des intrapulmonalen Druckes in verschiedener Atmungsstellung (Rohrer, Sonne) gemessen werden. Für 1 Liter Volumänderung wurden Werte von 12—20 cm H_2O gefunden. Zieht man davon den Wert für die Lungenelastizität ab, so erhält man den Wert für die elastischen Kräfte der Brusthöhlenwandung (knöcherner Thorax, Bauchhöhlendruck, Muskeltonus usw.). Aus Rohrers Kurven ergibt sich, daß die elastischen Widerstände in beiden Richtungen gegen die extremen Lagen wachsen (steilerer Verlauf der Kurven an den Enden), daß die Gleichgewichtslage der Brusthöhlenwandung in aufrechter Körperhaltung nur $^3/_4$ Liter unterhalb der maximalen Inspiration liegt (allerdings bei einem Individuum mit nur 3,3 Liter Vitalkapazität), in liegender Stellung etwas mehr nach der exspiratorischen Lage, und daß die Verteilung der elastischen Kräfte etwa $^1/_3$ für die Lunge, $^2/_3$ für die Brustwand ergibt. Auch die bei der Atmung tätigen Muskelkräfte (p musc.) können in ähnlicher Weise bestimmt und kurvenmäßig dargestellt werden (Bernoulli).

Das Lungenvolumen, bei dem ein Gleichgewicht zwischen den elastischen Kräften der Lunge und der Brusthöhlenwand besteht, entspricht dem Ende der normalen Exspiration.

Bei der Inspiration wird der Thorax durch Muskelkraft erweitert, die Lunge noch weiter über ihre Gleichgewichtslage hinausgedehnt, und der Druck in der Pleuraspalte sinkt noch tiefer unter den Atmosphärendruck. Man kann den statischen Inspirationsdruck messen, indem man die Leichenlunge durch Aufblasen in die der Inspiration entsprechende Ausdehnung bringt.

Donders fand für normale Inspirationsstellung etwa —8 bis 9 mm Hg (gegenüber —6 bei Exspirationsstellung), für die der tiefsten Inspiration entsprechende Lage —30 mmHg. Am lebenden Menschen fanden v. Neergaard und Wirz, wie erwähnt, —8,7 cm H_2O. Wenn wir auch annehmen müssen, daß die inspiratorische Druckerniedrigung an allen Stellen der Pleura normalerweise den gleichen Wert erreicht, so dürfen wir uns doch nicht vorstellen, daß dadurch die Lunge in allen ihren Partien gleichmäßig erweitert werde. Die dehnenden Kräfte sind nicht an allen Stellen der Lunge gleich, namentlich im Gebiet der Lungenspitzen sind sie nur gering, und die Ausdehnungsfähigkeit der Lunge ist nicht überall gleich. Rohrer hat gefunden, daß bei tiefer Inspiration der lineäre Ausdehnungskoeffizient der Lunge für die infrahilären Abschnitte 1,6, für die suprahilären nur 1,3 beträgt. Der Tracheobronchialbaum bietet der Dehnung einen Widerstand, und die Bifurkation kann bei Inspiration nur etwa 1 cm nach abwärts steigen. Außerdem haben Tendeloo und Rohrer gezeigt, daß für die peripheren Azini einer Bronchialverästelung die Ausdehnungsbedingungen (speziell der Luftwiderstand) viel günstiger sind als für die zentralen. Auch der Atemtypus spielt eine große Rolle, da die Lunge durch die Zwerchfellatmung in der Längsrichtung des Körpers, durch die Brustatmung senkrecht dazu gedehnt wird. Wir können deshalb Rohrer nicht darin beistimmen, daß die Ausdehnung der Lunge bei gewöhnlicher Atmung gleichmäßig erfolge und nur bei tiefster Atmung einzelne Partien deutlich mehr als andere gedehnt werden. Der Möglichkeit stärkerer Dehnung entspricht, wie Tendeloo gezeigt hat, der Bau der Lunge, indem die kaudalen und seitlichen Partien viel stärker dehnbar sind als die kranialen und paravertebralen. Durch die ungleichmäßige Dehnung muß es auch zu einer ungleichmäßigen Durchlüftung der einzelnen Alveolen kommen. Nach der Ansicht der meisten Autoren (s. Haldane, Rohrer, Liljestrand usw.) ist allerdings die Zusammensetzung der Alveolarluft eine ziemlich gleichmäßige, und der Bau der Lunge scheint eine möglichst gleichmäßige Durchlüftung zu garantieren.

Die kinetische Energie bei der Atmung ist größer als die Kraft, die zur Überwindung der elastischen Spannungsdifferenzen nötig ist, weil zu diesen noch die Über-

windung der beim Luftstrom entstehenden Widerstände gehört. Für die treibende Kraft (p)
hat Rohrer folgende Formel aufgestellt:

$$\text{p-b} = \text{p pleur.} = \text{p musc.} + \text{p el. thor.} + \text{p w. thor.} = \text{p alv.} - \text{p el. pulm.} + \text{p w. pulm.}$$

Die Formel ergibt also, wie die oben erwähnte Formel für statische Verhältnisse, daß der
Pleuradruck ein direktes Maß dieser Kraft darstellt, nur daß dieser dynamische Pleuradruck nicht identisch ist mit dem statischen. Die ihm entsprechende Größe ist einerseits
vermehrt um die Widerstände der Brustwand (p w. thor.) und die vom Ruhezustand verschiedene Muskelkraft (veränderter Wert für p musc. thor.), auf der anderen Seite um den
Alveolardruck, der bei der Atmung auch bei offener Stimmritze vom Atmosphärendruck
verschieden ist, und um den Wert der Widerstände, die die Lunge der Volumänderung
entgegensetzt (p w. pulm).

Der dynamische Pleuradruck hat also eine große Bedeutung, indem seine Differenz
vom statischen Pleuradruck ein direktes Maß für die kinetische Atmungsenergie darstellt,
aber auch indem er die Bestimmung der Glieder der Gleichung erlaubt, die nicht direkt gemessen oder berechnet werden können, namentlich in Verbindung mit dem statischen Druck.
Im Inspirium ist er stärker negativ als dieser, weil der Alveolardruck negativ ist und
sich zu der Wirkung der Lungenelastizität addiert, im Exspirium ist er positiver, weil
der Alveolardruck positiv wird und einen Teil der Lungenelastizität aufhebt. Die
Lungenwiderstände setzen sich zusammen aus der Trägheit des Lungengewebes,
die vernachlässigt werden kann (Rohrer, Liebermeister), wie auch der Reibungswiderstand im Pleuraspaltraum zu vernachlässigen ist, und dem Deformations-
widerstand im Lungengewebe. Wirz hat ihn an der Kaninchenlunge bestimmt und gefunden, daß er von ähnlicher Größenordnung wie der Strömungswiderstand (der im Alveolardruck zum Ausdruck kommt) ist, bei schwächerer Atmungsgeschwindigkeit größer als
dieser, bei größerer Geschwindigkeit kleiner, und daß er einen Bewegungswiderstand an
der Pleurafläche bis $1^1/_2$ cm H_2O bedingen kann. Der Alveolardruck selbst ist nicht meßbar, und es ist fraglich, ob die Versuchsanordnung Sonnes weiter führen wird, der die
Differenz zwischen der geatmeten Luftmenge und den Volumschwankungen des Rumpfes
bei dem in einem festen Zylinder eingeschlossenen Menschen zu bestimmen und daraus
die Kompression der Alveolarluft zu schätzen suchte. Die Methode konnte in Sonnes
Versuchen nur die gröbsten Druckschwankungen anschaulich machen. In der Regel wird
angenommen, daß die Alveolardruckkurve der Kurve des Strömungsseitendruckes proportional sei, den man von verschiedenen Stellen der oberen Luftwege (Nasenöffnung,
Pharynx, Trachea) schreiben kann. Rohrer hat aber darauf hingewiesen, daß das nur
teilweise richtig ist. Er gibt für die Beziehung des Alveolardruckes zu der Volumgeschwindigkeit und den Widerständen (die er aus anatomischen Messungen berechnet hat) folgende
Formel an:

$$\text{p alv} = k_1 V + k_2 V^2,$$

wobei V die Volumgeschwindigkeit der Atmungsluft, k und k_2 Konstanten sind, die den
Widerständen der Luftwege entsprechen. k_1 entspricht dem Widerstand der Rohrströmung,
k_2 den Extrawiderständen, die durch Richtungs- und Querschnittsänderungen bedingt sind.
Er fand k_1 in den oberen und unteren Luftwegen ungefähr gleich, k_2 in den unteren sehr
klein, in den oberen (bis zur Trachea herunter) viel größer, fast $1^1/_2$ mal so groß als
k_1, was durch die starken Querschnittsänderungen von der Nase bis zur Trachea (besonders
die Stimmritze) bedingt ist. Rohrer nimmt an, daß der Wert für die In- und Exspiration
gleich sei, weil die Bronchien während der In- und Exspiration zwar verschieden weit seien,
aber infolge des Verhältnisses der inspiratorischen Erweiterung zur Lungendehnung der
Widerstand sich nicht wesentlich ändere. Das ist aber sehr zweifelhaft, da Sonne durch
seine Versuche eine ganze bedeutende Verengerung der Bronchien während der Exspiration
wahrscheinlich gemacht hat. Dazu kommt noch die exspiratorische Verengerung der
Stimmritze, die sicher einen bedeutenden Einfluß auf die Strömung besitzt.

Am lebenden Menschen haben bisher erst v. Neergaard und Wirz den dynamischen
Pleuradruck registriert. Sie fanden unter normalen Verhältnissen bei ruhiger Atmung
z. B. ein Ansteigen des Druckes im Exspirium auf 0, ein Absinken im Inspirium auf 10,0 cm
H_2O, bei gleichzeitigem statischem Pleuradruck von —2,7 im Exspirium, —8,2 im Inspirium.
Durch gleichzeitige Aufzeichnung der Atemluftgeschwindigkeit mit Hilfe des Fleischschen
Pneumotachographen konnten sie die Beziehungen zwischen der treibenden Kraft, d. h.
der Differenz zwischen statischem und dynamischem Pleuradruck, und der Volumgeschwindigkeit feststellen. Sie fanden während der Exspiration einen höheren Druck für gleiche
Geschwindigkeit als während der Inspiration, z. B. bei 300 ccm pro sek. während der Exspiration eine Druckdifferenz zwischen statischem und dynamischem Pleuradruck von 1,3 cm
H_2O, während der Inspiration nur 0,5 cm, bei 800 ccm pro Sek. exspiratorisch 6,1, inspiratorisch 2,3 cm H_2O. Das beweist, daß die Strömungswiderstände während der Exspiration größer
sind als während der Inspiration. v. Neergaard und Wirz berechneten auch die Rohrerschen Konstanten k_1 und k_2, wobei sie allerdings die Strömungswiderstände nicht isoliert

bestimmen konnten, sondern nur zusammen mit den Deformationswiderständen. Ihre Konstanten entsprechen also nicht nur palv. wie die Rohrerschen, sondern p alv. + p w. pulm. Da aber das Wichtige die Gesamtwiderstände sind und außerdem die Deformationswiderstände in den beiden Atmungsphasen nicht sehr verschieden sein können, macht das wenig aus. In Anbetracht dieses Unterschiedes stimmen ihre Zahlen für die Inspiration mit den von Rohrer berechneten befriedigend überein, indem sie z. B. $k_1 = 1,16$, $k_2 = 2,1$ fanden gegenüber 0,43 und 0,71 bei Rohrer. Für die Exspiration ergab sich dagegen im gleichen Fall (unter normalen Verhältnissen) $k_1 = 2,35$, $k_2 = 6,5$. Die Widerstandsvermehrung der Rohrströmung, die sich in k_1 ausdrückt, während der Ausatmung, beweist wohl die Kompression der kleinen Bronchien, die starke Vermehrung der Extrawiderstände (k_2) ist wahrscheinlich auf die Verengerung der Stimmritze bei der Ausatmung zu beziehen. Im übrigen zeigten sich sogar beim gleichen Individuum Unterschiede zwischen den einzelnen Atemzügen, so daß die Berechnung von Mittelwerten sinnlos wäre, was bei einer Bewegung wie die Atmung, die von willkürlichen Muskeln besorgt wird, auch nicht verwunderlich ist.

Unter diesen Umständen kann auch die Rohrersche Berechnung der Widerstände in den einzelnen Teilen der Atmungswege, die in Abb. 5 zum Ausdruck kommt, nur den Wert einer approximativen Orientierung haben. Als sicher haben wir daraus zu entnehmen, daß nicht nur an der Glottis, sondern auch an tieferen Stellen infolge der größeren lokalen Widerstände bei der Luftbewegung Beschleunigungen auftreten, die es wahrscheinlich machen, daß hier ein Hustenstoß wirksam werden und den Inhalt weiter befördern kann.

Die Berechnungen Rohrers beruhen auf der herrschenden Annahme, daß im ganzen System der Luftwege laminäre Luftströmung herrscht und also das Poiseullesche Gesetz gilt. Einzig in den Alveolen und Alveolsäcken kann turbulente Strömung vorhanden

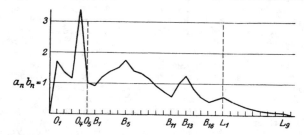

Abb. 5. Strömungsgeschwindigkeit in den Luftwegen. (Nach Rohrer.)

O_1—O_5 Obere Luftwege (Nasenöffnung, Nasengänge, Pharynx, Glottis, Trachea). B_1—B_{17} Bronchien 1. bis 17. Ordnung. L_1—L_9 Lobularsystem (Lobularbronchus 1 mm Durchmesser), Bronchioli intralobulares 1. bis 5. Ordnung, Bronchioli respiratorii 1. bis 3. Ordnung. Ordinaten: Relative Geschwindigkeit, die in der Trachea = 1.

sein. Von den neueren Versuchen, die Strömung in diesen Gebilden festzustellen (Dreser, Beitzke, Loeschcke, Fleisch) kommen die Fleischschen Versuche den natürlichen Verhältnissen am nächsten. Sie machen es wahrscheinlich, daß nur beim Einströmen der Luft in die Alveolen die Stromrichtung umgekehrt wird und Wirbel entstehen, die die Inspirationsluft an das respiratorische Epithel bringen, daß aber die Luft bei der Ausatmung aus dem Zentrum der Alveolärsäckchen laminär abströmt. In den übrigen Teilen der Lunge und der Luftwege besteht immer nur laminäre Strömung, da die kritische Geschwindigkeit von 5 Liter pro Sek. nach Rohrer, Fleisch usw. nie überschritten wird außer bei Hustenstößen.

Das Druckgefälle in den Atemwegen ist bei ruhiger Atmung sehr gering. Der Druck nimmt bei der Exspiration von den Alveolen an ständig ab bis zur Mund- bzw. Nasenöffnung. Bei der Inspiration geht das Gefälle in umgekehrter Richtung. Seine Schwankungen im Verlauf der Luftwege entsprechen natürlich den Widerständen, die in der Geschwindigkeitskurve (Abb. 5) zum Ausdruck kommen. In der Trachea des Pferdes erreicht der Seitendruck bei der Inspiration nur 1 mm Hg, bei der Exspiration 1 oder 2 mm. Aber auch in den Alveolen sind die Druckdifferenzen sehr gering. Nach Rohrer betragen sie bei ruhiger Atmung nur 0,4—0,6 cm H_2O, bei maximaler Atmung 5—13 cm. Diese berechneten Werte sind allerdings vielleicht etwas zu gering, denn Gutzmann und Loewy fanden an tracheotomierten Menschen durch direkte Messung subglottisch einen Trachealdruck von 1 cm H_2O bei In- und Exspiration während ruhiger Atmung, bis zu 7—12 cm bei starker Atemvertiefung. Diese geringen Druckunterschiede genügen aber vollkommen, um die Luft durch das enge Röhrensystem zu treiben, da die Lunge geradezu ideal gebaut ist um die Verteilung eines Luftstromes mit geringstem Widerstand auf eine große Fläche zu bewerkstelligen. Nur bei Hindernissen können sehr hohe Druckwerte erreicht werden.

Die maximalen Werte für Einatmung (in Exspirationslage) und für Ausatmung (in Inspirationslage) betragen nach Rohrer:

positiver maximaler Ausatemdruck bei Männern: bei Frauen:
60—150 mm Hg 30—80 mm Hg
negativer maximaler Einatemdruck 50—120 mm Hg 25—60 mm Hg

Die bei der Atmung tätigen Muskeln hat neuerdings Wenckebach einer genauen Untersuchung unterzogen. Bei der Inspiration unterscheidet er die obere Atmung, die untere Atmung und den Wirbelsäulenanteil. Das wirksamste ist die untere Atmung, die hauptsächlich durch das Zwerchfell besorgt wird [1], während der M. serratus anticus auch etwas mitwirkt. Durch die Kontraktion des Zwerchfells wird die Kuppe dieses Muskels herabgezogen und der Bauchinhalt nach abwärts gedrängt. Vor dem Röntgenschirm kann man beobachten, wie bei oberflächlicher Atmung zuerst die beiden Zwerchfellkuppen tiefer treten und die Komplementärräume sich eröffnen, während das Centrum tendineum seinen Platz nur wenig ändert und erst bei tiefer Atmung herabsteigt. Die beiden Zwerchfellhälften senken sich bei ruhiger Atmung um 1—3 cm, bei tiefster etwa 5—7 cm, die linke etwas mehr als die rechte. Beim Stehen steht das Zwerchfell tiefer und macht größere Exkursionen. Der Lungenrand steigt, wie die Perkussion erkennen läßt, bei tiefster Atmung 8 cm und noch mehr auf und nieder. Von außen kann man das Auf- und Absteigen des Zwerchfells bisweilen in Form des Littenschen Phänomens beobachten. Am deutlichsten sieht man es, wenn der Patient möglichst flach liegt, das Fußende des Bettes gegen das Fenster gewendet, und der Beobachter von der Fensterseite aus, etwa 2—3 Schritte von den Füßen des Kranken entfernt in einem Winkel von 45° auf den Thorax blickt. Man sieht dann einen linearen Schatten über einem größeren oder kleineren Teil des Thoraxgürtels bei jeder Inspiration abwärts steigen, bei ruhiger Atmung meist nur 1, bei tieferer 2—3 Interkostalräume. Das Phänomen kommt dadurch zustande, daß die Lungen eine gewisse Zeit brauchen, um der Bewegung des Zwerchfells zu folgen. Das Zwerchfell saugt bei seiner Kontraktion zuerst die Interkostalräume etwas an, wodurch ein linearer, zirkulär verlaufender Schatten unterhalb des Lungenrandes entsteht. Erst nach einer meßbaren Zeit rückt dann die Lunge in den Komplementärsinus ein, der Interkostalraum verstreicht wieder, und der Schatten verschwindet rasch wieder.

Die obere Einatmung, die dem entspricht, was gewöhnlich als Brustatmung im Gegensatz zur Bauchatmung bezeichnet wird, wirkt nach Wenckebach nur auf die obere Hälfte des Thorax und hat, wenn sie wirksam sein soll, eine Kontraktion des Zwerchfells zur Voraussetzung. Die dabei tätigen Muskeln teilt R. du Bois-Reymond in folgende vier Gruppen:

1. Solche, die auch bei der normalen Atmung mitwirken: Mm. intercostales, nach gewöhnlicher Annahme die externi, nach Felix u. a. auch der interkartilaginäre Anteil der interni; 2. solche, die bei erschwerter Atmung aktiv den Thorax erweitern: Mm. scaleni, serratus posticus superior und (bei fixiertem Kopf) sternocleidomastoideus; 3. solche, die den Thorax von der Last der oberen Extremität befreien: Mm. trapezius, rhomboidei, levator anguli scapulae; 4. solche, die den Thorax an der oberen Extremität emporziehen, wenn diese durch die Muskeln der Gruppe 3 (oder durch Aufstützen der Arme) fixiert ist: Mm. pectoralis, serratus anticus major. Es muß aber bemerkt werden, daß die Mm. intercostales bisweilen als Muskeln angesehen werden, die mit den Atembewegungen nichts zu tun haben, sondern nur durch ihren beständig vorhandenen Tonus die Interkostalräume steifen (v. Gelderen, nach Sauerbruch gilt das für die interni), ferner daß die Mm. scaleni vielfach zur ersten Gruppe gerechnet werden (was Sauerbruch bestreitet). Wenckebach nimmt an, daß alle Muskeln der zweiten Gruppe bei der normalen Inspiration in Aktion treten. Nach Hoover wirken die Mm. intercostales externi immer inspiratorisch, doch haben bei stärkster Atmung (Hyperpnoe + inspiratorisches Hindernis) auch die interni eine inspiratorische Wirkung.

Die gewöhnliche Atmung ist wohl in der Regel nicht rein abdominal oder rein kostal, sondern wird durch die gleichzeitige Aktion von Zwerchfell und Rippenhebern bewirkt, nur wiegt bei den Männern die Zwerchfellaktion vor, bei den Weibern die Thoraxbewegung. Übrigens ist auch bei reiner Zwerchfellatmung der Thorax nicht in Ruhe, indem das Zwerchfell durch seine Kontraktion nicht nur sein Zentrum entgegen dem Druck des Bauchinhaltes an die unteren Rippen herunterzieht, sondern auch diese umgekehrt gegen sein Zentrum emporhebt, wodurch der Thorax infolge seiner ganzen Konstruktion auch erweitert werden muß. Nur wenn diese Konstruktion infolge der Weichheit der Rippen mangelhaft ist, wie bei der Rachitis, oder wenn, wie beim Emphysem, der Thorax starr und inspiratorisch fixiert ist, oder endlich, wenn infolge von Enteroptose das Zwerchfell an den Bauchorganen keinen Stützpunkt findet, so kommt es statt zur Erweiterung zu einer inspiratorischen

---

[1] Vgl. auch Eppinger: Zwerchfellpathologie im ersten Teil dieses Bandes.

Einziehung (D. Gerhardt). Über die Bewegungen des Brustbeins bei der normalen Atmung hat Weitz schöne Untersuchungen angestellt.

Der Wirbelsäulenanteil der Atmung ist nach Wenckebach ein mannigfaltiger. Die Wirbelsäule wird sowohl durch die obere als auch durch die untere Einatmung passiv bewegt, sie wirkt aber auch aktiv mit: „Bei der ruhigen unbewußten Einatmung besorgt sie die für eine richtige Thoraxbewegung unentbehrliche Fixierung der Wirbelsäule, des Kopfes und des Schultergürtels, bei angestrengter bewußter Inspiration hilft sie mit bedeutendem Erfolg mit zur inspiratorischen Erweiterung des Thorax."

Daß die Exspiration ohne Muskelaktion einzig durch physikalische Kräfte (Druck des Bauchinhaltes, Elastizität der Thoraxwandungen und der Lunge) zustande komme, ist im ganzen noch die herrschende Lehre, wird aber jetzt vielfach bezweifelt. Für die Beteiligung der Muskeltätigkeit bei der Ausatmung, eine aktive Exspiration, sprechen einige Tatsachen und Überlegungen, so die allgemeinen Erfahrungen der Muskelphysiologie über die Tätigkeit von Ergisten und Antagonisten, die eine Passivität der Exspirationsmuskeln recht unwahrscheinlich macht, der Vergleich des Zusammensinkens des Thorax beim lebenden Tier und der Leiche, die Analogie der Innervation mit gewissen Muskelgruppen im Tierreich (Krebsscheren, Schulgin).

Die Muskeln, die bei der normalen Exspiration wahrscheinlich mitwirken, sind die Mm. intercostales interni (nach Felix, Sauerbruch u. a. nur deren hinterer Teil, die interossei) und die Bauchmuskeln. Diese sind von besonderer Bedeutung bei verstärkter Exspiration, namentlich beim Husten. Sie ziehen den Thorax nach abwärts und verengern ihn dadurch, und sie pressen den Bauchinhalt gegen die Brusthöhle hinauf. Wenckebach weist auf die Wichtigkeit des M. latissimus dorsi hin, den er bei Husten regelmäßig hypertrophisch findet und deshalb den „Hustenmuskel" nennt. Als weitere exspiratorische Hilfsmuskeln bezeichnet Hoover den M. triangularis sterni und den M. serratus posterior inferior. Hoover nimmt an, daß die interni nur bei verstärkter Atmung exspiratorisch wirken, daß aber bei Hyperpnoe auch die interni die Ausatmung unterstützen können, daß überhaupt bei In- und Exspiration die Mm. externi und interni nicht einfach alternierend innerviert werden, sondern daß

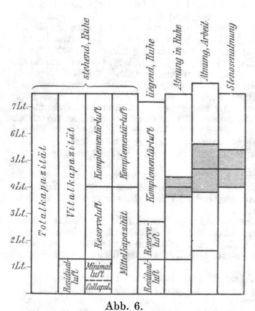

Abb. 6.
Der Luftgehalt der normalen Lunge und seine Schwankungen. (Nach Hasselbalch: Dtsch. Arch. klin. Med. 93, 66, 68.) Für die Stenosenatmung sind die Werte nach Siebeck (ebenda 97, 222) eingetragen. Das mit einem Atemzug ein- und ausgeatmete Luftvolumen ist schraffiert.

sie je nach dem Zusammenarbeiten mit Auxiliärmuskeln in- oder exspiratorisch wirken. Nach Gertz stellen die Inspirationsmuskeln ihre Tätigkeit auch während der Ausatmung nicht ganz ein, sondern vermindern ihren Tonus allmählich.

Daß die Kontraktion der Bronchialmuskulatur eine Rolle bei der normalen Atmung spielen könnte, ist wohl ausgeschlossen. Die Bronchialmuskeln sind tonisch innerviert und der Tonus unterliegt Schwankungen, wie schon Einthoven gezeigt hat. Ob diese Schwankungen einen Einfluß auf die Strömungsgeschwindigkeit haben, was ja vorausgesetzt werden muß, wenn sie auch die feineren Äste betreffen, und ob sie in irgendeiner Beziehung zum Lungenvolumen oder zur Ventilation stehen, ist nicht bekannt. Bullow und Gottlieb beobachteten beim Hund nach Füllung der Bronchien am Röntgenschirm peristaltische Wellen, die den Inhalt herausbeförderten. Bei Sekretstauung dürften solche Bewegungen von Bedeutung für die Beseitigung des Hindernisses sein. Außerdem sahen Bullow und Gottlieb synchron mit der Atmung Erweiterung und Verengerung der Bronchien. Eine Kontraktion der Bronchien beim Husten hat Brünings bronchoskopisch beobachtet. Diese Schwankungen des Lumens sind durch rein passive Dehnung und Kompression durch die Druckdifferenzen zu erklären.

Auch über eine allfällige Wirkung der Lungenmuskulatur wissen wir nichts. Ihre Anordnung läßt eine exspiratorische Wirkung möglich erscheinen, aber bei der gewöhnlichen Atmung ist eine solche wegen der zu langsamen Kontraktion der glatten Muskulatur nicht anzunehmen. Dagegen kann man sich eine reflektorische Anspannung bei starker Dehnung denken. Aschoff hält auch eine inspiratorische Wirkung und eine Verschiebung von Luft in andere Lungenteile für möglich.

Die Respirationsmuskeln wirken aber noch unabhängig von den Atembewegungen durch ihren Tonus, indem sie den Thorax in einer bestimmten Gestalt erhalten. Es hat sich gezeigt, daß dadurch eine wechselnde Füllung der Lungen erreicht wird, der in physiologischer und pathologischer Beziehung eine große Bedeutung zukommt.

Lungenfüllung und Atemzüge. Die mittlere Füllung der Lunge, das Mittel zwischen dem inspiratorischen und dem exspiratorischen Lungenvolum, die Mittelkapazität, ist gering im Verhältnis zu dem gesamten Luftvolum, das die Lunge aufnehmen kann, zur sog. Totalkapazität. Abb. 6 veranschaulicht die Volumverhältnisse der Lungen eines kräftigen 25jährigen Mannes. Dort ist ersichtlich, daß diese Mittelkapazität, die bei gesunden Männern meist etwa 4 Liter (3—4,5) beträgt, sich aus zwei Größen zusammensetzt, nämlich aus der Reserveluft, d. h. der Luft, die durch tiefste Exspiration ausgepreßt werden kann, und der Residualluft, die immer in der Lunge zurückbleibt. Durch tiefste Inspiration kann noch ein großes Luftvolum, die Komplementärluft, aufgenommen werden. Beim Liegen ist die Reserveluft geringer als beim Stehen, die Lunge also kleiner, was sich leicht durch mechanische Momente, das Hinaufdrängen des Zwerchfells durch den Bauchinhalt, erklären läßt. Dagegen lassen sich andere Veränderungen der Mittellage der Lungen nicht einfach mechanisch erklären. So sieht man aus Abb. 6, daß bei Muskelarbeit die Atemzüge nicht nur ausgiebiger werden, sondern die Mittelkapazität auch größer wird, d. h. die Lunge sich mehr in inspiratorisch erweiterter Stellung befindet als in Ruhe (während allerdings nach Liebermeister bei anstrengender Arbeit das Umgekehrte eintritt). Den gleichen Einfluß haben auch mechanische Behinderung der Atmung, Kälte- und Schmerzreize. Hofbauer nimmt sogar bei jeder vermehrten Atmung eine Erhöhung der Mittellage an, was aber nach Bittorf und Forschbach u. a. nicht zutrifft. Es bestehen große individuelle Unterschiede. Wir müssen deshalb eine durch nervöse Ursachen bedingte Veränderung im Tonus der Respirationsmuskulatur annehmen. Nach Baß wird die Erhöhung der Mittellage bei Stenosenatmung durch Vagusreize vermittelt.

Das Verhältnis der einzelnen Anteile der Lungenfüllung fanden Lundsgaard und Schierbeck bei 27 Individuen von 19 bis 36 Jahren im Durchschnitt (beigefügt sind die wenig abweichenden Mittelzahlen der absoluten Zahlen nach Rohrer):

			nach Rohrer
Totalkapazität . .	100,0%		4,9 Liter
Mittelkapazität . .	62,0%	des Gesamtvolumens ± 3,5	2,8 Liter
Residualluft . . .	24,7%	des Gesamtvolumens ± 4,0	1,2 Liter
Vitalkapazität . .	75,3%	des Gesamtvolumens	3,7 Liter
Reserveluft . . .	37,3%	des Gesamtvolumens	1,6 Liter
Komplementärluft	38,0%	des Gesamtvolumens	1,6 Liter

Nach Lundsgaard und Schierbeck kann man die für ein gesundes Individuum normalen Kapazitäten berechnen aus dem Produkt der Brustdurchmesser (sagittal am Sternalsatz der 3. Rippe, transversal in der Axillarhöhe der 6. Rippe) und der Brustbeinlänge bei den entsprechenden Stellungen:

Totalkapazität (Liter) $= 0,56 \times$ Durchmesserprodukt (Meter) mittl. Fehler 5,6%
Mittelkapazität (Liter) $= 0,40 \times$ Durchmesserprodukt (Meter) mittl. Fehler 10,5%
Residualluft (Liter) $= 0,18 \times$ Durchmesserprodukt (Meter) mittl. Fehler 17,5%

Viel häufiger sind die Normalwerte für die Vitalkapazität bestimmt worden, namentlich von englischen und amerikanischen Forschern, und man hat ihre Abhängigkeit von anderen Körpermassen festzustellen versucht. Nach Dreyer ist sie am meisten abhängig vom Körpergewicht, und zwar nach der Formel (W = Körpergewicht in Gramm)

$$\text{Vitalkapazität (ccm)} = W \frac{0,72}{0,690}.$$

Nach Dreyer beträgt der mittlere Fehler bei dieser Berechnung nur 1,85%, als maximale Fehler fand er +6,7 und —3,3%. Nach West ist die normale Vitalkapazität 2,5 l pro m² Körperoberfläche, nach Wilson und Edwards bei Kindern 1,93 l pro m³. Christie und Beams fanden für Männer bei einer Körperoberfläche von 1,6—1,7 m² eine Vitalkapazität von 4000 cm³, für eine um 0,1 m² größere oder kleinere Oberfläche 350 cm³ mehr oder weniger. Für Frauen beträgt die Vitalkapazität bei 1,4—1,5 m² Oberfläche 2700 cm³, für 0,1 m² mehr oder weniger ist eine Korrektur von 175 cm³ anzubringen. Myers und seine Mitarbeiter fanden, daß die Vitalkapazität bei gesunden Menschen bis zu 60 Jahren der Körperoberfläche proportional ist. Im Alter sinkt sie ab. Im Liegen ist sie etwas kleiner als im Stehen. Bei Sportsleuten findet man oft eine sehr große Vitalkapazität.

Gegenüber der mittleren Lungenfüllung ist die Größe des einzelnen Atemzuges relativ gering. Sie beträgt im Mittel bei niedrigem Stoffwechsel, also bei Körperruhe, etwa 500 ccm, ist aber individuell sehr verschieden groß, oft auch 700 ccm. Die einzelne Ausatmung führt aber den Alveolen nicht rein atmosphärische Luft zu, sondern enthält auch die Luft der Atemwege, die von der vorherigen Exspiration in diesen zurückgeblieben ist. Die Größe dieses schädlichen Raumes wurde von Loewy auf 140 ccm bestimmt. Rohrer berechnet ihn auf Grund seiner anatomischen Messungen auf 180 ccm bei maximaler Exspiration, 220 ccm bei gewöhnlicher Exspiration, 230 bei gewöhnlicher Inspiration und 260 ccm bei maximaler Inspiration. Nach Haldane ist der schädliche Raum je nach der Tiefe der Atmung außerordentlich verschieden, von etwas über 100 ccm bis zu 700—900. Haldane erklärt das dadurch, daß zum schädlichen Raum auch die Atrien gerechnet werden müssen. Auch Henderson und Haggard nehmen an, daß der schädliche Raum mit der Größe des Atemzuges variiert und etwa $1/3$ desselben betrage. Demgegenüber fand Siebeck, Krogh und Lindhard, Liljestrand viel kleinere und weniger variierende Werte, bei normaler Mittellage 80—100 ccm, bei Erhöhung der Mittellage bis gegen 200.

Durch einen Atemzug von 500 ccm gelangen also nur etwa 350 ccm atmosphärische Luft in die Alveolen, ihr Inhalt wird also zu etwa $1/8$—$1/10$ erneuert, in der Regel um ebensoviel, als dem Gasaustausch zwischen Alveolarluft und Blut entspricht. Die verhältnismäßig geringfügige Lungenventilation hat zur Folge, daß die Zusammensetzung der Alveolarluft während des einzelnen Atemzuges sich relativ wenig ändert und das Blut während des Durchgangs durch die Lungen ziemlich gleichmäßig arterialisiert wird.

Die mittlere Zusammensetzung der Alveolarluft ist nicht bei allen Menschen gleich, aber für das einzelne Individuum auffallend konstant. Der Gehalt an Sauerstoff schwankt etwa von 13—16% gegenüber 20,95% in der atmosphärischen Luft, der an Kohlensäure von 5—7% gegenüber 0,03%. Dem entspricht ein Druck des Sauerstoffs in der Alveolarluft von etwa 90—110 mm Hg, der Kohlensäure von etwa 30—45 mm Hg in Meereshöhe. Bei sinkendem Luftdruck sinkt auch der Gasdruck in den Alveolen, aber nicht für O_2 und CO_2 gleichmäßig, indem z. B. bei 550 mm Barometerdruck (entsprechend annähernd 3000 m über Meer) die Sauerstoffspannung der Alveolarluft etwa 70%, die Kohlensäurespannung etwa 80 % (nach Barcroft noch mehr) der Spannung in Meereshöhe beträgt. (Fitzgerald, vgl. auch Band IV S. 1505 dieses Handbuches.) Bei Frauen ist im ganzen die Sauerstoffspannung etwas höher, die Kohlensäurespannung etwas geringer als bei Männern. Aber auch beim gleichen Menschen ist der Wert nicht absolut konstant (s. Liljestrand, Straub). Die Kohlensäurespannung wechselt schon mit der Körperlage, sie ist im Liegen 1—3 mm höher als im Sitzen und 4—5 mm höher als im Stehen, im Schlaf höher als im Wachen, sie ist abhängig vom Licht, von der Temperatur, von der Jahreszeit, von psychischen Einwirkungen, von der Ernährung, sie sinkt in der Schwangerschaft, sie ändert sich stark bei Muskelarbeit, sie wird endlich selbstverständlich durch alle Faktoren verändert, die die Lungenventilation vermehren oder herabsetzen, ohne daß der Stoffwechsel in entsprechendem Maße verändert wird, also durch Schmerzeindrücke, psychische Zustände, thermische Einwirkungen, willkürliche Atmung.

Chemie der Atmung. In den Alveolen setzt sich die Spannung der Alveolarluft ins Gleichgewicht mit der Gasspannung im arteriellen Blut. Da der Stickstoff im Körper nur physikalisch gelöst ist und durch den Stoffwechsel nicht verändert wird, findet keine Diffusion von Stickstoff außer den durch Änderung des Luftdruckes bedingten Veränderungen (vgl. dieses Handbuch Bd. 4, S. 1493 ff.), dagegen weicht die Spannung von Kohlensäure und Sauerstoff im venösen Blut von der der Alveolarluft ganz bedeutend ab. Die Spannungen dieser Gase im venösen Blut, das die Lungenarterie der Alveolarwand zuführt, hängen ab von der Intensität des Gaswechsels und der Geschwindigkeit der Blutzirkulation. Die Größenordnung der Unterschiede für den ruhenden Menschen illustriert ein Beispiel von Loewy, dessen Zahlen auf direkten Bestimmungen beruhen.

	CO_2	O_2
in 100 ccm Venenblut	45 ccm	12 ccm
in 100 ccm Alveolarluft . . .	5 ccm	15 ccm

das entspricht

	CO_2	O_2
Spannung im Venenblut . . .	42,5 mm Hg	37 mm Hg
Spannung in den Alveolen . .	37 mm Hg	107 mm Hg

Durch die dünne Alveolarwand findet beständig ein Gasaustausch statt, die Gase diffundieren von dem Ort höherer Spannung nach dem Ort niedrigerer Spannung, Sauerstoff aus der Alveolarluft aus dem Blut, Kohlensäure in umgekehrter Richtung. Diese physikalische Kraft genügt vollkommen, um den Ausgleich der Spannungen zu bewerkstelligen. d. h. das Blut zu arterialisieren. Die Zeit, während der das Blut in den Lungenkapillaren weilt, ist groß genug, und die respirierende Oberfläche ist so groß, daß große Gasmengen in kurzer Zeit ausgetauscht werden können. Zuntz und Loewy haben mit Hilfe der mehr oder weniger sicher berechneten Größe der Lungenoberfläche und der Dicke der Alveolarsepta, der Zahlen für die Gasspannung und die Diffusionsgeschwindigkeit berechnet, daß durch die Lunge in einer Minute infolge der rein physikalischen Kräfte 6 Liter Sauerstoff (und noch viel mehr Kohlensäure) durchgehen könnten, also $2^1/_2$ mal mehr als der größte Sauerstoffbedarf, der beim Menschen konstatiert wurde. Wenn auch nach Miller die respirierende Oberfläche mit 90 m² von Zuntz überschätzt wurde und in Wirklichkeit nur halb so groß ist, so reicht trotzdem die Atmungsfläche vollkommen aus, und die Hypothese einer aktiven Gassekretion durch die Lunge, die von Chr. Bohr aufgestellt wurde und in beschränktem Maße auch jetzt noch von Haldane vertreten wird, wird überflüssig. Die Sekretionstheorie, die, wenn sie richtig wäre, für die Pathologie eine große Bedeutung hätte, ist schon wegen des Baues der Lungenalveolen (vgl. oben S. 984) höchst unwahrscheinlich, sie darf aber jetzt als definitiv widerlegt betrachtet werden (Versuche von Krogh, Barcroft usw., vgl. Liljestrand). Auch die Annahme Bohrs, daß in der Lunge lebhafte kohlensäurebildende oder sauerstoffzehrende Stoffwechselvorgänge vor sich gehen, ist durch Evans und Starling widerlegt worden.

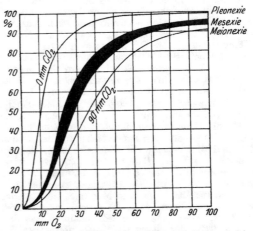

Abb. 7. Sauerstoffdissoziationskurven bei verschiedenem Kohlensäuredruck. (Nach Barcroft.) Die Kurven normalen Blutes verlaufen bei der im Arterienblute herrschenden Kohlensäurespannung in dem schwarzen Bezirk, der Mesexie des Blutes anzeigt. Ordinaten: Prozentuale Sättigung mit O_2.
Abszissen: O_2-Spannung in mm Hg.
[Nach H. Straub: Erg. Med. 25 (1924).]

Das Verhältnis zwischen dem Gehalt an Sauerstoff und Kohlensäure und der Spannung dieser Gase im Blut ist bedingt durch die eigentümliche Form ihrer Bindung an die Substanzen des Blutes. Der Sauerstoff ist mit dem Hämoglobingehalt zu Oxyhämoglobin verbunden, dessen Dissoziation vom Druck des im Plasma gelösten Hämoglobins, aber auch von der Blutreaktion, in erster Linie von der Kohlensäurespannung des Blutes, bedingt ist. Abb. 7 (nach Barcroft) gibt die Dissoziationskurve des Sauerstoffs im Blut bei verschiedenem Kohlensäuredruck wieder. Man ersieht daraus, daß bei den Druckverhältnissen der Alveolarluft das Blut beinahe vollkommen mit Sauerstoff gesättigt ist, und daß die Sättigung auch bei viel geringerem Sauerstoffdruck als in den Alveolen (bis zu 60 mm herunter) noch 90% beträgt, daß sie dann aber rasch sinkt, ferner daß das Aufnahmevermögen des Hämoglobins für Sauerstoff bei stärkerem Kohlensäuredruck viel geringer ist als bei niedrigerem. Das hat zur Folge, daß sich das Blut bei dem geringen Kohlensäuredruck der Alveolarluft sehr leicht mit Sauerstoff sättigt, dagegen in den Geweben entsprechend der Zunahme der Kohlensäureretention den Sauerstoff sehr leicht abgibt.

Ganz anders verhält sich die Kohlensäurebindungskurve des Blutes (Abb. 8). Sie zeigt, daß das Blut schon bei geringem Kohlensäuredruck viel Kohlensäure binden kann. Bei dem in den Alveolen herrschenden Druck von etwa 40 mm werden durchschnittlich 50 ccm von 100 ccm Blut aufgenommen. Ferner sieht man aus den auf der Kurve eingetragenen Werten für die Wasserstoffionenkonzentration, daß eine starke Zunahme des Kohlen-

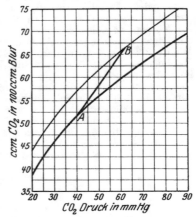

Abb. 8. Dissoziation der Kohlensäure. (Nach Christiansen, Douglas und Haldane.) Obere Kurve: Absorption von Kohlensäure durch das Blut von J. S. H. bei Gegenwart von Wasserstoff und Kohlensäure. Untere: Absorption bei Gegenwart von Luft und Kohlensäure. Linie A—B: Absorption von Kohlensäure durch das Blut von J. S. H. im Körper.

säuredruckes die aktuelle Reaktion des Blutes verhältnismäßig wenig ändert. Das ist die Folge der Pufferung des Blutes, die durch die Anwesenheit von Natriumphosphat und anderen Puffersubstanzen bedingt wird. Zu diesen gehört auch das Eiweiß, namentlich das Hämoglobin. Das Hämoglobin hat aber auch noch eine besondere Wirkung, indem es bei der Reduktion weniger sauer wird. Aus Abb. 8 ist ersichtlich, daß die Kohlensäurebindungskurve des Blutes eine viel höhere Kohlensäurebindungsfähigkeit bei reduziertem Hämoglobin als bei Oxyhämoglobin für gleichen Kohlensäuredruck aufweist. Wenn also das Blut bei dem alveolaren Kohlensäuredruck von 40 mm 53 ccm Kohlensäure aufnimmt (Punkt A), so vermag es bei 62 mm CO_2-Druck in den Geweben nicht nur 60 ccm entsprechend der Kurve des oxydierten Blutes aufzunehmen, sondern 67 ccm entsprechend der Kurve des reduzierten Blutes (Punkt B).

Entsprechend dem in den Alveolen herrschenden Druck des Sauerstoffes und der Kohlensäure und entsprechend der Dissoziationskurve der beiden Gase im Blut wird das venöse Blut mit Sauerstoff gesättigt und von dem Kohlensäureüberfluß befreit. Alle einwandfreien Untersuchungen haben bisher ergeben, daß der Spannungsausgleich zwischen Alveolarluft und Blut beinahe vollständig ist, abgesehen von extremen Bedingungen wie sehr starke Muskelarbeit usw. Dadurch wird die Reaktion etwas alkalischer gemacht, doch sind die Unterschiede nur gering. pH beträgt für das gesättigte arterielle Blut nach Michaelis im Mittel 7,35 mit Schwankungen zwischen 7,31—7,43. Höber und Lundsgaard berechnen für einen einzelnen Menschen noch niedrigere Werte, bis zu 7,10 herunter. Es ist aber zu bemerken, daß eine absolut einwandfreie Methode der Bestimmung noch nicht existiert, indem sowohl die Berechnung aus der Alveolargasspannung und der Kohlensäure- bzw. der Sauerstoffdissoziationskurve des Blutes als auch die elektrometrische Methode im arteriellen Blut gewisse Fehler ergeben kann (vgl. Straub). Noch größer sind die Schwierigkeiten für das venöse Blut, da das venöse Mischblut im rechten Herzen und in den Lungenarterien beim Menschen nicht entnommen werden kann und sein Gasgehalt aus der Zusammensetzung der Alveolarluft, wie sie nach Unterbrechung der Atmung erreicht wird, berechnet werden muß, also aus einem Wert, der schwierig festzustellen ist. Außerdem ist aber die Differenz in der Reaktion des arteriellen und venösen Blutes sehr gering. Haldane berechnet den Unterschied zwischen der pH des arteriellen und venösen Blutes auf nur 0,0175.

Die Größe der Lungenventilation ist derart, daß die Alveolarluft konstant gehalten wird. Dadurch wird die gesamte, vom Körper produzierte Kohlensäure entfernt, der ganze Sauerstoffverbrauch ersetzt. Die Menge des benötigten Sauerstoffs ist bei Körperruhe abhängig vom Gewicht, Größe, Alter und Geschlecht und der Körperoberfläche ungefähr proportional (außer bei Kindern), etwa 110—140 ccm pro qm in der Minute, bei Männern etwas größer als bei Frauen, also für kräftige Männer mittlerer Größe absolut etwa 200—230 ccm pro Min., im ersten Lebensjahr 100—200 ccm pro Kilogramm, im ersten Monat 180—240 ccm pro Kilogramm (Eckstein u. Rominger). Der Wert des Sauerstoffs entspricht der Verbrennungswärme so genau, daß es üblich geworden ist, daraus die Kalorienproduktion zu berechnen (vgl. die Zusammenfassung von Grafe). Die Kohlensäureausfuhr ist geringer und entspricht dem Verhältnis von Sauerstoffverbrauch und Kohlensäurebildung bei der Verbrennung einzelner Nahrungsstoffe (respiratorischer Quotient). Bei Nahrungsaufnahme wird der Gaswechsel gesteigert, besonders stark aber bei Muskelarbeit. In einer Versuchsreihe von Liljestrand und Stenström stieg z. B. Sauerstoffverbrauch und Lungenventilation bei Gehen und Laufen folgendermaßen:

	Sauerstoffverbrauch		Lungenventilation		Atemzüge pro Min.
	ccm pro Min.	Vielfaches gegenüber dem Sitzen	Liter pro Min.	Vielfaches gegenüber dem Sitzen	
sitzend	221	1	5,0	1,0	
stehend in strammer Haltung . .	253	1,15	6,3	1,26	
gehend 70 m pro Min.	894	4,0	15,9	3,2	16,3
gehend 94 m pro Min.	1370	6,2	23,0	4,6	16,7
stehend 114 m pro Min.	1957	8,9	34,0	6,8	32,0
laufend 151 m pro Min.	2770	12,5	48,5	9,7	26,0
laufend 192 m pro Min.	3162	14,3	61,4	10,3	30,9
laufend 234 m pro Min.	3350	15,2	72,6	12,3	37.0

Die Regulation der Atmung hat die Aufgabe, die Erneuerung der Blutgase zu garantieren. Aber außerdem kommt ihr noch eine andere höchst wichtige Aufgabe im

Stoffwechsel zu. Die Atmung wird nicht nur durch die Spannung der neugebildeten Kohlensäure im venösen Blut bestimmt, sondern sie hat ihrerseits auch die Spannung der Kohlensäure im arteriellen Blut (und damit auch in den Organen) auf einer bestimmten Höhe zu halten, weil dadurch die richtige annähernd neutrale Reaktion der Körperflüssigkeiten und das Gleichgewicht der Ionen bedingt wird. Diese Neutralitätsregulation wird durch die Tätigkeit anderer Organe, vor allem der Nieren, ergänzt. In erster Linie muß also der Gasgehalt und die Reaktion des Blutes für die Atmung maßgebend sein, diese muß am nervösen Apparat der Atmungsorgane angreifen.

Die Innervation der Atmung geschieht von einem Zentrum aus, dem die Reize von den Atmungsorganen und von anderen Stellen aus zugeführt werden und das seine Impulse zu den bei der Atmung tätigen Muskeln sendet. (Hier können nur die wichtigsten Punkte erwähnt werden, für Einzelheiten sei auf die Zusammenfassung von Bayer hingewiesen.)

Das bulbäre Atemzentrum liegt beim Menschen in der Formatio reticularis der Rautengrube und erstreckt sich nach vorne bis zum hinteren Rand der Corpora quadrigemina, nach hinten bis etwa unterhalb des Calamus scriptorius. Lumsden unterscheidet innerhalb desselben folgende Zentren: I. das „pneumotaxische" Zentrum in der vorderen Ponshälfte, das die tieferen Zentren periodisch hemmt; 2. in der Höhe der Striae acusticae das „apneustische" Zentrum („Atemholzentrum"), das inspiratorische Reize aussendet, aber normalerweise vom pneumotaxischen gehemmt wird und erst nach der Lösung der Verbindung mit diesem in Funktion tritt, indem es eine, allerdings von der normalen recht verschiedene Atmung mit lange anhaltenden Inspirationen unterhält; 3. das Exspirationszentrum unmittelbar kaudal von der Höhe der Striae acusticae, das nach der Ansicht der meisten Physiologen nur bei gesteigerter Atmung oder Lähmung der Inspirationszentren in Kraft tritt; 4. das „Keuchzentrum" nahe bei der Spitze des Calamus scriptorius, an der Stelle des Flourensschen „noeud vital". Es stellt wahrscheinlich ein Überbleibsel eines niedrigeren Respirationsmechanismus dar und tritt nur in Funktion, wenn die höheren Zentren außer Tätigkeit gesetzt sind. Es unterhält eine keuchende Atmung mit raschen Atemzügen, die durch exspiratorische Pausen getrennt sind. Unter krankhaften Bedingungen kann die Tätigkeit der Zentren von oben nach unten erlöschen, bei Wiederbelebung kann die Atmung die Phasen in umgekehrter Richtung durchmachen. Nach Heß und Pollack liegt ein dem bulbären Zentrum übergeordnetes Atemzentrum beim Menschen im Locus coeruleus. Spinale Atemzentren spielen jedenfalls bei der menschlichen Atmung keine Rolle.

Afferente Impulse aus den Atemorganen erhält das Atemzentrum durch den Vagus. Durch ihn ziehen sowohl die sensiblen Fasern von der Schleimhaut der Trachea und der Bronchien, die teilweise auch Schmerzempfindungen vermitteln, als auch die Fasern aus dem Lungengewebe.

Über die Sensibilität der Pleura wissen wir noch recht wenig. Neuerdings hat Unverricht bei endoskopischen Eingriffen Beobachtungen über die Empfindlichkeit der beiden Pleurablätter angestellt. Er konnte dabei feststellen, daß die Temperatur als solche nirgends empfunden wird, sondern daß hohe Wärmegrade höchstens ein Gefühl von unbestimmtem Schmerz an der Pleura costalis und diaphragmatica hervorrufen können. Schmerzempfindung fehlt in der Regel der Pleura visceralis. An der Pleura costalis ruft Stich und Druck ein Gefühl von unbestimmtem Schmerz hervor, der nur ganz ausnahmsweise richtig lokalisiert wird. An der Pleura diaphragmatica sind die zentralen und die Randpartien zu unterscheiden. An den zentralen Partien verursacht Druck und Stich Schmerzen in der Nacken- und Schultergegend der gleichen Seite, in den Randpartien Schmerzen im unteren Thoraxabschnitt und in der Oberbauchgegend der gleichen Seite. Damit stimmen die Erfahrungen bei Punktionen überein. L. R. Müller hat darauf aufmerksam gemacht, daß das Anstreifen der Punktionsnadel an der Pleura pulmonalis keine Empfindung auslöst. Das ist eine Erfahrung, die man bei Punktionen häufig macht. In einzelnen Fällen hat man allerdings den Eindruck, daß plötzlich auftretende Schmerzen durch das Berühren der Pleura pulmonalis mit der Kanülenspitze bedingt seien. V. Hoffmann gibt an, daß die Pleura visceralis an einzelnen Stellen Schmerzempfindlichkeit besitzt. Der heftige Schmerz, der beim Durchstechen der Pleura costalis bisweilen empfunden und richtig lokalisiert wird, wird wohl in erster Linie durch die Verletzung von Nervenendigungen bedingt, die von außen an die Pleura herantreten.

Efferente Fasern enthalten der Vagus und der Sympathikus. Bronchokonstriktorische Fasern verlaufen hauptsächlich im Vagus; bronchodilatatorische im Sympathikus (Dixon u. Ransom, Trendelenburg, Löhr), doch sind immer erweiternde Fasern im Vagusstamm, verengernde im Sympathikus vorhanden (Bräucker, E. Weber). Bronchokonstriktorische und dilatatorische Zentren liegen im Gehirn und im Rückenmark (E. Weber).

Daß auch die Lungengefäße Vasomotoren zweierlei Art besitzen, ist durch Cloetta und durch Le Blanc und de Lind van Wyngaarden jetzt endgültig bewiesen, und zwar verlaufen die Vasodilatatoren im Vagus, die Vasokonstriktoren im Sympathikus über das Ganglion stellatum. Die Digitalisglykoside verengern die Lungengefäße, ebenso der anaphylaktische Shock (Schulz und Airila, Mauthner und Pick). Kampfer und Adrenalin (Starling und Fühner) erweitern sie. Auch unter physiologischen Bedingungen ändern sie sicher ihre Weite. Toyama glaubt dagegen, daß die Strombahn nicht durch Gefäßinnervation reguliert wird, sondern durch Eröffnung oder Kollaps von Kapillaren. Er fand, daß zahlreiche Kapillaren in der Ruhe verschlossen sind und nur bei stärkerer Beanspruchung des Lungenkreislaufes Blut durchlassen.

Das Atemzentrum ist imstande, auch ohne jeden von außen kommenden Reiz rhythmische Erregungen auszusenden, wie Winterstein endgültig bewiesen hat (vgl. auch Heymans und Ladon). In der Regel wird aber der Rhythmus und die Stärke der Erregungen durch nervöse Reize bedingt.

Die Selbststeuerung der Atmung, die von Hering und Brauer entdeckt wurde, besteht darin, daß die Inspiration einen Exspirationsreiz, die Exspiration einen Inspirationsreiz hervorruft. Über den Mechanismus der Steuerung besteht noch keine Übereinstimmung. Miescher nahm an, daß die Vagusendigungen ihre „natürliche, reizlose" Anordnung in der fötalen Lunge haben und während des extrauterinen Lebens durch die Spannung der lufthaltigen Lunge beständig mehr oder weniger erregt werden. Fröhlich (Schulgin) stellte die Hypothese auf, daß die Vagi durch schwache Ausdehnung der Lunge wenig, durch starke mehr erregt werden und daß ein schwacher Reiz des Vagus das Inspirationszentrum erregt und das Exspirationszentrum hemmt, ein starker Reiz dagegen umgekehrt wirkt. Schenk u. a. nehmen an, daß die inspiratorischen Reize durch andere Vagusfasern geleitet werden als die exspiratorischen. Nach Loewy ist es nicht die Dehnung der Lungen, sondern der Luftstrom, der den Reiz für die Vagusendigungen darstellt. Lumsden, der sich Loewy anschließt, nimmt an, daß der Vagus zwar auch Reize von Dehnung und Druck in den Lungen nach den Zentren leiten könne, daß diese aber bei ruhiger normaler Atmung keine Rolle spielen, sondern daß gewöhnlich nur die Luftströmung über die mit Zilien versehene Schleimhaut den Vagus errege. Nach Durchschneidung der Vagi wird die Atmung vertieft, aber durch die gleichzeitige Verlangsamung unökonomischer gestaltet, so daß bei den meisten Tierarten der Tod an Erstickung eintritt. Je nach dem Zustand des Atemzentrums ist dieses für die Vagusreize aus der Lunge mehr oder weniger empfänglich, aber auch der Reiz selbst kann variieren, und es ist anzunehmen, daß er von der Geschwindigkeit der Lungendehnung abhängig ist, was in pathologischen Zuständen eine Rolle spielen dürfte (Minkowski). Auf die Wichtigkeit der Vagi für die Regulation der Atmung gegenüber der Wirkung des Blutes auf das Zentrum haben neuerdings Macleod und Page hingewiesen.

Auch gegen Reize von anderen Hirnnerven aus (Olfaktorius, Optikus, Trigeminus, Vestibularis) ist das Atemzentrum empfindlich, ferner gegen Schmerz und Temperaturreize, nicht nur vom Thorax aus, sondern vom ganzen Körper.

Das Wichtigste ist aber die Abhängigkeit des Atemzentrums von der Blutbeschaffenheit. Die Frage, ob der Sauerstoffmangel oder der Kohlensäuregehalt des Blutes das Wichtige sei, ist eingehend erörtert worden. Es zeigte sich, daß beides wirksam ist, der Sauerstoffmangel aber erst, wenn er höhere Grade erreicht, dagegen der Kohlensäuregehalt der Alveolarluft (und somit auch des arteriellen Blutes) viel stärker, und daß die Atmung gegen sehr geringe Spannungsunterschiede in der Alveolarluft sehr empfindlich ist, wie namentlich Haldane und seine Mitarbeiter gezeigt haben. Winterstein stellte die Theorie auf, daß nicht die Kohlensäure an sich, sondern ihr Säurecharakter das Entscheidende sei und daß auch der Sauerstoffmangel nur durch die Bildung saurer Produkte wirksam sei. Hasselbalch zeigte dann, daß die aktuelle Reaktion des Blutes, die das Entscheidende für das Atemzentrum ist, dargestellt wird durch die Gleichung

$$H = K \frac{H_2 \, CO_2}{Na \, HCO_2},$$

wobei H die Wasserstoffionenkonzentration des Blutes und K eine Konstante bedeutet. Das Atemzentrum wird durch jede Veränderung des Bruches zu stärkerer oder schwächerer Tätigkeit veranlaßt, bis der Kohlensäuredruck in den Alveolen den richtigen Wert erreicht hat, um so viel Kohlensäure im Blut festzuhalten, daß der Wert des Bruches der richtigen Reaktion entspricht.

Diese Betrachtungsweise hat sich als außerordentlich fruchtbar erwiesen, und zahlreiche Arbeiten (Haldane, Barcroft, Krogh, Fredericia, Porges, Straub und ihre Mitarbeiter und viel andere) haben gezeigt, daß die Atmung unter physiologischen und pathologischen Bedingungen diesem Gesetz folgt. Vermehrung des Zählers im Bruch (Kohlensäurepoduktion bei Muskelarbeit, Einatmung von Kohlensäure usw.) und Verminderung des Nenners, der „Alkalireserve" (Säureintoxikation beim Coma diabeticum) steigern die Atmung, Verminderung des Zählers (willkürliche Überventilation) oder Vermehrung des Nenners (Salzsäuresekretion während der Verdauung) setzen sie herab. Es hat sich aber herausgestellt, daß manche Tatsachen durch diese Theorie schwer zu erklären sind. Prinzipiell ohne Bedeutung ist die Korrektur, die an Zähler und Nenner des Bruches anzubringen ist, indem in den Zähler der Gleichung noch die sauren Valenzen von Salzen und von Eiweiß in den Nenner entsprechende basische Valenzen von Salzen und Eiweißkörpern eingefügt werden müssen.

Wichtiger ist der Umstand, daß der Sauerstoffmangel auch unabhängig von der Neutralitätsregulation die Atmung zu beeinflussen scheint. Das und einige andere Tatsachen veranlaßten Haggard und Y. Henderson, von einem respiratorischen X zu sprechen, das neben der Blutreaktion das Atemzentrum beeinflußt. Man hat das auch in die Formel gekleidet, daß durch Sauerstoffmangel die Reizbarkeit des Atemzentrums gegenüber dem Säurereiz erhöht würde. Andererseits nimmt man vielfach an, daß infolge des Sauerstoffmangels im Atemzentrum selbst saure Produkte entstehen, die in gleicher Weise durch Säuerung wirken wie die Kohlensäure. Straub hält diese Ansicht entgegen den Einwendungen Hendersons (die auch von Gesell, vertreten werden) aufrecht. Gesell u. a. nehmen an, daß die Kohlensäure eine spezifische, nicht nur ihrem Säurecharakter entsprechende Wirkung auf die Atmung ausübe, während Meakins und Davies diese Anschauung auf Grund der Untersuchungen von Jacobs zurückweisen. Die anscheinend spezifische Wirkung der Kohlensäure rührt nach Jacobs davon her, daß sie als schwache Säure in einer Bikarbonatlösung wenig dissoziert ist, also die Wasserstoffionenkonzentration wenig beeinflußt, aber vermöge ihrer starken Diffusibilität und Lipoidlöslichkeit gut in die Zellen eindringen und hier als Säure wirken kann.

Jedenfalls steht fest, daß die Atmung außerordentlich empfindlich gegen jede Änderung der Wasserstoffionenkonzentration des Blutes ist und daß sowohl Kohlensäureüberschuß als auch Sauerstoffmangel seine Tätigkeit anregen, wobei es sehr zweifelhaft ist, ob sich alle Einflüsse auf das Atemzentrum (außer den rein nervösen Reflexen) auf die einfache Formel des Säurenbasengleichgewichtes zurückführen lassen. Mit jeder Veränderung von Kohlensäurespannung und Bikarbonatgehalt gehen auch Verschiebungen der übrigen Ionen vor sich, und die physikalisch-chemische Struktur des Plasmaeiweißes, die Größe und chemische Zusammensetzung der roten Blutkörperchen werden verändert. Auf alle diese Dinge, deren Bedeutung für die Atmungsregulation noch nicht durchschaut ist, kann hier nicht eingegangen werden, sondern es muß auf die Zusammenfassung von Straub verwiesen werden. Neuerdings hat Gollwitzer-Meyer gezeigt, daß die Erregbarkeit des Atemzentrums für den Säurereiz auch von den übrigen Ionen des Blutes abhängig ist, proportional dem Quotienten

$$\frac{[K.] \; [HPO_4'' + H_2PO_4']}{[Ca..] \; [Mg..]}$$

Nach Lumsden kann man sich folgende Vorstellung über die normale Atmungsregulation machen: Die H-Ionenkonzentration des Blutes regt dauernd das apneustische Zentrum zu tiefen Inspirationen an, reizt aber auch das pneumotaxische Zentrum, so daß dieses durch rhythmische Entladungen die Inspiration jeweils unterbricht. Aber die Atmung wird durch die Vaguswirkung noch mehr beschleunigt, indem jede In- und Exspiration durch seine Reizung, die in erster Linie auf das pneumotaxische Zentrum wirkt, unterbrochen wird, bevor sie die volle Höhe erreicht hat, und eine sofortige gegensinnige Bewegung ausgelöst wird. Bei vermehrtem CO_2-Gehalt des Blutes wird erst das apneustische, bei noch stärkerem Kohlensäureüberschuß das exspiratorische Zentrum gereizt und so die Atmung vertieft. Genügt diese Vermehrung der Ventilation nicht zur Herstellung der normalen H-Ionenkonzentration, so wird auch das pneumotaxische Zentrum durch die Blutsäuerung stärker erregt und beschleunigt die Atmung, und die dadurch bedingte Beschleunigung des Luftstromes reizt den Vagus stärker, so daß die Atmung noch frequenter wird. Mäßiger Sauerstoffmangel wirkt nach Lumsden nur wenig, wahrscheinlich nur durch Steigerung der Erregbarkeit des apneustischen Zentrums gegenüber dem CO_2-Reiz, starker Sauerstoffmangel lähmt die Zentren der Reihe nach vom pneumotaxischen bis zum Keuchzentrum.

Gewöhnlich nimmt man an, daß das Atemzentrum direkt durch die in ihm herrschende Wasserstoffionenkonzentration erregt wird. Ohne diese Annahme wären viele Beobachtungen bei Experimenten und in der Klinik unerklärlich. Daneben spielt aber augenscheinlich eine direkte Wirkung der Gasspannungen auf das Lungengewebe eine Rolle. Sogar die Bronchialmuskeln reagieren auf die Kohlensäurespannung der Atemluft, sie kontrahieren sich bei sehr geringem und sehr hohem Kohlensäuregehalt und erschlaffen bei Kohlensäurewerten, die denen der Exspirationsluft entsprechen, ja sogar die bei der Atmung vorkommenden Grenzen nach oben und unten weit überschreiten (Löhr). Gegen manche Gifte sind die Lungenfasern sehr empfindlich. Nach Mayer, Magne und Plantefol und nach de Somer rufen Reizgase im Lungengewebe durch Vaguserregung eine Polypnoe hervor, während sie von den oberen Luftwegen aus Atemstillstand und Glottisschluß erzeugen. Sunner und Bellido zeigten in Versuchen mit gekreuzter Zirkulation, daß der Hund auf Kohlensäureeinatmung mit vermehrter Atmung reagiert, wenn sein Kopf Blut eines anderen, gleichmäßig weiteratmenden Hundes erhält. Auch Eppinger, Papp und Schwarz vermuten, daß Kohlensäure durch Reizung sensibler Vagusfasern in der Lunge das Vaguszentrum errege.

Vermehrung der Ventilation kann sowohl durch Beschleunigung als auch durch Vertiefung der Atmung erreicht werden. Das Verhältnis zwischen Frequenz und Tiefe der Atmung ist individuell verschieden, und auch die Vermehrung der Ventilation bei erhöhten Ansprüchen wird durch ein individuell wechselndes Verhältnis dieser beiden Größen erreicht. Rohrer hat durch Berechnungen, Liljestrand durch Gaswechseluntersuchungen gefunden, daß das Verhältnis zwischen Atemfrequenz und Tiefe so geregelt wird, daß die Atmungsarbeit bei verschiedener Ventilation mit dem kleinsten Energieverbrauch ausgeführt werden kann.

Die Atmungsarbeit beträgt nach älteren Annahmen etwa 10—15% des Gesamtstoffwechsels bei Ruhe, nach den genauen Untersuchungen Liljestrands nur 1—3%. Bei Vermehrung der Ventilation steigt natürlich die Atemarbeit. Der durch die Atmung bedingte Sauerstoffverbrauch beträgt nach Liljestrand z. B. bei 15 Liter pro Min. 9,5 ccm, bei 22,5 Liter 21 ccm, bei 30 Liter 43 ccm. Die von Rohrer berechneten Werte für die Arbeitsleistung sind 5 mal kleiner, was bei der Annahme eines 20%igen Nutzeffektes der Muskelarbeit eine gute Übereinstimmung bedeuten würde.

Die Frequenz der Atmung beträgt beim Erwachsenen zwischen 12 und 24 Atemzügen in der Minute, meistens zwischen 16 und 20. Einzelne Individuen haben eine viel langsamere Frequenz. In der Kindheit ist die Atmung frequenter, am meisten bei den Neugeborenen. Hishikawa fand beim Neugeborenen eine mittlere Atemfrequenz von 78, die nach dem ersten Bad auf 70, bis zum 3. Tag gleichmäßig auf 61 sinkt. Auffallend sind die großen Schwankungen bei den Neugeborenen, von 34—140. Vom 3. Lebenstag an bleibt die Atemfrequenz monatelang ungefähr gleich, die Schwankungen sind immer noch gleich groß (32—100), doch beobachtet man eine sprunghafte Unregelmäßigkeit, die in den nächsten Jahren rasch zurückgeht. Im 2. Jahr sinkt die Frequenz auf durchschnittlich 38, auch die Schwankungsbreite wird viel geringer (24—62). Im 3. Jahr beträgt der Durchschnitt 33, im 5. Jahr 26. Eckstein und Rominger fanden im 1. Jahr Grenzwerte von 30—70.

Daß mit der Tiefe der Atmung sich auch die mittlere Lungenfüllung (die Mittelkapazität) verändern kann, wurde oben erwähnt. Von der Lungenfüllung ist auch die Größe der Ventilation abhängig, indem z. B. im Liegen wegen der verminderten Lungenfüllung kleinere Atemzüge notwendig sind, um die gleiche Lufterneuerung zu bewerkstelligen als im Stehen oder Sitzen. Nach M. Krogh wird bei Erhöhung der Mittellage die Diffusion erleichtert, indem die Epitheloberfläche durch Dehnung größer und dünner wird. Wenn aber die Lunge unter eine gewisse Größe kollabiert, bleiben Oberfläche und Dicke unverändert, die Wand wird gefältelt. Nach wiederholter starker Muskelanstrengung kann die Mittellage dauernd erhöht bleiben, was wohl eher durch eine Kräftigung der Inspirationsmuskulatur als durch einen Elastizitätsverlust infolge Überdehnung zu erklären ist.

Häufig wird angenommen, daß jeder Exspiration, wenigstens in der Ruhe, eine Pause folge, während der der Thorax still steht. Spirographische Untersuchungen haben Staehelin und Schütze (wie schon andere Autoren) dazu geführt, das Vorhandensein von Pausen zu verneinen. Die neueren Untersuchungen von Fleisch und Bretschger mit Hilfe des Pneumotachographen haben das Fehlen solcher Pausen bestätigt. Die Dauer der Exspiration ist gewöhnlich größer als die der Inspiration, doch sind außerordentlich große Unterschiede zwischen den einzelnen Menschen vorhanden. Staehelin und Schütze fanden bei Gesunden das Verhältnis von Inspirium und Exspirium von 100:105 bis 100:208 schwankend, ähnlich Liebmann.

Beziehungen zwischen Respiration und Zirkulation. Da die Vasomotoren der Lunge für den Kreislauf eine viel geringere Rolle spielen als in anderen Organen, hängt die Blutfülle der Lungen in erster Linie vom Druck im linken Vorhof und vom Zufluß venösen Blutes zum rechten Herzen ab (Straub). Nach Anrep und Bulatao wirken Druckschwankungen im großen Kreislauf nur durch Veränderung des Schlagvolumens des rechten Ventrikels (der seinerseits vom Koronarkreislauf abhängig ist) auf den Druck in den Pulmonalarterien. Daß der Blutdurchfluß durch die Lungen vollkommen vom großen Kreislauf abhängig ist, ist ganz natürlich, da in der Zeiteinheit gleich viel Blut durch die Lunge fließen muß wie durch den übrigen Körper, d. h. die Schlagvolumina beider Ventrikel gleich sein müssen (abgesehen von kurzen Perioden der Adaptation an eine Änderung der Zirkulation).

Trotzdem haben die Atembewegungen nicht nur für den Gasaustausch, sondern auch für die **Blutzirkulation** eine große Bedeutung.

Am wichtigsten ist vielleicht **die Wirkung des negativen Druckes bei der Inspiration auf die großen Venenstämme.** Dadurch wird eine erhebliche Ansaugung des Venenblutes aus der Peripherie erreicht. Da die Herzklappen ein Rückströmen des Blutes verhindern, so muß die rhythmische Ansaugung bei der Atmung in der Art einer Pumpe wirken und einen besseren Abfluß des Körpervenenblutes in das Herz zur Folge haben, als wenn der Abfluß gleichmäßig stattfände.

Wie groß der Einfluß des negativen Druckes bei der Inspiration auf die **Diastole der Herzhöhlen**, besonders der Vorhöfe ist, läßt sich nicht entscheiden. **Brauer** schätzt sie sehr gering ein, doch dürfte **Minkowski** recht haben, wenn er ihr in Abwägung aller Gründe eine größere Bedeutung zuspricht. **Tigerstedt** hält sie sogar für den wichtigsten Faktor bei der Beeinflussung des Kreislaufs durch die Atmung. Sie hat eine stärkere Ansaugung des Blutes aus den Lungen in den linken Vorhof und aus den oberen Hohlvenen in den rechten Vorhof zur Folge.

Eine wichtige Rolle spielt auch die **Zwerchfellbewegung** für die Zirkulation (vgl. **Wenckebach**). **Eppinger** und **Hofbauer** haben sie mit Hilfe der plethysmographischen Methodik studiert und gefunden, daß das Emporgehen des Zwerchfells (auch wenn es rein passiv durch Druck von außen auf das Abdomen herbeigeführt wird), das Volumen des Armes vergrößert, das des Beines verkleinert. Beim Hochstand des Zwerchfells muß also der Blutablauf aus dem Bein erleichtert werden; das kann aber nicht durch Erleichterung des Einfließens in die Bauchgefäße erklärt werden (diese stehen ja infolge der Kompression unter erhöhtem Druck), sondern kann nur darin seine Erklärung finden, daß bei der Erschlaffung bzw. dem Höhertreten des Zwerchfells das Foramen quadrilaterum erweitert und so der Blutabfluß durch die Vena cava befördert wird. Daß der Abfluß aus den Armvenen beim Höhertreten des Zwerchfells behindert wurde, hat nichts Überraschendes, da der Druck im Thorax dabei erhöht sein muß. Man könnte sogar erwarten, daß auch auf die untere Hohlvene und den rechten Vorhof die exspiratorische Druckerhöhung vorwiegen und eine exspiratorische Behinderung auch für den Abfluß aus den Beinen bewirken könnte; die Resultate von **Eppinger** und **Hofbauer** sind daher ziemlich unerwartet. Diese Autoren betonen, daß andererseits auch das inspiratorische Tiefertreten eine Förderung der Zirkulation zur Folge hat, indem das Zwerchfell auf die Leber drückt und die Entleerung ihrer Venen fördert, was allerdings bei der supradiaphragmatischen Einmündung der Lebervenen beim Menschen (**Elias** und **Fellner**) nicht ohne weiteres einleuchtet. Demgegenüber betont **Kaiser**, daß das nicht unter allen Umständen der Fall sein müsse. Er fand durch manometrische Messungen im Rektum, daß der intraabdominale Druck bei der Inspiration nur im Liegen zunimmt, in aufrechter Stellung dagegen bei der Exspiration, und erklärt das durch den verschiedenen Einfluß der thorakalen (beim Stehen vorwiegenden) und abdominalen (im Liegen vorwiegenden) Atmung. Hebung der Rippen und Herabsteigen des Zwerchfells haben verschiedene Wirkungen auf den Intraabdominaldruck, und wenn beide zusammen auftreten, so braucht das Resultat auch nicht immer das gleiche zu sein. **Kaiser** schätzt diese Wirkungen der Zwerchfellbewegungen bei ruhiger Atmung nicht hoch ein, da die Druckdifferenzen nur etwa 1 cm Wasser betragen. Diese Differenz ist aber immerhin groß genug, um für die Blutbewegung in Betracht zu fallen. Bei tiefer Atmung steigen diese Differenzen auf das Zehnfache.

Schwieriger ist die Frage, **ob die Atembewegungen auch die Bewegung des Blutes durch die Lungen fördern.** Zwei Möglichkeiten sind vorhanden: Die Blutfüllung der Lunge könnte in den verschiedenen Respirationsphasen wechseln. Dann müßte eine Pumpwirkung der Lungen die Folge sein. Oder die Widerstände für den Blutstrom in der Lunge könnten bei verschiedener Luftfüllung des Organs verschieden sein. In diesem Falle könnte eine Veränderung der Atemtiefe oder der Mittellage die Durchblutung verbessern.

Was die erste Möglichkeit betrifft, so war vor einigen Jahren die Meinung durchgedrungen, daß die Lungengefäße durch die Inspiration erweitert und mit Blut gefüllt, durch die Exspiration verengert und entleert werden. Als Resultat neuerer Untersuchungen (**Cloetta**, **Bruns**) muß man wohl annehmen, daß die Unterschiede nicht sehr erheblich sind. Nach **Heß** ist die atmende Lunge röter, also blutreicher, als die nicht atmende (deren Hauptbronchus abgesperrt ist).

Die Widerstände für den Blutstrom in den Lungenkapillaren scheinen bei der Inspiration anders zu sein als bei der Exspiration. Durch die Erweiterung der Lungen werden die Kapillaren gestreckt und verengert, durch die Exspiration geschlängelt und erweitert. Wie das Endresultat für den Widerstand ist, läßt sich a priori nicht sagen. **Bruns** hält die Durchströmung für um so besser, je mehr die Lunge inspiratorisch gedehnt sei. **Tendeloo** ist der Ansicht, daß eine übermäßige Dehnung die Widerstände wieder erhöhe. **Cloetta** kommt in den Erörterungen über seine sorgfältig ausgeführten Versuche zum Schluß, daß die Durchblutung am schlechtesten auf der Höhe der Inspiration sei, viel besser bei der Exspiration, am vollkommensten beim Beginn der Inspiration, daß kleinere Respirationsbewegungen die Zirkulation verbessern, große sie verschlechtern. Kretz fand den stärksten Blutabfluß aus der Lunge im Beginn der Exspiration, den schlechtesten im Beginn der Inspiration. Das spricht jedenfalls nicht dafür, daß die Erhöhung der Mittelkapazität, wie Bohr vermutet hatte, eine Erleichterung für die Herzarbeit darstellt. Doch sind Lohmann und Ed. Müller zum Schluß gekommen, daß um so mehr Blut die Lunge passiert, je stärker diese (durch Ansaugung von der Pleuraseite) gedehnt ist.

Hiramatsu fand dagegen den Widerstand in den Lungengefäßen in Übereinstimmung mit Cloetta bei geblähter Lunge vermehrt. Ebert konnte (in Fortsetzung der Versuche Romanoffs (vgl. S. 1047)] durch Druckmessungen im rechten Ventrikel bei Atmung in verdichteter oder verdünnter Luft zeigen, daß durch verminderten intraalveolären Druck die Arbeit des rechten Ventrikels dauernd erleichtert, durch vermehrten umgekehrt erschwert wird, daß also die Strombahn des kleinen Kreislaufes durch den Inspirationszug erweitert, durch den Exspirationszug verengert werden muß. Dagegen scheint aus seinen Versuchen hervorzugehen, daß die mehr inspiratorische oder exspiratorische Stellung der Lunge (selbst bei der Kollapslunge) keine wesentliche Bedeutung für die Arbeit des rechten Ventrikels bedingt, wenn sie nicht von Veränderungen des intraalveolären Drucks begleitet ist. Zum gleichen Schlusse kommt Kretz. Die Tatsache, daß durch die Pneumothoraxlunge weniger Blut fließt als durch die andere (vgl. S. 1019), erklärt sich demnach nur durch den erhöhten Pleuradruck. Löhr fand eine ausgesprochen bessere Durchblutung der Lunge bei der Inspiration als bei der Exspiration, Schafer einen Anstieg des Druckes in der Pulmonalarterie bei der Exspiration, ein Absinken bei der Inspiration.

Nun haben allerdings gasanalytische und sphygmobolometrische Untersuchungen (Lindhard, Liljestrand, Hediger) ergeben, daß Vermehrung der Lungenlüftung beim Gesunden keine Vergrößerung des Minutenvolums zur Folge hat. Das beweist aber natürlich nicht, daß die Atmung ohne Einfluß auf die Zirkulation sei, sondern ist durch die sich aufhebende Wirkung der hemmenden und fördernden Momente oder durch regulatorische Vorrichtungen der Zirkulationsorgane zu erklären. Tatsächlich ergibt die sphygmobolometrische Messung eine Verkleinerung des Einzelpulsvolumens während der Inspiration (Reinhart, Hediger).

Ähnliche Fragen erheben sich in bezug auf die Bedeutung der Atembewegungen für die Lymphzirkulation. Nach Tendeloo wird die Lymphe in der Lunge selbst durch die Druckschwankungen bei der Respiration so sehr beeinflußt, daß die Bewegungsenergie des Lymphstroms während der Exspiration den respiratorischen Volumschwankungen proportional angenommen werden muß. Für die Bewegung der Lymphe des übrigen Körpers ist die Atemtätigkeit sicher außerordentlich wichtig. Bei der Inspiration treibt die Druckverminderung im Thorax und die Druckvermehrung im Abdomen die Lymphe der unteren Körperhälfte direkt in den Ductus thoracicus und aus diesem in die Hohlvene, außerdem wird auch die Lymphe aus dem Ductus axillaris und cervicalis rhythmisch in diese angesogen.

Endlich muß noch die Fähigkeit der Lunge, Stoffe zu resorbieren und auszuscheiden, sowie ihre verdauende Kraft erwähnt werden, die S. 1052 ff. besprochen sind.

Über die chemische Zusammensetzung der Lunge s. Pincussen in Oppenheimers Handbuch der Biochemie, 2. Aufl., Bd 4, S. 288, Jena 1925 und Wells, De Witt und Long, The Chemistry of Tuberculosis, Baltimore 1923.

III. Allgemeine Pathologie der Respirationsorgane und der Atmung.

Die wichtigste Funktion der Respirationsorgane, der Gaswechsel, kann bei Erkrankungen der Luftwege und der Lungen, in verschiedener Weise leiden. Sie kann aber auch durch Erkrankungen anderer Organe beeinträchtigt werden. Deshalb ist es notwendig, bei der Besprechung der Funktionsstörungen, die durch Affektionen der Atemwerkzeuge hervorgerufen werden, auch diese anderen Erkrankungen zu berücksichtigen und die Pathologie der Atmung im Zusammenhang mit den übrigen Körperfunktionen zu besprechen. Unsere Kenntnisse über die Pathologie der Atmung sind in den letzten Jahren namentlich durch die Punktion der Arterien am lebenden Menschen erweitert und vertieft worden, die durch Hürter, einem Schüler von Matthes, eingeführt und dann vor allem von amerikanischen Forschern aufgenommen wurde.

Außer der Atmung kann aber auch der Kreislauf durch Erkrankungen der Respirationsorgane beeinflußt werden. In manchen Fällen werden die Erkrankungen der Lunge oder des Brustfells überhaupt nur durch die Zirkulationsstörung gefährlich.

Außerdem schädigen aber die Erkrankungen der Atemwerkzeuge auch Reflex- und Abwehrvorrichtungen, die normalerweise die Funktion regeln und Schädlichkeiten abhalten. Es ist aber im einzelnen Falle oft recht schwierig zu entscheiden, ob der beobachtete pathologische Vorgang der Ausdruck einer geschädigten Funktion oder eines Abwehr- und Kompensationsvorganges ist, ob er mechanistisch oder teleologisch zu erklären ist. Deshalb sollen hier die Störungen der Atmung, ihre Ursachen und Symptome mit Einschluß der Reflexvorgänge besprochen werden.

1. Die Dyspnoe.

Das regelmäßigste, fast bei allen Erkrankungen der Atmungswerkzeuge auftretende Symptom ist die Dyspnoe. Als Dyspnoe im pathologischen Sinne bezeichnen wir eine beschleunigte oder vertiefte, gleichzeitig aber auch sichtlich angestrengte Atmung. Einfach vermehrte Atmung kommt auch unter physiologischen Bedingungen häufig vor, krankhaft wird sie erst dann, wenn sie in einem Mißverhältnis zu den momentanen äußerlichen Bedingungen steht, und dann hat man immer auch den Eindruck des Angestrengten.

Man unterscheidet subjektive und objektive Dyspnoe, je nachdem der Patient eine Erschwerung der Atmung empfindet oder die Veränderung der Respiration dem Beobachter in die Augen fällt. Eine rein subjektive Dyspnoe wird wohl kaum je vorkommen, da mit dem Moment, wo das Gefühl einer Atembehinderung auftritt, auch die Mechanik der Atmung sich ändert. Dagegen kann die Dyspnoe rein objektiv sein, nicht nur wenn der Patient bewußtlos ist, sondern auch wenn er sich an ein schon lange bestehendes Atemhindernis gewöhnt hat oder wenn die Verstärkung der Lungenventilation eine bestehende Störung des Gasaustausches so vollkommen kompensiert, daß der Kranke nichts davon merkt, wie z. B. bei der Einatmung von Luft mit mäßig erhöhtem Kohlensäuregehalt (vgl. u.).

Je nach der Art der Störung, die der Dyspnoe zugrunde liegt, kann die eine oder andere Phase der Atmung mit vermehrter Anstrengung einhergehen. Dementsprechend unterscheiden wir inspiratorische und exspiratorische Dyspnoe, doch sei ausdrücklich betont, daß es sich fast immer um Mischformen mit Prävalieren der einen Art, nie um reine Typen handelt.

Bei dem komplizierten Mechanismus der Atmungsregulation ist es selbstverständlich, daß die Dyspnoe durch verschiedene Ursachen bedingt sein kann. Wir unterscheiden eine pulmonale, kardiale, urämische, nervöse Dyspnoe. Je nach der Pathogenese unterscheidet Winterstein eine hämatogene (durch Vermehrung der Wasserstoffionenkonzentration bedingte) und eine zentrogene (auf vermehrter Empfindlichkeit oder Reizung des Atemzentrums beruhende) Dyspnoe. Die einzelnen Arten sollen unter den verschiedenen Störungen der Respiration im Zusammenhang mit deren anderen Folgen besprochen werden.

Dagegen müssen hier die Symptome der Dyspnoe kurz erwähnt werden. Bisweilen handelt es sich um eine einfache Vermehrung der Atemzüge, die dabei auch oberflächlicher sein können. In anderen Fällen sind die Atemexkursionen ausgiebiger, von normaler oder vermehrter Frequenz. Da die Hilfsmuskeln der Inspiration auf den Thorax wirken, so wird die Atmung mehr kostal. Zuerst treten (vgl. o. S. 991) Muskeln in Aktion, die von der Wirbelsäule oder vom Kopf (Sternocleidomastoidei) entspringen und den Brustkorb heben. Bei stärkerer Dyspnoe wird der Thorax am Schultergürtel und an den Humeri emporgezogen, während diese Teile durch verstärkte Aktion der Schulterheber an der Wirbelsäule fixiert und in die Höhe gezogen werden. Dabei wird die Wirbelsäule, die als Stütze dienen muß, inspiratorisch gestreckt, um die Hebung des Thorax ausgiebiger zu gestalten. Der Patient bevorzugt die sitzende Stellung, in der die inspiratorische Streckung der Wirbelsäule und die Hebung der Schultern leichter ist (Orthopnoe).

Den Nutzen der Orthopnoe sieht Hofbauer nur in der Verbesserung der Zirkulation, weil bei der Entlastung des Thorax durch das Sinken der Baucheingeweide in aufrechter Stellung der Druck auf die Vena cava vermindert und durch die Erweiterung und bessere Beweglichkeit der Lungen die zirkulatorische Wirkung der Atmung besser ausgenützt werden kann. Untersuchungen von Eppinger und Schiller haben gezeigt, daß bei orthopnoisch Kranken durch Horizontallage der Sauerstoffgehalt des arteriellen Blutes vermindert und der Kohlensäuregehalt erhöht wird. Die orthopnoische Stellung bedingt also auch eine Verbesserung des Gaswechsels. Vielleicht trägt zu dieser Stellung bei vielen Kranken auch das Bedürfnis nach einer mechanischen Entlastung der Gehirnvenen (des Atemzentrums) bei (Sahli).

In den schwersten Fällen genügt die Wirbelsäule nicht mehr, um den Schultergürtel zu halten, und der Patient ist genötigt, die Arme aufzustützen, um den Thorax an Schultern und Oberarm emporzuziehen. Die Verstärkung der Exspiration wird durch vermehrte Aktion der Bauchmuskeln, aber auch anderer Muskeln (s. S. 992) erreicht.

Wenn der Thorax rasch und mit großer Kraft erweitert wird, so wird das relativ muskelschwache Zwerchfell trotz seiner Kontraktion in den Thorax hineingezogen oder es kann wenigstens nicht die Bauchorgane nach abwärts drängen. Dadurch wird das Abdomen, dem jetzt durch die Hebung des unteren Rippenrandes mehr Raum zur Verfügung steht, eingezogen. Erst wenn genügend Luft in den Thoraxraum eingetreten ist, kann das Zwerchfell nach abwärts wirken, so daß das Abdomen wieder vorgewölbt wird. Wir sehen daher bei der gleichzeitigen pneumographischen Registrierung von Brust- und Bauchbewegung im Beginne des dyspnoischen Atemzuges oft ein Sinken der Kurve der Abdominalatmung, während die Thoraxkurve rasch steigt. Die Abdominalkurve beginnt erst später zu steigen (Staehelin und Schütze). Erwähnt seien auch die Einziehungen des Jugulums und der Interkostalräume sowie die Einziehungen des unteren Thoraxrandes bei nachgiebigem Thorax, auf die D. Gerhardt aufmerksam gemacht hat.

Die subjektiven Empfindungen bei der Dyspnoe sind von Goldscheider, Joachimoglu und Rost einer genaueren Analyse unterworfen worden. Diese Autoren haben bei Einatmung von Kohlensäure gefunden, daß bei einer Steigerung des Kohlensäuregehaltes in der Luft der Respirationskammer bis zu 1,8—3% die Lungenventilation zwar erhöht wird, aber keine subjektive Empfindung dadurch ausgelöst wird (vgl. auch S. 1002). Oberhalb dieser Grenze tritt eine Empfindung von Druck und Beklemmung in der Brust und im Epigastrium auf, die zunächst durch tiefe Atemzüge zum Verschwinden gebracht werden kann. Erst bei einem längeren Aufenthalte in einer Atmosphäre mit $3^1/_2$—4% Kohlensäure konnte die Beklemmung durch tiefe Atemzüge nicht beseitigt werden, sondern wurde dauernd und ging in schmerzhaftes Gefühl über. Schon frühere Untersuchungen (Loewy) haben gezeigt, daß bei einem Gehalt von 3% Kohlensäure in der Exspirationsluft Atemnot eintritt. Die Zeit, während der der Atem angehalten werden kann, wird immer kürzer, und bei einem Kohlensäuregehalt der Kammer von über $3^1/_2$% stellt sich ein Zwangsatmem ein, bei dem jede Exspiration ein schmerzlich krampfhaftes Bedürfnis einer neuen Inspiration auslöst und das Gefühl entsteht, man könne nicht richtig „durchatmen".

Bei der Atemnot sind also zwei Arten von Empfindungen zu unterscheiden: 1. das Gefühl von Druck und Beklemmung auf der Brust, das an Muskelempfindungen und Muskelkrämpfe erinnert und außer durch eine Überventilation auch durch beengende Kleidungsstücke zustande kommen kann. Goldscheider hat mit Hilfe von isolierter Kohlensäureeinleitung in einen Stammbronchus bewiesen, daß es nicht durch Reizung von Nerven in den Bronchien oder Lungen zustande kommen kann, und er erklärt es als einen tonischen Kontraktionszustand der Muskulatur, der bei stärkerer zentraler Innervation der Muskeln auch in der Ruhepause zurückbleibt. Er vermutet, daß die Empfindung hauptsächlich durch Zwerchfellkontraktionen ausgelöst wird. Es handelt sich demnach um Muskelempfindungen, wie sie bei jeder krampfhaften Muskelaktion entstehen, und ihre Ursache ist die stärkere Innervation der Atmungsmuskulatur durch das gereizte Atemzentrum. 2. Das Bewußtwerden des Zwanges, tiefer und schneller atmen zu müssen, das infolge der erwähnten Kontraktionszustände der Muskulatur zu schmerzhaften Empfindungen führen kann.

Anderer Art als diese Muskelempfindungen sind die Gefühle, die bei willkürlichem Anhalten des Atems auftreten. Es ist eine Empfindung von unbestimmtem Druck in der Brust, aber auch in Mund und Nase, zu der sich schließlich (wie auch bei Einatmung kohlensäurereicher Luft) Kopfdruck, Dröhnen im Kopf, Ziehen in den Ohren und schließlich leichte Benommenheit gesellt. Während die zerebralen Empfindungen durch die Asphyxie des Gehirns zu erklären sind, ist die Erklärung der Gefühle in Brust und Atemwegen nicht ganz leicht und hat bisher in der Literatur noch wenig Beachtung gefunden.

Zum Teil kann es sich um Sensationen in der Brustwand handeln. Darauf deutet hin, daß, wenn der Atem nicht in tiefster Exspirationsstellung angehalten wurde, mit der Beendigung des Atemstillstandes zuerst eine Exspiration eintritt, der eine tiefe Inspiration folgt. Es ist aber auch möglich, daß die Empfindungen von der Lunge aus ausgelöst werden, und man kann sich denken, daß Reize, die mit dem Hering-Breuerschen Reflex zusammenhängen und durch den langen Atemstillstand ausgelöst werden, auf sensible Bahnen übergehen, oder daß die Empfindungsnerven von Pleura und oberen Luftwegen durch Kohlensäureanhäufung oder Sauerstoffmangel gereizt werden.

2. Die Erstickung.

Bei plötzlicher Unterbrechung des Gasaustausches z. B. Ligatur der Trachea usw. entsteht beim Tier ein charakteristisches Krankheitsbild, das 4 Stadien unterscheiden läßt.

Unmittelbar nach dem Unterbrechen der Lungenventilation wird die Atmung beschleunigt und vertieft und besonders inspiratorisch angestrengt. Meist schon vor dem Ende der ersten Minute beginnt das zweite Stadium, in dem die Exspiration immer angestrengter wird und in einen Exspirationskrampf übergeht, der bald auf die Körpermuskulatur übergreift, so daß allgemeine klonische Konvulsionen entstehen. Als drittes Stadium folgt Nachlassen der Krämpfe und Stillstand der Atembewegungen während mehrerer Sekunden bis Minuten. Jede Reaktion auf Reize hört auf, die Pupillen werden weit. Daran schließt sich das vierte Stadium, in dem eine Reihe von tiefen langen Inspirationen mit passiver Exspiration folgen, die immer seltener werden und 3—8 Minuten nach Beginn der Erstickung ganz aufhören. Die Herztätigkeit bleibt zuerst unverändert, wird aber bald durch Vagusreizung verlangsamt, hört während der Atempause meist auf, um nach $1-1^1/_2$ Minuten wieder einzusetzen, dann langsam und schwächer zu werden und in der Regel einige Minuten nach dem Erlöschen der Atmung dauernd zu verschwinden. Der Blutdruck steigt während der anfänglichen Atemvertiefung, sinkt dann vom Eintreten der starken Pulsverlangsamung an und macht entsprechend den langsamen Vaguspulsen große Schwankungen.

Diese rasche Erstickung bekommt der Arzt selten zu sehen, vielleicht etwa bei einer schweren Lungenblutung, Lungenödem, bei Embolie des Lungenarterienstammes, bei besonders plötzlicher Verlegung des Kehlkopfeinganges durch Fremdkörper usw. oder bei Laryngospasmus, endlich selten bei Glottisödem. Hier fehlen aber in der Regel die Konvulsionen. In anderen Fällen, bei Erdrosselung, Erhängen und Ertrinken, wo die Erstickung eine wichtige, wenn nicht die Hauptrolle spielt, kommt der Arzt auch in den Fall, einzugreifen, ganz abgesehen von der gerichtsärztlichen Tätigkeit, die hier nicht zu besprechen ist (so wenig wie die anatomischen Zeichen der Erstickung). Deshalb sei hier darauf hingewiesen, daß eine Rettung auch in den letzten Stadien der Asphyxie möglich ist, d. h. solange überhaupt das Herz schlägt, ja daß es bisweilen gelingt, das bereits stillstehende Herz (durch Massage usw.) wieder zum Schlagen zu bringen.

In der Regel verläuft das Krankheitsbild der Suffokation, das der Arzt zu beobachten hat, weniger stürmisch, mehr in die Länge gezogen. Am häufigsten ist die subakute Erstickung das Resultat der Kehlkopfdiphtherie, aber auch andere Krankheiten können die Luftwege in lebensgefährlichem Grade ziemlich rasch verengen, z. B. angioneurotische Ödeme der Uvula, des Rachens und Kehlkopfes, Angina Ludovici, Fremdkörper, Larynxödem, Pseudokrupp (z. B. bei Masern, Laryngotyphus), Varizellen mit Lokalisation der Effloreszenzen am Kehlkopf, Kompression der Trachea durch retropharyngeale und perilaryngeale Abszesse, Blutungen im Kehlkopf (traumatischer Natur), selbst Soorwucherungen sind als tödliches Atemhindernis gefunden worden. Erkrankungen der

Bronchien und Lungen haben nur dann Erstickung zur Folge, wenn sie mit ausgedehnter Obstruktion der Luftwege oder mit insuffizienter Atembewegung einhergehen (z. B. gewisse Fälle von Pneumonie mit oberflächlicher Atmung). Aber auch bei Zirkulationsstörungen kann mangelhafte Arterialisierung des Blutes zur chronischen Erstickung und selbst zum Tode führen, und die Suffokationssymptome spielen eine große Rolle im Krankheitsbild der Herzleiden. Auch Erkrankungen des Nervensystems können, sei es durch Lähmung der Atemmuskulatur, sei es durch Beeinträchtigung des Atemzentrums, Erstickung verursachen. In diesen Fällen sind die Symptome der Suffokation oft schwer aus dem übrigen Krankheitsbild herauszuschälen.

Die subakute Erstickung beginnt ebenso wie die akute mit einem Stadium kompensatorischer Dyspnoe, dann wird ganz allmählich die Kompensation ungenügend, Kohlensäureanhäufung tritt ein und führt zu einer Verschlechterung der Sauerstoffsättigung des Blutes (vgl. S. 1007). War schon vorher die Sättigung ungenügend, so kann diese Verschlechterung genügen, um durch Sauerstoffmangel das Atemzentrum rasch zu lähmen. Sonst entfaltet der Sauerstoffmangel, auch wenn er gering ist, langsam seine lähmende Wirkung, deshalb werden die Atembewegungen, nachdem sie ihre größte Intensität erreicht haben, ganz langsam und allmählich schwächer, der Kranke wird apathisch, bewußtlos, die Herztätigkeit läßt nach, die Respiration sistiert vollständig, und schließlich erfolgen als letzte Äußerung des schwindenden Lebens noch einige tiefe krampfhafte Respirationsbewegungen.

Besonders zu erwähnen ist noch die Hautfarbe. Schon im Beginn der starken Dyspnoe, vielleicht gleichzeitig mit der Anhäufung der Kohlensäure, wird die Farbe zyanotisch.

Zyanose tritt bei normalem Hämoglobingehalt und normalem Kreislauf auf, wenn die Sauerstoffsättigung im arteriellen Blut unter 80—85% gesunken ist (Lundsgaard und van Slyke). Verweilt das Blut zu lange in den Hautkapillaren, so kann die Zyanose schon bei geringeren Graden der Atmungsstörung, ja bei vollständiger Arterialisation des Blutes in den Lungen zustande kommen. Für den Farbenton der zyanotischen Haut ist die Blutfüllung der Kapillaren entscheidend. Wenn diese prall gefüllt sind, so entsteht das bekannte Bild der tiefblauen Hautfarbe, oft mit Schwellung der Venen infolge der Zirkulationsstörung. Sind dagegen die Kapillaren schlecht gefüllt, so wird die Hautfarbe blaß-graublau, „livid".

Bei Asphyxie können, je nach der Ursache und je nach der Chronizität der Störung, die verschiedenen Formen von Zyanose, mit oder ohne Venenschwellung, beobachtet werden. Bei langsam wachsenden Tumoren fehlt jede Zyanose oft bis gegen das Ende, bei akuter Suffokation (z. B. Kehlkopfdiphtherie) sehen wir in der Regel tiefblaue Färbung mit stark gestauten Halsvenen. Hier muß also eine Zirkulationsstörung vorhanden sein, deren Erklärung freilich nicht immer leicht ist. Die Behinderung des Venenabflusses durch die verstärkten Atembewegungen, namentlich die verstärkten Exspirationen, genügt nicht, da gerade bei stärkster exspiratorische Dyspnoe, beim Asthma bronchiale, die Zyanose vollkommen fehlen kann. Bei fortschreitender Asphyxie ist die Schädigung des Herzens durch das asphyktische Blut für die Stauung verantwortlich zu machen, in den früheren Stadien, in denen die Kompensation ja noch gelingt und das Blut nicht asphyktisch ist, muß man wohl der vertieften Atmung mit dem ungünstigen Einfluß der abnormen intrathorakalen Druckschwankungen auf die Füllung der Vorhöfe und großen Venen eine Rolle zuschreiben. Für eine Bedeutung der verstärkten Respiration könnte die Tatsache hinweisen, daß beim Nachlassen der Atmung die Venenabschwellung und der Kranke ein blaßzyanotisches Aussehen annimmt. Bei diesem Verhalten der Luftfarbe,

das bei der Kehlkopfdiphtherie schon lange als Zeichen gefährlichster Larynxstenose bekannt ist, ist allerdings das Blut schon hochgradig sauerstoffarm,
und das Nachlassen der Atemanstrengung ist schon die Folge der Wirkung
des Sauerstoffmangels auf das Atemzentrum. Die Blässe ist als Folge der Vasomotorenlähmung durch den Sauerstoffmangel zu betrachten.

Die Funktionsstörungen bei der Erstickung werden teils durch Sauerstoffmangel, teils durch Kohlensäureanhäufung bedingt. In reinen Formen kann
diese bei der Kohlensäurevergiftung beobachtet werden, jene, wie Haldane
gezeigt hat, bei der Kohlenoxydvergiftung. Dabei ist wichtig, daß bei der
Kohlenoxydvergiftung die Bewußtlosigkeit mit nur geringer Atemnot eintritt
(Haldane), so daß also die Atemnot und die angestrengten Bewegungen in
erster Linie auf die Kohlensäureintoxikation zurück sind, während die Todesursache im Sauerstoffmangel besteht, wie schon Paul Bert gezeigt hat und
seither immer wieder bestätigt worden ist (in letzter Zeit durch Lumsden).

3. Störungen der Sauerstoffsättigung des Blutes.

Bei den Erkrankungen der Atmungsorgane kann es zu ungenügender Sättigung des arteriellen Blutes mit Sauerstoff kommen. Die Folgen dieses Sauerstoffmangels sind in den letzten Jahren unserem Verständnis dadurch viel
näher gerückt worden, daß man die Wirkungen der Kohlenoxydvergiftung
und der Luftdruckerniedrigung als Ausdruck von Sauerstoffmangel erkennt
und von diesem Gesichtspunkt aus erforscht hat. Namentlich die Untersuchungen
über das Höhenklima und die Bergkrankheit (vgl. Bd. 4, S. 1503 ff. dieses Handbuchs) haben die Lehre von der Pathologie der Atmung deshalb bedeutend
gefördert. Sie haben namentlich ergeben, daß die Resultate der Untersuchungen
über akuten Sauerstoffmangel nicht ohne weiteres auf den chronischen übertragen werden dürfen.

Bei akutem Sauerstoffmangel sind die Erscheinungen, solange die Sauerstoffspannung in der Alveolarluft nicht bedeutend gesunken ist, nur sehr gering,
weil das Blut sich noch bei einem recht geringen Sauerstoffdruck gut sättigt.
Dementsprechend sieht man, wenn der Sauerstoffgehalt der Atmosphäre auf
$3/4$ oder $2/3$ gesunken ist oder wenn bei normaler Zusammensetzung der Luft
der Luftdruck ebensoviel niedriger ist, überhaupt keine Veränderungen. Bei
noch geringerem Partiärdruck des Sauerstoffes tritt eine Vertiefung der Atmung
ein, aber erst wenn der Sauerstoffgehalt der Luft $9-12^0/_0$ (statt 20,9) oder der
Atmosphärendruck $35-45$ cm Quecksilber gesunken ist, wird die Sauerstoffaufnahme ungenügend, und als Folgen sehen wir die Erstickung, die Asphyxie,
die sich anfangs in Krämpfen, dann in Lähmung, Atemstillstand und endlich
einigen ,,terminalen" keuchenden Atemzügen äußert.

Lumsden hat gezeigt, daß man dabei die Lähmung der einzelnen Atemzentren bisweilen von oben nach unten verfolgen kann, indem zuerst die ,,apneu-
stische", dann die exspiratorische" und zum Schluß vor dem definitiven Atemstillstand die ,,keuchende" Atmung beobachtet wird. Bei rascherem Verlauf
werden aber das apneustische und das exspiratorische Zentrum gleichzeitig
gelähmt.

Haldane, Meakins und Priestley geben folgende Veränderungen der
Atmung bei zunehmendem schwerem Sauerstoffmangel an: 1. vertiefte Atmung
mit vermehrtem Minutenvolumen als Folge der herabgesetzten Schwelle für
den Kohlesäurereiz; 2. periodisches Atmen; 3. beschleunigte und oberflächliche Atmung.

Ganz anders gestaltet sich die Reaktion auf chronischen Sauerstoffmangel. Die Untersuchungen bei Anlaß der Höhenklimaforschung haben gezeigt, daß das Atemzentrum schon gegen sehr geringe Grade von Verminderung der Sauerstoffspannung im Blut empfindlich ist, aber lange nicht in dem Maße wie gegen Vermehrung der Kohlensäurespannung. Y. Henderson hat schon 1908 gezeigt, daß ein Tier, das durch künstliche Atmung seiner Kohlensäure weitgehend genug beraubt worden ist, in der nachfolgenden Apnoe sterben kann, ohne einen Atemzug zu tun, weil der zunehmende Sauerstoffmangel allein ohne den Kohlensäurereiz nicht genügt, um einen Atemzug auszulösen. Beim Menschen wird die durch willkürliche Atmung bedingte Apnoe durch den kombinierten Reiz von Sauerstoffmangel und Kohlensäureanhäufung unterbrochen, doch bestehen bedeutende individuelle Unterschiede, so daß einzelne Individuen dabei schwer zyanotisch werden, bis sie wieder zu atmen beginnen (Haldane). Auch in der Regulierung der Atmung bei vermindertem Luftdruck sind große individuelle Unterschiede vorhanden. Wir müssen deshalb annehmen, daß ungenügende Sauerstoffsättigung des Blutes in krankhaften Zuständen erst recht die Atmung in wechselndem Maße beeinflussen muß. Die einzigen Krankheiten, bei denen der Sauerstoffmangel eine wesentliche Ursache der Dyspnoe darstellt, sind die Kohlenoxydvergiftung, die Methanvergiftung, die Bergkrankheit und die Anämien. Bei jeder Reduktion des prozentischen Hämoglobingehaltes im Blut ist bei intakter Lunge die Sättigung mit Sauerstoff zwar ungestört, wie direkte Bestimmungen im arteriellen Blut gezeigt haben (Hürter, Harrop), aber dessen Menge in der Volumeinheit vermindert, so daß die Gewebe zu wenig Sauerstoff zugeführt bekommen. Eine Kompensation ist möglich durch bessere Ausnützung des Sauerstoffs (d. h. größere Differenz im Sauerstoffgehalt des arteriellen und venösen Blutes als normal), oder durch beschleunigte Zirkulation. Jenes konnte bisher nicht, dieses nur ausnahmsweise nachgewiesen werden (Lundsgaard, Meakins und Davies). Die klinische Beobachtung zeigt, daß bei Anämien die Zirkulation durch Anstrengung sehr stark vermehrt wird, und daß eine Dyspnoe in der Ruhe immer das Zeichen einer gefährlichen Situation ist, ferner daß bei langsam eintretenden Anämien oft erstaunlich wenig Atembeschwerden vorhanden sind, so daß Kompensationen vorhanden sein müssen, die wir noch wenig durchschauen. In einem Fall fand Hürter eine ungenügende Sauerstoffsättigung des Blutes, die er aber, ebenso wie Harrop bei Leukämie, durch Sauerstoffzehrung der überlebenden Blutzellen erklärt.

Bei den Erkrankungen der Respirationsorgane, die zu einer Atmungsbehinderung in einzelnen Lungenteilen führen, wird abgesehen von der Verlegung der Atemwege mit Suffokationserscheinungen) die Sauerstoffsättigung des Blutes merkwürdig selten hochgradig herabgesetzt, selbst wenn große Partien der Lunge von der Ventilation ausgeschaltet sind. Untersuchungen des arteriellen Blutes bei Pneumonie, Pleuritis, Pneumothorax, Lungentuberkulose usw., die in den letzten Jahren in großer Zahl ausgeführt wurden, haben dieses überraschende Ergebnis gebracht. Das rührt offenbar davon her, daß bei allen diesen Affektionen durch die erkrankten Lungenpartien weniger Blut fließt (vgl. S. 1018). Dagegen ist bei zu oberflächlicher Atmung eine mangelhafte Sättigung des Blutes mit Sauerstoff wiederholt nachgewiesen worden, so namentlich bei Pneumonien. Hier fand Meakins starke Defizite im Sauerstoffgehalt des Blutes aus der Radialis, die mit der Krise (trotz gleich bleibender Infiltration) oder unter Sauerstoffzufuhr verschwanden. Sie können also nicht durch die anatomische Veränderung erklärt werden, sondern nur durch die tatsächlich beobachtete oberflächliche Atmung.

Nun sehen wir aber doch recht häufig die Zeichen von Sauerstoffmangel bei Erkrankungen der Atmungsorgane, selbst wenn die Sättigung des Blutes ungestört vor sich geht oder nur wenig herabgesetzt ist. Dieser Sauerstoffmangel des Körpers, der durch Zirkulationsstörungen zu erklären ist, wird durch das Auftreten von Zyanose demonstriert. Daß die Zyanose immer eine Reduktion des Hämoglobins beweist, hat Lundsgaard gezeigt und ist vielfach bestätigt worden, z. B. in den Untersuchungen von Harrop und von Meakins bei Pneumonie durch das Parallelgehen von Sauerstoffdefizit und Zyanose. Die übrigen Äußerungen des Sauerstoffmangels lassen sich allerdings in der Regel nicht aus den sonstigen Krankheitssymptomen herausschälen.

Eine Kompensation beim Sauerstoffmangel in der Atemluft stellt offenbar die erhöhte Mittellage der Lunge und die Erweiterung des Thorax dar, die Barkroft und seine Mitarbeiter bei den Eingeborenen der peruanischen Anden festgestellt haben. (S. Bd. 4, S. 1511 dieses Handbuches.) Doch kann diese Art der Kompensation (durch Vergrößerung der Diffusionsfläche) nur bei den Krankheiten eine Bedeutung besitzen, bei denen der Partiardruck des Sauerstoffs in den Alveolen herabgesetzt ist, also bei der Suffokation durch Hindernisse in den Luftwegen.

4. Störungen der Kohlensäurespannung im Blut.

Die Störungen der Kohlensäurespannung im Blut sind so eng mit den übrigen Ionenverschiebungen verknüpft, daß ihr Mechanismus im Zusammenhang mit den Störungen der physikalisch-chemischen Atmungsregulation besprochen werden muß. Zuerst müssen aber die Symptome der Kohlensäureanhäufung und des Kohlensäuremangels kurz erwähnt werden.

Die Wirkungen der Kohlensäureanhäufung können am reinsten bei der Einatmung kohlensäurereicher Luft studiert werden. Die erste Folge einer solchen ist eine Vermehrung der Lungenventilation. Loewy fand bei 5 Versuchspersonen bei einer Vermehrung der Kohlensäure in der Exspirationsluft von $3-7\%$ eine Steigerung der Lungenventilation auf mehr als das Dreifache, pro 1% Vermehrung der Kohlensäure eine Steigerung der Ventilation um 33 bis 40%, während eine Herabsetzung des Sauerstoffgehaltes in der Luft auf die Hälfte nur eine Steigerung der Ventilation auf das Doppelte bewirkt. Die Atmung wird bei der Kohlensäurevermehrung der Atemluft nur vertieft, nicht beschleunigt, ohne daß zunächst subjektive Empfindungen auftreten (vgl. S. 1004, wo die subjektiven Empfindungen bei Kohlensäureeinatmung besprochen sind). Diese Erregung des Atemzentrums ist bei geringen Kohlensäurekonzentrationen die einzige sichtbare Wirkung, bei stärkeren Konzentrationen wird auch das Vasomotorenzentrum erregt, der Blutdruck steigt, und der Vagus wird erregt. Erreicht im Tierversuch der Kohlensäuregehalt der Exspirationsluft etwa 30%, wobei nach den Versuchen Paul Berts das arterielle Blut etwa $70-80$ Volumprozent CO_2 enthält (also das Doppelte des Normalen), so beginnt eine Lähmung des Zentralnervensystems, motorische Lähmung und Aufhebung der Sensibilität, schließlich tritt Atemstillstand ein, während das Herz noch eine Zeitlang fortschlägt. Sauerstoffatmung kann bis zu einer gewissen Grenze die schädlichen Folgen noch hintanhalten (wegen der Abhängigkeit der Kohlensäurespannung im Blut von der Sauerstoffsättigung, vgl. S. 995), aber bei etwa 25% CO_2 in der Exspirationsluft vermag sie den Tod nicht zu verhindern. Der Tod erfolgt ohne Reizerscheinungen, namentlich ohne Krämpfe. Beim Menschen führt schon ein Kohlensäuregehalt der Luft von mehr als 8% zum Tode.

Kohlensäurevergiftung durch Einatmung kommt beim Menschen nur selten vor (vgl. Bd. 4, S. 1604 dieses Handb.). Dagegen treten die gleichen Störungen auf, wenn die Abfuhr der Kohlensäure durch das Blut gehemmt ist, also bei vermindertem Alkaligehalt des Blutes (vgl. das folgende Kapitel). Das Coma diabeticum ist das reinste Beispiel dieser Kohlensäureanhäufung in den Geweben. Wir sehen hier die Vermehrung der Lungenventilation und die schließlich zum Tode führende zentrale Lähmung wie bei der Kohlensäureeinatmung, während allerdings daneben vasomotorische und Herzstörungen auftreten, deren Genese noch nicht klar ist (s. v. Neergaard, Strauß).

Die Verminderung der Kohlensäurespannung im Blut kann ebenfalls zu krankhaften Störungen führen, ist aber lange nicht so gefährlich, da dabei der Reiz auf das Atemzentrum wegfällt und die Atmung so lange herabgesetzt wird oder ganz sistiert, bis sich die normale Kohlensäurespannung des Blutes wieder hergestellt hat. Tatsächlich sehen wir bei Überventilation Apnoe auftreten, für deren Beendigung (d. h. den neuen Reiz auf das Atemzentrum) allerdings nicht nur der Kohlensäure-, sondern auch der Sauerstoffgehalt des Blutes maßgebend ist.

Einzig zwei Zustände sind es, bei denen krankhafte Wirkungen der Kohlensäureherabsetzung im Blut verantwortlich gemacht werden, der Shock und die Atmungstetanie.

a) Der Shock.

Während der Shock sonst allgemein auf eine Zirkulationsstörung oder auf einen nervösen Reflex zurückgeführt wird, hat Y. Henderson die Theorie aufgestellt, daß er durch eine verminderte Kohlensäurespannung des Blutes bedingt wird. Der Weltkrieg hat zu zahlreichen Untersuchungen über diese Frage, namentlich in der englisch-amerikanischen Literatur, Veranlassung gegeben.

Die Symptome des Shocks sind prinzipiell die gleichen, ob er durch ein Trauma, durch einfache Schmerz- oder Schreckwirkung, durch gleichzeitigen Blutverlust, oder durch infektiöse (septische, peritonitische usw.) Erkrankungen, Narkose oder Giftwirkung (Anaphylaxie, Histamin usw.) hervorgerufen wird. Der Kranke wird blaß, apathisch, bewegungslos, die Haut ist mit Schweiß bedeckt, kalt, neben der extremen Blässe etwas zyanotisch, an den Gliedern oft marmoriert, die Temperatur subnormal, der Puls klein, sehr frequent, der Blutdruck herabgesetzt, die Atmung beschleunigt. Die Reflexerregbarkeit ist herabgesetzt, in schweren Fällen verschwindet das Bewußtsein ganz, Atmung und Herztätigkeit werden immer geringer und hören schließlich ganz auf.

Y. Henderson hat nun gezeigt, daß eine ähnliche Zirkulationsstörung, wie sie beim Shock vorhanden ist, durch Überventilation erzeugt, aber durch gleichzeitige Kohlensäureatmung verhindert werden kann. Er nimmt deshalb an, daß wenigstens ein Teil der Shockfälle durch primäre Überventilation zustande kommen kann, die als Folge eines Reflexes, von Angst usw. zu erklären sind. Die Verminderung der Alkalireserve, die man regelmäßig feststellen kann und die meistens (Cannon u. a.) als Ausdruck einer primären Säuerung des Blutes aufgefaßt wird, deutet Henderson als Kompensation der Alkalose. Andere Autoren halten an der Anschauung fest, daß es sich um eine auf toxischem oder nervösem Wege vermittelte Vasomotorenlähmung (oder Kontraktion der Lungenarterien oder Lebervenen) handelt.

Als Therapie des auf Überventilation beruhenden Shocks hat Henderson Einatmung von kohlensäurereicher Luft empfohlen. Er hat aber wenig Anhänger gefunden, und die meisten Ärzte geben auch weiterhin Exzitantien, Koffein und Adrenalin (vgl. über den Shock Langlois und Binet, Dautrebande).

b) Die Atmungstetanie.

1909 hat Vernon gefunden, daß übermäßige Lungenventilation tetanieähnliche Symptome hervorrufen kann. Später haben Collip und Backus, Grant und Goldmann in Amerika, Freudenberg und György, Frank in Deutschland, Adlersberg und Porges in Wien gezeigt, daß man bei den meisten Menschen durch genügend starke willkürliche Überventilation tetanieähnliche Muskelkontraktionen und die typische Übererregbarkeit der Muskulatur erzeugen kann. Die dabei auftretenden Veränderungen im Blut und im Blutdruck (Senkung) sind von Gollwitzer-Meier und Meyer und von Mainzer untersucht worden.

Adlersberg und Porges haben dann gezeigt, daß auch spontan nicht so selten bei nervös disponierten Personen solche Anfälle auftreten. Es ist sicher, daß solche Fälle oft verkannt worden sind. Ich selbst erinnere mich an mehrere Fälle von leichter Tetanie, in denen die Anfälle kurz waren und das Chvosteksche Zeichen nur ganz vorübergehend bestand. Seit dem Bekanntwerden der Überventilationstetanie habe ich erst einen solchen Fall gesehen und als Überventilationstetanie erkannt.

Die **Symptome** der neurotischen Atmungstetanie sind die gleichen wie bei den anderen Formen von Tetanie (vgl. Falta in diesem Handb. Bd. 4, S. 1106ff.), nur treten sie immer im Anschluß an eine Überventilation der Lunge auf, die wohl in der Regel die Folge einer (durch organische Störung bedingten oder eingebildeten) Atemnot ist. Adlersberg und Porges teilen die Fälle, die sie beobachtet haben, in drei Gruppen:

1. **Akute Fälle,** bestehend in Anfällen von vertiefter Atmung mit Tetaniesymptomen bei nervösen Personen, durch körperliche oder psychische Traumen ausgelöst.

2. **Chronische Fälle** mit wochen- oder monatelang sich fast täglich wiederholten Anfällen oder einem dauernden tetanischen Zustand. Diese Fälle betrafen hysterische Individuen oder Patienten mit postenzephalitischen Atmungsstörungen.

3. **Fälle von Herzkranken,** bei denen Palpitationen oder Arhythmien unangenehme Sensationen hervorriefen, die ihrerseits vertiefte Atmung und Tetaniesymptome auslösten.

Ob in allen diesen Fällen, wie Falta annimmt, auch noch eine Insuffizienz der Epithelkörperchen vorkommt, ist nicht bewiesen. Dafür würde sprechen, daß dieses Krankheitsbild in Wien, wo es auch sonst viele Tetanien gibt, offenbar besonders häufig ist.

Die **Diagnose** ist leicht, da es gelingt, durch willkürliche Überventilation die Anfälle auszulösen und die elektrische Übererregbarkeit, das Chvosteksche und das Trousseausche Zeichen nachzuweisen. Diese verschwinden nach den Anfällen sehr rasch.

Die **Therapie** besteht im Anfall in der Aufforderung an die Patienten, den Atem anzuhalten und dann ruhig und wenig ausgiebig zu atmen. Das gelingt in der Regel, doch ist bisweilen eine energische Einwirkung auf die hysterischen Kranken dazu nötig. Zur Vermeidung von neuen Anfällen genügt bisweilen die Belehrung der Kranken und die Aufforderung, beim ersten Gefühl von Atemnot die Atmung willkürlich in normalen Schranken zu halten, eventuell mit Hilfe der Zählmethode, die Sänger für das Asthma bronchiale angegeben hat. Bisweilen ist aber eine längerdauernde Psychotherapie notwendig, eventuell mit Hilfe der Psychoanalyse. In chronischen Fällen versagt nach den Erfahrungen von Adlersberg und Porges allerdings auch diese Methode, und ihre Versuche, durch Darreichung von Salzen die Alkalose zu vermindern, haben ebenfalls fehlgeschlagen.

Sehr merkwürdig sind die von Healy mitgeteilten Fälle von Tetanie nach Vergiftung mit Natriumbikarbonat, die wohl als Tetanie durch Basenüberschuß (nicht gasförmige Alkalose) zu erklären sind. Bei 7 Frauen traten 7 Stunden nach verschiedenen gynäkologischen Operationen tetanische Symptome auf, hauptsächlich an den Händen. 4 davon starben innerhalb zwei Tagen unter Tachykardie, Leibschmerzen, profusen Schweiße, Hyperpyrexie. Die übrigen 3 Fälle wurden nach Einnahme von Kalziumlaktat innerhalb 48 Stunden wieder gesund. Als Ursache fand man, daß in den Klysmen, die alle Patienten sofort nach der Operation bekommen hatten und die in 240 ccm Wasser je 12 g Traubenzucker und Natriumbikarbonat enthalten sollten, aus Versehen 78 g Natriumbikarbonat enthalten waren.

Auch Grant und Harrop berichten über Tetanie nach medikamentöser Überdosierung von Natriumbikarbonat.

Auch bei **Epilepsie** können durch Überventilation Anfälle ausgelöst werden. Förster konnte durch willkürliche Atemvertiefung bei der Hälfte aller Kranken epileptische Anfälle auslösen. Nach Mainzer ist aber die Häufigkeit der Überventilationsepilepsie lange nicht so groß.

Mainzer konnte in einem Fall von Epilepsie, der auf Überventilation mit epileptischen Anfällen reagierte, durch intravenöse Injektion von Natriumbikarbonat keine Anfälle auslösen, wohl aber durch solche von Kochsalz und Natriumazetatlösung. Er kommt deshalb zum Schluß, daß nicht die Alkalose, sondern die mit ihr einhergehenden Ionenverschiebungen (besonders des Chlors) die epileptischen Anfälle auslösen. Nachdem ,,Atmungstetanie'' auch durch Bikarbonatingestion beobachtet worden ist (vgl. o.), scheint es sich bei der ,,Atmungsepilepsie'' um einen anderen Mechanismus zu handeln als bei der Überventilationstetanie.

5. Die Störungen der physikalisch-chemischen Atmungsregulation.

Durch die Arbeiten Naunyns und seiner Schüler wurde bewiesen, daß das Coma diabeticum auf einer Intoxikation durch β-Oxybuttersäure beruht und daß sich dadurch die Vertiefung der Atmung in gleicher Weise erklärt wie bei der von Schmiedebergs Schüler Walter untersuchten experimentellen Säurevergiftung. Naunyn gab diesem Zustand den Namen Azidosis. Als man einen klareren Einblick in das Wesen der aktuellen Blutreaktion gewonnen hatte, erkannte man, daß die vertiefte Atmung zu den Kompensationsmitteln der diabetischen ,,Azidosis'' gehört und daß bei jeder Form von Überlastung des Blutes mit fixen Säuren die aktuelle Reaktion des Blutes so lange normal bleibt, als dieses Kompensationsmittel genügt, um das Verhältnis $\dfrac{H_2CO_3}{NaHCO_3}$ konstant zu halten. Erst wenn dieses steigt, steigt auch die Wasserstoffionenkonzentration (sinkt p_H). Daraus ergaben sich die Begriffe einer unkompensierten und kompensierten Azidosis (die keine wahre ,,Azidosis'' mehr ist). Eine wahre Verschiebung der aktuellen Blutreaktion nach der sauren Seite entsteht aber auch durch verminderte Lungenventilation, wenn so viel Kohlensäure im Blut zurückgehalten wird, daß das Verhältnis $\dfrac{H_2CO_3}{NaHCO_3}$ steigt. Diese ,,gasförmige Azidosis'' kann durch Vermehrung der basischen Valenzen des Blutes ebenfalls kompensiert werden, so daß die aktuelle Reaktion wieder normal wird. In beiden Fällen ist also das Verhältnis $\dfrac{H_2CO_3}{Na\,HCO_3}$ wieder normal, aber die absoluten Werte sind verschieden. Die Naunynsche Azidosis entsteht durch Verminderung des Nenners im Bruch (Ersatz von $NaHCO_3$ durch β-oxybuttersaures Natron) und wird kompensiert durch Verminderung des Zählers. Bei der ,,gasförmigen Azidosis'' dagegen ist das Primäre die Erhöhung des Zählers im Bruch, die Kompensation geschieht durch entsprechende Erhöhung des Nenners. Daraus geht die Bedeutung dieses Nennerwertes für die Klinik hervor. Da der Körper bestrebt ist die normale aktuelle Blutreaktion wieder herzustellen, haben wir es in sehr vielen Fällen von Atmungsstörungen mit einer ,,kompensierten Azidosis'' zu tun, und wir können ihre Genese aus der Bestimmung des Nennerwertes des Hasselbalchschen Bruches ersehen.

Diesen Wert hat Jaquet schon 1892 die Alkalireserve des Blutes genannt. Erst seit der Ausarbeitung von Methoden zu ihrer Bestimmung in der Klinik, namentlich seit den Arbeiten van Slykes ist dieser Begriff wieder zu Ehren gekommen. Y. Henderson hat Bedenken gegen die Verwertung dieses Begriffes geäußert, und er könnte in der Tat insofern zu einem Mißverständnis Anlaß geben, als es sich nicht um eine für gewöhnlich unbenützte Reserve handelt, sondern um die Fähigkeit des Blutes, bei einem bestimmten Kohlensäuredruck eine bestimmte Menge dieses Gases aufzunehmen, eine Fähigkeit, die jeden Moment voll in Funktion tritt. Wenn man aber keine falschen

Vorstellungen mit dem Begriff verbindet, ist gegen diese Bezeichnung nichts einzuwenden, und der Begriff hat sich als recht fruchtbar erwiesen.

Die Alkalireserve schließt nicht nur das Bikarbonat des Blutes, sondern alle verfügbaren basischen Valenzen in sich, wie schon S. 999 erwähnt worden ist, wo betont wurde, daß der Nenner der Hasselbalchschen Gleichung $\dfrac{NaHCO_3}{Na_2HPO_3}$ durch basische Eiweißvalenzen usw. zu ergänzen ist. Die Bestimmung der Alkalireserve geschieht durch Ermittelung des Kohlensäuregehaltes im Blut unter einem bestimmten Kohlensäuredruck. Für viele Untersuchungen ist die Bestimmung bei verschiedenem Kohlensäuredruck, die Konstruktion der Kohlensäurebindungskurve, erforderlich.

Die Bestimmung der Alkalireserve erlaubt aber nicht ohne weiteres die Feststellung einer (kompensierten oder unkompensierten) Azidose, denn auch der entgegengesetzte Zustand, die Alkalose, verändert die Alkalireserve des Blutes. Auch hier können wir eine „gasförmige Alkalose" — durch Überventilation und Abdunsten der Kohlensäure aus dem Blut — von einer „nicht gasförmigen" — durch Vermehrung der Alkalireserve — unterscheiden. Die gasförmige wird kompensiert, wenn durch Verminderung der Alkalireserve die Bindungsfähigkeit des Blutes für Kohlensäure herabgesetzt und dadurch der Nenner des Bruches entsprechend dem Zähler vermindert wird. Die nicht gasförmige Alkalose wird dadurch kompensiert, daß die Ventilation verlangsamt, der Kohlensäuredruck in den Alveolen (und somit auch im Blut) vermehrt und entsprechend der Erhöhung des Nenners auch der Zähler des Bruches erhöht wird.

Wir erhalten dadurch folgende 8 Möglichkeiten:

	Kohlensäurespannung des arteriellen Blutes und der Alveolarluft	Alkalireserve des Blutes
Azidosis: gasförmig, nicht kompensiert	vermehrt	unverändert
gasförmig kompensiert	vermehrt	vermehrt
nicht gasförmig, nicht kompensiert .	unverändert	vermindert
nicht gasförmig, kompensiert	vermindert	vermindert
Alkalosis: gasförmig, nicht kompensiert	vermindert	unverändert
gasförmig, kompensiert	vermindert	vermindert
nicht gasförmig, nicht kompensiert .	unverändert	vermehrt
nicht gasförmig, kompensiert	vermehrt	vermehrt

Wie man sieht, genügt die Kenntnis der Alkalireserve und des Kohlensäuregehaltes im arteriellen Blut nicht, um z. B. eine kompensierte, nicht gasförmige Azidosis von einer kompensierten gasförmigen Alkalosis zu unterscheiden, doch gelingt es oft die einzelnen Zustände dadurch zu erkennen, daß man die Umstände berücksichtigt, unter denen sie entstanden sind, daß man durch Untersuchung des Urins (Ausscheidung von Säuren und Basen, reduzierter Ammoniakkoeffizient usw.) das Vorliegen einer Azidosis oder Alkalosis feststellt oder daß man andere physikalisch-chemische Methoden, namentlich die Bestimmung der Alveolarluft zu Hilfe nimmt.

Es ist freilich fraglich, ob die Zusammensetzung der Alveolarluft bei Erkrankungen der Respirationsorgane immer wirklich richtig erkannt werden kann und ob alle Schlüsse, die man aus solchen Untersuchungen gezogen hat, richtig sind.

Gegen die besprochene Terminologie ist mit Recht eingewendet worden, daß die Begriffe Azidose und Alkalose mißverständlich und in verschiedenem

Sinne verwendet werden. Die „unkompensierte" Azidosis bedeutet eine Reaktionsverschiebung im Sinne der modernen physikalischen Chemie, die „kompensierte" Azidosis ist in diesem Sinne keine Azidosis, ist aber identisch mit dem Naunynschen Begriff, zu dem dann die „kompensierte gasförmige" Azidosis nicht mehr paßt. Deshalb ist die Terminologie Straubs vorzuziehen, der folgende 4 Formen unterscheidet, die alle kompensiert oder nicht kompensiert sein können:

Kohlensäureüberschuß	= gasförmige Azidosis,
Kohlensäuredefizit	= gasförmige Alkalosis,
Basenüberschuß	= nicht gasförmige Alkalosis,
Basendefizit	= nicht gasförmige Azidosis.

Das beigefügte Schema Straubs (Abb. 9) zeigt, wodurch die verschiedenen Zustände bedingt werden

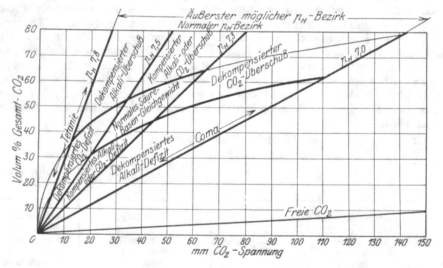

Abb. 9. Darstellung des Säurebasengleichgewichtes im Arterienblute auf Grund des Kohlensäurediagramms nach van Slyke. [Aus H. Straub: Erg. Med. **25** (1924)].

Wegen der Bedeutung der Alkalireserve hat man die Einteilung auch von dieser Seite her vorgenommen. Man bezeichnet dabei das Blut mit vermehrter Alkalireserve als eukapnisch, mit normaler als hyperkapnisch, mit verminderter als hypokapnisch. Auch gegen diese Einteilung läßt sich der Vorwurf erheben, daß sie mißverständlich ist und nicht der historischen Bedeutung der Worte gerecht wird, da der von Mosso für seine Theorie der Bergkrankheit eingeführte Begriff der Akapnie die primäre Herabsetzung der Kohlensäurespannung bedeutet, nach der neuen Terminologie aber unter die Eukapnie fällt. Auch jetzt noch werden die Ausdrücke Hyperkapnie und Hypokapnie oft für vermehrte oder verminderte Kohlensäurespannung im Blut, also gasförmige Azidose oder Alkalose (z. B. Dautrebande, Meakins und Davies) gebraucht. Die Einteilung ist auch weniger übersichtlich, wie aus der hier wiedergegebenen Tabelle von Elias hervorgeht, in der die Bezeichnungen nach der Terminologie der anderen Autoren eingesetzt sind.

Störungen im Säurebasenhaushalt.

Nr.	Alkalireserve	CO₂-Spannung	Dadurch bedingte H-Ionenkonzentration	Bezeichnungen			
1.	normal	normal	normal	Normazidämie	Euhydrie		
2.	normal	erhöht	erhöht	Azidämie	Hyperhydrie	CO₂-Überschuß nicht kompensiert	gasförmige Azidose nicht kompensiert
3.	normal	herabgesetzt	herabgesetzt	Alkalämie	Hypohydrie	CO₂-Defizit, nicht kompensiert	gasförmige Alkalose nicht kompensiert
4.	erhöht	normal oder herabgesetzt oder nicht entsprechend erhöht	herabgesetzt	Alkalämie	Hypohydrie	Basenüberschuß, nicht kompensiert	nicht gasförmige Alkalose, nicht kompensiert
5.	erhöht	entsprechend erhöht	normal	Normazidämie	Euhydrie	Basenüberschuß kompensiert oder CO₂-Überschuß kompensiert	nicht gasförmige Alkalose, kompensiert oder gasförmige Azidose kompensiert
6.	erhöht	mehr als entsprechend erhöht	erhöht	Azidämie	Hyperhydrie	Basenüberschuß überkompensiert oder CO₂-Überschuß, unvollständig kompensiert	nicht gasförmige Alkalose überkompensiert oder gasförmige Azidose, unvollständig kompensiert
7.	herabgesetzt	normal oder erhöht oder nicht entsprechend herabgesetzt	erhöht	Azidämie	Hyperhydrie	Basendefizit nicht kompensiert	nicht gasförmige Azidose nicht kompensiert
8.	herabgesetzt	entsprechend herabgesetzt	normal	Normalazidämie	Euhydrie	Basendefizit kompensiert oder CO₂-Defizit kompensiert	nicht gasförmige Azidose kompensiert oder gasförmige Alkalose kompensiert
9.	herabgesetzt	mehr als entsprechend herabgesetzt	herabgesetzt	Alkalämie	Hypohydrie	Basendefizit überkompensiert oder CO₂-Defizit unvollständ. kompensiert	nicht gasförmige Azidose überkompensiert oder gasförmige Alkalose unvollständig kompensiert

(Seitliche Gruppenbezeichnungen: Nr. 1–3 „Eukapnie"; Nr. 4–6 „Hyperkapnie (Alkalose entspr. der Terminologie Naunyns)"; Nr. 7–9 „Hypokapnie (Azidose im Sinne Naunyns.)")

Von allen diesen Störungen sehen wir in der Regel nur die „kompensierten" Formen längere Zeit andauern. Auf eine wirkliche (unkompensierte) Azidose oder Alkalose reagiert das Atemzentrum prompt; und die Atmung wird gesteigert oder herabgesetzt, bis die Alveolarluft die richtige Zusammensetzung hat, um die Kohlensäurespannung im Blut auf den Wert zu bringen, der die normale Wasserstoffionenkonzentration herstellt. Einzig unter drei Bedingungen ist eine dauernde Reaktionsverschiebung im Blut denkbar: 1. wenn das Atemzentrum nicht richtig auf den Reiz anspricht, wenn seine Erregbarkeit herabgesetzt oder erhöht wird; 2. wenn der normale Austausch zwischen der Gasspannung im Atemzentrum und im Blut gestört ist, also z. B. bei Störungen in der Blutgefäßversorgung des Atemzentrums, die den Abstrom der Kohlensäure aus dem Zentrum in das Blut erschweren und eine Kohlensäurestauung im Zentrum bedingen, oder bei erhöhtem Stoffwechsel im Atemzentrum; denn das Atemzentrum wird durch die in ihm selbst herrschende Kohlensäurespannung bzw. Wasserstoffionenkonzentration erregt, und diese ist abhängig von dessen eigenem Stoffwechsel und von der Diffusionsgeschwindigkeit gegen die Blutbahn. Diese beiden Arten von Störungen werden als zentrogene den hämatogenen gegenübergestellt; 3. wenn trotz normaler Erregung die Atmung nicht ausreicht, um die genügende Ventilation herzustellen, also bei chronischer Erstickung.

Abgesehen von dem letzterwähnten Falle können wir aus einer dauernden Reaktionsverschiebung im Blut auf eine Störung im Atemzentrum schließen, und zwar in der Regel aus einer Verschiebung nach der sauren Seite auf eine herabgesetzte, nach der alkalischen auf eine erhöhte Erregbarkeit. Aber selbst bei veränderter Empfindlichkeit des Atemzentrums braucht die Kompensation nicht vollkommen zu fehlen, weil auch die Nieren und vielleicht auch die Leber eine regulatorische Tätigkeit ausüben und weil die Empfindlichkeit der Blutgefäße für die Wasserstoffionenkonzentration (Fleisch) eine Veränderung des Kreislaufes herbeiführen kann, die unter Umständen auch auf die Durchblutung der Lungenkapillaren wirkt.

Die Verhältnisse werden dadurch noch komplizierter, daß in manchen krankhaften Zuständen auch der Sauerstoffmangel mitwirkt, der ja für die Erregung des Atemzentrums und die Kohlensäurespannung im Blut ebenfalls von Bedeutung ist (vgl. S. 998f.), und daß die Erregung des Atemzentrums nicht nur von der Wasserstoffionenkonzentration, sondern auch von dem Verhältnis der Salzionen abhängig ist (vgl. S. 999).

Wir können deshalb nicht die Verhältnisse bei jeder Krankheit besprechen, sondern nur die wichtigsten Zustände anführen, in denen die einzelnen Formen von Azidose und Alkalose bisher festgestellt worden sind. Für Einzelheiten sei auf die ältere Übersicht von Staehelin und die neueren zusammenfassenden Darstellungen von Meakins und Davies, Dautrebande, Straub usw. hingewiesen.

Einen unkompensierten Kohlensäureüberschuß (gasförmige Azidosis) beobachtet man in reiner Form physiologischerweise beim Anhalten des Atems, im Schlaf, bei angestrengter Muskelarbeit (im Beginn wenn die Atmung nicht genügt, um die produzierte Kohlensäure zu entfernen. Von krankhaften Zuständen sind zu nennen: die Erstickung, schwere Stenosenatmung (Bruns, Davies, Haldane und Priestley), bei offenem Pneumothorax, im schweren Asthmaanfall, bei Pneumonien und bei Lungentuberkulose, besonders sub finem vitae (Dautrebande), im anaphylaktischen Shock. Ein kompensierter Kohlensäureüberschuß wurde bei Emphysem und Lungentuberkulose gefunden (Dautrebande), eine teilweise kompensierte bei Enzephalitis und Morphiumvergiftung (Atkinson und Ets).

Das unkompensierte Basendefizit (nicht gasförmige Azidose) kombiniert sich mit dem Kohlensäureüberschuß bei der Muskelarbeit, sobald reichlich Milchsäure ins Blut übertritt, solange die Atmung nicht zur Entfernung der Kohlensäure und zur Kompensation des Basendefizits genügt. Am reinsten zeigt es sich im Coma diabeticum. Außerdem wird es gefunden bei Nephritis, bei der Eklampsie der Schwangeren, im anaphylaktischen Shock, bei einzelnen Kinderdiarrhöen.

Das kompensierte Basendefizit ist normal bei der Muskelarbeit, wenn die Atmung genügt, um neben der Entfernung des Kohlensäureüberschusses auch die Säuerung des Blutes durch die Fleischmilchsäure zu kompensieren. Ebenfalls physiologisch ist sie in der Schwangerschaft und bei protrahiertem Hunger. Krankhaft ist sie beim schweren Diabetes, bevor es zum Koma kommt, und in manchen Fällen von Nephritis.

Das unkompensierte Kohlensäuredefizit (gasförmige Alkalose) kommt durch willkürliche übermäßige Ventilation zustande (vgl. auch Gollwitzer-Meier und Meyer), ferner bei Schmerzeindrücken, seelischen Erregungen, im Exzitationsstadium der Narkose und des Alkoholrausches, unter der Einwirkung von Giften wie Koffein, in gewissen Fällen von Shock, nach Bestrahlungen mit Ultraviolettlicht, in schweren Asthmaanfällen, bei Überhitzung und im Fieber.

Eine Kompensation des Kohlensäuredefizits kommt gewöhnlich nur in beschränktem Maße zustande, weil die primäre Überventilation gewöhnlich nicht lange andauert. Man hat deshalb bei lange dauernden Schmerzeindrücken und fortgesetzter willkürlicher Überventilation nur eine teilweise Kompensation durch Verminderung der Alkalireserve beobachten können. In den Zuständen, in denen die Überventilation durch eine dauernde Erregbarkeitssteigerung des Atemzentrums bedingt ist, ist eine vollständige Kompensation überhaupt unmöglich, weil ja eine Vermehrung der Kohlensäurespannung durch Verminderung der Alkalireserve die Überventilation immer wieder verstärken muß. Bei Verminderung des Sauerstoffdruckes in der Atmosphäre, bei Einatmung sauerstoffarmer Luft und im Höhenklima ist eine Verminderung der Alkalireserve festgestellt worden, die von manchen Autoren als Kompensation der durch vertiefte Atmung verminderten Kohlensäurespannung erklärt wird, doch liegen die Verhältnisse hier recht kompliziert.

Ein nicht kompensierter Basenüberschuß wird selten beobachtet. Eine sehr geringe Herabsetzung der Atemgröße genügt, um ihn zu kompensieren, und außerdem setzt die Ausscheidung der überschüssigen Basen durch die Nieren sehr rasch ein.

Ein kompensierter Basenüberschuß entsteht bei sehr reichlicher Einnahme von Bikarbonat, ferner regelmäßig im Beginn der Verdauung, wenn durch die Bindung der Milchsäure dem Blut saure Valenzen entzogen werden. Auch hier erfolgt aber die Kompensation nicht durch die Atmung, sondern auch durch die Ausscheidung eines alkalischen Urins. Im späteren Verlauf der Verdauung werden die Verhältnisse durch die Ausscheidung des alkalischen Darmsaftes und die Resorption basischer, bei der Verdauung entstehender Salze aus der Nahrung kompliziert. Ein kompensierter Basenüberschuß ist auch möglich bei der Nephritis.

Endlich sind noch die jahreszeitlichen Schwankungen der Alkalireserve zu erwähnen, die Straub fand, und zwar in dem Sinne, daß sie sich im Frühsommer dem Basenüberschuß, im Frühwinter dem Basendefizit nähert, wobei die Kompensation durch die Atmung nicht vollkommen ist.

Es ist selbstverständlich, daß diese ganze Betrachtungsweise etwas schematisch ist und den komplizierten Verhältnissen der physikalisch-chemischen Atmungsregulation nicht ganz gerecht wird. S. 999 wurde erwähnt, daß mit jeder Änderung der aktuellen Blutreaktion und der Alkalireserve auch andere Ionenverschiebungen verbunden sind und daß diesen eine große Bedeutung für die Erregung des Atemzentrums zugeschrieben wird. Auch in der Struktur des Plasmaeiweißes treten Veränderungen auf (Petschacher). Trotzdem ist die etwas schematisierende Betrachtungsweise erlaubt, die das Wichtigste, die Wasserstoffionenkonzentration, in den Vordergrund stellt, zumal sie allein eine befriedigende Erklärung vieler Beobachtungen ergeben hat.

6. Störungen des Gasaustausches durch Veränderung der respirierenden Oberfläche.

Der Gasaustausch in den Lungen hängt außer von der Spannung der Gase im Blut und in den Alveolen ab von der Durchlässigkeit der Membran.

Eine Verminderung der Durchlässigkeit der Alveolarwände für die Atmungsgase ist wiederholt vermutet worden, so bei den Kampfgasvergiftungen (Achard, Winternitz und Lambert), bei Stauungslunge (Peters, Straub), sogar bei Emphysem (Dautrebande). Brauer nennt diesen Zustand, den er bei der Frühzyanose schwerer Grippefälle annimmt, Pneumonose. Etwas Ähnliches glaubt Bayard bei starker Verminderung des Sauerstoffdruckes in der Atmosphäre festgestellt zu haben. Das Resultat einer solchen Erschwerung der Diffusion müßte sich in erster Linie für den Sauerstoff geltend machen, dessen Diffusionsgeschwindigkeit nach den Versuchen von Liljestrand und Sahlstedt an der Froschlunge 40 mal geringer ist als die der Kohlensäure. In der Tat sind gerade die Befunde, die einen verminderten Sauerstoffgehalt des arteriellen Blutes bei normaler oder selbst erniedrigter Kohlensäurespannung ergeben haben, die Veranlassung zur Annahme einer solchen Störung bei Herzkranken gewesen.

Schjerning glaubt sie bei experimenteller Vergiftung mit Chlorgas bewiesen zu haben. Aber in einem seiner zwei gelungenen Versuche ist Ödem in großen Bezirken erwähnt.

Überhaupt läßt sich in solchen Fällen Ödem oder eine andere lokale Obstruktion selten ausschließen.

Viel häufiger ist der Fall, daß kleinere oder größere Bezirke der Lunge von der Atmung völlig abgeschlossen sind, sei es durch Kompression (Pleuritis, Pneumothorax usw.), sei es durch Füllung der Alveolen mit festem oder flüssigem Exsudat oder endlich durch Verstopfung der Bronchien oder dgl. Dann fließt ein Teil des Blutes durch einen nicht funktionierenden Lungenteil und kann sich nicht arterialisieren, er mischt sich aber dem gut arterialisierten übrigen Blut in den Lungenvenen bei, das Blut des linken Ventrikels wird daher kohlensäurereicher und sauerstoffärmer als normal. Der Kohlensäurereichtum reizt das Atemzentrum zu vermehrter Tätigkeit, dadurch wird die Ventilation so gesteigert, daß der Kohlensäuregehalt des Blutes in den respirierenden Teilen unternormal, im Mischblut der Lungenvenen normal wird, dagegen kann die stärkste Ventilation für den Sauerstoffgehalt nicht viel nützen, da ja in den respirierenden Partien schon normalerweise das Blut beinahe mit Sauerstoff gesättigt ist und eine Steigerung der Sättigung kaum möglich ist. Das aus den Lungen abströmende Blut wird deshalb immer aus solchem mit normalem und mit herabgesetztem Sauerstoffgehalt gemischt sein. Eine teilweise Kompensation kann durch Veränderungen der Blutzirkulation erreicht werden (s. u.).

Je nach dem Grad der Störung wird die Kompensation der Kohlensäureazidosis gelingen oder nicht. Es kann aber auch eine Überkompensation auftreten, indem der Sauerstoffmangel zu einer so starken Überventilation führt, daß die Kohlensäureretention unter die Norm sinkt, wie das im Höhenklima der Fall ist. Dann kann aber eine Kompensation des Kohlensäuredefizites durch Vermehrung der Alkalireserve eintreten. Dazu kommen auch noch weitere Komplikationen durch veränderte Erregbarkeit des Atemzentrums, durch Schmerzhemmung der Atmung usw., so daß die Störungen oft nicht rein zutage treten.

In manchen Fällen von Ausfall der respiratorischen Oberfläche ist die Störung der Sauerstoffsättigung des Blutes viel geringer, als man nach der Ausdehnung dieses Ausfalles erwarten sollte, weil in den erkrankten Partien auch der Blutstrom herabgesetzt ist. Durch die komprimierte Lunge des geschlossenen Pneumothorax, durch die pneumonisch infiltrierten Lungenlappen fließt viel weniger Blut als durch die gesunden Abschnitte, deshalb wird der Anteil des unarterialisierten Blutes an dem Mischblut, das in der Lungenvene zum linken Herzen fließt, geringer, und das Sättigungsdefizit fällt geringer aus. Dieses Mißverhältnis des Sättigungsdefizits zur Ausdehnung des Krankheitsherdes ist in letzter Zeit direkt dazu benützt worden, ein Urteil über die Durchblutung der Lunge bei einzelnen Erkrankungen zu gewinnen.

Die wichtigsten Befunde, die bisher festgestellt wurden, sind folgende (Literatur bei Meakins und Davies und Straub):

Bei Lungenödem fanden Meakins und Davies, Le Blanc, Schjerning u. a. verminderten Sauerstoffgehalt des arteriellen Blutes bei verschiedenem Kohlensäuregehalt. Je nach der Lüftung der intakten Alveolen ist also die Kohlensäureausscheidung genügend oder nicht, oder es tritt sogar Überkompensation ein, während der Sauerstoffmangel weiterbesteht. Bei experimenteller Phosgenvergiftung fanden Winternitz und Lambert ebenfalls ein Sauerstoffdefizit im arteriellen Blut, aber nicht parallel mit dem Grade des nachweisbaren Ödems. Das ist vielleicht dadurch zu erklären, daß der erste Grad des Ödems, die Quellung der Alveolarepithelien, schon die Sauerstoffdiffusion hindert, bevor es zur Transsudation von Flüssigkeit kommt. Ähnlich ist ein Versuch Schjernings mit Chlorinhalation zu deuten. Die „Pneumonose" Brauers wäre also in diesem Falle mit beginnendem Ödem identisch.

Bei lobärer und lobulärer Pneumonie findet man im arteriellen Blut den Sauerstoffgehalt vermindert, den Kohlensäuregehalt vermehrt, normal oder vermindert, je nach der Kompensation des Ausfalles an arterialisiertem Blut im linken Vorhof durch Überventilation und der durch Sauerstoffmangel bedingten Reizung des Atemzentrums. Die Blutreaktion kann dementsprechend nach der sauren oder (seltener) nach der alkalischen Seite verschoben sein. Das Sauerstoffdefizit ist viel geringer, als der Ausdehnung der Pneumonie entspricht, weil in den erkrankten Lungenteilen die Zirkulation verlangsamt ist. Nur wenn die Atmung zu oberflächlich wird (Lähmung des Atemzentrums oder Schmerzhemmung), so entsteht ein stärkeres Sauerstoffdefizit. Dann kann der Sauerstofftransport so ungenügend werden, daß der Sauerstoffverbrauch stark sinkt, während die Kohlensäure noch besser ausgewaschen wird, so daß, wie in zwei Fällen von Meakins und Davies, der respiratorische Quotient über 1 steigt. Die Alkalireserve ist meist normal, bisweilen ist sie aber vermehrt oder vermindert. Die Vermehrung ist als Kompensation der Kohlensäureazidose zu erklären, die Verminderung wird von Meakins und Davies als Kompensation der Alkalose gedeutet, von Straub dagegen auf die Bildung von Säuren bezogen.

Ganz besonders zeigt sich die Bedeutung der Lungendurchblutung für die Sauerstoffsättigung des Blutes beim Pneumothorax. Beim offenen Pneumothorax fand schon Sackur den Sauerstoffgehalt des arteriellen Blutes auf etwa die Hälfte herabgesetzt, den Kohlensäuregehalt fast normal. Durch die kollabierte Lunge fließt hier annähernd so viel Blut wie durch die normale, und die vermehrte Ventilation der gesunden Lunge kompensiert den Kohlensäureüberschuß im Blut, aber nicht den Sauerstoffmangel. Beim geschlossenen Pneumothorax dagegen fand Bruns in Tierversuchen, bald darauf auch Hürter beim Menschen kaum ein Sauerstoffdefizit im arteriellen Blut. Die Kompression der Lunge hat hier zur Folge, daß der Blutstrom durch die Lungenkapillaren stark gehemmt wird. Seither haben zahlreiche Untersuchungen am Menschen, namentlich bei künstlichem Pneumothorax, diese Befunde bestätigt. Allerdings kann in vielen Fällen eine Beteiligung der nur teilweise komprimierten Pneumothoraxlunge an der Atmung nicht ausgeschlossen werden, sie würde aber niemals genügen um die Sauerstoffsättigung des Blutes vollständig normal zu machen, wenn der Blutstrom nicht vermindert wäre. Ja es kann sogar vorkommen, daß nach dem Anlegen des künstlichen Pneumothorax die Ammoniakausscheidung im Urin vorübergehend sinkt und die vorher erhöhte Alkalireserve zurückgeht, was Meakins und Davies dadurch erklären, daß vor der Anlegung des Pneumothorax infolge des Blutdurchflusses durch erkrankte Partien eine, durch Erhöhung der Alkalireserve kompensierte, Kohlensäureazidose vorhanden war, die nach der Anlage des Pneumothorax und der Hemmung des Blutstromes durch die erkrankten Partien verschwindet.

Bei der Lungentuberkulose sind die Verhältnisse dadurch kompliziert, daß in der gleichen Lunge normale Stellen neben Stellen mit gestörter Atmung und teilweise auch reduzierter oder aufgehobener Zirkulation liegen. Die Untersuchungen am arteriellen Blut haben ergeben, daß in leichten Fällen keine Störung nachweisbar ist, in schweren Fällen dagegen der Sauerstoffgehalt mehr oder weniger stark herabgesetzt ist und ein kompensierter oder unkompensierter Kohlensäureüberschuß bestehen kann.

Oben wurde erwähnt, daß bei sehr schwerer Beeinträchtigung der Sauerstoffsättigung des Blutes schließlich auch die Oxydationen leiden. Sonst findet durch einfache Verkleinerung der respiratorischen Oberfläche keine Herabsetzung der Oxydation im Körper statt, wie schon die Untersuchungen von Voit, Pflüger usw. gezeigt haben. Das abnorme Sinken des respiratorischen Quotienten, das bisweilen beobachtet worden ist und zur Annahme von unvollkommenen Verbrennungsprodukten geführt hat, kann zu verschiedene Ursachen haben, als daß es in dieser Weise erklärt werden müßte. Auch die Entstehung von Milchsäure durch Sauerstoffmangel ist noch ganz umstritten (vgl. Barcroft). Wenn eben die Beschränkung so groß ist, daß wirklich der Gaswechsel die Verbrennungsprozesse nicht mehr aufrecht erhalten kann, so tritt der Tod ein. In Wirklichkeit wird das wohl nur selten der Fall sein, da alle Erkrankungen des Lungenparenchyms von Störungen anderer Organe, besonders des Herzens, begleitet sind und infolgedessen zum Tode führen, bevor sich die deletäre Wirkung des Ausfalls von Respirationsfläche geltend machen kann.

Daß der Gasaustausch so wenig gestört wird, wenn die respiratorische Fläche verkleinert wird, hat seinen Grund in der großen Ausdehnung dieser Fläche, die ja etwa 25 mal so viel leisten könnte, als zur Bestreitung des Ruhegaswechsels notwendig ist und mindestens $2^1/_2$ mal so viel als die schwerste körperliche Arbeit erfordert (vgl. S. 995). Nun verhalten sich die Kranken meist ruhig, und wenn wir auch annehmen, daß der Energieumsatz in der Ruhe gegenüber der Norm durch etwa bestehendes Fieber, Anstrengung der Atemmuskulatur usw. selbst auf das Doppelte gesteigert wäre, so dürften immer noch 11 Zwölftel der atmenden Fläche außer Funktion treten, ohne daß der Gasaustausch (genügende Atembewegungen vorausgesetzt) für die Erhaltung des Lebens ungenügend würde. Bernard hat gezeigt, daß Hunde mit einem Sechstel der gesamten Lungenfläche noch ein ganz erträgliches Dasein führen können.

Die Einschränkung der Muskeltätigkeit können wir also als einen kompensatorischen Vorgang ansehen, der übrigens für die Herztätigkeit auch bei Erkrankungen der Respirationsorgane noch viel wichtiger ist als für den Gasaustausch. Für diesen kommen aber noch andere Kompensationsvorrichtungen in Betracht. Schon oben wurde erwähnt, daß die Verminderung des Blutstroms in den erkrankten Lungenpartien eine bedeutende Kompensation für den Ausfall der Atmungsfläche darstellen kann. Von geringerer Wirkung ist die Erweiterung der intakten Lungenteile durch vermehrte Mittellage oder durch kompensatorisches Emphysem. Es wurde schon erwähnt, daß bei Muskelarbeit, bei Einatmung kohlensäurereicher Luft und bei Verengung der zuführenden Luftwege die Lunge eine mehr inspiratorische Mittellage annimmt, ein Vorgang, der von vielen Autoren teils rein mechanisch, teils einfach reflektorisch, von anderen teleologisch erklärt wird. Auch die Blähung der gesunden Lungenteile bei Erkrankung anderer Gebiete, die bei längerer Dauer als komplementäres Emphysem einen bleibenden Zustand darstellt, läßt sich mechanisch dadurch erklären, daß die Elastizität des Lungengewebes durch die verstärkte Atmung leidet. Aber selbst wenn diese mechanische Erklärung richtig ist, so bedeutet doch die stärkere Dehnung eines Lungenteiles, solange sie nicht zur Atrophie geführt hat, immer eine Vergrößerung der respiratorischen Oberfläche und somit eine Erleichterung des Gasaustausches.

Freilich darf man sich diesen Effekt nicht allzu groß vorstellen. Die Vergrößerung der Füllung auf das Doppelte würde, wenn wir die Alveolen als Kugeln in Rechnung setzen, die Oberfläche nur etwa um 60/0 vergrößern, aber die Alveolen sind nicht einmal vollständige Kugeln, und bei vermehrter Dehnung der Lunge müssen die Zwischenwände teilweise verstreichen, und dadurch muß die Oberflächenvergrößerung etwas beeinträchtigt werden. Außerdem erfordert die Vermehrung der Lungenfüllung eine vermehrte Lüftung, und diese sowie die Haltung des Thorax in Inspirationsstellung verursachen Muskelarbeit und damit Erhöhung des Sauerstoffverbrauches. Eine Vermehrung der Lungenventilation um einen Liter vermehrt aber den Energieverbrauch, nach Liljestrand bei geringer Ventilation um weniger als $1^0/_0$, bei maximalen um etwa $1^1/_2^0/_0$, Reach und Röder nicht ganz $2^0/_0$, ein Betrag, der den Nutzen für den Gaswechsel wohl herabsetzt, aber doch verhältnismäßig gering ist.

Wichtiger ist aber ein anderes Kompensationsmittel, nämlich die Beschleunigung des Blutstromes. Wenn das arterielle Blut rascher durch den Körper getrieben wird, so nehmen ihm die Organe weniger Sauerstoff ab und geben ihm weniger Kohlensäure mit, es kehrt weniger verschlechtert nach der Lunge zurück. Der Teil des Blutes, der die hier außer Funktion gesetzten Teile durchfließt, wird also bei seinem Eintritt in die Lungenvenen immer noch besser arterialisiert sein, als wenn das Blut vorher den Körperkreislauf langsamer durchlaufen hätte, der Teil dagegen, der respirierende Alveolen durchfließt, hat auch bei rascher Bewegung immer noch genügend Zeit sich vollkommen zu arterialisieren, das Resultat der Mischung ist also ein sauerstoffreicheres und kohlensäureärmeres Blut als bei langsamer Zirkulation. Dazu kommt noch ein anderer Vorteil des rascheren Blutumlaufs. Für die Verbrennung in den Zellen ist nicht die Gasspannung des arteriellen Blutes maßgebend, sondern die des Kapillarblutes. Und diese muß bei rascherer Durchströmung selbst dann günstiger sein, wenn die Zusammensetzung des Arterienblutes unverändert bleibt, weil es ja in den Kapillaren weniger in Anspruch genommen wird.

In der Tat ist diese Beschleunigung des Blutstromes bei verschiedenen Lungenerkrankungen schon wiederholt dadurch wahrscheinlich gemacht worden, daß das venöse Blut abnorm kohlensäurearm gefunden wurde. Es ist aber zu bemerken, daß die Untersuchung des Blutes aus der Armvene nur einen beschränkten Einblick in die Zirkulation gestattet und daß die Ermittelung des Gasgehaltes des Blutes aus der Zusammensetzung der Alveolarluft, wie sie nach dem Anhalten des Atems besteht, deshalb auf Schwierigkeiten stößt, weil diese Bestimmung der Alveolarluft bei allen Lungenkrankheiten zweifelhafte Werte ergibt.

Eine andere Art von Verkleinerung der respirierenden Fläche sehen wir beim Emphysem. Hier geht ein Teil durch Atrophie verloren, aber die Verhältnisse für den Gasaustausch sind insofern günstiger, als mit der gasaustauschenden Membran gleichzeitig auch die Kapillaren schwinden. Deshalb wird die Strombahn eingeengt, aber wo das Blut durchströmen kann, ist die Arterialisation nicht gestört, das Blut in den Lungenvenen braucht deshalb nicht abnorm zusammengesetzt zu sein. Dagegen wäre es denkbar, daß die Atrophie einen solchen Grad erreichen könnte, daß die Atemfläche für den Gasaustausch bei körperlicher Anstrengung zu gering würde. Aber der Fall wird kaum je eintreten, da schon bei vielen geringeren Graden der Lungenatrophie die Zirkulation so gestört wird, daß die Muskelarbeit eingeschränkt werden muß.

Der Nachweis dieser Störungen in der Arterialisation des Blutes beim Emphysem ist deshalb schwierig, weil wir selten wissen, ob wir es mit einem reinen Emphysem zu tun haben oder ob es durch eine Bronchitis mit Verlegung der Bronchien durch Sekret kompliziert ist. Die bisherigen Untersuchungen haben teilweise ein Sauerstoffdefizit im arteriellen Blut, teilweise einen unkompensierten, teilweise einen kompensierten Kohlensäureüberschuß ohne Überventilation ergeben. In den meisten Fällen ist aber eine Überventilation vorhanden (Staehelin und Schütze, Reinhardt), was durch Kompensation der schlechten Ventilation mancher Alveolen erklärt werden muß. Diese Ungleichheit in der Ventilation der einzelnen Lungenbezirke geht schon daraus hervor, daß es beim Emphysematiker nicht möglich ist, durch 6—7 maliges Atmen am Spirometer eine gleichmäßige Zusammensetzung zu erhalten wie beim Gesunden (Siebeck, Bruns).

7. Störungen der Respirationsorgane durch Verlegung der Luftwege.

Wenn die zuführenden Luftwege plötzlich vollständig verlegt werden, so tritt Erstickung ein (vgl. S. 1005, wo die in Betracht kommenden krankhaften Zustände erwähnt sind). Ist die Verlegung keine vollkommene, so wird der Gasaustausch in verschiedener Weise gestört, je nachdem das Hindernis im Kehlkopf bzw. in der Luftröhre oder in den Bronchien sitzt.

Wenn der Kehlkopf oder die Trachea verengt ist, so ist die Störung gleich wie bei der Atmung gegen einen Widerstand, z. B. durch ein enges Rohr. Diese künstliche Stenosenatmung ist auch beim Menschen untersucht worden.

Ist die Stenose nur gering, so tritt eine Kompensation durch Vertiefung der Atemzüge auf. Schon 1877 hat Köhler gezeigt, daß Hunde und Katzen, deren Trachea er durch einen Bleidraht verengte, sogar mehr Luft atmeten als bei freier Passage. Morawitz und Siebeck fanden dementsprechnd auch im Karotisblut von Hunden und Kaninchen nach Stenosenatmung den Kohlensäuregehalt normal oder nur wenig erhöht. Am Menschen untersuchten sie den Kohlensäuregehalt der Alveolarluft bei Stenosenatmung und fanden dann, wenn kein eigentliches Beklemmungsgefühl auftrat, keine Erhöhung desselben. In einzelnen Versuchen ist im Gegenteil der Kohlensäuregehalt deutlich vermindert. Wir haben es also mit einer vollständigen Kompensation bzw. Überkompensation zu tun und können diesen Zustand, der bei allmählich anwachsenden Hindernis (z. B. Diphtherie) in die schwereren Formen mit ungenügendem Gaswechsel übergeht, als erstes Stadium der Erstickung oder Kompensation bezeichnen. Die Atmung wird dabei tiefer und langsamer.

Bei stärkerer Stenose (oder bei geringerer, wenn Muskelarbeit hinzukommt) läßt sich eine deutliche Erhöhung der Kohlensäurespannung in der Alveolarluft nachweisen (Siebeck, Davies, Haldane und Priestley). Schließlich geht der Sauerstoffgehalt des arteriellen Blutes stark herunter, der Kohlensäuregehalt in die Höhe, wie Bruns im Tierversuch gezeigt hat. Die Atmung ist dabei aufs höchste angestrengt.

Die Verstärkung der Atmung erfolgt aber nicht durch gleichmäßige Vergrößerung der In- und Exspiration, sondern jene wird mehr verstärkt als diese, so daß das Volum der Lunge, die Mittelkapazität, ansteigt. Schon Köhler zeigte, daß dauernde Stenose zu Lungenemphysem führt, und Einthoven fand bei plötzlicher Verengung der Atmungswege eine akute Lungenblähung. Liebermeister wies dann das Volumen pulmonum auctum bei diphtheritischer Larynxstenose durch gleichzeitige Röntgenoskopie und Perkussion nach, Hofbauer, Bönniger, Bruns, Siebeck, Forschbach und Bittorf haben sie bei experimenteller mechanischer Behinderung der Atmung beim Menschen bestätigt, teils durch Röntgenuntersuchung, teils durch pneumographische, stethographische und spirometrische Registrierung.

Weder die Erhöhung der Mittellage noch die Vertiefung der Atmung lassen sich ganz einfach erklären. Die Kohlensäure kann bei diesen geringen Stenosen keine Rolle spielen, weil die Überventilation schwer zu erklären wäre und weil, wie schon Cohnheim betont, die Vertiefung der Atmung bei Behinderung des Luftdurchganges momentan erfolgt, bevor überhaupt die Zusammensetzung der Alveolenluft sich ändern kann. Man hat deshalb schon vermutet, das Primäre sei das abnorme Gefühl, die subjektive Dyspnoe, sie führe zu verstärkter Anstrengung und dadurch, wie auch die willkürlich vertiefte Atmung (Hofbauer), zu Erhöhung der Mittellage. Aber abgesehen davon, daß von die willkürliche Vertiefung der Atmung gar nicht immer zu einer Vergrößerung der mittleren Füllung zu führen braucht, hat das Rekurrieren auf psychische Faktoren bei einer so gesetzmäßigen Erscheinung etwas Mißliches. Die Frage fällt zusammen mit der der normalen Selbststeuerung der Atmung. Wie Baß gezeigt hat, bleibt bei Atropinisierung die Anpassung der Atmung und ihrer Mittellage an die Stenose unvollkommen. Die Erregung der Vagusendigungen durch die starken Druckunterschiede (Lumsden) vermittelt also die Regulation.

Hier muß noch einiges über die Atemmechanik bei der Stenosendyspnoe gesagt werden. Sie gestaltet sich verschieden, je nach dem Grad der Atembehinderung und je nach der Nachgiebigkeit des Thorax. Was das Verhalten des Zwerchfells betrifft, so wurde ein Tiefstand (mit Vermehrung des Mittelvolums der Lunge) schon oben erwähnt. In bezug auf seine Bewegungen konnte G. Liebermeister bei Kindern mit diphtherischer Kehlkopfstenose drei Formen unterscheiden: 1. das mäßig tiefstehende Zwerchfell bewegt sich ruhig, aber weniger ausgiebig als bei tiefer Atmung beim Gesunden. Das sind die leichtesten Grade der Stenose. 2. Bei akut einsetzenden schweren Stenosen wird, wenn das Kind kräftig und der Thorax resistent ist, das Zwerchfell mit einem ganz plötzlichen Ruck gewaltsam nach abwärts gerissen. 3. Wenn das Kind nicht sehr kräftig und die untere Thoraxapertur nachgiebig ist, so kann das Zwerchfell fast ganz stillstehen. Seine Aktion ist dann aber nicht wirkungslos, denn es verhindert das Hinaufsteigen der Baucheingeweide, so daß die Erweiterung des Thorax durch die inspiratorischen Hilfsmuskeln den Thoraxraum erweitern kann. Die Wirkung dieser Hilfsmuskeln ist oben (S. 991f.) erwähnt. Dagegen müssen hier noch die Einziehungen des Thorax und der Weichteile erwähnt werden, die durch die starke Luftverdünnung im Thorax hervorgerufen werden. Bei leichteren Graden werden nur nachgiebige Weichteile, das Epigastrium, die Interkostalräume und das Jugulum eingezogen, bei schweren auch die Rippen. In manchen Fällen werden nur die Rippen oberhalb des Zwerchfellansatzes eingezogen, in anderen zieht das Diaphragma, das sehr tief steht, direkt an seiner Ursprungsstelle und nähert sie einander. Im Stadium der Kohlensäureintoxikation und des Sauerstoffmangels, wenn die Atemzüge schwächer werden, hören die Einziehungen der Rippen auf, und die Weichteile werden auch weniger angesaugt. Das Krankheitsbild wird dadurch weniger alarmierend, namentlich da der Stridor auch abnimmt, und es kann leicht vorkommen, daß der Ernst der Situation verkannt wird. Man kann aber durch zwei Symptome die Sachlage erkennen, nämlich: die blaßzyanotische Färbung und die Abschwächung des Vesikuläratmens, das über den hinteren unteren Partien ganz aufgehoben sein kann. Es ist die Folge der geringen Luftbewegung im Thorax und zeigt immer eine sehr hochgradige Stenose an, während bei geringeren Graden oft der fortgeleitete Stridor alles übertönt.

Der Atmungsrhythmus ist bei leichteren Graden der Stenose insofern verändert, als das Inspirium und das Exspirium verlängert sind und die scheinbare Atempause wegfällt. Bei schwereren Stenosen mit stark vertiefter Atmung tritt häufig wieder eine Pause auf, aber auf der Höhe der Inspiration, während nach jeder Exspiration sich rasch ein neuer Atemzug anschließt (Reizung des apneustischen Zentrums nach Lumsden). Dabei ist die Atemfrequenz oft verlangsamt, so daß eine zweckmäßge Veränderung resultiert, indem der Einfluß des schädlichen Raumes weniger zur Geltung kommt (vgl. o.) und die Inspirationsluft möglichst gut ausgenützt wird.

Bei den chronischen Formen der Verengerung der zuführenden Luftwege gestaltet sich das Krankheitsbid anders. Wenn Geschwülste den Kehlkopfeingang verlegen, wenn die Stimmritze durch Postikuslähmung oder Vernarbung verengt ist oder wenn Strumen, Ösophagus- oder Thymustumoren, Aneurysmen, Mediastinaltumoren verschiedener Art die Trachea komprimieren, so tritt die Behinderung des Luftstromes so allmählich ein, daß eine ganz langsam reflektorisch eintretende Vertiefung der Atmung genügt, um die Ventilation wenigstens bei Körperruhe, vollständig zu besorgen. Diese allmähliche Veränderung der Atmung kommt gar nicht zum Bewußtsein, der Kranke empfindet keine subjektive Dyspnoe. Nur wenn durch Muskelarbeit vermehrte Anforderungen an die Lungenventilation gestellt werden oder wenn, wie beim Sprechen und Singen, sich das Bedürfnis geltend macht, die Inspiration mit möglichst geringem Zeitverlust vorzunehmen, so macht sich eine Schwierigkeit im Atemholen fühlbar. Bei zunehmender Stenose stellt sich dann allmählich auch in der Ruhe Kohlensäuredyspnoe ein, aber recht häufig tritt eine andere Erscheinung in den Vordergrund, z. B. Herzschwäche bei Strumen, Kachexie bei malignen Tumoren, so daß der Tod oft nicht an Erstickung erfolgt. Oft aber gesellt sich zu der Stenose eine Bronchitis oder Pneumonie, und nun kann die Lungenlüftung ziemlich plötzlich ungenügend werden und die Erstickung in kurzer Zeit zum Tode führen.

Dieses Bild der akuten oder chronischen Erstickung verläuft ganz gleich, ob das Hindernis in der Trachea oder im Kehlkopf sitzt. Einzig zwei Symptome sind es, die nach Demme die laryngeale und tracheale Dyspnoe unterscheiden. Bei Verschluß unterhalb des Kehlkopfes bleibt dieser bei der Atmung ruhig, während er bei höher sitzendem Hindernis mit jeder Inspiration tief nach abwärts steigt. Ferner soll der Kopf bei laryngealer Stenose stark nach hinten gebeugt werden, offenbar weil dabei die Stimmritze etwas eröffnet wird, während bei trachealer Stenose diese Kopfhaltung ausbleiben soll (vgl. spez. Teil).

Sitzt das Hindernis in den Bronchien, so ist die Wirkung auf den Gasaustausch verschieden, je nachdem alle Bronchien in gleichem Maße verengert sind oder nur einzelne. Eine gleichmäßige Verengung des ganzen Bronchialbaumes kann beim Asthma bronchiale vorkommen. Dann sind die Bedingungen für den Gasaustausch die gleichen wie bei Stenose des Kehlkopfes oder der Trachea, Sauerstoffaufnahme und Kohlensäureabgabe sind in gleicher Weise gestört.

Sind dagegen nur einzelne Bronchien verlegt oder vollständig verstopft, wie das bei Bronchitis eintreten kann oder auch durch Fremdkörper in den Bronchien bewirkt wird, so haben wir die gleichen Verhältnisse, wie sie oben (S. 1018) bei der Beschränkung der respiratorischen Oberfläche besprochen sind. Die kompensatorische Überventilation kann die Kohlensäure genügend entfernen und die normale Kohlensäurespannung im Mischblut des linken Herzens herstellen, sie kann aber das Defizit der Sauerstoffsättigung des Blutes in den Alveolen, die von der Atmung abgeschlossen sind, nicht decken. Nur insofern besteht ein Unterschied, als bei den Krankheiten, die zu einer Beschränkung der Atmungsfläche führen, die Zirkulation in den affizierten Lungenbezirken herabgesetzt zu sein pflegt, bei reiner Bronchialobstruktion dagegen nicht. Heß hat gezeigt, daß bei Verlegung eines Bronchus durch das von ihm abhängige Lungengebiet ebensoviel Blut fließt wie vor der Verstopfung, Hoover und Le Blanc haben das bestätigt. Das Sauerstoffdefizit muß also größer werden, und die Obstruktion des Stammbronchus einer Lunge ist für den Gasaustausch gefährlicher als die Pneumonie einer ganzen Lunge. Ist der größere Teil der zuführenden Luftwege offen, so kann die Dyspnoe sich in recht geringen Schranken halten. Wenn nur ein mittlerer Bronchus verlegt ist, so können subjektive Erscheinungen vollkommen fehlen und nur die physikalische Untersuchung deckt das Vorhandensein einer Bronchostenose auf.

Ist der Hauptbronchus einer Lunge vollständig verstopft, so tritt natürlich, namentlich bei Anstrengungen, Dyspnoe auf. Bei langsam eintretendem Verschluß kann die Dyspnoe recht gering sein. Immer aber tritt kompensatorisch verstärkte Atmung und Erweiterung der gesunden Lunge ein (vgl. spez. Teil, Bronchostenose). Wenn der Verschluß in frühester Jugend erfolgt, so kann die gesunde Lunge durch wirkliche Hypertrophie eine vollständige Kompensation herstellen. In einem Fall (Rohmer und Borchert) wurde an Stelle der einen Lunge ein kaum faustgroßer Sack gefunden, die Kuppe der Brusthöhle war gefüllt durch einen akzessorischen Lappen der gesunden Lunge, so daß keine Thoraxdeformität bestand.

Hier muß noch erwähnt werden, daß durch plötzliche Verlegung eines Hauptbronchus sehr heftige Dyspnoe auftritt, ja daß sogar der Tod eintreten kann. Das läßt sich durch den Ausfall der einen Lunge allein natürlich nicht erklären, da die gesunde Lunge zur Erhaltung des Lebens und zur vollständigen Deckung des Sauerstoffbedarfs in der Ruhe vollkommen genügt. Wir stoßen hier auf ähnliche, aber noch größere Schwierigkeiten wie bei der Erklärung der Todesfälle durch einseitigen Pneumothorax. Beim Pneumothorax kann die Verschiebung des Mediastinums zur Erklärung herangezogen werden, aber trotzdem hat man geglaubt, auf Reflexe von seiten der Pleura rekurrieren zu müssen. In ähnlicher Weise werden wir Reflexe von seiten der Bronchialschleimhaut anzunehmen haben. Nach Lichtheims Untersuchungen scheint es wahrscheinlich, daß die andere Lunge sich sehr stark kompensatorisch bläht und daß dadurch die Zirkulation unterbrochen wird. Aber ganz befriedigend ist diese Erklärung nicht, so daß wohl doch noch reflektorische Wirkungen in Frage kommen.

Eine spezielle Besprechung verlangt noch die Behinderung der Nasenatmung, die hauptsächlich durch Septumverbiegungen und vergrößerte Rachenmandeln als chronischer Zustand nicht selten ist, aber noch häufiger bei katarrhalischer Schwellung der Schleimhaut zustande kommt. Sie bildet kein schweres Hindernis für die Atmung, weil schon ein leichtes Gefühl von Atmungsbehinderung dazu führt, daß einfach durch den Mund geatmet wird. Aber diese Mundatmung kann ihrerseits Folgen haben und muß deshalb im Anschluß an dieses Kapitel besprochen werden. Dann aber führt auch das subjektive Gefühl von Atemnot, das bei Behinderung der Nasenatmung auftritt, zu charakteristischen Störungen, die beim Hinzutreten anderer Krankheitsursachen schwere Folgen haben können.

Eine nicht seltene Folge der verstopften Nase sind Schlafstörungen. Wenn etwas Sekret in der Nase ist, sammelt es sich während des Schlafes an, das Hindernis nimmt zu, bis der Patient an Atemnot erwacht, und, wenn sein Schlaf sonst gut ist, nach einigen tiefen Atemzügen wieder einschläft, bis er wieder durch Dyspnoe geweckt wird. Ein häufiges Symptom sind schwere Träume, in denen die Atemnot eine Rolle spielt (Goldscheider).

Bei dazu disponierten Menschen kann dieses Gefühl von Atemnot auch Asthmaanfälle auslösen. Besonders Hofbauer weist auf diese Ätiologie des Asthmas hin und erklärt so auch das nächtliche Auftreten der Anfälle, wobei er allerdings das Hauptgewicht auf die durch das Atemhindernis hervorgerufene Mundatmung mit Reizung der Rachenschleimhäute durch die nicht vorgewärmte Luft legt.

Nach Hofbauer kann die Verengung des Nasenweges nicht nur die Folge, sondern auch die Ursache von Septumdeviation sein und auch noch weitere Veränderungen der Schädelkonfiguration hervorrufen, „zu kurze" wulstige Lippen und Schrägrichtung der Schneidezähne nach vorne.

Anhang: Abnorm geringer Widerstand in den oberen Luftwegen. — Mundatmung.

Im Anschluß an die Stenosen der oberen Luftwege muß auch ihr Gegenteil, die Verminderung des Widerstandes in den oberen Luftwegen, erwähnt werden. Die stärkste Verminderung des Widerstandes für den Luftstrom sehen wir bei Tracheotomierten, viel häufiger sind die schwächeren Grade, wie wir sie bei Mundatmern beobachten.

Die Mundatmung ist, wie Hofbauer betont, viel häufiger als man gewöhnlich annimmt. Bei ruhiger Atmung bleiben die Lippen nur wenig geöffnet, so daß der Zustand nicht auffällt, und erst bei stärkerer Anstrengung bemerkt man die Öffnung des Mundes. Sie beruht durchaus nicht immer auf organischer Verengung der Nase oder der Choanen, sondern oft nur auf einer Hyperästhesie der Nasenschleimhaut gegen kühle Luft oder auf einer durch keinerlei Verengung bedingten Einbildung, durch die Nase zu wenig Luft zu bekommen.

Die Folgen dieser Mundatmung sind einerseits durch den Reiz der nicht vorgewärmten und zu trockenen Inspirationsluft auf die Rachenschleimhaut bedingt: Hustenanfälle, Bronchitis und ihre Folgen, Asthma (Hofbauer). Andererseits wird aber auch der Atemmechanismus beeinflußt, indem die Einatmung einen abnorm geringen Widerstand zu überwinden hat. Die Atmung wird rein abdominal, und namentlich die obersten Thoraxpartien beteiligen sich, wie Hofbauer sehr schön durch pneumographische Kurven gezeigt hat, an der Atembewegung fast gar nicht. Das Zwerchfell tritt höher (Wenckebach).

Die mangelhafte Ventilation der Spitzengegend kann, wie Kroenig gezeigt hat, bei Mundatmung zu Atelektase der Lungenspitzen mit Induration und zu Katarrhen an dieser Stelle führen. Klinisch äußert sich das in leichten Dämpfungen, Veränderungen des Atemgeräusches und oft auch Knacken oder selbst Rasseln über den Lungenspitzen, so daß eine Verwechslung mit Spitzentuberkulose möglich ist. Leider sind die anatomischen Grundlagen der Lehre von der Kollapsinduration noch recht mangelhaft. Man findet allerdings bei Sektionen recht häufig kappenartige Pleuraverdickungen über den Lungenspitzen mit Kompression des darunter liegenden Lymphgewebes, ohne daß irgendein Anzeichen für eine tuberkulöse Genese dieser Induration zu entdecken wäre (vgl. das Kapitel Lungentuberkulose). Aber über ihren Zusammenhang mit Mundatmung fehlen noch Untersuchungen.

8. Störungen der nervösen Atmungsregulation.

Über physiologische Schwankungen der Reizbarkeit des Atemzentrums sind die Ansichten noch geteilt. Straub nimmt eine Herabsetzung der Erregbarkeit während des Schlafes an, weil die Kohlensäurespannung in der Alveolarluft im Schlaf vermehrt ist. Andere nehmen dagegen an, daß es sich nicht um eine Herabsetzung der Erregbarkeit sondern um das Fehlen der Erregungen handelt, die das Atemzentrum im wachen Zustand immer vom Großhirn her erhält (s. Bayer). Lumsden betont, daß während des Wachens die Atmung immer von zerebralen Reizen beeinflußt wird und daß jede Exspiration dadurch in beständig wechselndem Maße früher unterbrochen wird als im Schlaf und in der Narkose. Auch die Herabsetzung der Kohlensäurespannung in den Alveolen bei verdünnter Luft (im Höhenklima) braucht nach Loewy nicht auf einer Erregbarkeitssteigerung des Atemzentrums durch den Sauerstoffmangel bedingt zu sein, sondern kann auf Reizen beruhen, die auf die Atmung wirken. Die jahreszeitlichen Schwankungen der Alveolarluft und der Blutreaktion führt Straub nicht auf einen Reizbarkeitswechsel des Atemzentrums zurück, sondern auf eine primäre Blutveränderung, die durch das Atemzentrum nicht vollkommen kompensiert wird.

Anatomische Veränderungen im Hirnstamm können die Atmung schwer beeinträchtigen. Schon lange ist bekannt, daß Ponsblutungen, Enzephalitiden und Degenerationen im Hirnstamm, progressive Bulbärparalyse usw., Tumoren im vierten Ventrikel, aber auch Affektionen an entfernteren Hirnpartien mit Druckvermehrung im Schädelinneren (Tumoren. Apoplexien, Hydrozephalus usw.) verschiedene Atemstörungen und den Tod durch Atemlähmung herbeiführen können. Aber der genauere Mechanismus der Respirationsstörungen und ihr Verhältnis zur Läsion in den Atemzentren selbst ist noch wenig erforscht.

Neuerdings haben Kirkwood und Myers einen Fall mitgeteilt, in dem durch Lumsden bei der Sektion der Sitz der Atemstörung genau lokalisiert werden konnte. Bei einem anscheinend gesunden Neugeborenen traten innerhalb des ersten Tages nach der ganz normalen Entbindung neben leichten Konvulsionen Anfälle von Apnoe ein, die mit einer tiefen Inspiration begannen und nach 20—40 Sekunden durch einige keuchende Atemzüge beendigt wurden, worauf die Atmung wieder regelmäßig wurde und die während der Atempause entstandene Zyanose wieder verschwand. Durch künstliche Atmung konnte die Atmung jedesmal rasch wieder in Gang gesetzt werden. Am dritten Lebenstage trat plötzlich nach einem tiefen Atemzug der Tod ein. Die Sektion ergab neben ganz kleinen Blutungen im oberen Brückenabschnitt zwei etwas größere Blutungen, die sich beiderseits oberhalb der Höhe der Striae acusticae vom oberen Ende der Olive etwa 2 mm nach oben, außen und rückwärts erstreckten und im Gebiet der Formatio reticularis, z. T. auch der Schleife und des Fazialiskerns lagen. Lumsden weist darauf hin, daß die Stelle die gleiche ist, bei deren Läsion in seinen Versuchen an der Katze die „apneustische" Atmung eintrat, die in Alternieren von inspiratorischem Tonus und Keuchen besteht (vgl. S. 997).

Heß und Pollak fanden bei der systematischen Untersuchung der Gehirne von Patienten, die an Atemstörungen vom Typus der „großen Atmung" Kußmauls litten, nämlich beim Coma diabeticum, Leberinsuffizienz, perniziöser Anämie, Arteriosklerose und Lues mit nächtlichem Asthma oder stertoröser Atmung sowie Encephalitis epidemica, regelmäßig isolierte Veränderungen im Locus coeruleus, während bei Atemstörungen vom Typus des kardialen Asthmas mit Zyanose und Unregelmäßigkeit der Atemzüge Veränderungen im dorsalen Vaguskern vorhanden waren.

In den meisten Fällen lassen sich solche direkten Beziehungen zu einer anatomischen Läsion einer bestimmten Stelle des Atemzentrums nicht nachweisen. Bei entzündlichen und raumbeengenden Erkrankungen des Gehirns oder seiner Häute kommen beschleunigte oder verlangsamte und vertiefte Atmung und mannigfaltige Unregelmäßigkeiten vor, außerdem aber auch Atmungsstillstände von mehr oder weniger langer. oft über Stunden sich erstreckender Dauer (Lit. s. bei Minkowski und Bittorf). Apnoische

Krisen bei Tabes haben Eppinger und Heß beschrieben. Oppenheim hat einen Fall von Folgen schwerer Influenza mitgeteilt, bei dem die Atmung im Schlaf aussetzte, so daß die Patientin künstlich wachgehalten werden mußte.

Bei diesen Atemstillständen ist wohl sicher eine Läsion des Atemzentrums anzunehmen, während in den meisten Fällen noch nicht zu entscheiden ist, ob es sich um Reizung oder Lähmung eines Atemzentrums oder um erregende oder hemmende Einflüsse vom Vaguskern, von anderen Hirnteilen oder vom Nervus vagus (Meningitis!) aus handelt.

Die bisher vorliegenden Untersuchungen über die Alkalireserve (Lit. bei Straub) haben keine bemerkenswerten Resultate ergeben. Untersuchungen des arteriellen Blutes liegen (abgesehen von den unten zu besprechenden Zuständen von periodischer Atmung) noch nicht vor. Einzig bei Encephalitis epidemica mit Tachypnoe haben Harrop und Loeb eine ausgesprochene Alkalcsis des Arterienblutes gefunden. Andererseits fanden Barrach und Woodwell bei einem ähnlichen Fall starke Kohlensäureanhäufung und Sauerstoffmangel im arteriellen Blut. Es ist wohl denkbar, daß der gleiche Mechanismus einer Tachypnoe bei mäßigem Grade zu Überventilation führt, bei sehr hohem Grade zu oberflächlicher Atmung, bei der die Atemzüge kaum größer sind als der schädliche Raum der Luftwege, so daß die Ventilation der Alveolen ungenügend wird. Ob es sich aber dabei um eine gesteigerte Erregbarkeit des pneumotaxischen Zentrums oder um abnorme, von anderen Hirnteilen auf dieses einwirkende Reize handelt, entzieht sich einstweilen unserer Kenntnis.

Eine Veränderung in der Erregbarkeit des Atemzentrums bei Erkrankungen anderer Organe als des Nervensystems ist dann anzunehmen, wenn die aktuelle Blutreaktion dauernd abnorm ist. Eine Säuerung beweist eine verminderte, ein Abweichen nach der alkalischen Seite eine vermehrte Erregbarkeit des Zentrums. Wenn die Atmung frei ist, so kann die aktuelle Reaktion aus der Bestimmung der Alveolarluft und der Kohlensäurebindungskurve des arteriellen Blutes berechnet werden. Wenn aber einzelne Lungenbezirke von der Atmung abgeschlossen oder auch nur schlecht ventiliert sind, ergibt die Bestimmung der „Alveolarluft" falsche Werte, und nur die direkte Feststellung der aktuellen Reaktion im arteriellen Blut selbst erlaubt bestimmte Schlüsse. Da die bisherigen Untersuchungen nicht immer unter Berücksichtigung dieser Tatsache gestellt worden sind, sind unsere Kenntnisse über Veränderungen der Erregbarkeit des Atemzentrums noch recht dürftig.

Eine Lähmung des Atemzentrums hat man bei den Fällen von Pneumonie und Tuberkulose angenommen, in denen die Atmung zur Herstellung der normalen Blutreaktion nicht mehr ausreicht. Das gleiche beobachtet man bei schwerer Stenosenatmung (Meakins und Davies). In allen Fällen ist die Atmung so oberflächlich, daß die Luft im wesentlichen nur im schädlichen Raum der oberen Luftwege hin und her bewegt wird und wenig „atmosphärische" Luft in die Alveolen gelangt. Man kann diesen Zustand durch eine Ermüdung des Atemzentrums entstanden denken, aber auch durch eine Steigerung des Hering-Breuerschen Reflexes. Haldane nimmt an, daß durch die Ermüdung des Atemzentrums der Hering-Breuersche Reflex stärker zur Geltung komme. Da aber dieser Reflex über das Atemzentrum wirkt, könnte man ebensogut auf eine stärkere Empfindlichkeit dieses Zentrums (bzw. des pneumotaxischen Zentrums) gegenüber dem Vagusreiz, demzufolge also auf das Gegenteil einer Lähmung schließen. Eine primäre Reizung der Vagusendigungen ist jedenfalls bei der Pneumonie nicht ausgeschlossen. In einzelnen Fällen ist auch eine einfache Schmerzhemmung der Atmung möglich.

Eine Reizung des Atemzentrums ist im Fieber vorhanden. Schon Geppert fand bei Tieren eine Herabsetzung des Kohlensäuregehaltes im Blut, Fridericia und Olsen sowie Porges, Leimdörfer und Markovici beim Menschen, aber nicht in allen Fällen. Zum Teil ist sie auf die Erhöhung der Körpertemperatur zurückzuführen, da auch Überhitzung eine Überventilation, vermehrte Alkalinität des Blutes und teilweise Kompensation durch Verminderung der Alkalireserve herbeiführt. Minkowski, der die Verminderung des Kohlensäuregehaltes im Blut nach Überhitzung zuerst bei Hunden gefunden hat, führte sie allerdings auf intermediäre Stoffwechselstörungen zurück, Haldane und seine Mitarbeiter sowie alle späteren Untersucher nehmen eine Reizung des Atemzentrums an, die Kroetz auf einen Reflex vom Wärmezentrum her zurückführt (vgl. Bd. 4, S. 1436 dieses Handbuches). Daß aber im Fieber andere Momente komplizierend mitwirken, was ja von vornherein anzunehmen ist, beweist die erwähnte Inkonstanz der Überventilation.

Ob die Herabsetzung des Kohlensäuregehaltes im Blut bei Sauerstoffmangel und die Überventilation bei Krankheiten, die mit diesem einhergehen, durch erhöhte Erregbarkeit des Atemzentrums infolge dieses Sauerstoffmangels oder durch andere Momente (Reize, die dem Zentrum zufließen, Milchsäurebildung, „respiratorisches X") zu erklären sind, ist, wie schon S. 999 ausgeführt, noch zweifelhaft.

Eine Erhöhung der Erregbarkeit des Atemzentrums ist auch bei Spätfolgen von Kampfgasvergiftung gefunden worden.

Meakins beschreibt einen Fall, in dem 5 Jahre nach der Gasvergiftung noch Kurzatmigkeit bestand und das arterielle Blut auffallend wenig Kohlensäure enthielt, und der merkwürdigerweise durch 6 Tage lang fortgesetzte Sauerstofftherapie geheilt wurde. Die Sauerstoffatmung ließ den Kohlensäuregehalt im arteriellen Blut auf normale Werte steigen.

Ähnliches wurde bei den Zuständen von Herzbeschwerden ohne objektiven Befund bei Kriegsteilnehmern („irritable heart" der Engländer) gefunden, die ohne vorausgegangene Gasvergiftung auftraten. Diese Fälle zeigten außer der niedrigen Kohlensäurespannung in den Alveolen Verminderung der Vitalkapazität, Überempfindlichkeit gegen Kohlensäureeinatmung (Drury) und starke Arbeitsdyspnoe, so daß der ganze Symptomenkomplex an Herzinsuffizienz erinnert und vielleicht doch nicht, wie Meakins meint, durch eine Reizung des Atemzentrums zu erklären ist.

Auch beim Coma diabeticum nehmen van Slyke und seine Mitarbeiter neben der Säurewirkung auf die Atmung noch eine Überempfindlichkeit des Zentrums an, bei der Nephritis umgekehrt eine Herabsetzung der Reizbarkeit. Bei den Nierenerkrankungen läßt sich noch nicht entscheiden, wie weit bei den verschiedenen, von Pal, Hofbauer u. a. beschriebenen Respirationsstörungen eine Störung in der Erregbarkeit des Atemzentrums, wie weit die normale Reaktion des Zentrums auf die abnorme Blutbeschaffenheit zur Erklärung herangezogen werden muß. Das Asthma der Hypertoniker soll weiter unten besprochen werden.

Neben den Störungen des Atemzentrums kommen auch Störungen im peripheren Teil der nervösen Atmungsregulation im Vagus vor. Veränderungen der Atmung durch Affektionen des Vagusstammes sind allerdings in der menschlichen Pathologie wenig bekannt. Nach dem Ergebnis der Tierversuche wäre zu erwarten, daß eine Vaguslähmung nur dann Erscheinungen macht, wenn sie doppelseitig auftritt. Vagusreizung verursacht vielleicht die Atemstörungen bei der Meningitis und bei Hirndruck (Unregelmäßigkeiten, Vertiefung oder Verflachung der Atmung). Wieweit die Atemvertiefung und Dyspnoe, die bei normalen Menschen durch den „Vagusdruck" am Halse hervorgerufen wird (Recht) auf die Kompression des Vagus oder der Gefäße zurückzuführen ist, steht dahin.

Eine Erregung der Vagusendigungen kommt besonders intensiv bei den Vergiftungen durch Kampfgase zustande. Mayer, Magne und Plantefol haben gezeigt, daß die Einatmung reizender Gase in die oberen Luftwege zu Atemstillstand, Einatmung in die tiefen Luftwege zu Polypnoe mit vermehrter Ventilation führt, Einatmung in die gesamten Luftwege zu unregelmäßiger und krampfhafter Respiration. Eine Reizung der Vagusendigungen muß durch

Verstärkung des Hering-Breuerschen Reflexes die Atmung beschleunigen und verflachen.

Laqueur und Magnus haben gezeigt, daß die Atemstörungen im Beginne der Phosgenvergiftung auf einer Reizung der sensiblen Vagusendigungen beruhen und sie erklären die oberflächliche Atmung dadurch, daß infolge dieser Reizung der Atmungsreflex schon durch einen geringeren Blähungszustand der Lunge herbeigeführt wird als bei normaler Vaguserregbarkeit. Herzog glaubt auch bei Asthma bronchiale und bei Fällen von Hirndruck und Tabes eine Störung des Hering-Breuerschen Reflexes nachgewiesen zu haben, indem er plötzlich den Atem anhalten ließ, wobei der dem kurzen Atemstillstand folgende „Ausatmungsreflex" nicht in gleicher Weise erfolgte wie beim Gesunden. Es wäre verlockend, auch die Polypnoe der Miliartuberkulose und mancher Fälle von Bronchitis und Pneumonie auf diese Weise zu erklären, aber wir wissen darüber noch zu wenig.

Eppinger und Heß beobachteten bei dem von ihnen aufgestellten Krankheitsbild der Vagotonie und der vagotonischen Disposition häufig Schwankungen in der Tiefe und Frequenz der Atemzüge, die oft nur durch graphische Registrierungen erkannt werden konnten, oft auch Pausen in der Atmung. Die Patienten klagten oft darüber, nicht ausatmen zu können. Besonders deutlich fanden sie diese Erscheinungen bei der „vagotonischen Form" der Basedowschen Krankheit.

Mehr wissen wir über die Rolle der motorischen Vagusnerven, die die Bronchialmuskeln versorgen.

Die Entstehung der Lungenblähung durch ihren Krampf ist im Abschnitt über Bronchialasthma besprochen. Hier sei nur erwähnt, daß Eppinger und Heß glauben, bei Vagotonikern auch einen erhöhten Tonus der Bronchialmuskulatur nachgewiesen zu haben. Nach einigen tiefen Atemzügen kehrte das vermehrte Lungenvolumen nur ganz langsam zur Norm zurück, wenn aber Atropin injiziert wurde, war der Abfall viel rascher. Man muß hier eine dauernde Verengerung des Bronchiallumens annehmen, die durch das vaguslähmende Atropin beseitigt wird.

Weiterhin sind die sensiblen und psychischen Reize zu nennen, die auch in Krankheiten die Atmung beeinflussen. Die Wärmepolypnoe wurde schon erwähnt. Kälteempfindung, sei es im Gebiet der Respirationsorgane, sei es auf der Haut, modifiziert die Respiration ebenfalls. Schmerzreize können die Atmung vertiefen, aber auch hemmen, besonders dann, wenn sie durch die Atmung selbst hervorgerufen werden. Wenn die Pleura erkrankt, bleibt die kranke Seite durch Schmerzhemmung bei der Atmung zurück, bei schmerzhaften Erkrankungen in der Bauchhöhle wird die Respiration rein kostal, bei schmerzhafter Atmung können die Atembewegungen ganz oberflächlich werden. Abgesehen von der Gefahr, die eine zu oberflächliche Atmung für die Lungenventilation bringt, führt die Schmerzhemmung auch zu einer Störung in der Ökonomie der Atmung, die eine vermehrte Muskelarbeit und damit eine weitere Erhöhung der Ansprüche an die Atmung zur Folge haben muß.

Psychische Einflüsse sind für die Atemstörungen bei Hysterie (Polypnoe, Atemkrämpfe usw.) verantwortlich.

Durch Gifte kann das Atemzentrum im Sinne der Lähmung oder der Erregung verändert werden.

Beim Morphium hat Loewy die Herabsetzung der Reizbarkeit sehr schön dadurch demonstriert, daß er die Atemgröße bei der Einatmung kohlensäurereicher Luft bestimmte. Selbst bei kleinen, noch nicht schlafmachenden Dosen werden Kohlensäuregemische bis zu 9% vertragen, während beim Gesunden 7% Kohlensäure in der Einatmungsluft die erträgliche Grenze darstellt. Wir

hätten demnach zu erwarten, daß bei normalem Säuregehalt der Luft die Ventilation vermindert und die Kohlensäurespannung in den Alveolen vermehrt
werden muß. Das wurde in der Tat von Jenni gefunden. Dagegen fand Fränkel
bei Kaninchen bei sehr kleinen Dosen eine Verlangsamung der Atmung mit
gleichzeitiger Vertiefung, durch die ein größeres Minutenvolumen erreicht werden
kann und die Lüftung der Lunge vermehrt wird. So erklärt sich die günstige
Wirkung des Morphiums bei der oberflächlichen Atmung gewisser Pneumoniker.
Es zeigt aber auch, daß die Verhältnisse der nervösen Atemregulation ziemlich
kompliziert sind. Man kann sich vorstellen, daß der Hering-Breuersche
Reflex gestört wird, bevor die Unempfindlichkeit des Atemzentrums gegenüber
dem Kohlensäurereiz zu einer Verminderung der Ventilation führt. Atkinson
und Ets, Endres u. a. haben die Azidosis des Blutes bei Morphiumwirkung
nachgewiesen.

Außer dem Morphium wirken auch andere Narkotika herabsetzend auf
die Erregbarkeit des Atemzentrums, und bei tödlichen Vergiftungen durch
Schlafmittel erfolgt der Tod meistens durch Atemlähmung, ebenso bei Schier-
lingsvergiftung. Gelseminin, Colchicin und Chinin lähmen das Atemzentrum, Ammoniak, Blausäure, Akonitin und Sapotoxin lähmen es
nach anfänglicher Erregung.

Von den Mitteln, die das Atemzentrum erregen, sind vor allem
Kampfer, Koffein und Atropin wichtig. Auch vom Alkohol ist die
erregende Wirkung bekannt und Jenni konnte die Verminderung der Kohlen-
säuretension in der Alveolarluft nachweisen. In neuester Zeit wird auch das
Lobelin zur Erregung des Atemzentrums empfohlen. Wieland hat seine
Wirksamkeit in hübscher Weise an der Taube demonstriert, indem er durch die
Knochen einen Luftstrom sandte, der eben genügte, um das Tier apnoisch zu
machen. Nach Einspritzung von Lobelin fing das Tier an zu atmen und der
Kohlensäuregehalt der ausströmenden Luft sank. Eckstein und Rominger
haben günstige, selbst lebensrettende Wirkungen bei akuten Atmungskollapsen
von Säuglingen und bei Chloralvergiftung beobachtet. Doch hält die Wirkung
nicht sehr lange an.

Eine besondere Besprechung erheischt eine wegen ihrer auffallenden Erscheinung vielfach untersuchte Störung der nervösen Atmungsregulation, das
periodische Atmen, ferner das wenigstens von einzelnen Autoren als besondere Form von nervöser Atmungsstörung betrachtete „zerebrale" Asthma
der Hypertoniker.

a) Das periodische Atmen und verwandte Atmungsstörungen.

Die ausgeprägteste Form des periodischen Atmens ist als Cheyne-Stokes-
sches Atmen in der Klinik schon lange bekannt. Bei den höchsten Graden
kommt es zu langen Atempausen, nach denen die Atmung in ganz kleinen,
rasch größer werdenden Atemzügen wieder einsetzt und sich bis zu ganz tiefen
angestrengtesten Atemzügen steigert, um dann langsam wieder abzunehmen.
Während der Atempause wird der Puls langsamer, die Pupillen enger. Viele
Patienten fühlen von seiten der Atmung gar nichts, andere am Ende der Atempause einen mehr oder weniger schweren Lufthunger, der bis zum Abschwellen
der Atmung andauert. Manche Kranke verlieren während der Atempausen das
Bewußtsein und werden „durch Atemnot aus dem Schlafe geweckt". Andere
sind dauernd bewußtlos. Während der Atempause wird der Kranke meist
zyanotisch und die Zyanose nimmt manchmal während der anschwellenden
Atmung noch zu. Außerdem wechselt während der Atemperioden der Blutdruck und es können verschiedene nervöse, motorische und vasomotorische

Phänomene in einer Phase einsetzen (siehe Heß und Rosenbaum, Wassermann, über den Blutdruck auch Barbour).

Von diesen schwersten Graden bis zu einer periodischen Atmung, die nur durch graphische Registrierung erkannt werden kann, gibt es alle Übergänge.

Hofbauer hat gezeigt, daß bei der periodischen Atmung die Mittellage der Lunge verschoben werden kann, indem während des Anschwellens der Atemzüge die Exspiration hinter der Inspiration zurückbleibt, so daß die Lungenfüllung vermehrt wird. Während des Abflauens der Atmung wird umgekehrt die Exspiration stärker, so daß das Lungenvolumen wieder abnimmt.

Die perodische Atmung wird bei manchen Gesunden im Schlaf beobachtet, allerdings in der Regel nur in geringem Grade. Dagegen ist sie ausgesprochen im Winterschlaf des Murmeltieres und anderer Tiere.

Auch bei Luftverdünnung tritt es häufig auf, und in Höhen über 4000 m ist es die Regel; hier zeigt es sich bei den meisten Menschen im Schlaf, bei sehr vielen in der Ruhe, bei manchen auch während des Gehens. Der Bergsteiger kann gezwungen sein, nach jeder Atempause einige Sekunden stehen zu bleiben, „um Atem zu schöpfen". Es ist aber nicht möglich, diese Unterbrechungen dadurch zu vermeiden, daß willkürlich geatmet wird, indem es eine große Anstrengung kostet, während der Atempause die Apnoe zu überwinden und Luft zu schöpfen.

Dieses physiologische Vorkommen leitet über zu den Fällen, wo es nur durch Morphiumgaben ausgelöst wird. Die pathologischen Zustände, in denen es beobachtet wird, sind Erkrankungen des Gehirns, schwere Zirkulations-, Respirations- und Nierenstörungen, namentlich auch die Arteriosklerose. Am meisten ausgesprochen ist es bei bewußtlosen Kranken. Es hat, wenn es ausgesprochen ist, immer eine üble prognostische Bedeutung, doch kann es bei Herz- und Nierenkranken oft viele Monate lang beobachtet werden und verschwindet bei Besserung des Zustandes wieder.

Die Erklärung der periodischen Atmung ist erst in befriedigender Weise gelungen, seit Haldane und seine Mitarbeiter gezeigt haben, daß sie experimentell leicht durch verschiedene Mittel hervorgerufen werden kann. Nach einer Überventilationsapnoe wird die Atmung, wenn sie wieder einsetzt, für einige Minuten periodisch, ferner wird sie periodisch bei künstlicher Stenosenatmung, besonders bei Verhinderung einer Kohlensäureanhäufung mit Hilfe eines Natronkalkgefäßes zwischen Mund und Stenosenrohr, endlich bei Beschränkung der Atemexkursionen (Erzwingung oberflächlicher Atmung).

Diese Untersuchungen haben ergeben, daß periodische Atmung dann eintritt, wenn die Tätigkeit des Atemzentrums nur durch den Sauerstoffmangel geregelt wird und der Kohlensäurereiz diesem gegenüber unterschwellig geworden ist. Wenn z. B. durch Überventilation sehr viel Kohlensäure aus dem Körper entfernt worden ist, so dauert die folgende Apnoe nicht lange genug um die Kohlensäurespannung in den Geweben und im Blut wieder anwachsen zu lassen, sondern sie wird durch den Sauerstoffmangel unterbrochen. Es ist dabei gleichgültig, ob man annimmt, daß der Sauerstoffmangel das Atemzentrum direkt reizt oder daß er saure Produkte im Atemzentrum entstehen läßt, die dieses in Erregung versetzen. Jedenfalls entsteht eine Erregung im Atemzentrum und führt zu tiefen Atemzügen. Diese sorgen sehr rasch für genügende Sauerstoffzufuhr zum Zentrum, damit hört aber der Reiz für die Atmung auf, sie sistiert wieder, bis von neuem Sauerstoffmangel aufgetreten ist.

Diese Steuerung der Atmung durch den Sauerstoffmangel tritt erst dann ein, wenn die Kohlensäure nicht, wie gewöhnlich, die Führung übernimmt. Normalerweise ist die Kohlensäurespannung bzw. die Wasserstoffionenkonzentration genügend hoch, um die Atmung so ausgiebig zu gestalten, daß es nicht zu Sauerstoffmangel im Atemzentrum kommt. Der Kohlensäurereiz wirkt aber nur träge, weil die gute Pufferung des Blutes und der Gewebe einen großen Kohlensäurereichtum im Körper aufrecht erhält, einen gleichmäßigen Reiz garantiert und erhebliche Schwankungen verhindert. Haldane hat das mit der Wirkung des Schwungrades bei der Dampfmaschine verglichen, die den gleichmäßigen

Gang sicherstellt. Die Regulation der Atmung durch Sauerstoffmangel gleicht der Dampfmaschine, bei der das Schwungrad fehlt und die Atmung stoßweise erfolgt.

Das periodische Atmen bei Beschränkung der Atemexkursionen erklärt Haldane dadurch, daß dabei manche Teile der Lunge ganz ungenügend ventiliert werden. Die Beschleunigung der Atmung führt eine übermäßige Entfernung der Kohlensäure aus den gut ventilierten Lungenabschnitten herbei, und dadurch wird das Mischblut in den Lungenvenen abnorm kohlensäurearm, während das Sauerstoffdefizit durch die Überventilation nicht kompensiert werden kann. So kommt es auch hier zur Reizung des Atemzentrums durch Sauerstoffmangel bei gleichzeitiger Herabsetzung des Reizes der Kohlensäure.

Den verschiedenen Zuständen von experimentell erzeugter periodischer Atmung ist also gemeinsam der Sauerstoffmangel des Blutes und die Herabsetzung der durchschnittlichen Kohlensäurespannung in der Alveolarluft und im Blut und somit eine Alkalose des Blutes.

Bei der pathologischen periodischen Atmung haben schon 1905 Pembrey und Allen die Herabsetzung der Kohlensäurespannung in den Alveolen nachgewiesen, und zwar auch am Ende der Apnoe. Während der Periode der Dyspnoe sank die Kohlensäuretension noch weiter ab. Während der Periode der Apnoe sank der Sauerstoffdruck in der Alveolarluft ziemlich stark ab, um während der Dyspnoe auf eher höhere Werte zu steigen, als sie später bei Besserung des Zustandes und Verschwinden der periodischen Atmung gefunden wurde. Harrop konnte dann durch Arterienpunktion das Absinken des Sauerstoffgehaltes im Blut während der Apnoe zeigen, und Straub und Meier wiesen die Alkalose des Blutes nach.

Bei der Cheyne-Stokesschen Atmung ist also tatsächlich eine Herabsetzung des Kohlensäuregehaltes im Blut nachzuweisen, die die Steuerung der Atmung durch den Sauerstoffmangel erklärt. Dagegen kann ein primäres Sauerstoffdefizit im Blut im Gegensatz zur experimentellen periodischen Atmung jedenfalls nicht für alle Fälle zur Erklärung herangezogen werden. Straub und Meier lehnen für ihren Fall die Möglichkeit einer ungenügenden Sättigung des Blutes mit Sauerstoff in den Lungen ab, und Harrop fand in seinem Fall den Sauerstoffgehalt des Blutes während der Dyspnoe normal. Eine primäre Alkalose des Blutes anzunehmen stößt auf Schwierigkeiten, weil die Kohlensäurebindungskurve von Straub und Meier normal gefunden wurde und eine primäre Überventilation durch Steigerung der Erregbarkeit im Atemzentrum sonst nicht zu periodischer Atmung führt. Straub und Meier erklären deshalb die periodische Atmung durch einen lokalen Sauerstoffmangel im Atemzentrum infolge gestörter Diffusionsverhältnisse und nehmen teils anatomische, teils funktionelle Gefäßveränderungen im Gebiet des Atemzentrums an, was mit dem Obduktionsbefund in ihrem Falle übereinstimmte. Man kann sich ganz gut vorstellen, daß eine sklerotische Veränderung oder auch ein Spasmus der Gefäße im Atemzentrum die Diffusion des Sauerstoffs, der ja 40mal schlechter diffundiert als die Kohlensäure (vgl. S. 1017), so sehr erschwert, daß das Atemzentrum unter Sauerstoffmangel leidet, während die Kohlensäure genügend entfernt wird. Dann reizt der Sauerstoffmangel das Atemzentrum so stark, daß die Atmung ausgiebiger sein muß, als zur Entfernung der Kohlensäure notwendig wäre. Es dunstet also zuviel Kohlensäure aus dem Blut ab, und das Atemzentrum steht nur noch unter dem Reiz des Sauerstoffmangels. Noch sicherer ist die Annahme eines rein lokalen Sauerstoffmangels im Atemzentrum in einem Fall von Gollwitzer-Meier, in dem die Kohlensäurespannung im arteriellen Blut und die Wasserstoffionenkonzentration herabgesetzt, der Sauerstoffgehalt dagegen normal (bei Beginn der Hyperpnoe 96,2%, bei Beginn der Apnoe 99,2%) war.

In den bisher besprochenen Fällen von Cheyne-Stokes-Atmung ist es also nicht nötig anzunehmen, daß die Erregbarkeit des Atemzentrums gestört ist,

sondern man kann voraussetzen, daß das Zentrum auf den durch lokale Zirkulationsstörung bedingten Sauerstoffmangel normal reagiert.   Man kann sich
aber auch vorstellen, daß gleichzeitiges Vorkommen von Sauerstoffmangel
und herabgesetzte Erregbarkeit des Atemzentrums ebenfalls zu periodischer
Atmung führen muß. Allerdings muß dabei durchaus nicht immer eine periodische Atmung zustande kommen. Bei der Pneumonie, wo in manchen Fällen
eine Lähmung des Atemzentrums angenommen wird, wird ja, wie oben erwähnt,
die Atmung oberflächlich und frequent, aber nicht periodisch. Doch wurde
schon oben darauf hingewiesen, daß die Annahme einer verminderten Erregbarkeit des Atemzentrums in diesen Fällen nicht sicher bewiesen ist.   Jedenfalls
läßt sich denken, daß eine Herabsetzung der Erregbarkeit im Zentrum, die zu
ungenügender Wirkung des Kohlensäurereizes führt, den viel energischeren Reiz
des schweren Sauerstoffmangels nicht aufzuheben braucht, so daß dieser die
Führung übernimmt und periodische Atmung resultiert.   Das ist besonders
dann zu erwarten, wenn die Sauerstoffsättigung des Blutes (durch Anfüllung
von Bronchien mit Schleim oder dgl.) von vorneherein ungenügend ist.   Es ist
aber auch möglich, daß der Sauerstoffmangel erst sekundär durch die (infolge
der Lähmung des Atemzentrums entstandene) ungenügende Lungenventilation
hervorgerufen wird.

Eine solche periodische Atmung infolge herabgesetzter Erregbarkeit
des Atemzentrums und Sauerstoffmangels im Blut hat zuerst Kornfeld gefunden, dann Gollwitzer-Meier in zwei Fällen (Meningitis mit Überdosierung von Morphium und chronische Glomerulonephritis mit Urämie)
nachweisen können.   In beiden Fällen bestand im arteriellen Blut ein Sauerstoffdefizit, ein starker Kohlensäureüberschuß und eine ausgesprochene Säuerung.

Die Cheyne-Stokessche Atmung kann also auf zweierlei Art zustande
kommen, nämlich durch lokalen Sauerstoffmangel im Atemzentrum bei normaler
Erregbarkeit des Zentrums oder durch die Herabsetzung der Erregbarkeit
des Atemzentrums bei (gleichzeitigem oder konsekutivem) allgemeinem Sauerstoffmangel (Sauerstoffdefizit im arteriellen Blut).

Pembrey und Allen fanden, daß die Erhöhung des Sauerstoffgehaltes
in der Einatmungsluft, aber auch ein Zusatz von Kohlensäure von mehr als
$1^0/_0$ zur Inspirationsluft die Periodizität der Atmung beseitigte und daß bei
Einatmung einer passenden Mischung von Sauerstoff und Kohlensäure die
Atmung leicht und regelmäßig wurde.   Nach dem, was wir jetzt über das Zustandekommen der Cheyne-Stokes-Atmung wissen, ist das ohne weiteres
verständlich.   Die Sauerstoffeinatmung, deren Einfluß auf die Arterialisation
des Blutes in Fällen von periodischer Atmung auch von Meakins und Davies
u. a. festgestellt worden ist, kann sowohl dann wirksam ein, wenn die Sauerstoffsättigung des Blutes an sich ungenügend ist, als auch dann, wenn das Sauerstoffdefizit erst sekundär durch die Apnoe infolge der Erregbarkeitsherabsetzung
im Atemzentrum entsteht.   Denn wenn kein Sauerstoffmangel entsteht, so wird
die Atmung so lange niedergehalten, bis die Kohlensäureanhäufung so stark
wird, daß das Atemzentrum trotz seiner geringen Empfindlichkeit gereizt wird,
die Kohlensäure wird also wieder die Führung der Atmungsregulation übernehmen.

Merkwürdig ist die Beobachtung von Barach und Woodwell, die in einem Fall
fanden, daß die Atmung periodisch blieb, als die Sauerstoffsättigung des Blutes durch
Sauerstoffeinatmung bis auf $97^0/_0$ gestiegen war, und erst regelmäßig wurde, als die Sauerstoffsättigung auf $98^0/_0$ gebracht wurde.

Umgekehrt kann die Kohlensäurezufuhr sowohl bei bestehendem Sauerstoffmangel als auch bei Verminderung der Reizbarkeit im Zentrum dazu führen,
daß der Kohlensäurereiz gegenüber dem Sauerstoffmangel überschwellig wird.

b) Das zerebrale Asthma der Hypertoniker.

Als zerebrales Asthma der Hypertoniker bezeichnet Straub die Formen von anfallsweise auftretender Dyspnoe bei Patienten mit hohem Blutdruck (oft ohne Niereninsuffizienz), bei denen man im Gegensatz zur urämischen Dyspnoe kein Basendefizit im Blut findet, sondern eine normale oder wenig veränderte Kohlensäurebindungskurve mit Kohlensäuredefizit und Alkalose infolge von Überventilation. Schon Rosenbach hatte die Anfälle als zerebrales Asthma bezeichnet und darauf hingewiesen, daß sie oft das Zeichen drohender Apoplexie sind und in ähnlicher Weise auch bei Epileptikern und Paralytikern vorkommen. Straub faßt sie als Folge von Gefäßstörungen, besonders Spasmen, im Atemzentrum auf und hält diese Ansicht auch gegenüber Kornfeld aufrecht, der die Dyspnoe als kardial betrachtet.

9. Störungen der Respiration durch Insuffizienz der Atmungsmuskulatur.

Respirationsstörungen können durch Insuffizienz der Atemmuskulatur zustande kommen, sowohl der inspiratorischen (Zwerchfell oder Auxiliärmuskeln) als auch der exspiratorischen.

Die Ursachen der Insuffizienz werden sowohl durch Erkrankungen oder Verletzungen von Nerven gegeben, als auch durch Erkrankungen der Muskulatur. Ausgedehntere Störungen beobachtet man gelegentlich bei vorgeschrittener spinaler progressiver Muskelatrophie und Dystrophia musculorum progressiva, ferner bei Trichinosis. Zwerchfellähmung sieht man selten bei muskulärer Erkrankung infolge von Pleuritis oder Peritonitis oder bei Verletzung des Phrenikus durch Stich, Schuß, Kompression durch Druck (Narkoselähmungen) und Tumoren.

Die Lähmung der Exspirationsmuskulatur hat für die gewöhnliche Atmung nur geringe Folgen. Größer sind sie für alle Bewegungen, bei denen der Thoraxraum komprimiert werden muß, also namentlich für die Hustenstöße. Bei Lähmung der Bauchmuskeln ist der Husten, ebenso wie das Pressen bei der Defäkation, unmöglich. Die Unmöglichkeit zu husten würde keine so erhebliche Störung darstellen, wenn das Räuspern nicht auch erschwert wäre, das ja die Entfernung von Sekret oft genügend besorgt (vgl. u.). Da aber auch hierzu eine aktive Exspiration notwendig ist, treten bei Lähmung der Ausatmungsmuskulatur sehr unangenehme Zustände auf, sobald Sekret in den Luftwegen vorhanden ist.

Die Lähmung der thorakalen Inspirationsmuskulatur verursacht erheblichere Störungen für die Atmung. In der Ruhe genügt das Zwerchfell allein, aber bei der geringsten Anstrengung reicht es nicht mehr aus. Doch wird eine isolierte Lähmung der Brustkorbmuskeln in größerer Ausdehnung nur selten beobachtet, weil dann gewöhnlich auch das Zwerchfell beteiligt ist.

Die Zwerchfellähmung ist auf S. 727 dieses Bandes besprochen (vgl. auch Bd. 5 dieses Handbuches, S. 994).

Ein Unikum stellt der von Hoover beschriebene Fall einer Lähmung des Dilatator nasi nach akuter Meningoenzephalitis (unbekannter Ätiologie) dar, der bei Anstrengungen nicht durch die Nase atmen konnte, weil die Nasenflügel bei tiefer Inspiration angesogen wurden und ventilartig die Nasenöffnung verengerten. Einlegen von passenden Röhrchen beseitigte die Dyspnoe.

10. Veränderungen des Brustkorbs als Ursache und Folge von Atemstörungen.

Jede Formveränderung des Thorax muß, wenn sie einen gewissen Grad erreicht, die Atmung mehr oder weniger beeinträchtigen. Die Lungenlüftung

kann nicht so gleichmäßig vor sich gehen, besonders wenn der Brustkorb erst
nach vollendetem Wachstum eine Umformung erlitten hat, während bei sehr
frühzeitiger Gestaltveränderung das Wachstum der Lunge ungünstige Raumverhältnisse mehr oder weniger kompensieren kann und die unter den gegebenen Umständen funktionell günstigste Verteilung der Luftwege und
Alveolen herstellen wird. Am stärksten wird aber die Ausgiebigkeit der
Atembewegungen beschränkt, und wir sehen deshalb als Folgen aller Thorax-
veränderungen eine Verminderung der Vitalkapazität und Dyspnoe
bei Anstrengungen. Außerdem sind mit der Deformität des Thorax häufig
auch Unregelmäßigkeiten in der Form der Bronchien verknüpft, die zu Sekretstauung führen. Auch Emphysem kann die Folge sein (vgl. das Kapitel im
spez. Teil).

Besonders schwer sind die Störungen, wenn die Beweglichkeit des Brustkorbes eingeschränkt ist. Die Thoraxstarre kann primär sein oder sich
zu einer Formveränderung hinzugesellen. In beiden Fällen führt sie zu starker
Funktionsbeeinträchtigung (vgl. das Kapitel Emphysem).

Endlich gesellen sich zu den Störungen der Atmung häufig solche der Blutzirkulation, die ihrerseits wieder auf die Respiration zurückwirken.

Veränderungen des Brustkorbs können aber auch die Folge von Störungen
der Respiration sein. Wir sehen hier ab von den Umformungen des Thorax,
die nach einzelnen Erkrankungen der Atmungsorgane auftreten, da sie im
speziellen Teil behandelt werden und beschränken uns auf die Umbildungen,
die auf fehlerhafte Atmung zurückgeführt werden. Teilweise sind es die
gleichen Mißbildungen und Varietäten des Thoraxskelettes, die auch die Ursache
für Störungen der Respiration bilden können. Doch ist vieles in der Erklärung
der Genese dieser Formen noch strittig.

a) Der paralytische Thorax.

Der paralytische (asthenische) Thorax ist charakterisiert durch steilen Verlauf der Rippen, die sich in einer gewissermaßen übertrieben exspiratorischen
Stellung gegen das Abdomen senken. Der Brustkorb ist länger, flacher und
weniger tief als beim Normalen, der epigastrische Winkel spitz, die Interkostalräume weit. Die obere Apertur ist nach abwärts gesunken, ihr ist der Schultergürtel gefolgt, die Schultern hängen herunter, die Scapulae stehen vom Brustkorb ab, der Hals ist lang. Die Veränderung springt besonders stark in die
Augen, weil die Muskulatur gewöhnlich schlecht entwickelt und das Fettpolster
häufig gering ist.

Recht häufig kann man das Ende der 10. Rippe, die mit der 9. normalerweise durch
den Rippenknorpel straff verbunden ist, frei beweglich fühlen. Stiller hat diese „costa
decima fluctuans" als Stigma der asthenischen Konstitution bezeichnet. Wenn auch
Tandler auf Grund anatomischer Untersuchungen die ursprüngliche Auffassung Stillers
von dem häufigen Fehlen der zehnten Knorpelspange und von der spezifischen Bedeutung
dieses Zeichens widerlegt hat, so ist doch so viel sicher, daß die 10. Rippe bei asthenischem
Thorax meistens abnorm beweglich ist, und die Feststellung dieses Zustandes kann als
Wegleitung für die genauere Analyse des Habitus diagnostisch wertvoll sein.

Auch der übrige Körper zeigt in der Regel Abweichungen vom Durch-
schnittstypus. Recht häufig ist Enteroptose, die sich dadurch erklären ließe,
daß der ins Abdomen sinkende Thorax die Abdominaleingeweide zum Ausweichen zwingt. Aber daß noch andere Momente mitspielen, zeigt schon die
von Kraus festgestellte Tatsache, daß die Lendenwirbelkörper häufig höher
sind als normal. Das steilgestellte Herz ist in der Regel abnorm klein, die Aorta
eng, die Haut dünn und blaß. Auch der Gesichtsschädel kann an der Veränderung teilnehmen, indem der Gaumen abnorm hoch ist (s. darüber neuerdings

Blumenfeld). Dolichozephalie gehört zu dem Typus, bei dem der „paralytische" Thorax die Regel ist. Nicht nur die Rippen sind flach und schmal, sondern die Knochen des ganzen Körpers sind dünn.

Der Name „paralytisch" drückt aus, daß diese Thoraxform den Eindruck einer Schwäche und Atonie der Brustwandmuskeln erweckt und der Name „asthenisch", daß es sich um schwächliche Individuen handelt, bei denen nicht nur der Körper, sondern auch das Nervensystem den Anforderungen des Lebens nur unvollkommen gewachsen ist. Doch sind viele Menschen mit dieser Konstitution oft körperlich und geistig sehr leistungsfähig und nichts weniger als schwächlich.

Der Thorax paralyticus läßt sich vom Thorax phthisicus nicht unterscheiden, den man sowohl bei vorgeschrittener als auch bei beginnender Tuberkulose unterscheiden kann.

Die Entstehung des paralytischen Thorax ist auf verschiedene Weise erklärt worden. Auf der einen Seite faßt man ihn als Teilerscheinung einer bestimmten Konstitution auf, auf der anderen als durch funktionelle oder anatomische, mehr oder weniger krankhafte Störungen entstanden.

Stiller hielt die durch die Costa decima fluctuans charakterisierte „asthenische Konstitution" für das Zeichen einer angeborenen zerebro-sympathischen Nervenschwäche. (Über die asthenische Konstitution vgl. auch Strauß.)

Kretzschmer sieht dagegen in diesem Typus den Ausdruck einer an sich nicht krankhaften, aber in der Regel mit einem bestimmten Charakter und bestimmter Krankheitsanlage verbundenen Konstitution, die er, um jeden Gedanken an eine Minderwertigkeit auszuschließen, nicht mehr asthenisch, sondern leptosom nennt. Vielfach ist darauf hingewiesen worden, daß die Häufigkeit dieser Konstitution auch ein Rassenmerkmal darstellen kann. So betont Wenckebach, daß sie unter den Friesen viel öfter angetroffen wird als unter den Elsässern.

Auf der anderen Seite steht W. A. Freund, der den „phthisischen" Thorax auf eine Wachstumsstörung des ersten Rippenknorpels zurückführt.

W. A. Freund war davon ausgegangen, daß die gewöhnlich gegebene Erklärung der Verknöcherung des ersten Rippenknorpels, wie man sie bei Phthisikern häufig findet, auf Schwierigkeiten stößt. Man nahm nämlich immer an, daß diese Verknöcherung des ersten Rippenknorpels eine Folge der Pleuritis an der Lungenspitze bei der Lungenschwindsucht sei. Freund fand, daß die Verknöcherung des ersten Rippenknorpels aber durchaus nicht an der Fläche beginnt, die der Pleura anliegt, sondern immer am oberen Rande, später auf der vorderen Fläche. In weiteren Untersuchungen fand er, daß der erste Rippenknorpel bei vielen mit tuberkulösen Spitzenaffektionen behafteten Leichen abnorm kurz ist und daß infolgedessen die obere Thoraxapertur verengt wird. Er hat die Untersuchungen fortgesetzt und zusammen mit den Untersuchungen über die anderen Rippenknorpel und über die Entstehung des faßförmigen Thorax in zwei Schriften 1858 und 1859 niedergelegt. Er stellte fest, daß der erste Rippenknorpel eine Sonderstellung vor den übrigen einnimmt. „Während die anderen Knorpel gelenkig mit dem Sternum verbunden sind, zeigt der erste eine gelenklose Verwachsung mit breiter Fläche, so daß er sowohl der Rippe als auch dem Sternum angehörend als ein in die Länge gezogener Nahtknorpel erscheint; endlich ist er von derberer Struktur als die übrigen. Auf diesen Beschaffenheiten beruht die verschiedene mechanische Beteiligung des ersten und der unteren Rippenknorpel am Atemgeschäft." Der erste Rippenknorpel wird im Gegensatz zu den unteren aus einer exspiratorischen ebenen Lage in die inspiratorische Spiralstellung gebracht. Ein Zurückbleiben des ersten Rippenknorpels auf einer niedrigen Stufe seiner Entwicklung betrachtete Freund als Ursache einer Verengerung der oberen Thoraxapertur. Er fand die mittlere Länge des ersten Rippenknorpels bei Männern zu 3,8 cm, bei Weibern zu 3,1 cm im Durchschnitt. Verkürzungen fand er bis auf 2,2 cm herab. Die Verkürzung des Rippenknorpels muß zu einer Verengerung der oberen Brustapertur führen. Die Untersuchungen Harts haben in Ergänzung der Freundschen Arbeiten ergeben, daß dabei die obere Apertur seitlich zusammengedrückt, viereckig, statt queroval erscheint.

Als weitere Folge der Verknöcherung und Verkürzung des ersten Rippenknorpels ergibt sich eine verstärkte Neigung der oberen Apertur zur Wirbelsäule. Das Sternum steht zu tief, die Rippen verlaufen schräg nach abwärts, die Schultern hängen nach abwärts und nach vorne, die Schulterblätter stehen flügelförmig ab, und das Resultat ist eine Form des Brustkorbes, die dem Habitus phthisicus entspricht. Die Folgen für die Ausbildung und Stellung des Schultergürtels gibt die Abbildung Freunds (Abb. 10) wieder. Alle Eigentümlichkeiten des phthisischen Thorax lassen sich aus einer Verkürzung der ersten Rippe oder ihres Knorpels leicht ableiten. In dieser Beziehung sei auf Bd. 4, S. 547 ff. der ersten Auflage dieses Handbuchs verwiesen.

Nach Freunds Ausführungen führt die schwere Beweglichkeit der oberen Apertur zu einer reflektorisch gesteigerten Muskelaktion der Musculi scaleni anticus und medicus und des Musculus subclavius. Infolge der Zerrung dieser Muskeln am Perichondrium und am Ligamentum costo-claviculare kommt es zu einer Perichondritis, schließlich zu einer scheidenförmig den Knorpel umhüllenden Verknöcherung.

Während Hansemann und Hart die Ergebnisse Freunds bestätigten, kam Schultze zum Schluß, daß das Primäre nicht die Verkürzung des ersten Rippenknorpels, sondern die abnorme Haltung der Schultern sei, die die Veränderungen der oberen Thoraxapertur nach sich zieht.

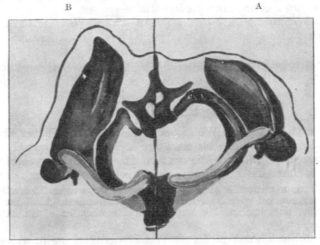

Abb. 10. Obere Thoraxapertur mit Schultergürtel.
A links normal, B rechts stenosiert. Schematisch nach anatomischen Präparaten.
(Aus Freund: Leben und Arbeit. Berlin 1913.)

Hofbauer führt den Thorax paralyticus auf als Folge einer ungenügenden Rippenatmung, einer „respiratorischen Insuffizienz".

Der (z. B. infolge Mundatmung) zu geringe Atemwiderstand (vgl. S. 1025) führt dazu, daß die Atmung rein abdominal ist und die oberen Thoraxabschnitte nicht erweitert werden. Auch das Entstehen eines Thorax paralyticus bei Kindern während langdauernder Bettlägerigkeit, das den Pädiatern bekannt ist, erklärt sich auf diese Weise. Wenn die Thoraxmuskulatur während der Kindheit dauernd zu wenig beansprucht wird, so fehlt für das knöcherne Skelett, besonders für den ersten Rippenring, der Wachstumsreiz, und nun können die gleichen Folgen auftreten, wie sie Freund aus der Verkürzung des ersten Rippenknorpels abgeleitet hat. Die relative Länge der Lendenwirbelsäule, die Kraus gefunden hat, erklärt Hofbauer dadurch, daß der Mangel eines genügenden Wachstumsreizes zu einer Verkümmerung des ganzen Brustteils führe, weshalb der Lendenanteil der Wirbelsäule relativ zu groß erscheint.

An allen diesen Erklärungen ist wahrscheinlich etwas Richtiges. Hart und Harrass, die die Freundschen Untersuchungen in ausgedehnter und sorgfältiger Weise weiter geführt haben, unterscheiden deshalb:

1. Angeborener (primärer) Thorax phthisicus: a) Primäre Anomalien der oberen Thoraxapertur; b) abnormes Wachstum der Wirbelsäule; c) kongenitale Skoliose der Halswirbelsäule.

2. Erworbener (sekundärer) Thorax phthisicus (erworbene Skoliose der Wirbelsäule und Aperturasymmetrie).

3. Angeborener Thorax paralyticus (sive asthenicus).

4. Erworbener Thorax paralyticus (sive emaciatus, cachecticus).

Hart und Harrass betonen, daß man die Entstehungsweise im einzelnen Fall oft nicht feststellen kann, und sie vermuten, daß mancher „paralytische" Thorax bei Habitus asthenicus sich bei anatomischer Untersuchung vielleicht doch als „phthisischer" Thorax erweisen würde.

Die Folgen des Thorax paralyticus für die Atmung bestehen darin, daß die Exkursionsfähigkeit des Brustkorbes in der Regel beschränkt ist. Der Spielraum des Brustumfangs zwischen Ein- und Ausatmung ist herabgesetzt, die Vitalkapazität ist vermindert. Bei der verminderten Leistungsfähigkeit und der verstärkten Arbeitsdyspnoe asthenischer Individuen dürfte freilich das Verhalten der Thoraxbeweglichkeit nicht die Hauptsache sein, sondern die übrigen Funktionsstörungen, die Zirkulationsschwäche und die geringe Entwicklung der Muskulatur, eine größere Rolle spielen.

Über die Bedeutung des paralytischen Thorax für die Entstehung der Lungentuberkulose muß auf das Kapitel über diese Krankheit verwiesen werden.

Die Therapie kann durch Kräftigung der Thoraxmuskulatur (Atemübungen, vorsichtiger Sport) die Form des Thorax bei jugendlichen Individuen beeinflussen.

b) Der birnförmige Thorax.

Als Thorax piriformis hat Wenckebach eine Anomalie bezeichnet, bei der der obere Teil des Brustkorbs bis etwa zur 4. Rippe stark gewölbt und gleichzeitig gehoben ist, während die untere Thoraxapertur verengt erscheint. Wenckebach führt die Entstehung auf eine kostale Atmung zurück.

Eine dem Thorax piriformis ähnliche Erweiterung des oberen Thoraxteiles mit Verengerung des unteren bei gleichzeitiger Wirbelsäulendeformität (Abflachung des oberen Wirbelsäulenteiles, dorsolumbale Kyphose) hat Peltesohn bei einem Asthmatiker beschrieben.

Die Folgen des Thorax piriformis bestehen einmal darin, daß das Zwerchfell den Brustkorb nicht gegen das Abdomen zu erweitern kann und die Atmung rein kostal erfolgen muß. Dadurch wird der Spielraum der Atmung eingeschränkt. Sodann wird durch die Hebung der oberen Thoraxapertur das Herz steilgestellt und die inspiratorische Wirkung der Atmung auf das Herz verändert, was sich in einem Pulsus paradoxus ausdrücken kann.

Einmal sah ich bei einem Patienten mit deutlichem Thorax piriformis eine nur auf die erweiterte obere Partie beschränkte doppelseitige chronische Bronchitis mit tiefstehenden Lungengrenzen.

Als Behandlung empfiehlt Hofbauer Erziehung zu richtigem respiratorischem Gebrauch der Bauchmuskulatur und berichtet von einem schönen Erfolg bei einem neunjährigen Knaben.

c) Die Enteroptose.

Bei der Enteroptose (soweit sie nicht schon mit paralytischem Thorax verbunden ist) ist die Wirkung der Bauchmuskulatur bei der Exspiration vermindert, aber auch die des Zwerchfells beeinträchtigt. Wenckebach hat gezeigt, daß man vor dem Röntgenschirm beobachten kann, wie bei der Inspiration das Zwerchfell nicht herunterrücken kann und die untere Thoraxapertur nicht gehoben wird, wie aber beides eintritt, wenn man dem Patienten den Bauch zusammenpreßt.

Die Folgen für die Respiration sind ähnlich wie beim paralytischen und piriformen Thorax. Auf die Erleichterung der Atmung ist wohl auch ein Teil des Erfolges zurückzuführen, den manche Kranke mit „Gastroptose" verspüren, wenn sie eine Binde tragen, die den Magen noch mehr herunterdrückt, statt ihn zu heben.

d) Trichterbrust, Thorax pyramidalis und Anomalien des Sternalwinkels.

Die Trichterbrust ist eine vererbbare Anomalie, die schon bei der Geburt vorhanden sein oder sich erst später entwickeln oder wenigstens verstärken kann. Sie ist nach Bien durch eine embryologische Hemmung leicht zu erklären. Anatomische Untersuchungen liegen von Versé, Stadtmüller u. a. vor. Der Erbgang ist nach Peipers in vielen Fällen sicher dominant, in anderen vielleicht rezessiv. Nach Peiper gehören auch die einzigen zwei beschriebenen Fälle von Eindellung des unteren Sternalrandes bei Schustern zur Trichterbrust, da sie in einem Fall angeboren, im anderen familiär war, so daß es eine „Schusterbrust" in Wirklichkeit gar nicht gibt.

Hofbauer hält auch eine Entstehung durch vermehrte Aktion des vorderen Zwerchfellanteils für möglich. Der eine oder andere Leser erinnert sich vielleicht an den Mann, der an Kliniken herumreist um seine außergewöhnlichen Künste in willkürlicher Innervation einzelner Muskeln zu zeigen, und der durch Zwerchfellanspannung in einigen Sekunden die schönste Trichterbrust zustande bringt.

Bei der Trichterbrust sind die Rippen abnorm gekrümmt und verlaufen mehr horizontal, der Thorax ist flach, breit und hoch, das Skelett im ganzen flach, die Lendenlordose fehlt, das Becken ist platt (Wenckebach).

Während die meisten Autoren die Bedeutungslosigkeit der Anomalie betonen, weisen andere darauf hin, daß bei Anforderungen an größeren Raum für Herz und Lunge die Trichterbrust verhängnisvoll werden kann. Herzhypertrophie soll häufig sein und besonders starke Beschwerden machen, auch Atelektase der angrenzenden Lungenpartien erzeugen. Bronchitiden, sogar Tuberkulose sollen oft vorkommen (s. Ebstein, Henschen).

Deshalb verlangt Henschen bei fortschreitender Vertiefung des Trichters eine energische Behandlung, sogar chirurgische Intervention, wenn andere Mittel nicht zum Ziele führen. Als solche sind mechanische Einwirkungen mit der Hand oder mit Apparaten, Ansaugen des Thorax usw. empfohlen worden.

Das Gegenteil der Trichterbrust stellt der von holländischen Autoren studierte Thorax pyramidalis dar. Die vordere Brustkorbfläche hat die Form einer vierseitigen Pyramide, deren Spitze durch die Synchondrose zweischen Sternum und Processus xiphoides gebildet wird, von wo die vier Seiten oralwärts, kaudalwärts und seitlich abfallen. Als Ursache wird eine angestrengte kostale Atmung in der Kindheit angenommen (z. B. infolge von Asthma oder adenoiden Vegetationen), die die Zwerchfellatmung überwiegt (s. Peters).

Auch bei dieser Anomalie sind Störungen der Respiration, Neigung zu Bronchitis usw. möglich, aber nicht nachgewiesen.

Anomalien des Sternalwinkels, denen Rothschild eine große Wichtigkeit für die Entstehung der Lungentuberkulose zuschrieb, sind ohne Bedeutung (Ebstein, Hart, v. Hansemann und Lissauer, Sandoz).

e) Der erweiterte Thorax.

Bei besonders kräftigen Menschen, namentlich bei Sportsleuten, wird nicht selten ein abnorm großer und weiter Thorax beobachtet. Dabei ist die Vitalkapazität und die Totalkapazität vergrößert. Auch die Lungengrenzen sind erweitert, so daß das Bild eines Emphysems entsteht, von dem sich aber nach Leube dieser „Pulmo excessivus" durch die gute Verschieblichkeit der Lungenränder, das Fehlen von Katarrh und anderen Beschwerden unterscheiden läßt. Wie Bohr, Liebermeister u. a. gezeigt haben, kann nach starker Muskelanstrengung die Mittellage der Lunge erhöht sein und mehrere Tage erhöht bleiben. Bei fortgesetzter Anstrengung wird diese Ausdehnung der Lunge stärker und dauernder. Liebermeister beobachtete allerdings auch das Ausbleiben oder die Umkehr dieser Reaktion, aber bei einer die Kräfte übersteigenden Leistung, so daß er geneigt ist, das Eintreten dieser Erweiterung als Zeichen für die Leistungsfähigkeit zu betrachten.

Diese Art von Thoraxerweiterung macht zunächst natürlich keinerlei Störungen. Ob sie mit der Zeit nicht doch zu Atrophie des Lungengewebes führen kann, wird im Kapitel über Emphysem besprochen.

Dagegen ist beim pathologisch erweiterten Thorax die Atmung erschwert. Die vertiefte inspiratorische Lage macht das Zwerchfell flacher und setzt seine Wirksamkeit herab, die Bauchatmung wird erschwert, und die Erweiterung des Thorax findet bei der Einatmung auch bald ihre Grenze. Weitz stellte fest, daß die Hebung und Vorwärtsbewegung des Sternums bei ruhiger Atmung ausgiebiger, bei tiefer Atmung aber geringer ist als beim Normalen, daß die seitlichen Brustpartien inspiratorisch eingezogen werden und sich bei tiefer Atmung der Bauch vorwölbt. Bei der Exspiration werden die Bauchmuskeln stark aktiv angespannt. Die Vitalkapazität ist stark vermindert (vgl. das Kapitel Emphysem).

Besonders schwer wird die Atemstörung, wenn der Brustkorb starr ist. Die Thoraxstarre führt, wie im Kapitel Emphysem besprochen ist, in der Regel zu Erweiterung. Beim starr dilatierten Thorax ist aber, wie von den Velden gezeigt hat, nicht nur die Exkursionsfähigkeit der Brustwand beschränkt, sondern auch die Bewegung des Zwerchfells beeinträchtigt, namentlich im Liegen, und die Vitalkapazität im Liegen besonders stark herabgesetzt, in leichten Fällen nur im Liegen. Diese Veränderungen finden sich auch in Fällen, in denen ein wirkliches Emphysem nicht nachgewiesen werden kann (vgl. von den Velden, ferner das Kapitel Emphysem).

f) Die Atemstörungen bei Kyphoskoliose.

Eine große Rolle spielen bei den Erkrankungen der Respirationsorgane die Veränderungen der Wirbelsäule, die das Thoraxskelett beeinflussen, besonders die Kyphoskoliose, die kongenitale und die rachitische, aber auch der spondylitische Gibbus und die juvenilen Formveränderungen, wenn sie wenigstens hochgradig sind. Sie bedingen eine Verunstaltung der Lungen und eine Verschiebung im Thorax, deshalb verlaufen die Bronchien abnorm, oft gewunden oder abgeknickt. Dadurch kommt es leicht zu Stagnation von Sekret, zur Entstehung von Bronchitis und zu hartnäckigem Verlauf dieser Krankheit, zu Bronchitis capillaris und zu Bronchopneumonien. Die meisten Individuen mit schwerer Kyphoskoliose sterben im vierten oder fünften Lebensjahrzehnt an Bronchitis und ihren Folgen. Aber auch die Lungen sind ihrer Aufgabe nicht gewachsen. Sie sind viel kleiner als normal. Man hat bei Sektionen bisweilen den Eindruck, daß den Lungen höchstens die Hälfte des Raumes zur Verfügung steht, die der Körpermasse entsprechen würde, und daß ihr Volumen viel zu klein für das Individuum ist. Das muß zu einer Insuffizienz des Gasaustausches führen, wenn größere Anforderungen gestellt werden, wenn erhebliche Muskelarbeit verlangt wird. Es entsteht deshalb leicht Dyspnoe. Die Verkleinerung der atmenden Lungenfläche macht sich auch bei Krankheiten geltend, die einen Teil der Alveolen vom Luftzutritt absperren, und trägt so zum deletären Verlauf von Bronchitiden und Pneumonien bei.

Ganz ähnliche Veränderungen entstehen bei der Bechterewschen Krankheit. Hier wird durch die primäre Gelenkaffektion nicht nur die Wirbelsäule, sondern auch der Thorax versteift und in seiner Form verändert, wie Plesch ausführlich beschrieben hat, und die Folgen für die Atmung sind oft recht schwer.

Die Veränderungen des Atmungsmechanismus bei Kyphoskoliose sind von Weitz an Schattenbildern studiert worden. Er fand bei ruhiger Atmung eine vermehrte, bei vertiefter eine verminderte Exkursion des Brustbeins, eine inspiratorische Vorwölbung des Bauches und Einziehung der seit-

lichen Partien des Thorax, eine starke exspiratorische Kontraktion der Bauchmuskeln.

Je nach der Ausprägung der Skoliose kommen noch seitliche Asymmetrien
der Atmung hinzu. Heß hat auf die bei der Atmung auftretende Torsion des
Thorax aufmerksam gemacht.

Meist wird die Arbeitsdyspnoe der Kyphoskoliotiker nicht durch Atem-
insuffizienz, sondern durch eine Zirkulationsstörung erklärt. Das Herz
ist bei solchen Individuen immer in seinem Raum beengt, die Gefäße sind in
ungünstiger Lage, die Patienten sterben auch häufig an Herzinsuffizienz. Aber
für viele Fälle ist doch sicher die Einschränkung der respiratorischen Oberfläche das wichtigere. Daneben spielt freilich die Zirkulationsstörung eine
große Rolle. Die Kyphoskoliotiker atmen immer rasch und oberflächlich,
dadurch wird die Druck- und Saugwirkung auf den kleinen Kreislauf nur ungenügend ausgeübt. Dazu kommt vielleicht noch der relativ kleine Querschnitt
der gesamten Lungenstrombahn. So erklärt sich die Hypertrophie des rechten
Ventrikels, die man immer findet.

Diese Störung der Lungenzirkulation kann durch systematische Übung
verbessert werden. Karcher weist darauf hin, wie gut solche Menschen das
Bergsteigen vertragen und wie erleichtert sie sich oft nach Bergtouren fühlen.
Er konnte auch an einem Kyphoskoliotischen zeigen, daß der Puls durch Steig-
arbeit nicht mehr gesteigert wurde als beim Gesunden.

Karcher betont auch, daß in solchen Fällen, da die Atmung fast immer
rein abdominal ist, die Auftreibung des Leibes besonders hinderlich für
die Atmung ist. Nach dem Essen sind solche Individuen sehr dyspnoisch,
bei Erkrankungen der Bronchien oder Lungen kann eine Auftreibung des Leibes
gefährlich werden.

Über die Frage des Kyphosenemphysems vgl. das Kapitel Emphysem.

11. Störungen der Frequenz und des Rhythmus der Atmung.

Obschon in den vorhergehenden Kapiteln das Verhalten von Frequenz und
Rhythmus bei den einzelnen Formen der Atmungsstörungen erwähnt wurde,
seien hier die — bisweilen diagnostisch wichtigen — Veränderungen zusammengefaßt.

Tachypnoe findet sich bei den meisten fieberhaften Krankheiten. Doch
handelt es sich nicht um einfache Wärmetachypnoe, da sie bei den einzelnen
Erkrankungen verschieden stark ausgeprägt ist und z. B. beim unkomplizierten
Typhus abdominalis fehlt. Besonders ausgesprochen ist sie bei den Infektions-
krankheiten der Lunge, namentlich bei der Pneumonie, bei der eine starke
Tachypnoe bekanntlich eine schlechte prognostische Bedeutung besitzt (vgl.
im speziellen Teil). Aber auch bei einzelnen Fällen von Bronchitis wird die
Atmung beschleunigt.

Ferner ist die Atmung beschleunigt bei Erkrankungen der Zirkulationsorgane, bei Herzfehlern im Stadium der Dekompensation, bei Erkrankungen
des Myokards, bei akuter Endokarditis und Perikarditis usw., dann bei Anämien,
bei manchen Nervenkrankheiten (Meningitis, Morbus Basedowii, Hysterie,
Neurasthenie), bei vielen Intoxikationen und bisweilen beim diabetischen Koma.
Auf die Bedeutung der Tachypnoe nach Anstrengungen für die Funktions-
prüfung bei Herz- und Lungenkranken hat Schott hingewiesen.

In einigen dieser Zustände ist die Beschleunigung der Atmung mit Vertiefung verbunden und der Ausdruck eines vermehrten Lufthungers, sei es,
daß dieser durch Säuerung des Blutes im ganzen Körper (Coma diabeticum)
oder nur im Atemzentrum (kardiale Dyspnoe) oder durch Reizung dieses

Zentrums (Meningitis) bedingt ist. In anderen Fällen ist die Ventilation der Lungen nicht vermehrt, sondern die Atmung gleichzeitig oberflächlicher. Das ist namentlich dann der Fall, wenn die tiefe Atmung Schmerzen bereitet, also bei Pleuritis, bei Interkostalneuralgie, bei manchen Fällen von Pneumonie, besonders auch bei schmerzhaften Erkrankungen im Abdomen (Perityphlitis, Cholelithiasis, Ulcus ventriculi et duodeni usw.). Auch wenn die Exkursionsfähigkeit des Brustkorbes oder des Abdomens gehemmt ist, muß die Atmung oberflächlicher werden, so bei starr dilatiertem Thorax, bei Kyphoskoliose (hier zeigt sich die Unfähigkeit der Atemvertiefung besonders bei Muskelarbeit), bei Meteorismus und Aszites.

Hier dient die Frequenzvermehrung dazu, die mangelhafte Tiefe der Atemzüge zu kompensieren. Es gibt aber auch Fälle, in denen die Frequenzvermehrung dazu nicht genügt, wie bei Lähmungen der Atmungsmuskulatur. Bei einer allzu starken Beschleunigung ist überhaupt eine tiefe Atmung unmöglich, weil jede Inspiration zu früh von der Exspiration unterbrochen wird. Dann wird nur noch die Luft im schädlichen Raum der Atemorgane hin und her bewegt, der Gasaustausch wird ungenügend und schließlich tritt Erstickung auf. Das kommt bei Kohlensäurevergiftung vor, aber auch bei schweren Pneumonien und im Endstadium einzelner Fälle von Lungentuberkulose. Die Ursache dieser Zustände ist auf S. 1027 besprochen.

Anfälle von Tachypnoe kommen bei Hysterischen vor, aber auch bei Chlorose.

Bradypnoe kommt bei allen Stenosen der oberen Luftwege zur Beobachtung, bei Kehlkopfdiphtherie und anderen Larynxverengerungen, bei Mediastinaltumoren usw., bei kardialem Asthma, bei schwerem Ikterus, bei einzelnen Fällen von Influenzapneumonie, von Coma diabeticum und uraemicum, bei Schlafmittelvergiftungen.

Oft ist die Verlangsamung mit Vertiefung verknüpft und stellt dann (z. B. bei Stenosen der Luftwege) ein Mittel dar, um die Atmung ökonomischer zu gestalten, weil der schädliche Raum dabei einen viel kleineren Teil des Atemzuges ausmacht. Ist aber die Atmung gleichzeitig oberflächlicher, so wird (abgesehen von den wenigen Fällen von herabgesetztem Gaswechsel) die Lufterneuerung ungenügend und das Leben bedroht (z. B. bei Morphiumvergiftung).

Unregelmäßigkeiten der Atmung sind recht häufig. Viele Gesunde unterbrechen im Wachen, noch häufiger im Schlaf die regelmäßige Atmung von Zeit zu Zeit durch einen tiefen Atemzug. Krankhafte Unregelmäßigkeit tritt — abgesehen von dem S. 1030 besprochenen periodischen Atmen — bei schmerzhafter Atmung auf, häufig bei Nervenkrankheiten (Meningitis, Chorea, Blutungen, Tumoren und Abszessen des Gehirns, Tabes dorsalis, Dementia paralytica), bei hepatischer Intoxikation, Nephritis, Coma diabeticum, bei schweren Anämien, bei Herzfehlern usw.

Hofbauer hat gezeigt, daß dabei die scheinbar vollkommene Irregularität in Wirklichkeit oft nicht vorhanden ist, sondern daß es sich oft nur um den Ausfall einzelner Atemzüge oder um zwei rasch sich folgende Respirationen mit „kompensatorischer Pause" handelt. Adlersberg und Samet nennen Respiratio alternans einen regelmäßigen Wechsel eines tiefen mit einem seichten Atemzug, den sie in einem Fall von Coma diabeticum beobachtet haben.

Eine besondere Beachtung haben die Atmungsstörungen bei Meningitis gefunden, und Biot hat als besondere Form der meningitischen Atmung einen Wechsel von Atempausen mit Perioden von gleichmäßigen Atemzügen beschrieben. Nach Hofbauer und nach Eckstein und Rominger kommt diese Atmung aber in reiner Form kaum vor, sondern es handelt sich nur um eine mehr oder weniger atypische Cheyne-Stokessche Atmung. Die meningitische Atmung unterscheidet sich prinzipiell nicht von anderen

Atmungstypen bei Erkrankungen des Gehirns, sondern zeigt nur eine etwas regelmäßige Folge der Störungen im Atemzentrum. Eckstein und Rominger konnten folgende Phasen unterscheiden:

1. Gähnen und Seufzen;
2. Beschleunigung („Reizatmung");
3. wogende Atmung;
4. ausgesprochenes Cheyne-Stokes-Atmen;
5. terminale Lähmung des Atemzentrums.

12. Beziehungen von Atmungs- und Kreislaufstörungen.

Die Beziehungen zwischen den Störungen der Respiration und der Zirkulation sind verschiedener Art. Einmal können die Störungen der Blutströmung in den Lungen, die durch krankhafte Zustände des Herzens oder des Körperkreislaufes bedingt sind, den Gaswechsel beeinträchtigen. Sodann wirken Erkrankungen der Respirationsorgane auch auf den Lungenkreislauf und auf die gesamte Zirkulation. Endlich wird durch lokale Hindernisse in den Pulmonalgefäßen, wie Thrombose und Embolie, die Lungenzirkulation, aber auch der Gasaustausch erschwert.

a) Die Atmung bei Kreislaufstörungen. Die kardiale Dyspnoe.

1. Jede Verlangsamung des Blutstromes in den Lungen in dem Sinne, daß zu wenig Blut in der Zeiteinheit die Lungen passiert, hat, wenn das Leben überhaupt noch möglich sein soll, auch eine gleiche Verlangsamung des Blutstromes im Körperkreislauf zur Voraussetzung. Sonst muß es zum Lungenödem kommen (vgl. unten). Andererseits kann auch nicht mehr Blut in der Zeiteinheit durch die Lungen fließen als durch die Körperbahn. Eine Verlangsamung des Blutstromes durch die Lungen im genannten Sinne muß deshalb nicht nur bei Hindernissen in der Lungenstrombahn, sondern auch bei jeder Verlangsamung des Körperkreislaufes zustande kommen. Sie muß immer zu einer Verschlechterung der Sauerstoffversorgung führen. In den Lungen geht zwar die Lüftung des Blutes ebensogut vor sich, wenn es langsam strömt, es hat vielleicht im Gegenteil Zeit, sich noch vollkommener mit Sauerstoff zu sättigen als bei rascherer Durcheilung der Lungenkapillaren. Dagegen wird das Blut in den Organen, in denen es ja ebenfalls langsamer fließt, stärker als normal mit Kohlensäure überladen und seines Sauerstoffes beraubt, die mittlere Sauerstoffspannung des Kapillarblutes, die für die Gewebeatmung das Wichtigste ist, muß also sinken. Neuere Untersuchungen des Gasgehaltes im venösen Blut haben aber ergeben, daß eine Verschlechterung viel seltener ist als man früher angenommen hatte. Schon Kraus fand bei Herzkranken in der Ruhe (selbst bei Zyanose) bisweilen normale Werte für den Sauerstoff und die Kohlensäure im Venenblut, auch von anderen Autoren wurde das bestätigt. Bei der Arbeit steigen dann freilich die Werte sehr rasch, als Zeichen dafür, daß der Blutumlauf bei den geringsten Anstrengungen nicht mehr genügt, um die Organe genügend mit Sauerstoff zu versorgen.

Aber aus der Untersuchung des Blutes einer einzelnen Extremitätenvene kann man nicht ohne weiteres auf die Zusammensetzung des Blutes im rechten Herzen und in den Lungenarterien schließen, da dieses aus dem Blut der verschiedenen Körperbezirke gemischt ist und die Strömungsgeschwindigkeit nicht überall die gleiche ist. Die Zusammensetzung des Mischblutes kann jedoch aus der Alveolarluft berechnet werden, wenn durch Anhalten des Atmens (oder Wiedereinatmung der Exspirationsluft oder Atmung von Gasmischungen während kurzer Zeit) ein Ausgleich der Gasspannungen zwischen Lungenarterienblut und Alveolarluft herbeigeführt wird. Solche Untersuchungen haben Porges,

Leimdörfer und Markovici, Peters und Barr u. a. angestellt und das gleiche Resultat erhalten, nämlich normale oder sogar herabgesetzte Kohlensäurespannung im Körpervenenblut. Wenn man auch die Beweiskraft mancher Untersuchungen bezweifeln kann, weil die Gewinnung von reiner Alveolarluft bei Herzkranken schwierig, ja unmöglich sein kann, so gilt das sicher nicht für alle Fälle (vgl. Porges), und wir müssen diese verminderte Kohlensäurespannung im Venenblut vieler Herzkranker als eine Tatsache betrachten. Sie ist auch ganz gut erklärlich. Bei verlangsamter Zirkulation muß das Blut auch im Atemzentrum zu lange verweilen und sich abnorm stark mit Kohlensäure beladen und vermehrt Sauerstoff abgeben. Dadurch wird das Atemzentrum gereizt und die Ventilation stark beschleunigt. Das Blut wird in den Lungen übermäßig von Kohlensäure befreit, gelangt sehr arm an Kohlensäure in das Atemzentrum und in den übrigen Körper, und wenn es hier länger verweilt und mehr Kohlensäure aufnimmt als bei normaler Zirkulation, so wird bei dem geringen Kohlensäuregehalt, mit dem das Blut in die Kapillaren eingetreten ist, auch der starke Zuwachs von Kohlensäure nicht genügen, um das venöse Blut über den Normalwert hinaus zu sättigen. Die vermehrte Ventilation genügt also zur Verhinderung einer vermehrten Kohlensäurespannung im Atemzentrum, sie nützt aber für die Sauerstoffversorgung des Atemzentrums nicht viel, weil die stärkste Atmung das Blut kaum besser mit Sauerstoff sättigen könnte als normal. Deshalb wird das Blut bei der langsameren Zirkulation im Atemzentrum, auch wenn es nicht über die Norm hinaus Kohlensäure aufnimmt, doch mehr Sauerstoff abgeben als normal, es wird also Sauerstoffmangel im Atemzentrum bestehen bleiben und die Atmung über das Bedürfnis der Kohlensäureentfernung hinaus vermehrt werden. So erklären sich die Fälle, in denen die Kohlensäurespannung des Körpervenenblutes nicht nur nicht gegen die Norm erhöht, sondern sogar erniedrigt gefunden wird.

Diese Annahme, die z. B. von Fraser der Erklärung der kardialen Dyspnoe zugrunde gelegt wird, hat verminderten Kohlensäuregehalt des Blutes in den Körperarterien zur Voraussetzung, und Untersuchungen von Blut, das durch Arterienpunktion gewonnen wurde, haben das bestätigt (z. B. Kornfeld, Eppinger und Schiller), und Fraser, Roß und Dreyer haben auch eine Verschiebung der Reaktion des Arterienblutes nach der alkalischen Seite gefunden.

Wenn diese Erklärung richtig ist, so muß ferner auch dann, wenn die Kohlensäurespannung in der Alveolarluft erniedrigt ist, der Unterschied in der Kohlensäurespannung der „offenen" Alveolarluft („Haldanewert", Kohlensäurespannung im Körperarterienblut) und der „geschlossenen" Alveolarluft („Pleschwert", Kohlensäurespannung im Körpervenenblut) größer sein als normal. Das ist tatsächlich auch von Peters und Barr, Sonne, Krötz festgestellt worden. Ferner muß der Sauerstoffgehalt des Körpervenenblutes trotz dessen Kohlensäurearmut erniedrigt gefunden werden, was in der Tat von Lundsgaard und von Barach und Woodwell gefunden wurde, und was z. B. auch aus den Zahlen von Plesch hervorgeht.

Die kardiale Dyspnoe stellt also in diesen Fällen ein Kompensationsmittel dar, um nicht nur im Atemzentrum, sondern auch im übrigen Körper trotz der verlangsamten Zirkulation die Kohlensäurespannung nicht über die Norm anwachsen zu lassen.

Die Dyspnoe hat aber in anderer Richtung eine kompensatorische Wirkung. Die verstärkten Atembewegungen unterstützen das Herz in seiner Tätigkeit, sie erleichtern die Zirkulation durch die Ansaugung des venösen Blutes, durch die Druckwirkung des Zwerchfells und wohl auch durch Beschleunigung der Lungenzirkulation, wie S. 1001 f. auseinandergesetzt wurde. So kann die

Dyspnoe zur Kompensation der Störung beitragen, die im großen Kreislauf besteht.

Ist die Verlangsamung der Blutströmung in den Lungen **dauernd größer als im Körperkreislauf**, so muß es zu immer schwererer Stauung und schließlich zum **Lungenödem** kommen. Dann kommt zu der Kreislaufstörung noch die Absperrung der Alveolen durch Flüssigkeit, so daß auch die respiratorische Funktion leidet. Es treten also Störungen durch Verkleinerung der respiratorischen Oberfläche (vgl. oben S. 1017) hinzu, dadurch muß die Sauerstoffversorgung der Gewebe noch mehr leiden, auch die Ernährung des Herzens wird schlechter und die Zirkulation leidet noch mehr. Das erklärt, weshalb wir bei Lungenödem so selten Erholung sehen.

2. **Eine andere Art von Verlangsamung des Lungenkreislaufes** besteht darin, daß in der Zeiteinheit gleich viel Blut in die Lungen einströmt und aus ihnen abströmt wie in der Norm, daß es aber in der Lungenbahn **zu lange verweilt.** Die Pulmonalgefäße sind also mit Blut überfüllt, der Gesamtquerschnitt ist erweitert, die lineare Geschwindigkeit der Erythrozyten herabgesetzt, aber die Durchflußmenge pro Minute nicht verändert. Wie in allen anderen Organen ist auch in der Lunge eine solche Blutüberfüllung sowohl durch Dilatation der Gefäße (aktive Hyperämie) als auch durch Behinderung des Abflusses (passive Hyperämie) denkbar. Wir sehen auch in der Tat beide Formen und die **aktive Hyperämie** (z. B. im Beginn der Pneumonie) spielt bei den entzündlichen Krankheiten der Lunge eine große Rolle. Häufiger ist die **passive Hyperämie**, besonders in ihrer chronischen Form als „Stauungslunge", ferner als hypostatische Hyperämie, die auch eine Folge von Atelektase sein kann. Die hypostatische Hyperämie betrifft zwar nur einen Teil der Lungenstrombahn, aber die Zustände, in denen sie eintritt, sind meist derart, daß gleichzeitig die ganze Zirkulation gestört ist und die ganze Lunge an der Stauung teilnimmt.

Bei einer derartigen Störung, die nur zu einer Überfüllung des Lungenkreislaufes, nicht aber zu einer Verminderung des Minutenvolums führt, erleidet der Gaswechsel keine Störung. Das Blut hat bei längerem Verweilen in der Lunge sogar besser Zeit, sich mit Sauerstoff zu sättigen und die Kohlensäure abzugeben; die Organe erhalten also ebensoviel und ebensogut arterialisiertes Blut in der Zeiteinheit als normal. Dagegen leidet die Lunge selbst unter der Blutüberfüllung. Bei längerer Dauer der Stauung kommt es zu Desquamation der Alveolarepithelien, zu Blutungen in das Zwischengewebe und in die Alveolen, zu Hyperplasie und kleinzelliger Infiltration, zu dem Bild der **Stauungslunge.**

Bei **Stauungslunge** ist nun eine **Dyspnoe** die Regel, bei leichteren Graden wenigstens dann, wenn die Muskeltätigkeit erhöhte Ansprüche an den Gaswechsel stellt. Diese Dyspnoe ist nicht leicht zu erklären, wenn nicht gleichzeitig eine Verlangsamung des Blutstromes auch im Atemzentrum besteht. v. Basch nahm an, daß die Lunge durch Kapillarüberfüllung gedehnt und starr gemacht werde. Eine solche **Lungenstarre** muß der Atmung einen Widerstand entgegensetzen, ganz besonders dann, wenn infolge einer gleichzeitigen Blähung die Atemexkursionen von einer inspiratorisch erhöhten Mittellage des Thorax aus erfolgen sollen. Das Resultat der erschwerten Atmung ist Dyspnoe, d. h. angestrengte Atmung, die durch das Atemzentrum so geregelt wird, daß die normale Kohlensäurespannung im Zentrum herrscht, wenn nicht nervöse Einflüsse oder das subjektive Gefühl der erschwerten Atmung diese Regulation stören. Einflüsse von seiten der Vagusendigungen in der veränderten Lunge, eine Störung des Hering-Breuerschen Reflexes und eine Rückwirkung auf die Erregbarkeit des Atemzentrums gegenüber der Wasserstoffionenkonzentration, sind sehr wohl denkbar. Je nach der Wirkung solcher Einflüsse, je

nach der subjektiven Empfindung von Atemnot und je nach dem Grad der
Störung wird die Atemvertiefung zu einer eben ausreichenden Lungenventilation oder zu Überkompensation und Überventilation führen oder endlich ungenügend sein und Kohlensäureretention zur Folge haben. Die Lungenstarre
kann also mit vermehrtem, normalem oder vermindertem Kohlensäuregehalt
der Alveolarluft bzw. des Arterienblutes einhergehen und alle bisher bei Herzkranken erhobenen Befunde können so eine Erklärung finden.

Aber manche Befunde scheinen damit nicht übereinzustimmen. Im arteriellen Blut
von Herzkranken hat man schon wiederholt ein Sauerstoffdefizit und einen Kohlensäureüberschuß mit Verschiebung der aktuellen Reaktion nach der sauren Seite festgestellt,
bisweilen sogar eine höhere Kohlensäurespannung als in der Alveolarluft. Straub erklärt
das durch eine verminderte Diffusionsfähigkeit der Alveolarwand. Das scheint in der
Tat die einfachste Erklärung. Schon wiederholt ist vermutet worden, daß die Ernährungsstörung und Verdickung der Alveolarwände deren Durchlässigkeit für Gase herabsetzen
könne. Sahli hat in seinem Lehrbuch auch darauf hingewiesen, daß die „Atmungsober-
fläche der ektasierten Lungengefäße relativ im Verhältnis zum Blutgehalt derselben verkleinert ist", so daß die Luft weniger Kontaktfläche mit dem Blut hat und erst noch in
größerer Entfernung von den tiefen Schichten des Kapillarblutes ist, was allerdings durch
die längere Verweildauer des Blutes in den Lungenkapillaren kompensiert werden dürfte.
Wenn die Diffusion der Gase zwischen Alveolarluft und Blut erschwert ist, wenn also eine
Pneumonose im Sinne Brauers besteht, so kann die Zeit, während der das Blut in den
Lungenkapillaren weilt, zu kurz sein, um den Spannungsausgleich der Gase zu ermöglichen,
es muß dann die Lunge mit einem Sauerstoffdefizit und einem Kohlensäureüberschuß
verlassen, d. h. das Arterienblut muß so beschaffen sein, wie die oben erwähnten Untersuchungen ergeben haben.

Andere Autoren, z. B. Fraser und Meakins und Davies, wollen von dieser Erklärung
nichts wissen, gegen die sich verschiedene Einwände erheben lassen. Das Sauerstoffdefizit
und der Kohlensäureüberschuß des arteriellen Blutes könne durch die nachher zu erwähnenden pulmonalen Störungen ebensogut oder besser erklärt werden als durch eine bisher
jedenfalls nicht bewiesene „Pneumonose". Die scheinbar höhere Kohlensäurespannung
im Arterienblut gegenüber der Alveolarluft kann auf die Unsicherheit der Gewinnung von
Alveolarluft zurückgeführt werden. Bei Herzkranken ist diese zum mindesten schwierig,
oft unmöglich (Siebeck, Bruns, für leichte Fälle bestritten von Porges), bei unregelmäßiger Ventilation der Lunge (die bei Lungenstarre anzunehmen ist) geht das Blut durch
die schlechter ventilierten Alveolen ungenügend arterialisiert hindurch, während die auf
gewöhnliche Weise gewonnene „Alveolarluft" aus diesen schlecht ventilierten Lungenbläschen nichts oder verhältnismäßig viel zu wenig enthält. Drinker nimmt an, daß bei
Stauung in den Pulmonalvenen überhaupt der Lufteintritt in die Alveolen erschwert ist.
Außerdem fallen für die Beurteilung, wie Meakins und Davies betonen, alle Untersuchungen außer Betracht, in denen die Kohlensäurespannung und die Reaktion im arteriellen
Blut aus der Kohlensäurebindungskurve des venösen Blutes berechnet wurde, weil das
Blut beim Passieren der Gewebe starke Ionenverschiebungen erleidet und bei Stauung
einen Teil seiner Alkalireserve verliert. Wir dürfen also eine verminderte Durchlässigkeit
der Alveolarwand für Gase bei der Stauungslunge noch nicht als bewiesen betrachten. Auch
die Besserung der Sauerstoffsättigung des Blutes durch Sauerstoffinhalation, die Straub
als Beweis für eine Pneumonose betrachtet, ist nicht entscheidend, da sie bei schlechter
Ventilation einzelner Lungenbezirke den Sauerstoffdruck in diesen und somit den Sauerstoffgehalt im Mischblut verbessert.

3. Diese unregelmäßige Ventilation der Lunge bedingt bei der kardialen
Dyspnoe einen pulmonalen Faktor. Aber auch andere Veränderungen in
der Lunge können die Atmung bei Herzkranken beeinträchtigen und eine
pulmonale Dyspnoe erzeugen. Das ist vor allem das Lungenödem, das in
gestauten Lungen nicht selten ist, wie der häufige Befund von chronischem
Lungenödem beweist, ferner Infarkte, die die respirierende Lungenfläche beschränken, Verstopfung von Bronchien durch Sekret, Bronchopneumonien und
Atelektasen.

4. Endlich kann eine pulmonale Dyspnoe entstehen, wenn die Atmung zu
stark beschleunigt und dadurch zu oberflächlich wird, so daß sie hauptsächlich
nur die Luft des schädlichen Raumes hin und her schiebt und die Alveolen
nicht genügend lüftet. Man findet dabei Kohlensäureüberladung und Sauerstoffmangel im arteriellen Blut. Diese Störungen der Lungenfunktion sind so

häufig, daß Meakins und Davies jede Herabsetzung der Sauerstoffsättigung im Blut Herzkranker durch pulmonale Komplikationen erklären.

5. Das regelmäßigste Symptom der Herzkranken ist die Arbeitsdyspnoe. Während beim Gesunden die Lungenventilation proportional der Zunahme des Sauerstoffverbrauches bei der Muskelarbeit vermehrt wird und nach Pearce erst die Versechsfachung des Sauerstoffverbrauches stärker ansteigt, wächst sie bei Herzkranken, wie schon Kraus gezeigt hat, viel rascher als der Gaswechsel, so daß der Kohlensäuregehalt in der Alveolarluft stark sinkt, der Sauerstoffgehalt steigt. Der Mechanismus dieser Ventilationssteigerung ist wohl durch die vermehrte Milchsäurebildung zu erklären, die eintreten muß, wenn die Zirkulation für den vermehrten Muskelstoffwechsel nicht ausreicht und Sauerstoffmangel in den Geweben entsteht (vgl. Eppinger und Schiller).

Durch die vermehrte Milchsäurebildung ist vielleicht auch die Dyspnoe bei schweren Dekompensationen in der Ruhe zum Teil zu erklären, ebenso die bisweilen gefundene Verminderung der Alkalireserve.

6. Die Alkalireserve des Blutes kann durch die erwähnten Vorgänge in verschiedener Weise beeinflußt werden. Kompensatorische Vermehrung oder Verminderung ist denkbar. Die Alkalireserve wird aber auch durch den Zustand der Nieren beeinflußt, die ja ebenfalls unter der kardialen Stauung leiden. Straub erklärt die oft beobachtete Verminderung der Alkalireserve als renale Azidose und hält den Zustand der Nieren überhaupt für ausschlaggebend. Zu berücksichtigen ist auch der oben erwähnte Unterschied in der Alkalireserve im arteriellen und venösen Blut.

7. Schwierig ist die anfallweise auftretende Dyspnoe, das Asthma cardiale, zu erklären. Besonders merkwürdig ist das Asthma bei beschleunigter Zirkulation, wie sie Eppinger, v. Papp und Schwarz aus ihren Untersuchungen schließen (im Gegensatz zu den Fällen, in denen eine verlangsamte Zirkulation gefunden wurde, z. B. von Meakins und Davies). Hier kommt man kaum ohne die Annahme einer Erregung des Atemzentrums durch nervöse Reize aus. Vielleicht wirken gelegentlich Gefäßspasmen im Gebiet des Atemzentrums mit, wie sie Straub bei Fällen von zerebralem Asthma bei Hypertonikern annimmt (vgl. S. 1034), vielleicht auch Wegfall hemmender Reize von seiten der Hirnrinde, wenn in dieser Stauung herrscht (Heß).

Die kardiale Dyspnoe muß also, soweit sie nicht durch pulmonale Komplikationen bedingt ist, teilweise durch die Kohlensäureanhäufung und den Sauerstoffverlust erklärt werden, den das Blut bei der Stauung im Atemzentrum erleidet, teilweise aber auch durch nervöse Erregungen, die wohl sicher in manchen Fällen von der gestauten Lunge ausgehen (vgl. auch W. Frey).

8. Besonders zu besprechen ist noch die Lungenfüllung bei Störungen des Lungenkreislaufes. v. Basch hat seinerzeit die Theorie aufgestellt, daß die Lunge durch die dilatierten Kapillaren nicht nur starrer gemacht, sondern auch aufgebläht werde. Die Nachprüfungen dieser Theorie haben widersprechende Resultate ergeben. Ein Teil der Widersprüche ist durch die unter D. Gerhardts Leitung ausgeführte Arbeit Romanoffs aufgeklärt. Aus ihr geht hervor, daß eine Erweiterung der Alveolen durch Stauung kaum vorkommen kann, solange die Lunge im Thorax eingeschlossen ist, sondern daß im Gegenteil durch die vorspringenden strotzenden Alveolen deren Luftinhalt verringert wird (vgl. auch Drinker, Peabody und Blumgart), daß dagegen ein gewisser Grad von Starre sicher die Folge der Stauung ist.

Rubow hat in Verfolgung der Auffassung Bohrs diese Lungenerweiterung als zweckmäßigen Kompensationsvorgang aufgefaßt, der den Pulmonalkreislauf

erleichtert. Aber abgesehen davon, daß die bessere Durchgängigkeit der Lungenkapillaren bei inspiratorischer Dehnung höchst zweifelhaft ist, haben Untersuchungen von Bittorf und Forschbach u. a. gezeigt, daß die Mittellage bei
Stauungszuständen gar nicht erhöht zu sein braucht. Seither sind die Lungen-
volumina und ihre einzelnen Komponenten vielfach untersucht worden, vor
allem von Binger und von Lundsgaard und Schierbeck. Diese kommen
übereinstimmend zum Schluß, daß sowohl die Mittelkapazität als auch die
Vital- und Totalkapazität herabgesetzt sind. Die Residualluft ist bei leichten
Graden von Zirkulationsstörung vermehrt, bei schweren häufig vermindert.
Diese Verminderung kann zum Teil durch die Raumverminderung im Thorax
(durch Herzvergrößerung, Blutvermehrung in der Lunge, Empordrängung des
Zwerchfells infolge von Lebervergrößerung) erklärt werden. Im übrigen kommt
die Lungenstarre, vielleicht auch eine Störung des Hering-Breuerschen
Reflexes in Betracht.

b) Kreislaufstörungen bei Erkrankungen der Atmungsorgane.

Ganz andere Beziehungen zwischen der Pathologie der Respiration und der
Zirkulation finden wir bei Erkrankungen der Respirationsorgane. Zunächst kann eine Erkrankung der Lunge mit Behinderung des kleinen
Kreislaufes einhergehen. Das finden wir in erster Linie beim Emphysem,
bei dem die Kapillaren in einem großen Teil der Lungen veröden, dann aber
auch bei der Pneumonie, bei der das Exsudat die Alveolarwände komprimiert
und die Kapillaren durch Druck unwegsam macht. Auch die Lungentuberkulose, die Lungenschrumpfung nach Entzündungen des Lungengewebes und
nach Pleuritis u. dgl. gehört hierher. Früher nahm man an, daß durch die
Verengerung der Strombahn der Widerstand wächst und dadurch eine vermehrte Arbeit des rechten Ventrikels resultiert. Damit stehen alle klinischen
und pathologisch-anatomischen Tatsachen in Übereinstimmung, die Zyanose
dieser Kranken, die Hypertrophie des rechten Herzens, die Herzinsuffizienz,
die sich im Verlauf dieser Krankheiten einstellt (vgl. neuerdings Krutzsch).
Aber die Versuche Lichtheims haben vor 50 Jahren dieser Anschauung den
Boden entzogen. Lichtheim konnte zeigen, daß die Druckverhältnisse im
großen und kleinen Kreislauf so gut wie keine Veränderung erleiden, wenn man
die eine Lungenarterie verstopft, also die Hälfte der Lungenblutbahn absperrt.
Erst wenn diese auf ein Viertel verringert wird, machen sich deutliche Einflüsse
auf den Kreislauf bemerkbar. Die Lungenbahn bietet also der Blutströmung
so wenig Widerstand, daß sie viel größere Einengungen verträgt als die bei
Krankheiten eintretenden, ohne daß das Herz eine nachweisbare Beeinträchtigung
erleidet. Alle Einwände, die gegen die Richtigkeit der Lichtheimschen Versuche geltend gemacht worden sind, haben sich als nicht stichhaltig erwiesen
(D. Gerhardt, vgl. auch Straub). Daher suchte man die klinischen Tatsachen, die auf eine Beeinflussung des rechten Herzens durch solche Zustände
sprechen, auf andere Weise zu erklären, durch den Einfluß des Hustens auf
das Herz, der unten besprochen werden soll, usw.

Die Übertragung dieser Versuche auf den Menschen ist nun aber nicht
ohne weiteres statthaft. Sie beziehen sich nur auf Muskelruhe, und sobald
Körperbewegungen auftreten, müssen sich die Verhältnisse erheblich ändern.
Der Blutstrom wird beschleunigt, die Reibung in den Kapillaren muß wachsen.
Eine viel geringere Einengung der Strombahn als in der Ruhe kann also für
das Herz eine beträchtliche Störung bedingen. D. Gerhardt ist es denn auch
gelungen, schon bei Anwendung von Digitalispräparaten eine Erschwerung des
Kreislaufes durch die eingeengte Lungenbahn nachzuweisen. Bei Körperarbeit

kommen aber ganz bedeutend größere Beschleunigungen des Kreislaufes vor, als sie durch Digitalis bewirkt werden. Eine Beschleunigung auf das Zehnfache kann vorkommen. Wenn also schon in der Ruhe eine Verengerung auf ein Viertel genügt, um die Zirkulation erheblich zu erschweren, so müssen bei Muskelarbeit schon viel geringere Einschränkungen die Arbeit des rechten Ventrikels über die Norm steigern.

Eine Vermehrung des Widerstandes in der Lunge kann durch Mehrarbeit des rechten Ventrikels so überwunden werden, daß die Blutversorgung der Organe nicht leidet. D. Gerhardt konnte durch Injektion von Öl in die Vena jugularis Fettembolien erzeugen und den Widerstand in der Lunge dadurch so erhöhen, daß der Druck im rechten Ventrikel auf das Doppelte stieg, während der Karotisdruck unverändert blieb.

Wir sehen also, daß bei einem arbeitenden Menschen eine Verengerung des kleinen Kreislaufes, wie sie durch Lungenkrankheiten bedingt sein kann, wohl genügt, um dem rechten Herzen eine Arbeit zuzumuten, die über seine normale Leistungsfähigkeit hinausgeht, daß aber in der Ruhe nur ganz selten dieser Zustand eintreten dürfte, wenigstens solange das Herz gesund ist. Ist dessen Leistungsfähigkeit aber sonstwie herabgesetzt, so kann auch in der Ruhe eine relativ geringfügige Einengung der Strombahn einen Widerstand erzeugen, der ihm schädlich wird.

Eine andere Art der Kreislaufstörungen bei Erkrankungen der Respirationsorgane kann darin begründet sein, daß die Atembewegungen beeinträchtigt sind. Dann fällt ihr fördernder Einfluß auf die Blutzirkulation (vgl. S. 1001 f.) dahin. Das gilt sowohl für die ansaugenden Wirkungen der Thoraxerweiterung, die z. B. bei Pleuritis und bei oberflächlicher Atmung (z. B. infolge von Schmerzen) vermindert sein müssen, als auch von der Zwerchfellwirkung. Steht das Diaphragma dauernd tief, so fehlt der oben erwähnte fördernde Einfluß seiner Bewegung auf den Blutabfluß aus der unteren Körperhälfte. Eppinger und Hofbauer fanden tatsächlich, daß bei Emphysematikern der Einfluß des Zwerchfellhochstandes auf den Venenabfluß im Bein vollkommen fehlt. Wenckebach macht ebenfalls darauf aufmerksam, daß bei Enteroptose oft Stauung im Splanchnikusgebiet vorhanden ist, und erklärt diese durch mangelhafte Zwerchfellaktion. Er erwähnt auch, daß bei Enteroptose bisweilen das Oliver-Cardarellische Symptom (Auf- und Absteigen des Kehlkopfes synchron mit der Herzaktion) auftrete.

Es ist selbstverständlich, daß auch Störungen des Verhältnisses zwischen pleuraler Ansaugung (Dondersschem Druck) und intratrachealem bzw. intrapulmonalem Druck einen Einfluß auf die Zirkulation haben müssen. Am klarsten liegen die Verhältnisse bei Veränderungen des intrapulmonalen Druckes. Sie sind vielfach untersucht worden, so von Romanoff, Cloetta, Bruns, Hopkins und Chillingworth, Ebert. Die Versuche haben übereinstimmend ergeben, daß Steigerung des Druckes in der Trachea bzw. in der Lunge die Zirkulation verschlechtert, Herabsetzung sie verbessert. Das ist auch ganz leicht verständlich. Bei gleichbleibender Ausdehnung der Lunge ist die Weite der Kapillaren, die ja auf beiden Seiten nur von einer ganz dünnen, nachgiebigen Membran bedeckt sind, abhängig von dem Druck, der auf der Seite der Pleura und auf der Seite der Alveolen auf der Lunge lastet. Wird bei einer herausgenommenen Lunge, die von der Pulmonalarterie aus künstlich durchblutet oder vom Herzen aus mit Blut gespeist wird, der Innendruck bei gleichbleibendem Außendruck vermindert, so fließt in der Zeiteinheit bedeutend mehr Blut bzw. Flüssigkeit durch die Lunge. Wird umgekehrt der Druck in der Trachea bzw. in der Lunge erhöht, so nimmt die Durchflußmenge ab. Die Veränderung wird noch intensiver, wenn auch auf der pleuralen Seite der Druck

im gleichen Sinne verändert wird. Der Fall einer Druckvermehrung auf beiden
Seiten ist nun bei Erkrankungen der Respirationsorgane recht häufig realisiert,
nämlich beim Husten. Bei jedem Hustenstoß wird der Druck in der Pleuraspalte erhöht, ja er wird aus einem negativen in einen positiven umgewandelt.
Gleichzeitig wird aber bis zur Öffnung der Glottis die Luft in der Lunge so stark
komprimiert, wie es die Kraft der Exspirationsmuskulatur erlaubt. Der intraalveoläre Druck kann dabei 100 mm übersteigen (Rohrer berechnete aus einem
Versuch Geigels 106 mm, vgl. auch S. 991, maximaler Ausatmungsdruck).
Dazu kommt aber noch das Hindernis für den Abfluß der Körpervenen, was
ja auch durch die sichtbaren Venenanschwellungen ohne weiteres erkennbar
ist. Wie groß diese Zirkulationsstörung sein muß, geht daraus hervor, daß
Gerhardt schon bei einer intratrachealen Drucksteigerung, die viel geringer
war und nur ein Drittel des beim Singen auftretenden betrug, ein Ansteigen
des Druckes in der Pulmonalarterie und sogar ein Sinken des Karotisdruckes
nachweisen konnte. Hopkins und Chillingworth fanden bei Hunden, daß
der Pulmonalisdruck den Karotisdruck übersteigt, wenn der Intraalveolardruck
auf mehr als 50 mm Hg erhöht wird (ein Wert, der beim Husten erreicht oder
überschritten wird) und daß dabei der Koronarkreislauf des rechten Ventrikels
leidet und bald völlig unterbrochen wird. Auch die Betrachtung vor dem
Röntgenschirm führt die Behinderung der Zirkulation vor Augen. Läßt man den
Untersuchten bei geschlossener Stimmritze pressen (Valsalvascher Versuch),
so sieht man das Herz deutlich kleiner werden, als Zeichen dafür, daß infolge
der intrathorakalen Drucksteigerung kein Blut in das Herz einfließen kann
und dieses sich leerpumpt. Untersucht man den Blutdruck beim Valsalvaschen Versuch, so findet man zuerst ein Ansteigen, dann ein Absinken; dieses
Absinken ist auch ein Zeichen für den Mangel an Blut im linken Herzen.

Daraus geht hervor, daß häufiger Husten eine ganz erhebliche
Anstrengung für den rechten Ventrikel bedeutet. Aus dieser Anstrengung ist auch ein Teil der Herzhypertrophie bei chronischer Bronchitis
und bei Emphysem zu erklären.

Eine einseitige Veränderung des intrapleuralen Druckes sehen wir
bei der Pleuritis. Hier spielt nach Gerhardt die Kompression der Lungengefäße nur eine geringe Rolle, und die Kreislaufstörungen, die Zyanose usw.,
erklären sich bei großen Ergüssen, wie die Drucksteigerung in der Jugularis
zeigt, durch den erhöhten intrathorakalen Druck, der eine Stauung in den
Körpervenen zur Folge hat.

Daß die Kompression der Lungengefäße keine so große Rolle spielt, findet seine Erklärung in den oben auseinandergesetzten Verhältnissen bei der Ausdehnung und Verkleinerung der Lunge. A priori ist bei den geringen Widerständen der Lungenkapillaren
anzunehmen, daß die Verminderung des Druckes in der Pleuraspalte bei inspiratorischer
Stellung die Kapillaren erweitert, und daß seine Erhöhung bei der exspiratorischen Stellung
sie verengert. Aber die Streckung oder Schlängelung der Kapillaren bringt neue Momente
herein. Wie schwierig die Verhältnisse zu übersehen sind, geht daraus hervor, daß Bohr
in der Lungenerweiterung beim Emphysem eine kompensatorische Einrichtung zur Entlastung der Zirkulation sieht, Cloetta dagegen in ihr ein Hindernis für den Kreislauf
erblickt und daraus die Herzstörungen der Emphysematiker erklärt. Wahrscheinlich sind,
wie erwähnt, die Unterschiede in den Widerständen bei den verschiedenen Füllungszuständen
der Lunge nicht sehr groß. Dazu kommt noch, daß diese Widerstände, wie erwähnt, im
ganzen relativ gering sind.

Endlich ist noch der Einfluß von Störungen des Gasaustausches in
den Lungen auf den Kreislauf zu besprechen. Erstickung führt bekanntlich zum Herzstillstand, dem eine Blutdrucksteigerung vorangeht. Sauerstoffmangel und Kohlensäureüberlastung in den Organen beschleunigen den Kreislauf, starke Erhöhung des Sauerstoffdruckes in der Einatmungsluft verlangsamt
ihn nach Dautrebande und Haldane. Kohlensäuremangel infolge von

Überventilation führt, wie Y. Henderson gezeigt hat, zu Blutdrucksenkung, so daß Henderson viele Fälle von Shock, z. B. bei der Narkose, als Folge der Überventilation erklärt. Dale und Evans haben gefunden, daß die Kohlensäureauswaschung direkt auf das Gefäßzentrum in der Medulla oblongata wirkt. Ihre Versuche scheinen gegen die Deutung der Blutdrucksenkung als Alkaliwirkung zu sprechen, indem sie eine Unabhängigkeit des Überventilationskollapses von der Blutreaktion ergaben, aber sie können, wie Meakins und Davies ausführen, ganz gut durch eine herabgesetzte Wasserstoffionenkonzentration im Gefäßzentrum erklärt werden. Daß Fleisch eine periphere gefäßerweiternde Wirkung schwacher Säurelösungen gefunden (und deshalb die Wasserstoffionenkonzentration als peripher regulatorisches Agens der Blutversorgung erklärt) hat, beweist nichts gegen diese Erklärung. Es ist wohl möglich, daß die Herabsetzung der Wasserstoffionenkonzentration im Gefäßzentrum den Tonus der Vasokonstriktoren derart herabsetzt, daß die periphere vasokonstriktorische Wirkung, die man nach Fleischs Versuchen erwarten könnte, verunmöglicht oder übertroffen wird. Fleisch betont ja die Unabhängigkeit der zentralen und peripheren Reize der Blutreaktion und die entgegengesetzte Wirkung von Kohlensäureanhäufung auf das Gefäßzentrum und die Gefäßwand.

Da wir bei Krankheiten der Respirationsorgane bisweilen eine Überventilationsalkalose, bisweilen eine Kohlensäurcretentionsazidose beobachten, wären Einflüsse auf den Gefäßtonus und die Kreislaufgeschwindigkeit wohl denkbar. Sie sind aber bisher, abgesehen von der akuten Überventilation und der Erstickung (und dem Sauerstoffmangel im Höhenklima), noch kaum in Erwägung gezogen worden. Der Einfluß der Dyspnoe auf den Blutdruck ist jedenfalls gering (Cobet).

Auch über den Tonus der Lungengefäße bei Krankheiten der Respirationsorgane wissen wir noch wenig. Heß fand bei der Sektion von 4 Fällen kardialer, anfallsweise gesteigerter Atemnot eine ungleichmäßige Verteilung von normalen und gestauten Bezirken in den Lungen und schließt daraus auf lokale Gefäßkrämpfe. Solche Gefäßkrämpfe können wohl kardiale Asthmaanfälle erklären, wenn man Stauung im großen Kreislauf (also auch im Atemzentrum) infolge der behinderten Lungenpassage annimmt. Störung des Gasaustausches durch die Lungen scheint aber keinerlei Einfluß auf die Gefäßweite auszuüben, weil die Verengerung oder Absperrung eines Bronchus die Zirkulation nicht ändert (Heß, Löhr).

c) Erkrankungen der Lungengefäße.

Sie sollen (ebenso wie das Lungenödem) im speziellen Teil behandelt werden, da sie wohlcharakterisierte Erkrankungen darstellen (die Sklerose der Arteria pulmonalis auf S. 427 dieses Bandes). Hier muß ihr Einfluß auf den Kreislauf und die Respiration erwähnt werden. Die Verlegung eines Gefäßstammes führt, je nach ihrer Ausdehnung, zu einer Verengerung der Strombahn, der Einfluß auf die Zirkulation entspricht also den schon besprochenen Zuständen. Nur besteht der Unterschied, daß hier bisweilen besonders große Teile der Strombahn verlegt werden. Für die Embolien kommen außerdem noch Shockwirkungen in Betracht. Der Gasaustausch wird nur insofern gestört, als die respirierende Oberfläche verkleinert wird. Wenn kein Blut durch eine Lungenpartie fließt, so kann auch kein Gasaustausch stattfinden. Da aber aus den befallenen Lungenteilen auch kein Blut abfließt, so ist das Blut, das ins rechte Herz fließt, vollkommen arterialisiert. Die einzig in Betracht kommende Störung betrifft also bei kleinerer Ausdehnung die

Zirkulation allein, und selbst bei größerer Ausdehnung der Gefäßverlegung steht die Zirkulationsstörung im Vordergrund.

Die Verhältnisse der Zirkulation bei der Bronchitis und beim Pneumothorax sollen im speziellen Teil besprochen werden.

13. Störungen der Lymphbewegung.

Die Störungen der Lymphbewegung spielen bei den Lungenkrankheiten eine große Rolle. Die Lymphe führt alle Verunreinigungen mit sich, die durch Inhalation in die Bronchien oder in die Alveolen gelangt sind, aber auch die pathogenen Mikroorganismen werden durch sie weiter verschleppt. So kommt die „peribronchiale" Ausbreitung der Tuberkulose zustande.

Staubpartikel und Mikroorganismen gelangen so in die Bronchialdrüsen. Hier werden sie deponiert und können auch Erkrankungen dieser Lymphknoten verursachen. Aber auch die Lymphgefäße können erkranken. In ihnen und in ihrer Umgebung kommt es zu einer proliferierenden Entzündung, die Lymphbahnen können veröden. Dann leidet auch das Lungengewebe und fällt der fibrösen Induration und Schrumpfung anheim. Das sehen wir bei den Staubinhalationskrankheiten, aber auch bei der Tuberkulose.

Bei der Kommunikation, die zwischen Lymphgefäßen und Pleuraraum besteht, ist es verständlich, daß solche Entzündungen sich auch auf die Pleura fortsetzen können und sich bei Staubinhalationskrankheiten auch eine fibröse Pleuritis entwickeln kann.

Die Störung der Lymphbewegung bei der Pleuritis soll bei dieser Krankheit besprochen werden. Hier muß darauf hingewiesen werden, daß die Pleura parietalis enge Beziehungen zu den Lymphgefäßen des Rumpfes hat und daß Affektionen des Brustfells auch zu Lymphstauung am Rumpf führen können. Bönniger hat darauf hingewiesen, daß man recht häufig bei Patienten, die eine Krankheit der Lunge oder der Pleura durchgemacht haben, Schwellungen auf einer Rumpfhälfte sehen und fühlen kann, die als Lymphstauungen aufgefaßt werden müssen.

14. Die zellulären und fermentativen Schutzvorrichtungen der Lungen.

Die Lungen sind der Einwirkung schädlicher Stoffe von zwei Seiten ausgesetzt. Am sinnfälligsten ist das Eindringen von Gasen und kleinen Fremdkörpern (seltener Flüssigkeiten) mit der Inspirationsluft. Aber auch auf dem Blutwege können kleine korpuskuläre Elemente (Bakterien, Geschwulst- und andere Zellen, Rußkörner), gelöste Gase und andere Stoffe, Fetttropfen usw. in die Lungenkapillaren gelangen. Die Zellen des Lungengewebes besitzen die Fähigkeit, sich dieser Schädlichkeiten in weitgehendem Maße zu erwehren.

Auf dem Luftwege gelangt nur ein kleiner Teil der Schädlichkeiten, die die Inspirationsluft enthält, bis in die Alveolen. Feste Körper und Flüssigkeitstropfen werden größtenteils auf der Schleimhaut der oberen Luftwege niedergeschlagen; Flimmerbewegung, Niesen und Husten bringen sie wieder nach außen. Schmerzen und reflektorischer Glottisschluß sorgen dafür, daß die Einatmung reizender Gase vermieden wird. Aber diese Schutzvorrichtungen reichen nicht vollkommen aus, und ein Teil der Verunreinigungen gelangt doch bis in die Alveolen.

Gase und Flüssigkeiten werden von der Alveolarwand absorbiert. Auch das Ammoniak, von dem man eine Zeitlang annahm, es werde nicht resorbiert, dringt durch die Alveolarwand, und zwar nach rein physikalischen Gesetzen. Die Gase rufen offenbar, soweit sie nicht schädigend wirken und Lungenödem oder Pneumonie erzeugen, keine biologischen Reaktionen hervor. Weniger klar ist der Mechanismus beim Einfließen von Flüssigkeiten. Schon ältere Versuche hatten gezeigt, daß Wasser und hypotonische Lösungen in großer Menge in die Trachea eingegossen werden können ohne das Leben zu gefährden, und daß die Flüssigkeit recht rasch aus den Alveolen entfernt und durch Luft ersetzt wird. Neuere Arbeiten, namentlich von Laqueur, haben die Resorption verschiedener Flüssigkeiten verfolgt, und es hat sich gezeigt, daß auch isotonische Lösungen rasch aufgesogen werden, daß dagegen hypertonische Lösungen zu starkem Lungenödem führen, das aber auch in verhältnismäßig kurzer Zeit wieder resorbiert wird (s. die zusammenfassende Darstellung von Heubner).

Bei der Entfernung korpuskulärer Elemente sind in erster Linie aktive Kräfte der Zellen tätig. Die Fremdkörper werden allerdings zum Teil durch die Druckschwankungen bei der Atmung in die Lymphbahnen angesaugt, aber für das Durchdringen zwischen den Alveolarepithelien sind wohl vitale Reaktionen der Zellen eine Voraussetzung (Kontraktion auf den mechanischen Reiz mit Bildung einer Lücke zwischen den Epithelien?). Ein großer Teil des eingeatmeten Staubes wird jedoch von Zellen phagozytiert. Schon Arnold unterschied größere und kleinere Zellen, die die Staubkörner aufnehmen, und seither ist der Streit um die Herkunft dieser beiden Zellarten noch nicht zur Ruhe gekommen. Die größeren Zellen werden jetzt allgemein als Alveolarepithelien anerkannt, die kleineren meistens als aus dem Blut zugewanderte Monozyten (vgl. Aschoff), teilweise auch als freigewordene Histiozyten oder Kapillarendothelien (vgl. Engelsmann) aufgefaßt (vgl. auch das Kapitel Pneumonokoniose).

Aber auch auf dem Blutwege können korpuskuläre Elemente in die Lungen eingeschwemmt werden. Seltener sind es Fremdkörper, wie beim Durchbruch einer anthrakotischen Drüse in ein Blutgefäß oder in den Ductus thoracicus, meistens sind es Bakterien oder Bestandteile des Körpers, die vom Blutstrom mitgerissen werden, Knochenmarksriesenzellen, Tumorpartikel, Blutgerinnsel oder Fetttropfen. Diese Körperchen bleiben in den Lungenkapillaren stecken, können aber wieder vollkommen verschwinden. Nach einigen Autoren (Foot, Oeller usw.) wird die Entfernung durch reaktive Veränderungen der Kapillarendothelien bewirkt. Aschoff läßt eine solche endotheliale Reaktion aber nur für gröbere Embolien gelten und lehnt sie für die feineren Fremdkörper ab. Für diese läßt er höchstens eine Durchwanderungsleukozytose gelten.

Aber auch wenn die Zelltätigkeit die Hauptrolle spielt, ist die Mitwirkung von Fermenten zur Entfernung mancher Fremdkörper nötig. Das gilt sowohl für die verschiedenartigen Emboli in den Kapillaren als auch für die Substanzen, die in die Alveolen gelangt sind, für die Resorption der Blutungen ins Lungengewebe, für die Entfernung der in der Lunge zugrunde gehenden Histiozyten (Aschoff usw.) Auf diese wichtige Tätigkeit der Lunge hat Aschoff neuerdings hingewiesen.

Fermente sind nun in der Lunge tatsächlich schon nachgewiesen worden. Proteolytische Fermente hat zuerst Fr. Müller in der pneumonischen Lunge festgestellt. Neuerdings hat Franck das Vorkommen von Desamidasen in der gesunden und pneumonischen Lunge untersucht und kommt zum Schluß, daß die Funktion dieser Fermente an den kolloidchemischen Aufbau des Eiweißes geknüpft ist und daß die normale Eiweißstruktur dafür sorgt, daß die Fermente nur soweit wirksam sind, als es für den Ablauf des Lebensprozesses notwendig ist. Zahlreicher sind die Untersuchungen über lipolytische Fermente. Sieber, Saxl, Berezeller wiesen die Veränderungen des Fettes durch die Einwirkung von Lungengewebe nach, in neuerer Zeit haben namentlich Roger und Binet die Fixation des Fettes aus dem Blut in den Lungen (Lipopexie) und dessen Entfernung (Lipolyse, Lipodierese, s. Lit. bei Binet) studiert. Sie fanden eine lebhafte Fettzerstörung in den Lungen. Dagegen nimmt Guieysse-Pellissier, der die Resorption von aerogen oder hämatogen zugeführtem Fett in den Lungen sehr genau untersucht hat, nur eine geringe

Wirkung extrazellulärer Fermente an und erklärt die Resorption vorwiegend durch Zelltätigkeit (Entzündung). Knipping und Ponndorf bestreiten allerdings diese ausgedehnte Fettresorption in den Lungen und nehmen an, daß fast alles Fett, das in die Alveolen gelangt, durch die Bronchien herausbefördert werde. Abelous und Soula fanden eine cholesterolytische Tätigkeit des Lungengewebes. Eine Glykolyse wurde neuerdings wieder von Sluiter gefunden. Eppinger und Wagner nehmen auf Grund ihrer Versuche eine reichliche Zerstörung von Milchsäure in den Lungen an. Über die bakteriziden Eigenschaften der Lunge vgl. das Kapitel Ätiologie.

Die Lunge hat also verschiedene Möglichkeiten, sich eingedrungener Schädlichkeiten zu erwehren. Durch ihre Einschaltung in den Kreislauf als Durchgangsstätte für das gesamte Körperblut hat sie eine besondere Bedeutung für das Abfangen von Fremdkörpern, und sie ist imstande, solche nach außen in die Luftwege zu befördern. Sie spielt als Ausscheidungsorgan für Bazillen sicher eine große Rolle (Hübschmann). Für die Maus hat Kageyama die Ausscheidung von Tuberkelbazillen durch die Lunge in genauen Untersuchungen dargetan.

Wenn die eingedrungene Schädlichkeit eine gewisse Grenze überschreitet, so reichen die Abwehrkräfte nicht mehr aus und es kommt zu Störungen und Reaktionen, die der Lunge selbst gefährlich werden (Infarkt, Entzündungen).

15. Die Flimmerbewegung.

Das Flimmerepithel der Luftwege ist die Ursache, weshalb die gesunden Lungen in der Regel keimfrei sind (s. u. S. 1063). Alle Fremdkörper, die mit der Einatmungsluft in die Bronchien gelangen, und mit ihnen auch die Bakterien, haben bei den engen Wegen und Teilungen des Luftstromes Gelegenheit, am Schleimüberzug der feineren Bronchien hängen zu bleiben. Nur ein Teil dringt in die Schleimhaut ein und wird nach den Lymphgefäßen geschleppt, der größere Teil wird durch die Flimmerhaare nach oben befördert.

Die Flimmerbewegung kann ganz erhebliche mechanische Leistungen ausführen, wie schon lange durch Versuche an niederen Tieren bekannt ist, sie kann aber auch beim Hund ganz erhebliche Schleimmengen gegen die Schwerkraft befördern (Lommel). Die Energie von menschlichen Bronchialflimmerepithelien kann man gelegentlich unter dem Mikroskop am besten an solchen Epithelzellen beobachten, die aus einem eben resezierten Stück Lunge stammen. Sie stoßen rote Blutkörperchen mit großer Kraft beiseite, bewegen sich durch Abstoßen an der Umgebung weiter und drehen sich stundenlang um sich selbst. Die Geschwindigkeit der Flimmerbewegung ist so groß, daß in der Trachea des Hundes Lykopodiumsamen 0,3—0,4 mm in der Sekunde weiterbefördert werden (Lommel).

Die Flimmerbewegung ist der einzige Mechanismus, der Schleim und kleine Fremdkörper aus den Bronchiolen herausbefördern kann. Aber auch in den gröberen Bronchien spielt sie eine wichtige Rolle, da erst in der Nähe der Trachea oder in dieser selbst durch Fremdkörper bzw. Schleim ein Hustenreiz ausgelöst wird (vgl. unten). Kleinere Schleimmengen können durch die Flimmerbewegung allein bis zur Glottis befördert werden, namentlich in liegender Stellung, und von hier durch einfaches Räuspern in die Mundhöhle gelangen („Morgensputum").

Störung der Flimmerbewegung muß zu Stagnation des Sekrets, Ansiedelung und Vermehrung von Mikroorganismen führen. Das tritt ein, wenn das Flimmerepithel fehlt oder durch andere Zellen ersetzt ist, was bei Bronchiektasien und in Kavernen vorkommt. Wie weit ohne solche grobe Läsionen die Flimmerbewegung in krankhaften Zuständen gestört sein kann, ist merkwürdigerweise noch recht wenig untersucht, obschon die Wichtigkeit dieser Frage für die Pathologie der Respirationsorgane ohne weiteres einleuchtet. Die einzigen brauchbaren Untersuchungen hat Lommel angestellt, der bei Hunden ein Fenster in der Trachea anlegte und die Wanderung eingebrachten Lykopodiumsamens beobachtete. Weder Chloroform- oder Äthernarkose, noch die Einatmung giftiger Dämpfe, die schwere Tracheobronchitis erzeugte, schädigte die Flimmerbewegung, ebensowenig Abkühlung, Vagusdurchschneidung, Morphium- und Jodvergiftung. Einzig ein alter, hinfälliger Hund mit Pneumonie zeigte ein Fehlen der Flimmertätigkeit. Auch akute Alkoholvergiftung und Aufpinseln von Kokain schädigte sie schwer.

Es scheint demnach, daß eine Störung der Flimmerbewegung nur sehr selten auftritt und in der Pathologie keine große Rolle spielt. Nach Lommels Versuchen dürfte sie nur bei Potatoren und alten Leuten, bei denen ja oft trotz bestehenden Katarrhen eine auffallend geringe Sputumproduktion beobachtet wird, in Frage kommen.

16. Der Husten.

Der Husten ist ein Reflexvorgang, der in weitem Maße von der Willkür abhängt, willkürlich nachgeahmt und bis zu einem gewissen Grad willkürlich unterdrückt werden kann. Er beginnt meist mit einer tiefen Inspiration, dann folgt eine kräftige Anspannung der Exspirationsmuskulatur, während die Stimmritze geschlossen wird. Zum Schluß wird diese plötzlich geöffnet, dadurch entsteht ein Ton, und der plötzlich durchschießende Luftstrom reißt alles mit sich, was ihm nachgibt.

Über den Effekt des Hustenstoßes hat schon Geigel versucht, sich klare physikalische Vorstellungen zu bilden. Er bestimmte den Druck, der im Thoraxraum beim Husten entsteht, auf durchschnittlich 140 mm Hg und berechnete daraus eine Luftgeschwindigkeit von 12 Liter in der Sekunde. Neuerdings hat Rohrer auf Grund seiner S. 990 erwähnten Messungen die Geschwindigkeiten in den einzelnen Gebieten der Luftwege unter Annahme eines intrapulmonalen Druckes von 100—160 mm Hg berechnet und folgende Zahlen erhalten:

Geschwindigkeit der Luftströmung beim Husten.

Glottis	50—120 m/sec
Trachea	15—35 ,,
Stammbronchus	13—32 ,,
Bronchus von 6 mm Durchmesser	24—62 ,,
,, ,, 2 ,, ,, ...	4—44 ,,
,, ,, 1 ,, ,, ...	5—25 ,,
Bronchiolus 5. Ordnung	1,2—6 ,,
,, respir.	0,5—2,5 ,,

Die Größenordnung dieser Geschwindigkeiten wird anschaulich, wenn man sie mit der Beaufort-Skala der Windgeschwindigkeiten vergleicht. In dieser wird mit Nr. 9 eine Geschwindigkeit von 18 m/sec als Sturm bezeichnet, mit Nr. 12 eine solche von 50 m/sec als Orkan. Die Energie der Luftströmungen wird aus der Berechnung Rohrers ersichtlich, nach der eine aufsteigende Luftströmung von 5 m/sec ein Sekrettröpfchen von 1 mm Durchmesser frei schwebend erhielt, eine solche von 8 bzw. 10, 12, 15 m/sec ein Sekrettröpfchen von 3, bzw. 5, 7, 10 mm Durchmesser. Maßgebend ist aber bei zähen Sekreten der Gleitwiderstand, bei flüssigeren der innere Reibungswiderstand. Diese Widerstände sind bei dünnen Röhren außerordentlich hoch und deshalb gelingt es im allgemeinen nicht, auch unter stärkstem, die angeführten Werte weit übersteigendem Druck das Sputum durch Glasröhren von 1 mm Durchmesser zu treiben (vgl. auch Liebermeister). Rohrer hält deshalb (außer für ganz dünnflüssiges Lungenödemsputum ohne Luftbeimengung) eine Wirkung des Hustenstoßes auf die intralobulären Bronchiolen für höchst unwahrscheinlich, dagegen aus allen Bronchien von mehr als 1 mm Durchmesser für möglich, je nach der Zähigkeit des Sekretes.

Am stärksten ist also die Wirkung des Hustenstoßes an der Stimmritze, etwas geringer, aber immer noch kräftig in der Trachea und den Stammbronchien mit ihren ersten Verzweigungen. Auch aus Kavernen, die mit gröberen Bronchien in Verbindung sethen, kann der Husten das Sekret entfernen.

Oberhalb der Stimmritze ist der Husten immer noch wirksam, besonders an der hinteren Rachenwand.

Ausgelöst wird der Husten aber nur durch Reize, die auf einzelne dieser Teile wirken. Am empfindlichsten ist im Experiment die Schleimhaut in der

Regio interarytaenoidea und an der Bifurkation. Von diesen Stellen aus nimmt die Reizbarkeit nach beiden Richtungen hin ab. Schon in den Stammbronchien wird sie sehr gering, und in ihren Verzweigungen löst die Berührung, wie man sich bei diagnostischem oder therapeutischem Einfüllen von Flüssigkeiten immer wieder überzeugt, keinen Hustenreiz aus.

Jackson fand, daß Berührungen vom Kehlkopf bis zur Bifurkation Husten auslöst, der aber bei längerer Dauer der Berührung nachläßt und ganz verschwindet. Deshalb können Fremdkörper nach anfänglicher Reizung lange Zeit liegen bleiben ohne Husten zu erzeugen, bis sie bei Lagewechsel wieder heftigen Hustenreiz auslösen. Pflanzliche Fremdkörper verursachen leicht Sekretion von Schleim, der seinerseits zu Husten reizt. Ebenso können Fremdkörper in der Speiseröhre Sekretion von Speichel hervorrufen, der in den Kehlkopf gelangt und zu Husten führt.

Vom Lungengewebe selbst aus scheint kein Husten hervorgerufen werden zu können. Dagegen müssen wir annehmen, daß Reizung der Pleura Husten hervorrufen kann.

Wenn auch die Ergebnisse des Experimentes dagegen sprechen, und auch viele klinische Erfahrungen es nicht wahrscheinlich machen, so gibt es doch manche klinische Beobachtungen, die entschieden in diesem Sinne sprechen. Eine, wie mir scheint, beweisende Tatsache teilt Fränkel mit: Als er bei einem Patienten an einer ausnahmsweise tiefen Stelle eine Punktion vornahm, bemerkte er, daß er mit der Kanüle an der Zwerchfellspleura anstieß und in diesem Moment wurde der Patient von heftigen Hustenstößen befallen. Bei Pleurapunktionen entsteht überhaupt nicht selten Hustenreiz, ohne daß man jedesmal weiß, welchen Teil der Pleura man in diesem Moment berührt hat.

Aber auch von entfernteren Orten kann Husten ausgelöst werden, so bei vielen Menschen durch Kitzeln des äußeren Gehörgangs. Nach Naunyn soll auch Druck auf Leber und Milz Husten hervorrufen können, während der „Magenhusten" recht zweifelhaft erscheint.

Die Reize, die den Husten auslösen, können mannigfacher Natur sein. Die Einatmungsluft kann durch ihre kühle Temperatur (bei erhöhter Erregbarkeit), durch beigemischte Gase oder suspendierte Fremdkörper, wie Staub, die Luftwege zum Husten reizen, es können verschluckte Speiseteile sein, oder es sind pathologische Produkte der Respirationsorgane selbst, meistens schleimiges oder eitriges Sekret, seltener Gewebsfetzchen oder Blut. Es können aber auch physiologische Reize sein, die bei einer überempfindlichen Schleimhaut Husten auslösen. Endlich können in der erkrankten Schleimhaut selbst Prozesse vor sich gehen, die zum Husten reizen. Da der Husten ein Vorgang ist, der willkürlich hervorgerufen werden kann, muß es auch einen „rein nervösen", hysterischen Husten geben.

Doch weist Sahli mit Recht darauf hin, daß man mit der Diagnose eines rein nervösen Hustens recht vorsichtig sein soll und daß der scheinbar grundlose Husten in den meisten Fällen eben doch auf einer krankhaft veränderten Empfindlichkeit der Schleimhäute beruht, die nur bei nervös veranlagten Menschen selbst bei geringfügiger Grundlage leicht einen hohen Grad annimmt. Daß bei vorhandener Disposition die Suggestion eine große Rolle spielt, kann man oft in Krankensälen erkennen, wo ein Hustenanfall eines Patienten den Saal zum Husten veranlaßt.

Je nach der Art des Reizes, der den Husten hervorruft, nimmt dieser einen verschiedenen Charakter an, was auch diagnostisch von Bedeutung ist. Trocken ist der rein nervöse Husten, überhaupt jeder Husten, bei dem kein Sekret vorhanden und der Stimmritzenverschluß nicht gestört ist. Das sehen wir bei der Pleuritis, bei der Pneumonie (solange noch kein flüssiges Sekret in die Bronchien gelangt), im Beginn der katarrhalischen Affektionen der Luftwege, speziell auch bei der akuten Bronchitis der Kinder. Feucht klingt der Husten, wenn er flüssiges Sekret in Bewegung setzt. Man hört dann dasselbe, was bei der Auskultation als Rasselgeräusch wahrgenommen wird. Heiser, rauh wird der Husten, wenn Veränderungen an den Stimmbändern, Schwellung, Tumoren, destruierende Prozesse vorhanden sind, wenn der Stimmbandverschluß nicht vollständig ist oder wenn zähes Sekret anhaftet. Der bellende Husten charakterisiert sich dadurch, daß sich an den Hustenstoß eine Phonation anschließt. Wir sehen ihn besonders bei Laryngitis simplex oder diphtherica, dann aber auch beim hysterischen Husten. Nach S a h l i kommt er namentlich dann zustande, wenn eine Schwellung der falschen Stimmbänder vorhanden ist. Klanglosen Husten hören wir dann, wenn der Glottisschluß unvollständig ist oder wenn eine Parese der Exspirationsmuskulatur oder allgemeine Schwäche keine kräftige Ausatmungsbewegung zustande kommen läßt. Der h o h l e Klang, den wir besonders bei Krupp und bei progresser Phthise antreffen, wird bedingt durch Resonanz an der Mundhöhle bei mangelhafter Kraft des Stimmbandschlusses.

Die Häufigkeit und Dauer des Hustens zeigt außerordentlich große Unterschiede, die nicht nur durch die Art der Ursache, sondern durch individuelle Disposition bedingt zu sein scheinen. Oft sehen wir Hustenparoxysmen auftreten, am ausgesprochensten bekanntlich bei der Pertussis. Bei schwerer Phthise wird der Kranke oft durch eine ganze Reihe von sich folgenden Hustenstößen gequält, die erst dann ein Ende nehmen, wenn ein zäher Sputumballen herausbefördert ist. Umgekehrt sehen wir oft bei Bronchiektasien, bei durchbrechenden Empyemen große Mengen von Sputum, die durch einen ganz geringen Hustenstoß in den Mund gelangen (maulvolle Expektoration nach Wintrich).

Überhaupt muß darauf hingewiesen werden, daß der Husten zum Herausbefördern des Sekrets gar nicht immer notwendig ist. Wir haben schon erwähnt, daß der Husten nur in einem geringen Teil der Luftwege seine reinigende Wirkung ausübt und daß der Flimmerbewegung beim Herausbefördern aller Verunreinigungen die Hauptaufgabe zufällt. Sie genügt oft vollständig, um Schleim, Eiter und kleinere Fremdkörper bis in den Kehlkopf zu befördern, und von hier aus können diese auch durch die rudimentäre Form des Hustens, das Räuspern, in den Mund gebracht werden.

Der Husten kann eine Reihe von Störungen zur Folge haben. Er führt zu einer Zerrung der Brustorgane und kann deshalb Blutungen aus dem Lungengewebe und Zerreißungen zur Folge haben, die zu interstitiellem Emphysem und Pneumothorax führen können. Durch die Drucksteigerung, die er im Brustkorb hervorruft, wirkt er aber auch auf die Zirkulation (vgl. o., S. 1050 f.), deshalb sehen wir bei sehr starken Hustenanfällen gelegentlich Blutungen in die Konjunktiven und aus der Nase, sogar Hirnhämorrhagien auftreten, und deshalb kann bei chronischem Husten der rechte Ventrikel hypertrophieren. Dann ist auch nicht zu vergessen, daß der Husten eine erhebliche Muskelanstrengung darstellt, die den Stoffwechsel erhöht und die Anforderungen an die Zirkulation auch aus diesem Grunde vermehrt. Das kommt für den Stoffhaushalt und die Herzkraft der Phthisiker, aber auch für die Zirkulation bei Pneumonikern usw. sehr ernsthaft in Betracht. In ähnlicher Weise kann der Husten die Erschöpfung dadurch beschleunigen, daß er den Schlaf stört.

Endlich muß betont werden, daß ein Hustenstoß häufig den Anlaß zu einem ganzen Anfall gibt, offenbar weil durch die Zerrung, die die Respirationsorgane beim Hustenstoß erleiden, eine erhöhte Erregbarkeit gesetzt wird.

Der Husten stellt also einen Reflex dar, der in vielen Fällen eine zweckmäßige Abwehrvorrichtung bedeutet, um den Körper von schädlichen Massen zu befreien. In vielen Fällen ist er aber nur der Ausdruck einer erhöhten Reflexerregbarkeit und übt keinerlei zweckmäßigen Einfluß aus, wohl aber eine Reihe von schädlichen Wirkungen. Die Therapie hat dann die Aufgabe ihn zu unterdrücken. Aber auch wenn er seinen Zweck erfüllt, so können die schädlichen Folgen im Vordergrund stehen, und auch dann muß er bekämpft werden, und seine Beseitigung kann erlaubt sein, weil ja, wie erwähnt, derselbe Zweck oft auch auf anderem Wege erreicht werden kann.

Auf der anderen Seite kann das Fehlen des Hustens von schwerster Bedeutung sein; wenn sich Sekret ansammelt, ohne daß es durch Husten entfernt wird, so ist das immer ein Zeichen von hochgradiger Schwäche oder Herabsetzung der Reflexerregbarkeit. Dann kann Erstickung eintreten. Deshalb ist unter Umständen die Unterdrückung des Hustens kontraindiziert.

17. Das Sputum.

Die Schleimhäute des Respirationsapparates sondern schon normalerweise ein klebriges Sekret ab, das durch seine physikalische Beschaffenheit Schädlichkeiten von den Zellen fernhält und Fremdkörper, die mit der Inspirationsluft eingedrungen sind, abfängt. Es besteht aus einer Muzinlösung, die spärliche Leukozyten, abgestoßene und zugrunde gegangene Zellen enthält.

Das rein schleimige Sputum, wie wir es bei Bronchialkatarrhen sehen, entspricht in seiner chemischen Zusammensetzung wohl annähernd dem normalen (vielleicht verdünnten) Bronchialschleim. Nach Fr. Müller und Wanner stellt es eine 1—3%ige Muzinlösung dar, die geringe Mengen von Eiweiß und dessen Spaltprodukte enthält. Außerdem findet sich darin etwas Fett, Lezithin und Cholesterin, ferner 0,5—0,8% Asche. Die Trockensubstanz beträgt 2—6%.

Der wichtigste Bestandteil, das Muzin, ist durch seinen Gehalt an Kohlehydrat, nämlich Glukosamin, charakterisiert, von dem sich bis 36% abspalten lassen (Fr. Müller). Eiweiß ist nur in Spuren vorhanden, von seinen Spaltprodukten findet man Deuteroalbumosen, außerdem einfachere Körper, die dem Sputum einen Gehalt an Reststickstoff von 0,05—0,15% verleihen. Das Eiweiß und seine Spaltprodukte stammen hauptsächlich aus zerfallenen Leukozyten und Epithelien und aus dem mit den Leukozyten ausgetretenen Serum.

Von den verschiedenen Purinbasen, Aminosäuren und Aminen, die im Sputum gefunden worden sind, ist es unsicher, wie weit sie Sekretionsprodukte der Schleimdrüsen darstellen oder (wohl hauptsächlich) durch Autolyse und Bakterientätigkeit entstanden sind (vgl. die neue Arbeit von Reinwein). Man muß auch daran denken, daß solche Produkte resorbiert werden und giftig wirken können (Kubasch). Das von Fr. Müller entdeckte Myelin hat verschiedene Deutungen erfahren. Engelsmann hält die Myelintropfen für Fettsäuren. (Über die Chemie des Sputums s. v. Hößlin und Plesch.)

Die Reaktion des Sputums ist gegen Lackmus alkalisch. Hoff fand dagegen mit der Gaskettenmethode P_H-Werte von 6,75—5,8, was vielleicht durch die Methode (Verwendung von 5% CO_2) bedingt ist.

Nach Justin-Bezançon und Monceaux besitzt das Sputum bei akuten Erkrankungen stark reduzierende Eigenschaften.

Viele gesunde Menschen befördern jeden Morgen kleine Ballen zähen Sputums heraus. Bei den Menschen, die keine solchen Sputa aufweisen, gelangt der Schleim wohl in so kleinen Quantitäten an die Stimmritze, daß er unbemerkt in den Mund kommt und verschluckt wird. Diese Morgensputa sind aus kleineren Bällchen zusammengesetzt und lassen mikroskopisch Pigmentschollen, spärliche Leukozyten, Myelinformen und zahlreiche Zellen erkennen, die keine charakteristische Gestalt haben, vielfach Pigment enthalten und teils als veränderte Alveolarepithelien, teils als ausgewanderte (mononukleäre oder umgewandelte polynukleäre) Leukozyten aufgefaßt werden.

Darüber, daß die pigmenthaltigen Zellen Phagozyten darstellen, besteht kein Zweifel. Ihr reichliches Vorkommen bei den Pneumonokoniosen, ihre Anhäufung in den Alveolen der Staublungen, experimentelle Forschungen und vieles andere wie z. B. das analoge Auftreten der „Herzfehlerzellen" bei der Stauungslunge beweisen, daß es wirklich „Staubzellen" sind, die die eingedrungenen Fremdkörper in sich aufnehmen und in ihrem eigenen Körper nach oben transportieren, während sie durch Flimmerbewegung oder Husten oralwärts befördert werden. Sicher ist auch, daß die große Mehrzahl dieser Zellen aus den Alveolen stammt, während die Rolle der polynukleären Zellen, die man in der Bronchialwand trifft, verschieden aufgefaßt wird (nach Arnold und den meisten sind es ausgewanderte Phagozyten, die wie die „Alveolarepithelien" nach oben abtransportiert werden, nach Mavrogordato führen sie den aufgenommenen Staub aus der Bronchialwand in umgekehrter Richtung nach den Lymphgefäßen der Bronchien ab).

Strittig ist immer noch die Herkunft der Staubzellen. Schon Arnold unterschied zweierlei Zellen, von denen er die einen als ausgewanderte Blutelemente, die anderen als Alveolarepithelien auffaßte. Auch seither wird diese Unterscheidung meist aufrecht erhalten, obschon im Auswurf die Unterscheidung von zweierlei Elementen zum mindesten sehr schwierig ist. Engelsmann gibt allerdings an, daß man deutlich die im normalen Rachensputum vorkommenden „großen runden" Zellen, die er als Alveolarepithelien anspricht, von kleinen bräunlichen Zellen mit reichlichen Staubeinschlüssen unterscheiden könne. Diese bräunlichen Staubzellen kommen nur bei stärkerer Reizung (Raucherkatarrh) vor und sind nach Engelsmann richtige Phagozyten, die wahrscheinlich aus den Endothelzellen der Lymphgefäße stammen sollen, während die Alveolarepithelien nur Rußpigment enthalten sollen, das ihnen vor ihrer Ablösung von der Basalseite her zugeführt worden sei. Ich konnte auch bei Feuchtfixierung des Auswurfs (vgl. Mühlberg) die beiden Arten von Zellen nie streng trennen, sondern fand (wie van Went) alle Übergänge von großen Alveolarepithelien bis zu Zellen vom Aussehen der Lymphozyten.

Nun beweist das Vorkommen von unklassifizierbaren Übergangsformen und das Fehlen sicherer Unterscheidungsmerkmale im ausgeworfenen Sputum natürlich nichts für eine einheitliche Genese, und das Wahrscheinlichste scheint mir, daß die Staubphagozytose in erster Linie von den Alveolarepithelien besorgt wird, und daß diese Zellen die Staubzellen des Auswurfes bilden, wie es die Arbeiten Aschoffs und seiner Schule gegenüber Haythorn, Permar, Kiyono u. a. (Lit. bei Staehelin, Staubinhalation) wahrscheinlich gemacht haben, ganz besonders auch die neuen Arbeiten von Seemann und von H. und M. Westhues. Doch tritt neuerdings Foot wieder dafür ein, daß auch die „Alveolarepithelien" in Wirklichkeit aus dem Blut ausgewanderte Monozyten, Bluthistiozyten seien. Maximows Schüler Lang tritt auf Grund von Versuchen mit Gewebekulturen der Lunge für ihre histiozytäre Herkunft ein.

Neben diesen Elementen finden sich im Morgensputum der Gesunden gewöhnlich auch noch einzelne neutrophile Leukozyten und gelegentlich auch Lymphozyten (offenbar aus dem lymphatischen Rachenring stammend), selten Flimmer- oder Becherzellen, dagegen regelmäßig Plattenepithelien aus dem Rachen oder aus dem Mund. Ob der Schleim mehr von den Schleimdrüsen oder den Becherzellen geliefert wird, ob diese verschiedenes Sekret liefern, läßt sich nicht feststellen.

Bei jeder Reizung der Schleimhäute wird diese Sekretion vermehrt, wobei das Sekret bald mehr flüssig, bald mehr zähe sein kann. Ist es so reichlich, daß es (abgesehen von den geringen Morgensputis) expektoriert wird, so liegt immer ein pathologischer Zustand des Respirationsapparates bzw. irgendeines seiner Teile vor.

Bei stärkeren Entzündungen der Schleimhäute verändert sich die Beschaffenheit des Sekrets, indem Leukozyten einwandern. Meist sind es neutrophile, polynukleäre Zellen, bisweilen enthalten sie auch fettähnliche Substanzen in Tropfenform, oft auch Bakterien, Kohlepartikel oder andere Fremdkörper. Sie stammen aus dem Blut, ebenso die eosinophilen Zellen, die namentlich beim Bronchialasthma und beim sog. eosinophilen Katarrh auftreten.

Früher nahm man für sie eine lokale Entstehung in der Bronchialschleimhaut an. Der Grund für diese Annahme war die Tatsache, daß die eosinophilen Zellen des Sputums mononukleär sind, die des Blutes polynukleär. Seitdem aber Kämmerer und Erich Meyer zeigen konnten, daß polynukleäre Leukozyten, denen man hypotonische Kochsalzlösung oder Speichel zusetzt, in vitro in typische große mononukleäre übergehen, braucht man die an sich unwahrscheinliche Annahme einer Entstehung der eosinophilen Zellen in der Bronchialschleimhaut nicht mehr zu akzeptieren (s. a. Heineke und Deutschmann, Homma).

Mit den Leukozyten gelangt auch etwas Serum in das Sputum, aber nur in sehr geringen Mengen, 0,1 bis gegen 1% (Wanner), so daß das Sputum die Eiweißreaktion höchstens spurweise gibt. Auch der Gehalt an Albumosen steigt bis zu 0,5%.

Eiter kann aber auch aus Ulzerationen stammen. Das sehen wir hauptsächlich bei der Phthise, wo der Eiter, der aus der Tiefe stammt, auf dem Weg durch die Bronchien von Schleim umhüllt wird (Sputa globosa fundum petentia). Diesem Ulzerationseiter ist immer auch Serum in größerer Menge beigemischt, so daß der Auswurf über 2% Eiweiß enthalten kann.

Bei den entzündlichen Affektionen der Lunge, namentlich bei der kruppösen Pneumonie, wird ein sehr eiweißreiches Sputum abgesondert, das aber auch viel Nukleine enthält, dagegen weniger Muzin als das bronchitische (nur 0,5—1%). Bei Phthise enthält das Sputum mehr Eiweiß als ein gleich zellreiches Sputum bei Bronchitis (Citronblatt).

Die übrigen Eigenschaften des Sputums sind unter dem Kapitel Allgemeine Diagnostik besprochen. Für weitere Einzelheiten sei auf das Buch v. Hoesslins hingewiesen.

Das Sputum wird aber nicht immer expektoriert. Von Kindern und von vielen Erwachsenen wird es regelmäßig verschluckt, so daß man es nie zu Gesicht bekommt. Bewußtlose befördern es meist nicht einmal bis in den Mund, weil der Hustenreiz fehlt. Auch sehr darniederliegende Kranke haben oft nicht die Kraft zum Husten oder Räuspern. Dann bleibt das Sputum in der Trachea und erzeugt, wenn es flüssig genug ist, das Trachealrasseln. Greise haben bisweilen trotz bestehender Lungenaffektionen auffallend wenig Sputum. Ob es sich um eine geringe Produktion oder um das Fehlen der Flimmerbewegung handelt, läßt sich nicht entscheiden.

18. Der Schmerz.

Alle Erkrankungen der Respirationsorgane können mit Schmerzen verbunden sein, aber direkte Schmerzempfindung kommt nur einem Teil des Apparates zu. Von einzelnen Autoren wird dem Vagus unterhalb des Abganges des N. laryngeus inferior jede Schmerzleitungsfunktion abgesprochen, aber das widerspricht den klinischen Erfahrungen. Der Retrosternalschmerz, der bei Tracheitis bald mehr dumpf, bald mehr brennend, bald mehr als Gefühl von Wundsein auftritt, kann nur durch die Annahme schmerzleitender Organe in der Trachea, vielleicht auch der Hauptbronchien erklärt werden. Auch die Pleura ist schmerzempfindlich (vgl. S. 997). Dagegen besitzen die Bronchien und Lungen keine schmerzleitenden Fasern.

Nun fühlen aber Kranke mit Bronchitis, Tuberkulose und anderen Lungenkrankheiten in der Regel Schmerzen, meist auf der erkrankten Seite. Man erklärt sie meist dadurch, daß der Prozeß unmerkbar auf die Pleura übergegriffen habe, was für die Stiche, die solche Patienten oft empfinden, gelten mag. Die mehr diffusen Schmerzen, die besonders bei Bronchitis viel häufiger sind, werden oft als Folge der Muskelanstrengung durch den Husten gedeutet. Wir dürfen aber nur die an den Ansätzen der Muskeln, besonders der Bauchmuskeln, am Sternum und Rippenrand, auftretenden Schmerzen mit Sicherheit als so entstanden betrachten. Meist stehen die Schmerzen in gar keinem Verhältnis zur Häufigkeit und Intensität des Hustens, so daß diese Erklärung nicht zutreffen kann. Mackenzie sieht sie als Folge eines viszeromotorischen Reflexes an. Infolge von zentripetalen Erregungen aus einem erkrankten inneren Organ werden die dem Rückenmarkssegment entsprechenden Muskeln angespannt, wobei Schmerzen entstehen. Er erklärt das aus dem Bestreben des Körpers, die muskulöse Wand über dem erkrankten Teil fester zu machen und das Organ zu schützen. Ob die Muskelspannung immer dabei vorhanden sein muß, ist fraglich. Bei Phthisikern sehen wir bisweilen eine vermehrte Resistenz und Druckempfindlichkeit der Muskeln über den Lungenspitzen. Die Schmerzen bei Bronchitis empfindet man auch bisweilen ganz ähnlich wie die bei Muskelrheumatismus, wenn man beide Arten von Schmerzen kennt. Jedenfalls ist so viel sicher, daß es sich um die Irradiation von zentripetalen Erregungen auf schmerzempfindliche Gebiete handeln muß. Es ist derselbe Vorgang wie bei der Entstehung hyperästhetischer Zonen auf der Haut.

Bullowa unterscheidet 2 Gruppen von Reflexen: 1. eine kraniale, von C_3 bis D_2, entsprechend der embryonalen Lungenanlage im Gebiet des dritten Zervikalsegmentes, mit Hyperästhesie oder muskulärem Hypertonus bei Erkrankungen der oberen Luftwege und der Lungen; 2. eine kaudale, im Gebiet des 7. und der benachbarten Thorakalsegmente, entsprechend der in diesem Segment entstehenden Anlage der Lungengefäße, vorwiegend vasomotorischer Natur, rein vasomotorisch bisweilen bei Asthma. Nach Bullowa ist bei Lungenstauung regelmäßig Hyperästhesie und Hypertonus im Gebiet des 7. Thorakalsegments vorhanden und geht mit dem Nachlassen der Stauung zurück.

Hyperästhetische Zonen bei Erkrankungen innerer Organe hat zuerst Head ausführlich studiert. Er hat Hyperästhesien der Haut bei Erkrankungen der Respirationsorgane untersucht und gefunden, daß den Erkrankungen des Oberlappens eine Hauthyperästhesie hauptsächlich im Gebiet der 3. und 4. Zervikalzone und der 3. Dorsalzone entspricht, Erkrankungen in den oberen Teilen des Unterlappens im Gebiet der 3.—5. Dorsalzone, im mittleren Teil des Unterlappens in der 5.—7. Dorsalzone und an der Lungenbasis in der 7.—9., besonders 7.—8. Dorsalzone. Er glaubte auch diagnostische Schlüsse in bezug auf die Akuität des Prozesses usw. ziehen können. Egger, der die Verhältnisse an großem Material nachgeprüft hat, hat die Angabe Heads im ganzen bestätigt, dagegen gelegentlich etwas andere Zonen (in seltenen Fällen auch Hyperästhesien im Gebiet der 5.—8. Zervikalzone, die sonst verschont bleibt) gefunden, und er weist auf das scheinbar willkürliche des Auftretens dieser Zonen hin. Er fand auch die Hyperästhesie, speziell bei Tuberkulösen, öfter durch unmittelbar darunter nachweisbare pleuritische Prozesse bedingt. Für die Diagnose leistet nach Egger der Nachweis der Zonen in der Regel nicht viel. Er fand sie hauptsächlich bei Phthise, dann aber auch bei Pleuritis und Pneumonie.

Daß die Zonenhyperästhesie auch bei der Lungentuberkulose der Kinder vorkommt und diagnostische Bedeutung besitzen kann, haben Noeggerath und Salle gezeigt.

Die Muskelphänomene hat namentlich Pottenger bei der Phthise studiert. Er hat gefunden, daß die Muskeln, besonders die Skaleni, über der erkrankten Lunge anfangs einen vermehrten Tonus, später eine Degeneration zeigen. Diese Tatsache ist von vielen Seiten bestätigt worden und ist gelegentlich von diagnostischem Wert.

IV. Allgemeine Ätiologie der Lungen- und Bronchialerkrankungen.

Die Ursachen für die Erkrankungen der Bronchien, Lungen und Pleuren sind mannigfaltiger Natur. Wie bei allen Krankheiten müssen wir auch hier zwischen endogenen und exogenen Faktoren trennen. Immer müssen beide zusammenwirken, damit Krankheit entsteht. Aber das Verhältnis beider ist bei den verschiedenen Affektionen außerordentlich wechselnd.

Unter den endogenen Krankheitsursachen wären in erster Linie die angeborenen Mißbildungen zu erwähnen. Sie spielen allerdings insofern eine geringe Rolle, als nur ausnahmsweise Störungen der Atmung oder Krankheiten unmittelbar aus ihnen resultieren. Dagegen können sie, wie in den letzten Jahren immer mehr erkannt worden ist, die Grundlage für maligne Neoplasmen abgeben (vgl. das Kapitel Tumoren).

Abnorme Lappung einer Lunge ist nicht selten und hat keinerlei praktische Bedeutung, ausgenommen den Röntgenschatten des Lobus venae azygos (S. 1093).

Nebenlungen sind sehr selten und ohne klinische Bedeutung. Sie kommen sowohl intrathorazisch als auch subdiaphragmatisch vor. Bart und Fischer fanden in der Literatur 17 Fälle.

Sehr selten sind auch die kongenitalen Lungenhernien (Pneumatozelen), die durch Defekte der Rippen oder des Sternums oder durch die Pleurakuppel austreten.

Wichtiger ist das angeborene Fehlen, die Agenesie einer Lunge, weil die Menschen dabei alt werden können und der Zustand diagnostische Schwierigkeiten bereitet. Der Raum der Lunge wird teils durch die verlagerten Mediastinalorgane und das Herz, teils durch Fett, teils durch die hypertrophische Lunge der anderen Seite ausgefüllt, die sogar an der Stelle des fehlenden Organs eine Lungenspitze bilden kann. Der Thorax kann dabei, wie in dem Falle Levys (der noch 22 Fälle der Literatur anführt), auffallend asymmetrisch, auf der Seite der Agenesie eingezogen und mit Skoliose verbunden sein. In anderen Fällen, z. B. dem von Jarisch mitgeteilten, ist die Asymmetrie nicht auffallend. Auf der Seite der fehlenden Lunge ist der Schall gedämpft, das Atemgeräusch mehr oder weniger bronchial. Besonders bemerkenswert ist der Fall von Jarisch, weil bei dem Patienten, der an einer Grippepneumonie starb, der Verdacht auf ein Empyem bestand und eine Probepunktion vorgenommen wurde, wobei die Spitze in den rechten Ventrikel eindrang, allerdings ohne anderen Schaden als Schmerz und Blässe anzurichten. Eine besondere Disposition von Menschen mit Lungenagenesie zu Lungenkrankheiten ist nicht bekannt.

Die einzige Mißbildung, die unmittelbar zu Gesundheitsstörungen führt, ist die kongenitale Bronchiektasie, die im Kapitel Bronchiektasien besprochen ist.

Von anatomischen Krankheitsdispositionen im Bereich der Respirationsorgane wären noch der abnorme Verlauf des Spitzenbronchus zu erwähnen, der im Kapitel Lungentuberkulose besprochen ist.

Sonst fehlen für die Disposition zu Krankheiten die anatomischen Grundlagen.

Die Wichtigkeit der endogenen Ursachen, der Empfänglichkeit für die Krankheit, ist vielleicht am deutlichsten bei der Lungentuberkulose, wie im speziellen Kapitel ausgeführt ist. Auch für die Entstehung des Emphysems, ja selbst für viele Erkrankungen an Bronchitis ist die Annahme einer Disposition (angeboren oder erworben) nicht zu umgehen.

Es gibt Menschen, die bei jeder leichten Erkältung, bei jedem Aufenthalt in staubiger Luft eine Bronchitis bekommen, andere, die niemals daran erkranken. Oft läßt sich diese Disposition auf exsudative Diathese im Kindesalter, oft auf eine überstandene Pneumonie zurückverfolgen.

Von den exogenen Krankheitsursachen seien an erster Stelle die mechanischen genannt.

Grobe Traumen können nicht nur Zerreißungen erzeugen, sondern auch zu Pneumonien Veranlassung geben. Daß sich im Anschluß an eine Quetschung der Brust oder einen Schlag auf den Thorax eine Pneumonie entwickeln kann, ist zweifellos festgestellt, und auch der Ausbruch einer Phthise im Anschluß an eine solche Verletzung ist wohl nicht zu bezweifeln. Nur muß bei der Tuberkulose immer ein, wenn auch latenter, Krankheitsherd im Körper angenommen werden.

Über die Entstehung der entzündlichen Affektionen nach Brustkontusionen können wir uns nach den Untersuchungen von Külbs eine Vorstellung machen. Külbs experimentierte an Hunden durch Schläge gegen den Thorax. Dabei entstanden, ohne daß die Rippen verletzt waren, Exsudationen, Blutungen und Gewebszerreißungen in den Lungen, nicht nur in der Gegend der Gewalteinwirkung, sondern auch entfernt davon, sogar in der anderen Lunge. Man kann sich sehr gut vorstellen, daß in solchen lädierten Stellen sich Bakterien ansiedeln, die entweder mit der Einatmungsluft oder mit dem Blutstrom hingelangen. Rusca hat durch Explosionen Brustquetschungen erzeugt und Blutungen um die kleinen Bronchien und Arterien beobachtet, oft ringförmig, mit Durchreißen der Alveolarwände. Diese Lokalisation erklärt sich leicht dadurch, daß das gut komprimierbare Lungengewebe gegenüber den starreren Bronchien und Arterien verschoben wird und hier abreißt. Entsprechende Befunde beim Menschen hat Wegelin erhoben nach Sturz vom Fahrrad.

Auch allgemeine Verknöcherung der Rippenknorpel infolge von stumpfer Gewalt (Hufschlag) soll vorkommen (Landau).

Eine ungeheuer viel häufiger einwirkende Schädlichkeit ist das **Eindringen von Fremdkörpern in die Luftwege.** Wenn wir hier von den größeren Fremdkörpern, wie Bohnen, Knochenstücke usw. absehen, die in den Bronchien stecken bleiben können, ebenso von den Speisen und Flüssigkeiten, die beim Schluckakt in die Luftwege gelangen und Aspirationspneumonien usw. verursachen, so wäre in erster Linie die **Einatmung von Staub** zu nennen. Jeder Mensch inhaliert fast täglich große Mengen von Staub und Ruß, aber der größte Teil wird an der Schleimhaut der Bronchien niedergeschlagen und durch Flimmerbewegung nach oben geschafft. Ein Teil wird von Leukozyten aufgenommen und nach den Bronchialdrüsen transportiert (vgl. S. 1053 und das Kapitel über Pneumokoniosen). Ist der Staub besonders dicht, wie Mehlstaub, den die Bäcker einatmen, oder besonders reizend, wie manche pflanzliche Staubarten, so verursacht er einen mehr oder weniger intensiven Katarrh der Luftwege. Aber auch die Lunge selbst kann affiziert werden. Staubpartikel können unzweifelhaft auch in die Alveolen selbst gelangen. Wir sehen sie in den Alveolarepithelien oft genug. Sie können deshalb auch direkt Erkrankungen der Lungenalveolen verursachen, namentlich desquamative Pneumonie, aber auch die Ansiedelung von Bakterien erleichtern. Die Einatmung von Staub des Thomasphosphatmehls führt häufig zu Pneumonien. Aus den Alveolen dringt der Staub in die Lymphwege der Lunge ein und wird in die Bronchialdrüsen abgeführt. Diese „Selbstreinigung" kann aber auch zu Schädigung des Lungengewebes führen, indem die Lymphwege veröden und die Ansiedelung von Tuberkulose begünstigt wird (vgl. Kapitel Pneumokoniosen).

Außer den mechanischen können auch **chemische** Verunreinigungen der Atmungsluft Erkrankungen verursachen. Giftige Dämpfe und Gase bringen oft sehr schwere Reizungen zustande. Säuredämpfe, Ammoniak, Phosgen sind die häufigsten Vergiftungen, die hier in Betracht kommen. Bei geringer Konzentration und kurzer Einatmung haben sie nur einen leichten Reizzustand der oberen Luftwege und der Bronchien zur Folge. Sie können aber auch zu schweren Erkrankungen führen.

Dabei kann man auffallende Unterschiede beobachten. Bei salpetriger Säure kommt es leicht zu Pneumonien (Fränkel), aber auch zu Bronchiolitis fibrosa obliterans, bei Ammoniak zu Bronchitis crouposa (Lenhartz), bei Phosgen zu schwerster Bronchitis und zu Lungenödem, aber ohne Pneumonie. Ronzani zeigte, daß länger dauernde Inhalation von Chlor, schwefliger Säure und Salpetersäuredämpfen das bakterienvernichtende Vermögen der Lunge herabsetzt. Der Weltkrieg hat mit seiner Verwendung von Kampfgasen Veranlassung gegeben, diese Schädigungen durch gasförmige Gifte ausgiebig kennen zu lernen.

Mit dem Luftstrom gelangen aber auch **Mikroorganismen** verschiedenster Art in die Lungen. Eine Zeitlang glaubte man, die Lungen seien keimfrei, die Bakterien der Einatmungsluft würden also auf dem Weg durch Nase, Mund, Kehlkopf, Trachea und gröbere Bronchien ganz oder nahezu vollständig von der Schleimhaut abgefangen. Jetzt wissen wir, daß die Keimfreiheit der Lungen keine absolute ist, sondern daß Mikroorganismen in die Alveolen gelangen, aber offenbar nicht in großer Menge, und daß sie hier offenbar ungünstige Bedingungen für ihre Entwicklung finden.

Dürck stellte als erster fest, daß auch die normale Lunge Keime enthält. In den Lungen von 15 gesunden Schlachttieren fand er 14 mal Keime. Obschon Fr. Müller und Klipstein Einwände gegen die Methodik machten, haben spätere Untersuchungen doch gezeigt, daß die Lungen, selbst die Alveolen häufig Keime enthalten (W. Müller, Quensel [Literatur!], Wrzosek). Die Bakterien können besonders leicht durch tiefe Inspirationen, aber auch bei gewöhnlicher Atmung von den Wänden der Mundhöhle losgerissen und in die Alveolen angesaugt werden (Selter). Sie können aber natürlich auch mit der Inspirationsluft direkt von außen in die Tiefe gelangen. Am häufigsten findet man sporenbildende Bakterien in den gesunden Lungen, seltener Pneumokokken und andere virulente Keime (Quensel). Auch anaerobe Bakterien kommen vor. Die früheren widersprechenden Resultate erklärt Ranzani dadurch, daß die Lungen noch über andere Verteidigungsmittel verfügen, nämlich daß sie, wie schon Baumgarten annahm, eine stark bakterizide Kraft besitzen, so daß die Mikroorganismen rasch abgetötet werden. Ronzani hat diese bakterizide Kraft des Lungengewebes gegenüber verschiedenen Mikroorganismen nachgewiesen. Hopkins und Parker haben sie ebenfalls festgestellt und nehmen an, daß die Kapillarendothelien dabei eine entscheidende Rolle spielen.

Den Mikroorganismen steht aber auch ein anderer Weg offen, um in die Lungen zu gelangen. Wenn irgendwo im Körper Mikroorganismen in die Blutbahn eindringen, müssen sie durch das rechte Herz in die Arteria pulmonalis geschwemmt werden, und dann entsteht die Möglichkeit, daß sie in den Lungenkapillaren hängen bleiben. Auch alle Mikroorganismen, die in die Lymphbahnen kommen und von den Lymphdrüsen nicht zurückgehalten werden, müssen in gleicher Weise durch das venöse System den Weg in die Lungenkapillaren finden.

Dieser Weg ist der wahrscheinliche auch für die Infektionen, die von den Tonsillen oder dem Lymphgefäßsystem des Halses aus zustande kommen.

Eine Zeitlang glaubte man, daß zuerst die zervikalen, dann von diesen aus die bronchialen Lymphdrüsen infiziert würden. Seitdem aber Most und Beitzke gezeigt haben, daß zwischen diesen beiden Lymphsystemen gar keine oder jedenfalls nur eine sehr geringe Kommunikation vorhanden ist, müssen wir diese Anschauung fallen lassen. Der Plexus lymphaticus jugularis profundus, der die Lymphe aus den Tonsillen (Gaumen- und Rachentonsillen) und den übrigen Teilen des Waldeyerschen Schlundringes aufnimmt, hat seinen Abfluß im Truncus jugularis, die Supraklavikulardrüsen (die mit den Lymphgängen aus der Pleura, speziell der Pleurakuppen in Beziehung stehen) im Truncus subclavius, und diese beiden Lymphgänge vereinigen sich erst unmittelbar vor der Einmündung in das Venensystem miteinander und mit dem Ductus thoracicus resp. mit dem Truncus bronchomediastinalis dexter, ja diese Verbindung kann ganz fehlen. Nur sehr selten läßt sich eine Supraklavikulardrüse, die über der Pleura liegt (von dieser durch die Art. subclavia und den Nervenplexus getrennt) vom Plexus lymphaticus jugularis profundus aus injizieren, ebenso selten vom Ductus bronchomediastinalis aus eine Zervikaldrüse, die im Winkel zwischen Vena jugularis interna und Vena subclavia liegt. Die Bedingungen für ein Übergreifen der Infektion von den Zervikaldrüsen auf die bronchialen oder auf die supraklavikularen (und von da auf die Lungenspitzen) sind also höchst ungünstig, und ein Übergreifen erscheint nur bei einer beschränkten Zahl von Menschen überhaupt möglich. Andererseits steht den Krankheitserregern ein viel direkterer Weg nach den Lungen offen, da ja die Lymphe aus den untersten Zervikaldrüsen sich direkt in die großen Venen ergießt. Ist also eine Infektion von der Mundhöhle oder vom Rachen aus bis in die tiefsten Halsdrüsen fortgeschritten, so müssen alle Mikroorganismen, die von diesen nicht mehr festgehalten werden, in das rechte Herz und von hier aus in die Lungen gespült werden. In diesen können sie entweder das Parenchym infizieren oder mit der Lymphe in die Bronchialdrüsen abgeführt werden.

Eine Infektion der Bronchialdrüsen von den Lymphwegen des Mundes und Rachens ist also auf dem Umwege über das Lungenblut viel leichter möglich als durch Weiterwandern längs der Lymphwege. Ebenso leicht wie von den Zervikaldrüsen kann natürlich auch eine Infektion von den Mesenterialdrüsen (Ductus thoracicus) oder von den Lymphwegen einer anderen Körperregion aus erfolgen.

Die Bronchialdrüsen können aber auch durch Mikroorganismen infiziert werden, die mit dem Luftstrom in die Luftwege gelangt und von den Lymphgefäßen der Trachea, der Bronchien oder des Lungenparenchyms aufgenommen worden sind.

Von den Bronchialdrüsen aus kann auf dem Lymphwege (retrograd) eine Infektion der Bronchien und der Lungen erfolgen. Wie weit dieser Weg bei Infektionen in Betracht kommt, wissen wir nicht. Das Karzinom verbreitet sich von den Lymphdrüsen der Hilusgegend durch die Lymphgefäße in die Lungen, und innerhalb der Lungen selbst geht die Ausbreitung einer Infektion (Tuberkulose) von einer Partie auf die andere nicht nur durch die Luftwege, sondern auch durch die Lymphgefäße mit Hilfe von retrogradem Transport vor sich.

Wir haben also für die Infektion der Bronchialdrüsen die Möglichkeit einer aerogenen und einer hämatogenen (evtl. auf dem Umweg durch Erkrankung der zervikalen oder anderen Lymphdrüsen, wie oben erwähnt) Entstehung. Das Lungengewebe kann aerogen, hämatogen (entweder durch das Venenblut erkrankter Organe oder durch die Lymphe aus infizierten Lymphdrüsen) oder von den Bronchialdrüsen aus infiziert werden. Die Bronchien können die Infektion durch die Inspirationsluft, von den Bronchialdrüsen oder vom Blut aus erhalten, aber der Blutweg hat viel weniger zu bedeuten, da die Infektion nur von den Körperarterien aus erfolgen kann, die lange nicht so viel Gelegenheit haben, Infektionskeime aufzunehmen wie die Körpervenen.

Die Pleuren können von der Lunge bzw. vom pulmonalen Kreislauf und Lymphgefäßsystem aus oder vom Körperkreislauf aus (Pleura parietalis) oder endlich durch Fortleitung einer Erkrankung von Nachbarorganen (z. B. Rippen, Perikard) infiziert werden. Der häufigste Modus ist die Fortleitung von der Lunge aus. Durch die Kommunikation der Pleuraspalte mit den Lymphspalten der Lunge wird eine solche Fortleitung der Infektion außerordentlich begünstigt. Ist eine Infektion an einer Stelle an die Pleura gedrungen, so ist die weitere Verbreitung äußerst leicht. Die Flüssigkeitsschicht zwischen den beiden Pleurablättern muß die Infektionserreger rasch in der ganzen Pleurahöhle verbreiten, und die Atembewegungen tragen das ihrige zu einer solchen Verteilung bei.

Für die Infektion ist aber nicht nur ein Eindringen von Mikroorganismen notwendig, sondern auch die Empfänglichkeit des Individuums. Abgesehen von der dauernden Disposition, die bei den einzelnen Krankheiten besprochen werden soll, gibt es eine zeitweise Steigerung derselben, die gerade bei den Respirationsorganen besonders in die Augen springt. Bei der traumatischen Pneumonie ist es die lokale Organschädigung, die die Infektion ermöglicht, weniger klar liegen die Verhältnisse bei der häufigsten Ursache der gesteigerten Disposition, bei der Erkältung.

Daß durch Erkältung leicht Krankheiten der Respirationsorgane ausgelöst werden, ist eine so bekannte Tatsache, daß sie nicht mehr bewiesen zu werden braucht. Wie sie aber wirkt, ist weniger leicht zu sagen. Die direkte Abkühlung der Einatmungsluft scheint dabei kaum in Frage zu kommen. Heidenhain fand, daß Luft, die in die Trachea eingeblasen wird, schon in der Bifurkation ihre richtige Temperatur erreicht, mag die Temperatur der eingeblasenen Luft auch auf − 6° sinken. Aus Kaysers Versuchen geht hervor, daß schon das Passieren der Luft durch den Mund deren Temperatur ziemlich hoch steigen läßt, wenn auch nicht so hoch wie das Durchstreichen durch die Nase (vgl. auch Loewy und Gerhartz, Liljestrand und Sahlstedt). Auch die tägliche Erfahrung zeigt, daß das Einatmen kalter Luft in der Regel nur Steigerung der Nasensekretion, höchstens Rhinitis zur Folge hat, daß sich dagegen an kalte Füße, Durchnässung mit Kältegefühl im Rücken usw., mit Vorliebe Katarrhe der oberen Luftwege anschließen.

Neuere Untersuchungen haben die Abschwächung verschiedener Immunitätsreaktionen durch Abkühlung der Körperoberfläche nachgewiesen und wir müssen das Zustandekommen von Krankheiten durch Erkältungen als experimentell erwiesen betrachten, wenn wir einen solchen „Beweis" durch besondere Versuche überhaupt als nötig erachten. Der Mechanismus der Erkältung ist in Band 4 S. 1455 ff. dieses Handbuches besprochen. Hier seien nur einige für die Erkältungskrankheiten der Luftwege und Lungen besonders wichtige Befunde erwähnt. Fr. Müller und seine Schüler (Nebelthau, Zillesen) fanden nach starker Abkühlung Hämorrhagien und Stauung in der Lunge, Dürck Pneumonien, Aufrecht Thrombosen. Die Veränderung in der Blutfülle in der Schleimhaut von Kehlkopf und Trachea nach Abkühlung sind schon von Roßbach und Aschenbrandt und von Calvert untersucht worden, an der Rachenschleimhaut von Mudd, Grant und Goldman. Die Bedeutung der Herabsetzung von Immunitätsreaktionen durch Abkühlung der Körperoberfläche für die Katarrhe der oberen Luftwege geht aus der Untersuchung Keißers hervor.

V. Allgemeine Diagnostik.

Es kann hier nicht die ganze Diagnostik der Lungenkrankheiten besprochen werden, sondern es soll hier nur auf einige der wichtigsten Punkte hingewiesen werden.

1. Die Inspektion.

Bei jeder Untersuchung sollte die Inspektion vorausgehen. Nur sie erlaubt eine richtige Würdigung der mit den anderen Methoden erhobenen Befunde. Eine ungenügende Beobachtung der Thoraxform und der Atembewegungen, z. B. bei ungenügender Entblößung des Körpers, kann schwere Fehldiagnosen zur Folge haben.

Wichtige Resultate ergibt häufig schon die Beobachtung der Lage des Patienten. Wir sehen, daß namentlich Patienten mit frischen Affektionen der Pleura, die lebhafte Schmerzen beim Druck verursachen, sich nicht auf die erkrankte, sondern auf die gesunde Seite legen. Handelt es sich dagegen um Erkrankungen, welche ausgedehnte Partien der Lungen außer Funktion setzen, so wiegt oft das Bedürfnis einer ausgiebigen Ventilation der gesunden Seite vor, und der Patient legt sich auf die kranke Seite. Unter Umständen kommt es auch zu dieser Lage, wenn der Patient die kranke Seite nicht ausdehnen will, weil die Exkursionen des Thorax schmerzhaft sind. Wir sehen deshalb, daß bei beginnender Pleuritis der Patient meist auf der gesunden Seite liegt, mit fortschreitender Erkrankung dagegen die Lage auf der kranken Seite bevorzugt.

Zunächst beobachte man die Wölbung des Thorax. Einen stark gewölbten symmetrischen Thorax sehen wir zunächst beim Emphysem. Hier ist es notwendig, sich sofort durch Beobachtung der Atmung Rechenschaft darüber zu geben, ob er auch mit Thoraxstarre verbunden ist.

Haben wir einen äußerlich emphysematös aussehenden, aber gut beweglichen Thorax mit Mangel jeder Dyspnoe, so kann es sich auch um die angeborene Anomalie einer zu großen Lunge, um einen Pulmo excessivus (Leube) handeln, den wir nicht so ganz selten bei besonders kräftigen Leuten sehen.

Den Gegensatz zum emphysematösen bildet der paralytische Thorax, der auf S. 1035ff. besprochen ist.

Sehr wichtig ist die Beobachtung jeder kleinsten Asymmetrie. Man bekommt äußerst selten einen ganz symmetrischen Thorax zu sehen, und häufig findet man ziemlich erhebliche Unterschiede zwischen rechts und links. Bekannt ist, daß der Umfang der rechten Brusthälfte in den unteren Partien in der Regel etwas größer ist als der der linken, dagegen wird viel zu wenig darauf hingewiesen, daß auch über den Lungenspitzen, selbst beim Gesunden, recht häufig erhebliche Differenzen zwischen rechts und links zu beobachten sind. Teilweise rühren sie daher, daß bei der Mehrzahl der Menschen die Wirbelsäule geringe Deviationen nach links oder rechts zeigt und die eine Schulter höher steht als die andere, teilweise auch daher, daß die Lungen selbst nicht ganz symmetrisch sind (vgl. Abb. 2 u. 3, S. 983). Die Vernachlässigung dieser Differenzen führt leicht dazu, einem Schallunterschied zwischen beiden Seiten, der nur durch diese Thoraxasymmetrien bedingt ist, eine pathologische Bedeutung beizumessen. Daß daraus folgenschwere falsche Diagnosen, z. B. einer Phthisis incipiens resultieren können, liegt auf der Hand.

Von stärkeren Difformitäten sei nur die Kyphoskoliose, der rachitische, kielförmige Thorax und die Trichterbrust erwähnt.

Von Asymmetrien, die durch den Inhalt des Thoraxraumes bedingt sind, wäre zunächst die Vorwölbung zu erwähnen, die der Pneumothorax erzeugt. Namentlich beim Ventilpneumothorax sehen wir die betroffene Seite im Zustand maximaler Inspirationsstellung. Die Zwischenrippenräume sind vorgewölbt und die Seite bleibt zurück. Selbst bei einem im Rückgang begriffenen oder einem partiellen Pneumothorax ist das Bild so charakteristisch, daß es den Gedanken an die Diagnose sofort hervorruft, was deshalb so außerordentlich wichtig ist, weil die übrigen Symptome bisweilen nicht sehr scharf ausgeprägt sind.

Bei großen pleuritischen Exsudaten ist bisweilen der Anblick ganz gleich wie beim Pneumothorax, in der Regel handelt es sich aber um geringere Grade der Vorwölbung.

Außerdem gibt es eine Reihe von Vorwölbungen, die mehr lokal beschränkt sind als die bisher erwähnten. Die durch Tumoren der Lunge und Pleura, durch Erkrankungen der Rippen usw. hervorgerufenen Difformitäten werden im speziellen Teil besprochen, ebenso das Empyema necessitatis, das häufiger auf der linken Seite als auf der rechten auftritt.

Die **peripleuritischen Abszesse**, die manchmal einem Empyema necessitatis sehr ähnlich sehen können, müssen dagegen hier kurz erwähnt werden. Sie können anscheinend ganz spontan, bisweilen auch nach Verletzungen usw. entstehen. Diese genuinen subpleuralen Phlegmonen können bisweilen auf große Strecken die Pleura costalis abheben. Riegel konnte in einem Falle 1600 ccm Eiter durch Inzision entleeren. Differentialdiagnostisch kommt in Betracht, daß bei diesen peripleuritischen Abszessen und Phlegmonen das Auseinanderweichen der Rippen weniger gleichmäßig über die ganze Seite verbreitet, sondern mehr lokal beschränkt ist als beim Empyem. Ferner gibt die unregelmäßige Dämpfungsfigur, das Fehlen von Verdrängungserscheinungen am Herzen usw. oft wichtige Anhaltspunkte. Von sekundären Peripleuritiden wäre in erster Linie der Durchbruch einer Lungenaktinomykose zu erwähnen, die sich meistens anfangs als eine ziemlich diffuse derbe Infiltration, später durch eine weiche Beschaffenheit, die sogar Pseudofluktuation erzeugen kann, geltend macht. Erst viel später kommt es zur wirklichen Einschmelzung des weichen Gewebes und zum Durchbruch, welcher meist unregelmäßige unterminierte Geschwüre und Fistelgänge zurückläßt. Sehr selten ist der Durchbruch eines Lungenabszesses oder einer tuberkulösen Kaverne.

Im Anschluß an die peripleuritischen Abszesse sind die Phlegmonen und Abszesse der Brustwand zu erwähnen, ferner die tuberkulösen und syphilitischen Erkrankungen und die Geschwülste der Brustwand. Eine genaue Beschreibung findet sich bei Henschen und Naegeli: Die Chirurgie der Brustwand, im Handbuch der praktischen Chirurgie, 5. Aufl., Bd. 2, S. 685, Stuttgart 1925.

Endlich sei noch auf die durch Lymphstauungen (vgl. oben S. 1052) und durch kollaterales Ödem verursachten Schwellungen hingewiesen.

Von lokalen Einziehungen des Thorax wären in erster Linie die durch ausgeheilte Empyeme und Pleuritiden verursachten, das Rétrécissement de la poitrine, zu erwähnen. Bei ausgesprochenen Fällen finden wir die betroffene Seite verkürzt, die Schulter dem Darmbeinkamm genähert, die Wirbelsäule nach der geschrumpften Seite konkav, die Rippen dachziegelartig sich überdeckend. Die Perkussion ergibt dann eine Verschiebung der übrigen Brustorgane, die Röntgenuntersuchung einen Hochstand des Zwerchfelles. Alle Veränderungen werden deutlicher, wenn man den Kranken tief atmen läßt.

Sehr viel häufiger sind die durch Retraktionen des Lungengewebes hervorgerufenen Einziehungen, speziell bei der Tuberkulose. Besonders bei alten Leuten, bei denen die Perkussion und Auskultation oft so wenig deutliche Resultate liefert, ist die Beobachtung dieser Retraktionen von großer Wichtigkeit. Daß auch eine ausgeheilte Lungengangrän oder ein Lungenabszeß eine zirkumskripte Einziehung zurücklassen kann, braucht wohl nicht besonders betont zu werden. Dagegen muß hier noch hervorgehoben werden, daß die Aktinomykose eine besondere Neigung zu solchen Retraktionen zeigt, und daß gerade der Wechsel dieser Retraktionen mit den sich vorwölbenden Abszessen für sie charakteristisch ist.

Wichtig ist es, die Frequenz und den Rhythmus der Atmung genau zu beobachten. Wie sich diese bei den einzelnen Formen der Dyspnoe gestalten, ist schon oben S. 1041 besprochen worden.

Die Beteiligung der Thoraxmuskulatur und des Zwerchfelles an der Atmung kann durch pathologische Prozesse verändert werden. Schon bei der normalen Atmung ist ja der Unterschied der kostalen Atmung des Weibes und der abdominalen Atmung des Mannes auffallend. Pathologische Prozesse können diese beiden Komponenten der Atmungsmechanik in ihrem gegenseitigen Verhältnis ganz erheblich beeinträchtigen. Wenn die thorakale Atmung stark vorwiegt, so kann es vorkommen, daß das Abdomen während der Inspiration zeitweise eingezogen wird (vgl. Staehelin und Schütze).

Eine stärkere inspiratorische Einziehung am Thorax sehen wir dann, wenn das Eindringen des Luftstromes durch den Kehlkopf behindert ist, namentlich bei Kehlkopfstenose. Natürlich kommen diese Einziehungen nur bei nachgiebigem Thorax und hier auch nur an den nachgiebigsten Stellen, d. h. im Gebiet des Zwerchfellansatzes, in stärkerem Maße zur Beobachtung.

Im Anschluß an diese inspiratorischen Einziehungen seien noch einige respiratorische Bewegungserscheinungen erwähnt, die auch beim Gesunden in der Gegend des unteren Lungenrandes zu sehen sind. Zunächst sieht man bei jeder Exspiration häufig einen Schatten über den untersten Teil des Brustkorbes sich bewegen, der von der Senkung der Rippen herrührt. Sodann sieht man häufig bei der Inspiration eine Einziehung der unteren Interkostalräume, in dem Maße, als sich das Zwerchfell bei seinem Herabsteigen von der Wand des Thorax ablöst, die Komplementärräume eröffnet und die Interkostalräume dem negativen Druck des Pleuraraumes überliefert. Bei der Exspiration wölben sich dann die Interkostalräume wieder vor. Mit dieser Erscheinung darf das Littensche Zwerchfellphänomen nicht verwechselt werden, das beweist, daß an der betreffenden Stelle der Lungenrand, ebenso das Zwerchfell, der Thoraxwand anliegt. (Vgl. hierüber oben S. 991 und die klare Darstellung von Sahli.)

Zum Schluß soll nochmals ausdrücklich darauf hingewiesen werden, wie wichtig die Beobachtung der Bewegung beider Brusthälften bei der Atmung, besonders bei der vertieften Atmung ist. Das Zurückbleiben der einen Seite weist nicht nur oft der Untersuchung von Anfang an ihre bestimmten Wege, sondern sie ist bei vielen Erkrankungen, z. B. bei der zentralen Pneumonie, dann aber bei allen Respirationskrankheiten der alten Leute oft das einzige Symptom, das uns eine bestimmte Erkrankung der Lungen vermuten läßt.

Wieviel man bei genauer Inspektion beobachten kann, hat Weiß gezeigt, der die oft vorhandene Vernachlässigung der Inspektion so stark betont, daß er ihr einen Namen (Ektoskopie) geben zu müssen glaubte.

2. Die Palpation.

Die Palpation unterstützt in vielen Fällen die bei der Inspektion gemachten Wahrnehmungen, doch wird in der Regel eine Asymmetrie des Thorax, das Zurückbleiben einer Seite durch das Auge besser erkannt als durch die aufgelegte Hand. — Dagegen läßt uns die Palpation oft Resistenzunterschiede erkennen, z. B. den vermehrten Widerstand eines pleuritischen Exsudates, die Fluktuation einer perforierenden Peripleuritis, eines Empyema necessitatis usw. Auch Unterschiede in der Resistenz über den Lungenspitzen sind bei Phthisis incipiens gewöhnlich leicht zu erkennen, wenn sie auch nicht die Bedeutung haben, die ihnen Pottenger zuschreibt.

Ebstein hat die „Tastperkussion" für viele Fälle als besonders vorteilhaft empfohlen. Man stößt sanft mit den Fingerspitzen gegen die Körperoberfläche und achtet auf die Resistenzunterschiede, wobei man freilich neben dem Gefühlseindruck oft auch einen Gehörseindruck erhält, so daß das Verfahren ein Mittelding zwischen Palpation und direkter Perkussion darstellt. Für die Feststellung der Grenzen der Lungenspitzen leistet die Methode oft Vorzügliches. Man erkennt auch bei geringer Übung die Resistenzunterschiede leicht und kann auf diese Weise sich rasch darüber orientieren, welche Spitze höher steht. Wenn man auf der Höhe des Trapeziusrandes stoßweise palpierend gegen den Kopf zu vorgeht, so hat man über der Lungenspitze das Gefühl, als ob man gegen einen luftgefüllten Gummiball stieße, oberhalb der Lungenspitze erweckt die Resistenz das Gefühl eines soliden Gummistückes. Während man die eine Hand an der Stelle liegen läßt, an der man die obere Grenze gefunden hat, sucht man auf der anderen Seite die Grenze auf und erkennt nun auf den ersten Blick, auf welcher Seite die Fingerspitzen höher steht. Die Kontrolle mit indirekter Perkussion ergibt gewöhnlich genau das gleiche Resultat.

Dazu kommen dann die verschiedenen Arten von Pulsation. Teilweise werden sie hervorgerufen durch Verlagerung des Herzens und der großen Gefäße, unter denen ich nur die Entblößung der Arteria pulmonalis durch

Retraktion der linken Lunge erwähnen will, die so weit gehen kann, daß das Pulsieren der Arteria pulmonalis 2—3 Finger breit links vom linken Sternalrand sichtbar und fühlbar wird und man den Pulmonalklappenschluß an der gleichen Stelle fühlen kann.

Es kommen auch ausgedehntere Pulsationen der Brustwand vor, indem bisweilen der seröse oder eitrige Inhalt einer Pleurahöhle im ganzen pulsiert. Da das weitaus am häufigsten bei den eitrigen Exsudaten auftritt, ist man gewöhnt, von einem Empyema pulsans zu sprechen. Am häufigsten trifft man die Pulsation beim linksseitigen Empyem, doch ist die Erscheinung auch hier ziemlich selten. Eine besondere Form bildet das Empyema necessitatis pulsans, bei dem die Pulsation nach allen Richtungen fortgepflanzt wird, so daß eine Verwechslung mit Aneurysma möglich ist. Doch sind diese Fälle bei der heutigen Diagnostik und Therapie außerordentlich selten. Für die Erklärung des Pulsierens der Empyeme vgl. das Kapitel Pleuritis.

Die durch Aneurysmen hervorgerufenen Pulsationen sind hier nicht zu besprechen, dagegen ist darauf hinzuweisen, daß eine Pulsation vom Herzen oder von den großen Gefäßen auf einen Tumor der Lunge oder der Pleura und durch diesen auf die Thoraxwand übertragen werden kann.

Bisweilen fühlt man über entzündlich erkrankten Stellen die Haut wärmer als über der übrigen Brustwand, doch sind diese Temperaturdifferenzen diagnostisch von beschränktem Werte, wie auch Heinz gezeigt hat.

Besonders wichtig ist die Palpation für die Feststellung einer Druckempfindlichkeit, die oft ein wesentliches Symptom einer pleuritischen Reizung sein kann. Der spontane Schmerz kann bei einer Brustfellentzündung vollständig fehlen, während der Druck auf die Zwischenrippenräume recht schmerzhaft ist. Beim Fehlen einer Interkostalneuralgie und von Veränderungen an den Rippen, an der Muskulatur usw. kann daher der Nachweis der Druckempfindlichkeit außerordentlich wichtig sein. Auch der Nachweis einer Druckempfindlichkeit der Haut im Gebiet einzelner Rückenmarkswurzeln ist oft wichtig (vgl. oben S. 1061).

Als besondere Art der Palpation sei noch der Nachweis des Stimmfremitus erwähnt. — Seine Verstärkung zeigt immer eine Erleichterung der Fortpflanzung der Lufterschütterungen, die beim Sprechen im Bronchialbaum entstehen, auf die Thoraxwand an, d. h. in der Regel eine Infiltration des Lungengewebes, sein Fehlen oder seine Abschwächung eine Erschwerung dieser Übertragung. Diese Erschwerung kann bedingt sein durch das Zwischenlagern eines fremden Mediums, speziell eines Exsudates, aber auch durch die Verstopfung eines Bronchus. Wenn daher auch der Stimmfremitus kein eindeutiges Symptom ist, so ist doch seine Abschwächung eines der wichtigsten Unterscheidungsmerkmale der Pleuraergüsse, und seine Prüfung auch sonst eine wichtige Ergänzung von Perkussion und Auskultation.

Damit sich die Schwingungen durch die Lunge möglichst gut fortpflanzen, ist es nötig, Schwingungen von ähnlicher Frequenz wie der Brustwand vom Lungengewebe aufgezwungenen Schwingungen zu erzeugen. Da diese Frequenz beim Erwachsenen den oberen Tönen der großen Oktave entspricht (vgl. S. 1072), gelingt es, wie Fr. Müller betont, bei Männern viel leichter einen Stimmfremitus zu fühlen als bei Frauen, bei denen die hohe Stimmlage in einem Mißverhältnis zu diesem tiefen Eigenton steht. Man kommt deshalb, wenn beim Sprechen kein Fremitus zu fühlen ist, besser zum Ziel, wenn man tiefer, als wenn man lauter sprechen läßt. Als Prüfworte sind solche zu wählen, die Vokale mit tiefen Tönen enthalten, also a oder o. Bei Kindern ist der Stimmfremitus meistens besser zu fühlen als bei Frauen, weil der hohen Stimmlage auch ein hoher Eigenton der Lunge entspricht.

3. Die Mensuration, die graphischen Methoden, die Spirometrie.

Das Messen des Thoraxumfanges mit dem Bandmaß spielt in der Beurteilung der Militärdiensttauglichkeit eine große Rolle. Für die Klinik hat sie dagegen nur in ganz bestimmten Fällen eine Bedeutung. Das wichtigste ist die Kontrolle des Umfanges der erkrankten Seite bei einem Exsudat. Hier zeigt uns die Verengerung der Seite oft viel besser als die Perkussion das Zurückgehen des Ergusses an. Es ist aber notwendig, die Messung unter allen Kautelen vorzunehmen. Da es kaum je möglich ist, bei mehreren Messungen das Bandmaß genau gleich anzulegen, so hat nur die vergleichende Messung der rechten und der linken Seite und die Feststellung der Differenz zwischen beiden Zahlen eine Bedeutung. Am besten ist es bei jeder Untersuchung, vier Maße zu messen, nämlich den Umfang der rechten und der linken Seite über dem oberen Teil des Sternums und über dem Ansatz des Processus ensiformis. Nur wenn man diese vier Maße hat, kann man aus den Veränderungen der Differenzen bestimmte Schlüsse ziehen. Auch für die Beurteilung eines Emphysemfalles kann die Messung der Thoraxexkursionen wichtig sein.

Um Difformitäten des Thorax zu veranschaulichen und den Befund zu fixieren, leistet die Kyrtometrie gute Dienste. Man kann sie sehr einfach mit Hilfe eines Bleirohres ausführen, das man um den Körper legt und nach dem man nachher auf dem Papier die Konturen nachzeichnen kann. Man braucht nur noch einen Tasterzirkel, um in der Höhe, in der man das Bleirohr angelegt hat, den sagittalen Durchmesser zu messen. Genauer sind die von Orthopäden (z. B. Hübscher und Schulthess) konstruierten Apparate.

Viele Versuche sind gemacht worden, um aus der Registrierung der Atembewegungen diagnostische Schlüsse zu ziehen. Wir können diese Registrierung mit zwei Methoden vornehmen. Einmal kann die Bewegung eines bestimmten Punktes bzw. mehrerer Punkte der Brust- und Bauchwand durch einen aufgesetzten Stab und die Übertragung von dessen Bewegungen (Hebelübertragung oder Übertragung der Bewegung auf eine Mareysche Kapsel) registriert werden. Diese Methode wird als Stethographie bezeichnet. Liebmann kam in ausgedehnten Untersuchungen zum Schluß, daß es kein absolut spezifisches Stethogramm gibt.

Dann kann der Umfang des Thorax durch Luftübertragung registriert werden. Diese Methodik, die Pneumographie, ist namentlich von Hofbauer in ausgedehnter Weise für die Diagnostik verwertet worden. Wie aber Staehelin und Schütze nachgewiesen haben, gibt diese Methode ganz verschiedene Resultate, je nach dem Ort, an dem der Pneumograph appliziert wird und je nach dem Vorwiegen der kostalen und abdominalen Atmung, also je nach einem Unterschied, der schon in der normalen Atmung zwischen Mann und Frau herrscht. Wir haben auch gezeigt, daß das Einsinken des Thorax bzw. des Abdomens sowohl in der exspiratorischen als auch in der inspiratorischen Phase vorkommen kann, da die Kontraktion des Zwerchfelles und die Hebung der Rippen auf die Erweiterung des Thorax und des Abdomens einen entgegengesetzten Effekt haben müssen und es von der Stärke der Aktion dieser beiden Muskulaturen abhängt, ob Brust und Bauch in gleichem Sinne bewegt werden oder ob der eine Teil einsinkt, während sich der andere vorwölbt. Wir können also aus einer einzelnen Kurve nicht einmal den Beginn der In- und Exspiration feststellen (vgl. de Vries-Reilingh, Fleisch).

Wichtiger ist für viele Fälle die Anwendung des Spirometers, namentlich die Bestimmung der Vitalkapazität (vgl. oben S. 993). Sie gibt uns manche Anhaltspunkte für die Beurteilung der Leistungsfähigkeit der Respirationsorgane und ist neuerdings von amerikanischen Forschern an einem ungeheuren Menschenmaterial geprüft worden, um Standardzahlen für die normalen Werte zu gewinnen. Starke Herabsetzung gegenüber diesen Normalwerten (vgl. S. 993) zeigt immer einen krankhaften Zustand an, kann Tuberkuloseverdacht erwecken, ist aber natürlich nie das Zeichen einer bestimmten Krankheit, weder der Lunge noch eines anderen Organes. Gute Dienste leistet die Bestimmung der Vitalkapazität für die Feststellung des Grades von Funktionsstörung und Leistungsfähigkeit bei manchen Krankheiten (Emphysem, Brustkorbverbildungen, Herzleiden usw.; s. z. B. Myers). Mit Hilfe des Spirometers ist es auch gelungen, die übrigen Elemente der Luftfüllung des Thorax, die Residualluft, die Mittelkapazität und die Totalkapazität zu bestimmen. Namentlich Bohr hat diese Methodik vervollkommnet. Die Resultate, die damit gewonnen wurden, sind bei der Besprechung der allgemeinen Pathologie erwähnt worden. (Über die Methode s. Bohr, Siebeck, Lundsgaard, Plesch usw.)

Die Registrierung der Luftschwankungen, die das Spirometer ausführt, ist bisher noch wenig ausgeführt worden (z. B. von Staehelin und Schütze).

Eine Methode, die zwar nicht für die Diagnostik, wohl aber für die Analyse der Atmungsstörungen manche Resultate verspricht, ist die Pneumotachygraphie. Der Pneumotachograph von Fleisch bringt die in jedem Moment herrschende Geschwindigkeit des Atemzuges als Ordinate zum Ausdruck und durch Integretion erhält man die Luftvolumina und den Druck (s. Fleisch, Bretschger).

Pech mißt die maximale, bei der Atmung zu erreichende Geschwindigkeit des Luftstromes mit Hilfe einer Maske, an die ein Manometer angeschlossen ist, dessen Schwankungen die Geschwindigkeit direkt ablesen läßt („Débit respiratoire maximum"). Er findet, daß Gesunde eine Geschwindigkeit des Luftstromes von $1^3/_4$ Liter in der Sekunde hervorbringen und daß die Herabsetzung der Geschwindigkeit bei Lungenkrankheiten einen gewissen Schluß auf die Ausdehnung des Prozesses in der Lunge erlaubt. Auch die graphische Registrierung ist möglich (Beyne).

Die Messung des Druckes, der bei Inspiration und Exspiration erzeugt werden kann, die Pneumatometrie, ist vor mehr als 50 Jahren von Waldenburg eingeführt und ausgiebig verwendet worden. Über einige wenige, schon von Waldenburg festgestellte Tatsachen, wie der verminderte Exspirationsdruck bei Emphysem und Asthma, ist man aber auch seither nicht hinausgekommen.

Auch die Atemsuspension, die maximal mögliche Zeit, während der der Atem angehalten werden kann, ist zur Prüfung der Atmungsfunktion angewendet worden (z. B. Binet und Bourgeois), doch hängt die Dauer der Atemsuspension von vielen Faktoren ab, namentlich dem Zustand der Zirkulation, vom Luftdruck (Loewy) usw.

Die übrigen Methoden zur Bestimmung der Atmungstätigkeit, die nur für Forschungszwecke in Betracht kommen, können hier nicht erwähnt werden. Sie sind in Abderhaldens Handbuch der biologischen Arbeitsmethoden beschrieben.

4. Die Perkussion.

Unsere Anschauungen über die Grundlagen der Lungenperkussion haben sich in den letzten Jahren in mancher Beziehung verändert, so daß es notwendig ist, hier etwas genauer auf sie einzugehen.

Die alte Weilsche Lehre, die von der Überlegung ausging, daß, je stärker der Perkussionsschlag, um so tiefer seine Wirkung reiche, hat zwar schon von manchen Seiten, namentlich von Sahli, Widerspruch erfahren; namentlich ist es aber Goldscheider gewesen, der mit besonderer Energie darauf hingewiesen hat, daß auch der leiseste Perkussionsschlag seine Wirkung durch den ganzen Thorax hindurch ausübe und die Erschütterung bis an die entgegengesetzte Seite der Lunge dringen lasse. Er hat deshalb das Prinzip aufgestellt, daß es notwendig sei, so leise wie irgend möglich zu perkutieren, um kleine, in der Tiefe liegende Herde zu erkennen. Perkutiert man lauter, so verschwinden diese feinen Dämpfungen und man erkennt nur noch gröbere Schallunterschiede. Auf diese Weise unterscheidet er die Intensität der Dämpfungen (abgestufte Lungenperkussion). Aus den Diskussionen über diese Fragen hat sich ergeben, daß auch leise Perkussion die Erschütterung bis weit in die Tiefe dringen läßt, daß es also durch leise Perkussion leichter möglich ist, geringfügige Veränderungen nachzuweisen. Aber gegenüber allen Bestrebungen, die Perkussion zu verfeinern, muß darauf hingewiesen werden, daß die Hauptschwierigkeit nicht in dem Nachweis geringer Schallunterschiede liegt, sondern in der Verwertung dieser Befunde. — Wenn man auf sehr geringe Schallunterschiede Gewicht legt, ohne zu berücksichtigen, daß die Asymmetrien und Unregelmäßigkeiten des Thorax ihre Ursache sein könnten, so läuft man Gefahr, pathologische Veränderungen zu diagnostizieren, wo keine vorhanden sind.

Über die Bestimmung der Lungengrenzen brauche ich wohl keine Worte zu verlieren, doch ist es wohl erlaubt darauf hinzuweisen, daß in jedem Fall die Grenzen bestimmt, ihre Lage nicht nur abgeschätzt, sondern durch Abzählen der Rippen bzw. der Wirbeldorne genau festgestellt und ihre Beweglichkeit untersucht werden sollte. Sie verlaufen normalerweise vorne rechts in der Mammillarlinie am unteren Rand der 6., bei älteren Leuten oft am oberen Rand der 7. Rippe, hinten in der Höhe des 11. Dorsalfortsatzes.

Dagegen ist die Abgrenzung der Lungenspitzen zu besprechen, da sie in den letzten Jahren Gegenstand neuer Untersuchungen und Diskussionen gewesen ist. Eine Methode zur Erkennung der Ausdehnung der Lungenspitzen, die schon lange geübt worden ist, ist durch Kroenig zur allgemeinen Anerkennung gebracht worden. Sie besteht darin, daß man senkrecht zur Körperoberfläche perkutierend die Linien feststellt, an denen die Tangentialflächen der Lungenspitzen die Haut schneiden. Die Resultate dieser Perkussion sind auf Abb. 82 u. 83 (im Kapitel Lungentuberkulose) angegeben. Die Methode ist sehr leicht zu erlernen und läßt schon geringfügige Verschmälerungen an der Lungenspitze leicht erkennen.

Eine andere Methode hat Goldscheider angegeben. Bei ihr ist das wichtigste die Perkussion in genau sagittaler Richtung, „Orthoperkussion“. Mit Hilfe des senkrecht gestellten dritten (oder zweiten und dritten) Fingergliedes oder mit Hilfe eines gebogenen Griffels wird der schwache Perkussionsstoß in genau von vorn nach hinten (resp. von hinten nach vorn) gehender Richtung ausgeführt, man bekommt dann eine Projektion der Zirkumferenz der Lungenspitzen auf die vordere bzw. hintere Thoraxwand. Auch ihre Ergebnisse sind auf Abb. 82 und 83 sichtbar. Nach meiner Erfahrung ist diese Methode viel schwieriger zu erlernen und gibt viel weniger klare Resultate als die Kroenigsche.

Jagič bestimmt die Ausdehnung der Lungenspitzen mit Hilfe eines Dreieckes, das er folgendermaßen konstruiert: Zwischen dem ersten und zweiten Brustwirbeldorn wird eine Horizontale aufgezeichnet und auf dieser beiderseits drei Querfinger von der Mittellinie ein Punkt notiert. Diese Punkte werden mit der unteren Haargrenze in der Medianlinie mit Linien verbunden. Die so entstehenden Schenkel des gleichseitigen Dreieckes schneiden die Grenzen der Lungenspitzen normalerweise in der Höhe der Vertebra prominens, wenn der Patient leicht nach vorne gebeugt ist.

Koranyi hat darauf hingewiesen, dass bei vornübergebeugter Stellung, wobei der Kopf bis zur Höhe der Hüften gesenkt werden soll, die perkutorischen Erscheinungen über den Lungenspitzen beim Gesunden gleich bleiben, während bei Verwachsungen oder verminderter Dehnbarkeit der Lungenspitzen deren obere Grenze, bezogen auf die Dornfortsätze, nach abwärts rückt. In dieser Stellung werden auch Dämpfungen oft deutlicher.

Bei der Inspiration wird normalerweise der Schall über den Lungenspitzen lauter und tiefer.

Über die respiratorische Verschieblichkeit der Spitzengrenze lauten die Angaben der Literatur entgegengesetzt. Kroenig legte der Verschieblichkeit der normalen Grenze und der Unverschieblichkeit bei Spitzentuberkulose großen diagnostischen Wert bei, und die meisten neueren Arbeiten (z. B. Goldscheider) folgen ihm. Auch meine Erfahrungen decken sich damit. Demgegenüber erklärt Jagič, daß es keine respiratorische Verschieblichkeit der oberen Lungengrenze gibt. Vielleicht sind Unterschiede in der Stärke des Perkussionsschlages die Ursache der verschiedenen Beobachtungen.

Die theoretischen Grunlagen der Lungenperkussion sind in den letzten Jahren, namentlich durch die Arbeiten Fr. Müllers und seiner Schüler (Selling, Edens, Martini) ganz bedeutend ausgebaut worden.

Durch den Perkussionsschall werden die Brustwand und die Lunge in Schwingung versetzt. Lunge und Brustwand bilden zwei gekoppelte Systeme, und der Schall setzt sich zusammen aus den Eigenschwingungen der Brustwand und den der Brustwand aufgezwungenen Schwingungen des Lungengewebes. Die aus dem Thorax entfernte Lunge gibt einen tiefen klangähnlichen (tympanitischen) Schall, dessen Höhe von der Größe des in Schwingung versetzten Lungenstückes unabhängig ist, weil die Lunge nicht als Ganzes, sondern in elastischen Abschnitten schwingt. Im geschlossenen Brustkorb steht aber die Lunge unter einer Spannung, die jedoch nicht genügen würde, diskontinuierliche Obertöne zu erzeugen (Martini). Die diskontinuierlichen Obertöne, die dem Schall den klangähnlichen Charakter nehmen und ihn geräuschähnlicher machen, werden vielmehr durch die Schwingungen der Brustwand erzeugt. Die diskontinuierlichen Obertöne sind aber nicht so stark, daß der Grundton ganz verschwindet. Er läßt sich immer noch heraushören und seine Tonhöhe bestimmen.

Der Grundton des Lungenschalles hängt nach Martini in erster Linie von der elastischen Kraft des Lungengewebes ab. Da diese mit dem Alter abnimmt und beim Emphysematiker besonders gering ist, muß die Tonhöhe mit dem Alter und der Entstehung von Emphysem abnehmen.

In der Tat fand Selling beim Erwachsenen durch Abhören von Resonatoren das A der großen Oktave, beim Emphysematiker bis zu F herunter, bei sechsjährigen Kindern d bis f.

Edens und Ewald kamen mit Resonatoren und mit graphischer Registrierung zu keinem bestimmten Resultat. Martini fand durch graphische Registrierung

beim Kind	160—174	Schwingungen pro Sek.	entsprechend der Tonhöhe	e—f
„ Erwachsenen	100—130	„ „ „	„ „ „	A—c
„ Emphysematiker	70—95	„ „ „	„ „ „	D—G

Der tympanitische Schall ist, wie die Untersuchungen von Edens und Ewald mit graphischer Registrierung ergaben, tatsächlich ausgezeichnet durch regelmäßige Schwingungen, Hervortreten von schallherschenden Schwingungen und ungehindertes Ausschwingen der großen Schwingungen im Gegensatz zu der Aufsplitterung beim nichttympanitischen Lungenschall. Auch die Obertöne treten mehr hervor und reichen in höhere Oktaven hinauf (bis c'' beim Bauchschall gegenüber h oder f' beim normalen Lungenschall).

Die Untersuchungen über den Lungenschall haben ergeben, daß es möglich ist, auch mit dem Ohr die physikalischen Schallqualitäten richtig zu charakterisieren. Es ist deshalb das einzig Richtige, mit Fr. Müller beim Lungenschall im einzelnen Falle nur folgende 4 Qualitäten zu unterscheiden:

1. Laut — leise (Amplitude der Schallschwingungen).
2. Lang — kurz (Dauer des Schalleindruckes).
3. Tief — hoch (Frequenz der Grundschwingung).
4. Tympanitisch — nicht tympanitisch (Regelmäßigkeit der Schallschwingungen).

Die Begriffe voll — leer und hell — dumpf sollten ganz fallen gelassen werden, weil sie mehrere der physikalisch definierten (und mit dem Ohr feststellbaren) Qualitäten umfassen und deshalb dazu verführen, unklare Eindrücke an Stelle bewußt analysierter Wahrnehmungen zu setzen.

Einzig der Ausdruck Dämpfung hat seine Berechtigung, obwohl er weder mit dem physikalischen Begriff Dämpfung noch mit dem täglichen Sprachgebrauch restlos übereinstimmt. Unter Dämpfung versteht man einen leiseren und gleichzeitig kürzeren Schall. Diese beiden Eigenschaften sind fast immer vereinigt, weil die schwächere Schwingung rascher ausklingt. Selling fand für den normalen Lungenschall eine durchschnittliche Dauer von 0,42 Sekunden, für absolut gedämpften Schall eine solche von 0,28 Sekunden. Dagegen ist (im Gegensatz zum täglichen Sprachgebrauch) der leisere und kürzere Schall in der Regel auch höher. „Gedämpft" wird der Schall, wenn die elastische Kraft der Lunge zunimmt, also bei vermindertem Luftgehalt des Lungengewebes, oder wenn die Schwingungsfähigkeit der Brustwand abnimmt, z. B. über Tumoren oder Exsudaten und bei pleuritischen Schwarten.

Es ist absolut notwendig, in jedem einzelnen Fall alle 4 Qualitäten des Lungenschalles genau auseinanderzuhalten, weil es bei geringen Schallunterschieden das eine Mal leichter ist, den Intensitätsunterschied, das andere Mal den Unterschied in der Tonhöhe oder in der Dauer des Schalles zu erkennen und weil die einzelnen Qualitäten sich nicht immer gleichsinnig ändern.

Da der Lungenschall in erster Linie nicht von der Spannung der Lunge, sondern von der Schwingungsfähigkeit der Brustwand abhängt, ist er von Individuum zu Individuum und beim gleichen Individuum von Stelle zu Stelle verschieden. Man kann deshalb niemals von vorneherein sagen, wie der Schall an einer bestimmten Stelle (z. B. über der Lungenspitze) sein sollte, sondern man kann nur durch vergleichende Perkussion unter Berücksichtigung aller vorhandenen Asymmetrien des Thorax und der Muskulatur usw. entscheiden, ob der Schall normal ist oder nicht. Dabei ist zu berücksichtigen, daß kein Mensch einen vollkommen symmetrischen Thorax besitzt. Ganz regelmäßig sind Schallunterschiede über den Lungenspitzen, und zwar eine, oft recht deutliche, Abschwächung auf der rechten Seite. Außer der stärkeren Ausbildung der Muskulatur ist dafür die Tatsache verantwortlich zu machen, daß die rechte

Spitze durch die tiefer in sie einschneidende erste Rippe stärker abgeschnürt wird und schmäler ist als die linke, wie auf Abb. 2 und 3 schön zu sehen ist. Die Unkenntnis dieser physiologischen Differenz hat schon viel Unheil angerichtet und manche unnötige Sanatoriumskur verschuldet. Bei leichter Skoliose ist die Dämpfung über den Spitzen vorn und hinten oft gekreuzt. Bei symmetrischen Dämpfungen kann bisweilen der plötzliche Übergang von lautem zu leisem Schall die Entscheidung erlauben, weil normalerweise der Schall von den Spitzen abwärts ganz allmählich lauter wird, um zu unterst wieder abzunehmen.

Abschwächung des Lungenschalles, d. h. leiseren, gleichzeitig auch kürzeren und in der Regel höheren Schall finden wir also bei herabgesetztem Luftgehalt der Lunge. Einen einzelnen oberflächlich gelegenen luftleeren Bezirk können wir, wie schon Skoda angegeben hat, nachweisen, wenn er „gegen einen Zoll dick ist und vom Plessimeter nicht bedeckt werden kann.... doch kommt dabei auch die verschiedene Biegsamkeit der Brustwand in Betracht". Tiefergelegene Herde verraten sich, wie Wintrich gezeigt hat, durch kürzeren und gewöhnlich auch höheren Schall, wenn die darüberliegende lufthaltige Lungenschicht nur 2—3—4 cm dick ist. Doch kommt es dabei auf die Größe des luftleeren Herdes in der Tiefe, auf die Nachgiebigkeit der darüber befindlichen Brustwand und auf die Beschaffenheit des Herdes an. Normale Organe (z. B. das Herz) verändern den Lungenschall bei einer bestimmten Dicke des darüberliegenden Lungengewebes nicht, weil sie dessen Elastizität nicht verändern, dagegen geben sich krankhafte Gebilde bei gleicher Entfernung von der Brustwand durch Entspannung des benachbarten Lungengewebes und tympanitischen Schall zu erkennen.

Abnorm laut und lang, gewöhnlich auch tief, ist der Schall bei verminderter elastischer Kraft der Lunge, also vor allem beim Emphysem.

Tympanitisch wird der Schall, wenn die diskontinuierlichen Schwingungen der Brustwand vermindert sind. Auf diese Weise erklärt Martini den tympanitischen Schall oberhalb von Pleuraergüssen. Bei Kavernen und Pneumothorax verhindert die starre Wand in der Regel das Zustandekommen eines tympanitischen Schalles.

Metallklang entsteht durch das Hervortreten von hohen, disharmonischen Obertönen. Er kommt zustande in Hohlräumen von einer gewissen Größe mit glatter Wand und regelmäßiger Gestalt und stellt den Hohlraumeigenton der Höhle dar (im Gegensatz zum Wandeigenton, der den Lungenschall darstellt).

Kurz erwähnt seien die perkutorischen Symptome, die mit mehr oder weniger Sicherheit die Anwesenheit von Hohlräumen von einer gewissen Größe mit glatten Wänden beweisen. Am sichersten ist der Metallklang (sehr hohe Obertöne), sei es, daß er auf Distanz oder nur mit aufgelegtem Ohr bei Stäbchenplessimeter-Perkussion wahrgenommen wird. Auch der Gerhardtsche Schallwechsel ist beweisend, wenn der tympanitische Schall beim Aufsitzen tiefer wird. Dasselbe, was der Gerhardtsche Schallwechsel beim Kavernenschall, bedeutet der Biermersche beim Schall des Pneumothorax. Das Geräusch des gesprungenen Topfes kommt außer bei Kavernen auch noch in entspanntem Lungengewebe vor, sogar auch bei einfachen Bronchialkatarrhen, besonders bei Kindern, bei Gesunden mit dünnem Thorax auch während des Schreiens usw. Der Wintrichsche Schallwechsel, d. h. ein Höher- und Lauter-, oft auch Tympanitischerwerden des Schalles beim Öffnen des Mundes kommt außer bei Kavernen nur noch selten bei Pneumonie, oberhalb pleuritischer Ergüsse und bei Mediastinaltumoren vor. Der respiratorische (Friedreichsche) Schallwechsel, der in dem Höherwerden des tympanitischen Kavernenschalles während der Inspiration besteht, hat nur eine geringe Bedeutung. Über die Erklärung dieser Phänomene s. Edens und Martini.

5. Die Auskultation.

Auch bei der Auskultation kann es sich hier nur darum handeln, die wichtigsten Punkte zu berühren.

Die altbekannte Tatsache, daß man überall da, wo lufthaltige Lunge zwischen Bronchialbaum und Thoraxwand gelagert ist, Vesukiläratmen hört, dagegen überall da, wo keine lufthaltige Lunge zwischengelagert ist, Bronchialatmen, hat durch die schönen Untersuchungen Fr. v. Müllers und seiner Schüler, neuerdings auch Winklers, eine endgültige Erklärung gefunden.

Das Bronchialatmen ist bekanntlich dadurch charakterisiert, daß es wie ein gesprochenes Ch klingt und daß in der Regel das Exspirium länger und lauter ist als das Inspirium. Das Vesikuläratmen ähnelt einem gehauchten W und ist in der Regel im Exspirium kürzer und leiser als im Inspirium.

Fr. v. Müller hat gezeigt, daß das reine Bronchialatmen, wie man es über massiven Pneumonien hört, aus Tönen von der Höhe der zweigestrichenen Oktave besteht (d″—d‴, die gleichen Töne wie das weiche Ch), während tiefere Töne fehlen, und daß man den gleichen Laut erhält, wenn man durch Röhren von der Weite der Bronchien zweiter bis dritter Ordnung bläst. Martini hat die untere Tongrenze des Tracheobronchialatmens bei 400 bis 580 Schwingungen in der Sekunde festgestellt, die obere Grenze bei etwa 1000 Schwingungen, also c‴. Fr. Müller fand neuerdings mit anderer Methode, daß langsamere Schwingungen als 400 dem Bronchialatmen fehlen. Martini untersuchte den Eigenton eventrierter menschlicher Lungen und fand für das Trachealsystem unterhalb der Glottis 790 Schwingungen, für einen Hauptbronchus 1056 (c‴ bis dis‴). Engere Bronchien geben einen viel höheren Ton, der im Bronchialatmen nicht mehr nachweisbar ist. Also ist bewiesen, daß das reine Bronchialatmen in den Bronchien 1. bis 4. Ordnung entsteht. Winkler schließt aus seinen Modellversuchen, daß das Bronchialatmen ein reines Strömungsgeräusch ist, das durch die relative Stenose der Stimmritze verstärkt wird. Winkler fand, daß im verzweigten Rohrsystem die Richtung des Luftstromes einen Einfluß auf die Stärke des Geräusches hat, je nachdem das weite (der Trachea entsprechende) Rohr sich frei öffnet oder eine Verengerung trägt. Wenn eine Verengerung vorhanden ist (entsprechend der Glottis), so werden die Geräusche verstärkt, und zwar das beim „exspiratorischen" Luftstrom entstehende mehr als das „inspiratorische", so daß es unter allen Umständen (bei spitzem oder flachem Teilungswinkel des Rohrsystems) das lautere ist. Dazu kommt noch die geringere Weite der Stimmritze bei der Exspiration. Durch diese Versuche ist das Überwiegen des Exspiriums genügend erklärt und die frühere, wenig einleuchtende Begründung durch den stärkeren Druck bei der Ausatmung überflüssig geworden. Gewöhnlich nimmt man an, daß die Schwingungen durch das Einströmen der Luft aus den engsten Bronchien zustande kommt, wie beim Anblasen einer Lippenpfeife, nur wurde dagegen geltend gemacht, daß dann bei rascherem Luftstrom der Ton auf eine höhere Oktave überspringen müßte wie bei der Lippenpfeife. Nun konnte Fahr zeigen, daß bei maximaler exspiratorischer Anstrengung das über der Trachea auskultierte Atemgeräusch tatsächlich um eine (einmal sogar zwei) Oktave in die Höhe springen kann. Damit ist dieser Einwand gegen die Lippenpfeifentherapie hinfällig geworden.

Im Gegensatz zum Bronchialatmen besteht das vesikuläre Atemgeräusch aus tiefen Tönen. Fr. Müller hat gezeigt, daß seine Tonhöhe zwischen F und e liegt, also der Tonhöhe des Perkussionsschalles entspricht. Diese wichtige Feststellung zeigt, daß die Erklärung die richtige ist, wonach das Vesikuläratmen durch Schwingungen des Lungengewebes entsteht, die der Brustwand aufgezwungen werden. Bei der Perkussion wird das Lungengewebe durch den Schlag des Fingers in Schwingung versetzt, bei der Inspiration ist es, wie man gewöhnlich annimmt, die Anspannung durch den Inspirationszug, d. h. also durch den negativen Pleuradruck. Sobald diese Anspannung nachläßt, klingen die Schwingungen rasch ab, und deshalb ist das Geräusch bei der Exspiration kurz und leise. Dabei ist allerdings schwer verständlich, wieso zwischen den beiden Atemphasen eine Pause im Geräusch auftritt. Demgegenüber erklärt Fleisch das Vesikuläratmen durch die Wirbelbewegung beim Einströmen der Luft in die Alveolen (vgl. S. 990). Obschon die bewegte Luftmasse dabei sehr gering ist, kann man sich vorstellen, daß die erreichten Geschwindigkeiten sehr groß sind und daß deshalb die zahllosen kleinen Luftwirbel eine genügende Energie entwickeln, um das Lungengewebe in Schwingungen zu versetzen. Das Schwächerwerden und rasche Verschwinden des Geräusches während der Ausatmung erklärt sich nach Fleischs Annahme dadurch, daß die Luftströmung während der Exspiration auch in den Alveolen laminär ist. Leichter wäre die Erklärung, wenn man voraussetzen könnte, daß auch im Beginn der Exspiration eine turbulente Strömung besteht. Vielfach wird auch angenommen, daß das Exspirium beim Vesikuläratmen das bronchiale Geräusch darstellt, das durch das Lungengewebe noch gehört wird, aber abgeschwächt und durch das Verschwinden von hohen Obertönen modifiziert, doch ist das durch das Fehlen von tiefen Tönen beim Bronchialatmen widerlegt.

Da wo genügend lufthaltige Lunge zwischen den Bronchien und der auskultierten Brustwandstelle liegt, hört man reines Vesikuläratmen. Das beruht offenbar darauf, daß die Schwingungen, die in der Luft der Bronchien entstehen, durch die Bronchien mit einer geringeren Weite als 4 mm und durch das Lungengewebe schlecht fortgeleitet werden, so daß sie nach einer kurzen Strecke ganz aufhören.

Bronchialatmen hört man überall da, wo zwischen Bronchien von mehr als 4 mm Durchmesser und Auskultationsstelle keine lufthaltige Lunge liegt, ganz rein aber nur dann, wenn der luftleere Bezirk groß ist, also bei kruppöser und käsiger Pneumonie und über pleuritischen Ergüssen, die einen großen Teil der Lunge vollständig komprimieren.

Beim Gesunden hört man das Bronchialatmen nie ganz rein, am reinsten noch beim Aufsetzen des Stethoskops auf dem Kehlkopf und auf der Trachea. Aber hier kann man immer auch tiefere Töne als die dem Bronchialatmen zukommenden erkennen. Sie sind ein Zeichen dafür, daß neben dem bronchialen auch das vesikuläre Atmen gehört wird, daß das Atemgeräusch also in Wirklichkeit gemischt ist. Noch deutlicher ist diese Beimischung bei dem „Bronchialatmen", das man über dem 7. Halswirbel hören kann, wo die Trachea der Wirbelsäule anliegt, ebenso im Interskapularraum, wo die Stammbronchien sehr nahe an die Thoraxoberfläche herankommen, besonders rechts. Von hier aus kann gemischtes Atmen mit vorwiegend bronchialem Charakter sich weit nach der Peripherie, bisweilen bis in die Supraklavikulargrube, erstrecken, besonders bei tiefem Atmen, um allmählich in noch weiterer Entfernung in reines Vesikuläratmen überzugehen. Gemischtes Atmen hört man endlich nicht selten beim Gesunden im ersten Interkostalraum in der Nähe des Sternums. Diese Tatsachen sind deshalb wichtig, weil aus ihrer Unkenntnis Fehldiagnosen entstehen können und auch wirklich entstehen (Bronchialdrüsentuberkulose!).

Hier muß auch erwähnt werden, daß im Greisenalter das Atemgeräusch oft in großer Ausdehnung hinten unten einen bronchialen oder sogar fast amphorischen Charakter annehmen kann. Die symmetrische Verteilung und die allmähliche Veränderung des akustischen Charakters vom Interskapularraum nach unten und außen schützt vor Verwechslungen mit Pneumonien.

Vom bronchialen zum vesikulären Atmen gibt es alle Übergänge. Atemgeräusche, die man weder als bronchial noch als vesikulär bezeichnen kann, nennt man unbestimmt, bronchovesikulär bzw. vesikobronchial oder gemischt. Unbestimmt ist aber auch ein Atemgeräusch, das so leise ist, daß sein Charakter nicht zu erkennen ist, oder das von Nebengeräuschen übertönt wird. Prinzipiell am richtigsten ist der Ausdruck „gemischt".

Gemischte Atemgeräusche sind in Wirklichkeit viel häufiger als das, was man gewöhnlich mit diesem Ausdruck bezeichnet. Trotzdem ist es richtiger, Geräusche mit vorwiegend bronchialem oder vesikulärem Charakter als bronchial und vesikulär zu bezeichnen, um damit auszudrücken, ob der Luftgehalt der Lunge noch normal sein kann oder sicher vermindert ist. Denn das ist es, was wir von der Unterscheidung der Geräusche verlangen. Innerhalb des bronchialen und vesikulären Atemgeräusches sind dann noch Abstufungen zu unterscheiden, die diagnostisch wichtig sein können.

Bei beiden Arten von Atemgeräuschen unterscheidet man lautes und leises, weiches und scharfes Atmen. Der Unterschied von laut und leise ist, wenn er rein und nicht mit Unterschieden in Tonhöhe und Klangcharakter verbunden ist, eindeutig. Leise ist das Atemgeräusch immer bei schwachem Luftstrom (oberflächliche Atmung, Bronchostenose usw.), oder bei ungünstigen Verhältnissen für die Fortleitung der Schwingungen (dicke Fettschicht, Zwischenlagerung von Flüssigkeit oder Luft usw.). Laut ist er unter den gegenteiligen Bedingungen.

Anders verhält es sich mit dem Unterschied zwischen weich und scharf. Diese eindrucksmäßigen Benennungen bezeichnen meist auch einen Unterschied in der Stärke des Schalleindruckes, hauptsächlich aber in der Tonhöhe. Scharfes Bronchialatmen ist gewöhnlich gleichzeitig auch rein, kann aber auch besonders hohe Obertöne enthalten, also sich dem metallischen nähern, weiches enthält neben den hohen Tönen auch tiefere, also von beigemischtem Vesikuläratmen herrührende. Umgekehrt ist weiches Vesikuläratmen rein, scharfes oder „verschärftes" enthält hohe Obertöne, also die Beimischung eines bronchialen Elementes. Fr. Müller untersuchte das typische verschärfte Vesikuläratmen bei Lungentuberkulose mit Resonatoren und fand darin Töne von der Höhe von d″ und e″, also sichere Zeichen einer Beimischung von Bronchialatmen. Auch die Verstärkung und Verlängerung des Exspiriums, die man bei Verschärfung des Vesikuläratmens regelmäßig findet, beweist die Beteiligung eines bronchialen Elementes.

Verschärftes Vesikuläratmen oder verschärftes und verlängertes Exspirium hat aber, trotzdem es also eigentlich ein gemischtes Atemgeräusch ist, durchaus nicht die ausschließliche Bedeutung eines verminderten Luftgehaltes wie das Atemgeräusch, das wir aus praktischen Gründen als gemischt oder bronchovesikulär zu bezeichnen pflegen. Wir finden Verschärfung des Atemgeräusches bzw. des Exspiriums allerdings als Beginn des Übergangs zum Bronchialatmen bei tiefliegenden oder wenig ausgedehnten Infiltrationsherden, bei Bronchopneumonien, Tuberkulose u. s. a., aber auch unter Bedingungen, unter denen der Luftgehalt sicher normal ist, so bei einfachen Bronchitiden, ja selbst bei einfach verstärkter Atmung, bei jeder krankhaften Dyspnoe, beim Gesunden nach körperlichen Anstrengungen und bei willkürlich vertiefter, besonders bei gewaltsamer Atmung. Durch die Beschleunigung des Luftstromes werden offenbar die Luftschwingungen im Bronchialbaum so stark, daß sie sich dem Lungengewebe in genügender Stärke mitteilen können, um vom auskultierenden Ohr wahrgenommen zu werden. Auch das „puerile" Atmen ist ein solches verschärftes Vesikuläratmen, das hohe, vom fortgepflanzten Bronchialatmen herrührende Töne enthält (Fr. Müller). Sehr wichtig ist auch, daß über der rechten Lungenspitze bei vollkommen gesunden Menschen häufig ein verschärftes Atemgeräusch mit verlängertem Exspirium zu hören ist. Das rührt wohl daher, daß der Spitzenbronchus rechts einen anderen Verlauf und eine unregelmäßigere Gestalt hat als links (vgl. S. 985 und im Kapitel Lungentuberkulose). In Verbindung mit der obenerwähnten physiologischen Dämpfung der rechten Spitze hat das schon zu mancher falschen Diagnose einer Tuberkulose geführt.

Unreines Atmen kann die gleiche Bedeutung wie gemischtes haben, es kann aber auch durch unregelmäßigen Luftzutritt (Bronchitis mit Schleimhautschwellung und Schleiminhalt), selbst durch unzweckmäßiges Verhalten der Patienten beim Atemholen zustande kommen, ähnlich wie das sakkadierte Atmen.

Nach dem Gesagten ist es selbstverständlich, daß wir die Nomenklatur Neumanns (Die Klinik der beginnenden Tuberkulose Erwachsener. S. 100. Wien 1925) ablehnen müssen, der als Kriterium des Unterschiedes der Atemgeräusche das Verhältnis von In- und Exspirium nimmt und jedes Atmen als bronchial bezeichnet, bei dem das Exspirium lauter ist als das Inspirium. Übrigens kann durch willkürliche Veränderung der Atmung das Verhältnis der Stärke von In- und Exspirium umgekehrt werden.

Die Rasselgeräusche sind klanglos oder klingend, je nachdem zwischen dem Orte ihrer Entstehung und der Thoraxwand lufthaltiges Lungengewebe ist oder nicht.

Auch die klingenden Rasselgeräusche, deren Vorhandensein die Anwesenheit eines Sekretes an einer Stelle anzeigt, die nicht von lufthaltigem Lungengewebe überdeckt ist, zeichnen sich durch hohe Tonlagen aus, die selbst in die dreigestrichene Oktave hinaufreichen. Die nicht klingenden Rasselgeräusche haben dagegen eine sehr tiefe Tonlage. Die Unterscheidung der Rasselgeräusche in großblasige und feinblasige braucht wohl kaum erwähnt zu werden. Dagegen ist darauf hinzuweisen, daß Rasselgeräusche auch auf die gesunde Seite fortgeleitet werden können. So kann man beim Anlegen eines künstlichen Pneumothorax das Verschwinden von Rasselgeräuschen auf der unversehrten Seite beobachten (v. Muralt u. a.).

Ebensowenig braucht wohl auf die Bedeutung der trockenen Geräusche, des Giemens, Pfeifens und Schnurrens (Rhonchi sonori et sibilantes) hingewiesen zu werden, die wohl meistens bei Anwesenheit eines zähen Sekretes, vielleicht auch als reines Stenosengeräusch bei Bronchialverengerung vorkommen.

Das Knisterrasseln entsteht wohl immer entweder durch abwechselnde Entfaltung und Kollaps der Alveolen (Entfaltungsknistern) oder bei Anwesenheit flüssigen Inhaltes in den Alveolen (Crepitatio indux und redux der kruppösen Pneumonie, Lungenödem, selten bei Miliartuberkulose).

Die auskultatorisch wahrnehmbaren Kavernensymptome bestehen in amphorischem oder metallisch klingendem Atmen, metallisch klingenden Rasselgeräuschen, Geräusch des fallenden Tropfens, metallischem Plätschern (Succussio Hippocratis). Sie entstehen entweder in Kavernen, die eine gewisse Größe und eine glatte Wand besitzen, oder infolge eines Pneumothorax, oder endlich durch einfache Resonanz eines Nachbarorgans, z. B. des Magens, Darms usw. Ihr Auftreten beweist immer das Vorhandensein eines solchen Hohlraums, ihr Fehlen schließt aber niemals einen solchen aus, ebensowenig wie das Fehlen der perkutorischen Kavernensymptome.

Als ein besonders zuverlässiges Kavernenzeichen ist von Seitz das metamorphosierende Atmen beschrieben worden, ein dem scharfen vesikulären Atmen ähnliches Zischen, das nur im Beginn der Einatmung vorhanden ist und nach etwa einem Drittel derselben einem anderen Atemgeräusch Platz macht. Es ist aber sehr selten.

Als sicheres Kavernenzeichen betrachtet Turban den Wechsel klingender Rasselgeräusche in liegender und aufrechter Stellung ("Rasselgeräuschwechsel") (vgl. auch unter Diagnostik der Lungentuberkulose).

Auch die auskultatorisch wahrnehmbaren Kavernensymptome sind durch sehr hohe disharmonische Obertöne charakterisiert, wie der perkutorisch wahrnehmbare Metallklang. Der Grundton wird meistens nicht durch die Luftschwingungen des Bronchialbaumes, sondern durch Schwingungen bedingt, die in den Kavernen selbst entstehen. Beim amphorischen Atmen ist er sehr tief.

Von selteneren auskultatorischen Phänomenen muß noch das sog. Mühlengeräusch erwähnt werden, das in letzter Zeit wiederholt Gegenstand von Veröffentlichungen war. Es kommt dann zustande, wenn Luft und Flüssigkeit in einem Hohlraum sind, der durch die Herzbewegung in Erschütterung versetzt wird. Dieser Hohlraum kann das Herz selbst sein (bei Luftembolie), oder das Perikard, die Maschen im Mediastinum (Mediastinalemphysem), die Pleurahöhle, seltener Kavernen in den Lungen, oder sogar der Magen. Die diagnostische Bedeutung ist also vielseitig, doch ist es begreiflich, daß besonders häufig die Luftaspiration in die Gefäße bei der Pneumothoraxbehandlung Veranlassung zur Ansammlung von Luft und Flüssigkeit in einem dieser Hohlräume ist (vgl. Albert, Blum, Hörnicke).

Schwierig ist oft die Unterscheidung des pleuritischen Reibegeräusches von Rasselgeräuschen.

Es klingt mehr unterbrochen, dem Ohre näher entstehend, wird durch Druck mit dem Stethoskop gelegentlich verstärkt, durch Husten weniger leicht zum Verschwinden gebracht, dagegen leicht durch eine Reihe von tiefen Atemzügen. Es entsteht und vergeht oft spontan. Sehr wichtig ist, daß es oft nicht streng an die Atmungsphasen gebunden erscheint, sondern erst nach dem Atemgeräusch hörbar wird oder scheinbar von einer Atmungsphase auf die andere übergeht.

Es beweist immer einen Entzündungszustand der Pleura, es beweist aber auch, was oft noch wichtiger ist, das Fehlen einer Flüssigkeitsansammlung. Deshalb hat es eine besondere Bedeutung bei der in Heilung begriffenen Pleuritis exsudativa. Es mag noch bemerkt werden, daß das Vorhandensein eines fühlbaren Schabens oder Schnurrens nicht beweisend ist für pleuritisches Reiben, sondern auch bei Rasselgeräuschen vorkommt.

Die Auskultation der Sprechstimme hat eine ähnliche Bedeutung wie die Auskultation des Atemgeräusches, wenn sie ihr auch an Reichtum der diagnostischen Resultate weit nachsteht. Normalerweise hört das auf die Brust bzw. das Stethoskop aufgelegte Ohr beim Sprechen nur ein unartikuliertes Gemurmel. Unter den gleichen Bedingungen, unter denen man Bronchialatmen hört, hört man dagegen mehr oder weniger deutliche, näselnd klingende Worte (Bronchophonie). Besonders deutlich wird der Unterschied vom Normalen bei der Flüsterstimme. Namentlich Wörter mit ch (sechsundsechzig), also mit den für das Bronchialatmen charakteristischen Schwingungszahlen, werden sehr laut gehört. In Fällen von zweifelhaftem Atemgeräusch kann die Bronchophonie sehr deutlich sein und die Luftleere des Lungengewebes viel besser erkennen lassen als die Auskultation der Atmung.

Laennec unterschied von der Bronchophonie die „Pectoriloquie", die gelegentlich über Kavernen zu hören ist und einen etwas anderen Klangcharakter hat als die Bronchophonie, von dieser aber nicht scharf getrennt ist, und die Ägophonie, die oberhalb von Pleuraergüssen bisweilen wahrgenommen werden kann und an Ziegenmeckern erinnert, aber auch mit der Bronchophonie durch alle Übergänge verbunden ist.

Neuerdings empfehlen Fröschels und Stockert die Auskultation während des Aussprechens von Vokalen. Dabei können die Vokale umgewandelt gehört werden („Formantensyndrom"), was dadurch zu erklären ist, daß das erkrankte Lungengewebe für die verschiedenen Tonhöhen verschieden leitungsfähig ist, so daß die für einen bestimmten Vokal charakteristischen Schwingungen schlecht oder gar nicht, andere dagegen verstärkt an die Brustwand gelangen.

Im Anschluß an die Auskultation sei noch auf die hörbaren Veränderungen der Atmung hingewiesen. Ein hörbares Pfeifen nennen wir Stridor. Er kommt namentlich bei Stenose der oberen Luftwege zustande, bei Kehlkopfdiphtherie, Kompression der Luftröhre durch Strumen usw., dann aber auch bei Verengerung der feinsten Luftröhrenäste, wie beim Asthma. Bei Stenosen im Kehlkopf oder der Trachea ist er inspiratorisch verstärkt, nach Sahlis Meinung infolge der Ansaugung der Trachealwände durch den verstärkten Inspirationszug. Bei Stenose der feineren Bronchien ist er umgekehrt exspiratorisch verstärkt, weil die Stenose bei der Ausatmung stärker wird.

Stertoröses Atmen sehen wir dann, wenn Sekret in der Trachea oder den oberen Luftwegen vorhanden ist und nicht durch Husten herausbefördert wird, oder wenn sich Speichel im Rachenraum ansammelt, ohne verschluckt zu werden, ferner wenn das Gaumensegel bei der Atmung mitbewegt wird. Die Bedingungen dazu sind gegeben bei bewußtlosen Patienten, besonders auch beim Lungenödem. Wir sehen deshalb die eine Form des Stertors, das Trachealrasseln, häufig als Zeichen des herannahenden Todes.

Ferner sei hier nur kurz erwähnt der Husten, dessen diagnostische Bedeutung oben (S. 1055 ff.) besprochen ist, dann die Veränderungen der Sprechstimme, namentlich die Heiserkeit, die immer ein Zeichen eines unrichtigen Glottisschlusses ist, sei es infolge von Veränderungen an den Stimmbändern, von Lähmungen der Kehlkopfmuskulatur oder von anhaftendem Schleim.

6. Die Untersuchung des Auswurfes.

Die Untersuchung des Auswurfs ist in allen Fällen vorzunehmen, wo überhaupt Sputum produziert wird. — Man sollte nie versäumen, den Auswurf von 24 Stunden aufzubewahren, und zwar ohne Zusatz von Wasser oder von antiseptischen Flüssigkeiten.

Zuerst beobachte man Farbe und Konsistenz des Sputums (schleimig, schleimig-eitrig, eitrig-schleimig, eitrig, serös oder blutig) und den Geruch. Dann breite man das Sputum auf einem Teller aus und sehe nach, ob Linsen, Dittrichsche Pfröpfe, Fibringerinnsel, Gewebsfetzen, Curschmannsche Spiralen od. dgl. vorhanden sind. Dann erst untersuche man das Sputum, und zwar die einzelnen makroskopisch unterscheidbaren Teile gesondert, unter dem Mikroskop.

Im ungefärbten Präparat erkennt man in erster Linie die Leukozyten. Sie sind größtenteils polynukleär und neutrophil, stellen also ausgewanderte weiße Blutkörperchen dar. Vielfach enthalten sie auch Pigment, Fettkörnchen oder Myelintröpfchen. Daneben erkennt man große einkernige Zellen, die meist Alveolarepithelien darstellen, oft mit Pigment (Staubzellen). Wie viele dieser Zellen anderer Herkunft sind, ist noch strittig (vgl. S. 1058). Außerdem findet man fast regelmäßig Plattenepithelzellen, die aus dem Rachen oder Mund stammen. Seltener sind Zylinder- und Flimmerzellen, am häufigsten im Beginn von akuten Katarrhen der oberen Luftwege und bei Asthmaanfällen. Daneben sieht man häufig Detritus, Fett- und Myelintröpfchen. In pathologischen Fällen kommen dazu die roten Blutkörperchen, die wir sowohl nach größeren Blutungen als auch bei Pneumonie und Stauungslunge finden. Von Kristallen sehen wir als wichtigste die Charcot-Leyden-schen, die am häufigsten bei Asthma bronchiale, aber auch sonst gelegentlich vorkommen, besonders bei Echinokokkus und Distoma pulmonale. — Fettsäurenadeln finden wir namentlich in den Dittrichschen Pfröpfen, bisweilen aber auch, aus den Tonsillen stammend, bei gesunden Menschen. Bei Eiterherden findet man bisweilen auch Hämatoidin-, Cholesterin-, Leucin- und Tyrosinkristalle. Ferner seien noch die elastischen Fasern, die Fibringerinnsel (bei Pneumonie, Bronchialkrupp) und die Curschmannschen Spiralen erwähnt, endlich die Mikroorganismen, die auch ohne Färbung sichtbar sind, namentlich Leptothrix buccalis, Soor, Aktinomyzeskörner und Echinokokkushaken oder -Membranen.

Zum Schluß folgt, wenn nötig, die Färbung des Sputums. Zum Nachweis von Bazillen genügt es, das Sputum gut auf Objektträgern auszustreichen und durch dreimaliges Hindurchziehen durch die Flamme zu fixieren. Dann kann man eine der gewöhnlichen Bazillenfärbungen, eventuell die Gramsche oder die Tuberkelbazillenfärbung (s. S. 1600) anwenden. Schwieriger ist die Färbung der zelligen Elemente. Das Sputum muß sehr fein ausgestrichen sein und das Präparat nach Art eines Blutpräparates gefärbt werden (s. Bd. 4, S. 6ff.). Am besten gelingt meist die Färbung nach May-Grünwald, doch muß oft die günstigste Färbe- und Wässerungszeit herausprobiert werden. Es ist auch notwendig, sich daran zu erinnern, daß im Sputumpräparat die neutrophilen Granula bei dieser Färbung leicht einen roten Ton annehmen. Zur Erkenntnis der eosinophilen Zellen ist aber die Färbung nicht notwendig. Man erkennt die Zellen, die hauptsächlich beim Asthma bronchiale und beim eosinophilen Katarrh vorkommen, auch im ungefärbten Präparat an dem eigentümlichen Glanz der großen Granula.

Für die Darstellung größerer Zellkomplexe, z. B. Tumorelemente, ist die Härtung größerer Sputumballen zweckmäßig (Methoden s. bei v. Hößlin).

Liebmann empfiehlt feuchte Fixation des ausgestrichenen Sputums. Alle Zellformen sind mit dieser Methode schöner zu sehen als im luftgetrockneten Präparat (z. B. Flimmer-zellen), aber die diagnostischen Resultate sind bisher noch nicht bedeutend (vgl. Propper, Mühlberg).

Von den chemischen Untersuchungsmethoden (für die auf das Werk v. Hößlins verwiesen werden muß) hat bisher einzig die Eiweißbestimmung eine gewisse Bedeutung erlangt, namentlich für den Nachweis von Lungenödem. Nach Wanner wird das Sputum mit der doppelten Menge 3%iger Essigsäure geschüttelt, um das Muzin zu fällen, filtriert und nach Esbach untersucht.

7. Die Probepunktion.

Probepunktionen werden in der Regel vorgenommen, um die Art des abnormen Inhaltes einer Pleurahöhle zu erkennen (seröse Flüssigkeit, Eiter evtl. Luft). Seltener wird die Lunge selbst punktiert, um einen Abszeß, Echinokokkus oder dgl. nachzuweisen. Doch ist hier große Vorsicht wegen der Möglichkeit einer Weiterverbreitung der Infektion geboten.

Die erhaltene Punktionsflüssigkeit muß zuerst makroskopisch untersucht werden. Über die Unterscheidung von Exsudat und Transsudat siehe S. 1160f. Immer ist es notwendig, die morphologischen Bestandteile mikroskopisch zu untersuchen. Hier empfiehlt es sich, die Flüssigkeit sofort durch den Zusatz der doppelten Menge von Wasser zu verdünnen. Man vermeidet dadurch das Ausfallen eines Gerinnsels. Dann wird die Flüssigkeit zentrifugiert, das Sediment ausgestrichen und wie ein Blutpräparat behandelt (vgl. Bd. 4, S. 97), eventuell auf Bakterien gefärbt. Wenn notwendig, schließt sich daran noch der Tierversuch.

Die Probepunktion ist im allgemeinen ganz ungefährlich. Auch die Verletzung der Lunge schadet nichts. Bisweilen entsteht dabei Hustenreiz, und es können einige Kubikzentimeter Blut ausgeworfen werden. Größere Blutungen sind selten.

Ich sah eine bedrohliche Hämoptoe, die erst nach großem Blutverlust zum Stehen kam, bei einem schwerkranken Mann mit Pneumonie und Empyem, bei dem ich an verschiedenen

Stellen erfolglos versucht hatte, das Empyem zu punktieren. Eine tödliche Blutung, die auf der meiner Klinik angegliederten Grippestation vorkam, hat F. Staehelin beschrieben, der in der Literatur noch einen ähnlichen Fall fand. Beide Fälle betrafen alte Frauen in stark herabgesetztem Allgemeinbefinden mit Emphysem und Arteriosklerose (in unserem Fall auch Pulmonalsklerose). Der schlechte Allgemeinzustand war wohl die Ursache dafür, daß das Blut nicht ausgehustet wurde und Erstickung eintrat. Einen weiteren Fall hat Bönninger mitgeteilt. In einem von Flesch-Thebesius mitgeteilten Fall gelang es, eine durch Probepunktion nach Empyem entstandene Blutung in die Pleurahöhle durch Thorakotomie und Tamponade zu heilen. Auch einige tödliche Blutungen durch Verletzung der Interkostalarterien sind beschrieben, so von Waldvogel. Daß sie so selten vorkommen, beruht darauf, daß die Arterie am unteren Rand der Rippe in einer Rinne verläuft, von einem Knochenvorsprung geschützt.

Deshalb gilt die Regel, am oberen Rand der Rippe zu punktieren. Die Stelle der Wahl ist etwa der 8. Interkostalraum etwas außerhalb der Skapularlinie. Doch kann man an jeder beliebigen Stelle des Thorax punktieren, wenn man nur die Gegend der größten Arterien (Subclavia, Axillaris, Thoracica) vermeidet.

Dagegen mahnen die Blutungen aus der Lunge doch zur Vorsicht gegenüber dem Vorschlag von Czylharz und Pick, aus dem durch Probepunktion entnommenen Gewebssaft die Differentialdiagnose von Lungeninfiltraten zu stellen.

Sehr selten sind Luftembolien nach Probepunktion, wie sie Schläpfer, Hornung und Hochstetter beschrieben haben.

8. Die Untersuchung mit Röntgenstrahlen.

Das Röntgenverfahren ist heutzutage zu einem unentbehrlichen Hilfsmittel in der Diagnostik der Krankheiten der Respirationsorgane geworden. Bei chronischen Krankheiten sollte die Röntgenuntersuchung nie unterlassen werden, aber auch bei akuten ist sie manchmal entscheidend für die Diagnose und für die Therapie.

a) Technische Bemerkungen.

Für eine richtige radiologische Diagnose ist sowohl die Durchleuchtung vor dem fluoreszierenden Schirm als auch die Aufnahme notwendig.

Bei der Durchleuchtung erkennen wir die Beweglichkeit des Zwerchfells bei der Atmung, wir sehen die Aufhellung der Lungen bei der Inspiration, die Bewegung des Herzens.

In vielen Fällen kann man erst durch die Durchleuchtung in verschiedener Richtung feststellen, in welcher Tiefe der Krankheitsherd liegt oder in welcher Weise die Aufnahme am besten gemacht wird. Bei der Beobachtung der Lunge ist es ganz besonders notwendig, die Augen genügend an die Dunkelheit zu adaptieren, eventuell mit Hilfe der Trendelenburgschen Brille, da es sich um geringe Helligkeitsdifferenzen handelt, die erkannt werden sollen. Man hat heuzutage so leistungsfähige Röhren, daß man bei Berücksichtigung dieser Vorsichtsmaßregel schon auf dem Schirm recht viel erkennt.

Gegenwärtig ist es in vielen Lungenheilstätten üblich, die Patienten, z. B. während einer Pneumothoraxbehandlung, recht oft zu durchleuchten. Es ist aber dringend nötig zur Vorsicht zu mahnen. Die oft wiederholten Durchleuchtungen bilden eine Gefahr für Ärzte und Patienten. Der Arzt kann sich allerdings durch Handschuhe usw. schützen, und für die Kranken bieten die jetzt überall gebräuchlichen Aluminiumschutzschirme einen gewissen Schutz. Aber man kommt bei Durchleuchtungen leicht in Versuchung, die Strahlen lange auf den Patienten wirken zu lassen und bei oft wiederholten Untersuchungen wird schließlich die Menge von Strahlen, die der Haut gefährlich werden können, recht groß, während sie bei ebenso häufigen Aufnahmen viel geringer ist.

Für Durchleuchtungen sind mittelweiche Röhren erforderlich, die sich während der Dauer der Untersuchung möglichst wenig verändern. Notwendig ist auch eine bequem zu bedienende Blende, deren Form und Stellung rasch verändert werden kann.

In den meisten Fällen ist aber eine Platten- (bzw. Film-)aufnahme unerläßlich. Man erkennt darauf viel feinere Details als bei der Durchleuchtung, und man ist recht oft froh, die Aufnahme wiederholt ansehen zu können, sei es zum Vergleich mit späteren Aufnahmen, sei es, weil der Verlauf der Krankheit die Aufmerksamkeit auf etwas anderes lenkt, woran man früher nicht gedacht hat.

Die Vergleichung von Röntgenaufnahmen stößt aber immer auf Schwierigkeiten. Bei genau gleicher Technik ist man nie sicher, gleiche Bilder zu erhalten, sondern fast immer sind sie in Härte, Schärfe usw. verschieden.

Für die Aufnahme ist eine gute Fixierung von Platte und Patient notwendig. Die Röhren sollen etwas weicher sein als für Durchleuchtungen. Die Platten bzw. Filme sollen sehr empfindlich sein, aber keine zu steile Gradation besitzen.

Die besten Aufnahmen erhält man bei ganz kurzer Expositionszeit (0,2 Sekunden bei Atemstillstand oder Einzelinduktionsschlagaufnahme). Aber auch bei längerer Exposition erhält man sehr gute Bilder, wenn es gelingt, den Atem anzuhalten. Die in diesem Kapitel reproduzierten Platten sind sämtlich nicht Momentaufnahmen, sondern sind teilweise 4—5 Sekunden exponiert. Die Aufnahmen des Gesunden sind 7 Sekunden (Abb. 15 9 Sek.) exponiert. Je kürzere Expositionszeiten aber möglich sind, um so weniger fehlerhafte oder unklare Bilder erhält man, so daß der leistungsfähigste Apparat am billigsten kommt, indem am wenigsten wiederholte Aufnahmen notwendig werden.

Bei schwerkranken Patienten sind überhaupt nur Momentaufnahmen (höchstens 0,1 Sekunde) möglich, bei schreienden kleinen Kindern nur Einzelschlagaufnahmen.

Die von Wenckebach u. a. empfohlenen stereoskopischen Aufnahmen haben sich nicht einbürgern können, obschon man denken konnte, daß das die ideale Methode wäre. Ein vollkommen stereoskopisches Bild, bei dem man die Lage der einzelnen Schatten auch in der Peripherie der Lungen sicher erkennen kann, habe ich auch bei guten Aufnahmen nie gesehen. Einzig die Lage einzelner grober Gebilde, wie große Kalkherde, Fremdkörper usw. kommt schön zum Ausdruck.

In der Regel genügt ein Übersichtsbild des ganzen Brustkorbs. Die Distanz der Röhre vom Thorax beträgt 50—60 cm. Bessere Bilder liefern im ganzen die Fernaufnahmen, bei denen die Distanz 1,5—2 m beträgt. Grödel empfiehlt, auch zwischen Platte und Brustwand eine Entfernung von etwa 20 cm einzuschalten.

Will man die Spitzen isoliert zur Darstellung bringen, so wird die Spitzenaufnahme nach Albers-Schönberg vorgenommen, bei der der Patient mit dem Rücken auf einem Keilkissen liegt und den Kopf möglichst stark hinten herunterhängen läßt, während die Schultern gesenkt und nach vorne gedreht und die Arme über der Brust gekreuzt werden.

b) Das normale Röntgenbild.

Die wichtigste Aufnahme ist die dorsoventrale. Man sieht auf dem Bild (Abb. 11), das in Mittelstellung oder schwacher Exspiration aufgenommen ist, diejenigen Teile am schärfsten, die der Platte am nächsten liegen, also die Teile der vorderen Brustwand. Die Schlüsselbeine werden sehr deutlich, und man erkennt den vorderen Teil der Rippen, schräg von außen oben nach innen unten verlaufend, oft auch die verknöcherten Rippenknorpel. Trotzdem aber diese Teile der Platte näher liegen, sieht man doch den Schatten der hinteren Rippenpartien deutlicher, weil dieser Teil der Rippen viel kompakter ist und viel mehr Kalk enthält. Häufig erkennt man Verkalkungen der Rippenknorpel. So sieht man auf Abb. 11 am vorderen Ende der 1. Rippe eine Zeichnung, die einer scheidenförmigen Verkalkung des Knorpels entspricht (besonders links deutlich). Der Knorpel erscheint auch etwas aufgetrieben, und einzelne Knorpelspangen reichen in ihn hinein. Unten erkennt man die Wölbung des Zwerchfells, die auf der rechten Seite immer die obere Grenze eines großen dunkeln Schattens der Leber darstellt, während auf der linken Seite häufig unterhalb des runden Zwerchfellschattens eine Aufhellung, die Magenblase, sichtbar ist, entsprechend der mit Luft gefüllten Kardia. Das rechte Zwerchfell steht höher als das linke, in der Mitte ist eine Delle, auf der das Herz liegt, mehr oder weniger tief in den Zwerchfellschatten eintauchend. Der Herzschatten setzt sich nach oben fort in den Schatten der großen Gefäße und bildet zusammen mit diesen den „Mittelschatten". Der Herzgefäßschatten verdeckt die Schatten der Wirbelsäule und des Sternums. Bisweilen (z. B. auf Abb. 11) sind die kalkreichen Wirbelkörper durch den Schatten hindurch noch erkennbar, das wenig kompakte Brustbein dagegen nie, mit Ausnahme des Manubrium. Im oberen Teil des

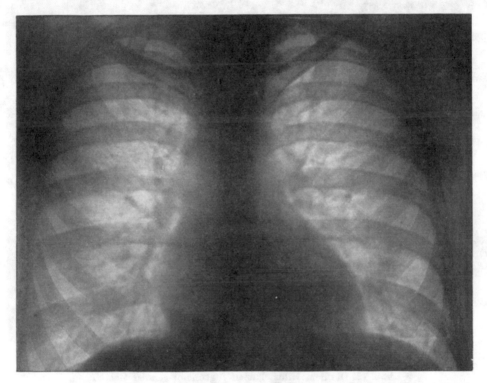

Abb. 11. Normales Thoraxbild. (26 jähriger gesunder Mann.)
Dorsoventrale Aufnahme bei mäßiger Exspirationsstellung.

Schattens erkennt man in der Regel (z. B. auf Abb. 19) die Trachea als senkrecht verlaufende Schattenaussparung. Nach unten verliert sich diese Aufhellung meistens ganz allmählich im Dunkel.

Zu beiden Seiten des Mittelschattens springt aus diesem der Hilusschatten hervor. Er ist mehr oder weniger kompakt, mehr oder weniger scharf begrenzt und löst sich nach außen mehr oder weniger rasch in den Schatten der Lungenfelder auf. Rechts ist er ausgedehnter, weil er links teilweise durch den Herzschatten verdeckt wird.

Aus welchen schattengebenden Gebilden sich der Hilus zusammensetzt, ist zum Teil aus Abb. 12 ersichtlich. Das Bild des Hilus entspricht auf diesem Durchschnitt genau dem Hilusschatten. Man sieht, daß sich der Hilus zusammensetzt aus Verzweigungen der Trachea in die Stammbronchien und deren Hauptäste, aus den großen Arterien und Venen der Lunge, aus Lymphdrüsen und aus dem Bindegewebe, in das diese Gebilde eingebettet sind. Abb. 12 entspricht aber insofern nicht genau dem Röntgenbild, als die Bronchien darauf stark hervortreten, während sie im Röntgenbild nur sehr schwach sichtbar sind. Man erkennt auf diesem gelegentlich einen Stamm- oder Lappenbronchus als bandförmige Schattenaussparung, aber auf manchen Aufnahmen, z. B. Abb. 11, 14—16, ist gar nichts davon zu sehen. Wenn die Bronchialwand in der Hiluszeichnung eine hervorragende Rolle spielte, müßte man sie als beiderseitige Begrenzung einer Aussparung, die dem Lumen entspricht, sehen. Da sie aber

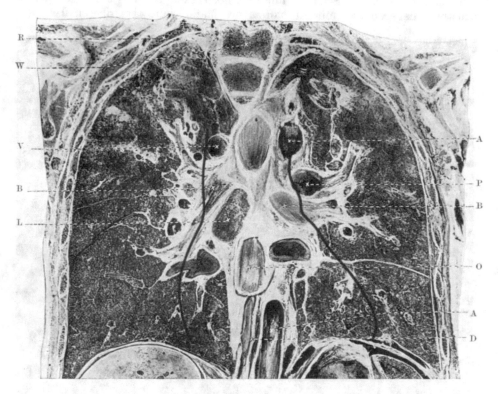

Abb. 12. Die dem Hilusschatten zugrundeliegenden Gebilde.
Frontalschnitt durch die mittlere Axillarlinie. (Nach Doyen: Atlas de l'anatomie topographique. Paris: Maloine 1911. Fasc. 3, Pl. 15.) Herzgefäßschatten rot eingezeichnet. R II. Rippe. W II. Brustwirbel, V Bogen der V. azygos, B r. und l. Bronchus, L bronchiale Lymphdrüse, A Aorta, P Ast der A. pulmonalis, O Ösophagus, D Ductus thoracicus.

hauptsächlich aus Knorpel besteht, ist sie ebensowenig sichtbar wie die (doch sehr viel dickeren) Rippenknorpel. Einzig das peribronchiale Bindegewebe gibt einen Schatten, der sich aber aus den übrigen Schatten nicht hervorhebt.

Dagegen haben die Lungenarterien einen größeren Anteil am Hilusschatten, als aus Abb. 12 hervorgeht, wo sie nur teilweise und nicht in der Längsrichtung getroffen sind. Die Beteiligung der Gefäße läßt sich besser aus der halbschematischen Abb. 13 Aßmanns ersehen. Auf dieser sind die Lungenvenen, die sich vor der Einmündung in den linken Vorhof nicht zu einem größeren Stamm (nicht einmal für jede Lunge) vereinigen, hell schraffiert, während die Arterien dunkel schraffiert sind. Von den Schatten der Arterienstämme kann man einzelne Teile im Röntgenbild des Hilus deutlich erkennen, besonders den Ast der Arteria pulmonalis zum rechten Unterlappen, der längs dem rechten Herzrand nach außen unten zieht. Auch auf Abb. 11, 14, 15, 16 ist er überall sichtbar. Auf der Aufnahme in tiefer Inspiration erkennt man auch seinen Ursprung aus der (kurzen) gemeinsamen Arterie der rechten Lunge, während die rechte Oberlappenarterie, wie gewöhnlich, nicht deutlich ist. Links kann man am häufigsten ein Stück des Hauptastes der linken Lunge erkennen, bisweilen noch mit einer Strecke der linken Oberlappenarterie, manchmal auch etwas von der linken Unterlappenarterie, aber viel weniger deutlich als rechts. Besonders deutlich werden die Gefäßschatten bei der Stauungslunge.

Ein Teil der Lungengefäße wird auch in der Aufsicht getroffen und muß als rundlicher Schatten oder als kreis- oder ellipsenförmige Verdichtung innerhalb des Hilusschattens erscheinen.

Lymphdrüsen sind, wie aus Abb. 12 ersichtlich, im Hilusgebiet teilweise in dem vom Mittelschatten bedeckten Gebiet, teilweise weiter außen vorhanden. Hier müssen sie mehr oder weniger deutliche rundliche Schattenflecke hervorrufen, die entweder bis an den Rand des Hilusschattens reichen, vielleicht sogar isoliert außerhalb des Schattenrandes stehen, oder innerhalb des allgemeinen Schattens als stärkere fleckförmige Verdunkelung erscheinen. Bei der außerordentlich verschiedenen Beschaffenheit der Drüsen beim Gesunden (verschiedene Entwicklung des lym-

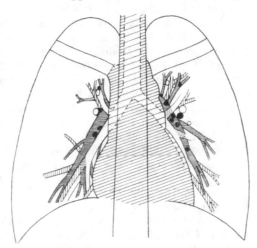

Abb. 13. Halbschematische Darstellung des normalen Lungenbildes. Arterielle Hilusschatten quergestreift, Bronchiallumina als helle Aussparungen. Orthoröntgenograde Gefäße als runde Schattenzentren, orthoröntgenograde Bronchien als Schattenringe mit hellem Zentrum. Die hauptsächlichsten Venenschatten als lichte längsgestrichelte Streifen angedeutet. (Nach H. Aßmann.)

phatischen Systems im ganzen, verschiedener Grad von Anthrakose) können deshalb die Drüsen auch ohne vorhandene oder durchgemachte Tuberkulose im Hilusschatten eine recht verschiedene Rolle spielen. Gelegentlich kann man im Hilusschatten verkalkte Drüsen als intensiv dunkle Flecke erkennen, auch bei ganz gesunden Menschen. Auch Abb. 11, die von einem gesunden 26jährigen Mann aufgenommen ist, läßt solche erkennen.

Freilich muß man sich hüten, damit solche Flecke zu verwechseln, die einfach durch die Summierung verschiedener Schatten oder die Aufsicht eines Gefäßes entstanden sind. Denn an den Stellen, wo die Arterien sich teilen, geht häufig ein Ast senkrecht zur Platte in der Durchstrahlungsrichtung ab und wirft einen verkürzten Schatten, der natürlich eine runde Projektion ergeben muß, auf die Platte. In Abb. 11 handelt es sich aber, wie der Vergleich mit Abb. 14—16 zeigt, wohl sicher um Lymphdrüsen. Besonders deutlich ist eine Drüse links unter dem 2. Rippenknorpel. Bei Erwachsenen haben sie keinerlei Bedeutung, bei Kindern deuten sie aber bisweilen mit Sicherheit auf eine Bronchialdrüsentuberkulose hin.

Wir können also innerhalb des Hilusschattens die einzelnen Anteile nur in sehr beschränktem Maße auseinanderlesen und für sich erkennen. Ein einzelner

Schattenfleck kann durch die Projektion verschiedener Gewebe erzeugt sein, so daß die Mannigfaltigkeit der Möglichkeiten zu groß ist, um die Analyse im einzelnen zu gestatten.

Größe und Gestalt des Hilus sind deshalb individuell sehr verschieden, und die „Vergrößerung des Hilusschattens" wird häufig zu Unrecht als Zeichen eines krankhaften Zustandes aufgefaßt. Die Gestalt ist bald mehr dreieckig, bald mehr rundlich, er ist bald mehr durch eine deutliche Linie abgegrenzt, bald mehr strauchförmig in die Lungenzeichnung übergehend. Diese Verschiedenheit der Form hat keinerlei Beziehungen zu den vorhandenen pathologischen Veränderungen, wie an meiner Klinik Cerdeiras durch den Vergleich von Röntgenbildern mit dem anatomischen Befund gezeigt hat.

Auch aus der Gestaltung des Hilusrandes dürfen nur mit Vorsicht Schlüsse gezogen werden. Randbildend sind teilweise die Gefäße und ihre mehr oder weniger weit zu verfolgenden Aufsplitterungen, teilweise Lymphdrüsen oder Bindegewebszüge. In Abb. 12 sieht man auf der rechten Seite, wie zwischen den beiden Hauptbronchien der Rand des Hilus zu oberst gebildet wird durch den Rand eines Bronchus, weiter unten durch eine Lymphdrüse und dann 2 quergeschnittene Gefäße, die viel deutlichere Vorwölbungen erzeugen als die Lymphdrüse. Demzufolge kann auch ein ziemlich scharfer, gewellter Rand des Hilusschattens den Ausdruck anderer Gebilde als gerade von Lymphdrüsen sein.

Nach außen geht der Hilusschatten in eine Reihe von mehr oder weniger deutlichen Fortsätzen aus, die sich in der übrigen Zeichnung des Lungenfeldes verlieren und oft bis in die Peripherie verfolgen lassen.

Die Lungenzeichnung außerhalb des Hilus besteht aus feinen Flecken und schmalen Streifen, die vielfach strahlig vom Zentrum nach der Peripherie verlaufen und oft eine dichotome Verzweigung erkennen lassen. Bisweilen wiegt mehr die strahlige, bisweilen die marmorierte Zeichnung vor.

Über die Natur dieser Zeichnung war man längere Zeit im unklaren. Jetzt ist wohl so viel sicher, daß die Schatten hauptsächlich durch die Blutgefäße gebildet werden, während die Bronchien wenig daran beteiligt sind; nur bisweilen kann man gröbere Bronchien als doppelt konturierte Schatten deutlich erkennen, auf Abb. 15 z. B. an einzelnen Stellen der Oberlappen. Auch das Bindegewebe mit dem in ihm deponierten Staub nimmt an der Schattenbildung teil, und da der Staub vorzugsweise an den Teilungsstellen der Bronchien teilweise in kleinen und kleinsten Lymphknötchen aufgespeichert wird (vgl. Kapitel Pneumonokoniosen), kann durch die physiologische Pneumonokoniose ein mehr marmoriertes Bild zustande kommen. Eigentliche Lymphdrüsen machen wohl nur Schattenflecke, die höchstens 3 cm vor der Medianlinie entfernt sind. Je besser die Aufnahme, um so deutlicher kann man die Zeichnung in Stränge auflösen, die sich dichotom verzweigen, die also den Gefäßen (teilweise auch den Bronchien) entsprechen.

An den Verzweigungsstellen der Schattenstränge und auch sonst sieht man zahlreiche kleine rundliche Schattenflecke, auf manchen Aufnahmen so reichlich, daß das ganze Lungenfeld feinmarmoriert aussieht. Zum Teil sind diese Flecke der Ausdruck der erwähnten intrapulmonalen Lymphknötchen und Anhäufungen von Bindegewebe an den Teilungsstellen von Bronchien und Gefäßen, zum Teil handelt es sich um sagittal verlaufende Gefäße, die in der Aufsicht mehr oder weniger kreisrund erscheinen, zum Teil um Kreuzungen von Gefäßschattenschleifen. Dünne Blutgefäße absorbieren so wenig von den Röntgenstrahlen, daß kein Schatten zustande kommt; wenn sie sich aber kreuzen, so wird die Absorption stark genug, um einen sichtbaren Schatten hervorzurufen, der dann natürlich fleckförmig aussieht, während die Streifen außerhalb der Kreuzungsstelle unsichtbar bleiben. Je nach der Bedeckung durch

Weichteile kann das marmorierte oder streifige Aussehen an verschiedenen Stellen vorherrschen, so daß auch die gleiche Lunge nicht überall das gleiche Bild aufweist. Um so größer sind die Unterschiede zwischen verschiedenen Individuen, bei verschiedenem Alter und Ernährungszustand usw., bei verschiedener Aufnahmetechnik.

Die Begrenzung der Lungenlappen ist auf dem Röntgenbild nicht sichtbar. Da die Interlobärfalte schräg von hinten oben nach vorn unten verläuft, werden bei den gewöhnlichen Übersichtsaufnahmen an den meisten Stellen

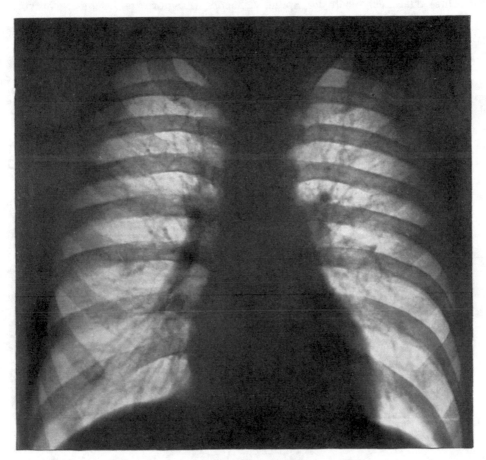

Abb. 14. Normales Thoraxbild. (Dasselbe Individuum wie Abb. 11, 15 und 16.) Dorsoventrale Aufnahme bei tiefer Inspiration.

Ober- (bzw. Mittel-) und Unterlappen übereinander projiziert. Einzig das Spitzenfeld gehört ganz dem Oberlappen an. Wie die einzelnen Lappen durch verschiedene Aufnahmerichtung möglichst isoliert zur Ansicht gebracht werden können, wird beim Kapitel Pneumonie besprochen.

Die topographische Einteilung des Röntgenbildes kann deshalb nicht nach Lappengrenzen vorgenommen werden, sondern wir unterscheiden in den beiden Lungenfeldern (die durch den Mittelschatten getrennt werden) ein oberes, mittleres und unteres Drittel und trennen noch besonders das Spitzenfeld ab, das die Gebiete oberhalb des Schlüsselbeins umfaßt. Genau ist diese

Abgrenzung des Spitzenfeldes nicht, da die Stellung der Klavikula je nach der Haltung der Arme bei der Aufnahme wechselt. Aber auch die Bezeichnung dessen, was innerhalb des ersten Rippenringes liegt, als Spitzenfeld ist ungenau, weil die Stellung der Röhre und die Wirbelsäulenkrümmung die Ausdehnung dieses Bezirkes stark beeinflussen. Bei schräger Strahlenrichtung kommt dann zu den beiden Lungenfeldern noch das zwischen Wirbelsäule und Herz gelegene Mittelfeld hinzu, das die Projektion von Teilen beider Lungen darstellt.

Längs dem Herzschatten tritt häufig eine nach dem Zwerchfell (besonders rechts) oder auch nach der Spitze ziehende strangförmige Zeichnung hervor. Man muß sich hüten, aus ihrer stärkeren Ausprägung ohne weiteres auf

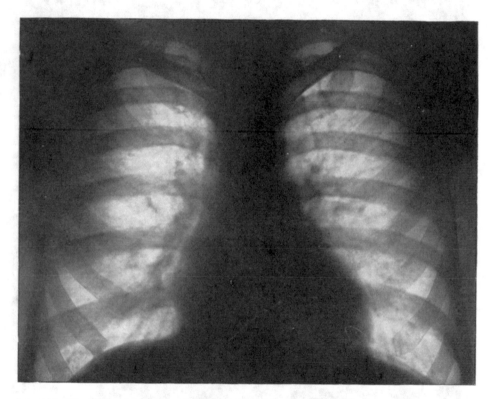

Abb. 15. Normales Thoraxbild. (Dasselbe Individuum wie Abb. 11, 14 und 16.)
Teleaufnahme ($2^1/_2$ m Distanz).

krankhafte Veränderungen zu schließen. Diese Stränge („Begleitschatten") stellen vorzugsweise die Aufteilung der Arterienäste dar (vielleicht teilweise noch peribronchiales Bindegewebe) und sind je nach gewissen Zufälligkeiten (Verlauf, Überdeckung, Gradation der Platte usw.) recht verschieden deutlich auf dem Röntgenbild zu sehen. Auf Abb. 14 sieht man ihren Ursprung rechts unten aus der Unterlappenarterie ganz deutlich. Auch die Tatsache, daß sie gewöhnlich durch einen Zwischenraum vom Herzschatten getrennt sind, darf nicht dazu führen, das Fehlen dieses hellen Zwischenraumes als etwas Krankhaftes zu betrachten. Die Nichtbeachtung der physiologischen Varietäten dieser Schattenstränge hat schon viel diagnostischen Unfug angerichtet.

Bei tiefer Inspiration (Abb. 14) rückt das Zwerchfell nach abwärts, das Herz stellt sich steiler und mehr median. Gleichzeitig hellt sich die Lungenzeichnung auf. Wenn man Abb. 14 mit Abb. 11 vergleicht, so springt der Unterschied in der Schärfe sofort in die Augen. Die vom Hilus ausgehenden Schattenstränge lassen sich viel weiter verfolgen, ihre Verzweigungen deutlicher erkennen, und die Marmorierung der peripheren Teile löst sich in solche Stränge auf. Der Hilusschatten ist dunkler geworden und weniger vom Medianschatten abgesetzt. Das beruht auf der Preßwirkung, die bei langem Anhalten des Atems in Inspirationsstellung (bei der Aufnahme von Abb. 14 7 Sekunden) auftritt, wie beim Valsalvaschen Versuch, und die zu einer Stauung im Lungenkreislauf führt.

Etwas anders wird das Bild bei Teleaufnahmen, d. h. bei Aufnahmen, die in 2—3 m Distanz von der Röhre aufgenommen werden. Hier wird die

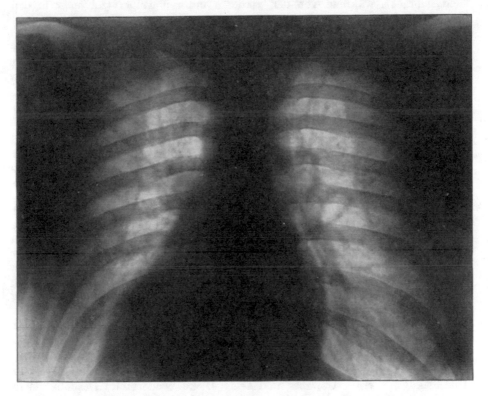

Abb. 16. Normales Thoraxbild. (Dasselbe Individuum wie Abb. 11, 14 und 15.)
Ventrodorsale Aufnahme.

Zeichnung, da die Distanz zwischen dem Körper und der Platte sehr gering ist im Verhältnis zur Distanz zwischen Röhre und Körper, naturgetreuer, beinahe einer parallelen Strahlenprojektion entsprechend.

Dadurch wird das ganze Bild auch etwas kleiner, wie der Vergleich zwischen Abb. 15 und Abb. 11 ergibt. Gleichzeitig ergibt der Vergleich aber auch, daß das Bild schärfer geworden ist, obschon es mit Verstärkungsschirm aufgenommen wurde. Es ist fast so scharf wie die Nahaufnahmen in tiefster Inspirationsstellung.

Bei der ventrodorsalen Aufnahme (Abb. 16), bei der die Strahlenrichtung von der Röhre zuerst durch die vordere Brustwand, dann durch den Rücken nach der Platte geht, sieht man den hinteren Teil der Rippen noch schärfer, den vorderen Teil gar nicht. Das Herz erscheint vergrößert und verdeckt einen größeren Teil des Hilusschattens, aber auch der Lungenzeichnung, namentlich links unten. Auch dadurch, daß die Rippen (d. h. ihr hinterer Teil) näher aneinandergerückt sind, wird mehr von der Lunge verdeckt. Die ventrodorsale Aufnahme ist aber nötig, wenn es sich darum handelt, kleine Krankheitsherde in der Nähe des Rückens oder solche Veränderungen zur Ansicht zu bringen, die in den hinteren basalen Partien vorhanden sind. Denn die Strahlen, die von einem Punkt in der Höhe des 5. Brustwirbels ausgehen (wo die Antikathode bei dorsoventraler Aufnahme in der Regel steht), treffen, schräg von oben kommend, die Zwerchfellkuppe. Alles, was unterhalb dieser Strahlen liegt, fällt in den Zwerchfellschatten. Wenn dagegen die Röhre vorne steht, so wird von diesen Lungenpartien ein großer Teil auf der Platte zur Ansicht gebracht, während von den vorderen unteren Teilen viel mehr in den Zwerchfellschatten eintaucht.

Wenn es gilt, die Lage eines Krankheitsherdes zu bestimmen, so müssen zwei Aufnahmen in verschiedener Richtung gemacht werden. Auf der Platte, der der Herd näher lag, erscheint das Bild kleiner und schärfer, auf der anderen größer und verwischter (vgl. die Bilder von Echinokokken im speziellen Teil Abb. 133—135).

c) Krankhafte Veränderungen.

Von den Veränderungen, die man in pathologischen Fällen sieht, sind am leichtesten die Veränderungen am Zwerchfell zu erkennen. Hier sehen wir den Hochstand und den Tiefstand, bei der Schirmdurchleuchtung auch Veränderungen in der Beweglichkeit. Von diesen seien erwähnt das Williamssche Symptom, d. h. eine ungenügende Beweglichkeit einer Zwerchfellhälfte bei der Atmung. Man sieht das Symptom besonders bei beginnender Lungentuberkulose, aber hier nicht regelmäßig, und gelegentlich auch ohne daß ein Verdacht auf Lungentuberkulose besteht. Ein sehr wichtiges Symptom ist die beim Pneumothorax zu besprechende paradoxe Bewegung. Ferner erkennt man oft Zacken und Fortsätze, die häufig erst bei tiefer Inspiration sichtbar werden und alten pleuritischen Verwachsungen ihren Ursprung verdanken. (Über die Bedeutung der radiologischen Zwerchfelluntersuchung für die Lungendiagnostik s. Weil.)

Sehr deutlich sieht man alle Verschiebungen des Mediastinums, z. B. bei Pleuritis, Pneumothorax usw.

Um die krankhaften Veränderungen im Lungenfeld richtig zu deuten, muß man darüber im klaren sein, daß das Röntgenbild nur die spezifische Durchlässigkeit eines Gewebes und seine Dicke wiedergibt. Deshalb macht jede krankhafte Veränderung, die den Luftgehalt der Lunge vermehrt, das Bild heller, jede, die zu Substanzvermehrung oder stärkerer Blutfüllung führt, dunkler. Aus der Form und Größe des Schattens kann man dann die Diagnose stellen, wenn man weiß, welche pathologisch-anatomische Veränderung einer Krankheit zugrunde liegt und welche physikalischen, für das Durchdringen der Röntgenstrahlen wichtigen Eigenschaften das anatomische Substrat besitzt.

Deshalb ist für die Deutung eines Röntgenbildes bei Lungenkrankheiten die Kenntnis der pathologischen Anatomie die erste Voraussetzung. Doch muß man sich von den krankhaften Veränderungen räumliche Vorstellungen machen und nicht erwarten, die Projektion eines Schnittes durch die Lunge im Röntgenbild zu sehen, sondern die Projektion von Serienschnitten übereinander. Ferner muß man wissen, daß die Röntgenaufnahme kein naturgetreues Bild liefern kann, weil die Strahlen nicht parallel auffallen und weil die von jedem strahlenadsorbierenden Punkt ausgehende Sekundärstrahlung stört.

Deshalb werden plattennahe Gegenstände viel schärfer und in richtigerem Größenverhältnis wiedergegeben, plattenferne vergrößert, unscharf oder gar nicht. Es ist nicht möglich, experimentell festzustellen, wie groß ein Gebilde sein muß und wie tief es liegen darf, damit es zur Ansicht gebracht wird, weil die Verhältnisse im Thorax offenbar viel komplizierter liegen als außerhalb (Knoll, Staehelin). Daß sehr kleine Herde, wenn sie der Platte benachbart sind, noch erkannt werden können, ist sicher. Umgekehrt können aber auch sehr große Herde, die auf dem Sektionstisch den Eindruck einer kompakten Veränderung machen, wie pneumonische Infiltrationen, überhaupt keine Veränderung des Bildes hervorrufen, weil sie die Strahlen gut durchdringen lassen oder weil sie so gelegen sind, daß die Sekundärstrahlung alles verwischt. Oft ist auch die Erklärung für überraschende Divergenzen zwischen Röntgenbild und Sektionsbefund im einzelnen Falle unmöglich.

Absolut spezifische Röntgenbilder einzelner Lungenkrankheiten gibt es also, wie auch Dietlen betont, nicht. Auch die Art und Zusammensetzung des krankhaften Gewebes kann nicht erkannt werden. Einzig die Einlagerung von Kalksalzen kann oft ohne weiteres diagnostiziert werden, weil von den in Betracht kommenden chemischen Verbindungen nur diese so intensive Schatten geben. Aber gerade weil das Röntgenbild aus der Kenntnis der pathologischen Anatomie nicht ohne weiteres abgeleitet werden kann, sind gewisse Regeln wichtig, die die Erfahrung für die einzelnen Krankheiten ergeben hat, die aber immer nur mit der nötigen Vorsicht berücksichtigt werden dürfen. Sie sollen bei den einzelnen Krankheiten erwähnt werden.

Das Röntgenbild darf also nur zur Unterstützung und Ergänzung der Diagnose verwendet werden, wenn man im übrigen den Fall genau kennt und wenn man außerdem Erfahrung in der Röntgenologie der Respirationsorgane besitzt.

Auch die technischen Fortschritte im Röntgenverfahren sind für die Beurteilung der Bilder wichtig. Manches, was man heute auf einer guten Aufnahme zu sehen verlangt, war früher unsichtbar, und umgekehrt hätte man früher Bilder, wie wir sie jetzt von normalen Lungen erhalten, für schwere Zirrhosen gehalten.

d) Fehlerquellen.

Um keine Fehler bei der Beurteilung eines Röntgenbildes der Lunge zu begehen, muß man in erster Linie feststellen, ob die Platte (bzw. der Film) richtig exponiert und entwickelt und ob sie weich oder hart ist. Je nachdem wird man erwarten müssen, mehr oder weniger zu sehen, mehr oder weniger differenzieren zu können.

Ein Beispiel für die Bedeutung der Röhrenhärte sind Abb. 17 und 18 von einem 15-jährigen Mädchen mit Bronchialdrüsentuberkulose und Lungenherden. Sie unterscheiden sich allerdings nicht nur durch die Röhrenhärte, sondern auch durch die Atmungsphase (17 exspiratorisch, 18 inspiratorisch) und durch die Distanz der Röhre von der Platte, die bei Abb. 17 60 cm, bei Abb. 18 2 m betrug (Abb. 17 ist stärker verkleinert). Auf der zu harten Aufnahme sind die Lungenherde verschwunden, während die Begrenzung der vergrößerten Lymphdrüsen stärker hervortritt.

Es gibt eine Reihe von Täuschungen, denen man zum Opfer fallen kann, wenn man nicht daran denkt.

Zunächst sind es technische Fehler, die krankhafte Prozesse vortäuschen können. Platten- bzw. Filmfehler und das Korn eines mangelhaften Verstärkungsschirmes können in der Regel erkannt werden. Leichter entstehen Fehldiagnosen infolge ungleichmäßiger Anlegung der Platte an den Patienten bei der Aufnahme. Dadurch kann eine krankhafte Verdunkelung einer Seite oder eines Teiles (z. B. einer Spitze) vorgetäuscht werden. Eine ganz symmetrische Lage der Platte, so daß sie auf der ganzen Brust gleich weit von der

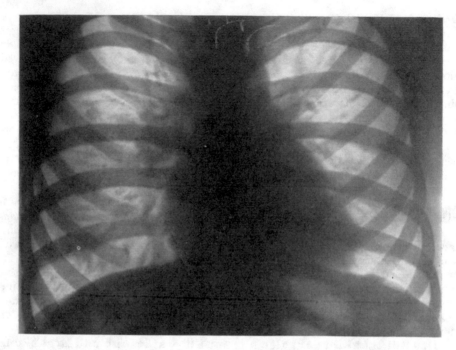

Abb. 17. Bronchialdrüsentuberkulose mit Lungenherden.
Normal exponiert; weiche Röhre. Brustlage.

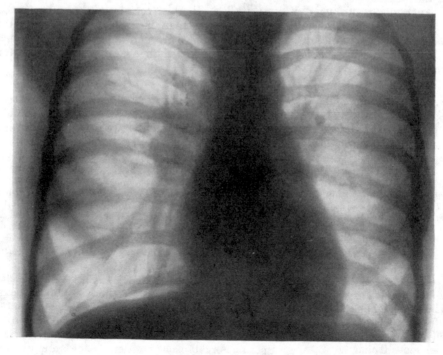

Abb. 18. Derselbe Fall wie Abb. 17. Zu harte Röhre. Fernaufnahme.

Oberfläche entfernt ist, ist aber schwer zu bewerkstelligen, oft auch ganz unmöglich, weil der Thorax nie ganz symmetrisch ist. Deshalb darf auf geringe Helligkeitsdifferenzen zwischen rechts und links in der Regel kein Gewicht gelegt werden.

Schut weist darauf hin, daß man am Rande tiefer Schatten, namentlich des Zwerchfells und des Herzens, einen schmalen hellen Streifen sieht. Er erklärt ihn als Kontrastwirkung und weist darauf hin, daß man ihn durch sorgfältiges Abdecken der dunklen Partien zum Verschwinden bringen kann. Auch auf unseren Bildern ist er an vielen Stellen deutlich, namentlich am oberen Rand der Rippen, besonders da, wo der hintere Teil einer Rippe das vordere Stück einer anderen Rippe schneidet. Durch sorgfältiges Abdecken der dunklen Rippe verschwindet aber der helle Saum, und man erkennt nur noch das gleichmäßig heller werdende vordere Rippenstück. Von dieser Kontrastwirkung unterscheidet Schut den hellen Saum, der sich längs des Zwerchfells und des Herzens bei tiefer Inspiration erkennen läßt und durch Abdecken nicht zum Verschwinden gebracht werden kann. Er erklärt ihn als lokale Lungenblähung. Auch auf Abb. 14 ist er sehr deutlich.

Von normalen Gebilden, die pathologische Schatten vortäuschen können, sei die linke Art. subclavia erwähnt, die, wie Aßmann gezeigt hat, als Schattenstreif erscheinen kann, der in der Höhe des 4. Brustwirbels nach außen abbiegt und noch eine Strecke weit längs den Rippen verläuft. Ein anderer bogenförmiger Schatten, der gewöhnlich beiderseits saumförmig als Bogen unterhalb der 2. Rippe (d. h. ihres dorsalen Schattens) verläuft, stellt offenbar die Weichteilbegrenzung der Lungenspitze dar, wird aber oft als pleuritische Spitzenkappe gedeutet. Die tuberkulösen Primärherde, die ja meist ohne Bedeutung für die Diagnose sind, seien hier nur kurz erwähnt, ebenso die meist bedeutungslosen leichten Grade von Pneumonokoniose. Über den Schatten des Lobus ven. azygos rechts von der Wirbelsäule vgl. Illig, Priesel.

Sehr häufig sind Schatten von seiten der Brustwand. Muskelmassen, wie der Pektoralis, können zu Verwechslungen (z. B. mit der bogenförmigen Begrenzung eines abgesackten Pneumothorax) Veranlassung geben, wenn man nicht auf die Fortsetzung des Schattens über die Thoraxwand hinaus achtet, ebenso Schatten der Mammae (besonders bei einseitig stärkerer Ausbildung), des Schulterblattes, verkalkte Rippenknorpel, Halsrippen, extrathorakale Drüsen, Reste von subkutanen Injektionen schattengebender Substanzen (z. B. Jodipin), Geschoßsplitter. Nicht selten ist die Mammilla als kreisrunder oder (bei schiefer Lage) ovaler Schatten sichtbar und gibt besonders dann zu Verwechslungen Anlaß, wenn die eine Mammilla wegen schiefer Lage einen unscharfen Schatten wirft. Wenn der Oberkörper nicht vollständig entblößt ist, können Kleiderfalten, Knöpfe, Schmuckstücke oder Amulette trügerische Schatten geben. Leichter sind Verbandstücke und Pflaster zu erkennen. Endlich sind Hautfalten zu erwähnen, die teils zufällig (besonders bei fettleibigen Individuen) verschiedengestaltige, teils typische Schattenbilder erzeugen. Hier ist besonders der Schattenstreifen oberhalb der Klavikula zu erwähnen, der z. B. auf den Abb. 59, 93, 94, 116 zu sehen ist, und bei dem gewöhnlich die Doppelseitigkeit und die Fortsetzung über das Lungenfeld hinaus ohne weiteres einen Lungenprozeß ausschließen läßt. Er kann nur durch eine Hautfalte bedingt sein.

Alle diese Täuschungen werden in der Regel vermieden, wenn man die Fehlerquellen kennt und an sie denkt, oft auch, wenn man den fraglichen Schatten nur genau und aufmerksam betrachtet. Schwieriger ist es, wenn die erwähnten Gebilde für sich allein die Röntgenstrahlen nur schwach absorbieren, dagegen durch Überkreuzung mit einem anderen, ebenfalls schwach schattengebenden

Teil dessen Schatten verstärken oder gar erst durch die Summation einen Schatten entstehen lassen.

Diese Schattensummation ist z. B. auf der ventrodorsalen Aufnahme des Gesunden (Abb. 16, S. 1089) gut zu beobachten. Hier sieht man im Hilusschatten am rechten Herzrand mehrere große dunkle Flecke, die auf den ersten Blick als etwas Abnormes, etwa verkalkte Drüsen, imponieren. Aber bei genauerem Zusehen erkennt man, daß an dieser Stelle (besonders deutlich an der untersten) Schattenstränge, offenbar von Gefäßen, die Rippen kreuzen und daß an den Kreuzungsstellen die Schatten sich zu einem dunklen Fleck summieren. Nicht selten ist über dem Pektoralis die Lungenzeichnung viel dichter als weiter unten. Der Schatten der dicksten Partien einer Mamma kann sich mit einem anderen Schatten so summieren, daß eine dunkle, scharf begrenzte Scheibe vom Aussehen eines Echinokokkus zustande kommt.

e) Die Röntgenuntersuchung der Bronchien mittels Einfüllung kontrastgebender Substanzen.

Die Bronchien sind bei gewöhnlicher Röntgenaufnahme nur in höchst beschränktem Maße sichtbar, und auch bei Veränderung ihrer Weite (Bronchiektasie und Bronchostenose) leistete bisher die radiologische Untersuchung recht wenig. Gelegentlich zeigte sich bei Untersuchung eines Speiseröhrenkrebses mit Perforation unerwarteterweise eine Füllung mit Kontrastbrei, die merkwürdig wenig Beschwerden verursachte. Deshalb wurden wiederholt Versuche einer Füllung des Bronchialbaumes mit kontrastgebenden Substanzen gemacht, aber ohne großen Anklang zu finden.

Brauchbar wurden die Methoden erst, als Sicard und Forestier zur Füllung das Lipiodol verwandten. In Deutschland wird jetzt vielfach statt dessen das 40%ige Jodipin gebraucht. Beides sind zähe Öle mit großem Jodgehalt, der die Absorption der Röntgenstrahlen bedingt. Die Methode wurde bald nachgeprüft, in Frankreich besonders von Sergent und Cottenot, dann in Deutschland vor allem von Brauer (s. auch Lorey) und jetzt wird sie in weitem Maße angewandt (s. Landau usw.).

Voraussetzung für das Einfüllen der Substanz in die Bronchien ist eine Anästhesie der Schleimhaut von Trachea und Hauptbronchien, evtl. auch Larynx. Sonst wird die Substanz ausgehustet. Sobald die Flüssigkeit in die Bronchien zweiter Ordnung gekommen ist, ist die Gefahr des Aushustens viel geringer, weil bekanntlich die Sensibilität der Bronchialschleimhaut von der Bifurkationsstelle der Trachea an sehr rasch abnimmt. Immerhin muß die Aufnahme an die Injektion unmittelbar angeschlossen werden, da trotz der Anästhesierung bald Husten und Auswurf aufzutreten pflegt. Einen Todesfall an Kokainschock haben Brauer und Fahr mitgeteilt.

Zur Injektion von Jodöl und Anästhetikum stehen 3 Wege zur Verfügung: 1. Wir können es inhalieren lassen oder mit Hilfe einer geeigneten Spritze oberhalb der Stimmbänder in die Rachenhöhle spritzen in dem Moment, wo der Patient einatmet. Josefson hat dafür eine besondere Spritze angegeben. Dabei bringt man aber nicht genügend von der Substanz in die Trachea hinein. 2. Wir können einen feinen, an seinem Ende beschwerten Schlauch durch die geöffnete Stimmritze in die Trachea hineinführen und durch diesen die Flüssigkeit direkt in die Gegend der Bifurkation oder sogar direkt in einen Bronchus hineinbringen. In der Regel gelingt das mit Hilfe des Kehlkopfspiegels sehr gut, es ist aber auch ohne Kehlkopfspiegel möglich, wenn man, wie bei der Intubation, mit dem Zeigefinger den Kehldeckel nach vorne zieht und den Schlauch am Zeigefinger vorbei zwischen den Stimmbändern hindurch schiebt. 3. Von französischen Autoren ist empfohlen worden, unterhalb der

Stimmbänder einen gebogenen Troikart zwischen Schildknorpel und Ring-
knorpel einzustechen und die Spritze, die das Lipiodol enthält, durch einen
Schlauch mit der im subglottischen Raum liegenden Kanüle zu verbinden, um
das Lipiodol zu injizieren. Diese Methode ist natürlich sehr bequem und belästigt die Patienten weniger als die Einführung eines Schlauches durch die
Stimmritze, und sie hat merkwürdigerweise in den Händen vieler Autoren
keinerlei Schädigungen verursacht, es sind aber doch einige Fälle von Entzündungen und Infektionen der Wunde bekannt geworden (Braun).

Das einzige Unbequeme ist, daß das Lipiodol eine sehr visköse Flüssigkeit
ist, die man nur unter großer Kraft und in langsamem Tempo einspritzen kann.
Auf der andern Seite hat das vielleicht das Gute, daß die Flüssigkeit keinen

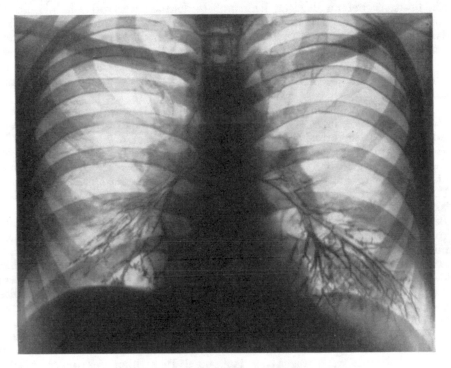

Abb. 19. Jodölfüllung der Bronchien. Normales Bild.

starken Reiz ausübt und deshalb in die Bronchien hineinfließt, wie man sich
vor dem Röntgenschirm gut überzeugen kann. Der Patient muß sich ruhig
verhalten und den Hustenreiz nach Möglichkeit unterdrücken, soll aber trotzdem
tief atmen, um durch die Aspiration das Eindringen des Lipiodols zu begünstigen.

Selbstverständlich gelingt es nie, den Bronchialbaum ganz auszufüllen,
und das Lipiodol fließt der Schwere nach hauptsächlich in die am tiefsten gelegenen Bronchien. Wenn man besonders die eine Lunge oder gar die Ober-
lappenbronchien füllen will, muß man den Rumpf des Patienten stark nach der
einen Seite neigen. Man kann auch nach der Einfüllung den Kranken hinlegen,
wobei die Flüssigkeit aus den Bronchien des Unterlappens in den Oberlappen
hinüberläuft. Das ist besser als die Injektion in liegender Stellung vorzunehmen,
da sonst die Flüssigkeit leicht in den Rachen fließt.

Beim Gesunden sieht man (vgl. Abb. 19) die Bronchien des Unterlappens
beider Lungen oft bis in die feinsten Verteilungen hinein mehr oder weniger

gleichmäßig gefüllt. An den gefüllten Bronchien erkennt man ein gleichmäßiges
Kaliber, doch ist zu beachten, daß die plattennahen Bronchien schärfer gezeichnet und etwas dünner sind als die plattenfernen.

Hindernisse in der Füllung können auftreten, wenn eine Bronchostenose dem Einfließen der Flüssigkeit einen Widerstand entgegensetzt, wenn
die Bronchien mit Schleim gefüllt sind, oder wenn die Aspiration durch die
Einatmung ungenügend ist. Man sieht deshalb gelegentlich in der ganzen Lunge
oder an einzelnen Stellen die Bronchien wie abgeschnitten. Wir dürfen deshalb
nur aus einem positiven Befund, aus einer deutlich sichtbaren pathologischen
Veränderung etwas schließen, dagegen ein normales Bild niemals als Beweis
dafür betrachten, daß die Bronchien in ihrer ganzen Ausdehnung normal sind.
Ein positiver Befund dagegen kann außerordentlich wertvoll sein. Wenn wir
absehen von den Kavernen, die bisweilen durch eine Lipiodolfüllung sehr schön
dargestellt werden, so sind es hauptsächlich die Bronchiektasien, deren Diagnose
durch diese Methode gewaltige Fortschritte gemacht hat.

Merkwürdig ist, daß die Einfüllung des jodhaltigen Öles wenig Nebenerscheinungen macht. Als solche sind Schädigungen der Lunge und Jodismus
möglich.

Von der eingeführten Substanz wird ein Teil in den nächsten Stunden wieder
ausgehustet, der größte Teil bleibt liegen. Guieysse-Pelissier hat die Vorgänge histologisch verfolgt und gezeigt, wie das Lipiodol, das bis zu den Alveolen
vordringt, in diesen gelöst und phogozytiert wird, er hat aber auch gezeigt,
daß eine reaktive Entzündung des Lungengewebes auftritt, die sicher
nicht ganz gleichgültig ist. Es wird deshalb gut sein, die Methode auf solche
Fälle zu beschränken, bei denen eine Bronchopneumonie nicht zu befürchten
ist oder gar schon besteht. Allerdings haben manche Autoren schon bei schwerer
Bronchitis und selbst bei Bronchopneumonien Bronchialfüllungen ohne Schaden
vorgenommen, aber Brauer berichtet doch von einem Fall, in dem die Jodipin-
füllung während des Bestehens von bronchopneumonischen Prozessen vorgenommen wurde und die Patientin während mehrerer Wochen wieder erhöhte
Temperaturen bekam, nachher aber eine bedeutende Besserung des Katarrhs
und der Allgemeinerscheinungen zeigte. Überhaupt wird von mehreren Seiten
über auffällige Besserung der Bronchitis im Anschluß an Bronchialfüllungen
berichtet. Über die Verschlimmerung einer Phthise berichtet Lichtwitz.

Die andere Gefahr ist die des Jodismus. Akuter Jodismus, bestehend in
Schnupfen und Kopfschmerzen, ist häufig, geht aber rasch vorüber. Chronischer Jodismus wäre wegen der langsamen Resorption des Jodes möglich.
Untersuchungen französischer Forscher über die Jodausscheidung im Urin
haben gezeigt, daß am 1. Tage bis zu 11% des eingeführten Jodes im Urin erscheinen können, daß dann die Ausscheidung rasch absinkt, aber noch lange
Zeit andauert und daß in den ersten 10 Tagen nach der Jodeinfüllung im ganzen
etwa 30% des eingeführten Jodes durch die Nieren eliminiert wird.

Knipping und Ponndorf bestreiten allerdings eine so starke Resorption
des Jodöls durch die Lungen und kommen durch Versuche zum Ergebnis, daß
der größte Teil auf dem Bronchialwege langsam in den Rachen befördert und
verschluckt wird. Für die schließliche Resorption, die Wochen und Monate andauern kann, macht das aber keinen Unterschied. Deshalb ist bei Kranken
mit Strumen Zurückhaltung in der Anwendung der Methode empfehlenswert.

9. Bronchoskopie und Thorakoskopie.

Die Bronchoskopie besteht in der Einführung eines Rohres mit geeigneter
Optik in die Trachea oder in einen der beiden Stammbronchien. Sie erlaubt

eine Übersicht über die Hauptbronchien und ist für die Diagnose und Entfernung von Fremdkörpern unerläßlich. Auch für die Diagnose von Tumoren, geschwürigen Prozessen und Bronchostenosen leistet sie vorzügliche Dienste. Sie wird heutzutage von allen Laryngologen ausgeübt, und für Technik und Ergebnisse muß auf die spezialistische Literatur hingewiesen werden, besonders auf die Bearbeitung von Mann im Handb. d. Chirurg. d. Ohres u. der oberen Luftwege von Katz und Blumenfeld, 3. Aufl., Bd. 4, S. 629, Leipzig 1922, und auf Chevalier Jackson, Endoscopie et chirurgie du larynx, Paris 1923.

Die von Jacobaeus angegebene Thorakoskopie besteht in der Einführung eines Zystoskops in die mit Luft gefüllte Pleurahöhle. Die diagnostischen Resultate sind aber nicht derart, daß sich die Anlegung eines künstlichen Pneumothorax rechtfertigen läßt, wenn nicht mit der Einführung des Thorakoskopes ein therapeutischer Zweck verbunden wird. Deshalb wird die Methode bisher nur zum Durchtrennen von Adhäsionen bei der Pneumothoraxbehandlung der Lungentuberkulose angewandt und soll bei dieser besprochen werden.

VI. Allgemeine Therapie.

1. Prophylaxe.

Entsprechend den Ursachen der Lungenerkrankungen kann die Prophylaxe in der Abhaltung von Schädlichkeiten bestehen, d. h. der Vermeidung von Staubinhalation, Infektion usw. Die Vermeidung von Infektionen spielt bei der Lungentuberkulose eine große Rolle und soll daher bei dieser Erkrankung besprochen werden. Aber auch Erkrankungen der Bronchien können oft vermieden werden, wenn die Tröpfcheninfektion durch Husten und Niesen verhütet wird. Besonders wichtig ist diese Art von Prophylaxe bei kleinen Kindern und alten Leuten.

Eine besondere Art der Prophylaxe kommt noch gegenüber allen katarrhalischen Affektionen der oberen Luftwege bei berufsmäßigen Sängern und Rednern in Frage, wo eine richtige Übung der Stimme unnötige Anstrengungen vermeiden und dadurch die Neigung zu Erkrankungen vermindern kann.

Eine Frage ist, wie weit die Neigung zu Erkältungen durch Abhärtung beseitigt werden kann oder wie weit es im Gegenteil nötig ist, disponierte Menschen zu schonen. Meiner Erfahrung nach darf der Wert der Abhärtung, wenn sie nicht in frühester Jugend begonnen hat, nicht überschätzt werden, und in der Verordnung von abhärtenden Prozeduren bei erwachsenen Menschen muß große Vorsicht geübt werden. — Namentlich mit kalten Waschungen und Übergießungen am Morgen im kalten Zimmer sei man sehr vorsichtig und erlaube sie nur in Kombination mit gymnastischen Übungen. Im ganzen ist es wichtiger, daß sich Menschen, die zu Erkältungen neigen, vor Abkühlungen und Durchnässungen in acht nehmen bzw. nasse Kleider ablegen, wollene Unterkleidung tragen usw. Ganz besonders gilt das für Phthisiker, und ich halte es für ganz verfehlt, Phthisiker abhärten zu wollen. Wenn sie auch, namentlich in Hochgebirgssanatorien, Zugluft ertragen, so sehen wir doch oft, daß sie nach der Rückkehr ins Tiefland sich sehr leicht erkälten und dabei jedesmal eine Verschlimmerung ihres Leidens davontragen. Deshalb gewöhne man sie lieber daran, auf die Gelegenheiten zu solchen Erkältungen zu achten und sie zu vermeiden (vgl. auch Prophylaxe der Erkältung Bd. 4, S. 1429 dieses Handbuches).

Zur Prophylaxe der Erkrankungen der Säuglinge an Respirationsstörungen empfiehlt Vogt peinliche Maßnahmen, die die Übertragung der Infektion von anderen Kindern im gleichen Raum durch das Pflegepersonal zu verhindern bezwecken. Er verlangt auch, daß Personen, die zu Angina oder Katarrhen der Luftwege neigen, nicht in der Säuglingspflege verwendet werden.

2. Kausale und symptomatische Therapie.

Eine ätiologische Therapie im engeren Sinne kommt selten in Frage. Wenn wir von der Lues und von der spezifischen Behandlung der Tuberkulose absehen, so sind es wenige Fälle von Bronchialkatarrh usw., die wir dadurch zur Heilung bringen, daß wir sie den gewohnten Schädlichkeiten entziehen.

Dagegen müssen wir wie bei allen anderen Organsystemen auch bei den Respirationsorganen der Schonung des erkrankten Teiles größte Aufmerksamkeit schenken. Für die Lunge würde als richtige Schonungstherapie das vollständige Stillstehen des erkrankten Organes in Frage kommen. Wir können dies aber nur durch den künstlichen Pneumothorax, vielleicht auch durch Rippenplastiken und Phrenikusdurchschneidung realisieren. Eine gewisse Schonung der erkrankten Seite können wir auch durch Heftpflasterverbände erreichen, welche eine ausgiebige Bewegungsbeschränkung zur Folge haben. Noch vollständiger wird diese, wenn man nach Kuhn die Hand der kranken Seite an dem gebeugten Oberschenkel der gesunden fixiert, so daß der herabsinkende Oberschenkel am Arm zieht und die Seite ruhig stellt. Hauptsächlich für trockene Pleuritis kommt diese Methode in Betracht.

In allen anderen Fällen können wir die Lunge nicht stillstellen. Wohl aber können wir ihre Exkursion auf ein Minimum reduzieren. Das kommt namentlich da in Frage, wo ein großer Teil der Lunge in seiner respiratorischen und zirkulatorischen Funktion gestört ist und der Rest geschont bzw. auf ein Minimum von Leistung beschränkt werden muß, aber auch da, wo wir das entzündete Organ selbst, z. B. die Pleura bei der Pleuritis, möglichst von allen Zerrungen freihalten wollen. Hier ist in erster Linie notwendig, die Muskelanstrengungen auf das geringste Maß zu reduzieren. Daher ist in der Regel Bettruhe notwendig. Ein Moment, das meistens zu stark vernachlässigt wird, ist das Sprechverbot. Lungenkranke sollen nicht oder möglichst wenig sprechen. Auch die Bekämpfung des Hustens ist aus diesem Grunde oft notwendig.

Die Schonungstherapie der oberen Luftwege besteht in dem Vermeiden aller Schädlichkeiten, die die Krankheit verschlimmern können. Auch hier ist die starke Bewegung, Sprechen usw. zu vermeiden, Erkältungen sollen verhindert werden. Besonderes Gewicht ist aber auf die Einatmung reiner, richtig temperierter Luft von geeignetem Feuchtigkeitsgrad zu legen. Oft ist ein einfacher Landaufenthalt, gleichgültig an welchem Orte, genügend, in anderen Fällen ist die Wahl des Aufenthaltes von den Gesichtspunkten abhängig, die im Abschnitt über Klimatotherapie besprochen werden sollen. Diese Schonungstherapie der oberen Luftwege ist aber nicht nur für die Erkrankungen dieser Organe selbst notwendig, sondern auch bei den Erkrankungen der tieferen Teile am Platze, weil ja jeder Reiz sich von oben nach unten fortpflanzt.

Bei den Störungen der Zirkulation, die mit den Krankheiten der Respirationsorgane so häufig verbunden sind, ist die Behandlung des Herzens oft die wichtigste Aufgabe. Bei der Pneumonie z. B. können wir durch die Besserung des Kreislaufes die momentane Lebensgefahr beseitigen, so daß die Krankheit Zeit hat, auszuheilen, beim Emphysem beschränkt sich bisweilen unser Handeln auf die Beseitigung der Zirkulationsschwäche, so daß der Patient von den gefährlichsten und quälendsten Krankheitsfolgen befreit wird. Abgesehen von der medikamentösen Therapie ist hier die Vermeidung aller unnötigen Körperbewegungen, namentlich die Bettruhe, das wichtigste Erfordernis, um die Ansprüche an den Kreislauf herabzusetzen.

In seltenen Fällen ist die Lungenventilation so gestört, daß der Gaswechsel nicht mehr genügt, um das Blut zu arterialisieren. Hier ist in der Regel das einzige Mittel die Einatmung reinen Sauerstoffes. Wir erzielen damit auch oft recht auffallende Erfolge, für die uns die Physiologie erst in letzter Zeit die Erklärung geliefert hat. Wir wissen nämlich jetzt, daß die Sättigung des Blutes mit Sauerstoff, namentlich bei Anwesenheit von Kohlensäure, keine so vollständige ist, wie man früher angenommen hatte. Deshalb ist es leicht verständlich, daß es Fälle gibt, wo eben die Grenze des Schädlichen erreicht ist und auch eine relativ so geringe Verbesserung der Ventilationsbedingungen, wie wir sie durch Zufuhr reinen Sauerstoffes erreichen, gerade genügt, um die schädlichen Folgen zu beseitigen (vgl. im Kapitel Pneumonie, ferner die Ausführungen über die Sauerstofftherapie bei Haldane und bei Meakins und Davies).

Auch die Beseitigung des Schmerzes und die Herbeiführung von Schlaf kann dadurch einen direkten Einfluß auf die Krankheit haben, daß der Patient dadurch beruhigt und die Muskeltätigkeit vermindert wird.

3. Hydrotherapie, Lichttherapie.

Die Wirkungen der Hydrotherapie bei Erkrankungen der Respirationsorgane können teils auf der Beeinflussung der allgemeinen Zirkulation und des Nervensystems, teils auf der Lokalwirkung beruhen. Soweit die erstere Art der Wirkung in Frage kommt, unterscheidet sich die Anwendung der einzelnen Prozeduren nicht von denen bei anderen Krankheiten. Wir geben allgemein beruhigende Bäder und Wickel bei allen Zuständen, in denen wir nervöse Aufregung beseitigen wollen, wir geben erregende Prozeduren, wie kühle Bäder, Senfbäder, kalte Übergießungen, da wo wir einen kräftigen Reiz auf die Zirkulation ausüben wollen, namentlich bei den Bronchitiden und Pneumonien der kleinen Kinder. Bei den Kältereizen kommt auch noch eine expektorierende Wirkung und eine Vertiefung der Atmung zustande, die wir bei darniederliegenden Funktionen des Nervensystems wünschen, namentlich bei der Anwesenheit von Sekret in den Bronchien, das entfernt werden soll, ferner als prophylaktisches Mittel bei Gefahr der Hypostase.

Durch direkte thermische Einflüsse kann sehr leicht die Temperatur der Pleura verändert werden. Schon ältere Versuche hatten ergeben, daß Auflegen von Eis nicht nur die Haut, sondern auch tieferliegende Organe abkühlen kann; speziell für die Pleurahöhle konnten das Schlikoff und Winternitz in der Weise nachweisen, daß sie die Temperatur eines Empyems unter der Applikationsstelle eines Eisbeutels maßen und schon eine halbe Stunde nach dem Auflegen einen Temperaturabfall um $1^1/_2^0$, nach einer Stunde um 3^0 konstatierten.

Dagegen gelang es Heinz nur, durch Erwärmung des Thorax die Temperatur in der Pleurahöhle um $^1/_{100}-^1/_{10}^0$ in die Höhe zu treiben, was nach den Ergebnissen der Iselinschen Versuche nicht als direkte Erwärmung, sondern als Hyperämisierung aufgefaßt werden muß.

Daß eine Abkühlung der Pleura costalis auch auf die Pleura pulmonalis wirken muß, ist selbstverständlich. Heß fand auch in der Tat, daß durch eine Lunge, über der die Brusthaut abgekühlt wurde, weniger Blut floß als durch die andere. Viel weniger scheint die Wärmewirkung in die Tiefe zu dringen. Doch kann die Temperatur in einer ziemlich erheblichen Tiefe bei äußerer Einwirkung von Hitze noch merklich steigen, besonders bei strahlender Energie (vgl. darüber Bd. 4, S. 1450 dieses Handbuches).

Außer den direkten Temperaturveränderungen in den Geweben wird aber durch thermische Reize in diesen eine Veränderung der Blutverteilung hervorgebracht. Und hier kann auch die Wärme eine erhebliche Tiefenwirkung entfalten. Schäffer hat durch mikroskopische Untersuchungen nachgewiesen, daß bei Erwärmung der Haut Arterien und Venen in der Tiefe stark erweitert sind. Bei Applikationen auf die Brusthaut muß also natürlich die Blutversorgung der Pleura costalis verändert werden.

Wir können uns also sehr wohl eine Einwirkung der Wärme auf die Pleura costalis vorstellen. Damit ist aber noch nicht gesagt, daß auch die Pleura pulmonalis und die Lunge dadurch beeinflußt werden muß. Eine direkte Wirkung ist sogar höchst unwahrscheinlich. Dagegen ist eine indirekte Wirkung nicht von der Hand zu weisen. Wir haben im Abschnitt über den Schmerz bei Erkrankungen der Respirationsorgane gesehen, wie innig die Beziehungen zwischen der Innervation der Haut und der Lungen sind. So gut Erregungen der Lungennerven eine Hyperästhesie bestimmter Hautsegmente zur Folge haben können, ebensogut müssen Reize, die auf die sensiblen Nerven dieser Hautbezirke wirken, einen Einfluß auf die Innervation der Lunge haben können. Natürlich können

wir uns einen solchen Einfluß nur denken, wenn wir die Möglichkeit einer Beeinflussung
der Lungengefäße annehmen, d. h. wenn wir den Lungengefäßen eine Innervation zuschreiben. Wir haben aber schon gesehen, daß diese Innervation durch die neueren Untersuchungen endgültig bewiesen ist. Freilich konnte Cohn-Kindberg bei Kaninchen keine
Hyperämie der Lungen bei Applikation der Heißluftdusche auf die Thoraxhaut nachweisen, während er eine starke Hyperämie der Lungen bei allgemeiner Überhitzung der
Tiere feststellen konnte.

Wir sehen also, daß eine Beeinflussung der Zirkulation in den Lungen und
Bronchien durch solche Applikationen auf die Brusthaut recht wohl erklärlich ist. Wir dürfen deshalb die Mittel, die uns die Empirie schon gezeigt hat,
nicht außer acht lassen. Das Wichtigste sind die Wickel und Umschläge
auf die Brust.

Freilich wissen wir von ihnen nur, wie sie auf die Haut, nicht wie sie auf die Thoraxorgane wirken. Kalte Umschläge haben im ersten Moment immer die Wirkung eines
Kältereizes. Bei häufigem Wechsel bleibt dieser Kältereiz bestehen, doch wird das, ähnlich wie der Eisbeutel, sehr selten angenehm empfunden, höchstens von hochfiebernden
Kranken. Läßt man den Umschlag länger liegen, so hängt die Wirkung davon ab, ob
das feuchte Tuch von einem trockenen bedeckt ist und ob dieses noch durch Guttapercha
geschützt ist. Bei Mangel jeder Bedeckung führt die Verdunstung rasch zu Abkühlung.
Bei Bedeckung durch ein wollenes Tuch kommt nach der ursprünglichen Abkühlung eine
Erwärmung zustande, die die reaktive Hyperämie, die nach dem ersten Kältereiz auftritt,
unterstützt. Später kommt es dann zu Verdunstung und Abkühlung. Ist durch einen
impermeablen Stoff die Verdunstung unmöglich gemacht, so wirkt der Umschlag als
Wärmeschutz weiter, und es kommt, wenn die Gefäße überhaupt reaktionsfähig sind, zu
einer dauernden Hyperämie, gleich wie bei Wärmeapplikationen. Der einzige Unterschied
ist dann der, daß der kalte Wickel beim ersten Auflegen als Reiz wirkt, der eine rasche
reaktive Hyperämie erzeugt.

Die Erfahrung lehrt, daß die Wickel mit Guttaperchabedeckung, die man 2—4 Stunden,
eventuell auch über Nacht liegen läßt, bei Bronchitis, Pneumonie, frischer Pleuritis, oft
auch bei' Phthise usw. eine Verminderung der Schmerzen und eine Erleichterung der
Expektoration herbeiführen, daß sie die Patienten im allgemeinen beruhigen, so daß wir
ihnen eine allgemeine Wirkung auf den Kreislauf und eine lokale auf die Zirkulation der
Respirationsorgane zuschreiben müssen. Bei empfindlichen Patienten nimmt man besser
die Temperatur des Wassers warm oder lauwarm. Bei torpideren Prozessen empfiehlt
sich häufigerer Wechsel, um das Spiel der Vasomotoren lebhafter anzuregen, selbstverständlich muß dazu kaltes Wasser genommen werden. Oft empfinden Patienten mit akuten
oder chronischen Erkrankungen die Wickel nach längerem Liegen unangenehm. In diesen
Fällen werden mit Vorteil Wickel ohne Guttapercha, nur mit wollenem Tuch bedeckt,
nur $^3/_4$—1 Stunde liegen gelassen. Wo es sich nur um schmerzlindernde Einwirkung auf
eine bestimmte Stelle (z. B. trockene Pleuritis) handelt, kann man Umschläge von geringer
Ausdehnung applizieren, sonst sind immer ganze Brustwickel vorzuziehen, am besten mit
hosenträgerförmigen Ergänzungsstücken über den Schultern bzw. Kreuzbinden.

Dauernde Kälteapplikation, z. B. häufig gewechselte kalte Umschläge,
Kühlschlauch oder Eisblase, wird meist nur von hochfiebernden Patienten
angenehm empfunden, kann aber bisweilen auch sehr schön schmerzlindernd
wirken. Man muß sich aber, wie bei den hydrotherapeutischen Prozeduren
bei Respirationskrankheiten überhaupt, durch das subjektive Gefühl des
Patienten leiten lassen, da dieses bei unseren mangelhaften Kenntnissen über die
Wirkung dieser Applikationen der sicherste Wegweiser ist und da die Beruhigung
des Kranken immer eine wichtige Indikation bildet.

Hitzeapplikationen auf den Thorax wirken bei vielen chronischen Erkrankungen offensichtlich günstig. Es gibt mancherlei Apparate, die eine
lokale Einwirkung ermöglichen, Heißluft- und Glühlichtkästen usw., auch
Heißluftduschen („Föhn"), Bestrahlung mit dem Scheinwerfer (besonders
die bequeme Goldscheider-Mininsche Lampe) leisten oft gute Dienste.
Eine besondere Wirkung des Rotlichts, wie sie Kuttner und Laqueur
bei alten pleuritischen Prozessen angegeben haben, erscheint zweifelhaft.

Allgemeine Hitzeapplikationen, Schwitzbäder, werden bei vielen
Erkrankungen der Respirationsorgane, z. B. bei Asthma, gerühmt. Wie sie
wirken, wissen wir nicht. Wenn Cohn-Kindberg bei Überhitzung eine

Hyperämie der Lungen nachweisen konnte, so beweist das nichts für diaphoretische Prozeduren, bei denen die Körpertemperatur nicht oder nur wenig steigt.

Im Anschluß hieran seien die Sonnenbäder erwähnt, von denen Patienten mit alten Pleuritiden, pleuritischen Schwarten, mit chronischer Bronchitis und Emphysem oft eine erhebliche Erleichterung angeben. Es können sowohl allgemeine Sonnenbäder, als auch lokale Sonnenbestrahlung angewandt werden. So auffallend wie bei tuberkulöser Peritonitis und bei Drüsen- und Gelenktuberkulose sind die Erfolge nicht, aber gerade die Analogie mit diesen Krankheiten hat zu ausgedehnteren Versuchen bei Lungentuberkulose und anderen Krankheiten angeregt und bei richtiger Anwendung gute Resultate ergeben. Doch ist Vorsicht geboten, und nicht selten steigt (z. B. bei Phthisikern) die Körpertemperatur schon nach kurzer Sonnenbestrahlung an.

Zur Durchführung der Sonnenlichttherapie unter Vermeidung von unangenehmen Erythemen sind von Rollier, Bernhard u. a. verschiedene Schemata aufgestellt worden. Bei lokaler Bestrahlung des Thorax kann man mit 10 Minuten beginnen und die Bestrahlungszeit täglich um 5 Minuten verlängern. Bei allgemeiner Besonnung läuft man keinerlei Gefahr, wenn man am ersten Tage Füße und Unterschenkel 5 Minuten, jeden folgenden Tag Oberschenkel, Hände und Vorderarme, Brust, Rücken je 5 Minuten und gleichzeitig die schon früher besonnten Teile je 5 Minuten länger bestrahlen läßt als am vorhergehenden Tage (so daß z. B. am 5. Tag die Unterschenkel 25, Oberschenkel 20, Vorderarme 15, Brust 10 und Rücken 5 Minuten exponiert werden).

Die Hochgebirgssonne zeichnet sich gegenüber der Sonne im Tiefland durch den Reichtum an ultravioletten Strahlen aus. Die künstliche Höhensonne enthält diese in sehr viel größerem Maße, dagegen sehr viel weniger Wärmestrahlen, so daß diese bisweilen noch besonders hinzugefügt werden müssen, um Abkühlung zu vermeiden (Solluxlampe). Die künstliche Höhensonne leistet Vorzügliches bei richtig ausgewählten Fällen chronischer Lungentuberkulose, aber bisweilen auch bei chronischer Bronchitis, Bronchiektasien, Pleuritis usw.

Die Röntgenbestrahlung wird, soweit sie bei Erkrankungen der Respirationsorgane in Betracht kommt, im speziellen Teil bei den einzelnen Krankheiten erwähnt.

Eine Wirkung der plötzlich applizierten Kälte ist die Vertiefung der Atmung. Besonders Duschen auf den Nacken und Rücken üben eine energische Wirkung aus, auch Übergießungen und kalte Bäder sind nützlich. Diese vertiefte Respiration hat Expektoration zur Folge und stellt außerdem eine Atmungsgymnastik dar. Deshalb findet der Erfolg dieser Maßnahmen bei chronischer Bronchitis usw., auch die Wirksamkeit für die Prophylaxe von Respirationskrankheiten während akuter Infektionen (Typhus) eine einfache Erklärung.

Als Hautreiz wirken wohl die lokalen Blutentziehungen, nur kräftiger als Umschläge usw. Wir sehen vom Anlegen von Schröpfköpfen recht oft nicht nur Beseitigung der Schmerzen bei einer Pleuritis, sondern auch das auffallend rasche Verschwinden von Reiben, bei Pneumonikern eine auffallende subjektive Besserung, so daß wir wohl eine Einwirkung auf den Krankheitsprozeß annehmen müssen. Am kräftigsten wirkt das blutige Schröpfen, doch hat man auch mit dem unblutigen, das viel einfacher ist, recht gute Resultate.

Von Hautreizmitteln seien ferner erwähnt die Einreibungen mit Kampferspiritus, Ameisensäure usw., die stark wirkende Einreibung mit Krotonöl, Senfpapier, Umschläge mit 45%igem Alkohol und der Jodanstrich, der zur Vermeidung von stärkeren Hautentzündungen am besten mit auf die Hälfte verdünnter Jodtinktur vorgenommen wird. Ob der Jodanstrich bei manchen trockenen Brustfellentzündungen auch noch einen direkt desinfizierenden Einfluß auf die Krankheitserreger selbst hat, möge dahingestellt bleiben.

4. Massage und Gymnastik, Mechanotherapie.

Massage des Thorax hat einmal die Wirkung einer Kräftigung der Thoraxmuskulatur, wie sie bei vielen chronischen Respirationskrankheiten erwünscht
ist. Diese Art der Massage hat nichts Spezifisches. Dagegen sehen wir von
der Massage des Brustkorbes auch direkte Einwirkungen auf dessen Inhalt.
Das Wichtigste und Auffallendste ist die Beförderung der Expektoration.
Am besten kommt sie zustande durch die fein ausgebildeten Methoden der
schwedischen Massage, z. B. die Klatschungen und Erschütterungen des Thorax.
Ich kann die Methoden hier nicht ausführlich beschreiben, sondern verweise
dafür auf das Buch von Wide. Die Hauptdomäne der Thoraxmassage ist Emphysem und chronische Bronchitis.

Eng mit der Massage hängt die Gymnastik zusammen. Auch die
Gymnastik wirkt teilweise auf die Thoraxmuskulatur übend ein (aktive Gymnastik), teilweise auf den Inhalt des Thorax. Die Gymnastik kann manuell
oder instrumentell betrieben werden. Im ganzen hat die manuelle Gymnastik
den Vorzug einer genaueren, im einzelnen Falle modifizierbaren Dosierbarkeit.
Auch hier wieder ist am besten die schwedische Gymnastik.

Bei jeglicher Thoraxgymnastik handelt es sich um Inspiration und Exspiration, von denen jede, je nachdem im Rhythmus verändert, aktiv oder
passiv vorgenommen und mit oder ohne Widerstand ausgeführt werden kann.
Einfache passive Atembewegungen beeinflussen die Zirkulation, können aber
auch die Expektoration befördern. Bei der einfachen aktiven Atemgymnastik
kommt noch die Übung der Muskulatur dazu, doch bedeutet diese unter Umständen schon eine erhebliche Mehrleistung für das Herz. Durch besondere
Veränderung der Frequenz und des Verhältnisses von In- und Exspiration
kann auch ein veränderter Atemtypus angewöhnt werden, was z. B. bei Asthmatikern außerordentlich wichtig ist, auch kann speziell die Exspiration unterstützt werden, was für Emphysem und Asthma oft von Vorteil ist.

Die einfachste Übung ist die Atmung mit Erheben der Arme. Besonders
vorteilhaft ist es, dabei die Einatmung sowohl als auch die Ausatmung in zwei
Zeiten vorzunehmen: bei der Einatmung werden die Arme zuerst mit nach
unten gewendeten Handflächen bis zur Horizontalen erhoben, dann werden
die Hände supiniert und nun erst die Arme bis zur Senkrechten emporgehoben.
Man erzielt dabei viel tiefere Inspirationen als ohne dieses einfache Mittel der
Drehung des Vorderarmes. Bei der Exspiration wird dann die gegenteilige
Bewegung ausgeführt und dadurch eine ganz besonders tiefe Exspiration erreicht, die evtl. durch gleichzeitige Brustkompression von seiten des Masseurs
noch verstärkt werden kann.

Auch die verschiedenen Atmungsapparate gestatten die In- und Exspiration in verschiedenem Rhythmus, aktiv oder passiv vornehmen zu lassen.
Hier seien nur die wichtigsten erwähnt.

Ein sehr einfacher Apparat, der in erster Linie beim Emphysem, aber auch bei anderen
Krankheiten recht gute Dienste leistet, ist der Roßbachsche Atmungsstuhl, der dem
Patienten möglich macht, die Exspiration mit Hilfe seiner Armmuskulatur ausgiebiger zu
gestalten. Es ist ein Stuhl mit beweglichen Armlehnen, die so konstruiert sind, daß bei
ihrer Drehung nach einwärts Gurte über Brust und Bauch angezogen werden, so daß eine
sehr kräftige Exspiration erfolgt. Bei der Drehung nach auswärts werden die Gurte wieder
locker und die Inspiration ist möglich. Die Patienten lernen sehr rasch mit diesem Atmungsstuhl umgehen und ihn in richtigem Rhythmus handhaben. Wir sehen davon oft eine
erhebliche Besserung der Zirkulation, z. B. Nachlassen der Zyanose und eine Beförderung
der Expektoration, bei Asthmatikern die Gewöhnung an einen besseren Atemtypus.

Der Bogheansche Atmungsstuhl bewerkstelligt die Atmung durch rein passive
Exspiration. Durch Kompression des Thorax und des Abdomens, deren Rhythmus variiert
werden kann, wird die Luft ausgetrieben; die Ansaugung von Luft kommt dadurch zustande,

daß der Thorax beim Nachlassen der Kontraktion wieder in die elastische Gleichgewichtslage zurückkehrt. Der Apparat besorgt nicht nur in sehr bequemer Weise die künstliche Atmung, sondern er wird überall da mit Vorteil angewandt, wo die Exspiration kräftiger gestaltet oder wo ein bestimmter Rhythmus erreicht werden soll (Apparat bei Bogheans Asthmaanstalt, Berlin NW, Luisenstraße).

Der Hofbauersche „Exspirator" besteht aus einem „Kompressorium", das am Ende jeder Exspiration auf das Abdomen drückt, und aus einem Signalapparat, der den Rhythmus der Atmung zu regeln gestattet.

Alle Atmungsgymnastik, werde sie mit oder ohne Apparate ausgeführt, hat eine Vertiefung der Atmung zur Folge und muß daher fördernd auf die Blutzirkulation wirken. Durch die Vertiefung der Atemzüge werden die Druckdifferenzen vermehrt und dadurch alle die Kräfte, die bei der Atmung fördernd auf den Kreislauf wirken (vgl. S. 1001f.), ausgiebiger gestaltet.

Auf die Methoden der Atmungsmechanik und Mechanotherapie der Respiration kann hier nicht eingegangen werden, sondern es muß auf das Buch Hofbauers verwiesen werden, ferner auf Kirchberg.

Wesentlich anders als bei den bisher besprochenen Methoden gestaltet sich die Beeinflussung des Kreislaufs, wenn die passive Atmung durch Ansaugen oder Einblasen von Luft vorgenommen wird. Die Apparate, die das bewerkstelligen, fallen unter den Begriff der Pneumatotherapie.

Eine besondere Art der mechanischen Therapie ist die Erleichterung der Expektoration durch verschiedene Lagerung des Patienten. Wir sehen oft, daß Patienten mit Kavernen beim Liegen auf einer Seite eine Menge Sputum entleeren, systematisch ist aber eine bestimmte Form der Lagerung, nämlich die Erhöhung des Fußendes des Bettes, so daß der Kopf tiefer liegt, für Bronchiektasien von Quincke empfohlen worden, nachdem sie schon Apolant früher bei Lungenabszeß empfohlen hatte. Rautenberg empfiehlt bei sehr reichlichem feuchtem Sekret die Bauchlage als unter Umständen lebensrettend.

Anhang.

Die künstliche Atmung.

Die künstliche Atmung soll bei Atemlähmung, bei Vergiftungen, Scheintod infolge Erfrierens, elektrischen Unfällen usw. die Lungen so ventilieren, daß der Gaswechsel genügend ist. Daneben kann sie, wenn auch in mäßigem Umfange, die darniederliegende Zirkulation verbessern.

Die künstliche Atmung kann entweder im Erzwingen einer Exspiration oder einer Inspiration oder im Alternieren beider bestehen.

Am einfachsten ist das Erzeugen einer Exspiration nach der von Howard 1869 angebenen Methode. Unter die Kreuzgegend des Scheintoten wird eine Erhöhung geschoben, der Ausführende kniet rittlings über ihm und legt seine Hände auf die Gegend der Rippenbogen. Dann drückt er nach hinten und oben und preßt so die Luft aus dem Thorax heraus, wobei er mit dem Gewicht seines Körpers die Kraft des Pressens verstärkt. Beim Nachlassen des Druckes schnellt der Brustkorb in die Ruhelage zurück und saugt Luft ein.

Obschon bei dieser Methode aus der Ruhelage heraus, die dem Ende der Ausatmung entspricht, nur eine exspiratorische Änderung des Thoraxinhaltes erreicht wird, muß diese zur Ventilation genügen, da dabei der ganze Bereich der Reserveluft, also etwa 1½ Liter, zur Verfügung stehen und es prinzipiell gleichgültig ist, um welche Mittellage die Atembewegungen schwanken. Der Vorteil der Methode ist ihre Einfachheit. Schafer hat empfohlen, den Scheintoten auf den Bauch zu legen und durch Kompression der Flanken die Exspiration herbeizuführen. Dabei ist nach Burton-Opitz die Ventilation besser als bei Rückenlage, ferner soll die Zunge nicht durch Zurücksinken die Luftwege verlegen können und etwa noch vorhandene Flüssigkeit aus dem Mund ausfließen. Es ist aber besser, die Lage der Zunge mit dem Auge zu kontrollieren und manuell zu korrigieren (wobei das Ziehen an der Zunge noch einen wichtigen respiratorischen Reiz bildet) und Flüssigkeit auszuwischen oder ihre Entleerung durch Senken des Oberkörpers zu erleichtern, was nur in Rückenlage möglich ist.

Silvester hat 1857 die Methode angegeben, die heute in allen Samaritervereinen gelehrt wird. Sie ist kombiniert in- und exspiratorisch. Unter die Schulter des Scheintoten wird eine Unterlage geschoben, die aber seitlich nicht herausragen darf. Der Ausführende steht am Kopfende, faßt die Oberarme und führt sie in der Richtung nach dem

Kopf in die Höhe. Nach Bruns werden sie am besten bis in die Höhe des Bodens oder des Tisches, auf dem der Patient liegt, heruntergedrückt. Dann werden die Arme wieder zurückgeführt und möglichst stark gegen die Brust angedrückt. Damit erreicht man eine Exspirationsbewegung im Sinne der Howardschen Methode, und da man durch das Heben der Arme eine Inspiration ausführt, muß die Ventilation ausgiebiger ausfallen als nach Howard.

Beide Methoden können auch instrumental ausgeführt werden, die Howardsche mit Hilfe des oben erwähnten Bogheanschen Atmungsstuhles, die Silvestersche mit Hilfe des von Fries angegebenen Apparates (Inhabadgesellschaft Berlin).

Schüller bewirkt die Inspiration durch Heben des unteren Rippenrandes mit den Händen, was aber häufig nur gelingt, wenn gleichzetig ein Gehilfe die Beine des Patienten im Hüft- und Kniegelenk gebeugt hält.

Ein ganz anderes Prinzip liegt dem Pulmotor zugrunde, der gegenwärtig vielfach verwendet wird. Er erreicht die Volumveränderung der Lunge nicht durch primäre Bewegung der Brustwand, sondern durch rhythmisches Einblasen von Sauerstoff. Nach meinen Erfahrungen ist aber die Durchführung der Pulmotoratmung bei wirklich apnoischen Kranken oft recht schwierig. Prinzipiell ist es ja gleichgültig, ob die Volumschwankung des Thorax durch von außen wirkende Kräfte oder durch intraalveoläre, von der Trachea aus erzeugte Druckschwankungen bewerkstelligt wird. Auch das Fehlen der Wirkung auf die Herzkammern beim Pulmotor, das von Bruns festgestellt wurde, spielt keine große Rolle. Aber der Mund ist den Fingern und Tupfern nicht zugänglich, und bei den manuellen Methoden ist die Anpassung an die vorhandene spontane Atembewegung viel leichter.

Frühere Untersuchungen, namentlich von Loewy und G. Meyer, hatten ganz bedeutende Ventilationsgrößen der Howardschen und namentlich der Silvesterschen Methode ergeben. Liljestrand und Bruns haben aber gezeigt, daß diese schönen Erfolge durch unbewußte aktive Mitwirkung der Versuchspersonen bedingt sind, und daß bei wirklicher Passivität die Ventilationsgröße viel geringer ist und weit hinter der normalen zurückbleibt. Trotzdem leisten diese manuellen Methoden recht viel, weil eben in der Regel noch eine gewisse Reizbarkeit des Atemzentrums vorhanden ist und die künstliche Atmung eine aktive Mitwirkung auslöst. Deshalb erreicht man oft am meisten mit der einfachen Howardschen Methode, die die Ausnützung des geringsten Restes von Spontanatmung gestattet und eine Anpassung an deren Rythmus erlaubt.

Genaueres über die einzelnen Methoden der künstlichen Atmung findet sich in der Schrift van Eisselsteijns und in den Arbeiten von Liljstrand und von Bruns.

Nur muß vor allzu energischer Kompression des Thorax gewarnt werden. Sellheim erwähnt Frakturen an der Knorpelknochengrenze, die bei der Sektion gefunden wurden, und berichtet, daß solches während des Krieges öfters festgestellt wurde. Ich habe auf dem Sektionstisch einen Leberriß gesehen, der bei einem moribunden (oder schon toten?) Kranken durch die vergeblichen Versuche, ihn am Leben zu erhalten, entstanden war.

Viel wirksamer wird die künstliche Atmung, wenn Sauerstoff zugeführt wird. Nur leidet die gewöhnliche Zuleitungsmethode daran, daß keine genügende Konzentration des Gases in der Inspirationsluft erreicht wird. Beim Pulmotor fällt dieser Nachteil fort, aber er bringt, wie alle Maskenanwendungen, den noch viel schwereren Nachteil mit sich, daß das Freihalten der oberen Luftwege erschwert ist. Deshalb verdient die Meltzarsche Sauerstoffinsufflation in die Trachea vielleicht eine größere Beachtung als sie bisher gefunden hat. Sie besteht im Einführen eines Rohres in die Tiefe der Trachea, durch das ein konstanter Sauerstoffstrom geleitet wird. Die sauerstoffreiche Alveolarluft erzeugt Apnoe, aber die Diffusion der Kohlensäure durch die wenig bewegte Luft genügt zu ihrer Entfernung. Kuhn empfahl ein Rohr durch die Stimmritze einzuführen, aber bisher wurde in den offenbar sehr wenig zahlreichen Fällen, in denen die Methode zur Anwendung kam, meistens eine Tracheotomie zur Einführung der Sauerstoffkanüle ausgeführt (Brauer, Stadler, Leschke).

5. Pneumotherapie.

Die Pneumatotherapie, d. h. die Anwendung verdünnter und verdichteter Luft, kann entweder so erfolgen, daß der ganze Körper dem veränderten Luftdruck ausgesetzt wird, oder daß dieser durch ein Mundstück nur auf die Lungen wirkt.

Die Einwirkung verdünnter Luft auf den ganzen Körper sehen wir beim Höhenklima dauernd in Aktion. (Über die Wirkung der verdünnten Luft und des Höhenklimas s. Loewy, ferner dieses Handbuch Bd. 4, S. 1503.)

Kurzdauernder Aufenthalt in verdünnter Luft hat eine Beschleunigung von Puls und Respiration zur Folge, wirkt aber beim gesunden Menschen nicht auf den Blutdruck. Auf die sichtbaren Schleimhäute wirkt er hyperämisierend.

David leitet den Effekt der verdünnten Luft auf die Blutfüllung der Lungen (nach David eine Hyperämie), von der Herabsetzung des Sauerstoffpartiärdruckes her und glaubt auch eine Hyperämie der Lungen bei Tieren nach einem wenige Stunden dauernden Aufenthalt in O_2-armer Atmosphäre direkt nachgewiesen zu haben. Schmidt und David haben auch einen Apparat konstruiert, um die Patienten sauerstoffarme Luft atmen zu lassen. Eine Kammer mit sauerstoffarmer Luft ist auf ihre Veranlassung in Reichenhall gebaut worden. Von Krankheiten der Respirationsorgane halten sie besonders Asthma und Bronchitis, namentlich Emphysembronchitis, für diese Behandlung geeignet.

In den pneumatischen Kammern ist eine Herabsetzung des Luftdruckes gut möglich, doch gibt es wenige Autoren (z. B. G. v. Liebig), die diese Verwendung der Kammern für die Behandlung von Bronchial- und Lungenkrankheiten empfehlen.

Häufiger wird die künstliche Kompression angewandt, in den pneumatischen Kabinetten. Heutzutage ist diese Methode vielleicht mit Unrecht zu sehr vernachlässigt. Wir sehen bei ihr als tatsächlich festgestellte Wirkung hauptsächlich eine Abschwellung und Anämisierung der Schleimhäute der oberen Luftwege. Bronchitiker und Emphysematiker empfinden vom Aufenthalt in komprimierter Luft ausgesprochene Erleichterung. Solche Kammern sind in vielen größeren Städten vorhanden, auch an Kurorten, von denen hier Reichenhall, Baden-Baden, Ems, Salzbrunn, Meran, Schöneck (am Vierwaldstätter See) und Heustrich (Berner Oberland) genannt seien.

Groß ist die Zahl der Apparate, bei denen die Luftverdünnung oder -Verdichtung nicht auf den ganzen Körper, sondern nur auf die Lungen wirkt. Früher war der Waldenburgsche Apparat viel in Gebrauch, der aber in seiner Anwendung zu kompliziert ist, so daß man ihn heutzutage fast nur noch in den Rumpelkammern älterer Krankenhäuser findet. Von den neueren Apparaten, bei denen teils In- und Exspiration bei Unter- oder Überdruck vor sich gehen, teils nur eine Atemphase oder beide bei verändertem Druck erfolgen können, sind wohl die am meisten angewandten diejenigen, die eine Luftdruckerniedrigung, sei es während der ganzen Respiration, sei es nur während der Inspiration, erzeugen. Eine Atmung gegen verminderten Druck wirkt wohl in erster Linie auf die Zirkulation in den Lungen.

Wie S. 1049 f. erwähnt wurde, wird die Blutströmung in den Lungenkapillaren durch Herabsetzung des Druckes im Bronchial-Alveolarraum nachweislich erleichtert. Aber auch die Ansaugung des Blutes aus den Körpervenen und die diastolische Erweiterung des Herzens muß günstig beeinflußt werden. Deshalb kommen Apparate, die diesem Zweck dienen, für die Behandlung von Zirkulationsstörungen und von Lungenkrankheiten, die zu Kreislaufshindernissen führen (also in erster Linie Emphysem) in Betracht.

Der von Bruns empfohlene, von den Drägerwerken (Lübeck) hergestellte Unterdruckatmungsapparat besteht aus einer Maske und einer sehr praktischen Vorrichtung, um im Luftraum der Maske einen Unterdruck herzustellen. Der Patient atmet also ein und aus gegen eine Luft, deren Druck niedriger ist als der dem Körper lastende Luftdruck. Man beginnt mit einem Unterdruck von 5 cm Wasser, 2 Minuten lang, und steigert die Druckdifferenz bei den nächsten Sitzungen auf 15—20 cm Wasser, während die Dauer der Sitzungen verlängert wird.

Die Kuhnsche Lungensaugmaske (Gesellschaft für medizinische Apparate Berlin) bezweckt eine Verminderung des Druckes der Atmungsluft nur während der Inspiration. Sie erreicht das auf sehr einfache Weise, indem durch ein Ventil die Inspiration erschwert ist, während die Exspiration ungehindert verläuft. Es wird deshalb während der Inspiration die Luft im Lungenraum und in den oberen Luftwegen verdünnt. So kommt eine stärkere Druckdifferenz zwischen In- und Exspiration zustande und die Saug- und Pumpwirkung der Respiration auf den Kreislauf (vgl. oben S. 1000 f.) muß verstärkt werden.

Daneben wird die Inspirationsmuskulatur angestrengt, so daß die Methode gleichzeitig eine Gymnastik der Thoraxmuskulatur darstellt. Durch ihre dauernde Anwendung konnte Kuhn beim Hund eine Erweiterung des Thorax erreichen, andererseits sehen wir günstige Resultate beim Emphysem, wo vielleicht die Zirkulationswirkung die Hauptsache ist. Durch die einseitige Erschwerung der Inspiration, vielleicht auch einfach durch die Disziplinierung der Atmung, wirkt sie beim Bronchialasthma. Über ihre Wirkung bei der Lungentuberkulose vgl. im speziellen Teil.

Umgekehrt wirkt die von Jaquet beschriebene Mieschersche Kammer nur auf die Körperfläche, während Kommunikation des Mundes mit der Außenluft besteht. Sie erlaubt auch durch rhythmische Verdünnung und Verdichtung der Kastenluft eine passive Atmung. Sie ist bis jetzt erst von Bernoulli zu wissenschaftlichen Zwecken angewandt und therapeutisch noch nicht verwertet worden. Ihr Prinzip ist jedenfalls rationeller als das der Apparate, die eine passive Atmung durch Ansaugung und Einblasung der Luft durch den Mund erreichen (z. B. Zülzer), wobei sich die Druckdifferenzen im Thoraxraum gerade umgekehrt als bei normaler Atmung verhalten und außerdem der Nachteil besteht, daß die Entfaltung der Lunge, wie Cloetta gezeigt hat, viel schlechter vor sich geht, wenn die Druckdifferenzen vom Trachealraum aus einwirken, als wenn sie primär an der Pleuraseite angreifen.

6. Inhalationstherapie.

Die Inhalationstherapie hat den Zweck, Medikamente in fein verteilter Form möglichst tief in die Luftwege hineinzubringen. Die Medikamente können gasförmig der Einatmungsluft beigemengt werden, sie können als feine Tröpfchen oder als Pulver bzw. Rauch beigemischt sein. Weitere Unterschiede ergeben sich in der Temperatur der eingeatmeten Luft.

Die Wirkung der Inhalation auf die verschiedenen Teile der Atemwerkzeuge ist eine sehr verschiedene, je nach der Art des Apparates. In die tiefsten Tiefen, d. h. bis in die Alveolen, gelangen am sichersten die Gase. Die Tröpfchen und noch mehr die festen Partikel werden meistens von den oberen Teilen des Respirationstraktus abgefangen, aber auch hier sind erhebliche Unterschiede je nach der Art des Apparates.

Die Pulverinhalation wird wohl wenig angewandt und fast nur in Form der Zerstäuber, die gestatten, das Medikament an eine bestimmte Stelle, meistens in den Kehlkopf, einzublasen.

Die Inhalation gasförmiger Stoffe kann in einfacher Weise dadurch erreicht werden, daß die Flüssigkeit, welche verdampfen soll, auf ein Tuch gebracht und dieses in der Nähe des Patienten aufgehängt wird, oder dadurch, daß man in der Nähe des Bettes einen Teller mit der Flüssigkeit aufstellt, evtl. über einem Kochapparat, um die Verdampfung zu beschleunigen. Sehr zweckmäßig ist es, die Medikamente in dem unten erwähnten „Bronchitiskessel" dem Wasser zuzusetzen. Beides wird z. B. für die Einatmung von Terpentin- oder Eukalyptusdämpfen mit Vorteil verwendet. Vollkommener ist die direkte Einatmung, die durch eine wasserpfeifenartige Vorrichtung improvisiert werden kann und noch besser durch die Curschmannsche Maske erreicht wird. Einen sehr guten Apparat hat auch Christen angegeben.

Die Inhalation tropfenförmiger Substanzen wird am vollkommensten erreicht in den Rauminhalatorien, d. h. in Zimmern, in denen die Luft von den Tröpfchen ganz erfüllt ist. Da die Tröpfchen in der Luft ruhig sind, bewegen sie sich in der Richtung des Inspirationsstromes und haben daher am meisten Aussicht, in die feineren Bronchien zu gelangen. Bei den gebräuchlichen Einzelapparaten und besonders bei den transportablen Inhalationseinrichtungen wird der Dampfstrom, der die Tröpfchen mit sich führt, in einer bestimmten Richtung wirken, deshalb werden die Tröpfchen leicht an der hinteren Rachenwand niedergeschlagen.

Bei den gewöhnlichen transportablen Apparaten saugt der aus einer Düse ausströmende Dampfstrahl die Flüssigkeit (gewöhnlich Salzlösung) an, reißt sie mit sich und zerstäubt sie. Die Zerstäubung ist eine grobe, die Tröpfchen sind groß und es kann nur heiß inhaliert werden.

Besser sind die Druckluft-Einzelapparate. Hier kann mit verschiedener Temperatur und verschiedenem Druck inhaliert werden und durch mannigfache Vorrichtungen können die Tröpfchen gröber oder feiner gestaltet werden. Am häufigsten werden die Schnitzler-Apparate (mit starker mechanischer Wirkung, aber gröberen Tröpfchen, zur Behandlung der oberen Luftwege) und die Apparate nach Haenlein und Spieß-Dräger (feinere Verteilung der Flüssigkeit) gebraucht. Durch nachträgliche Erwärmung der kalt vernebelten Lösung kann auch das Wasser verdunstet werden, so daß ein Staub von trockenen Partikelchen zurückbleibt (sog. trockene Inhalation).

Neuerdings hat W. Heubner mit seinen Schülern (Hückel, Kipper, Siegel) die Leistungsfähigkeit von Inhalationsapparaten genau untersucht und für die bisher vernachlässigte Prüfung dieser Apparate erst die notwendigen Grundlagen geschaffen. Er unterscheidet die Nebelmenge, die der Apparat in der Zeiteinheit liefert, die Nebeldichte und den Zerstäubungsgrad. Er fand, daß gute Apparate einen Nebel liefern, in dem Tröpfchen von weniger als 1,75 μ in großer Zahl vorhanden sind und die Zahl der größeren Tropfen viel geringer ist, daß aber die in dem kleinsten Tropfen enthaltene Menge der Inhalationsflüssigkeit einen kleinen Anteil der gesamten Zerstäubungsflüssigkeit ausmacht. Ferner fand er, daß ein Teil der vernebelten Lösung verdunstet, so daß sie gerade bei feiner Verteilung zum Teil in einen Kristallnebel verwandelt wird.

Am leistungsfähigsten, gerade auch in bezug auf den Zerstäubungsgrad, erwiesen sich Heubner der Hirthsche Apparat der deutschen Inhalasangesellschaft in Stuttgart und der Spießsche Vernebler der Drägerwerke in Lübeck.

Die Wahl der anzuwendenden Methoden richtet sich nach dem Zweck, den man mit der Inhalation verfolgt. Für die Erkrankungen des Rachens sind Apparate mit nicht zu feinen Tröpfchen zweckmäßiger. Feiner muß die Verteilung sein, wenn die Tröpfchen den Kehlkopf und die Trachea oder gar die engeren Bronchialäste erreichen sollen.

Ob auch durch die vollkommenste Einrichtung wirklich ein reichliches Niederschlagen des Nebels in den Alveolen zustande kommt, erscheint fraglich. Wenn auch der Nebel (wie eingeatmeter Tabakrauch) wieder ausgeatmet wird, so ist das kein Beweis für das Eindringen in die Alveolen. Der ausgeatmete Nebel kann der in den gröberen Bronchien zurückgebliebene Teil des eingeatmeten sein, während der Rest in den feineren Bronchien niedergeschlagen wurde. Der Bau der Bronchien und vieles andere deutet darauf hin, daß wenig Tröpfchen oder Partikel in die Alveolen gelangen (vgl. oben S. 1052).

Wenn aber der Nebel wirklich in die Alveolen eingedrungen ist, so verläßt er sie bei der Ausatmung größtenteils wieder. Deshalb fand Heubner bei feinster Vernebelung eine schlechtere Resorption der inhalierten Lösung als bei etwas gröberen Tröpfchen.

Wenn man also sicher sein will, das Lungengewebe mit dem Medikament zu erreichen, so wählt man besser die Einatmung gasförmiger Stoffe wie Terpentinöl als die Tröpfcheninhalation. Diese dient hauptsächlich zur Behandlung der Luftwege, kann aber hier sehr Gutes leisten und bei der Wahl eines geeigneten Apparates auch auf recht enge Bronchien wirken. Außerdem bildet die Lösung des Schleimes in den Bronchien auch bei vielen Erkrankungen des Lungenparenchyms eine wichtige Indikation.

Ein ganz neues Anwendungsgebiet der Inhalationstherapie ist durch die Arbeiten W. Heubners eröffnet worden, nämlich die Einführung von Substanzen in das Blut durch Resorption von der Bronchialschleimhaut aus. Heubner hat gezeigt, daß die Schleimhaut der Bronchien sehr reichlich und rasch resorbiert, und daß z. B. nach Inhalation von Kalksalzlösungen der Kalkgehalt im Blut rascher ansteigt als bei Eingabe per os. Zu diesem Zweck ist natürlich eine möglichst feine Vernebelung notwendig. Mit dieser gelingt es aber, bei manchen Substanzen rascher eine hohe Konzentration im Blut zu erzielen als auf anderem Wege (s. Hückel und Kipper). Wenn auch die Versuche von Heubner, de Jongh und Laqueur mit Insulin, bei dem die Umgehung der Einspritzungsbehandlung besonders wünschenswert wäre, bisher kein befriedigendes Resultat ergeben haben, so verspricht dieser Weg bei weiterem Ausbau doch große Erfolge.

Auf die Möglichkeit einer Applikation von Serum auf diesem Wege hat Besredka hingewiesen. Rénou und Mignot berichten von guten Erfolgen.

Die Medikamente, die durch Inhalation einverleibt werden, sind:

1. Reizmildernd: Decoct. rad. Althaeae, Glyzerin (zur Hälfte mit Wasser verdünnt), Emulsionen von Ol. amygdal. oder Ol. Papaveris, schließlich einfaches Wasser. Dieser Indikation wird im ganzen leichter auf anderem Wege als durch Inhalation genügt.

2. Adstringierend: Tannin 1% oder Tannin 1, Glyzerin 50, Wasser 100; Alaun 1%, beide sekretionsbeschränkend; Alaun in 5%iger Lösung wird als blutstillend empfohlen.

3. Resolvierend, d. h. schleimlösend (wichtigste Anwendung der Inhalationstherapie): in erster Linie Kochsalz $2-3\%$; Salmiak $\frac{1}{4}-1\%$; Natrium- und Kaliumkarbonat $\frac{1}{2}-1\%$; alkalische Kochsalzwässer, alkalische Wässer (Ems, Neuenahr, Vichy) oder die daraus hergestellten Salze (in $1-2\%$iger Lösung); Schwefelwässer werden wegen der unangenehmen Wirkungen des entweichenden Schwefelwasserstoffes fast nur in den Schwefelbädern selbst inhaliert.

4. Desinfizierend: Kreosot, Eukalyptusöl, Terpentinöl, Karbolsäure, Menthol, Borsäure, Thymol; seltener durch Inhalationsapparate inhaliert, sondern die drei erstgenannten werden am besten durch die Curschmannsche Maske oder den Christensenschen Apparat eingeatmet, die anderen mehr als Spray angewandt.

Um kleinere Mengen zerstäubter Flüssigkeit in die Luftwege zu bringen oder um nur auf Nasen- oder Rachenschleimhaut zu wirken, bedient man sich mit Vorliebe der Spray-apparate. Der gewöhnliche Nasenspray wirkt außer auf die Nase auch noch auf die hintere Rachenwand (durch die durch die Choanen herunterlaufende Flüssigkeit). Er kommt daher für die Behandlung der tieferen Luftwege nicht in Betracht, wohl aber für die Prophylaxe dieser Erkrankungen, indem z. B. bei Typhus abdominalis täglich mehrmals wiederholtes Einstäuben von Borsäurelösung in die Nase notwendig ist, wenn man schwere Bronchitiden und Pneumonien verhüten will. Festhaftende Schleimmassen und Borken werden durch Einsprayen einer Wasserstoffsuperoxydlösung häufig gut losgelöst.

Wenn es sich darum handelt, kleine Mengen von Medikamenten möglichst tief in die Luftwege hineinzubringen, was besonders beim Asthma erwünscht ist, so muß man Sprayapparate wählen, die eine viel feinere Verteilung der Flüssigkeit bewerkstelligen. In dieser Beziehung sind die kleinen Apparate von Tucker, Sänger und namentlich von Stäubli, die in der Tasche getragen werden können, empfehlenswert.

Hier muß noch die Einatmung feuchter Luft erwähnt werden, die bei vielen Patienten mit mangelhafter Expektoration oft große Erleichterung schafft. Sie kann durch Verdampfen von Wasser im Zimmer (evtl. unter einem um das Bett improvisierten Zelt) erzeugt werden. Am besten ist aber der „Bronchitiskessel", ein Dampfkessel mit aufgesetztem Rohr, das so gegen das Gesicht des Patienten oder in dessen Nähe gerichtet werden kann, daß er immer feuchte Luft einatmet (zu beziehen von Hausmann, A.-G., St. Gallen und C. Stiefenhofer, München).

Neuerdings ist die Behandlung aller möglichen Respirationskrankheiten durch Inhalation von Chlorgas empfohlen worden. Doch scheinen die Resultate im Verhältnis zur Kompliziertheit der Apparatur noch nicht bedeutend (Lit. bei v. Schnitzer).

Das gleiche gilt von der Bretschneiderschen Wechselatmung, d. h. abwechselnden Inhalation heißer und kalter Luft (s. Schelerz, Koch, Lahmann).

Anhang.

Intratracheale und intrabronchiale Injektionen. (Endobronchiale Therapie.)

Unter dem Namen endobronchiale Therapie hat Ephraim die Injektion von Medikamenten direkt in die Bronchien empfohlen, namentlich bei Asthma bronchiale. Im ganzen wird man durch Inhalation mit guten Apparaten die meisten Medikamente ebenso gut in die Bronchien hineinbringen. Nur wenn es gilt, größere Mengen von Flüssigkeiten in ein bestimmtes Bronchialgebiet einfließen zu lassen, ist es notwendig, eine Hohlsonde in einen Hauptbronchus einzuführen. Das gelingt sehr leicht mit Hilfe der gleichen Methodik, die bei der diagnostischen Füllung der Bronchien mit Kontrastsubstanzen angewandt wird. Deshalb sei für die Technik auf S. 1094 hingewiesen. Bisher hat man mit dieser Methode namentlich bei putriden Prozessen gute Resultate erzielt.

7. Klimatobalneotherapie.

Für die Klimatotherapie der Respirationskrankheiten kommt in erster Linie die Wirkung der Luft auf die Schleimhäute und die Temperaturwirkung des Kurortes in Betracht. In der kühleren Jahreszeit heilen Katarrhe oft sehr rasch beim Übergang in ein wärmeres, staubfreies und nicht zu trockenes Klima, namentlich Südtirol oder Riviera. Im Winter sind oft noch südlichere Orte notwendig, wie Süditalien, evtl. Algier oder Teneriffa. Im Sommer genügt oft Aufenthalt in windstiller staubfreier Luft, in waldiger Umgebung, in mildem Seeklima oder an Binnenseen, ohne Rücksicht auf Höhenlage oder andere Kurbehelfe. Zur Unterstützung dienen Brunnen- und Inhalationskuren, bei kräftigeren Individuen Seebäder. In den Übergangszeiten sind die warmen Orte an den norditalienischen Seen oder am Genfersee, etwas später im Frühjahr Vierwaldstättersee, noch später die Kurorte in der Nähe des Oberrheins, Badenweiler, Baden-Baden, Wiesbaden usw. zu empfehlen. Auch die Seebäder an der englischen Küste und besonders die Insel Wight sind empfehlenswert, sowie die Kurorte am adriatischen Meer. Bronchitiker mit reichlicher Sekretion können auch an trockenere Orte geschickt werden, im Sommer nach dem Hochgebirge, im Winter nach Ägypten, in der Übergangszeit nach Südtirol.

Das Hochgebirge kommt in erster Linie bei der Phthise in Frage und soll bei dieser Krankheit besprochen werden. — Aber auch andere Kranke, namentlich solche, die gleichzeitig an allgemeiner Schwäche und an Blutarmut leiden, machen sowohl im Winter als auch im Sommer dort gute Kuren.

Wo die Wahl eines Badeortes erwünscht erscheint, hat sie in der Regel auf einen solchen zu fallen, der gute Inhalationseinrichtungen besitzt, da fast bei allen Erkrankungen der tieferen Abschnitte des Respirationstraktes auch die oberen Luftwege behandelt werden müssen. Da aber viele Kurorte mit derartigen Einrichtungen versehen sind, bleibt die Auswahl groß genug. Hier sollen nur einige der wichtigsten (alle mit Inhalationseinrichtungen) erwähnt werden, wobei die Tuberkulose nicht berücksichtigt ist.

1. Muriatische Quellen wirken sekretionsbefördernd und sind namentlich auch bei gleichzeitig bestehenden Verdauungsstörungen angezeigt: Homburg vor der Höhe, Kissingen, Pyrmont, Soden am Taunus (kalt), Baden-Baden, Wiesbaden, Oeynhausen, Bourbonneles-bains (warm, daher besonders bei empfindlichen Halsorganen).

2. Solbäder haben erfahrungsgemäß eine allgemein kräftigende Wirkung, besonders bei anämischen Individuen, namentlich auch bei Kindern. Sie befördern die Resorption entzündlicher Residuen (pleuritischer Schwarten usw.) und wirken auf die Zirkulation. Da es sehr viele Solbäder gibt, werden oft solche, die nur regionär bekannt sind, aber weniger Anforderungen an die finanzielle Leistungsfähigkeit stellen, in Betracht kommen. Von solchen mit guten Einrichtungen für die Behandlung der Respirationsorgane seien hier nur Kreuznach, Münster am Stein, Reichenhall, Rheinfelden genannt.

3. Alkalische Quellen wirken sekretionsbefördernd und werden namentlich zur Behandlung frischerer Affektionen empfohlen: Neuenahr, Salzbrunn (Schlesien), Vichy.

4. Alkalisch-muriatische Quellen wirken ähnlich: Ems, Bourboule (Auvergne).

5. Alkalisch-salinische Quellen wirken in bezug auf Sekretionsbeförderung ähnlich, haben aber eine so ausgesprochene Wirkung auf die Digestionsorgane, daß man sie besonders dann schätzt, wenn gleichzeitig diese in Unordnung sind: Karlsbad, Marienbad, Tarasp, Franzensbad, Elster.

6. Alkalisch-erdige Quellen sollen ebenfalls sekretionsbefördernd wirken: Leuk, Lippspringe, Fideris, Tenniger Bad (Schweiz).

7. Schwefelquellen haben bei Trink- und Inhalationskuren eine sekretionsbefördernde Wirkung, außerdem auch einen guten Einfluß auf Kongestionszustände der Digestionsorgane: Leuk, Heustrich, Alvaneu, Gurnigel, Stachelberg, Yverdon, Baden (alle in der Schweiz), Aachen, Nenndorf, Langensalza (Thüringen), Landeck (Schlesien), Sirmione (Gardasee), Amélie-les-Bains, Cauterets, Eaux-Bonnes (alle drei in den Pyrenäen).

Die Indikationen für die einzelnen Bäder sind nicht scharf genug, um die Entscheidung immer sicher zu treffen. Oft muß man sich, namentlich bei chronischen Affektionen, nach den Erfahrungen des Patienten richten oder eines nach dem anderen versuchen.

8. Die medikamentöse Therapie.

Die medikamentöse Therapie hat, soweit es sich nicht um spezifische Indikationen, um Wirkung auf das Herz, allgemeine Infektionswirkungen oder Komplikationen handelt, hauptsächlich zwei Indikationen zu erfüllen. Nämlich: den Hustenreiz zu unterdrücken und die Schleimsekretion speziell der Bronchien zu befördern. Außerdem muß die nervöse Atemregulation oft Gegenstand unserer Therapie sein, indem wir die Erregbarkeit des Atemzentrums herabsetzen oder erhöhen.

Was die Beruhigung des Hustenreizes betrifft, so haben wir schon erwähnt, daß der Husten zur Entfernung des Sputums nicht immer absolut notwendig ist, daß er aber unter Umständen schädlich ist. Er ist daher in der Regel zu mildern oder zu unterdrücken, namentlich dann, wenn die Sekretion gering ist oder ganz fehlt. Dagegen darf er nicht unterdrückt werden bei sehr reichlicher Sekretion, namentlich bei somnolenten Kranken.

In vielen Fällen kann der Hustenreiz willkürlich unterdrückt werden, und die Patienten sind nach Möglichkeit hierzu zu erziehen. Oft gelingt das nicht oder ist von vornherein ausgeschlossen, und dann ist die Beruhigung des Hustenzentrums angezeigt. — Am wirksamsten ist das Morphium und seine weniger auf den Darm wirkenden Derivate. Die Morphiumdosen, die genügen, sind $1-2^1/_2$ mg pro dosi; selten ist mehr notwendig. Von Codein ist nach meiner Erfahrung etwa die fünffache Dosis, von Heroin, Dicodid, Dionin etwa die $2-3$fache notwendig. Von anderen Mitteln wirkt einzig Aqua Laurocerasi und Oleum amygdalarum amararum beruhigend, wenn auch weniger als die Morphiumpräparate. Vielleicht wirkt auch Succus Liquiritiae reizmildernd.

Zur Verflüssigung und Lösung des Auswurfs sind seit langer Zeit Mittel im Gebrauch, die Expectorantia genannt werden. Trotzdem ihre Wirkung von der Pharmakologie zeitweise geleugnet wurde, sind sie von den Praktikern immer angewandt worden, und neuerdings wird ihre Wirksamkeit auch von den Pharmakologen anerkannt.

Ältere Ärzte unterschieden bisweilen Expectorantia im engeren Sinne, d. h. Mittel, die nur das Auswerfen des Sputums befördern, und Resolventia. Als solche reine Expectorantia können wir vielleicht Radix Senegae, die Cortex Quillajae und die Benzoesäure auffassen, die ein eigentümliches Kratzen im Hals hervorrufen und zum Räuspern und Husten reizen. Freilich kommt ihnen auch eine resolvierende Wirkung im Sinne der Nauseosa zu. Wir verwenden sie mit Vorteil bei reichlichem Flüssigkeitsinhalt in den Luftwegen und geringer Sputumentleerung, z. B. bei den Katarrhen alter Leute.

Den Ausdruck „Resolventia" gebrauchen wir heute in anderem Sinne als die alten Ärzte. Für diese war die Bezeichnung oft gleichbedeutend mit „Alterantia" oder „grumos sanguinis dissolventia" und bedeutete eine Änderung der Körpersäfte oder Umstimmung des Körpers mit Lösung pathologischer Produkte. Wir reservieren den Ausdruck für die Verflüssigung des Bronchialschleims. Eine Wirkung der „Solventia" auf den Bronchialschleim haben schon Roßbach und Calvert bewiesen. Es läßt sich wohl denken, daß zäher Schleim von den Flimmerepithelien viel weniger leicht weiter befördert wird als flüssiger, und die Versuche Engelmanns haben gezeigt, daß ein sehr zäher Schleimüberzug die Zilienbewegung vollständig verhindern kann, während flüssigerer Schleim ihre Wirksamkeit nicht stört. Eine Verflüssigung des Schleimes können wir uns auf zweierlei Weise vorstellen: es kann die Produktion eines dünneren Sekretes angeregt werden, oder durch Stoffe, die von der Trachea her oder aus dem Blut an den Schleimüberzug gelangen, kann dieser verflüssigt werden.

Von der Trachea aus wird eine Verflüssigung des Schleimes durch Einatmen feuchter Luft, durch Inhalation von Wasser oder Salzlösungen bewirkt. Vom Blut her wirkt vielleicht die eine der beiden Gruppen der Resolventia, die Salze, in diesem Sinne.

Die resolvierend wirkenden Salze sind in erster Linie die Chloride und Karbonate der Alkalien. Sie werden zum Teil auf die Bronchialschleimhaut ausgeschieden, und die Karbonate müssen, wenn sie in den abgesonderten Schleim gelangen, diesen alkalischer und dadurch flüssiger machen. Die Chloride reißen bei ihrer Ausscheidung auf die Schleimhaut auch Karbonate aus dem Blute mit, die dann auch ihre verflüssigende Wirkung entfalten, und alle Salze führen bei der Ausscheidung auch zu einer Ausscheidung von Wasser, so daß schon dadurch das Schleimhautsekret verdünnt wird. Das wirksamste dieser Salze, das Chlorammonium, wirkt vielleicht auch dadurch, daß auf der Schleimhaut Spuren von Ammoniumkarbonat entstehen, die das Muzin besonders leicht verflüssigen. Ob das Jodkali (0,5—2,0 pro die) auch nur in dieser Weise wirkt, oder ob es noch einen spezifischen Einfluß auf die Bronchialsekretion hat, wissen wir nicht, jedenfalls hat es die energischste Wirkung. Wir können ja damit gelegentlich bei zweifelhafter Lungentuberkulose direkt Rasselgeräusche provozieren, und wir sehen davon die glänzendsten Wirkungen bei trockenem Katarrh, speziell beim Asthma.

Die zweite Gruppe der Resolventien sind die Emetica oder Nauseosa. In größeren, brechenerregenden Dosen regen sie alle Sekretionen (Speichel-, Bronchial-, Schweißsekretion) an, in kleineren offenbar nur die Abscheidung eines dünnen Bronchialschleims. Zu den Mitteln, die in größeren Dosen das Brechzentrum direkt reizen, also zentral auf die Sekretion wirken, gehört das salzsaure Apomorphin, zu den reflektorisch wirkenden die Radix Ipecacuanhae und die Antimonpräparate (Tartarus stibiatus und Stibium sulfuratum aurantiacum).

Ob die Resolventia auch auf die Flimmerbewegung selbst fördernd wirken, erscheint zweifelhaft. Engelmann hat zwar an der Rachenschleimhaut des Frosches gezeigt, daß kleine Dosen Kohlensäure oder Ammoniak auf die Zilienbewegung fördernd, größere hemmend wirken. Aber nach dem, was wir über die Flimmertätigkeit beim Warmblüter überhaupt wissen (vgl. S. 1054), erscheint ein großer Einfluß nicht sehr wahrscheinlich.

Noch zweifelhafter erscheint eine Wirkung auf die Kontraktion der Bronchialmuskulatur, wie ihn H. Meyer vermutet. Er weist darauf hin, daß die Emetica eine Vaguswirkung beim Brechakt herbeiführen, also sehr wohl auch auf die durch Vaguswirkung hervorgerufene Bronchialmuskelkontraktion wirken können.

Dreser hat darauf hingewiesen, daß manche Inhalationsmittel wie Menthol und Kampfer die Oberflächenspannung herabsetzen und dadurch die Entleerung des Sekretes aus den kapillaren Bronchien erleichtern. Die gleichen Mittel können auch nach Einnehmen auf dem Blutweg in die Lunge gelangen und exhaliert werden, so daß die gleiche Wirkung zustandekommt.

Sekretionsbeschränkende Wirkung wird verschiedenen Mitteln zugeschrieben, und die Versuche von Roßbach und Fleischmann scheinen sie wenigstens für Terpentinöl zu beweisen.

Wenn sie Terpentindämpfe auf die Luftröhrenschleimhaut leiteten, so nahm die Sekretion von Schleim an der getroffenen Stelle ab und verschwand schließlich ganz, während in Kontrollversuchen mit Luft die Schleimabsonderung zunahm.

Terpentinöl kann durch Verdunstung und Inhalation zur lokalen Anwendung gebracht oder innerlich gegeben werden. An seiner Stelle kann auch für den innerlichen Gebrauch Terpinhydrat genommen werden. Ähnlich wie Terpentinöl wirkt auch Eukalyptusöl und Eukalyptol (dieses auch intraglutäal, mehrmals täglich 1 ccm, vgl. auch unten), ferner Menthol und Ol. Pini silvestris und Ol. Pini Pumilionis (innerlich oder einige Tropfen auf das Wasser des Bronchitiskessels). Auch den Balsamicis (Perubalsam und namentlich Tolubalsam) wird eine sekretionsbeschränkende Wirkung zugeschrieben, ebenso den Myrrhen und den Teerpräparaten (besonders Aqua picis). Auch die Wirkung des Kreosots und seiner Derivate (Guajakol, Thiokol, Sirolin bzw. Sulfosotsirup) wird vielfach auf Sekretionsbeschränkung zurückgeführt. Vielleicht spielt dabei noch eine antiseptische Wirkung mit.

Der Einfluß der Flüssigkeitszufuhr ist, wie ein Versuch v. Hößlins („Das Sputum") zeigt, jedenfalls gering, obschon Durstkuren zur Beschränkung des Auswurfs empfohlen worden sind.

Die medikamentöse Beeinflussung der nervösen Atemregulation ist zwar nicht nur für Krankheiten der Respirationsorgane von Bedeutung, ist aber hier oft besonders wichtig. Unsere Mittel bestehen im wesentlichen in der Wirkung auf die Erregbarkeit des Atemzentrums.

Eine Herabsetzung der Erregbarkeit des Atemzentrums ist immer indiziert, wenn der Kranke an Dyspnoe leidet und wir nicht fürchten müssen, durch Einschränkung der Atembewegungen die Gefahr der Erstickung heraufzubeschwören.

Diese Gefahr ist aber viel geringer, als man denken sollte. Aus den neueren Untersuchungen über die Pathologie der Atmung geht hervor, daß die Dyspnoe in der Mehrzahl der Fälle nicht auf einem Mangel an Sauerstoff oder einer Anhäufung von Kohlensäure im arteriellen Blut beruht, sondern daß das Blut oft besser arterialisiert ist als in der Norm. Außerdem liegt die Annahme nahe, daß häufig der Hering-Breuersche Reflex gesteigert ist (vgl. S. 1028), und dann wird durch Herabsetzung der Erregbarkeit im Atemzentrum (das ja das Zentrum des Reflexes bildet) dieser Reflex abgeschwächt, die vorzeitige Unterbrechung der Exspiration beseitigt und die Atmung vertieft. Dazu kommt, daß alle Medikamente, die die Erregbarkeit des Atemzentrums herabsetzen, auch auf die Hirnrinde wirken und das subjektive Gefühl von Atemnot beseitigen, das die Atembewegungen noch verstärkt, und daß die subjektive Erleichterung eintritt, bevor die Ventilation der Lunge durch die Erregungsherabsetzung im Zentrum wesentlich vermindert wird. Endlich wirken diese Mittel auch analgetisch und beseitigen die Schmerzhemmung der Atmung, so daß diese nicht schlechter, sondern tiefer und ausgiebiger wird. Deshalb wirkt Morphium in vielen Fällen von Pneumonie nicht gefährlich, sondern lebensrettend.

Das wichtigste Mittel ist das Morphium und seine Derivate, Morphium, Kodein, Dionin, Dicodid, Dilaudid usw. Am stärksten wirkt Heroin auf das Atemzentrum, ist aber deshalb auch am gefährlichsten und führt bei Überdosierung leicht Atemlähmung herbei. Alle Mittel sollen in der Dosis gegeben werden, die eben genügen, um die Dyspnoe erträglich zu gestalten. Im Einzelfall muß die Frage berücksichtigt werden, ob die Gefahr der Erstickung vorliegt, die hauptsächlich bei pulmonal bedingter Zyanose und bei oberflächlicher Atmung anzunehmen ist. Wenn sie nicht vorhanden ist, so kann oder soll man sogar größere Dosen geben, um den Kranken Ruhe und Schlaf zu verschaffen. Wegen der geringeren Nebenwirkungen sind dem Morphium oft Vollpräparate des Opiums, Pantopon, Narkophin usw. vorzuziehen.

Außer Morphium wirken alle Narkotika beruhigend auf das Atemzentrum, doch tritt diese Wirkung gegenüber der narkotischen zurück. Gerade deshalb sind sie aber bisweilen indiziert, nämlich dann, wenn man das subjektive Gefühl der Dyspnoe beseitigen will und Angst hat, durch Morphium die Atmung zu lähmen.

Die übrigen Mittel, von denen eine lähmende Wirkung auf das Atemzentrum bekannt ist, wie Gelsemium, Colchicin, Chinin, kommen für diese Indikation nicht in Betracht, da die Wirkung erst bei höheren Dosen als den gebräuchlichen zu erwarten wäre.

Eine Reizung des Atemzentrums ist bei allen Zuständen von Atemlähmung indiziert, evtl. neben der künstlichen Atmung. Vergiftung mit Morphium, andern Schlafmitteln oder Leuchtgas und Erkrankungen des Hirnstammes sind die häufigsten Indikationen der inneren Medizin. Ferner kommen Narkosestörungen und Asphyxie der Neugeborenen in Betracht, auch Starkstromverletzungen und Asphyxie durch Ertrinken.

Das beste Mittel zur Reizung des Atemzentrums ist das Lobelin (vgl. S. 1030). Es wird bei Erwachsenen in Dosen von 0,01—0,02 subkutan, 0,003 intravenös gegeben. Die intravenöse Injektion soll langsam geschehen, damit das Herz nicht durch zu starke Konzentration geschädigt werde. Janossy empfiehlt die intrazisternöse Anwendung, mit der er gute Resultate hatte, in Dosen von 0,003—0,004. Bei Nausea und Schweißausbruch empfiehlt er 0,001 Atropin, wodurch die Nebenerscheinungen prompt beseitigt werden. Bei Neugeborenen gibt man 0,003, bei Säuglingen ebensoviel (Eckstein und Rominger). Die Dosis kann viertelstündlich wiederholt werden.

Auch Kampfer, Koffein und Atropin reizen das Atemzentrum. Mit Koffein konnte ich bei einer Landryschen Paralyse die beginnende Atemnot beseitigen.

Die Pharmakologie der Bronchialmuskulatur wird beim Asthma bronchiale besprochen, da Mittel, die auf die Bronchialmuskeln wirken, bei den übrigen Krankheiten des Respirationsapparates erfahrungsgemäß unwirksam sind. Auch Macht und Giu-Ching haben gefunden, daß Mittel, die auf ausgeschnittene Ringe von Bronchialmuskulatur sehr energisch wirken, bei Bronchitis und Bronchopneumonie unwirksam sind. Es ist deshalb nicht wahrscheinlich, daß das Ammoniak, das nach den Untersuchungen P. Trendelenburgs die Bronchien erweitert, auf diese Weise die Expektoration befördert.

In neuerer Zeit wird Chinin bei allen möglichen infektiösen Krankheiten empfohlen, namentlich in seiner Kombination mit Kampfer als Transpulmin. Dieses stellt eine Lösung von 3 Teilen Chinin. basic. anhydr. und 2,5 Teilen Kampfer in ätherischen Ölen dar und wird in Dosen von 1,0 mehrmals täglich intramuskulär injiziert. Man verleibt dabei also wesentlich weniger Chinin und Kampfer ein, als es sonst üblich ist.

Wirkungen auf die Lungengefäße spielen in der medikamentösen Therapie der Respirationskrankheiten eine große Rolle. Vom Kampfer hat Liebmann die erweiternde Wirkung gezeigt. Das erklärt wohl zum Teil seine Wirkung bei der Pneumonie. Auch die Herzmittel besitzen eine Wirkung auf die Lungengefäße, und diese erklärt zum Teil bei den einzelnen Digitalispräparaten die Verschiedenheit der Wirkung (vgl. auch Eppinger und Wagner).

Zum Schluß lasse ich einige bewährte Magistralformeln folgen, die meist eine Kombination von resolvierenden oder sekretbeschränkenden mit hustenreizmildernden Mitteln enthalten. Als Prototyp dieser Kombination muß das offizinelle Dowersche Pulver genannt werden, als dessen Ersatz neuerdings das Ipecopan empfohlen wird.

Expectorantia und Resolventia.

Rp. Decoct. rad. Senegae
   (oder Decoct. rad. Quillajae)
                    (10,0) : 200,0
   Spirit. Ammon. anisat.   5,0
   Sirup. simpl.   20,0
   MDS. 2 stündlich 1 Eßlöffel.

Rp. Acid. benzoic.   0,1
    Sacchar. alb.   0,3
    M. f. pulv., D. tal. dos. Nr. X ad
    chartas ceratas. S. 2—3 stündlich
    1 Pulver.

Rp. Ammon. chlorat.   5,0
    Succ. Liquirit. dep.   5,0
    Aq. dest. ad   200,0
    MDS. 2 stündlich 1 Eßlöffel.

Rp. Ammon. chlorat.   4,0
    Aq. destill.   200,0
    Tartar. stibiat.   0,05
    Morph. hydrochlor.   0,03
    Succ. Liquirit.   20,0
    MDS. 2 stündlich 1 Eßlöffel.

Rp. Infus. rad. Ipecacuanhae
                    0,3 : 130,0
    Morph. hydrochlor.   0,03
    Sirup. simpl. ad   150,0
    MDS. 3 stündlich 1 Eßlöffel.

Rp. Natr. carbon.   1,0
    Aq. destill.   130,0
    Sirup. simpl. ad   150,0
    MDS. 2 stündlich 1 Eßlöffel oder
        1 Teelöffel (bei Kindern, auch im
        zartesten Alter).

Rp. Ammon. chlorat.   4,0
    Tartar. stibiat.
    Morph. hydrochloric.   āā   0,1
    Succ. Liquirit.
    Pulv. rad. Liquirit.   āā   2,0
    M. fiant pil. Nr. 60
      DS. 2 stündlich (oder seltener)
      1 Pille.

Rp. Apomorphin. hydrochlor.   0,05
    Aq. destill.   200,0
    Acid. hydrochlor. dilut.   0,5
    Morph. hydrochloric.   0,03
    Sirup. simpl.   20,0
    MD. ad vitr. nigr. S. 2 stündlich
      1 Eßlöffel (bei Kindern kein Morph.,
      entsprechend weniger Apomorphin).

Rp. Pulv. rad. Ipecacuanhae   1,0
    Morph. hydrochlor.   0,1
    Succ. Liquirit.   4,0
    M. fiant pilul. Nr. 50
      DS. 3 stündlich (oder seltener)
      1 Pille.

Rp. Stib. sulfurat. aurantiac.   1,0
    Morph. hydrochlor.   0,1
    Pulv. rad. Liquirit
    Succ. Liquirit.   āā   2,0
    M. f. pilul. Nr. 50
      DS. 3 stündlich 1 Pille.

Sekretionsbeschränkend.

Rp. Ol. Terebinth. rectific.   0,6
    D. tal. dos. Nr. XX ad capsul.
    S. 2—4 mal täglich 1 Kapsel.

Rp. Menthol   10,0
    Eucalyptol   20,0
    Ol. camphorat.   20,0
    MDS. Zur intramuskulären Injek-
        tion 1 bis mehrmals 1 ccm.

Rp. Balsam tolutan.   10,0
    Morph. hydrochloric.   0,1
    Gummi tragacant. q. s. ut fiant
    pilul. Nr. 100
      DS. 2 stündlich 1 Pille.

Rp. Myrrhae   10,0
    Stib. sulfurat. aurant.   1,0
    Morph. hydrochloric.   0,1
    M. fiant pilul. Nr. 100
      DS. 2 stündlich 1 Pille.

Rp. Aq. picis   250,0
     Morph. hydrochloric.   0,05
     Sir. balsam. Tolutan.   49,0
     MDS. 3 mal täglich 1 Eßlöffel (für
     Kinder ohne Morph.).

B. Spezieller Teil.

I. Die Zirkulationsstörungen.

1. Stauungslunge und Stauungsbronchitis.

Bei Stauungen im kleinen Kreislauf finden wir häufig Symptome, die den Eindruck einer chronischen Bronchitis machen, so daß man gewöhnlich von Stauungskatarrh spricht. In Wirklichkeit liegt diesen Zuständen niemals eine reine Bronchitis im anatomischen Sinne zugrunde, sondern auch am Lungengewebe lassen sich regelmäßig Veränderungen nachweisen und selbst die klinischen Erscheinungen erklären sich nicht vollständig durch einen Katarrh.

Ätiologie. Die klinischen Erscheinungen der Stauungslunge können in allen Fällen auftreten, in denen der Abfluß des Blutes aus den Lungenvenen gehindert ist und deshalb eine Stauung in den Lungengefäßen zustande kommt. Man beobachtet das bei allen Mitralfehlern, wenn diese einen nennenswerten Grad erreicht haben, aber auch bei Aortenfehlern kann, wenn auch viel seltener, eine Stauungsbronchitis vorkommen. Die Vitien der Aortenklappen führen recht häufig zu einer Stauung im kleinen Kreislauf und es ist eine bekannte Tatsache, daß bei der Aorteninsuffizienz der zweite Pulmonalton regelmäßig verstärkt ist. Doch sind die Folgen der Aortenfehler für den kleinen Kreislauf bedeutend geringer als die Folgen eines gestörten Mechanismus am Mitralostium. Ferner können bei allen Degenerationszuständen des Herzmuskels, bei Myokarditis und bei Perikardialverwachsungen genau die gleichen Störungen im Lungenkreislauf auftreten wie bei einem Mitralfehler. Auch bei den Herzveränderungen, die ursprünglich ihre Entstehung einem Lungenleiden verdanken, beim Emphysem- und Bronchitisherzen, nehmen die klinischen Erscheinungen häufig mit der Zeit den Charakter des Stauungskatarrhes an. Dasselbe gilt von den chronischen Nierenkrankheiten und von der Kyphoskoliose. Endlich kommen ähnliche Erscheinungen auch, wie Fr. Müller betont, bei Basedowkranken vor.

Pathologische Anatomie. Die Lunge zeigt immer eine erhöhte Konsistenz. Die Schnittfläche kann rot aussehen: rote Induration. Das ist namentlich der Fall, wenn die Stauung noch nicht sehr lange besteht. Das Bild einer solchen roten Induration ist auf Abb. 20 reproduziert, die freilich die Lunge eines Falles darstellt, bei dem schon seit $3\frac{1}{2}$ Jahren Beschwerden bestanden hatten. Besteht die Stauung schon seit längerer Zeit, so wird die Farbe in der Regel mehr braunrot: braune Induration. Die Färbung kann auf der ganzen Schnittfläche gleichmäßig sein oder in der rötlich gefärbten Lunge sieht man zahlreiche braune Flecke, die über die Schnittfläche etwas hervorragen können und sich härter anfühlen als das übrige Gewebe. Die Konsistenz der braun indurierten Lunge ist noch zäher als bei der roten Induration, der Luftgehalt ist vermindert. Bei der Eröffnung des Thorax sinkt die Lunge nicht so vollständig zusammen wie die normale. Ausgedehntes Ödem ist auffallend selten in Stauungslungen zu finden.

Bei der mikroskopischen Untersuchung erkennt man in erster Linie eine abnorm starke Füllung und Schlängelung der Kapillaren. Diese sind breiter als normal und ragen oft schlingenförmig weit in das Lumen der Kapillaren hinein (vgl. Abb. 21). Das Zwischengewebe ist vermehrt, allerdings nur in mäßigem Grade. Die zellige Infiltration

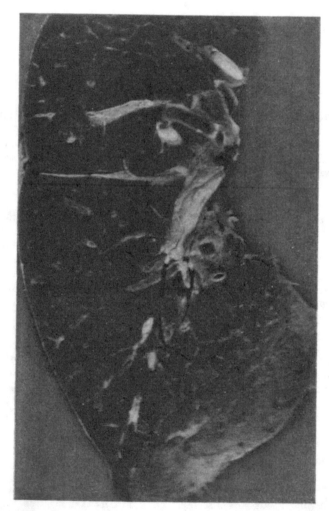

Abb. 20. Rote Induration. (Lumièrephotographie nach einem Sammlungspräparate des Basler Pathologischen Instituts.) Lunge eines 17 jährigen Menschen, der wiederholt an Gelenkrheumatismus litt, seit 3½ Jahren an Atembeschwerden. Bei der Sektion: hochgradige Stenose und Insuffizienz der Mitralklappe, frische Endokarditis.

des Bindegewebes ist gering. An einzelnen Stellen kann man freilch eine stärkere Vermehrung des Bindegewebes finden, namentlich da, wo abgelagertes Pigment vorausgegangene Hämorrhagien beweist. Fr. Müller beobachtete Knoten von Granulationsgewebe, die in die Alveolen vorragten, also eine Veränderung, die sonst für chronische Pneumonie charakteristisch ist. Im Lumen der Alveolen sieht man häufig abgestoßene Epithelien, weiße und rote Blutkörperchen und die nachher zu besprechenden Herzfehlerzellen. Viele Alveolen sind von einer serösen fibrinreichen Flüssigkeit gefüllt. Galdi beschrieb richtige pneumonische Zustände, in denen manche Alveolen wie bei einer Bronchopneumonie mit einem serösen Exsudat, abgestoßenen Alveolarepithelien, roten Blutkörperchen und spärlichen Leukozyten gefüllt waren. Das Fibrin war nur in geringer Menge vorhanden. Bakterien fehlten.

Auch die glatte Muskulatur ist vermehrt, wie Lénart gezeigt hat. Ihre Masse kann auf das $1^{1}/_{2}$—2fache gesteigert sein. Die verdickten Muskelfasern ragen als dicke Knöpfe in die Alveolargangslumina hinein. Auch an der Teilungsstelle der Bronchiolen und Alveolargänge finden sich knötchenförmige Verdickungen der glatten Muskulatur.

Der charakteristische Bestandteil der Stauungsinduration sind die Herzfehlerzellen. Diese findet man in einzelnen Alveolen oder in Gruppen von solchen, bisweilen die Lungenbläschen prall ausfüllend. Auch im Zwischengewebe sieht man sie nicht selten. Es sind große, eckige oder runde Zellen

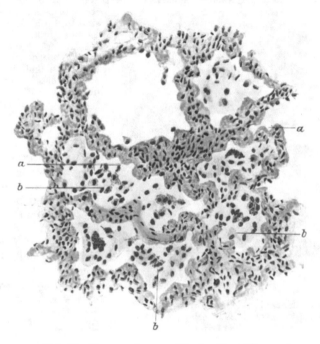

Abb. 21. Stauungslunge. (Starke Vergrößerung.)
a ektatische Kapillaren der Alveolarwand. b Herzfehlerzellen. (Nach Jores.)

mit einem runden Kern, die bräunliche oder gelbliche Körnchen von verschiedener Größe und eckiger oder rundlicher Gestalt enthalten. Behandelt man die Zellen mit Salzsäure und Ferrozyankalium, so färben sich die Pigmentkörnchen blau. Sie enthalten also Eisen, und der Farbstoff wird deshalb, im Unterschied zum eisenfreien Hämatoidin, Hämosiderin genannt. Häufig färbt sich auch eine Zelle, die kein körnchenförmiges Pigment erkennen ließ, diffus blau. Außer dem Pigment enthalten die Zellen häufig Myelin. Diese Zellen sind identisch mit denen, die man auch im Sputum findet (s. Abb. 22).

Die Herzfehlerzellen werden meistens als abgestoßene Alveolarepithelien aufgefaßt. Vielfach nimmt man auch an, daß es sich um Monozyten handelt, auch als Abkömmlinge der Bindegewebszellen (Histiozyten) sind sie schon angesprochen worden (vgl. oben S. 1058 und die ausführliche Erörterung bei Engelsmann).

Außer in den Herzfehlerzellen findet man das Pigment auch frei in den Alveolen und im Zwischengewebe. Das eisenfreie schwarze Pigment, das man bisweilen neben dem Hämosiderin findet und das früher als umgewandelter Blutfarbstoff aufgefaßt worden ist,

ist wahrscheinlich nur Kohle. Bisweilen sieht man anthrakotische Pigmentkörner, die von einem Hämosiderinmantel umgeben sind (Neumann). Auch hellgelbe bis hellrote Pigmentkristalle, die bei Fäulnis schwarz werden, sind beschrieben (Marchand, Risel, Kaufmann).

Das Hämosiderin stammt aus Blutaustritten, die in die Alveolen und ins Zwischengewebe stattgefunden haben. Solche kleine Blutungen frischeren Datums sieht man häufig.

Während die Entstehung der Pigment- und Eisenablagerung ohne weiteres klar ist, bereitet die bisweilen beobachtete Eisenkalilunge dem Verständnis größere Schwierigkeiten. Man sieht in diesen (seltenen) Fällen, die sich makroskopisch nicht von einer gewöhnlichen Stauungslunge unterscheiden, bei der Behandlung mit Hämatoxylin auffallend dunkle Blaufärbung, und da die gewöhnlichen Kalziumreaktionen stark positiv ausfallen und der „Kalk" immer zusammen mit Eisen abgelagert ist (an den elastischen Fasern), hat man von „Eisenkalklunge" gesprochen. Gigon hat aber gezeigt, daß es sich nicht um Kalk, sondern um Alkalien handelt und daß die Lungen sehr reich an Alkali

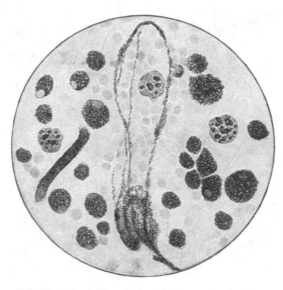

(bis 10% der Trockensubstanz) sind und viel locker gebundenes Eisen enthalten. Er hält eine primäre Veränderung der elastischen Fasern mit starker Affinität zu Alkalien für das wahrscheinlichste, wodurch Verbindungen von Elastin oder dessen Spaltprodukten mit Eisen und Alkali zustande kommen.

Die Bronchien zeigen meistens eine dunkelrote Färbung, häufig auch Schwellung der Schleimhaut und schleimigen Belag. Fr.Müller weist darauf hin, daß die mikroskopischen Zeichen einer Entzündung, d. h. Kernvermehrung und Leukozytenansammlung vollständig fehlen können.

Abb. 22. Herzfehlerzellen im Auswurf, daneben anthrakotisches Pigment, teils in Zellen, teils frei. (Nach Lenhartz.)

Pathologische Physiologie. Soweit es sich um die Entstehung von Ödem und Stauungsblutungen und deren Folgen (Herzfehlerzellen) handelt, sind keine weiteren Ausführungen notwendig. Auch die Entstehung einer Induration, einer Bindegewebsvermehrung, erscheint nach Analogie mit der Stauungsinduration anderer Organe ohne weiteres verständlich, ebenso die Tatsache, daß sich auf einer Schleimhaut, deren Zirkulation gestört ist, leicht Infektionserreger ansiedeln und Katarrhe festsetzen. Wir müssen nur daran denken, daß die Venen der kleineren Bronchien in die Lungenvenen münden, und daß deshalb Stauung in den Lungenvenen auch Stauung in den Venen und Kapillaren der kleineren Bronchien nach sich zieht.

Dagegen bereitet die Erklärung der Dyspnoe, die bei der Stauungslunge regelmäßig zu beobachten ist (wenigstens bei Anstrengung), einige Schwierigkeit. v. Basch legte der Lungenstarre eine große Bedeutung bei. Nach den Untersuchungen Romanoffs kommt durch Stauung allein eine gewisse Starre der Lunge zustande, sie erreicht aber keinen hohen Grad. Bei der Stauungslunge kommt dazu noch die Vermehrung des Bindegewebes und der glatten Muskulatur, wodurch die Dehnungsfähigkeit der Lunge noch weiter beschränkt wird. Deshalb messen neuerdings manche Autoren der Lungenstarre wieder eine große Bedeutung für die Dyspnoe und für die gleichzeitig vorhandene Herabsetzung der Vitalkapazität bei der Stauungslunge bei (z. B. Lundsgaard und Schierbeck). Doch läßt sich eine direkte Reizung der Vagusendigungen durch den krankhaften Prozeß nicht ausschließen, während eine Störung der Arterialisation des Blutes infolge der anatomischen Veränderung (verminderte Gasdurchlässigkeit der Atmungsmembran, „Pneumonose") recht unwahrscheinlich ist (vgl. S. 1017).

Symptomatologie. Die Symptome der Stauungslunge sind Atemnot, Husten und Auswurf. Die Atemnot kann verschieden intensiv sein, sie ist wohl auch nicht nur von der Stauung im kleinen Kreislauf abhängig (vgl. oben S. 1043ff.). Der Husten ist selten stark, doch kann er auch höhere Grade erreichen, die Patienten empfindlich quälen und ihnen die Nachtruhe rauben. Der Auswurf ist meistens schleimig, seltener schleimig-eitrig. Häufig hat er einen rotgelblichen Farbenton oder man erkennt rostfarbene Pünktchen und Fleckchen darin. Bei der mikroskopischen Untersuchung erkennt man, daß die Färbung auf dem Pigment beruht, das in den oben beschriebenen Herzfehlerzellen enthalten ist. Das Bild eines solchen Sputums ist in Abb. 22 wiedergegeben. Auch wenn das Sputum makroskopisch grau oder schwärzlich erscheint, so kann man oft Herzfehlerzellen darin nachweisen. Gewöhnlich erkennt man die Zellen ohne weiteres, wenn man aber im Zweifel ist, so verschafft der Zusatz von Salzsäure und Ferrozyankalium rasch Klarheit. Gelindes Erhitzen befördert das Eintreten der Blaufärbung. Im Sputum lassen sich immer ziemlich große Mengen von Eiweiß nachweisen, was der „Stauungsbronchitis" ohne weiteres eine Sonderstellung gegenüber dem gewöhnlichen Bronchialkatarrh zuweist.

Ausgesprochene Hämoptoe (meist nur in geringer Menge, bisweilen aber auch abundante Blutungen), die man gelegentlich bei Stauungslunge sieht, wird gewöhnlich als Symptom eines Infarktes aufgefaßt. Da die Gelegenheit zur Infarktbildung bei jeder Stauungslunge vorhanden ist und da der Infarkt durch Perkussion und Auskultation nicht immer nachgewiesen werden kann, ist diese Erklärung schwer zu widerlegen. Es wäre aber auch möglich, daß Stauungsblutungen ohne Embolie einer Lungenarterie zustande kommen, und die Blutungen bei Mitralfehlern, die nicht selten zu Verwechslung mit Lungentuberkulose führen (vgl. unten S. 1151) erklären sich am leichtesten als reine Stauungsblutungen.

Die Perkussion der Lungen kann ganz normalen Schall ergeben, doch findet man bei stärkerer Stauung in der Regel eine leichte Abschwächung. Intensive Dämpfungen beruhen wohl immer auf Komplikationen, wie Ödem, Pneumonie, Infarkt oder Hydrothorax. Das Atemgeräusch kann normal vesikulär sein, häufiger ist es unrein, abgeschwächt oder verschärft, bisweilen sogar gemischt. Die Veränderung ist immer am deutlichsten über den Unterlappen. Hier findet man meistens auch ziemlich reichliche klein- und mittelblasige Rasselgeräusche. Doch können die Rasselgeräusche gering sein oder fehlen. Gelegentlich hört man auch nur Rhonchi sonori und sibilantes. Die feuchten Geräusche wechseln häufig von Tag zu Tag auffallend stark. Fr. Müller weist darauf hin, daß dieser Wechsel, besonders das Verschwinden der Rasselgeräusche trotz geringer Sputumentleerung, nur zu erklären ist, wenn man annimmt, daß das Rasseln nicht durch schleimiges Bronchialsekret, sondern durch Ödemflüssigkeit erzeugt wird. In der Tat hört man bisweilen an einzelnen Tagen ein so feinblasiges krepitierendes Rasseln, daß man an Lungenödem denkt. Auch der starke Eiweißgehalt des Sputums spricht dafür.

Das Röntgenbild der Stauungslunge zeigt eine diffuse Verdunklung. Die Schattenstreifen der Lungenzeichnung sind breiter als normal. Da sie der Ausdruck der Gefäße sind, ist das leicht verständlich, ebenso die Beobachtung, daß die Streifen nach der Peripherie zu schmäler werden und daß daneben zahlreiche rundliche Schattenflecke zu sehen sind, die den in Aufsicht getroffenen Gefäßstrecken entsprechen. Diese fleckige Zeichnung kann so ausgesprochen sein, daß eine Verwechslung mit disseminierter Tuberkulose möglich ist, worauf Rieder hinweist. Besonders stark tritt oft der Unterlappenast der rechten Lungenarterie als „Begleitschatten" hervor (vgl. oben S. 1082). Die Hyperämie der feineren Gefäße verursacht eine diffuse Verdunklung, die das Bild oft verwischt erscheinen läßt. Die höchsten Grade von Verbreitung der Arterienschatten findet man bei den kongenitalen Herzfehlern (Aßmann).

Besonders wichtig ist die Vergrößerung und Verstärkung des Hilusschattens, die man regelmäßig findet. In der ersten Auflage dieses Handbuches hatte ich geschrieben, daß ich diese Beobachtung nur bei Aßmann erwähnt gefunden hatte. Seither ist diese Tatsache allgemein bekannt geworden. Es kommen aber immer noch Verwechslungen mit „Drüsentuberkulose" vor, was um so begreiflicher ist, als die Stauungslunge oft im Röntgenbild Symptome macht, bevor andere Erscheinungen den Gedanken an diese Diagnose erwecken.

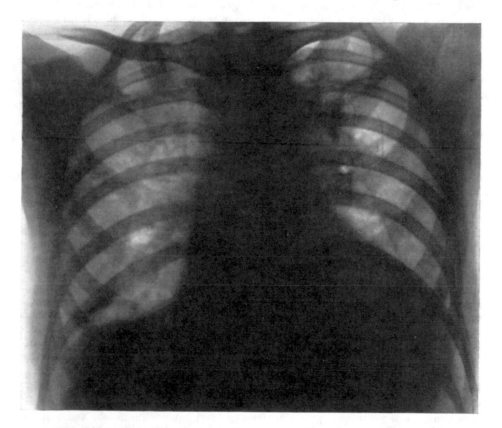

Abb. 23. Stauungslunge. 43 jähriger Mann, gestorben an Mesaortitis luetica, Aorten- und Mitralinsuffizienz. Röntgenaufnahme 3 Wochen vor dem Tod.

Besonders häufig ist die Verwechslung bei der Mitralstenose, die schon bei geringer Zirkulationsstörung zu verhältnismäßig starker Stauungslunge führt und in diesem Stadium der Erkennung bisweilen Schwierigkeiten bereitet.

Besonders deutlich zeigt sich die Verwechslungsmöglichkeit auf Abb. 23.

Sie stammt von einem Patienten, der an Mesaortitis luetica, Aorten- und Mitralinsuffizienz und Herzdegeneration litt und bei dem 3 Wochen nach der Röntgenaufnahme die Sektion die Diagnose einer Stauungslunge bestätigte. Intra vitam waren Herzfehlerzellen in großer Zahl nachgewiesen worden. Das Bild zeigt eine so intensive, scharf begrenzte, vergrößerte Hiluszeichnung, daß man an einen Tumor denken könnte. Doch schützt vor dieser Verwechslung häufig die Doppelseitigkeit des Schattens, sowie die gleichmäßige Verdunkelung beider Lungenfelder.

Diese Hilusschatten erinnern an die Bilder, die man bei beginnender Pneumonie und Lungentuberkulose erhält und die häufig so gedeutet wurden, daß beide Krankheiten am Hilus beginnen. Die Tatsache, daß die gleichen Hilusschatten auch bei Stauungslunge vorkommen, legt den Gedanken nahe, daß es sich auch bei der Pneumonie und bisweilen auch der Lungentuberkulose um Hyperämie handeln könnte (vgl. die Kapitel Pneumonie und Lungentuberkulose).

Der Schatten der Stauungslunge ist aber recht verschiedenartig und oft nur wenig ausgeprägt, wie Abb. 24 zeigt, auf der die schmalen, aber intensiven

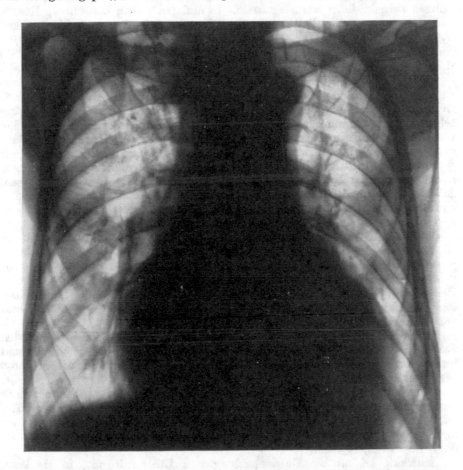

Abb. 24. Stauungslunge mit bronchopneumonischen Herden bei Lungenemphysem. Sektion: Chronische Stauungsinduration, multiple frische bronchopneumonische Herde aller Lungenlappen, besonders beider Unterlappen. Großer Kreide- und Kalkherd der rechten Spitze in anthrakotischer Narbe, Verkalkung einer zugehörigen epibronchialen Lymphdrüse, chronisches Lungenemphysem. Von den Bronchopneumonien sozusagen nichts zu sehen, obschon die Röntgenaufnahme am Todestage gemacht wurde.

Schattenstränge neben den Herzrändern auffallen. Auch Abb. 25 und 26 (S. 1143 f.), auf denen Infarkte zu sehen sind, stammen von Patienten mit Stauungslunge, zeigen aber eine andere Zeichnung. Auf Abb. 79 (tuberkulöse Lungenzirrhose mit kardialer Stauung) sind die gestauten Blutgefäße im rechten Lungenfeld sehr eindrücklich, während sie links weniger schön zu sehen sind. Selbstverständlich spielt die Aufnahmetechnik bei der Darstellung der Lungenhyperämie eine ganz besonders wichtige Rolle.

Verlauf. Häufig kann man eine Stauungsbronchitis von einem gewöhnlichen Bronchialkatarrh kaum unterscheiden, in der Regel aber geht seine Intensität den übrigen Erscheinungen von Herzinsuffizienz parallel. Bei vielen Kranken bestehen überhaupt keine starken Beschwerden von seiten der Respiration, und erst die genauere Befragung und Untersuchung zeigt, daß neben den übrigen Symptomen einer Herzinsuffizienz auch noch Erscheinungen vorhanden sind, die den Eindruck einer Bronchitis machen und auf die Stauung in den Lungen zurückgeführt werden müssen. In anderen Fällen können der Husten und der Auswurf die Patienten heftig plagen, und die bronchitisähnlichen Symptome führen nicht selten den Kranken zum ersten Male zum Arzt. Häufig treten die Beschwerden einer Stauungslunge auch im späteren Verlauf eines Herzleidens ganz in den Vordergrund und verlangen eine besondere Therapie.

Manchmal ist das Sputum reichlicher, mehr eitrig, die Rasselgeräusche ausgebreiteter, kurzum das ganze Bild entspricht mehr dem einer **gewöhnlichen chronischen Bronchitis** und nur die Herzfehlerzellen im Sputum zeigen, daß eine Stauungslunge vorhanden ist. Man könnte hier eine Kombination von Stauungslunge und chronischer Bronchitis annehmen. Da aber alle Übergänge zwischen diesen Bronchitiden und der typischen Stauungslunge (mit geringem Auswurf, wechselnden Geräuschen an der Lungenbasis usw.) bestehen, so ist eine solche Unterscheidung nicht berechtigt. Wir müssen annehmen, daß eine Stauung im Lungenkreislauf auch die Disposition zur Entstehung von Bronchitiden erhöht, daß deshalb auch ein Katarrh, der sich auf die gröberen Bronchien fortsetzt, auf Grundlage der Stauung entstehen kann.

Komplikationen. Da die Stauungslunge die Folge einer Zirkulationsstörung ist, sind ihre Erscheinungen häufig durch andere Insuffizienzsymptome kompliziert. Daß eine strenge Abgrenzung gegenüber dem Ödem unmöglich ist, geht aus der Besprechung der Symptomatologie hervor. Auch **hypostatische Pneumonien, Atelektase, Hydrothorax** finden sich häufig gleichzeitig, und für das Zustandekommen eines **Infarktes** ist vielleicht ein gewisser Grad von Stauungslunge Voraussetzung.

Diagnose. Die Diagnose ist leicht, wenn man bei einem Patienten mit den Erscheinungen einer Herzinsuffizienz Symptome einer Bronchitis nachweist und im Sputum Herzfehlerzellen findet. Auch das Röntgenbild kann die Diagnose unterstützen.

Differentialdiagnose. Gelegentlich kann die Unterscheidung gegenüber einer chronischen Bronchitis andersartiger Ätiologie Schwierigkeiten machen. Hier ist der Nachweis von **Herzfehlerzellen** entscheidend. Man beobachtet sie zwar gelegentlich auch nach einem Infarkt, seltener nach einer Pneumonie, aber dann nur vorübergehend.

Schwierig ist oft die Unterscheidung von **Lungenödem,** ja sie kann unter Umständen deshalb unmöglich sein, weil die beiden Zustände prinzipiell gar nicht ganz zu trennen sind. Doch ist eine Unterscheidung schon deshalb wichtig, weil ein Lungenödem ohne Stauungslunge eine viel schlimmere prognostische Bedeutung besitzt als die geringe Transsudation, die das Wesen der Stauungsbronchitis ausmacht. Daß gelegentlich eine Stauungsbronchitis übersehen und erst bei der Sektion erkannt wird (etwa bei bestehendem Hydrothorax), hat keine Bedeutung.

Die Differentialdiagnose des **Röntgenbildes** gegenüber Drüsenvergrößerungen oder anderen Hilusprozessen kann gelegentlich Schwierigkeiten bereiten. Als unterscheidendes Merkmal gibt **Aßman** an, daß bei der Stauungslunge die Schattenstreifen nach der Peripherie zu gleichmäßig an Dicke abnehmen und in gleichem Maße die „Querschnittsschattenflecke" der Gefäße selten werden. Die karzinomatösen und tuberkulösen lymphangitischen Stränge sind weniger gleichmässig und auf einzelne Bezirke des Lungenfeldes beschränkt, ebenso die mit ihnen verbundenen Schatteneinsprengungen. Die Hilusvergrößerung ist bei der Stauungslunge gewöhnlich auf beiden Seiten gleichmäßig ausgebildet, doch zeigt Abb. 23, daß diese Regel auch Ausnahmen hat.

Prognose. Die Prognose richtet sich nach dem zugrunde liegenden Herzleiden. Die prognostische Bedeutung der Stauungsbronchitis liegt darin, daß sie immer eine Zirkulationsstörung im kleinen Kreislauf anzeigt. Tritt eine solche z. B. bei einem Aortenfehler auf, so werden dadurch die Aussichten für die Zukunft recht ungünstig gestaltet.

Therapie. Die rationelle Behandlung besteht natürlich in der Therapie der Herzinsuffizienz. Doch kann gelegentlich eine Behandlung der Bronchitis selbst notwendig werden. Sie unterscheidet sich dann in keiner Weise von der gewöhnlichen Therapie des chronischen Bronchialkatarrhes.

2. Die Lungenhypostase.

Ätiologie. Bei geschwächter Herzkraft kommt es in den abhängigen Partien zu einer Stauung und Überfüllung mit Blut. Begünstigt wird diese passive Hyperämie durch übermäßig langes Verweilen in der gleichen Körperlage und durch ungenügende Respiration. Hypostase kommt deshalb vorzugsweise in den hinteren unteren Lungenabschnitten zustande, unter den gleichen Bedingungen, die auch zu Atelektase führen, wenn sie mit Herzschwäche verbunden sind. Der rechte Ventrikel vermag das Blut nicht entgegen der Schwerkraft durch die Lungengefäße hindurchzupressen und es fehlt die Unterstützung der Herzarbeit durch die Saug- und Druckwirkung der Atembewegungen. Wir sehen daher Hypostase namentlich bei langem Krankenlager, vor allem bei Typhus abdominalis, bei Kachektischen, bei Herzkranken, dann aber auch häufig bei alten Leuten, die aus irgendwelcher Ursache längere Zeit liegen mußten, endlich bei Auftreibung des Leibes und Empordrängung des Zwerchfells.

Pathologische Anatomie. Die hypostatischen Teile fühlen sich fester an als normal, sie sind dunkelblaurot, luftarm. Mikroskopisch erscheinen die Kapillaren stark gefüllt, sie ragen in das Lumen der Alveolen vor. Häufig sind einzelne Teile ödematös, einzelne atelektatisch. Bei Kombination dieser Zustände wird die Lunge derb, milzähnlich (Splenisation). Solche Stellen sind oft schwer von katarrhalischen Pneumonien zu unterscheiden, namentlich da man im Lumen der Alveolen oft rote Blutkörperchen, Leukozyten und Alveolarepithelien findet. Häufig entwickeln sich aber auch in den hypostatischen Lungenpartien richtige Bronchopneumonien.

Symptomatologie. Gewöhnlich besteht Zyanose und geringere oder stärkere Dyspnoe. Die physikalische Untersuchung ergibt über den abhängigen Partien beider Unterlappen Abschwächung des Schalles, bisweilen ausgesprochene Dämpfung, oft mit tympanitischem Beiklang. Diese Dämpfung kann nur 2—3 Finger breit, aber auch handbreit sein. Die Auskultation ergibt manchmal richtiges Bronchialatmen, manchmal aber auch nur unbestimmtes Atmen. Bronchopneumonie und verstärkter Stimmfremitus sind oft nachweisbar.

Häufig bestehen gleichzeitig bronchitische Erscheinungen. Dann hört man über den Unterlappen Rasselgeräusche, und es besteht Sputum, das nicht selten von Blutstreifen durchsetzt ist.

In vielen Fällen verschwindet die Hypostase nach kurzer Zeit, wenn man für eine richtige Behandlung sorgt. Bisweilen ist es aber unmöglich, die Weiterverbreitung der Hypostase zu verhüten oder ihre Ursachen zu beseitigen. Dann bilden sich meistens nach kürzerer oder längerer Zeit im hypostatischen Gebiet Bronchopneumonien aus. Die mangelhafte Ventilation begünstigt die Ansiedlung von Bakterien, und die Hyperämie ist wahrscheinlich auch für die

Entwicklung von Entzündungen förderlich. Bisweilen kann man die Entstehung einer Bronchopneumonie durch das Auftreten zirkumskripterer Dämpfungen und von lokalisiertem Bronchialatmen nachweisen, bisweilen deutet nur das Steigen der Temperatur darauf hin. Hypostase macht an sich kein Fieber, sondern dieses tritt erst auf, wenn sich Entzündungen etablieren.

Diagnose. Wenn man an die Möglichkeit einer Hypostase denkt und daraufhin untersucht, so kann dieser Zustand häufig vermutet werden. Eine sichere Diagnose ist erst möglich, wenn Atelektase hinzutritt und eine Dämpfung verursacht oder wenn die Hypostase schon zu Bronchitis oder Pneumonie geführt hat. Doch kann eine Dämpfung geringeren Grades leicht übersehen werden, da an den unteren Lungenrändern der Schall ja normalerweise leiser wird. Wichtig ist der Nachweis von unreinem Atmen längs des unteren Lungenrandes oder gar von Bronchialatmen in dieser Ausdehnung. Die Differentialdiagnose gegenüber einer hypostatischen Pneumonie bzw. die Beantwortung der Frage, ob im hypostatischen Gewebe schon eine Entzündung entstanden ist, ist oft unmöglich. Die Beobachtung der Temperaturkurve ist häufig wichtiger als die physikalische Untersuchung. Man muß aber auch bedenken, wie häufig selbst der pathologische Anatom im Zweifel ist, deshalb wird man die Unmöglichkeit einer Diagnose durch Auskultation und Perkussion ohne weiteres zugeben.

Prognose. Die prognostische Bedeutung der Hypostase ist darin begründet, daß sie leicht zu Pneumonien führt, die dem Leben des Patienten ein Ende machen können. Ist der Zustand des Kranken derart, daß die Hypostase nicht beseitigt werden kann, so ist die Prognose für das Leben überhaupt sehr ernst.

Therapie. Bei schon nachweisbarer Hypostase ist in erster Linie für Kräftigung des Herzens durch Digitalis, für vertiefte Atmung und für die Verhütung einer Sekundärinfektion zu sorgen. In letztgenannter Beziehung kommt vornehmlich die Behandlung einer vorhandenen Bronchitis und die Vorsicht bei der Ernährung (Verhütung von Aspirationspneumonien) in Betracht.

Wichtiger ist die Prophylaxe. Patienten mit geschwächter Herzkraft dürfen nicht zu lange in derselben Stellung liegen, sondern müssen häufig umgelegt werden. Durch Hydrotherapie, sei es in Form von Bädern wie beim Typhus, sei es in Form von kalten Abreibungen, muß für tiefe Atembewegungen gesorgt werden. Alte Leute lasse man überhaupt nicht zu viel im Bett liegen. Die Auftreibung des Leibes ist zu bekämpfen, namentlich muß durch Vermeidung blähender Speisen und kalter Getränke und durch Sorge für Stuhlgang dem Meteorismus entgegengearbeitet werden.

Hat man Verdacht auf eine hypostatische Pneumonie, so behandle man den Patienten so, wie wenn eine Lungenentzündung vorhanden wäre (vgl. das Kapitel Bronchopneumonie).

3. Lungenödem.

Definition. Unter Lungenödem verstehen wir die Durchtränkung des Lungengewebes mit seröser, aus den Kapillaren ausgetretener Flüssigkeit. Der Bau der Lunge bringt es mit sich, daß die Flüssigkeit nicht im interstitiellen Gewebe bleibt, sondern auch in die Alveolen ergossen wird.

Gewöhnlich unterscheidet man ein mechanisches Ödem, das zu den Zirkulationsstörungen zu rechnen ist und ein entzündliches Ödem, das eigentlich zu dem Kapitel der Pneumonien gehört. In Wirklichkeit lassen sich aber beide Arten klinisch und oft auch anatomisch nicht voneinander unterscheiden, so daß es gerechtfertigt ist, sie zusammen zu behandeln.

Pathologische Anatomie. Die ödematöse Lunge ist voluminös, schwer, fester als normal. Bisweilen fühlt sie sich wie ein pneumonisch infiltriertes Organ an. Doch bleiben

Fingereindrücke auf der Oberfläche bestehen. Die Schnittfläche ist feucht, und von ihr läßt sich eine schaumige, gelblich oder rötlich gefärbte Flüssigkeit abstreifen. Bei länger bestehendem Ödem kann die Luft verschwinden, so daß man glauben kann, eine Infiltration vor sich zu haben. Bei stärkerem Druck kann man aber alle Flüssigkeit auspressen. Die Flüssigkeit ist gewöhnlich so reichlich, daß die Schnittfläche davon trieft. Bisweilen ist das Lungengewebe brüchig, leicht zerreißlich, dann hat man es häufig mit Zuständen zu tun, von denen man nicht sagen kann, ob sie zum Ödem zu rechnen sind oder einen Übergang zur katarrhalischen Pneumonie darstellen.

Die Farbe der Lunge kann durch Stauung dunkelrot oder durch Anämie blaß sein. Anthrakose und Induration können die Farbe weiter verändern. Bei akuter Entstehung des Ödems ist der Blutgehalt meistens vermehrt, bei chronischer ist die Lunge blaß. Auch die Farbe der abtropfenden Flüssigkeit kann verschieden sein. Bald ist mehr Blut darin vorhanden, bald so wenig, daß die Flüssigkeit hellgelb ist. Durch postmortale Imbibition kann die Flüssigkeit schmutzigrot, bei Anthrakose schwärzlich oder grau, bei Herzfehlerlungen schmutzig bräunlich werden.

Beim chronischen Lungenödem ist die befallene Partie fest, auf dem Durchschnitt grau, glasig, ähnlich wie bei der gelatinösen Pneumonie. Oft sind zahlreiche gelbe Fleckchen zu sehen, die aus abgestossenen, mit Lipoiden infiltrierten Alveolarepithelien bestehen. Das chronische Lungenödem geht ohne scharfe Grenze in die „chronische katarrhalische Pneumonie" über.

Beim nichtentzündlichen Ödem enthält die Flüssigkeit weniger Eiweiß, spärliche Alveolarepithelien und Leukozyten, beim entzündlichen Ödem mehr Eiweiß, reichlichere Leukozyten und zahlreiche Alveolarepithelien. Immer sind einzelne rote Blutkörperchen vorhanden.

Bei der mikroskopischen Untersuchung erkennt man, daß die Alveolen mehr oder weniger ausgedehnt mit einer eiweißhaltigen Flüssigkeit gefüllt sind, daß aber auch das interstitielle Gewebe die gleiche Flüssigkeit enthält und verbreitert ist. Ferner erkennt man, besonders bei älterem Ödem, Aufquellung und Desquamation der Alveolarepithelien.

Die gleiche schaumige Flüssigkeit wie auf der Schnittfläche sieht man auch in Bronchien und Trachea.

Pathogenese des Lungenödems. Das Lungenödem kommt, wie jedes andere Ödem, zustande, wenn eine der drei für den Wasserwechsel wichtigen Druckdifferenzen, die zwischen Blutplasma und interstitiellem Gewebe bestehen, in bestimmter Weise verändert ist: 1. osmotische Druckdifferenz; 2. Quellungsdruckdifferenz; 3. mechanische Druckdifferenz. Gegenüber anderem Ödem besteht der Unterschied, daß das interstitielle Gewebe nur eine dünne Schicht bildet, die auf der Kapillarwand entgegengesetzten Seite durch die dünne Membran des Alveolarepithels (das zum großen Teil aus kernlosen Platten, also aus einer Kolloidmembran ohne vitale Funktionen besteht) von der Luft getrennt wird. Deshalb kann sich nicht viel Flüssigkeit im interstitiellen Gewebe ansammeln, sondern sie wird in das Lumen der Alveolen abgepreßt.

Der Wasserwechsel hängt selbstverständlich nicht nur von den erwähnten Druckdifferenzen, sondern auch von der Permeabilität der trennenden Membran (Blut- und Lymphkapillarwand) ab. Deshalb wurden schon lange die Fälle von Ödem, die sich durch mechanische oder osmotische Druckdifferenzen nicht erklären ließen, auf Störungen in der Permeabilität der Kapillarwand zurückgeführt. Lambert und Gremels haben beim experimentellen Lungenödem (am Herz-Lungenpräparat) degenerative Veränderungen an den Intimazellen der Blutgefäße nachgewiesen und sehen deshalb in einer Permeabilitätsänderung die Ursachen des Ödems. Eine Permeabilitätsänderung kann freilich als solche höchstens dazu führen, daß schon vorhandene Druckdifferenzen rascher zur Wirkung kommen. Aber bei einer vermehrten Durchlässigkeit der Membran ändern sich auch die Druckdifferenzen, weil Moleküle mit hohem Quellungsdruck durchwandern und der Unterschied im Quellungsdruck auf beiden Seiten dadurch vermindert wird. Schade hat neuerdings gezeigt, wie eine vermehrte Permeabilität der Kapillarwand zu Ödem führen kann. Normalerweise überwiegen die aus der Summe von Quellungs- und osmotischem Druck resultierenden wasseranziehenden Kräfte im Blutserum gegenüber denen auf der Gewebsseite der Kapillarwand, und der Einstrom von Wasser ins Blut würde den Abstrom ins Gewebe übertreffen, wenn nicht der hydrodynamische Druck entgegenwirkte und das Gleichgewicht aufrecht erhielte. Wenn aber durch die Durchlässigkeit der Kapillarwand die Differenz im Quellungsdruck zwischen beiden Seiten herabgesetzt wird, so wird die physikalisch-chemische wasseranziehende Kraft im Blutserum geringer als der hydrodynamische Druck, und der Abstrom von Wasser im Gewebe überwiegt den Einstrom in die Blutbahn (vgl. den Abschnitt über die pathologische Physiologie der Pleuritis serofibrinosa).

Wenn auch die krankhaft vermehrte Durchlässigkeit der Kapillarwand in der Lunge ein Lungenödem hervorrufen kann und sich toxisches und nervöses Lungenödem leicht durch Schädigung der Membranfunktion der Lungenkapillaren erklären lassen, so wirken doch wohl die pathologischen Zustände, bei denen eine Veränderung der Permeabilität denkbar ist, in der Regel gleichzeitig und vielleicht noch viel stärker auf den Quellungsdruck, das Donnansche Gleichgewicht usw., so z. B. langdauernde Stauung in den Blutkapillaren, die zur Schädigung der Endothelien, gleichzeitig aber auch zu Ionenverschiebungen und Veränderungen der Kolloidstruktur im Plasma und im Gewebe führen muß.

Die Ursachen, die den Quellungsdruck im Plasma und im Gewebe verändern können, sind entweder chemischer oder nervöser Natur. Durch die neueren Untersuchungen über das vegetative Nervensystem haben wir erfahren, in welchem Maße die Tätigkeit von Vagus und Sympathikus Elektrolytverschiebungen zwischen Blut und Gewebe herbeiführen kann. Es besteht deshalb kein prinzipieller Unterschied zwischen „toxischem" und „nervösem" Lungenödem. Nur die primäre Auslösung kann durch verschiedene Ursachen erfolgen. Es hat sich aber in neuerer Zeit immer mehr gezeigt, daß bei der Entstehung des Lungenödems in der Regel nicht eine alleinige Ursache anzunehmen ist, sondern daß häufig mechanische, chemische und nervöse Einwirkungen sich vereinigen. Deshalb stehen sich heute die mechanische, die chemische und die nervöse Theorie, die sich früher bekämpften, nicht mehr entgegen.

Die rein mechanische Theorie wurde schon von v. Basch, Cohnheim u. a. aufgestellt und namentlich von Welch experimentell begründet. Er zeigte, daß Kaninchen, denen man die Aorta ganz oder fast vollständig abklemmt, an Lungenödem zugrunde gehen und schloß daraus, daß auch beim Menschen das Lungenödem durch Aufhören der Tätigkeit des linken Ventrikels, durch dessen Lähmung zustande komme. v. Basch und Großmann haben an Stelle der Lähmung der linken Kammer einen Krampf angenommen. Die Idee ist sehr einleuchtend, daß es zum Lungenödem kommen muß, wenn der linke Ventrikel still steht, während der rechte weiter arbeitet. Aber gegen diese Theorie lassen sich mancherlei Einwände erheben, die am schärfsten zuerst von Sahli in einer teils experimentellen, teils klinischen Arbeit formuliert worden sind. Sahli hat gezeigt, daß sich das Ödem experimentell nicht so leicht erzeugen läßt, wie Welch angenommen hatte. Selbst wenn es gelingt, es hervorzurufen, so ist dazu eine so vollständige Unterbrechung der Arbeit des linken Ventrikels notwendig, daß die Folgen der ungenügenden Blutzufuhr sich im übrigen Körper geltend machen müssen. Speziell müßte Hirnanämie eintreten. Wir sehen aber in der Regel das Lungenödem ohne besondere zerebrale Störungen verlaufen. Es gibt auch Fälle, in denen trotz bestehendem Lungenödem der Puls kräftig und gut gefüllt ist. Auch anatomisch unterscheidet sich die Krankheit beim Menschen von der experimentell erzeugten Störung, indem man bei Sektionen das Ödem selten über beide Lungen gleichmäßig ausgebreitet, sondern häufiger auf einzelne Lappen beschränkt findet. Auch ist in der Mehrzahl der Fälle die Lunge blaß, was mit der Annahme eines reinen Stauungsödems unvereinbar ist. Dazu kommt noch, daß wir uns ein vollständiges Versagen des linken Ventrikels nach dem, was wir heutzutage über die Herztätigkeit wissen, mit Ausnahme weniger Fälle nicht recht vorstellen können.

Spätere Untersuchungen (Lit. bei Schlomowitz) haben bestätigt, daß es nur schwer gelingt, auf rein mechanischem Wege ein Lungenödem zu erzeugen. Abflußbehinderung in der Aorta oder im linken Ventrikel genügt nicht, sondern der linke Vorhof muß obturiert sein (Sahli, Kotowschtschikow), in der isolierten Lunge muß gleichzeitig der arterielle und der venöse Druck stark erhöht werden (Modrakowski). Doch läßt sich gegen alle diese Versuche einwenden, daß die Bedingungen des Experimentes den pathologischen Zuständen beim Menschen nicht entsprechen. Schon Löwit hat gezeigt, daß zur Ödembildung ein reichlicher Zufluß zum rechten Herzen nötig ist, was beim Menschen im Gegensatz zum Tierversuch wohl immer dann realisiert ist, wenn mechanisches Ödem angenommen werden kann. Wir haben also hier ganz analoge Verhältnisse, wie sie Gerhardt für die Frage der Hypertrophie des rechten Ventrikels bei Stauung im Pulmonalkreislauf aufgezeigt hat. Die Möglichkeit eines rein mechanischen Lungenödems ist also durch die Ergebnisse der Tierversuche nicht widerlegt. Jedenfalls kann Druckerhöhung in der Pulmonalarterie bzw. Abflußbehinderung in der Pulmonalvene dann Ödem herbeiführen, wenn noch andere Ursachen mitwirken. Magnus, Sordrager und Storm van Leeuwen und später Modrakowski haben gezeigt, daß bei geschädigten Lungen (Pneumonie, Ammoniakzusatz zur Durchspülungsflüssigkeit) schon geringe Druckvermehrung genügt, um Ödem zu erzeugen.

Durch Störungen des Lymphabflusses ist das lokale, meistens chronische Ödem zu erklären, das man in der Umgebung von Krankheitsherden in der Lunge, namentlich von Tumoren bei Sektionen findet.

Durchsichtig ist Ätiologie und Pathogenese beim osmotischen Lungenödem, das Magnus und Laqueur experimentell erzeugt haben. Wenn man isotonische oder hypotonische Lösungen in die Trachea infundiert, so werden sie außerordentlich rasch resorbiert, ohne daß krankhafte Symptome auftreten. Spritzt man dagegen einem Kaninchen wenige Kubikzentimeter einer 50%igen Traubenzuckerlösung in die Luftröhre, so ergießt sich rasch eine Salzlösung in die Luftwege, während der Traubenzucker langsam abdiffundiert. So bildet sich ein Lungenödem (bemerkenswerterweise gleichzeitig auch ein Erguß in die serösen Höhlen), bestehend aus einer isotonischen Lösung, die nachher langsam resorbiert wird. Bei diesen Versuchen zeigte sich auch, daß erhebliche Grade von Lungenödem von den Tieren ohne erkennbare Beschwerden vertragen werden, solange sie ruhig bleiben, daß aber bei Bewegungen sehr rasch gefährliche Dyspnoe entsteht.

Die Bedingungen für diese Art von osmotischem Lungenödem kommen beim Menschen nie zustande. Aber auch der osmotische Druck des Blutes wird kaum je so stark verändert sein, daß er Lungenödem erzeugen könnte. Injektionen großer Mengen von physiologischer Kochsalzlösung in die Venen erzeugt nur dann Lungenödem, wenn gleichzeitig die Vagi durchschnitten sind (Kraus).

Neurotisches Lungenödem ist durch mechanische Reizung der Schleimhaut der kleinen Bronchien, durch sukzessive Durchschneidung beider Vagi und Reizung des peripheren Endes am zuerst durchschnittenen Nerven, durch Faradisierung des Lungengewebes erzeugt worden (vgl. Jores). Leichter gelingt es, wenn gleichzeitig mit Eingriffen in die Vagustätigkeit auch andere Schädigungen gesetzt werden. So fand Kraus bei Vagusdurchschneidung allein kein Lungenödem, ebensowenig bei intravenöser Kochsalzinfusion allein, dagegen bei Kombination beider Einwirkungen, ebenso Auer und Gates bei Vagusdurchschneidung und intratrachealer Adrenalineinspritzung.

Toxisches Lungenödem kann sowohl durch Einbringen von Giften ins Blut (z. B. Chloramin Jürgens, Ammoniak Modrakowski) als auch durch Einatmung von gasförmigen Giften erzeugt werden. Während des Weltkrieges hat das Lungenödem durch Phosgen- und Chloreinatmung zahlreiche Menschen getötet. Experimentell wurde es von Magnus und Laqueur untersucht.

Für die Entstehung des Ödems sind auch die Atembewegungen von Wichtigkeit. So sah Jürgens das Chloraminödem rascher eintreten, wenn die Lunge ventiliert wurde, als wenn sie ruhig war. Vielleicht ist auf diese Weise auch die Beobachtung zu erklären, daß gasvergiftete Tiere und Menschen plötzlich stark dyspnoisch werden, wenn sie sich bewegen, so daß während des Weltkrieges die Notwendigkeit absoluter Ruhe bei Vergiftung mit Chlor, Phosgen usw. sehr rasch auf allen Seiten erkannt wurde. Umgekehrt fanden Auer und Gates Verminderung des experimentellen Lungenödems bei künstlicher Atmung. Die plötzliche Verminderung der vertieften Atmung wird von Nissen als Ursache des Lungenödems nach operativer Beseitigung von Luftröhrenstenose aufgefaßt, von dem er mehrere Fälle mitteilt. Er erklärt sie als „Entlastungsödeme". Allerdings liegen die mechanischen Verhältnisse komplizierter als sie Nissen darstellt, indem sowohl die Druckverminderung in den Alveolen bei der Inspiration als auch die Druckvermehrung bei der Exspiration durch eine Trachealstenose vermehrt wird, so daß bei Stenosenatmung der intraalveoläre Druck zwischen stark positiven und stark negativen Werten wechselt und diese Druckschwankung durch die Beseitigung des Hindernisses auf sehr viel geringere Werte reduziert wird.

Das entzündliche Ödem bildet das erste Stadium jeder akuten Pneumonie. Es kommt bei dieser Krankheit aber auch als kollaterales Ödem vor und es liegt nahe, das terminale Ödem der fibrinösen Pneumonie so aufzufassen. A priori ist anzunehmen, daß auch Pneumonien vorkommen, die im Stadium des entzündlichen Ödems überhaupt bestehen bleiben. Man hat sie Pneumonia serosa genannt. Solche Fälle sind beschrieben worden, ich erwähne nur einen der ersten, von Korczinsky beschriebenen, einen Patienten, der mit Schüttelfrost und Seitenstechen erkrankte und am 6. Tage starb, und bei dem die Sektion nur Lungenödem ergab. Vielleicht sind auch die nach Kopfverletzungen auftretenden Ödeme durch Aspiration pathogener Keime zu erklären (Kockel), wenn sie nicht, wie Jores, Gallaverdin u. a. annehmen, als neurotische Ödeme aufzufassen sind.

Im einzelnen Falle ist es oft recht schwer, zu entscheiden, ob das Ödem als mechanisches, neurotisches oder entzündliches aufzufassen ist, und sehr oft wirken mehrere Ursachen zusammen. Deshalb ist eine klinische Trennung dieser Formen nicht möglich, und die einzig mögliche Einteilung ist die rein symptomatische, je nach dem Verlauf.

Pathologische Physiologie. Für einen großen Teil der Lungenödeme gilt der Satz Cohnheims, daß „die Menschen nicht sterben, weil sie Lungenödem bekommen, sondern Lungenödem bekommen, weil sie sterben". Wenn die Herzschwäche einen gewissen Grad erreicht hat, so kann die Zirkulation nicht mehr aufrecht erhalten werden, und es tritt Lungenödem auf. Unter Umständen ist aber die Schädigung des Herzens nicht so schwer, daß keine Erholung möglich wäre und dann kann das Lungenödem seinerseits ein Hindernis für die Wiederherstellung der Zirkulation bilden. Ganz besonders gilt das für die Fälle, bei denen die entzündliche Entstehung in Frage kommt.

Die Gefahr des Lungenödems besteht in der Verlegung der Luftwege durch die Flüssigkeit. Sobald diese einen gewissen Grad erreicht hat, tritt der Tod durch Erstickung ein. Aber schon bevor es dazu kommt, wird in mehr oder weniger großen Lungenabschnitten die Arterialisation des Blutes gestört, infolgedessen leiden die Organe und die Ernährungsstörung betrifft auch das Herz, so daß dessen Funktion noch weiter geschädigt wird. So entsteht ein Circulus vitiosus, von dem sich der Mensch häufig nicht mehr erholt.

Die Untersuchungen des arteriellen Blutes bei Lungenödem sind S. 1018 erwähnt. Es muß aber hinzugefügt werden, daß die Störungen in der Arterialisation des Blutes bei mäßiger Ausdehnung des Ödems viel geringer sind, als man erwarten könnte. Daß die Kohlensäurespannung im Blut durch vermehrte Atmung der nicht ödematösen Lungenteile auf der Norm oder sogar noch tiefer gehalten werden kann, ist leicht verständlich, ebenso daß der Sauerstoffgehalt nur wenig herabgesetzt zu sein braucht, indem durch die ödematösen Teile weniger Blut fließt als durch die übrige Lunge. Da die Zirkulation in den ödematösen Partien sicher auch wechseln kann, ist es nicht nötig, aus Befunden von Inkongruenz zwischen Sauerstoffdefizit und nachweisbarem Ödem (vgl. S. 1017) auf eine „Pneumonose" zu schließen.

Ätiologie. Bei der Besprechung der Pathogenese wurden die Ursachen des Lungenödems erwähnt. Es ist aber notwendig, die Krankheiten, in deren Verlauf Lungenödem vorkommen kann, und die Bedingungen, unter denen ein scheinbar idiopathisches Lungenödem beobachtet wird, aufzuzählen.

Bei Herzkranken ist das Lungenödem nicht so häufig, wie man denken sollte. Schon oben wurde erwähnt, daß die Stauungslunge auffallend selten zu Lungenödem führt.

Am häufigsten sieht man Lungenödem, auch transitorisches, bei Mitralstenose. Nach französischen Autoren sind bei Aortenfehlern rasch vorübergehende Anfälle von Lungenödem nicht selten. Sahli erwähnt die Kombination von Aorten- und Mitralinsuffizienz, bei der es zu einer Füllung des linken Vorhofes aus der Aorta und zu Drucksteigerung in den Lungenvenen kommen kann. Daß das Asthma cardiale bisweilen auf Lungenödem beruht, ist wohl sicher, aber es ist fraglich, ob das für die Mehrzahl der Fälle gilt. Oft ist das Lungenödem nur eine agonale Erscheinung. Es kommen hier ätiologisch alle Erkrankungen des Herzens in Betracht: Herzfehler, Myokarditis, die Herzinsuffizienz der Kyphoskoliotischen, Lungenzirrhose, Emphysem usw. Freilich handelt es sich hier nicht immer um ein reines Stauungstranssudat, sondern oft um entzündliche Ödeme.

Besonders leicht kommt das Lungenödem zustande bei der Kombination von Herzdegeneration und erhöhtem Blutdruck, beim Erlahmen des vorher hypertrophischen linken Ventrikels. Doch ist der Tod an einem Anfall von Lungenödem bei Hypertonikern selten im Vergleich zur Häufigkeit der Blutdrucksteigerung. Bisweilen führt das Lungenödem auch erst nach mehreren Anfällen, die selbst Jahre auseinander liegen können, zum Tode.

Von den Nierenkrankheiten sind es besonders die Schrumpfnieren mit hohem Blutdruck, die zu Lungenödem führen. Die nächtlichen Anfälle von Dyspnoe, die bei den Kranken mit Schrumpfniere nicht selten sind, beruhen offenbar zum Teil auf leichtem, rasch vorübergehendem Lungenödem. Das Auftreten des Ödems ist unabhängig von der Insuffizienz der Nieren und gehört zu den kardiovaskulären Störungen der Nierenkranken. Außerdem kommt aber Lungenödem auch als Folge der Störungen des Salz- und Wasserstoffwechsels bei Nierenleiden vor und ist bei der eklamptischen Urämie beschrieben worden.

Bei intrathorakalen Erkrankungen verschiedener Art kann plötzlich der Tod durch Lungenödem eintreten, z. B. bei Tumoren und umfangreichen pleuritischen Ergüssen. Daß es sich um ein rein mechanisches Transsudat infolge von Kompression der Pulmonalvenen handelt, erscheint recht unwahrscheinlich. Es ist anzunehmen, daß entzündliche Einflüsse, vielleicht auch nervöse Reflexe eine Rolle spielen. Über die Frage, ob die „Expectoration albumineuse" der Ausdruck eines Lungenödems sei, vgl. das Kapitel Pleuritis.

Kachexie aus den verschiedensten Ursachen kann durch Lungenödem zum Tode führen.

Infolge der Einwirkung von Giften kann es zu Lungenödem kommen. Die Ödembildung kann auftreten, wenn die Gifte auf dem Blutwege in die Lungen gelangen. Das ist von Chloralhydrat, Morphium, Muskarin, Jod, Methylalkohol beschrieben (Lit. siehe Klemensiewicz). Leichter kommt Lungenödem bei der Einatmung von Gasen zustande. Unter diesen sind Kohlensäure, Blausäure (Sahli), Äther, Chloroform zu nennen, ferner Gase, die gleichzeitig eine starke Reizung der Bronchien zur Folge haben, wie „nitrose Gase" (s. Llopart), Chlor und Phosgen. Hier kann manchmal die Frage entstehen, ob es sich wirklich um ein Ödem und nicht um eine Desquamativpneumonie handelt. Während des Weltkrieges sind die Fälle von Phosgen- und Chlorvergiftung in großer Zahl beobachtet worden. Vorher sah man sie nur selten als gewerbliche Vergiftungen. Ich habe mehrere Fälle von Phosgen- und Chlorvergiftung bei Arbeitern in chemischen Fabriken gesehen, von denen einige durch Roos und Kramer veröffentlicht wurden. (Über die Kampfgasvergiftungen siehe Magnus und Laqueur, Staehelin).

Während die toxischen Ödeme den Übergang zu den entzündlichen bilden, ist die entzündliche Natur sicher anzunehmen bei den Formen von Lungenödem, die infolge von vielen Infektionskrankheiten auftreten. Das gilt sowohl für das „kollaterale" Ödem bei der Pneumonie als auch für die seltenen Fälle von Lungenödem bei Influenza, Gelenkrheumatismus, Masern und Cholera.

Entzündliches Lungenödem sehen wir ferner bisweilen bei Alkoholikern, bei starken Erkältungen, bei Sprung ins Wasser.

Als Beispiel möchte ich einen Fall erwähnen, den ich im März 1913 beobachtet habe. Ein 23jähriges Mädchen unternahm einen Suizidversuch, indem sie ins Wasser sprang. Sie wurde gerettet und sofort ins Krankenhaus gebracht. Hier fand man zuerst normale Lungenverhältnisse, aber nach einigen Stunden begann die Patientin massenhaft hellrotes, flüssiges, stark schaumiges Sputum zu exspektorieren, und man hörte hinten, über beide Lungen von oben bis unten verbreitet, Knisterrasseln. Die Venenpunktion ergab nur 50 ccm Blut. Dyspnoe, Husten und Auswurf gingen rasch zurück und nur noch unterhalb der rechten Klavikula blieb etwas Knistern zurück, während sich in der rechten Fossa supra- und infraspinata eine geringe Dämpfung entwickelte, über der ebenfalls noch Knistern zu hören war. Im Laufe der nächsten zwei Tage hörte man über dem rechten Operlappen mittel- und feinblasige Rasselgeräusche, eine Zeitlang bestand auch noch Trachealrasseln, dann wurde das Sputum sehr spärlich, und nach drei Tagen verschwanden alle Symptome vollständig. Im Sputum betrug der Eiweißgehalt 3%. Die Pulsfrequenz betrug anfangs 110 bis 120 und sank in den nächsten zwei Tagen zur Norm. Die Temperatur erreichte in den ersten drei Tagen mehrmals 37,2 bis 37,5°. Nachher blieb sie unter 37°. Ob man hier von einer Pneumonia serosa des rechten Oberlappens oder von einem entzündlichem Ödem sprechen will, ist Geschmackssache. Für die entzündliche Natur der Erkrankung spricht, daß sich der Prozeß nach einer anfänglichen allgemeinen Verbreitung auf einen Lungenlappen lokalisierte. Auch der Eiweißgehalt des Sputums paßt besser zu einem Exsudat.

Endlich gibt es noch scheinbar idiopathische entzündliche Lungenödeme, von denen neuerdings Tyson einen Fall beschrieben hat.

Camescasse hat Anfälle von Lungenödem bei alten Frauen beschrieben, die in der Nacht auftreten und sich mehrere Nächte hindurch mit steigender Heftigkeit wiederholen, aber durch geeignete Behandlung leicht geheilt werden können. Solche Anfälle können im Laufe vieler Jahre häufig wiederkehren, ohne daß die Frauen im übrigen Zeichen von Zirkulationsstörungen zeigen. Auch ich habe mehrere ältere Frauen gesehen, die in Abständen von einigen Jahren mit Lungenödem in die Klinik gebracht wurden und jedesmal rasch von ihrem Ödem geheilt werden konnten. Aber immer ließ sich entweder eine Herzdegeneration oder eine Blutdruckerhöhung nachweisen. Spontan heilendes Lungenödem bei Neugeborenen haben Debré, Semelaigne und Cournant beschrieben. Sie fassen es als infektiös auf.

Als nervöses Lungenödem haben wir die Fälle aufzufassen, die nach Kopftraumen auftreten. Montier hat Lungenödem einige Zeit nach operierten Kopfschüssen gesehen und dabei Blutdruckerhöhung festgestellt. Er nimmt deshalb eine Reizung des Vasomotorenzentrums an. Auch nach Myelitis und anderen Erkrankungen des Nervensystems ist Lungenödem beobachtet worden (vgl. Jores). Doch soll nicht verschwiegen werden, daß diese Fälle vielfach auch als infektiös aufgefaßt werden (Kockel). Nach Operationen verschiedener Art (Laparotomien, Strumektomien) ist Lungenödem beschrieben worden, das als nervös aufgefaßt wird (s. Schneider). Schneider hat auch einen Fall von Lungenödem nach Berührung eines elektrischen Stromes von 110 Volt Spannung mitgeteilt. Bei den seltenen Fällen von Kombination von Asthma bronchiale mit Lungenödem (v. Hoeßlin) ist die Genese des Ödems nicht ganz klar.

Chronisches Lungenödem kann unter den gleichen Bedingungen vorkommen wie akutes, wenn die ödemerzeugenden Ursachen dauernd und nicht allzu intensiv einwirken. Ausserdem findet man aber auch häufig ein lokalisiertes chronisches Lungenödem in der Umgebung von Krankheitsherden in der Lunge, besonders von Tumoren.

Symptomatologie. Die Symptome sind je nach der Ausdehnung des Ödems sehr verschieden. Bei starker Intensität des Ödems besteht heftigste Dyspnoe, Zyanose, Kühle der Extremitäten, kalter Schweiß. Weithin ist das Trachealrasseln, das auch dem Laien bekannte Todesröcheln, hörbar. Einzelne Hustenstöße unterbrechen die Atmung und fördern massenhaft schaumige dünne Flüssigkeit zutage. Die Farbe des Sputums kann blaß, leicht rötlich, gelblich oder zwetschgenbrühefarbig sein. Bei Ödemen mit deutlicher entzündlichem Charakter und beim Ödem der kruppösen Pneumonie ist der Auswurf mehr zäh, schleimig. Die mikroskopische Untersuchung ergibt rote Blutkörperchen und spärliche Leukozyten. Bei Essigsäurezusatz erfolgt nur ein geringer Niederschlag, beim Kochen eine starke Fällung, ja das ganze Sputum kann gerinnen. Mit dem Eßbachschen Reagens lasssen sich meist mehrere Prozente Eiweiß nachweisen. Der Schleimgehalt ist meistens so gering, daß eine vorgängige Fällung des Muzins durch Schütteln mit Essigsäure nicht notwendig ist.

In weniger akuten und weniger schweren Fällen ist die Dyspnoe oft nur gering, ja sie kann ganz fehlen. Auch die Zyanose kann dann vermißt werden. Bisweilen wird man bei der Sektion durch den Befund eines ausgedehnten, oft chronischen Ödems überrascht, das während des Lebens keinerlei Symptome gemacht hatte.

Der Puls ist meistens frequent, klein und weich. Doch gibt es auch Fälle von Lungenödem, in denen der Puls kräftig, ja sogar auffallend gespannt und gut gefüllt ist. Selbst nach dem Aufhören der Atmung kann der Puls noch längere Zeit zu fühlen sein und nur langsam verschwinden.

Die physikalische Untersuchung der Lungen ergibt meistens keine oder nur eine geringe Dämpfung. Bei chronischem Ödem kann man aber auch erhebliche Schallabschwächungen finden. Als charakteristisch für die Auskultation wird reichliches, feinblasiges, lautes Rasseln angegeben. Man hört aber recht oft als Zeichen des beginnenden Lungenödems ein auffallend lautes, klangvolles, unreines Atemgeräusch, das keine Rasselgeräusche erkennen läßt.

Bisweilen treten die Rasselgeräusche später auf, bisweilen kann aber das laute unreine Atemgeräusch bis zum Tode zu hören sein, ohne daß feinblasiges Rasseln nachweisbar wird. Als Charakteristikum des Ödems Neugeborener bezeichnen Debré, Semelaigne und Cournand einen „Regen" von trockenen, feinen, nahe klingenden Rasselgeräuschen.

Das chronische Lungenödem macht bisweilen keinerlei Symptome außer Dämpfung. Wenn das Ödem nur in den unteren Lungenpartien lokalisiert ist, kann die Dämpfung leicht übersehen oder als Atelektase, vielleicht auch als Hydrothorax gedeutet werden. Bei mehreren Sektionen von Herzkranken habe ich chronisches Lungenödem gesehen, das während des Lebens keinerlei erkennbare Erscheinungen gemacht hatte.

Das lokalisierte chronische Ödem in der Umgebung von Lungentumoren und anderen herdförmigen Krankheitsprozessen ist klinisch ohne wesentliche Bedeutung. Es kann aber diagnostische Schwierigkeiten bereiten, indem es in seiner Intensität wechselt und veränderliche Dämpfungen und Aufhellungen des Schalles hervorruft und indem es auf dem Röntgenbild die Grenzen des Schattens von Lungentumoren usw. verwischt und deren Zeichnung undeutlich macht oder auch den Rückgang eines Tumors vortäuscht.

Das Röntgenbild des Lungenödems zeigt eine diffuse Beschattung des Lungenfeldes. Doch ist die Beschattung nicht so homogen wie bei Atelektase, sondern läßt gewöhnlich eine undeutliche Marmorierung erkennen.

Beim entzündlichen Ödem gesellen sich zu den lokalen Symptomen noch die Zeichen einer Infektion des Körpers, namentlich Fieber. Temperaturen bis zu 39—40° können vorkommen. Häufig stellt man aus dem Temperaturanstieg die Diagnose einer terminalen Pneumonie, bei der Sektion aber findet man nur Ödem.

Verlauf des Lungenödems. Das Krankheitsbild des Lungenödems gestaltet sich sehr verschieden, je nachdem es langsamer oder rascher verläuft. Die Art des Verlaufes ist aber beim entzündlichen und nichtentzündlichen Ödem nicht sehr verschieden. Man kann nur sagen, daß das chronische Ödem klinisch selten einen entzündlichen Eindruck macht, obschon der pathologische Anatom gerade hier die Zeichen von Entzündung, Quellung und Desquamation der Alveolarepithelien zu finden pflegt.

1. **Perakutes Lungenödem.** Es kommt vor, daß Herzkranke oder Menschen, die vorher anscheinend ganz gesund waren, plötzlich Atemnot bekommen, sich aufsetzen oder ans Fenster begeben, um Luft zu bekommen, nach wenigen Minuten umsinken, blutigen Schaum vor den Mund bekommen und tot sind. Manchmal atmen sie noch einige Minuten oder eine halbe Stunde lang mühsam, mit weithin hörbarem Rasseln, während sie schon bewußtlos sind, die Respiration wird immer schwächer und bald stehen Atmung und Herz still. Dieses stürmische Ödem tritt relativ häufig nachts auf. Es kann auch vorkommen, daß man am Morgen jemand, der am Abend vorher gesund schien, tot im Bette findet, mit rötlichem Schaum vor dem Munde.

Die Sektion zeigt in solchen Fällen häufig eine Affektion des Herzens oder eine chronische Nephritis. Bisweilen gelingt es aber nicht, irgendeine Ursache für das Lungenödem und den plötzlichen Tod zu finden. Auch bei Pneumonien und anderen Infektionskrankheiten kommen derartige Todesfälle vor.

2. **Akutes Lungenödem.** Der Patient bekommt mehr oder weniger plötzlich Atemnot und heftigen Husten mit reichlichem schaumigem Auswurf. Nicht selten geht Kitzeln im Hals, Oppression und Angstgefühl dem Husten voraus. Die Dyspnoe wird immer schlimmer, der Kranke ist blaß, sein Gesicht angsterfüllt, er fühlt ein Ende herannahen. Das Trachealrasseln wird immer

lauter, immer mehr Auswurf wird entleert. Im Beginn des Anfalles hört man lautes unreines Atmen, dann erscheinen an der Basis der Lungen, bisweilen auch an einer anderen Stelle feinblasige klingende Rasselgeräusche und breiten sich allmählich über das ganze Gebiet beider Lungen aus. Die Lungengrenzen sind oft erweitert, der Perkussionsschall ist im Anfang hypersonor und wird allmählich leiser. Die Temperatur kann normal, subnormal oder erhöht sein. Die Extremitäten werden allmählich kühler, das Gesicht wird zyanotisch oder blaß und im Zustand höchster Atemnot kann der Tod eintreten, nachdem bisweilen Bewußtlosigkeit und Krämpfe vorausgegangen sind.

Aber nicht alle Patienten sterben am Ödem. In jedem Zeitpunkt der Attacke, selbst wenn das Bewußtsein schon zu schwinden beginnt, kann, namentlich bei geeigneter Therapie, die Dyspnoe geringer werden, der Auswurf allmählich aufhören, das Rasseln verschwinden. Bisweilen kommt es zu vorübergehenden wiederholten Verschlimmerungen, und trotzdem kann der Patient schließlich genesen. Freilich setzt oft der Anfall nach einer Besserung mit vermehrter Kraft ein und führt doch noch zum Tode.

Die Dauer des akuten Lungenödems kann verschieden sein. Bisweilen endet es nach wenigen Stunden mit Tod oder Genesung, bisweilen hält es 1—2 Tage an.

Huchard unterscheidet zwei Perioden, nämlich ein hypertonisches und ein hypotonisches (bronchoplegisches) Stadium. Bisweilen bleibt aber auch der Blutdruck lange Zeit hindurch normal oder sinkt von Beginn an.

Die akute Form des Lungenödems ist die häufigste. Besonders zu erwähnen ist ihr Vorkommen bei der Schrumpfniere, bei der das Ödem bisweilen das erste alarmierende Symptome ist und zur Entdeckung der Krankheit führt. Eine genaue Anamnese ergibt dann freilich in der Regel, daß schon früher Erscheinungen bestanden hatten, die aber nicht beachtet worden waren. Das Lungenödem in der Gravidität und während der Entbindung gehört wahrscheinlich auch zu den nephritischen Formen (abgesehen von den auf Herzleiden beruhenden). Bei der Pneumonie verläuft das Lungenödem in der Regel akut. Bisweilen macht die vermehrte Dyspnoe, bisweilen das zwetschgenbrühefarbige dünne Sputum, bisweilen die Veränderung des Atemgeräusches und das Auftreten von feinblasigem Rasseln (gröber als Knisterrasseln) auf den Eintritt dieser Komplikation aufmerksam. Das Ödem kann im Laufe einiger Stunden oder einiger Tage den Tod des Pneumonikers herbeiführen, aber selbst bei ausgesprochenem Ödem ist eine Heilung nicht ausgeschlossen.

3. Subakutes Lungenödem. Von subakutem Lungenödem kann man sprechen, wenn der Anfall länger als 1—2 Tage dauert und nach einer oder mehreren Wochen wieder verschwindet oder zum Tode führt. Das kommt hauptsächlich bei Nephritis, aber auch bei Herzleiden vor. Auch einzelne Fälle von scheinbar idiopathischem entzündlichem Ödem (Pneumonia serosa) gehören hierher.

4. Rezidivierendes Lungenödem. Rezidivierendes akutes Ödem sehen wir namentlich bei Nierenkranken, ferner bei Herzleidenden. Nach französischen Autoren ist es besonders häufig bei Aortenfehlern, nach deutschen Autoren, mit denen meine Erfahrungen übereinstimmen, bei Mitralstenose. Bisweilen handelt es sich auch um ein chronisches exazerbierendes Ödem. Es gibt Krankheiten, die im Laufe von Jahren eine ganze Reihe von Ödemanfällen durchmachen.

Eine Patientin auf unserer Klinik mit Insuffizienz und Stenose der Mitralis gab an, Anfälle von 3—5 Stunden Dauer im März und Oktober 1916, am 9. Februar, 14. und 16. April 1917 gehabt zu haben. Am 21. April 1917 trat sie in die Klinik ein, hatte hier einen schweren Anfall am 20. Mai, einen leichten am 4. Juni und verließ die Klinik beschwerdefrei. Andere Patientinnen hatten seltenere, aber schwerere Anfälle, die sie nötigten, nach Pausen von wenigen Monaten bis zu mehr als einem Jahre jedesmal die Klinik aufzusuchen.

Die Veranlassung zum Ausbruch des einzelnen Anfalles ist nicht jedesmal ersichtlich. Manchmal sind es körperliche Anstrengungen, häufiger tritt der Anfall in der Nacht nach mehrstündigem Schlaf auf. Herz- oder Nierenkranke müssen bisweilen wochenlang die Nacht im Lehnstuhl zubringen, weil sie bei horizontaler Lage durch plötzlich ausbrechendes Lungenödem aus dem Schlaf geweckt werden.

5. Chronisches Lungenödem. Nierenkranke werden bisweilen Wochen und Monate lang von Husten und Auswurf geplagt, wobei das Sputum dünnflüssig, mehr oder weniger schaumig, mehr oder weniger sanguinolent und sehr eiweißreich ist. Die Untersuchung ergibt in der Regel an der Basis beider Lungen feinblasige, klingende und nichtklingende Rasselgeräusche. Die Menge des Auswurfes kann sehr verschieden sein. Bisweilen sind es nur einige Eßlöffel, bisweilen mehr als ein halber Liter pro Tag. Häufig beobachtet man Besserungen und Verschlimmerungen, die bisweilen der Darreichung von Digitalis bzw. dem Aussetzen der Medikation parallel gehen. Selten kommt es zu einem vollständigen Verschwinden der Symptome, und meistens tritt nach einer wenige Tage anhaltenden Temperatursteigerung der Tod ein. Die Sektion ergibt dann gewöhnlich in der ödematösen Partie katarrhalisch-pneumonische Herde.

Ähnliche Zustände von chronischem Ödem, freilich weniger ausgesprochen, sehen wir manchmal bei Kachektischen und Herzkranken.

Diagnose. Die Diagnose des ausgebildeten Lungenödems begegnet in der Regel keinen Schwierigkeiten. Von allen anderen Formen von Dyspnoe unterscheidet es sich durch das schaumige, dünnflüssige, mehr oder weniger sanguinolente Sputum, in dem sich mit Leichtigkeit Eiweiß in großer Menge nachweisen läßt, sowie durch die reichlichen, feinblasigen, teilweise klingenden Rasselgeräusche, die mit Vorliebe in den abhängigen Partien auftreten. Fehlt das Sputum, was namentlich bei bewußtlosen Patienten vorkommt, so kann der Nachweis eines lokalisierten Lungenödems schwieriger werden.

Besonders wichtig ist die Diagnose der allerersten Anfänge des Ödems, des „drohenden Lungenödems", weil eine rechtzeitig einsetzende Therapie manches Menschenleben retten kann. Man achte deshalb in den Fällen, in denen ein Lungenödem in Frage kommt, insbesondere bei der Pneumonie, sorgfältig auf das Sputum und auf den Lungenbefund in den abhängigen Partien. Das Auftreten der charakteristischen Rasselgeräusche und ihre rasche Ausbreitung erlauben dann häufig eine frühzeitige Diagnose. Namentlich möchte ich aber auf das eigentümlich laute und unreine Atemgeräusch hinweisen, das man häufig als erstes Zeichen des Ödems über größeren Lungenpartien hören kann.

Mackenzie hält das „Entfaltungsknistern", das man bei Herz- und Nierenkranken häufig während der ersten Atemzüge nach dem Aufsetzen hört, für ein Zeichen von Lungenödem. Doch dürfte es sich wohl eher um Atelektase handeln.

Differentialdiagnose. Verwechslungen mit Hypostase und Atelektase sind möglich, wenn das Ödem nur in den abhängigen Partien lokalisiert ist. Allerdings klingt das Knistern bei der Atelektase viel feiner als das Ödemrasseln. Aber eine Bronchiolitis in einer atelektatischen (oder selbst nicht atelektatischen) Lunge kann ähnliche Rasselgeräusche wie Ödem machen.

Bei chronischem Ödem kann das Sputum Verdacht auf Tumor erwecken. Es ist auch schon vorgekommen, daß das blutige Sputum zur Diagnose einer Hämoptoe geführt hat.

Eine 31jährige Frau wurde mit der Diagnose Hämoptoe in die Klinik eingeliefert. Hier stellte es sich bald heraus, daß es sich um Lungenödem handelte und daß ein Herzfehler mit frischer Endokarditis bestand. Die Anfälle von Lungenödem wiederholten sich mehrmals, bis die Patientin während eines Anfalles starb.

Prognose. Wenn auch der oben erwähnte Satz Cohnheims in vielen Fällen zu Recht besteht, so ist doch dem einzelnen Kranken oft nicht anzusehen, ob er wirklich nur Lungenödem bekommt, weil er stirbt und ob er nicht durch Beseitigung des Ödems gerettet werden könnte, bzw. ob das Ödem wieder zum Verschwinden gebracht werden kann. Die Prognose des Lungenödems ist immer sehr ernst, aber nur bei einem schweren Allgemeinleiden, das das Ende bald erwarten läßt, darf sie absolut infaust gestellt werden. In allen anderen Fällen rechne man mit der Möglichkeit einer Erholung und erschöpfe alle therapeutischen Möglichkeiten.

Therapie. Die Prophylaxe des Lungenödems ist am wichtigsten bei der Pneumonie, darf aber auch bei anderen Infektionskrankheiten, bei der Nephritis usw. nicht außer acht gelassen werden. Da zum Zustandekommen des Ödems die Herzschwäche zum mindesten viel beiträgt, so ist die rechtzeitige Anwendung von Digitalis, Kampfer, Koffein usw. in erster Linie zu nennen. Auch vor der Einwirkung der Kälte, namentlich bei Nierenkranken, wird gewarnt.

Bei rezidivierendem Lungenödem kann, wie oben erwähnt, Schlafen im Lehnstuhl das Eintreten eines nächtlichen Anfalles verhindern. Auch kochsalzarme Ernährung ist in solchen Fällen zur Verhütung des Ödems nützlich.

Sowohl prophylaktisch als auch therapeutisch bei schon ausgebrochenem Ödem ist das wichtigste Mittel der Aderlaß. Den experimentellen Beweis für seine Wirkung hat Sahli geleistet, und die klinische Beobachtung zeigt fast täglich, daß durch eine Venensektion unter Umständen ein Lungenödem zur Heilung gebracht werden kann. Am besten sind die Erfolge in den Fällen, in denen der Puls gut gefüllt und stark gespannt ist. Wichtig ist, daß man genügende Mengen Blut entleert, mindestens 300—400 ccm. Bei schweren, kräftigen Individuen wird selbst ein Blutentzug von 800 ccm ohne Nachteil ertragen. Aber auch schon bei Entnahme von kleineren Mengen sieht man in solchen Fällen, in denen sich nicht mehr entleert, bisweilen auffällige Erfolge. Am bequemsten ist die Blutentziehung durch Venaepunktion, doch darf man in dringenden Fällen, wenn die Venen nicht leicht zu punktieren sind, nicht zuviel Zeit verlieren, und es ist dann besser, die Vene rasch durch einen Schnitt freizulegen.

Eckstein und Noeggerath empfehlen bei kleinen Kindern die Durchschneidung der Arteria radialis.

Weniger Erfolg hat man bei der Anwendung von Blutegeln und blutigen Schröpfköpfen.

Kalksalze können nach den Versuchen von Laqueur und Magnus die Bildung des Lungenödems einschränken, also auch bei ausgebrochenem Lungenödem therapeutisch wirken. Durch Injektion von 15 ccm einer $0{,}9-1\,{}^0/_0$igen Chlorkalziumlösung pro Kilogramm $^1/_2$ Stunde nach beendeter Phosgeninhalation gelang es, die Mortalität der Kaninchen von 88 auf $55\,{}^0/_0$ herabzudrücken. Kalziumsaccharat und -laktat zeigte die gleiche Wirkung. Im Anschluß an diese Versuche stellte Fr. v. Müller fest, daß bis zu 800 ccm $1\,{}^0/_0$iger Chlorkalziumlösung (auf 4 Stellen verteilt) beim Menschen subkutan einverleibt werden können. Gegen die intravenöse Einspritzung verhält sich Fr. v. Müller ablehnend. Vielleicht sind andere Präparate, wie das neuerdings von Rothlin empfohlene Kalziumglukonat (Kalzium Sandoz) noch besser brauchbar. Übrigens habe ich von intravenöser Injektion von Chlorkalzium (bis zu 20 ccm einer $10\,{}^0/_0$igen Lösung) nie etwas Nachteiliges beobachtet außer vorübergehendem, etwas unangenehmem Hitzegefühl, während ich von Afenil keinen Vorteil sah, was mit Gildemeisters Untersuchungen übereinstimmt. Zimmer berichtet von einem guten Erfolg einer intravenösen Injektion von 5 ccm einer 5%igen CaCl$_2$-Lösung.

Die Wirkung der Kalksalze besteht in einer „Dichtung", d. h. physikalisch-chemischen Veränderung der Kapillarendothelmembran. Versuche, die Kalksalze durch andere entzündungswidrige Mittel zu ersetzen, schlugen fehl (Laqueur und Magnus).

Daneben sind Herzmittel und Analeptika in großen Dosen anzuwenden. Die besten Erfolge sieht man von Kampfer- und Koffeininjektionen. Kampfer kann in der Form von Hexeton auch intravenös gegeben werden, ebenso die kampferähnlich wirkenden Präparate Cardiazol und Coramin. Aber auch von Strophantin (intravenös), Spartein usw. sieht man bisweilen gute Resultate. Von manchen Autoren werden auch Brechmittel empfohlen. Traube empfahl die innerliche Darreichung von Plumbum aceticum in Dosen von 0,05 bis 0,1 in stündlichen Intervallen. Williams und Davis haben über Heilungen von Lungenödem mit Belladonna bzw. Atropin (subkutan 0,5 mg, eventuell mehrmals) berichtet.

Selbst wenn es gelingt, die Zirkulation zu heben und die Traussudation in die Alveolen zum Verschwinden zu bringen, so kann die in den Luftwegen vorhandene Flüssigkeit die Erstickung herbeiführen. Deshalb muß man versuchen, diese zu entfernen. Oft leistet die künstliche Atmung gute Dienste und sie sollte bei gefahrdrohendem Ödem immer versucht werden. Bisweilen gelingt es, durch Lagerung des Patienten mit herunterhängendem Kopf das Abfließen des Sekretes zu erreichen.

Einem jungen Mädchen, das Lysol getrunken hatte, um einen Abort herbeizuführen, glaube ich auf diese Weise das Leben gerettet zu haben. Es bestand hochgradiges Lungenödem, die Patientin war bewußtlos, aus dem Mund lief schaumige Flüssigkeit, und die Atemzüge hatten schon fast aufgehört. Ich ließ die Patientin so über den Bettrand hängen, daß der Kopf fast senkrecht unter den Thorax kam und nun floß viel schaumige Flüssigkeit aus dem Mund. Unter künstlicher Atmung kam allmählich die Respiration wieder in Gang, die Wirkung von Kampfer und Koffein stellte sich ein, das Ödem verschwand und die Patientin wurde geheilt. Auch der Fötus blieb am Leben.

Bisweilen sieht man auch von ableitenden Prozeduren anscheinend Erfolge. Besonders Hand- und Fußbäder mit Senfmehl, auch heiße Teilbäder scheinen wirksam.

Von großer Wichtigkeit ist absolute Ruhe der Kranken. Die Erfahrungen bei Gasvergifteten im Weltkrieg haben gezeigt, daß die geringste Bewegung Atemnot und Auswurf gewaltig steigert oder sogar erst zum Ausbruch bringt, wenn die Patienten sich bei völliger Ruhe leidlich wohl fühlen.

Auffallende Besserung bringt bisweilen Sauerstoffatmung. Die Wirkung kommt dadurch zustande, daß durch die schaumige Flüssigkeit, die die Bronchien verlegt, eine gewisse Diffusion von Sauerstoff stattfindet, und daß diese Diffusion um so stärker wird, je höher der Sauerstoffpartiardruck in der Trachea ist.

Hoover hat darauf aufmerksam gemacht, daß bisweilen durch Sauerstoffatmung zwar die Zyanose zum Verschwinden gebracht, aber die Atemnot nicht erleichtert und die Atemanstrengung nicht vermindert wird. Er erklärt das dadurch, daß durch den erhöhten Sauerstoffdruck die Diffusion des Sauerstoffes, aber nicht die Diffusion der Kohlensäure vermehrt wird. Doch erscheint das fraglich, da die Kohlensäure ohnehin schon mindestens 20 mal leichter diffundiert als der Sauerstoff und deshalb dann, wenn die Diffusion des Sauerstoffes unter dessen vermehrtem Druck genügt, die Diffusion der Kohlensäure längst genügen sollte.

4. Die Lungenembolie.

Ätiologie. Embolien der Lungenarterie, die klinisch in Betracht fallen, kommen fast ausschließlich durch **Blutthromben** zustande (Lit. über die verschiedenen Formen von Embolien siehe bei Beneke).

Weit seltener sind die klinisch nachweisbaren **Fettembolien.** Sie werden hie und da nach Brüchen oder Zermalmungen von Knochen beobachtet. Auch bei Entzündungen des Fettgewebes, Nekrose von Lipomen, mechanischer Zertrümmerung des Unterhautzellgewebes, nach Phosphorvergiftung Erkrankungen des Knochenmarks, Diabetes mit Lipämie, Verbrennungen, besonders Verbrühungen (Olbrycht) kommen Fettembolien vor. Solche, die den Tod herbeiführen, sind recht selten. In Wirklichkeit treten aber sicher recht häufig derartige Embolien auf, nur verlaufen sie ohne klinische Erscheinungen zu machen. Nach Nicolai und nach Katase sollen sie auch sonst recht häufig sein, doch wird das von Weingarten bestritten. Nach der von Le Moiquil und von B. Fischer empfohlenen Injektion von Kampferöl in die Venen können sicher auch bedrohliche Fettembolien zustande kommen (Lao), wenigstens bei rascher oder sehr reichlicher Einspritzung (Hüper). Wenn nur wenige Todesfälle infolge von Infektionen von Paraffin oder von öligen Lösungen, die in Venen gelangt waren, beschrieben sind, so ist daran sicher nicht nur das Befolgen von Vorsichtsmaßregeln schuld, die im Anschluß an die veröffentlichten Fälle gegeben worden sind (Prüfung, ob kein Blut aus der Injektionskanüle kommt).

Die **Gasembolie,** die bei Verletzungen großer Venen sowie bei der Anlegung des künstlichen Pneumothorax beobachtet wird, gehört nur teilweise hierher, da sie nicht nur durch Schädigung der Lunge, sondern auch durch Überdehnung des Herzens und besonders durch Verlegung der Gehirnkapillaren gefährlich wird. Zu ihrer Entstehung ist eine Verletzung einer Vene notwendig, in der das Blut unter negativem Druck steht. Außer bei den Pulmonalvenen kommt deshalb die Gasembolie besonders bei den großen Venen in der Nähe der oberen Brustapertur vor, ferner bei Operationen am puerperalen Uterus in Beckenhochlagerung, selten bei blutendem Magengeschwür. Über die Gasembolie des Gehirns vgl. das Kapitel Therapie der Lungentuberkulose mit künstlichem Pneumothorax.

Embolien von Zellen (z. B. Leberzellen, Synzytien der Plazentarzotten, Knochenmarkriesenzellen) oder von Zellgruppen, Parenchymfetzen (Leber, Fettgewebstrümmer, Knochenmarkpartikelchen) sind klinisch bedeutungslos. Die Geschwulstzellenembolie hat nur insofern Interesse, als sie die Ursache der metastatischen Tumoren der Lunge darstellt.

Auch die **septischen Embolien** sind hier nur insoweit zu behandeln, als es sich um die Verschleppung infizierter größerer Blutthromben handelt.

Alle diese Embolien treten vollständig zurück gegenüber den durch **Blutgerinnsel** herbeigeführten Verstopfungen der Lungenarterien. Die Lungenembolie macht unter den Embolien mehr als die Hälfte aus. Lubarsch fand unter 584 Fällen in 59,1% die Lungenarterien betroffen. Das ist auch begreiflich, da sich die Quelle der Lungenembolie in den Körpervenen befindet, in denen sich sehr leicht Thromben bilden. Auch im rechten Herzen können Gerinnsel entstehen, die sich losreißen und in die Lungen verschleppt werden. Die meisten Emboli stammen aus den Venen des Beins, der Vena saphena, femoralis oder aus den Venen der Wadenmuskeln, dann kommen die Beckenvenen, der Plexus prostaticus, seltener andere Bezirke.

Die Ursachen, die zur Entstehung von Embolien Veranlassung geben, fallen deshalb zusammen mit den **Ursachen der Venenthrombose** überhaupt und sind hier nicht ausführlich zu besprechen. Nur kurz sei erwähnt, daß die Embolien am häufigsten vorkommen bei Herzklappenfehlern, speziell bei Mitralstenose und bei schweren Myokardveränderungen, bei denen sich Thromben im rechten Vorhof bilden. Häufig sieht man ferner Embolien nach Geburten, ohne daß eine erkennbare Venenthrombose vorausgegangen sein muß. Es handelt sich meist um Thrombose der Beckenvenen. Auch nach fieberhaften Krankheiten, besonders Pneumonie, Typhus, Erysipel, Diphtherie, Scharlach, sieht man häufig Lungenembolien auftreten, deren Quelle oft erst bei der Sektion erkannt wird.

Dasselbe gilt auch von den Embolien, die manchmal nach Operationen, besonders Laparotomien auftreten. Ihre Häufigkeit wird sehr verschieden angegeben. Bibergeil fand unter 1140 Laparotomien nur $0,3^0/_0$, Lungenembolien, Sonnenburg unter 2000 Appendizitisoperationen $5,3^0/_0$, Brysz (Klinik de Quervain) unter 3967 Bauch- und Bruchoperationen $0,6^0/_0$ tödliche Lungenembolien. de Quervain berechnete aus einer schweizerischen Sammelstatistik mit 56000 Operationen aller Art $0,28^0/_0$ tödliche Lungenembolien und $0,15^0/_0$ als Nebenbefunde, mit Unterschieden in den tödlichen Embolien von 0,03 bei Kropfoperationen bis $2^0/_0$ bei Prostataoperationen.

Lungenembolien sind viel häufiger, als man gewöhnlich annimmt. Möller fand unter 176 Sektionen in $29^0/_0$ größere oder kleinere Embolien, worunter $13^0/_0$ tödliche. Er kommt zum Schluß, daß sozusagen jede Thrombose zu Lungenembolie führt. Bei Frauen fand Möller doppelt soviel Embolie als bei Männern. Im Greisenalter fanden Hedinger und Christ den Unterschied viel geringer. Mit zunehmendem Alter werden die Embolien häufiger, bei Kindern sind sie sehr selten.

An verschiedenen Orten wurde in den letzten Jahren eine Häufung der Lungenembolien festgestellt, so in Hamburg, Erlangen, München usw. (s. Oberndörfer). Auch an der Basler Klinik wurde die gleiche Beobachtung gemacht (s. Roeßle). Die Ursache dieser Zunahme ist noch unbekannt.

. Die Theorie von Kretz, wonach sich Embolie aus dem Gebiet der oberen Hohlvene in der oberen, solche aus der unteren Hohlvene in den unteren Ästen der Lungenschlagader lokalisieren sollen, ist durch Georgi, Hofmann, Reyé, Schönberg, Rupp u. a. widerlegt worden.

Bei vielen Thrombophlebitiden, namentlich bei den puerperalen, kann man einen Unterschied zwischen den Frühembolien und den Spätembolien feststellen. Die ersten sind häufig gutartig, die letzten gefährlich, da sie vorzugsweise dann auftreten, wenn große Venenäste thrombosiert sind. Nach Rendu ist die gefährlichste Zeit immer die dritte Woche. Bei den Embolien der Herzkranken und Kachektischen findet man häufig eine ganze Reihe von frischen Verstopfungen der Lungengefäße, die alle ungefähr gleichzeitig entstanden sein müssen. Offenbar ist hier die Verlangsamung des Blutstromes die Ursache der Thrombenbildung, und die frischen Gerinnsel werden sofort losgerissen, ohne daß ein besonders kräftiger Blutstrom vorhanden wäre. In diesen Fällen hat man den Eindruck, daß der Patient nicht stirbt, weil er eine Embolie bekommt, sondern eine Embolie bekommt, weil er stirbt.

In den meisten Fällen ist aber eine Beschleunigung und Verstärkung der Zirkulation die Ursache dafür, daß die Gerinnsel losgerissen werden. Das Aufstehen nach einer Geburt, das Aufsitzen im Bett nach einer Laparotomie oder nach einer Pneumonie genügt, um die Gerinnsel loszureißen.

Die Folgen der Lungenembolie sind sehr verschieden, je nachdem der Lungenarterienstamm oder einer ihrer beiden Hauptäste oder ob mittlere oder kleinere Äste verstopft sind.

Infarkte treten in der Regel nur bei Embolisierung mittlerer Äste auf.

Hier muß nur noch eine Bemerkung über die Heilung der Lungenembolie beigefügt werden.

Bisher nahm man an, daß eine durch Embolus verstopfte Arterie nur durch Organisation des Thrombus wieder durchgängig werden könne. Aber nach Möllers Tierversuchen muß man annehmen, daß auch eine andere Art von Heilung möglich ist. Eine kräftige Herzaktion kann dazu führen, daß der Embolus an die Wand gedrückt wird und das Lumen teilweise frei läßt oder daß der Embolus zerschlagen und sogar „pulverisiert" wird.

a) Die Embolie des Hauptstammes und der Hauptäste der Lungenarterie.

Pathologische Anatomie und Physiologie. Wenn der Mensch sofort nach dem Eintreten der Embolie stirbt, so findet man das Lungengewebe blaß. Hat es dagegen einige Zeit gedauert, bis der Tod eingetreten ist, so ist es im Gegenteil hyperämisch. Das kommt daher, daß die Bronchialarterien ihr Blut in das Lungengewebe einströmen lassen. Im Stamm der Lungenarterie oder in einem der beiden Hauptäste findet man ein Gerinnsel, das bisweilen aufgewickelt ist und sich bei genauerer Untersuchung als ein Thrombus erweist, dessen Entstehungsort häufig noch festgestellt werden kann.

Embolie des Stammes der Pulmonalarterie führt immer zum Tode. Das linke Herz erhält kein Blut mehr und kann also auch das Gehirn nicht mehr versorgen. Der Mensch stirbt deshalb an Hirnanämie. Bis eine solche eintritt, dauert es immerhin einige Sekunden. Es gibt aber Fälle, in denen der Patient, der bis dahin keinerlei krankhafte Symptome gezeigt hatte, plötzlich tot umfällt. Hier kann man nur eine reflektorische Lähmung der nervösen Zentren annehmen.

Ist der Hauptast einer Lunge verlegt, so wird die Strombahn des kleinen Kreislaufes auf die Hälfte eingeengt. Es wäre zu erwarten, daß das Herz dieses Hindernis leicht überwindet. Auch der Gasaustausch muß in genügender Menge vor sich gehen, wenn die Zirkulation in einer Lunge intakt ist. Das Gewebe der Lunge selbst braucht durch die Embolie der Arterie nicht zu leiden, da es von den Bronchialarterien her genügend Blut erhält.

Nun sieht man aber recht häufig Patienten an Embolie der Arterie einer einzelnen Lunge sterben. Bei der Sektion erweist sich das Herz entweder in seiner rechten Hälfte oder im ganzen als dilatiert. Meistens sterben die Patienten erst einige Stunden oder selbst Tage nach den Embolie unter den Erscheinungen der Herzschwäche. Offenbar ist die plötzliche Erhöhung des Widerstandes eine so schwere Aufgabe für das Herz, daß es ihr nur dann gewachsen ist, wenn es ganz gesund ist. Deshalb überstehen nur Individuen mit kräftigem Herzen die Embolie eines Hauptastes der Lungenarterie. Ist das Herz irgendwie geschwächt, so leistet der rechte Ventrikel, der gegen einen verdoppelten Widerstand zu arbeiten hat, seine Arbeit nur ungenügend, oder er erlahmt bald, und so kommt es nach kürzerer oder längerer Zeit zum Tode an Herzschwäche. Da der linke Ventrikel nicht genug Blut erhält, so versorgt er vielleicht auch das Atemzentrum ungenügend, und das erklärt möglicherweise die Dyspnoe, die dabei auftritt. Das Blut ist ja genügend arterialisiert, da es in seiner Gesamtheit durch die atmende Lunge geflossen ist. Es ist aber auch möglich, daß die Dyspnoe reflektorisch bedingt ist. Das Lungengewebe erhält bei Verstopfung der Pulmonalarterie zwar genügend Blut, um nicht abzusterben, aber vielleicht wirkt der geringe Blutzufluß, den die Bronchialarterien leisten, doch in einer Weise auf die Nervenendigungen, daß ein Atemreflex entsteht. Auch die Nervenendigungen in den Pulmonalarterien selbst können eine Rolle spielen. Für eine reflektorische Beeinflussung der Atmung spricht auch die Tatsache, daß die Seite, auf der die Embolie eingetreten ist, bei der Atmung zurückbleibt. Sonst wäre diese Tatsache gar nicht verständlich, da ja weder der Luftzutritt noch die Bewegung auf der erkrankten Seite gehemmt ist. Reflektorische Einflüsse müssen wir endlich auch in den Fällen annehmen, in denen der Tod nach dem Verschluß eines Hauptastes plötzlich eintritt.

Schumacher und Jehn unterscheiden bei der Lungenembolie 3 Todesarten: 1. Schocktod, 2. akuter Erstickungstod, 3. allmähliche Herzlähmung. Den Schocktod nehmen sie in einem Fall an, bei dem sie einen reitenden, aber den Stamm der Lungenarterie nicht ganz verstopfenden Embolus bei der Sektion fanden. Sie konnten ihn experimentell nicht erzeugen, dagegen die beiden anderen Todesarten. Allmähliche Herzlähmung führte in einigen Stunden zum Tode, wenn 1—2 größere Emboli stecken geblieben waren. Dunn hat bei experimentellen multiplen Lungenembolien (Kartoffelbrei in der Vena jugularis) durch Bestimmung von Gaswechsel und Blutgasen die Größe der Zirkulation bestimmt und gefunden, daß keine Verlangsamung des Blutstromes auftritt, daß also die Dyspnoe durch nervöse Reize erklärt werden muß.

Eine auffällige Tatsache ist, daß bei Embolie des Stammes oder eines Hauptastes der Pulmonalarterie ein Teil der Patienten zyanotisch, ein Teil blaß wird. Wird der Stamm plötzlich verlegt, so kann der linke Ventrikel nur das Blut in die Körperarterien befördern, das in diesem Moment im linken Vorhof und in den Pulmonalvenen enthalten ist, da er ja von den Lungen her nichts mehr erhält. Auf die Kapillaren und die Venen des Körperkreislaufes wirkt also eine sehr geringe vis a tergo. Durch die vertieften Inspirationen wird das Blut aus den Venen in den Thorax angesogen, deshalb ist es leicht verständlich, daß die Patienten blaß werden. Wenn die Kranken aber noch einige Zeit leben, so kann durch die Kontraktion der Arterien doch noch eine gewisse Menge Blut in die Venen gepreßt werden, und durch das Pressen bei der dyspnoischen Atmung kann der Abfluß in den Thorax gehindert werden, so daß sich auch ein mäßiger Grad von Zyanose erklären läßt. Anders liegen die Verhältnisse bei einer unvollständigen Verlegung der Lungenarterie. Hier erhält der linke Ventrikel eine, wenn auch verminderte Menge von Blut. Er treibt es rasch weiter und die Arterien können durch Kontraktion den Füllungsdefekt kompensieren, so daß der Blutdruck auf der Höhe bleibt. Es wird also weiter Blut durch den Körperkreislauf getrieben, der rechte Ventrikel kann es aber gegen den vermehrten Widerstand nur teilweise weiter befördern, dadurch kommt es zu Stauung im rechten Herzen und in den Körpervenen und zu Zyanose. Es läßt sich aber auch denken, daß der linke Ventrikel, wenn er schon vorher geschwächt war, das wenige Blut, das er erhält, nicht rasch genug weiter treibt, um die Venen genügend zu füllen, so daß es auch hier, wie bei der vollständigen Verlegung, nicht zu Zyanose, sondern zu Blässe der Haut kommt. Endlich können auch hier reflektorische Momente mitspielen.

Symptomatologie. Nach dem Gesagten ist es selbstverständlich, daß die Symptome nicht immer die gleichen sind.

Bei der Embolie des Hauptstammes der Arteria pulmonalis tritt der Tod in der Regel ganz plötzlich ein. Ein Patient mit einem Herzleiden, der sich infolge von Digitalismedikation gut erholt hatte, ein Rekonvaleszent einer Pneumonie, eine Wöchnerin, die zum ersten Male aufsteht, sinkt plötzlich um, wird blaß und bewußtlos, und nach wenigen Sekunden hat das Herz aufgehört zu schlagen. In anderen Fällen tritt plötzlich hochgradige Atemnot auf, der Patient ringt mühsam nach Luft, kann vielleicht noch einige Worte sagen, wird blaß oder zyanotisch, die Haut wird kühl, dann sinkt er um, verliert das Bewußtsein, die Atemzüge hören auf und der Puls, der schon vorher schlecht war, verschwindet vollständig.

Bei der Embolie eines Hauptastes kann der Tod gleich rasch erfolgen wie bei der Embolie des Stammes. Es kann aber auch länger dauern, bis das Leben erlischt. Der Patient verspürt plötzlich heftigste Atemnot und wird von größter Angst befallen. Das Gesicht wird blau, seltener blaß, die Haut wird kühl, bedeckt sich mit Schweiß, der Puls wird klein, oft auch unregelmäßig. So kann der Patient, von Todesangst gequält, stundenlang nach Luft ringen; Kopfschmerz, Schwindel, Exophthalmus, Mydriasis, Bewußtlosigkeit, Konvulsionen können auftreten, und nach Stunden tritt der Tod ein.

Es kommt auch vor, daß die Symptome sich wieder bessern, daß dann aber von neuem eine Verschlimmerung auftritt, die zum Tode führt. Das ist namentlich der Fall, wenn ein Embolus einen Hauptast oder das Lumen des Stammes nur teilweise verlegt hatte, sich aber durch neue Embolien oder Thrombose vergrößert. Nicht selten erfolgt auch zuerst die Embolie in einen Hauptast (meist den rechten), einige Zeit nachher — wahrscheinlich infolge der verstärkten Atembewegungen, die einen neuen Thrombus loslösen — erfolgt eine neue Embolie in den anderen Hauptast und führt sofort zum Tode.

Zu erwähnen ist noch, daß fast immer der rechte Hauptast von der Embolie befallen ist, weil er weiter und die Blutströmung in ihm stärker ist.

Die physikalische Untersuchung des Patienten ergibt in der Regel keinen nennenswerten Befund. Das Atemgeräusch kann abgeschwächt sein, auch Abschwächung des Schalles ist beschrieben worden, dagegen fehlen die Zeichen von Atelektase, die schon von Virchow, neuerdings wieder von Sauerbruch und Bruns nach Unterbindung von Lungenarterien gefunden worden

sind, ohne daß man diesen Befund auf den Menschen übertragen dürfte (vgl.
Beneke). Mehrmals ist ein Nachschleppen der einen Seite (immer der rechten)
bei Embolie eines Hauptastes beobachtet worden. Litten hat ein pfeifendes
lautes systolisches Geräusch neben dem Sternum an der Auskultationsstelle
der Pulmonalis beschrieben, das die Folge einer unvollständigen Verlegung
der Arterie war. Manchmal kann man eine Verbreiterung des Herzens nach
rechts nachweisen.

Wenn ein Patient die Embolie eines Hauptastes übersteht, so kann voll-
kommene Heilung eintreten. Ein Infarkt braucht ihr nicht zu folgen, und nach
Organisation und Rekanalisation des Embolus stellen sich wieder normale
Verhältnisse her. Doch sind solche Fälle außerordentlich selten, und bei der
Schwierigkeit der Diagnose lassen sich gegen ihre Deutung immer Einwen-
dungen erheben.

Diagnose. Die Diagnose der Embolie eines Hauptastes oder des Stammes
der Arteria pulmonalis selbst ist sehr schwierig. Tritt unter heftigster Atemnot
Blässe oder Zyanose des Gesichtes, akuter Verbreiterung des Herzens, plötzlich
der Tod ein oder fällt jemand plötzlich tot um, so darf man die Diagnose nur
dann mit einer gewissen Wahrscheinlichkeit stellen, wenn Venenthrombosen
nachgewiesen sind oder wenn wenigstens ein Zustand vorliegt, in dem dieses
Ereignis häufig vorkommt, wenn z. B. ein Wochenbett, eine Pneumonie, oder
eine Laparotomie überstanden worden ist oder wenn eine schwere Chlorose
vorliegt. Ist das nicht der Fall, so darf man die Diagnose höchstens vermutungsweise äußern. Die Fälle sind recht häufig, in denen man, weil die Erscheinungen
zu einer Lungenembolie gestimmt hatten und die Bedingungen dazu gegeben
waren, die Diagnose stellt und nachher bei der Sektion nichts davon findet.
Ist außer den erwähnten Erscheinungen auch noch das Nachschleppen der
rechten Seite und das erwähnte systolische pfeifende Geräusch über der Pulmonalis oder rechts vom Sternum festzustellen, so darf man an die Embolie
eines Hauptstammes denken, doch ist auch hier die Diagnose nie sicher.

Ein Beispiel einer solchen Fehldiagnose sei hier angeführt: 76jähriger Mann, seit
1 Jahr Husten, Auswurf und Dyspnoe, allmählich zunehmend. Seit 2 Monaten Auftreibung
des Leibes, bald darauf auch Ödeme. Oft Bauchschmerzen ohne bestimmte Lokalisation.
In letzter Zeit Zunahme des Bauchumfanges und der Ödeme, heftige Dyspnoe und Zyanose.
Seit einem Vierteljahr Mühe beim Wasserlösen. Die Untersuchung ergibt bei dem senilen,
schlecht genährten Mann allgemeines Ödem, Aszites, Hydrothorax, Herzerweiterung,
Prostatahypertrophie und Restharn. Unter subfebrilen Temperaturen nimmt, während
bei Digitalismedikation die Ödeme rasch abnehmen, die Kachexie zu. Eine Woche nach
Spitaleintritt schreit Patient plötzlich auf, schnappt nach Luft, rasch zunehmende Zyanose,
Puls nicht zu fühlen. Exitus. Die Diagnose wurde gestellt auf Herzdegeneration, Stauungsbronchitis usw., Lungenembolie. Die Sektion ergab außer der Herzdegeneration eine perforierte Appendizitis mit diffuser fibrinös-eitriger Bronchitis, Durchwanderungspleuritis
mit abgesacktem Empyem. Keine Lungenembolie.

Therapie. Da die Therapie wenig aussichtsreich ist, ist die Prophylaxe
das Wichtigste. Sie besteht darin, daß man alle Fälle von Thrombose der Venen
mit größtmöglichster Schonung behandelt, andererseits aber auch die Entstehung von Thrombosen nach Möglichkeit verhütet. Die Besprechung der
Einzelheiten gehört nicht hierher. Hier sei nur darauf hingewiesen, daß eine
Prophylaxe besonders bei Pneumonien wichtig ist und hier vielleicht dadurch
erreicht werden kann, daß man bei Patienten mit großer Schwäche in der Rekonvaleszenz die Zirkulation durch Massage bessert. Gegen die Thrombose im
Wochenbett ist gegenwärtig das Frühaufstehen üblich.

Ist die Embolie eingetreten und stirbt der Patient nicht sofort, so ist die
von Trendelenburg 1907 vorgeschlagene operative Entfernung des
Embolus zu versuchen, sofern chirurgische Hilfe rasch genug erreichbar ist.
Die Operation ist schon wiederholt mit Erfolg ausgeführt worden, und wenn

bisher auch erst zwei Fälle bekannt geworden sind, in denen dem Patienten dadurch das Leben gerettet wurde (Deutscher Chirurgenkongreß 1927), so bedeutet das schon recht viel, und bei der Hoffnungslosigkeit des exspektativen Verhaltens sollte ein Versuch gemacht werden, wenn es irgendwie möglich ist. Sonst muß man sich darauf beschränken, dem Patienten Kampfer, Koffein usw. zu injizieren, künstliche Atmung auszuführen und die Atemnot durch Morphium zu lindern. In den Fällen, in denen man mit dieser Therapie Erfolg hat, handelt es sich wohl meistens um eine falsche Diagnose.

b) Die Embolie der mittelgroßen Pulmonalarterien.

Der Lungeninfarkt.

Pathologische Anatomie und Physiologie. Wird ein Ast einer Pulmonalarterie, der einen ganzen Lappen versorgt, oder ein etwas kleinerer Ast plötzlich verlegt, so treten selten so schwere Erscheinungen auf, wie bei der Verlegung der Hauptarterie eines ganzen Lungenflügels. Doch beobachtet man gelegentlich ähnlich stürmische Erscheinungen. Das ist der Fall bei Individuen, die schon vorher an Herzschwäche litten und bei denen eine relativ geringfügige Verengerung der Lungenstrombahn genügt, um den rechten Ventrikel vollends zum Erlahmen zu bringen. Wenn es sich um multiple Embolien handelt, so kann selbstverständlich der Effekt der gleiche sein wie bei der Verlegung eines einzigen Hauptastes. Auch reflektorische Einflüsse können, wenn auch viel seltener als bei Verschluß des Stammes, an der Wirkung beteiligt sein.

Viel häufiger übersteht der Kranke die Embolie. Aber es tritt eine Gefahr auf, die beim Verschluß größerer Stämme nicht besteht, nämlich die des hämorrhagischen Infarkts.

Zum Zustandekommen eines hämorrhagischen Infarktes sind aber besondere Bedingungen notwendig. Er tritt in der Regel nur dann auf, wenn schon eine Stauung im Lungenkreislauf besteht. Lubarsch fand unter 122 Fällen von Infarkt die Lungen nur 16mal frei von älteren Veränderungen. Am häufigsten entsteht der Infarkt in den Stauungslungen, aber auch eine Störung des Pulmonalkreislaufs, die nicht zu Induration geführt hat, genügt unter Umständen. Schon das Hindernis, das die Emphysemlunge für die Arbeit des rechten Ventrikels darstellt, ist genügend, um aus einer Embolie einen Infarkt entstehen zu lassen, und wir sehen beim Emphysem nicht selten Infarkte. Selbst vorübergehende Lungenstauung infolge temporärer Herzschwäche kann offenbar bisweilen die Bedingungen für eine Infarktbildung abgeben. Auch die Zirkulationsstörung des höheren Alters genügt, um die Kondition für die Entstehung eines Infarktes herzustellen. Dadurch erklären Hedinger und Christ die Tatsache, daß sie bei Sektionen von älteren Menschen sehr häufig Infarkte fanden.

Kommt es in einer gesunden Lunge zum plötzlichen Verschluß eines Arterienastes von mittlerer Größe, so leidet darunter in stärkerem Maße weder die Zirkulation im ganzen, da ja der Widerstand für den rechten Ventrikel nur wenig erhöht wird, noch die Ernährung des Lungengewebes, da dieses von den Bronchialarterien genügend gespeist wird. In gesunden Lungen kommen deshalb Infarkte nicht vor, wenn kleinere Äste verstopft sind, und bei Embolien großer Äste entstehen höchstens Infarkte von sehr geringem Umfang. Anders liegen die Verhältnisse bei Stauung in der Lunge. Die Entstehung des Infarkts kann man sich dabei in verschiedener Weise denken, je nachdem man eine Füllung des infarzierten Gebietes durch kollaterale kapillare Fluxion oder durch rückläufige Füllung aus den Bronchialvenen annimmt.

Eine Füllung aus den Lungenkapillaren kann man sich in folgender Weise denken: Durch den Verschluß wird zuerst der von der Lungenarterie versorgte Bezirk blutarm. Das in den Kapillaren, in den feinen Arterien und Venen noch vorhandene Blut stagniert, und es entstehen stellenweise Thrombosen. Da aber reichliche Anastomosen mit dem Kapillargebiet der benachbarten, gut durchbluteten Lungenbezirke bestehen, dringt aus diesen Blut in die Bahnen des blutarmen Lungenteiles ein, aber infolge der Thrombosen kommt es zur Stauung und mit der Zeit zur Diapedese roter Blutkörperchen.

Eine Füllung aus den Bronchialvenen, wie sie zuerst Koester angenommen hat, würde die gleichmäßige Infarzierung des ganzen Bezirkes noch besser erklären. Da die Venen der kleineren Bronchien sich in die Pulmonalvenen entleeren, so werden sie bei Stauung im Pulmonalkreislauf stark erweitert und der Druck in ihnen stark erhöht, und wenn nun in den Lungenkapillaren plötzlich eine mangelhafte Füllung entsteht, so kann leicht eine rückläufige Füllung aus den Bronchialvenen entstehen. Diese Füllung wird langsam erfolgen, das eingeflossene Blut stößt auf die erwähnten, durch Thromben verursachten Hindernisse, und so lassen sich die Blutungen in die Alveolen leicht erklären. Bei dieser Art der Genese ist eine viel gleichmäßigere Überschwemmung mit Blut zu erwarten als bei einer Füllung aus den kollateralen Kapillargebieten, bei der ein großer Unterschied zwischen den zentralen und Randpartien eintreten müßte.

Man kann auch beide Theorien vereinigen und die Füllung sowohl aus den kollateralen Kapillargebieten als auch aus den Bronchialvenen zustande kommen lassen (Kaufmann).

Auf alle Fälle muß eine Schädigung der Lungenkapillaren angenommen werden. Meneghetti gelang es, durch Injektionen von kolloidalem Arsensulfid Lungenembolien zu erzeugen, weil diese Substanz gleichzeitig eine Verstopfung und eine Wandschädigung der Gefäße erzeugt. Die Schädigung der Kapillarwand bildet auch die Erklärung für das Zustandekommen von Infarkten bei septischen Embolien kleiner Arterienäste. Bingold gibt an, daß septische Infarkte nur durch anaerobe Streptokokken erzeugt werden, während der Streptococcus viridans nur blande Infarkte, die anderen Sepsiserreger Abszeß oder Gangrän der Lunge hervorrufen.

Die Bedeutung der Durchlässigkeit der Kapillarwand und der in den Kapillaren entstandenen Thromben legt die Möglichkeit nahe, daß auch ohne einen größeren Embolus ein Infarkt entstehen kann. Solch Infarkte ohne Embolie sind auch tatsächlich beschrieben. Sie sind nie so scharf begrenzt wie die embolischen und es fehlt die keilförmige Gestalt.

Das in die Alveolen ergossene Blut gerinnt rasch. Deshalb gelangen in der Regel nur Spuren in die Bronchien und in das Sputum, und es kommt nicht zu einer Überschwemmung der benachbarten Lungengebiete.

Ein Infarkt kann sich dadurch vergrößern, daß sich an den ursprünglichen Embolus neue Thromben ansetzen.

Die Folgen der Infarktbildung in einem embolischen Lungenbezirk bestehen darin, daß das Lungengewebe in seiner Ernährung leidet. Die Schädigung ist in größeren Bezirken erheblicher als in kleineren. Deshalb ist der weitere Verlauf der Infarkte verschiedenartig.

Ist nur ein kleiner Teil der Lunge infarziert und hat das Lungengewebe in seinem Bereich nur wenig gelitten, so kann das Blut allmählich resorbiert werden, mit der Zeit stellen sich wieder normale Verhältnisse her, und schließlich bleibt höchstens eine geringe Bindegewebswucherung und Pigmentierung zurück.

Alle größeren Infarkte sterben aber in der Regel ab. Das infarzierte Gebiet wird braun oder rotbraun, am Rande durch Fettinfiltration gelb und von einer Entzündungszone umgeben. Durch Einwachsen von Gefäßen und Granulationsgewebe von der Peripherie her und durch Resorption der nekrotischen Massen entsteht eine Organisation des Infarktes. Später erfolgt eine narbige Umwandlung. Schließlich sieht man nichts mehr als eine tief eingezogene Narbe. Die zuführende Arterie kann obliteriert bleiben oder rekanalisiert werden.

Die Pleura zeigt über dem Infarkt fast immer eine fibrinöse Entzündung. Nicht selten wird aber auch die Entzündung serös oder hämorrhagisch und nimmt manchmal eine große Ausbreitung an. Wir haben uns das als Folge der Einwanderung von Mikroorganismen durch die nekrotische Lungenpartie zu erklären. Auch eitrige Entzündung kann die Folge sein.

Selten ist der Übergang des Infarktes in Erweichung, ohne daß eine Organisation folgt (aputride Nekrose). Pleuritis und Perforation der Pleura kann die Folge sein.

Ebenfalls selten ist die Sequestration des Infarktes durch Eiterung in dessen Peripherie.

Häufiger ist der Übergang eines Infarkts in Abszeß und Gangrän. Eitrige Pleuritis und Pneumothorax sind nicht ganz selten.

Symptomatologie. Eine Embolie eines mittleren Pulmonararterienastes ohne Infarktbildung macht nur geringe Symptome. Häufig findet man erst

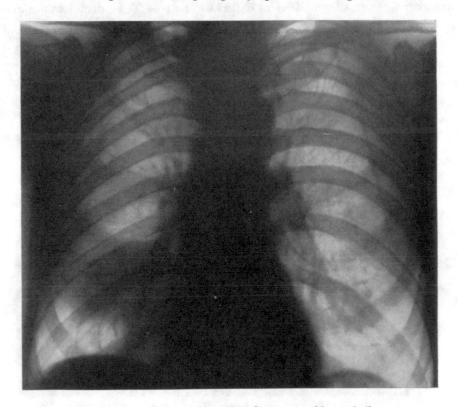

Abb. 25. Infarkt im rechten Unterlappen (nachher geheilt).

bei der Sektion einen mehr oder weniger organisierten Embolus in einem Arterienast, ohne daß man aus der Krankengeschichte erkennen kann, wann die Embolie passiert ist. Manchmal muß man auch eine plötzlich auftretende Dyspnoe, Stechen auf einer Seite oder eine Verschlimmerung des Allgemeinzustandes auf ein solches Ereignis beziehen. Bisweilen kann auch eine kleine Embolie bei einem geschwächten Individuum plötzlich zum Tode führen.

Das erste Zeichen eines Infarkts ist gewöhnlich Seitenstechen. Gleichzeitig mit diesem tritt oft eine Erschwerung der Atmung ein, die eher auf die pleuritischen Schmerzen als auf die Verstopfung der Arterie, die meist schon einige Zeit früher erfolgt ist, bezogen werden muß. Einige Zeit danach beginnt der Patient blutiges Sputum auszuwerfen. Meist ist dieses mit zähem Schleim vermischt, bisweilen so gleichmäßig, daß das Sputum homogen,

dunkelrot oder braunrot erscheint. Seltener sind nur streifige Blutbeimengungen
in einem schleimig eitrigen Sputum zu sehen. Auch ein rostfarbenes Sputum,
das von dem pneumonischen nicht zu unterscheiden ist, kommt vor. Seltener
werfen die Patienten reines dünnflüssiges Blut aus, manchmal in Mengen bis
zu einem halben Liter. Mikroskopisch erkennt man außer roten Blutkörperchen
fast immer auch Herzfehlerzellen.

In vielen Fällen tritt Fieber auf. Es kann manchmal mit einem Schüttelfrost beginnen, der dem blutigen Auswurf längere Zeit vorausgehen kann (nach
C. Gerhardt 8—24 Stunden). Vielleicht stellt dieser Schüttelfrost den Moment
der Embolie dar. Das Fieber erreicht in der Regel keine große Höhe und überschreitet 39° nur selten. Meistens dauert es nur 1—2 Tage, doch kann es auch

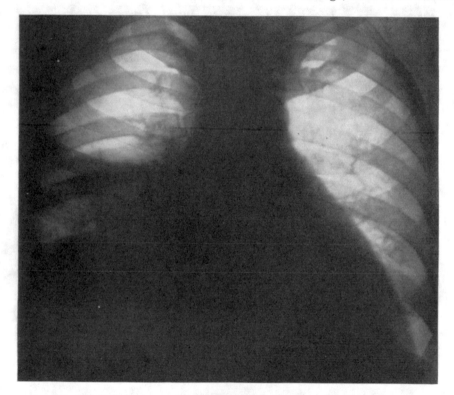

Abb. 26. Infarkt im rechten Unterlappen (durch Sektion bestätigt).

eine Woche lang anhalten. Die Ursache des Fiebers ist nicht immer klar. Es
kommt nicht nur bei infizierten Emboli vor und wird deshalb häufig durch die
Resorption von Blut erklärt. In anderen Fällen ist es als Ausdruck einer Sekundärinfektion aufzufassen. Das gilt besonders dann, wenn die Temperatur anfänglich niedrig war und erst einige Tage nach dem Erscheinen des blutigen
Sputums zu steigen beginnt. Manchmal kann man dann gleichzeitig mit dem
Fieberanstieg pleuritisches Reiben oder gar die Ausbildung eines Exsudates
nachweisen. Viele Infarkte verlaufen aber ganz fieberlos.

Die physikalische Untersuchung ergibt bei größeren Infarkten immer
eine deutliche Dämpfung, die an Intensität allmählich zunehmen kann. Das
Atemgeräusch ist anfangs unbestimmt, später wird es meistens bronchial.
Fast immer hört man Knisterrasseln, manchmal auch gröbere Rasselgeräusche.

Bei kleiner Ausdehnung des Infarkts kann Knisterrasseln das einzige nachweisbare Symptom sein. Häufig hört man auch pleuritisches Reiben, nicht ganz selten kann man ein Exsudat nachweisen. Die meisten Infarkte sitzen im rechten Unterlappen, weil die Arterie hier am weitesten und der Blutstrom am stärksten ist.

Die Röntgenuntersuchung (s. Abb. 25 und 26) ergibt oft ziemlich scharf begrenzte Schatten, die aber durchaus keine keilförmige Gestalt zu besitzen brauchen, wenigstens nicht bei der gewöhnlichen sagittalen Strahlenrichtung, da ja die Infarkte nicht immer in den seitlichen Partien auftreten. Sitzt der Infarkt hinten, so wird er nur bei frontaler Aufnahme keilförmig projiziert. Die Begrenzung der Schatten ist aber recht oft unscharf, weil Stauungslunge, Bronchitis und Ödem die Zeichnung verwischen können. Das Röntgenbild des Lungeninfarktes ist durchaus uncharakteristisch, und alle Versuche, typische Bilder zu konstruieren oder gar mehrere Unterabteilungen von verschiedenen Typen zu machen (Kohlmann, Boehm und Kühne usw.), müssen als gescheitert betrachtet werden.

Verlauf. Das blutige Sputum kann rasch verschwinden, es kann aber auch längere Zeit andauern, nachdem das Fieber schon abgefallen ist, und erst nach Wochen aufhören. Es wird immer zäher, dunkler und schließlich nur noch in vereinzelten kleinen Ballen entleert. Es kann aber auch in das Sputum der Stauungsbronchitis oder der Stauungslunge übergehen. Allmählich verschwinden auch die physikalischen Symptome, doch bleibt die Dämpfung oft noch Wochen lang bestehen.

Wenn der Infarkt im Verlauf einer anderen Krankheit auftritt, so stellt sich nicht selten gleichzeitig eine allgemeine Verschlimmerung des Zustandes ein. Der Puls wird schlechter, die Dyspnoe größer, bei Herzkranken können Ödeme auftreten, die vorher nicht vorhanden waren. Bei Herzkranken mit Kompensationsstörungen, bei denen eine Embolie hinzugetreten ist, entsteht im Anschluß an diese nicht selten eine rapide Verschlimmerung, die nach kurzer Zeit den Tod herbeiführt. Oft folgt der ersten Embolie eine zweite und dritte, was bisweilen aus erneutem Seitenstechen, verstärkter Atemnot und vermehrtem Blutgehalt des Sputums erkannt werden kann. Eine solche wiederholte Embolie kann dann plötzlich den Tod herbeiführen.

Erfolgt ein Ausgang in Abszeß oder Gangrän, so bleibt das Fieber hoch oder steigt wieder an. Die Sputa werden schmutzig braunrot oder schokoladenfarbig, und man kann in ihnen makroskopisch Lungenfetzchen erkennen oder mikroskopisch elastische Fasern nachweisen. Nicht selten findet man darin auch Hämatoidinkristalle. Mit der Zeit werden die Symptome von Abszeß oder Gangrän immer deutlicher. Die Ursache der Abszedierung kann darin liegen, daß der Embolus von Anfang an infiziert war, häufiger erfolgt aber die Infektion erst sekundär von den Bronchien her.

Erneuter Fieberanstieg kann aber auch von einer eitrigen Pleuritis herrühren. Der Übergang des Infarkts in ein Empyem kann aber auch so allmählich erfolgen, daß nur eine genaue Untersuchung das Exsudat aufdeckt. Gar nicht so selten wird man bei der Sektion durch ein kleines Empyem überrascht, das der Diagnose entgangen war.

Stellt sich ein Pneumothorax ein, so markiert sich das in der Regel durch plötzliche Dyspnoe und Schmerzen auf der erkrankten Seite. Wenn bei den Patienten aber vorher schon ein schwerer Allgemeinzustand bestand, so kann der Eintritt des Pneumothorax ohne augenfällige Symptome erfolgen. Nicht selten ist der Pneumothorax nur partiell.

Diagnose. Embolie mittlerer Äste ohne Infarktbildung entgeht meistens der Diagnose. Die Diagnose des Infarkts ist leicht, wenn blutiger Auswurf

und Stiche in der Seite vorhanden sind und wenn gleichzeitig Venenthrombosen
bestehen. Das blutige Sputum kann aber auch vollkommen fehlen. Dann
stützt sich die Diagnose auf den Nachweis von Dämpfung, Veränderung des
Atemgeräusches, Rasselgeräuschen oder Knisterrasseln, pleuritischem Reiben
an einer beschränkten Stelle und auf den ziemlich plötzlichen Eintritt der
Erscheinungen. Fehlen alle Anhaltspunkte für die Annahme einer Venenthrombose, so wird die Deutung des Lungenbefundes oft recht schwierig. Andererseits können die lokalen Erscheinungen recht gering sein oder durch andere
Veränderungen verdeckt werden, so daß sie übersehen werden. Man findet
bei Sektionen oft Infarkte, die während des Lebens nicht diagnostiziert worden
sind. Bei zweifelhaftem Lungenbefund spricht das Vorhandensein von Venenthrombosen oder ein Zustand des Kranken, bei dem solche vorzukommen
pflegen, immer für Infarkt.

Differentialdiagnose. Eine trockene Pleuritis kann das einzige Zeichen
eines Infarktes sein. Wenn man an einer zirkumskripten Stelle Reiben hört,
sollte man immer an die Möglichkeit einer Lungenembolie denken und den
Kranken auf Thrombosen, Herzveränderungen und dgl. untersuchen.

Schwierigkeiten kann unter Umständen die Unterscheidung von einer
Pneumonie machen. Ein Infarkt, der mit einem Schüttelfrost beginnt,
mehrere Tage mit Fieber verläuft und ein rostfarbenes Sputum zeigt, kann
leicht als Pneumonie aufgefaßt werden, andererseits kann eine atypische
Pneumonie den Eindruck eines Infarkts machen. Die Röntgenuntersuchung
erlaubt keine sichere Unterscheidung. In zweifelhaften Fällen wird man die
Diagnose darauf stützen, daß Gelegenheit zur Infarktbildung (Wochenbett,
Thrombosen) vorhanden ist. Auch Echinokokken und Tumoren können
unter Umständen ähnliche blutige Sputa verursachen wie Infarkte.

Plötzliches Auftreten der Symptome mit Seitenstechen und Dyspnoe, allmähliches Abnehmen der blutigen Expektoration, vorhandene Thrombosen
sprechen für Infarkt, langsamer Eintritt und allmähliche Verschlimmerung
der Symptome, Sitz der physikalischen Erscheinungen im Oberlappen oder in
der linken Lunge sprechen gegen Infarkt. Hier leistet die Röntgenuntersuchung
oft wertvolle Dienste.

Doch läßt das Röntgenverfahren auch recht oft im Stich. Bei einem Patienten, bei dem
ich einen Lungentumor diagnostizierte und ein Röntgenbild erhielt, das recht gut zu
einem Tumor paßte, sah ich unter Röntgenbestrahlung einen sehr schönen Rückgang des
Schattens bis zum Verschwinden und glaubte endlich einen Erfolg der Bestrahlung bei
einer Lungengeschwulst zu erleben. Als der Patient nach einiger Zeit wieder in die Klinik
kam und ein gleicher Schatten wie der vorige unter gleicher Behandlung zurückging, wurde
ich in dieser Annahme bestärkt. Aber als der Patient zum dritten Male die Klinik aufsuchte und den gleichen Befund bot, starb er nach kurzer Zeit, und die Sektion ergab
einen Infarkt. Auch sind viele Infarkte auf der Platte unsichtbar bzw. gehen im Schatten
der Stauungslunge unter.

Ein ähnliches Sputum wie beim Infarkt kommt bisweilen bei Lungentuberkulose vor. Eine genaue Anamnese und die Berücksichtigung des
übrigen Status wird aber in der Regel die richtige Diagnose stellen lassen. Doch
wird recht häufig die Diagnose fälschlicherweise auf Lungentuberkulose gestellt, und besonders dann, wenn das Sputum stärker hämorrhagisch ist als
gewöhnlich, ist die Verwechslung einigermaßen begreiflich. Bäumler hat
darauf hingewiesen, daß viele der in Lungenheilstätten aufgenommenen „Tuberkulösen“ in Wirklichkeit Mitralfehler sind, bei denen das hämorrhagische Sputum
die falsche Diagnose einer tuberkulösen Hämoptoe veranlaßt hat und neuerdings konnte A. Hoffmann von 7 solcher Fälle berichten, die er in einem
halben Jahre gesehen hatte, wobei allerdings auch die Möglichkeit besteht, daß
es sich um Stauungsblutungen handelt (vgl. das folgende Kapitel).

Der Lungeninfarkt macht bisweilen abdominelle Symptome, Bauchschmerzen und Auftreibung des Leibes, so daß die Fehldiagnose eines Ileus oder einer Appendizitis naheliegt (Bingold).

Prognose. Die Prognose richtet sich nach dem Grundleiden und nach der Möglichkeit, weitere Infarkte zu verhüten. Deshalb ist bei Herzfehlern ein Infarkt immer von ernster Bedeutung, während bei einer Schenkelvenenthrombose, wenn eine geeignete Behandlung eingeleitet werden kann, die Gefahr gering ist. Immerhin muß man in allen Fällen an die Möglichkeit einer Infektion des Embolus und der daraus resultierenden Folgen denken, schon aus dem Grunde, weil die rechtzeitige Erkennung dieser Komplikation für die Behandlung von größter Wichtigkeit ist.

Therapie. Tritt bei jemand, der bisher nicht bettlägerig war, ein Infarkt auf, so ist in erster Linie Schonung, absolute Bettruhe und Vermeidung aller unnötigen Anstrengung notwendig. Kann die Quelle der Embolie erkannt werden, so ist die Venenthrombose zu behandeln.

Gegen die Infarktschmerzen sind Brustumschläge meist recht wirksam. Führen sie nicht zum Ziele, so nützt bisweilen ein Alkoholumschlag oder ein Jodanstrich. Auch die Dyspnoe wird dadurch günstig beeinflußt. Oft ist aber auch Morphium in geringen Dosen notwendig. Besonders dann, wenn der Patient sehr aufgeregt ist und die Gefahr weiterer Embolien besteht, ist es nicht zu entbehren. Kleinere Dosen von Morphium oder seiner Präparate müssen gelegentlich zur Bekämpfung des Hustenreizes angewandt werden.

Schwierig kann die Frage der Entscheidung sein, ob man bei schlechtem Verhalten des Pulses Digitalis geben soll oder nicht. Die Gefahr, daß durch die verstärkte Herzaktion ein weiterer Thrombus losgerissen werden kann, besteht immer. In den meisten Fällen wird man sich aber sagen müssen, daß die Herzaktion doch auf die Dauer nicht so schlecht bleiben kann, daß also ihre Verstärkung und damit auch die Gefahr einer neuen Embolie später doch eintreten muß und daß durch das Darniederliegen der Zirkulation das Festwachsen der Thromben nicht sicher begünstigt, dagegen die Gefahr neuer Thrombenbildung sicher vermehrt wird. Man wird also meistens die Gefahr einer neuen Embolie in den Kauf nehmen und bei schlechter Zirkulation Herzmittel verordnen müssen.

Zu erwähnen ist noch, daß man den Patienten nicht unnötig oft untersuchen soll, schon aus dem Grunde, weil sonst das Pflegepersonal nicht die richtige Idee von der Notwendigkeit absoluter Ruhe bekommt. Freilich gilt das nur dann, wenn die Diagnose sicher ist. Ist das nicht der Fall, so ist die Sicherung der Diagnose unter Umständen wichtiger. Man gehe aber dann bei der Untersuchung mit der größten Vorsicht vor.

c) Die Embolie der kleinen Lungenarterien.

Pathologische Anatomie und Physiologie. Embolien kleiner Arterien verlaufen, wenn sie nur kleine Bezirke der Lunge betreffen, symptomlos und haben keine Folgen, abgesehen von den hier nicht zu besprechenden septischen, Geschwulst- usw. Embolien. Multiple Embolien kleiner Gefäße können dagegen das Leben gefährden. Sie kommen fast nur durch Fetttropfen oder durch Gasblasen zustande.

Bei der Gasembolie infolge des Eindringens von Luft in die Venen des Körperkreislaufes füllt die eingedrungene Luft das rechte Herz, oft mit dem Blut zu Schaum gemischt. Wenn auch manches dafür spricht, daß die Überdehnung des Herzens, dessen Kontraktionen nur eine Kompression der Luft, aber keine Blutbewegung erzeugen, die Todesursache ist, so läßt sich nach den Untersuchungen Wolfs doch nicht bezweifeln, daß wenigstens in einzelnen Fällen die Verlegung der Lungenkapillaren den Tod herbeiführt.

Ein Teil der Luft verschwindet rasch aus der Blutbahn, und man wird mit Wolf annehmen müssen, daß die Luft in die Alveolen diffundiert. Vereinzelte Luftblasen können in den Körperkreislauf gelangen, doch sind wohl Hirnembolien selten. Pathologisch-anatomisch ist der Nachweis kleiner Luftembolien außerordentlich schwierig, weil bei der Sektion auch Luft in die Gefäße gelangt. Gewöhnlich findet man Ödem in einzelnen Lungenbezirken.

Die Ursachen der Fettembolie sind oben erwähnt. Der pathologisch-anatomische Befund wird nur bei mikroskopischer Untersuchung erhoben. Makroskopisch erkennt man nur mehr oder weniger ausgedehnte hämorrhagische Infiltrationen und Ödem. Bei der mikroskopischen Untersuchung erkennt man die glänzenden Fetttropfen in den Kapillaren und in den kleinen Lungenarterien. Aber es können auch Fetttröpfchen die Lungengefäße passieren, in den großen Kreislauf gelangen, Embolien im Gehirn oder in der Retinalarterie verursachen und im Urin erscheinen. Die Entfernung des Fettes geschieht teils dadurch, daß das Blut da, wo es an die Tröpfchen stößt, das Fett verseift, teils durch Aufnahme in Phagozyten.

Symptomatologie. Die Gasembolie des Lungenkreislaufs entsteht dann, wenn eine Körpervene, in der negativer Druck herrscht, eröffnet wird, ohne daß sie kollabiert. Das kommt hauptsächlich bei Operationen an den Halsvenen oder an den Beckenvenen (bei Beckenhochlagerung), ferner bei Eingriffen am puerperalen Uterus vor, seltener bei Pneumothoraxoperationen. Dann wird Luft in die offene Vene aspiriert und ins rechte Herz getrieben. Der Kranke wird plötzlich äußerst dyspnoisch, hochgradig zyanotisch und verliert nach kurzer Zeit das Bewußtsein. Oft hört man unmittelbar nach dem Eröffnen der Vene ein gurgelndes Geräusch, das auch über dem Herzen wahrzunehmen ist (Mühlengeräusch). Auch Konvulsionen können auftreten. An Stelle des Herzens soll tympanitischer Schall nachweisbar sein. Der Tod erfolgt plötzlich oder nach kurzer Zeit, bisweilen angeblich erst nach Tagen. Auch langsamer Krankheitsverlauf kommt vor, und Fälle von Genesung sind beschrieben. (Die Gasembolie des großen Kreislaufs gehört nicht hierher und wird bei der Pneumothoraxbehandlung erwähnt.)

Die Symptome der Fettembolie bestehen in einer Dyspnoe, die meistens erst einige Stunden nach der Verletzung beginnt und allmählich, meist im Verlauf mehrerer Tage, infolge von Nachschüben des Fettes schlimmer wird. Das Krankheitsbild ist das gleiche wie bei einer anfangs unvollständigen, später komplett werdenden Obturation des Hauptstammes der Lungenarterie. Die Extremitäten werden kühl, während die Bluttemperatur steigern kann. Die Gesichtsfarbe ist stark zyanotisch.

Nicht immer tritt der Tod ein, sondern nachdem die Dyspnoe und Angst eine gewisse Höhe erreicht haben, lassen die Erscheinungen nach, und die Patienten erholen sich wieder. Aber auch dann ist die Gefahr nicht vorüber, indem die durch die Lunge hindurchgegangenen Fetttröpfchen in den großen Kreislauf gelangen und Hirnembolien (Blutungen nach Tönniessen) erzeugen können.

Eine Fettembolie nach Kampferölinjektion, bei der ein Durchwandern des Öles durch die Kapillaren der Lunge und des Gehirns angenommen werden muß, kam auf meiner Klinik zur Beobachtung. Ein 21jähriger Patient mit schwerer exsudativer Phthise und hoher, täglich 130 überschreitender Pulsfrequenz, erhielt 2mal täglich 5 ccm Kampheröl. Etwa eine halbe Minute nach einer Einspritzung, die die Krankenschwester in die Muskulatur des Oberschenkels gemacht hatte, sagte der Patient, er habe „den ganzen Mund voll Kampfer", wandte sich auf die Seite, um den Spucknapf zu holen, ließ diesen aber auf den Boden fallen und sank bewußtlos ins Bett zurück. Nachträglich erzählte er, er habe das Gefühl gehabt, eine starke Hitzewelle verbreite sich vom Herzen über den ganzen Körper. Ein Patient, der herbeieilte, um den Spucknapf aufzuheben, bemerkte, daß der Kranke bewußtlos dalag, den Kopf nach hinten gepreßt, Arme und Finger krampfhaft angezogen, mit kurzen Zuckungen der Hände. Die Atmung war stertorös. Nach 2—3 Minuten fand der Arzt ihn noch in der gleichen Stellung mit nach oben gewandten Augäpfeln, das Gesicht fieberhaft gerötet und etwas zyanotisch. Gleich darauf begann der Patient zu husten und zu würgen, brachte etwas eitriges Sputum hervor und war nach etwa einer Minute bei vollem Bewußtsein, fühlte sich wohl und klagte nur noch über den Kampfergeschmack im Munde.

Diagnose. Bei der Luftembolie ist die Diagnose leicht, wenn die Embolie plötzlich auftritt, während eine große Vene offen ist. Doch kann die Diagnose schwierig werden, wenn die Venenverletzung übersehen wird und der Tod langsam eintritt. Die Patienten können dann den Eindruck machen, als ob sie noch unter der Einwirkung der Narkose stünden, und nicht erwachen, sondern unter zunehmender Dyspnoe dem Tod entgegengehen.

Die Diagnose der Fettembolie kann in der Regel nur vermutungsweise gestellt werden, wenn nach einer Zertrümmerung von Knochen Dyspnoe und Angst auftritt, der Patient zyanotisch wird und die Untersuchung nichts ergibt als geringe Zeichen von Lungenödem. In manchen Fällen, wie z. B. nach einer Geburt, kann die Differentialdiagnose gegenüber einer Verstopfung der Lungenarterie durch einen Blutthrombus unmöglich sein.

Prognose. Selbst bei ziemlich schweren Erscheinungen ist die Prognose nicht absolut ungünstig, da die Fetttröpfchen die Lungenkapillaren schließlich doch noch passieren und die Gasblasen in die Alveolen diffundieren können.

Therapie. Die Therapie hat in der Anwendung von künstlicher Atmung und von Herzmitteln zu bestehen. Bei der Luftembolie muß natürlich die Öffnung der Vene verschlossen werden.

Bei allmählich zunehmenden Erscheinungen einer Fettembolie empfiehlt Tönniessen Kochsalzinfusion, evtl. nach Aderlaß, außerdem andere Mittel zur Anregung der Zirkulation, weil er bei fettembolischen Hirnblutungen (die von Hüper allerdings bestritten werden) besonders die Kombination von Kreislaufstörungen mit Fettembolie fand.

Die Prophylaxe gehört in das Gebiet der Chirurgie.

5. Die Thrombose der Lungenarterie.

Die Thrombose der Lungenarterie ist viel seltener als deren Embolie. Viele Fälle, die als primäre Thrombosen gedeutet wurden, stellen in Wirklichkeit Embolien dar. Lubarsch hat darauf hingewiesen, daß man bei Lungenarterienthromben meistens auch Thromben im Venensystem findet und deshalb die meisten der anscheinend autochthonen Thromben in Wirklichkeit Emboli sind. Doch kommen sicher auch in den Lungenarterien Thromben zur Ausbildung. Ein Teil von diesen sind rein agonale Bildungen und ohne klinische Bedeutung. Doch kommen auch Fälle von Thrombenbildung vor, die mehr oder weniger klinische Erscheinungen machen. Möller fand unter 51 Sektionen mit Gerinnseln in den Lungenarterien nur 2 Fälle, die als autochthone Thrombose angesprochen werden konnten.

Am meisten kommen solche Fälle bei Kindern vor. Beneke erwähnt zwei Fälle von Thrombose der Pulmonalarterie bei Kindern von 2—3 Wochen nach erschöpfendem Darmkatarrh. Etwas häufiger scheinen die Thrombosen bei Masern zu sein. Ich habe drei Kinder im Alter von 1—2 Jahren beobachtet, die an Masern starben und bei denen die Sektion mehr oder weniger ausgedehnte Thrombosen der Lungenarterien ergeben hat. In allen Fällen war die Diagnose auf Bronchopneumonie gestellt, aber nur in einem Falle waren neben den Thrombosen auch pneumonische Herde vorhanden (die Fälle sind von Lutz beschrieben).

Die Kurve eines Falles ist in Abb. 27 wiedergeben. Das Kind war 2 Jahre alt und von jeher kränklich. Etwa 8 Tage nach Beginn der Masern kam es in die medizinische Klinik. Es zeigte Zeichen von Rachitis, pastöse Haut, in den unteren Partien der Lungen besonders links, feuchte, nicht klingende Rasselgeräusche. Über der linken Lunge entwickelte sich allmählich eine Dämpfung, die sich auf die ganze Seite ausbreitete, darüber war Bronchialatmen und spärliches, feinblasiges, klingendes Rasseln zu hören. Das Kind wurde sehr blaß und unter zunehmender Dyspnoe erfolgte der Tod. Die Sektion ergab einen fibrinös-eitrigen Belag auf der Pleura der ganzen linken Lunge mit Kompression des Organes, einen Thrombus in der linken Arteria pulmonalis, der die ganze Arterie von der Abgangsstelle bis in die feinsten Äste völlig verschloß, einige kleine hämorrhagische Infarkte der linken Lunge und Thrombosen in Körperarterien und Venen.

Thrombosen kleiner Äste von Lungenarterien kommen ferner vor bei Vergiftungen. Hier treten sie aber vor anderen klinischen Erscheinungen zurück. In dem S. 1129 erwähnten Fall von Phosgenvergiftung fanden sich auch Thromben in zahlreichen kleinen Arterienästchen der Lunge.

Im Gegensatz zur Seltenheit der primären Thrombose steht die Tatsache, daß die Emboli in den Lungenarterien große Neigung haben, sich durch sekundäre Apposition von Thrombusmaterial zu vergrößern, worauf im Kapitel Embolie hingewiesen ist.

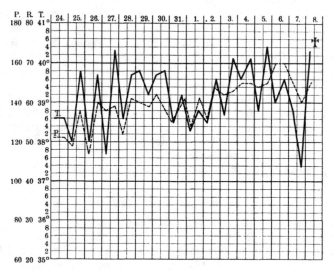

Abb. 27. Temperaturkurve eines zweijährigen Kindes mit Lungenarterienthrombose nach Masern, vom 8. Krankheitstag an.
(Vgl. Lutz, Deutsche med. Wochenschr. 1913. Nr. 34, Fall 3.)

Symptomatologie. Die klinischen Erscheinungen der Pulmonalarterienthrombose sind noch wenig bekannt und werden recht verschieden beschrieben. Gaultier erklärt eine unvollständige progressive Erstickung als das Charakteristische. In Möllers Fällen war ebenfalls eine zunehmende Dyspnoe vorhanden. Méry und Babonneix erwähnen plötzlichen Beginn der Dyspnoe, bisweilen heftige Schmerzen, die in der Gegend des Hindernisses lokalisiert sein können. Battistini betont die Symptomenarmut, das Fehlen von Zyanose und die geringe Dyspnoe, Stadelmann das Fehlen von Zyanose. Für Kraus, Förster und Josserand ist gerade Zyanose und Dyspnoe ohne Befund an Herz und Lunge das hervorstechende Syndrom. Anfallsweise Verschlimmerung erklärt Kraus durch die Bildung neuer Gerinnsel.

Die Dauer der Symptome bis zum Tode schwankt von einigen Tagen bis zu mehreren Monaten. Die Fortdauer des Lebens trotz ausgedehnter Thrombose der Pulmonalarterien wird teilweise durch offenes Foramen ovale, teilweise durch einen Kollateralkreislauf aus den Bronchialarterien erklärt, die stark erweitert sein und einen Teil des Körperblutes durch die Lungen leiten und der Arterialisation zugänglich machen können (Stadelmann, Pick).

Diagnose. Bei der unklaren Symptomatologie ist natürlich die Diagnose äußerst schwierig. Battistini wies auf die auskultatorischen Veränderungen über der Pulmonalis hin: Verstärkung des ersten Tones, systolisches Geräusch, Abschwächung des zweiten Tones, bei Erweiterung des rechten Herzabschnittes und röntgenologisch erkennbarer Verbreiterung des Gefäßschattens. Ein systolisches, in die Diastole hineinreichendes Geräusch ist schon früher beschrieben worden (Fränkel u. a.).

6. Die Hämoptoe.

Definition. Als Hämoptoe oder Hämoptysis bezeichnen wir die Expektoration von Blut, das aus den Bronchien oder aus den Lungen stammt. Sind die entleerten Mengen von Blut sehr gering oder ist dem Sputum nur etwas Blut beigemengt, so spricht man von Hämoptysis, während der Ausdruck Hämoptoe mehr für umfangreichere Blutungen gebraucht wird.

Im Gegensatz zu dieser echten Hämoptoe wird manchmal als falsche Hämoptoe das Auswerfen von Blut, das aus der Mund- oder Nasenhöhle stammt, bezeichnet.

Ätiologie. Die Ursachen der Hämoptoe und Hämoptysis können verschiedene sein:

1. **Blutungen aus den Lungengefäßen.**

a) Zerreißungen des Lungengewebes durch Verletzungen. Die dabei auftretende Hämoptoe ist meistens sehr gering. Größere Bedeutung hat der dabei bisweilen entstehende Hämothorax.

b) Aktive Hyperämie der Lunge, meist entzündlicher Natur. Sie kommt bei Tuberkulose, Krebs, Echinokokken usw. in Frage. Auch die bei Malaria beobachtete Hämoptoe beruht wohl auf aktiver Hyperämie. Meist handelt es sich um geringe Blutungen, die per diapedesim in die Alveolen erfolgen. Eigentlich gehört auch die Blutbeimengung zum Sputum beim Lungenödem hierher, ebenso das pneumonische Sputum, doch wird man hier kaum von Hämoptysis sprechen. Es existieren aber alle Übergänge von rostfarbenem Sputum zu rein blutigem Auswurf. Bei Influenzapneumonie kommen ziemlich reichliche Blutungen vor.

Bisweilen treten solche Blutungen beim Sistieren der Menses vikariierend zu den Zeiten auf, in denen die Menses erfolgen sollten. Eine große Seltenheit ist das bei ganz gesunden Frauen und Mädchen. Bei diesen sehr seltenen Fällen ist man nie ganz sicher, ob nicht doch eine Tuberkulose der Lungen die Ursache für das Aufhören der Menses und für das Auftreten der Blutungen ist. Etwas häufiger sind die vikariierenden Lungenblutungen bei beginnender Tuberkulose. In der Regel werden nur Blutspuren ausgeworfen. Nicht so selten sind gleichzeitig mit den Menses auftretende Hämoptysen im späteren Verlauf der Lungentuberkulose (Lit. bei Cornet).

c) Passive Hyperämie der Lunge. Bei Stauungslunge kommt es in der Regel nur zum Auftreten einzelner roter Blutkörperchen im Sputum, die dessen Aussehen makroskopisch nicht verändern, und zur Bildung von Herzfehlerzellen, die sich manchmal durch eine gelbrötliche Sprenkelung oder gleichmäßige Verfärbung des Auswurfs kenntlich machen. Selten kommt es zu richtiger Hämoptysis. Doch hat Bäumler darauf aufmerksam gemacht, daß manche Patienten mit Mitralstenose fälschlicherweise für tuberkulös angesehen werden, weil sie wiederholt kleine Mengen von Blut auswerfen, und neuerdings hat A. Hoffmann darauf hingewiesen, daß diese Verwechslung recht häufig ist. Er konnte innerhalb eines halben Jahres 7 solcher Fälle beobachten, die in Heilstätten „gebessert" worden waren. Es ist aber auch möglich, daß diese Hämoptysen nicht auf Stauungsblutungen, sondern auf Infarkten beruhen.

Auch Kompression von Lungenvenen durch Drüsen, Aneurysmen und andere Tumoren können mehr oder weniger erhebliche Stauungsblutungen und Hämoptysis zur Folge haben. Ferner gehört hierher der Lungeninfarkt, bei dem das Sputum in der Regel nur mehr oder weniger intensiv blutig verfärbt ist, bei dem es aber bisweilen auch zu ausgedehnten Blutungen kommen kann.

Stauungsblutungen sehen wir ferner bisweilen auch bei vorübergehender Stauung im Lungenkreislauf, wie sie durch starkes Pressen, namentlich bei Keuchhusten zustande kommt. Auch die Fälle von Hämoptoe im Anschluß an Überanstrengungen bei anscheinend vollkommen gesunden Menschen sind teilweise als Stauungsblutungen aufzufassen, während freilich nicht selten in Wirklichkeit eine Lungentuberkulose vorliegt, bei der die Blutung durch die Überanstrengung bzw. durch das mit dieser verbundene Pressen mit geschlossener Stimmritze (vgl. S. 1049f.) nur ausgelöst wird.

d) Hämorrhagische Diathese. Bei Purpura, Skorbut, Hämophilie, auch bei manchen Vergiftungen kommen Lungenblutungen vor, die als kapillär aufzufassen sind. Selten erreichen sie einen beträchtlichen Grad.

e) Bei Arrosion von Gefäßen durch Ulzerationen bei Tuberkulose, Syphilis, Karzinom, Aktinomykose, Echinokokkus, Distoma usw. können Blutungen zustande kommen, die bisweilen nur gering, bisweilen aber auch sehr bedeutend sind. Meistens handelt es sich nur um arterielle Blutungen, da die Venen offenbar zu rasch thrombosieren, als daß es zu einer Blutung kommen könnte. Auch Perforation eines Speiseröhrenkrebses gleichzeitig in einen Bronchus und in eine Pulmonalarterie kommt vor, sogar Durchbruch eines verjauchten Bronchialkrebses in das linke Herzrohr ist beschrieben (Schmidtmann).

f) Aneurysmen der Äste der Pulmonalarterie bilden die häufigste Ursache der Blutung in Kavernen, speziell der Blutungen größeren Umfanges bei Lungentuberkulose.

g) Arteriosklerose der Pulmonalarterie führt höchst selten zu Blutungen.

h) Blutungen aus einem Lungenvarix sind von Hedinger und von Nauwerck beschrieben.

i) Hereditäre Hämoptoe bei 7 Gliedern einer Familie, ohne alle andern Befunde, von der Pubertät an das ganze Leben hindurch sich wiederholend, hat Libman beobachtet.

2. Blutungen aus Bronchialgefäßen.

a) Kapilläre Hämorrhagien aus der Bronchialschleimhaut bei entzündlichen Zuständen, bei hämorrhagischer Diathese, endlich bei Stauungsbronchitis. Meist sind es nur geringe Spuren von Blut, die makroskopisch nicht immer zu erkennen sind. Bisweilen sieht man auch streifige Beimengungen von Blut im Auswurf. Einzig bei plastischer Bronchitis kommt es, namentlich wenn die Gerinnsel unter sehr heftigen Hustenstößen herausbefördert werden, bisweilen zu stärkeren Blutungen.

b) Ulzerationen der Bronchialschleimhaut und Arrosion von Bronchialarterien. Auch hier kommt es selten zu größeren Blutungen. Syphilitische, tuberkulöse, durch Parasiten hervorgerufene Geschwüre machen in der Regel nur geringe Blutungen. Auch bei Variola können Pusteln auf der Bronchialschleimhaut Blutungen zur Folge haben. Am wichtigsten sind die Blutungen bei Bronchiektasien, die nicht selten zur fälschlichen Diagnose einer Lungentuberkulose Veranlassung geben.

3. Blutungen aus der Aorta oder einem ihrer Hauptäste. Wenn ein Aneurysma in einen Bronchus perforiert, so erfolgt in der Regel eine tödliche Blutung.

Bisweilen können ihr Vorboten in Form wiederholter geringer Hämoptysen vorausgehen. Die Perforationsblutung ist aber nicht die häufigste Todesursache beim Aortenaneurysma. Nach der Statistik von Baer sterben nur 15% der Aneurysmenkranken auf diese Weise. Sehr selten kommt auch Durchbruch einer Kaverne in eine gesunde Aorta vor (Girardet, Jastrzab).

Wenn man von den geringen Blutbeimengungen beim Sputum, der Hämoptysis absieht, so bildet weitaus die häufigste Ursache der Hämoptoe die Lungentuberkulose, viel seltener die Bronchiektasie. Man kann bei der Lungenschwindsucht zwischen Frühblutungen und Spätblutungen unterscheiden. Die ersten stellen bisweilen nur sehr geringe, vielleicht teilweise parenchymatöse Blutungen dar, können aber auch sehr reichlich werden. Dann stammen sie wohl meistens aus geplatzten Aneurysmen, die in einer latent tuberkulösen Stelle, in einer mehr oder weniger ausgeheilten kleinen Kaverne vorhanden waren. Doch wird von manchen Autoren die Mehrzahl der Initialblutungen auf venöse Hämorrhagien zurückgeführt. Die Spätblutungen sind fast immer durch Aneurysmen bedingt, die sich dadurch in Kavernen entwickeln, daß bei der fortschreitenden Ulzeration ein Gefäß verschont wird und als Strang isoliert stehen bleibt. Während die Venen obliterieren, bleiben die Arterien teilweise durchgängig und zeigen häufig aneurysmatische Erweiterungen. Die Kaverne, in der eine Blutung erfolgt, erscheint gar nicht selten vollkommen geglättet, der tuberkulöse Prozeß ausgeheilt. Im Gegensatz zu den Frühblutungen, die sozusagen nie zum Tode führen, können die Spätblutungen gefährlich werden (vgl. das Kapitel Tuberkulose).

Symptomatologie. Je nach der Menge des expektorierten Blutes sind die Symptome sehr verschieden. Die geringe Beimengung zum Sputum, die Hämoptysis, braucht hier nicht beschrieben zu werden. Dagegen sind die Symptome der schwereren Blutung, der Hämoptoe im engeren Sinne, zu erwähnen.

Häufig tritt die Blutung ohne alle Vorboten ein. Der Patient fühlt etwas Heißes im Hals, bekommt Hustenreiz und bemerkt zu seinem Schrecken, daß ihm Blut aus dem Mund stürzt. In anderen Fällen gehen Vorboten voraus, Oppression auf der Brust, Pleuraschmerzen, leichte Temperatursteigerungen, bisweilen auch blutige Streifen im Auswurf, selten rostfarbenes Sputum. Die Blutung kann so heftig sein, daß das Blut stromweise aus dem Munde fließt, sogar auch aus der Nase, ja, daß der Patient daran erstickt. Meistens erfolgt aber die Blutung langsamer, häufig schubweise, so daß der Kranke mehrmals hintereinander einen Mund voll Blut auswirft, dann wieder für einige Zeit Ruhe hat, darauf von neuem Blut auswirft usf.

Die Menge des ausgehusteten Blutes kann sehr verschieden sein. Bald sind es nur wenige Eßlöffel, bald mehrere 100 ccm, selbst 1 Liter und mehr. Mengen von über 3 Liter sind schon beobachtet worden.

Das Blut ist meistens hellrot, schaumig. Bisweilen gerinnt es in einzelnen Fetzen, häufig bleibt es flüssig oder auf der Flüssigkeit schwimmen einzelne Gerinnsel. Die Ursache der Ungerinnbarkeit ist noch nicht ganz klar (vgl. Magnus-Alsleben). Bei sehr reichlicher Blutung ist in seltenen Fällen das Blut dunkel, venös. Meistens ist es mit reichlichem Speichel oder Bronchialschleim vermischt, manchmal kommt auch Mageninhalt dazu, da bei der Hämoptoe Brechreiz und Erbrechen besteht. Es kann auch vorkommen, daß ein Teil des Blutes verschluckt und nachher wieder erbrochen wird.

Bei der Hämoptoe wird meistens auch das Nervensystem stark in Mitleidenschaft gezogen, namentlich bei den ersten Attacken. Die Blutung regt den Patienten gewaltig auf, verursacht lebhafte Angst, die teilweise in der Atemnot begründet, in der Hauptsache aber durch die Furcht des Patienten

vor einem schlimmen Ende bedingt ist. Das Gesicht wird blaß, der Puls häufig
schwach und frequent, die Temperatur kann auf subnormale Werte sinken.
Nach kurzer Zeit tritt häufig eine Reaktion auf, das Gesicht wird rot, der Puls
voll und dikrot, der Patient unruhig, und nicht selten erfolgt in diesem Stadium
eine neue Blutung. Bei wiederholter Blutung werden die Patienten bisweilen
auch recht sorglos.

Kommt die Blutung zum Stehen, so bleibt häufig noch ein Hustenreiz zurück, den der Patient oft aus Furcht vor einer neuen Blutung ängstlich unterdrückt. Gewöhnlich werden noch einige Stunden oder tagelang Sputa ausgeworfen, die anfangs noch fast rein blutig, später immer mehr schmutzig braunrot und schließlich nur noch schwach gefärbt werden. Meistens fühlt sich der
Patient noch längere Zeit hindurch elend. In den ersten Tagen nach der Blutung
pflegt Fieber aufzutreten, das vielleicht auf die Resorption von Blut, vielleicht
auf entzündliche Prozesse zu beziehen ist. Das Fieber ist selten hoch und verschwindet meist nach 2—3 Tagen wieder.

Bei der Untersuchung der Lungen hört man häufig über den abhängigen
Partien reichliche feinblasige und gröbere Rasselgeräusche, oft nur auf der
Lunge, in der die Blutung erfolgt ist, oft auch auf beiden Seiten, dann aber auf
der einen Seite reichlicher. Durch die Untersuchung der hinteren unteren
Lungenpartien ist es in der Regel möglich zu erkennen, in welcher Lunge die
Blutung stattgefunden hat, während die Untersuchung der Stellen, wo voraussichtlich die Quelle der Blutung ist, oft kein Resultat liefert. Seltener hört
man auch an der Stelle, an der die Blutung stattfand, also in der Regel über
einer Spitze, Rasselgeräusche, die vor der Hämoptoe nicht vorhanden waren,
und die deshalb diagnostisch wichtig sind. Das Röntgenbild läßt bisweilen
das Blut in den Azini als feinfleckige Marmorierung erkennen.

Beim Durchbruch eines Aneurysmas führt die Lungenblutung in der
Regel so rasch zum Tode, daß der Arzt den Patienten nicht mehr lebend sieht.
Hier erfolgt der Tod in der Regel durch Erstickung, bevor noch die Verblutung
eingetreten ist. In den späteren Stadien der Lungentuberkulose kann der
Patient bisweilen an der Blutung ebenfalls ersticken, viel häufiger jedoch tritt
der Tod, nachdem die Hämoptoe sich vielleicht wiederholt hat, an Entkräftung ein.

Größer als die unmittelbare Lebensgefahr ist bei der Hämoptoe der
Phthisiker, besonders in den früheren Stadien, die Gefahr einer Verbreitung
der Tuberkulose in bisher gesunde Lungenpartien. Mit dem Blut werden
nicht selten Tuberkelbazillen in die Bronchien anderer Bezirke verschleppt,
und dann entstehen besonders in den Unterlappen Aspirationsherde, die sich
rasch vergrößern und das Bild der akuten disseminierten Tuberkulose, seltener
das der käsigen Pneumonie zur Folge haben.

Diagnose. Zuerst hat man festzustellen, daß das Blut wirklich aus der
Lunge bzw. aus den Bronchien stammt. Bei reichlicher Hämoptoe ist das in
der Regel nicht schwierig, wenn man sich vor Augen hält, daß das Blut bei der
Hämoptoe durch Husten entleert wird, hell und schaumig, häufig mit Sputum
vermischt ist. In zweifelhaften Fällen zeigt auch die Beschaffenheit der Sputa,
die später entleert werden, die Anwesenheit von Blut in den Lungen an. Auch
der Nachweis von Rasselgeräuschen in den abhängigen Partien einer Lunge
kann die Diagnose unterstützen.

Schwierigkeiten können zunächst entstehen, wenn ein Patient behauptet,
eine Hämoptoe erlitten zu haben, ohne daß man der Blutung selbst beigewohnt
hat oder das entleerte Blut zu Gesicht bekommt. Es kommt bisweilen bei
Arbeitern vor, die behaupten, infolge eines Unfalles oder einer Überanstrengung
einen Blutsturz erlitten zu haben, ferner bei hysterischen Individuen. Findet

man kurze Zeit nach einer angeblich profusen Lungenblutung keinerlei Rasselgeräusche in den abhängigen Partien, so ist die Sache sehr verdächtig. Viel häufiger erhebt sich aber die Frage, ob das ausgeworfene Blut tatsächlich aus der Lunge stammt oder aus einer anderen Quelle.

Nicht selten muß die Differentialdiagnose gegenüber einer Hämatemesis gestellt werden. Es wurde schon erwähnt, daß bei einer Hämoptoe Erbrechen vorkommen kann, umgekehrt führt das Bluterbrechen nicht selten zu Hustenreiz. Ist das Blut alkalisch, so kann es nicht aus dem Magen stammen, ist Salzsäure darin vorhanden, so kann die Entscheidung schwierig werden. Manchmal findet man dann schaumige Partien, die nur aus der Lunge stammen können, neben den durch die Salzsäure veränderten braunen Massen, wenigstens wenn man das entleerte Blut frisch zur Beobachtung bekommt. Bisweilen führt nur die Anamnese und die Untersuchung des Patienten zum Ziele, indem ein vorhandenes Lungenleiden für Hämoptoe, eine Magenaffektion für Hämatemesis spricht. Reichliche Rasselgeräusche in den abhängigen Partien einer Lunge sprechen immer für Hämoptoe.

Das Blut kann auch von einer Epistaxis stammen. Dann werden in der Regel Blutkoagula ausgeworfen, die mit Speichel vermischt sind und die dem Herabfließen von Blut aus den Choanen ihre Entstehung verdanken. Man sieht dann bei der Inspektion des Rachens Blut oder Koagula an der hinteren Rachenwand, aus den Choanen herkommend. Selten fehlt dabei die Blutung aus den Nasenlöchern vollständig, gewöhnlich wird wenigstens beim Schneuzen Blut entleert.

Ulzerationen des Kehlkopfs, namentlich zerfallende maligne Geschwülste, können sehr reichliche Blutungen hervorrufen. Meistens sind aber schon andere Erscheinungen vorangegangen, so daß der Verdacht auf den Kehlkopf gelenkt und eine Untersuchung, eventuell mit dem Kehlkopfspiegel, veranlaßt wird.

Sehr häufig sind Blutungen aus dem Zahnfleisch, die zum Auswerfen von frischem, mit Speichel gemischtem Blut oder von blutig verfärbtem Speichel führen. Die entleerten Blutmengen sind immer sehr gering und die meisten Patienten merken selbst, daß das Blut aus dem Zahnfleisch stammt. Bisweilen ist die Ursache eine Gingivitis, eine hämorrhagische Diathese, bisweilen aber auch Erkrankungen der Zähne, insbesondere Alveolarpyorrhöe. Nur hysterische Patienten und Simulanten behaupten, daß das Blut, das sie häufig aus dem Zahnfleisch ansaugen, durch Husten aus der Tiefe befördert werde. Gewöhnlich zeigt schon die lackfarbene Beschaffenheit der vorgewiesenen Flüssigkeit, woher diese stammt, und die Untersuchung des Mundes bestätigt den Verdacht.

Chronische Pharyngitis führt häufig zu wiederholten kleinen Blutungen. Meist sind es strichförmige blutige Stellen im Auswurf, und die Untersuchung des Rachens verschafft in der Regel sofort Klarheit.

Sind alle anderen Quellen für die Blutung ausgeschlossen und ist die Diagnose einer Hämoptoe sicher, so gilt es deren Ursache festzustellen. Bei einer abundanten Blutung wird sich in der Regel eine genaue Untersuchung des Patienten verbieten und man wird sie auf einige Tage später verschieben. Handelt es sich nur um eine Hämoptysis, so untersuche man den Patienten sofort genau und denke an alle Ursachen der Blutung, die im Abschnitt über die Ätiologie erwähnt sind. Besonders denke man immer daran, daß die wichtigste Ursache die Tuberkulose ist, daß aber auch für größere Blutungen Bronchiektasien, Syphilis, Krebs, Aktinomykose usw., für geringere außerdem noch chronische Bronchitiden usw. in Betracht kommen.

Prognose. Die Prognose ist natürlich vom Grundleiden abhängig. Doch ist in den meisten Fällen die Hämoptoe eine unangenehme Komplikation, die manchmal das Leben direkt gefährdet, unter allen Umständen aber, wenn sie reichlich ist, den Kranken schwächt. Einzig die initiale Hämoptoe bei Lungentuberkulose macht eine Ausnahme. Hier ist die Prognose quoad vitam fast absolut günstig, und wenn man bei einer beginnenden Phthise oder bei einem vorher scheinbar gesunden Menschen zu einer Hämoptoe gerufen wird, so kann man den Patienten mit gutem Gewissen dadurch beruhigen, daß man ihm erklärt, daran sei noch niemand gestorben. Erfahrungsgemäß verlaufen sogar diese Tuberkulosen besonders gutartig, wohl weniger aus dem Grunde, weil die Patienten dadurch schon früh auf ihr Leiden aufmerksam werden und in Behandlung kommen, als deshalb, weil die Hämoptoe besonders bei fibrösen, also verhältnismäßig gutartigen Phthisen vorkommt. Freilich darf man auch dann die Gefahr einer Propagation der Tuberkulose durch das in die Bronchien entleerte Blut nicht außer acht lassen.

Therapie. Geringfügige Blutungen bedürfen keiner besonderen Behandlung, sondern die Therapie hat nur das Grundleiden zu berücksichtigen. Dagegen ist bei den umfangreicheren Blutungen die Behandlung die gleiche, was auch deren Ursache sei.

Von jeher war der erste Grundsatz, für möglichst absolute Ruhe zu sorgen. Der Patient soll ruhig im Bett liegen, oder, wenn er es vorzieht, in halbsitzender Stellung im Bett verweilen. Es ist für gute Pflege zu sorgen, so daß die Bewegungen auf ein Minimum reduziert werden. Selbst die Bewegung des Kauens ist beim noch blutenden Kranken zu vermeiden, deshalb soll der Patient nur flüssige oder höchstens breiartige Kost bekommen. Dagegen hat die übliche Vorschrift, nur kalte Kost (gekühlte Milch, Eispillen) zu verabreichen, weder theoretisch noch praktisch eine genügende Begründung (vgl. Blümel). Als Getränk kann man Zitronenlimonade oder Mixt. acida Halleri geben, obschon deren Verordnung auf etwas dunklen Vorstellungen über den Mechanismus der Hämoptoe und auf einem zum mindesten schwach begründeten Analogieschluß zu anderen Blutungen beruht.

Auch die Untersuchung des Patienten ist auf ein Minimum zu beschränken. Insbesondere hat es keinen Sinn, bei einer frischen Hämoptoe allzu eingehend nach der Spitzenläsion zu suchen. Man quält dadurch nur den Patienten und findet die Affektion häufig doch nicht (vgl. oben). Dagegen empfiehlt es sich, den Kranken einmal vorsichtig aufzusetzen und hinten unten auf beiden Seiten rasch auszukultieren. Man hört dann meistens auf der einen Seite allein oder wenigstens auf der einen Seite reichlicher Rasselgeräusche und man erkennt, aus welcher Lunge wahrscheinlich das Blut stammt.

Auf die Seite, in der man die Blutung vermutet, lege man einen Eisbeutel. Dieser hat zum mindesten die Folge, daß der Patient ruhig liegen bleibt. Deshalb fahre man mit seiner Anwendung möglichst lange fort. Es ist aber besser, zwischen die Haut und den Eisbeutel ein Stück Flanelltuch zu legen, da sonst bisweilen Neuralgien, Brustfellreizungen oder selbst Hautgangrän zustande kommen können. Es ist aber durchaus nicht unmöglich, daß die Kälte eine Kontraktion der blutenden Lungenarterie zur Folge hat (vgl. S. 1099 f.).

Die absolute Ruhe hat auf alle Fälle den Erfolg, die Blutzirkulation im ganzen und damit auch den Blutstrom in der Lunge möglichst langsam zu gestalten. Eine andere Frage ist die, ob man auch die Atembewegungen auf ein Minimum reduzieren müsse. Wenn man die Lunge vollständig ruhig stellen kann, so ist die Bedingung für die Blutstillung die beste. Das ist aber nur mit Hilfe des künstlichen Pneumothorax möglich. Dieser ist daher in allen Fällen anzuwenden, in denen man sonst nicht zum Ziele kommt. Auch dann, wenn bei einer einseitigen Tuberkulose eine Hämoptoe auftritt, ist er am

Platze, wenn er technisch durchgeführt werden kann (vgl. das Kapitel Lungentuberkulose). Zur Verminderung der Atembewegungen ist auch die Auflegung eines Sandsackes oder die Fixierung der Brusthälfte mittels Heftpflasterstreifen empfohlen worden. Es ist aber fraglich, ob eine Ruhigstellung der Atmung, wenn sie nicht vollständig ist, einen Zweck hat. Freilich sollte man erwarten, daß dabei das offene Gefäß möglichst wenig gezerrt, und die Thrombosierung deshalb begünstigt wird. Auf der anderen Seite wissen wir nicht, ob nicht etwa bei oberflächlicher Atmung die Durchblutung der Lunge besser ist als bei tiefer Inspiration. Deshalb gibt es Ärzte, die gerade eine vertiefte Atmung empfehlen. Egger hat auf das Verfahren des Naturarztes Niemeyer hingewiesen, der vor 50 Jahren die blutenden Patienten stabturnen ließ. Ich sah bei einem Phthisiker die Blutung rasch zum Stillstand kommen, als er ein Delirium bekam und in die Tobzelle gebracht werden mußte.

Vielleicht ist so auch die Wirkung der Kuhnschen Lungensaugmaske zu erklären, die bei Hämoptoe häufig günstig wirken soll.

Gegen die Ruhebehandlung sind neuerdings vielfach Bedenken geäußert worden. Bang hat an einem großen Krankenmaterial statistisch nachgewiesen, daß die Blutungen bei Phthisikern sich auf die Zeit der Ruhe und der Bewegung ganz gleichmäßig verteilen, daß also die Muskeltätigkeit keine Blutung auslöst. Nun wird allerdings die Entstehung und die Fortdauer einer Blutung nicht durch die gleichen Bedingungen beherrscht, und wir sehen doch recht häufig, daß Patienten, bei denen die Blutung zum Stehen gekommen war, nach einer Anstrengung wieder von neuem Blut aushusten. Aber soviel ist richtig, daß eine allzu strenge und allzu lange fortgesetzte Ruhebehandlung nichts nützt. Deshalb ist die strenge Bettruhe auf die ersten Tage zu beschränken, wo sie schon aus Rücksicht auf die Geistesverfassung des Patienten und seine Umgebung wohl von allen Ärzten durchgeführt wird. Dann aber warte man nicht zu lange mit der Erlaubnis zu etwas Bewegung und behalte den Kranken nicht zu lange ganz im Bett.

Sehr wichtig ist immer die psychische Beruhigung des Patienten und seiner Umgebung. Recht oft führt die Aufregung des Kranken, die durch die Familie und durch Besuche gesteigert wird, zu einer erneuten Blutung. Deshalb ist der Patient in den ersten Tagen möglichst einsam zu lassen.

Die medikamentöse Behandlung hat den Zweck, den Patienten zu beruhigen, den Hustenreiz zu unterdrücken und die Blutung direkt zu stillen.

Zur Beruhigung des Patienten ist bisweilen eine Morphiuminjektion notwendig. Vielfach wird dringend vor dem Morphium gewarnt (z. B. Blümel), und es läßt sich nicht bestreiten, daß durch die Herabsetzung der Erregbarkeit die Gefahr einer Ansammlung des Blutes in den Luftwegen und dadurch einer Erstickung herbeigeführt wird. Viele Autoren berichten auch von Fällen, in denen Patienten, die aus Angst übergroße Dosen von Morphium oder Kodein genommen hatten, gestorben sind, weil sie erst erwachten, als sich das Blut in solcher Menge angesammelt hatte, daß die Erstickung eintreten mußte. Es handelt sich hier aber immer um sehr große Dosen, und man kann daraus nur die Lehre ziehen, sich auf kleine Gaben zu beschränken. Diese führen aber bisweilen eine so bedeutende Beruhigung des Patienten herbei, daß der Vorteil weit größer ist als die Gefahr.

Die Unterdrückung des Hustens ist dann angezeigt, wenn sehr starker Reiz besteht. Eine vollständige Beseitigung des Reflexes ist aber gefährlich. Man gebe deshalb Kodein, Heroin usw. in Dosen, die eben hinreichen, um den trockenen Husten zu beseitigen, man mache aber die Patienten darauf aufmerksam, daß sie den Husten nicht zu sehr unterdrücken und das Blut nicht gewaltsam zurückhalten dürfen. Die Gefahr besteht nicht nur in der Erstickung, sondern auch in der Ansiedlung der Tuberkelbazillen in den Aspirations-bezirken.

Man hat versucht, durch verschiedene Mittel die Blutung direkt zu stillen. Zunächst sind die Hämostyptica zu nennen, die auch für die Unter-drückung anderer Blutungen, namentlich der uterinen, gebraucht werden (Er-gotin, Extr. Hamamelis, Extr. Hydrastis canadensis). Ihr Nutzen ist aber vom theoretischen Standpunkt höchst anfechtbar und durch die Praxis nichts weniger als erprobt. Noch weniger Zweck hat das Adrenalin oder die Hypophysenpräpa-rate, die wiederholt empfohlen wurden (Seenger). Wir kennen kein Mittel, das durch die Einwirkung auf den Kreislauf die Blutung zum Stehen bringen könnte (W. Frey).

Besser theoretisch begründet sind die Mittel, die die Gerinnung des Blutes zu verbessern suchen. Unter diesen erfreut sich die Gelatine der größten Anhängerschaft. Sie wird am sichersten subkutan angewandt, am besten in Form der Merckschen 2%igen sterilisierten Lösung, evtl. mehrmals täg-lich 100 g.

Die Injektion von Serum (menschlichem oder tierischem), die durch Zu-fuhr von Thrombokinase wirken soll, wird nicht selten angewandt. Ich selbst habe keine überzeugenden Erfolge gesehen.

Neuerdings hat der Vorschlag von den Veldens, Injektionen von hyper-tonischer Kochsalzlösung intravenös zu machen, vielen Anklang gefunden. Auch ich habe damit einige anscheinend gute Erfolge erzielt. Man gibt am besten 4,0 ccm einer 10%igen Lösung intravenös. Von den Velden fand, daß die Wirkung auf einer Anziehung von Wasser in das Blut, einer hydrämi-schen Plethora beruht, wobei auch Thrombokinase aus den Geweben in die Blutbahn aufgenommen wird. Die Methode ist experimentell gut begründet, doch kann die Wirkung nicht länger als eine Stunde andauern, so daß häufig Wiederholungen notwendig sind. Heymann empfiehlt 10 ccm einer 10%igen Bromnatriumlösung, die gleichzeitig beruhigt.

Ob die Wirkung des Trinkens von Kochsalzlösung auf der gleichen Ursache beruht, ist nicht sicher. Vielleicht beruht sie auch auf dem dadurch erzeugten Brechreiz oder Erbrechen. Manche Autoren (Cornet) haben in Fällen, in denen sonst nichts mehr nützte, Stillung der Blutung durch ein Brech-mittel gesehen.

Stärker und dauernder als beim Kochsalz ist der gerinnungsfördernde Ein-fluß beim Koagulen und Klauden, die intramuskulär gegeben werden können, aber bei intravenöser Einspritzung noch besser wirken. Doch muß die Injektion sehr langsam geschehen, am besten als Infusion der durch Kochsalzlösung auf 50—100 ccm verdünnten Substanz, da sonst leicht Schock auftritt Auch nach intramuskulären Injektionen von Hämoplastin sah ich mehrmals auf-fallend rasches Sistieren der Blutung.

Von anderen Mitteln wäre noch das Plumbum aceticum (2stündlich 0,05), das von Traube empfohlen wurde, zu erwähnen, ferner Tartarus stibiatus (Pillen von 0,05 mit 0,01 Opium — Mattei und Escudier), Chininum tannicum (3 mal täglich 0,3 — Haedicke), Emetin (Cheinisse).

Vielfach wird Digitalis (mehrmals täglich 0,05—0,1, vgl. Jessen), noch mehr Kampfer (bis zu 30 g des 10%igen Öles täglich, Volland) empfohlen. Wir wissen, daß die Weite der Lungengefäße dadurch beeinflußt wird (vgl. S. 1113), und man hat tatsächlich oft den Eindruck, daß durch große Kampfer-dosen die Blutung rasch zum Stillstand gebracht wird. Die Kampferbehandlung wird deshalb von vielen Seiten empfohlen (z. B. Lunde, Zehner, Boits, Cheinisse).

Endlich ist als ein gutes Mittel noch das Abbinden der Glieder zur Verminderung des Zuflusses von venösem Blut zu erwähnen. Arme und Beine werden mit einer elastischen Binde (im Notfall genügt ein Handtuch) so stark geschnürt, daß die Venen anschwellen und das Glied blau und warm wird. Wenn es sich kalt anfühlt oder gar der Puls verschwindet, so ist die Abschnürung zu stark. Beim Lösen ist langsames Vorgehen nötig, da sonst starke Druckschwankungen entstehen, die eine erneute Blutung hervorrufen können.

Bei hartnäckiger oder immer wieder sich wiederholender Blutung bleibt als einziger Ausweg die Anlegung eines künstlichen Pneumothorax, der, wenn die Seite der Blutung erkannt werden kann und die Ausführung des Eingriffs nicht durch Verwachsungen verhindert wird, die Blutung meist mit Sicherheit zum Stehen bringt.

7. Der Hydrothorax.

Die nicht entzündliche Flüssigkeitsansammlung in der Pleurahöhle ist immer nur Teilerscheinung einer allgemeinen Zirkulationsstörung oder — in sehr seltenen Fällen — Folge eines lokalen Hindernisses für den Blut- und Lymphabfluß. Der Hydrothorax kann aber im Krankheitsbild eine hervorragende Stellung einnehmen, er kann die Beschwerden des Patienten wesentlich vermehren und eine besondere Behandlung erfordern, er kann Gefahren für den Kranken mit sich bringen, er kann schließlich auch differentialdiagnostische Schwierigkeiten bereiten. Aus diesen Gründen ist es notwendig, ihn hier besonders zu besprechen.

Ätiologie. Die häufigste Ursache des Hydrothorax sind die Zustände, die zu einer Stauung im großen Kreislauf führen. (Die Venen der Pleura costalis entleeren ihr Blut größtenteils in die V. mammaria int.) Er kann deshalb bei allen Lungen- und Herzleiden zur Beobachtung kommen, die zu Ödemen, Flüssigkeitsansammlungen im Abdomen oder im Perikard, Leberschwellung usw. führen. Im ganzen kann man sagen, daß die Ansammlung von Flüssigkeit in der Pleurahöhle nur bei hochgradiger Stauung auftritt und ohne gleichzeitige Hautödeme selten zur Beobachtung kommt, es entzieht sich aber vollkommen unserer Kenntnis, weshalb es bei gleich starker Stauung das eine Mal zu Hydrothorax kommt, das andere Mal nicht.

Die Erklärung dafür ist ebenso unmöglich, wie die Antwort auf die Frage, weshalb der eine Patient schon bei geringer Leberschwellung Ödeme bekommt, der andere mit starker Cyanose und großer Stauungsleber Jahre lang ohne das geringste Anasarka herumläuft. Sicher spielt eine Schädigung der Pleurakapillaren durch die Stauung die Hauptrolle.

Das gleiche gilt für die Nierenleiden, in deren Gefolge sich Hydrothorax einstellt. Auch hier sehen wir bisweilen schon bei sehr geringem Hautödem eine Flüssigkeitsansammlung in der Pleurahöhle, während sie manchmal bei Patienten mit ganz enormer Hautwassersucht vollständig ausbleibt.

In seltenen Fällen kommt ein Hydrops der Brusthöhle dadurch zustande, daß eine bösartige Geschwulst des Mediastinums auf die Abflußwege für die Lymphe der Pleura drückt.

Pathologische Anatomie. Man findet in der Pleurahöhle eine helle gelbliche Flüssigkeit. Über die Natur des Transsudates wird unten zu sprechen sein. Gewöhnlich ist die Flüssigkeit in beiden Brusthöhlen ungefähr gleich reichlich. Deshalb fehlt in der Regel eine Verdrängung des Herzens nach der einen Seite. Dagegen ist die Kompression der Lunge uud die Abwärtsdrängung des Zwerchfelles gleich wie bei der exsudativen Pleuritis. Bestanden vor der Entstehung des Hydrothorax Pleuraverwachsungen, so kann eine abgekapselte Flüssigkeitsansammlung entstehen (Hydrothorax saccatus). Bestehende Pleuraschwarten können ödematös, sulzig werden.

Symptomatologie. Die lokalen Symptome des Hydrothorax sind die gleichen wie die der exsudativen Pleuritis. Sie brauchen deshalb hier nicht ausführlich

besprochen zu werden. Dagegen fehlen die Allgemeinsymptome der Entzündung, wie das Fieber, und auch die lokalen entzündlichen Beschwerden, wie
der Schmerz und die Seitenstiche, sind meistens geringer.

Gewöhnlich wird angegeben, daß die Verschieblichkeit eines Transsudates größer sei als die eines entzündlichen Exsudates. Der Unterschied ist
aber lange nicht so groß, wie meistens angenommen wird. Die Angabe der
Lehrbücher hängt wohl damit zusammen, daß die Erklärung der Perkussions-
verhältnisse bei der Pleuritis exsudativa früher falsch war und daß, als man bei
dieser die theoretischen Erwartungen nicht bestätigt fand, zur Erklärung der
tatsächlichen Verhältnisse Pleuraverwachsungen usw. herangezogen werden
mußten. Für den Hydrothorax konnten diese Bedingungen nicht gelten, deshalb sollte hier die theoretisch geforderte Beweglichkeit vorhanden sein. Nachdem aber die Grundlagen für die früher herrschende Vorstellung über die Entstehung der pleuritischen Dämpfung sich als unrichtig erwiesen haben (vgl.
das Kapitel Pleuritis), ist kein Grund mehr vorhanden, beim Hydrothorax
eine größere Beweglichkeit des Ergusses anzunehmen als bei der Brustfellentzündung. In der Tat ist auch der Unterschied zwischen entzündlichen und
nicht entzündlichen Flüssigkeitsansammlungen nur gering. Freilich kommt
eine vollkommen unverschiebliche Dämpfung bei einem Transsudat (abgesehen
von einem Stauungserguß bei Pleuraverwachsungen) nie vor, dagegen beschränkt sich die Verschieblichkeit beim Hydrothorax ebenso wie bei vielen
Pleuritiden darauf, daß bei aufrechter Stellung die vordere, im Liegen die hintere
Flüssigkeitsgrenze etwas ansteigt.

Ein Unterschied in den Perkussionsverhältnissen bei Hydrothorax und
exsudativer Pleuritis besteht darin, daß die entzündlichen Ergüsse in der Regel
einseitig sind, während ein Stauungstranssudat von nennenswerter Ausdehnung
kaum je auf eine Seite beschränkt ist. Deshalb fehlen die Verschiebungen des
Herzens und des Mediastinums nach der einen Seite.

Diagnose. Die Diagnose eines Hydrothorax deckt sich mit der eines entzündlichen Exsudates, so daß auf das Kapitel Pleuritis verwiesen werden kann.
Nur in dem Punkte besteht ein Unterschied, daß die durch Probepunktion
gewonnene Flüssigkeit verschieden ist.

Das spezifische Gewicht des Exsudates ist höher als das eines Transsudates. Das beruht in erster Linie auf einem verschiedenen Gehalt an Eiweiß.
Entzündliche Exsudate enthalten meist 4—6, Stauungstranssudate 1—3, hydr-
ämische Transsudate 0,1—0,3% Eiweiß. Die Bestimmung des Eiweißgehaltes
kann durch Ausfällung und Wägung oder durch Refraktometrie (Reiß) geschehen. Der Eiweißgehalt läßt sich aber aus dem spezifischen Gewicht mit
Hilfe der von Reuß angegebenen Formel berechnen: $E = {}^3\!/_8\,(S - 1000) - 2,8$,
wobei E den Prozentgehalt an Eiweiß, S das spezifische Gewicht bedeutet.
Runeberg hat angegeben, daß die Berechnung genauer wird, wenn man statt
der Konstante 2,8 für Flüssigkeiten mit einem spezifischen Gewicht unter 1014
die Zahl 2,73, für solche von mehr als 1015 die Zahl 2,88 einsetzt. Daraus geht
hervor, daß man an Stelle des Eiweißgehaltes einfach das spezifische Gewicht
differentialdiagnostisch verwerten kann.

Reuß nahm an, daß ein spezifisches Gewicht von mehr als 1018 mit Sicherheit ein Exsudat, ein solches von weniger als 1015 einen Hydrothorax beweise.
Später hat sich aber gezeigt, daß auch ein niedriges spezifisches Gewicht gelegentlich bei Exsudaten vorkommen kann. Unverrichts Schüler Lunin
kam zum Schluß, daß als oberste Grenze der Transsudate ein spezifisches Gewicht von 1014 gelten müsse, daß dagegen niedrigere spezifische Gewichte
einen entzündlichen Erguß nicht ausschließen lassen.

Neuere Erfahrungen haben gezeigt, daß die Regel, wonach ein spezifisches Gewicht über 1018 nur bei Exsudaten vorkommt, zu Recht besteht, daß ein niedriges spezifisches Gewicht für ein Transsudat spricht, daß aber auch bei einem niedrigen Wert eine Entzündung vorhanden sein kann und daß Zahlen zwischen 1012 und 1018 nur mit Vorsicht beurteilt werden können. Bei einer Entzündung kann die Flüssigkeit durch Hydrämie verdünnt sein, bei langer Dauer eines Stauungstranssudates steigt das spezifische Gewicht, und endlich ist der Ernährungszustand des Individuums von Bedeutung für den Eiweißgehalt der Flüssigkeit.

Ein besseres Mittel zur Entscheidung von Exsudat und Transsudat ist der Zusatz von Essigsäure in der Kälte. Er wird am besten so vorgenommen, daß man einige Tropfen konzentrierter Essigsäure in die Flüssigkeit fallen läßt oder indem man diese mit dem halben Volumen 3%iger Essigsäurelösung versetzt. Bei Exsudaten (auch bei Tumoren) entsteht nach dem Eintropfen der Essigsäure ein trübes Wölkchen, nach der Verdünnung durch 3%ige Essigsäure wird die Flüssigkeit im ganzen trübe. In einem Überschuß von Essigsäure löst sich der Niederschlag wieder auf. Die durch Essigsäure fällbare Substanz ist von Umber als Serosamuzin bezeichnet worden, steht aber jedenfalls dem Globulin näher als dem Muzin (Stähelin). Rivalta hält sie für eine Mischung von Paraglobulin und Pseudoglobulin.

Differentialdiagnostische Schwierigkeiten können entstehen, wenn Ödeme der Brustwand vorhanden sind, die die Untersuchung in den abhängigen Partien der Lungen erschweren. Ferner kann bei Empordrängung des Zwerchfelles die Entscheidung schwierig sein, ob ein doppelseitiger Erguß vorhanden ist oder nicht. Ist die Dämpfungsgrenze einfach um die Höhe von ein bis zwei Dornfortsätzen in die Höhe gerückt, verläuft aber horizontal, so spricht das gegen einen Erguß. Bei diesem steigt die Dämpfungsgrenze nach außen immer etwas an. Roch und Fulpius haben darauf hingewiesen (was schon früher bekannt war), daß die Dämpfungen, die bei Empordrängung des Zwerchfelles zustande kommen und mit Abschwächung der Atmung und des Pektoralfremitus verbunden sind, beim Stehen häufig verschwinden.

Prognose. Die Prognose richtet sich nach dem Grundleiden. Der Hydrothorax ist nur ein Symptom der Kreislaufstörung, hat aber als Zeichen einer erheblichen Stauung eine wichtige Bedeutung.

Therapie. In den meisten Fällen erfordert der Hydrothorax keine besondere Behandlung. Nimmt er aber höhere Grade an, so bildet er seinerseits ein Hindernis für die Zirkulation und muß durch Punktion entleert werden. Bestimmte Regeln dafür, wann ein Stauungstranssudat punktiert werden muß, lassen sich nicht aufstellen. Im ganzen kann man sagen, daß Dyspnöe stärkeren Grades die Indikation abgibt. Namentlich wenn die Atemnot gleichzeitig mit dem Ansteigen der Dämpfung zunimmt, so zögere man mit der Entleerung nicht länger. Freilich sieht man dann manchmal den Hydrothorax wiederkehren, und auch wiederholte Punktionen haben keinen besseren Erfolg. Häufig genügt aber auch eine einzige Punktion, um die Dyspnoe dauernd zu vermindern und die Zirkulation auf lange hinaus zu verbessern.

8. Der Hämothorax.

Ätiologie. Die wichtigste Ursache des Hämothorax sind Verletzungen des Brustkorbes. Aus diesem Grund wird der Hämothorax fast ausschließlich in chirurgischen Kliniken beobachtet. Sowohl Verletzungen der Lunge selbst als auch Kontinuitätstrennungen der Arteria mammaria interna oder der

Arteriae intercostales können Blutungen in die Pleurahöhle von größerer Ausdehnung zur Folge haben. Ist die Lunge verletzt, so entsteht häufig gleichzeitig ein Pneumothorax.

Seltener kommt ein Hämothorax zustande, wenn ein Aneurysma perforiert oder wenn eine Blutung aus einer gangränösen, tuberkulösen oder
namentlich einer karzinomatösen Stelle in die Pleurahöhle erfolgt. Jeder
scheinbar spontan entstehende Hämothorax ist dringend auf Neoplasma verdächtig. Auch Karies der Rippen kann durch Zerstörung einer Interkostalarterie eine Blutung in den Brustfellraum zur Folge haben. Zu erwähnen wäre
noch die Blutung, die bei einer Punktion dadurch zustande kommen kann,
daß eine abnorm verlaufende Interkostalarterie verletzt wird.

Symptomatologie. Die Symptome des Hämothorax sind die eines rasch
anwachsenden Flüssigkeitsergusses in der Pleurahöhle. Dazu gesellen sich häufig
die Zeichen einer inneren Blutung, Blässe, beschleunigter schwacher Puls usw.
Es kann sehr lebhafte Dyspnoe vorhanden sein, die teils durch die rasch an-
wachsende Flüssigkeitsansammlung, teils durch die Anämie bedingt ist. Auch
Schmerzen können auftreten. Bei längerem Bestehen eines Blutergusses treten
nicht selten Entzündungserscheinungen der Pleura hinzu.

Eigentümlich ist, daß das Blut in der Pleurahöhle nicht zu gerinnen pflegt,
was nach Zahn und Walker auf einer Veränderung des Fibrinogens durch
den Kontakt mit den Pleuraendothelien beruht.

Therapie. In den seltensten Fällen wird es möglich sein, die Quelle der
Blutung zu beseitigen. Meistens muß man sich damit begnügen, eine Eisblase
auf die kranke Seite zu legen, absolute Ruhe zu verordnen und bei drohendem
Kollaps Herzmittel und Exzitantien darzureichen. Man kann auch einen Versuch mit der Anwendung blutstillender Mittel, Gelatineinjektionen usw., machen.
Wenn der Bluterguß sehr groß ist, so kann er rein mechanisch das Leben gefährden, und dann wird man sich unter Umständen zu einer Punktion entschließen müssen, obschon natürlich bei einer solchen die Gefahr einer erneuten
Blutung entsteht. Unter Umständen kommt ein operativer Eingriff in Frage,
besonders bei Hämothorax bei Verletzungen (deren Therapie hier nicht zu
besprechen ist).

9. Der Chylothorax.

Definition. Unter Chylothorax versteht man das Auftreten eines milchig
aussehenden Ergusses in der Pleurahöhle.

Der Chylothorax ist nicht in allen Fällen zu den Zirkulationsstörungen
zu rechnen, sondern kommt auch bei Entzündungen vor. Der Einfachheit
wegen sollen aber die entzündliche und die nicht entzündliche Form zusammen
besprochen werden.

Man pflegt chylöse, chyliforme und pseudochylöse Ergüsse zu unterscheiden.
Die chylösen bestehen aus reinem oder verdünntem Chylus, die chyliformen
(früher adipös genannten) aus Tropfen von Fett, das nicht aus den Chylusgefäßen stammt, die pseudochylösen verdanken die milchige Beschaffenheit
nicht Fettropfen, sondern anderen emulgierten Körpern.

Diese Terminologie ist allerdings nicht allgemein angenommen. Der Ausdruck „pseudochylös" wird vielfach auch für die „chyliformen" Ergüsse oder sogar nur für diese gebraucht,
der Ausdruck „chyliform" ist in der französischen Literatur für die nicht fetthaltigen,
milchigen Flüssigkeiten üblich. Gandin, von dem die letzte zusammenfassende Arbeit
herrührt, erklärt überhaupt alle milchigen Ergüsse als durch Chylusbeimengung bedingt,
dürfte aber damit wohl ziemlich allein stehen, wenn auch seine Kritik an vielen bisher
angeführten Argumenten für die Trennung der verschiedenen Formen sicher berechtigt ist.

Ätiologie. Das Vorkommen von reinem Chylus in der Pleurahöhle ist
außerordentlich selten. Es ist leicht möglich, wenn der Ductus thoracicus

durch äußere Gewalt zerrissen oder infolge von Stauung geplatzt oder durch Arrosion eröffnet ist. Auch leichte Traumen können genügen (Lindenfelt). Doch sind Kontinuitätstrennungen in den wenigsten Fällen nachgewiesen, und die Annahme einer Transsudation per diapedesim ist nicht von der Hand zu weisen (s. Nieriker, Löffler). Nach der Zusammenstellung von Rotmann war unter 26 Fällen 8 mal äußere Gewalt die Ursache, 5 mal Karzinom der Pleura, 4 mal Verstopfung der Vena subclavia sinistra, je 2 mal Kompression des Ductus durch Tumoren, malignes Lymphom, Lymphgefäßerkrankung (Sklerose, Lymphangiektasie), je einmal Verstopfung des Ductus thoracicus, Parasiten (Filaria?) und übermäßige Anstrengung.

Die chyliformen Ergüsse werden gewöhnlich dadurch erklärt, daß die Fetttröpfchen durch Zerfall von Leukozyten, Tumorzellen oder anderen Gewebselementen entstanden sind. Der chyliforme Erguß findet sich fast ausschließlich bei tuberkulösen und karzinomatösen Entzündungen.

Die pseudochylösen Ergüsse werden meistens auf die Anwesenheit feinster Eiweißtröpfchen, auf Nukleoalbumin- oder Serosamuzin o. dgl. zurückgeführt. Es ist aber Gandin darin beizustimmen, daß in vielen Fällen der Literatur doch Fetttröpfchen die Ursache der Trübung sein konnten, die von den Autoren auf Eiweiß zurückgeführt werden (vgl. weiter unten). Viele Fälle von milchigem Erguß enthalten auch Cholesterintafeln (z. B. auch die von Lorenz veröffentlichten), und die Cholesterinergüsse zeichnen sich oft durch milchartige Beschaffenheit aus (vgl. den Abschnitt cholesterinhaltige Exsudate im Kapitel Pleuritis). Jankowsky fand in einem milchartigen Erguß neben viel Detritus und reichlich Cholesterintafeln massenhaft Askaridenlarven, die mit Cholesterin inkrustiert waren, sowie Samenzellen von Ascaris lumbricoides. Die pseudochylösen Ergüsse sind meistens Exsudate, die schon lange bestehen.

In sehr vielen Fällen ist die Beschaffenheit der Flüssigkeit derart, daß man nach den vorhandenen Merkmalen eine Mischform annehmen muß. Nach manchen Autoren sind die Mischformen weitaus die häufigsten.

Symptomatologie. Das milchige Aussehen des Ergusses ist das charakteristische Symptom, das aber die Unterscheidung zwischen chylöser, chyliformer und pseudochylöser Flüssigkeit nicht gestattet. Als Unterscheidungsmittel wird folgendes angegeben: Beim chylösen Erguß zeigt sich nach längerem Stehen deutliche Abrahmung, bei chyliformen ist sie nur gering. Unter dem Mikroskop sieht man im chylösen Erguß lauter kleinste, gleich große Fetttröpfchen, keine Zellen, im chyliformen Tröpfchen von verschiedener Größe und reichlichere, größtenteils verfettete Zellen. Der chylöse Erguß sammelt sich nach der Punktion rasch wieder an.

Von dem chylösen und chyliformen Erguß unterscheidet sich der pseudochylöse dadurch, daß sich beim Stehen gar keine Rahmschicht abscheidet, daß die Ätherextraktion keine Aufhellung der Trübung herbeiführt und keine oder nur ganz geringe Mengen Fett liefert (während aus chylösen Ergüssen bis zu 10% und mehr gewonnen werden kann), daß die mikroskopisch sichtbaren Fetttröpfchen sich nicht mit Osmiumsäure färben, nicht in der Wärme verändern usw., kurzum keine Fettreaktionen geben, und daß die Eiweißfällung das Exsudat klärt.

Es muß aber bemerkt werden, daß die Unterscheidung zwischen chylöser und chyliformer Flüssigkeit manchmal auf Schwierigkeiten stößt und daß die Erklärung des pseudochylösen Ergusses nicht für alle Fälle unbedingt einleuchtet. Bisweilen kommen Mischformen vor, es kann sich auch Chylus in ein schon vorhandenes Exsudat oder Transsudat ergießen oder ein chylöser Erguß durch eine Pleuritis kompliziert werden. Ich habe einen Fall gesehen, in dem infolge von Leberzirrhose zuerst ein Aszites, dann ein Hydrothorax entstand, beide von einer Beschaffenheit, daß sie zu dem chyliformen gerechnet werden sollten, ohne daß man sich vorstellen konnte, wie in der kurzen Zeit genug Zellen hätten zerfallen können, um die nötigen Fettmengen zu liefern. Lipämie, die man schon zur Erklärung herangezogen hat, bestand nicht. Das Fett mußte nach den Ergebnissen der Analyse als ein Gemisch von Stearin, Palmitin und Olein angesprochen werden. Deshalb und wegen des geringen Zellgehaltes der Flüssigkeit war die Beimengung von Chylus die einfachste Erklärung, aber die mikroskopische Untersuchung bei der Sektion ließ keine Läsion von Chylusgefäßen erkennen (s. Dissertation Finkelkraut).

Für die pseudochylösen Ergüsse hat Gandin gezeigt, daß alle erwähnten Unterscheidungsmerkmale kein Beweis dagegen sind, daß es sich doch um Fett aus Chylusgefäßen handeln könnte, weil bei sehr feiner Emulgierung die Fetttröpfchen weder gut durch Äther extrahierbar sind, noch die gewöhnlichen Fettreaktionen zeigen, dagegen durch Eiweißfällung mitgerissen werden. Ein Teil der pseudochylösen Ergüsse sind sicher gewöhnliche Cholesterinexsudate, wie sie im Kapitel Pleuritis besprochen sind.

Diagnose. Findet man bei einer Probepunktion eine milchig aussehende Flüssigkeit, so hat man zu untersuchen, ob sie als chylös, chyliform oder pseudochylös anzusprechen ist. Gewöhnlich genügt dazu die mikroskopische Untersuchung. Chylöse Beschaffenheit spricht — bei Abwesenheit eines Traumas — entschieden für maligne Tumoren. Bei einem chyliformen Erguß kommt in erster Linie eine tuberkulöse oder karzinomatöse Ätiologie in Betracht. Doch gilt diese Regel nicht ausnahmslos, wie der oben erwähnte Fall beweist. Pseudochylöse Ergüsse können, wie erwähnt, nur dann mit Sicherheit als solche erkannt werden, wenn keine Fetttröpfchen, sondern andere, die Trübung bedingende Substanzen (besonders Cholesterinkristalle) vorhanden sind. Sie haben keine besondere diagnostische Bedeutung.

Der Nachweis von Zucker, den Senator als charakteristisch für echten Chylus ansah, beweist nichts, da Zucker auch bei chylösem Erguß fehlen kann, andererseits aber in anderen Exsudaten vorkommt.

II. Die Bronchitis.

Begriffsbestimmung und Einteilung. Unter Bronchitis verstehen wir eine Entzündung der Bronchialschleimhaut, die sich in Schwellung, Rötung und vermehrter, bisweilen auch qualitativ veränderter Schleimsekretion der Bronchialschleimhaut äußert. Wir trennen sie nicht ab vom Katarrh, der in einer reinen Sekretionsvermehrung ohne Veränderung der Bronchialschleimhaut bestehen kann. Die Übergänge von der schweren Entzündung bis zur reinen Sekretionsstörung sind so fließend, daß jede Unterscheidung etwas Künstliches hat. Früher unterschied man bisweilen zwischen Bronchialkatarrh und Bronchitis in dem Sinne, daß man als Katarrh die leichteren, ohne Fieber verlaufenden Krankheiten, unter Bronchitis die mit Fieber und Störung des Allgemeinbefindens einhergehenden bezeichnete. Aber auch diese Einteilung läßt sich nur schwer durchführen, weil es viele Zwischenformen gibt, die mit sehr geringer Temperaturerhöhung oder ohne jede solche, aber mit Störungen des Allgemeinbefindens einhergehen, wie wir sie sonst bei fieberhaften Affektionen sehen.

Neuerdings haben Besançon und de Jong wieder eine Trennung zwischen der infektiösen Bronchitis und dem nicht infektiösen Katarrh durchzuführen versucht, ähnlich wie zwischen Rhinitis und Hydrorrhoe. Sie betonen aber, daß das Fieber kein Unterscheidungsmerkmal bilden kann, weil es ja auch bei nicht infektiösem Asthma vorkommt. Als besondere Formen von „Katarrh" trennen sie ab:

1. Gruppe: Spasmodischen Laryngotracheo- und Bronchialkatarrh: Hustenanfälle, oft durch Kältereize und Witterung ausgelöst, oft pertussisartig, teilweise mit Asthma, teilweise mit Ekzem oder Urticaria alternierend. Als Ursache nehmen sie einen kolloidoklasischen Schock an.

2. Gruppe: Catarrhe pituiteux Laennec. Dazu rechnen sie auch die von de Jong beschriebenen Katarrhe der chlorurämischen Nierenkranken, die zur Eliminierung von Chlor führen.

3. Gruppe: Eitrige Katarrhe, nur wenige Stunden dauernd, bei Nierenkranken, die durch Kochsalzzufuhr hervorgerufen werden können.

Besançon und de Jong selbst halten die Unterscheidung zwischen Katarrh und Bronchitis nicht für leicht, weil die Ursache oft nicht erkannt wird und weil beide Krankheiten sich gegenseitig beeinflussen oder sogar provozieren können. Die naheliegende Unterscheidung durch den Bakteriengehalt des Sputums halten sie noch nicht für genügend erforscht.

Auch die Unterscheidung zwischen primärer und sekundärer Bronchitis hat etwas Willkürliches. Die sog. primären Bronchitiden sind meistens ebensowenig wie die sekundären eine nur in den Bronchien lokalisierte Krankheit, sondern es sind fast immer die benachbarten Schleimhäute des Kehlkopfes, des Rachens usw. zum mindesten während einer Periode der Krankheit mitbeteiligt. Oft ist auch eine scheinbar reine oder fast reine Bronchitis der Ausdruck einer allgemeinen Infektion des Körpers, wie z. B. bei der Influenza, bei der in anderen Fällen ganz andere Organe getroffen sind.

Dagegen besteht ein schärferer Unterschied zwischen der akuten und der chronischen Bronchitis. Freilich gibt es Übergänge zwischen beiden, auch kann sich die chronische aus der akuten entwickeln, aber diese Übergänge fallen gegenüber den scharf ausgeprägten Formen nicht in Betracht, und dann ist der Unterschied zwischen akuter und chronischer Bronchitis nicht nur ein Unterschied in der Dauer der Erkrankung, sondern auch im anatomischen Befund. Eine Sonderstellung nehmen die Bronchitis putrida, die Bronchitis obliterans und die plastische Bronchitis ein.

Das von Castellani aufgestellte Krankheitsbild der hämorrhagischen Spirochätenbronchitis gehört als eine anscheinend auf die Bronchien beschränkte Infektionskrankheit ebenfalls zur Bronchitis, während die Schimmelpilzerkrankungen (auch die tropische Moniliasis) auch das Lungengewebe ergreifen und deshalb in einem besonderen Kapitel besprochen sind.

1. Bronchitis acuta (Tracheobronchitis).

Die akute Bronchitis ist in der Regel nur eine Teilerscheinung eines Katarrhes der gesamten oberen Luftwege, so daß man oft von einer Rhinopharyngolaryngotracheobronchitis sprechen sollte. Aber die Beteiligung der Bronchien an dem krankhaften Prozeß ist häufig das am meisten Hervortretende, fast immer aber das am ernstesten zu nehmende.

Ätiologie. Die akute Bronchitis wird in den seltensten Fällen durch rein mechanische oder chemische Reize hervorgerufen. Am ehesten sehen wir das bei der Einatmung giftiger Gase oder Dämpfe, namentlich bei der Einatmung von nitrosen Gasen und von Diäthyldichlorsulfid, weniger bei Chlor- und Phosgengas.

Diese Bronchitis durch chemische Reize wurde während des Krieges bei den Kampfgasvergiftungen in reichlichem Maße beobachtet. Freilich erkranken bei der Einwirkung von Reizgasen nicht nur die Bronchien. Die Gase, die stark reizen, erzeugen zuerst in den oberen Luftwegen Schmerzen und Abwehrreflexe, besonders auch Glottisschluß, daher wirken sie auf die Bronchien weniger stark als auf die oberen Luftwege, doch entsteht auch eine mehr oder weniger starke Bronchitis. Ein Beispiel dieser Art sind die nitrosen Gase. Andere Gase machen weniger Abwehrreize und dringen deshalb mehr in die Tiefe ein. Besonders klar liegen die Verhältnisse bei der Phosgengasvergiftung. Bekannt waren früher die Fälle, in denen Vergiftungen mit Phosgen dadurch zustande kamen, daß eine Operation in Chloroformnarkose in der Nähe von Gasflammen ausgeführt wurde. Dabei entwickelten sich aus den Chloroformdämpfen leicht Phosgen, und die im Raume Anwesenden erkrankten bisweilen nach einigen Stunden an einer Vergiftung, als deren wichtigstes Symptom häufig eine schwerste, zum Tode führende Bronchitis beobachtet wurde. Der Mechanismus ist so zu denken, daß in den feuchten Schleimhäuten aus dem Phosgengas Salzsäure entsteht, welche die Epithelien schädigt. Da das Phosgen als eminent reaktionsfähige Substanz in der Technik viel Verwendung findet, so kommen auch gewerbliche Vergiftungen zustande. Die Eigenschaft des Phosgens, wenig Abwehrreize zu erzeugen und erst sekundär entzündungserregende Substanzen zu entwickeln, ließ diesen Stoff besonders geeignet zur Verwendung als Kampfgas erscheinen, und im Weltkrieg wurde das Phosgen eine Zeitlang in ausgedehntem Maße verwendet. Dabei zeigte sich allerdings, daß dieses Gas nur wenig Bronchitis, dagegen schweres Lungenödem erzeugt. Aber diese Vergiftungen zeigen, daß eine Bronchitis durch chemische Reizung zustande kommen kann. Noch mehr gilt dies vom Dichlordiäthylsulfid, das unter dem Namen Gelbkreuz, Senfgas, Yperit später als hauptsächliches Kampfgas verwandt wurde und das schwere nekrotisierende Bronchitiden verursachte. (Über die gewerblichen Vergiftungen durch Chlor s. Kramer, durch Phosgen Roos. In diesen beiden Arbeiten ist ein Teil der von mir beobachteten Fälle beschrieben. Über die Kampfgasvergiftungen s. hauptsächlich Zeitschr. f. d. ges. exp. Med. Bd. 13. 1921.)

Bei diesen Vergiftungen entwickelt sich die Bronchitis so rapide, daß die Invasion und Vermehrung der Bakterien kaum rasch genug erfolgen könnte, um bei der Bronchitis selbst eine wesentliche Rolle zu spielen.

In den meisten Fällen gestaltet sich freilich die Sache so, daß zu der Schädigung der Bronchialschleimhaut durch die Einatmung reizender Gase die Wirkung von Bakterien hinzutritt. Ronzani hat bewiesen, daß nach der Einatmung von Chlor, schwefliger Säure und Stickstofftrioxyd eine allgemeine Schädigung des Körpers und eine Abnahme im bakteriziden Vermögen der Lunge auftritt. Noch wichtiger ist die Bakterienwirkung bei den Fällen von akuter Bronchitis, die sich an die Einatmung von Staub, Rauch usw. anschließt. Hier müssen wir annehmen, daß durch die mechanische (teilweise auch durch chemische) Schädigung die Resistenz der Schleimhaut gegenüber den auf sie gelangenden Bakterien herabgesetzt und dadurch deren Weiterentwicklung und krankmachende Wirksamkeit ermöglicht wird.

Eine Kombination mechanischer und bakterieller (evtl. auch chronischer) Reize erzeugt die Bronchitis in der Umgebung eingekeilter Fremdkörper und in der Nachbarschaft von syphilitischen oder tuberkulösen Ulzerationen, von lymphogranulomatösen und karzinomatösen Infiltraten.

Zwei Fälle von Bronchitis chloromatosa mit grasgrünem Schleim in den Bronchien bzw. grasgrünes Sputum hat Lehndorff beschrieben.

Mikroorganismen können aber auch für sich allein eine Bronchitis erzeugen, wie wir es am klarsten bei den Infektionskrankheiten sehen, die mit Bronchitis einhergehen, z. B. Typhus abdominalis und exanthematicus, Variola und bisweilen auch Malaria. Hier gelangen die Erreger wohl meist auf dem Blutwege zu den Bronchien und erzeugen dort die Erkrankung. Beim Abdominaltyphus z. B. ist die Bronchitis eine so frühzeitige und regelmäßige Erscheinung, daß es am nächsten liegt, sie auf Typhusbazillen zurückzuführen, und die enterogene Infektion ist so klar, daß die metastatische Entstehung der Bronchitis kaum zu bezweifeln ist. Durch Infektionen aus der Nachbarschaft her entstehen die Bronchitiden in kruppös-pneumonischen Lungenlappen, ebenso die fibrinöse Bronchitis bei Kehlkopfdiphtherie und die seltenen Fälle von Erysipel der Bronchialschleimhaut.

Bei vielen Infektionen ist es nicht klar, ob die Erreger durch Aspiration in die Bronchien gelangen, oder ob die Infektion vom Blutwege aus erfolgt. Bei Influenza, Keuchhusten und Masern könnte man an eine aerogene Entstehung der Bronchitis denken, aber z. B. bei der Influenza läßt sich auch eine Infektion auf dem Blutwege nicht ausschließen. Ob es sich bei der Bronchitis, die sich an eine Angina anschließt (worauf Hammerschmidt besonders hinweist), um eine Verschleppung der Keime auf dem Lymph- und Blutwege handelt (vgl. S. 1064), erscheint zweifelhaft. Wahrscheinlich ist hier die Angina nur die Teilerscheinung einer Erkrankung der Schleimhaut der oberen Luftwege, und die Verbreitung erfolgt auf der Schleimhaut.

Bei der großen Mehrzahl der scheinbar primären Bronchitiden gelangen die Erreger zuerst in die Nase oder den Mund und von da durch den Kehlkopf in die Bronchien. Auch für die im späteren Verlauf von Infektionskrankheiten (z. B. Typhus, Variola) auftretenden Bronchitiden ist das anzunehmen. Hier liegt zweifellos fast immer eine Sekundärinfektion vor, die aerogen zustande kommt, im Gegensatz zu den initialen Katarrhen bei diesen Krankheiten.

Die Flora, die man trifft, ist eine sehr mannigfaltige. Man findet im Sputum oft nur eine oder zwei Bakterienarten, am häufigsten Pneumokokken und Staphylokokken, seltener Streptokokken, oft auch den von R. Pfeiffer beschriebenen Micrococcus catarrhalis, einen großen, gramnegativen, kaffeebohnenförmigen Kokkus, der meist als Diplokokkus erscheint und dem Gonokokkus ähnlich sieht. Recht häufig findet man bei epidemisch auftretenden Bronchitiden Pneumokokken in Reinkultur im Sputum. Ich kann Sahli darin nur beipflichten, daß der Befund von Pneumokokken bei anscheinend kontagiösen Bronchitiden unvergleichlich viel häufiger ist als der von Bazillen, die wie der Pfeiffersche Influenzabazillus aussehen.

Alle diese Mikroorganismen findet man aber auch gelegentlich in der Mundhöhle Gesunder. Damit sie eine Bronchitis erzeugen können, müssen noch andere Ursachen hinzutreten, entweder eine Schädigung des Individuums, die es gegen die Erreger empfindlicher macht, oder eine Virulenzsteigerung der Mikroorganismen.

Eine Virulenzsteigerung der gewöhnlichen Bakterienarten muß man in den Fällen annehmen, in denen es sich um das epidemische Auftreten einer Bronchitis (oder vielmehr einer Erkrankung der oberen Luftwege, da ja die Bronchien in diesen Fällen nie allein erkrankt sind) handelt. Solche Epidemien können ähnlich aussehen wie die Influenza, daher hat Heinrich Curschmann eine solche Epidemie unter dem Namen Pneumokokkeninfluenza beschrieben. Aber auch bei einer solchen Epidemie sehen wir oft, daß mit Vorliebe Individuen befallen werden, die durch eine Erkältung empfindlich gemacht sind.

Eine Epidemie von schwerer eitriger Bronchitis unter einem Truppenkörper beschreiben Abrahams, Hallows, Eyre und French. Nach 2—3 Tage dauerndem Schnupfen erkrankten die Soldaten mit hochgradiger Dyspnoe und auffallender Tachypnoe und warfen äußerst reichlichen, dicken, gelben Eiter aus. Unter starker Zyanose führte die Krankheit in der Hälfte der Fälle zum Tode. Die Sektion ergab fast immer Intaktheit des Lungengewebes und reichliche Anfüllung der feinen Bronchien mit dickem Eiter. Nur wenige Fälle starben infolge Empyem oder Bronchopneumonie. In 7 von 8 genau untersuchten Fällen wurden Influenzabazillen und Pneumokokken gefunden.

Wenn die Erkrankung nicht epidemieartig auftritt, so spielt die wichtigste Rolle in der Entstehung der Bronchitis die Erkältung. Die Bedeutung der Erkältung für die Erkrankungen der Respirationsorgane ist im allgemeinen Teil (S. 1065) und in Band IV (S. 1455) besprochen. Freilich wirkt sie wohl nicht in erster Linie auf die Bronchien, sondern, wie der Verlauf zeigt, handelt es sich meistens um eine primäre Erkrankung der Nasenschleimhaut oder der Tonsillen, und von dort geht die Krankheit auf Kehlkopf, Trachea und Bronchien über. An dieser Weiterverbreitung des Prozesses sind wohl in erster Linie die Mikroorganismen schuld, die vielleicht erst durch ihre Weiterentwicklung in der geschädigten Schleimhaut eine vermehrte Virulenz gewonnen haben.

Klare weist darauf hin, daß Sonnenbestrahlung bei exsudativen Kindern ausgedehnte, zähe Bronchitiden hervorrufen kann, aber nur bei blonden, die nicht pigmentiert werden.

Auch ungenügende Ventilation der Lungen begünstigt die Ansiedelung von Bakterien. So haben wir uns das Entstehen akuter Bronchitiden in atelektatischen Lungenpartien bei Schwerkranken, oberhalb pleuritischer Ergüsse bei Herzleidenden usw. zu erklären.

Die Bedeutung der ungenügenden Ventilation sehen wir auch beim Typhuskranken, wo die vermutlich spezifische, leichte Bronchitis zu einer Ansammlung von Sekret führt, was offenbar günstige Bedingungen für das Entstehen einer sekundären Infektion und für die Entwicklung einer schweren Bronchitis bietet. Diese Katarrhe finden sich immer vorzugsweise in den abhängigen Partien, was wohl darin seinen Grund hat, daß das herabfließende Sekret sich hier ansammelt, vielleicht auch darin, daß die Blutstauung an diesen Stellen die Erkrankung begünstigt. Der letztgenannte Mechanismus zeigt sich auch bei den Stauungskatarrhen und erklärt vielleicht auch die Neigung der Nierenkranken und Fettleibigen zu akuter Bronchitis.

Ob bei den Bronchialkatarrhen, die wir bei allen infektiösen Lungenkrankheiten, z. B. bei der Pneumonie als Fortsetzung des krankhaften Prozesses vom Lungengewebe auf die Bronchien sehen, die spezifischen Erreger Ursache der Bronchitis sind, oder ob das mechanische oder chemische Reizung der Schleimhaut durch die Sekrete die Bronchitis erzeugt, möge dahingestellt bleiben. Die unspezifischen Bronchialkatarrhe, die wir bei Phthisikern häufig sehen, sind am leichtesten durch den Reiz des Sputums zu erklären.

Daß auch die individuelle Disposition eine große Rolle spielt, kann man täglich sehen. Es gibt nicht nur Menschen, die bei jeder geringsten Erkältung einen Schnupfen bekommen, sondern solche (oft sind es dieselben Individuen), bei denen jede Rhinitis bis in die Bronchien hinab wandert. Schwächezustände aller Art, chronische Krankheiten, Fettsucht usw. disponieren zu akuter Bronchitis. Auf die Bedeutung der Rachitis bei Kindern legt Lederer großen Wert.

Das Alter hat keinen sehr großen Einfluß auf das Auftreten der akuten Bronchitis. Doch ist das Kindesalter und namentlich das Greisenalter besonders disponiert. Besonders wenn Ernährungsstörungen in diesen Altern vorhanden sind, so entwickeln sich leicht Bronchitiden bzw. nehmen einen schwereren Verlauf.

Eine besondere Erwähnung verdient das Heufieber. Der Heuschnupfen ist S. 747 und Band IV, S. 469 besprochen. Hier ist zu betonen, daß er fast immer bis in die Bronchien hinabsteigt. Dabei entsteht eine Tracheobronchitis, die sich aber nicht vor anderen Formen dieser Krankheit auszeichnet. Höheres Fieber kommt selten vor, dagegen häufig asthmatische Beschwerden.

Auf eine bei Rhinitis auftretende „spasmodische" Tracheobronchitis mit eosinophilen Zellen im Sputum als Äquivalent von Asthma haben Besançon und de Jong hingewiesen. Akute Tracheobronchitiden, die mit Eosinophilie des Auswurfs verbunden sein können (aber nicht müssen), gehen nicht selten nach mehrmaligen Rezidiven in eine chronische eosinophile Bronchitis über, beruhen also auf der gleichen Disposition wie diese.

Von O. M. Chiari sind drei Fälle mitgeteilt worden, die der Autor als traumatische Bronchitis deutet. In einem handelt es sich um die akute Exazerbation eines chronischen Katarrhs im unmittelbaren Anschluß an eine Brustkontusion. In den beiden anderen trat eine akute Bronchitis bei vorher gesunden Menschen sofort nach einer Verletzung mit Kontusion des Thorax auf. Außer dem zeitlichen Zusammenhang mit dem Trauma macht Chiari noch geltend, daß in allen drei Fällen sich die Bronchitis durch rasches Einsetzen der Symptome, durch sehr reichliche Sekretion und rasches Abklingen ausgezeichnet habe. Die Möglichkeit, daß eine Bronchitis durch eine Brustkontusion entsteht, läßt sich nicht bestreiten, und die Fälle scheinen am einfachsten auf diese Weise erklärt werden zu können. Chiari glaubt eine Erkältung als Ursache ausschließen zu können, da die Patienten nach dem Unfall nicht lange liegen geblieben sind und auch sonst keine Erkältung vorzuliegen schien, aber es wäre doch denkbar, daß die Entblößung während der Untersuchung oder etwas ähnliches eine Erkältung herbeigeführt haben könnte.

Pathologische Anatomie. Bei der akuten Bronchitis der großen Bronchien ist die Schleimhaut geschwollen, gerötet und mit mehr oder weniger reichlichem Sekret bedeckt, das abgestoßene Epithelien und Leukozyten enthält. Bei der mikroskopischen Untersuchung zeigt sich die Schleimhaut oft in dicken Falten emporgehoben, sehr blutreich und kleinzellig infiltriert, die Becherzellen stark vermehrt. Die Emigration der Leukozyten läßt sich oft sehr hübsch beobachten. Ein ähnliches Bild zeigt die Trachea, die immer an der Erkrankung teilnimmt.

Bei den mittleren Bronchien ist das Bild ein ähnliches, nur sieht man manche dieser Luftröhrenäste vollständig verschlossen durch Eiter, der aus dem Schnitt hervorquillt.

In mikroskopischen Präparaten kann man bisweilen Luftblasen erkennen, die durch Schleim oder Eiterfäden voneinander getrennt sind.

Die entzündeten feinen Bronchien erscheinen auf dem Schnitt oft als stecknadelkopfgroße Knötchen. Im Mikroskop kann man erkennen, daß vielfach das Epithel fehlt und die Muskelschicht oder die elastische Schicht frei liegt oder Granulationsgewebe an Stelle des Epithels vorhanden ist. Bisweilen ist die elastische Ringfaserschicht aufgelockert. Das Epithel kann so von Leukozyten durchwuchert sein, daß die Epithelzellen nicht mehr zu erkennen sind. — Das Sekret im Bronchiallumen ist in den feineren Bronchien fast rein eitrig, während es in den gröberen Bronchien viel mehr schleimigen Charakter hat. Wenn die feinsten Bronchien erkrankt sind, so läßt die mikroskopische Untersuchung fast immer erkennen, daß sich der entzündliche Prozeß nicht auf die Bronchien beschränkt, sondern in die Umgebung weiter dringt. Man sieht an vielen Stellen Infiltration des Stützgewebes um die feinsten Bronchien und Exsudat in einzelnen Alveolen. (Näheres über die pathologische Anatomie der akuten Bronchitis siehe bei Fr. Müller.) Fukushi fand in 38,4% der Fälle von akuter Bronchitis eine fettige Degmentation der Bronchialmuskulatur, oft auch fettige Degmention der Bindegewebezellen in der Submukosa.

Die pathologische Anatomie der kruppösen Bronchitis, wie sie bei Diphtherie und Influenza vorkommt, braucht hier nicht besprochen zu werden.

Über die Veränderungen der Epithelzellen bei der akuten Bronchitis und die Frage der Metaplasie vgl. Goldzieher.

Pathologische Physiologie. Die Erscheinungen der akuten Bronchitis sind teilweise von der allgemeinen Infektion, teilweise von den lokalen Störungen abhängig. Von der lokalen Störung ist die Schleimsekretion der Ausdruck einer Reizung der Becherzellen, doch wird auch angenommen, daß die Deckepithelien verschleimen und den Schleim entleeren. Den Ausdruck der eigentlichen Entzündung bildet die Emigration von Leukozyten, die Eiterbeimengung zum Sputum.

Über das Verhalten der Flimmerbewegung bei der akuten Bronchitis wissen wir recht wenig. Doch ist nach dem oben Angeführten (S. 1054) nicht anzunehmen, daß sie wesentlich gestört sei. Auch die bei der Bronchitis putrida angeführte Beobachtung spricht dagegen. Nur bei alten Leuten dürfte die mangelhafte Expektoration auf einem Versagen der Flimmertätigkeit beruhen. Wenn das Sekret sehr zähe ist, oder wenn das ganze Bronchiallumen mit Sekret gefüllt ist, so ist wohl die Tätigkeit der Flimmerepithelien nicht imstande, das Sekret weiter zu befördern.

In den gröberen Bronchien hat die Schwellung der Schleimhaut keinen großen Einfluß auf die Luftbewegung, doch wird bei stärkerer Schwellung eine gewisse Erschwerung eintreten. Nach dem oben (S. 1021) Ausgeführten muß daraus eine reflektorische Vermehrung der Lungenventilation resultieren. Geppert fand auch tatsächlich bei zwei Emphysematikern eine Vermehrung der Lungenlüftung von 8,3 bzw. 8,9 l pro Minute auf 10,3 und 11,8 l durch das Hinzutreten eines Bronchialkatarrhs.

Die Erkrankung der feineren Bronchien führt sehr viel leichter zu einer Verengerung, ja zu einer Verschließung des Lumens. Die Folge ist die, daß keine Luft in die entsprechenden Lungenabschnitte gelangt, daß daher das Blut in ihnen nicht arterialisiert wird, und daß das Lungenvenenblut einen weniger arteriellen Charakter trägt. Daher muß eine Reizung des Atemzentrums auftreten, und tatsächlich sehen wir bei Bronchiolitis immer eine starke Dyspnoe und Zyanose. Es ist aber fraglich, ob Dyspnoe und Zyanose allein auf den verminderten Gasaustausch in den erkrankten Lungenbezirken zurückzuführen sind. Untersuchungen bei Herzkranken haben allerdings ergeben, daß durch das Hinzutreten einer Bronchitis die Arterialisation des Blutes verschlechtert wird (vgl. S. 1046). Bei ausgedehntem Katarrh mit viel Sekret in den Bronchien, ganz besonders bei kapillärer Bronchitis, leidet der Gasaustausch stark, und dann muß Zyanose und Dyspnoe entstehen. Es kann aber auch noch etwas hinzukommen. Es ist anzunehmen, daß in den erkrankten Bezirken die Blutzirkulation nicht nur in den Bronchien selbst leidet, sondern auch im Lungenparenchym, da ja ein Teil des Blutes durch die Bronchialvenen abfließt. Wenn aber durch die von der Atmung abgeschlossenen Alveolen weniger Blut fließt, so wird die Arterialisation des Gesamtblutes nicht in dem Grade verschlechtert, wie es der Ausdehnung der Bronchitis entspricht. Dagegen entsteht eine Zirkulationsstörung, und diese kann auch zu Zyanose führen. Daß eine Zirkulationsstörung bei Entzündung der feineren Bronchien zustandekommen kann, zeigt auch die pathologische Anatomie. Wir finden in der Umgebung der feineren Bronchien immer eine starke Hyperämie, so daß eine Stauung im Lungenkreislauf anzunehmen ist. Ferner wirken die Hustenstöße ungünstig auf die Herztätigkeit ein. Einen wesentlichen Einfluß auf die Kreislaufsstauung haben auch infektiös-toxische Schädigungen des Herzens.

Die Dyspnoe kann auch reflektorisch zustande kommen, ebenso wie bei den Erkrankungen der gröberen Bronchien, bei denen der Luftzutritt zu den Alveolen kaum gestört ist. Auch subjektive Empfindungen, wie der Hustenreiz und Reiz des zähen Sekretes in der Trachea, erzeugen ein Gefühl von Atemnot, wie jeder an sich selbst beobachten kann, wenn er an einer akuten Tracheitis leidet.

Der Husten ist bei der Bronchitis sehr verschieden stark ausgeprägt. Bei Erkrankung der feinsten Bronchien entsteht der Hustenreiz überhaupt erst dann, wenn das Sekret in die gröberen Bronchien gelangt ist. Stärkerer Hustenreiz entsteht nur durch Erkrankung der gröberen Bronchien, besonders aber der Trachea. Bei der Tracheitis sehen wir oft erheblichen Reizhusten, der sich häufig durch Trockenheit infolge Abwesenheit eines dünnflüssigen Sekretes auszeichnet.

Symptomatologie. Die Symptomatologie der akuten Bronchitis ist natürlich verschieden je nach der Ätiologie der Erkrankung. Doch ist eine Reihe von Symptomen allen Bronchitiden gemeinsam, nur ihre Gruppierung und der Verlauf wechseln.

Das wichtigste Symptom der akuten Bronchitis ist der Husten. Er ist je nach der Beschaffenheit des Sekretes trocken oder feucht. Meistens ist er im Beginn trocken und wird später feuchter. Er kann auch bei Erkrankungen, die sich nicht weit in die Tiefe ausdehnen, in Form von schweren, den Patienten sehr unangenehmen Anfällen auftreten. Bei Kindern führt der Husten oft zu Erbrechen, bei Erwachsenen nie. Hoffmann weist darauf hin, daß man bei Erwachsenen, die beim Husten erbrechen, immer an ernstere Krankheiten, namentlich an Phthise denken muß. Die Anstrengung des Hustens führt oft zu heftigen Schmerzen an den Seiten des Thorax oder im Epigastrium. Das Seitenstechen, das die Patienten manchmal verspüren, beruht wohl zum Teil auf Zerrungen der Interkostalmuskeln.

Von den übrigen Schmerzen ist in erster Linie der Trachealschmerz zu erwähnen. Er wird direkt unter dem Sternum empfunden und kann sehr heftig, stechend, schneidend oder brennend sein. Wir sehen ihn immer nur auftreten, wenn eine stärkere Entzündung oder andere Erkrankung in der Trachea sicher oder wahrscheinlich ist. Es ist also anzunehmen, daß dieser Schmerz richtig lokalisiert wird. Er ist dementsprechend am häufigsten im Beginn einer akuten und schwereren Tracheobronchitis. Besonders charakteristisch ist er bei der Influenza.

Aber auch sonst kommen Schmerzen bei der Bronchitis vor. Da die Bronchien keine Empfindung besitzen, so hat man sie vielfach auf eine Beteiligung des Brustfells bezogen, die zustande kommen soll, auch ohne daß das Lungenparenchym dabei merkbare Veränderungen aufweist. Das gilt vielleicht für einen Teil dieser Schmerzen, namentlich für die mehr stichartigen. Dagegen sehen wir gelegentlich bei Bronchitiden, die sich sicher nicht bis in die feinen Bronchien oder gar bis ins Lungengewebe erstrecken, diffuse, rheumatoide Schmerzen auf Brust und Rücken auftreten. Für diese ist wohl die Annahme viel wahrscheinlicher, daß es sich um reflektorische Schmerzen handelt, ähnlich wie die Schmerzen an der Seite und im linken Arm bei Erkrankungen des Herzens (vgl. oben S. 1060).

Die Atmung ist bei der Bronchitis acuta, wenigstens in schwereren Formen, meistens beschleunigt, bisweilen auch vertieft, bisweilen aber auch oberflächlich, was einen sehr schweren Krankheitszustand anzeigt und die Gefahr der ungenügenden Ventilation und Erstickung in sich schließt (vgl. S. 1008). Namentlich bei Bronchitis capillaris ist die Beschleunigung oft sehr intensiv und kann bei Kindern bis zu 60—80 Atemzügen in der Minute gehen.

Gelegentlich sieht man auch, namentlich bei Kindern, Einziehungen der unteren Thoraxabschnitte bei der Inspiration. Sie brauchen nicht immer darauf zu beruhen, daß die Bronchien der unteren Lungenpartien verstopft sind und diese daher an der Atmung nicht teilnehmen, sondern sie können einfach darauf beruhen, daß zu rasch geatmet wird, als daß die Luft rasch genug eindringen könnte. Dann wird infolge der größeren Kraft der Thoraxheber der obere Teil der Lungen stärker gefüllt und der untere sinkt ein. Bei Verengerung der feinen Bronchien und bei zähem Sekret geht die Atmung oft mit hörbarem Stridor vor sich.

Die Allgemeinerscheinungen richten sich nach der Ätiologie der Bronchitis. Eine Erkrankung der gröberen Bronchien braucht kein Fieber zu machen, dagegen sehen wir bei Beteiligung der feineren Bronchien in der Regel die Temperatur steigen. Der Puls ist oft beträchtlich beschleunigt, namentlich bei der kapillären Bronchitis der Kinder.

Die Untersuchung ergibt, wenn keine Atelektase eingetreten ist, bei der reinen Bronchitis keine Veränderung des Lungenschalles. Dagegen läßt sich oft, namentlich bei Beteiligung der feinsten Bronchien, eine Erweiterung der Lungengrenzen feststellen. Die wichtigsten Aufschlüsse gibt die Auskultation. In leichten Fällen sind die Veränderungen freilich oft nur sehr gering und bestehen nur in einer Abschwächung oder Verschärfung des Atemgeräusches und einer Verlängerung des Exspiriums. Ja es gibt Fälle, in denen gar nichts zu hören ist, obschon Husten und Sputum die Diagnose einer Bronchitis stellen lassen. Bei einer Beschränkung des Prozesses auf die größeren Luftröhrenäste und bei zähem Sekret hört man Ronchi sonori und sibilantes. Bei flüssigerem Sekret und bei Beteiligung der mittleren Bronchien hört man mittel- und grobblasige Rasselgeräusche, die um so feiner werden, je mehr die kleineren Äste betroffen sind. Bei Beteiligung der Bronchiolen entsteht ein feinblasiges Geräusch, das schon dem Knisterrasseln sehr ähnlich ist und einen mehr klingenden Charakter besitzt, und das deshalb häufig als subkrepitierendes Rasseln bezeichnet wird. Die Lokalisation der Rasselgeräusche ist eine verschiedene, in der Regel sind aber doch die Unterlappen stärker befallen. In einer Reihe von Fällen hört man von Tag zu Tag immer genau dasselbe, meistens aber wechseln die Rasselgeräusche sehr rasch, so daß man oft jeden Tag einen anderen Befund erheben kann.

Die Qualität und Quantität des Sputums ist eine sehr verschiedene, und steht weder zur Schwere der Allgemeinerscheinungen, noch zur Ausdehnung der Rasselgeräusche in einem direkten Verhältnis. Das Sputum ist bald zäh, glasig, bald mehr dünnschleimig, aus Schleim mit reichlich eingestreuten eitrigen Fädchen vermischt, bald mehr eitrig-schleimig oder rein eitrig. Im ganzen ist das Sputum um so mehr eitrig, je älter der Prozeß ist, und je mehr er in die Tiefe dringt.

Das Röntgenbild der akuten Bronchitis zeigt meistens keine in die Augen fallenden Veränderungen. Bei ausgedehnter Erkrankung der feineren Bronchien entsteht eine mehr oder weniger deutliche diffuse Verschattung. v. Falkenhausen weist darauf hin, daß die vom Hilus ausgehenden Schattenstränge auch bei akuter Bronchitis verstärkt sind, und erklärt das als Ausdruck der Schleimhauthyperämie.

Krankheitsverlauf. Sofern die akute Bronchitis nur eine Teilerscheinung einer Infektionskrankheit wie Masern, Typhus usw. ist, ist der Verlauf hier nicht zu schildern. Dagegen zeigt die akute Tracheobronchitis, die sich an Erkrankungen der oberen Luftwege anschließt, einen mehr oder weniger typischen Verlauf. Meist zeigt sie sich einige Tage nach dem Auftreten eines Schnupfens, einer Pharyngitis oder Angina, gleichzeitig mit einer Tracheitis. Bisweilen kann die Erkrankung der Bronchien auch gleichzeitig mit der der anderen Teile in die Erscheinung treten. Nicht selten stellt die akute Bronchitis die Exazerbation eines chronischen Katarrhs dar, dessen Existenz man nur bei genauer Anamnese erkennt, bisweilen sogar vollständig übersieht.

Die Tracheobronchitis selbst beginnt meist mit einer Störung des Allgemeinbefindens, mit Kopfschmerzen, Appetitlosigkeit, Gefühl von Schwäche und Zerschlagenheit in den Gliedern. Wenn schon vorher Schnupfen oder Angina bestand, so kann sich das Auftreten der Tracheobronchitis in einer Verschlimmerung der schon bestehenden Allgemeinbeschwerden äußern. Auch Frösteln kann auftreten, die Temperatur steigt, aber meistens nicht sehr hoch. Nur bei Kindern werden häufig Temperaturen über 39° erreicht. Nicht selten sieht man einen Herpes labialis auftreten.

Sofort stellt sich auch Husten ein. Er ist oft krampfartig, trocken, doch sind eigentliche Hustenanfälle meistens nicht vorhanden. Nur bei nervösen Individuen sieht man gelegentlich richtige Paroxysmen. Meist ist der Husten verbunden mit Schmerzen unter dem Sternum, bald mehr brennend, bald mehr stechend, oft auch von der Art, als ob etwas wund sei oder zerrissen werde. Diese Schmerzen sind charakteristisch für die akute Tracheitis. Auch Schmerzen in der Muskulatur des Thorax, bisweilen von der Hustenanstrengung herrührend, bisweilen mehr rheumatoid, sind häufig. Husten, Schmerzen und Störungen des Allgemeinbefindens können ein ziemlich schweres Krankheitsbild verursachen und den Schlaf erheblich stören. Dabei wird nur wenig Sputum entleert, und dieses ist zäh, glasig, rein schleimig (Sputum crudum).

Nach wenigen Tagen wird meistens das Allgemeinbefinden sehr viel besser, der Appetit hebt sich, und der Husten ist nicht mehr so quälend. Die Schmerzen unter dem Sternum und die unangenehmen Gefühle im Halse lassen nach, auch die Muskelschmerzen werden geringer, der Husten ändert seinen Charakter. Er wird feucht und das Sputum wird reichlicher entleert und nimmt eine immer mehr eitrige Beschaffenheit an (Sputum coctum). Die Temperatur sinkt rasch zur Norm ab, und nach kurzer Zeit fühlt sich der Patient ganz wohl, abgesehen davon, daß er immer noch mehr oder weniger stark an Husten und Auswurf leidet. Auch das verschwindet meist rasch. Es kann aber auch Wochen dauern, bis auch am Morgen nicht mehr ausgehustet wird und bis die Auskultation keinerlei Abnormitäten mehr ergibt.

Sehr selten kann eine akute Tracheitis zum Tode führen, wie in den zwei von Stephan mitgeteilten Fällen, die 16—24 Stunden nach dem Auftreten eines heftigen Trachealschmerzes und septischen Symptomen zum Tode kamen, und bei denen die Sektion nur eine nekrotisierende Tracheitis ergab. In einem Fall war eine nachgewiesene Diphtherie, im anderen Schluckbeschwerden vorausgegangen.

Von diesen Fällen bis zu den allerleichtesten, die sich nur durch etwas Husten und geringen Auswurf während einiger Tage kundgeben, gibt es alle Übergänge. Auf der anderen Seite gibt es Übergänge zur Bronchitis capillaris, die ein wesentlich schwereres Krankheitsbild darstellt.

Kurzdauernde Anfälle von Tracheobronchitis, die nur in Anfällen von Husten und Sputum mit eosinophilen Zellen bestehen, kommen, wie Besançon und de Jong gezeigt haben, bei einzelnen Menschen im Anschluß an Nasenaffektionen, selbst einfachen Schnupfen, vor. Hier handelt es sich wohl mehr um eine nervöse Sekretionsstörung als um eine eigentliche Entzündung. Besançon und de Jong fassen die Anfälle als Äquivalente von Asthma auf und nennen sie „spasmodische" Tracheobronchitis.

Die kapilläre Bronchitis kann von vornherein als solche auftreten und setzt dann in der Regel mit hohem Fieber und schweren Allgemeinsymptomen ein. Häufig aber entsteht sie dadurch, daß sich ein Katarrh in die Tiefe fortpflanzt, namentlich wenn dieser vernachlässigt wurde. Oft ändert sich dann mit einem Schlage das Krankheitsbild. Das Fieber, das schon im Absinken begriffen war, steigt wieder, es treten Kopfschmerzen, Appetitlosigkeit, Schmerzen auf der Seite und im Rücken auf, der Husten und der Auswurf werden reichlicher, es kann sich schwere Dyspnoe einstellen.

Ein Beispiel einer solchen schweren kapillären Bronchitis sei hier angeführt: Ein 45jähriger Mann erkrankt auf der Heimreise aus Amerika an Husten und Auswurf. Nach 11 Tagen in Basel angelangt, kann er wegen der immer heftiger werdenden Dyspnoe die Reise nicht mehr fortsetzen und wird ins Spital gebracht. Hier zeigt sich hochgradige

Zyanose, über beiden Lungen verbreitet massenhaft feinblasige Rasselgeräusche, reichlicher, dünneitriger Auswurf. Die Temperatur beträgt 38,8°, der Puls ist schlecht, und trotz Aderlaß, Herzmitteln usw. tritt nach wenigen Stunden der Tod ein. Die pathologisch-anatomische Diagnose lautet auf Bronchitis acuta purulenta, Emphysema et Anthracosis pulmonum. Pneumonische Herde waren nirgends zu finden. (Die mikroskopischen Bilder dieses Falles s. bei F. Müller: Deutsche Klinik. Bd. 4, S. 248ff.). Über eine schwere Epidemie von akuter Bronchiolitis vgl. o. S. 1167.

Es gibt aber auch Fälle von Bronchitis capillaris, die noch viel akuter ver-laufen. Posselt beschreibt einen Fall, der ganz plötzlich begann, zu schweren Erscheinungen führte und nach zwei Tagen vollständig geheilt war. Diese Fälle von akutester Bronchiolitis sind außerordentlich selten und führen meist zum Tode. Sie waren schon Laennec bekannt, der sie „Catarrhe suffocant" genannt hat.

Fälle von subakut verlaufener Bronchiolitis bei Erwachsenen sind von Roch und Frommel und von Hübschmann beschrieben.

Im Falle von Roch und Frommel, der in 3$\frac{1}{2}$ Wochen zum Tode führte, war die Diagnose auf Miliartuberkulose gestellt, obschon der Auswurf sehr reichlich war und die Flecke im Röntgenbild unregelmäßig waren. Die Symptome bestanden in Dyspnoe, Zyanose, überall verbreiteten Giemen und wenig Knistern. Im Bronchialsekret fanden sich Influenza-bazillen. Die beiden Fälle von Hübschmann waren ebenfalls Influenzaerkrankungen.

In anderen Fällen stellt die Bronchitis capillaris durchaus keine selbständige Krankheit dar. Der Katarrh steigt einfach an einzelnen Stellen, oft in ziemlich großer Ausdehnung, in die feinsten Bronchien hinab, die Erkrankung stellt nur eine Verschlimmerung einer gewöhnlichen Tracheobronchitis dar und heilt oft rascher, oft langsamer wieder ab. Besonders bei Zirkulationsstörungen hat die Bronchitis die Neigung, kapillär zu werden, auch bei Influenza und anderen Infektionskrankheiten ist das oft der Fall.

Die kapilläre Bronchitis im Greisenalter. Die Bronchiolitis der Greise ist keine Erkrankung für sich, sondern jede Bronchitis hat im höheren Alter die Tendenz, in die feinsten Bronchien hinabzusteigen. Aber sobald dies geschehen ist, ändert sich das Krankheitsbild, und deshalb muß die Krankheit hier besonders besprochen werden. Die Temperatur braucht nicht zu steigen, der Puls kann lange Zeit gut bleiben, aber trotzdem sind die Kranken auffallend matt, hinfällig und somnolent. Der Appetit wird schlecht, während häufig starker Durst besteht, der die Patienten zu reichlichem Wassertrinken veranlaßt. Die Folge ist, daß sie durch häufige Miktionen gestört werden und sich leicht verunreinigen. Nachts sind sie oft unruhig, selbst Delirien können auftreten. Herzschwäche kann sich ziemlich bald einstellen und den Tod verursachen, es kann aber auch eine Bronchopneumonie sich hinzugesellen. Gar nicht selten wird der Zustand chronisch. Tritt Heilung ein, so folgt meistens eine lange Rekonvaleszenz, und es kann viele Wochen dauern, bis die letzten Spuren des Katarrhs verschwunden sind. Selbst in den Fällen, die in Heilung ausgehen, kann man noch häufig an einer bestimmten Stelle die feinblasigen Rasselgeräusche lange Zeit hindurch nachweisen.

Bronchiolitis der Kinder. Während bei Kindern die akute Tracheobronchitis im ganzen verläuft wie beim Erwachsenen und auch nicht seltener, vielleicht sogar häufiger ist, bietet die Bronchitis capillaris ein wesentlich anderes Bild. Etwa in den ersten drei Lebensjahren stellt sie eine sehr gefährliche Krankheit dar. Sobald die Bronchitis in die feinsten Bronchien herabgestiegen ist, stellt sich Dyspnoe ein, die Zahl der Atemzüge kann auf 50 und mehr steigen, der Thorax wird eingezogen wie bei einer Kehlkopfstenose und die Kinder zeigen höchste Unruhe und Angst. Das Fieber ist hoch und das Allgemeinbefinden schwer gestört. Heftige Hustenstöße machen den Zustand noch qualvoller. Häufig sieht man vorübergehend Zustände von Besserung, aber oft stellt sich mit der Zeit zunehmende Apathie ein, aus der das Kind nur vorübergehend wieder sich erholt, der Puls wird schlechter, und schließlich erfolgt der Tod an Lungen-ödem. Wenn der Tod nicht nach 3—6 Tagen eintritt, so geht die Erkrankung in lokalisierte Bronchopneumonien über. Besonders häufig sind solche kapilläre Bronchitiden nach schweren Infektionen mit Masern, Grippe u. a. m. (Fehr).

Akuteste Fälle sieht man gelegentlich bei Diphtherie mit multipler Poly-neuritis (Posselt).

Die rezidivierende Bronchitis. Wie schon erwähnt, gibt es Menschen, die bei der geringsten Erkältung einen Schnupfen und im Anschluß daran eine Bronchitis bekommen, eine Disposition, die oft familiär ist. Nicht selten sieht man, daß der Husten immer in der kühleren Jahreszeit auftritt („Winter-husten"). Mit der Zeit dauert der Katarrh immer länger, das Sputum will nicht mehr aufhören, und an einzelnen Stellen sind viele Wochen lang Rassel-geräusche zu hören. Im Laufe der Jahre werden die Pausen so kurz, daß sich Katarrh an Katarrh reiht, und schließlich geht die Krankheit in eine chronische Bronchitis über. Nicht ganz selten sieht man später auch eine Tuberkulose auftreten.

Prognose. Die Prognose der akuten Bronchitis ist im allgemeinen eine günstige. Daß bei einem sonst gesunden Menschen eine Bronchitis, sei es infolge des Übergreifens auf die feinen Bronchien, sei es durch eine Bronchopneumonie, zum Tode führt, ist etwas außerordentlich Seltenes. Nur einzelne auf be-sonderer Ätiologie beruhende Bronchitiden machen eine Ausnahme, so die durch Reizgase verursachte, die Influenza- und Masernbronchitis, die gelegentlich sehr schwer werden können.

Eine Ausnahme bilden die Kinder unter fünf Jahren und die Greise. Beide sind durch die Bronchitis in gleicher Weise gefährdet. Am schlimmsten sind die Erkrankungen in den ersten Lebenstagen, worauf neuerdings Lederer wieder hingewiesen hat. Auch bei Menschen im besten Alter kann ein allgemeines Darniederliegen der Kräfte, z. B. infolge von Karzinom, Nervenleiden, Stoff-wechsel- und Blutkrankheiten, akuten Infektionen (Typhus) den Körper so verändern, daß eine akute Bronchitis ebenso gefährlich wird wie bei Greisen.

Besteht die Neigung zu Rezidiven, so ist daran zu denken, daß sich daraus schließlich eine chronische Bronchitis entwickeln kann. Auch einzelne Fälle von Influenzabronchitis heilen nicht aus, sondern gehen in chronische Bronchitis über.

Komplikationen. Die wichtigste Komplikation der akuten Bronchitis ist die Bronchopneumonie. Wir haben schon erwähnt, daß bei der Bron-chiolitis in der Regel auch eine Peribronchitis vorhanden ist, und sich in einzelnen Alveolen Exsudat nachweisen läßt. Aber auch abgesehen davon finden wir bei den Sektionen von Menschen, die an einer Bronchitis gestorben sind, viel öfter kleine bronchopneumonische Herde, als die physikalische Untersuchung erwarten ließ. Oft aber kennzeichnet sich das Eintreten der Pneumonie deut-lich durch Verschlimmerung des Allgemeinzustandes, Steigen von Puls und Temperatur und Auftreten klingender Rasselgeräusche.

Selten ist die Komplikation einer Pleuritis. Häufig sehen wir leichte Störungen von seiten der Verdauung, bisweilen, namentlich bei Kindern, heftige Diarrhöe. Seltener sind schwere nervöse Erscheinungen, während leichtere, wie Kopfschmerz, Schlaflosigkeit, Gliederschmerzen, gelegentlich zur Beobachtung kommen.

Diagnose. Die Diagnose der akuten Bronchitis ist in der Regel leicht. Nur in den allerleichtesten Fällen, in denen die physikalischen Symptome fehlen, kann die Beteiligung der Bronchien an einer Erkrankung der oberen Luftwege nur vermutet werden. Aber auch hier wird eine genaue Untersuchung oft eine vorübergehende Differenz im Atemgeräusch an symmetrischen Stellen ergeben und die Diagnose ermöglichen. Die Röntgenuntersuchung fördert die Diagnose nur wenig.

Differentialdiagnose. Oft ist die Entscheidung nicht leicht, ob man es mit einer Influenza oder mit einer banalen Tracheobronchitis zu tun hat. Die Diagnose einer Influenza wird sich, da der Nachweis der Bazillen und ihre Identifikation schwierig ist, oft überhaupt nur dann stellen lassen, wenn eine gleichzeitige Epidemie herrscht. Für Influenza sprechen die charakteristischen Rücken- und Kopfschmerzen, die Druckempfindlichkeit der Trigeminusäste, ferner ein auffallender Wechsel und ein herdweises Auftreten der auskultatorischen Symptome. Häufig beobachtet man auch ein gelbgrünes münzenförmiges Sputum. Eine akute fieberhafte Bronchitis kann manchmal der Ausdruck eines Abdominaltyphus sein. Überhaupt muß man sich bei jedem fieberhaften Bronchialkatarrh die Frage vorlegen, ob es sich um eine gewöhnliche Bronchitis oder um eine andere Infektionskrankheit handelt.

Schwierig ist oft die Differentialdiagnose zwischen Bronchitis capillaris und Bronchopneumonie, ja die Unterscheidung ist überhaupt oft willkürlich. Das feinblasige, fast klingende Rasseln der Bronchiolitis ist oft schwer von dem klingenden Rasseln oder Knisterrasseln der Bronchopneumonie zu unterscheiden. Die pathologische Anatomie zeigt uns, daß die Unterscheidung überhaupt etwas willkürlich ist, indem bei jeder Bronchiolitis auch kleine Bezirke des Lungengewebes ergriffen sind (vgl. Feer). Aber auch größere Herde sind oft nicht mit Sicherheit zu diagnostizieren.

Differentialdiagnostisch kommt unter Umständen auch die Lungentuberkulose in Frage. In der Regel lokalisiert sich ja die beginnende Phthise an der Spitze, die Bronchitis vorzugsweise in den Unterlappen. Es gibt aber, namentlich im Anschluß an Influenza, auch Bronchitiden der Oberlappen, die entweder Rhonchi über dem ganzen Oberlappen oder Rasselgeräusche über der Clavicula, neben der Skapula oder in der Fossa supraspinata machen. Der weitere Verlauf entscheidet in der Regel rasch. Aber andererseits verbirgt sich hinter dem Bild einer lokalisierten Bronchitis in einem unteren Teil der Lunge nicht selten eine Tuberkulose. Wenn deshalb die Erscheinungen eines solchen Katarrhs längere Zeit bestehen bleiben, so muß man immer an die Möglichkeit einer abnorm lokalisierten beginnenden Phthise denken.

Eine Verwechslung mit hysterischem Husten ist nicht unmöglich, da ja in den leichten Fällen von Bronchitis Inspektion und Auskultation im Stich lassen und die Diagnose nur aus dem Husten gestellt werden muß.

Therapie. Die wichtigste Rolle bei der Therapie der akuten Bronchitis spielt die Beförderung der Expektoration und, wo es nötig ist, die Beseitigung des Hustenreizes. Über die Wirkung der Expektorantien und Hustenmittel und über ihre Anwendungsweise sei auf den allgemeinen Teil (S. 1110) hingewiesen, ebenso auf das, was dort über die sog. sekretionsbeschränkenden Mittel gesagt ist, deren Verwendung oft angezeigt erscheint. In leichten Fällen genügt es, dem Patienten ein Expectorans (am besten in Pillenform, wenn der Patient nicht zu Hause bleibt) zu geben und ihn vor Schädlichkeiten der Temperatur, des Rauches usw. zu hüten, ihm das Ausgehen am Abend und das Rauchen zu verbieten. In schwereren Fällen ist natürlich Zimmer- oder Bettruhe erforderlich. Jeder Patient mit Temperaturerhöhung, sei sie auch nur gering, gehört ins Bett.

Im Beginn der Krankheit ist energisches Schwitzen angezeigt, am besten durch Einpackung mit Wärmeflasche im Bett und Trinken von heißem Tee (Spec. pector.). Auch Salizylpräparate, die außerdem gegen die Schmerzen günstig wirken, tun gute Dienste.

Neuerdings hat Bier für die Behandlung postoperativer Bronchitiden die intramuskuläre Injektion von 1 ccm einer Mischung von Äther und Olivenöl zu gleichen Teilen mit 1% Psikainzusatz empfohlen, täglich eine Spritze mehrere Tage hindurch (s. Riess). Von einzelnen Seiten (Graser, Seidl) werden gute Resultate berichtet.

Vielfach gerühmt wird Transpulmin (vgl. S. 1113), doch sah ich davon keine größeren Erfolge als von Kampfer allein. Der Kampfer scheint auch in kleinen Dosen desinfizierend und expektorierend zugleich zu wirken. Grote und Hamann empfehlen intravenöse Injektionen von Menthol-Eukalyptol in Form von „Supersan".

Günstige Wirkungen sieht man oft von Inhalationen, namentlich bei stärkeren Reizzuständen. Gewöhnlich nimmt man Kochsalz, Natronbikarbonat oder Emsersalz, besonders reizmildernd wirkt Zusatz von Menthol. Die Hauptsache ist wohl die Wirkung auf die gleichzeitig bestehende Pharyngitis. In allen schwereren Fällen ist die Feuchthaltung der Luft durch den „Bronchitiskessel" (S. 1108) nützlich.

Oft sieht man Erleichterungen von der Anwendung lokaler Applikationen auf die Brust. Beim Gefühl von Oppression wendet man mit Vorteil Schröpfköpfe an. In allen schwereren Fällen verordne man Brustwickel, bei hohem Fieber kalt, häufig zu wechseln. Namentlich bei Bronchitis der Kinder tun sie gute Dienste. Für kräftige Leute mittleren Alters empfiehlt F. A. Hoffmann, der die hydriatrische Behandlung für die einzig wirksame Therapie hält, die kalte Abreibung oder geradezu die Dusche.

Bei der Bronchitis der Kinder, namentlich der kapillären, sieht man oft gute Erfolge von heißen Bädern mit kalten Übergießungen und von Senfbädern (eine Hand voll Senfmehl auf ein Bad). Die dadurch bewirkte Hautreaktion verbessert die Zirkulation, und die Expektoration wird befördert. Auch bei der Bronchitis bei Infektionskrankheiten ist die Bäderbehandlung empfehlenswert, wie sie bei der Typhusbehandlung geübt wird.

In allen schweren Fällen, namentlich aber bei der kapillären Bronchitis, muß dem Zustand der Zirkulation besondere Aufmerksamkeit geschenkt werden. Man warte, wie bei der Pneumonie, nicht zu lange mit der Darreichung von Digitalis, auch Wein ist als Reizmittel bisweilen nicht zu entbehren. Ist die Herzschwäche ausgesprochen, so kommen Kampfer in großen Dosen, Cardiazol, Coramin und Coffein an die Reihe, während der Erfolg von Strychnin, das vielfach empfohlen wird, unsicher ist.

Bei starker Dyspnoe, insbesondere beim „suffokativen Katarrh", ist, so lange die Herztätigkeit es gestattet, ein Versuch mit einem Brechmittel erlaubt.

Bisweilen sieht man asthmaähnliche anfallsweise Steigerung der Dyspnoe. Hier dürfte ein Versuch mit Atropin angezeigt sein.

Während der Krankheit ist die Diät nach dem Zustand der Verdauungsorgane zu regeln und die Sorge für Stuhlgang nicht zu vergessen.

In der Rekonvaleszenz nach einer schwereren Bronchitis ist der Patient mit Vorsicht an die Rückkehr zur normalen Lebensweise zu gewöhnen und genau zu beobachten, bis ein Rezidiv unwahrscheinlich geworden ist. Zur Erholung empfiehlt sich ein Aufenthalt in staubfreier, nicht zu trockener Luft.

Besonders sorgfältig sind die Patienten in der Rekonvaleszenz zu behandeln, die durch wiederholt überstandene Katarrhe ihre Disposition zu Bronchitis bewiesen haben. Hier ist Schonung notwendig, bis die letzten Spuren von Sputum, bis alle auskultatorischen Symptome ganz verschwunden sind. Nachher ist eine vorsichtig eingeleitete Abhärtung am Platze. Häufig ist als prophylaktisches Mittel eine Badekur von Nutzen, namentlich an den Kurorten, wo die oberen Luftwege speziell behandelt werden, da die Krankheit von diesen oft ihren Ausgang nimmt. Überhaupt müssen Nase und Rachen in diesen Fällen genau untersucht, und, falls irgendwelche Abnormitäten (z. B. Septumdeviationen, chronische Tonsillitis usw.) vorhanden sind, behandelt werden. Oft sieht man auch schöne Erfolge von Solbädern, besonders bei schwächlichen Individuen und Kindern, während bei Fettleibigen oft eine Entfettungskur die Neigung zu Katarrhen beseitigt. Kinder sind eventuell für längere Zeit aus der Schule zu nehmen und ins Hochgebirge oder an die See zu schicken.

Endlich sei auf die Prophylaxe der akuten Bronchitis bei Infektionskrankheiten bzw. auf die Verhütung einer Sekundärinfektion durch Behandeln der Nase hingewiesen. Besonders wichtig (und auch allgemein bekannt) ist die Prophylaxe der Neugeborenen und kleinen Kinder durch Entfernung aller Erwachsenen oder Kinder mit den geringsten Zeichen eines Katarrhs oder einer Infektion aus ihrer Umgebung.

2. Bronchitis chronica.

Die chronische Bronchitis ist viel eher eine selbständige Krankheit als die akute. Wenn sie auch oft mit chronischer Pharyngitis oder Laryngitis kombiniert ist, so ist sie doch häufig eine scheinbar selbständige und unkomplizierte Erkrankung.

Ätiologie. Viele von den Ursachen, die das Entstehen der akuten Bronchitis begünstigen, spielen die Hauptrolle in der Ätiologie des chronischen Bronchialkatarrhs. Die chronische Bronchitis kann sich aus wiederholten akuten Bronchialkatarrhen entwickeln, indem ein Katarrh nicht vollständig ausheilt und jeder folgende einen größeren Rest zurückläßt. Sie kann aber auch von Anfang an als chronische Erkrankung auftreten. Im letzteren Falle ist sie meist, aber nicht immer, verbunden mit einem Katarrh der Rachen- oder Nasenschleimhaut. Auf die Bedeutung der chronischen Entzündungen der Nase und des Rachens als Ursache der chronischen Bronchitis wird neuerdings viel Wert gelegt. (Perkins, Mackey), Webb und Gilbert weisen auf die Wichtigkeit der Nebenhöhlenerkrankungen hin.

Die Ätiologie der chronischen Bronchitis ist klar in den Fällen, wo dauernd Staub oder Rauch eingeatmet wird. Wir sehen das bei Arbeitern, die viel in Kohlen- und Kalkstaub verweilen, namentlich bei Steinhauern, Straßenarbeitern, Heizern, dann aber auch bei Bäckern und Müllern, bei Arbeitern, die mit Woll- oder Baumwollstaub, mit Tabakstaub oder mit dem Staub von Abfall und Kehricht zu tun haben, endlich bei Holzarbeitern, bei Metall- und Hornschleifern.

Nach der alten Zusammenstellung von Hirt, die sich auf mehr als 12 000 Staubarbeiter erstreckt, leiden 11—19% an chronischer Bronchitis. Auf der anderen Seite gibt Merkel an, daß viele Arbeiter, nachdem sie in der ersten Zeit ihrer Beschäftigung an Katarrh gelitten haben, von diesem geheilt werden (besonders durch zeitweise Entfernung aus der staubigen Atmosphäre), dann eine gewisse Immunität erlangen und schließlich den Beruf ausüben können, ohne wieder zu erkranken. Nach neueren Arbeiten macht namentlich der pflanzliche Staub chronische Bronchitis (z. B. besonders in Baumwollspinnereien), während der mineralische die Bronchialschleimhaut weniger reizt, dafür aber mehr Pneumonokoniosen macht (vgl. das Kapitel Pneumonokoniosen). Doch haben die Pneumonokoniosen noch eine besondere Bedeutung für die Entstehung von Bedingungen zur Entwicklung einer chronischen Bronchitis.

Schmorl hat darauf aufmerksam gemacht, daß die Anthrakose zu Veränderungen der Bronchien führt, die er Bronchitis deformans nennt. Verwachsungen von anthrakotischen Drüsen können das Lumen eines Bronchus zu einem kleinen Spalt verengen. Diese Veränderungen kamen fast nur nach dem 55. Jahr zur Beobachtung und sind am stärksten im Mittellappen. In den so veränderten Bronchien kann natürlich leicht eine chronische Bronchitis entstehen (s. Gey).

Eine wichtige Rolle in der Ätiologie der chronischen Bronchitis spielt der Tabakmißbrauch. Beim Rauchen selbst gelangt zwar der eingesogene

Rauch nur bei den Menschen bis in die Bronchien hinunter, die gewöhnt sind,
den Rauch ein- und auszuatmen. Dagegen wird bei der Anwesenheit von Tabakrauch im Zimmer, da die Tröpfchen in der Luft ruhig stehen, der Rauch in die
Tiefe dringen können. Das wichtigste scheint aber die chronische, durch direkte
Reizung verursachte Pharyngitis zu sein, die sich nach unten fortpflanzt.

Eine Ursache, die bei der Entstehung der Bronchitis häufig mitwirkt, ist
der chronische Alkoholismus, der freilich oft mit Tabakmißbrauch und
anderen Schädlichkeiten verbunden ist.

Häufig sehen wir chronische Bronchitiden bei Menschen, die viel sprechen
müssen. Hier ist die Ursache in der chronischen Laryngitis zu suchen, die namentlich bei unzweckmäßiger Stimmbildung die Folge der Überanstrengung der Kehlkopfmuskulatur ist. Diese Bronchitiden verschwinden meist rasch, wenn der
Kehlkopfkatarrh zur Ausheilung gelangt. Auch die gestörte Nasenatmung,
bei der wir häufig Bronchitiden sehen, wirkt mittelbar dadurch, daß sie einen
Rachenkatarrh erzeugt.

Ein großer Teil der chronischen Bronchitiden beruht auf Stauungen im
Kreislauf. Diese sog. Stauungskatarrhe sehen wir bei Herzkranken und
Arteriosklerotikern in komprimierten und geschrumpften Lungen, nach Pleuraverwachsungen und namentlich bei Kyphoskoliose. Teils ist es die Stauung
in der Bronchialschleimhaut, teils die ungenügende Atmung in einzelnen Lungenbezirken, die ein Liegenbleiben des Schleimes und eine Ansiedelung von Bazillen
begünstigt [1]. Besonders bei der Kyphoskoliose sind die Bedingungen für
eine Stagnation in den verschobenen und abnorm gekrümmten Bronchien
günstig. Ob bei den Katarrhen der Nierenkranken die Zirkulationsstörung
oder eine toxische Wirkung das Wichtigere ist, läßt sich nicht sagen. Häufig
handelt es sich gar nicht um eine Bronchitis, sondern um chronisches oder rezidivierendes Lungenödem.

Eine Reihe von Konstitutionskrankheiten begünstigt das Entstehen
der chronischen Bronchitis, so namentlich die Fettsucht, die Gicht, die Skrofulose und die Rachitis, Krankheiten, die auch das Auftreten einer akuten
Bronchitis begünstigen. Daneben gibt es Menschen, die, ohne eigentlich krank
zu sein, eine Neigung zu chronischer Bronchitis haben. Der eosinophile Katarrh
gehört bisweilen in die Gruppe der allergischen Diathese, auch wenn er nicht
mit Asthma einhergeht.

Über den Zusammenhang der Bronchitis mit Emphysem ist unter dem
Kapitel Emphysem das Wichtigste gesagt.

Bisweilen schließt sich eine chronische Bronchitis unmittelbar an einen
akuten infektiösen Katarrh (z. B. Influenza) oder an eine Pneumonie an, so
daß wir sie als chronische Infektion auffassen müssen.

Daß aber auch sonst bei der chronischen Bronchitis die Bakterien nicht
nur die Rolle von Saprophyten spielen, sondern auch für das Weiterbestehen
des Katarrhs von Bedeutung sind, ist nicht zu bezweifeln. Doch ist ihre Rolle
offenbar weniger wichtig als bei der akuten Bronchitis.

Die Bakterien, die man im Sputum findet (s. u.) sind dieselben, die man auch im Mund
gesunder Menschen finden kann, so daß es nicht klar ist, wie weit sie als Krankheitserreger,
wie weit als Saprophyten aufgefaßt werden müssen. Das gilt wohl auch für Pneumokokken
und Influenzabazillen, obschon den letzteren vielfach eine spezifische Bedeutung zuerkannt
wird. Einzig für die Fälle, bei denen eine akute Influenzabronchitis direkt in einen chronischen
Katarrh übergeht und die Bazillen andauernd im Sputum gefunden werden, ist ihre ätiologische Bedeutung kaum zu bezweifeln.

Wenn wir auch alle Ursachen im einzelnen Fall analysieren, bleibt doch
noch unerklärt, warum der eine eine chronische Bronchitis bekommt und der

---

[1] Der Stauungskatarrh ist S. 1115 zusammen mit der Stauungslunge besprochen.

andere trotz scheinbar gleichen Bedingungen nicht. Eine gewisse **angeborene Disposition der Bronchialschleimhaut** muß also doch angenommen werden.

Florand, François und Flurin nennen sie „débilité bronchique" und geben als Symptome, die schon vor dem Entstehen der Bronchitis erkennbar sein sollen, an: 1. Hyperästhesie der Schleimhaut, besonders gegen feuchtkalte Luft; 2. wechselnde Schleimhauthyperämie; 3. Reizung zu Schleimsekretion bei geringem Reiz.

Pathologische Anatomie. Die chronische Bronchitis unterscheidet sich von der akuten dadurch, daß nicht nur die Schleimhaut, sondern die ganze Bronchialwand stark verändert ist, und teils hypertrophische, teils atrophische Veränderungen zeigt. — Die **hypertrophischen** bestehen in einer starken Verdickung und Infiltration besonders der Submukosa. Die glatte Muskulatur und das fibrös-elastische Gewebe können trabekuläre Verdickungen zeigen, auch das Knorpelgewebe kann wuchern. Häufig sind die Knorpel verkalkt. Die **atrophischen** Prozesse betreffen alle Teile der Schleimhaut. Die Schleimzellen schwinden, das Zylinderepithel kann durch kubisches oder Plattenepithel ersetzt werden. Auch das Muskelgewebe, ja selbst die Knorpel können dem Schwund anheimfallen, so daß die Wand schließlich nur noch aus einer fibrösen Membran besteht. Dabei **erweitern** sich die Bronchien. Aber auch die hypertrophischen Bronchien können eine solche Erweiterung zeigen. Häufig sind hypertrophische und atrophische Prozesse kombiniert (Details bei Fr. Müller). Fukushi wies fettige Degeneration der Muskulatur und der Bindegewebszellen, sogar im Perichondrium nach.

Pathologische Physiologie. Der Einfluß der chronischen Bronchitis auf die spezifische Funktion der Lungen, den Gaswechsel, hängt nur davon ab, ob der Eintritt der Luft durch die verengten Bronchien erschwert oder gar unmöglich gemacht ist. Das sehen wir nur bei einer Beteiligung der feineren Bronchien und der Bronchiolen. Dann kommt es in den erkrankten Partien zu einer vermehrten Venosität des Blutes. Das ist aber wohl recht selten der Fall. Freilich liegen über die Arterialisierung des Blutes bei Bronchitis noch nicht genug Untersuchungen vor. Die ersten sind von Hürter angestellt worden, der bei einem Fall von diffuser Bronchitis im arteriellen Blut eine vollständige Sättigung mit Sauerstoff feststellte. Meakins und Davies fanden bei chronischer Bronchitis nur dann eine unvollständige Sauerstoffsättigung, wenn gleichzeitig Emphysem vorhanden war.

Bei dauerndem Verschluß der Luftröhrenäste bildet sich Atelektase aus, deren Folgen aber hier nicht zu besprechen sind, da sie nicht mehr zum Krankheitsbild der chronischen Bronchitis gehören.

Die Dyspnoe bei der chronischen Bronchitis beruht wohl gewöhnlich nicht auf einer Verschlechterung des Blutes, sondern ähnlich wie die Dyspnoe durch mäßige Stenose der oberen Luftwege, auf rein mechanischen Bedingungen oder auf nervösen Reizen (s. o. S. 1022 und 1028). Campbell und Poulton fanden bei chronischer Bronchitis Beschleunigung der Atmung bei verminderter Tiefe, so daß die Ventilation in der Zeiteinheit normal war. Doch läßt sich nicht bestreiten, daß ein Teil der Dyspnoe auf einer ungenügenden Arterialisierung beruhen kann, da ja einzelne Bezirke häufig vorübergehend durch Schleimansammlung von der Respiration ausgeschlossen sind. Wenn sie auch jeweils durch Entfernung des Sputums rasch wieder frei werden, so treten andere Bezirke an ihre Stelle. Im ganzen ist die Dyspnoe bei der chronischen Bronchitis geringer als bei einer gleichausgedehnten akuten. Sie kann in der Ruhe sehr oft gering sein, während sie sich bei der kleinsten Anstrengung erheblich steigert. Das erklärt sich leicht, da bei einer vermehrten Atmung der Widerstand für den rascheren Luftstrom ganz erheblich zunehmen muß.

Besonders wichtig ist die Rückwirkung der chronischen Bronchitis auf das Herz. Bei vermehrter Venosität des Blutes wird auch die Zirkulation beschleunigt und somit die Arbeit des Herzens vermehrt werden. Doch scheint die mangelhafte Arterialisierung des Blutes, wie erwähnt, keine große Rolle zu spielen. Ganz besonders aber wirkt der häufige Husten bei der langen Dauer des Prozesses auf das Herz ein (vgl. oben S. 1049f.). Auf der Herzinsuffizienz beruht wohl auch in erster Linie die Zyanose der Bronchitiker.

Daß auch ohne die Mitwirkung spezifischer Bakterien von den erkrankten Bronchien aus toxische Wirkungen auf das Herz und andere Organe ausgehen können, erscheint nicht ausgeschlossen. Selbst wenn die normale Schleimhaut keine resorbierenden Eigenschaften besitzt, so sind doch bei pathologischen Zuständen oft Veränderungen der Struktur (Atrophie und Defekte) nachzuweisen, die eine Resorption wohl möglich erscheinen lassen. Toxische Substanzen, die resorbiert werden könnten, sind aber im Sputum wohl immer vorhanden, da es ja Zersetzungsprodukte des Eiweißes enthält. Daß aber tatsächlich solche toxische Wirkungen auftreten, ist durchaus nicht bewiesen. Wir sehen zwar bei chronischer Bronchitis recht oft Kopfschmerzen, Appetitlosigkeit und Magenstörungen, und auch die genaue Beobachtung der Temperatur ergibt, daß zwar kein richtiges Fieber, aber doch sozusagen immer eine Erhöhung der Körpertemperatur um einige Zehntel oder vereinzelte subfebrile Zacken zu beobachten sind. Diese Erscheinungen können zwar häufig auf andere Weise gedeutet werden. So läßt sich das Fieber oft durch kleine, unbemerkte Bronchopneumonien erklären; Magenkatarrhe infolge des Verschluckens von Auswurf oder infolge anderweitiger Ursachen lassen sich nicht ausschließen, auch für die Kopfschmerzen finden sich meistens andersartige Ursachen. Aber diese Erklärungen sind oft etwas gezwungen, und namentlich die Erhöhung der Körpertemperatur, wie sie bei regelmäßiger Messung fast in jedem Falle beim Vergleich mit Gesunden, die sich unter identischen Bedingungen befinden, deutlich hervortritt, beweist die Resorption toxischer Substanzen.

Symptomatologie. Die chronische Bronchitis zeigt als wichtigste Symptome Husten und Auswurf, die aber in sehr verschiedenem Maße vorhanden sein können. Abgesehen von den Unterschieden in den einzelnen Formen der Krankheit, die nachher besprochen werden sollen, finden sich auch zwischen den einzelnen Individuen bei der gleichen Krankheitsform ganz erhebliche Differenzen.

Die Störung des Allgemeinbefindens kann sehr verschieden stark sein. Es gibt Individuen, die nur durch Husten und Auswurf in geringem Grade belästigt sind, andere, die sich schwer krank fühlen und wenig leistungsfähig sind. Teilweise sind diese Unterschiede durch die Form und Ausdehnung des krankhaften Prozesses bedingt, teilweise auch durch das Alter der Individuen. Alte Leute leiden bisweilen schwer unter einer chronischen Bronchitis, während jüngere Leute sie oft sehr leicht ertragen, viel leichter als es im Interesse der richtigen Behandlung erwünscht wäre. Bei manchen Fällen wiederum hat man den Eindruck, daß keine Umstände vorliegen, die die Schwere der Allgemeinerscheinungen erklären könnten, und daß toxische Einflüsse von seiten des erkrankten Organs vorliegen müssen. Auch der Zustand des Herzens übt selbstverständlich einen wesentlichen Einfluß auf die Stärke der Beschwerden aus.

Die Untersuchung ergibt als wesentliches Symptom Rasselgeräusche von verschiedener Größe und Ausdehnung oder Rhonchi. Das Atemgeräusch ist meistens abgeschwächt, bisweilen aber auch verstärkt und rauh, das Exspirium verlängert. Selten findet man eine gleichmäßige Ausdehnung der Veränderungen über beiden Lungen, fast nur bei trockenen Katarrhen. Bei feuchtem Sekret sind die Veränderungen über den untersten Lungenpartien immer am intensivsten. Der Befund kann von Tag zu Tag wechseln, er kann aber auch — und das ist das häufigste — lange Zeit unverändert bleiben. Die Untersuchung ergibt viel weniger Veränderungen innerhalb kurzer Zeit als bei der akuten Bronchitis.

Die Lungengrenzen sind nicht selten erweitert.

Das Sputum ist entweder rein schleimig (zäh- oder dünnflüssig) oder mehr schleimig-eitrig oder eitrig-schleimig, selten rein eitrig. Der Eiter erscheint entweder in Form von dünnen Fädchen, die dem Inhalt feiner Bronchien entsprechen und bei dünner Ausbreitung des Sputums zu erkennen sind, oder er erscheint mehr gleichmäßig verteilt, dann entstehen häufig mehr oder weniger distinkte Ballen. Die Verteilung von Eiter und Schleim erklärt sich in beiden Fällen dadurch, daß das Sekret der feineren Bronchien vorwiegend eitrig ist und in den gröberen Bronchien von Schleim umhüllt wird (Fr. Müller). Blutbeimengungen sind nach starker Hustenanstrengung nicht selten, sonst sind sie immer auf eine besondere Ursache der Bronchitis (Stauungslunge! Spirochaetosis) oder auf ein anderes Leiden (Tuberkulose, Tumor usw.) verdächtig.

Die Röntgenuntersuchung ergibt gewöhnlich im Gebiet der Bronchitis eine diffuse Verdunkelung und vermehrte Strangzeichnung. Auf das regelmäßige Vorkommen von verdickten Strängen hat v. Falkenhausen hingewiesen. Stärkere Schattenbildung wird hauptsächlich durch Komplikationen wie Bronchiektasien, peribronchiale Infiltrationen, Stauungslunge, bedingt.

Die Bakterienflora des Sputums bei der chronischen Bronchitis ist recht mannigfaltig. Man findet alle Arten von Kokken und Stäbchen, namentlich im eitrigen Auswurf. Eine diagnostische Rolle kommt ihnen kaum zu, obschon Finkler und andere (z. B. Ortner) eine chronische Influenzabronchitis annehmen (die sich besonders durch trockene Beschaffenheit und Neigung zu asthmaähnlichen Zuständen auszeichnen soll) und neuerdings Brückner, Gaethgens und Vogt dem Befund von Influenzabazillen in vielen Fällen (speziell bei Kindern) eine große Bedeutung beilegen. Wenn bei Bronchitiden Influenzabazillen und Pneumokokken in einem größeren Prozentsatz der Fälle gefunden werden als beim Gesunden, so ist das noch kein Beweis für die ätiologische Wichtigkeit der Keime. Alle Mikroorganismen findet man viel reichlicher im eitrigen Auswurf und bei akuten Verschlimmerungen des Katarrhs. Karcher macht auch darauf aufmerksam, daß, wenn mehrere Sputa hintereinander entleert werden, die letzten bedeutend bakterienärmer gefunden werden als die ersten. Mackey fand bei der Untersuchung von 300 Fällen weitaus am häufigsten Pneumokokken, Micrococcus catarrhalis und Influenzabazillen, sehr viel seltener Streptokokken, Friedländersche Bazillen und Staphylokokken. Er weist darauf hin, daß die einzelnen Mikroorganismen sehr selten in Reinkultur vorhanden sind, sondern fast immer gemischt, und zwar in einem nicht nur individuell, sondern von Tag zu Tag wechselnden Verhältnis, und daß man bei jedem Bronchitiker im Nasensekret im ganzen die gleichen Arten findet wie im Sputum.

Steinfield u. a. legen Wert auf die Hefepilze, die man im Sputum bei chronischer Bronchitis nicht selten findet. Petzetakis beschreibt eine chronische Bronchitis im Anschluß an Ruhr mit lebenden Entamöben im Auswurf, die bisweilen Blut im Sputum zeigt und auf Emetin prompt zurückgeht.

Das Herz zeigt häufig eine Verbreiterung, namentlich nach rechts. Der Puls ist oft normal und verhält sich auch bei Anstrengungen wie bei einem Gesunden. In anderen Fällen wiederum zeigt er in der Ruhe normale Frequenz, aber bei der Arbeit reagiert er abnorm stark, als Zeichen für die leichte Insuffizienz des Herzens. Nicht selten findet man auch in der Ruhe eine Beschleunigung des Pulses. Bei schwereren Bronchitiden zeigen sich alle Symptome der Herzinsuffizienz.

Meistens ist eine Zyanose, wenn auch oft nur geringen Grades, nachweisbar. Dyspnoe fehlt in leichteren Fällen ganz oder tritt nur bei Anstrengungen auf, in schwereren Fällen kann sie dauernd vorhanden sein und eine hohe Intensität erreichen. Dann weiß man aber gewöhnlich nicht, wie weit sie auf die Bronchitis, wie weit auf die Herzstörungen zu beziehen ist.

Die Zunge ist meist belegt. In der Regel ist die Rachenwand gerötet, oft mit Schleim bedeckt. Diese Pharyngitis kann entweder von der Reizung der Rachenwand durch Husten und Sputum herrühren, oder sie kann auf den gleichen Ursachen beruhen wie die Bronchitis selbst. Der Appetit ist oft gestört, Magenbeschwerden verschiedener Art können vorhanden sein, oft ist Stuhlverstopfung vorhanden.

Nicht selten sind Kopfschmerzen und Schlaflosigkeit, die entweder nur Folgen des Hustens sind oder unabhängig von diesem bestehen. Viele Patienten klagen über Schmerzen auf der Seite des Thorax, auf der Brust oder dem Rücken, auch über Schmerzen im Epigastrium. Ihre Erklärung liegt, wie bei der akuten Bronchitis, entweder in der Schädigung der Muskulatur durch den Husten, oder sie sind als reflektorische Erscheinungen aufzufassen.

Bei stärkerer Herzinsuffizienz treten natürlich deren Symptome in den Vordergrund.

Fieber fehlt in leichteren Fällen. Aber auch dann sieht man, daß in Zeiten der Verschlimmerung Abendtemperaturen von $37-37,5^0$ auftreten, um mit zunehmender Besserung wieder unter 37^0 zu fallen. Oft sind auch nur an einzelnen Tagen solche Steigerungen zu bemerken, und die Temperaturkurve gewinnt dadurch ein unregelmäßiges Aussehen. In schwereren Fällen können auch hohe Temperaturen auftreten, namentlich bei Beteiligung der Bronchiolen. Doch können sie auch ein Zeichen für eine komplizierende Bronchopneumonie sein.

Verlauf. Die chronische Bronchitis verläuft so verschiedenartig, daß eine Einteilung in einzelne Formen notwendig ist. Am zweckmäßigsten ist ihre Einteilung nach der Art des Sekretes, wie sie auch Fr. Müller durchgeführt hat. Eine gesonderte Besprechung erfordert dann noch die chronische Bronchitis der Kinder.

1. **Mukopurulente Form.** Sie ist die häufigste Form der chronischen Bronchitis. Das Sputum ist schleimig-eitrig oder eitrig-schleimig, im letzteren Falle geballt. Die Menge des Sputums ist gewöhnlich nicht sehr groß, aber doch reichlicher als bei den trockenen Formen.

Diese Form der Bronchitis kann primär-chronisch auftreten und stellt den typischen Raucher- und Säuferkatarrh dar. Sie kann sich ferner aus einer akuten Bronchitis, nach Masern oder Keuchhusten oder nach einer Pneumonie entwickeln. Hierher gehört auch die chronische, aus der rezidivierenden akuten entstehende Bronchitis. Die mukopurulente Form kann aber auch das Endstadium der schleimigen Bronchitiden, in seltenen Fällen auch der Asthmabronchitis darstellen.

In den ersten Jahren ihres Bestehens macht die Krankheit meist nur geringe Beschwerden. Husten und Auswurf sind die einzigen Symptome. Die Auskultation ergibt bald eine Verschärfung, bald eine Abschwächung des Atemgeräusches in einzelnen Lungenpartien, auch etwa trockene Rhonchi. Das Allgemeinbefinden ist gar nicht gestört, Fieber fehlt. Zeitweise können alle Erscheinungen fast ganz verschwinden. Gelegentlich treten aber Verschlimmerungen auf, die mit vermehrtem Husten und Auswurf und mehr oder weniger hohem Fieber einhergehen können. Die Untersuchung ergibt dann oft das Auftreten von kleinblasigen Rasselgeräuschen an einzelnen Stellen. Fr. Müller weist darauf hin, daß man solche fieberhafte Exazerbationen gelegentlich im Krankenhause bei chronischen Bronchitikern auftreten sieht zu Zeiten, wo gleichzeitig auch andere Patienten an akuten Bronchitiden erkranken, und daß dann diese Exazerbationen längere Zeit zur Rückbildung brauchen als die Bronchitiden bei den Menschen mit vorher gesunden Bronchien.

Geht die chronische Bronchitis aus der rezidivierenden akuten hervor, so ist oft nicht zu sagen, wann die eine Krankheit aufhört und die andere beginnt. Die Kranken, die jahrelang an Katarrhen gelitten haben, die immer häufiger kommen und immer länger dauern, verlieren schließlich ihre Beschwerden auch in der Zwischenzeit nicht mehr ganz, und jetzt haben wir das Bild der chronischen Bronchitis mit akuten Exazerbationen.

Die Patienten mit chronischer Bronchitis zeigen immer eine Zunahme der Beschwerden während der kälteren Jahreszeit. Auch leichte Erkältungen im Sommer rufen oft eine Steigerung der Erscheinungen hervor. Ein Schnupfen wandert leichter in die Bronchien hinab und erzeugt hier eine Verschlimmerung, die langsamer vorübergeht als ein Katarrh bei einem vorher gesunden Menschen.

In den ersten Jahren hört man oft keine Rasselgeräusche, meist nur mehr oder weniger ausgedehnte Rhonchi sonori und sibilantes, oft nicht einmal diese. Mit der Zeit treten grob- und mittelblasige Rasselgeräusche auf, die immer reichlicher werden, besonders über den unten Lungenpartien, und immer häufiger ist auch feinblasiges Rasseln wahrzunehmen. Geht aber die chronische Bronchitis aus einer akuten hervor, so bleiben in der Regel an beschränkten Stellen die gröberen oder feineren Rasselgeräusche, die schon am Ende des akuten Stadiums zu hören waren, zurück, und von da kann sich die Krankheit zeitweise weiter ausbreiten.

Im Laufe der Jahre nehmen alle Symptome zu. Zeiten, in denen es den Patienten ganz gut geht, wechseln mit solchen, in denen sie von Husten und

Auswurf schwer geplagt werden und die Ernährung darniederliegt. Allmählich kommen die Verschlimmerungen immer häufiger und dauern länger, die Perioden relativen Wohlbefindens werden seltener und kürzer und führen nicht mehr zu so vollständigem Rückgang der Symptome wie früher. Mit der Zeit stellen sich Emphysem und Erscheinungen von seiten des Herzens ein, und schließlich können die Patienten an einer Herzinsuffizienz oder an einer Bronchopneumonie sterben.

Die Bronchiektasien, die sich bei recht vielen Fällen entwickeln, brauchen das Krankheitsbild nicht zu ändern. Nur wenn sich in ihnen eine Bronchitis putrida einnistet, beherrscht diese den weitern Verlauf.

Nicht selten besteht aber die Krankheit viele Jahrzehnte, ohne die Gesundheit in stärkerem Maße zu stören.

Bakteriologisch findet man meistens Staphylokokken, selten in größerer Zahl, oft nur wenige. Lotz fand sie in der Klinik Müllers in allen 16 von ihm untersuchten Fällen, daneben selten Streptokokken und Sarzine, häufiger Micrococcus catarrhalis.

Anatomisch beobachtet man sowohl hypertrophische als auch atrophische Prozesse, meistens auch geringe Erweiterungen der feineren Bronchien. Fr. Müller konnte in vielen Fällen auch peribronchitische Veränderungen und Infiltration benachbarter Alveolen nachweisen. Oft findet man auch Emphysem der Lungenspitzen und der unteren Ränder, selbst wenn sich intra vitam kein Emphysem nachweisen ließ.

2. Der trockene Katarrh. „Catarrhe sec" wurde von Laennec eine Form der chronischen Bronchitis genannt, die sich durch ein spärliches, von Laennec als Crachats perlés bezeichnetes Sputum charakterisiert. Es ist außerordentlich zähe, klebt fest am Glas oder erscheint wie Froschlaich oder gekochter Sago, grau-glasig. Bei der mikroskopischen Untersuchung der Klümpchen, bei der zur Ausbreitung des Sputums ein starker Druck des Deckgläschens notwendig ist, sieht man nur wenige Leukozyten, dazwischen sog. Alveolarepithelien, die mit Pigmentkörnern und Myelintropfen gefüllt sind. Auch sonst findet man viel Myelin in Form von Kugeln und in anderen Formen im Sputum. Bakterien sind nur in sehr geringer Menge nachweisbar.

Das Sputum wird nur in geringer Menge, meist nur 1—2 Eßlöffel in 24 Stunden entleert. Dagegen besteht starker Husten, der oft gar kein Sekret zutage fördert, oft nur mühsam eine kleine Menge Auswurf nach außen gelangen läßt. Die Untersuchung der Lungen ergibt fast nur trockene Geräusche, lautes, weit verbreitetes Pfeifen und Schnurren. Nicht selten ist das Atemgeräusch über einzelnen Bezirken aufgehoben, weil die Bronchien durch das zähe Sekret verstopft sind.

Mit der Zeit tritt bei dieser Form der Bronchitis regelmäßig Emphysem auf. Wir müssen annehmen, daß der häufige Husten, der infolge des zähen Bronchialinhaltes in abgesperrten Teilen des Lungenhohlraumes zu einer erheblichen Drucksteigerung führt, die Elastizität des Lungengewebes schwächt. Vielleicht spielt auch die erschwerte Inspiration durch die teilweise verlegten Bronchien eine Rolle.

Nach jahrelangem Bestehen kann sich eine mehr dünnflüssige und mukopurulente Form des Auswurfes einstellen, doch bleibt noch lange Zeit das Sputum zäher als bei den anderen Formen der Bronchitis. Die Erscheinungen des Emphysems und bald auch der Herzschwäche treten in den Vordergrund, und der spätere Verlauf und der Sektionsbefund decken sich mit dem Bilde des Emphysems.

3. Die muköse chronische Bronchitis mit flüssigem Sekret. Diese Form unterscheidet sich von dem Catarrhe sec durch eine etwas reichlichere Menge und konfluierende Beschaffenheit, auch durch etwas stärkeren Leukozytengehalt des Sputums. Sie ist von der mukopurulenten Form nicht scharf getrennt und kann in diese übergehen. Doch gibt es ausgeprägte Fälle, die ein

charakteristisches Bild darbieten, das von Fr. Müller gut gezeichnet ist. Das Leiden tritt fast jedes Jahr auf und zeichnet sich durch außerordentlich heftige Hustenattacken aus, die oft eine Viertelstunde dauern und eine geringe Menge Sputum nach großer Anstrengung zutage fördern. Solche Anfälle, die oft alle paar Stunden kommen und den Patienten nachts wecken, hinterlassen eine schwere Erschöpfung und kehren oft mehrere Wochen lang immer wieder. Allmählich wird das Sputum mehr eitrig, dünnflüssiger, und damit tritt Erleichterung ein, doch verschwindet der Husten nie vollständig.

Zu den mukösen Formen gehören auch viele Fälle von leichter primärer chronischer Bronchitis, namentlich von sog. Winterhusten und Raucherkatarrh. Hier bleibt das Sputum fast rein schleimig, und nicht selten beschränkt sich die ganze Krankheit auf einige Hustenstöße am Morgen, die ein Sekret herausbefördern, das sich nur durch reichlichere Menge von dem normalen Morgensputum (vgl. S. 1058) unterscheidet. Mit der Zeit gehen diese Erkrankungen aber meist in die mukopurulente Form über, und die Grenze gegenüber dieser ist in bezug auf die Qualität des Auswurfes ebensowenig scharf wie in bezug auf den Verlauf.

4. Der eosinophile Katarrh. Unter diesem Namen hat F. A. Hoffmann eine Form der chronischen Bronchitis abgetrennt und durch seinen Schüler Teichmüller beschreiben lassen, die sich durch den Gehalt des Sputums an eosinophilen Zellen auszeichnet. Das Sputum ist zäh-schleimig und enthält kleine gelbe Streifchen, in denen sich reichliche eosinophile Leukozyten nachweisen lassen, nicht selten auch Charcot-Leydensche Kristalle, sogar Curschmannsche Spiralen, aber wenig Mikroorganismen. Das Sputum unterscheidet sich also kaum von dem der Asthmabronchitis, nur ist es meistens nicht ganz so zähe. Von dieser Krankheit unterscheidet sich der eosinophile Katarrh dadurch, daß keine asthmatischen Anfälle auftreten, aber jedenfalls hängt er mit ihr zusammen. Dieser Zusammenhang zeigt sich auch darin, daß Fr. Müller eine Vermehrung der eosinophilen Zellen im Blut (10—13%) fand.

Die Krankheit kann in jedem Lebensalter auftreten, auch bei Kindern, und dauert einen bis mehrere Monate, rezidiviert aber sehr häufig. Der Husten ist sehr hartnäckig, und es besteht oft ziemlich starke Dyspnoe. Bei der Untersuchung hört man ausgebreitete Rhonchi und findet deutliche Lungenblähung, die mit dem Nachlassen der übrigen Erscheinungen wieder zurücktritt.

Von dem Catarrhe sec, bei dem niemals eosinophile Zellen in größerer Menge als im gewöhnlichen Sputum vorkommen, muß der eosinophile Katarrh streng getrennt werden.

Der eosinophile Katarrh ist viel häufiger, als man gewöhnlich annimmt. Typische Fälle mit dauernder Eosinophilie des Sputums und des Blutes sind allerdings nicht häufig, aber wenn man im Auswurf und im Blut regelmäßig nach eosinophilen Zellen fahndet, so findet man oft Kranke, bei denen entweder die Sputumeosinophilie nur zeitweise vorkommt oder lange Zeit hindurch ganz fehlt, während die azidophilen Leukozyten im Blut schon vermehrt sein können. Mit der Zeit pflegt die Eosinophilie im Auswurf und Blut immer deutlicher zu werden. Ich habe eine ganze Reihe von Fällen gesehen, die die Klinik im Laufe der Jahre wiederholt aufsuchten, und bei denen anfangs nur ein rasch vorübergehender Katarrh ohne Eosinophilie, später erst nur zeitweise, nachher dauernd eine eosoinphile Bronchitis auftrat.

In einigen dieser Fälle stellte sich nach mehrjährigem Bestand oder nach langsamem Deutlichwerden der Eosinophilie ein typisches Asthma bronchiale ein. Es scheint also, daß die eosinophile Bronchitis und das Asthma bronchiale auf der gleichen Grundlage, einer „eosinophilen Diathese" beruhen können.

5. Die Bronchitis pituitosa. Auch diese seltene Form wurde schon von Laennec abgetrennt. Fälschlicherweise wird sie oft als Bronchitis serosa bezeichnet, aber das Sputum besteht nicht aus Serum, sondern aus reinem Schleim, wie die Untersuchung auf Eiweiß ergibt. Es sieht nur äußerlich wie Serum aus und hat die Konsistenz einer dünnen Gummilösung. Im Unterschied zu der Lungenödemflüssigkeit hat es ein niedriges spezifisches Gewicht und enthält Eiweiß höchstens in Spuren. Mit diesem Sputum kann leicht Speichel, der in großer Menge bei Erkrankungen des Rachens und der Speiseröhre entleert wird, verwechselt werden.

Die Bronchitis pituitosa stellt keine selbständige Erkrankung dar, sondern kommt einerseits im Verlaufe des Bronchialasthma (daher auch Asthma humidum genannt), andererseits infolge von nervösen Störungen vor. Die Ursachen der nervösen Form sind krankhafte Prozesse, bei denen eine Läsion des Vagus nachgewiesen oder wahrscheinlich gemacht werden kann. Zwei Fälle bei Myasthenia gravis pseudoparalytica und einen Fall bei Polyneuritis beschreibt Fr. Müller. Da es sich um Kranke handelt, bei denen meistens auch der Husten- und Schluckakt oder die Mundbewegung gestört ist, so kann das Leiden zur Erstickung führen. Die asthmatische Form kann sehr bedrohliche Zustände bedingen, gefährdet aber in der Regel das Leben nicht.

6. Die Bronchoblennorrhöe. Wird ein dünn-eitriges Sputum, das keine fötide Beschaffenheit zeigt, in großer Menge entleert, so sprechen wir von Bronchoblennorrhöe. Die Erkrankung, die sich aus der mukopurulenten Form zu entwickeln scheint, zeichnet sich von dieser einerseits durch die große Menge des Sputums (100—300 ccm), andererseits aber, was viel wichtiger ist, durch die homogene Natur des flüssigen Sputums aus. Diese läßt sich nur so erklären, daß das Sputum aus den tieferen Teilen des Bronchialbaumes, das ja immer rein eitriger Natur ist, entweder so rasch und in solcher Menge durch die gröberen Teile hindurchgleitet, daß es keine Zeit hat, mit Schleim umhüllt zu werden, oder dadurch, daß auch die gröberen Bronchien oder die Trachea dasselbe rein eitrige Sekret liefern.

Pathologisch-anatomisch findet sich in der Regel eine hochgradige Atrophie der Wände der feineren Bronchien, nur selten hypertrophische Prozesse. Die Erkrankung ist über beide Lungen gleichmäßig ausgedehnt. Auf einem Querschnitt sieht man viel weniger Bronchiallumina als gewöhnlich, weil die Bronchien größtenteils kollabiert sind. Beim Aufschneiden der Bronchien erkennt man, daß die mittleren und feineren Äste erweitert sind. Bisweilen lassen sie sich als bleistiftdicke Röhren bis zur Lungenoberfläche verfolgen. Nicht selten sieht man auch indurative Prozesse in der Lunge selbst.

Ein prinzipieller Unterschied gegenüber der Bronchiektasie besteht also nicht, wenigstens in pathologisch-anatomischer Beziehung. Dagegen verläuft das Krankheitsbild erheblich anders, so daß vom klinischen Standpunkt aus eine Trennung gerechtfertigt ist.

Die Patienten haben meist keinerlei Beschwerden außer dem reichlichen Auswurf, der sie beständig husten macht. Fieber besteht nicht, doch kann gelegentlich eine hinzutretende Bronchopneumonie oder eine Sekundärinfektion mit Fäulniserregern, infolge deren das Sputum einen üblen Geruch annimmt, Fieber hervorrufen. Diese putride Beschaffenheit des Eiters verschwindet meistens bei geeigneter Behandlung sehr rasch wieder.

Mit der Zeit stellt sich aber doch eine Verschlechterung des Gesundheitszustandes ein. Die Patienten verlieren den Appetit, magern ab und werden elend. Oft stellen sich auch die Zeichen der Amyloidosis ein. Nicht selten beobachtet man auch rheumatoide Gelenkschmerzen und -Schwellungen, auch Trommelschlegelfinger können sich entwickeln. Wenn das Leiden weit fortgeschritten ist, so macht gewöhnlich eine Bronchopneumonie oder Herzschwäche dem Leben ein Ende.

7. **Die chronische Bronchitis der Kinder.** Bei Kindern ist die chronische Bronchitis selten, aber besonders lästig und oft schwer zu behandeln. Sie nimmt auch ätiologisch eine besondere Stellung ein. Viele Fälle beruhen auf einer **Bronchialdrüsentuberkulose**, aber sicher nicht alle, die heutzutage unter dieser Flagge segeln. Oft ist die **exsudative Diathese** die Ursache, doch ist nicht immer die abnorme Reaktion der Bronchialschleimhaut am chronischen Katarrh schuld, sondern häufig eine Hyperplasie der Rachenmandel, und nach deren Entfernung heilt die Bronchitis bisweilen (aber nicht immer!). Andere Fälle schließen sich an **Masern** oder **Influenza** an. Sie betreffen oft die Bronchiolen, und aus der chronischen Bronchiolitis kann sich eine chronische Bronchiolektasie entwickeln (**Vogt**).

Als besondere Form beschreibt **Lederer** die **stertoröse Tracheobronchitis der Rachitiker** und unterscheidet eine persistierende und eine rezidivierende oder periodische Form.

Komplikationen. Die häufigste Komplikation der Bronchitis ist die **Bronchopneumonie**. Ihr Auftreten gibt sich meistens dadurch kund, daß die Temperatur plötzlich ansteigt und das Allgemeinbefinden schlechter wird. Bei Greisen ist oft auffallende Mattigkeit und trockene rote Zunge das erste Zeichen. Doch ist häufig die Differentialdiagnose gegenüber einer akut sich einstellenden Bronchiolitis nicht leicht oder sogar unmöglich, was deshalb weniger schlimm ist, weil die Prognose dadurch nicht alteriert wird (vgl. auch das Kapitel Pneumonie).

Eine fast regelmäßige Folgeerscheinung des chronischen Bronchialkatarrhs ist das **Emphysem**, das deshalb kaum als Komplikation bezeichnet werden darf. Das gleiche gilt von den Bronchiektasien, wie schon aus den Bemerkungen über die pathologische Anatomie gefolgert werden muß. Auch klinisch machen die Bronchiektasien keine besonderen Erscheinungen, sofern nicht eine Bronchitis putrida hinzutritt.

In selteneren Fällen kommt es zu chronisch-interstitiellen Veränderungen im Lungengewebe, ja zu einer richtigen **chronischen Pneumonie**. Dieser Ausgang ist selten, wenn wir von der Stauungslunge und den Pneumokoniosen absehen, die in besonderen Kapiteln behandelt werden wollen.

Eine Seltenheit sind Fälle, in denen man als Ursache eines **Hirnabszesses** nur eine chronische Bronchitis gefunden hat (Literatur bei **Hoffmann**).

Die Veränderungen am **Herzen**, die Hypertrophie des rechten Ventrikels und die Herzinsuffizienz sind als direkte Folgen, nicht als Komplikationen aufzufassen. Dagegen treten sie mit der Zeit so in den Vordergrund, daß sie als Komplikation imponieren.

Diagnose. So leicht die Diagnose in ausgesprochenen Fällen ist, so schwierig kann sie unter Umständen werden. Bisweilen stellt man sie nur per exclusionem, aus dem Auftreten von Husten und Sputum bei Abwesenheit jeglichen physikalischen Befundes. Doch wird man hier nie sicher sein, ob nicht doch eine versteckte **Tuberkulose** vorliegt. Sicherer wird die Diagnose, wenn man Differenzen im Atemgeräusch zwischen beiden Seiten, namentlich in den unteren Partien, wahrnimmt. Doch gilt dies nur für einen symmetrischen Thorax, weil schon bei relativ geringen Difformitäten Unterschiede im Atemgeräusch auftreten können. Wenn der Befund von Tag zu Tag wechselt, oder wenn gar trockene Geräusche hinzutreten, so wird die Diagnose gesichert, doch bleibt auch dann noch immer die Möglichkeit, daß als Grundleiden eine Herzaffektion, eine Nephritis oder dergleichen vorhanden ist.

Eine **Röntgenuntersuchung** sollte in jedem Falle vorgenommen werden. Nicht nur deckt sie häufig ein anderes Leiden auf, das sich hinter der „chronischen Bronchitis" verbirgt, sondern sie orientiert uns über das Vorhandensein aller Arten von Komplikationen, von Bronchiektasien usw.

Die Differentialdiagnose gegenüber Bronchialasthma kann gelegentlich Schwierigkeiten bereiten. Wenn man die Anfälle von Atemnot nicht selbst gesehen hat, sondern auf die Beschreibung der Patienten angewiesen ist, so ist man oft im Zweifel, ob es sich um Asthma oder um anfallsweise Verstärkung der dyspnoischen Beschwerden bei einer chronischen Bronchitis handelt. Manchmal gibt die Untersuchung des Auswurfes Aufschluß, wenn aber nur vereinzelte eosinophile Zellen und Charcot-Leydensche Kristalle gefunden werden, so darf man daraus noch nicht die Diagnose auf Bronchialasthma stellen. Liegt dagegen ein richtiger eosinophiler Katarrh vor, so ist es überhaupt bei der Verwandtschaft der beiden Erkrankungen Geschmackssache, ob man die Krankheit eosinophilen Katarrh oder Bronchialasthma nennen will.

Die Frage, ob eine chronische Bronchitis oder ein rezidivierender akuter Katarrh vorliegt, ist nicht immer leicht zu entscheiden. Die Regel, daß die Bronchitis als chronisch zu bezeichnen sei, die länger als 40 Tage dauert, berücksichtigt die anatomischen Verhältnisse zu wenig. Wenn bei geeignetem Verhalten nicht alle Symptome für längere Zeit vollkommen verschwinden, dann handelt es sich um eine chronische Bronchitis.

Prognose. Wenn es sich wirklich um eine chronische Bronchitis, nicht etwa einen rezidivierenden Bronchialkatarrh handelt, so ist die Prognose in bezug auf die Heilung immer ungünstig zu stellen. Auch die Lebensdauer wird durch eine chronische Bronchitis in der Regel verkürzt. Freilich suchen gelegentlich Patienten das Krankenhaus wegen einer Verschlimmerung ihres Hustens auf, die angeben, seit 30 oder 40 Jahren beständig zu husten, und die mit 60—70 Jahren noch keine erhebliche Störung der Zirkulation zeigen. Viel häufiger aber stellt sich nach Jahren oder Jahrzehnten die Herzinsuffizienz ein, oder es tritt eine Bronchopneumonie hinzu, die dem Leben ein Ende macht. Auch die Entwicklung eines Emphysems ist bei der Stellung der Prognose zu berücksichtigen.

Therapie. Das wichtigste ist die Fernhaltung aller Schädlichkeiten, die den Katarrh unterhalten und verschlimmern können. In erster Linie ist staubfreie, nicht zu trockene Luft zu nennen. Auf alle Fälle muß der Aufenthalt in staubiger und rauchiger Luft, so weit er nicht durch das Berufsleben absolut unvermeidbar ist, verboten werden. Unter Umständen ist ein Berufswechsel, wenigstens eine andere Verwendung im eigenen Beruf nötig. Der Tabakgenuß ist, wenn möglich, zu meiden, nicht weil der Rauch in die Bronchien dringen könnte, sondern weil er einen Reizzustand in den höheren Luftwegen unterhält. Läßt sich das Rauchverbot nicht durchführen, so gestatte man ihn nur im Freien.

Eine wichtige Rolle spielt die Klimatotherapie. Alle Formen von Bronchitis vertragen die kalte, ganz besonders die naßkalte Temperatur schlecht, und so kommt es, daß sich die Spitäler im Herbst und Winter mit solchen Kranken zu füllen pflegen. Deshalb sind Patienten, denen es ihre Mittel erlauben, in der kühleren Jahreszeit nach dem Süden zu schicken. Gelegentlich kann auch ein Wechsel der Berufstätigkeit dem Patienten die Möglichkeit verschaffen, dauernd in einem milderen Klima zu leben. Vielen Kranken bekommt auch das Höhenklima ganz vorzüglich, namentlich solchen mit reichlicher Sekretion. Dagegen ist das Höhenklima bei trockenem Katarrh kontraindiziert und bei Zirkulationsstörungen nur mit großer Vorsicht und nur bei geringfügiger Beteiligung des Kreislaufs zu verordnen. Übrigens ist auch bei der Verordnung eines südlichen Klimas Vorsicht geboten. Nur Orte ohne Wind und Staub sind geeignet, wobei allerdings die Lage des Hotels oft wichtiger ist als die allgemeinen klimatischen Eigenschaften des Kurortes. Für Patienten mit trockenem Katarrh

ist das Klima der Riviera nicht feucht genug, und sie fühlen sich an den ober-
italienischen Binnenseen (z. B. im windgeschützten Locarno) oder am Genfersee
wohler. Vorsicht ist auch bei der Verordnung von Frühjahrskuren an der Riviera
geboten, weil der frühe Sonnenuntergang eine plötzliche Abkühlung bringt.
In der milderen Jahreszeit ist das Wald- oder Binnenseeklima (auch die Insel
Wight) am geeignetsten, im Hochsommer kommen auch geschützte Orte an
der Nordsee und besonders an der Ostsee in Betracht.

Vor Abhärtungsmaßregeln soll man sich hüten. — Im Gegenteil sind
die Patienten mit chronischem Bronchialkatarrh zu Schonung zu erziehen.
Wollene Unterwäsche, Wechsel der Kleidung nach Durchnässung und Schweiß,
Tragen von passenden Überkleidern, Vorsicht vor Zugluft verhüten oft Verschlimmerungen und Fortschreiten des Prozesses.

Bei Verschlimmerung genügt gelegentlich ein Aussetzen der Arbeit, ein
Klimawechsel, wie überhaupt viele Bronchitiker sich dauernd ganz wohl fühlen,
wenn sie jedes Jahr ein- bis zweimal einen passenden Landaufenthalt machen.
Bei stärkeren Verschlimmerungen dagegen ist Bettruhe erforderlich. Nur
bei alten Leuten führe man wegen der Gefahr der Hypostase die Bettruhe
nicht streng durch.

In allen Fällen von stärkerem Hustenreiz muß dieser bekämpft werden.
Häufig genügt die willkürliche Unterdrückung des Reizes (vgl. oben S. 1110),
zu der die Patienten erzogen werden können und müssen. In anderen Fällen
kann man es durch Trinken heißer Getränke, durch Umschläge und Wickel
bis zu einem gewissen Grad erreichen, in Fällen trockenen Katarrhs auch durch
die „lösende" Therapie. Ist das nicht möglich, so wende man getrost das
Morphium oder seine Derivate auch für längere Zeiträume an.

Abgesehen davon hat die medikamentöse Therapie zwei Aufgaben.
Die häufigere ist die Beförderung der Schleimsekretion in den Fällen,
wo das Sekret zähe ist, und seine Expektoration Mühe macht. Die verschiedenen
Resolventien und Expektorantien sind oben (S. 1111) aufgeführt, ebenso die
verschiedenen üblichen Rezepte, daher kann hier auf ihre Aufzählung verzichtet
werden. Im ganzen empfiehlt sich die Verordnung von Tropfen oder besonders
von Pillen, die der Patient bequem mit sich herumtragen kann, da es sich ja
um chronische Prozesse handelt. Die wichtigste Rolle bei der Behandlung der
trockenen chronischen Katarrhe spielen die Jodalkalien, doch ist man gar nicht
so selten genötigt, darauf zu verzichten, weil sie eine Pulsbeschleunigung und
Herzsensationen hervorrufen, und bei vorhandenem Kropf ist besonders bei
jugendlichen Individuen besser davon abzusehen.

Auch reichliches Trinken von heißer Flüssigkeit (bes. Spec. pectorales)
scheint schleimlösend zu wirken.

Bei Fällen reichlicher Sekretion wäre es oft erwünscht, diese zu beschränken.
Gelegentlich gelingt das auch mit Hilfe der oben erwähnten (S. 1111) sekretionsbeschränkenden Mittel, namentlich aber mit Terpentininhalationen. Auch
von intramuskulären Injektionen mit Eukalyptusöl (ein- bis mehrmals täglich
1 ccm) habe ich schon überraschend gute Erfolge gesehen. Grote und Hamann
empfehlen intravenöse Injektionen von Menthol-Eukalyptol. Auch Durstkuren
werden immer wieder empfohlen (Singer, Hochhaus). Bei reichlichem Sekret
leistet die von Quincke empfohlene Schräglage mit erhöhtem Fußende des
Bettes oft vorzügliche Dienste. Namentlich am Morgen entleeren die Patienten
in dieser Lage oft große Mengen von Sputum und fühlen sich nachher bedeutend
erleichtert. Bei einer längeren Durchführung der Kur (vgl. S. 1221) nimmt oft
die Sekretion stark ab, und der ganze Zustand bessert sich.

Inhalationen zerstäubter Flüssigkeiten werden vielfach mit gutem Erfolg
bei den trockenen Formen der chronischen Bronchitis angewandt, namentlich

bei gleichzeitiger Erkrankung des Rachens. Am besten nimmt man Lösungen von Kochsalz und Alkali, ähnlich wie sie im Emser Wasser vorhanden sind. Läßt man Inhalationen zu Hause vornehmen, so achte man sehr darauf, daß nachher genügende Schonung eingehalten wird, weil die Schleimhäute nach der Inhalation außerordentlich empfindlich sind. Bei den Kuren in den Bädern mit salzigen Wässern sowie in den Schwefelbädern (s. S. 1109) wirken außer den Inhalationen und Bädern viele nichtspezifische Faktoren mit, die staubfreie Luft, die Ruhe, die Regelung der Lebensweise usw., so daß wir dort viel günstigere Erfolge sehen als bei den Kuren im Hause. Aus den gleichen Gründen kann oft ein Spitalaufenthalt eine Besserung für viele Monate zurücklassen.

Bei stärkerer Atemnot sieht man oft von Sauerstoffinhalationen erhebliche Erleichterung, freilich nur von vorübergehender Dauer.

Bäderbehandlung unterstützt die Therapie oft in vorzüglicher Weise, indem der thermische Reiz des Bades eine Beförderung der Expektoration zur Folge hat und indem die Blutverteilung verändert und dadurch die Zirkulation verbessert wird. Man kann indifferente Bäder, besser Solbäder oder auch Kohlensäurebäder geben. Auch andere hydriatische Prozeduren dürfen nicht vernachlässigt werden, sowohl allgemeiner als auch lokaler Natur. Bei der langen Dauer der Krankheit und der verschiedenen Reaktionsform der einzelnen Individuen wird man froh sein, über eine große Auswahl verfügen zu können.

Massage und Gymnastik haben einen großen Wert für die Behandlung der chronischen Bronchitis, werden aber im ganzen zu wenig gewürdigt. Eine schlechte Technik kann freilich mehr schaden als nützen, und die besten Erfolge erzielen daher die schwedischen Masseure, die gegenwärtig in allen gesuchteren Kurorten und in allen größeren Städten zu finden sind.

Bei allen chronischen Bronchitiden, auch bei den stärker sezernierenden Formen empfinden die Patienten in der Regel von der Anwendung des sog. Bronchitiskessels (vgl. oben S. 1108) große Erleichterung. Man lasse ihn ein- oder zweimal täglich (oder noch öfter) neben dem Bett oder Sitz des Patienten so lange stehen, bis die Füllung aufgebraucht ist, d. h. zwei bis drei Stunden. Zusatz einiger Tropfen von Eukalyptusöl oder Oleum turionum pini ist ganz zweckmäßig.

Von der pneumatischen Therapie kommt in erster Linie die Behandlung in verdichteter Luft in Frage, die gelegentlich recht günstig wirkt. Damit ist aber nicht gesagt, daß die Patienten den Aufenthalt in verdünnter Luft nicht ertragen. Wir sehen, wie erwähnt, oft von einem Aufenthalt im Hochgebirge ganz gute Erfolge.

In neuerer Zeit sind Versuche mit Vakzinetherapie gemacht worden. Mackey legt großen Wert darauf, daß eine Mischvakzine mit allen im Sputum und im Nasensekret nachzuweisenden Bazillen hergestellt wird und daß speziell auf die Behandlung der Nasenaffektion geachtet wird. Nach Symes sind große Dosen (mit 5 000 000 Keimen beginnend) und Dosensteigerungen mit Erzielung von Reaktionen nötig. Ein Erfolg der Behandlung wird aber nicht allgemein anerkannt.

Niemals vergesse man, auch die oberen Luftwege zu behandeln. Vielfach deckt sich ihre Behandlung (Inhalationen usw.) mit der der Bronchitis, aber vielfach erfordern sie doch noch besondere Maßnahmen. Man sieht z. B. gelegentlich erhebliche Besserung der Bronchialerkrankung nach einer sachgemäßen Behandlung der Nase auftreten, sei es, daß dadurch eine chronische Rhinitis geheilt, sei es, daß die Nase durchgängig gemacht und dadurch die Ursache eines chronischen Rachenkatarrhs, der die Bronchitis unterhält, beseitigt wird.

Daß daneben eine Berücksichtigung des allgemeinen Ernährungszustandes Platz greifen muß, ist selbstverständlich. Bei lange bestehender

Bronchitis wird es sich öfter darum handeln, den gesunkenen Ernährungszustand zu heben, als etwa bei fettsüchtigen Individuen eine Abnahme der Adipositas herbeizuführen. Bei Kindern bietet oft Rachitis oder Skrofulose besondere Indikationen. Daß bei Herzinsuffizienz die üblichen Herzmittel angewandt werden müssen bedarf kaum der Erwähnung.

Bei der chronischen Bronchitis der Kinder kann Adenotomie Heilung bringen. Sonst sind besonders Bestrahlungen mit (natürlicher oder künstlicher) Höhensonne wirksam, ferner langdauernde Aufenthalte im Höhenklima oder an der See und Soolbäder.

3. Bronchitis putrida.

Definition. Die putride Bronchitis stellt keine reine besondere Krankheitsform dar, sondern jede Bronchitis kann einen fötiden Charakter annehmen. Sobald aber der Auswurf einen stinkenden Geruch aufweist, sehen wir besondere Krankheitserscheinungen eintreten und müssen in der Therapie andere Wege einschlagen, so daß die Abgrenzung dieser Krankheitsform notwendig ist.

Ätiologie. Zur fötiden Umwandlung des Bronchialsekretes ist die Mitwirkung von Mikroorganismen, die übelriechende Produkte liefern, notwendig. Über die Art der Mikroorganismen ist aber wenig bekannt.

Recht häufig findet man Spirochäten, oft in Verbindung mit fusiformen Bazillen. Die Identität dieser Mikroorganismen mit denen der Plaut-Vincentschen Angina hat dazu geführt, daß ihnen gegenwärtig vielfach die Hauptrolle für die Entstehung der putriden Bronchitis zugeschrieben wird (vgl. Pilot, Davis und die zusammenfassende Besprechung bei Delamare, ferner das Kapitel Lungengangrän S. 1379). Doch dürfen die übrigen Erreger der Fäulnis, namentlich die anaeroben Bazillen, auf die schon Kerschensteiner hingewiesen hat, und die Kolibazillen, auf die Noica das Hauptgewicht gelegt hat, nicht vernachlässigt werden. Es scheint, daß manche Mikroorganismen vorübergehend fäulniserregende Eigenschaften annehmen können. So konnte Sasaki aus einem nach Skatol riechenden Sputum einen Bacillus pyocyaneus züchten, der (als einziger der ganzen Flora) aus Tryptophan Skatol bildete, diese Eigenschaft aber im Verlauf einer Reihe von Passagen verlor.

Am häufigsten sehen wir die Bronchitis putrida sich in Bronchiektasien entwickeln. Rosenstein fand sie nach Einatmen von Soor, Canali bei Aktinomykose. Dagegen wird sie bei Tuberkulose sehr selten und dann nur in vorübergehender Weise angetroffen.

Die Tatsache, daß Bronchitis putrida in Lungengangrän übergehen kann, beweist, daß in beiden Fällen der gleiche Prozeß vorhanden ist, der nur in einem Fall die Bronchien, im anderen das Lungengewebe selbst betrifft. Beide Prozesse können auch zusammen vorkommen, dann ist meistens die putride Bronchitis die Folge der Lungengangrän.

Bronchitis foetida kann sich aber auch an syphilitische und andere Ulzerationen der Trachea oder der Bronchien anschließen, wir sehen sie auch bei Fremdkörpern, bei Perforation eines Ösophaguskarzinoms usw., ferner im Anschluß an Infektionskrankheiten, z. B. Typhus, Pneumonie usw.

Pathologische Anatomie. Bei der Sektion sieht man die Erkrankung der Bronchien bald über beide Lungen verteilt, bald nur auf einzelne Bronchien beschränkt. Die Schleimhaut ist verdickt, braunrot oder mißfarbig, oft in eine schmierige Masse verwandelt. Sie kann auch mit einer ziemlich fest anhaftenden mißfarbigen Schicht bedeckt sein. Der pathologisch-anatomische Prozeß hat Marfan veranlaßt, an Stelle des Namens putride Bronchitis den Namen Gangrän der Bronchien vorzuschlagen, was aber nicht sehr zweckmäßig erscheint (vgl. das Kapitel Bronchiektasie).

Man sollte denken, daß durch die schweren Veränderungen der Schleimhaut die Flimmerbewegung leide. Das braucht aber, wenn das Flimmerepithel an der erkrankten Stelle noch vorhanden ist, nicht der Fall zu sein. In einem Fall, der S. 1217 zitiert ist, konnte ich ein Stück der exzidierten Lungenpartie sofort nach der Operation untersuchen und unter dem Mikroskop beobachten, wie die Zilientätigkeit einzelne Zellen in lebhafte Bewegung versetzte. Gruppen von einigen Zellen drehten sich stundenlang im Kreise.

Symptomatologie. Das kennzeichnende Symptom ist das übelriechende Sputum. Der Geruch, den man gewöhnlich auch in der Nähe des Mundes des Kranken riecht, kann so widerwärtig sein, daß man es in der Nähe des Kranken kaum aushält und daß ein großer Krankensaal dadurch verpestet wird. Bisweilen riecht man ihn sogar vor der verschlossenen Zimmertür. Er ist nicht immer gleich, bisweilen fast süßlich, an Jasmin erinnernd (welkende Jasminblüten enthalten Indol), bisweilen wie fauler Leim oder wie Fäzes.

Die Menge des Sputums ist gewöhnlich sehr groß, mehrere hundert Kubikzentimeter. Der Auswurf wird meist ohne Schwierigkeit unter geringem Husten entleert.

Im Spuckglas bilden sich nach kurzem Stehen drei Schichten. Die oberste, schaumige besteht teilweise aus Schleim, der Luftblasen enthält und in dem sich auch gut erhaltene Leukozyten und Epithelien sowie Fett und Myelintropfen finden. Von ihr ziehen Fäden nach der mittleren wässerigen Schicht herunter, die nicht farblos, sondern meistens bräunlichschmutzig aussieht. Die unterste Schicht besteht aus einem ziemlich homogenen Bodensatz. Mikroskopisch erkennen wir darin massenhaft Mikroorganismen aller Art, Detritus, Fett in Tropfen und Nadeln, schlecht erhaltene Leukozyten und Kerntrümmer. Von blossem Auge sieht man in mehr oder weniger großer Zahl weißliche Pfröpfe von Stecknadelkopf- bis Erbsengröße (Dittrichsche Pfröpfe). Sie sind

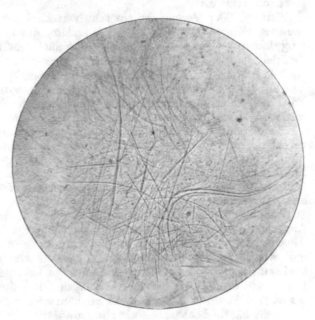

Abb. 28. Fettsäurenadeln aus einem Dittrichschen Pfropf (Krankengeschichte des Patienten s. S. 1217).

es, die am übelsten riechen. Beim Zerquetschen derselben sieht man massenhaft feine Körnchen, Leptothrixfäden, Fettnadeln, selten auch Eiterkörperchen, bisweilen auch Pigmentschollen.

Abb. 28 zeigt das mikroskopische Bild eines Präparates, das aus einem solchen „Pfropf", einem zylindrischen Gebilde von 2 cm Länge und $1/_3$ cm Breite durch Zerquetschen hergestellt wurde. Der Patient (es ist derselbe, von dem Abb. 30 stammt) litt an Bronchiektasien mit Bronchitis putrida und bekam von Zeit zu Zeit starke Engigkeit, die erst verschwand, wenn er einen solchen Pfropf aushusten konnte, der ihm infolge des äußerst widerlichen Geruches unangenehme Gefühle, Appetitlosigkeit und Brechreiz bereitete.

Die chemische Untersuchung des Sputums hat verschiedenartige Fäulnisprodukte ergeben. Amine und Diamine, Buttersäure und Essigsäure, Schwefelwasserstoff und Ammoniak. Fr. Müller isolierte aus einem nach Jasmin riechenden Sputum Indol, Sasaki züchtete aus einem nach Skatol riechenden Sputum einen skatolbildenden Bacillus pyocyaneus (vgl. S. 1190). Filehne und Stolnikow konnten ein Ferment darstellen, das tryptische Eigenschaften besaß.

Der Husten belästigt in der Regel die Patienten nur dadurch, daß er die Nachtruhe stört. Da das Sputum sehr leicht herausbefördert wird, kommt es nicht zu schmerzhaften Hustenanfällen.

Fieber ist in der Regel vorhanden und kann zeitweise oft ziemlich hohe Grade erreichen. In leichteren Fällen sind nur geringe unregelmäßige Temperatursteigerungen nachzuweisen.

Das Allgemeinbefinden wird nicht nur durch das Fieber schwer beeinträchtigt, sondern auch durch die ungünstige Einwirkung des Sputums und des üblen Geruches auf den Appetit der Kranken, wahrscheinlich auch durch die Resorption von Fäulnisprodukten. Die Patienten verfallen daher meist in kurzer Zeit, magern schnell ab, werden blaß und zeigen eine trockene und welke Haut. Häufig sehen wir Trommelschlegelfinger, die sich bisweilen auffallend rasch entwickeln.

Verlauf. Der Verlauf ist ein sehr verschiedener. Es gibt Fälle, die nach wenigen Wochen zum Tode führen, andere, die in geringer Intensität jahrelang dauern. Nicht selten sieht man aber auch leichte Fälle von kurzer Dauer, die sich im Verlauf von chronischen Bronchitiden und Bronchiektasien entwickeln. Hier nimmt das Sputum nur vorübergehend eine faulige Beschaffenheit an, die sich verhältnismäßig leicht wieder beseitigen läßt. Aber auch diese Fälle neigen sehr zu Rezidiven. In schwereren Fällen wechseln oft Zeiten relativen Wohlbefindens mit solchen ernster Erkrankung mit hohem Fieber.

Bis zu einem gewissen Grade ist für den Verlauf das Grundleiden entscheidend, indem z. B. bei ausgedehnten Bronchiektasien eine putride Bronchitis, wenn sie einmal vorhanden ist, sich sehr hartnäckig gestaltet und oft die Ursache für den raschen Verfall und das tödliche Ende ist.

Der Tod kann ohne das Hinzutreten weiterer Komplikationen erfolgen, oft aber auch wird er durch eine solche herbeigeführt.

Komplikationen. Am häufigsten ist eine Beteiligung des Lungenparenchyms. Abgesehen von der erwähnten Kombination mit Lungengangrän ist das Alveolargewebe oft durch kleine Entzündungen, die sich rasch ausbilden und wieder zurückgehen, beteiligt. Daneben kommen interstitielle Veränderungen vor, die bei längerer Dauer des Leidens die Regel sind. Trockene Pleuritiden stellen eine häufige vorübergehende Komplikation dar. Aber auch exsudative Pleuritis und Empyem können vorkommen.

Recht häufig beobachten wir rheumatische Schmerzen in den Muskeln und Gelenken, auch Anschwellungen der Gelenke, die mit Fieber einhergehen. Sie gehen in der Regel rasch zurück, wenn der Auswurf seine fötide Beschaffenheit verliert.

Die metastatischen Gehirn- und Rückenmarksabszesse sind im Kapitel über Bronchiektasien erwähnt (vgl. auch die Literatur bei Fränkel).

Diagnose. Die Diagnose ist in der Regel leicht und beruht auf dem Nachweis rein bronchitischer Symptome beim Vorhandensein eines stinkenden Sputums. Die Rasselgeräusche können mehr oder weniger ausgedehnt sein, meistens sind sie über den untersten Teilen am reichlichsten. Dagegen kann der Nachweis eines Grundleidens Schwierigkeiten bereiten. So kann eine Ulzeration in der Trachea oder im Bronchus, deren Nachweis ja nur durch Tracheoskopie oder Bronchoskopie möglich ist, übersehen werden.

Differentialdiagnose. Die Unterscheidung gegenüber der Lungengangrän kann schwierig sein. Der Nachweis einer Lungengangrän wird ja durch das Auffinden von Parenchymfetzen im Sputum gesichert, aber wo diese fehlen, ist man oft im Zweifel. Vorübergehende bronchopneumonische Prozesse können leicht zur fälschlichen Annahme einer Lungengangrän führen, und auch das Röntgenverfahren kann im Stiche lassen.

In einem Fall, in dem im Anschluß an ein Ösophaguskarzinom eine Bronchitis putrida und Empyem auftrat, habe ich fälschlicherweise eine Lungengangrän angenommen. Der 47jährige Patient, der drei Monate an Magenbeschwerden und weitere zwei Monate an Schluckstörungen gelitten hatte, ließ bei der Aufnahme durch Sondierung und Röntgenuntersuchung eine Ösophagusstenose erkennen. 14 Tage später trat eine trockene Pleuritis und hohes Fieber, nach weiteren zwei Wochen fötider Auswurf auf, der immer stärker wurde. Bald wurde aus der trockenen Pleuritis eine seröse, das Fieber blieb dauernd hoch, das übelriechende (dreischichtige) Sputum und der Husten quälten den Patienten sehr. Schließlich konnte aus der Pleurahöhle eine jauchige Flüssigkeit aspiriert werden, und $3^{1}/_{2}$ Monate nach der Aufnahme starb der Patient. Trotz dem Fehlen von Parenchymfetzen im Auswurf war eine Lungengangrän angenommen worden, die Sektion ergab aber nur eine Perforation des Ösophaguskarzinoms in einem Bronchus der rechten Lunge, putride Bronchitis und Empyem.

Auch die Unterscheidung zwischen einfacher putrider Bronchitis und Perforation eines verjauchten Empyems kann Schwierigkeiten bereiten, wird aber in der Regel bei genauer Beobachtung gelingen.

Prognose. Nur in den allerleichtesten Fällen, wo es sich um einen geringen Grad von jauchiger Beschaffenheit des Sputums handelt, darf die Prognose günstig gestellt werden, und auch hier ist die Möglichkeit von Rezidiven immer vorhanden. In schwereren Fällen gelingt es selten, dem Sputum seinen fötiden Charakter zu nehmen, meist stellt sich nach vorübergehender Besserung wieder Verschlimmerung ein, und mit der Zeit zeigen sich mehr oder weniger rasch die schlimmen Folgen, der schlechte Allgemeinzustand und die Intoxikationssymptome. Auch vor Komplikationen ist man nie sicher. Häufig kann aus der Art der Grundkrankheit etwas Genaueres für die Prognose geschlossen werden.

Therapie. Die Therapie hat in erster Linie den fötiden Charakter des Sputums zu beseitigen. Das beste Mittel hierfür ist nach meiner Erfahrung die Inhalation von Terpentindämpfen mit Hilfe der Curschmannschen Maske. Die Maske muß solange wie möglich getragen werden und die meisten Patienten ertragen sie auch ohne Widerwillen mehrere Stunden im Tag. Weniger wirksam sind die Inhalationen von Kreosotdämpfen. Auch Karbolsäure und Myrthol werden empfohlen.

Gute Resultate sah ich auch von intratrachealer Injektion von $20^0/_0$igem Gomenolöl und Lipiodol (bzw. Jodipin). Nach Anästhesierung des Rachens und Kehlkopfes wird eine Sonde durch die Stimmritze eingeführt und die Flüssigkeit langsam eingespritzt. Der Patient soll dann die Lage einnehmen, in der die Flüssigkeit am besten in die erkrankten Bronchien einfließen kann.

Innerlich sind alle möglichen Mittel schon empfohlen worden, am meisten dürften Kreosot und Guajakolpräparate, Eukalyptustinktur, Terpentin und die verschiedenen Balsamika wirken. Auch Injektion von Eukalyptusöl und Transpulmin kann versucht werden. Ferner kommen unterschwefligsaures Natron, Benzoe, Karbolsäure, Myrthol, Formamint in Frage. Besonders empfohlen wird auch Knoblauch, sei es als solcher, sei es als Syrupus allii acetici oder Allisatin. Eine gewisse Abwechslung wird bei der langen Dauer des Leidens wohl immer notwendig sein. Salvarsan, das sich bei der Lungengangrän als das beste Medikament erwiesen hat, ist bei Bronchitis putrida in der Regel nur wenig wirksam.

Über die Allgemeinbehandlung braucht nicht viel gesagt zu werden. Der Einfluß der Ruhe und der Ernährung ist derselbe wie bei den gewöhnlichen Bronchitiden. Nur wird man oft dem Ernährungszustand eine besondere Aufmerksamkeit schenken müssen.

Im übrigen kommen alle Maßnahmen in Betracht, die im Kapitel Bronchiektasie erwähnt sind, insbesondere die Quinckesche Lagerung.

4. Bronchiolitis obliterans.

Ätiologie. Während bei chronisch-indurativer Pneumonie die Bronchiolen sich durch bindegewebige Obliteration an dem krankhaften Prozeß beteiligen können, kommt die akute oder subakute Bronchiolitis fibrosa obliterans als selbständige Krankheitsform vor. Am häufigsten tritt sie auf nach Einatmung reizender Gase, z. B. salpetrigsaurer Dämpfe oder von Staub (beim Arbeiten mit Rabitzwänden, A. Fränkel).

Auch nach den Kampfgasvergiftungen des Weltkrieges ist Bronchiolitis obliterans beobachtet worden (Koch, de Conciliis). Doch kommt sie oft ohne ersichtliche Ursachen vor. Fr. Müller beobachtete solche Fälle bei alten Leuten, bei denen eine Bronchiolitis sich ohne erkennbare Ursache entwickelt hatte. Nach Hübschmann spielen die Influenzabazillen eine viel größere ursächliche Rolle als alle anderen Ursachen.

Symptomatologie. Nachdem in der ersten Zeit die Erscheinungen einer akuten Bronchiolitis vorhanden waren und vorübergegangen sind, folgt ein Stadium relativen Wohlbefindens, dann beginnt wieder eine Verschlimmerung, die sich durch akute Lungenblähung, Dyspnoe und Zyanose kundgibt. Bisweilen hört man feinblasige Rasselgeräusche, sie können aber auch fehlen. Unter mäßigem Fieber, zunehmender Zyanose, Dyspnoe und Herzschwäche führt die Krankheit zum Tode.

Ein Beispiel möge hier folgen: 31jähriger Mechaniker. Am 30. Nov. 1928 beim Reinigen eines Maschinenteiles aus Messing in Säuremischung braune Dämpfe eingeatmet. Dabei heftiger Hustenreiz, wie auch bei den andern im Lokal anwesenden Personen. Abends Unwohlgefühl, unangenehme Trockenheit im Hals. An den folgenden Tagen besser, aber vom 4. Dezember an Schmerzen unter dem Brustbein beim Atmen. Am 5. Dezember findet der Arzt Hyperämie der oberen Luftwege ohne Lungenbefund. Am 7. Dezember mit Fieber erwacht, trotzdem gearbeitet, aber gegen Mittag Schüttelfrost, von da an Fieber. Vom 11. Dezember an reichlicher Auswurf, vom 17. Dezember an Blut im Auswurf und höheres Fieber. Am 18. Dezember diagnostiziert der Arzt eine Pneumonie. 20. Dezember Eintritt in die Klinik. Hier Temperatur 39, Puls 120, starke Dyspnoe, über beiden Lungen zerstreut reichliche Rasselgeräusche und Giemen. 21. Dezember (nach intravenöser Chinininjektion) Temperaturabfall auf 36,8, Puls auf 72 herunter, aber weiter Husten und blutiger Auswurf, zunehmende Dyspnoe, von neuem subfebrile Temperaturen und Tachykardie, hochgradige Zyanose. 25. Dezember Tod unter hochgradiger Dyspnoe, blaß-zyanotischer Verfärbung und Trachealrasseln. Sektionsbefund: Bronchiolitis obliterans, akutes schweres Lungenemphysem, Bronchopneumonie im Oberlappen, hochgradige Stauung, septische Erweichung der Milz.

Das Röntgenbild kann gleich aussehen wie eine Miliartuberkulose (Aßmann, Matthes).

Pathologische Anatomie. Bei der Sektion findet man in allen Teilen der Lunge kleine graue Knötchen, die eine große Ähnlichkeit mit Miliartuberkeln aufweisen. Bei genauer Untersuchung erweisen sie sich als quergeschnittene feinste Bronchien, die von einer der Bronchialwand entspringenden Bindegewebswucherung erfüllt werden. Das Epithel ist zugrunde gegangen, auch die elastischen Fasern sind geschädigt, und vom Defekt aus ist Bindegewebe hineingewuchert. In der Umgebung finden sich oft kleine Infiltrate in den Alveolen.

Pathogenese. Es handelt sich also um eine schwere Verletzung der Schleimhaut, die bis auf die tieferen Schichten der Bronchialwand übergegriffen hat und eine reaktive Bindegewebswucherung veranlaßt hat. Das ist bei Einatmung giftiger Dämpfe leicht erklärlich, kommt aber auch bei Infektionskrankheiten (Masern, Hart, Kaufmann) vor. M. Dunin-Karwicka nimmt für ihren Fall die Entstehung der Gewebsneubildung von den peribronchialen Lymphspalten aus an.

Vielleicht sind die Fälle häufiger als man gewöhnlich annimmt, da sie in ihrem klinischen Verlauf der Miliartuberkulose ähneln und der pathologisch-anatomische Befund mit einer solchen verwechselt werden kann.

Chronische und atypische Formen. Neben dieser wohl charakterisierten akuten oder subakuten, zum Tode führenden Form sind nun eine Reihe von chronischen Formen, Zwischenformen, geheilten Erkrankungen usw. mitgeteilt worden, deren Zusammenhang mit der typischen Erkrankung nicht klar ist. Auch Übergänge zur chronischen Pneumonie sind beschrieben.

Die **Diagnose** solcher Formen hat noch etwas Willkürliches, während die typische Krankheit aus der Verschlimmerung einer akuten, später besser gewordenen Bronchiolitis diagnostiziert werden kann.

Die **Prognose** muß immer ungünstig gestellt werden.

Die **Therapie** hat in der Anwendung von Herzmitteln, der Einatmung von Sauerstoff usw. zu bestehen.

5. Plastische oder pseudomembranöse Bronchitis.

Definition. Unter plastischer oder pseudomembranöser Bronchitis verstehen wir das Aushusten von Ausgüssen der Bronchien, dichotomisch verzweigten und verästelten Gebilden, die teils aus Fibrin, teils aus eingedicktem Muzin bestehen. Der Name fibrinöse Bronchitis ist deshalb wohl besser fallen zu lassen, da er für eine Reihe von Fällen eine falsche chemische Voraussetzung hat.

Nach dieser Definition kann es sich nicht um ein einheitliches Krankheitsbild handeln. Wir können aber nach Abtrennung der Formen, die mehr oder weniger zufällige Nebenbefunde bei anderen Krankheiten darstellen, eine idiopathische Form umschreiben.

Die Krankheit ist so selten, daß auch heute noch einzelne Fälle beschrieben werden. Freilich meint Ch. Walker, daß bei genauer Untersuchung aller Sputen doch mehr Fälle entdeckt würden, besonders bei Bronchitis, Bronchiektasie und Asthma. Doch kann sich das nur auf leichte rudimentäre Fälle beziehen, denn die schweren sind so charakteristisch, daß sie nicht zu übersehen sind.

Symptomatische Formen. Das Aushusten von Gerinnseln beobachtet man bei Diphtherie, wenn der Prozeß in die Bronchien hinabgestiegen ist. Bei der Pneumonie finden wir Ausgüsse der feinsten Bronchien, aus Fibrin bestehend, regelmäßig im Sputum, selten dagegen größere röhrenförmige Fibringerinnsel. Seltener findet man solche Gerinnsel bei anderen Infektionskrankheiten, bei Variola, Masern, bei Tuberkulose der Lungen. Schröder beobachtete unter 4716 Lungenkranken 5mal Bronchitis pseudomembranacea. Gelegentlich werden auch nach der Einatmung reizender Dämpfe solche Gerinnsel ausgehustet. Auch ihr Auftreten bei Pemphigus ist beschrieben.

Diesen Fällen wären solche anzureihen, bei denen Erkrankungen des Herzens vorlagen.

Gordon beschrieb zwei Fälle von Mitralfehlern aus der Eichhorstschen Klinik, in denen das Eintreten von Dekompensation regelmäßig die Bildung und Expektoration von Gerinnseln hervorrief, die Herstellung der Kompensation sie wieder verschwinden ließ.

Einmal wurden solche ausgehustet, nachdem im Anschluß an eine Pleurapunktion eine albuminöse Expektoration aufgetreten war. Das legt den Gedanken nahe, daß es sich auch in anderen Fällen um Fibrinniederschläge aus Lungenödemflüssigkeit gehandelt haben möchte, und die Fälle würden dann in die gleiche Kategorie wie diejenigen gehören, in denen nach einer Hämoptoe ausgelaugte Blutgerinnsel ausgehustet wurden.

Idiopathische Form. Daneben gibt es aber eine Form, die anscheinend idiopathisch auftritt und chronisch oder akut verlaufen kann.

Über die Ätiologie dieser Form ist gar nichts bekannt. Auffällig ist, daß in mehreren einzeln beschriebenen Fällen (Pappenheimer, Engel) gleichzeitig Knochentuberkulose vorhanden war.

Merkwürdig ist auch ein von Wörner mitgeteilter Fall, in dem bei einer Patientin, die 3 Monate vorher im Anschluß an eine Entbindung eine akute Tracheobronchitis durchgemacht hatte, nach erneuter Konzeption eine Bronchitis pseudomembranaeca auftrat, die so schwer war, daß man sich zur Unterbrechung der Gravidität entschloß. Nach dieser trat prompte Heilung ein.

Dieser Fall scheint die Bedeutung der Sexualhormone für die Entstehung der pseudomembranösen „Bronchitis" zu beweisen.

Auf das vegetative Nervensystem weist ein anderer, von Lemierre, Léon-Kindberg und Lévesque mitgeteilter Fall hin, der plötzlich mit einem heftigen Anfall erkrankte, 6 Wochen lang fadennudelartige Massen auswarf, nach 3 Wochen Ruhe von neuem erkrankte und nach 3 Wochen erstickte. Die mikroskopische Untersuchung ergab in den Bronchien gedrehte Schleimfäden, in der Mukosa, Submukosa und Muskularis und namentlich im peribronchialen Gewebe Infiltration mit massenhaften eosinophilen Leukozyten. In den Bronchialausgüssen waren eosinophile Zellen und Charcot-Leydensche Kristalle in großer Menge. Die Eosinophilie und der Sektionsbefund bringen den Fall in engen Zusammenhang mit dem Asthma bronchiale.

Alles deutet darauf hin, daß das Wesen der plastischen „Bronchitis" in einer Sekretionsanomalie der Bronchialschleimhaut besteht, die auf einer abnormen Reaktion des Nervensystems der Bronchien beruht, aber ohne Beteiligung der Bronchialmuskeln wie beim Asthma.

Symptomatologie und Verlauf. Als Beispiel für die akute Form sei ein Fall beschrieben, den ich zu beobachten Gelegenheit hatte, und der in der Dissertation von J. Marcowitsch ausführlich beschrieben ist.

Krankengeschichte. 23jähriges Dienstmädchen, vor 3 Wochen mit leichtem Husten und Stechen auf der linken Brustseite erkrankt. Am Tage vor dem Spitaleintritt Fieber und Kurzatmigkeit.

Beim Eintritt Atmung frequent, oberflächlich, über beiden Lungen Rhonchi und spärliche nichtklingende Rasselgeräusche. Fast rein schleimiges reichliches Sputum, darin kleine verästelte Bronchialausgüsse und 3—5 cm lange, sich teilweise in Verästelungen fortsetzende, bis 5 mm dicke, sehr derbe Ausgüsse größerer Bronchien. Mikroskopisch zahlreiche Leukozyten und Charcot-Leydensche Kristalle, bakteriologisch Streptokokken und Staphylokokken.

In den ersten 10 Tagen Anstieg der Temperatur bis auf 40⁰, mehrmals Schüttelfröste, hochgradige Atemnot und Zyanose. Puls 120—140, sehr klein. Dann folgte eine 14tägige Pause mit subfebrilen Temperaturen und relativem Wohlbefinden, während deren aber immer weiter Gerinnsel ausgehustet wurden. Darauf erneute Fieberperiode wie die erste, nur mit noch größerer Herzschwäche, Atemfrequenz bis 50. Geringes Exsudat in der linken Pleurahöhle. (Kulturen steril.) Links hinten reichliche klingende Rasselgeräusche. Delirien. Nach dreiwöchentlicher Dauer Abfall der Temperatur, allmähliches Verschwinden der Gerinnsel, dagegen Auftreten von Eiweiß, Zylindern und Blut im Urin, leichte Ödeme. Im Verlauf der nächsten 3 Monate Ausheilen der Nephritis, nur noch wenige Temperaturanstiege, zweimal Aushusten von Gerinnseln. Geheilt entlassen.

In den meisten Fällen der Literatur ist der Verlauf ein rascherer, nur 3—4 Wochen, unter Umständen nur 2—3 Tage. Diese akuten Fälle enden häufig tödlich. Meistens sind die auskultatorischen Erscheinungen auf eine bestimmte Stelle beschränkt, so daß man das Entstehen der Gerinnsel in einem eng lokalisierten Bezirk annehmen muß.

Der Verlauf dieser akuten Form macht den Eindruck einer Infektionskrankheit. Häufig ist auch Milztumor gefunden worden. Über die Ätiologie ist aber gar nichts bekannt. Gelegentlich sind auch Pneumokokken in den Gerinnseln gefunden worden.

Ein ganz anderes Krankheitsbild zeigt die chronische Form, die monate- und jahrelang dauern kann. Sie besteht in Anfällen von Schweratmigkeit, die mit dem Aushusten von Bronchialausgüssen endigen. Nach dem Aushusten tritt große Erleichterung auf. Häufig sind die Anfälle bei solchen Menschen, die sonst an Bronchialasthma leiden. Der Zusammenhang mit dem Asthma drückt sich auch darin aus, daß in den Gerinnseln fast regelmäßig eosinophile Zellen und Charcot-Leydensche Kristalle zu sehen sind.

Die Gerinnsel sind meistens sehr derb und können eine ansehnliche Größe erreichen. Nach ihrer Entleerung wird häufig noch längere Zeit ein rein schleimiges Sputum, gelegentlich mit Curschmannschen Spiralen, ausgeworfen. Mit dem Gerinnsel wird oft auch etwas Blut ausgehustet, es kann auch eine richtige Hämoptoe auftreten. Die Untersuchung ergibt oft vor und während des Anfalles Aufhebung des Atemgeräusches an einer bestimmten Stelle, ohne daß der Lungenschall verändert zu sein braucht. Die entsprechende Seite bleibt bei der Atmung häufig zurück.

Während der Anfälle tritt gelegentlich leichtes Fieber auf. Das Allgemeinbefinden kann mehr oder weniger stark gestört sein, doch gibt es auch Patienten, die zwischen den Anfällen (die auch sehr leicht verlaufen können) sich vollständig wohl befinden.

Pathologische Anatomie und Physiologie. Die Bronchialausgüsse sind meistens sehr derb und bestehen aus einem konzentrisch geschichteten Geflecht von Fasern, die sich nach der Weigertschen Methode färben, meist aber nicht so charakteristisch wie das Fibrin bei pneumonischen oder diphtherischen Ausgüssen. Wie Friedrich Müller gezeigt hat, ist diese Färbung nicht sicher beweisend für Fibrin, sondern kann auch bei eingedicktem Muzin vorkommen. In einem Fall seiner Beobachtung konnte Neubauer durch die Bestimmung der reduzierenden Substanz nachweisen, daß die Trockensubstanz zu zwei Dritteln aus Muzin bestand. Auch Marcowitsch fand in unserem Fall einen Gehalt an reduzierender Substanz, der etwa zwei Drittel Muzin in der Trockensubstanz wahrscheinlich macht. Bisweilen, aber nicht immer, läßt sich durch die Thioninfärbung der Muzingehalt nachweisen. Möglich ist, daß die Gerinnsel sowohl Fibrin als auch Muzin in wechselnder Menge enthalten.

Wenn es sich nur um Muzin in den Gerinnseln handelte, so könnten wir uns die Erkrankung als Sekretionsanomalie deuten, die in den akuten Fällen durch einen infektiösen Prozeß, in den chronischen durch einen nervösen Einfluß hervorgerufen wird. Wenn aber Fibrin auftritt, so müssen wir schon eine Transsudation oder Entzündung annehmen. A. Fränkel erklärt den Fibringehalt so, daß das Epithel lädiert sei und dadurch eine Transsudation zustande komme. Fr. Müller weist diese Erklärung mit dem Hinweis darauf zurück, daß in anderen Krankheiten ein Epitheldefekt nicht zu einer Fibrinexpektoration führt, und daß alle Folgeerscheinungen eines ausgedehnten Schleimhautdefektes ausbleiben.

In den wenigen Fällen, die genau anatomisch untersucht sind, fand sich entweder nur eine geringe Rötung und Schwellung der Bronchialschleimhaut oder eine Tuberkulose des Bronchus. Die Gerinnsel lagen da, wo sie gefunden wurden, entweder lose auf der Schleimhaut auf oder klebten an ihr fest. In den akuten Fällen war die Erkrankung meistens gleichmäßig über beide Lungen verteilt. Epithelverlust konnte gelegentlich, aber nicht immer nachgewiesen werden.

Somit haben weder die anatomische noch die chemische Untersuchung Anhaltspunkte für die Erklärung dieser merkwürdigen Erkrankung geliefert. Die akute Form muß wohl als Infektionskrankheit aufgefaßt werden, die chronische dagegen als nicht infektiös, worauf auch das häufig festgestellte Fehlen von Bakterien in den Gerinnseln hinweist.

Diagnose. Die Diagnose kann nur durch den Nachweis der Gerinnsel im Sputum gestellt werden. Bei der akuten Form muß die Frage entschieden werden, ob es sich um eine primäre pseudomembranöse Bronchitis, oder um eine Diphtherie, Pneumonie, Scharlach od. dgl. handelt. Bei der chronischen Form muß sorgfältig auf Tuberkulose untersucht werden.

Prognose. Die Prognose der akuten Form ist sehr ernst. Beinahe die Hälfte der in der Literatur beschriebenen Fälle endete tödlich.

Bei der chronischen Form ist die Prognose quoad vitam gut. Doch läßt sich nichts über die wahrscheinliche Dauer der Krankheit aussagen. Es sind Fälle von mehr als 25jähriger Dauer beschrieben.

Therapie. Bei der akuten Form gilt es in erster Linie die Herzkraft aufrecht zu erhalten und durch Sauerstoffinhalation die Atmung trotz der Verlegung vieler Luftwege genügend zu gestalten. Expektorantien haben meist keinen Erfolg. Immerhin wird man sie versuchen, doch ist vor Jodkali zu warnen, da nach seiner Anwendung gelegentlich Aushusten von Gerinnseln bei vorher gesunden Menschen beobachtet worden ist. Dagegen ist der Bronchitis-kessel von Vorteil.

Vielleicht dürfte sich ein Versuch mit Brechmitteln empfehlen. Riegel empfiehlt besonders Apomorphin zu diesem Zwecke.

Bei der chronischen Form erweist sich besonders die innerliche Dar-reichung von Arsenik als wirksam.

Bei der chronischen Form sind die verschiedenen Expektorantien zu ver-suchen. Auch Inhalationen, besonders von Kalkwasser, werden gerühmt. Jod-kali, Kreosot, Terpentin, Balsamika sind auch schon empfohlen worden.

Die heilende Wirkung der Schwangerschaftsunterbrechung in dem Falle Wörners wurde oben erwähnt.

6. Die Spirochaetosis (Castellanische Krankheit).

Historisches. 1906 und 1909 veröffentlichte Castellani Beobachtungen über eine in Ceylon vorkommende hämorrhagische Bronchitis mit massenhaften Spirochäten im Sputum, die später Spirochaete bronchialis genannt wurden. Bald wurden ähnliche Fälle aus anderen tropischen Gegenden berichtet und in den letzten Jahren sind sie auch in den gemäßigten Zonen beobachtet worden.

Schon 1907 fand Branch eine tracheale Spirochätose bei einem phthisischen Neger auf den britischen Antillen, und damit wurden zwei Fragen aufgerollt, nämlich die nach der tuberkulösen Ätiologie und nach der Spezifität der Erkrankung überhaupt, die Frage, ob es sich um einen Krankheitserreger oder um einen harmlosen Saprophyten handle. Seither ist die Koinzidenz mit Tuberkulose wiederholt beobachtet, aber auch das Auf-treten von Spirochätosen im hämoptoischen Sputum festgestellt worden.

1910 veröffentlichte Rothwell Beobachtungen über das Vorkommen einer Bronchial-spirochätose in gemäßigter Zone und das gleichzeitige Auftreten von fusiformen Bazillen neben der Spirochätose im Sputum. Dadurch wurde die Spezifität der Spirochaete bron-chialis in Frage gestellt und die Möglichkeit ihrer Identität mit dem Plaut-Vincentschen Mikroorganismus in die Nähe gerückt.

Seither ist eine ziemlich große Literatur über diese Frage entstanden, besonders seit 1918. Alle diese Fragen sind noch nicht beantwortet, aber es scheint doch soviel sicher, daß es eine besondere Art von Bronchitis gibt, bei der man regelmäßig diese Spirochäten findet. [Literaturübersichten finden sich im Manual of Tropical Medicine von Castellani und Chalmers (1919), in Menses Handbuch der Tropenkrankheiten (1923), bei Salomon (Ann. de méd. Jan. 1920) und bei Delamare, Spirochétoses, Paris 1924.]

Definition. Als Castellanische Krankheit bezeichnen wir deshalb eine akut oder chronisch auftretende, regelmäßig gutartig verlaufende, häufig mit Hämoptoe begleitete Tracheobronchitis, bei der man regelmäßig Spirochäten vom Typus der Spirochaete bron-chialis im Auswurf findet, bisweilen gemischt mit fusiformen Bazillen.

Dagegen rechnen wir zur Spirochaetosis bronchialis nicht wie Delamare u. a. die Affektionen der Bronchien, bei denen man überhaupt Spirochäten mit oder ohne Bacillus fusiformis als Ursache annehmen darf, d. h. Bronchitis putrida und Bronchiektasie. Selbst wenn die Erreger identisch sein sollten, so handelt es sich um andere Krankheiten.

Parasitologie. Die Spirochaete bronchialis ist 4—30 μ lang, 0,2—0,6 μ breit und zeigt meist 3—4 verschieden ausgeprägte Spiraltouren. Man findet im Sputum immer ver-schiedenartige, größere und kleinere, windungsärmere und windungsreichere Formen. Das Ende ist zugespitzt. Individuen mit stumpfen Enden können das Resultat einer unvoll-zogenen Teilung sein (Faust u. a.). Geißeln sind noch nicht dargestellt worden, ein Flagellum wurde nur von einzelnen Autoren gefunden. Im Dunkelfeld zeigt die Spirochäte sehr lebhafte Beweglichkeit und ist stark lichtbrechend.

Die Färbbarkeit ist besser als beim Treponema pallidum und gleich wie bei anderen Spirochäten, aber schlechter als bei Spirochaete buccalis. Die Spirochaete bronchialis färbt sich ziemlich gut mit zehnfach verdünntem Karbolfuchsin, ist gramnegativ, wird bei Färbung mit Methylenblau oder Thionin schwachblau, mit Toluidinblau mehr oder weniger stark violett, mit Giemsalösung blaßblau.

Bei geeigneter Färbung kann man im Leib der Spirochäte vakuolenartige Unter-brechungen oder 2—4 hintereinander liegende „chromatische" oder „chromophile" Granula-tionen erkennen, die sich auch ablösen können und als Dauerformen betrachtet werden. Die häufigste Art der Fortpflanzung ist die transversale, die seltenere die longitudinale Teilung.

Die Kultur ist bisher noch nicht gelungen. Agglutination oder andere Immunitätsreaktionen konnten ebenfalls nicht nachgewiesen werden.

Deshalb ist die Identifikation und Abtrennung von anderen Spirochäten bisher nur auf Grund morphologischer Merkmale versucht worden. Gegenüber Spirochaete buccalis ist entscheidend die schlechtere Färbbarkeit und geringere Dicke, gegenüber Treponema dentium ebenfalls die schlechtere Färbbarkeit, die geringere Zahl, Enge und Regelmäßigkeit der Windungen, gegenüber Treponema refringens und pallidum umgekehrt die bessere Färbbarkeit. Gegenüber Spirochaete Vincenti ist eine morphologische Unterscheidung unmöglich, und die einzige Differenz besteht darin, daß Spirochaete Vincenti regelmäßig mit fusiformen Bazillen vergesellschaftet ist, Spirochaete bronchialis nicht. Auch dieser Unterschied ist nicht unbestritten. Castellani u. a. fanden die Kombination beider Organismen nie, andere nur ausnahmsweise, Delamare in 8 von 35 Fällen, Robert in allen seinen 11 Fällen. Delamare, Vincent u. a. erklären deshalb die Spirochaete bronchialis als identisch mit der Plaut-Vincentschen Spirochäte.

Die Identität mit Spirochaete Vincenti ist mit Sicherheit weder zu beweisen noch zu widerlegen. Verwandte Arten können gleiche symbiotische Neigungen zeigen. Eine bestimmte Art kann unter bestimmten Bedingungen ihre gewöhnliche Symbiose verlieren. Es ist auch möglich, daß die Spirochaete Vincenti durch die Adaptation an das Leben in den Bronchien die Fähigkeit erlangt, sich der Begleitbakterien zu entledigen. Man kann also ebensogut annehmen, daß die Spirochaete bronchialis eine besondere Varietät der Spirochaete Vincenti sei, als daß sie eine besondere Art darstelle.

Die Tierversuche mit den bei Spirochaetosis bronchialis gefundenen Spirochäten haben bisher keine großen Resultate erzielt. Da man die Spirochäten nicht kultivieren kann, ist nur die Injektion von Sputum möglich, die immer mit der Gefahr der Mischinfektion verknüpft ist. Chalmers und O'Farrel konnten bei einem vorher abgekühlten Affen durch intratracheale Injektion spirochätenhaltigen Sputums eine vorübergehende fieberhafte Tracheitis mit reichlichen Spirochäten erzeugen. Bei anderen Tierarten wurden (außer bei Mischinfektionen) durch Infektionsversuche an verschiedenen Körperstellen nur lokale Entzündungen hervorgerufen, im Blut oder in den Geweben konnten nie Spirochäten gefunden werden.

Außer in den Fällen von mehr oder weniger typischer Bronchitis findet man gleiche, morphologisch nicht zu unterscheidende Spirochäten gelegentlich bei Tuberkulose. Es hat sich herausgestellt, daß der Spirochätenbefund bei Hämoptoe ganz regelmäßig gelingt. So konnten Besançon und Etchegoin in 26 von 27 Auswurfproben mit Blut Spirochäten nachweisen, in 212 Sputumuntersuchungen ohne Hämoptoe dagegen niemals. Auch in hämorrhagischen pleuritischen Ergüssen wurden sie gefunden (Lancereaux). Es muß also neben der bronchitiserzeugenden noch eine saprophytische, sich im Blut ansiedelnde „sanguikole" Varietät geben. Daß diese aber die gleiche wäre, wie die bei Bronchitis gefundene und keine pathogenetische Bedeutung hätte, sondern nur in dem Blut der hämorrhagischen Entzündung als Saprophyt Gelegenheit zur Ansiedlung fände, ist unwahrscheinlich, weil nur ein Drittel der Fälle von Spirochaetosis bronchialis Blut im Auswurf hat. Besançon und Etchegoin vermuten, daß diese sanguikole Spirochäte eine Mittelform zwischen Spirochaete buccalis und Spirochaete bronchialis darstellt.

Der wichtigste und einzige Beweis für die Pathogenität der Spirochaete bronchialis ist die Tatsache, daß man sie bei Gesunden nicht findet, dagegen bei bestimmten akuten und chronischen Tracheobronchitiden regelmäßig und nur solange, als Krankheitssymptome bestehen. Allerdings läßt sie sich nicht im Blut, sondern immer nur im Sputum nachweisen. Doch sei nicht verschwiegen, daß manche Autoren (z. B. Mühlens) die Pathogenität der Spirochaete bronchialis bezweifeln.

Epidemiologie. Die Spirochaetosis bronchialis wurde zuerst in Asien beobachtet: erst in Ceylon, dann im festländischen Indien, in Siam, in China, in Niederländisch Indien; in Saigon erst, nachdem die Erkrankungen von Annamiten in Frankreich die Verbreitung in Indochina wahrscheinlich gemacht hatte. Bald darauf entdeckte man sie auch auf den Philippinen und in Nordamerika, wo sie nicht nur in Süd- und Mittelamerika, sondern auch in den Vereinigten Staaten (bis nach Baltimore) festgestellt wurde. In Afrika kommt sie nicht nur in den tropischen Gegenden, sondern auch in den Mittelmeerländern vor. In Europa fand man sie zuerst in Macedonien, dann unter den während des Krieges eingetroffenen Kolonialtruppen in Frankreich, aber auch in der Zivilbevölkerung, erst im Süden, dann auch im Norden des Landes. In der französischen Schweiz wurde sie von Galli-Valerio gefunden. Eine ganze Anzahl von Fällen wurden in Petersburg beobachtet. In gemäßigten Zonen sollen die Erkrankungen in der heißen Jahreszeit häufiger sein.

Trotz dieser kosmopolitischen Verbreitung ist die Castellanische Krankheit doch vorwiegend eine Krankheit der heißen Länder. So sah Huizenga in Nanking in kurzer Zeit 166 Fälle. In unseren Breitegraden sind nur spärliche Fälle entdeckt worden, je weiter nach Norden um so weniger, trotzdem es sicher nicht an der Aufmerksamkeit der Ärzte gefehlt hat. Ich konnte trotz eifrigem Suchen in Basel bisher nur einen einzigen verdächtigen Fall eines aus Frankreich kommenden jungen Mannes mit Bronchitis finden, bei dem die Krankheit wie eine chronische Bronchialspirochätose mit sanguino!entem Sputum verlief, bei dem aber die Untersuchung nur vereinzelte Spirochäten vom Typus der Bronchialis ergab.

Die Krankheit tritt meistens nur sporadisch auf. Kleinere Endemien wurden während des Weltkrieges in Truppensammlungsplätzen und -Lagern beobachtet. Hausendemien und Verbreitung der Erkrankung unter mehreren Insassen eines Krankenasyls sind beobachtet. Sie erlöschen rasch bei „relativer" Isolierung der Kranken und sind nur in dichtgedrängter Bevölkerung schwer zu bekämpfen (Delamare).

Spirochaete bronchialis wird bei Gesunden in den oberen Luftwegen nicht gefunden. Dagegen sind Spirochäten gleichen Aussehens häufig im Erdboden und im stagnierenden Wasser. Deshalb ist schon die Vermutung ausgesprochen worden, die Infektion geschehe durch Verunreinigung von Nahrungsmitteln mit Erde und das häufige Vorkommen bei Kolonialvölkern beruhe nur auf ihren Gewohnheiten und Mangel an Hygiene (Delamare).

Die Weiterverbreitung der Krankheit erfolgt durch Sputum, das die Spirochäten in großer Menge enthält. Auch das würde ihre Verbreitung bei Völkern erklären, die gewohnt sind, auf den Boden zu spucken.

Doch alles das erklärt die geographische Verbreitung nicht befriedigend.

Als unterstützende und auslösende Ursachen werden angegeben: Erkältung, Kampfgaseinatmung, Staub, Tabakrauch und besonders Grippe und Tuberkulose. Während der Grippeepidemie 1918/1919 häuften sich die Fälle stark, und viele Fälle von Castellanischer Krankheit wurden bei Phthisikern gefunden. Doch war früher die regelmäßige Anwesenheit von „sanguikolen" Spirochäten im hämoptoischen Auswurf noch nicht bekannt.

Die Krankheit ist häufiger bei Männern als bei Frauen und kommt nur im jüngeren Alter vor. Huizenga zählte auf 145 männliche Patienten nur 21 weibliche. Sein ältester Kranker war 35 Jahre alt.

Pathologische Anatomie. Bisher liegen nur zwei Sektionsbefunde vor, und auch diese sind unsicher, weil es vielleicht gar keine Fälle von Spirochaetosis bronchialis waren, sondern es sich bei den intra vitam gefundenen Spirochäten um harmlose Saprophyten in blutigem Sputum gehandelt haben kann. Ganz besonders gilt das für den Fall von Branch bei einer hämoptoischen Phthise mit normalem Befund an den Schleimhäuten, bei dem auch keine Spirochäten in den Respirationsorganen gefunden werden konnten. Diese Erklärung ist aber auch möglich bei einem Fall von Pons, einem Annamiten, der an Aorteninsuffizienz starb, und bei dem im Mund massenhafte Spirochäten gefunden wurden, im Larynx weniger, in der Trachea abnehmend, bis sie in der unteren Hälfte ganz aufhörten. Als einzige anatomische Läsion wurde einzig eine Ecchymose der Bronchialschleimhaut gefunden.

Symptomatologie. Die Inkubation wird auf 1—3 Tage angegeben. Nach Peyrot soll sie bis zu 5 Tagen dauern können.

Man unterscheidet eine akute, eine subakute und eine chronische Form.

Die akute Form beginnt, bisweilen nach leichtem Schnupfen oder Heiserkeit, plötzlich mit Kopfschmerzen, Abgeschlagenheit, Frösteln und Temperatursteigerung bis 38—39°, selten 39,5—40°. Dann tritt Husten und Auswurf auf, der oft Blut enthält. Sternalschmerz ist häufig. Die Untersuchung ergibt nur eine leichte Bronchitis. Nach 4—8 Tagen verschwinden alle Symptome und der Patient ist geheilt, aber in der Mehrzahl der Fälle nur scheinbar, denn nach einem kürzeren oder längeren freien Intervall entwickelt sich langsam die chronische Form.

Die subakute Form entwickelt sich ganz allmählich im Lauf von 3—4 Wochen und ist häufig mit auffallender Schwäche, Abmagerung und Blässe verbunden.

Die chronische Form ist weitaus die häufigste. Sie beginnt mit kleinen Schüben von Husten und Auswurf, der Blut enthalten kann. Die Beschwerden verschwinden wieder, die Krankheit scheint geheilt, kommt aber wieder und wird schließlich chronisch. Sie kann 2—6, 12—18 Monate oder noch länger dauern, heilt dann aber fast immer doch noch aus. Doch sind einige Fälle beschrieben, die nach 6 oder selbst 14 Jahren noch nicht geheilt waren.

Der Husten kann sehr heftig und quälend sein. Nicht selten tritt er anfallsweise auf, namentlich nachts. In anderen Fällen belästigt er den Kranken nur wenig.

Der Auswurf ist meistens nur gering, außer bei Völkern, die (wie die Araber am Mittelmeer und die Annamiten) auf die geringsten Halsreize mit starker Salivation reagieren. Anfangs ist er rein schleimig, bald wird er eitrig-schleimig und rein eitrig. In seltenen Fällen ist er pseudomembranös (Delamare).

Das auffallendste Unterscheidungsmerkmal von anderen Brochitiden ist die Hämoptoe. Die Krankheit wird deshalb bisweilen auch „bronchite sanglante" genannt, aber mit Unrecht, denn die Hämoptoe kommt nur etwa in einem Drittel der Fälle vor. Sie erfolgt ganz unregelmäßig im Verlauf der Krankheit, meistens wiederholt und ist verschieden reichlich. Abundant ist sie nie, nur einmal wurde die Entleerung von $1\frac{1}{2}$ Trinkglas voll reinen Blutes beschrieben. Meist sind es 1—2 Eßlöffel, oft nur einzelne dunkelrote Sputa oder nur kleine Blutstreifchen im Auswurf, bisweilen sogar nur mikroskopisch erkennbare Blutbeimengungen. Als charakteristisch wird oft eine rosarote Farbe angegeben. Beim Stehen setzt sich oft oben eine lackfarbige Schicht ab. Diese Sputumhämolyse wird oft als spezifisch für die Spirochaetosis bronchialis bezeichnet, ist es aber nicht. Sie fehlt oft und kommt andererseits auch bei anderen Krankheiten vor, nicht nur bei Paragonymiasis, sondern bei jedem hämorrhagischen Sputum, dem viel Speichel beigemischt ist.

Die Auskultation ergibt meistens nur Rhonchi sonori oder sibilantes. Die Perkussion zeigt nichts Abnormes, ebensowenig die Röntgenuntersuchung, wenn die Krankheit nicht mit Tuberkulose oder mit einem anderen Leiden kompliziert ist.

Allgemeinsymptome fehlen bei der chronischen Form sehr oft vollkommen. Die Temperatur kann leicht erhöht sein. Selten tritt eine gewisse Abmagerung ein und dann kann das Krankheitsbild mit Tuberkulose verwechselt werden. Man hat auch eine chronisch-kachektische Form mit schwerer Abmagerung beschrieben, endlich eine asthmatische Form (Najib-Farah), bei der aber nicht sicher ist, ob nicht Spirochätosis bei Asthmatikern vorliegt (Delamare).

Das Blut zeigt nicht selten eine gewisse Abnahme des Hämoglobins und der roten Blutkörperchen und Leukopenie. Die Zusammensetzung der Leukozyten ist bisweilen normal, häufiger ist eine Mononukleose und besonders eine Eosinophilie.

Diagnose. Die Diagnose ist nur möglich durch den Nachweis der Spirochäten im Sputum als einzige oder wenigstens vorherrschende Mikroorganismen. Vermutet werden kann die Krankheit in heißen Ländern bei gehäuftem Auftreten von Bronchitiden. In unseren Gegenden wird hauptsächlich das Auftreten von Blutungen oder Blutspuren bei einer chronischen Bronchitis den Verdacht wachrufen und zur Untersuchung auf Spirochäten Veranlassung geben. Außer im Sputum kann die Spirochäte nirgends nachgewiesen werden. Im Blut wurde sie nie gefunden.

Differentialdiagnose. Bei der akuten Form kommt hauptsächlich die Grippe in Betracht. Die Krankheit verläuft vollkommen wie eine Influenza, bei der ja auch Hämoptoe vorkommt.

Bei der chronischen Form ist die Verwechslung mit Tuberkulose naheliegend. Die Geringfügigkeit der Allgemeinsymptome und des physikalischen Befundes, das Mißlingen des Nachweises von Tuberkelbazillen trotz wiederholter Untersuchung soll an die Castellanische Krankheit denken lassen. Der Nachweis der Spirochäte im blutigen Sputum beweist aber nichts, weil dieses, wie oben erwähnt, auch bei Tuberkulose fast immer Spirochäten enthält.

Als Krankheiten, die noch differentialdiagnostisch in Betracht kommen können, werden genannt: Stauungsbronchitis, Bronchitis nach Kampfgasvergiftung, Bronchomykosen, Paragonymiasis, Amöbenbronchitis.

Bei nachgewiesenen Spirochäten im nicht blutigen Sputum können kaum mehr diagnostische Schwierigkeiten entstehen. Delamare führt einige Spirochätenarten auf, die schon im Sputum gefunden worden sind, doch sind das extreme Seltenheiten. Einzig die Weilsche Krankheit wäre hier zu nennen, da bei ihr initiale Bronchitis mit Spirochäten im Sputum vorkommt. Doch wird der weitere Verlauf, unter Umständen noch rascher der Nachweis der Spirochäten im Urin die Entscheidung bringen.

Prognose. Quoad vitam ist die Prognose absolut gut. Doch ist bei chronischer Spirochätenbronchitis immer mit einer langen Dauer zu rechnen, und auch bei der akuten muß man an das häufige nachträgliche Auftreten einer chronischen Erkrankung denken.

Behandlung. Die Behandlung ist in erster Linie eine hygienisch-diätetische wie bei der gewöhnlichen akuten und chronischen Bronchitis. Bei Abmagerung und Schwäche ist das Hauptziel die allgemeine Kräftigung des Körpers. Wichtiger ist es, daß es durch die Stellung der Diagnose gelingen kann, den Kranken vor unnötigen Kuren in Tuberkuloseheilstätten zu bewahren.

Von symptomatischer Behandlung kann die Bekämpfung des Hustens durch Opiate und die Herbeiführung von Schlaf durch Hypnotika nötig sein.

Ein spezifisches Mittel gibt es nicht. Von einzelnen Autoren werden Tartarus stibiatus, Arsen, Emetin, Salvarsan (Faust, Huizenga, Bloedorn, Houghton usw.) und andere spirochätizide Mittel empfohlen. Delamare u. a. halten alle für unwirksam.

III. Die Bronchiektasie.

Definition. Die Bronchiektasie ist eine erworbene oder angeborene Erweiterung der Bronchien. Ist sie sehr ausgeprägt, so stellt sie ein wohl charakterisiertes Krankheitsbild dar. Wenn sie sich aber aus einer chronischen Bronchitis entwickelt, so kann man im Zweifel sein, wo man die Grenze zwischen diesen beiden Erkrankungen zu ziehen hat. Bei jeder chronischen Bronchitis tritt mit der Zeit eine gewisse Erweiterung der Bronchien ein. Von der Bronchiektasie als besonderem Krankheitsbild dürfen wir aber erst dann sprechen, wenn diese Erweiterungen ausgesprochen sind und ihrerseits für den befallenen Menschen von Bedeutung werden, dadurch, daß sie eine chronische Bronchitis unterhalten.

Abzutrennen vom Begriff der Bronchiektasien sind die Höhlen in der Lunge durch Abszedierung und Gangrän, weil ihre Wand nicht durch die Bronchialwand gebildet wird. Deshalb sind die Resthöhlen ausgeheilter Lungenabszesse und tuberkulöse Kavernen nicht als Bronchiektasien zu bezeichnen, selbst wenn ihre Wand vollkommen geglättet ist und ein Bronchus in sie einmündet, so daß sie rein morphologisch als Erweiterung eines Bronchus bezeichnet werden könnten.

Einteilung der Bronchiektasien. Man kann die Bronchiektasien nach ihrer Gestalt, nach ihrer Genese, nach ihrer Ätiologie oder nach dem Krankheitsverlauf einteilen.

Die morphologische Einteilung, die in der pathologischen Anatomie von jeher üblich war — in zylindrische und sackförmige Bronchiektasien — hatte bis vor kurzem für die Klinik wenig Bedeutung, weil man die Form der Erweiterung intra vitam nur in sehr beschränktem Maße und nur in einzelnen Fällen erkennen konnte. Seit die Jodfüllung der Bronchien die Gestalt der Erweiterung auch am Lebenden auf der Röntgenplatte zur Ansicht bringt, gewinnt die morphologische Einteilung wieder an Bedeutung. Es ist sogar zu erwarten, daß diese Methode unsere Kenntnisse über die verschiedenen Formen der Erweiterung vertiefen wird und zu einer Revision und Ergänzung dessen führen wird, was die pathologische Anatomie bisher gelehrt hat. Bis jetzt sind hierfür aber erst einzelne Ansätze zu erkennen (vgl. unten bei der Besprechung der pathologischen Anatomie).

Einstweilen haben deshalb die anderen Einteilungen für die Klinik mehr Bedeutung. Die pathogenetische Einteilung muß naturgemäß zwischen den kongenitalen und erworbenen Bronchiektasien unterscheiden und unter den erworbenen wieder zwischen solchen, die durch Veränderung der Bronchialwand selbst, und solchen, die durch Einwirkungen auf die Bronchialwand von außen her entstanden sind. Sie fällt deshalb innerhalb des Rahmens einer ätiologischen Einteilung.

Die Einteilung nach dem Verlauf der Krankheit stößt wegen der unscharfen Begrenzung der Verlaufsarten auf größere Schwierigkeiten.

Häufigkeit der Bronchiektasien. Die Krankheit ist recht häufig, doch ist es schwierig, bestimmte Zahlen anzugeben, weil die klinische Diagnose nicht immer sicher ist und weil die pathologisch-anatomische Diagnose bei der häufigsten Form, der bronchitischen, häufig nur auf dem Eindruck beruht, daß die Bronchien weiter seien als normal, also dem subjektiven Ermessen des Obduzenten einen gewissen Spielraum läßt. Jex-Blake stellte bei seinem Material fest, daß die Krankheit intra vitam bei 1,9% der Fälle diagnostiziert, post mortem bei 5% aller Sektionen gefunden wurde.

Ätiologie und Pathogenese. A. Die kongenitalen Bronchiektasien. Man teilt die kongenitalen Bronchiektasien gewöhnlich in zwei Gruppen: 1. Die fetale Lungenatelektase, bei der die Bronchien normal angelegt sind und ihre Erweiterung nur sekundär entsteht, weil die Alveolen entweder nicht ausgebildet werden oder sich nach der Geburt nicht entfalten; 2. die fötale Bronchiektasie, bei der die Bronchien schon im fötalen Leben erweitert sind.

1. Die fetale Lungenatelektase, die zuerst von Heller beschrieben wurde, entsteht dadurch, daß Teile des Lungenparenchyms in der Entwicklung zurückbleiben, d. h. daß die Alveolenbildung ausbleibt, oder dadurch, daß die

Alveolen zwar richtig gebaut sind, sich aber bei der Geburt nicht mit Luft füllen oder, nachdem sie lufthaltig gewesen sind, wieder kollabieren. Diese kongenitalen Bronchiektasien müssen, wenn das Individuum überhaupt lebensfähig sein soll, auf einen bestimmten Lungenbezirk beschränkt, also zirkumskript sein. Die Unterscheidung der beiden Formen, der atelektatischen und der durch Entwicklungshemmung entstandenen, ist bei Menschen, die ein höheres Alter erreichen, nicht leicht, ja es ist möglich, daß auch die sog. fötal atelektatischen Bronchiektasien auf eine Entwicklungshemmung zurückgeführt werden müssen (vgl. Buchmann).

Bei den atelektatischen Bronchiektasien scheint die Genese ohne weiteres klar. Wenn die Alveolen sich nicht entfalten, so wird bei den ersten Atemzügen der inspiratorische Zug auf die benachbarten Alveolen, aber auch auf die alveolenlosen Bronchien selbst wirken und eine Erweiterung in dem Maße herbeiführen, als es die Elastizität dieser Gebilde gestattet. Dieser Zug wiederholt sich nicht nur immer wieder, sondern beim allmählichen Wachstum des Thorax, dem kein Wachstum von Lungenbläschen entspricht, wird der Zug immer kräftiger, so daß eine Erweiterung der Bronchien ganz begreiflich erscheint. Besonders leicht müssen Bronchiektasien entstehen, wenn über den atelektatischen Partien eine Pleuritis auftritt. Unerklärt ist nur, weshalb sich die Alveolen bei den ersten Atemzügen nicht entfalten. Wir müssen deshalb eine angeborene Strukturanomalie der Alveolen annehmen, und von da ist nur ein kleiner Schritt bis zur Annahme, daß die Alveolen überhaupt bei der Embryonalanlage nicht ausgebildet sind.

2. Die fetale Bronchiektasie, die Zystenlunge. Hier handelt es sich um eine Entstehung der Bronchiektasien schon während des Fötallebens. Man könnte diese, wie oben erwähnt, dadurch erklären, daß bei mangelnder Ausbildung der Alveolen schon während der Embryonalzeit der Zug des wachsenden Thorax die Bronchien erweitert, weil ja auch das atelektatische Lungengewebe einen gewissen Raum einnimmt, an dessen Stelle beim Wachstum irgend etwas treten muß. Die anatomischen Befunde sprechen aber für eine primäre Beteiligung der Bronchien an der Hemmungsbildung, indem bisweilen auffallende, an Tumoren erinnernde Muskelwucherungen gefunden werden.

Als Ursache dieser Mißbildung ist oft Syphilis angenommen worden, aber ohne genügende Grundlage. Schon die Tatsache, daß sie auch bei Tieren vorkommt (vgl. die Mitteilung eines solchen Falles bei einem Tapir durch Ujiie) spricht dagegen, ebenso das Vorkommen bei Zwillingsschwestern, das von Sandoz mitgeteilt wurde.

Bard nimmt an, daß die Zystenlunge sehr häufig bei der Geburt noch gar nicht vorhanden ist, sondern sich als Folge einer angeborenen Stützgewebsschwäche erst im Laufe des Lebens entwickelt.

Wie häufig die kongenitalen Bronchiektasien sind, läßt sich nicht sagen, da es im einzelnen Falle oft schwierig ist, zu entscheiden, ob es sich um eine kongenitale oder erworbene Form handelt. Bei den totgeborenen oder bald nach der Geburt verstorbenen Kindern kann über die kongenitale Natur der Bronchiektasien kein Zweifel sein. Sonst ist aber die Diagnose der kongenitalen Bronchiektasie selbst auf dem Sektionstisch nicht leicht (vgl. die ausführliche Arbeit von Edens). Das gewöhnlich angegebene Kriterium der Pigmentlosigkeit ist unsicher. So kommt es, daß die einen Autoren, wie Bard, behaupten, die kongenitale Bronchiektasie werde viel zu selten diagnostiziert, die anderen, wie Brauer, sie werde viel zu oft angenommen und es handle sich fast immer um die Folgen einer in frühester Kindheit durchgemachten Lungenkrankheit.

3. Neben der kongenitalen Bronchiektasie im engeren Sinne nimmt Bard noch eine auf kongenitaler Anlage beruhende „idiopathische" Bronchiektasie an, nicht nur, wie schon erwähnt, bei vielen Fällen von Zystenlunge, sondern auch bei zylindrischen oder sackförmigen Bronchiektasien. Die Erweiterung ist nach Bard die Folge einer angeborenen Schwäche des Stützgewebes, so daß die Bronchien (oder das Alveolarsystem) im Laufe des Lebens

ohne abnormen Zug von außen oder Druck von innen sich erweitern. Je nachdem die Bronchien oder das Lungengewebe getroffen sind, entstehen Bronchiektasien oder eine Zystenlunge.

Diese Genese reiht die Krankheit in die Gruppe der übrigen von Bard unter gemeinsamen Gesichtspunkten zusammengefaßten idiopathischen Erweiterungen von Hohlorganen (Megakolon, Megaösophag usw.) und von tubulären Organen (Zystenniere, Zystenleber usw.) ein.

Bard hat diese Betrachtungsweise schon 1904 in einer Arbeit Humberts begründen lassen und hat sie neuerdings wieder auseinandergesetzt. Er stellt auch ein besonderes Krankheitsbild für diese Form von Bronchiektasie auf, das nach seiner Ansicht die Diagnose stellen läßt. Es wird charakterisiert durch die Entwicklung der klinischen Symptome in Schüben, die von Perioden der Latenz unterbrochen werden, während die Beschwerden bei den erworbenen Bronchiektasien, wenn sie einmal aufgetreten sind, nicht mehr verschwinden, sondern entweder gleich bleiben oder progressiv zunehmen. Er erklärt das dadurch, daß in den sich entwickelnden Bronchiektasien schubweise Bronchitiden auftreten.

B. Erworbene Bronchiektasien. Unter den erworbenen Bronchiektasien können wir drei Formen mit klarer Ätiologie und mehr oder weniger durchsichtiger Pathogenese abtrennen, nämlich die bronchitische, die bronchostenotische und die zirrhotische. Sodann haben wir eine Reihe von Fällen, bei denen die Ätiologie bekannt, aber der Mechanismus der Entstehung nicht klar ist, d. h. von denen wir nicht wissen, unter welche der drei erwähnten Kategorien wir sie einreihen sollen, oder bei denen der Mechanismus ein mehrfacher ist. Dazu möchte ich die nach Pneumonien entstandenen und die pneumonokoniotischen und tuberkulösen Bronchiektasien rechnen. Endlich gibt es Fälle, in denen die Ätiologie unbekannt ist.

1. Die bronchitische Bronchiektasie. Sie ist weitaus die häufigste. Nicht nur die diffusen zylindrischen Bronchiektasien, die bei der chronischen Bronchitis so häufig sind, sondern auch zirkumskripte, selbst sackförmige Bronchiektasien können sicher auf lokalen Schädigungen der Bronchialwand beruhen, sei es, daß eine diffuse Bronchitis an einer beschränkten Stelle in die Tiefe gegriffen hat, oder daß ein geschwüriger Prozeß irgendwelcher Ätiologie vorhanden war.

Für die Entstehung der Bronchiektasien ist die Schwächung der Bronchialwand verantwortlich zu machen, die dazu führt, daß die Wand dem Zug von außen her bei der Inspiration nachgibt und infolge der unvollkommen gewordenen Elastizität schließlich dauernd erweitert wird. Die Druckerhöhung bei der Exspiration hat keine Bedeutung, da ja der Druck im Innern des Bronchus nicht höher steigen kann als in der Umgebung und der Bronchus (bei Luftfüllung) höchstens zusammengedrückt oder (bei Sekretfüllung) nur gegen seinen Inhalt gepreßt werden kann. Diese Schwächung der Wand kommt zustande, wenn die Muskelschicht und die elastischen Fasern zerstört werden. Bei der Besprechung der pathologischen Anatomie der Bronchitis wurde erwähnt, daß sowohl bei akuter wie bei chronischer Bronchitis Infiltration der tieferen Schichten mit fettiger Degeneration der Muskelzellen vorkommt (Brauer nennt es intramurale Bronchitis).

Die Bronchitis, die mit der zu Bronchiektasie führenden Narbenbildung ausheilt, kann auf einzelne Bezirke beschränkt oder diffus sein, sie kann sich an größeren oder kleineren Bronchien festsetzen. Bei den im erwachsenen Alter auftretenden Bronchiektasien sind mehr die gröberen Bronchien betroffen, bei der chronischen Bronchitis in diffuser Weise, so daß ausgebreitete, mehr oder weniger zylindrische Erweiterungen entstehen. Bei den nach Influenza und Masern zurückbleibenden Bronchiektasien ist der Prozeß auf die Bronchiolen lokalisiert, und es entstehen Bronchiolektasien. Ist einmal eine Erweiterung vorhanden, so kann sie sich leicht ausdehnen, namentlich da im erweiterten Bronchus sich eine Entzündung entwickelt, die die Wand in der Nähe der schon bestehenden und gedehnten Narbe schwächt. Für das Weiterschreiten der Erkrankung ist die Stagnation des Sekrets von großer Bedeutung, wie übrigens auch für die Entstehung selbst. Loeschcke hat einen Fall beschrieben, in dem die Erkrankung nur auf die dorsalen und dorsolateralen Partien beschränkt war.

Unter dem Namen Bronchiektasien nach akuter Bronchialgangrän sind seltene Fälle von Bronchialerweiterung beschrieben, die im Anschluß an eine schwere putride Bronchitis aufgetreten sind. Ob der Ausdruck Bronchialgangrän berechtigt ist, läßt sich natürlich in einem Fall, in dem keine Sektion den Zustand der Bronchien im Moment der „Gangrän" erkennen ließ, nicht entscheiden.

Bonnamour hat Bronchiektasien nach Kampfgasvergiftungen beschrieben. Im übrigen kommt für die bronchitische Bronchiektasie die gleiche Ätiologie in Betracht wie für die chronische Bronchitis überhaupt.

2. Die bronchostenotische Bronchiektasie. Wenn ein Bronchus durch irgendeine Ursache, z. B. durch einen Fremdkörper, stenosiert ist (vgl. das Kapitel Bronchostenose), so tritt fast immer in den Verzweigungen eine Erweiterung des Bronchialrohres auf. Hier handelt es sich also immer um zirkumskripte Bronchiektasien. Ihre Form kann verschieden sein, bald mehr sackförmig, bald mehr zylindrisch.

Bei der Inspiration wirkt auf die Lungenpartie, die zum stenosierten Bronchus gehört, von der Pleuraseite her der gleiche negative Druck wie auf die anderen Lungenpartien. Die Luft kann aber durch die enge Stelle nicht rasch genug eindringen, und am Schluß der Inspiration ist weniger Luft in dem Lungengebiet als in den übrigen Partien. Da aber die inspiratorischen Kräfte, die auf diesen Teil wirken, die gleichen sind, wird die gleiche Ausdehnung des Thorax auch hier erreicht, die Luft steht daher unter vermindertem Druck. Man sollte deshalb einen Zug dieses Lungenteils auf die Nachbarschaft, ein kollaterales Emphysem, aber keine Bronchiektasie erwarten. Nun kommen in der Tat Bronchostenosen ohne Erweiterung vor (s. Hoffmann), in der Regel ist aber eine solche vorhanden. Zur Erklärung müssen die Verhältnisse während der Exspiration berücksichtigt werden. Diese kommt an den Lungenpartien, die zum stenosierten Bronchus gehören, ebenfalls mit der gleichen Kraft zustande wie in der übrigen Lunge, hat aber nicht den gleichen Effekt, da die Luft durch die enge Stelle nur langsam entweicht. Die nächste Einatmung beginnt daher, bevor die Lungenpartie genügend entleert ist, und nun kann leicht so viel Luft eindringen, daß der Raum hinter der Stenose auf das normale Volumen gefüllt wird. Da die gewöhnliche Inspiration immer durch stärkere Kräfte zustande kommt als die Exspiration, muß eine Luftstauung während jeder Ausatmung resultieren. Besonders schlimm muß die Stauung beim Husten wirken. Nun sollte man aber erwarten, daß das zu einer Erweiterung der nachgiebigsten Teile, der Alveolen, also zu einem Emphysem führt und daß die resistenteren Bronchien nicht betroffen werden. In der Tat beobachtet man in der Regel ein Emphysem neben den Bronchiektasien. Für diese selbst muß eine Veränderung der Wand der Bronchien ätiologisch in Betracht kommen, also das gleiche, was wir bei der bronchitischen Bronchiektasie als Ursache der Erweiterung betrachten. Sie ist auch tatsächlich vorhanden, da sich in den Luftröhrenästen hinter der Stenose immer Infektionen ansiedeln und eine Bronchitis ausbildet, die durch die Stauung des Sekretes hinter der Verengerung begünstigt wird. Auch peribronchitische und interstitielle Entzündungen findet man regelmäßig, so daß sich die stenotische Form der zirrhotischen nähern kann.

3. Die zirrhotische (und pleuritische) Bronchiektasie. Bei allen Formen von Lungenzirrhose findet man erweiterte Bronchien in den erkrankten Bezirken. Zu dieser Form der Erweiterung könnte man auch die nach akuten Pneumonien zurückbleibenden Bronchiektasien rechnen, allein hier kommen doch andere Momente in Frage, wie unten besprochen wird. Dagegen gehören die Bronchialerweiterungen bei chronischer Lungenentzündung (selten) teilweise auch bei Tuberkulose, bei Anthrakose und anderen Pneumonokoniosen hierher. Je nach Ausdehnung und Art der Zirrhose sind die Erweiterungen diffus oder zirkumskript, sackförmig oder zylindrisch.

Oft wird die Entstehung der Erweiterung durch den Zug des schrumpfenden Gewebes an der Wand der Bronchien erklärt. Aber es wäre schon an sich merkwürdig, wenn eine solche Schrumpfung so gleichmäßig wirkte, daß eine Erweiterung und keine Abknickung zustande kommt. Eine gleichmäßige Schrumpfung von Bindegewebe könnte aber überhaupt niemals zu einer Erweiterung der Bronchien führen, sondern müßte eine Einschnürung,

eine Verengerung mit kompensatorischem Emphysem der gesunden Lungenpartien zur
Folge haben. Nur wenn die Pleurablätter verwachsen sind oder eine ganze Lunge zirrhotisch
ist, so ist eine Zerrung der Bronchialwand im Sinne einer Erweiterung denkbar. Wir sehen in
der Tat unter diesen Bedingungen besonders häufig starke Bronchiektasien, aber auch sonst
kommen bei Lungenzirrhose Bronchiektasien zustande. Das Hauptgewicht muß deshalb
nicht auf die Zerrung der Röhren durch das schrumpfende Bindegewebe, sondern auf die
Verminderung der Widerstandskraft der Bronchialwand gelegt werden. Bekanntlich bleibt
diese nie unbeteiligt bei der Entzündung des Lungengewebes. An Stelle der Muskulatur
und der elastischen Fasern tritt ein anfangs stark von Rundzellen durchsetztes, später
narbiges Gewebe, das nie die Festigkeit der normalen Wand besitzt. Bei der Inspiration
wirkt daher der Zug der benachbarten gesunden Partien erweiternd, und die überdehnte
Wand kehrt schließlich nicht mehr in die ursprüngliche Lage zurück. Wir haben also auch
hier wieder als notwendige Bedingung die Schwächung der Bronchialwand.

Die pleuritische Bronchiektasie ließe sich, wie erwähnt, scheinbar
allein durch Zug von außen ohne gleichzeitige Veränderung der Bronchialwand
erklären. Aber es muß doch noch etwas anderes hinzukommen, nämlich eine
anatomische Veränderung im Lungengewebe. Sonst wäre nicht einzusehen,
weshalb sich nach der Resorption des Exsudats die Lunge nicht einfach wieder
entfaltet. Nach einem künstlichen Pneumothorax vermag sie das doch selbst
nach monate- und jahrelanger Kompression.

Nun sehen wir aber nach langdauernden Pleuritiden häufig Bronchiektasien
sich entwickeln, bzw. wir erfahren von Bronchiektatikern, daß sie in früheren
Jahren einmal eine feuchte Brustfellentzündung durchgemacht haben. Allerdings ist Brauer der Ansicht, daß die pleuritische Bronchiektasie viel seltener
sei, als man gewöhnlich annimmt, und daß die anamnestisch festgestellten
Pleuritiden nicht die Ursache, sondern eine Komplikation des schon vorhandenen
Leidens seien. Aber er anerkennt doch für einen Teil der Fälle die Ätiologie.
Ferner fand Beckmann bei 9% aller Leichen subpleurale Verdichtungsherde
der Lunge mit Verwachsung der Pleurablätter und Bronchiektasien. Das spricht
dafür, daß die Pleuritis doch eine ätiologische Bedeutung besitzt, wenigstens
wenn sie mit einer entzündlichen Veränderung im Lungengewebe verbunden
ist. Auf Grund der Experimente von Chilesotti ist diese Annahme einer
Entzündung im Lungengewebe und ihrer Wichtigkeit für die Entstehung der
postpleuritischen Bronchiektasie auch bei den „idiopathischen" bzw. tuberkulösen Pleuritiden berechtigt.

Chilesotti hat unter F. Müllers Leitung die Entstehung dieser Erkrankung studiert,
indem er Kaninchen Paraffin oder andere Substanzen in die Pleurahöhle injizierte und
dadurch ohne Mitwirkung von Mikroorganismen eine Kompression in der Lunge herbeiführte. Dauerte die Kompression nur etwa 4—6 Wochen, so entfalteten sich später die Lungen
wieder vollkommen. Wurde die Atelektase aber längere Zeit unterhalten, so entstand eine
Bindegewebswucherung, die von der Pleuraschwarte aus längs der interlobulären Septa
in die Lunge hineinzog und auch zu einer Verdickung des peribronchialen Bindegewebes
geführt hatte. Auch die interalveolaren Septa waren verdickt. Hatte die Kompression über
drei Monate gedauert, so ließen sich die Lungen nicht mehr ganz mit Luft aufblasen.

Wir haben uns demnach die Entstehung der Bronchiektasien nicht so zu
erklären, daß die Alveolarwände nach länger dauernder Atelektase aneinander
kleben bleiben, sondern so, daß von der entzündeten Pleura aus Bindegewebe
hineinwuchert und der Prozeß in ähnlicher Weise vor sich geht wie bei der
Entstehung der Bronchiektasien bei anderen Formen der Lungenzirrhose. Auch
hier hätten wir eine Veränderung der Bronchialwand als Hilfsursache oder
Bedingung für die Entwicklung der Bronchiektasie zu betrachten. Das würde
auch erklären, weshalb nur in einzelnen Fällen von Pleuritis und nicht immer
nach den größten und am längsten anhaltenden Ergüssen sich Bronchiektasien
ausbilden. Das würde ferner erklären, weshalb die postpleuritischen Bronchiektasien oft erst so spät in Erscheinung treten. Wir können uns vorstellen,
daß das chronisch-pneumonische Gewebe ganz langsam schrumpft oder daß

anfangs nur kleine Erweiterungen vorhanden sind, die sich später, vielleicht unter der Wirkung von Bronchitiden, erweitern.

Brauer nimmt an, daß der Prozeß meistens in umgekehrter Richtung verläuft, daß von der kranken Bronchialwand aus eine peribronchiale Lymphangitis entsteht, die sich bis zur Pleura retrograd fortpflanzt. Dagegen weist Brauer der Pleuritis insofern eine große ätiologische Bedeutung bei, als sie, wenn sie auch die Folge der Bronchiektasie ist, doch eine bedeutende Verschlimmerung und eine weitere Dilatation der schon vorhandenen Erweiterung zur Folge haben kann.

4. Die pneumonischen Bronchiektasien. Wenn eine Pneumonie nicht in Lösung übergeht, sondern zu einer bindegewebigen Induration führt, was in jedem Lebensalter vorkommen kann (namentlich bei atypisch verlaufenden Pneumonien), so kann, wenn die Erkrankung auf einen kleinen Bezirk beschränkt und die Lunge nicht mit der Brustwand verwachsen ist, einfach eine eingezogene Narbe mit Emphysem der Umgebung resultieren. Sobald aber der Prozeß auf größere Strecken ausgedehnt ist oder Pleura pulmonalis und Pleura costalis verwachsen sind, so resultiert eine Erweiterung der Bronchien, die in zylindrischen oder sackförmigen Hohlräumen bestehen kann.

Bei Pleuraverwachsungen läßt sich die Entstehung der Erweiterungen durch Zug des Bindegewebes teilweise erklären. Fehlen aber die Adhäsionen, so ist auch hier, wie bei den zirrhotischen Bronchiektasien, die Erkrankung der Bronchialwand maßgebend. Entzündliche Veränderungen kommen in der Tat bei Pneumonien mit verzögerter Resolution und bei Übergang in Induration vor.

Ob dabei aber die Schwächung der Bronchialwand oder die Lungenzirrhose die Hauptsache ist, läßt sich nicht entscheiden.

Sowohl die kruppöse wie die katarrhalische Pneumonie können zur Entstehung von Bronchiektasien Veranlassung geben. Bisweilen entsteht die Bronchialerweiterung nach Durchbruch eines metapneumonischen Empyems (Bittorf).

Selten ist die akute Bronchiektasie auf pneumonischer Grundlage, wie sie v. Criegern beschrieben hat.

Die pneumonische Bronchiektasie der Kinder. Im Kindesalter kommen nicht selten Bronchopneumonien vor, die zu Erweiterung der Luftröhrenäste führen. Besonders bei Masern ist das der Fall, selten bei Keuchhusten. Vogt spricht der Influenza eine große Wichtigkeit zu.

Der Mechanismus der Entstehung ist der gleiche wie bei den Erwachsenen, nur erklärt die Beteiligung der Bronchialwand an der Entzündung, die ja bei den Kinderpneumonien eine regelmäßige Erscheinung ist, besonders gut die Neigung zu diesem Ausgang des Krankheitsprozesses. Doch ist hier oft nicht zu unterscheiden, ob die primäre Erkrankung eine Bronchopneumonie oder eine Bronchiolitis war.

Nach Brauer beruht die Mehrzahl der Bronchiektasien auf dieser Ätiologie. „Die beginnende Bronchiektasie ist eine Kinderkrankheit."

Bei der kindlichen Bronchiektasie handelt es sich in der Regel um eine Erkrankung der feinsten Luftröhrenäste, eine Bronchiolektasie, und in ausgesprochenen Fällen kann das anatomische Bild charakteristisch sein (Wabenlunge (vgl. Hutinel, Bosse und Leichtentritt u. a.)

5. Bei Pneumonokoniosen entstehen ebenfalls Bronchiektasien. Ist das Krankheitsbild der Pneumonokoniose ausgesprochen, so hat die Bronchiektasie darin keine selbständige Bedeutung. Es gibt aber auch Fälle, in denen eine geringfügige pneumonokoniotische Läsion eine Bronchiektasie verursacht. Eine anthrakotische Drüse kann auf einen Bronchus drücken, so daß eine bronchostenotische Erweiterung entsteht, es kann aber auch eine Verdichtung des Lungengewebes wie eine andersartige Zirrhose wirken oder von einem einzelnen Herd aus die Entzündung auf einen Bronchus übergreifen oder endlich neben

der Pneumonokoniose noch eine Bronchitis als direkte Schädigung durch die Staubinhalation vorhanden sein. (Vgl. auch Schmorls Bronchitis deformans, S. 1177.)

6. Auch die Lues kann in verschiedener Weise zu Bronchiektasien führen, sei es durch Vermittlung eines Ulkus mit konsekutiver Bronchostenose, sei es durch interstitielle Pneumonie. Doch sind die Meinungen über die Häufigkeit dieser Ätiologie geteilt. Nach Weil und Gardère beruht die Bienenwaben-lunge auf Syphilis, nach Besançon und Weil die „trockene hämoptoische" Form. Nach den meisten Autoren spielt die Syphilis eine sehr geringe Rolle in der Ätiologie der Bronchiektasien, und ich habe noch nie einen Fall gesehen, in dem ich eine syphilitische Ursache hätte annehmen müssen.

7. Auch die Tuberkulose wird oft angeschuldigt. Natürlich ist hier nicht von den „bronchiektatischen Kavernen" oder der „bronchiektatischen Phthise" die Rede, bei der gar keine Bronchiektasien, sondern Kavernen vorhanden sind, sondern von gewöhnlichen Bronchiektasien, die durch einen kleinen tuberkulösen Herd verursacht sind. Es läßt sich denken, daß ein Ulkus der Bronchialwand oder dessen Narbe eine Bronchostenose herbeiführt oder daß eine solche durch Druck einer tuberkulösen Lymphdrüse entsteht. Wie häufig das aber in Wirklichkeit vorkommt, wissen wir nicht.

8. Endlich gibt es eine gewisse Zahl von ätiologisch unklaren Bronchiektasien, bei denen keine bronchitische Entstehung anzunehmen ist und die Anamnese in bezug auf alle ätiologisch in Betracht kommenden Erkrankungen im Stiche läßt. Hier hilft man sich gewöhnlich durch die Annahme eines ausgeheilten tuberkulösen oder syphilitischen Geschwürs oder dergleichen, aber eine solche Annahme ist dann ganz willkürlich.

9. Zum Schluß muß noch darauf hingewiesen werden, daß jede Bronchiektasie, gleichgültig welcher Ätiologie, durch bronchitische Erweiterungen kompliziert und verschlimmert werden kann. Die ursprünglich nur in einer kleinen Erweiterung lokalisierte Bronchitis ergreift benachbarte Bronchien, und so kann der primäre Herd in einer diffusen Erkrankung der Nachbarschaft unkenntlich werden. Von einer kongenitalen Bronchiektasie des Oberlappens können beide Unterlappen infiziert werden und hier bronchitische Bronchiektasien entstehen.

Pathologische Anatomie. Die kongenitalen Bronchiektasien zeichnen sich in der Regel dadurch aus, daß die Lunge in den bronchiektatischen Bezirken kein Pigment enthält. Das gilt besonders für die Formen, die man als fötale Atelektase kennt. Hier ist die Pigmentarmut so groß, daß die Annahme einer sekundären Depigmentierung an sich unwahrscheinlich ist. Doch läßt sich natürlich denken, daß bei einer in frühester Jugend entstandenen Bronchiektasie das Pigment, das in geringer Menge aufgenommen worden ist, vollständig wieder auswandert. Aber in Lungen mit solchen pigmentlosen Bronchiektasien finden sich häufig Veränderungen, die auf andere Entwicklungshemmungen zurückgeführt werden müssen (Buchmann), so daß die Annahme einer kongenitalen Entstehung auch in den anderen Fällen näher liegt. In den „Zystenlungen" kann man dagegen Pigment finden, wenn die Zysten zwischen normalem Lungengewebe liegen.

Bei der fetal atelektatischen Bronchiektasie trifft man einen großen Teil des Lappens, seltener einen ganzen Lappen etwas kleiner als normal, derb, luftleer, pigmentlos, auf dem Schnitt von unregelmäßigen Hohlräumen durchsetzt, die durch Bindegewebe voneinander getrennt werden. Bisweilen ist eine gewaltige, oft tumorartige Wucherung von Muskelgewebe vorhanden, die von Davidsohn als „muskuläre Lungencirrhose" beschrieben wurde. Die Pleura ist meist verdickt. Von Lungengewebe läßt sich in den bronchiektatischen Bezirken weder makroskopisch noch mikroskopisch etwas erkennen. Die Höhlen sind von ein- oder mehrschichtigem Zylinderepithel, teilweise auch von kubischem bis plattem Epithel ausgekleidet, das auf einer Membrana propria aufsitzt. An manchen Stellen fehlt die Epithelauskleidung und ist durch Granulationsgewebe ersetzt, das in die Muskelschicht hineinreichen kann. Auch unregelmäßige Knorpelwucherungen sind beschrieben worden. In der Nähe der Hohlräume sieht man oft Gruppen von Schleimdrüsen, die zum Teil zystisch erweitert und von einer lymphozytären Infiltration umgeben sind. Die

Gefäße können erweitert und geradezu kavernös verändert sein. Im Lumen der Hohlräume findet man Schleim, desquamierte Epithelien, Lymphozyten und Leukozyten.

Auffallend oft ist die rechte Lunge, besonders der Oberlappen betroffen. Die übrige Lunge zeigt nicht selten Emphysem, Bronchitis und erworbene Bronchiektasien. Selten sind tuberkulöse Veränderungen zu finden.

Die fetale Atelektase ist meistens auf einen Teil seines Lappens, seltener auf einzelne Teile mehrerer Lappen beschränkt.

Die fetale Bronchiektasie ist im Gegensatz hierzu meist mehr diffus ausgebreitet. Man sieht in größeren Teilen der Lungen ein System von verschieden großen Hohlräumen, die in Bronchien münden. Das Lungengewebe zwischen diesen kann lufthaltig sein, häufiger ist es durch chronische pneumonische Prozesse verändert, die auf die sekundäre Infektion der angeborenen Bronchiektasien zurückzuführen sind. Die Lunge bekommt ein blasiges, schwamm- oder wabenartiges Aussehen (Zystenlunge, Wabenlunge). P. Grawitz unterscheidet zwei Formen, eine Bronchiectasia universalis und eine Bronchiectasia telangiectatica. Wenn die Individuen mit einer solchen Affektion lebensfähig sind und ein höheres Alter erreichen, so kann die gesunde Lunge kompensatorisch wachsen und in die andere Pleurahöhle hineinreichen, wobei das Herz verschoben wird.

Bisweilen kann auch die ganze Lunge von zahlreichen Zystchen durchsetzt sein, die inmitten von normalem Lungengewebe liegen. Die Epithelauskleidung der Hohlräume, die aus zylindrischen oder kubischen, freilich bisweilen auch aus platten Zellen besteht, die deutliche Membrana propria und die Armut an elastischen Fasern lassen auch die kleinsten Hohlräume von Alveolen unterscheiden. Im Zwischengewebe findet man Vermehrung von Bindegewebe und Muskulatur, Infiltration. Die chronisch pneumonische Veränderung kann ausgedehnte Lungenpartien zur Induration bringen. Die Hohlräume enthalten Schleim, desquamierte Epithelien, Lymphozyten und Leukozyten.

Bei der erworbenen zirkumskripten Bronchiektasie sieht man sackförmige, spindelförmige oder mehr zylindrische Erweiterungen der Bronchien, die gelegentlich durch Verschmelzung einen großen Sack bilden können. Das dazwischen liegende Lungengewebe ist mehr oder weniger lufthaltig oder schwielig verändert. Die Wand der Hohlräume kann verdickt sein und trabekuläre Hypertrophie, kammartige Leisten zeigen, oder sie kann atrophisch sein und ein dünnes Häutchen darstellen. In der Regel findet man um die Hohlräume herum dicke peribronchitische Infiltrationen und Schwartenbildung.

Die mikroskopische Untersuchung der Wand ergibt bald ähnliche Bilder wie bei der hypertrophischen Bronchitis, oft auch Knorpelwucherungen und Verkalkungen, bald die gleichen Erscheinungen wie bei der atrophischen Bronchialentzündung. Beide Zustände finden sich oft in der gleichen Lunge. Die Infiltration der Wand setzt sich auch in die Umgebung fort in Form einer frischen oder älteren chronischen Pneumonie mit Schwielenbildung. Kowitz fand radiäre, zirkuläre und longitudinale Bindegewebzüge. Die zirkulären bringen Stenosen zustande, die andern führen zur Erweiterung des Lumens oder machen die schon dilatierten Bronchien noch weiter.

Der Inhalt der Hohlräume besteht teils aus Luft, teils aus Schleim oder Eiter. Nicht selten ist das Sekret mißfarbig, stinkend. Dann zeigt auch die Wand die gleichen Eigenschaften wie bei der putriden Bronchitis.

Das Bild der Lungen ist sehr mannigfaltig, je nach der Ausdehnung des Prozesses auf einzelne oder mehrere Lappen oder nur auf Teile von solchen, je nach der Größe der Hohlräume und je nach dem Verhalten der übrigen Lungenpartien. Bisweilen stellt eine ganze Lunge ein festes, von Hohlräumen durchsetztes Gebilde dar, das kleiner ist als eine normale Lunge (Corrigans Zirrhose), manchmal finden sich nur kleine bronchiektatische Bezirke in einer emphysematösen Lunge. Häufig sind gleichzeitig Bronchopneumonien vorhanden, die den Tod herbeigeführt haben.

Kombination mit Tuberkulose ist nicht die Regel, kommt aber vor. Jedenfalls kann man nicht von einem Ausschließungsverhältnis sprechen.

Die Pleura ist fast immer krankhaft verändert. Über den bronchiektatischen Partien ist sie schwielig verdickt, ohne daß das die Ursache der Erweiterung zu sein braucht. Häufig bestehen mehr oder weniger ausgedehnte Verwachsungen. Aber auch seröse oder eitrige Ergüsse kommen vor.

Die diffusen Bronchiektasien sind das Resultat der chronischen Bronchitis und sind bei dieser Krankheit beschrieben. Es gibt alle Übergänge zwischen chronischem Katarrh, bei dem die Bronchien kaum als erweitert bezeichnet werden dürfen, und dicken zylindrischen Erweiterungen.

Die Erweiterung betrifft entweder das Bronchialsystem im engeren Sinn und kann sich auf die feineren, bis zum terminalen Bronchus reichenden Zweige beschränken, oder sich auf die gröberen Äste fortsetzen, oder sie ist im azinösen System lokalisiert und besteht in der Erweiterung der Bronchioli respiratorii. Diese Dilatation der Bronchiolen, die seit F. A. Hoffmann Bronchiolektasie genannt wird, findet sich hauptsächlich bei Kindern. Loeschcke, der ein Beispiel dieser Art beschrieben hat, nennt sie Emphysema bronchiollectaticum und stellt sie in Gegensatz zu den präterminalen Bronchiektasen, von denen er ebenfalls ein Beispiel (bei einem Erwachsenen) beschreibt.

Es ist fraglich, ob die bisherigen Beschreibungen der pathologischen Anatomen erschöpfend sind. Die Kontrastfüllung der Bronchien zeigt recht häufig außer der zylindrischen Erweiterung noch halbkugelige Vorwölbungen, die wie Aneurysmen der Bronchien aussehen. Brauer teilt eine Beobachtung Loreys mit, wonach diese Ausstülpungen der Wand beim Aufschneiden der Bronchien kollabieren und so der Erkennung entgehen. Er empfiehlt deshalb zusammen mit Fahr eine modifizierte Methode der topographischen Sektionstechnik mit Schnitten in situ.

Pathologische Physiologie. Die Funktionsstörungen werden beherrscht durch die in erweiterten Bronchien vorhandene Entzündung und ihre Folgen. Besonders das Stagnieren des Sekretes ist von großer Wichtigkeit, wie auch Brauer betont. Diese Stagnation kann bei sackförmigen Bronchiektasien und bei Bronchostenose ohne weiteres erklärt werden. Für die Bedeutung des mechanischen Momentes spricht der Nutzen der Quinckeschen Schräglage. Brauer weist darauf hin, daß auch bei zylindrischen Erweiterungen immer eine relative Stenose besteht, da die gröberen, von der Erkrankung nicht befallenen Bronchialäste im Verhältnis zu den erweiterten peripheren Zweigen immer zu eng sind. Auch die Ausstülpungen der Wand, die wir im Röntgenbild bei Kontrastfüllung sehen, müssen für die Entleerung des Sekretes ungünstig sein. Ferner unterstützt der Verlust von Flimmerepithel (das teilweise metaplasiert ist) bisweilen die Stagnation, wenn auch nicht anzunehmen ist, daß die Flimmerbewegung auf die Entfernung der großen Sputummengen eine große Wirkung besitzt. Auch dem Verlust der peristaltischen Bewegung der Bronchien wird eine große Rolle zugeschrieben (Brauer, Loeschcke). Die glatte Muskulatur ist ja größtenteils zerstört, und eine peristaltische Bewegung unmöglich. Allerdings wissen wir nicht, ob eine Peristaltik physiologischerweise vorkommt. Aus den Beobachtungen von Bullowa (vgl. S. 992) müssen wir aber schließen, daß sie für die Beförderung großer Sputummengen wirksam sein kann. Aber auch dann, wenn das Wegfallen einer Peristaltik ohne Bedeutung sein sollte, verhindert die Ausschaltung der Muskelaktion die Herstellung des Tonus der Längs- und Ringmuskulatur und vermindert so die Wirkung des Hustens.

Die Stagnation des Sekretes ist in verschiedener Hinsicht nachteilig: 1. es ermöglicht die Ansiedlung von Fäulniserregern, z. B. von Spirochäten und fusiformen Bazillen, die aus den Mandeln und Zähnen immer aspiriert werden können (Pilot und Davis); 2. aus dem stagnierenden Sekret werden toxische Substanzen resorbiert, die die lokale Entzündung in der Bronchialwand und ihrer Umgebung unterhalten und verschlimmern; 3. die toxischen Substanzen gelangen ins Blut und verursachen Allgemeinstörungen, Fieber, Abmagerung, Zirkulationsstörungen, Trommelschlegelfinger; 4. der Inhalt der Bronchien übt einen Druck auf die Wand aus und dehnt diese noch mehr, wenigstens in den abhängigen Partien. Es ist sogar möglich, daß die Stagnation des Sekretes bei vorhandener Bronchitis die Ursache für die Entstehung von Bronchiektasien herstellt. Über die Pathogenese vgl. im übrigen das Kapitel Ätiologie.)

Die Zirkulationsstörungen der Bronchiektatiker sind größtenteils auf die Resorption toxischer Substanzen, nur in geringem Maße auf mechanische Hindernisse zurückzuführen. Durch das veränderte peribronchiale und pulmonale Schwielengewebe fließt nur wenig Blut. Die Arterialisation leidet entsprechend dem geringeren Anteil dieser nicht ventilierten Bezirke verhältnismäßig wenig (außer bei ausgedehnter Bronchitis, wo natürlich eine bedeutende Störung des Gasaustausches eintreten kann). Die Zirkulationsstörung in den erkrankten Bezirken erhöht den Widerstand für den rechten Ventrikel, wozu noch das Hindernis für den venösen Abfluß in den erkrankten Partien kommt. (Ein Teil des Lungenblutes fließt ja auch durch die Bronchialvenen ab.) Aber dieses mechanische Hindernis wird in der Regel nur wenig bedeuten, da die Bezirke mit Stauung verhältnismäßig klein sind. Deshalb ist die Zyanose und Pulsbeschleunigung und die Entwicklung der Herzhypertrophie und Degeneration in erster Linie auf toxische Wirkungen zurückzuführen.

Symptomatologie. Die Bronchiektasien machen vorwiegend dadurch Symptome, daß sich in ihnen hartnäckige Entzündungen festsetzen. Es entsteht dadurch das Krankheitsbild der chronischen Bronchitis, oft aber nimmt die Entzündung einen putriden Charakter an.

Das Krankheitsbild wird also im wesentlichen durch die Symptome der chronischen Bronchitis, putrider oder aputrider Natur, beherrscht. Wenn die Entzündung der Schleimhaut fehlt, so können jahrelang alle Krankheitserscheinungen vermißt werden. Erst die Bronchitis macht die Bronchiektatiker krank.

Die Kranken leiden in erster Linie unter dem dauernden Husten. Das Sekret ist immer sehr reichlich und wird unter geringer Anstrengung herausbefördert. Propper erwähnt einen Patienten, der in den letzten zwei Monaten seines Lebens mehr Sputum entleerte als seinem ganzen Körpergewicht entsprach.

Doch kommen auch sehr quälende Hustenanfälle vor. Wichtig ist das Symptom der „maulvollen Expektoration", das dadurch zustande kommt, daß sich plötzlich das Sekret aus erweiterten Bronchien in die höheren Luftwege ergießt. Besonders am Morgen husten die Patienten große Mengen von Auswurf aus, der sich über Nacht in den Höhlen angesammelt hat. Das Sputum ist meist dünnflüssig und zeigt beim Stehen eine Schichtung, auch wenn es nicht putride zersetzt ist.

Die Entfernung des Sputums gelingt aber trotz dem reichlichen Husten und Auswurf nur teilweise. Brauer führt einen Fall an, in dem trotz bestmöglicher Beförderung der Expektoration vor der Operation während der Narkose so viel zäher Auswurf herausgewürgt wurde, daß Erstickungsgefahr auftrat, und daß die Operation nur teilweise durchgeführt werden konnte.

In manchen Fällen fehlen Husten und Auswurf vollkommen. Die Bronchiektasie macht an sich diese Symptome nicht, sondern nur wenn sich eine Bronchitis ansiedelt. Es ist deshalb die Regel, daß in den ersten Zeiten der Erkrankung jahrelang kein Husten und kein Auswurf vorhanden ist oder daß beides wenigstens vorübergehend verschwindet. Von einzelnen Patienten erfahren wir in einem Zeitpunkt, in dem schon erhebliche diffuse Erweiterungen oder eine große Höhe nachzuweisen ist, daß sie erst seit kurzem husten müssen oder daß seit Jahren nur vorübergehend wenig belästigende Katarrhe aufgetreten sind. Manche Kranke können wir trotz erheblicher Bronchiektasie beschwerdefrei aus der Klinik entlassen.

Besançon und Weil trennen eine trockene (gleichzeitig hämoptische) Form syphilitischer Ätiologie ab.

Ziemlich häufig tritt Hämoptoe auf, oft mit großen Blutverlusten. Nicht selten wiederholt sie sich alle paar Jahre. Sie kann zum Tode führen (vgl. unter Komplikationen).

Fieber braucht nicht vorhanden zu sein, doch sehen wir namentlich bei fötidem Charakter des Sputums dauernd oder intermittierend geringe Temperatursteigerungen, oft auch Anfälle von höherem Fieber. Auch Nachtschweiße kommen vor. Gar nicht selten sind Schüttelfröste. Eine leichte Erkältung, das Einatmen von Staub kann zu einer solchen Verschlimmerung Veranlassung geben. Meist besteht bei solchen Verschlimmerungen starke Zyanose. Auch Schmerzen treten häufig auf, namentlich während der fieberhaften Attacken, und die Brustwand kann über der erkrankten Partie druckempfindlich sein. Bisweilen hört man auch pleuritisches Reiben, selten ist die Entwicklung eines Exsudates. Diese Verschlimmerungen können auf einem Aufflammen des Katarrhs oder auf Sekretstauung beruhen. Außerdem kommen die nachher zu erwähnenden Komplikationen nicht selten vor. Wenn es sich nicht um eine solche Komplikation handelt, so tritt die Erholung nach diesen fieberhaften Anfällen oft auffallend rasch ein, so daß der Status quo ante in kurzer Zeit wieder erreicht ist.

Die Untersuchung ergibt in den seltensten Fällen Kavernensymptome. In der Regel findet man nur reichliche, mittel- und grobblasige Rasselgeräusche, die immer über denselben Lungenbezirken lokalisiert sind. Die Rasselgeräusche haben häufig, aber nicht immer einen klingenden Charakter. Sie können auch sehr leise und feinblasig sein oder sogar vollkommen fehlen. Das Atemgeräusch verhält sich, je nach dem Zustand des Lungengewebes, verschieden. Meistens ist es unrein vesikulär, seltener unbestimmt oder gar bronchial. Der Perkussionsschall kann normal sein, häufiger ist er etwas abgeschwächt, bei ausgedehnter fibröser Veränderung des Lungengewebes ausgesprochen gedämpft oder gedämpft-tympanitisch. Selten kommt es vor, daß man, wenn eine große Höhle vorhanden ist, entsprechend ihrer Füllung bald lauten, bald gedämpften Schall erhält.

Bei länger dauernder Erkrankung findet man immer über der befallenen Partie den Thorax eingezogen. Ist nur eine Seite befallen, so kann, namentlich wenn die Erkrankung in der Jugend begann, eine schwere Skoliose resultieren. Die angrenzenden Organe können in hohem Maße disloziert sein.

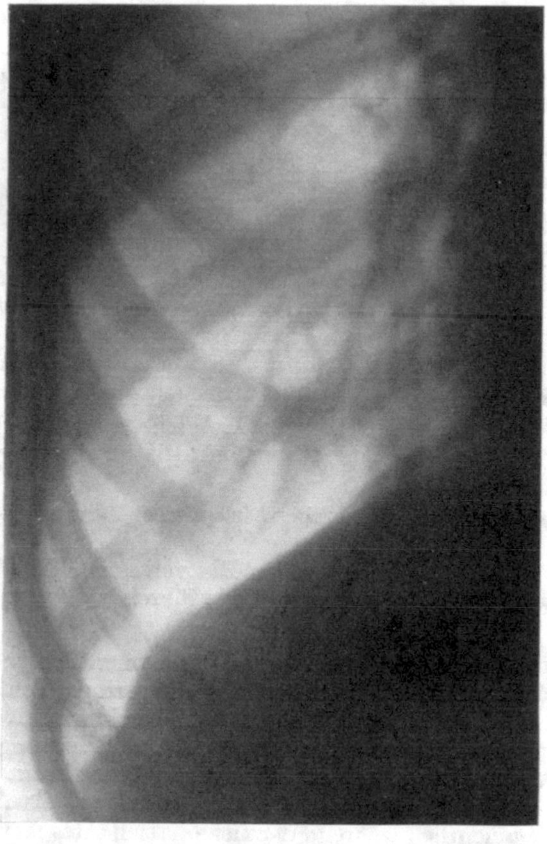

Die bronchitischen und pleuritischen Bronchiektasien sind meistens über den Unterlappen lokalisiert. Die anderen Formen können auch auf die Oberlappen beschränkt sein, namentlich bei kongenitalen Formen beobachtet man das nicht selten. Bei dem intermittierend auftretenden Fieber liegt dann oft eine Verwechslung mit Tuberkulose recht nahe. Wenn vollends eine Komplikation mit Tuberkulose vorliegt, so kann die richtige Deutung des Falles unmöglich werden.

Oft sind die Erscheinungen von seiten der Bronchiektasien durch das gleichzeitig bestehende Emphysem verdeckt. Dann können Rasselgeräusche, die beständig an der gleichen Stelle zu hören sind, das einzige Zeichen der Bronchiektasie sein. Das gilt besonders für die bronchitischen, diffusen Bronchiektasien. Die Rasselgeräusche können dabei feinblasig sein, auch wenn bei der Sektion ziemlich weite Hohlräume gefunden werden.

Abb. 29. Bronchiektatische Höhle im r. Unterlappen. 2 Monate später Pfeilerresektion der 5.—11. Rippe. Nachher bedeutende Besserung, aber noch nach 2 Jahren hinten rechts unten reichliche Rasselgeräusche.

Das Röntgenbild kann (ohne Zuhilfenahme der Kontrastfüllung) sehr schön und selbst für die Diagnose entscheidend sein, wenn einzelne größere Hohlräume vorhanden sind (vgl. Abb. 29), die höchstens mit tuberkulösen Kavernen oder Abszessen verwechselt werden können. Aber auch sackförmige Bronchiektasien können unerkannt bleiben, wenn sie unregelmäßig begrenzt oder durch den Schatten des schwieligen Gewebes verdeckt werden.

Die zylindrischen Bronchiektasien machen in der Minderzahl der Fälle charakteristische Bilder mit fingerförmigen, am Ende kolbenartig aufgetriebenen Schattensträngen, wie sie seinerzeit Schut abgebildet und Aßmann beschrieben

hat: „Es sind hiernach in den fingerförmig vom Hilus nach dem Unterlappen aus-
strahlenden plumpen Streifen, in denen zentrale Aufhellungen auftreten können,
aber nicht müssen (Sekretfüllung), in den wabenartig nebeneinander gereihten
ringförmig begrenzten Felderungen mit zentraler Aufhellung oder rundlichen
dunklen Flecken (Sekretfüllung), die häufig mit dem Hilus durch grobe Streifen
in Verbindung stehen, und endlich in dem Wechsel der Bilder je nach dem
Füllungszustand die wichtigsten Charakteristika der verschiedenen Arten von
Bronchiektasien im Röntgenbilde gegeben." Sehr viel häufiger wird das Bild
durch die peribronchiale Infiltration, durch Hyperämie, chronische Pneumonie

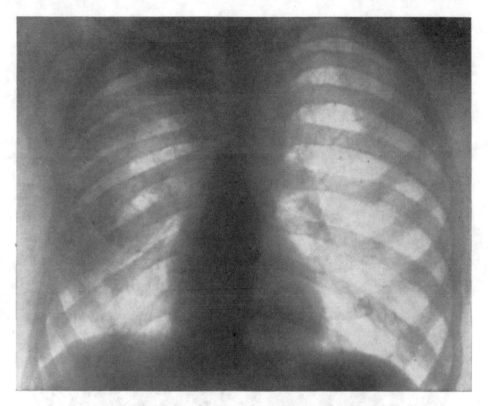

Abb. 30. Bronchiektasien der rechten Lunge. Erklärung im Text.

und Narbenbildung vermischt. Als typisch möchte ich das Bild des unten
(S. 1217) angeführten Falles wiedergeben (Abb. 30), auf dem man in der befallenen
rechten Lunge nur eine ausgedehnte, unregelmäßige Schattenbildung sieht,
die an einzelnen Stellen intensivere Flecke, an anderen Aufhellungen oder
strang- und netzförmige Zeichnungen aufweist. Es handelte sich um zylindrische
Bronchiektasien in allen Lappen der rechten Lunge und zwei Kavernen im Oberlappen, eine in der Spitze und eine im hinteren unteren Teil. Von diesen Kavernen
ist nichts zu erkennen, sondern es sind nur einige ringförmige Schatten zu sehen,
von denen einer (mit Flüssigkeitsspiegel) etwa an der Stelle der Kaverne sitzt,
aber die anderen an Orten sind, wo keine Kavernen waren, die also (wie auch
klinisch diagnsotiziert war) zufällige Kombinationen von Schattenstreifen darstellen. Außer diesen wenig charakteristischen Bildern sieht man noch am
häufigsten bei bronchitischen Bronchiektasien auffallend weit nach außen

reichende und verdickte Schattenstränge, die in ihrem Verlauf der normalen Lungenzeichnung entsprechen.

Die Kontrastfüllung der Bronchien hat die Röntgendiagnostik der Bronchiektasien ganz hervorragend gefördert, und durch sie sind wir jetzt in den Stand gesetzt, die Krankheit in der Mehrzahl der Fälle im Röntgenbild zur Ansicht zu bringen und mit Sicherheit zu erkennen. Die Füllung mit Jodöl (s. S. 1094) zeigte schon bei der Einführung der Methode und bei den ersten Nachprüfungen ihre Bedeutung für die Diagnostik der Bronchiektasien und wird jetzt allgemein zu diesem Zwecke angewandt. Sie bringt nicht nur die

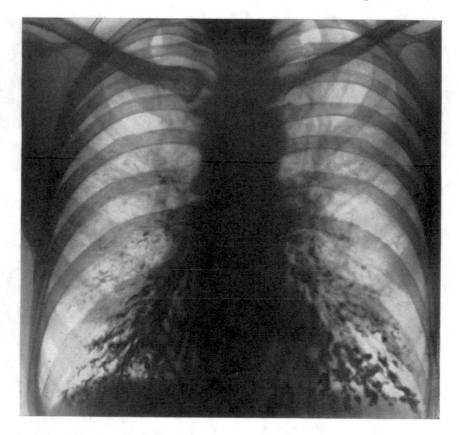

Abb. 31. Bronchiektasien beider Unterlappen bei Lipoidolfüllung der Bronchien.

sackförmigen Erweiterungen sehr schön zur Darstellung, sondern auch die zylindrischen, und sie zeigt Einzelheiten, die unsere Kenntnis dieser Krankheit noch erheblich fördern werden.

Die zylindrischen Bronchiektasien stellen sich entweder als gleichmäßig erweiterte, oft am Ende kolbig verdickte Schattenstränge dar, oder die breiten Schattenbänder sind mit Ausstülpungen besetzt, so daß eine traubige Gestalt entsteht (vgl. Abb. 31). Brauer hat diese Vorwölbungen als Caverniculae (richtig wäre cavernulae) bezeichnet und nimmt an, daß sie bisher den pathologischen Anatomen entgangen sind, weil die Bronchialwand beim Aufschneiden zusammenfällt. Auch spindelförmige Auftreibungen sind zu sehen. Besonders wichtig kann auch der Nachweis einer Bronchostenose werden. Gewöhnlich

sind nicht alle Erweiterungen gleichmäßig gefüllt, solche mit reichlichem Sekret-
inhalt lassen überhaupt kein Jodöl eintreten.

Die Methode hat aber für den Nachweis der Bronchiektasen ihre Grenzen.
Zunächst ist zu bemerken, daß die Erweiterungen bisweilen in der Höhe des
unteren Lungenrandes lokalisiert sind und nur bei Aufnahmen in schräger
Richtung zur Ansicht gebracht werden können. Deshalb ist Durchleuchtung
zur Feststellung der besten Strahlenrichtung notwendig. Dann ist darauf
hinzuweisen, daß die Bronchien bei gleicher Weite um so breitere Schatten
werfen, je weiter sie der Platte entfernt sind. Ob ein verschiedener Kontraktionszustand normaler Bronchien eine Täuschungsmöglichkeit bedingt, läßt
sich jetzt noch nicht sagen. Besonders muß aber betont werden, daß ein
scheinbar normales Bild niemals Bronchiektasien mit Sicherheit
ausschließen läßt, weil sich immer nur ein Teil der Bronchien füllt und wir
nie wissen, ob nicht gerade die erweiterten der Füllung widerstanden haben.

Vor der Jodölfüllung soll immer zuerst eine Aufnahme ohne Füllung
vorgenommen werden. Nicht nur macht diese bisweilen die Füllung überflüssig,
sondern sie ist absolut notwendig, um Fremdkörper zu erkennen, die durch
die Kontrastsubstanz verdeckt werden können und auf die in allen Fällen
zu fahnden ist.

Die Untersuchung der übrigen Organe ergibt häufig eine Verbreiterung
des Herzens und Stauungserscheinungen. Nur bei kongenitalen Bronchiektasien fehlt die Einwirkung auf das Herz bisweilen vollkommen, weil die
veränderten Lungenbezirke für die Zirkulation nie eine Rolle gespielt haben.
Doch können die Katarrhe, die sich in den kongenitalen Höhlen festsetzen,
sich von da auf die übrigen Bronchien ausbreiten und in diesen Ektasiebildung
hervorrufen und so sekundär zu Herzstörungen führen.

Häufig findet man, namentlich wenn eine putride Bronchitis vorhanden
ist, Trommelschlegelfinger.

Nach Jex-Blake kommen sie bei 70% der Bronchiektatiker vor. Ihre Entstehung
ist wahrscheinlich durch toxische Wirkung infolge Resorption aus dem Inhalt der Bronchien
zu erklären, doch gibt es auch Autoren, die sie auf allgemeine Zirkulationsstörung zurückführen (vgl. dieses Handbuch, Bd. IV. S. 358).

Die Patienten sind bei längerem Bestand des Leidens in der Regel
abgemagert, die Haut ist trocken, spröde, blaß oder zyanotisch. Die Abmagerung ist jedenfalls zum Teil toxisch bedingt, doch besteht oft auch ein chronischer
Magenkatarrh infolge Verschlucken von Sputum, und manchem Kranken
wird der Appetit durch den schlechten Geschmack und Geruch des Auswurfs
verdorben.

Verlauf. Der Verlauf des Leidens ist in der Regel sehr chronisch. Der
Beginn ist verschieden, je nach der Ätiologie der Bronchiektasien.

Brauer unterscheidet akuten und chronischen Beginn. Der akute
Beginn kommt hauptsächlich bei Kindern vor. Hier können sich die Symptome unmittelbar an Masern oder Influenza mit Bronchiolitis oder Bronchopneumonie anschließen. Später können sie zurückgehen, die Bronchiektasien
können „ruhend" werden. Aber auch Kindern ist die Entwicklung der Bronchiektasien und solchen Krankheiten in der Regel so chronisch, daß ihre Existenz
oft erst nach Jahren entdeckt wird.

Bei Erwachsenen ist ein akuter Beginn sehr selten, und die Entwicklung
des Leidens ist ganz chronisch, gleichgültig welche Ätiologie zugrunde liegt.

Bei den nach akuten Krankheiten entstandenen Formen bleibt
nach dem Ablauf der primären Krankheit oft geringer Husten zurück, der nie
recht aufhört. Wenn vorher eine Pneumonie vorausgegangen ist, so zeichnet
sich meist die Rekonvaleszenz durch die Symptome der verzögerten Resolution

aus, seltener kann man nach dem Ablauf der akuten Erscheinungen die Diagnose auf eine chronische Pneumonie stellen. Eine Pleuritis, die zu Bronchiektasie-bildung führt, braucht durchaus nicht besonders schwer oder ausgedehnt zu sein, doch sind die lange dauernden Ergüsse am gefährlichsten. Sehr oft haben die Kranken nicht sofort nach dem Ablauf einer Pneumonie oder Pleuritis über Husten zu klagen, sondern es fällt ihnen nur auf, daß sie seit dieser Zeit zu Katarrhen neigen, daß jede Erkältung zu einem lange dauernden Husten führt. Dieser Zustand kann viele Jahre bestehen, ohne daß der Gesundheits-zustand wesentlich beeinträchtigt wird. Mit der Zeit aber treten immer häufiger Bronchitiden auf, die Rasselgeräusche verschwinden nie mehr ganz, Husten und Auswurf bleiben in wechselnder Intensität dauernd bestehen, die Expek-toration wird mit der Zeit reichlicher, bisweilen ,,maulvoll". Übrigens kann man oft, wenn man den Fall vom Beginn an in Beobachtung hat, nachweisen, daß schon in den ersten Zeiten, so lange der Husten zeitweise verschwindet, geringe auskultatorische Symptome auch in der freien Zeit vorhanden sind. Bisweilen erfolgt auch der Übergang in das schwerere Stadium ziemlich plötzlich. Gleich-zeitig mit dem Auftreten schwererer Bronchitis oder erst später beginnt auch der Ernährungszustand zu leiden, häufig tritt geringes Fieber auf, und wenn sich nun noch putride Bronchitis einstellt, so verfallen die Kräfte rasch. Die putride Beschaffenheit des Sputums verliert sich nur selten wieder und dann nur vorübergehend, meist bleibt sie dauernd bestehen, und dann stellt sich die Arbeitsfähigkeit meist nicht mehr her. In anderen Fällen treten die Erscheinungen der Herzschwäche oder des Emphysems in den Vorder-grund, oder es stellen sich andere Komplikationen ein, die dem Leben ein Ende machen können. Immerhin dauert es oft viele Jahrzehnte, bis eine erhebliche Verschlimmerung eintritt, und manche Patienten erreichen bei relativ geringen Beschwerden ein hohes Alter.

Außer dieser chronischen Entwicklung der Bronchiektasien nach akuten Krankheiten kommt auch eine sehr rasche Ausbildung vor. v. Criegern hat das 1903 gezeigt, und seine Angaben haben vielfach Anerkennung gefunden. Diese akuten Bronchiektasien zeichnen sich dadurch aus, daß die Patienten plötzlich fieberhaft erkranken und eine Dämpfung über einem Lungenlappen aufweisen, so daß man an eine Pneumonie denkt, aber durch das Fehlen von rostfarbenem Sputum und durch den weiteren Verlauf an der Diagnose irre wird. Es tritt keine Krise ein, sondern das Fieber bleibt hoch, der Auswurf ist reichlich, eitrig. Über den Lungen findet man nur Dämpfung, Rasseln und Reiben, aber kein Zeichen eines Exsudates, im Auswurf kann man keine elastischen Fasern nachweisen. In einigen Wochen kommt es unter fortdauerndem Fieber und reichlichem Sputum zu einer schweren Kachexie, die schließlich zum Tode führt. Das Krankheitsbild, das an die Phthisis florida erinnert, kommt bisweilen scheinbar primär, hauptsächlich aber nach Masern, Keuch-husten und Influenza vor. Die Ursache ist wahrscheinlich eine (katarrhalische?) Pneumonie. Solche Fälle sind aber sehr selten. Wenn nach einer Pneumonie oder Pleuritis die Erscheinungen einer Bronchiektasie plötzlich zu erkennen sind und von da an weiterbestehen, so kann es sich auch um ein altes Leiden handeln, das bisher symptomlos verlaufen war und durch Infektion des Bronchial-inhaltes zur Pneumonie oder Pleuritis geführt hatte, wie besonders Bauer betont.

Der Verlauf der chronisch entstandenen Bronchiektasien richtet sich nach der Grundkrankheit und ist deshalb hier nicht zu besprechen. Besonders in bezug auf den Verlauf der bronchitischen Bronchiektasien müßte hier alles wiederholt werden, was im Kapitel über chronische Bronchitis gesagt ist. Nur darauf sei hingewiesen, daß vorhandene Bronchialerweiterungen jeder-zeit das Auftreten einer putriden Entzündung zur Folge haben können.

Bisweilen kann aber eine bronchitische Bronchiektasie sich sehr rasch entwickeln, so daß der Verlauf wesentlich anders als bei der chronischen Bronchitis ist.

Der folgende Fall scheint das zu beweisen, wenn wenigstens die Anamnese richtig ist und nicht etwa der Patient eine früher überstandene Krankheit verschwiegen oder vergessen hat. Möglich erscheint die Ausbildung so schwerer Bronchiektasien in $2^1/_2$ Jahren schon, wenn man als erste Ursache eine schwere Bronchitis annehmen will. Zu den v. Criegernschen akuten Formen gehört dieser Fall nicht, da keine Pneumonie vorausgegangen zu sein scheint, ebenso wenig zu den seltenen Fällen von Ektasiebildung nach akuter Bronchialgangrän.

32 jähriger Müller. Anamnese: Früher angeblich gesund. War vor zwei Jahren mit Reinigen von Frucht beschäftigt, wobei er sehr viel Staub einatmen mußte, der ihn stark zum Husten reizte. Damals zum erstenmal Katarrh, der aber nur kurz dauerte. Seither öfter Husten und Auswurf; Patient maß ihm aber keine Bedeutung bei, da er der Arbeit immer nachgehen konnte. Mitte Februar 1912 geringe Hämoptoe, seither oft Spuren von Blut im Sputum. Der Auswurf ist seit einigen Monaten übelriechend geworden.

25. 3. 12: Über dem rechten Oberlappen geringe Dämpfung. Hinten rechts unten schmale Dämpfung mit abgeschwächtem Pektoralfremitus. Über beiden Lungen reichliche, größtenteils klingende Rasselgeräusche. Sputum reichlich, dreischichtig, etwas stinkend. Remittierendes Fieber (bis über 39°).

Nach einigen Tagen hellt sich die Dämpfung h. r. u. auf, die Temperatur wird fast normal. die Rasselgeräusche auf der linken Seite verschwinden, das Sputum wird spärlicher.

Von da an Temperaturen meist bis 37,5, Sputum nimmt ganz allmählich zu (mißt 100—200 ccm, gelegentlich bis zu 500—600) und wird stinkender. Terpentininhalationen und Quinckesche Lagerung bringen vorübergehend Besserung zustande, doch nie von längerer Dauer.

Alle paar Wochen Temperaturanstieg von einigen Tagen, dabei oft eine Dämpfung geringen Grades, meist h. r. u., mit schwachem Bronchialatmen und klingenden Rasselgeräuschen (die Kurve einer solchen Temperatursteigerung s. Abb. 48 im Kapitel Herdpneumonien).

Ab und zu hustet Patient einen erbsengroßen bis bleistiftdicken, etwa 2 cm langen Pfropf aus, der sehr übel riecht und mikroskopisch aus Fettnadeln, Detritus und Bakterien besteht (vgl. Abb. 28). Nachher fühlt er sich jedesmal sehr erleichtert.

Anlegen eines Heftpflasterverbandes führte jedesmal zu einer Verminderung der Sputummenge, aber wenn nach einigen Tagen der Verband entfernt wurde, trat der alte Zustand ein.

Die Röntgenaufnahmen (s. Abb. 30) zeigten im wesentlichen immer das gleiche Bild: über dem rechten Ober- und Unterlappen ausgedehnte, etwas marmorierte Schatten mit starker Gefäßzeichnung.

Da die Behandlung keinen Erfolg hatte, wurde Patient am 1. 10. 12 auf die chirurgische Abteilung verlegt. Am folgenden Tag wurde unter Überdruck von Professor de Quervain eine Thorakoplastik ausgeführt, nachdem Probepunktionen keine größeren Hohlräume ergeben hatten. Patient starb am gleichen Tag.

Die Sektion ergab als Todesursache Mediastinalemphysem. Die rechte Lunge war in ganzer Ausdehnung von dicken bindegewebigen pleuritischen Schwarten bedeckt und zeigte in allen Lappen stark klaffende Lumina von Bronchien, deren Schleimhaut zum Teil stark gerötet, zum Teil graugrün, mißfarben war. Viele Bronchien enthielten graugrüne trübe Massen. In der Spitze eine 3 cm im Durchmesser haltende glattwandige, mit einem Bronchus kommunizierende Kaverne, eine gleiche Kaverne von $2^1/_2$ cm Durchmesser in der hinteren untern Partie des Oberlappens. Linke Lunge vikariierend emphysematös. Geringgradige rechtsseitige exzentrische Herzhypertrophie.

Die Bronchiektasien der Kinder bieten meistens das Bild der Bronchiolektasie. Größere Höhlen sind selten, kommen aber vor, wie zwei von Yllpö beschriebene Fälle beweisen. Leichtere Fälle können ziemlich beschwerdefrei sein, schwerere werden durch Atemnot, Husten und Auswurf stark belästigt. Trotzdem kann, wie die unten angeführten Fälle beweisen, auch ein höheres Alter erreicht werden. Im frühesten Kindesalter können auch große Höhlen vollständig verschwinden (Yllpö — wenn es sich wenigstens in seinem Fall um Bronchiektasie gehandelt hat).

Die kongenitalen Bronchiektasien führen, wenn sie hochgradig sind, wie das häufig bei der Zystenlunge der Fall ist, unter Zyanose rasch zum Tode. Ist aber der Prozeß nicht weit ausgedehnt, so können die Patienten ein hohes Alter erreichen. Meistens erhält man die Angabe, daß seit der frühesten Jugend

Husten bestehe. Bisweilen wird er auf eine überstandene Kinderkrankheit bezogen, und man ist dann häufig geneigt, eine pneumonische oder pleuritische Bronchiektasie anzunehmen. Aber die Beziehung zu der früheren Krankheit ist manchmal in Wirklichkeit nicht vorhanden, sondern wird nur auf Grund des allgemein menschlichen Kausalitätsbedürfnisses von den Patienten oder ihren Angehörigen konstruiert, wie z. B. aus folgendem Fall hervorgeht (wenn die anatomische Diagnose einer kongenitalen Bronchiektasie richtig ist).

58 jährige Hausfrau, im Spital vom 27. 2. bis 3. 4. 13, Wiedereintritt am 5. 8., gestorben 24. 8. 1913.

Anamnese. Mit drei Jahren Scharlach. Nachher sei Patientin nie mehr recht gesund gewesen. Sehr oft Husten mit Auswurf, starke Atemnot, namentlich nach Anstrengungen. Als Kind konnte Patientin solche Spiele nicht mitmachen, bei denen sie laufen mußte. Später konnte sie aber doch die Haushaltungsgeschäfte ohne Beschwerden besorgen. Aber bei größeren Spaziergängen, besonders beim Steigen, hatte sie zeitlebens Atembeschwerden. Bis zum 20. Lebensjahre war Patientin fast alljährlich im Herbst oder Frühling eine Zeitlang bettlägerig wegen Husten, angeblich mit Fieber. Herzklopfen beobachtete Patientin früher nie.

Vom 20.—40. Jahr war Patientin nur zweimal bettlägerig wegen derselben Beschwerden. Patientin heiratete erst mit 40 Jahren. Keine Kinder.

Auch später waren die Beschwerden gering. Erst seit drei oder vier Jahren sind sie stärker geworden. Schon bei kleineren Spaziergängen Atemnot, seit etwa einem Jahre hat Patientin auch Mühe bei Besorgung der Haushaltung, kann nicht mehr selbst putzen usw. Vor etwa $1^1/_2$ Jahren hatte Patientin etwa acht Tage lang morgens Schwindelanfälle. Vor etwa einem Jahr zum erstenmal Schwellung des rechten Beines.

In den letzten Jahre mußte Patientin sich wieder häufiger zu Bett legen, 2—3 mal jährlich etwa für 14 Tage lang.

Seit letztem Herbst war Patientin immer zu Hause, war auch öfters bettlägerig mit Husten, Atemnot und Herzklopfen.

Im letzten Herbst Blutsturz. Plötzlich nach geringem Husten sei etwa $^1/_2$ l ziemlich hellrotes Blut zum Mund herausgekommen.

Vor 14 Tagen Schwellung des Gesichtes, der linken Hand und des rechten Beines. Die Schwellung ging im Bett zurück.

Beim ersten Eintritt in die Klinik am 27. 2. fand man im Bereich des rechten Unter- und Mittellappens Bronchialatmen, reichliche Rasselgeräusche, besonders rechts, im Gebiet des Bronchialatmens von klingendem Charakter. Auf der linken Seite verschwanden die Rasselgeräusche bald, rechts wurden sie nur spärlicher. Das Sputum wurde immer in der Menge von mehreren 100 ccm entleert und war deutlich dreischichtig. Am 3. 4. wurde die Patientin gebessert mit der Diagnose Bronchiektasie und Bronchitis entlassen.

Schon Ende April trat wieder starker Husten, reichlicher Auswurf und Müdigkeit auf. Das Herzklopfen wurde wieder heftiger. Große Atemnot, starke Nachtschweiße.

Beim Wiedereintritt am 5. 8. war der Befund ähnlich wie beim erstenmal, nur bestand starke Zyanose, Ödeme und schlechter Puls. Unter zunehmender Herzschwäche, Benommenheit und Ausbreitung des Ödems erfolgte am 24. 8. der Tod.

Die Sektion ergab kongenitale sackförmige Bronchiektasien im rechten Mittel- und Unterlappen, Myodegeneratio cordis und exzentrische rechtseitige Herzhypertrophie.

Dieser Fall ist typisch für den Verlauf der kongenitalen Bronchiektasien. In den Bronchialerweiterungen besteht beständig ein Katarrh, der sich zeitweise auch über die übrigen Lungenbezirke ausdehnt und schließlich zu Herzdegeneration führt, wenn nicht etwa eine Komplikation den Tod zur Folge hat. Solche Fälle sind gar nicht selten. Buchmann hat fünf beschrieben, die in wenigen Jahren im Basler pathologischen Institut seziert waren, ich habe in den letzten Jahren mehrere zur Sektion kommen sehen. Es ist zu erwarten, daß die chronische Bronchitis auch in anderen Lungenpartien zu Bronchiektasenbildung führen kann, so daß man bei der Sektion kongenitale und erworbene Erweiterungen in der gleichen Lunge findet. Solche Fälle kommen in der Tat vor.

Ich habe einen 51 jährigen Herrn behandelt, der seit seiner Jugend an Husten litt und bei dem der Hausarzt die Entwicklung eines Emphysems und bronchiektatischer Symptome im Gebiet der Unterlappen hatte verfolgen können. Seit einem Jahr bestand eine zunehmende Herzinsuffizienz, die vom Hausarzt auf reichlichen Alkoholgenuß und Überarbeitung zurückgeführt wurde. Der Tod erfolgte an Herzschwäche. Die Sektion ergab kongenitale Bronchiektasien in einem Oberlappen, erworbene (zylindrische) in beiden Unterlappen.

In anderen Fällen können die bronchitischen Symptome sich erst in vorgerückten Jahren einstellen. In einem Fall Buchmanns z. B. bestand bei der 55jährigen Frau erst seit einem Jahr Husten und trotzdem ergab die Sektion eine Zystenlunge. Der Fall ist auch dadurch interessant, daß eine Dämpfung bestand, der im Röntgenbild kein deutlicher Schatten entsprach, die aber doch zur Vermutungsdiagnose eines Mediastinaltumors oder einer chronischen Pneumonie Veranlassung gegeben hatte.

Es muß aber betont werden, daß auch die anatomische Diagnose in solchen Fällen nicht absolut sicher ist, sondern daß die Auffassung über das, was als kongenitale Bronchiektasie betrachtet werden soll, schwankt (vgl. S. 1202). Die anatomischen Unterscheidungsmerkmale sind nicht so sicher, daß eine kongenitale und eine in frühester Jugend erworbene Bronchiektasie bestimmt zu trennen sind. Namentlich die Pigmentfreiheit ist kein entscheidendes Kriterium, da eine geringe, in den ersten Lebensjahren eingedrungene Pigmentmenge im Lauf der Jahrzehnte wohl abtransportiert werden kann.

Komplikationen. Die Bronchitis putrida ist eine so häufige Folge der Bronchiektasie, daß wir sie kaum als Komplikation auffassen können. Dagegen sind als Komplikationen zu bezeichnen die akuten Entzündungen der Lunge und der Pleura, ferner die Hämoptoe.

Bronchopneumonische Herde sind nicht selten. Sie können sich manchmal nur durch erhöhte Temperaturen bemerkbar machen, ohne daß ihr Nachweis möglich wäre, sie können aber auch gelegentlich durch Konfluieren den Eindruck einer lobären Pneumonie machen. Brauer unterscheidet peribronchial — durch Durchwandern von Keimen in die peribronchialen und perivaskulären Lymphräume — bedingte und endobronchial entstandene Bronchopneumonien. Nicht selten führen sie den Tod herbei. Aber auch richtige kruppöse Pneumonien können vorkommen. Das wiederholte Vorkommen von fibrinöser Lungenentzündung beim gleichen Individuum hat vielleicht häufig seinen Grund darin, daß nach der ersten Erkrankung Bronchiektasien zurückgeblieben sind.

Lungengangrän kann die Folge der putriden Bronchitis sein. Doch tritt sie relativ selten auf.

Blutungen geringeren Grades, Blutbeimengungen beim Sputum sind nicht selten; aber auch umfangreichere Hämoptoe kommt ziemlich häufig vor. Die Quelle der Blutung ist entweder die geschwollene hyperämische Schleimhaut, für die größeren Blutungen kommen aber nur die Aneurysmen von kleinen oder mittleren Pulmonalarterien in Betracht, die durch das Fortschreiten der Wandatrophie und durch Geschwürsbildung freigelegt werden. Es ist also derselbe Vorgang, wie wir ihn bei der tuberkulösen Hämoptoe beobachten. Diese Blutungen können leicht als tuberkulöse gedeutet werden, um so mehr als ja auch sonst die Symptome der beiden Erkrankungen sehr ähnlich sein können. Die Blutung kann so abundant sein, daß sie den Tod herbeiführt. Kißling gibt die Letalität an Lungenblutungen auf 5% an, was mit Jex-Blake (5 : 105) übereinstimmt.

Die Pleura wird besonders dann affiziert, wenn die bronchiektatischen Höhlen bis an die Lungenoberfläche heranreichen. Manchmal finden wir nur vorübergehendes pleuritisches Reiben, nicht selten kommt es aber auch zu serösen Exsudaten oder Empyemen, die gelegentlich einen jauchigen Charakter aufweisen. Das ist namentlich dann der Fall, wenn eine putride Bronchitis besteht. Auch Pneumothorax kommt vor, aber selten.

Eine gefährliche Komplikation sind die metastatischen Abszesse im Gehirn. Kißling gibt ihre Häufigkeit auf 12—15% an, Jex-Blake fand 14%. Sehr viel seltener sind Rückenmarksabszesse.

Endlich wäre noch die Amyloidosis zu erwähnen (nach Jex-Blake in 6% der Fälle), sowie die von C. Gerhardt beschriebenen Rheumatoid-erkrankungen der Bronchiektatiker.

Diagnose. Die Diagnose kann dann gestellt werden, wenn man beständig an derselben Stelle die Zeichen einer hartnäckigen Bronchitis, fein- oder grob-blasige, vielleicht gar klingende Rasselgeräusche findet. Ausdrücklich sei betont, daß die Rasselgeräusche auch bei sackförmigen Höhlen feinblasig sein können. Besteht eine putride Bronchitis längere Zeit, so ist das Bestehen einer Bronchi-ektasie schon an sich wahrscheinlich. Wichtig ist für die Diagnose auch das Symptom der „maulvollen Expektoration", namentlich wenn sie bei einer bestimmten Lage des Patienten auftritt, ebenso die Schichtung des Sputums in drei Teile, ferner das Auffinden von Dittrichschen Pfröpfen.

Entscheidend ist oft das Röntgenbild, seltener ohne Jodfüllung, öfters erst mit Hilfe dieser Methode. Auch bei Kindern kann sie angewandt werden (Armand-Delille usw.). Über ihre Ergebnisse s. S. 1214. Burrell und Mel-ville betonen hauptsächlich ihren Wert für den Nachweis der Doppelseitigkeit zur Vermeidung einer falschen Indikationsstellung für eine Operation.

Immer fahnde man nach einem Fremdkörper als Ursache der Bronchi-ektasie, ganz besonders wenn man (mit Hilfe der Jodfüllung) eine Bronchstenose festgestellt hat. Doppelseitigkeit ist kein Beweis gegen die Fremdkörperätiologie, denn die andere Lunge kann sekundär infiziert sein. Besser eine Bronchoskopie zu viel als eine zu wenig.

Schwierig ist oft die Diagnose der kongenitalen Bronchiektasie. Da die bronchitischen Erscheinungen bei dieser Erkrankung oft erst in späteren Lebens-jahren auftreten, so macht die Erkrankung, besonders wenn sie in einem Ober-lappen lokalisiert ist, oft den Eindruck einer Tuberkulose. Wichtig ist, daß bei diesen Formen im Gegensatz zur Tuberkulose der Allgemeinzustand oft gar nicht beeinträchtigt ist, und daß die Symptome keine Progredienz zeigen, wenn keine putride Bronchitis hinzutritt, und daß die Krankheit zu Emphysem und Herzdegeneration führt. Tritt zu einer Bronchiektasie eine Tuberkulose hinzu, so kann die Diagnose überhaupt unmöglich werden. Unter Umständen weist eine Verkleinerung der Lunge mit Verschiebung der Mediastinalorgane ohne Einziehung des Thorax auf die kongenitale Natur des Leidens hin, indem bei dieser gelegentlich eine Wachstumshypertrophie der gesunden Lunge zu einer Füllung des in normaler Weise weiter wachsenden Brustkorbes führt.

Wie kompliziert die Verhältnisse liegen, beweist der folgende Fall: 36 jährige Schneiderin, die mit 28 und 32 Jahren eine Hämoptoe durchgemacht hat, erkrankt an Husten, Fieber und erneuter Hämoptoe und kommt 14 Tage später in die Klinik. Hier findet man Dämpfung, Bronchialatmen und klingendes Rasseln über dem linken Oberlappen, Retraktion der linken Lunge, sehr starke Verziehung des Herzens, Rasselgeräusche über der rechten Spitze. Bronchitis über beiden Unterlappen. Im Sputum nie Tuberkelbazillen, dagegen einmal ein Dittrichscher Pfropf. Die Diagnose wird auf teilweise ausgeheilte Tuberkulose mit ausgeheilten Kavernen gestellt und die Patientin nach sechs Monaten auf das Land geschickt. Dort treten Ödeme auf, und nach zwei Monaten tritt Patientin wieder in die Klinik ein. Hier zunehmende Herzschwäche, starke Ödeme, nach fünf Monaten Exitus. Die Sektion ergab kongenitale Bronchiektasien im linken Oberlappen, exzentrische rechtsseitige Herz-hypertrophie und eine ausgeheilte Tuberkulose der rechten Lunge. Hier war die Diagnose der kongenitalen Bronchiektasie unmöglich.

An kongenitale Bronchiektasie muß man in erster Linie denken, wenn die Anamnese Husten ergibt, der seit der Kindheit besteht. Wird dieser auf eine überstandene Krankheit zurückgeführt, so ist trotzdem eine kongenitale Bronchiektasie möglich, wie oben ausgeführt wurde.

Differentialdiagnose. Bei den zirkumskripten Bronchiektasien kommt außer der Tuberkulose differentialdiagnostisch alles in Betracht, was zur Höhlenbildung führen kann, wie Lungenabszeß, Gangrän, Syphilis usw. Aber auch Krankheiten, die keine Kavernen zur Folge haben, können in Frage kommen, z. B. chronische Pneumonie. Da solche Leiden häufig mit Bronchiektasien verbunden sind, kann die Differentialdiagnose bisweilen unmöglich sein.

Die diffusen Bronchiektasien sind oft von einer ohne solche verlaufenden chronischen Bronchitis nicht zu unterscheiden.

In manchen Fällen leistet der Quinckesche Versuch gute Dienste: Lagert man den Patienten so, daß der Kopf tiefer liegt als der untere Teil des Rumpfes, so tritt oft Husten und reichliche Expektoration (bisweilen „maulvoll") auf. Auch bei Seitenlage kann das der Fall sein.

Die akuten Bronchiektasien bereiten der Diagnose oft große Schwierigkeiten, wie aus der Beschreibung ihres Verlaufs hervorgeht.

Prognose. Die Prognose quoad sanationem ist immer ungünstig, und auch die Arbeitskraft stellt sich, wenn sie einmal gestört ist, selten wieder dauernd her. Ist aber eine stärkere Störung nicht vorhanden oder nur durch eine heilbare Komplikation bedingt, so ist die Prognose auch in dieser Beziehung nicht schlecht. Quoad vitam ist die Prognose ziemlich günstig, wenn der Prozeß nicht zu ausgedehnt ist und noch keine putride Bronchitis eingetreten ist. Die Patienten können ein hohes Alter erreichen und auch lange von erheblicheren Beschwerden verschont bleiben. Doch ist eine Besserung stärkeren Grades und ein relativ beschwerdefreies Leben bei irgendwie ausgedehntem Krankheitsprozeß nur dann zu erwarten, wenn die Patienten sich genügend schonen und ihrer Gesundheit leben können.

Sind einmal Zeichen von Intoxikation (Herzstörungen, Zyanose, Kachexie) eingetreten und in nennenswertem Maße dauernd nachweisbar, so ist die Prognose auch quoad vitam schlecht und eine Lebensdauer von höchstens wenigen Jahren zu erwarten.

Therapie. Die Therapie sucht in erster Linie die Bronchitis zu beseitigen oder auf ein geringes Maß zu reduzieren, daneben kommen aber eine Reihe von Maßnahmen in Betracht, die durch ein Ruhigstellen oder eine Verengerung der erkrankten Seite die weitere Ausdehnung der Bronchialerweiterung zu verhüten suchen.

Was die Behandlung des Katarrhs und speziell die der putriden Bronchitis betrifft, so unterscheidet sie sich nicht von der bei diesen Krankheiten besprochenen Therapie. Besonders sei auf die Terpentineinatmung hingewiesen. Auch der innerliche Gebrauch von balsamischen Mitteln (Kreosot, Myrthol) wird lebhaft befürwortet, ferner auch subkutane oder intravenöse Injektionen von Transpulmin (Cahn-Bronner) und anderen Präparaten. Gute Resultate sah ich von intratrachealer Gomenolölinjektion (vgl. das Kapitel Abszeß und Gangrän). Salvarsan nützt nicht viel (Schott).

Die Expektoration muß mit allen Mitteln befördert werden. Bei zähem Sekret sind Inhalationen, auch der „Bronchitiskessel" (S. 1108) anzuwenden. Sehr wichtig ist, daß der Abfluß des Sekretes erleichtert wird, indem man den Kranken die Lage einnehmen läßt, in der das am leichtesten vor sich geht. Bei den Bronchiektasien in den Unterlappen leistet die namentlich von Quincke (vor ihm schon Apolant) empfohlene Hochlagerung des Unterkörpers gute Dienste. Man läßt die Patienten flach im Bett liegen und erhöht das Fußende des Bettes 20—30 cm. Diese Lagerung läßt man jeden Morgen, wenn sich von dem über Nacht angesammelten Sekret ein Teil durch spontane Hustenstöße entleert hat, etwa 2 Stunden lang einnehmen. Bei sehr reichlicher Sekretion kann dabei die Entleerung des Sputums in solchem Maße vor sich gehen, daß es notwendig ist, die Lagerung jeweils nur auf kurze Zeit auszudehnen und immer wieder zu unterbrechen. Man sieht oft nach wenigen Tagen die Erscheinungen der Bronchitis rasch zurückgehen und die Sekretion bedeutend geringer werden. C. Gerhardt ließ die Patienten Bauchlage einnehmen, die Hände auf den Rücken legen und unter Anstemmen der Füße gegen den unteren Bettrand gewaltsam aushusten. Auch manuelle oder maschinelle Gymnastik muß oft zur Beförderung der Expektoration herbeigezogen werden. Am besten und bequemsten ist die exspiratorische Thoraxkompression mit Hilfe des Roßbachschen Atmungsstuhles. Über die Atmung in verdünnter Luft (am besten mit dem Brunsschen Apparat, vgl. das Kapitel über allgemeine Therapie) fehlen mir persönliche Erfahrungen.

Werden die Patienten durch das reichliche Sekret sehr gequält, so kann es unter Umständen im Gegenteil notwendig werden, ihnen für einige Zeit Ruhe zu verschaffen. Das kann, wenn nur eine Seite vorwiegend erkrankt ist, durch Heftpflasterverbände oder durch die Fesselung des Armes der erkrankten Seite an das andere Bein nach Kuhn (vgl. unter Therapie der Pleuritis sicca) erreicht werden. Nachher muß dann aber eine um so gründlichere Entleerung bewerkstelligt werden.

Alle diese Maßnahmen haben nur einen vorübergehenden Erfolg, der freilich nicht gering zu veranschlagen ist, indem er den Patienten durch Beseitigung der schlimmsten Symptome das Leben erträglich macht und oft eine bedeutende Besserung des Allgemeinzustandes zur Folge hat. Eine Heilung aber erreicht man auf diesem Wege nicht, und in den erweiterten Bronchien siedeln sich immer wieder Entzündungen an, so daß der Patient immer schonungsbedürftig bleibt und von Gefahren bedroht ist. Man hat deshalb schon lange die chirurgische Behandlung versucht, anfangs indem man durch Verkleinerung der Thoraxwand eine Verödung der befallenen Lungenpartie herbeizuführen versuchte, später, als die erreichten Resultate nicht befriedigten, durch Resektion des erkrankten Lungenabschnittes. Die Technik der Operation, deren einzige technische Schwierigkeit in der Sicherung des Bronchialstumpfes liegt, kann hier nicht besprochen werden. Kißling empfiehlt stufenweise Verödung (erst Unterbindung des Pulmonalarterienastes, dann ganzseitige Resektion oder Amputation des Lappens). Aber gefahrlos ist die Operation nicht, und besonders sei darauf hingewiesen, wie schwierig oft die Vorfrage nach der Ausdehnung der bronchiektatischen Veränderungen zu entscheiden ist. Wenn aber nicht im Gesunden operiert wird, so wird der wichtigste Zweck, die Vermeidung der putriden Bronchitis nicht erreicht. Auf der anderen Seite werden wir Patienten mit geringer Ausdehnung des krankhaften Prozesses der Gefahr einer Operation nicht gerne aussetzen, um so weniger als wir noch nicht wissen, welchen Einfluß die Dislokation der Thoraxorgane und die Zerrung des Herzens und der Gefäße infolge der Resektion eines größeren Lungenabschnittes im Laufe der Jahre auf die Zirkulation ausübt.

Der künstliche Pneumothorax (vgl. Kapitel Tuberkulose) kommt nur bei einseitiger Bronchiektasie in Frage, also kaum je bei den bronchitischen. Bei den anderen Formen wird man in der Regel wegen der Pleuraverwachsungen auf Schwierigkeiten stoßen. Über gute Erfolge von künstlichem Pneumothorax berichten Volhard und Keller, Tillmann, Zinn, Unverricht usw. Einen merkwürdigen Erfolg eines linksseitigen Pneumothorax bei einer doppelseitigen hilusständigen Höhle berichtet Joerdens. Die Flüssigkeit in der Höhle verschwand. Patient wurde beschwerdefrei.

Der Pneumothorax wirkt aber nur temporär, kann also kein Dauerresultat erreichen. Selbst wenn eine Kompression der erweiterten Bronchien gelänge, wo würde nach dem Aussetzen der Behandlung der alte Zustand wieder hergestellt. Der künstliche Pneumothorax kann als Voroperation zur Entscheidung der Frage der Verwachsungen und zur Prüfung der Reaktion des Patienten gegenüber der Kompression in Frage kommen, aber nicht als Dauertherapie.

Man wendet sich deshalb gegenwärtig wieder mehr der Thorakoplastik zu. Brauer hat ausgeführt, daß die früheren schlechten Resultate der Operation auf die ungenügende Ausdehnung des Eingriffes zurückzuführen sind. Er ist der Ansicht, daß durch die Kollapsoperation die Erweiterung der Bronchien selbst wenig beeinflußt wird, daß aber die Kompression des peribronchialen Gewebes, besonders die Hemmung der Lymphzirkulation die Entzündungsprozesse zum Stillstand bringt. Das wird aber nie erreicht durch eine Teilresektion, die statt einer vollständigen Kompression nur eine Entspannung bringt, sondern (in einem gewissen Gegensatz zur Phthise) einzig und allein durch eine vollständige Thorakoplastik. Brauer empfiehlt deshalb die subskapular-paravertebrale Resektion ausgedehnter Stücke von der 1. bis 10. Rippe.

Dadurch wird natürlich die Operation eingreifender und gefährlicher, und um so mehr ist Beschränkung der Indikationsstellung auf rein einseitige Prozesse geboten, weil ja die eine Lunge für alle Zukunft vollkommen ausgeschaltet ist. Man darf bei diesen aber deshalb nicht zu lange warten, weil sonst die andere Lunge infiziert wird. Andererseits ist es nicht leicht, jemand, der noch verhältnismäßig wenig Beschwerden hat, zu einem so schweren und immerhin nicht ungefährlichen Eingriff zu überreden.

Gewöhnlich wird angegeben, daß die putride Beschaffenheit des Sputums eine Indikation zur Operation sei. Dann ist aber recht häufig schon die andere Lunge ergriffen und die Gefahr der Operation noch größer, die Aussichten einer operationslosen Behandlung allerdings auch schlecht.

Sauerbruch hatte (1920) bei 27 diffusen und 11 postpleuritischen Bronchiektasien mit Thorakoplastik 2 Todesfälle und nur 6 dauernde Besserungen, bei 10 Lappenexstirpationen 5 praktisch als solche zu bezeichnende Heilungen (mit Bronchialfisteln), aber 4 Todesfälle, bei schubweiser Verödung von Lungenlappen unter 9 Operationen 2 Todesfälle. Brauer konnte 1925 über 8 Thorakoplastiken mit befriedigendem Erfolg und über 3 Querresektionen mit einem Todesfall und 2 sehr guten Erfolgen berichten.

Die Pneumotomie hat nur in den Fällen einer einzigen großen Höhle einen Zweck, und diese sind außerordentlich selten. Doch wird sie empfohlen (s. Külbs, Kißling).

Die Phrenikotomie hat nach dem oben ausgeführten keinen Zweck, die doppelseitige, die auch schon ausgeführt wurde, ist direkt gefährlich (Brauer).
Lynah empfiehlt bronchoskopische Drainage und Spülung.

Wichtig ist die Prophylaxe der bronchialen Infektion, besonders der putriden. Deshalb sollen alle Katarrhe der oberen Luftwege sorgfältig behandelt, Nebenhöhlenerkrankungen zur Heilung gebracht werden (Schott). Auch eine sorgfältige Zahnpflege ist wichtig (vgl. Pilot).

Auch die Patienten mit leichten Bronchiektasien sollen sich dauernd unter ärztlicher Kontrolle befinden und hygienisch-diätetisch behandelt werden. Bei jüngeren Individuen ist die Berufswahl von dem Grundsatz abhängig, daß die Reizung der Respirationsorgane möglichst vermieden werden muß und der Körper keiner zu großen dauernden Erkältungsgefahr ausgesetzt werden darf. Bei älteren Leuten kommt oft ein Berufswechsel in Frage. In vielen Fällen müssen regelmäßig, namentlich in den Übergangszeiten, Landaufenthalte verordnet werden. Unter Umständen ist, wenn möglich, der ganze Winter im Süden zuzubringen.

IV. Stenose der Trachea und der Bronchien.

Die Stenose der Trachea und der größeren Bronchien ist keine selbständige Erkrankung, sondern kommt bei verschiedenen pathologischen Zuständen vor. Da sie aber einen gut charakterisierten Symptomenkomplex darstellt und eine diagnostische Bedeutung besitzt, muß sie hier besonders besprochen werden.

1. Die Tracheostenose.

Ätiologie. Die Verengerung des Tracheallumens wird selten durch einen intratrachealen Prozeß (Geschwülste, Granulationen nach Tracheotomie, syphilitische Narben) hervorgerufen, viel häufiger durch Druck von außen, in erster Linie durch Strumen, aber auch durch Drüsengeschwülste, z. B. Karzinommetastasen.

Symptomatologie. Geringe Verengerungen der Trachea machen keine Erscheinungen. Aus den Untersuchungen Oppikofers geht hervor, daß in Gegenden, wo Kropf häufig ist, die Trachea selten ganz normal ist und daß man bei Sektionen als Nebenbefund sogar ganz erhebliche Stenosen treffen kann.

Stenosen erheblicheren Grades verursachen aber in der Regel Beschwerden, die besonders in Atemnot bestehen. Diese tritt bisweilen nur bei Anstrengungen auf, bei stärkerer Stenose ist sie auch in der Ruhe vorhanden. Die Atmung ist verlangsamt, die Atemzüge sind tief (vgl. S. 1021), und bei starker Dyspnoe sieht man eine Einziehung des Epigastriums, der Fossae supraclaviculares und der unteren Interkostalräume. Die Lungengrenzen sind oft erweitert.

Durch die vertieften Atemzüge wird in der Regel nicht nur genügend, sondern sogar mehr Luft als normal eingeatmet (vgl. S. 1021). Die Einziehungen kommen also nicht daher, daß der Thorax nicht gefüllt werden kann, sondern dass bei der angestrengten Atmung der Thorax sehr stark gehoben und das Abdomen emporgezogen wird. Nur bei den höchsten Graden der Störung wird die Ventilation ungenügend, dann sieht man auch (bei Kindern) die starken Einziehungen der Brustwand.

Im Gegensatz zu den Larynxstenosen bleibt der Kehlkopf bei der Atmung ruhig oder bewegt sich nur wenig auf und ab.

Ein weiteres charakteristisches Symptom ist der Stridor. Doch kann er selbst bei sehr starken Verengerungen (bis Bleistiftdicke) fehlen.

Erfolgt die Verengerung plötzlich, so kann der Tod in wenigen Minuten eintreten. Aber auch bei chronisch sich entwickelnder Stenose kommen plötzliche Todesfälle vor. Manchmal erklärt sich das durch rasch eintretendes Nachgeben der Trachealwand. In anderen Fällen muß man an ein Versagen der Atmungsmuskulatur denken, die bisher durch vermehrte Anstrengung das Hindernis überwunden hatte. Man kann sich auch vorstellen, daß die Erschwerung der Atmung eine venöse Stauung zur Folge hat, durch die z. B. eine komprimierende Struma vergrößert wird, so daß die Stenose rasch zunimmt.

Bei langer Dauer der Stenose führt die erschwerte Atmung offenbar zu einer Störung der Venenentleerung und der Lungenzirkulation. Es entwickelt sich Zyanose, Hypertrophie und Dilatation des rechten Herzens (Rosesches Kropfherz) und schließlich Ödeme usw. Nissen und Cokkalis fanden als regelmäßige Folge einer experimentellen Trachealstenose Hypertrophie und Dilatation des rechten Herzens, bisweilen auch Emphysem.

Diagnose. Die Diagnose ist in der Regel leicht. Vor Verwechslung mit Kehlkopfstenose schützt die laryngoskopische Untersuchung und die Beobachtung des Kehlkopfs (mangelnde Verschiebung bei der Atmung, während bei der Kehlkopfstenose das Organ stark auf- und abwärts bewegt wird). Dagegen ist die Kopfstellung (bei Kehlkopfstenose nach hinten, bei Trachealstenose nach vorn) kein sicheres Zeichen.

Bisweilen wird aber eine Trachealstenose übersehen, bis plötzlich gefährliche Atemnot und der Tod eintritt.

Bei einem Patienten, der mit den Erscheinungen einer Bronchitis in die Klinik eintrat, stellte sich ganz plötzlich Atemnot ein. Eine Struma war gefunden worden, hatte aber keine Beachtung gefunden, weil weder Atemnot noch Stridor bestanden hatte. Die laryngoskopische Untersuchung, die jetzt vorgenommen wurde, ergab einen Schiefstand des Kehlkopfs. Der herbeigezogene Chirurg schloß eine komprimierende Struma aus, weil man das untere Ende der Schilddrüse umfassen konnte. Die Tracheotomie (mit Einführung eines Bronchialrohres) kam zu spät. Die Sektion ergab eine Geschwulst, die zuerst als maligne Struma angesehen, dann aber als Drüsenmetastase eines symptomlos verlaufenen Speiseröhrenkrebses erkannt wurde.

Nach der Erkennung einer Trachealstenose muß deren Ursache festgestellt werden. Die Abtastung des Halses, die laryngoskopische und tracheoskopische Untersuchung, das Röntgenverfahren werden in der Regel zum Ziele führen.

Prognose. Die Prognose richtet sich danach, ob die Ursache der Stenose beseitigt werden kann. Aber auch bei der Operation einer Struma kann durch Nachgeben der erweichten Trachealwand noch der Tod eintreten.

Therapie. Wenn eine Heilung möglich ist, so hat sie in einem operativen Eingriff zu bestehen. Bei narbigen Verengerungen kann, wenn sie hoch sitzen, die Tracheotomie ausgeführt werden, sonst ist eine Sondenbehandlung vorzunehmen, deren Besprechung in die spezialistischen Werke gehört.

2. Die Bronchostenose.

Ätiologie. Die Bronchostenose kann durch Kompression, Verlegung oder Verengerung des Bronchus zustande kommen. Die häufigsten Ursachen für die Kompression sind Aortenaneurysmen und Lymphdrüsenerkrankungen, seltener Entzündung und Tumoren des Mediastinums, Erweiterung des Herzens, Ergüsse im Herzbeutel, Geschwülste der Lunge oder der Speiseröhre und spondylitische Abszesse. Auch Druck durch Bronchuszysten, die sonst in der Regel harmlos sind, wenn sie nicht etwa auf Gefäße drücken, ist beschrieben (Gold), ferner Kompression durch ein Empyem gegen eine anthrokatische Hilusdrüse (Hart).

Verstopfung des Bronchus kann durch Fremdkörper oder Tumormassen bedingt sein, vorübergehend natürlich auch durch Sekret, was uns an dieser Stelle aber nicht beschäftigt. Verengerungen des Bronchus infolge einer Wanderkrankung können Folge von syphilitischen Geschwüren, Tuberkulose, aber auch von andersartigen Ulzerationen, von Ekchondrosen usw. sein. Wenigstens sieht man, wie Friedrich Müller betont, nicht so selten bei Sektionen ringförmige Narben in den Bronchien und muß deshalb solche abgeheilte Geschwürsprozesse annehmen. Bei Anthrakose und anderen Pneumokoniosen ist das besonders häufig der Fall (vgl. S. 1177, Schmorl). Benigne Ulcera der Bronchien sind auch schon bronchoskopisch erkannt und mit Erfolg lokal behandelt worden (Jackson).

Symptomatologie. Eine akut auftretende vollständige Verlegung eines Hauptbronchus kann zum Tode führen. Der Tod wird offenbar nicht durch die Beschränkung der respiratorischen Oberfläche verursacht, da eine solche mit der Erhaltung des Lebens vereinbar ist. F. A. Hoffmann sagt, die bedeutende Zirkulationsstörung begünstige die Entwicklung von Lungenödem auf der durchgängig gebliebenen Seite, aber diese Zirkulationsstörung ist nicht leicht zu erklären. Ein auffälliges Symptom der plötzlichen Verlegung eines Hauptbronchus ist die häufig eintretende Somnolenz und Bewußtlosigkeit. Hier liegt die Frage nahe, ob es sich nicht um reflektorische Wirkungen handelt.

Wenn die Verlegung allmählich eintritt oder wenn die ersten alarmierenden Symptome glücklich vorübergegangen sind, so bleibt die Atmung der befallenen Seite zurück, das Atemgeräusch ist abgeschwächt oder aufgehoben, manchmal ist ein Stridor zu hören, jedoch nicht so ausgesprochen wie bei der Kehlkopf-

und Trachealstenose. Mit der Zeit wird das Lungengewebe atelektatisch, der Perkussionsschall leise, und es treten Verschiebungen der Nachbarorgane ein.

Die Symptome sind sehr verschieden, je nachdem die Stenose sich langsamer oder rascher entwickelt, je nachdem die Verengerung eine geringe oder hochgradige ist. Hinter einer verengten Stelle erweitert sich der Bronchus und seine Verästelungen, Emphysem tritt auf und das Bindegewebe vermehrt sich.

Stenosen kleinster Bronchialäste entziehen sich der Diagnose. Bei Verengerung größerer Bronchien sieht man ein Zurückbleiben der befallenen Thoraxpartie, der Perkussionsschall ist über einem Lungenlappen oder dem Teil eines solchen etwas gedämpft oder auch tympanitisch, das Atemgeräusch ist abgeschwächt; oft hört man Rhonchi, gelegentlich kann man auch ein Schwirren fühlen. Der Stimmfremitus ist abgeschwächt.

Jakobson weist darauf hin, daß die Feststellung einer inspiratorischen Verschiebung des Herzens und des Mediastinums nach der kranken Seite vor dem Röntgenschirm ein wichtiges Zeichen der Bronchostenose ist. Pfeiffer hat diese Beobachtung bestätigt. Ziegler konnte in einem Fall von Kompression des Bronchus durch ein Aneurysma aortae einen wechselnden Luftgehalt der Lunge vor dem Röntgenschirm erkennen.

Die Beschwerden können merkwürdig gering sein. Atemnot tritt selbst bei vollständiger Verlegung eines der beiden Hauptbronchien nur bei Anstrengungen auf und fehlt in der Ruhe. Manchmal wird über Druck oder das Gefühl von Wundsein geklagt.

Auch eine bisher symptomlos verlaufene Bronchostenose kann plötzlich Symptome machen, wenn eine Bronchitis hinzutritt. Dann kann z. B. eine Ekchondrose ein tödliches Hindernis für die Expektoration werden.

Die gefährliche Folge der chronischen Bronchostenose ist die Bronchiektasie, die im vorhergehenden Kapitel besprochen ist.

Über die Frage der Entstehung des massiven Lungenkollapses durch Verlegung eines Bronchus vgl. das Kapitel Atelektase.

Diagnose. Wenn die erwähnten Symptome vorhanden sind, ist die Diagnose meist nicht schwierig. In anderen Fällen sind die Erscheinungen undeutlich oder durch andere Krankheitszeichen verdeckt.

Große Dienste leistet die Röntgenuntersuchung mit Hilfe von Kontrastfüllung der Bronchien (s. S. 1094), wie besonders Lenk, Haslinger und Presser gezeigt haben.

Immer ist es wichtig, festzustellen, ob ein Fremdkörper die Ursache der Bronchostenose ist. In jedem irgendwie verdächtigen Falle ist deshalb die Bronchoskopie vorzunehmen (außer beim Vorliegen eines Aortenaneurysmas!). Koch berichtet von einem Fall Guisezs, in dem die Röntgenuntersuchung den Fremdkörper auf der falschen Seite gezeigt hatte.

Therapeutisch kommt, soweit es sich nicht um die Entfernung von Fremdkörpern (s. Kapitel XII) handelt, nur bei größeren Bronchien die Dilatationsbehandlung in Frage. Sonst ist die Therapie machtlos.

V. Das Asthma bronchiale.

Historisches. Im Altertum brauchte man den Ausdruck Asthma überhaupt für Dyspnoe, und Celsus war der erste, der das Asthma von der Dyspnoe und Orthopnoe unterschied und mit Asthma eine geräuschvolle anfallsweise Atemnot bezeichnete. Daß aber das Asthma bronchiale im Altertum schon existierte, beweist die Schilderung Senecas, der selbst an der Krankheit litt. Genauere Beschreibungen haben erst Willis (1682), Floyer (1703) und Brée gebracht. In der späteren Literatur herrscht eine große Verwirrung bis auf Laennec, der die Krankheit eingehend studierte und durch einen Krampf der kleineren Bronchialäste erklärte. Die Untersuchungen über die Muskulatur der Bronchien und ihre Innervation in der ersten Hälfte des 19. Jahrhunderts brachten keine weitere Aufklärung, und Wintrich, der an diesen Untersuchungen aktiven Anteil nahm, stellte trotzdem 1854 die Theorie auf, daß der Anfall durch einen Zwerchfellskrampf zustande komme. Traube erklärte 1862 das Asthma als Catarrhus acutissimus pulmonum. Biermer begründete 1870 die Theorie eines Anfalles durch den Krampf der Muskulatur der mittleren und feineren Bronchien und erklärte speziell die Lungenblähung durch diesen Krampf. 1871 teilte Leyden mit, daß die später nach ihm benannten Kristalle regelmäßig beim Asthma gefunden werden, und sprach die Hypothese aus, daß die spitzen Kristalle durch ihren mechanischen Reiz den Bronchialkrampf auslösen könnten. 1872 hat Weber der früher von Bretonneau ausgesprochenen Theorie einer vasomotorisch bedingten Schleimhautschwellung auch in Deutschland Eingang verschafft. Curschmann wurde (1882) durch die Entdeckung der Spiralen veranlaßt, in einer Bronchiolitis exsudativa das Primäre zu suchen. Dann ist durch Talma, Strübing, Sänger u. a. das psychische Moment mehr in den Vordergrund gerückt worden, und in neuester Zeit ist die anaphylaktische Natur des Asthmas, die seit der Entdeckung der Pollenüberempfindlichkeit des Heufiebers durch Dunbar von mehreren Autoren (Widal, Wolff-Eißner, Schittenhelm usw.) vermutet worden war, in den Vordergrund des Interesses gerückt. Amerikanische Forscher haben die Überempfindlichkeit der Asthmatiker zuerst in großem Maßstabe geprüft, und jetzt wird die Frage der Allergie und Anaphylaxie in allen Ländern verfolgt.

Definition. Unter Asthma verstehen wir jede anfallsweise auftretende Atemnot. Unter Asthma bronchiale verstehen wir ein Leiden, das charakterisiert wird durch das Auftreten von Anfällen, die in Atemnot, Lungenblähung und (häufig, aber nicht immer) der Expektoration eines zähen Sputums mit Curschmannschen Spiralen, Charcot-Leydenschen Kristallen und eosinophilen Zellen bestehen.

Zum Asthma bronchiale gehören nicht die Zustände von Dyspnoe oder Lungenblähung bei Verdauungsstörungen, bei alimentärer Intoxikation der Säuglinge, von akuter Lungenblähung bei Angstzuständen Geisteskranker (Ziertmann) usw., offenbar auch nicht das „Asthma saturninum" (vgl. Tedeschi, Oliver), Zustände, die man auch schon unter dem Namen der „asthmoiden Zustände" zusammengefaßt hat. Der Name Asthmoid ist an sich unrichtig, da wir als Asthma ja anfallsweise Dyspnoe bezeichnen (Asthma cardiale, uraemicum usw.). Es ist deshalb richtiger, von alimentärem Asthma (Hofbauer) auch in den Fällen zu sprechen, in denen kein Asthma bronchiale vorliegt, und die Fälle von richtigem Asthma bronchiale auf Grundlage von Ernährungseinflüssen als alimentäres Bronchialasthma deutlich zu kennzeichnen.

Pathogenese. Seit der ersten Auflage dieses Handbuches hat sich die Lehre vom Asthma grundlegend verändert. Als das wichtigste hat man die Überempfindlichkeit des Asthmatikers gegenüber gewissen Substanzen erkannt. Schon die genaue Erforschung der Ursache des Heufiebers, das ja recht oft mit Asthma einhergeht, durch Dunbar (1903) hat gezeigt, daß wenigstens gewisse Formen von Asthma auf Überempfindlichkeit gegenüber ganz bestimmten Stoffen (Pollensubstanzen bestimmter Pflanzen) beruhen müssen. Das Asthma beim Einwirken von Pferdedunst, von Ipecacuanha, Rizin usw. war schon lange bekannt. Die Beobachtung der akuten Lungenblähung beim anaphylaktischen Schock veranlaßte Schittenhelm 1910, Beziehungen des Asthma bronchiale zur Anaphylaxie anzunehmen, und 1913 sprach Koeßler ähnliche Gedanken aus. 1914 führte Widal auf Grund der Feststellung einer hämoklastischen Krise den Gedanken einer anaphylaktischen Natur des Asthmas durch.

Die ausgedehnten Versuche amerikanischer Forscher mit der Prüfung der Hautempfindlichkeit haben dann dazu geführt, die Frage zu erörtern, ob nicht überhaupt alle Fälle von Asthma bronchiale auf der Überempfindlichkeit gegenüber bestimmter Substanzen beruhen.

Auf die Frage der Überempfindlichkeit und ihrer Beziehungen zur Anaphylaxie braucht hier nicht eingegangen zu werden, da sie im Kapitel Idiosynkrasie von Dörr in Band 4 dieses Handbuches (S. 448ff.) besprochen ist. Hier sei nur erwähnt, was von Überempfindlichkeit bei Asthmatikern bisher gefunden wurde.

Die Feststellung der Überempfindlichkeit ist bisher auf drei Wegen erfolgt: 1. Auf Grund der anamnestischen Angaben der Patienten. 2. Durch direkte

Zuführung der in Frage kommenden Substanz auf dem Wege, auf dem sie die Anfälle beim kranken Individuum gewöhnlich herbeiführt oder herbeiführen könnte; also z. B. durch Einatmen von Dünsten, von milbenhaltigem Mehl, durch Essen von rohem Kaninchenfleisch usw. 3. Durch kutane, subkutane, intrakutane oder konjunktivale Applikationen der in Betracht kommenden Substanzen. Die Sicherheit, mit der aus dem Ausfall der Proben Schlüsse über die Ätiologie des Asthmas gezogen werden können, ist natürlich eine verschiedene (vgl. darüber Dörr). Bei der Bewertung des Reaktionsausfalles kommt, namentlich bei den Hautproben, noch ein stark subjektives Moment von seiten des Beobachters hinzu, worauf namentlich Kämmerer aufmerksam gemacht hat. Die Angaben der verschiedenen Autoren über die Häufigkeit der Empfindlichkeit bei Asthma bronchiale und die Auffassungen von der Bedeutung dieser Überempfindlichkeit für die Genese des Asthmas sind deshalb recht verschieden.

Die Angaben über die Häufigkeit der Empfindlichkeit gegenüber bestimmten Stoffen schwanken von etwa 10 bis zu fast 100%. Wir haben zu unterscheiden zwischen einer monovalenten, nur gegen einen bestimmten Stoff gerichteten, und einer polyvalenten, gegen eine Reihe von Stoffen vorhandenen Überempfindlichkeit. Während früher manche Autoren (Chandler-Walker, Caulfield, Rockemann usw.) das Gewicht auf die monovalente Überempfindlichkeit legten, hat sich immer mehr gezeigt, daß die polyvalente häufiger ist. Am häufigsten geben von solchen Substanzen, die als direkte Erreger des Asthmaanfalles in Frage kommen, Pferdehaare und -schuppen, eine positive Hautreaktion. De Besche fand bei 23 von 180 untersuchten Asthmatikern beim Bestreichen der Konjunktiva mit einem Finger, der vorher über Pferdefelle gestrichen hatte, eine positive Reaktion. Sehr viel seltener ist die Reaktion gegenüber Pferdeserum; sie kommt nur bei Individuen vor, die gegen Pferdeschuppen besonders stark empfindlich sind; sie ist aber deshalb besonders wichtig, weil die Injektion von Heilseren bei solchen Menschen Asthma hervorrufen kann und weil die Transfusion von Blut, das von einem Pferdeasthmatiker stammt, bei überempfindlichen Menschen, die vorher kein Asthma hatten, Asthma hervorrufen kann (Ramirez, Alexander). Bei den Todesfällen nach Pferdeseruminjektionen — der tödlichen Serumkrankheit — handelt es sich aber nicht um Asthma, sondern um das Krankheitsbild des anaphylaktischen Schockes (vgl. Schittenhelm, Bd. 1, S. 14 dieses Handbuches).

Von anderem tierischem Staub sind am wichtigsten Katzen-, Hunde- und Kaninchenhaare, dann Federn von Hühnern und Enten, aber auch von anderen Vögeln, z. B. von Papageien. Auf die Bedeutung der Kaninchenhaare (Pelze) weist Larsen hin, auf die Bedeutung von Federkissen und des Staubes von Geflügelställen Frugoni. Bei diesen Staubarten kann es sich aber auch um Bestandteile oder Produkte von irgendwelchen Schmarotzern handeln. Von pflanzlichen Bestandteilen ist die Wirkung von Pollenkörnern bei Heuasthma bekannt. Außer Pollen der Gräser kann der Blütenstaub aller möglichen Pflanzen Asthma hervorrufen, ebenfalls Stoffe, die nicht nur von den Blüten, sondern von anderen Teilen der Pflanzen abgegeben werden. Von dem Staub der Ipekakuanhawurzel ist das schon lange bekannt, ebenso vom Mehlstaub. Beim Mehlstaub hat es sich aber gezeigt, daß es in der Regel nicht die Bestandteile des Mehles selbst sind, sondern Verunreinigungen durch tierische Parasiten. Ancona und Frugoni haben festgestellt, daß das Asthma von Müllern durch den Pediculoides ventricosus, eine Akarusart, die als Schmarotzer auf Mehlwürmern lebt, die Anfälle auslöste, und Storm van Leeuwen konnte in Holland nachweisen, daß es dort eine andere Milbenart war, während Pediculoides ventricosus im Mehl nicht vorkam.

Auch die stomachale Einfuhr von gewissen Substanzen kann Asthma erzeugen. Unter den Nahrungsmitteln, die dieses alimentäre Bronchialasthma hervorrufen, stehen an erster Stelle die Eier, weniger oft ist es Weizen oder Hafer, Kartoffeln, grünes Gemüse (Auld). Roch und Schiff haben einen besonders ausgesprochenen Fall von Asthma nach Genuß von Kartoffeln beschrieben.

Die Träger der Wirksamkeit brauchen keineswegs Eiweißkörper zu sein, wie man früher meinte. Curschmann hat Asthma bei Fellfärbern beschrieben und als auslösende Substanz die Paraphenylendiaminfarbstoffe nachgewiesen. Asthmaanfälle nach Einnahme von Aspirin oder nach Injektion von Salvarsanpräparaten habe ich, wie auch andere, mehrfach gesehen. (Über die asthmogenen Substanzen s. d. Tab. Doerrs in diesem Handbuch Bd. 4 S. 458.)

Bei vielen Patienten ist es gleichgültig, auf welchem Wege die Substanz zugeführt wird. Genuß oder Geruch von bestimmten Nahrungsmitteln kann bei ihnen Anfälle hervorrufen, und oft führt die Einführung der Substanz in oder unter die Haut Anfälle herbei.

Um starke Reaktionen zu vermeiden, wird deshalb von den meisten Autoren die kutane Einverleibung der Substanz zum Zweck der Empfindlichkeitsprüfung der subkutanen oder auch der intrakutanen vorgezogen, weil dabei wenig von der Substanz resorbiert wird und nur eine Hautreaktion entsteht. Allerdings ist dann die Folge, daß nur die Reaktionsfähigkeit der Haut gegen einen bestimmten Stoff geprüft wird, die der Reaktionsfähigkeit der Bronchialschleimhaut, bzw. des Mechanismus, der das Asthma hervorruft, durchaus nicht zu entsprechen braucht.

Neben diesen Substanzen, die von außen zugeführt werden, haben sich aber auch Stoffe als wirksam erwiesen, die vom Patienten selbst stammen. Vor allem sind es die Leibessubstanzen von Bakterien, die auf der erkrankten oder selbst auf der gesunden Schleimhaut der Nase oder der oberen Luftwege gedeihen. Adkinson und Walker legen das Hauptgewicht auf Streptokokken. Heatley und Crowe heben die Bedeutung der chronischen Nebenhöhlenerkrankungen hervor. Doch verhalten sich manche Autoren, z. B. Frugoni, dem bakteriellen Asthma gegenüber sehr skeptisch. Auch Asthma bei Leberechinokokkus ist beschrieben worden, das durch die Operation bedeutend gebessert, allerdings nicht geheilt wurde (Rénon und Jacquelin).

Eine weitere Stütze erhielt die Annahme eines Zusammenhangs zwischen Asthma und Anaphylaxie durch den Nachweis der kolloidoklastischen Krise beim Asthmaanfall und die Feststellung, daß sich bei Asthmatikern durch Einführung der Substanz, die den Anfall erzeugt, bei geeigneter Dosierung eine kolloidoklastische Krise ohne Asthmaanfall hervorrufen läßt. Die kolloidoklastische Krise, die beim Asthma hauptsächlich von Widal und seinen Mitarbeitern, von Galup, von Hajòs, von Wolf usw. studiert worden ist, besteht in einer physikalisch-chemischen Änderung der Eiweißkörper des Blutes und, wie Widal annimmt, auch der Organzellen, und drückt sich in Leukopenie, Blutdrucksenkung, Veränderung der Gerinnbarkeit des Blutes usw. aus. Ihre enge Beziehung zum anaphylaktischen Schock ist durch Widal und seine Mitarbeiter erwiesen worden.

In unserer Zeit stehen viele Autoren auf dem Standpunkt, daß jedes Asthma auf einer Überempfindlichkeit gegenüber bestimmten Substanzen beruhe. Der Gedanke liegt sehr nahe, daß da, wo die Überempfindlichkeit gegen einen bestimmten Stoff bisher nicht nachgewiesen werden konnte, nur die Unvollkommenheit der Untersuchung die Schuld trägt.

Schon Caulfield und andere haben darauf hingewiesen, daß die Zahl der Stoffe, die mit der Hautreaktion geprüft werden, oft viel zu gering ist, und daß die Vermehrung der Prüfsubstanzen den Prozentsatz der positiven Resultate erhöht. Wie kompliziert die Verhältnisse liegen können, zeigt das obenerwähnte Beispiel der Entstehung von Asthma durch Mehlstaub.

Storm van Leeuwen fand 1920 bei der Nachprüfung der amerikanischen Angaben, daß nur etwa 5% der Asthmatiker in Holland eine Überempfindlichkeit gegen Produkte der tierischen Haut oder gegen Nahrungsmittel aufweisen. Dagegen konnte er bei 95% eine Überempfindlichkeit der Haut feststellen gegenüber einem Extrakt aus Schuppen der menschlichen Kopfhaut. Er nahm deshalb an, daß alle Asthmatiker allergisch sind und daß es nur darauf ankommt, das wirksame Agens zu finden. Nun ist es eine bekannte Tatsache, daß viele Asthmatiker ihre Anfälle nur in bestimmten Gegenden, an bestimmten Orten oder sogar nur in bestimmten Häusern bekommen. Namentlich ist auffallend, wie viele Kranke im Höhenklima ihre Anfälle verlieren. Storm van Leeuwen stellt deshalb die Hypothese auf, daß im Tiefland mehr Allergene in der Luft enthalten sind als im Hochgebirge. Storm van Leeuwen fand auch, daß es in Holland Gegenden von größerer und solche von geringerer Asthmahäufigkeit gibt. (Das gleiche fand neuerdings Tiefensee für Ostpreußen.) Ferner stellte Storm van Leeuwen fest, daß bei Asthmatikern schwere Anfälle hervorgerufen werden können durch subkutane Injektionen eines Extraktes aus Watte, durch die große Mengen von Straßenluft hindurchgesogen worden waren. Er dachte ursprünglich an die Möglichkeit, daß der Gehalt der Luft an Schimmelpilzen das Entscheidende sei. Er nahm drei klimaempfindliche Asthmatiker mit sich in die Schweiz und beobachtete, wie diese mit steigender Höhe ihre Anfälle verloren, sich teilweise schon in der Höhe von 500 m wohler fühlten und zum Teil auf 1600, zum Teil erst auf 1800 m Höhe ihre Anfälle vollständig verloren, während die Überempfindlichkeit gegenüber dem Einatmen des asthmogenen Mehlstaubes auch in der Höhe noch vorhanden war. Dagegen ergab die Untersuchung der Luft keine Anhaltspunkte für die Annahme einer Bedeutung der Schimmelpilze, indem diese zwar in der Schweiz etwas weniger reichlich vorhanden waren als in Holland, dagegen in verschiedener Meereshöhe in der Schweiz viel zu geringe Differenzen zeigten, um den Unterschied in dem Befinden der Asthmatiker zu erklären. Storm van Leeuwen versuchte dann, eine solche allergenfreie Atmosphäre, wie sie im Hochgebirge vorhanden ist, auch in Holland herzustellen und konstruierte deshalb luftdicht abgeschlossene Zimmer, in die die Luft aus einem 10 m über das Dach hinausragenden Rohr mit Hilfe eines Ventilators eingebracht wird, wenn nötig nach vorheriger Reinigung durch Abkühlung auf − 10° und Kondensation des Wasserdampfes, der dabei die Allergene aufnimmt. Nach dem Bericht Storm van Leeuwens am Kongreß für innere Medizin in Wiesbaden 1926 wurden dabei 74% der Patienten nach einigen Tagen anfallfrei, 16% spürten nach 1—2 Wochen Besserung und nur 10% blieben unbeeinflußt.

Wir müssen demnach annehmen, daß in der Luft Substanzen sind (nach Storm van Leeuwen in kolloidalem Zustand), deren Natur noch unbekannt ist, die aber imstande sind, beim größten Teil der Asthmatiker die Anfälle zu erzeugen.

Nun gibt es aber auch Asthmakranke, die ihre Krisen nur in bestimmten Häusern oder Zimmern bekommen. Storm van Leeuwen untersuchte deshalb auch den Staub aus Häusern in verschiedenen Gegenden und fand, daß dessen asthmogene Wirksamkeit mit zunehmender Meereshöhe abnimmt (in Holland 70—95% positive Hautreaktion bei Asthmatikern, in Vulpera bei 1200 m 18%, Davos bei 1600 m 12%, St. Moritz bei 1800 m 7%), daß aber auch innerhalb der gleichen Gegend große Verschiedenheiten vorkommen (in Holland in einem „Asthmahaus" 95% positive Resultate, in einem Krankenhaus

nur 28%). Es existiert also neben dem in einer ganzen Gegend verteilten Klimafaktor A noch ein nur auf einzelne Häuser beschränkter Klimafaktor B.
Als dieser Klimafaktor B kommen Schimmelpilze in Betracht, und Storm
van Leeuwen hat gezeigt, daß 40% aller Asthmatiker gegen Aspergillus
fumigatus überempfindlich sind, daß dieser aber in Holland weder in der Außenluft noch im Feldboden noch im Staub von Privathäusern gefunden wurde,
dagegen oft im Bettmaterial von Privathäusern (besonders Kapok). Schon
Frugoni hatte darauf hingewiesen, daß in Federkissen häufig asthmogene
Substanzen vorhanden sind, gegen die eine Überempfindlichkeit besteht, auch
wenn die Reaktion auf Geflügelfedern negativ ist. Die Tatsache, daß die meisten
Asthmaanfälle nachts im Bett auftreten, läßt die Hypothese einer Entstehung
durch Verunreinigung des Bettenmaterials sehr bestechend erscheinen, wenn
auch zu bedenken ist, daß selbst bei dauernder Bettruhe (z. B. im Krankenhaus)
die Anfälle sich oft nur nachts einstellen.

Wir können also unter den Allergieasthmatikern folgende Gruppen unterscheiden:

1. Überempfindlichkeit gegenüber Nahrungsmitteln;
2. Überempfindlichkeit gegenüber Einatmung von tierischen Produkten;
3. Überempfindlichkeit gegenüber Einatmung von pflanzlichen Produkten;
4. Überempfindlichkeit gegenüber Parasiten;
5. Überempfindlichkeit gegenüber den Mikroorganismen der Luftwege;
6. Überempfindlichkeit gegenüber Arzneien und anderen chemischen Substanzen (Fellfärberasthma usw.);
7. Überempfindlichkeit gegenüber klimatischen Allergenen (d. h. den noch
unbekannten in der Luft oder im Staub vorkommenden Substanzen).

Die Angaben über die Empfindlichkeit gegenüber diesen verschiedenen Arten
von „Allergenen" lauten verschieden. Während amerikanische Autoren sehr
zahlreiche positive Hautreaktionen gegenüber Extrakten aus Nahrungsmitteln,
Blüten und tierischen Epidermisprodukten bei Asthmatikern erhielten, fanden
Storm van Leeuwen in Holland solche nur bei 5%, de Besche in Norwegen
und Roth in Ungarn bei einem Drittel, Frugoni in Italien bei der Hälfte der
untersuchten Fälle. In Deutschland, Österreich, Schweden usw. wurden nach
den Angaben am deutschen Kongreß für innere Medizin 1926 nur geringe Prozentzahlen gefunden. Aber je mehr Allergene man verwendet, um so mehr positive
Resultate erhält man. Ich sehe mehr Reaktionen, seit ich mehr Extrakte prüfe.
Dazu kommt noch die verschiedene Art der Extraktbereitung und ihrer Anwendung (kutan, intrakutan oder subkutan), die Schwierigkeit in der Festsetzung
der Grenze zwischen positiver und negativer Reaktion. Deshalb haben die
zahlenmäßigen Angaben wenig Wert.

Sehr selten trifft man, wie schon erwähnt, Überempfindlichkeit gegenüber
einer einzigen Substanz, die sich dann auch als das auslösende Agens erweist.
Sehr viel häufiger weist der Asthmatiker eine polyvalente Hautempfindlichkeit
auf. Kämmerer hat das als Spezifitätsverlust erklärt, wie er schon von
Doerr für die Eiweißanaphylaxie nachgewiesen wurde. Der Asthmatiker, der
ursprünglich nur für eine einzige Substanz überempfindlich war, wird durch die
wiederholten anaphylaxieähnlichen Reaktionen gegenüber einer Reihe von
(vielleicht zunächst chemisch verwandten, später auch ganz anders konstitu-
ierten) Stoffen empfindlich. Wir können uns das in gleicher Weise vorstellen,
wie es Bloch für das Ekzem ausgesprochen hat: „Die Entwicklung des Ekzems
aus einer mehr oder minder engbegrenzten, chemo-spezifischen, anaphylaktoiden
Idiosynkrasie zu einer viel allgemeineren, auf physikalisch-chemischen Zustandsänderungen der Zelle in toto oder ihrer Grenzschicht beruhenden Reizbarkeit der Haut". Wenn wir uns analoge Vorstellungen über das Asthma

machen, hätten wir anzunehmen, daß die in den Zellen der Bronchialwand (Schleimhaut oder Muskularis) vor sich gehenden anaphylaxieähnlichen Reaktionen mit der Zeit zu einer Änderung in der physikalisch-chemischen Struktur dieser Zellen führen, die sie gegen alle möglichen Reize empfindlicher macht.

Es frägt sich nun, ob jedes Asthma — wenigstens ursprünglich — auf Überempfindlichkeit beruht, wie viele Autoren (Storm van Leeuwen, Frugoni usw.) annehmen. In den Fällen, in denen keine Überempfindlichkeit nachgewiesen ist, könnte der Fehler daran liegen, daß die geeignete Substanz nicht angewandt wurde (ein Einwand, der immer möglich ist, wenn auch noch so viele Extrakte geprüft wurden), oder daß die Überempfindlichkeit sich nicht auf die Haut erstreckte. Bestechend für eine solche Annahme ist die Tatsache, daß es gelungen ist, mit den meisten Substanzen, gegen die die Hautüberempfindlichkeit nachgewiesen wurde, wenigstens in einzelnen Fällen Asthmaanfälle auszulösen, auch durch kutane Applikation. Sogar durch die intrakutane Injektion des Hautschuppenextraktes, das sonst nicht als spezifische Probe, sondern nur zur Prüfung eines allergischen Zustandes überhaupt zu bewerten ist, löste Storm van Leeuwen einmal einen Asthmaanfall aus. Es gibt also unendlich viele Substanzen, die Asthmaanfälle auslösen können, wenn sie durch Inhalation oder auf dem Blutwege zu den Bronchien gelangen. Es ist ferner gelungen, durch solche Substanzen bei Tieren ein richtiges Bronchialasthma zu erzeugen (Ratner, Alexander, Becke und Holmes, Busson und Ogata, Storm van Leeuwen, Bien und Varekamp). Endlich ist die passive Übertragung der Empfindlichkeit in einer Reihe von Fällen gelungen. Da sich aber die Fälle von Asthma, in denen die Überempfindlichkeit nicht nachgewiesen ist, symptomatologisch in keiner Weise vom „allergischen" Asthma unterscheiden, liegt die Annahme einer einheitlichen, „allergischen" Genese nicht ferne.

Trotzdem bestehen Bedenken gegen diese Auffassung. Bewiesen ist sie bisher nicht, und in den wenigsten Fällen gelingt der Nachweis, daß die festgestellte Überempfindlichkeit mit dem Asthma in direktem Kausalzusammenhang steht. Der Asthmatiker zeigt meistens positive Hautreaktionen gegenüber Substanzen, die als auslösende Ursachen für die Anfälle sicher nicht in Betracht kommen, dagegen bisweilen eine negative Reaktion gegenüber der für ihn asthmogenen Substanz. Auf diese Unstimmigkeiten zwischen Hautempfindlichkeit und Krankheitserzeugung haben Noeggerath und Reichle schon 1923 nachdrücklich hingewiesen. Die Unterschiede gegenüber dem „nicht allergischen" Gesunden sind nur quantitativer Natur, und tatsächlich reagieren auch diese bisweilen gegen einzelne „Allergene". Nach Storm van Leeuwen ist das einzige Kriterium für die diagnostische Brauchbarkeit eines Extraktes, „daß der Extrakt in der Verdünnung, in welcher er benützt wird, und in der Menge, in der er injiziert wird, negative Reaktionen bei normalen Personen geben muß". Kämmerer hat die relative Überempfindlichkeit in der Weise demonstriert, daß er den durchschnittlichen Durchmesser der Quaddeln bzw. Infiltrationen nach Intrakutaninjektionen bei Asthmatikern und Gesunden, d. h. Menschen ohne jedes Zeichen einer allergischen Krankheit, festgestellt und für jeden Extrakt den Asthmatikerwert durch den Gesundenwert dividiert hat. Er fand bei dieser Berechnung, daß seine Asthmatiker z. B. gegen Haarschuppenextrakt 18mal so empfindlich waren als die Gesunden, daß aber manche Asthmatiker nicht mehr als die Gesunden, einzelne Gesunde wie Asthmatiker reagierten. Für die anderen geprüften Extrakte waren die Unterschiede geringer, am stärksten noch für Epidermisprodukte, besonders Pferdeschuppen (obschon kein Fall von Pferdeasthma darunter war).

Wenn wir also eine allgemeine vermehrte Empfindlichkeit des Asthmatikers gegenüber vielen Substanzen anerkennen müssen, so können wir darin doch nur einen graduellen Unterschied gegenüber dem Gesunden erkennen, dessen Bedeutung für die Entstehung der Asthmaanfälle nicht ohne weiteres klar ist.

Der wichtigste Einwand gegen Allergie als alleinige Ursache des Asthmas ist die Bedeutung psychisch-nervöser Einflüsse auf dieses Leiden. Schon lange ist die nervöse Natur vieler Fälle von Asthma bekannt, und sie wurde vor zwei Jahrzehnten im Anschluß an die Fortschritte der Neuropsychologie durchforscht, so daß ich in der ersten Auflage dieses Handbuches eine vorwiegend nervöse Theorie des Asthmas vertreten mußte. Trotz allen Fortschritten der Allergieforschung bleiben die häufigen psychogenen Auslösungen asthmatischer Anfälle, die neuropsychischen Anomalien vieler Asthmatiker und ihrer Verwandtschaft, die dauernden oder temporären psychotherapeutischen Heilungen vieler Kranker (Schultz, Reichmann, Costa u. v. a.) als feste Tatsachen bestehen. Ganz besonders wichtig sind auch die Versuche Strübings, dem es gelang, durch Nachahmung der asthmatischen Atmung bei mehreren Personen typische Anfälle und sogar (wenigstens vorübergehend) eine richtige Asthmakrankheit entstehen zu lassen.

Diese Versuche Strübings sollen bei der Besprechung der Ätiologie nochmals erwähnt werden, außerdem andere Erfahrungen, die ebenfalls die Möglichkeit einer rein nervösen Entstehung des Asthmas beweisen, ebenso sicher wie die allergische Entstehung beim Heu-, Pferde- usw. Asthma bewiesen ist.

Endlich ist noch auf die Bedeutung von lokalen Affektionen der Respirationsorgane hinzuweisen, die ebenfalls bei der Besprechung der Ätiologie erwähnt wird. Um auch diese Fälle in die einheitliche allergische Pathogenese einzubeziehen, nimmt man bisweilen an, daß nicht die anatomischen Veränderungen entscheidend sind, sondern daß die Gifte der Mikroorganismen als „Allergene" wirken. Für einzelne Fälle mag das gelten, aber für die meisten ist die Annahme recht gezwungen. Es ist viel einfacher zuzugestehen, daß die allergische Entstehung nur für einen Fall der Fälle bewiesen ist und daß das Asthma auch durch andere Mechanismen hervorgerufen werden kann. Es gibt deshalb viele Autoren, die das Asthma in eine „anaphylaktische" und in eine „nervöse" Gruppe trennen wollen; z. B. Klewitz. Besançon und de Jong nehmen an, daß der Asthmaanfall entweder durch eine anaphylaktische Reaktion oder durch andere, auch nervöse Vorgänge ausgelöst werden könne, die mit den gleichen Störungen des Kolloidalgleichgewichtes einhergehen wie die Anaphylaxie. Auch Pagniez trennt das anaphylaktische Asthma von den übrigen Formen dieser Krankheit ab. Es scheint mir aber nicht richtig, eine strenge Trennung der einzelnen Asthmaformen durchzuführen. Der klinische Verlauf zeigt keinen Unterschied zwischen den Fällen mit allergischer und mit nervöser Grundlage. Die Anfälle sind ganz gleich, und nur die genaue Nachforschung (Anamnese, Hautreaktionen, experimentelle Exposition gegenüber den in Betracht kommenden Substanzen, psychotherapeutische Versuche usw.) läßt bisweilen die Einreihung in eine der Gruppen zu, aber nicht einmal bei der Mehrzahl der Kranken. Die Wirkung psychischer Faktoren springt auch bei den zweifellos allergischen Fällen in die Augen, und der Unterschied zwischen dem normalen Zustand und dem allergischen ist fließend. Frugoni konnte mit dem durch Pediculoides ventricosus infizierten Mehl bei allen Menschen Asthmaanfälle erzeugen, und von da bis zu Substanzen, die nur bei ganz vereinzelten Menschen wirksam sind, gibt es alle Übergänge. Der allergische Asthmatiker kann oft durch Psychotherapie von seinen Anfällen geheilt werden (Laudenheimer), und der Einfluß verschiedener Faktoren kann im Laufe des Lebens wechseln. Wie kompliziert die Verhältnisse sein können, zeigt der von Widal, Abrami und de Gennes mitgeteilte Fall, in dem das Asthma mit der Pubertät auftrat, mit der Gravidität aufhörte, mit den Menses wieder erschien und mit der Menopause wieder verschwand, in dem außerdem vom 30. Jahre an sich eine Unverträglichkeit gewisser Klimate und eine Überempfindlichkeit gegen den Geruch von Rosen entwickelt hatte und in dem mit der Entwicklung eines Myxödems nach dem Klimakterium wieder Asthmaanfälle mit Überempfindlichkeit gegen Rosen auftraten und durch Schilddrüsenmedikation geheilt wurden.

Wir brauchen deshalb eine einheitliche Pathogenese des Asthmas. Man kann sich ganz gut vorstellen, daß die Anfallsbereitschaft in einer physikalisch-chemischen Änderung bestimmter Zellen der Bronchialwand besteht, die entweder angeboren oder durch Sensibilisierung (vielleicht auch durch andere Einflüsse) erworben ist und daß die Anfälle selbst sowohl durch eine anaphylaxie-ähnliche Reaktion als auch durch nervöse Reize ausgelöst werden. Es ist auch möglich, daß die anaphylaktische Reaktion für den Anfall notwendig ist, daß sie aber sowohl durch eine oder mehrere chemische Substanzen als auch durch nervöse Reize ausgelöst werden kann.

Pathogenese des Asthmaanfalls. 1. Am meisten Anhänger zählt heutzutage die durch Biermer begründete Theorie des Bronchialmuskelkrampfes. Eine Verengerung der feinen und feinsten Bronchien durch Kontraktion der glatten Ringmuskulatur erklärt die Hauptsymptome des Anfalls: die Atemnot, das weithin hörbare Pfeifen und die Lungenblähung.

Die Atemnot wird durch das Hindernis, das sich dem Luftstrom entgegenstellt, genügend erklärt. Cloetta schreibt außerdem der Erschwerung der Lungenzirkulation noch eine besondere Rolle zu und führt als drittes Moment an: „Eine subjektiv-sensible Quote, bedingt durch das andauernd vermehrte Volumen des Brustkorbs bzw. seines Inhaltes mit entsprechenden Druck- und Zerrungs-erscheinungen.‟

Die Lungenblähung erklärt sich ebenfalls sehr leicht durch die Bronchial-muskelkrampftheorie. Wenn die feinen Bronchien, deren Wand dem Außendruck keinen genügenden Widerstand entgegensetzt, verengert sind, so werden sie durch den Druck der Exspiration so stark zusammengepreßt, daß die Luft nur schlecht entweichen kann. Durch den inspiratorischen Zug werden sie dagegen erweitert, so daß das Eindringen der Luft einen geringeren Widerstand findet. Diese relative Erleichterung der Inspiration gegenüber der Exspiration führt dazu, daß sich die Lunge allmählich stärker mit Luft füllt. Bei einem gewissen Grad von Blähung wird ein Gleichgewicht in dem Sinne erreicht, daß jetzt die Bronchien auch während der Exspiration genügend weit sind, um das Entweichen der Luft zu ermöglichen. Bei der inspiratorisch vertieften Mittellage werden auch die exspiratorischen Kräfte der Thoraxwand verstärkt, wie aus den Kurven der elastischen Kräfte (Bernoulli, Rohrer) ohne weiteres abzulesen ist (vgl. auch Engelhard).

Diese Verminderung des Strömungswiderstandes bei vertiefter Mittellage der Lunge hat Sonne in sehr schönen Versuchen nachgewiesen. v. Neergaard und Wirz konnten sie in ihren Versuchen mit dem Pneumotachogramm unter gleichzeitiger Pleuradruck-registrierung schon bei der verschiedenen Lungenfüllung während der normalen Atmung demonstrieren. Beim Asthmatiker wiesen sie den vermehrten Strömungswiderstand durch die Messung des Verschlußdrucks beim Pneumotachographenversuch nach.

Experimentell hat zuerst Cloetta die Lungenblähung durch Bronchialmuskelkrampf erzeugt. Wenn er die Lunge eines Tieres in eine Glaskapsel brachte und in dieser den Druck veränderte, so wurde bei Druckverminderung die Lunge auf ein bestimmtes Volumen gedehnt, bei der Rückkehr zum Nulldruck kehrte sie auf das Anfangsvolum zurück. Nach Injektion von Pilokarpin führte die Druckverminderung im „Pleuraraum‟ eine Erweiterung von gleichem Betrag wie vorher herbei, aber bei der Rückkehr des „Pleuradruckes‟ auf Null kollabierte die Lunge nicht mehr so stark wie früher, sondern es blieb ziemlich viel Luft in der Lunge zurück. Wurde die Lunge jetzt wieder durch Ansaugen von außen auf das gleiche Volumen erweitert und dann der Druck wieder auf Null gebracht und diese

Prozedur mehrmals wiederholt, so nahm die Lungenfüllung zu, bis ein Gleichgewicht erreicht wurde. Atropin und Adrenalin stellten sofort wieder normale Verhältnisse her. Cloetta erklärt nach diesen Versuchen den asthmatischen Anfall folgendermaßen: Der Bronchospasmus hindert das Ausströmen der Luft bei der Exspiration, diese dauert so lange, bis der normale Enddruck erreicht ist. Dann tritt das Bedürfnis nach Inspiration ein, während die Luft noch nicht vollständig entwichen ist, und so kommt es allmählich zu dem Grad von Lungenblähung, bei dem der normale Exspirationsdruck die ganze Luft einer Einatmung wieder aus der Lunge entfernt. Wir können uns ganz gut vorstellen, daß bei einer starken Lungenblähung die verengten Bronchiolen auch in der Exspiration genügend weit offen erhalten werden, so daß jetzt die Atmung einen genügenden Luftwechsel zur Folge hat. Wenn Cloetta annimmt, daß die neue Inspiration dann beginnt, wenn der normale Enddruck der Exspiration erreicht ist, so steht das im Einklang mit der Tatsache, daß die große Mehrzahl der Asthmatiker nur das Bedürfnis nach Einatmung, nicht aber nach vertiefter Exspiration empfindet (E. Moritz, Tendeloo, Staehelin, Cloetta u. a.). Es ist aber ganz wohl möglich, daß die Annahme einer besonderen Erschwerung der Exspiration gar nicht notwendig ist, da jede erschwerte Atmung, sogar die willkürlich vertiefte Atmung zu einer Lungenblähung führen kann.

Bald nach Cloetta veröffentlichte E. Weber Versuche, in denen er Lungenblähung durch Imidazolyläthylamin und Muskarin erzeugte. Er stellte fest, daß die Wirkung der Gifte fast ausschließlich zentral bedingt ist und bei nervöser Isolierung der Bronchialschleimhaut fast ganz ausbleibt.

Diese Versuche, sowie die genauere Kenntnis der Innervation der Bronchialmuskulatur und ihrer pharmakologischen Beeinflußbarkeit (Januschke und Pollak, Pal, Baehr und Pick, Macht und Ting, Löhr) führten dazu, den Asthmaanfall auf Bronchialmuskelkrampf zurückzuführen, um so mehr als sich die Mittel bewährten, deren bronchodilatatorische Wirkung experimentell festgestellt war.

Der Bronchialmuskelkrampf erklärt dagegen ein Symptom des Asthmaanfalles nicht, nämlich das Auftreten des charakteristischen Sputums. Wir müssen also auch noch eine Sekretionsstörung der Schleimhaut annehmen. Diese führt zur Absonderung eines zähen Schleimes, der sich bei seiner Weiterbewegung zu den Curschmannschen Spiralen umformt, ferner zum Austritt von Leukozyten, besonders eosinophilen, und zur Abstoßung von Flimmerepithelien. Sekundär entstehen dann die Leydenschen Kristalle.

Die eosinophilen Zellen entstehen, wie schon früher auf Grund von Analogien (W. Fischer) und von fortlaufenden Blutuntersuchungen (Salecker, Heinecke und Deutschmann) angenommen wurde, und wie jetzt durch die Untersuchungen von Homma und durch die mikroskopischen Autopsiebefunde wohl endgültig bewiesen worden ist, nicht in der Bronchialschleimhaut selbst, sondern stammen aus dem Blute. Die scheinbare Mononukleose beruht, wie Kämmerer und E. Meyer gezeigt haben, auf sekundärer Deformierung. Die eosinophilen Leukozyten wandern nach der Bronchialschleimhaut und gelangen durch diese ins Sputum. Der Reiz in der Bronchialschleimhaut, der zur Sekretion führt, wirkt offenbar chemotaktisch auf die eosinophilen Leukozyten.

Die Charcot-Leydenschen Kristalle entstehen erst sekundär, wie aus ihrer Anreicherung beim Stehen des Sputums hervorgeht. Daß sie in Beziehung zu den eosinophilen Zellen stehen müssen, wurde wegen des gleichzeitigen Vorkommens beider Elemente von jeher angenommen. Nachdem Liebreich gezeigt hat, daß es durch eine besondere Art der Koagulation gelingt, in jedem Blut eine Anhäufung von eosinophilen Leukozyten und die Bildung von Charcot-Leydenschen Kristallen zu erzeugen, zog er aus seinen Versuchen den Schluß, daß die gleiche Substanz innerhalb der Leukozyten als eosinophile Granulation, außerhalb als Charcot-Leydensche Kristalle auskristallisieren könne. Auch Homma, Birnstiel nehmen die Identität der Substanzen, bzw. eine Entstehung der Kristalle aus den Granula an. A. Neumann, der die Versuche Liebreichs sehr genau nachgeprüft hat, kommt zum Schluß, daß die Muttersubstanz der Charcot-Leydenschen Kristalle nicht identisch ist mit der Substanz der eosinophilen Granula, aber von den eosinophilen Zellen, hauptsächlich vom Protoplasma, geliefert wird und bei einer bestimmten Art der Gerinnung unter dem Einfluß des umgebenden Plasmas auskristallisiert. Storm van Leeuwen und Nijk glauben, daß sie aus sekundärem Kalzium-Phosphat bestehen, doch widerspricht das den Ergebnissen früherer Autoren, die allerdings die chemische Zusammensetzung nicht aufklären konnten.

Eine Sekretionsstörung der Schleimhaut ist wohl bei jedem Asthma anzunehmen, denn die Fälle, in denen das Sputum vollkommen fehlt („trockenes

Asthma") sind sehr selten, und fast in jedem Sputum eines Asthmatikers kann man wenigstens zeitweise die Zeichen einer auch qualitativ abnormen Sekretion in Form von eosinophilen Zellen oder von Kristallen nachweisen. Es liegt deshalb nahe, neben der Sekretion auch eine vasomotorische Schwellung der Schleimhaut anzunehmen, und diese könnte ganz gut auch die Stenose der feineren Luftwege und damit die Dyspnoe und die Lungenblähung erklären.

Die Schleimhautschwellungstheorie, in der die Theorie Traubes vom „Catarrhus acutissimus" wieder auflebt, hat neuerdings wieder viele Anhänger gefunden, seit die idiosynkrasische Entstehung des Asthmas in den Vordergrund des Interesses gerückt ist. Schon vorher hatte Strümpell auf die Beziehungen zwischen Schleimhaut- und Hautschwellungen und Asthma hingewiesen und daraus auf eine Schwellung der Bronchialschleimhaut geschlossen. Er wies auf die Analogie mit akuten Schwellungen der Nasenschleimhaut und auf den Beginn einzelner Asthmaanfälle mit Nasensymptomen, speziell beim Heuasthma, hin. Seither sind häufig Fälle beobachtet worden, in denen das Einatmen von bestimmten Stoffen zuerst vasomotorische und sekretorische Symptome von seiten der Nase hervorruft, an die sich dann, oft nur bei stärkerer Einwirkung, ein Asthmaanfall anschließt, beobachtet worden (Widal, Lermoyez, Bloch u. a.). Die akute Entstehung der Schwellung der Bronchialschleimhaut hat, wie Strümpell betont hat, ihre Analogien in vasomotorisch bedingten plötzlichen Schwellungen anderer Organe, z. B. Urtikaria, und viele Asthmatiker haben, wie Strümpell besonders hervorgehoben hat, Erscheinungen der exsudativen Diathese durchgemacht. 1910 habe ich einen Fall mitgeteilt, in dem die Asthmaanfälle zuerst nach Genuß von Speisen auftraten, die sonst Urtikaria zu machen pflegen. Seither sind solche Fälle in großer Zahl bekannt geworden, auch Fälle, in denen die Kälte sowohl Coryza vasomotoria und Asthma als auch Hautschwellungen auslöste (vgl. Bd. 4, S. 1418 dieses Handbuches).

Diese Beobachtungen passen sehr gut zur Annahme einer Schleimhautschwellung als Ursache der Bronchostenose. Als Ursache der Schleimhautschwellung ist eine vasomotorische Veränderung anzunehmen, und zwar eine Lähmung der Kapillaren, denn nur sie kann das rasche Entstehen dieses Schleimhautödems erklären. Das Ödem der Schleimhaut kann auch zu Erguß von Ödemflüssigkeit in das Bronchiallumen führen.

Die Schwellungstheorie befriedigt nur nicht in der Erklärung für das plötzliche Aufhören der Anfälle nach Injektionen von Atropin oder Adrenalin, das man häufig beobachtet. Ein Ödem der Schleimhaut kann kaum so rasch zurückgehen, selbst wenn die Ursache des Ödems beseitigt und die normale Zirkulation hergestellt ist. Auch die zelluläre Infiltration, die ja nach den anatomischen Untersuchungen immer vorhanden ist, kann kaum so rasch verschwinden. Die rasche Beseitigung des Hindernisses läßt sich am besten erklären, wenn man zum mindesten neben der Schleimhautverdickung noch einen Bronchospasmus annimmt.

3. Die Kombination von Bronchospasmus mit Sekretionsstörung wird deshalb jetzt von den meisten Autoren als Ursache der Bronchialverengung betrachtet, wozu noch Schleimhautödem und Anfüllung der Bronchien mit Sekret kommen kann. Die anatomischen Untersuchungen, die unten erwähnt werden, sprechen dafür, daß diese Annahme richtig ist, daß aber die Muskulatur und die Schleimhaut der Bronchien in den einzelnen Fällen in wechselndem Ausmaße beteiligt sind.

Daß die Ursache des Asthmaanfalles für die Art der Reaktion entscheidend wäre, erscheint höchst unwahrscheinlich. Die Annahme, daß allergisches und anderes Asthma durch verschiedene Beteiligung von Muskulatur und Schleimhaut zustande kommen könnte, erhält durch die anatomischen Befunde keine Stütze, ganz abgesehen davon, daß die Feststellung der Ätiologie im einzelnen Falle oft recht schwierig ist. Sie ist auch deshalb unwahrscheinlich, weil die moderne Anschauung von der individuell verschiedenen Reaktionsfähigkeit der einzelnen Organe bei Anaphylaxie und Idiosynkrasie (vgl. Doerr) beim allergischen Asthma eine individuell verschiedene Beteiligung der einzelnen Gewebe erwarten läßt. Viel eher passen einzelne Sektionsergebnisse (Huber und Koeßler) zu der schon an sich wahrscheinlichen Voraussetzung, daß in Fällen ohne Expektoration der Bronchospasmus, in solchen mit reichlichem Sekret die Schleimhautveränderung im Vordergrund steht.

4. Mit der Feststellung, daß Bronchospasmus und abnorme Reizung der Schleimhaut zusammenwirken, ist die Pathogenese des Asthmaanfalles noch nicht geklärt.

Die erste Frage ist die, ob Bronchospasmus und pathologische Sekretion bzw. Kapillarstörung **koordinierte Wirkungen der gleichen Ursache** sind, oder ob **das eine die Folge des anderen** ist. Frugoni und Ancona nehmen in Berücksichtigung des Ablaufes eines typischen Asthmaanfalles an, daß der Bronchospasmus das Primäre sei und von ihm aus der Reiz auf die Schleimhaut übergehe. Es ist aber klar, daß auch bei gleichzeitigem Auftreten der Reizung in der Muskulatur und in der Schleimhaut der Bronchospasmus seine Wirkung unmittelbar entfalten muß, daß es dagegen längere Zeit braucht, bis sich genug Sekret angesammelt hat, um Rasselgeräusche und Expektoration zu erzeugen. Beim Nachlassen des Reizes muß die Erweiterung der Bronchien die Sekretabfuhr erleichtern. Wir haben also auch bei gleichzeitiger Reizung beider Schichten mehr oder weniger deutlich zwei Phasen (zuerst ,,Asthma siccum", dann ,,Asthma humidum") oder das Einsetzen der Expektoration mit dem Nachlassen des Anfalles zu erwarten. Die verschieden starke Beteiligung der Faktoren am Zustandekommen des Asthmaanfalles spricht eher dafür, daß die verschiedenen Schichten der Bronchialwand durch das gleiche Agens gereizt werden.

Die zweite Frage ist die nach dem **Angriffspunkt des Reizes.** Die neueren Erfahrungen über die Anaphylaxie machen es wahrscheinlich, daß wenigstens beim **allergischen Asthma** die ,,Schockorgane", d. h. die Zellen der Schleimhaut und der Muskelschicht, direkt durch die auslösende Substanz zur Reaktion veranlaßt werden. Die Substanz kann sowohl vom Bronchiallumen aus (durch Inhalation) oder auf dem Blutwege (vom Verdauungskanal oder von der Stelle der subkutanen Injektion aus) zum Erfolgsorgan gelangen.

Anders sind die **psychogenen Anfälle** zu erklären. Hier kann der Reiz nur auf dem Wege der Bronchialnerven zu den Muskeln und Drüsen der Bronchialwand gelangen. Da die glatten Muskeln der Bronchien vom Vagus versorgt werden und der Vagus wahrscheinlich auch sekretorische und gefäßerweiternde Fasern führt, würde eine **Erregung im Vaguszentrum** (bzw. in einem bestimmten Bezirk dieses Zentrums) den Anfall erklären. Deshalb hat man ja früher das Asthma bronchiale ohne weiteres als Vagusneurose definiert. Bass verlegt die primäre Störung in die zentripetale Vagusbahn (vgl. S. 986), Veil in das vegetativ-nervöse Hirnzentrum (vgl. S. 997). Bei den engen Beziehungen des Vaguszentrums zum Atemzentrum nahm man vielfach eine **Erregung im Atemzentrum** als das Primäre an.

Dafür schien vieles zu sprechen. Strübing konnte bei gesunden Menschen durch Nachahmung der asthmatischen Atmung Zustände hervorrufen, die einem Asthmaanfall durchaus glichen. Bisweilen stellten sich dann später z. B. im Anschluß an eine Bronchitis spontan Asthmaanfälle ein. Sahli hat gezeigt, daß Asthmatiker, die man in der anfallsfreien Zeit tief atmen läßt, in einen anfallähnlichen Zustand geraten. Er nimmt einen chronischen stenosierenden Katarrh der feineren Bronchien bei vorhandener gesteigerter Erregbarkeit der Atemzentrums als Ursache des Bronchialasthmas an und erklärt aus der Erregbarkeitssteigerung des Atemzentrums die Lungenblähung.

Sänger betont, daß jedem asthmatischen Anfall die sog. präasthmatischen Atemstörungen vorausgehen, die sehr verschiedener Natur sind, aber immer das Gemeinsame haben, daß das Gefühl einer, wenn auch geringen Dyspnoe damit verknüpft ist. Diese Dyspnoe erweckt die Erinnerung an frühere Fälle und die Angst vor einem neuen Anfall. Das erzeugt eine Vertiefung der Atmung, und diese führt dann zur Entstehung eines neuen Anfalles.

Das Gefühl von Dyspnoe bildet das Gemeinsame für viele der Gelegenheitsursachen, die den Asthmaanfall auslösen. Es ist bei den Erkrankungen der Nasenschleimhaut und beim Heufieberkatarrh ebenso vorhanden wie bei der chronischen Bronchitis und beim Einatmen des Staubes von Ipekakuanhapulver und von Mehl. Auch die Koprostase führt vielleicht durch ein Gefühl von Beklemmung zum Asthmaanfall. Gewisse Gerüche erzeugen ebenfalls leichte Atemnot. Bei anderen erscheint es wahrscheinlich, daß sie die Erinnerung an eine frühere Situation erwecken, in der ein Anfall aufgetreten ist. Auch das Auftreten des Asthmas an bestimmten Orten läßt sich vielleicht manchmal auf Geruchseindrücke zurückführen. Aber auch auf manche andere Weise kann die Erinnerung an einen Anfall und dadurch die Angst vor einem solchen erweckt werden. Dieses Gefühl von Beklemmung ist häufig gering und kommt kaum zum Bewußtsein. Auch unterbewußte Erinnerungen sexueller Natur können ein Gefühl von Beklemmung oder Atemnot hervorrufen. Selbst das Auftreten der Anfälle nachts, oft genau zur gleichen Stunde, läßt sich so erklären. Wir können uns nämlich leicht vorstellen, daß eine Behinderung der Atmung bei einer bestimmten Tiefe des Schlafes durch Erschlaffung des Gaumensegels oder dgl. zustande kommt, namentlich bei einer Nasenstenose, einem Katarrh usw. Das kann schon im Schlaf zu einer Vertiefung der Atmung und zum Beginn des Anfalls führen.

Man hat sich deshalb die Entstehung des Asthmaanfalles folgendermaßen vorgestellt: Auf Grund irgendwelcher Atembehinderung oder auf Grund von Erinnerungsbildern entsteht ein Gefühl von Atemnot, das zu einer vertieften, vielleicht auch fehlerhaften Atmung führt. Diese versetzt das abnorm leicht ansprechende Vaguszentrum in Erregung (wenn die Erregung nicht durch das Atemhindernis direkt herbeigeführt wird). Die Erregung des Atemzentrums führt zur Reizung des Lungenvagus, als deren Ausdruck der Bronchospasmus und die abnormen Sekretionen der Bronchialschleimhaut aufzufassen sind. Der Bronchospasmus vermehrt die schon vorhandene Dyspnoe und führt in Gemeinschaft mit ihr zur Lungenblähung.

Diese Theorie ist, wie wir jetzt wissen, zum mindesten für die Fälle von allergischem Asthma ungültig. Andererseits ist es unwahrscheinlich, daß für den allergischen und den psychogenen Anfall ein prinzipiell verschiedener Mechanismus besteht. Wir müssen suchen, die Tatsachen, die der neurogenen Theorie zugrunde lagen, so zu deuten, daß ihre Erklärung sie vom allergischen Asthma nicht allzuweit entfernt.

Das ist auch tatsächlich leicht möglich, wenn man, wie oben ausgeführt wurde, für alle Fälle von Asthma eine veränderte physikalisch-chemische Struktur der Schleimhaut bzw. Muskelzellen der Bronchialwand annimmt, also auch beim psychogenen Asthma das Erfolgsorgan in der Bronchialwand sucht und voraussetzt, daß in dieser eine besondere Empfindlichkeit und Reaktionsfähigkeit besteht. Auch die psychisch-nervöse Theorie kommt ja ohne die Voraussetzung eines besonders beschaffenen Terrains nicht aus. Es sind immer nur bestimmte Menschen, die auf das Gefühl der Dyspnoe mit einem Asthmaanfall reagieren, es muß also eine bestimmte Disposition vorhanden sein. Diese Disposition wurde bisher meist im Atemzentrum oder in dessen Verbindungen mit dem Vaguskern gesucht, wenn auch einzelne Autoren wie Sahli die Wichtigkeit der lokalen Disposition der Bronchialwand (allerdings unter Annahme einer dauernden Verengerung) erkannt haben. Unsere Auffassung des allergischen Asthmas zwingt uns, auch für die psychogenen Anfälle eine besondere Disposition der Bronchialwand anzunehmen. Wie schon ausgeführt wurde, können wir uns ganz gut vorstellen, daß beim Asthmatiker die Muskel- und Schleimhautzellen in ihrer physikalisch-chemischen Struktur so verändert sind, daß sie auf bestimmte Reize abnorm antworten. Diese Reize können chemischer oder nervöser Natur sein. Die Zelle kann auf eine einzige oder mehrere Substanzen oder auf einen vom Großhirn ausgehenden (oder von der Peripherie ausgelösten) Vagusimpuls reagieren, und beides kann die spezifische Sekretion und den Bronchuspasmus hervorrufen. Je nach der besonderen physikalisch-chemischen Beschaffenheit werden die Zellen durch chemische Substanzen oder durch Vagusreize erregt, und im Lauf des Lebens kann die Empfindlichkeit zunehmen und sich auch auf andere Reize erstrecken. Je nach der angeborenen oder erst durch Sensibilität erworbenen Struktur der Zelle, je nach der Gelegenheit zur Einwirkung von Substanzen aus der Außenwelt und je nach der Anspruchsfähigkeit des Vagus und der Intensität und Art der psychischen Vorgänge kann die Einatmung von bestimmten Stoffen, ihre Resorption aus dem Darmkanal oder ein von der Hirnrinde ausgehender Reiz (eine reine Vorstellung) den Asthma-Anfall auslösen.

Dieser Auffassung widersprechen auch die Ergebnisse nicht, die Baß bei der Untersuchung der Stenosen-, Überdruck- und Unterdruckatmung bei Asthmatikern erhielt. Baß fand, daß die Mittellage der Lunge beim Asthmatiker sich diesen Einflüssen gegenüber wie beim atropinisierten Normalen einstellt, daß also beim Asthma der normale Regulationsmechanismus der Einstellung der Mittellage fehlt. Baß sieht in dieser Störung, die in der zentripetalen Vagusbahn zu suchen ist, die primäre Ursache des Asthmaanfalles und erklärt den Bronchialmuskelkrampf durch eine Kohlensäureanhäufung. Dagegen läßt sich natürlich viel einwenden, aber die Versuche beweisen doch das regelmäßige Vorkommen dieser Regulationsstörung beim Asthmatiker. Diese Störung braucht jedoch nicht das Primäre zu sein, sondern sie kann auch durch einen Einfluß hervorgerufen worden sein, der von den in ihrer Struktur veränderten Gewebszellen ausgeht. Man kann sich auch vorstellen, daß die Vagusendigungen an der Veränderung des übrigen Gewebes teilnehmen.

Ätiologie. Bei der Besprechung der Pathogenese wurde ausgeführt, daß wir die eigentliche Ursache des Asthmas in einer spezifischen Veränderung der Bronchialwandzellen zu suchen haben, die angeboren oder durch Sensibilisierung (oder durch Reize des vegetativen Nervensystems der Bronchien) erworben sein kann, und es wurden schon viele asthmogene Faktoren erwähnt. Dagegen müssen noch die disponierenden Momente angeführt und die auslösenden Ursachen im Zusammenhang besprochen werden.

Eine Erblichkeit läßt sich in vielen Fällen nachweisen. Stammbäume von Asthmatikerfamilien sind vielfach veröffentlicht worden (vgl. auch Ullmann). Kämmerer fand in 36 % der Fälle Asthma bei Eltern oder Geschwistern, Adkinson sogar in 48 % hereditäre Belastung. Lenz denkt an einen geschlechtsgebundenen rezessiven Erbgang.

Vererbt werden kann sowohl die Krankheit als solche, als auch nur die Disposition. In vielen Fällen ist es die neuropathische, wohl noch häufiger die (mit der Neuropathie oft zusammenhängende) allergische Disposition.

Unter den disponierenden Ursachen spielt die neuropathische Disposition eine große Rolle. Zwar sind durchaus nicht alle Asthmatiker neurasthenisch, aber bei vielen lassen sich doch einzelne neurasthenische oder psychotische (nach Reimann hauptsächlich manisch-depressive) Züge nachweisen. Freilich kann ein Mensch durch eine chronische Krankheit wie das Asthma nervös werden, aber recht oft ist die neuropathische Disposition schon vor dem Auftreten der Anfälle vorhanden. Die neuropathische Disposition wird oft ererbt, und es gibt Familien, in denen einzelne Glieder an Asthma, andere an allgemeinen Neurosen leiden; es kommt auch vor, daß eine Generation vom Asthma übersprungen wird und nur anderweitige nervöse Symptome darbietet.

Dafür, daß die allergische Disposition ein wichtiger, vielleicht der wichtigste Faktor bei der erblichen Übertragung ist, sprechen nicht nur die allgemeinen Erfahrungen über die Heredität der Idiosynkrasien (vgl. Doerr), sondern ganz besonders die Tatsache, daß bei den Asthmakranken recht oft eine familiäre Belastung mit anderen allergischen Krankheiten nachweisbar ist. Sowohl bei den Kranken selbst, als bei ihren Familienangehörigen läßt sich oft eine Neigung zu (bisweilen nachweislich allergischen) Hautausschlägen, gastrointestinalen Idiosynkrasien, Migräne usw. feststellen.

In Frankreich wird dem Arthritismus eine große Rolle zugeschrieben. Tatsache ist nur ein häufiges Zusammentreffen von Asthma mit Rheumatismus und Gicht beim gleichen Individuum und in manchen Familien. Kämmerer fand bei einem Fünftel seiner Fälle Neigung zu Gicht und Rheumatismus.

Häufig tritt Asthma bei Kindern mit exsudativer Diathese auf (s. Strümpell, Pfaundler usw.). Oft zeigt sich ein Zusammenhang in dem Sinne, daß Menschen, die in ihrer Kindheit an exsudativer Diathese gelitten haben, später Asthmatiker werden. Doch kann man auch Fälle beobachten, in denen bei vorhandener exsudativer Diathese das Asthma in der Jugend auftritt und vor Eintritt des erwachsenen Alters verschwindet.

Bei vielen Asthmatikern sind Zeichen der Vagotonie, wie sie von Eppinger und Heß als besonderes Krankheitsbild aufgestellt wurde, nachzuweisen. Diese Neurose besteht nach Eppinger und Heß in einer funktionellen Tonussteigerung des ganzen autonomen Nervensystems und wird vorzugsweise an der erhöhten Empfindlichkeit gegenüber Pilokarpininjektionen erkannt. Sie äußert sich als Disposition zu Laryngospasmus, Asthma, nervöser Dyspepsie, Hyperazidität, Pylorospasmus, nervöser Diarrhöe, spastischer Obstipation, Colica mucosa, Gallensteinen, funktionellen Herzstörungen usw.

Die neueren Untersuchungen haben gezeigt, daß Vagotonie und Sympathikotonie ineinander übergreifen und daß man nur von vegetativer Überempfindlichkeit im ganzen sprechen kann („vegetative Stigmatisierte", vgl. v. Bergmann in Bd. 5 dieses Handbuches). Die Untersuchungen von Vallery-Radot, Hagmann und Dolfus, von Claude, von Alexander und Royce u. a. haben denn auch ergeben, daß bei den Asthmatikern vagotonische und sympathikotonische Stigmata gemischt vorkommen, oft sogar beim gleichen Individuum.

Stäubli nimmt eine eosinophile Diathese an, deren wichtigstes Symptom die Vermehrung der eosinophilen Zellen im Blute ist, und deren Äußerungen in Asthma, eosinophiler Proktitis, Urtikaria usw. bestehen. Er denkt daran, daß die Ursache der Anomalie in einem gestörten Chemismus der Verdauung bestehen könnte.

Die erwähnten vier Konstitutionsanomalien, der Arthritismus, die exsudative und die eosinophile Diathese, endlich die Vago-Sympathikotonie, umfassen vielfach dieselben Zustände. Am schärfsten ist die exsudative Diathese charakterisiert; wie weit sie aber in das Gebiet der anderen Anomalien übergreift und ob diese überhaupt als wohl charakterisierte Zustände anzuerkennen sind, läßt sich zur Zeit nicht sagen. Es ist jedoch daran festzuhalten, daß viele Asthmatiker in der Jugend exsudative Diathese durchgemacht haben und später an Ekzem, Urtikaria, Magendarmstörungen, Neigung zu Schnupfen und Bronchialkatarrhen, Migräne usw. leiden und eine Vermehrung der eosinophilen Zellen im Blute aufweisen. Auch die Neigung zu Heufieber sehen wir nicht selten bei solchen Individuen, die an den erwähnten Komplikationen des Bronchialasthmas leiden.

Das Gemeinsame aller dieser Zustände ist schon in einer Allergie gesucht worden, so daß wir eine ererbbare Überempfindlichkeit anzunehmen hätten, die sich bei den Befallenen auf die verschiedensten Organe und die verschiedensten „Allergene" erstrecken kann, so daß das eine Mal durch Empfindlichkeit der Schleimhäute gegen Bakterien eine exsudative Diathese, das andere Mal durch Empfindlichkeit der Gelenke gegen irgendwelche (noch unbekannte Substanzen) eine Arthritis, das dritte Mal ein Asthma usw. entstehen kann. Die Eosinophilie, deren Bedeutung für die Anaphylaxie ja bekannt ist (vgl. Schittenhelm in Bd. 1 dieses Handbuches), wäre dann der Ausdruck dieses allergischen Zustandes. Doch wissen wir über diese Dinge noch zu wenig, um ein solches gemeinsames Band als Erklärung aller Zusammenhänge anzunehmen.

Auch die Tetanie bzw. Spasmophilie der Kinder kann Asthmaanfälle zur Folge haben. Lederer hat außerdem unter dem Namen Bronchotetanie ein Krankheitsbild beschrieben, das bei spasmophilen Kindern zur Beobachtung kommt und auf einem Krampf der Bronchien beruhen soll. Es besteht hochgradige Atemnot, Zyanose, Lungenblähung, aber auch Dämpfung und Bronchialatmen über einzelnen Lungenteilen; die Krankheit führt meist zum Tode, und die Sektion ergibt nur Atelektase. Lederer führt diese auf einen Krampf der Bronchien zurück, der den Luftzutritt vollkommen abschließen soll. Wenn die Erklärung richtig ist, so muß es, wie Rietschel bemerkt, alle Übergänge zum Bronchialasthma geben, und Rietschel publiziert einen hierhergehörenden Fall. Ob die Grundlage dieser Anschauung, die auch von Curschmann übernommen wurde, die Auffassung der Fälle Lederers als reine Bronchotetanie, richtig ist, erscheint mir zweifelhaft, da ein Bronchialmuskelkrampf kaum so intensiv sein kann, um ausgedehnte Atelektasen hervorzurufen, und da er in der Kohlensäurenarkose aufhören und nicht zum Tode führen sollte (vgl. auch unter „massiver Lungenkollaps" Kapitel XI). Dagegen erscheinen richtige Asthmaanfälle auf Grund spasmophiler Diathese viel leichter begreiflich (vgl. auch Wieland). Bei Säuglingen kommt außer diesen eine Asthmabronchitis vor, deren Zusammenhang mit der Diathese einleuchtet, um so mehr, als sie, wie Rietschel betont, nicht in das Bronchialasthma des Kindesalters übergeht.

Der Zusammenhang des Asthmas mit Hautleiden ist schon lange bekannt. Zunächst gibt es Asthmakranke, die früher an Urtikaria oder Quinckeschen Ödemen gelitten haben oder noch leiden. Bei ihnen sind das Asthma und die Hautkrankheiten der Ausdruck von Idiosynkrasien. Sehr viel häufiger hören wir die Angabe, daß der Asthmakranke als Kind an „Ekzemen" gelitten habe. Früher wurde das alles als exsudative Diathese erklärt, es ist aber sicher, daß viele dieser sogenannten Ekzeme nicht direkt zur exsudativen Diathese gehören, sondern besondere Erkrankungen darstellen, namentlich die Prurigo (Prurigoasthma von Sabouraud, vgl. Keller). Offenbar liegt diesem Krankheitsverlauf eine sich während des Lebens ändernde Allergie zugrunde.

Ein Zusammenhang mit Lungentuberkulose ist oft behauptet worden, aber nicht bewiesen. Bei Kindern mit Asthma findet man die Tuberkulinreaktion nicht häufiger positiv als bei asthmafreien (Rongel, Rüscher). Unter 4700 Insassen einer Lungenheilstätte fand Schröder nur 30 Asthmafälle, was gegen einen Zusammenhang der beiden Krankheiten spricht. Nach Krez tritt Asthma nicht ganz selten bei chronisch fibröser oder geheilter Tuberkulose auf. Selbstverständlich darf man die bei Lungentuberkulose gelegentlich auftretenden asthmaähnlichen Zustände nicht mit Asthma verwechseln. Fr. Müller und Chelmonski haben gezeigt, daß bei Asthmatikern oft im Röntgenbild Schatten nachweisbar sind, die sich nur als tuberkulöse Bronchialdrüsen erklären lassen. Auch bei der Sektion wird nicht selten eine Tuberkulose der Hilusdrüsen gefunden, doch zeigen die bisher ausführlich publizierten Asthmasektionen auffallend wenig tuberkulöse Nebenbefunde.

Der Zusammenhang von Asthma und Bronchitis kann verschiedener Art sein. Im Lauf der Asthmakrankheit bildet sich in der Regel eine chronische Bronchitis aus. Bei anderen Asthmakranken ist aber die Bronchitis den Anfällen lange Zeit vorausgegangen. Es läßt sich nicht sagen, wie oft es sich dabei um eine eosinophile Bronchitis handelt, die wir schon als Ausdruck einer allergischen Disposition auffassen müssen. Es wäre auch sehr gut denkbar, daß eine unspezifische Bronchitis den Boden für das Asthma bildet, sei es daß ein stenosierender Katarrh ein Atemhindernis bildet, das dann zu einer abnormen Erregung im Vaguszentrum führt, wie Sahli annimmt, sei es, daß dadurch die Schleimhaut verändert und die spezifische Störung der Gewebestruktur vorbereitet wird, die wir als Grundlage des Asthmas annehmen.

Eine ganz besondere Stütze gewinnt die Annahme prädisponierender lokaler Erkrankungen des Respirationstraktus durch die Feststellung Kämmerers, daß eine große Anzahl von Asthmatikern eine Pneumonie durchgemacht haben. Kämmerer stellt das bei 59% seiner Fälle fest. Auch ich habe Fälle gesehen, in denen sich Asthma an Pneumonien anschloß, namentlich aber solche, in denen die Fälle zum ersten Male nach einer überstandenen Grippe auftraten.

Nachdem man seinerzeit die Erfahrung gemacht hatte, daß Asthmatiker vielfach an Polypen und anderen Veränderungen der Nasenschleimhaut leiden, glaubte man hier eine häufige Ursache des Asthmas gefunden zu haben.

Nachdem zuerst Voltolini zwei Asthmatiker durch Nasenoperationen geheilt hatte, hat namentlich Hack diese Theorie ausgebaut und die eine Zeitlang so beliebte Behandlung des Asthmas mit Nasenoperationen populär gemacht. Es ist möglich, daß behinderte Nasenatmung eine Disposition zum Asthma schafft, aber häufiger ist der Zusammenhang doch wohl anders zu erklären. Die Annahme eines Reflexasthmas, die eine Zeitlang die herrschende war, ist jetzt vielfach verdrängt durch die Hypothese einer Bakterienwucherung in der kranken Nase, die eine Allergie hervorruft und allergische Reaktionen auslöst. Doch wird, wie oben erwähnt, dieses „bakterielle" Asthma stark angezweifelt. Wir können uns auch denken, daß die Erkrankung der Nase eine Bronchitis begünstigt, die ihrerseits dann prädisponierend für das Asthma wirkt. Aronsohn, Siegel u. a. sahen aber Fälle, in denen der erste Anfall sich direkt an eine Nasenoperation anschloß.

Ein Zusammenhang von Asthma mit Erkrankungen der Drüsen mit innerer Sekretion läßt sich in vielen Fällen erkennen. Auf das Zusammentreffen von Asthma und Basedowscher Krankheit haben Chvostek, Fr. Müller, Widal und Abrami und andere hingewiesen. Doch muß auch auf den oben schon erwähnten Fall Widals hingewiesen werden, in dem das Asthma mit dem Auftreten eines Myxödems sich von neuem einstellte und nach Thyreoidinbehandlung wieder verschwand.

Ein Zusammenhang mit den Genitaldrüsen ist sicher vorhanden. Es kommt nicht selten vor, daß sich der erste Anfall während der Schwangerschaft zeigt, und schon Salter berichtet von einem Fall, in dem mit einer Schwangerschaft schweres Asthma auftrat, das bis zur Entbindung im achten Monate dauerte und dann wieder vollständig verschwand. Andererseits wird auch über das Aufhören der Anfälle während der Schwangerschaft berichtet. Bekannt ist, daß die Anfälle zur Zeit der Menstruation gehäuft auftreten können, und daß nicht selten der erste Anfall vor oder während der Menstruation beobachtet wird. Weniger sicher ist der Zusammenhang mit Störungen der Menstruation, mit Lageveränderungen des Uterus usw. Goldschmidt berichtet von einer Dame, bei der der erste Anfall unmittelbar nach einer Gebärmutteroperation auftrat.

Beziehungen zwischen Asthma und Nebennieren wurden wegen der Wirksamkeit des Adrenalins vermutet, bessere Beweise als dieser oberflächliche Schluß liegen aber nicht vor (vgl. Curschmann). Auch die Wirksamkeit von Röntgenbestrahlungen der Hypophyse reicht nicht aus, um eine ätiologische Rolle von Störungen dieses Organs für die Entstehung des Asthmas zu beweisen. Das Asthma thymicum ist in seinen Beziehungen zum Asthma bronchiale trotz neuen Behauptungen und Erfahrungen (Wernecke) noch durchaus nicht geklärt.

Von Erkrankungen des Darmes wurde die Koprostase von Ebstein als Asthmaursache angeschuldigt. Sie kann, wie alle andern abnormen Zustände des Körpers, das Asthma ungünstig beeinflussen oder unter Umständen für den Beginn der Erkrankung eine gewisse Rolle spielen, sei es auf nervösem Wege, sei es durch chemische Wirkungen. Die Obstipation kann aber auch einfach der Ausdruck einer Überempfindlichkeit des vegetativen Nervensystems oder der glatten Muskulatur im ganzen Körper sein, die das Auftreten des Asthmas begünstigt. Die dyspnoischen Zustände, die bei Koprostase und anderen Erkrankungen des Abdomens gelegentlich auftreten, haben mit dem Asthma nichts zu tun, ebensowenig die akute Lungenblähung bei der alimentären Intoxikation der Säuglinge.

Druck maligner Tumoren auf den Vagus kann Asthmaanfälle zur Folge haben. Milani beschreibt einen Fall von Asthma nach Fraktur des zweiten Halswirbels mit Rekurrenslähmung.

Die Berufe, die besonders zum Asthma disponieren, sind solche, die zur Berührung mit stark asthmogenen Substanzen führen, z. B. die Fellfärberei und die Müllerei. Dagegen ist die früher herrschende Ansicht, daß das Asthma bei Sängern und Blasinstrumentenspielern besonders häufig sei, durch neuere Untersuchungen widerlegt (Literatur s. bei Grimm).

Das Asthma kann in jedem Lebensalter auftreten. Nach Berkart (zitiert nach Fränkel) entsteht es bei einem Drittel der Fälle innerhalb der ersten 10 Lebensjahre (neuere Statistiken konnte ich nicht finden). Es kann sogar schon im Säuglingsalter auftreten (vgl. Marfan). Häufig stellen sich die ersten Anfänge zur Zeit der Pubertät oder bald nachher ein. Das mittlere Lebensalter ist relativ verschont. Nach dem 50. Lebensalter nimmt die Disposition wieder etwas zu, und bisweilen treten die ersten Anfälle mit dem Klimakterium auf. Auch die allergischen Fälle können erst spät zum Ausbruch kommen. Nach Rosenbloom ist die Entwicklung einer Idiosynkrasie nach dem 40. Lebensalter nicht selten. Widal beschreibt einen Fall von Überempfindlichkeit gegen Schafwolle bei einem Schafhändler, der vorher 35 Jahre lang seinem Beruf ohne Beschwerden nachgegangen war.

Von den Gelegenheitsursachen, die den Asthmaanfall auslösen, ist die Einatmung asthmogener Substanzen schon bei der Pathogenese des Asthmas erwähnt worden. Am längsten bekannt ist das Ipekakuanha-Asthma, das Heuasthma und das Pferdeasthma. Eine große Reihe weiterer Substanzen ist in den letzten Jahren bekannt geworden. Schon oben wurde erwähnt, daß es monovalente und polyvalente Idiosynkrasien gibt. Sehr viele Asthmatiker sind auffallend überempfindlich gegen den Geruch von Schimmelpilzen. Sehr oft hört man aber auch die Angabe, daß jede Art von Staub zu Anfällen führe, oder daß die Anfälle regelmäßig bei nebligem Wetter auftreten.

Alle diese Erfahrungen erscheinen im Lichte der Lehre vom Allergieasthma sehr einfach zu erklären. Es muß aber betont werden, daß auch andere Erklärungen möglich sind und vielleicht in einzelnen Fällen der Wahrheit näher kommen. Oft dürfte die Reizung der Schleimhäute das Wesentliche sein. Wir sehen bei manchen Asthmatikern die Anfälle bei Katarrhen der oberen Luftwege, bei kaltem Wind usw. sich häufen, und hier liegt die Annahme einer lokalen unspezifischen Reizung der Schleimhäute am nächsten.

Endlich ist die rein psychogene Auslösung der Anfälle recht häufig. Der Fall von Mackenzie, in dem nicht nur der Geruch von Rosen Anfälle auslöst, sondern auch der Anblick einer künstlichen Rose. Die Freudsche Schule hat festgestellt, daß es vielfach affektbetonte Erinnerungskomplexe sind, die, meist unterbewußt, bei irgendeiner Gelegenheit berührt werden und dadurch den Anfall auslösen (Schultz, Reichmann usw.). Bisweilen führt auch die Angst, einen Asthmaanfall zu bekommen, direkt (und dem Patienten bewußt) einen Anfall herbei. Es gibt Asthmatiker, die deshalb nur dann ein Theater oder ein Konzert besuchen können, wenn sie ein Mittel in der Tasche haben, mit dem sie unbemerkt den Anfall kupieren können. Diese Sicherheit genügt, um den Anfall zu verhindern und den Gebrauch des Mittels nicht einmal notwendig zu machen. In anderen Fällen sind es andersartige Angstvorstellungen, namentlich sexueller Natur.

Zwei solcher Fälle, in denen die psychogene Entstehung des Asthmas offenkundig war, das Asthma aber später sich als selbständige Krankheit weiter entwickelte, möchte ich hier erwähnen.

Eine Frau erkrankt im Alter von 21 Jahren, wenige Tage nach der Hochzeit zum erstenmal an Asthmaanfällen. Anfangs wiederholten sich die Anfälle in Abständen von 2 Wochen bis 3 Monaten, später werden sie häufiger. Nach 7 Jahren kommt sie zum erstenmal in die Klinik, und hier verschwinden die Anfälle und bleiben auch während des Aufenthaltes auf einer Rekonvaleszentenstation weg. Zwei Tage nach der Rückkehr nach Hause stellt sich sofort ein neuer Anfall ein, der so hochgradig wird, daß die Patientin einen Tag später wieder nach der Klinik gebracht werden muß. Hier verschwinden die Anfälle wieder prompt, die Patientin hat aber Angst, wieder nach Hause zurückzukehren, weil sie das Wiederauftreten der Anfälle befürchtet. Nach psychischer Beruhigung geht die Patientin nach Hause und ist in der nächsten Zeit von eigentlichen Anfällen verschont, bekommt dann aber eine Bronchitis. Diese wird auf der Klinik geheilt, aber schon 5 Monate später muß die Patientin wegen chronischer Dyspnoe die Klinik wieder aufsuchen. Nach wenigen

Wochen ist sie geheilt und wird nach Hause entlassen, kommt aber nach weniger als einem Jahr wieder mit hochgradigen Asthmaanfällen. Wegen der Erfolglosigkeit der bisherigen Therapie wird die Patientin ins Hochgebirge (Engadin) geschickt und bleibt dort mehrere Monate. Während der ganzen Zeit kein einziger Anfall, keine Dyspnoe. Auf der Rückreise bekommt sie schon in Zürich einen Anfall, kann aber nach Basel reisen und bekommt dort zahlreiche Anfälle, die nach einigen Wochen wieder einen Spitalaufenthalt notwendig machen. Jetzt erfuhren wir von der Frau, daß sie vor ihrer Hochzeit einen Geliebten hatte, dann aber einen ungeliebten Mann heiraten mußte, und daß es ihr auch ganz bewußt war, daß sie sich jedesmal wohl fühlte, wenn sie sich von zu Hause entfernen konnte. Später war sie noch mehrere Male in der Klinik, verlor hier regelmäßig die Anfälle prompt, um sie sofort nach der Rückkehr nach Hause wieder zu bekommen. Im Verlauf der Zeit bildete sich ein Emphysem aus mit dauernder Bronchitis und Herzschwäche, und einige Monate nach dem letzten Spitalaufenthalt starb die Patientin zu Hause, zwölf Jahre nach dem Beginn des Asthmas.

Eine andere Patientin, eine 30jährige Frau, gab bei ihrem ersten Spitalaufenthalt an, sie sei 7 Jahre vorher, 2 Monate nach ihrer Hochzeit zum erstenmal an einem Asthmaanfall erkrankt. Seither seien die Anfälle zuerst alle zwei Monate, später immer häufiger aufgetreten. In der Klinik trat am zweiten Tag des Aufenthaltes ein Anfall auf, später keiner mehr. Auch diese Patientin wurde ins Engadin geschickt, war dort frei von Anfällen, erkrankte aber auf der Heimreise in Zürich an einem so schweren und dauernden Anfall, daß sie in Basel sofort in die Klinik kommen mußte. Hier hörte der Anfall sofort auf, und die Patientin konnte nach 8 Tagen nach Hause gehen, kehrte aber schon nach 4 Tagen mit einem neuen Anfall in die Klinik zurück. Hier wurde wegen Septumverbiegung eine Resektion vorgenommen und die Patientin zur Erholung nach einer Rekonvaleszentenstation geschickt. In dieser trat sofort ein so heftiger Anfall auf, daß die Patientin ins Spital zurückgebracht werden mußte. Im Spital blieb sie wieder anfallsfrei, aber nach der Entlassung stellten sich die Anfälle zu Hause schon vom zweiten Tag an wieder ein. Die Patientin kam nun nach Unterbrechungen von wenigen Wochen immer wieder mit Anfällen auf die Klinik und verlor sie hier prompt. Wir erfuhren jetzt, daß auch sie einen ungeliebten Mann geheiratet hatte, aber die Beziehungen zu ihrem früheren Geliebten zunächst nicht abgebrochen hatte, und daß der erste Anfall auftrat, als der Geliebte sie verlassen und mit ihrem Mann allein gelassen hatte. Wenige Wochen nach dem letzten Spitalaustritt wurde sie mit schwerer doppelseitiger Grippepneumonie wieder eingeliefert und starb nach wenigen Tagen.

Diese Beispiele, bei denen die psychogene Entstehung auf der Hand liegt, zeigen, daß auch das psychogene Asthma sich progressiv weiter entwickeln und zu Emphysem führen kann. Der Mechanismus des Asthmaanfalles spricht offenbar immer leichter an, sei es auf psychische Reize oder, wie beim allergischen Asthma, auf immer mehr Substanzen (Spezifitätsverlust). Es läßt sich deshalb leicht verstehen, daß auch ein ursprünglich allergisches Asthma später auf psychische Reize anspricht (Zeigen des Bildes einer Rose). Es ist daher auch sehr wohl möglich, daß bei der Auslösung von Anfällen durch bestimmte Gerüche nicht immer eine allergische Reaktion, sondern bisweilen die Entstehung von Erinnerungsbildern das Wichtige ist.

Bei Kindern ist oft das Bedürfnis, ein Gegenstand der Liebe und Sorge zu sein, die auslösende Ursache für die Anfälle. Wenn die Mutter nicht mehr kommt, sobald der Anfall beginnt, oder wenn das Kind aus der Familie entfernt wird, so hören diese Anfälle sofort auf. Auch das Auftreten des Anfalles in einem bestimmten Klima oder in einem bestimmten Haus kann bisweilen psychisch erklärt werden. Schon van Helmont bekam seine Anfälle nur in Brüssel. Ich habe Patienten gekannt, die in Basel Anfälle hatten, in Zürich verschont wurden, dagegen andere, denen es gerade umgekehrt ging. Hier können psychische Momente nicht geleugnet werden. Für andere Fälle spielt aber das Klima sicher eine andere Rolle, und wir müssen mit Storm van Leeuwen annehmen, daß es in einzelnen Gegenden mehr „Allergene" in der Luft gibt, als in andern. Storm van Leeuwen fand in Holland, Tiefensee in Ostpreußen Häufung von Asthmatikern in einzelnen Gegenden, nur wenige Fälle in andern. Besonders asthmaarm ist das Hochgebirge. Turban und Spengler fanden, daß von 143 Asthmakranken 108 in Davos dauernd von Anfällen frei blieben, und zwar war der Erfolg des Aufenthaltes im Höhenklima um so größer, je jünger das asthmakranke Individuum war. Umgekehrt ist schon wiederholt beobachtet worden, daß Kinder, die im Hochgebirge aufwachsen, regelmäßig an Asthma erkranken, sobald sie ins Tiefland kommen (v. Planta). Die obenerwähnten Untersuchungen von Storm van Leeuwen zeigen, daß die Immunität des Klimas auf dem Mangel an Allergenen beruhen mag, ebenso die Immunität oder Asthmabereitschaft gewisser Häuser. Doch dürfen darüber die psychogenen Momente nicht vernachlässigt werden.

Pathologische Anatomie. Bisher sind 27 Asthmasektionen veröffentlicht worden, wovon 20 von Patienten, die im Anfall starben. Die Fälle sind von Huber und Koeßler, dann von Grimm zusammengestellt worden, dazu kommen noch 2 Fälle Dehners. Von 19 Fällen liegt eine genaue histologische Untersuchung vor.

Alle Untersuchungen haben eine Verdickung der Wand der kleinen und mittelgroßen Bronchien ergeben. Die Verdickung erstreckt sich in der Regel auf alle Wandschichten. Die Schleimhaut ist geschwollen, gefältelt, von Zellen (hauptsächlich eosinophilen) durchsetzt und zeigt eine Vermehrung der verlängerten und verschmälerten, mehrschichtigen Epithelzellen, zahlreiche Becherzellen, oft auch Metaplasie des Epithels und Desquamation (postmortal?). Die Schleimhautgefäße sind auffallend weit, die Basalmembran verdickt, oft wird auch eine Vermehrung des elastischen Gewebes erwähnt. In der Submukosa finden sich rundzellige und eosinophile Infiltrate. Die Muskelschicht ist verdickt, oft in hohem Maße. In den Bronchiolen springen die verdickten Muskelfasern stark vor. Doch wird auch in einzelnen Protokollen (Dehner) angegeben, daß die Muskulatur der Bronchiolen unverändert war. Oft ist auch reichliche Bindegewebsentwicklung vorhanden. An der Verdickung der Wand beteiligen sich also in der Regel alle Schichten. Nicht selten findet man die Reste kleiner Blutungen.

Die Anordnung und Form der eosinophilen Zellen zeigt zweifelsfrei, daß sie aus den Blutgefäßen in das Gewebe ausgewandert sind.

Die Alveolargänge und -säcke sind erweitert, die Alveolarwände dünn, bisweilen zerrissen, die Alveolen weit, stellenweise ödematös, enthalten manchmal reichlich Epithelien und Leukozyten. Einzelne Bezirke sind dagegen atelektatisch.

Das Lumen der Bronchien und der Bronchiolen ist in vielen Fällen sehr eng, teilweise infolge Schleimhautschwellung, teilweise offenbar infolge von Muskelkontraktion. In den Bronchiolen kann der Durchmesser an den Stellen der Muskelringe auf ein Drittel vermindert sein. Doch wird bisweilen auch ausdrücklich erwähnt, daß die Bronchiolen nicht eng seien (Dehner). Das Lumen ist in vielen Fällen von reichlichem Schleim erfüllt, der in Spiralform angeordnet sein kann und zahlreiche Leukozyten (vorwiegend eosinophile), bisweilen auch Curschmannsche Spiralen enthält. In anderen Fällen ist der Schleimgehalt der Bronchien nur gering.

Die pathologischen Befunde lassen mehr oder weniger deutlich zwei Typen unterscheiden. Im einen überwiegen die Schleimhautveränderungen und der Schleimgehalt in den Bronchien, im andern die Hypertrophie der glatten Muskulatur. Doch ist fast immer beides vorhanden.

Von sonstigen Befunden wäre die regelmäßige Verdickung der Wand der Lungengefäße und die Muskelhypertrophie der rechten Herzhälfte zu erwähnen. In 4 von 27 Fällen werden chronische tuberkulöse Veränderungen in Lungen und Lymphdrüsen erwähnt.

Symptomatologie des Anfalls. Der typische Anfall beginnt meistens mit einer leichten Beklemmung, bisweilen auch mit Niesen, Verstopfung der Nase oder Sekretion aus derselben. Auch abnorme Geruchsempfindungen können den Anfall einleiten. Bisweilen ist es ein heftiger Husten, der in den asthmatischen Anfall übergeht. Selten tritt im Beginn des Anfalles oder vor demselben Urtikaria oder Herpes auf der Haut auf.

Nicht selten fühlt der Patient zuerst eine leichte Beengung, er bekommt nicht recht Luft, muß hie und da tief Atem schöpfen, vielleicht wird die Atmung schon etwas pfeifend. Diese „präasthmatischen Atemstörungen" können sehr bald in den richtigen Anfall übergehen, sie können auch stundenlang bestehen. Nicht selten zeigen sich diese Symptome am Nachmittag, der Patient, der sie wohl kennt, kämpft mit allen Mitteln dagegen an, aber in der Nacht kommt der erwartete Anfall dennoch.

Mehr oder weniger rasch nach den ersten Zeichen des beginnenden Anfalles wird die Atmung auffallend pfeifend, namentlich während der Exspiration. Dieser Stridor kann unter Umständen den Patienten in der Nacht wecken, während andere Kranke mit dem Gefühl von Atemnot erwachen und das Pfeifen erst später bemerken. Das Auftreten der Anfälle in der Nacht ist für das Asthma charakteristisch. Es gibt viele Patienten, die überhaupt nur nachts Anfälle bekommen.

Kämmerer stellte bei $^3/_4$ seiner Asthmakranken nächtliche Anfälle fest. Trousseau wurde regelmäßig um 3 Uhr durch die Atemnot geweckt und hörte jedesmal noch die drei Schläge der Uhr, dagegen hatte seine Mutter die Anfälle immer vormittags zwischen 8 und 10 Uhr.

Sehr rasch nimmt die Atemnot an Intensität zu. Der Patient empfindet immer größeren Lufthunger, die Atmung wird immer mühsamer und pfeifender. Viele Patienten geben an, dabei deutlich das Gefühl zu haben, daß besonders die Ausatmung erschwert sei; besonders Ärzte, die an Asthma leiden, machen bisweilen diese Angabe. Die Mehrzahl der Kranken gibt an, nur Lufthunger zu verspüren und das Bedürfnis zu tiefem Atemschöpfen zu empfinden (vgl. oben). Auch manche Ärzte betonen das ausdrücklich, so z. B. E. Moritz, dessen ausführliche anschauliche Schilderung der eigenen Empfindungen im Anfall bei Grimm abgedruckt ist. Die Kranken nehmen eine sitzende Stellung ein und stützen die Arme auf, um einen Fixpunkt für die Atembewegungen zu gewinnen. Überfällt sie der Anfall im Schlaf, so richten sie sich entweder im Bett auf oder sie springen heraus und setzen sich auf einen Stuhl, die Ellenbogen auf dessen Lehne oder auf einen vor ihnen stehenden Tisch gestützt. Tritt der Anfall auf der Straße ein, so bleibt der Kranke an einer Mauer oder einem Geländer stehen und hält sich mit den Händen fest. Nur Kinder bleiben während des Anfalles bisweilen auf dem Rücken liegen.

Besonders schlimm sind die Anfälle, die von Hustenattacken eingeleitet und begleitet werden. Die Kranken werden zyanotisch, empfinden die höchste Angst und werden durch die Hustenstöße, die den ganzen Körper erschüttern, furchtbar mitgenommen.

Die Atemnot kann verschieden lang andauern. Ein schwerer Anfall dauert in der Regel 2—3 Stunden. Bisweilen erfolgt nach einiger Zeit die Entleerung eines zähen Sputums, das häufig im Munde kleben bleibt und nur mit Mühe herausbefördert wird. In diesem Moment ist die Atemnot meistens schon geringer. Wird das Sputum dünner, flüssiger, so nimmt gleichzeitig die Dyspnoe rasch ab. Doch kann es auch vorkommen, daß sie wieder von neuem einsetzt und das qualvolle Spiel sich wiederholt. Schließlich bricht sich die Kraft des Anfalles doch, die Atmung wird weniger pfeifend, der Patient fühlt sich erleichtert, und nach einiger Zeit atmet er wieder vollständig frei; es bleibt nur eine Müdigkeit zurück, häufig auch Schmerzen in der Atmungsmuskulatur (die schon während des Anfalles bestanden hatten). Oft stellt sich bald darauf ein erquickender Schlaf ein.

Man kann leichte, mittelschwere und schwere Anfälle unterscheiden. In der Regel verlaufen die einzelnen Anfälle beim gleichen Patienten ziemlich ähnlich, doch kommen recht häufig neben den schweren auch leichte, selbst rudimentäre Anfälle vor, die nur in ein paar pfeifenden, mit Beklemmung verbundenen Atemzügen bestehen.

Von Status asthmaticus spricht man, wenn die asthmatische Dyspnoe mehr oder weniger stark tagelang andauert, zeitweise schlimmer, zeitweise milder werdend, so daß oft ein mehrere Stunden dauernder Schlummer möglich ist.

Die Inspektion ergibt während des Anfalls ein charakteristisches Bild. Der Thorax steht in extremer Inspirationsstellung. Die Hilfsmuskeln sind stark angespannt und ziehen den Brustkorb als Ganzes in die Höhe, während das Abdomen sich nicht an der Einatmung beteiligt oder durch diese eingezogen wird. Die Bauchmuskeln sind oft bretthart gespannt. Die Zahl der Atemzüge ist oft vermindert. Man hat den Eindruck, daß das Exspirium im Verhältnis zum Inspirium ganz erheblich verlängert sei. Pneumographische Untersuchungen (Staehelin und Schütze) haben freilich in einzelnen Fällen keine abnorme Verlängerung der Exstirpation ergeben (vgl. auch die S. 1250 angeführten Versuche von Wittkower und Petow). Doch liegen noch wenig Versuche vor. Es ist auch möglich, daß der laute exspiratorische Stridor manchmal eine Verlängerung der Ausatmung im Verhältnis zu der mit viel geringerem Pfeifen einhergehenden Inspiration vortäuscht.

Die Haut ist kühl, oft von kaltem Schweiß bedeckt. Das Gesicht ist blaß, meistens wenig zyanotisch. Nur bei lange andauernden Anfällen kommt eine stärkere Zyanose vor. Der Puls ist meistens klein und frequent. Die Temperatur ist in der Regel normal, kann aber auch leicht erhöht sein. Selten kommt richtiges Fieber vor. Bisweilen kommt es während des Anfalles zu unfreiwilligem Urinabgang.

Die Perkussion ergibt Tiefstand und mangelhafte Beweglichkeit der Lungengrenzen. Die Komplementärräume der Pleura können vollständig erfüllt, die absolute Herzdämpfung verschwunden sein. Der Schall ist laut und tief (Schachtelton) besonders hinten unten und seitlich.

Bei der Auskultation hört man meist gar kein Atemgeräusch. In der Regel nimmt man statt dessen über beiden Lungen weit verbreitete Rhonchi sonori et sibi-

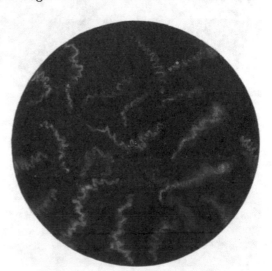

Abb. 32. Curschmannsche Spiralen. Natürliche Größe. (Nach Lenhartz.)

lantes wahr. Im Beginn und am Ende des Anfalls hört man sie bisweilen während beider Atmungsphasen ziemlich gleichmäßig, auf der Höhe der Attacke sind sie während des Exspiriums lauter und länger. Am Ende des Anfalles hört man bisweilen, aber durchaus nicht immer, kleinblasige Rasselgeräusche. Die Ronchi können noch 4—5 Tage nach dem Anfall nachweisbar sein.

Beide Lungen sind durchaus nicht immer gleichmäßig beteiligt, wie besonders Siegel gezeigt hat. Levy-Dohrn konnte bei einem Asthmatiker im Anfall vor dem Röntgenschirm beobachten, daß die eine Zwerchfellhälfte geringe Exkursionen ausführte, die andere vollständig ruhig blieb.

Die laryngoskopische Untersuchung zeigt, daß die Stimmbänder sich am Ende jeder Exspiration einander nähern. Während der Inspiration sind sie in der Regel weit offen.

Das Sputum tritt in der Regel gegen das Ende des Anfalls und nach demselben auf. Es ist grauweiß, sehr zähe, glasig, selten mehr dünnflüssig. Bisweilen wird ein einziger, ganz kleiner Ballen entleert, bisweilen ist es reichlicher. Doch gibt es auch Fälle, in denen der Auswurf vollkommen fehlt. Wenn er vorhanden ist, so ist er fast immer durch folgende Bestandteile ausgezeichnet:

Curschmannsche Spiralen, Charcot-Leydensche Kristalle und eosinophile Zellen.

Die Curschmannschen Spiralen bestehen aus Schleim, der in den feinsten Bronchien abgesondert und durch den Luftstrom spiralig gedreht wird. Sie sind makroskopisch zu erkennen, wenn das Sputum in dünner Schicht ausgebreitet wird (s. Abb. 32). Ihre Länge kann mehrere Zentimeter betragen, doch sind sie häufig auch nur einige Millimeter lang. Im Durchmesser messen sie $1/2$—1 mm. Unter dem Deckglas sind sie schwer zu zerdrücken. Mikroskopisch (Abb. 33) erscheinen sie als eine zierlich geflochtene Schnur von glasig durchscheinender Beschaffenheit, die in eine hell durchscheinende Schleimschicht eingehüllt ist und in ihrer Mitte häufig einen stärker lichtbrechenden „Zentralfaden" erkennen läßt. Sie enthalten häufig Asthmakristalle und eosinophile Zellen. Außer diesen typischen Spiralen findet man häufig gelb gefärbte oder gelb gesprenkelte derbere Fäden, bei denen die spiralige Drehung nur angedeutet ist.

Die Curschmannschen Spiralen kommen in vielen Fällen von Asthma zur Beobachtung. Sie sind die Bestandteile des Sputums, die für diese Krankheit am meisten charakteristisch sind. Doch gibt es viele Fälle, in denen sie nie zur Beobachtung kommen. Andererseits kann man sie gelegentlich auch bei anderen Krankheiten, z. B. bei Bronchitis und bei Pneumonie (Sahli), finden.

Die eosinophilen Zellen bilden ein charakteristisches Element des Asthmasputums.

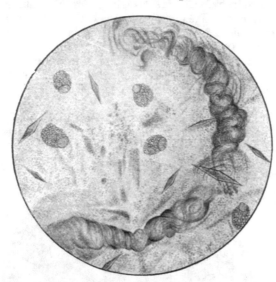

Abb. 33.
Asthmaspirale mit eosinophilen Zellen und Charcot-Leydenschen Kristallen.
(Nach Lenhartz.)

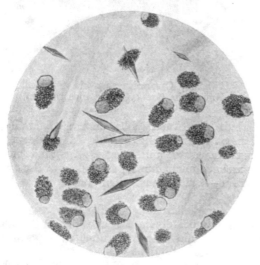

Abb. 34.
Eosinophile Zellen und Charcot-Leydensche Kristalle in Asthmasputum.
(Nach Lenhartz.)

Freilich kommen sie auch gelegentlich bei anderen Krankheiten vor, und beim eosinophilen Katarrh sind sie ein regelmäßiger Befund. Aber andererseits werden sie im asthmatischen Sputum kaum je vermißt. Sie können schon ohne Färbung erkannt werden, da die Größe, die starke Lichtbrechung und der gelbe Glanz ihrer Granula eine Unterscheidung von den polynukleären Zellen leicht ermöglicht. Sie sind bald in größerer, bald in geringerer Anzahl vorhanden. Fr. Müller hat sie zuerst nachgewiesen, und seine Schüler haben ihre Identität mit den eosinophilen Zellen des Blutes und den Zusammenhang der Bluteosinophilie mit dem Asthma klargelegt (vgl. S. 1235).

Außer den eosinophilen Zellen findet man bisweilen Zellen, die den Herzfehlerzellen gleichen, aber immer nur in sehr geringer Menge.

Die Asthmakristalle wurden zuerst von Leyden als regelmäßiger Bestandteil des im Anfall entleerten Auswurfs erkannt. Charcot u. a. hatten sie schon früher in der Milz und im Blut von Leukämikern nachgewiesen. Es sind spitze, matt glänzende hexagonale Pyramiden. Man findet sie in hellgrünen, rundlichen, hirsekorngroßen Körnchen, die in der schleimigen Substanz des Sputums eingebettet sind, ebenso in den Spiralen. Im Beginn des Anfalls sind sie nicht immer zu finden, am reichlichsten 2—3 Tage später. Häufig sind sie im frischen Sputum nicht oder nur in geringer Menge vorhanden, sondern sie werden erst reichlicher, wenn man den Auswurf einige Tage an der Luft stehen läßt. Sie finden sich nicht nur beim Asthma, sondern auch bei vielen anderen Erkrankungen. Über ihre chemische Natur und ihre Beziehungen zu den eosinophilen Zellen s. S. 1235.

Karkavy gewann aus dem Asthmasputum eine Substanz, die konstriktorisch auf den Katzendarm wirkte und im Sputum von Nichtasthmatikern fehlte.

Verschiedene Formen der Anfälle. Schon oben wurde erwähnt, daß die Dauer der Anfälle sehr verschieden sein kann. Von dem gewöhnlichen Anfall, der einige Stunden beträgt, können wir auf der einen Seite die rudimentären Formen abtrennen, die sich auf ein vorübergehendes, den Patienten wenig belästigendes Oppressionsgefühl beschränken, auf der anderen Seite den tagelang andauernden Status asthmaticus. Dazwischen gibt es alle möglichen Übergänge. Auch beim gleichen Individuum können Zeiten rasch ablaufender Anfälle mit solchen mit längerer Dauer wechseln.

Auch die einzelnen Elemente des Anfalles können verschieden stark ausgeprägt sein. Es gibt Fälle, in denen die Atemnot fast das einzige Symptom ist, das die Patienten belästigt, andere, in denen ein trockener Husten den Patienten quält, solche mit lautem oder geringem Stridor, solche mit reichlichem oder geringem bzw. vollkommen fehlendem Auswurf. Gerade dieser letzterwähnte Unterschied hat zur Unterscheidung eines Asthma humidum und Asthma siccum geführt, ohne daß es bisher gelungen wäre, sichere Beziehung zwischen der Stärke der Bronchialsekretion und der Ätiologie im einzelnen Falle festzustellen. Im ganzen wird angenommen, daß die starke Schleimhautreaktion eher der Ausdruck des „anaphylaktischen" Asthmas, die trockene Form der Ausdruck einer rein nervösen Genese sei, aber die Beweise dafür scheinen mir noch recht unvollkommen.

Der stärkste Grad für Asthma humidum wird durch Fälle dargestellt, die vollkommen den Charakter einer anfallsweise auftretenden akuten Bronchitis mit Husten und viel Auswurf zeigen, und bei denen die Dyspnoe als bronchitisch aufgefaßt werden kann. Trousseau hat als erster gezeigt, daß solche Fälle zum Asthma bronchiale gehören können. Auch hohes Fieber kann dann vorhanden sein, und neuerdings hat Kämmerer darauf hingewiesen, daß in solchen Fällen die Differentialdiagnose zwischen Asthma bronchiale und rezidivierender Bronchitis mit starker Dyspnoe unmöglich werden kann.

Überhaupt ist das Fieber kein Unterscheidungsmerkmal gegenüber dem Asthma. Wenn auch der Anfall in der Regel ohne richtiges Fieber verläuft, so gibt es doch Anfälle mit Temperatursteigerungen über 38°, und recht oft zeigt die Temperatur wenigstens subfebrile Erhebungen. Besonders häufig ist das Vorwiegen der katarrhalischen Symptome beim kindlichen Asthma.

Je nach dem Beginn kann man Fälle mit Vorboten von solchen unterscheiden, bei denen die Atemnot als erstes Symptom auftritt oder der Stridor dem Patienten zuerst auffällt, sie sogar aus dem Schlafe wecken kann. Als Vorboten werden einerseits Verdauungsbeschwerden und allgemeines Unbehagen, andererseits Reizung der Nasenschleimhaut mit Niesen und Rhinorrhöe oder trockener Husten angegeben. Nicht selten kommt es vor, daß infolge der Reizung der Nasenschleimhaut der Patient erwartet, einen Anfall zu bekommen, daß es aber dann mit einem vorübergehenden Schnupfen sein Bewenden hat. Wir sehen hier die gleichen Kombinationen und Übergänge wie beim Heufieber, selbst wenn die Anfälle mit Pollenstaub sicher nichts zu tun haben.

Pathologische Physiologie des Asthmaanfalles. Während, wie oben erwähnt, die Pathogenese des Asthmaanfalles häufig und eingehend untersucht worden ist, hat sich die Forschung noch verhältnismäßig wenig mit der Frage beschäftigt, welche Folge die Verengerung der Bronchien und Bronchiolen für den Gaswechsel und die übrigen Körperfunktionen hat, und wie der Organismus die Schädigungen zu kompensieren sucht. Gewöhnlich nimmt man an, daß der Atmungswiderstand zu Kohlensäurehäufung führt und als Reaktion darauf die angestrengte Atmung eintritt, die zur Folge hat, daß trotz dem Hindernis die Ventilation in genügender Weise vor sich geht. Dabei nahm man an, daß die Atmung hauptsächlich während der Exspiration angestrengt sei, obschon nur ein Teil der Asthmatiker eine exspiratorische Behinderung empfindet und die Mehrzahl in erster Linie eine Erschwerung der Inspiration fühlt (vgl. z. B. die bei Grimm wiedergegebene ausführliche Schilderung der eigenen Empfindungen beim Asthmaanfall von E. Moritz).

Das erste, was untersucht wurde, war die Form der Atembewegungen. Schon Bamberger maß den Thoraxumfang und fand, daß trotz der Anstrengung die inspiratorische Dehnung zu gering sei. Die pneumographische Kurve wurde dann namentlich von Hofbauer studiert. Er nahm als charakteristisches Zeichen eine krampfhafte Exspiration an. Die exspiratorische Kurve verlaufe im Beginn steil, dann folge ein fast horizontales Stück und zum Schluß eine verstärkte („aktive") exspiratorische Anstrengung. Die Untersuchungen von Staehelin und Schütze haben dann gezeigt, daß diese Form der Respiration durchaus nicht regelmäßig ist und je nach der Lage des Pneumographen verschieden ausfallen kann, daß aber die spirographische Kurve (die die wirkliche Ventilation angibt) keine charakteristische Verlaufseigentümlichkeit erkennen läßt, sondern nur die vermehrte und angestrengte Atmung ausdrückt (was schon früher Aron aus seinen pneumographischen Kurven geschlossen hatte). Neuerdings konnten Wittkower und Petow mit dem Fleischschen Pneumotachographen sehr schön zeigen, wie während des Beginnes eines Asthmaanfalles die Exspiration immer hinter der Inspiration zurückbleibt, bis auf der Höhe des Anfalles Ein- und Ausatmung gleichbleiben, und wie dann mit dem Nachlassen des Anfalles die Exspiration größer ist als die Inspiration, bis sich der Thorax wieder geleert hat.

Das merkwürdigste Ergebnis der Untersuchungen von Staehelin und Schütze war, daß die Ventilation im asthmatischen Anfall regelmäßig gegenüber dem anfallfreien Intervall vermehrt war. Wir haben uns das so erklärt, daß entweder die Alveolen teilweise geschlossen sind und die noch freien Lungenteile kompensatorisch überventiliert werden, oder daß ein nervöser Reiz zu einer übermäßigen Atmung führe. Später habe ich wiederholt festgestellt, daß der Kohlensäuregehalt in der Exspirationsluft während des asthmatischen Anfalles abnorm gering ist, was mit der Tatsache der Überventilation übereinstimmt.

Diese Überventilation erscheint im Licht der neuen Untersuchungen über die physikalisch-chemische Atmungsregulation ganz begreiflich. Wenn die Alveolen teilweise durch Verengerung und Schleimansammlung in den zuführenden Luftwegen von der Versorgung mit Luft abgeschlossen sind, muß eine Verarmung des Blutes an Sauerstoff resultieren, das Atemzentrum leidet unter Sauerstoffmangel und wird infolgedessen empfindlicher gegen die Wasserstoffionenkonzentration. Die Folge ist eine vertiefte Atmung, ein Auswaschen der Kohlensäure aus dem Blute.

Wenn das richtig ist, so muß die Untersuchung des Arterienblutes während des Anfalles ein Sauerstoffdefizit und eine Herabsetzung des Kohlensäuregehaltes ergeben. Das hat tatsächlich Meakins in einem großen Teil der Fälle gefunden. Klewitz und Schäfer fanden bei 2 Fällen im Anfall allerdings normale Werte für Kohlensäurespannung und aktuelle Reaktion, dagegen bei 3 Fällen im Status asthmaticus eine herabgesetzte Kohlensäurespannung (bei normaler aktueller Reaktion). Petow fand in allen von ihm untersuchten Fällen eine Herabsetzung der Kohlensäurebindungsfähigkeit.

Nur bei sehr schweren Anfällen kann die Ventilation wirklich versagen und Kohlensäureanhäufung eintreten. In solchen Fällen (in denen Meakins ein starkes Sauerstoffdefizit in arteriellem Blut fand) ist zu erwarten, daß keine Überventilation, sondern ein zu geringer Luftwechsel stattfindet; denn sonst könnte es nicht zu Kohlensäureanhäufung im Blut kommen. Begreiflicherweise ist in solchen Fällen bisher weder die Ventilation, noch die „Alveolarluft" untersucht worden, da die Anlegung der Apparate bei diesen so schwer dyspnoischen Patienten kaum möglich ist. Für eine ungenügende Ventilation in diesen schwersten Fällen würden aber die Versuche von Claude und Simonin sprechen, die bei einigen wenigen Asthmatikern mit dem Pneumographen fanden, daß die Atmung bei leichteren Anfällen verlangsamt und vertieft, bei schweren beschleunigt und oberflächlich wurde. Freilich sind die Versuche nicht beweisend, da nur eine Pneumographenkurve in Brustwarzenhöhe geschrieben wurde und die Bauchatmung die ungenügende Brustwandexkursion überkompensiert haben kann.

Die Beurteilung des bis jetzt vorliegenden Materials ist aus verschiedenen Gründen recht schwierig. Zunächst sagen uns nur möglichst vollständige Untersuchungen des arteriellen Blutes etwas, wenn sie beim gleichen Individuum während und außerhalb des Anfalls vorgenommen wurden. Allerdings haben die Bestimmungen im Intervall immer normale Werte für Sauerstoffgehalt, Kohlensäurebindung und aktuelle Reaktion ergeben, sofern nicht eine komplizierende chronische Bronchitis oder dgl. vorlag. Aber auch im Anfall sind die zu erwartenden Differenzen sehr gering, und eine Herabsetzung z. B. des Sauerstoffgehaltes um wenige Prozent kann für die Reaktion des Atemzentrums wichtig sein, obschon der Wert noch in die „normalen Grenzen" fällt. Ferner können beim gleichen Asthmakranken verschiedene Anfälle eine andere Wirkung auf die Kohlensäureregulation haben, wie Meakins gezeigt hat. Endlich spielen Kompensationsvorgänge eine große und oft wenig übersichtliche Rolle.

Kompensationsvorgänge müssen eintreten, sobald die Kohlensäurespannung im Blut infolge abnormer Ventilation verändert ist. Die Niere scheidet mehr Alkali oder mehr Säuren aus, bis die Kohlensäurekapazität des Blutes den Wert erreicht hat, der mit der retinierten Kohlensäure das richtige Verhältnis von gelöster Kohlensäure und Alkalireserve d. h. eine normale Wasserstoffionenkonzentration ergibt. Bei Überventilation muß die Alkalireserve sinken, bei Kohlensäureretention steigen. Diese Verhältnisse können den Anfall auch überdauern. Dementsprechend fanden Klewitz und Schäfer auch in einigen Fällen im Status asthmaticus und im Intervall verminderte Kohlensäurekapazität des Blutes, und darunter befinden sich auch die zwei, bei denen sie eine Verschiebung der aktuellen Blutreaktion nach der alkalischen Seite festgestellt haben. Wir haben es hier also mit der erwarteten Überventilationsalkalose mit teils genügender, teils ungenügender Kompensation zu tun. Andererseits fanden Klewitz und Schäfer in einem Fall von schwerem Status asthmaticus auch eine starke Erhöhung der Alkalireserve, also einen kompensierten Kohlensäureüberschuß.

Diese Kompensationen werden durch die Nierenarbeit bewerkstelligt. Also muß man beim Anfall mit Überventilation eine vermehrte Säureausscheidung im Urin finden, beim Anfall mit Kohlensäureretention eine verminderte Säureausscheidung, nach dem Aufhören des Anfalls das Umgekehrte. Meakins hat das alles auch tatsächlich festgestellt.

Man faßt aber den Zusammenhang zwischen den Anomalien der Harnsekretion und dem Asthma bisweilen auch anders auf. Veil fand, daß mit dem Asthma charakteristische Veränderungen des Urins verbunden sind: Sofort nach dem Anfall Oligurie, Hyperazidurie mit Vermehrung der Ammoniakausscheidung, Hypoalkaliurie und Hypochlorurie, Absinken von pH bis auf 4,5. Das könnte zunächst auch noch als Ausdruck der während des Anfalls auftretenden Kompensationsvorgänge (oder auch als nachträgliche Wiederherstellung des Gleichgewichts) aufgefaßt werden, aber Veil konstatierte bei den Patienten mit regelmäßig wiederkehrenden Anfällen einige Tage (mitunter auch nur 12—24 Stunden) vor dem nächsten Anfall eine zunehmende Ausschwemmung von Chlor und Alkalien, die mit starken Schwankungen des Chlorgehalts im Blutserum einhergehen und durch medikamentöse oder sogar rein psychische Behandlung beseitigt werden können. Veil faßt sie deshalb als Ausdruck nervöser Übererregbarkeit und Labilität von vegetativen Funktionen auf, von denen das Asthma nur eine, allerdings im Mittelpunkte stehende Teilerscheinung ist, und schließt daraus, daß die asthmatische Diathese im vegetativ-nervösen Hirnzentrum lokalisiert sei.

Wiechmann und Paal halten es sogar für möglich, daß die Ionenverschiebungen die direkte Ursache des Asthmas seien. Sie fanden bei 3 von 5 Asthmatikern (ebenso wie Behrendt und Hopmann) den Urin auffallend stark alkalisch, sie fanden ferner, daß die Injektion von Cholin die Anfälle auszulösen vermochte, die Ausscheidung von Säuren noch mehr herabsetzte und den Urin noch alkalischer machte, während Injektion von Kalziumchlorid, die eine kupierende Wirkung auf die Anfälle entfalteten, den umgekehrten Einfluß auf die Harnazidität ausübten. Aber ganz abgesehen davon, daß eine Alkaliurie nicht der Ausdruck einer „alkalischen Stoffwechsellage" zu sein braucht, sondern eigentlich eher zu einer Azidose der Gewebe führen sollte, ist noch ein weiter Weg bis zur Hypothese, „daß der Asthmaanfall letzten Endes durch explosionsartig auftretende und rasch abklingende alkalotische Zustände hervorgerufen wird". So viel scheint aber sicher, daß der Mineralstoffwechsel des Asthmatikers Störungen zeigt, die noch lange nicht genügend erforscht sind, die sich aber kaum vollständig unter das Schema der kompensierten Hyperventilationsalkalose oder Kohlensäureretentionsazidose unterbringen lassen.

Symptomatologie des Intervalls. Auch in der anfallsfreien Zeit sind beim Patienten häufig, aber durchaus nicht immer, charakteristische Symptome nachzuweisen. Bei längerer Dauer des Asthmas fehlen sie selten, während im Beginn der Erkrankung oder in sehr leichten Fällen außer den Anfällen überhaupt nichts Krankhaftes nachzuweisen ist.

In bezug auf den Gesamthabitus kann man mehrere Typen von Asthmatikern unterscheiden. Ein Teil sind magere, blasse Menschen, oft von grazilem Körperbau, bisweilen mit paralytischem Thorax. Der ängstliche Gesichtsausdruck und das ganze Benehmen verraten einen erheblichen Grad von Nervosität. Häufig fallen große glänzende Augen auf. Der andere Typus entspricht dem Habitus apoplecticus mit dem gedrungenen Körperbau und dem kurzen Hals. Oft erkennt man sofort den Emphysematiker. Diese Patienten sind gar nicht selten mehr oder weniger fettsüchtig. Das Gesicht erscheint oft etwas gedunsen. Viele Asthmatiker bieten aber durchaus keinen auffallenden Anblick dar.

Bei vielen Patienten findet man dauernd die Zeichen einer Bronchitis. Häufig ist es ein diffuser Katarrh, bei dem der Auswurf gering ist und der bei der Auskultation vorwiegend Rhonchi, wenig feuchte Geräusche erkennen läßt. Bei anderen Patienten findet man eine vorwiegend in den Unterlappen lokalisierte chronische Bronchitis mit fein- oder mittelblasigen Rasselgeräuschen und mukopurulentem Sputum. Der eosinophile Katarrh ist recht oft mit Asthmaanfällen verbunden, aber die übrigen Formen der Bronchitis sind beim Asthmatiker häufiger. Nicht selten findet man auch in der anfallfreien Zeit eine Spirale im Sputum.

Bei länger bestehendem Asthma vermißt man selten Emphysem geringeren oder stärkeren Grades. Die Lungenerweiterung kann so groß und die Thoraxstarre so intensiv sein, daß der Brustkorb während des Anfalles kaum mehr stärker erweitert werden kann. In vielen Fällen ist aber die Erweiterung der Lungengrenzen nur sehr gering.

Bei vielen Asthmatikern kann man auch in der anfallsfreien Zeit eine fehlerhafte Atmung mit gepreßter Exspiration nachweisen.

Das Blut vieler Asthmatiker zeichnet sich, wie schon erwähnt, durch seinen Reichtum an eosinophilen Zellen aus, deren Menge 10% weit übersteigen kann. Diese Veränderung ist bisweilen noch zu finden, wenn seit vielen Jahren kein Anfall mehr aufgetreten ist. Während des Anfalles kann dann der Gehalt an eosinophilen Leukozyten zurückgehen, während gleichzeitig die Lymphozyten ebenfalls sich vermindern und dafür die Zahl der polynukleären Zellen ansteigt. Gegen Ende des Anfalles oder kurz nachher schnellen die eosinophilen Zellen häufig auf sehr hohe Werte empor, während die polynukleären ebenso rasch abnehmen. Die Lymphozyten gehen im Lauf der nächsten Tage allmählich auf Normalwerte zurück, doch beobachtet man beim Asthmatiker nicht selten dauernd eine Lymphozytose.

Abgesehen von diesen Veränderungen in der Zahl der eosinophilen Zellen im Anfall selbst, scheint die Eosinophilie bestimmte Beziehungen zu Anfallsbereitschaft zu haben. Hajós und Enyedy haben bei 30 Asthmatikern fortlaufende Zählungen der eosinophilen Zellen im Blut vorgenommen und gefunden, daß ihre Zahl den Schwankungen im übrigen Befinden des Asthmatikers außerhalb des eigentlichen Anfalles parallel geht. Während der Verschlimmerung der Lungensymptome nimmt ihr Gehalt zu, gleichzeitig auch die Reaktion gegenüber dem Bulbusdruck (Aschnerscher Reflex). Hajós und Enyedy schließen daraus, daß die Eosinophilie ein Ausdruck der erhöhten Vagusreizung oder Vagusreizbarkeit sei. Klinkert fand dagegen viel unregelmäßigen Verlauf der Eosinophilie.

Das vegetative Nervensystem ist beim Asthmatiker vielfach durch Funktionsprüfungen untersucht worden. Aus den neueren Untersuchungen (Galup, Lian, Cathala, Castelnau, Pasteur-Vallery-Radot, Claude, Alexander und Royce, Brogsitter und Dreyfus, Behrendt und Hopmann usw.) geht hervor, daß im allgemeinen der Vagus abnorm stark ansprechbar ist, sowohl gegenüber dem Aschnerschen Bulbusdruck, als auch gegenüber pharmakologischer Reizung, daß aber eine erhöhte Empfindlichkeit gegenüber Sympathikusmitteln wie Adrenalin bestehen kann, und daß die Verhältnisse durchaus nicht einheitlich sind und beim gleichen Individuum wechseln können. Ob dieser Wechsel in der Empfindlichkeit beim einzelnen Individuum mit der Anfallsbereitschaft in direktem Zusammenhang steht, wie Hajós und Enyedy meinen, scheint mir noch zweifelhaft.

Der Blutdruck ist während des Anfalles in $^3/_4$ der Fälle erhöht (Kerpolla). Wenn der Anfall durch Adrenalin kupiert wird, so sinkt auch der Blutdruck. Im Intervall ist der Blutdruck oft niedrig, steigt aber nach Kerpolla auf Adrenalininjektion sehr stark an. Kylin fand nur Verspätung der Adrenalinsteigerung (neben Veränderungen der Blutzuckerkurve). Unter den Asthmatikern gibt es wenig Hypertoniker. Im Stoffwechsel des Asthmatikers wurden bis jetzt keine sehr ausgesprochenen Veränderungen gefunden. Wegen der von französischen Autoren angegebenen Beziehungen von Asthma und Gicht wurde der Purinstoffwechsel untersucht. Lindemann fand verlangsamte Ausscheidung der Harnsäure wie beim Gichtiker, ebenso Hajós und Kürti. Diese fanden auch Steigerung der Harnsäureausscheidung durch Adrenalin, weniger durch Atropin, Verzögerung durch Pilokarpin. Thannhauser und Weinschenk fanden keine Verzögerung der Ausscheidung, dagegen beobachteten sie das Auftreten eines Anfalles nach intravenöser Injektion von Natriumurat.

Über die Veränderungen im Mineralstoffwechsel wurde schon einiges bei der pathologischen Physiologie des Asthmaanfalles erwähnt. Hier ist noch beizufügen, daß der Kalziumgehalt des Blutes beim Asthmatiker erniedrigt gefunden wird (Billigheimer u. a.). Nach Blum, Delaville und van Caulaart wird ein größerer Teil des Kalziums ultrafiltrierbar und das Eiweiß verliert seine Eigenschaft als schwache Säure.

Ein besonderes Interesse erwecken die Arbeiten Widals und seiner Mitarbeiter über den Zusammenhang des Asthmas mit der Kolloidoklasie. Die kolloidoklastische Krise nach Milchzufuhr wurde deshalb wiederholt untersucht. Galup fand sie in 77% seiner Fälle positiv, Hajós und Enyedy in 8 von 14 Fällen. Wolf fand auch eine kolloidoklastische Krise bei einem Asthmatiker nach intravenöser Injektion von Kaseinopepton. Hajós und Enyedy schließen aus der alimentären kolloidoklastischen Krise auf eine Störung der proteopexischen Funktion der Leber und stützen diese Annahme weiter darauf, daß sie in 18 von 24 Fällen positive Urobilinogenreaktion fanden.

Auf das Heer von nervösen Symptomen, die bei vielen, aber nicht bei allen Asthmatikern nachzuweisen sind, kann hier nicht eingegangen werden. Nur auf den zuerst von Lenhartz beschriebenen starken Dermographismus, der bei vielen Asthmatikern zu finden ist, sei hingewiesen.

Verlauf. Der erste Anfall kann sich bei einem vorher gesunden oder auch nervösen Menschen ohne irgendwelche Vorboten nach einer Anstrengung oder psychischen Erregung oder auch ohne jede erkennbare äußere Veranlassung plötzlich einstellen und sofort alle typischen Eigenschaften aufweisen. Das kann in jedem Alter vorkommen, besonders aber in jugendlichen Jahren, nicht selten schon bei Kindern unter 10 Jahren. Doch zeigen die Kinder, bei denen das der Fall ist, meistens schon vorher die Zeichen von Nervosität oder von exsudativer Diathese. In einer anderen Reihe von Fällen tritt der erste Anfall im Verlauf einer chronischen Bronchitis, bisweilen bei schon vorhandenem Emphysem auf. Dann gehen bisweilen den typischen Anfällen schwächere, atypische voraus.

Oft ist nach dem ersten oder nach einem rasch folgenden zweiten und dritten Anfall der Patient auf Monate und Jahre hinaus verschont. Dann erfolgt plötzlich ein neuer Anfall, dem ebenfalls wieder eine Pause folgen kann. Oder die Anfälle wiederholen sich nun immer häufiger. Es kann auch vorkommen, daß die Krankheit mit einer Reihe von Anfällen beginnt, die allmählich seltener werden und ganz verschwinden, um nach kürzerer oder längerer Zeit wiederzukehren.

Die Zahl und die Häufigkeit der Anfälle ist außerordentlich verschieden. Es gibt Patienten, die in ihrem ganzen Leben wenige Anfälle durchmachen, andere, die immer und immer wieder davon geplagt werden. Meistens wechseln Perioden gehäufter Attacken mit anfallfreien oder anfallarmen Zeiten. Es kann allmählich Besserung und Heilung eintreten, aber nach Jahren stellen sich wieder einzelne Anfälle ein, oder das alte Leiden bricht mit erneuter Heftigkeit aus. Mit zunehmendem Alter werden die Anfälle in der Regel seltener, doch kommt auch in den höheren Jahren manchmal eine Verschlimmerung vor.

Interkurrente Krankheiten können das Leiden dauernd oder vorübergehend zum Stillstand bringen. Schon Trousseau bringt Beispiele von Patienten, die während einer fieberhaften Krankheit (Pneumonie) vollständig von Anfällen verschont waren, um nach der Heilung der interkurrenten Krankheit wieder vom alten Leiden befallen zu werden wie früher. Wir können diese Wirkung von Infektionskrankheiten ganz gut als unspezifische Desensibilisation erklären, aber die Unbeständigkeit dieser Desensibilisierung ist auch wieder ein Hinweis auf die geringen Hoffnungen, die wir auf die desensibilisierende Therapie setzen dürfen. Es gibt sogar Krankheiten, die während des Fiebers die Anfälle zum Verschwinden bringen, nachher aber eine bedeutende Verschlimmerung des Asthmas zurücklassen können. Dazu gehört die Influenza. Hofbauer hat darauf hingewiesen, und ich selbst habe eine ganze Reihe von Fällen gesehen, in denen die epidemische Grippe ein bis dahin harmloses Asthma zu einem schweren, die Arbeitsfähigkeit stark beeinträchtigenden Leiden gestaltete oder sogar das Asthma überhaupt erst in der Rekonvaleszenz zum erstenmal auftrat.

Solche Erkrankungen, die mit einer Reizung der Luftwege einhergehen, wie Rhinitis, Pharyngitis, Kehlkopf- und Bronchialkatarrh, haben meist eine Verschlimmerung zur Folge. Gar nicht selten beobachtet man, daß Kinder während des Bestehens einer exsudativen Diathese an Bronchialasthma leiden, davon geheilt werden, später an Heufieber und neuen Asthmaanfällen erkranken und im Laufe der Jahre die Anfälle wieder verlieren, während die Disposition zum Heuschnupfen sich vermindert oder ganz verschwindet.

Recht häufig sind bei Asthmatikern rudimentäre Anfälle. Sie können sich spontan einstellen, besonders häufig sieht man sie, wenn eine Bronchitis auftritt oder stärker wird. Man kann bisweilen beobachten, daß bei jeder stärkeren Bronchitis die Atmung dyspnoisch, das Exspirium stridorös wird, die Lungengrenzen sich etwas erweitern, im Sputum die charakteristischen Bestandteile wenigstens vorübergehend erscheinen, ohne daß sich ein eigentlicher Anfall entwickelt. Ähnliche Symptome kann man übrigens gelegentlich auch im Verlauf einer Bronchitis bei solchen Menschen entdecken, die nicht an typischem Asthma leiden.

Viele Eigentümlichkeiten des Verlaufes lassen sich durch die bei der Pathogenese besprochenen Idiosynkrasien, durch die zufällige Exposition gegenüber „Allergenen" und durch den „Spezifitätsverlust" erklären, andere durch nervöse Einflüsse. Aber in sehr vielen Fällen fehlt uns jede Einsicht in die Ursachen dieses scheinbar launenhaften Verlaufs des Leidens.

Wenn nicht schon von vornherein eine Bronchitis besteht, so entwickelt sie sich fast immer im Laufe des Leidens. Häufig ist es so, daß Rhonchi, feuchte Rasselgeräusche und Auswurf, die in der Regel einige Tage nach dem Anfall verschwinden, noch nicht ausgeheilt sind, wenn der nächste Anfall eintritt. Dieser hinterläßt dann stärkere Residuen, und so entsteht nach einigen Anfällen eine Bronchitis, die zunächst ausheilt, aber durch neue Attacken wieder hervorgerufen und verschlimmert wird und schließlich dauernd bestehen bleibt. Bisweilen nimmt sie den Charakter des eosinophilen Katarrhs an, häufig unterscheidet sie sich aber gar nicht von einem gewöhnlichen chronischen Bronchialkatarrh.

Fast immer entwickelt sich im Lauf des Leidens ein Emphysem. Doch richtet sich die Ausbildung der Lungenerweiterung durchaus nicht nach der Häufigkeit und Schwere der Anfälle. Mit der Entwicklung des Emphysems geht häufig eine auffallende Umwandlung des Krankheitsbildes einher. Die Patienten geben selbst an, daß ihre Krankheit sich völlig verändert habe. Die Anfälle werden seltener und schwächer, dafür treten aber die Emphysembeschwerden immer deutlicher und reiner hervor. Während der Kranke früher in der asthmafreien Zeit sich vollkommen gesund fühlte, tritt jetzt bei stärkeren Anstrengungen Atemnot auf, die noch einigermaßen an den Anfall erinnern kann, häufig aber von diesem ganz verschieden ist oder die Ähnlichkeit immer mehr verliert. Die Atemnot verschwindet in der Ruhe sofort wieder. Mit zunehmendem Emphysem stellt sich die Dyspnoe bei immer geringeren Anstrengungen, schließlich bei jeder Bewegung ein. Doch gibt es auch Kranke, bei denen das Asthma überhaupt erst dann auftritt, wenn sich auf Grund einer unspezifischen Bronchitis ein Emphysem entwickelt hat. Aber auch dann werden mit dem Fortschreiten der Lungenerweiterung die Anfälle atypischer und seltener. Wenn sich im Verlauf des Emphysems Herzschwäche entwickelt, so kann dann später an die Stelle der Anfälle von Bronchialasthma ein richtiges Asthma cardiale treten.

Länger dauerndes stärkeres Asthma läßt das Nervensystem nie unberührt. Die Qual der Anfälle und die Angst vor deren Wiederkehr macht die Patienten, Kinder sowie Erwachsene mit der Zeit nervös. Die Kinder werden mißmutig, launisch, ungezogen. Häufig werden sie ängstlich und traurig. Die Erwachsenen werden oft durch die Angst vor den Anfällen dazu veranlaßt, immer an diese zu denken und ihr ganzes Leben daraufhin einzurichten, wie die Anfälle vermieden werden könnten. Sie suchen nach den Gelegenheitsursachen, bilden sich alles Mögliche ein und werden schließlich zu Hypochondern. Der Erfolg ist dann meistens der, daß sie dadurch das Auftreten der Anfälle erst recht begünstigen und dadurch dann noch nervöser werden. Andere Kranke bewahren ihre Willensstärke und bleiben trotz ihrem Leiden lebensfroh und arbeitsfähig. Doch können sie sich dem Einfluß der Krankheit auf die Dauer nicht ganz entziehen und zeigen schließlich häufig einzelne Züge von Neurasthenie. Ist schon vor dem Beginn des Asthmas eine erhebliche Neurasthenie oder die Disposition zu einer solchen vorhanden, so wird das Nervensystem ganz besonders stark affiziert. In vielen Fällen weiß man auch nicht, ob die Neurasthenie schon vor dem Asthma bestanden hat oder dessen Folge ist.

Komplikationen. Von den Komplikationen des Asthmas sind die chronische Bronchitis und das Emphysem, die eine häufige Folge des Leidens darstellen, bereits erwähnt. Ebenso wurde schon auf die Krankheiten hingewiesen, die wie das Asthma der Ausdruck einer Idiosynkrasie sind und deshalb oft bei Asthmatikern festzustellen sind, sei es gleichzeitig, sei es vor dem Auftreten der Anfälle, also Urticaria, Quinckesches Ödem, verschiedene Ekzeme, Prurigo, exsudative Diathese.

Hier muß noch besonders auf zwei Krankheiten hingewiesen werden, die als Vorläufer des Asthmas von Bedeutung sind. Das ist vor allem die Coryza spasmodica. Schon Trousseau kannte diesen Zusammenhang, der ihm deshalb merkwürdig erschien, weil die Anfälle von vasomotorischem Schnupfen am Tag auftreten, die Asthmaanfälle dagegen vorwiegend nachts. Er konnte aber wiederholt den an Coryza vasomotoria leidenden Patienten das spätere Auftreten von Asthma voraussagen und einige Jahre später die Erfüllung der Prophezeiung erleben. In neuerer Zeit haben Besançon und de Jong auf die „Tracheobronchitis spasmodica" als Vorläufer von Asthma hingewiesen, die in nächtlichen Anfällen von heftigem Husten besteht.

Ebenfalls als gemeinsamer Ausdruck einer Allergie muß wohl die Kombination von Asthma mit Migräne aufgefaßt werden. Auch Wechsel zwischen asthmatischen und Migräneanfällen ist schon beobachtet worden. Doch muß man mit der Deutung solcher Beobachtungen vorsichtig sein, wie ein Fall beweist, in dem das Aspirin, das zur Beseitigung der Migräne genommen wurde, sich als asthmogene Substanz entpuppte.

Einen merkwürdigen Wechsel zwischen Colica pseudomembranacea und Asthma hat Strümpell mitgeteilt. In dem zweiten der S. 1244 erwähnten Fälle stellte sich nach manchen Anfällen eine Colica pseudomembranacea mit Durchfällen ein.

Eigentümliche Beziehungen bestehen auch zwischen Asthma und Gicht. Schon Trousseau kannte Kranke, bei denen Gichtanfälle und Zeiten von Asthma wechselten, und Umber hat diese Beobachtung neuerdings bestätigt. Dagegen ist die Einreihung des Asthmas in die Gruppe der „arthritischen Diathese" nicht geglückt, und chronische Arthritis, Fettsucht, Gallensteine usw. kommen bei Gichtikern nicht besonders häufig vor.

Ob der Beobachtung Trousseaus über das Abwechseln von Hämorrhoidalbeschwerden und Asthma ein tieferer Zusammenhang zugrunde liegt, kann ich nicht entscheiden.

Diagnose. Sieht man einen Patienten im Anfall, so kann die Diagnose kaum zweifelhaft sein. Das laute Geräusch bei der Atmung, die pfeifende langgezogene Exspiration, die Lungenblähung, vielleicht auch das Sputum, lassen an der Diagnose keinen Zweifel. Doch darf man nie vergessen, daß ein typisches Bronchialasthma auch bei einem Menschen vorkommen kann, der gleichzeitig an einer anderen Krankheit leidet. Deshalb ist die Untersuchung des übrigen Körpers nicht zu vernachlässigen.

Man muß aber immer daran denken, daß ein richtiges Bronchialasthma auch durch Druck auf den Vagus ausgelöst werden kann. z. B. infolge von malignen Tumoren oder von Bronchialdrüsentuberkulose. Besteht das Asthma schon seit vielen Jahren, so ist eine solche Ätiologie unwahrscheinlich. Handelt es sich um einen frischeren Fall, so muß man auf derartige Krankheiten fahnden. Freilich kann das nicht im Anfalle selbst geschehen, sondern man muß die Untersuchung auf das Intervall verschieben.

In der anfallfreien Zeit kann die Diagnose schwieriger sein. Doch beschreibt jeder Asthmatiker seinen Anfall so typisch, daß man in der Regel durch eine genaue Anamnese erfahren kann, ob wirkliches Bronchialasthma vorliegt. Eine genaue Anamnese muß aber auch in den Fällen vorgenommen werden, die schon lange als Asthma behandelt werden, weil der Laie jede Dyspnoe als Asthma bezeichnet und es vorkommen kann, daß der Patient von vielen Ärzten behandelt wird, die sich alle mit der vom Kranken gestellten Diagnose Asthma begnügt haben.

Mit der Diagnose eines Bronchialasthmas ist es aber nicht getan. In jedem Fall muß man zuerst suchen, irgendwelche Idiosynkrasien nachzuweisen, weil dadurch unter Umständen ein Weg gewiesen werden kann, der zu dauernder Anfallsfreiheit führen kann.

Oft kommt man am sichersten zum Ziel durch eine genaue Anamnese. Das Auftreten oder Ausbleiben der Anfälle zu bestimmten Jahreszeiten, an bestimmten Orten, in bestimmten Häusern oder Zimmern kann auf eine Fährte führen. Man frage auch stets nach Haustieren, nach Erfahrungen über den Einfluß von Nahrungsmitteln usw. Oft entdecken die Patienten die Zusammenhänge erst, wenn man sie auf bestimmte Möglichkeiten aufmerksam gemacht und zu genauerer Beobachtung aufgefordert hat.

Ein anderer Weg ist die Prüfung der Hautempfindlichkeit gegenüber verschiedenen „Allergenen". Darüber, ob diese Prüfung am besten durch kutane, intrakutane oder subkutane Applikationen geschieht, herrschen verschiedene Meinungen. Die kutane Impfung mit oberflächlichen Skarifikationen hat jedenfalls den Vorzug der absoluten Unschädlichkeit, während bei intrakutaner oder gar subkutaner Einverleibung durch Resorption sehr unangenehme Anfälle ausgelöst werden können. Am empfindlichsten ist nach de Besche das Aufstreichen von Lösungen auf die Konjunktiven. Der Einwand, daß bei der Skarifikation unkontrollierbare Mengen von Substanz resorbiert werden, hat wenig zu bedeuten, da wir auch bei der Einspritzung nicht wissen, wieviel wirksame Substanz wir in der injizierten Flüssigkeitsmenge haben, indem wir ja noch keine Mittel besitzen, um die Substanzen zu titrieren.

Wichtig ist immer die Anwendung einer großen Menge von Extrakten. Das ist sehr leicht mit Hilfe der Gruppenproben von Parke Davis & Cie., die in Tuben je 4—6 verschiedene Extrakte in Salbenform enthalten. Etwas über 30 solcher Tuben enthalten also schon eine ganze Anzahl solcher Extrakte, die wichtigsten Nahrungssubstanzen, Epidermisprodukte verschiedener Tiere, Bakterienleibessubstanzen, Pollenkörner. Wenn man bei einzelnen Gruppen Reaktionen erhält, so kann man mit Tuben, die nur eine Substanz erhalten, feststellen, welcher Stoff aus der Mischung für die Reaktion verantwortlich zu machen ist. Gegen diese Methode ist schon eingewandt worden, die Mischung verdünne die einzelnen Stoffe zu stark, die Extrakte kämen in Salbenform nicht richtig zur Wirkung, und die Wirksamkeit gehe mit der Zeit verloren. Storm van Leeuwen, Kämmerer u. a. ziehen es deshalb vor, die Lösungen selbst herzustellen, sie nicht zu Mischungen zu vereinigen und die Extrakte nach einiger Zeit immer wieder frisch zu bereiten. Dieses Verfahren würde aber dazu führen, daß die Methode immer auf wenige Forscher beschränkt bleibt. Nach meiner Erfahrung leisten die Tuben ganz genügende Dienste.

Als positiv wird die Reaktion angegeben, wenn der Durchmesser der Rötung, die etwa 10 Minuten nach der Impfung entsteht, mindestens 5 mm beträgt. Schon das zeigt, daß der Beurteilung eine gewisse Willkür anhaftet. Denn bei unspezifisch reizbarer Haut kann ein Durchmesser von 6 mm die gleiche Bedeutung haben wie ein solcher von 4 mm bei geringer vasomotorischer Reizbarkeit der Haut. Es ist deshalb immer nötig, den Ausfall der ganzen Serie von Reaktionen zu berücksichtigen. In der Regel erhält man dann bei einer ganzen Reihe von Substanzen positive Reaktionen, auch bei solchen, die mit dem Asthma des Patienten sicher nichts zu tun haben. Besonders stark fallen unsere Reaktionen immer mit Fischextrakten aus, auch bei Gesunden und bei Asthmakranken, die angeben, überhaupt nie Fische zu genießen. Aber selbst die scheinbar spezifische Reaktion auf eine einzige Substanz braucht mit der Asthmaauslösung des geprüften Patienten nichts zu tun zu haben. So beobachteten Widal, Abrami und Lermoyez bei einem Patienten nach kutaner Einverleibung von Pollenextrakt eine starke Papel, eine hämoklastische Krise und 12 Stunden später einen Asthmaanfall. Trotzdem gab der Patient an, er habe nur im Beginn seines Leidens einen Sommer hindurch an Anfällen gelitten, später durchaus unregelmäßig, ohne Zusammenhang mit den Jahreszeiten, und die Anfälle wurden auch durch Kälte und durch Aspirin ausgelöst. Die kutanen Proben liefern also durchaus nicht immer eindeutige Ergebnisse. Aber wenn es mit ihnen gelingt, die Ätiologie eines einzigen Falles aufzuklären und damit den Patienten von seinen Anfällen zu befreien (z. B. in einem Fall meiner Beobachtung: positive Reaktion auf Geflügelfedern und Aufhören der Anfälle bei Vermeidung von Bettwerk mit Federn), so ist das mit Dutzenden von erfolglosen Untersuchungen nicht zu teuer erkauft. Das Experimentum crucis kann man evtl. durch Inhalation der zerstäubten Substanz oder dergleichen anstellen.

Auf Spätreaktionen, die in einzelnen Fällen auftraten, macht Kämmerer aufmerksam.

Findet man keine Zeichen von Überempfindlichkeit, so muß die psychischnervöse Persönlichkeit des Asthmatikers so eingehend wie möglich geprüft werden. Oft stößt man dann (auch ohne schulgerechte „Psychoanalyse") auf asthmogene Momente, die für die psychische Therapie von Wichtigkeit sind.

Differentialdiagnose. Ist der Anfall nicht ganz typisch, so können verschiedene Arten von anfallsweiser Dyspnoe differentialdiagnostisch in Frage kommen.

Zunächst kommen die erwähnten Krankheiten in Betracht, die durch Druck auf den Vagus Asthmaanfälle hervorrufen können. Sie führen bisweilen auch zu weniger typischen Attacken von Dyspnoe. Besonders wichtig ist die Bronchialdrüsentuberkulose (vgl. S. 955). Freilich werden hier selten Allgemeinsymptome wie Fieber und Abmagerung fehlen.

Glottiskrampf und Glottisödem machen in der Regel eine mehr inspiratorische Dyspnoe, ebenso Lähmung der Stimmritzenerweiterer (vgl. S. 955). Meistens wird die Anamnese Aufschluß ergeben. In zweifelhaften Fällen schafft die laryngoskopische Untersuchung Klarheit.

Bei Bronchitis, besonders bei der Kapillarbronchitis der Kinder können bisweilen asthmaähnliche Symptome vorkommen. Stridor und Lungenlähmung sind vorhanden, aber der Verlauf ist ein wesentlich anderer. Die Symptome treten nicht plötzlich ein, sondern entwickeln sich langsam aus dem Krankheitsbilde der Bronchitis heraus. In zweifelhaften Fällen darf man nur dann von einem Bronchialasthma sprechen, wenn man außer der charakterischen Dyspnoe und der Lungenblähung auch die typischen Bestandteile des Sputums nachgewiesen hat.

Gelegentlich kann auch das Lungenödem differentialdiagnostisch in Betracht kommen. Bisweilen ist es sogar mit Asthma kombiniert (v. Hößlin). Der Befund von viel Eiweiß im Sputum läßt die Diagnose auf Lungenödem stellen.

Schwieriger kann gelegentlich die Differentialdiagnose gegenüber hysterischen Atemstörungen werden. Freilich wird die hysterische Tachypnoe nie zu Verwechslung Veranlassung geben, auch der hysterische Zwerchfellkrampf kaum je, da man hier sofort erkennt, daß in den Luftwegen kein Hindernis besteht und die Atmungsbewegungen krampfhaft, von Pausen unterbrochen sind. Dagegen kommt es vor, daß Hysterische einen asthmatischen Anfall imitieren. Doch wird dabei keine erhebliche Lungenblähung erreicht, und alle auskultatorischen Erscheinungen fehlen.

Verwechslungen mit Atemstörungen, die durch Bulbärparalyse und andere Erkrankungen des Zentralnervensystems hervorgerufen werden, kommen kaum vor.

Eine äußere Ähnlichkeit mit dem Asthma bronchiale können gelegentlich das Asthma cardiale und uraemicum haben. Das Asthma cardiale macht keine oder nur geringe Lungenblähung und keine Rhonchi. Tritt es aber bei gleichzeitig bestehendem Emphysem und Bronchialkatarrh auf, so kann die Unterscheidung im Anfall selbst schwierig werden. Freilich wird man selten andere Stauungserscheinungen, Zyanose, Leberschwellung, Kleinheit oder Unregelmäßigkeit des Pulses vermissen. Es gibt aber Fälle, in denen erst die weitere Beobachtung Klarheit bringt. Es kommen auch bei Asthmatikern Herzstörungen vor, doch wird man diese Fälle durch die Anamnese von einem Asthma cardiale immer unterscheiden können. Bisweilen entscheidet die Beschaffenheit des Sputums (Herzfehlerquellen) die Diagnose. In zweifelhaften Fällen ist die Blutuntersuchung nicht zu unterlassen (Eosinophilie!).

Das Asthma uraemicum geht in der Regel mit anderen urämischen Erscheinungen, Kopfschmerz, Erbrechen usw. einher, und im Urin findet man Eiweiß. Die Lungenerscheinungen können auch hier nur dann zu einer Verwechslung Veranlassung geben, wenn gleichzeitig Emphysem und Bronchitis vorhanden sind. Auch hier wird wohl in der Regel die Anamnese darüber Aufschluß geben, ob etwa eine Kombination von Bronchialasthma und Nephritis vorliegt.

Prognose. Am Anfall stirbt sozusagen niemand. Wenn, wie erwähnt, bisher erst 20 Sektionen von im Anfall verstorbenen Patienten vorliegen, so zeigt das die Seltenheit dieses Ereignisses. Sehr viel häufiger ist die Entwicklung eines Emphysems, die schließlich zum Tode führt.

Die Prognose quoad sanationem ist niemals mit Sicherheit oder auch nur mit Wahrscheinlichkeit zu stellen. Die Einflüsse, die auf den Patienten wirken, seine allergische Disposition, seine psychische Verfassung und seine nervöse Konstitution sind so unberechenbar, daß leicht erscheinende Fälle sich als außerordentlich hartnäckig erweisen und ungünstig erscheinende Fälle plötzlich ausheilen können. Im ganzen ist die Prognose um so günstiger, je kürzer die Krankheit besteht, je weniger Heilversuche schon unternommen sind und je rascher der Patient in eine sachgemäße Behandlung kommt. Am hartnäckigsten sind die Fälle mit chronischer trockener Bronchitis und mit schwerer Neurasthenie.

Man betone dem Patienten gegenüber immer die Möglichkeit einer Heilung, verspreche aber nur eine erhebliche Besserung. Recht oft gelingt es, durch Ermittelung der Ursache, die die letzten Anfälle ausgelöst hat, das Leiden für eine gewisse Zeit zu beseitigen, aber recht häufig stellt es sich dann wieder ein und wird von jetzt an durch andere Gelegenheitsursachen ausgelöst.

Therapie. Bei der Behandlung des Asthmas ist zu unterscheiden zwischen der Behandlung des Anfalles selbst, der Kupierung des Anfalles und der Behandlung in der anfallfreien Zeit bzw. der Prophylaxe der Anfälle.

1. Für die Behandlung des Anfalles selbst hat die bessere Erkenntnis der Pathogenese solidere Grundlagen geschaffen und zu Fortschritten in therapeutischer Hinsicht geführt. Drei Dinge sind es, die im Anfall eine wichtige Rolle spielen: der Bronchialmuskelkrampf, die Schwellung und Sekretion der Bronchialschleimhaut und die Erregung im anfallauslösenden nervösen Apparat.

Der Bronchialmuskelkrampf kann, wie die Untersuchungen von Pollack und Januschke und die Arbeiten von Bähr und Pick gezeigt haben,

durch Lähmung oder Betäubung der erregten Vagusfasern oder aber durch
Erregung der vom Sympathikus innervierten Bronchodilatatoren aufgehoben
werden. Als vaguslähmendes Mittel kommt in erster Linie Atropin in
Frage. Dieses Mittel wird am besten subkutan in der Dosis von 0,5—1 mg
angewandt und wirkt in vielen Fällen überraschend schnell. Der Patient kann
in 4—5 Minuten beschwerdefrei sein, und man kann die Einspritzung, wenn
mehrere Anfälle im Tag eintreten, innerhalb eines Tages auch wiederholen.
Eine Gefahr der Gewöhnung besteht nicht. Leider reagieren durchaus nicht
alle Anfälle so günstig; es kann auch vorkommen, daß das Mittel beim ersten
Anfall sehr schön wirkt und bei den folgenden versagt. Wenn Emphysem und
chronische Bronchitis vorhanden sind, so soll das Atropin den Anfall bisweilen
direkt verschlimmern, indem es die Expektoration erschwert. Einzelne Autoren
halten es deshalb bei diesen Zuständen für kontraindiziert.

Auch Amylnitrit hat nach den Untersuchungen von Bähr und Pick
eine Lösung des Bronchialmuskelkrampfes zur Folge. Von den Einatmungen
mit 3—4 Tropfen dieses Mittels sind in der Tat schon gute Erfolge berichtet
worden. Ich selbst habe davon nur sehr bescheidene Wirkungen gesehen.

Wenig wirksam ist auch das warmempfohlene Benzoylbenzoat und das
Papaverin (vgl. Snapper). Doch können alle diese Mittel in hartnäckigen
Fällen versucht werden, da sie gelegentlich doch einmal helfen können. Die
Räucherpulver und Asthmazigaretten verdanken ihre Wirkung teilweise
ebenfalls einer direkten Wirkung von Nitriten und von atropinähnlichen Alaka-
loiden (Hyoszyamin) auf den Bronchialmuskelkrampf, teilweise vielleicht auch
einer Wirkung auf das Atemzentrum (s. unten). Sie enthalten meistens pulveri-
sierte Blätter von Datura.

Von der Voraussetzung ausgehend, daß das Diuretin die glatten Muskeln der
Bronchien ebenso wie die der Gefäße beeinflussen könne, hat von den Velden
dieses Mittel beim Asthma versucht und über gute Resultate berichtet. Er
empfiehlt im Beginn des Anfalls 1,0 in Wasser gelöst per os zu geben. Erfolgt
nach 10—15 Minuten keine Linderung, so soll man eine zweite, eventuell noch
eine dritte Dosis geben.

Ein Mittel, das (neben der Erregung des Atemzentrums) die bronchokonstrik-
torischen Vagusfasern lähmt, ist das Lobelin. Deshalb wirkt oft Tinctura
Lobeliae lindernd. Man gibt bis zu 20 Tropfen pro dosi eventuell in Lösung
kombiniert mit Jodkali, Tinctura opii u. dgl. Im ganzen empfiehlt sich das
Mittel mehr als Prophylaktikum im Intervall oder vor dem zu erwartenden
Anfall.

Das gleiche gilt von der Tinctura Quebracho, die kaffeelöffelweise verordnet wird.

Eine Erregung der bronchodilatatorischen Fasern wird in erster
Linie durch Adrenalin bewirkt. Man injiziert 1 ccm der 1⁰/₀₀igen Lösung
subkutan oder intramuskulär. Die Wirkung kann sehr prompt sein, so daß
der Anfall in 10 Minuten vorüber ist. Das Adrenalin wirkt weitaus am stärksten
und regelmäßigsten von allen Mitteln, viel regelmäßiger als das Atropin. Ganz
besonders hat sich die Kombination mit Hypophysenextrakt bewährt.
Diese Kombination wird als „Asthmolysin" viel verwendet (0,8 mg Adrenalin
mit 0,04 Hypophysenextrakt). Wenn auch in manchen Fällen die entsprechende
Menge von Adrenalin genau gleich wirkt, so gibt es doch zweifellos Patienten,
bei denen die Kombination den Anfall rascher und sicherer beseitigt als Adrenalin
allein und namentlich als das (allein nur wenig wirksame) Hypophysenextrakt.
Merkwürdig ist, wie selten man im Asthmaanfall die sonst bei diesen Dosen
gelegentlich beobachteten Nebenwirkungen (Herzklopfen, Blässe usw.) sieht.

An Stelle von Adrenalin ist neuerdings das aus Ephedra vulgaris hergestellte, von Chen und Schmidt und von Nagel untersuchte Ephedrin empfohlen worden (Pollak und Robitschek, Jansen) ebenso das mit ihm identische (nur optisch inaktive) synthetisch gewonnene Ephetonin (Methylenphenylamino-propanol). Es unterscheidet sich vom Adrenalin nur durch den Phenylrest an Stelle des Brenzkatechinringes. In Dosen von 0,04 bei subkutaner Einverleibung, in Dosen von 0,05 per os entfaltet es eine dem Adrenalin ähnliche, nur über längere Zeit sich hinziehende Wirkung auf Blutdruck, Puls usw. Auf die asthmatischen Anfälle wirkt es ganz ähnlich wie das Adrenalin, es hat aber den großen Vorzug, daß es auch innerlich die gleiche Wirkung zeigt wie bei Injektion. Der Patient wird dadurch unabhängig von der Spritze. W. Fischer betont, daß das Ephetonin von manchen Patienten dem Ephedrin vorgezogen werde, weil es weniger Herzbeschwerden verursache. Ich habe keinen wesentlichen Unterschied zwischen beiden Mitteln feststellen können. Die Injektion wirkt bei schweren Anfällen prompter, sonst hat Ephedrin bei oraler Eingabe die gleiche Wirkung wie Adrenalineinspritzungen. Es gibt aber auch Fälle, die auf Asthmolysin noch besser reagieren. Ephedrin und Ephetonin kommen in Tabletten und in Ampullen mit je 0,05 Gehalt in den Handel (Merck, Darmstadt).

Eine Erregung der Bronchialerweiterer wird nach Bähr und Pick auch durch Koffein, Chinin und Jodsalze bewirkt. Während des Anfalles kann man recht wohl einen Versuch mit 0,3 Koffein subkutan machen. Interne Verabreichung von Koffein (nach Kraus 0,2 Koffein mit 0,8 Antipyrin), Chinin oder Jodnatrium bringt bisweilen Erleichterung, beseitigt aber den Anfall nicht ganz. Nach F. Meyer wirkt das Koffein allerdings nur zentral.

Die Erregung des Atemzentrums wird am sichersten durch das Morphium bekämpft. Für sehr schwere Anfälle ist es bisweilen unentbehrlich. Doch wende man es erst an, wenn alles andere versucht worden ist, da sehr leicht eine Gewöhnung eintritt. Bei Patienten, bei denen diese Gewöhnung schon eingetreten ist, und die bei jedem Anfall eine Einspritzung haben wollen, kann man versuchen, statt des Morphiums einmal Atropin oder destilliertes Wasser zu injizieren. Gelegentlich kommt es vor, daß der Patient die Täuschung nicht merkt, und daß die Injektion von Wasser auf suggestivem Wege den gewünschten Erfolg bringt. Häufig gelingt es nicht, aber dann hat man wenigstens Zeit gewonnen und kann einen Versuch mit einer etwas schwächeren Lösung als die, an die der Patient gewöhnt ist, machen und allmählich die Dosis weiter vermindern.

Neuerdings hat Dehner sehr eindringlich vor dem Gebrauch von Morphium im Anfall gewarnt, weil in einem der von ihm mitgeteilten Todesfällen der Tod etwa 8—9 Stunden nach 0,02 Morphium + 0,0005 Skopolamin, im anderen etwa 24 Stunden nach zweimal 0,02 Morphium eingetreten war, und weil in den Todesfällen der Literatur wiederholt als Therapie des tödlichen Anfalles Morphium angegeben ist. Es läßt sich nicht bestreiten, daß Morphium bei einem hochgradigen Atemhindernis das Atemzentrum so weit lähmen kann, daß Erstickung eintritt. Andererseits ist zu berücksichtigen, daß in den Fällen, die so schwer sind, daß sie zur Erstickung führen, ein Arzt schon sehr überzeugt von der gefährlichen Wirkung des Morphiums sein muß, um dem Kranken die subjektive Erleichterung durch das Morphium vorzuenthalten. Ich möchte deshalb den Gebrauch von Morphiumpräparaten, von deren glänzenden Wirksamkeit ich mich wiederholt überzeugt habe, nicht vollständig missen, aber dringend vor großen Dosen warnen, ebenso vor dem Gebrauch von Skopolamin und raten, niemals Morphium allein zu geben, sondern immer nur in Kombination mit Atropin, etwa auch Papaverin (z. B.

als Spasmalgin Roche) und mit Adrenalin bzw. Asthmolysin oder Lobelin. Überhaupt haben ja das Adrenalin und Ephedrin unsere Behandlungserfolge so stark verbessert, daß die Anwendung von Morphium viel seltener nötig ist als früher.

Auch Chloral zeigt bisweilen eine gute Wirkung, ebenso Bromoform. Hier wären ferner die Antineuralgika zu erwähnen, vor allem Antipyrin. Auch das Aspirin gehört vielleicht hierher, das bisweilen den Anfall wenigstens mildert, aber allerdings auch Anfälle auslösen kann. In hartnäckigen Fällen empfiehlt D. Gerhardt ein Brechmittel.

Bei der außerordentlichen Wichtigkeit, die den psychischen Vorgängen und der veränderten Atemtätigkeit bei der Entstehung des Asthmaanfalles zukommt, kann man bisweilen auch ohne die Anwendung von Medikamenten einen Anfall zum Verschwinden bringen. Gelegentlich wirkt die gröbste Suggestion Wunder. In allen Fällen ist aber zunächst jeder Umstand zu vermeiden, der das Gefühl der Atemnot steigern oder stärker zum Bewußtsein bringen könnte. Angehörige, denen man ihre Besorgnis allzusehr ansieht, sind zu entfernen. Der Patient soll nach Möglichkeit Ruhe haben und ist in der Stellung, in der ihm die Atmung am leichtesten wird, bequem zu lagern. Dann kann man versuchen, seine fehlerhafte Atmung zu verändern, indem man ihn veranlaßt, ohne jede Anstrengung und ohne Pressen auszuatmen und nicht zu tief einzuatmen. Sänger hat zu diesem Zweck eine Zählmethode empfohlen, die darin besteht, daß der Kranke mit mäßig lauter Stimme langsam zählt und dabei besonders die Vokale lang dehnt. Auf jede Zahl soll etwa eine Sekunde kommen. Der Patient soll so lange Zahlen hersagen, als ihm irgendwie während einer Exstirpation möglich ist. Ist der Lufthunger unüberwindlich, so soll er einatmen, aber nur so lange, als der Dauer einer gesprochenen Zahl entspricht, und dann wieder anfangen zu zählen, oder unter Auslassung einer Zahl weiterzählen. Doch läßt diese Zählmethode in allen schwereren Anfällen im Stich und hat auch bei leichten Anfällen nur dann Erfolg, wenn sie schon in der anfallfreien Zeit geübt worden ist. Auch der von Sänger konstruierte „Lungenventilator" kommt für schwerere Anfälle nicht in Betracht. Von Apparaten kann einzig die Kuhnsche Lungensaugmaske während leichterer Anfälle angewandt werden, von der man bisweilen schöne Erfolge sieht. Weitaus in den meisten Fällen gelingt es aber nicht, den ausgebrochenen Anfall durch Beeinflussung der Atmung zu beseitigen, und die psychische Behandlung erreicht nur einen milderen Verlauf des Anfalles.

Auch die Wirkung der ableitenden Mittel läßt sich vielleicht dadurch erklären, daß der Reiz, der an einer anderen Stelle des Körpers gesetzt wird, die Aufmerksamkeit des Kranken von seiner Dyspnoe ablenkt, so daß die Atmung ruhiger wird. Dadurch wird die Erregung des Vaguszentrums vermindert und das Verschwinden des Anfalls eingeleitet. Als solche ableitende Mittel erweisen sich Senfbäder (für Hände und Füße), Elektrisieren usw. wirksam. Ob die „ableitenden" Methoden durch Wirkung auf die „anaphylaktoiden" Vorgänge den Anfall selbst beeinflussen können, erscheint sehr zweifelhaft.

Das Gefühl der Atemnot, das den Anfall auslöst und unterhält, kann auch dadurch beseitigt werden, daß man die Schwellung der Nase durch Kokain beseitigt oder daß man die Expektoration erleichtert. Für die Erleichterung der Expektoration genügt gelegentlich die Einatmung feuchter Luft, z. B. mit Hilfe des Bronchitiskessels, besonders wirksam sind die Jodsalze. Vielleicht wirkt auch die Vibrationsmassage in dieser Weise, wenn sie nicht etwa reflektorisch den Atemtypus verändert. Siegel rühmt die Vibrationsmassage besonders und empfiehlt, sie an zwei Punkten rechts und links etwa einen Finger breit unterhalb des Schulterblattwinkels anzuwenden. Da man während des

Anfalles nicht immer einen Vibrationsapparat zur Verfügung hat, kann man die Vibrationen auch von Hand vornehmen.

Auch die Bekämpfung des Hustenreizes kann unter Umständen zur Beendigung eines Anfalles führen. Am wirksamsten ist natürlich Morphium in kleinen Dosen bzw. seine Derivate. Die Verabreichung per os genügt immer zu diesem Zwecke.

Die Zerstäubungsmittel sollen bei der Besprechung der Kupierung des Anfalles erwähnt werden, da sie zu diesem Zwecke wirksamer sind als bei schon ausgebrochener Attacke. Dagegen schaffen die Räucherungen auch während des Anfalles oft große Erleichterung. Wie sie wirken, läßt sich im einzelnen Falle nur schwer sagen. Sie enthalten meistens Stramoniumpräparate, auch Bestandteile von Hyoszyamus und anderen Solaneen, namentlich Belladonna, ferner Salpeter, Herba Lobeliae und Geruchskorrigentien, außerdem oft Salpeter, so daß bei der Verbrennung Nitrite entstehen. Sie werden entweder in Form von Räucherpulvern angewendet, die man in einer Menge von 1—2 Teelöffel auf einem Teller anzündet und während des Verglimmens so unter Nase und Mund hält, daß der Rauch bei der Einatmung tief eindringt, oder als Räucherpapier (z. B. die offizinelle Charta nitrata) oder endlich in Form von Asthmazigaretten. Die meisten Asthmatiker verfügen schon über ausgedehnte Erfahrungen und wissen, in welcher Weise sie ein Präparat anwenden müssen, und welches ihnen am meisten nützt. Gelegentlich stumpft sich aber die Wirkung ab, und ein Wechsel kann dann häufig Nutzen bringen. Die Räucherpulver sind bisweilen deshalb unwirksam, weil ihr Rauch nicht genügend eingesogen wird, deshalb sind oft die Zigaretten besser. Die gebräuchlichsten Pulver sind das Reichenhaller, das Neumeiersche und das Abessynische Asthmapulver (Exibard). Empfehlenswert sind z. B. die Folia Stramonii nitrata der Berliner Magistralformeln (Fol. Stramon. conc. 150,0 mit einer heißen Lösung von Kal. carbon. 0,25, Kal. chloric. 1,0, Kal. nitric. 50,0 in 100 Wasser getränkt und getrocknet. Auch Räucherkerzchen sind im Handel. Von den Zigaretten sind die Neumeierschen, die sog. Wiener-Zigaretten, die Espicschen, die von Plaut und die von Bier frères in Brüssel im Handel sowie die sog. Abessynischen. (Die Zusammensetzung dieser Mittel sowie einer Anzahl von Geheimmitteln siehe bei Siegel und bei Grimm.)

Die Auswahl der verschiedenen Mittel richtet sich nach der Schwere des Anfalles. In leichten Anfällen genügt bisweilen die Disziplinierung der Atmung, speziell mit Hilfe der Sängerschen Zählmethode. Bei schwereren Anfällen dagegen schadet man nur, wenn man den Patienten damit plagt. Dann kann man es mit Vibrationsmassage, mit der Verabreichung von Expektorantien oder Hustenmitteln u. dgl. versuchen. In der Regel ist es aber am besten, sofort Ephedrin oder Ephetonin zu geben, Räucherungen zu versuchen oder Einspritzungen von Atropin, Adrenalin oder Asthmolysin zu machen. Als Ultimum refugium bleibt das Morphium.

2. Die Kupierung des Anfalles vor seinem vollen Ausbruch ist viel erfolgreicher als die Behandlung der vollentwickelten Attacke. Zum Teil kommen hier die gleichen Mittel in Betracht, die oben erwähnt wurden, aber da das nervöse Moment eine so wichtige Rolle bei der Auslösung des Anfalles spielt, ist die Suggestion viel wirksamer, und außerdem gelingt es bisweilen, den Patienten dazu zu veranlassen, daß er seine Atmung willkürlich ändert und dadurch den Ausbruch des Anfalles verhindert.

Die Disziplinierung der Atmung in der Weise, daß die Exspirationen sanfter und dadurch wirksamer gemacht und die Inspiration weniger ausgiebig gestaltet wird, genügt bisweilen, um den Anfall zu kupieren. Auch die Regularisierung der häufig stoßweise und ungleich erfolgenden Atmung ist wichtig.

Hier kann mit der bereits erwähnten Sängerschen Zählmethode viel erreicht werden. In anderen Fällen erweist sich die Anwendung der Kuhnschen Saug-maske als zweckmäßig. Doch wird bei der Mehrzahl der Patienten durch alle derartigen Methoden das Gefühl der Dyspnoe nur gesteigert, und es muß im Gegenteil alles vermieden werden, was ihnen irgendwie als eine Erschwerung der Atmung erscheint. Wir haben gesehen, daß das subjektive Gefühl einer Atembehinderung eine wichtige Rolle in der Genese des Asthmas spielt, und deshalb kann jede sonst noch so zweckmäßige Methode die Sachlage ver-schlimmern. Es gibt Patienten, die sich stundenlang mit der Zählmethode abquälen und mit dem Anfall kämpfen, bis sie auf den Kampf verzichten, durch ein paar tiefe Atemzüge ihren Lufthunger befriedigen und den Anfall dadurch vertreiben. Man muß sich durch die Erfahrungen des Kranken selbst und durch dessen Persönlichkeit und Temperament leiten lassen.

Eine wichtige Rolle spielen für die Kupierung des Anfalles die Räuche-rungen und die Applikationen von zerstäubten Medikamenten. Die Räuche-rungen sind schon erwähnt. Sie haben den Nachteil, daß sie nicht überall angewandt werden können. Zweckmäßiger sind die Medikamentenzerstäu-ber, die man in der Rocktasche herumtragen und jederzeit anwenden kann. Die Flüssigkeit kann in die Nase oder in den Rachen eingeblasen werden. Von allen Apparaten, die schon empfohlen worden sind, sind die besten diejenigen, die am wenigsten Raum in Anspruch nehmen und am unauffälligsten appliziert werden können. Besonders empfehlenswert scheint mir der Apparat von Stäubli (Sanitätsgeschäft Hausmann, St. Gallen), der eine außerordentlich feine Zer-stäubung des Medikaments erlaubt und nur sehr geringe Mengen des Arznei-mittels erfordert. Auch der Sängersche Apparat (Med. Klinik 1912, S. 944) kommt in Betracht, während der sehr verbreitete Tuckersche Apparat nicht so zweckmäßig und sehr teuer ist. Manche Kranke ziehen auch einen etwas größeren Apparat vor, z. B. den Ritsertschen.

Für viele Kranke ist schon das Gefühl, etwas bei sich zu haben, was den Anfall prompt beseitigt, genügend, um den Anfall zu verhindern. Manche Asthmatiker lieben es auch, vor irgendeinem geselligen Anlaß sich etwas von dem Mittel einzusprayen, und fühlen sich dann sicher. Neben dieser rein sug-gestiven Wirkung kommt aber auch der applizierten Flüssigkeit eine große Bedeutung bei. Wenn sie fein verteilt ist, so gelangt sie bis in die tiefsten Luft-wege und kann hier sehr wohl einen Einfluß auf die Schleimhaut der feinsten Bronchien ausüben. Teilweise besteht die Wirkung in einer Abschwellung der Schleimhaut, teilweise kommt es vielleicht auch zu einer Wirkung auf die Bronchialmuskulatur.

Als Mittel, die auf diese Weise in die Luftwege appliziert werden, kommen Adrenalin, Atropin und Kokain bzw. dessen Ersatzpräparate in Betracht. Sie bilden auch die wesentlichen Bestandteile der viel verbreiteten Geheimmittel, z. B. des Tuckerschen. An der Stelle dieses außerordentlich teueren Mittels empfiehlt Einhorn: Kokainnitrit 1,028%, Atropinnitrit 0,581%, Glyzerin 32,16%, Wasser 66,23%. Goldschmidt empfiehlt: Alypin nitr. 0,3, Eumydrin nitr. 0,15, Glyzerin 7,0, Aqu. dest. 25,0, Ol. pini pumil. gtt. I. Stäubli ver-wendet als Vorbeugungsmittel und bei leichten Anfällen eine 1‰ige Adre-nalinlösung, bei schweren Anfällen: Adrenalin (1 : 1000) 9,0, dazu von einer Lösung, die in 10 ccm Aqu. dest. 0,1 Atropin sulfur. und 0,25 Cocain muriat. enthält, 1,0 ccm. Edens gibt folgende Zusammensetzung an: Atropin. sulfuric. 0,03—0,05 Cocain. hydrochloric., Kalii sulfuric. āā 0,3—0,5, Glycerin. puriss. 3,0, Suprarenin. hydrochloric. (1 : 1000) ad 25,0. Diese Applikationen mit Hilfe des Sprays können einen schon ausgebrochenen Anfall rasch zum Verschwinden bringen, viel wirksamer sind sie aber, wenn sie beim Herannahen der ersten Zeichen, die erfahrungsgemäß einen Anfall einleiten, zur Verwendung kommen.

3. Die Behandlung in der anfallfreien Zeit hat: a) die Gelegenheitursachen für die Anfälle soviel wie möglich zu beseitigen; b) die Asthmabereitschaft zu bekämpfen. Die Asthmabereitschaft kann in erster Linie in einem vorhandenen Leiden der Respirationsorgane, in der allergischen Umstimmung des Körpers, in einer abnormen Anspruchsfähigkeit des nervösen Apparates oder in psychischen Zuständen begründet sein. Gegen alle diese Einzelbestandteile der Asthmabereitschaft kann sich die Therapie richten. Endlich müssen eine Reihe von Maßnahmen besonders besprochen werden, von denen nicht sicher ist, wie sie wirken, oder die sich gegen mehrere der erwähnten Faktoren richten können.

a) Die Beseitigung der Gelegenheitsursachen ist dann möglich, wenn eine monovalente Idiosynkrasie als Ursache der Anfälle festgestellt ist. Entfernung eines Fellfärbers oder Müllers aus dem Beruf, Beseitigung von Hunden, Katzen oder anderen Tieren, Verbot des Genusses von Eiern, Vermeidung von federhaltigem Bettwerk oder Roßhaarmatratzen und -Kissen oder von kapokgefülltem Bettmaterial usw. kann zu vollem Erfolg führen. Bei Patienten mit Überempfindlichkeit gegen die Verunreinigung des Bettmaterials kann häufiges Desinfizieren des Bettwerks helfen (Storm van Leeuwen). Aber auch bei polyvalenter Überempfindlichkeit kann die Beseitigung wenigstens einer oder einiger weniger Gelegenheitsursachen schon einen großen Erfolg bedeuten, weil dadurch nicht nur das Leiden erträglicher gestaltet wird, sondern die Bekämpfung der spärlicher gewordenen Anfälle leichter ist als der gehäuften. Andererseits schließt auch bei monovalenter Überempfindlichkeit die Vermeidung der Gelegenheitsursache noch nicht die Sicherheit einer Heilung in sich, weil die Allergie später polyvalent werden kann.

Eine Beseitigung der Anfallgelegenheiten kann auch durch die Klimatotherapie erreicht werden, die weiter unten besprochen ist.

Bei vielen Anfällen läßt sich eine allergische Ursache nicht finden. Bisweilen treten sie ein, wenn in der letzten Zeit stärkere körperliche oder psychische Anstrengungen stattgefunden hatten. In diesen Fällen ist natürlich Ruhe notwendig. In anderen Fällen handelt es sich um unterbewußte gefühlsbetonte Erinnerungen, die wohl immer mit der Erinnerung an ein Gefühl von Atemnot verbunden sind und die dem Anfall zugrunde liegen. Wenn es gelingt, durch Psychoanalyse den Erinnerungskomplex zum Bewußtsein zu bringen, so kann der Patient den beginnenden Anfall unter Umständen dadurch kupieren, daß er sich die auslösende Erinnerung bewußt macht. Doch wird die Psychoanalyse immer nur für hartnäckige Fälle zu reservieren sein, da sie sehr viel Zeit erfordert und im Falle des Mißerfolges das Leiden nur verschlimmert.

In vielen Fällen gelingt es, die auslösenden Ursachen wenigstens vermutungsweise klarzulegen. So kann die Ängstlichkeit der Eltern, besonders ihre Aufmerksamkeit auf die Atmung des Kindes für dieses die Ursache sein, sich immer wieder an seinen Anfall zu erinnern, sich davor zu fürchten und gerade deshalb von ihm heimgesucht zu werden. Dann sind die Eltern dahin zu instruieren, die Aufmerksamkeit des Kindes möglichst wenig auf seine Atmung zu lenken. Überhaupt soll die Erziehung nicht allzu nachgiebig sein. Bei Kindern kann der unbewußte Wunsch, bemitleidet und verhätschelt zu werden, den Wunsch nach einem Anfall (ebenfalls unbewußt) wachrufen. Manchmal hören die Anfälle dann auf, wenn man das Kind während derselben scheinbar unbeachtet läßt.

In anderen Fällen kann die Angst, beobachtet zu werden, den Anfall auslösen. Dann soll der Patient nachts allein schlafen, er soll am Tage, sobald er etwas Oppression spürt, allein bleiben.

Oft ist das einzige Mittel die Entfernung des Kranken aus seiner gewohnten Umgebung, dann aber für möglichst lange Zeit. Wenn die gewohnten Eindrücke fehlen, die immer wieder die Anfälle auslösen, so bleiben diese aus und kehren auch nach der Rückkehr nicht oder wenigstens seltener wieder. Freilich versagt oft auch diese Behandlung, oder sie wirkt nur sehr vorübergehend, namentlich in veralteten Fällen. Deshalb empfiehlt Avellis für alle frischen Fälle schon nach dem ersten Anfall eine Kur von 2—3 Monaten.

b) Die Krankheit, die den Asthmaanfällen zugrunde liegt, besteht meistens in einer chronischen Bronchitis, oft mit geringem zähem Sekret. Hier ist in der Regel Jodkali von vorzüglicher Wirkung. Da es immer längere Zeit hindurch gegeben werden muß, verordne man es am besten in Tropfenform.

Pollitzer und Stolz nehmen dagegen eine Stoffwechselwirkung des Jods an. Sie empfehlen einmal wöchentlich die Joddosis, die die spezifisch-dynamische Nahrungswirkung hemmt.

Bei stärkerer Beklemmung kombiniert man das Jod zweckmäßig mit Ipekakuanha. Dagegen sind die organischen Jodpräparate lange nicht so wirksam. Auch Benzoesäure leistet bisweilen gute Dienste. Gelegentlich sind Hustenmittel notwendig.

Ist eine Störung der Nasenatmung vorhanden, so muß diese beseitigt werden. Eine Zeitlang glaubte man die Asthmatiker durch Behandlung der Nase heilen zu können. Wir wissen aber jetzt, daß das nur dann gelingt, wenn Störungen vorhanden sind, die durch eine Behinderung des Luftstromes ein Gefühl von Dyspnoe hervorrufen, wenn mechanische Bedingungen die Ansiedelung eines immer wieder nach abwärts steigenden Katarrhes begünstigen, vielleicht auch, wenn die in der Nase wuchernden Mikroorganismen als Allergen wirken. Wenn also Polypen die Nase verlegen, wenn das Septum verbogen oder die Rachenmandel vergrößert ist, so müssen die nötigen operativen Eingriffe stattfinden. In anderen Fällen kann ein dauernder Erfolg durch die konservative Behandlung einer chronischen Rhinitis usw. erreicht werden. Auf die Operation erkrankter Nebenhöhlen legen Heatly und Crowe besonderes Gewicht. Gelegentlich genügt die wiederholte Applikation von Kokain oder Adrenalin auf die Nasenschleimhaut, um eine Schwellung oder vermehrte Sekretion zu vermindern und dadurch die Anfälle hintanzuhalten. Das kann mit Hilfe der erwähnten Sprayapparate geschehen, besser ist nach Wassermann das Einlegen eines Wattetampons in beide Nasenlöcher, der mit einem Anästhetikum getränkt ist, jeweils etwa 15 Minuten lang. Der Patient soll dabei den Kopf vorneüber gebeugt halten.

Wie ein Katarrh der Nase, so muß auch ein solcher des Rachens oder Kehlkopfs behandelt werden. Von anderen Krankheiten ist hauptsächlich die Obstipation wichtig, die gelegentlich die Grundlage eines Asthmas sein kann. Man bekämpft sie am besten durch Ölklistiere.

c) Die Bekämpfung der allergischen Disposition war die natürliche therapeutische Folgerung aus der Erkenntnis der allergischen Natur des Asthmas oder eines Teiles der Asthmafälle. Zunächst wurde die spezifische Desensibilisierung versucht.

Diese kann bei alimentärem oder medikamentärem Asthma auf stomachalem Wege vorgenommen werden, und sie ist auch schon mit Erfolg durchgeführt worden. Man gibt die Substanz, die den Anfall auslöst, in Dosen von 0,01 oder noch weniger am besten auf den nüchternen Magen und steigt allmählich mit der Dosis. Widal, Abrami und Lermoyez erreichten bei einer Patientin, bei der 0,1 Aspirin und 0,25 Antipyrin schwere Asthmaanfälle ausgelöst hatten, durch Behandlung mit von 0,01 an steigenden Dosen von Aspirin in 17 Tagen eine Unempfindlichkeit gegen Aspirin, gleichzeitig aber auch gegen

Antipyrin, dagegen nicht gegen die Kälte. Kämmerer empfiehlt nach dem Vorgang von Coke aus den Nahrungsmitteln Pillen zu 0,01 herstellen zu lassen. Rascher kommt man zum Ziel, wenn man durch Darreichen einer minimalen Dosis der eigentlichen medikamentösen Gabe eine „Skeptophylaxie" schafft. Widal und Pasteur-Vallery-Radot gaben einer Patientin, die 0,05 Antipyrin nicht vertrug, auf den nüchternen Magen 0,005—0,02, nach einer Stunde 1,0 Antipyrin und erreichten dadurch eine vollständige Desensibilisierung.

Man kann aber auch gegen Nahrungs- und Arzneimittel parenteral desensibilisieren. Caulfield hält die subkutane Injektion für die beste. Doch kann man auch intrakutan oder kutan einverleiben. Bei subkutaner Injektion ist es angezeigt, vorher durch intrakutane Einspritzung festzustellen, welche Dosis eben keine Reaktion mehr gibt, und mit dieser Dosis die Behandlung zu beginnen. Widal, Abrami und Joltrain gelang die Desensibilisierung gegen Ipekakuanha bei einem Apotheker nur mit Hilfe gleichzeitiger Anwendung von Atropin, weil sonst auch bei der kleinsten Dosis zu starke Reaktionen auftraten.

Gegen Epidermisprodukte desensibilisiert man natürlich nur parenteral. Pasteur Vallery-Radot empfiehlt hauptsächlich die kutane Impfung. Auch hier ist mit der eben noch gut ertragenen Dosis zu beginnen und die Menge (bzw. die Konzentration der Lösung) allmählich zu steigern.

Gegen „bakterielles" Asthma ist eine spezifische Desensibilisierung nur durch Injektion einer aus dem Nasen-, Rachen- oder Bronchialsekret gezüchteten Mischvakzine möglich.

Rackemann, Rogers, Thomas, Morawitz berichten von guten Resultaten, und ich selbst sah auch schon recht schöne Erfolge in Fällen, in denen chronische Rhinopharyngitis vorhanden war und vor dem häufigen Auftreten der Anfälle jeweils exazerbierte. Kritisch sprechen sich Chandler und andere aus.

Statt der spezifischen kann man auch eine unspezifische Desensibilisierung durchführen. Schon bei der Vakzinebehandlung sind wir nicht sicher, ob wir wirklich spezifisch wirken, und Schottmüller erzielte gute Erfolge mit unspezifischer Vakzine (intravenös) im Anfall. Ganz besonders muß eine unspezifische Wirkung angenommen werden bei der enterogenen Vakzine von Danysz und von Coke.

Daß unspezifische Reize wirksam sein können, beweist das schon erwähnte Verschwinden der Anfälle während akuter Infektionskrankheiten. Es lag deshalb nahe, unspezifische fiebererregende Mittel zu versuchen.

Das Pepton wurde zuerst von Auld angewandt, intravenös in steigenden Mengen von 0,3—1,3 ccm einer 2%igen Lösung, intramuskulär in 7,5%. Auld zieht das Pepton Armour vor, weil es histaminfrei ist, Coke das Pepton Witte, weil es Histamin enthält. Jedenfalls muß man mit intravenösen Peptoninjektionen sehr vorsichtig sein. Widal hat deshalb zuerst die stomachale Applikation empfohlen, 0,5 auf den nüchternen Magen. Gelegentlich scheinen die Erfolge günstig (vgl. auch Wolf). Veitch empfiehlt die kombinierte Behandlung mit Pepton und Bakterienvakzine.

Eigenblut- und Eigenserumtherapie und das ganze Heer der unspezifischen Proteinkörperpräparate ist schon empfohlen worden. Milch und Milchpräparate empfehlen Schiff, Storm van Leeuwen, Glaser, Kämmerer. Wichtig ist, daß man eine fieberhafte Reaktion erreicht.

Eine besondere Stellung nimmt das Tuberkulin ein, das früher schon von Frankfurter, dann von Ranke, Liebermeister, besonders aber von Storm van Leeuwen empfohlen wurde. Man ist einig, daß es nicht spezifisch wirkt, sondern als Eiweißpräparat von konstanter Zusammensetzung für eine Proteinkörpertherapie in steigenden Dosen besonders geeignet ist.

Endlich ist noch der Schwefel zu erwähnen, den z. B. auch Kämmerer anwendet, ferner die unten zu besprechende Röntgentherapie.

Die desensibilisierende Therapie hat, wie Storm van Leeuwen betont, den Nachteil, daß die jeweils erreichte „Immunität" immer wieder durch neue Anfälle durchkreuzt werden kann. Er empfiehlt deshalb die Durchführung der Behandlung im Höhenklima oder im allergenfreien Zimmer.

d) Die gesteigerte Erregbarkeit des anfallauslösenden nervösen Apparates vom Atemzentrum bis zur Bronchialwand kann in erfolgreicher Weise angegriffen werden. Zunächst wirkt vielleicht das Atropin auf die Anspruchsfähigkeit des Vagus, wenn auch Petow mit Recht betont, daß seine Wirksamkeit auch anders erklärt werden kann, vielleicht durch die Wirkung auf die Zellmembran des Erfolgsorgans. Dauernde Darreichung von Belladonna hatte schon Trousseau empfohlen, und man sieht davon immer wieder günstige Resultate. Vielleicht wirken die Gesamtalkaloide der Belladonna (z. B. als Bellafolin Sandoz) noch besser als das Atropin. Bei größeren Dosen (von mehrmals 1 mg Atropin an) sieht man oft unangenehme Trockenheit im Munde. Wittkower und Petow empfehlen deshalb das „Antereugol", das außer 0,4 Atropin noch Papaverin, Koffein, Kampferöl und Äther enthält und deshalb erlaubt, mit einer niedrigen Dosis Atropin auszukommen. Auch Tinct. Lobeliae, Tinct. Quebracho, überhaupt alle bei der Behandlung des Anfalls erwähnten Mittel wirken bei dauernder Darreichung in kleinen Dosen oft sehr gut.

Beruhigend auf den Vagusapparat wirken auch die Kalksalze, die von E. Meyer und von Kayser empfohlen wurden und in den letzten Jahren vielfach verwendet werden. Jedenfalls haben sie den Vorteil, frei von Nebenwirkungen zu sein. Man kann sie als $CaCl_2$ oder Kalziumglukonat (Calcium Sandoz, das auch zur subkutanen Injektion empfohlen wird) oder intern in folgender Lösung verabreichen: Calcium chloratum ($CaCl_2$) 10,0, Sirup. simpl. 20,0, Aq. destill. ad 200,0, 2stündlich 1 Eßlöffel. Von dieser Lösung sollen 4 Flaschen genommen werden. Vielleicht gehören auch Koffein, Diuretin, Aspirin hierher. An Stelle von Kalzium wird neuerdings auch Strontium empfohlen (intravenöse Injektion von „Strontiuran", Kempinsky).

Mehr zentral wirken die Nervina, von denen z. B. Antipyrin immer wieder gewisse Erfolge zeigt, ebenso wie Brom. Gelegentlich kann man auch durch Verabreichung eines Schlafmittels (Chloral) den nächtlichen Anfall verhüten. Wenn dann eine Anzahl von Nächten ohne Anfälle verstrichen sind, so gelingt es bisweilen, die Schlafmittel zu entziehen, ohne daß wieder Anfälle auftreten.

Wichtig ist auch die Disziplinierung der Atmung, die auch im Intervall häufig fehlerhaft ist. Tägliche Übungen mit der oben erwähnten Sängerschen Zählmethode wirken oft recht günstig, bisweilen auch die Kuhnsche Saugmaske.

Durch die Disziplinierung der Atmung wirken wahrscheinlich auch die meisten der empfohlenen Apparate, unter denen der Hofbauersche besonders zu erwähnen ist. Sein Prinzip besteht darin, daß In- und Exspiration durch bestimmte Signale in ihrer Dauer geregelt werden. Während der Exspiration kann außerdem im gewünschten Rhythmus ein Druck auf das Abdomen ausgeübt werden. Auch die übrigen empfohlenen Apparate, wie z. B. der Brunssche und der Zülzersche (vgl. S. 1105f.) wirken wohl hauptsächlich in dieser Weise, ebenso der Roßbachsche Atmungsstuhl, die Bogheansche Maschine (S. 1102f.), und nicht zuletzt die manuelle Gymnastik, besonders nach der schwedischen Methode.

Als Grundlage der Übererregbarkeit im bronchomotorischen System können auch Störungen der innersekretorischen Drüsen in Betracht kommen Therapeutisch angreifbar haben sich bisher nur die auf Hyperthyreose beruhenden Fälle erwiesen. Widal und Abrami haben 4 solcher Fälle durch Röntgenbestrahlung der Schilddrüse geheilt.

e) Psychische Behandlung. Sozusagen in jedem Fall von Asthma ist eine psychische Komponente vorhanden, und jeder Asthmatiker ist der Suggestion oder Autosuggestion zugänglich. Die Psychotherapie feiert deshalb beim Asthma große Triumphe (Schultz, Reichmann, Marx, Laudenheimer, Costa usw.). Manche Autoren geben an, bei allen ihren Patienten die Anfälle durch Psychotherapie vertrieben zu haben. Allerdings sind die Heilungen bisweilen nur temporärer Natur.

Die starke Suggestibilität der Asthmatiker hat zur Folge, daß die Beurteilung therapeutischer Erfolge überhaupt außerordentlich schwierig ist. Beinahe jedes mit der nötigen Überzeugung empfohlene Asthmamittel hat bei den Kranken aller Länder einige Jahre lang große Erfolge und wird dann wieder mehr oder weniger vergessen. So ging es mit der Nasenoperation, so ging es auch mit der von Ephraim empfohlenen endobronchialen Behandlung, so ging es mit einer Unzahl jetzt vergessener Medikamente und anderer Behandlungsmethoden.

Der Arzt kann die Asthmatiker in zweierlei Richtung suggestiv beeinflussen. Er kann ihnen die Überzeugung beibringen, der Anfall werde nicht mehr kommen, er werde in dieser Nacht nicht auftreten usw. Diese Suggestion kann einfach durch das überzeugende und imponierende Auftreten des Arztes erreicht werden, sie kann sich an bestimmte Medikamente anknüpfen, oder sie kann durch die Hypnose erzwungen werden. Laudenheimer betont, daß durch Hypnose auch die zweifellos allergischen Asthmatiker gebessert oder geheilt werden können. Auf alle Fälle erfordert aber die psychotherapeutische Behandlung viel Geschick und Takt. Wenn man einem Asthmatiker erklärt, die Ursache seines Leidens sei Einbildung, und er könne durch Willenskraft seine Anfälle unterdrücken, so ist das Resultat nur eine gerechte Empörung und infolgedessen ein Widerstand gegen alle weiteren psychotherapeutischen Versuche. Die Grundlage jedes psychischen Einflusses ist die Gewinnung des Vertrauens, die Einfühlung in den Kranken und das Verständnis für seine psychischen Eigentümlichkeiten, die recht oft den Charakter einer Zyklothymie besitzen, bisweilen auch direkt in die Kategorie des manisch depressiven Irreseins gehören. Allgemeine psychische Hygiene und psychische Beruhigung sind das erste Ziel. Die Herbeiführung regelmäßiger Lebensweise, das Verbot geistiger und körperlicher Überanstrengung, die Verordnung von Landaufenthalten, von regelmäßiger Körperbewegung (Spazierengehen, Reiten usw.) führen schon oft eine Besserung herbei und bereiten den Boden für die suggestive Wirkung der ärztlichen Maßnahmen vor.

Die andere Art der suggestiven Beeinflussung besteht in der Beseitigung der Angstvorstellungen, die den Anfällen oft zugrunde liegen. Das scheinbar rationellste Mittel hierzu ist Psychoanalyse. Es gelingt durch sie bisweilen gefühlsbetonte Komplexe zu entdecken, deren unbewußte Folgen Angstgefühle sind, die die Anfälle auslösen. Die Bewußtmachung solcher Komplexe kann tatsächlich die Anfälle zum Verschwinden bringen. Aber solche Komplexe sind nicht immer die Ursache der Anfälle, und eine erfolglose Psychoanalyse hat nur eine Verschlimmerung des Leidens zur Folge. Viele Asthmatiker sind auch glücklicher, wenn sie ihre Anfälle behalten, als wenn ihnen durch die Psychoanalyse innere Konflikte klargemacht werden, die bisher glücklich ins Unterbewußtsein gedrängt waren und die weder vom Kranken selbst, noch vom Psychoanalytiker gelöst werden können. Man verspare also die Psychoanalyse auf die Fälle, in denen jede andere psychotherapeutische Behandlung versagt, und bei denen man doch den Eindruck hat, daß affektbetonte Komplexe eine wichtige

Rolle für das Entstehen der Anfälle spielen. Viel weiter kommt man oft durch verständnisvolles Eingehen auf die dem Patienten bewußten Komplexe und Schwierigkeiten und durch den Rat, sich bei jedem Anfall zu überlegen, welcher psychische Vorgang der momentane Grund für das Herannahen des Anfalls sei.

f) Spezielle Methoden: Für die Asthmatherapie ist eine gewaltige Zahl von Methoden empfohlen worden, von denen man nie weiß, ob ihre Wirkung nur auf der Suggestion beruht. Ein Teil dieser Methoden wirkt aber vielleicht doch auf andere Art, sei es durch Disziplinierung der Atmung, sei es auf dem Umwege über die Bronchitis oder auf andere Weise

Klimatotherapie. Wie bereits erwähnt wurde, hat man schon lange die merkwürdige Beobachtung gemacht, daß viele Asthmakranke an bestimmten Orten von ihren Anfällen verschont blieben, vielfach scheinbar ohne irgendeine Regel, vielfach mit einer gewissen Regelmäßigkeit, daß es asthmareiche und asthmaarme Gegenden gibt, und daß ganz besonders das Höhenklima vom Asthma fast vollständig verschont ist. Wir müssen mit Storm van Leeuwen annehmen, daß die Luft in einzelnen Gegenden, ganz besonders im Hochgebirge, sehr wenig von den „Allergenen" enthält, die an anderen Orten die Anfälle auslösen, und daß die außerhalb dieses allgemeinen Rahmens fallenden individuellen Unzuträglichkeiten eines bestimmten Ortsklimas auf der Anwesenheit bestimmter, nur für einzelne Individuen schädlicher Allergenen beruht. Lange bevor man zu dieser theoretischen Erkenntnis gekommen war, wurde diese Anfallsfreiheit in einem bestimmten Klima schon zu Heilzwecken benutzt, und schon Trousseau riet Patienten, die an ihrem Wohnort an Asthma litten, nach Paris oder London zu ziehen, wo sie von Anfällen verschont waren. Es gibt eine ganze Reihe von Asthmatikern, die sich im Hochgebirge niedergelassen haben und dort gesund und arbeitsfähig sind, während bei jedem Besuch im Tiefland sich wieder Anfälle einstellen.

Die Tatsache, daß das Höhenklima oder irgendein anderes Klima keine Heilwirkung, sondern nur einen temporären Schutz ausübt, erschwert die therapeutische Anwendung der Klimatotherapie ganz wesentlich. Nicht jeder Kranke hat die Möglichkeit, sich im Höhenklima oder an einem anderen Ort, wo er frei von Anfällen ist, niederzulassen. Nun gibt es aber Fälle, in denen es gelingt, durch lange dauernde Anfallsfreiheit eine dauernde Besserung oder sogar Heilung zu erreichen. Am ehesten ist das der Fall bei Kindern. Wir wissen ja, daß es eine Anzahl von Fällen gibt, in denen das Asthma nur während einer begrenzten Periode in der Kindheit vorhanden ist und sich mit der Pubertät verliert. In diesen Fällen kann natürlich ein jahrelanger Aufenthalt im Höhenklima große Vorteile für die körperliche und geistige Entwicklung des Kindes bringen, und selbst dann, wenn später die Anfälle doch wieder auftreten sollten, sind diese Vorteile nicht zu unterschätzen. Es empfiehlt sich deshalb, Kinder mit schwerem Asthma in einem Kinderheim oder Schulsanatorium im Hochgebirge erziehen zu lassen. Bei den Kindern sind die Erfolge des Hochgebirges weitaus am sichersten, und eine Asthmafreiheit darf im Hochgebirge fast absolut sicher erwartet werden. Es ist auch möglich, daß bei einer Anzahl von Kindern die während einer Reihe von Jahren erzwungene Anfallfreiheit doch eine Heilung herbeiführt, die sonst nicht eingetreten wäre.

Auch für Patienten, die man nur vorübergehend ins Höhenklima schicken kann, ist eine vorübergehende Anfallfreiheit oft eine große Erleichterung. Man soll deshalb, wenn möglich, immer einen Versuch mit dem Höhenklima machen. Dieses ist um so aussichtsreicher, je länger der Aufenthalt dauern kann und je jünger das Individuum ist. Turban und Spengler fanden bei Patienten bis zu 10 Jahren 100%, von 10—20 Jahren 97%, von 20—30 Jahren 66%, von 30—40 Jahren 52%, über 40 Jahren 44% mit dauernder Anfallsfreiheit im

Hochgebirge. Das richtigste wäre, während der anfallfreien Zeiten eine desensibilisierende Behandlung zu versuchen, wie es Storm van Leeuwen vorschlägt; doch liegen darüber noch keine Erfahrungen vor.

Es ist notwendig, die Patienten von vorneherein darauf aufmerksam zu machen, daß der Dauererfolg einer Höhenkur zweifelhaft ist, und daß möglicherweise die Anfälle nach der Rückkehr ins Tiefland vorübergehend in besonders heftigem Maße auftreten.

Wie schon oben erwähnt wurde, gibt es Fälle, die erst in großer Höhe ihr Asthma verlieren. Es ist deshalb zweckmäßig, die Kranken von vorneherein in eine Höhe von 1600 oder 1800 m (Oberengadin) zu schicken oder, wenn man es zuerst mit einer Höhe von 1000—1500 m versucht, den Patienten zu raten, bei ungenügendem Erfolg noch höher zu gehen. Doch gibt es Patienten, die schon in mäßiger Höhe von ihren Anfällen befreit werden. Mont-Dore verdankt seine Erfolge beim Asthma wohl nicht in erster Linie seinen eisen- und arsenhaltigen, kohlensäurereichen alkalischen Thermen, sondern seiner Höhenlage von etwas über 1000 m.

Aus den oben angeführten Zahlen geht hervor, daß durchaus nicht jeder Asthmatiker im Höhenklima seine Anfälle verliert. Besonders solche Kranke, die gerne gehen und steigen, kommen leicht in Gefahr, sich zu stark anzustrengen und dadurch vermehrte Anfälle zu bekommen. Solchen Kranken bekommt bisweilen die See besser.

Neuerdings hat Storm van Leeuwen aus seinen Untersuchungen über die Wirksamkeit des Höhenklimas die weitere Konsequenz gezogen und versucht, den Asthmakranken die Vorteile des Höhenklimas auch im Tiefland zugänglich zu machen, indem er eine allergenfreie Kammer konstruierte. Die Luft wird durch ein 10 m über das Gebäude emporragendes Kamin angesogen und in die Kammer gepreßt, in der die Kranken sich aufhalten. Die aus dieser Höhe über den menschlichen Wohnungen gewonnene Luft enthält offenbar nur sehr wenig Allergene, und die meisten Patienten verlieren dabei ihre Anfälle. Für manche Kranken enthält aber diese Luft immer noch zuviel Allergene und kann dann durch Abkühlung noch weiter gereinigt werden, wobei das niedergeschlagene Wasser die Allergene mit sich reißt. Storm van Leeuwen berichtete 1926 über glänzende Resultate mit dieser Behandlung. 74 % der Patienten wurde nach einigen Tagen anfallfrei, 16 % wurden nach 1—2 Wochen deutlich gebessert und nur 10 % wurden nicht beeinflußt. Während der Behandlung in der allergenfreien Kammer kann dann auch eine Desensibilisierung versucht werden. Für Patienten mit nächtlichen Anfällen genügt auch der Aufenthalt in einem solchen Zimmer während der Nacht. Man hat deshalb in Holland auch begonnen, solche Kammern in Privathäusern von Asthmatikern einzubauen. Von Versuchen außerhalb Hollands liegt bis jetzt erst ein Bericht von König aus Reichenhall vor.

Außer dem Höhenklima kommt für den Asthmatiker in erster Linie ein mildes, staubfreies und windgeschütztes Klima in Betracht. Den meisten Asthmatikern bekommt das Seeklima recht gut, doch gibt es auch Ausnahmen. Manchen Kranken bringt ein Aufenthalt in waldiger Gegend mehr Nutzen.

Ist eine Bronchitis vorhanden, so schicke man die Patienten an einen solchen Ort, der für dieses Leiden und den speziellen Zustand desselben zuträglich ist. Bekommt ihm der Aufenthalt nicht gut, so verläßt er den Ort von selbst. Es ist besser, vorher nicht auf die Möglichkeit eines Mißerfolges aufmerksam zu machen, da er sonst mit Sicherheit eintritt.

Auch für Mineralquellen und Badeorte ist in erster Linie der Zustand der oberen Luftwege maßgebend, und es gelten die gleichen Indikationen wie für andere Respirationskrankheiten. Doch ist je nach der Individualität des

Kranken ein Ort zu wählen, an dem absolute Ruhe herrscht oder an dem eine gewisse Ablenkung durch die Natur stattfindet. Dagegen sind Orte zu vermeiden, an denen die Verlockung zu Vergnügungen zu groß ist.

Hydrotherapie. Für die Hydrotherapie lassen sich keine allgemeinen Regeln aufstellen. Viele Patienten haben von ihr großen Nutzen, andere werden ungünstig beeinflußt. Man beginne immer mit milden Prozeduren und gehe langsam zu energischeren über, z. B. zu dem vielfach beliebten Nackenguß. Maßgebend muß immer sein, daß sich nach der Prozedur ein Gefühl von Behagen einstellt.

Gelegentlich sieht man gute Erfolge von Schwitzbädern, insbesondere von den Glühlichtbädern, die Strümpell empfohlen hat.

Röntgenbestrahlung. In den letzten Jahren ist von einer Reihe von Autoren die Röntgenbestrahlung für die Behandlung des Asthmas empfohlen worden. Müller und Marum berichten von $1/4 - 1/3$ vollständiger Heilungen. Auch ich habe sehr gute Resultate davon gesehen, wenn auch keine so raschen Heilungen, wie sie von manchen Seiten berichtet werden. Über die Art der Wirkung ist man noch nicht einig. Die meisten Autoren neigen dazu, als das Wirksame eine Umstimmung des Körpers mit unspezifischer Desensibilisierung zu betrachten. Deshalb werden auch durchaus nicht immer die Lungen bestrahlt, sondern bisweilen auch die Milz (Groedel und Eisner) oder die Leber (Hajós); nach Bergerhoff wirkt die Bestrahlung des Hilus besser. Frugoni empfiehlt die Bestrahlung der Hypophyse. Auch die Angaben über die Dosen lauten verschieden. In der Regel wird empfohlen, eine halbe Erythemdosis stark gefilterter Strahlen an verschiedenen Feldern der Lungenoberfläche, namentlich in der Hilusgegend, zu applizieren und mit der Wiederholung einer solchen Serie ein Vierteljahr zu warten. Es soll aber nicht verschwiegen werden, daß schon 1908 Levy Dorn über Versuche mit Röntgenstrahlen berichtet und mitgeteilt hat, daß er nur einen Fall zu verzeichnen habe, in dem die Scheinbestrahlung unwirksam war und wirkliche Bestrahlung wirkte, und daß auch in diesem Fall eine Suggestion nicht vollkommen ausgeschlossen werden konnte.

Komprimierte Luft. An den Orten, wo pneumatische Kammern bestehen, werden Asthmatiker oft mit gutem Erfolg in diesen behandelt. Wahrscheinlich besteht die Wirkung in einer Abschwellung der Schleimhaut. Besonders bei bestehendem Emphysem sieht man gute Erfolge.

Inhalationstherapie. Viele Asthmatiker haben von der Inhalationstherapie großen Nutzen, andere vertragen sie gar nicht. Die günstige Wirkung beruht wohl auf der Beeinflussung des Katarrhes, während bei einzelnen Kranken durch die Inhalation ein Gefühl von Atembehinderung entsteht, das zu neuen Anfällen Veranlassung gibt. Häufig wird die Rauminhalation schlechter vertragen als die Einzelinhalation. Trockeninhalationen sind ganz zu vermeiden.

Die chirurgische Therapie. Endlich muß noch die chirurgische Behandlung des Asthmas erwähnt werden. Kümmel empfahl die Sympathektomie. Wenn man die Arbeiten Kümmels und seiner Nachfolger (Witzel, Böttner, Hesse, Danjelopolu, Käß, Jungmann und Brüning) durchsieht, so begegnet man immer wieder schlagartigen Erfolgen, die aber nur von kurzer Dauer waren. Ein Beweis dafür, daß die Wirkung der Operation über die der Suggestion hinausgingen, ist nicht geliefert. Rohde berichtet von einem 30 Stunden nach der Sympathektomie aufgetretenen tödlichen Anfall, bei dem die unresezierte Seite allein aufgebläht war. Theoretisch besser begründet, aber auch gefährlicher ist die Vagotomie (Kappis, Fründ, Erkes). Braeucker bezeichnet als die einzige theoretisch gut begründete Operationsmethode die vollständige Isolierung beider Stammbronchien von allen nervösen Verbindungen, was aber doch Bedenken erregen dürfte. Einstweilen kann man jedenfalls noch keine Operation mit gutem Gewissen empfehlen.

VI. Die Lungenentzündungen.

1. Allgemeines.

Historisches. Die alten Ärzte haben Lungenentzündung und Pleuritis nicht unterschieden, sondern gewöhnlich beide Krankheiten unter dem Namen der Peripneumonie zusammengefaßt. Auch herrschte die Meinung, daß die Krankheit ihren Ursprung an der Pleura nehme. Etwa seit 100 Jahren, seit den großen Fortschritten der pathologischen Anatomie, vor allem durch die Arbeit Laennecs, wurde die Unterscheidung der beiden Krankheiten· und die Zerlegung der Pneumonie in verschiedene Formen möglich, und der pathologisch-anatomische Befund wurde für die Einteilung maßgebend.

Schon vor der Entwicklung der Bakteriologie wurde die rein pathologisch-anatomische Betrachtungsweise und die Auffassung der Pneumonie als einer rein örtlichen Krankheit angegriffen und der Versuch gemacht, die Pneumonie als Infektionskrankheit zu erklären. Namentlich Jürgensen war es, der, gestützt auf klinische Beobachtungen, die infektiöse Natur behauptete und auch auf die Inkongruenz zwischen den örtlichen und Allgemeinerscheinungen hinwies. Bewiesen wurde die infektiöse Natur der Pneumonie durch A. Fränkel, der den Pneumokokkus in einer Reihe von Fällen genuiner Pneumonie nachwies und auf festen Nährböden züchtete (1884—1885) und als Weichselbaum die Befunde Fränkels bestätigte (1886). Seither hat sich gezeigt, daß der Pneumokokkus der Erreger der weitaus überwiegenden Krankheitsfälle ist, so daß von vielen Autoren nur die Pneumokokkenpneumonie als typische kruppöse Pneumonie erklärt wird. Als weitere Marksteine in der Geschichte der Pneumonieforschung sind die Unterscheidung der verschiedenen Pneumokokkenstämme durch Neufeld und Händel (1909—1912) und die chemotherapeutischen Versuche Morgenroths (1911—1913) zu nennen. Zur Zeit sind die von Morgenroth, Schnitzer und Berger (1925) behaupteten Übergänge von Pneumokokken in Streptokokken Gegenstand der Diskussion, da diese Frage für die immer noch ungeklärte Epidemiologie der Pneumonie von größter Bedeutung ist.

Einteilung. Nachdem sich gezeigt hatte, daß auch bei der Bronchopneumonie Pneumokokken vorkommen, und daß selbst typische kruppöse (wenigstens klinisch nicht zu differenzierende) Pneumonien auch durch andere Mikroorganismen als Pneumokokken verursacht werden können, ist eine rein ätiologische Einteilung der Pneumonien unmöglich geworden. Aber auch die rein anatomische Einteilung läßt sich, wie auch Lauche in der neuesten Bearbeitung der pathologischen Anatomie der Lungenentzündungen im Handbuch der speziellen pathologischen Anatomie von Henke-Lubarsch ausführt, nicht streng durchführen, weil ursächlich wahrscheinlich Zusammengehöriges dadurch getrennt wird. Vom klinischen Standpunkt aus ist besonders zu betonen, daß der Anatom nicht selten eine pseudolobäre Entzündung findet, wenn eine lobäre Pneumonie diagnostiziert war. Aber der Zweck der klinischen Nosologie ist nicht, Krankheitsbilder aufzustellen, die intra vitam nicht auseinandergehalten werden und nur auf dem Sektionstisch erkannt werden können, sondern solche, die in bezug auf Symptomatologie, Verlauf, Prognose und Therapie einheitlich sind.

Ein ziemlich gut abgegrenztes Krankheitsbild scheint die typische kruppöse Pneumonie. Wenn unter diesem Bild auch Fälle verlaufen, die der pathologische Anatom (und vielleicht nicht einmal jeder Obduzent!) als pseudolobäre oder schlaffe Pneumonie bezeichnet, so muß man sie trotzdem zu der Krankheit rechnen, die wir nach dem anatomischen Befund der weitaus überwiegenden Mehrzahl der Fälle „lobär" oder „kruppös" nennen.

Eine ununterbrochene Reihe führt von hier zu klinisch-atypischen Fällen, bei denen bisweilen — aber nicht immer — auch der anatomische oder bakteriologische Befund atypisch ist. Wegen der Unmöglichkeit einer scharfen Abgrenzung sind sie der „kruppösen" Pneumonie zuzuzählen.

Demgegenüber stellt die Herdpneumonie in der Regel nicht nur klinisch, sondern auch anatomisch eine andere Krankheit dar, die aber klinisch und anatomisch vielgestaltig ist und am besten nach ätiologischen Gesichtspunkten in mehrere Gruppen getrennt werden kann.

Von diesen beiden großen Hauptgruppen versuchten namentlich französische Forscher einzelne Krankheitsbilder als „Congestion pulmonaire" usw. abzutrennen. Obschon diese Abtrennung sonst nicht anerkannt wird, sollen die Krankheitsbilder kurz besprochen werden.

Außerdem müssen einige Pneumonien besonderer Ätiologie noch für sich besprochen werden. Es gibt einige Krankheiten oder Krankheitsursachen, die das eine Mal mehr oder weniger typische kruppöse, das andere Mal Herdpneumonien erzeugen. Sie müssen in einem besonderen Abschnitt kurz erwähnt werden.

Von diesen akut verlaufenden Entzündungen sind die chronischen zu trennen, die aber weder ätiologisch noch klinisch eine Einheit darstellen. Zu den chronischen Pneumonien gehören eigentlich auch die Pneumokoniosen, die aber, ebenso wie die auch unter den Begriff der Entzündung fallenden Lungenabszesse in einem besonderen Kapitel behandelt werden. Auch das Endprodukt der chronischen Pneumonie, die Lungenzirrhose, wird als eigenes klinisches Krankheitsbild besprochen.

Die interstitiellen Pneumonien gehören entweder zu den chronischen Pneumonien oder sie sind Begleiterscheinungen oder Folge anderer Krankheiten, vor allem der Pleuritis, und können deshalb in einem klinischen Handbuch nicht gesondert besprochen werden.

Häufigkeit der Lungenentzündungen. Über die Häufigkeit der Erkrankungen an Lungenentzündung, sowohl an lobärer als auch an Herdpneumonie, gibt es keine brauchbaren Angaben. Dagegen wird in der Mortalitätsstatistik aller Länder die Lungenentzündung als besondere Rubrik angeführt. In der Regel werden lobäre und Herdpneumonien nicht getrennt, in einzelnen Statistiken auch die Todesfälle an akuter Bronchitis mitgerechnet. Schwierigkeiten für die Beurteilung entstehen auch dadurch, daß die Todesfälle an Influenzapneumonie teilweise als Lungenentzündungen, teilweise als Influenza gezählt werden.

Trotz allen Schwierigkeiten in der Beurteilung der Zahlen geht aus den Statistiken der verschiedenen Länder so viel mit Sicherheit hervor, daß die Lungenentzündung eine der häufigsten Todesursachen darstellt. 1900—1910 starben in der Schweiz 5175 Menschen ($= 8,7\%$ der Verstorbenen) an Lungenentzündung, ($8841 = 14,9\%$) an Tuberkulose, ($4262 = 7,0\%$) an Krebs. In Preußen waren 1915—1924 die Lungenentzündungen bei $8,2\%$ der Verstorbenen die Todesursache, in den Vereinigten Staaten von Nordamerika 1915 bei $9,7\%$. In Ländern mit geringer Tuberkulosehäufigkeit sterben mehr Menschen an Pneumonie als an Tuberkulose.

Nach manchen Statistiken sind die Todesfälle an Lungenentzündung im Steigen begriffen. Norris und Farley weisen auf die Fehlerquellen der Statistiken hin, glauben aber doch schließen zu können, daß die Pneumoniesterblichkeit jedenfalls nicht abgenommen habe. Für die Schweiz gilt das jedenfalls nicht, denn hier läßt sich ein Abnehmen nachweisen, und zwar, wie Jessen für Basel gezeigt hat, besonders im Kindesalter. Auf 10 000 Lebende fallen Pneumonietodesfälle

	1875—1884	1915—1924
in der Schweiz	21,8	11,7
„ Basel	20,3	8,6
auf 10 000 Kinder in Basel . . .	28,5	6,6
„ „ Erwachsene in Basel .	14,6	9,1

Ätiologie der Lungenentzündungen. Die Pneumonien entstehen sozusagen ausnahmslos durch Infektion des Lungengewebes. Es ist zwar experimentell gelungen, durch Injektion verschiedener Substanzen in die Trachea teils lobäre, teils herdförmige Lungenentzündungen zu erzeugen, z. B. mit Stärkelösungen, Aleuronat, Lezithin, Eidotter und namentlich mit artfremdem Serum, Vogelblutkörperchen usw. bei Tieren, die durch Vorbehandlung anaphylaktisch gemacht waren. Beim Menschen kommt natürlich eine derartige Entstehung nicht vor. Selbst bei den Pneumonien nach Einatmung giftiger Gase und Dämpfe und von Staub (Thomasphosphatmehl) wirken in der Regel Bakterien zum mindesten stark mit.

Giftige Gase und Dämpfe, deren Wirkung namentlich bei den Kampfgasvergiftungen des Weltkrieges studiert wurde, erzeugen, wenn sie stark reizende Eigenschaften besitzen, lebhafte Entzündungen der oberen Luftwege, in den Lungen höchstens Ödem. Einzig die Gifte, die an sich nicht oder wenig reizen, aber im Gewebe reaktionsfähige Gruppen abspalten, wirken reizend auf das Lungenparenchym. Aber auch hier ist die direkte Wirkung durchaus nicht immer eine Entzündung.

Beim Phosgen (Kohlenoxydchlorid), das in feuchtem Gewebe Chlor abspaltet, unterscheidet man 1. den akuten Gastod, der spätestens innerhalb einer Stunde nach reichlicher Einatmung auftritt und bei dem man schwerste toxische Veränderungen der Alveolarwände ohne Ödem (nach Koch selten auch kleine bronchopneumonieähnliche Herde) findet; 2. das Stadium des Lungenödems, das sich bei weniger starker Giftwirkung im Verlaufe eines Tages ausbildet und bei dem in die flüssigkeitshaltigen Alveolen stellenweise Leukozyten auswandern und Fibrin ausgeschieden wird, so daß richtige toxische, bisweilen konfluierende Herdpneumonien entstehen; 3. das Stadium der sekundären Infektionen, das sich an das vorhergehende anschließt, falls dieses nicht zum Tode geführt hat, und das durch bakterielle, nicht selten zu Bindegewebswucherung, seltener zu Abszeß und Gangrän führende Bronchopneumonien gekennzeichnet ist. (Z. exper. Med. Bd. 13.) Ähnlich wie Phosgen können nitrose Gase und Chlorgas auf dem Weg über Lungenödem zu toxischen Pneumonien führen, die bisweilen chronisch werden (Literatur bei Kramer).

Die Vergiftung mit Dichloräthylsulfid (Gelbkreuzstoff) wirkt in erster Linie auf die oberen Luftwege. Hier werden die feinen Tröpfchen der flüssigen, aber leicht verdampfenden und zersetzlichen Substanz niedergeschlagen. Dadurch entsteht 1. das katarrhalische Stadium (etwa 1. Tag); 2. das Stadium der pseudomembranösen Laryngotracheitis (etwa 2.—3. Tag); 3. das Stadium der deszendierenden pseudomembranösen Bronchitis und Bronchopneumonie (etwa vom 4. Tag an), in dem die Bakterienwirkung schon eine große Rolle spielt; 4. das Stadium der Abszeß- und Gangränbildung.

Andere Kampfgifte verhalten sich ähnlich wie das Phosgen (Chlorpikrin) oder wie das Dichloräthylsulfid (gewisse Arsenverbindungen) oder stehen in der Mitte zwischen beiden.

Pneumonie nach Röntgenbestrahlung. Nachdem zuerst 1922 von Hines Fibrosis der Lungen als Folge intensiver Röntgenbestrahlung des Thorax, namentlich bei Mammakarzinomen, beschrieben worden war, wurde, namentlich von Evans und Leucutia, eine pneumonische Reaktion der Lungen auf die Röntgenbestrahlung als Ursache dieser Fibrosis erklärt. Desjardins beschreibt Pleuropneumonien, die etwa 2—4 Wochen nach einer intensiven Bestrahlung der Brust plötzlich einsetzen, bisweilen mit Fieber verlaufen und mit mehr oder weniger starken subjektiven Beschwerden, Husten, Kurzatmigkeit und oft mit Expektoration eines nur selten hämorrhagischen Sputums verlaufen. Nach 1—2 Wochen können alle Symptome verschwinden, es kann aber auch wochenoder monatelang Husten und Atemnot zurückbleiben. Bei Wiederholung der Bestrahlung tritt die Krankheit von neuem und intensiver auf. Die Pneumonie kann lobärer oder lobulärer Natur sein. Autoptische Befunde und experimentelle Untersuchungen scheinen bisher zu fehlen (vgl. Lüdin in Bd. 4, S. 1465 dieses Handbuches). Welche Rolle die Infektion bei diesen Pneumonien spielt, ist noch ganz unklar.

Abgesehen von diesen seltenen Vorkommnissen ist die Ätiologie immer eine infektiöse. Die einzelnen Erreger sollen weiter unten besprochen werden.

Pathogenese der Lungenentzündungen. Sowohl für die kruppöse lobäre als auch für die lobuläre Pneumonie lassen sich fünf Infektionswege denken: Aerogen (durch direktes Eindringen der Entzündungserreger mit der Inspirationsluft in die Alveolen), bronchogen, lymphogen (von den tracheobronchialen Lymphdrüsen aus), hämatogen und pleurogen. Nur für die an eine Bronchitis sich anschließende katarrhalische Pneumonie und für die von einer Pleuritis ausgehende interstitielle Pneumonie scheint die Genese von vornherein klar, für alle anderen Formen stehen die verschiedenen Infektionswege zur Diskussion.

Zunächst ist auffallend, daß sich alle Formen der Pneumonie wenigstens beim Erwachsenen mit Vorliebe in den Unterlappen lokalisieren. Und auch hier sind es bestimmte
Stellen, die zuerst und mit Vorliebe erkranken. Tendeloo hat die Verhältnisse ausführlich studiert. Er weist darauf hin, daß die kruppöse Pneumonie in den zentralen Alveolen
beginnt (was aber nicht allgemein anerkannt wird, wie weiter unten erwähnt werden soll).
und daß sich die Bronchopneumonie mit Vorliebe in den kaudalen paravertebralen Abschnitten der Lunge lokalisiert. Die zentralen und paravertebralen Lungenpartien
zeichnen sich durch geringere Atmungsexkursionen, durch geringere Energie des Luftstromes und nach Tendeloo auch durch geringere Lymph- und Blutströmung aus. Hier
ist also die Bedingung für das Haften der Infektionserreger am günstigsten. Wenn das
aber die Hauptsache wäre, so müßten sich die Lungenentzündungen besonders in den
kranialen Lungenteilen etablieren, wie das bei der Tuberkulose der Fall ist. Wenn sie
trotzdem vornehmlich im Unterlappen auftreten, so kann dafür nach Tendeloo nur der
vermehrte Blutgehalt verantwortlich gemacht werden, der die Vorbedingung für eine
ausgiebige Entzündung sein soll. Diese günstigen Bedingungen für die Entstehung einer
Entzündung müssen sich aber in allen Fällen geltend machen, gleichgültig, auf welchem
Wege die Erreger in die Lungen gelangen. Wir können also hieraus keine Schlüsse für
das Eindringen der Infektion ziehen.

Einzig das genaue histologische Studium spontaner und experimenteller Lungenentzündungen kann uns Aufschlüsse geben. Solche Untersuchungen sind von den verschiedensten Seiten in großer Zahl vorgenommen worden, und man kann bis zu einem
gewissen Grade die Verhältnisse überblicken.

W. Müller war durch das Studium der Aspirationspneumonie nach Vagusdurchschneidung
zur Überzeugung gekommen, daß die mit den Fremdkörpern in die Bronchien gelangten
Mikroorganismen, begünstigt durch die mechanische Schädigung, durch die Wand der
kleinen Bronchien in die Wände der benachbarten Alveolen eindringen und sich in den
Alveolarsepten und in den Lymphspalten weiter verbreiten. Auch bei der menschlichen
Aspirationspneumonie erkannte er den gleichen Mechanismus, und er konnte in den Alveolarsepten Bakterien nachweisen, bevor noch eine Exsudation ins Alveolarlumen stattgefunden
hatte. Endlich stellte er auch bei lobärer Pneumonie fest, daß an den Stellen, wo die Entzündung fortschreitet, mikroorganismenhaltige Alveolarsepten weiter ins Gesunde hineinragen als die exsudatgefüllten Alveolen. Dieser Befund, der auch von anderen erhoben
wurde, führte zu der Annahme, daß sich die lobäre Pneumonie durch Weiterwandern der
Pneumokokken in den Saftbahnen („erysipelartig") ausbreitet.

Über die Stelle, wo die Pneumokokken aus dem Lumen der Luftwege in das Lungen-
gewebsinterstitium übertreten, war damit für die lobäre Pneumonie noch nichts ausgesagt.
Nun deuteten anatomische und röntgenologische Erfahrungen darauf hin, daß die Entzündung in der Regel am Hilus beginnt. Rasquin konnte durch intratracheale Injektion
abgeschwächter Pneumokokken beim Kaninchen beginnende Pneumonien am Hilus erzeugen,
aber die Tiere gingen rasch an Septikämie zugrunde.

Erst die Ausbildung einer sicheren Technik zur Erzeugung experimenteller Pneumonie beim Tier, die der menschlichen Lungenentzündung wirklich gleichzusetzen ist,
ermöglichte das genaue Studium der Pathogenese der Pneumonie.

1912 gelang es Lamar und Meltzer, durch intratracheale Insufflation virulenter
Pneumokokken bei Hunden eine lobäre Pneumonie zu erzeugen. Wollstein und Meltzer
erhielten durch intratracheale Injektion von Streptokokken und Influenzabazillen bei
Hunden Bronchopneumonien. Um zu entscheiden, ob die verschiedene Form der Entzündung die Folge eines Unterschiedes in der Art des Erregers oder nur in der Virulenz
sei, wiederholten Wollstein und Meltzer die Versuche mit abgeschwächten Pneumokokken, erhielten dabei aber keine Bronchopneumonien, sondern leichte lobäre Entzündungen. Sie schlossen daraus, daß die Erzeugung lobärer Pneumonien eine spezifische
Funktion der Pneumokokken sei.

Blake und Cecil führten die intratracheale Injektion an Affen aus. Bei Verwendung
von Pneumokokken erhielten sie lobäre, bei Verwendung von Streptococcus haemolyticus
und Bac. influenzae herdförmige Pneumonien, die den menschlichen Entzündungen vollkommen glichen. Sie benützten diese Versuche zum Studium der Pathogenese beider
Formen und kamen zu folgenden Ergebnissen:

Die lobäre Pneumonie beginnt in der Nähe des Hilus. Die Pneumokokken dringen
wahrscheinlich in der Wand großer Bronchien in das Interstitium der Lungen ein, wie
aus Bildern hervorgeht, in denen man unter einer Läsion der Schleimhaut Pneumokokken
zwischen den Epithelien einwandern sieht, während in den Bronchiolen, Alveolargängen
und Alveolen des noch nicht entzündeten Gewebes keine Pneumokokken zu finden sind.
Die eingedrungenen Pneumokokken wandern im peribronchialen und namentlich im perivaskulären Gewebe sowie in den Lymphbahnen und im Interstitium der Alveolarsepten
weiter und erzeugen hier eine interstitielle Entzündung, die überall auf die benachbarten
Alveolen übergreift. Die Verbreitung erfolgt also nicht durch die Luftwege, sondern durch

die Gewebsspalten, sie ist primär interstitiell, und erst mit der Exsudation gelangen die Pneumokokken in das Lumen der Alveolen.

Bei der Herdpneumonie durch Streptococcus haemolyticus sind die Veränderungen im Prinzip die gleichen. Auch hier beginnt der Prozeß im interstitiellen Gewebe der gröberen oder mittleren Bronchien, geht hier auf die benachbarten Alveolen über und schreitet in den Lymphgefäßen der Bronchialwand, im perivaskulären Gewebe und in den interlobulären Septen weiter. Der Prozeß kann im wesentlichen auf eine interstitielle Pneumonie beschränkt bleiben oder durch stärkere Beteiligung der alveolären Exsudation mehr den Charakter einer wenig ausgedehnten lobären Pneumonie annehmen. Das entspricht den beiden Formen von Entzündung, die Mac Callum bei der menschlichen Streptokokkenpneumonie fand, nur mit dem Unterschied, daß Mac Callum den Ursprung der Entzündung in die Bronchioli terminales verlegte. Blake und Cecil erklären die Differenz dadurch, daß es eben schwierig ist, bei den Sektionen menschlicher Pneumoniefälle die ersten Stadien zu erkennen.

Ganz anders verhält sich die experimentelle Pneumonie durch den Influenzabazillus. Hier schreitet die Entzündung in den Bronchien bis in die feinsten Verzweigungen und die Alveolargänge fort und geht von da auf die Alveolen über.

Abgesehen von diesen Fällen echter Bronchopneumonien verhalten sich also die herdförmigen und lobären Pneumonien durch intratracheale Insufflation gleich, sowohl in bezug auf die Eintrittspforte als auch in bezug auf die Verbreitung. Der Unterschied besteht nur darin, daß sich die lobäre Pneumonie von einem Bezirk aus ungehemmt ausbreitet, die Herdpneumonie, einfach oder multipel auftretend, bald ihre Begrenzung findet.

Die Anschauung, daß die Pneumonie, auch die kruppöse, in einem Bronchus beginnt, und daß die weitere Verbreitung auf dem Wege der Septen und Lymphspalten vor sich geht, ist sehr einleuchtend. Jede andere Erklärung begegnet großen Schwierigkeiten. Ein Eindringen der Infektionserreger auf dem Blutwege würde das Befallensein eines ganzen Lappens unter Freibleiben der übrigen Lungenteile nicht erklären. Wenn Bakterien mit dem Blut in die Lungen gelangen, so werden sie, wenn es wenige sind, vereinzelte Krankheitsherde erzeugen, wenn es viele sind, die Lungen gleichmäßig überschwemmen und wie bei der Miliartuberkulose, gleichmäßig über beide Lungen verteilt, eine disseminierte Erkrankung hervorrufen, was bei Bronchopneumonien im Kindesalter bisweilen beobachtet wird. Leichter denkbar wäre eine von den Lymphdrüsen eines Lappens ausgehende, durch die Lymphgefäße retrograd sich verbreitende Infektion. Diese würde die gleichmäßige Beteiligung eines Lappens oder eines größeren Teils desselben erklären. Bei einer aerogenen Infektion, bei der keine Verbreitung durch die Lymphgefäße und Septen stattfindet, wäre es schwer zu erklären, daß die Alveolen eines ganzen Lappens befallen werden, während alle übrigen Lappen frei bleiben. Es wäre doch merkwürdig, daß gerade in allen feinen Verzweigungen eines einzigen Lungenlappens alle Infektionserreger aspiriert werden. Auch wenn wir eine primäre Erkrankung der feineren Bronchien annehmen (bronchogene Infektion), so wird ohne die Annahme einer Weiterverbreitung durch die Lymphspalten die Verteilung über größere Strecken nicht recht erklärt. Ribbert ist zwar für eine solche bronchogene Infektion eingetreten. Sein Schüler Bezzola hat nachgewiesen, daß jede kruppöse Pneumonie eine pseudolobäre Anordnung zeigt. Von den Alveolargängen als Zentrum aus erstreckt sich das Exsudat nach der Peripherie, und im Zentrum ist das Exsudat immer am reichsten an Zellen und Bakterien, aber fibrinarm, in der Peripherie ist es fibrinreich, aber zellen- und bakterienarm. Ribbert weist in einer Bemerkung zu Bezzolas Arbeit gegenüber einem Einwurf von Zahn darauf hin, daß eine Erklärung dieser Befunde durch Einwanderung der Pneumokokken von den Alveolen her auf große Schwierigkeiten stieße, und daß fast nur die Deutung im Sinne einer primären Erkrankung der bronchialwärts gelegenen Partien und Ausbreitung nach den Alveolen möglich ist. Wie die gleichzeitige Erkrankung so vieler Alveolargänge zu denken ist, läßt sich aber schwer sagen. Wären im Beginne der Pneumonie die Bronchien wie die Alveolen mit einem flüssigen Sekret erfüllt, so könnte man sich das Überfließen auf andere Bronchien und dadurch die Infektion größerer Lungenpartien gut denken. Auch eine primäre Entzündung eines Hauptbronchus durch Pneumokokken mit Fortwanderung der Infektion bis in das Lungengewebe würde das Bild der kruppösen Pneumonie erklären. Aber gegen diese beiden Möglichkeiten sprechen alle anatomischen Befunde. Es bleibt somit die Erklärung einer primären bronchogenen Infektion mit Verbreitung der Entzündung auf dem Wege der Gewebsspalten und Lymphgefäße als die wahrscheinlichste übrig. Der Vergleich mit einem Erysipel, der schon wiederholt gemacht worden ist, würde für diese Anschauung passen, die auch experimentell durch die erwähnten Arbeiten von Blake und Cecil gut begründet erscheint.

Lauche nimmt an, daß in der Regel von der Bifurkation aus zuerst die Lymphdrüsen infiziert werden und die Infektion sich von hier aus durch retrograden Transport in den Lymphgefäßen ausbreitet, daß aber unter Umständen auch eine hämatogene Entstehung möglich sei. Als die wesentliche Bedingung für das Zustandekommen einer lobären Pneumonie betrachtet er eine gewisse Immunitätslage. Er stützt sich auf die Tatsache, daß die Lappenpneumonie bei Neugeborenen vorkommt, die gewisse Schutzstoffe von der Mutter mitbekommen haben, dann aber beim jungen Säugling nicht mehr beobachtet wird und erst gegen das Ende des Säuglingsalters wieder allmählich auftritt und auch im frühen Kindesalter, in dem sich die Immunkörper langsam bilden, noch recht selten ist. Er hält deshalb die kruppöse Pneumonie für eine „hyperergische" Entzündung. Dafür würde sprechen, daß die reine Pneumokokkensepsis des Menschen bisher nur beim Säugling beobachtet wurde. Wichtig ist auch, daß es Stillman und Branch gelang, bei Mäusen durch intratracheale Insufflation von Pneumokokken lobäre Pneumonien zu erzeugen. wenn die Tiere vorher durch Inhalation immunisiert und durch Alkohol geschädigt waren. Aber mit der Annahme einer partiellen Immunisation in Verbindung mit allgemeiner Resistenzverminderung ist die Entstehung der lobären Pneumonie nicht restlos erklärt. Blake und Cecil weisen darauf hin, daß die lobäre Ausbreitung bei Pneumokokkeninfektion als Folge mangelhafter Reaktion, die herdförmige Begrenzung bei der Streptokokkenpneumonie als energische Abwehr aufgefaßt werden kann, daß aber umgekehrt die Nekrosen, die bei der Streptokokkenpneumonie unvergleichlich viel häufiger sind als die der Pneumokokkenentzündung, auf eine viel stärkere Virulenz bzw. schlechtere Abwehr deuten. Auch die Tierversuche sprechen dafür, daß der Infektionsweg eine größere Bedeutung hat als die Immunitätslage. Die Tatsache, daß bei Menschen, die aus pneumoniefreien Gegenden kommen, leicht schwere Pneumonieepidemien entstehen (was z. B. bei amerikanischen Truppen im Weltkrieg beobachtet wurde), läßt sich nur schwer mit der Laucheschen Erklärung vereinbaren.

Auf alle Fälle hat die Annahme einer primären bronchogenen, also durch Aspiration verursachten Infektion am meisten Wahrscheinlichkeit für sich. Auch die Fälle, in denen eine Angina oder eine andere Erkrankung der kruppösen Pneumonie vorausgegangen ist, beweisen nicht, daß der Infektionserreger von den Tonsillen oder einer anderen Stelle her in den Körper eingedrungen und auf dem Blut- oder Lymphwege in die Lungen gelangt sein müßte. Man könnte sich denken, daß die Pneumokokken bei ihrem Wachstum auf den Tonsillen oder Schleimhäuten virulenter geworden sind und nun bei der Aspiration eine Entzündung erregen können.

Auch die Tatsache, daß man schon vor dem Auftreten der Pneumonie Pneumokokken im Blut beobachtet hat, kann nicht für eine hämatogene Entstehung ins Feld geführt werden, da das auch bei den Versuchen von Blake und Cecil vorkam. Die Annahme einer bronchogenen Infektion bei der kruppösen Pneumonie läßt die strenge Scheidung zwischen lobärer und lobulärer Lungenentzündung fallen, was mit der auf rein anatomischem Wege gewonnenen Überzeugung vieler Autoren, z. B. Ribbert, Tendeloo usw. übereinstimmt. Sie weisen darauf hin, daß jede lobäre Pneumonie eigentlich eine pseudolobäre ist. Für den Kliniker folgt daraus, daß die Unterscheidung der verschiedenen Pneumonien wesentlich nach dem klinischen Charakter zu treffen sei und daß eine strenge Scheidung überhaupt unmöglich ist. Es hat deshalb auch keinen Sinn, die anatomisch atypischen Formen von der kruppösen Pneumonie zu trennen, wie es z. B. Aufrecht tut.

Außer den bronchogenen Formen kommen nun aber auch sicher hämatogene vor. Sie unterscheiden sich aber von jenen deutlich. Solche hämatogenen Pneumonien, die z. B. bei septischen Prozessen als Metastasen vorkommen, zeichnen sich nach Spiegelberg auch anatomisch durch stärkere Ausdehnung der Infiltration auf die Bindegewebszüge aus, ferner durch eine starke Beteiligung der Pleura, eine starke Anhäufung der Mikroorganismen in den erwähnten Partien, Anordnung der Mikroorganismen in Zügen oder Häufchen oder diffus, endlich durch eine starke kapilläre Hyperämie des Lungengewebes und ein relatives Intaktbleiben der Bronchialepithelien.

2. Die kruppöse Pneumonie.

(Pleuropneumonie, genuine, fibrinöse, lobäre und pseudolobäre Pneumonie.)

Häufigkeit. Die kruppöse Pneumonie ist eine häufige Krankheit. Auf der Basler Klinik wurden in den Jahren 1899—1912 unter 23 000 Kranken 1004 Fälle (= 4,4%) behandelt, in den Jahren 1913—1926 unter 31 000 Kranken 962 Fälle (abgesehen von der Influenza) = 3,1%. Nach Orzech betrug die Häufigkeit an der Zürcher Klinik 1890—1912 4,5%. Nach Norris und Farley schwankt die Häufigkeit zwischen 1 und 6% und ist in den Städten größer als auf dem Lande.

Über die Häufigkeit der Erkrankungen in der Bevölkerung gibt es keine Angaben. Dagegen ist es möglich, über die Zahl der Todesfälle aus den S. 1274 angeführten Ziffern einigermaßen ein Urteil zu gewinnen. Diese schließen, wie erwähnt, auch die Todesfälle an Herdpneumonien in sich, aber die große Mehrzahl wird doch wohl kruppöse Pneumonien betreffen. In der Basler Klinik betrugen z. B. die Todesfälle an kruppöser Pneumonie mehr als $70^0/_0$ der gesamten Pneumonietodesfälle. Die kruppöse Pneumonie stellt also eine der häufigsten Todesursachen dar.

Ätiologie. Die kruppöse Pneumonie wird in der Regel durch den Pneumokokkus hervorgerufen, doch kommen als Erreger noch andere Mikroorganismen in Betracht.

Nach der Entdeckung des Pneumokokkus durch Fränkel nahm man vielfach an, daß alle kruppösen Pneumonien durch diesen Mikroorganismus erzeugt werden. Fränkel selbst verteidigte diese Ansicht durch den Hinweis darauf, daß nur der Pneumokokkus aus dem Blute der erkrankten Menschen zu züchten sei. Die abweichenden Befunde, die bisweilen an der Leiche erhoben werden, erklärt er dadurch, daß der Diplococcus lanceolatus im Lauf der Krankheit von anderen Bakterien überwuchert werde, was nicht unmöglich erscheint, nachdem Monti und Patella durch Punktion der Lunge bei Pneumonikern erwiesen haben, daß die Pneumokokken im erkrankten Organ allmählich ihre Lebensfähigkeit verlieren. Nachdem aber Pässler u. a. aus dem strömenden Blut von Pneumonikern auch andere Erreger, z. B. den Friedländerschen Bazillus gezüchtet haben, wird allgemein angenommen, daß das Krankheitsbild in einzelnen Fällen, auch durch Friedländersche Bazillen, Streptokokken usw. bedingt sein kann. Allerdings sind manche Autoren, wie Cole, der Ansicht, daß die meisten oder vielleicht alle dieser Pneumonien sich pathologisch-anatomisch von den Pneumokokkenentzündungen unterscheiden lassen, z. B. durch pseudolobäre Ausbreitung oder verminderten Fibringehalt des Exsudats usw., aber eine klinische Abtrennung dieser Erkrankungen von der Pneumokokkenpneumonie ist unmöglich.

Die beste Statistik ist die von Avery, Chickering, Cole und Dochaz über 529 Fälle. Bei diesen wurden als Erreger gefunden:

Diplococcus pneumonia	454
Friedländersche Bazillen	3
Influenzabazillen	6
Streptococcus pyogenes	7
Streptococcus mucosus	1
Staphylococcus aureus	3
Kombinationen von Staphylococcus aureus, Friedländerschen Influenzabazillen, Streptococcus pyogenes und viridans	6
Unbestimmte Erreger	49
	529

Grünberg fand unter 29 im Basler pathologischen Institut sezierten Fällen 25mal Pneumokokken (13mal allein), 12mal mit Streptokokken oder Staphylokokken), 2mal nur Streptokokken, 1mal den Friedländerschen Bazillus und 1mal einen nicht bestimmbaren Bazillus.

Ähnlich sind die Resultate anderer Statistiken. Im Material der pathologischen Institute sind die Streptokokken und Friedländerschen Bazillen etwas häufiger als in den Kliniken, weil von den Patienten mit Pneumokokkenerkrankungen ein geringerer Prozentsatz stirbt.

Wie sich in den nicht seltenen Fällen, in denen sich Pneumokokken und andere Mikroorganismen zusammen finden, diese zueinander verhalten, ist schwer zu sagen. Wenn z. B. Schottmüller (Münch. med. Wschr. 1910, S. 620) zweimal bei Endocarditis lenta eine kruppöse Pneumonie mit Streptococcus viridans und Pneumokokken beobachtete, so könnte man denken, daß der Pneumokokkus die Lungenentzündung verursachte und die Streptokokken nur mit dem Blute in die Alveolen gelangten und sich im Exsudat vermehrten. Da aber diese zwei Fälle einen relativ hohen Prozentsatz der Endokarditisfälle ausmachen, so ist es doch einfacher, anzunehmen, daß die Pneumonie eine der vielen

Metastasen des Streptococcus viridans darstellt und die ubiquitären Pneumokokken sich im Exsudat ansiedeln. Zwingend ist dieser Schluß aber natürlich nicht.

Der **Pneumokokkus** (Diplococcus lanceolatus s. pneumoniae), ein Mikroorganismus aus der Streptokokkengruppe, wurde zuerst von Pasteur (und unabhängig von ihm von Sternberg) aus dem Speichel von Nichtpneumonikern gezüchtet, bei der Pneumonie schon von Klebs, Eberth, Koch gesehen, von Talamon gezüchtet, aber erst von Fränkel und von Weichselbaum eingehend untersucht. Er besteht aus zwei ovalen, an ihrem freien Ende in eine Spitze ausgezogenen, mehr oder weniger deutlich kerzenflammenähnlichen Kokken von etwa $1^1/_2\,\mu$ Breite und 2—$2^1/_2\,\mu$ Länge. Im Sputum (s. Abb. 35) und in Abstrichen aus lebendem Gewebe zeigt er meistens eine schleimige Kapsel, die bei den gewöhnlichen Färbemethoden farblos erscheint. In den Kulturen auf künstlichen Nährböden fehlt die Kapsel. Der Pneumokokkus wird nach Gram nicht entfärbt. Im Sputumausstrich kann er gut sichtbar gemacht werden, wenn man unter Erwärmen mit verdünntem Karbolfuchsin färbt.

Die Kultur gelingt am besten in Nährböden, die Blut oder Serum enthalten. In Bouillon zeigt sich eine diffuse Trübung und ein geringer Niederschlag. Der Mikroorganismus wächst darin häufig zu kurzen Ketten aus (Streptococcus lanceolatus). Auf Glyzerin- oder Blutagar und erstarrtem Blutserum wachsen feine graue Kolonien, auf Blutagar üppigere Kolonien von dunkelgrüner Farbe mit einem schmalen grünlichen Hof, die sich in der Regel durch ihre Größe von den kleineren Kolonien des Streptococcus viridans unterscheiden. Die Kulturen sind wenig widerstandsfähig und gehen leicht zugrunde. Eine Temperatur über 42^0 tötet sie ab, bei weniger als 24^0 hört das Wachstum auf. Im ganzen ist die Kultur um so reichlicher und widerstandsfähiger, je virulenter der Stamm ist. Auf festen Nährböden verlieren sie ihre Virulenz sehr rasch.

Neuerdings unterscheidet man Stämme, die Kolonien mit glatter Oberfläche bilden (smooth = S-Kolonien) von solchen, deren Kolonien eine rauhe Oberfläche zeigen (rough = R-Kolonien). Die R-Kolonien kommen hauptsächlich bei avirulenten Stämmen vor, doch sind die Akten hierüber noch nicht geschlossen, ebensowenig über die Frage, ob die S-Kolonien bildenden Stämme im Verlauf

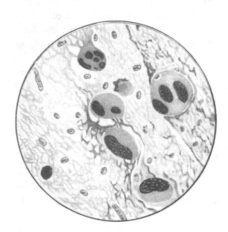

Abb. 35.
Pneumokokken im Sputum.
(Nach Lenhartz.)

der Pneumonie in R-Kolonien bildende übergehen können (s. Reimann). Die R-Kolonien sind vom Streptococcus viridans nach dem Aussehen gar nicht zu unterscheiden, sondern nur mit Hilfe der Agglutination, der Löslichkeit in Galle usw. und manche Stämme müssen als Übergangsformen bezeichnet werden (vgl. Paul).

Im Tierversuch zeigen sich große Unterschiede in der Virulenz der Kulturen. Frische Kulturen aus pneumonischem Sputum, erkrankten Geweben, Exsudaten oder Blut sind stark virulent, bei mehrfacher Überimpfung auf künstliche Nährböden verlieren sie ihre Virulenz sehr rasch. Sputum oder Exsudat von Pneumonikern, das man eintrocknen läßt, kann seine Infektiosität länger als zwei Monate bewahren. Lebensfähigkeit und Virulenz bleiben erhalten, wenn die Pneumokokken von Eiweiß umhüllt sind.

Bei Mäusen, den empfindlichsten Tieren, verursacht die subkutane oder intrapulmonale Injektion eine rasch verlaufende Sepsis. Bei Hunden und bei Affen gelingt es nur durch sehr große Dosen eine Sepsis zu erzeugen. Dagegen gelingt es bei diesen Tieren (unter Umständen auch bei Mäusen, vgl. S. 1278), durch Injektion in die Lungen eine typische lobäre Pneumonie zu erzeugen, die in 10—14 Tagen abläuft und in der Regel ausheilt. Ebenso unempfindlich wie der Hund ist das Schaf, etwas empfindlicher das Meerschweinchen, noch empfindlicher das Kaninchen. Junge Kaninchen sind viel empfindlicher als alte. Auffallend ist, daß mit der vermehrten Empfindlichkeit auch die Eigenschaft des Blutes, als guter Nährboden zu dienen, parallel geht.

Schon Neufeld und Händel hatten gezeigt, daß sich mit Hilfe der Agglutination verschiedene Gruppen von Pneumokokkenstämmen unterscheiden lassen. Seither sind diese Gruppen in ausgedehntem Maße von amerikanischen Forschern untersucht worden, namentlich mit Rücksicht auf die Serotherapie. Nach Dochez und Gillespie unterscheidet man jetzt vier Typen von Pneumokokken, von denen die ersten drei dadurch charakterisiert sind, daß sie nur durch das Immunserum des gleichen Typs agglutiniert werden, während Typus IV alle Stämme enthält, die durch keines der Immunsera I—III agglutiniert werden. Im Typus IV scheinen noch einzelne Gruppen von Stämmen enthalten zu sein, daneben einzelne, nicht zu anderen in Beziehung stehende Stämme.

Die amerikanischen Statistiken ergeben folgende Häufigkeit der einzelnen Typen bei den Pneumoniefällen:

Typus I in etwas mehr als $^1/_3$ der Fälle,
„ II „ „ weniger „ $^1/_3$ „ „
„ III „ $^1/_{10}$—$^1/_8$ „ „
„ IV „ $^1/_5$—$^1/_4$ „ „

In den anderen Ländern scheint die Verteilung eine ähnliche zu sein. Allerdings liegen bisher erst wenig umfangreiche Statistiken vor (zusammengestellt von Herzog). Die Ergebnisse der Sammelforschung der Hygienesektion des Völkerbundes ist noch nicht veröffentlicht.

Es hat sich gezeigt, daß die verschiedenen Typen eine verschiedene Prognose der Erkrankung bedingen. Am größten ist die Mortalität bei Typus III, am geringsten bei Typus IV.

Die Identifizierung der Pneumokokken und ihrer Typen geschieht am sichersten durch den Tierversuch. Das verdächtige Material (Gewebestücke, gewaschene Partien aus pneumonischem Sputum, Eiter usw.) wird einer weißen Maus intraperitoneal injiziert. Nach 1—2 Tagen geht das Tier zugrunde, und die Pneumokokken können im Milzausstrich nachgewiesen werden. Zur Feststellung des Typus wird das Blut dem verendenden oder eben gestorbenen Tier aus dem Herzen entnommen und in Bouillon geimpft und nach 18—20 Stunden dauernder Bebrütung die Agglutination mit Serum I—III vorgenommen. Rascher führt die Untersuchung zum Ziele, wenn man dem interperitoneal geimpften Tiere, sobald es krank erscheint und eine Probepunktion die Anwesenheit reichlicher Pneumokokken gezeigt hat (in der Regel nach 6—8 Stunden), die Bauchhöhle mit etwas Kochsalzlösung auswäscht und mit der Flüssigkeit die Agglutinations- oder die Präzipitationsprobe anstellt. Eine Methode ohne Verwendung weißer Mäuse hat Avery angegeben. Das gewaschene und in Bouillon emulgierte Sputum wird in ein Zentrifugenglas gebracht, das eine Glukoseblutbouillon enthält. Nach 5stündigem Verweilen im Brutschrank und Entnahme einer Probe für die Blutagarplattenkultur (zur späteren genaueren Kontrolle) werden die roten Blutkörperchen durch schwaches Zentrifugieren entfernt, die darüberstehende Bakterienemulsion in sterile Ochsengalle gebracht und nach der Auflösung der Pneumokokken (im Brutschrank in etwa 20 Minuten) mit den 3 Immunsera zusammengebracht.

Die Agglutination der einzelnen Stämme ist nach Heidelberger, Goebel und Avery an Substanzen gebunden, von denen die des Typus I N-haltig ist und sowohl saure als auch basische Eigenschaften besitzt, die des Typus II die Polarisationsebene nach rechts dreht und eine schwache Säure darstellt, die des Typus III linksdrehend und stark sauer ist. Unter bestimmten Kulturbedingungen verlieren die Pneumokokken nach Reimann ihre Typenspezifität, behalten aber ihre Artspezifität bei.

Die Pneumokokken vom Typus III können in der Regel an morphologischen und kulturellen Merkmalen erkannt werden. Sie sind größer, rundlicher, weniger lanzettförmig als die übrigen und besitzen eine größere, leichter färbbare Kapsel. Das Peritonealexsudat der Maus ist gewöhnlich fadenziehend, die Kolonien auf Blutagar feucht, schleimig, konfluierend. In Deutschland wird der Pneumococcus mucosus vielfach mit dem Streptococcus mucosus identifiziert.

Die Bedeutung der Einteilung in verschiedene Pneumokokkentypen ist in letzter Zeit dadurch erschüttert worden, daß das Übergehen eines Typus in einen andern beobachtet wurde (Stillman, Berger und Engelmann u. a.). Sogar die Umwandlung von Pneumokokken in Streptokokken, von denen sie sich sonst namentlich durch die von Neufeld entdeckte Löslichkeit in Galle und die von Morgenroth gefundene Empfindlichkeit gegen Optochin unterscheiden, wurde von Morgenroth, Schnitzer und Berger festgestellt, sogar innerhalb des erkrankten Körpers. Untersuchungen von Yoshioka, Silberstein u. a. haben diese Tatsache gegenüber den Einwänden von Heim u. a. bestätigt.

Der Friedländersche Bazillus. Dieser Bazillus ist ein kurzes, plumpes, gramnegatives Stäbchen, das von einer Kapsel umgeben ist. Auch hier ist die Kapsel beim Wachstum auf künstlichen Nährböden nicht vorhanden; er wächst auch bei gewöhnlicher Temperatur; auf Agar bildet er glasige, weiße Kolonien. Er ist für Mäuse und Hunde pathogen, weniger für Meerschweinchen, gar nicht für Kaninchen.

Der Friedländersche Bazillus wird bei einzelnen Fällen von Pneumonie, oft zusammen mit den Fränkelschen Diplokokken, im Sputum oder in der pneumonischen Lunge gefunden. Wie es scheint, findet man ihn nur in schweren Fällen.

Auch beim Friedländerschen Bazillus hat man verschiedene Typen unterschieden und die typenspezifische Substanz als Kohlehydrat erklärt (Julianelle).

Sowohl der Fränkelsche als auch der Friedländersche Mikroorganismus finden sich recht häufig auf der Respirationsschleimhaut Gesunder. Bezançon und Griffon fanden bei allen Untersuchten Pneumokokken, wovon allerdings lange nicht alle virulent waren. Man hat deshalb in der Regel angenommen, daß die Pneumonie dann entstehe, wenn die auf der Schleimhaut lebenden Saprophyten aus uns unbekannten Gründen eine besondere Virulenz annehmen, oder die Resistenz des Trägers herabgesetzt wird, und daß besonders virulente Stämme auch durch Übertragung auf andere Menschen die gelegentlich vorkommenden Endemien verursachen. Eine etwas andere Ansicht vertreten Avery, Chickering, Cole und Dochez.

Sie gehen von der Tatsache aus, daß die Pneumokokkenflora Gesunder sich in der Häufigkeit einzelner Typen von der Häufigkeit dieser Typen bei der Lungenentzündung unterscheidet und sich verschieden verhält je nach der Gelegenheit zu Kontakt mit Pneumoniekranken. Sie fanden bei 116 von 297 Gesunden, die nicht mit Pneumoniekranken zusammengekommen, Pneumokokken im Rachensekret, aber in anderem Verhältnis der einzelnen Typen als bei Pneumonikern und bei Gesunden, die mit solchen in Kontakt waren:

	Bei 454 Pneumonien	Bei 297 Gesunden ohne Kontakt mit Pneumonie	Bei 160 Gesunden in Kontakt mit Typus I	Bei 149 Gesunden in Kontakt mit Typus II
Typus I	33,3%	0,8%	13,3%	—
„ II	29,3%	—	—	12,1%
„ II atypisch	4,1%	18,2%	—	—
„ III	13,0%	28,1%	—	—
„ IV	20,3%	52,9%	—	—

Beim Vergleich von Staub aus Krankensälen, in denen Pneumonien lagen, mit Staub aus Räumen ohne Pneumonien fanden sie folgende Verteilung der verschieden gefundenen Typen:

	Pneumoniesäle	Pneumoniefreie Zimmer
Typus I	33,8%	5,5%
„ II	31,1%	—
„ II atypisch	5,4%	38,6%
„ III	2,7%	11,0%
„ IV	22,0%	44,4%

Bei Pneumonierekonvaleszenten fanden sie die Pneumokokken des Typus, der während der Krankheit gefunden wurde, schon nach 2—3 Wochen nicht mehr, sondern entweder keine Pneumokokken mehr oder solche eines anderen Typus (besonders IV, der bei Gesunden am häufigsten vorkommt). Nur selten konnten sie den gleichen Typus länger (bis zu 90 Tagen) nachweisen, besonders bei verzögerter Resolution oder bei anschließenden Erkrankungen der Respirationsorgane.

Sie schließen daraus, daß die Pneumonie in der Regel nicht durch die schon vorher auf den Schleimhäuten lebenden Pneumokokken entsteht, sondern durch Infektion von seiten von Kranken, Bazillenträgern, Staub.

Auf diese Weise kann man die gelegentlich beobachteten Endemien erklären, die sich immer nur auf kleine Bezirke, einzelne Dörfer und Häusergruppen, Kasernen, Internate, Gefängnisse, Truppen- und Arbeitslager, Schiffe usw. beschränken.

Jürgensen stellte in Lustnau bei Tübingen fest, daß sich die während 8 Jahren beobachteten 165 Krankheitsfälle nur auf 84 der 223 Häuser verteilten, und zwar wurden 40 Häuser einmal und 44 mehrmals befallen.

Diese Fälle von sicherer oder einigermaßen wahrscheinlicher Kontaktinfektion (vgl. unten S. 1363) stellen aber eine kleine Minderheit dar. In der weitaus überwiegenden Mehrzahl läßt sich nirgends eine Infektionsquelle finden, und in den Krankenhäusern ist die Übertragung einer lobären Pneumonie auf Patienten des gleichen Saales eine ganz außerordentliche Seltenheit. Die gewöhnlichen Fälle werden viel besser erklärt durch die bisherige Annahme, wonach die auf den Schleimhäuten lebenden Pneumokokken (oder andere

Erreger) unter besonderen Bedingungen ihren Charakter ändern und für den Träger virulent werden können. Sie erhält auch eine kräftige Stütze durch die neuesten Untersuchungen über die Variabilität der Pneumokokkenstämme.

Auch wenn man in diesen Fällen eine gesteigerte Virulenz des Pneumokokkus annimmt, so kann man trotzdem die Wichtigkeit der Disposition einzelner Menschen auch hier nicht in Abrede stellen. Einzelne Individuen beherbergen die gleichen Pneumokokken, die die andern krank machen, und verbreiten sie weiter, ohne selbst in ihrer Gesundheit gestört zu werden. Auch für die Menschen, die mehrmals in ihrem Leben an Lungenentzündung erkranken, liegt es näher, eine vorhandene Disposition verantwortlich zu machen, als die Tatsache, daß nach einer überstandenen Pneumonie der Diplococcus lanceolatus in der Mundhöhle weiter lebt.

Mehrfaches Überstehen einer Pneumonie wird in den bisher vorliegenden, allerdings viel zu kleinen Statistiken recht verschieden häufig angegeben, zwischen 10 und 40% aller Fälle. 10, 11, sogar 28 Anfälle im Laufe des Lebens sind beschrieben worden. Häufig wird immer wieder der gleiche Lappen befallen, die Lokalisation kann aber auch wechseln.

Über das Wesen der Disposition wissen wir gar nichts. Auch darüber, welche Individuen besonders disponiert sind, können wir nicht viel sagen. Nicht selten sehen wir kräftige Männer in den besten Jahren an einer Lungenentzündung erkranken und sterben, ohne daß der geringste Anlaß ersichtlich wäre, ohne daß eine Erkältung vorausgegangen wäre, ohne daß in der Nähe des Erkrankten sich Pneumoniefälle gezeigt hätten. Aber auf der anderen Seite lehrt die Erfahrung doch, daß Gichtiker, Diabetiker, Nierenkranke, Patienten mit Malaria, Typhus, Erysipel, kachektische Individuen (insbesondere Krebskranke), überarbeitete Menschen, häufiger an Pneumonie erkranken als andere. Bekannt ist die besondere Disposition der Alkoholiker.

Eine Ursache für das wiederholte Befallen des gleichen Individuums mit Pneumonie soll in chronischer Influenza bestehen. Vielleicht sind manchmal Bronchiektasien der Grund für die wiederholte Erkrankung.

Die Altersdisposition wird meistens aus den Krankenhausstatistiken beurteilt, und diese ergeben die größten Ziffern von Pneumoniefällen für das dritte Lebensjahrzehnt. Aber diese Zahlen lassen sich nicht auf die gesamte Bevölkerung übertragen, da die einzelnen Altersklassen nicht das gleiche Bedürfnis nach Krankenhausbehandlung haben. Außerdem fehlt der Vergleich mit der Zahl der Gesunden jeder Altersklasse. Das gleiche gilt für die Mortalitätsstatistiken, die — abgesehen von der Kindheit, einen fast gleichmäßigen Anstieg der Todesfälle vom 15. bis zum 70. Lebensjahr zeigt (Jessen). Dabei ist zu beachten, daß die Gefahr der Krankheit fast parallel dem zunehmenden Alter größer wird, also die Todesfälle den Erkrankungen nicht parallel gehen. Wenn man aber die mit dem Alter abnehmende Zahl der Lebenden berücksichtigt, so bekommt man den Eindruck, daß die Häufigkeit der Erkrankung an kruppöser Pneumonie jedenfalls vom 30. oder 40. Jahr an zunimmt. Im Kindesalter ist die Beurteilung deshalb schwierig, weil man erst in neuerer Zeit erkannt hat, daß die Fälle, die man früher als kruppöse Pneumonien betrachtete, recht häufig lobuläre Entzündungen sind. Nach der Ansicht vieler Kinderärzte kommt die kruppöse Pneumonie (abgesehen von den äußerst seltenen intrauterinen — nach Lauche durch Aspiration von pneumokokkenhaltigem Fruchtwasser entstandenen — und den ebenfalls sehr seltenen lobären Pneumonien der ersten Lebenstage) im Säuglingsalter sehr selten vor, nach Finkelstein bis zum 5. Monat nie. Erst vom 5. Lebensjahre an wird sie häufiger, aber erst mit der Pubertät in stärkerem Maße.

Die Männer sind in den Spitalstatistiken viel stärker vertreten als Frauen, nach Aufrecht $3^{1}/_{2}$ mal, nach Orzech 4 mal so häufig. Hier gilt aber der Einwand der verschiedenen Krankenhausbeanspruchung noch mehr als beim Alter. In der poliklinischen Statistik Jürgensens verhalten sich die Erkrankungen des männlichen zum weiblichen Geschlecht wie 5 : 4, in der Statistik der Privatpraxis Werners war der Unterschied gering, 916 : 798.

Was den Beruf betrifft, so sind, wie Aufrecht gezeigt hat, die im Freien arbeitenden Männer der Erkrankung mehr ausgesetzt als die in geschlossenen Räumen tätigen. Auch unter dem Militär ist die Erkrankung häufiger als unter der Zivilbevölkerung. Daß es hier in erster Linie die Erkältung ist, welche die Häufigkeit der Erkrankungen bedingt, ist die einfachste Erklärung. Statistiken aus der deutschen und französischen Armee zeigen auch die Wichtigkeit der Abhärtung, indem der Rekrutenjahrgang, namentlich in den ersten Monaten, eine sehr viel höhere Morbidität aufweist als die älteren Soldaten.

Die Rolle der Erkältung hat zu verschiedenen Zeiten eine verschiedene Beurteilung erfahren. „Frigus pneumoniae unica causa" hieß es früher. Später, zur Zeit der Entwicklung der Bakteriologie und der Entdeckung des Pneumokokkus, wurde die Erkältung zu wenig berücksichtigt, ja sogar ganz in Abrede gestellt. Es läßt sich auch nicht leugnen, daß manchmal, wenn die Bedingungen für die Erkältungen ganz besonders vorhanden zu sein scheinen, die Pneumonien vollständig ausbleiben. So wurden beim Rückzuge der französischen Armee aus Rußland keine Lungenentzündungen beobachtet, auch von den Geretteten der im Jahre 1912 untergegangenen „Titanic", die teilweise stundenlang im eiskalten Wasser gewesen waren, erkrankte keiner an Pneumonie. Auf der anderen Seite schließt sich gar nicht selten eine Lungenentzündung so unmittelbar an eine schwere Erkältung und Durchnässung an, daß der Zusammenhang unleugbar ist. Ein besonders instruktives Beispiel ist eine Beobachtung des amerikanischen Militärarztes Welch. Von einem 652 Mann starken Regiment waren 330 in einem kalten, zugigen Ausstellungsgebäude während eines kalten Winters untergebracht, und von diesen erkrankten $38 = 11,5\%$. Von den übrigen 322, die besser untergebracht waren, erkrankten nur $13 = 4\%$ (weitere Beispiele siehe bei Tendeloo und Aufrecht).

Mit der Gelegenheit zur Erkältung hängt wohl auch die Jahreskurve der Pneumonien zusammen, die in unseren Gegenden vom Januar bis Mai ihren Höhepunkt erreicht und vom August bis November am niedrigsten ist.

Orzech findet in Zürich März und April am meisten belastet. In Basel fielen im Zeitraum 1875/1924 36% der Todesfälle an Pneumonie (einschließlich katarrhalische) auf die Monate Dezember bis Februar, 37,5% auf März bis Mai, 12,5% auf Juni bis August, 14,5% auf September bis November (Jessen). Norris und Farley (Philadelphia) geben auf Grund ihrer Sammelstatistik von 34 600 Fällen November bis Juni als die bevorzugte Zeit an, während in Australien nach Hardie die meisten Pneumonien im August und September vorkommen. Orzech kommt nach Vergleich der Monatsschwankungen mit den Wetterberichten zum Schluß, daß das Wetter, bei dem Pneumonie am häufigsten auftritt, charakterisiert ist durch große tägliche Temperaturschwankungen bei mittlerer Temperatur, häufige Winde und geringe Feuchtigkeit. Aufrecht hält große Temperaturschwankungen bei niedrigen Durchschnittstemperaturen für das typische.

Fr. Müller konnte mit seinen Schülern Nebelthau und Zillesen nachweisen, daß bei Kaninchen, die nach Durchnässung des Felles einem tüchtigen Luftzug ausgesetzt worden waren, in einzelnen Lungenbezirken Ödem, Fibrinausscheidungen in die Alveolen und Blutergüsse auftraten. Es ist klar, daß dadurch die Entwicklung der Pneumokokken begünstigt werden muß (vgl. über Erkältung, Bd. 4, S. 1412).

Nach Reid soll auch der Hitzschlag die Ursache von Pneumonien sein, die nach 1—6 tägiger Inkubation auftreten.

Daß ein Trauma eine Pneumonie auslösen könne, hat zuerst Litten gezeigt. Seither haben sich die Beobachtungen gehäuft, jeder erfahrene Arzt hat Beispiele gesehen, so daß an der Tatsache nicht mehr gezweifelt werden

kann. Es handelt sich um Brustkontusionen, die eine Entzündung meist
der gleichseitigen, bisweilen aber auch der kontralateralen Lunge zur Folge
haben. Die bakteriologische Untersuchung ergibt fast immer Pneumokokken
(vgl. Kaufmann, Handb. d. Unfallmedizin, 4. Aufl., 1925, Jakobson usw.).

Beispiel: 29jähriger Mann wird beim Ringen mit großer Kraft auf den Boden ge-
schleudert. Heftige Schmerzen in der (aufgeschlagenen) rechten Thoraxhälfte. Kann
aber zu Fuß nach Hause gehen. Hier 10 Stunden nach der Verletzung Schüttelfrost und
typische, mit Krise endigende Pneumonie im rechten Unterlappen.

Neben diesen „Kontusionspneumonien" nimmt man auch „Kompres-
sionspneumonien" durch Überanstrengung an. Eine Reihe von Fällen
ist beschrieben, in denen sich die Pneumonie so an die Überanstrengung zu der
Zeit anschloß, die man bei der Annahme einer während des „Traumas" entstandenen Infektion erwarten mußte, so daß am Vorkommen von „Kompres-
sionspneumonien" kaum ein Zweifel sein kann.

Die traumatischen Pneumonien können als typische lobäre Entzündungen
in einer nach dem Trauma zunächst normal scheinenden Lunge auftreten,
oder sie machen sich in einer durch die Blutung teilweise mit Blut überschwemmten
Lunge durch Zunahme der Infiltration nach dem Fieberanstieg kenntlich,
oder sie können als Bronchopneumonien verlaufen. Der Beginn fällt meist
auf die ersten zwei Tage nach dem Unfall. Die Untersuchungen der experimentellen Affenpneumonie lassen annehmen, daß vom Trauma bis zum Schüttelfrost mindestens 6—10 Stunden vergehen müssen. Wenn die Entzündung
schon wenige Stunden nach dem Trauma nachgewiesen werden kann, erhebt
sich immer die Frage der präexistierenden Erkrankung. Als obere Grenze der
Frist, innerhalb der eine traumatische Pneumonie angenommen werden darf,
werden 4 Tage angegeben.

Im Intervall zwischen Trauma und Pneumonie können sich die Verletzten
vollkommen wohl fühlen, oder sie klagen über die durch die Kontusion verursachten Schmerzen. Es kann aber auch vorkommen, daß blutiger Husten
und Atembeschwerden vorhanden sind. Wenn eine Hämoptoe auftritt und
sich wiederholt, so kann noch bis zu 2 Wochen nach der Verletzung eine Pneumonie entstehen, die als Unfallfolge anerkannt werden muß (Kaufmann).
Auch an eine Rippenfraktur kann sich eine Pneumonie an der Verletzungsstelle noch nach mehr als 4 Tage anschließen.

Straßmann hat gezeigt, daß auch nach Verletzung an entfernten
Körperstellen, besonders Schädel, sich Veränderungen an den Lungen
(Hyperämie, Ödem) nachweisen lassen, die als Zeichen einer sich entwickelnden
Pneumonie anzusehen sind, und zwar schon wenige Stunden nach dem Trauma.
Das gleiche fand Straßmann bei Kohlenoxydvergiftung.

Die S. 1062 erwähnten Untersuchungen von Külbs u. a. haben als Folge der Brustkontusion Hämorrhagien in der Lunge ergeben, also einen Befund, der auch nach Erkältungen eintritt.

Auffallend häufig kommen Pneumonien nach einem Sturz ins Wasser
zur Beobachtung. Man könnte die Ursache hierfür in einer Erkältung, in einer
Brustkontusion oder in einer Aspiration der Pneumokokken, die in der Mundhöhle saprophytisch lebten, mit dem eindringenden Wasser erblicken.

Die Einatmung von giftigen Gasen und Staub kann jedenfalls zu
kruppösen Pneumonien führen. Besonders gefährlich ist das Thomasphosphatmehl für die damit beschäftigten Arbeiter. Enderlen hat in den erkrankten Lungen Pneumokokken nachgewiesen. Über die Giftgaspneumonie
vgl. S. 1275).

Pathologische Anatomie. Schon Laennec hat die drei Stadien unterschieden, in die wir auch heutzutage noch die Krankheit einteilen.

1. **Anschoppung, Engouement.** Es kann als hyperämisch-ödematöses Vorstadium bezeichnet werden. Die Lunge ist etwas schwerer als gewöhnlich, dunkelblaurot, luftarm. Von der Schnittfläche läßt sich graurote, trübe, leicht schaumige Flüssigkeit abstreifen. Die mikroskopische Untersuchung zeigt, daß in manchen Alveolen ein seröses Exsudat vorhanden ist, das reichlich rote Blutkörperchen, wenig zahlreiche polynukleäre Leukozyten, Alveolarepithelien und andere, in ihrer Herkunft noch strittige mononukleäre Zellen und einzelne Fibrinfasern enthält. Daneben besteht eine starke Erweiterung und Blutfülle der Kapillaren.

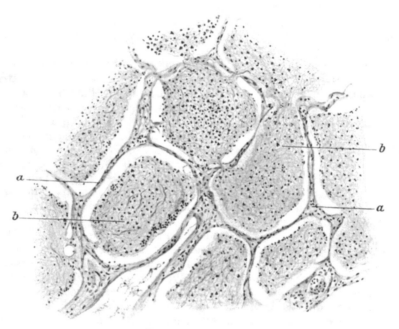

Abb. 36. Kruppöse Pneumonie. Mittelstarke Vergrößerung.
a Alveolarwand. b Exsudat in den Alveolen. (Nach Jores.)

2. **Rote Hepatation.** Die Lunge wird, nachdem das Stadium der Anschoppung 1—2 Tage gedauert hat, fester, leberähnlich. Die Lunge wird auch schwerer, ihr Gewicht kann 2—2$\frac{1}{2}$ Kilo betragen (normal 500—700 g). Die Schnittfläche ist rot, gekörnt, indem das geronnene Exsudat der Alveolen und Infundibula über die Schnittfläche hervorragt. Mikroskopisch erkennt man in den Alveolen ein Fibrinnetz, in das reichliche rote und spärlichere weiße Blutkörperchen eingelagert sind (vgl. Abb. 36). Nicht selten erkennt man Fibrinstränge, die durch die Poren von einem Alveolus nach dem andern ziehen (auch auf Abb. 36), zu sehen. In der Peripherie des Azinus und am Rande der einzelnen Alveolen ist das Fibrinnetz am reichlichsten. Die Kapillaren sind reichlich gefüllt, auch in den Lymphgefäßen und Blutgefäßen findet man Fibrin. Pneumokokken finden sich reichlich, teils frei im Fibrinnetz, teils in Leukozyten.

3. **Graurote Hepatisation.** Nach einigen Tagen verändert sich die Farbe der Lunge, die Schnittfläche wird mehr grau oder graurot gefleckt (vgl. Abb. 36). Die Farbenveränderung rührt daher, daß die Kapillaren durch den Druck des Exsudates in den Alveolen komprimiert und blutärmer gemacht

werden, und daß in das fibrinöse Exsudat der Alveolen immer reichlicher Leukozyten einwandern. Der geronnene Inhalt der Lungenbläschen ragt immer
noch als feine Körnchen über die Schnittfläche empor, aber die Körnchen fangen
an, weicher zu werden. Nachdem dieses Stadium 3—4 Tage, seltener länger
gedauert hat, geht es gewöhnlich in Lösung über (wenn die Krankheit nicht
zum Tode führt oder einen der unten erwähnten Ausgänge nimmt).

Die Blutarmut der graurot hepatisierten Lunge wurde von Groß durch Injektion
mit Bariumgelatine und Röntgenaufnahmen demonstriert. (Die Röntgenbilder sind im
Buch von Meakins und Davies wiedergegeben.)

Die Leukozyten wandern nicht von allen Seiten der Kapillarwände gleichzeitig aus,
sondern nur von einzelnen Stellen.
Sie nehmen dabei eine eigentümlich
langgestreckte oft peitschenförmige
Gestalt an (s. die Abb. bei Lauche).

Selten findet man Fibrin auch
in den Bronchien.

Lösung, Resolution. Die
Lunge wird weicher, auf dem
Schnitt gelb, grüngelb oder
rot marmoriert. Körnchen sind
nicht mehr zu sehen. Mit dem
Messer läßt sich immer mehr
trübe, anfangs graugelbe, später
mehr eiterartige Masse abstreifen. Das Gewebe ist noch
brüchiger als vorher. Ob das
auf einer vermehrten Brüchigkeit der elastischen Fasern oder
auf der Infiltration der Septen
beruht, möchte ich dahingestellt
sein lassen. Mikroskopisch
sieht man immer weniger Fibrin,
die Leukozyten zerfallen immer
mehr, die Pneumokokken sind
in immer geringerer Menge vorhanden.

Indem das verflüssigte Exsudat hauptsächlich durch Resorption, in sehr viel geringem
Maße durch Expektoration, ent-

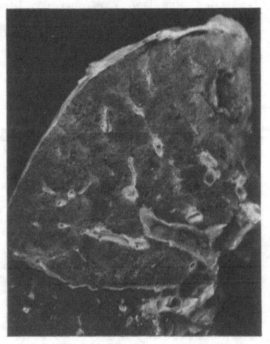

Abb. 37. Kruppöse Pneumonie
in grauroter Hepatisation. (Lumièrephotographie.)
Präparat des Basler Pathol.-anatom. Instituts.

fernt wird, wird die Lunge wieder lufthaltig, die Alveolarepithelien regene-
rieren sich, und die Lunge wird wieder normal, bleibt aber oft noch einige
Wochen brüchig und blutreich.

Die Veränderung betrifft meistens einen ganzen Lappen fast vollständig,
greift aber oft noch in den angrenzenden Teil eines anderen Lappens über.
Die Interlobärspalte ist dann durch ein fibrinöses Exsudat verklebt. Häufig
ist auch nur ein Teil eines Lappens ergriffen, oft ist ein mehr oder weniger breiter
Saum, namentlich der untere und vordere Lungenrand frei. Auch die Spitze
ist oft frei. Sehr oft findet man in derselben Lunge, auch im gleichen Lappen,
verschiedene Stadien der Entzündung nebeneinander. Die Grenzlinie ist nicht
scharf, sie verläuft senkrecht zur Richtung vom Hilus nach der Peripherie.

Häufig läßt sich erkennen, daß die Pneumonie vom Hilus nach der Peripherie fortgeschritten ist, indem das Lungengewebe in der Hilusgegend schon
in Resolution begriffen, weiter außen grau hepatisiert ist, noch mehr peripherwärts erst in roter Hepatisation befindet und die entferntesten Partien, z. B.

die Lungenspitzen, noch ganz frei sind. Besonders im Unterlappen ist das
oft recht deutlich, während im Oberlappen, wie z. B. Beitzke betont, die Pneumonie oft nicht im Hilus zu beginnen scheint. Überhaupt zeigt der Oberlappen
häufig ein atypisches Aussehen, und nach Tendeloo kommen überhaupt
nur kaudal von der dritten Rippe typisch kruppöse Pneumonien vor.

Immer sind auch die Lymphgefäße und Lymphdrüsen betroffen. Bisweilen sieht
man die Lymphgefäße der Pleura als dicke, weiße, netzförmig angeordnete Stränge.
Mikroskopisch erkennt man Schwellung und Desquamation der Endothelien, Anfüllung des
Lumens mit Lymphzellen und Fibrin, bisweilen auch mit polynukleären Leukozyten.

Die Lymphdrüsen der Lunge und des Hilus sind vergrößert, oft in sehr hohem Grade.
Sie sind gerötet, mikroskopisch zeigen sie Hämorrhagien, Infiltration mit polynukleären
Leukozyten, Schwellung, Vermehrung und Desquamation der Retikulumzellen, Verschwinden der Keimzentren. Am stärksten sind die Lymphdrüsen verändert, die ihren
Zufluß aus dem erkrankten Lappen haben. Aber auch die übrigen bronchialen und tracheobronchialen Lymphdrüsen sind ergriffen, selbst Drüsen in anderen Regionen bleiben nicht
frei. So sind häufig die retropankreatischen Lymphdrüsen vergrößert (Franke); Gerhardt fand auch eine Schwellung der Kubitaldrüsen.

Die Beteiligung des Brustfells am Entzündungsprozeß ist eine so regelmäßige, daß die Krankheit bekanntlich auch den Namen der Pleuropneumonie
erhalten hat. In jedem Fall findet man fibrinöse Auflagerungen, seltener sind
seröse oder gar eitrige Ergüsse. Vielleicht sind die Empyeme häufiger, als wir
gewöhnlich annehmen, da sie oft klein und durch Verwachsungen abgesackt
sind, bisweilen interlobär oder basal liegen.

Die Bronchien sind ebenfalls beteiligt. Sie zeigen eine mehr oder weniger ausgesprochene katarrhalische Schwellung, in den kleinsten findet man ein fibrinöses Exsudat
wie in den Alveolen. Dichotom verästelte Ausgüsse der Bronchien findet man nicht selten
im Sputum.

Atypische Formen. Atypisches Aussehen weisen besonders Pneumonien auf, die
nicht durch Pneumokokken verursacht sind. Aber auch Pneumokokkenentzündungen
können ein abnormes Bild zeigen, besonders nach klinisch atypischem („asthenischem")
Verlauf. Bisweilen handelt es sich dabei um Individuen mit besonderer Körperverfassung
(Zirkulationsstörungen, Greisenalter), bisweilen läßt sich nichts Derartiges erkennen, und
man nimmt dann eine besondere Eigentümlichkeit der Pneumokokken an.

Von atypischen Pneumonien kann man unterscheiden:
1. Die schlaffe, glatte (seröse) Pneumonie, bei der die Fibrinausscheidung nur gering
ist, so daß die Körnelung fehlt und die Schnittfläche glatt ist. Die Konsistenz ist geringer
als bei der typischen kruppösen Form, milzähnlich (Splenopneumonie).
2. Die zellige Pneumonie. Das Exsudat in den Alveolen ist auffallend zellreich,
dabei gewöhnlich auch fibrinarm. Die Pneumonie ist also auch gleichzeitig eine schlaffe.
3. Pneumonia mucosa. Die Schnittfläche ist schleimig-klebrig, der abstreifbare
Saft mehr oder weniger deutlich fadenziehend. Wir sehen das in erster Linie bei der Friedländerpneumonie, bei der die Schnittfläche gewöhnlich auch glatt ist und die Alveolen
viele große, vakuolenhaltige, den Staubzellen gleichende Zellen enthalten. Doch gibt
es auch Friedländerpneumonien mit gekörnter Schnittfläche. Ferner ist die schleimige
Beschaffenheit auch charakteristisch für die Infektion mit Pneumokokkus III und kommt
auch bei lobären oder pseudolobären Influenzapneumonien vor.
4. Pseudolobäre Pneumonie. Hier handelt es sich um Erkrankungen, die klinisch
vollständig wie eine gewöhnliche lobäre Pneumonie aussehen und bei denen auch der pathologisch-anatomische Befund zuerst vollständig als lobäre Erkrankung imponiert, während
die genaue Betrachtung zeigt, daß nicht alle Läppchen der ganzen erkrankten Partie Exsudat
enthalten. So fand Grünberg unter 80 Fällen des Basler pathologisch-anatomischen
Instituts 6 Fälle von pseudolobärer Pneumonie. Zwei davon waren nach Masern, einer
nach Keuchhusten, einer bei Nephritis aufgetreten, bei zwei handelte es sich um genuine
Pneumonien. Diese beiden letzteren Fälle enthielten nur Pneumokokken, von den andern
vier einer Pneumokokken und gramnegative Stäbchen, drei Streptokokken (zweimal zusammen mit Staphylokokken). Wollte man die beiden genuinen Fälle mit Pneumokokken
von der kruppösen Pneumonie trennen, so würde das vom klinischen Standpunkt aus
gekünstelt erscheinen.
5. Interstitielle Pneumonie. Die rein interstitielle Pneumonie ist von der kruppösen
(ebenso wie von der herdförmigen) streng zu trennen. Sie ist aber (außer der pleurogenen
Form, einer häufigen Begleiterscheinung der Pleuritis), äußerst selten. Dagegen sieht
man bisweilen eine abnorm starke Beteiligung des interstitiellen Gewebes in Form von

Verbreiterung und Leukozyteninfiltration des peribronchialen Bindegewebes und der Septen. Diese Neigung zu interstitieller Entzündung sieht man hauptsächlich bei Streptokokken-erkrankungen, die außerdem durch das häufige Vorkommen von Empyem ausgezeichnet sind.

Atypischer Ausgang der Pneumonie:

1. Graugelbe Hepatisation. Die Lunge ist weniger derb, äußerst brüchig, noch schwerer als vorher. Die Schnittfläche ist graugelb, bisweilen durch Kohlereichtum marmor- oder granitartig aussehend. Mit dem Messer läßt sich ein dicker graugelber Brei abstreifen. Die Körnelung ist nicht mehr so deutlich. Mikroskopisch erkennt man, daß die Alveolen fast vollständig komprimiert sind, und daß im Exsudat massenhaft Leukozyten, von denen viele fettig degeneriert und schlecht färbbar sind, vorhanden sind. Das Fibrin ist teilweise verschwunden, teilweise amorph und körnig, teilweise zu Schollen verbacken. Diese Form, auf die Fränkel großes Gewicht legt, läßt sich von der grauroten Hepatisation nicht scharf trennen.

2. Eitrige Pneumonie, Lungenabszeß und Gangrän. Meistens an mehreren Stellen findet eine Einschmelzung des Lungengewebes statt, so daß man beim Abspülen der Schnittfläche Löcher im hepatisierten Gewebe erhält. Treten Fäulniserreger hinzu, so ist das Gewebe mißfarben, stinkend. Im übrigen unterscheidet sich Abszeß und Gangrän nicht von den auf anderer Ätiologie beruhenden Formen.

3. In sehr seltenen Fällen kommt es zur Nekrose und Sequestrierung einer oder mehrerer Lungenpartien.

4. Übergang in chronische Pneumonie, Karnifikation, Organisation des pneumonischen Exsudats (Orth). Wenn das Exsudat nicht verflüssigt und resorbiert wird, was aus unbekannten Gründen bisweilen vorkommt, so fängt das Lungengewebe an zu wuchern, Bindegewebe durchwächst das Exsudat, und es resultiert ein luftleerer, fleischartiger, zäher, rötlicher, stellenweise gelblicher Lappen. Häufig wird auch nur ein Teil des Lappens in dieser Weise verändert. Mikroskopisch erkennt man eine Bindegewebs-wucherung, die reich ist an Kapillaren, Spindelzellen und Rundzellen. Das noch vorhandene Exsudat zeigt vielfach fettige Degeneration. Die Septen erscheinen verdickt, auch die Bronchiolen können durchwachsen werden. Ribbert u. a. glauben, daß die Bindegewebs-wucherung von den Bronchien ihren Ursprung nimmt. Nach Lauche geht die Organisation in den weitaus meisten Fällen von dem Gebiet zwischen den Bronchioli terminales und den Alveolarleisten der Alveolargänge aus. Mit der Zeit wird das Bindegewebe immer derber, so daß die erkrankte Partie luftleer, dunkelrot, derb erscheint. Man spricht dann auch von Lungenzirrhose. Gewöhnlich entwickeln sich darin dann später Bronchiektasien.

Von den übrigen Organen ist neben den schon erwähnten Pleuren und Lymph-drüsen vor allem das Perikard zu nennen, das nach Lord in 12,6% der tödlichen Fälle erkrankt ist. Die Entzündung kann serofibrinöser, eitriger oder hämorrhagischer Natur sein.

Das Herz zeigt nicht regelmäßig Veränderungen und dann nur solche geringfügiger Natur, bestehend in trüber Schwellung, fettiger Degeneration, Fragmentation, kleinen entzündlichen Herden (s. Liebmann).

Die Schleimhaut des Magens und Darmes läßt oft katarrhalische Schwellungen, Blutungen und Erosionen erkennen, in denen Pneumokokken nachzuweisen sind. In den Nieren findet man oft Degenerationen des Tubulusepithels und Exsudate in der Bowman-schen Kapsel, aber selten von größerer Ausdehnung oder Intensität. Pneumokokken lassen sich häufig züchten, auch ohne daß Entzündungen vorhanden wären. Im Pankreas sind Nekrosen beschrieben. In der Parotis kommen nicht selten Abszesse vor.

In der Leber findet man bisweilen kleine Blutungen, Gallenkapillarthromben (Eppinger), mehr oder weniger ausgedehnte Nekrosen. Die Kupfferschen Sternzellen zeigen bisweilen Siderose.

Die Milz ist gewöhnlich vergrößert, was teilweise als infektiös-toxisch, teilweise als Ausdruck der Ablagerung von Trümmern der Blutkörperchen (Spodogener Milztumor) aufgefaßt wird. Eppinger fand in einzelnen Fällen eisenpigmenthaltige Zellen. Im Knochenmark findet man die Zeichen vermehrter Blutregeneration. Eppinger konnte gelegentlich eine erhebliche Hämosiderose nachweisen.

Pathologische Physiologie. Aus der Besprechung der Pathogenese (S. 1275ff.) geht hervor, daß wir uns den Beginn der Pneumonie als einen rein lokalen, auf die Lunge beschränkten Vorgang zu denken haben. Sobald aber die Krankheit ausgebrochen ist, steht die Wirkung auf den übrigen Körper, die Allgemein-infektion, durchaus im Vordergrunde. Am wichtigsten ist die Schädigung der Kreislauforgane, sowohl des Herzens als der Gefäße, dann kommen die nervösen Symptome, die sich bis zu Delirien und Meningismus steigern können, das Fieber, die Schädigung der Nieren usw. Auch in der Beteiligung der Verdauungs-organe, in der (nicht seltenen) Leberschwellung, im Ikterus, im Auftreten von

Herpes, in der Milzschwellung usw. haben wir einen Ausdruck der Beteiligung des ganzen Organismus am Krankheitsprozeß. Die Störungen der verschiedenen Organe beruhen wohl zum geringsten Teil auf einer Überschwemmung mit Pneumokokken. Freilich kann man recht oft die Mikroorganismen im Blut nachweisen, aber vermutlich werden sie dort rasch abgetötet und gelangen nicht in großer Menge in die Organe. Die Komplikationen, die durch lebende Pneumokokken bedingt sind, als richtige Metastasen, wie Endokarditis, Perikarditis, Meningitis, Gelenkaffektionen und allgemeine Sepsis, sind bei der Pneumonie relativ selten. Für die große Mehrzahl der Fälle haben wir nur eine Wirkung von Giften anzunehmen, die allerdings noch durchaus nicht aufgeklärt ist, da es bisher nicht geglückt ist, Pneumokokkentoxine nachzuweisen, und da die Erklärung der Allgemeinsymptome mit Hilfe der anaphylaktischen Vorgänge (vgl. unten) auf schwachen Füßen steht.

Es wäre aber verkehrt, einzig die Allgemeininfektion zu berücksichtigen und den lokalen Entzündungsprozeß zu vernachlässigen. Gerade bei der Pneumonie spielen die lokalen Vorgänge eine große Rolle, und sowohl der Chemismus als auch die Immunitätsprozesse im Krankheitsherd, ja sogar mechanische Verhältnisse in der Lunge haben eine große Bedeutung für die Erklärung der Allgemeinsymptome, so daß die pathologische Physiologie der Pneumonie recht kompliziert erscheint.

Über die chemischen Vorgänge sind wir ziemlich gut unterrichtet. Die Bildung des eiweißreichen Exsudates entzieht zunächst dem Organismus viel Eiweiß. Doch findet außerdem noch ein durch die Infektion bedingter Eiweißzerfall statt, was sich in einer reichlichen Stickstoffausscheidung im Harn, die selbst durch reichlichste Kalorienzufuhr nicht niedrig gestaltet werden kann (R. Kocher), und in negativer Stickstoffbilanz kundgibt. Die Lösung des Exsudates kommt, wie Fr. Müller und O. Simon gezeigt haben, durch ein tryptisch wirkendes Ferment zustande, das aus den Leukozyten des Exsudates stammt. Neuerdings hat Frank Untersuchungen über die Autolyse der pneumonischen Lunge ausgeführt. Er fand eine Bildung von Purinbasen und nimmt eine Desamidase an. Eigentümlicherweise zeigten Fermentlösungen aus grau hepatisierten Lungen eine geringere proteolytische Kraft (allerdings nicht gegen Fibrin geprüft) als andere aus gesunden oder rot hepatisierten Lungen. Die Autolyse verlief in grau hepatisierten Lungen nur wenig stärker als in rot hepatisierten. Frank nimmt eine zelluläre Schädigung in der Lunge bei tödlichen Fällen an, die zu Herabsetzung der Fermentproduktion und dadurch zur Überschwemmung des Körpers mit unvollständig abgebauten Spaltungsprodukten führt, die anaphylaktische Wirkungen ausüben. Die chemische Zusammensetzung fand Frank insofern von der normalen abweichend, als der Wassergehalt etwas erhöht ist und der Gehalt an Neutralfett und Cholesterin mit dem Fortschreiten der Hepatisation abnimmt. Die Endprodukte dieser Autolyse (Leucin, Tyrosin, Histidin, Arginin, Lysin sind nachgewiesen; vgl. Boehm) werden vom Blut aufgenommen und größtenteils als Harnstoff bzw. Harnsäure mit dem Urin ausgeschieden. Infolgedessen kommt es vor und nach der Krise zu gewaltigen Stickstoffausschwemmungen (ein schönes Beispiel s. bei Svenson, Zeitschr. f. klin. Med. Bd. 43). Auch die Zwischenprodukte des Eiweißabbaues erscheinen im Urin, aber nicht immer und nur in auffallend geringer Menge. So kann man bisweilen Albumosen im Urin nachweisen, und zwar viel häufiger als bei anderen fieberhaften Erkrankungen (s. Dietschy, Morawitz und Dietschy). Auffallend ist dagegen, daß die Albumosen im Blut weniger reichlich sind als beim Typhus, bei dem doch die Albumosen im Urin viel seltener angetroffen werden (Matthes). Auch die Aminosäuren im Harn scheinen nicht immer vermehrt zu sein. Yoshida fand in einem Fall eine erhebliche Vermehrung der Aminosäuren im Harn, in einem anderen gar keine.

R. Kocher fand hohe Werte für Kreatinin und Harnsäure schon vor der Krise.

Merkwürdig ist die Chlorretention während der Pneumonie, die von Bittorf und Jochmann, von v. Hößlin, Prigge u. a. genauer studiert worden ist. Während des Fiebers wird sehr wenig Kochsalz im Urin ausgeschieden, oft so wenig, daß Zusatz von Silbernitrat in salpetersaurer Lösung kaum eine Trübung erzeugt. Die Höhe der Kochsalzretention ist weder von der Höhe des Fiebers und von dem Allgemeinbefinden des Kranken, noch von der Ausdehnung der Lungeninfiltration abhängig. Sie beginnt häufig zugleich mit dem Fieberanstieg und dauert bis einen oder mehrere Tage nach der Krise. Beziehungen mit der Stickstoffausscheidung bestehen nicht. Die Exsudatbildung erklärt die Chlorretention nicht, da im Exsudat nur sehr wenig Chlor vorhanden ist.

Die Kochsalzretention wird größer bei Kochsalzzulage zur Kost (Marg. Schneider). Im Blut ist der Kochsalzgehalt normal oder sogar vermindert. Hoff fand eine Herabsetzung der Kochsalzkonzentration im Serum, die der Verminderung des Refraktionswertes entsprach. Auch Straub, Mac Lean u. a. fanden niedrige Konzentration im Serum. Marg. Schneider erhielt bei täglicher Untersuchung von 9 Pneumonikern etwas schwankende Werte im Gesamtblut, meistens vor der Krise niedriger als später, nie Erhöhung. Das beweist, daß auch bei der Pneumonie die Ursache der Kochsalzretention in einer Abwanderung in die Gewebe liegen muß. Die Ausscheidung durch das Sputum, die von Gilbert und Carnot als kompensatorisch betrachtet wurde, ist viel zu gering, um die Bilanz stark zu beeinflussen. Der Gehalt des Sputums an Kochsalz ist zwar ziemlich hoch (de Figueiredo Guiao fand bis 1,5%), aber die Tagesmenge beträgt höchstens 1—2 g. Die Retention, die bis zu 10 g im Tage betragen kann, überdauert die Krise gewöhnlich mehrere Tage, dann erfolgt eine starke Ausschwemmung, in den Versuchen von M. Schneider mit starker Diurese und geringer Kochsalzkonzentration im Urin, in den Versuchen von de Figueiredo Guiao mit geringeren Urinmengen und Konzentration bis $1^1/_2$%. Das Verhältnis der Kochsalzretention zur Phosphorsäureausscheidung ist noch nicht vollkommen klargestellt. Bisweilen scheint das eine Salz das andere zu verdrängen, bisweilen scheint die Neubildung und der Zerfall von Leukozytenkernen in der Phosphorbilanz ihren Ausdruck zu finden. Merkwürdig ist, daß trotz der Kochsalzretention keine Ödeme eintreten. Wir wissen allerdings über den Wasserwechsel bei der Pneumonie noch wenig. Einzig bei Säuglingen fanden Lußky und Friedstein eine starke Wasserausschwemmung nach der Enfieberung. Beim Erwachsenen fanden Mavers und Schwartz mit Schades Elastometer einen vermehrten Wassergehalt des Unterhautzellgewebes über den Handgelenken ohne palpables Ödem, das nach der Krise mehr oder weniger rasch zurückging.

Durch eine einfache Abwanderung von Kochsalz in die Gewebe sollte nicht nur der Wert für Chlor, sondern auch der für Natrium und die Gefrierpunktserniedrigung im Serum herabgesetzt werden. Kleine Werte für die Gefrierpunktserniedrigung fanden in der Tat Hoff, Straub u. a., aber nicht entsprechend dem Chlordefizit, bisweilen aber auch hohe Werte. Die Werte für die anorganischen Basen (Na, K, Ca) sind dagegen nach Straubs Untersuchungen innerhalb der normalen Grenzen. Da die Reaktion des Blutes nicht wesentlich verändert und der Kohlensäuregehalt in der Regel nicht erhöht ist, müssen noch unbekannte saure Ionen im Blut vorhanden sein, offenbar organischer Natur, also eine Azidosis im Naunynschen Sinne, die aber nicht in erster Linie durch Überventilation, sondern durch Chlorabwanderung kompensiert ist.

Für eine Azidosis sind noch andere Zeichen vorhanden. Der Urin ist stark sauer und sein Ammoniakgehalt ist vermehrt. Wie Palmer gezeigt hat, muß man annehmen, daß erhebliche Mengen einer organischen Säure ausgeschwemmt werden, besonders in schweren Fällen. Über die Natur dieser sauren Substanz oder Substanzen im Blut und im Urin wissen wir noch nichts. Bei der Beurteilung der physikalisch-chemischen Atmungsregulation ist ihre Berücksichtigung notwendig.

Von anderen Störungen des Stoffwechsels, die auf die Infektion zurückzuführen sind und sich nicht wesentlich von den bei anderen fieberhaften Krankheiten auftretenden unterscheiden, sei die regelmäßig auftretende Hyperglykämie erwähnt, die bis 2%o betragen kann (v. Noorden, später Tachau u. a.), ferner die viel seltenere alimentäre Glykosurie.

Der Ikterus bei Pneumonie wird verschieden erklärt. In seltenen Fällen mag es sich um einen richtigen Stauungsikterus mit Katarrh der Gallengänge handeln. Ich habe in einem Fall bei der Obduktion gesehen, wie die Gallenwege prall gefüllt waren und Druck auf die Gallenblase zuerst einen Schleimpfropf aus dem Ductus choledochus austreten ließ. Aber das sind seltene Ausnahmen, und Eppinger konnte Gallenthromben und eingerissene Gallenkapillaren nicht regelmäßig nachweisen. Die Erklärung der Mehrzahl der Fälle muß auch berücksichtigen, daß die Bilirubinämie bei der kruppösen Lungenentzündung die Regel ist und die starke Gelbsucht der „biliösen" Pneumonie nur die Verstärkung einer Störung ist, die in leichter Form in jedem Falle nachgewiesen werden kann.

Zwei Erklärungen sind möglich. Einmal die Leberschädigung, die durch den Befund von Nekrosen oder von parenchymatöser Degeneration bewiesen ist. Namentlich Feigl und Querner erklären die Gelbsucht durch Funktionsstörung der Leberzellen. Die zweite Erklärung ist die eines hämolytischen Ikterus, allerdings nicht im Sinne der selbständigen Krankheit dieses Namens, da die Resistenz der roten Blutkörperchen bei der Pneumonie nicht vermindert, sondern normal oder sogar vermehrt ist. Auch die Blutgifte der Pneumokokken spielen kaum eine große Rolle, sonst müßte die Pneumonie regelmäßig zu Anämie führen. Dagegen gehen im pneumonischen Exsudat immer reichlich Erythrozyten zugrunde. Eppinger konnte in der infiltrierten Lunge mit der Turnbullblaumethode eine starke Blaufärbung des Exsudates, ganz besonders der Fibrinmassen, nachweisen und vermutet, daß der Abbau des Hämoglobins zu Eisenablagerung und zu

Gallenfarbstoffbildung führen könne, läßt aber die Frage offen, ob das Bilirubin wirklich an Ort und Stelle entsteht oder aus Vorstufen in der Leber gebildet wird. Bittorf nimmt einen Ikterus durch Pleiocholie infolge des vermehrten Hämoglobinabbaues an. Eppinger kommt zum Schluß, daß wahrscheinlich sowohl Hämolyse als auch Leberschädigung am Zustandekommen des Ikterus beteiligt sei.

Wie erwähnt, kommt die Lösung des Exsudats durch ein proteolytisches Ferment zustande, das aus den zerfallenden Leukozyten stammt. Der Tod dieser Zellen braucht mit Infektions- oder Immunitätserscheinungen gar nichts zu tun zu haben, sondern läßt sich einfach durch ungünstige Lebensbedingungen im Alveolarexsudat erklären.

Über die Verteilung des proteolytischen Leukozytenfermentes und seines Antifermentes im Harn, Blut und Auswurf im Verlaufe der kruppösen Pneumonie liegt eine Untersuchung von Bittorf vor. Er fand, daß das pneumonische Sputum im Beginne der Erkrankung trotz reichen Leukozytengehaltes keine verdauende Wirkung auf die Löfflerplatte ausübt, weil das beigemengte Serum zu stark hemmt. Mit dem Beginn der Lösung tritt ziemlich plötzlich (durch sehr reichlich entstehendes Ferment) die proteolytische Wirkung des Sputums zutage. Ist das Sputum nicht typisch oder zeigt die Krankheit einen abnormen Verlauf, so lassen sich solche Gesetzmäßigkeiten nicht nachweisen. Im Harn erscheint das Ferment kurz vor oder mit der Resolution und verschwindet nach 1—2 Tagen wieder. Auch im Blut macht sich die reichliche Bildung von Leukozytenferment geltend, indem der normale Antifermentgehalt während der Lösung bisweilen sinkt.

Die Atmungsmechanik ist bei der Pneumonie in verschiedener Hinsicht verändert. Die Frequenz und das Minutenvolum sind regelmäßig vermehrt, die Tiefe der Atemzüge ist aber oft viel geringer als normal. Die Oberflächlichkeit der Atmung ist teilweise durch den Schmerz bedingt, teilweise durch eine Störung der nervösen Regulation, sei es der Erregbarkeit des Atemzentrums oder des Hering-Breuerschen Reflexes (Meakins und Davies). Geht die Beschleunigung zu weit, so kann durch die Oberflächlichkeit der Atemzüge der Gasaustausch gefährdet werden. So stellten Meakins und Davies bei einem Patienten am Todestage in der Minute 66 Atemzüge von 160 ccm fest. Da der tote Raum der Luftwege im Mittel 130 ccm beträgt, muß hier die Lufterneuerung gewaltig gestört gewesen sein, und aus den gleichzeitig festgestellten Zahlen des Sauerstoffs und der Kohlensäure in der Exstirpationsluft geht eine starke Herabsetzung des Gaswechsels hervor.

Die Vitalkapazität ist bei der Pneumonie begreiflicherweise stark herabgesetzt (bis 50%, Arnett u. a.). Wichtiger ist die Tatsache, daß die Mittelkapazität herabgesetzt ist. Siebeck hat das gezeigt, und später haben Binger und Brow ausführliche Untersuchungen angestellt. Sie fanden einen regelmäßigen Parallelismus zwischen der Verminderung der Mittelkapazität und den klinischen Symptomen, sowohl den allgemeinen (Fieber, Puls- und Atemfrequenz, Zyanose) als auch den lokalen (Ausdehnung der Infiltration). Nach der Entfieberung dauert es im Mittel noch 11—12 Tage, bis die Mittelkapazität wieder normal geworden ist. Die Totalkapazität wurde von Siebeck vermindert gefunden. Die gefundenen Werte für alle diese Größen sind aber wegen der Schwierigkeit ihrer Feststellung unsicher.

Der Gaswechsel zeigt bei der Pneumonie keine anderen Störungen als bei anderen fieberhaften Krankheiten. Riethus fand während des Fiebers eine ziemlich starke Erhöhung des Sauerstoffverbrauchs. Aus einigen Zahlen von Meakins und Davies läßt sich ein deutliches Absinken des Sauerstoffverbrauchs in den letzten Tagen vor dem Tode ablesen. Svenson fand in der Rekonvaleszenz eine starke Erhöhung am ersten Tage (um 17 bzw. 29%), dann ein Absinken bis zur Norm oder unter dieselbe, in der zweiten Woche wieder eine geringe Steigerung. Diese Veränderungen zeigen, daß die respirierende Fläche für den Gasaustausch genügt, und daß von dieser Seite in der Regel keine Gefahr droht. Freilich ist zu bedenken, daß in den Fällen, in denen die Gefahr eines ungenügenden Gaswechsels auftritt, Respirationsversuche nicht ausgeführt werden können, und daß dann, wenn die respirierende Fläche nicht mehr genügt, eben der Tod eintritt. Wenn wir annehmen, daß der Energieumsatz bei der Pneumonie in ähnlicher Weise wie bei den übrigen hochfiebernden Zuständen gesteigert ist, so dürfen wir den Grundumsatz in der Ruhe auf etwa $^4/_3$ des normalen Ruheumsatzes bewerten. Berücksichtigen wir die Steigerung des Umsatzes bei geringen Bewegungen, wie sie bei Schwerkranken anzunehmen sind, so dürfen wir annehmen, daß die Steigerung des Gaswechsels bis auf das $1^1/_2$fache des normalen Ruhewertes sich belaufen kann. Nehmen wir weiter an (S. 995), daß die Lunge mindestens für den zehnfachen Betrag des normalen Ruhegaswechsels genügt, so hätten wir die Gefahr einer Insuffizienz des Gasaustausches dann anzunehmen, wenn etwa $^6/_7$ der Lunge luftleer geworden ist. Bei dieser Berechnung ist aber nicht berücksichtigt, daß die Lunge bei der Pneumonie nicht richtig entfaltet werden kann und daher nicht in gleicher Weise wie das gesunde Organ einen Ausfall zu kompensieren vermag. Doch hat die Beschränkung der respiratorischen Fläche nur in der Minderzahl der Fälle eine Bedeutung. Man sieht gelegentlich Sektionen, wo nur noch etwa $^1/_5$ der Lunge respirationsfähig erscheint. Sehr viel häufiger ist aber die Ausdehnung der Pneumonie sehr viel geringer, so daß man in den meisten Fällen andere Ursachen, die Infektion oder die Zirkulationsstörung, für den Tod verantwortlich machen muß.

Wenn auch die respiratorische Oberfläche für den Gasaustausch genügt, so muß dieser doch in einer veränderten Weise vor sich gehen. Einzelne Lungenpartien sind ja immer von der Respiration ausgeschaltet, deshalb muß aus ihnen das Blut mit venöser Beschaffenheit ablaufen und das Mischblut in den Lungenvenen muß ungenügend arterialisiert sein. Das hat Hürter tatsächlich im arteriellen Blut gefunden. Seit er die Arterienpunktion in die Klinik eingeführt hat, sind damit zahlreiche Untersuchungen ausgeführt worden, vor allem von Stadie, von Barach und Woodwill, von Meakins und Davies, von Le Blanc und von Binger. Sie haben alle ein mehr oder weniger starkes Defizit der Sauerstoffsättigung ergeben.

Auffallenderweise ist aber das Sättigungsdefizit immer geringer, als man nach der Ausdehnung der Pneumonie erwarten sollte. Meist werden Werte von 80—93% erhalten, statt der normalen 95—96%, bisweilen ist aber gar kein Defizit nachzuweisen, oder es kann durch Sauerstoffatmung beseitigt werden.

Das ist nur möglich, wenn die Blutzirkulation durch die hepatisierten Lungenbezirke vermindert ist. Nun wurde schon oben erwähnt, daß die von Groß vorgenommenen (bei Meakins und Davies reproduzierten) Röntgenaufnahmen injizierter pneumonischer Lungen eine sehr unvollkommene Füllung der Arterien im Stadium der grauen Hepatisation ergeben haben. Während der roten Hepatisation gelingt die Füllung besser, und dementsprechend wurde mehrmals im Beginn der Pneumonie oder beim Übergreifen auf einen anderen Lappen ein stärkeres Sauerstoffdefizit beobachtet, das nach einigen Tagen geringer wurde. Wenn das Sauerstoffdefizit durch Sauerstoffatmung vermindert werden kann, so kann es nicht durch die Beimengung unarterialisierten Blutes aus den infiltrierten Partien erklärt werden, sondern nur durch die zu oberflächliche Atmung (Meakins und Davies).

Die Herstellung einer normalen Sauerstoffsättigung durch Sauerstoffatmung spricht ferner dagegen, daß eine (beim Menschen noch nie nachgewiesene) Methämoglobinbildung durch die Pneumokokkengifte eine verminderte Sauerstoffkapazität verursacht hätten. Das Sauerstoffbindungsvermögen des Blutes ist übrigens normal, d. h. entspricht dem Hämoglobingehalt.

Der Kohlensäuregehalt des arteriellen Blutes wurde in der Mehrzahl der Fälle niedriger als normal gefunden. Da die Alkalireserve entweder gar keine oder nur geringe Abweichungen von der Norm zeigt, muß man annehmen, daß eine Überventilation besteht, die durch die ungenügende Sauerstoffsättigung in vielen Fällen erklärt wird. Auch geringer Sauerstoffmangel in arteriellem Blut reizt das Atemzentrum, und die vertiefte Atmung führt zur Kohlensäureverarmung des Blutes. Nur in sehr schweren Fällen kann es zur Kohlensäureretention kommen, wohl hauptsächlich durch ungenügende Ventilation infolge oberflächlicher Atmung, bisweilen auch im Beginn der Pneumonie oder zur Zeit ihrer Ausbreitung auf einen neuen Lappen (Lit. bei Meakins und Davies und bei Straub).

Meakins fand bei tödlich endigenden Pneumonien in den letzten Tagen ein Ansteigen des respiratorischen Quotienten bis über 1 und erklärte das durch eine Ausschwemmung von Kohlensäure. Aber die Atmung war in diesen Fällen so oberflächlich, daß eine solche Überventilation kaum angenommen werden kann (vgl. das oben angeführte Beispiel). Da gleichzeitig der Sauerstoffverbrauch pro Minute um fast ein Drittel gesunken war, muß man auch an terminale intermediäre Stoffwechselstörungen denken.

Die aktuelle Reaktion des arteriellen Blutes ist in der großen Mehrzahl der Fälle in normalen Grenzen, in der Minderzahl verändert, und zwar nach Straub mehr nach der sauren, nach Binger mehr nach der alkalischen Seite verschoben.

Die pneumonische Dyspnoe ist also zum Teil durch die Beimischung ungenügend arterialisierten Blutes aus den von der Atmung abgeschlossenen Lungenpartien zum Lungenvenenblut zu erklären, zum Teil aber auch durch Veränderungen in der Erregbarkeit des Atemzentrums oder Störungen der peripheren nervösen Atmungsregulation.

Die Zusammensetzung des venösen Blutes bei der Pneumonie ist nur ungenügend bekannt, da sich aus der Beschaffenheit des Blutes in einer Extremitätenvene nichts über die Zusammensetzung des Blutes im rechten Herzen schließen läßt, und da die Untersuchung der Alveolarluft beim Pneumoniker zweifelhafte Resultate ergibt. Die vorliegenden Untersuchungen ergeben jedenfalls keine Anhaltspunkte für die Annahme einer Verlangsamung der Zirkulation im Körperkreislauf. In der Armvene fand Peabodye einen sehr geringen Kohlensäuregehalt, ebenso Eppinger, Papp und Schwarz, was einen raschen Umlauf des Blutes in den Extremitäten beweist. Stadie fand höhere Werte.

Die Zyanose des Pneumonikers kann zum Teil durch herabgesetzten Sauerstoffgehalt des Arterienblutes, zum Teil durch lokale Stase erklärt werden. Stadie, Lundsgaard u. a. fanden einen auffallenden Parallelismus zwischen dem Grade der Zyanose und dem Sauerstoffdefizit im arteriellen Blut. Auch die Tatsache, daß die Zyanose zuweilen durch

Sauerstoffatmung gebessert oder zum Verschwinden gebracht werden kann, spricht für die Bedeutung der arteriellen Anoxämie.

Über die Immunitätsvorgänge, die der Entstehung, dem Verlauf und der Heilung der kruppösen Pneumonie zugrunde liegen, sind wir trotz vieler Arbeit, die auf dieses Problem verwendet worden ist, noch ungenügend unterrichtet.

Daß einer durch Berührung mit Pneumokokken erworbenen Immunität eine Rolle für die lobäre Ausbreitung der Entzündung zugeschrieben wird, wurde bei der Besprechung der Pathogenese erwähnt. Während der Erkrankung entsteht eine Immunität, die im Tierexperiment vielfach studiert worden ist.

Die Gifte des Pneumokokkus sind noch ungenügend bekannt. Die Substanzen, die als Träger der Agglutinin- und Präzipitinproduktion angesprochen werden, wurden oben schon erwähnt. Sie üben aber bei der Schädigung des Körpers höchstens eine untergeordnete Wirkung aus. Die Hauptrolle spielen Substanzen, die vom Pneumokokkus nicht an die Umgebung abgegeben werden, sondern nur durch Auflösung der Mikroorganismen, am besten mit gallensauren Salzen (Cole) freigemacht werden können. Diese Gifte rufen bei Kaninchen und Meerschweinchen Symptome wie die des anaphylaktischen Schocks hervor. Charakteristisch ist ihre hämolytische Eigenschaft. Von dieser muß die Fähigkeit, das Hämoglobin in Methämoglobin umzuwandeln, abgetrennt werden, da die mit dieser Eigenschaft ausgestattete Substanz auch in der Kulturbouillon vorhanden ist und in einem gewissen Antagonismus zur hämolytischen Substanz steht (Schnabel). Für die Methämoglobinbildung ist Sauerstoff notwendig („Über das Hämotoxin" vgl. auch Neill). Außerdem entsteht bei der Autolyse von Pneumokokken ein Gift, das bei weißen Mäusen Thrombopenie und Purpura hervorruft (s. Reimann).

Ob dieses „Endotoxin" für die krankmachende Wirkung der Pneumokokken verantwortlich zu machen ist, ist nicht festgestellt. Radziewski wies in das subkutane Gewebe des Kaninchenohres einen rapiden Zerfall der Bakterien nach und nimmt als Ursache der Krankheitserscheinungen das Freiwerden von Endotoxinen an. Lindemann konnte diese Auflösung der Pneumokokken nicht in allen Fällen nachweisen. Er glaubt deshalb an die Möglichkeit, daß durch den Kontakt der Bakterien mit dem Körper Gifte entstehen, die dem Anaphylatoxin Friedbergers entsprechen.

Möglicherweise entstehen beim Untergang von Pneumokokken im kranken Körper auch andere toxische Substanzen als die präformierten Endotoxine, oder der Pneumokokkus schädigt durch sein Wachstum und seinen Stoffwechsel die Körperzelle auf eine uns noch unbekannte Weise.

Die Abwehrkräfte des Körpers sind teils humoraler, teils zellulärer Natur. Das Blut des Pneumonikers besitzt ein geringes, aber deutliches bakterizides Vermögen, das aber für die Heilung nur in beschränktem Maße in Betracht kommen kann, da die Bakterizidie des Blutes gegenüber den eigenen Pneumokokken vom zweiten Krankheitstage bis zwei Wochen nach der Krise gleich stark gefunden wurde (E. F. Müller). Auch die Wirkung von Immunserum wird durch Bakterizidie allein nicht erklärt, sondern verlangt die Annahme einer Mobilisierung von Schutzkräften im passiv immunisierten Organismus (Avery, Chickering, Cole und Dochez). Neufeld fand im Immunserum und im Rekonvaleszentenserum Bakteriotropine, und Lüdke stellte ihre Vermehrung im Pneumonikerblut nach der Krise fest. Auch Opsonine werden gefunden (Rosenow, Stuber), ebenso Komplementvermehrung.

Alle diese Stoffe genügen nicht, um die Heilung der Pneumonie zu erklären. Man neigt deshalb immer mehr dazu, den zellulären Abwehrkräften das Hauptgewicht beizulegen. Boehnke und Mouriz-Riesco u. a. betrachten die Phagozytose als das Wichtigste. Diese läßt sich in der pneumonischen Lunge beobachten, und zwar hauptsächlich durch runde Zellen mit hufeisenförmigem oder ovalem Kern, deren Herkunft noch strittig ist, in den späteren Stadien auch durch größere Phagozyten. Daneben müssen aber noch andere Kräfte tätig sein. Nach Rosenow ist die Phagozytose überhaupt nicht stark (stärker ist sie bei der Friedländerpneumonie). Dagegen legen Robertson und Sia auf die Leukozytentätigkeit großen Wert. Man kann sich aber auch denken, daß auch bei der Autolyse des pneumonischen Exsudates, also einem unspezifischen Vorgange, Stoffe entstehen, die die Pneumokokken abtöten. Flexner und Lamar nehmen an, daß es sich um Seifen handelt. Seifen sind ja als Produkte des autolytischen Zerfalls bekannt, und taurocholsaures Natron löst, wie Neufeld und Händel gezeigt haben, die Pneumokokken sehr prompt auf. Freilich ist, wie die Versuche Rosenows gezeigt haben, die Wirkung der Autolyse allein nicht genügend. Lamar konnte auch zeigen, daß die abtötende und auflösende Wirkung der Seifen auf Pneumokokken durch Immunserum verstärkt wird. Gegen eine größere Bedeutung der proteolytischen Fermente für die Abtötung der Bazillen spricht die unten erwähnte Beobachtung Rosenows über die Zunahme der Pneumokokken in tödlichen Fällen selbst bei eingetretener Lösung. Der gleiche Einwand läßt sich gegen die Erklärung von Lord und Nye erheben, die die große Empfindlichkeit des Pneumokokkus gegen saure Reaktion des Nährbodens betonen und annehmen, daß während des Stadiums der grauen Hepatisation infolge der Absperrung der Blutzufuhr sich Säuren anhäufen, die die Mikroorganismen auflösen. Adler und Singer nehmen eine Steigerung der natürlichen Resistenzkräfte des Retikuloendothels als Ursache der Heilung an. Soviel ist sicher, daß die Pneumokokken in der pneumonischen Lunge vor dem Eintritt der Krise allmählich zugrunde gehen. Das hat Rosenow gezeigt. Er punktierte den Krankheitsherd wiederholt und ergänzte die Befunde durch die Untersuchung des Blutes und bei tödlich verlaufenden Fällen durch die Leichenuntersuchung. Bei den zur Heilung kommenden Fällen fand er in der pneumonischen Lunge im Beginn der Erkrankung sehr reichliche Pneumokokken, dann, je näher die Krisis war, um so weniger. Bei tödlich verlaufenden Fällen nahm die Zahl der Pneumokokken immer mehr zu, sogar auch dann, wenn sich der Lungenteil schon in Lösung befand und die Erkrankung in einem anderen Teil der Lunge Fortschritte machte. Thomas und Parker bestätigen im ganzen die Resultate Rosenows, fanden aber bisweilen noch nach der Krise lebende Pneumokokken bei der Punktion.

Wir wissen also noch nichts Sicheres über den Mechanismus der Heilung bei der kruppösen Pneumonie. Lokale zelluläre Abwehrkräfte sind wohl die Hauptsache, aber auch die Schutzstoffe des Blutes dürfen nicht vernachlässigt werden.

Noch schwerer zu erklären ist der Eintritt der Krise. Diese ist in weitem Maße unabhängig von den lokalen Heilungsvorgängen. Wir sehen sie oft vor den ersten Anzeichen der Lösung, oft erst bei voller Resolution eintreten. Dagegen schreitet nach eingetretener Krise die Erkrankung nicht mehr weiter, d. h. Bezirke, die bisher noch ganz gesund waren, werden nicht mehr ergriffen. Es muß also eine Immunität sich vollständig entwickelt haben. Die oben erwähnten Resultate über die Zunahme der Bakterizidie während der Krise sind aber noch zu dürftig, um alles zu erklären. Freilich können wir uns, wie schon G. und F. Klemperer, Neufeld und Händel u. a. gesagt haben, kaum eine andere Vorstellung machen, als daß die Krisis eintritt, sobald die im Blute sich anhäufenden Antistoffe einen gewissen Schwellenwert erreicht haben. Eine andere Erklärung gibt Friedberger. Er konnte durch Versuche mit Anaphylatoxin bei geeigneter Dosierung der Injektionen typische Krisen und Krankheitsbilder erzeugen, die dem der kruppösen Pneumonie vollständig glichen.

Schittenhelm, Cottani u. a. haben sich dieser Anschauung angeschlossen, die aber auch nicht vollkommen befriedigt. Mackenzie lehnt jede stärkere Mitwirkung der Anaphylaxie beim Zustandekommen der Pneumokokkenimmunität ab.

Es bleibt noch übrig, die Zirkulationsstörungen bei den Pneumonien zu besprechen. Romberg und Paeßler haben gezeigt, daß Infektion mit Pneumokokken zu einer tödlichen Blutdrucksenkung führt, die auf zentraler Lähmung der Gefäßnerven beruht. Außerdem wird aber auch der Herzmuskel geschädigt, wie pathologisch-anatomische Befunde (Degeneration, myokarditische Herde) und klinische Beobachtungen (Überleitungsstörungen) ergeben. Neuerdings ist Kakinuma beim Studium der experimentellen Kaninchenpneumonie zum Schluß gekommen, daß das Herz nicht erst sekundär durch die Vasomotorenlähmung, sondern primär, gleichzeitig oder sogar noch früher als die Gefäße von der Pneumokokkeninfektion beeinträchtigt werde.

Diese Vergiftung des ganzen Zirkulationsapparates genügt an sich vollkommen, um den Tod zu erklären. Aber es liegen auch mechanische Zirkulationsstörungen vor, die den Effekt dieser Intoxikation noch deletärer gestalten. Wie die Betrachtung der pneumonischen Lunge und die S. 1293 erwähnten Untersuchungen von Groß zeigen, findet während der ersten Stadien der Pneumonie eine Stauung, während der grauen Hepatisation eine vollständige Kompression der Lungenkapillaren statt. Eine Zeitlang legte man diesem mechanischen Hindernis im Hinblick auf die S. 1048 erwähnten Versuche Lichtheims keine Bedeutung bei. Wir haben aber gesehen (s. S. 1048), daß sich auch im Tierexperiment schon nach Verlegung eines relativ kleinen Teiles der Lungenkreislaufbahn Störungen für die Zirkulation nachweisen lassen, sobald an das Herz größere Anforderungen gestellt werden. Um so mehr müssen sie sich geltend machen, wenn das Herz direkt durch die Toxine geschädigt ist und wenn seine Arbeit durch die Vasomotorenlähmung erschwert ist. Wir haben uns vorzustellen, daß das Herz eine ganz bedeutende Mehrarbeit leistet, um trotz der Lähmung der Gefäße den Blutdruck hoch zu halten. Das Blut, das der linke Ventrikel ausgeworfen hat, sammelt sich in den erweiterten Gefäßen, besonders des Splanchnikusgebietes. Als Ausdruck dieser Gefäßlähmung im Abdomen haben wir wohl auch die Auftreibung des Leibes aufzufassen, die wir in prognostisch ungünstigen Fällen zu sehen gewöhnt sind. Die linke Kammer entleert sich häufiger, um möglichst viel Blut in die Aorta zu werfen und den Blutdruck hochzuhalten. Durch die häufigeren Herzkontraktionen wird auch erreicht, daß der rechte Ventrikel den linken so gut als möglich speist und durch seine ausgiebige Entleerung auch eine bessere Ansaugung des Blutes aus den Körpervenen bewirkt. So schöpft das Herz soviel Blut als möglich aus den Körpervenen und wirft es in die Arterien, und dadurch gelingt es bis zu einem gewissen Grad, die Gefäßparalyse zu kompensieren, aber nur durch vermehrte Anstrengung. Kommt nun zu dieser Erschwerung der Herzarbeit auch noch eine Vermehrung des Widerstandes in der Lunge, den der rechte Ventrikel zu überwinden hat, so muß sich die Kraft des Herzmuskels um so leichter erschöpfen, namentlich da er ja selbst direkt toxisch geschädigt ist.

Solowzeff hat über den Zustand des Herzens bei einer Reihe von Pneumonikern mittels der Katzensteinschen Methode Versuche angestellt. Die Methode besteht bekanntlich darin, daß die Arteria femoralis komprimiert und die Veränderungen des Pulses und des Blutdruckes untersucht werden. Beim Gesunden tritt eine Steigerung des Blutdruckes und eine Verlangsamung des Pulses ein, bei Zirkulationsschwäche umgekehrt eine Blutdrucksenkung und eine Pulsbeschleunigung. Solowzeff fand nun, daß die Herzfunktion, gemessen an diesem Maßstab, während des Fiebers relativ gut war, dagegen nach der Krise auffallend schlechter wurde, nach einigen Tagen sich besserte, aber noch viele Wochen lang herabgesetzt war. Das kann nun selbstverständlich nicht bedeuten, daß die Herzschwäche nach der Krise größer sei als vorher, sondern nur, daß auch nach der Krise eine Zirkulationsstörung vorhanden ist, die sich in dem Ausbleiben der normalen Reaktionen ausdrückt. Das erklärt uns wohl das auffallende Schwächegefühl der Pneumoniker nach der Krise. Während des Fiebers ist die normale Reaktion auf Vermehrung des Widerstandes trotz der vorhandenen Schädigung des Herzens und der Gefäße relativ besser erhalten. Die Katzensteinsche Methode kann die Zirkulationsschwäche während des Fiebers nur nicht mit genügender Sicherheit feststellen und quantitativ bestimmen. Dagegen zeigt sie sehr schön die Zirkulationsschädigung, die auch noch in der Rekonvaleszenz vorhanden ist. Bei einzelnen Pneumonikern fand ich mit Gressot eine sehr geringe Pulsenergie nach der Christenschen Energometermethode, bei anderen dagegen (auch bei tödlich verlaufenden) normale Werte.

Allgemeiner Verlauf der typischen Pneumonie. Dem Beginn der Pneumonie gehen nicht selten Prodromalsymptome voraus, die einige Tage dauern können und teils in Müdigkeit, Kopfschmerzen, Appetitlosigkeit usw. bestehen, sich teils in einer Angina oder in Schnupfen und Husten äußern. Namentlich die Angina wird auf Befragen vom Patienten gar nicht so selten angegeben. Doch sind alle diese Beschwerden in der Regel nur sehr gering, häufig fehlen sie ganz. Am häufigsten hört man die Angabe, daß etwa 14 Tage vor dem Schüttelfrost Husten bestanden habe.

In einem Fall war der Patient vom Fahrrad gestürzt und hatte sich beim Aufschlagen des Gesichts am Boden die Tabakpfeife in den Rachen gestoßen. 4 Tage später erkrankte er an einem Retropharyngealabszeß, der sich nach 4 Tagen eröffnete. Nach weiteren 11 Tagen begann eine Pneumonie mit Schüttelfrost.

Die Krankheit selbst beginnt in der Regel ganz plötzlich, häufig mit einem Schüttelfrost. Dieser kann verschieden lange Zeit, bis zu zwei Stunden dauern; der Kranke klappert mit den Zähnen, zittert am ganzen Körper, friert und kann sich auf keine Weise erwärmen. Es besteht ein so schweres Krankheitsgefühl, daß sich der Patient nicht mehr auf den Beinen halten kann, sondern sofort hinlegt. Der Frost hört allmählich auf und macht einer oft fast unerträglichen Hitze Platz; die Haut, die während des Frostes blaß war, wird fieberhaft gerötet, lebhafte Kopfschmerzen treten auf, der Kranke fühlt sich ganz zerschlagen oder ist im Gegenteil fieberhaft erregt. Der Appetit fehlt vollständig, nicht selten tritt ein- oder mehrmals Erbrechen auf. Mißt man jetzt die Temperatur, so zeigt sie sich dem Allgemeinzustand entsprechend erhöht, oft über 40⁰.

Sofort oder nach einigen Stunden verspürt der Patient lebhaftes Seitenstechen. Bei der geringsten Bewegung, beim Husten, bei tiefer Atmung, steigert es sich noch mehr und zwingt den Kranken zu vollständiger Ruhe. Der Sitz des Schmerzes ist nicht immer an der Stelle des erkrankten Lungenlappens, bei Oberlappenpneumonien wird er meistens tiefer empfunden, ja er kann sogar auf der entgegengesetzten Seite auftreten. Die Atmung ist frequent, oberflächlich, häufig etwas unregelmäßig. Nicht selten besteht eine schwere Dyspnoe. Die Atemzüge werden unterbrochen durch trockene Hustenstöße, die dem Patienten infolge des Seitenstechens sehr unangenehm sind.

Die Schwere der Erkrankung macht einen solchen Eindruck, daß der Arzt von vielen Patienten sofort gerufen wird. Er findet den Kranken dyspnoisch, mit fieberhaft gerötetem, häufig etwas zyanotischem Gesicht, geröteten Augen, die infolge von Feuchtigkeit und leichter Pupillendilatation einen auffallenden Glanz zeigen. Gelegentlich läßt sich auch beobachten, daß die Wange auf der Seite der Lungenerkrankung stärker gerötet ist als die andere. Das Aussehen des Patienten, die oberflächliche, frequente Atmung, die Bewegung der Nasenflügel bei jedem Atemzug, der plötzliche Beginn der Krankheit und die Klagen über Seitenstechen lassen an eine Pneumonie denken. Aber bei der Untersuchung der Lungen ist noch nichts davon nachzuweisen. Höchstens das Zurückbleiben einer Brusthälfte kann die Diagnose wahrscheinlicher machen.

Nach einem oder zwei Tagen lassen die Schmerzen nach, die Atmung wird infolgedessen etwas weniger dyspnoisch, bleibt aber immer noch frequent. Der Husten wird weniger, und nun fördert er auch manchmal das charakteristische rostbraune Sputum zutage. Auf der Oberlippe, am Naseneingang oder an einer anderen Stelle des Gesichtes erscheint ein Herpes. Die Temperatur ist immer noch gleich hoch. Die Haut ist gerötet und feucht. Jetzt kann man auch schon über einem Teil der Lunge einen tympanitischen Schall oder gar eine Dämpfung, bei der Auskultation Bronchialatmen oder wenigstens leises Knistern nachweisen.

Dieser Zustand bleibt in leichten Fällen einige Tage gleich. Die Temperatur hält sich auf der Höhe, der Puls ist beschleunigt, meistens 100—120 Schläge, die Dyspnoe und das allgemeine Krankheitsgefühl dauern an und werden erst gegen den sechsten bis achten Tag hin etwas stärker. Auch der Puls kann um diese Zeit etwas mehr beschleunigt, kleiner und schlechter gefühlt werden, die Zyanose etwas zunehmen. Die Infiltration der Lungen kann sich weiter ausbreiten, sie kann aber auch schon in Lösung übergehen. Dann bricht ein starker Schweiß aus, die Temperatur, die noch etwas stärker angestiegen war, fällt im Laufe von 12—24 Stunden zur Norm ab, der Kranke atmet viel freier, sein Gesicht nimmt vorübergehend eine blassere, dann eine normale Gesichtsfarbe an, und nach dem Absinken des Fiebers fühlt sich der Patient plötzlich ganz gesund, nur noch schwach, und versinkt in einen erquickenden Schlaf. Dem Eintritt der Krise geht häufig eine Verschlimmerung aller Symptome, eine Perturbatio critica, voraus.

In schwereren Fällen tritt die Krise nicht so prompt ein. Die Dyspnoe und die Schwäche nehmen zu; die Temperatur kann hoch bleiben, im ganzen etwas heruntergehen oder nur vorübergehende Senkungen zeigen, ohne daß die Schwere des Krankheitsbildes dadurch beeinflußt wird. Der Puls wird frequenter und schwächer, Angstzustände, Delirien und Somnolenz können sich einstellen, die Zyanose nimmt zu, Kollapse treten auf. Diese schweren Erkrankungen lassen aber immer noch die Hoffnung zu, daß die Entfieberung schließlich doch noch eintritt. Es kann sich aber auch Lungenödem hinzugesellen und den Tod herbeiführen. In anderen Fällen wird man durch eine plötzliche Änderung der vorher relativ leichten Symptome überrascht, und die Verschlimmerung kann in kurzer Zeit zum Tod führen. Aber auch wenn die Krise glücklich überstanden ist, so ist man vor gefährlichen Komplikationen noch nicht sicher.

Spezielle Symptomatologie. 1. Fieber. Der Schüttelfrost leitet nicht in jedem Fall die Erkrankung ein. Seine Häufigkeit wird sehr verschieden angegeben, im Durchschnitt dürfte er in etwa der Hälfte der Fälle ausgesprochen sein. Norris und Farley fanden in 80% der Fälle plötzlichen Beginn, darunter in 58% einen Schüttelfrost, in 30% ein Frösteln und in 12% wiederholten Schüttelfrost. Auch bei allmählichem Beginn wird meistens schon am ersten

oder zweiten Tage der Höhepunkt der Temperatur erreicht, doch gibt es nicht
so ganz selten Fälle, in denen die Temperatur ganz langsam ansteigt und
erst am vierten oder fünften Tage die Höhe erreicht, so daß die Temperaturkurve der eines beginnenden Abdominaltyphus gleicht.

Die Regel ist, daß die Temperatur vom ersten Tag bis zur Krisis auf der
Höhe bleibt und nur Schwankungen zeigt, die 1° kaum übersteigen. Die Temperatur ist meistens so hoch, daß mindestens die Abendtemperaturen regelmäßig 39°, häufig auch 40° übersteigen. Doch gibt es häufig Fälle, in denen
die Temperatur niemals auf 39° steigt, ohne daß es sich um alte Leute oder
um asthenische Pneumonien handelte. Sehr viel seltener bleibt die Temperatur
nur subfebril oder übersteigt 38° (bei axillarer Messung) nur vorübergehend.
Bekannt ist die niedrige Temperatur bei den Pneumonien der Greise, bei denen
die Krankheit sogar manchmal vollständig fieberlos verlaufen kann. Doch
erscheint die Temperatur bei alten Leuten bisweilen nur bei Axillarmessung
niedrig, während das Thermometer im Rektum Fieber anzeigt.

Nicht selten ist ein unregelmäßiger Verlauf der Temperaturkurve.
Manchmal kommen fast jeden Tag Remissionen vor, die mehrere Grade betragen können. Bisweilen kommt es zu einer einzigen Intermission, einer sog.
Pseudokrise. Wieder in anderen Fällen steigt die Temperatur, die mehrere
Tage lang zwischen 38 und 39° geschwankt hatte, plötzlich und verläuft nun
bis zur Krise auf einem um etwa 1° höheren Niveau. Gelegentlich kann man
feststellen, daß ein plötzlicher Anstieg der Temperatur mit der Ausbreitung
der Pneumonie auf einen bisher noch nicht ergriffenen Lappen zusammen-
hängt, oft aber auch erscheint ein solcher Anstieg vollständig unabhängig von
den durch physikalische Untersuchung feststellbaren lokalen Veränderungen.
Auch bei den am regelmäßigsten verlaufenden Kurven sieht man oft vom ersten
Tag bis zur Mitte der Krankheit einen langsamen Anstieg, von da bis zur Krise
einen ebenen Verlauf. Umgekehrt kann die Temperatur im Lauf der Krankheit eine geringe allmähliche Senkung bis zum Eintritt der Krise zeigen. Selten
sind hyperpyretische Temperaturen, die besonders bei schweren nervösen
Symptomen kurz vor oder selbst nach dem Tode auftreten.

Tiefes Sinken der Temperatur kommt vor bei Kollapsen. Diese können
in jedem Stadium der Krankheit vorkommen (vgl. auch S. 1307). Von der
Pseudokrisis unterscheiden sie sich meist durch die subfebrile Temperatur,
besonders aber durch den schlechten Puls und den schweren Allgemeinzustand.
Die Pseudokrisis tritt in der Regel zwei bis drei Tage vor der definitiven
Krise ein. Sie führt meist zu einem ausgesprochenen Wohlbefinden des Kranken, der Puls sinkt aber nicht so tief wie bei der wirklichen Krise, so daß aus
dem Verhalten der Pulsfrequenz in der Regel geschlossen werden kann, ob
es sich um eine Krisis oder Pseudokrisis handelt. Wie Stuber gezeigt hat,
fehlt auch bei der Pseudokrisis das für die Krise charakteristische Ansteigen
des phagozytären Index.

Die Krisis tritt meistens (nach Fränkel in 24%, nach Norris und Farley
in 17,4%) der Fälle, am siebenten Tage auf. Fränkel fand am zweithäufigsten
die Krise am sechsten, dann am neunten, dann am fünften Tag, Norris und
Farley am zweithäufigsten am achten, am dritthäufigsten am neunten und
sechsten Tage. Von Krisis sprechen wir, wenn die Temperatur in 12—24 Stunden
zur Norm abfällt. Dauert die Entfieberung länger, so sprechen wir von pro-
trahierter Krise, oder, wenn die Dauer sich über mehr als zwei Tage erstreckt,
von Lysis. Bei der Krisis sehen wir bisweilen ein mehr staffelförmiges Absinken,
bisweilen noch eine Unterbrechung durch eine ziemlich hohe Abendtemperatur.

Die lytische Entfieberung kommt in etwa $^1/_4$ der Fälle vor. Besonders
häufig ist sie, wie auch ein unregelmäßiger Verlauf der Temperaturen, bei alten

Leuten und bei den sog. sekundären Pneumonien, d. h. Pneumokokkenerkrankungen im Verlauf von anderen Krankheiten. Sie kann sich auf länger als eine
Woche erstrecken.

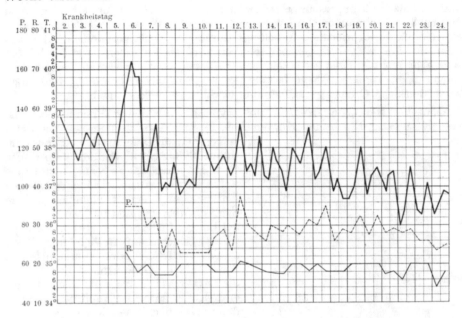

Abb. 38. Atypisch verlaufende Pneumonie bei 24jährigem Mann.
8 Tage lang allgemeines Unwohlsein, dann Beginn mit Schmerzen auf der Brust,
kein Schüttelfrost. Langsam entstehende Pneumonie im linken Unterlappen.
Am 3. Tage Herpes labialis. Langsame Lösung ohne Komplikationen.

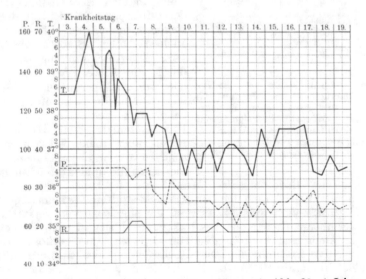

Abb. 39. Atypische Pneumonie beim gleichen Mann wie Abb. 38, 4 Jahre später.
14 Tage vor dem Auftreten des Fiebers Stiche auf der Brust und Müdigkeit.
Fieberanstieg ohne Schüttelfrost. Pneumonie im l. Unterlappen, Pneumokokken im Blute.
Allmähliche Lösung ohne Komplikationen.

Nachfieber nach erfolgter Krisis oder Lysis, die nicht auf Komplikationen beruhen, sehen wir gar nicht selten. Zunächst sieht man in der Regel nach erfolgter Krisis die Temperatur am ersten Abend noch auf wenig über 37° steigen, und vereinzelte Temperatursteigerungen über 37°, selten über 38°, sieht man fast nach jeder Pneumonie, oft noch nach mehreren Wochen. Vielleicht handelt es sich um Resorptionsfieber, bedingt durch das noch vorhandene Alveolarexsudat. Auf allen beigegebenen Kurven sind sie zu sehen. Als Nachfieber sind aber nur die Fälle zu bezeichnen, in denen es zu stärkeren Temperatursteigerungen kommt. Doch besteht keine prinzipielle Trennung und auch keine deutliche Grenze gegenüber den erwähnten Steigerungen.

Einzelne Menschen scheinen für atypisch verlaufende Pneumonien disponiert zu sein. Die beiden Kurven Abb. 38 und Abb. 39 stammen von demselben jungen Mann, die Abb. 38 aus dem Jahre 1908, Abb. 39 aus dem Jahre 1912.

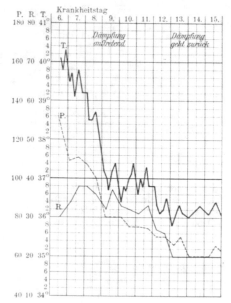

Abb. 40. Kruppöse Pneumonie.
Ausbildung der Infiltration nach Entfieberung. 37jähriger Mann. Beginn mit Schüttelfrost und rostfarbenem Sputum. Anfangs nur vereinzelte Rasselgeräusche über dem rechten Unterlappen, während der Entfieberung Auftreten von Dämpfung und Bronchialatmen über dem ganzen Lappen.

2. Physikalische Symptome von seiten der Lunge. Die physikalische Untersuchung ergibt ziemlich sichere Schlüsse über das anatomische Verhalten der Lunge. Im Stadium der Anschoppung findet man freilich nur einen etwas vertieften oder tympanitischen Schall mit unreinem Atmen. Sobald aber die Infiltration beginnt, zeigt sich zuerst Knisterrasseln (Crepitatio indux), dann wird der Schall leiser, gedämpft, tympanitisch oder sogar absolut gedämpft. Die Auskultation ergibt während der Hepatisation ein so scharfes Bronchialatmen, wie wir es kaum bei einer anderen Krankheit hören. Über den infiltrierten Partien ist der Stimmfremitus meist verstärkt, doch kann er auch in allen Stadien abgeschwächt sein. Die Abschwächung wird meistens durch die Anwesenheit eines Ergusses oder von Auflagerungen auf der Pleura oder durch die Verstopfung von Bronchien mit Sekret erklärt, nach den Untersuchungen von Hochhaus genügen aber diese Erklärungen nicht, sondern man muß annehmen, daß auch die Blutfülle und Durchfeuchtung des Parenchyms von Bedeutung ist. Hochhaus fand bei sehr ausgedehnter Infiltration mit Vergrößerung der Lunge den Stimmfremitus stets abgeschwächt, aber im Gegensatz zum Flüssigkeitserguß nie eine Zone von verstärktem Fremitus an der oberen Grenze der Abschwächung. Meist ist auch Bronchophonie vorhanden. Auch eine Verdrängung von Organen kann vorkommen (vgl. u. S. 1313, massive Pneumonie). Die Abschwächung des Stimmfremitus ohne Erguß bildet immerhin die Ausnahme, wie Zadek an 300 Fällen gezeigt hat.

In den nicht pneumonischen Lungenbezirken hört man häufig feuchte Rasselgeräusche oder Giemen, bald in geringerer, bald in größerer Ausdehnung. Sie rühren von einer begleitenden Bronchitis her, die niemals ganz fehlt.

Die Resolution zeigt sich zuerst durch Knisterrasseln an (Crepitatio redux), das reichlicher ist und oft gröber erscheint als die Crepitatio indux, dann wandelt sich das Bronchialatmen in unbestimmtes um, es entstehen immer reichlichere und gröbere Rasselgeräusche, und die Dämpfung verschwindet allmählich. Doch ist es gar nicht selten, daß die Aufhellung sich ohne das Auftreten von Rasselgeräuschen oder Knistern vollzieht. Die Lösung kann sich noch wochenlang in die Rekonvaleszenz hinein hinziehen, ja es ist sogar die Regel, daß man längere Zeit nach erfolgter Krisis Dämpfung, unbestimmtes Atmen und häufig noch Rasselgeräusche nachweisen kann, und höchst selten entläßt man einen Patienten aus dem Krankenhaus mit vollständig normalem Befund. Die Veränderungen an der Lunge selbst gehen überhaupt nicht parallel mit dem Temperaturverlauf. Bisweilen tritt die Krise ein, wenn alles in voller Resolution ist, bisweilen, wenn sich noch nicht das geringste Zeichen von Lösung zeigt.

Abb. 40 gibt die Kurve eines Patienten wieder, bei dem während des ganzen fieberhaften Stadiums überhaupt keine Dämpfung und kein Bronchialatmen nachzuweisen war und erst während der protrahierten Krise die Dämpfung mit allen anderen physikalischen Symptomen (kein Exsudat!) auftrat, um nach einer Woche wieder zu verschwinden.

Einzelne Eigentümlichkeiten des physikalischen Befundes bei der Pneumonie der Kinder und der Greise sind S. 1317f. besprochen.

Die rechte Lunge erkrankt häufiger als die linke. In der großen Statistik von Jürgensen fallen 53,1% auf die rechte, 36,5% auf die linke und 10,4% auf beide Lungen. Nach den von de la Camp angeführten 20 Statistiken ist im Durchschnitt in 52,3% die rechte, in 33,3% die linke, in 14,1% beide Lungen befallen. Bei den Sektionsstatistiken ist natürlich der Anteil der doppelseitigen Entzündungen größer. Der Unterschied zwischen rechts und links wird durch die seltene Erkrankung des linken Oberlappens bedingt, während die isolierte Erkrankung eines Unterlappens auf beiden Seiten ungefähr gleich ist. Die isolierte Erkrankung der Oberlappen ist im ganzen viel seltener als die der Unterlappen, ganz besonders aber links.

Aufrecht fand in 1501 Fällen folgende Zahlen:

Rechter Unterlappen . . .	22,6%	Linker Unterlappen	24,8%
„ Oberlappen	9,6%	„ Oberlappen	3,9%
Mittellappen	2,3%	Linke Lunge zwei Lappen .	6,7%
Rechte Lunge drei Lappen	10,0%		
„ „ zwei „	7,5%		

Beide Lungen 12,6%.

Bei Kindern sind die Oberlappenpneumonien umgekehrt viel häufiger als die der Unterlappen. Engel fand das Verhältnis von Oberlappen zu Unterlappen im Alter von 1—3 Jahren wie 4 : 1, im Alter von 4—13 Jahren wie 4 : 6, während er im erwachsenen Alter 4 : 12 beträgt. An diesem Vorwiegen der Oberlappenpneumonien ist aber die rechte Seite ganz allein schuld, und in Engels Statistik betragen die Pneumonien des rechten Oberlappens im Alter von 1—3 Jahren 76%, die des linken nur 4% aller Fälle.

Manchmal breitet sich die Erkrankung von einem Lappen kontinuierlich auf einen benachbarten aus (Pneumonia migrans), manchmal springt sie aber plötzlich auf einen anderen Lappen, auch auf die andere Seite über (erratische Pneumonie).

Je ausgedehnter die Pneumonie ist, um so größer ist die mechanische Gefahr für die Zirkulation. Ausgedehnte Pneumonien sind also immer gefährlich, aber kleine Pneumonien sind nicht ungefährlich. Besonders gefährlich sind die Oberlappenpneumonien, bei denen auch besonders häufig Delirien vorkommen.

Ziemlich selten sind die zentralen Pneumonien, bei denen Auskultation und Perkussion keinerlei Abweichungen erkennen lassen und die Diagnose aus dem Verlauf, den Allgemeinerscheinungen und dem Sputum bisweilen mit Sicherheit hervorgeht, bisweilen erst mit Hilfe der Röntgenuntersuchung gestellt werden kann. Nach dem, was wir über die regelmäßige oder zum mindesten häufige Entstehung der Pneumonie vom Hilus aus wissen, müssen wir die zentralen Pneumonien als Entzündungen auffassen, die sich nicht weiter ausbreiten konnten.

    3. Röntgenuntersuchung. Das Röntgenbild der Pneumonie besteht in einem, den befallenen Lungenlappen entsprechenden Schatten, der aber recht verschiedene Intensität zeigt. Die Fortschritte, die die Technik noch in den letzten Jahren gemacht hat, bringen es mit sich, daß wir heutzutage die

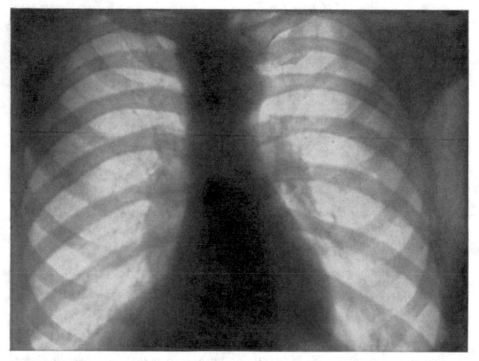

Abb. 41. Kruppöse Pneumonie des rechten Unterlappens bei 45jährigem Patienten. 3. Krankheitstag. Keine Dämpfung, keine deutliche Veränderung des Atemgeräusches. Das Röntgenbild zeigt nur intensiven Hilusschatten.

Schatten besser zu Gesicht bekommen als früher, wo man gelegentlich durch einen fast negativen Röntgenbefund trotz Dämpfung und Bronchialatmen überrascht wurde. Aber auch jetzt noch ist man nicht selten über die schwache Ausbildung des Schattens erstaunt. Dieser Schatten setzt sich aus drei Komponenten zusammen, nämlich der Blutanhäufung in den Lungengefäßen (besonders während der Anschoppung und der roten Hepatisation), dem Inhalt der Alveolen und der Infiltration der Alveolarsepten. Das Verhältnis dieser drei Komponenten ist verschieden, und namentlich die zweite, das pneumonische Exsudat, kann recht wohl je nach Wasser-, Salz- und Zellgehalt die Röntgenstrahlen in recht wechselndem Maße absorbieren, so daß eine unterschiedliche Intensität des Schattens erklärlich erscheint, ganz abgesehen von dem Einfluß der Aufnahmetechnik. Diese ist bei der Pneumonie nicht leicht, weil schon ein geringes Maß von Strahlenhärte das Bild undeutlich machen kann. Ein

Unterschied zwischen grauer und roter Hepatisation läßt sich, wie neuerdings auch Sante betont, nicht nachweisen.

Die Ausdehnung und Begrenzung des Schattens zeigt Eigentümlichkeiten, die aus der Strahlenrichtung und aus der Topographie der Lungenlappen ohne weiteres abgeleitet werden können. Da die Lappengrenzen von hinten oben nach vorn unten verlaufen, müssen bei der gewöhnlichen dorsoventralen oder Fernaufnahme auf dem größten Teil des Lungenfeldes sich die Schatten des Ober- und Unterlappens überdecken, und zwar so, daß der Anteil des Oberlappens von oben nach unten immer geringer wird. Eine Pneumonie des Unterlappens macht deshalb einen Schatten, der unterhalb der Klavikula beginnt und nach abwärts immer dichter wird. Eine Pneumonie des linken Oberlappens macht umgekehrt einen Schatten, der oben am intensivsten ist (abgesehen von der Spitze, die, wie erwähnt, oft frei bleibt und selbst bei gleichmäßiger Erkrankung wegen des geringeren Durchmessers einen schwächeren Schatten wirft) und nach abwärts heller wird, aber bis zum Zwerchfellschatten reichen kann. Rechts entsteht das gleiche Bild, wenn Ober- und Mittellappen zusammen erkrankt sind. Bleibt dagegen der Mittellappen frei, so reicht der Schatten nicht bis nach unten, sondern hört etwas unterhalb der Mitte des Lungenfeldes mit einer auffallend scharfen Begrenzung auf, die dadurch bedingt ist, daß die Grenzfläche zwischen Ober- und Mittellappen gerade in die Strahlenrichtung fällt. Man kann dann im Zweifel sein, ob die scharfe Linie nur durch diese topographischen Verhältnisse bedingt ist oder ob noch ein interlobäres Exsudat vorliegt (vgl. Abb. 44, S. 1321). Einzig bei isolierter Erkrankung des Mittellappens entspricht das Schattenbild ziemlich genau der Dämpfungsfigur. Durch verschiedene Strahlenrichtung läßt sich die Beteiligung der einzelnen Lappen an der Entzündung zur Ansicht bringen (vgl. Steyrer, Rieder, Aßmann).

Der Schatten ist gewöhnlich im Beginn schleierartig, und wird dann intensiver, meistens aber nicht ganz gleichmäßig, sondern wolkig oder marmoriert, bisweilen mit strangförmigen Verdichtungen innerhalb des Schattens. Die kruppöse lobäre Pneumonie läßt sich deshalb im Röntgenbild bisweilen nicht von einer pseudolobären herdförmigen unterscheiden.

Auf die Frage, ob die Pneumonie immer am Hilus beginnt, hat die Röntgenuntersuchung keine eindeutige Antwort gegeben. Bisweilen sieht man im Beginn der Pneumonie, noch bevor Dämpfung oder Bronchialatmen wahrzunehmen sind, einen Schatten in der Hilusgegend, der sich von Tag zu Tag vergrößert, bis er den Rand des Lungenfeldes erreicht, bisweilen sogar noch bevor Perkussion und Auskultation positive Resultate ergeben. Dann muß man annehmen, daß die Entzündung tatsächlich vom Hilus gegen die Peripherie vorgeschritten ist. Diese Fälle sind aber in der Minderzahl, und gewöhnlich ist der Schatten, wenn man ihn zum ertenmal sieht, schon über den ganzen Abschnitt des Lungenfeldes verbreitet, meistens mit von innen nach außen abnehmender Intensität, bisweilen aber auch gegen das Mittelfeld heller werdend. Allerdings läßt sich immer der Einwand erheben, man habe eben den Augenblick der Ausbreitung bei der Aufnahme nicht erwischt. Rieder, Roubier u. a. nehmen deshalb auf Grund der Röntgenbilder einen zentralen Beginn der Pneumonie an, Weill und Mouriquard, Paisseau und Iser-Salomon u. a. lehnen sie ab. Schon Steyrer hat darauf hingewiesen, daß die Verstärkung des Schattens in der Hilusgegend auch auf der Summation von Schatten beruhen kann. Die Lymphdrüsen sind ja immer vergrößert und müssen einen verstärkten Hilusschatten geben. Ich möchte de la Camp und anderen darin beistimmen, daß ein regelmäßiges Entstehen der Pneumonie in der Hilusgegend durch die Röntgenbilder nicht bewiesen ist.

Aus dem Vergleich der Abb. 42 mit Abb. 41 ist man versucht auf eine Entstehung der Pneumonie in der Hilusgegend und Fortschreiten der Entzündung nach der Peripherie innerhalb der vier dazwischen liegenden Tage zu schließen. Wenn man aber genau zusieht, erkennt man den auf Abb. 41 sichtbaren Hilusschatten auch auf Abb. 42 innerhalb des pneumonischen Schattens. Es kann also nicht der Schatten der sich ausbreitenden

Pneumonie sein, sondern nur der Schatten von pathologisch vergrößerten Hilusgebilden, vor allem der Lymphdrüsen, vielleicht auch der gestauten großen Gefäße.

Auch auf der gesunden Seite sieht man oft Schatten vergrößerter Hilus-drüsen. Dagegen fehlt im Gegensatz zu den Pleuraexsudaten jede Verschiebung des Mediastinums nach der gesunden Seite.

Nach der Krise bleibt der Schatten noch längere Zeit bestehen, hellt sich aber auf, wird unregelmäßiger, netz- und strangförmig (vgl. Abb. 43). Das Bestehenbleiben des Schattens wird teilweise durch die langsame Resorption des pneumonischen Exsudates erklärt, teilweise durch die Hyperämie und

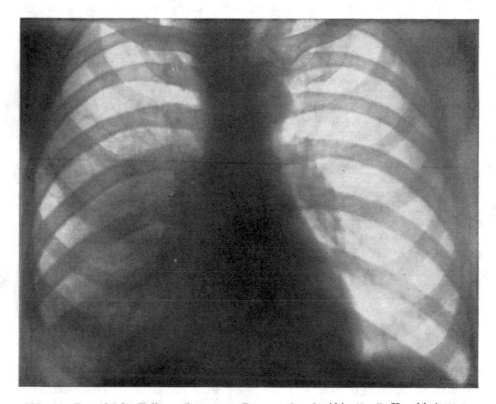

Abb. 42. Der gleiche Fall von kruppöser Pneumonie wie Abb. 41. 7. Krankheitstag. Intensive Dämpfung und Bronchialatmen über dem rechten Unterlappen.

Infiltration des interstitiellen Gewebes, die sich allmählich zurückbildet. Nicht selten bleiben Zeichen von Zwerchfellverwachsungen bestehen.

4. Das pneumonische Sputum. Der typisch pneumonische Auswurf ist rostbraun, zäh, glasig durchscheinend und enthält gelegentlich makro-skopisch sichtbare, drehrunde, verzweigte Ausgüsse der feineren Bronchien. Seine Menge ist wechselnd. Manchmal sieht man während des ganzen Ver-laufes der Erkrankung nur ein oder zwei Sputa, gelegentlich fehlt es ganz. Meistens erscheint er am zweiten oder dritten Tage, und es werden dann täg-lich ein bis mehrere Eßlöffel ausgeworfen. Die Menge kann aber auch bis zu 200 ccm betragen. Norris und Farley fanden bei 49,5% der Fälle rostfarbenes Sputum, in 16,5% gar keinen Auswurf.

Die mikroskopische Untersuchung ergibt rote Blutkörperchen, die gequollen, kugelig erscheinen und sich nicht geldrollenförmig aneinander legen.

Sie machen auch einen blassen Eindruck. Außerdem sind spärliche weiße Blutkörperchen und mehr oder weniger reichlich Pneumokokken vorhanden, ferner häufig Fibrinfäden (vgl. Abb. 35, S. 1280).

Chemisch besteht das Sputum im wesentlichen aus einer Eiweißlösung und ist namentlich reich an Nuklein, das seine zähe Beschaffenheit verursacht. Die rostbraune oder mehr gelbliche Farbe des Auswurfs (Sputa rubiginosa, crocea) rührt wohl von dem ausgelaugten Blutfarbstoff her.

Grüne Farbe des Sputums sieht man in erster Linie bei Ikterus, bei dem man den Gallenfarbstoff im Sputum auch durch Jodzusatz nachweisen kann.

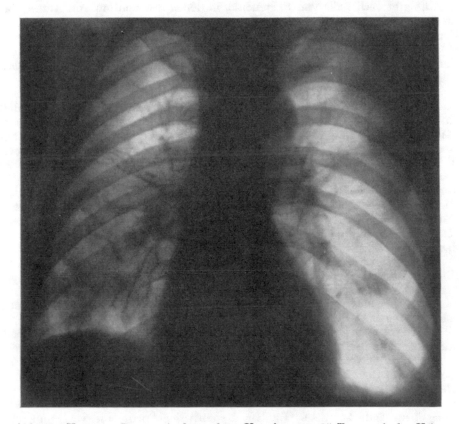

Abb. 43. Kruppöse Pneumonie des rechten Unterlappens, 15 Tage nach der Krise.

Doch kommt eine grünliche Färbung auch bei verzögerter Resolution, bei Übergang in Abszeßbildung und bei käsiger Pneumonie vor. Nach einigen Autoren (z. B. Herzfeld und Steiger, Med. Klinik 1910, S. 1415) kommt Gallenfarbstoff überhaupt in jedem pneumonischen Sputum vor, bisweilen auch Urobilin. Ziegelrote Färbung sieht man bei Herzkranken.

Die Herkunft des pneumonischen Sputums ist nicht ganz einfach zu erklären. Aus den hepatisierten Partien kann es nicht gut stammen, da in diesen die Pfröpfe ja sehr fest sitzen und andererseits das Sputum (abgesehen von den Fibrinausgüssen der Bronchien) nicht aus geronnenem Fibrin besteht. Es wird deshalb vielfach angenommen, daß es von den feinen Bronchien produziert werde. Hanau vermutet, daß es aus den Alveolen, die sich noch im Stadium der Anschoppung befinden, herstamme. Das erscheint aber deshalb unwahrscheinlich, weil wir nicht selten auch noch nach der Krise die Entleerung des rostfarbenen Sputums beobachten können, also zu einer Zeit, da sich wohl gar keine Lungenpartie im Stadium der Anschoppung befindet.

Tritt Lungenödem zur Pneumonie hinzu, so wird das Sputum dünner, zwetschenbrühenartig.

Gegen Ende der Pneumonie und nach der Krise verändert das Sputum in der Regel sein Aussehen. Die rote Farbe und die zähe Konsistenz verlieren sich immer mehr, und der Auswurf nimmt immer mehr den Charakter eines gewöhnlichen, schleimig-eitrigen oder mehr eitrigen bronchitischen Sputums an. Es gibt auch Fälle von Pneumonie, in denen das Sputum von Anfang bis zu Ende rein bronchitisch aussieht, und zwar sind es nicht nur solche, in denen vorher eine Bronchitis bestand.

5. Zirkulationsapparat. Die Hauptgefahr der Pneumonie besteht in der Zirkulationsschwäche. Deshalb sind die Symptome von seiten des Herzens und der Gefäße besonders wichtig.

Am Herzen selbst können wir nicht selten eine Verbreiterung nach rechts nachweisen, die indessen meist nur etwa eine Fingerbreite beträgt, so daß kritische Ärzte oft dem Nachweis dieser Verbreiterung nicht recht trauen. Es ist deshalb wichtig, daß Dietlen u. a. diese Verbreiterung auch orthodiagraphisch in vielen Fällen feststellen konnten. Levy fand bei fast zwei Dritteln von 32 lobären Pneumonien orthodiagraphisch eine Herzverbreiterung, aber mit Unterschieden je nach der Behandlung, nämlich bei Digitalistherapie nur in der Hälfte, ohne solche bei fast drei Viertel der Fälle. Allerdings sind die Zahlen zu klein, um den Einfluß der Behandlung zu beweisen. Auf das Vorkommen von Galopprhythmus hat Fräntzel hingewiesen, doch ist er nicht sehr häufig. Verstärkung des zweiten Pulmonaltones ist ein fast regelmäßiger Befund.

Der Puls ist beschleunigt, in der Regel 100—120 Schläge in der Minute. Eine Pulsfrequenz von mehr als 120 deutet immer (außer bei Kindern) auf einen schweren Zustand hin, namentlich wenn die Respirationsfrequenz sehr hoch ist. Je höher der Puls im Verhältnis zur Höhe des Fiebers ist, um so ernster ist die Prognose.

Unregelmäßigen Puls können wir in verschiedenen Stadien der Pneumonie finden. Am häufigsten ist er während der Krise. Hier handelt es sich oft um eine einfache hochgradige Labilität, oft um Extrasystolen. Während des Fiebers hat das Auftreten von Intermittenzen immer eine sehr ernste Bedeutung, sowohl wenn es sich um Extrasystolen, als auch namentlich, wenn es sich um Überleitungsstörungen handelt, die ja nur durch Myokardschädigungen zustande kommen. Die im Beginn der Pneumonie vorkommenden Irregularitäten haben eine wesentlich weniger schlimme Bedeutung.

Ich habe in einem Fall am ersten Tage der Erkrankung eine Unregelmäßigkeit beobachtet, die den Eindruck einer schweren Arythmia perpetua machte (der schwere kollapsartige Zustand machte eine instrumentelle Analyse im Privathause unmöglich), aber am zweiten Tag vollständig verschwand und einem verhältnismäßig guten Puls Platz machte. Der Patient machte eine asthenische Pneumonie und ein Empyem durch und starb erst in der Rekonvaleszenz an einer Lungenembolie. Übrigens habe ich auch schon sichere Überleitungsstörungen auf der Höhe der Krankheit beobachtet, die mit Eintritt der Krise aufhörten. Bei einer 35jährigen Frau erschienen die Überleitungsstörungen während einer Pneumonie des Mittellappens und verschwanden 2¹/₂ Tage später mit dem Heruntergehen der Temperatur. Als am gleichen Tage wieder Fieber auftrat und sich eine Pneumonie des rechten Oberlappens entwickelte, blieb die Herzreaktion regelmäßig.

In der Rekonvaleszenz ist am häufigsten eine respiratorische Arhythmie vorhanden, die keinerlei Bedeutung hat. Gar nicht so selten sieht man aber auch hier vorübergehend Überleitungsstörungen auftreten.

Bei einer 41jährigen Frau, die eine schwere Pneumonie mit Krise am 12. Tag durchgemacht hatte, wurde der Puls drei Tage später unregelmäßig und zeigte im Elektrokardiogramm Systolenausfälle. Nach 10 Tagen war die Überleitungsstörung verschwunden. Die Rekonvaleszenz war durch keine Erscheinungen von Herzinsuffizienz gestört. Dagegen entwickelte sich bei einer 51jährigen Frau, die nach der Krise einige Tage lang ausgesprochene Überleitungsstörungen mit langsamem Puls gezeigt hatte, im Anschluß daran eine schwere Herzinsuffizienz mit Zyanose, Dyspnoe, Leberschwellung, kompliziert durch Venenthrombose und Lungenembolie. Schließlich erfolgte doch noch vollständige Heilung.

Der Blutdruck ist während der Pneumonie häufig etwas erniedrigt, doch gibt es auch viele Fälle, die während des ganzen Verlaufes einen normalen Blutdruck zeigen. Im ganzen (aber durchaus nicht immer) sind die Fälle mit erniedrigtem Blutdruck die schwereren. Die Erniedrigung ist gewöhnlich nicht sehr intensiv. Nur vor dem Tode sieht man gelegentlich ein Herabgehen unter 80 mm Quecksilber. In der Regel stellt sich das Sinken des Blutdruckes erst im Verlauf der Erkrankung ein, während im Beginn der Blutdruck sogar auffallend hoch ist. Nach der Krise kann der Blutdruck ohne Zeichen irgendwelcher Störung des Allgemeinbefindens unter die Norm sinken; häufig zeigt er noch längere Zeit auffallende Schwankungen.

Kempmann fand bei der Mehrzahl der Pneumoniker keine wesentlichen Veränderungen des Blutdrucks, gelegentlich initiale Steigerungen und geringe Senkung im kritischen Stadium, dagegen bei einzelnen, die meist auch sonst Zeichen von Gefäßschwäche zeigten (Blässe, kühle Extremitäten usw.), einen sehr niedrigen Minimaldruck bei normalem Maximaldruck. Dieses einseitige Sinken des Minimaldruckes war besonders ausgesprochen bei Kollaps und wurde durch Adrenalin rückgängig gemacht ohne Erhöhung des Maximaldruckes.

Häufig stellt sich im Laufe der Krankheit Dikrotie des Pulses ein, ohne daß der Blutdruck abzusinken braucht. Eine bestimmte prognostische Bedeutung hat sie nicht. Wichtiger als die Spannung ist die Füllung und die Frequenz des Pulses.

Auf dem Versagen der Zirkulation beruht der Kollaps, bei dem der kleine, frequente, häufig unregelmäßige Puls und die Kühle und Zyanose der Extremitäten auch ohne Erniedrigung der Bluttemperatur vorkommen können. Aufrecht unterscheidet vier Arten von Kollaps, 1. beim Einsetzen der Krankheit, 2. im Verlauf der Pneumonie, 3. während der Krise bzw. Entfieberung, 4. nach der Krise. Er weist darauf hin, daß sich die Schwere und Gefahr des Kollapses in der angeführten Reihenfolge steigere. Speziell die Kollapse nach der Krisis können fast momentan zum Tode führen und den Eindruck einer Lungenembolie machen, ohne daß die Sektion eine solche ergibt.

Das Lungenödem ist einer der häufigsten Ausgänge der tödlich endigenden Pneumonien (nach Menetrier und Stévenin in etwa einem Viertel der Sektionen). Meistens tritt es ein, nachdem ein allmähliches Schlechterwerden des Pulses auf den Ernst der Lage aufmerksam gemacht hatte. Gar nicht selten bleibt aber der Puls gut, und ganz plötzlich, noch während die Radialarterie sich kräftig und gut gefüllt anfühlt, tritt das Lungenödem ein. Der Kranke bekommt starke Atemnot, das Gesicht wird zyanotisch, kalter Schweiß bedeckt die Haut, und bei jedem Atemzug hört man immer lauter werdendes Rasseln. Die Auskultation ergibt anfangs nur ein lautes, unreines Atemgeräusch über beiden Lungen, dann mehr oder weniger ausgedehnte feinblasige Rasselgeräusche. Der Kranke hustet oft, aber durchaus nicht immer, ein schaumiges, zwetschenbrühenartiges Sputum aus, gelegentlich auch ein Sputum, das sich durchaus nicht von dem gewöhnlichen Ödemsputum unterscheidet. Das Auswerfen bringt aber keinerlei Erleichterung, die Atemnot nimmt zu, das Bewußtsein trübt sich, und schon nach wenigen Minuten kann der Tod eintreten. Die Symptome im Beginne des Ödems können gelegentlich den Eindruck machen, als ob sich die Krise vorbereite. Nicht immer verläuft das Ödem in dieser akuten Weise, sondern es kann sich auch ganz allmählich, fast unmerklich einstellen. Man findet über einem bisher noch gesunden Unterlappen etwas Knisterrasseln und vermutet vielleicht das Übergreifen der Pneumonie auf diese Stelle. Mit der Zeit verbreitet sich das Rasseln, und die Zeichen gestörter Zirkulation veranlassen eine Revision der Diagnose. Oft bleibt aber auch das Ödem auf einen kleinen Bezirk beschränkt, und der Patient übersteht die Erkrankung.

6. Nervensystem. Nächst dem Zustand der Zirkulation ist das wichtigste für den Verlauf der Pneumonie das Verhalten des Nervensystems. In vielen Fällen beobachtet man ein aufgeregtes Wesen des Patienten. Seltener ist Somnolenz, die besonders bei alten Leuten am Tage zu beobachten ist, während nachts Delirien auftreten können.

Besonders wichtig sind die Delirien, von denen wir drei Arten unterscheiden können. Das Fieberdelirium kann jederzeit während der erhöhten Temperatur auftreten. Besonders häufig ist es bei den Oberlappenpneumonien. Erschöpfungsdelirium tritt gelegentlich während der Krisis oder noch später auf; zu dieser Form sind auch die Delirien zu rechnen, die am Ende des fieberhaften Stadiums auftreten und die Entfieberung einige Tage überdauern. Das Delirium tremens tritt fast bei jeder Säuferpneumonie auf, wenn es nicht gelingt, seinen Ausbruch durch Narkotika zu verhindern, und unterscheidet sich (außer der ungünstigen Prognose) nicht vom gewöhnlichen alkoholischen Delirium.

Eine regelmäßige Begleiterscheinung der Pneumonie ist die Schlaflosigkeit, die den Patienten durch die damit verbundene Unruhe und Vermehrung der Herzarbeit schädlich ist.

Im Beginn der Pneumonie können alle möglichen Krampfformen bei dazu disponierten Individuen auftreten, Tetanieanfälle bei spasmophilen Kindern, epileptische und paralytische Anfälle bei Epileptikern und Paralytikern.

Starke motorische Unruhe und Aufregung sehen wir besonders bei der asthenischen Pneumonie. Im ganzen verschlimmert sie die Prognose. Daß alle Formen von Delirien eine üble Vorbedeutung haben, ist selbstverständlich.

Bisweilen zeigen die Pupillen vorübergehende reflektorische Starre (Schultze). Die Patellarreflexe verschwinden in seltenen Fällen für kurze Zeit (Wiens). Der Meningismus ist bei den Komplikationen besprochen.

7. Verhalten des Blutes. Die Pneumonie gehört zu den Krankheiten, die in der Regel mit starker Leukozytose verbunden sind. Zahlen von 15 000 bis 30 000 sind häufig, höhere kommen fast nur bei Kindern oder unmittelbar vor der Krise vor, wo man gelegentlich eine richtige Leukozytenkrise beobachten kann. Vor, während oder nach dem Temperaturabfall sinkt die Zahl der Leukozyten mehr oder weniger plötzlich.

Während des kritischen Leukozytensturzes kommt es zu einer relativen Vermehrung der mononukleären Zellformen. Im ganzen kann aus der Höhe der Leukocytose kein sicherer prognostischer Schluß gezogen werden (vgl. v. Wyß). Es scheint, daß fehlende Leukozytosis einerseits bei sehr milder, andererseits bei sehr schwerer Infektion vorkommt. Nach Norris und Farley starben von 108 Fällen mit fehlender Leukocytose 94. Ungünstig ist auch das späte Auftreten der Leukozytose. Es deutet auf letalen Ausgang oder spätes Einsetzen der Krise hin (Wolowelsky). Dagegen hat fehlende Leukozytose bei Menschen, die an einer anderen Krankheit (Typhus, Alkoholismus, chronische Krankheiten) leiden und an Pneumonie erkranken, keine besondere Bedeutung. Leukozytensturz bei fortdauerndem Fieber ist ein signum mali ominis (Wolowelsky). In der Rekonvaleszenz geht die Leukozytose rascher oder langsamer zurück, ohne direkte Beziehung zum Rückgang der physikalischen Symptome.

Von den einzelnen Formen der Leukozyten sind nach fortlaufenden Untersuchungen Wolowelskys an 28 Patienten der Baseler Klinik die Neutrophilen fast ausschließlich an der Leukozytose beteiligt. Ihre Zahl kann bis 99% betragen. Man findet darunter viele stabkernige, auch toxische Degeneration des Protoplasmas mit Verklumpung (Döhlesche Körperchen) ist häufig und wird nicht nur in tödlichen Fällen beobachtet. Myelozyten findet man in den meisten Fällen nach der Krisis, seltener schon vorher, in der Regel nur in der Menge von einigen Promillen bis 2—3%, doch ist schon 11% gezählt worden. Lymphozyten und Monozyten sind in der Hälfte der Fälle in absoluten Zahlen normal (also prozentisch meist vermindert), in der anderen vermindert oder erhöht. Die Eosinophilen verschwinden fast immer und erscheinen erst mit der Krise wieder. Auch die Mastzellen verschwinden fast immer, tauchen aber jedesmal wieder auf, wenn ein Temperaturabfall bevorsteht. Nach der Krise nehmen die Neutrophilen prozentisch ab, die Lymphocyten zu, so daß sich das Verhältnis der beiden Formen umkehren kann. Auch die Monozyten und Eosinophilen können über die Norm ansteigen.

Die Blutplättchen sind während des Fiebers vermindert, nach der Krise erhöht.

Die Zahl der roten Blutkörperchen zeigt in der Regel während der Pneumonie eine Verminderung, die mehr als eine Million pro Kubikmillimeter betragen kann. Sie wird vielfach auf Wasserretention zurückgeführt. Auch Anämie in der Rekonvaleszenz kommt vor.

Die Senkungsreaktion ist stark beschleunigt, oft bis weit in die Rekonvaleszenz hinein.

Der Eiweißgehalt des Blutplasmas sinkt mit dem Beginn der Krankheit, um in der Rekonvaleszenz über die Norm zu steigen. Die Albumine sind vermindert und später vermehrt. Die Globuline steigen allmählich an und erreichen 10—14 Tage nach dem Beginn der Krankheit ihr Maximum (Schoch). Eine Vermehrung des Aminosäurengehalts fand Wolpe, besonders während der Resolution, aber nur bei kräftigem Kreislauf und typischem Verlauf, nicht bei asthenischer Pneumonie.

Auffallend und schon den alten Ärzten bekannt ist die Vermehrung des Fibrins im Blut, während die Gerinnungszeit verlängert ist (Dochez). Fibrinreichtum, Leukozytose und Senkungsbeschleunigung erzeugen zusammen die Crusta phlogistica, die den alten Ärzten am Aderlaßblut der Pneumoniker aufgefallen ist. Erwähnt ist oben das Vorkommen von Albumosen. Die Harnsäure ist im Blut wiederholt vermehrt gefunden worden, was sich leicht durch den gesteigerten Leukocytenzerfall erklärt, der zu einer Überschwemmung des Körpers mit den Endprodukten des Purinstoffwechsels führen muß. Die Hyperglykämie wurde bereits erwähnt.

In einem Drittel bis zur Hälfte der Fälle gelingt es, aus dem Blut der Pneumoniekranken, besonders im Beginne der Krankheit, gelegentlich auch noch nach der Krise, Pneumokokken zu züchten. Doch braucht man dazu große Blutmengen (mindestens 5 ccm), und das Blut muß in einer ziemlich großen Menge (30—50 ccm) alkalischer Nährbouillon oder mit Fleischwasseragar zu Platten gegossen werden, am besten beides gleichzeitig. In tödlich endigenden Fällen nimmt die Zahl der Keime in den letzten Lebenstagen stark zu, bis zu mehreren Hundert im Kubikzentimeter.

Das Blutserum des Pneumonikers hat während der Krankheit und in der Rekonvaleszenz die Fähigkeit, Pneumokokken zu agglutinieren, aber nur, wenn es unverdünnt zur Probe verwandt wird.

8. Verdauungsorgane. Während der Krankheit herrscht meist vollständige Appetitlosigkeit. Erbrechen ist im ganzen selten, nur bei Kindern

und bei asthenischer Pneumonie ist es häufiger. Auch Durchfälle kommen vor, gelegentlich auch Singultus. Die Zunge ist belegt, bei schwerer Pneumonie, namentlich der Greise, kann sie auch rot und trocken sein.

Bauchschmerzen kommen nach Chatard in 7—8% der Fälle vor. Über die Verwechslung mit Perityphlitis und Cholelithiasis vgl. u.

Die Leber ist meistens etwas vergrößert, doch deuten stärkere Vergrößerungen immer auf Herzschwäche hin. Ikterus ist häufig vorhanden. Über seine Entstehung vgl. oben S. 1291. Besonders ausgesprochen ist er oft bei der asthenischen Form.

Die Milz ist nach den Ergebnissen der Sektionen in der Regel vergrößert, doch läßt sich die Vergrößerung während des Lebens nur in der Minderzahl der Fälle nachweisen. Der Milztumor ist nach C. Gerhardt als „spodogen", d. h. durch die Ablagerung von Zerfallsprodukten der roten und weißen Blutkörperchen bedingt, bisweilen aber auch als einfach infektiös aufzufassen. Vergrößerungen der Lymphdrüsen kommen, wie oben erwähnt, gelegentlich vor, namentlich in der Leistenbeuge.

Meteorismus kommt namentlich in den Fällen zur Beobachtung, die eine schwere Zirkulationsstörung erkennen lassen; oft tritt er auf, bevor sich andere Zeichen einer solchen nachweisen lassen. Vielleicht ist er eine Folge der Lähmung der Gefäße im Splanchnikusgebiet. Das würde seine üble prognostische Bedeutung erklären.

9. Stoffwechsel. Die darniederliegende Nahrungsaufnahme und die Seite 1290 f. erwähnten Stoffwechselstörungen führen oft zu einer ganz gewaltigen Einschmelzung von Körpereiweiß. Huppert und Riesell berechneten bei einem Pneumoniker einen Verlust von 5,1 kg Muskelfleisch = 21,2% des Fleischbestandes. Neben der Herzschwäche erklärt diese Verarmung des Körpers an Eiweiß die oft recht lange Rekonvaleszenz. Aufrecht beobachtete im Verlauf der Pneumonie Gewichtsabnahmen bis zu 10 kg.

10. Haut. Der Herpes kommt in wechselnder Häufigkeit vor, nach verschiedenen Autoren zwischen 13 und 43% schwankend. In den Bläschen konnte F. Klemperer zweimal Pneumokokken und dreimal Streptokokken nachweisen. Von jeher galt sein Auftreten als prognostisch günstig, und in der Tat scheint von den Kranken mit Herpes ein geringerer Prozentsatz zu sterben als von solchen ohne Bläschenausschlag.

Roseolaähnliche Effloreszenzen kommen gelegentlich vor. Bisweilen verwandeln sie sich später in Pusteln, nur selten kann man ganz typische reine Roseolen beobachten.

Die Schweißausbrüche bei der Krise und beim Kollaps sind schon erwähnt. Sonst schwitzt der Pneumoniker in der Regel wenig, nur die Lungenentzündungen der Säufer sind durch profuse Schweißbildung ausgezeichnet.

11. Harn. Die Urinmenge ist auf der Höhe des Fiebers vermindert, doch hängt sie natürlich von der Flüssigkeitszufuhr ab, und oft ist eine geringe Urinmenge nur die Folge einer ungenügenden Pflege, die den Patienten zu wenig zur Flüssigkeitsaufnahme veranlaßt. Der Urin ist hochgestellt, enthält viel Urobilin, häufig ein Sedimentum lateritium. Die Harnsäureausscheidung ist schon während des Fiebers vermehrt und erleidet zur Zeit der Krise und an den folgenden Tagen eine starke Steigerung, oft mehr als 3 g in 24 Stunden. Die vermehrte Ausscheidung von Harnstoff wurde schon besprochen, ebenso das Verhalten der Kochsalzausscheidung. Albuminurie kommt in beinahe der Hälfte der Fälle vor, Albumosurie noch häufiger. Die Diazoreaktion wird häufig beobachtet, gelegentlich auch vermehrte Azetonausscheidung, die wohl auf den Hungerzustand zurückzuführen ist. Die mikroskopische Untersuchung des Urins ergibt gewöhnlich

beim Vorhandensein von Eiweiß hyaline Zylinder und spärliche Leukozyten. Selten ist eine richtige Hämaturie.

Die Untersuchungen von E. Fränkel und Reiche haben gezeigt, daß in den Nieren aller Pneumonieleichen, selbst wenn keine Eiweißausscheidung während des Lebens bestand, degenerative oder entzündliche Veränderungen mit ganz verschwindenden Ausnahmen festgestellt werden können.

In einer Anzahl von Fällen kann man während und nach der Pneumonie eine meist rasch verschwindende Glykosurie beobachten.

Dauer und Ausgang der Pneumonie. Am häufigsten dauert die Pneumonie etwa sieben Tage. Groß fand unter 154 kritisch endigenden Pneumonien die Krisis in $24^0/_0$ am siebenten, in $15^0/_0$ am sechsten, in $14^0/_0$ am neunten und in $12^0/_0$ am vierten Tage. Norris und Farley fanden bei 1987 Fällen eine größere Streuung: $17,4^0/_0$ am siebenten, $14,1^0/_0$ am achten, $10,2^0/_0$ am neunten, $10,0^0/_0$ am sechsten, $8,9^0/_0$ am fünften, $9,2^0/_0$ am zehnten usw.

Selten sind die ganz kurzen Pneumonien (Norris und Farley geben $0,2^0/_0$ zweitägige und $1,6^0/_0$ dreitägige an), ebenso solche, die sich über mehr als zwei Wochen hinstrecken. Bei Norris und Farley beträgt der Prozentsatz mit mehr als zwei Wochen Dauer $8,7^0/_0$, doch ist nicht ersichtlich, ob das Fieber durch Komplikationen bedingt war.

Bei den kurzen Pneumonien hat man bisweilen den Eindruck, daß das ganze Krankheitsbild auf eine kürzere Zeit zusammengeschoben und dadurch die Intensität der Erscheinungen erhöht sei, wieder in anderen Fällen scheint die Kürze der Erkrankung durch die Schwäche der Infektion bedingt.

Der Ausgang der Pneumonie ist entweder die Heilung, der Tod oder der Übergang in andere Krankheiten. Erfolgt der Ausgang in Heilung, so kann die Resolution, wie oben erwähnt, oft recht lange dauern. Die Dauer der Rekonvaleszenz richtet sich in erster Linie nach der Störung des Allgemeinzustandes, der Affektion der Zirkulationsorgane und dem Ernährungszustande. Kräftige Leute können oft schon acht Tage nach dem Überstehen einer kurz dauernden Pneumonie sich wieder arbeitsfähig fühlen. In der Mehrzahl der Fälle werden nach der Krise bis zur Erlangung der Arbeitsfähigkeit drei bis vier Wochen verstreichen, doch ist es gar nicht selten, daß die allgemeine Schwäche und die Labilität des Pulses noch nach längerer Zeit andauern.

Die Mortalität der Pneumonie schwankt zu verschiedenen Zeiten und an verschiedenen Orten oft ganz erheblich. Auf der Basler medizinischen Klinik wurden von 1898—1926 2059 kruppöse Pneumonien beobachtet; davon sind 460, also $22,3^0/_0$ gestorben. Diese Zahl stimmt fast genau mit den Resultaten A. Fränkels, der $22,6^0/_0$ Mortalität bei seinem Berliner Krankenhausmaterial fand. In den einzelnen Jahren waren aber Unterschiede in der Mortalitätsziffer von 12 bis $30^0/_0$ vorhanden. Norris und Farley betonen, daß alle großen Statistiken $20—25^0/_0$ Mortalität ergeben und bisher keine Besserung infolge der Fortschritte der Therapie erkennen lassen (vgl. aber unten bei Chemotherapie).

Der Ausgang in andere Krankheiten soll weiter unten besprochen werden. Hier sei nur erwähnt, daß der Übergang in Abszeß und Gangrän nach Fränkel in $1,5^0/_0$ der Fälle, Ausgang in ausgedehnte Pleuritis in etwa $1^0/_0$, Ausgang in Empyem ebenfalls in etwa $1^0/_0$ vorkommt, die übrigen Ausgänge sind noch seltener. Einzig der Ausgang in chronische Pneumonie wird von einzelnen Autoren auf $2^0/_0$ und mehr angegeben (wobei aber wohl Fälle von verzögerter Resolution als chronische Pneumonien mitgezählt sind).

Der Tod kann im Stadium der roten oder grauen Hepatisation erfolgen (nach der Statistik von Menetrier und Stevenin ungefähr gleich häufig).

Etwas seltener (in einem Viertel der Fälle) tritt er nach Menetrier und Stevenin bei beginnender Vereiterung (graugelber Hepatisation) ein. In etwa 4% fanden diese Autoren die Pneumonie schon in Lösung. Die unmittelbare Todesursache ist fast immer Zirkulationsschwäche, oft (nach Menetrier und Stevenin in einem Viertel der Fälle) unter Bildung von Lungenödem. Sehr selten hat man den Eindruck, daß er durch Erstickung erfolgt sei. Auch in den Fällen, in denen bei der Sektion eine solche Ausdehnung des Prozesses gefunden wird, daß man an eine Insuffizienz des Gasaustausches denken möchte, erfolgt der Tod oft plötzlich unter dem Bilde der Herzinsuffizienz. Nicht ganz selten macht eine Lungenembolie dem Leben ein Ende.

Atypische Formen der Pneumonie. Auch abgesehen von den Komplikationen und abnormen Ausgängen kann die Pneumonie sich atypisch verhalten und zwar 1. in bezug auf die physikalischen Symptome, 2. in bezug auf die Dauer, 3. in bezug auf die Allgemeinsymptome, 4. in bezug auf den Zustand des Individuums (Pneumonie bei Kindern, bei Greisen, bei Säufern, in der Gravidität, bei anderen Infektionskrankheiten).

I. Pneumonien mit abweichenden physikalischen Symptomen. a) Zentrale Pneumonie. Wenn die Pneumonie nur im Zentrum, in der Gegend des Hilus sitzt, so können alle physikalischen Symptome fehlen. Die zentralen Pneumonien zeigen in ihrem Verlauf nichts Besonderes, im ganzen handelt es sich, da ja die Ausdehnung des Prozesses dabei nie sehr groß sein kann, um leichtere Pneumonien. Lépine ist der Meinung, daß die zentralen Pneumonien oft fälschlicherweise diagnostiziert werden, und daß es sich oft um eine einfache Kongestion ohne Übergang in Hepatisation handelt. Er stützt sich darauf, daß er in Fällen, die man hätte als zentrale Pneumonie deuten können, vor dem Röntgenschirm keine Verdunkelung fand. Auch ich habe solche Fälle gesehen, doch kann der Schatten wegen unvollkommener Technik nicht zur Ansicht gekommen sein, weil er, wie oft bei Pneumonie, nur schwach war, oder er kann sich hinter dem Herzschatten versteckt haben. In anderen Fällen meiner Beobachtung war er sehr deutlich. Allerdings habe ich nicht so viele sichere oder auch nur fragliche zentrale Pneumonien gesehen, wie man nach Hesse annehmen könnte.

b) Pneumonien mit geringfügigen physikalischen Symptomen beschreibt Goette als besonderes Krankheitsbild. Oft waren es allerdings Bronchopneumonien, bisweilen aber auch lobäre Entzündungen. Von ganz leichten Fällen mit geringer Temperatur und kurzer Dauer kamen Übergänge über mittelschwere zu schweren Fällen mit Ausgang in chronische Pneumonie und Gangrän vor. Der Beginn war immer allmählich, das Fieber meist unregelmäßig, bakteriologisch wurden verschiedenartige Befunde erhoben.

„Stumme" Pneumonien kommen verhältnismäßig häufig bei Kindern vor. Trotzdem das Röntgenbild (oder später die Sektion) nicht etwa eine zentrale, sondern eine bis an die Peripherie reichende Pneumonie beweist, kann das Ergebnis der physikalischen Untersuchung negativ oder sehr gering sein. Zur Erklärung weisen Weill und Mouriquand auf die respiratorische Ruhigstellung der erkrankten Lungenpartien hin, die zur Folge hat, daß kein Luftstrom in den Bronchien, also auch kein Atemgeräusch und keine Rasselgeräusche entstehen. Das gleiche kann durch Verstopfung der Bronchien zustandekommen. Die Dämpfung wird bei Kindern ohnehin leicht übersehen oder kann durch Thoraxasymmetrien verdeckt sein.

Bei Erwachsenen sind diese „stummen" Pneumonien recht selten, wenigstens wenn man die Kranken nicht nur in den ersten Tagen, sondern auch später immer wieder untersucht.

Wichtig ist in solchen Fällen die Röntgenuntersuchung.

c) **Massive Pneumonie.** Von massiver Pneumonie (Graucher) spricht man, wenn man bei der Untersuchung eine intensive, „massive" Dämpfung erhält, über der der Stimmfremitus abgeschwächt ist und weder Atemgeräusch noch Rasselgeräusche zu hören sind. Alle Zeichen eines pleuritischen Exsudates mit Ausnahme der Ägophonie scheinen vorhanden, doch ist die Begrenzung der Dämpfung auch bei Unterlappenpneumonien eine andere als die nach außen ansteigende pleuritische Dämpfung, das Garlandsche Dreieck fehlt, und das Röntgenbild läßt die typische Exsudatgrenze vermissen. Gewöhnlich wird der Symptomenkomplex der massiven Pneumonie dadurch erklärt, daß die Bronchien durch Fibringerinnsel verstopft seien. Zu dieser einleuchtenden Erklärung paßt auch die Tatsache, daß sich der Befund bisweilen in den der gewöhnlichen kruppösen Pneumonie verwandelt, was auf Aushusten des Gerinnsels bezogen werden kann. Demgegenüber weist Hochhaus darauf hin, daß bei solchen Pneumonien eine Schwellung der Lungen beobachtet wird, die zur Verdrängung der Organe und zum Auftreten eines Rauchfußschen Dreiecks führen kann, und daß die Abschwächung des Pektoralfremitus auf andere Weise zu erklären ist. Er nimmt an, daß der Stimmfremitus von der Spannung des Lungengewebes abhänge, die je nach Hyperämie, seröser Durchtränkung und Exsudatfüllung der Lungen wechseln könne, außerdem durch den Zustand der Brustwand, der durch Entzündung und Auflagerungen verändert sei. Weintraud vermutet Kompression der Bronchien, in einzelnen Fällen durch Schwellung der Bronchialdrüsen, in den anderen durch das massige Exsudat der Alveolen. Für den Pektoralfremitus ist das Verhältnis von Schwingungsfähigkeit der Lungen und der Brustwand das Entscheidende, wie schon C. Gerhardt angenommen hatte. Die Sektion zeigt immer eine starke Volumvermehrung der infiltrierten Lunge, wobei offenbar die Schwingungsverhältnisse ungünstig beeinflußt werden.

d) **Oberlappenpneumonien.** Bei Kindern ist der Oberlappen nicht viel seltener befallen als der Unterlappen, beim Erwachsenen dagegen kommen Oberlappenpneumonien seltener vor und machen besonders häufig schwer nervöse Symptome, geben auch eine schlechtere Prognose. Ist nur der oberste Teil befallen, so spricht man von **Spitzenpneumonie.**

II. **Pneumonien mit abnormer Dauer.** a) **abortive Pneumonie.** Eine scharfe Grenze gegenüber der gewöhnlichen Pneumonie existiert natürlich nicht. In der Regel sprechen wir von Abortivpneumonie, wenn die Krankheit höchstens drei bis vier Tage dauert. Häufig sieht man bei diesen Fällen Herpes. Gar nicht selten erfolgt der Fieberabfall dabei in einem frühen Stadium des anatomischen Verlaufes, so daß die physikalischen Veränderungen noch recht lange in die Rekonvaleszenz hinein sich erstrecken. In dem Fall, dessen Temperaturkurve auf Abb. 39 abgebildet ist, muß der Abfall der Temperatur schon im Stadium der Anschoppung stattgefunden haben, wie das spätere Auftreten der Dämpfung beweist.

Auch bei den **Eintagspneumonien** (Leube) scheint es sich bisweilen um eine Entfieberung während des ersten Stadiums zu handeln, da man die Entwicklung der physikalischen Zeichen der Hepatisation und Resolution sich erst nachher entwickeln sieht. Nicht selten sind solche Fälle, in denen man einen Fieberanstieg, das typische Aussehen des Gesichtes, Dyspnoe und Seitenstechen konstatiert, die Entwicklung einer Pneumonie erwartet und am folgenden Tag überrascht ist, die Temperatur wieder normal und den Kranken gesund zu finden. Findet man dann an einer Stelle etwas Knisterrasseln oder leises Bronchialatmen, so wird man geneigt sein, eine Eintagspneumonie anzunehmen, ohne aber die Diagnose beweisen zu können. Ein rostfarbenes Sputum kann sie schon sehr viel sicherer machen. Über die Frage, ob eine

Pneumonie im Stadium der Anschoppung aufhören und ausheilen könne,
vgl. das Kapitel „Lungenkongestion".

b) Prolongierte Pneumonien. Abnorm lange Dauer der Krankheit
finden wir bei Pneumonie migrans, bei rekurrierender und erratischer Pneumonie. Im ganzen dauern ausgedehnte Pneumonien länger als solche von
kleinem Umfang, doppelseitige länger als einseitige. Doch gibt es auch relativ
wenig ausgedehnte, nicht wandernde Pneumonien, die sich auf lange Zeit hin
erstrecken und erst nach zwei bis drei Wochen in Genesung übergehen oder
tödlich enden können.

III. Pneumonien mit abnormen Allgemeinsymptomen. a) Atypischer Fieberverlauf bei sonst typischem Verlauf ist nicht selten. Die
Abnormitäten der Temperaturkurve (langsamer Beginn und Abstieg, unregelmäßiger Verlauf, Nachfieber) sind S. 1298, die rekurrierende Pneumonie S. 1324
besprochen.

b) Asthenische Pneumonien. Die alten Ärzte unterschieden zwischen
sthenischer und asthenischer Pneumonie. Sthenisch nannten sie die mit starken
Reaktionssymptomen bei kräftigen Individuen einsetzende typische Pneumonie,
asthenisch die bei schwächlichen Individuen auftretende, mit schlechtem Puls,
schwerer Prostration und auffallenden nervösen Störungen einhergehende,
häufig abnorm verlaufende Krankheit. Scharfe Grenzen zwischen beiden
Formen gibt es nicht, doch ist es praktisch, die ausgesprochenen Erkrankungen
dieses Charakters unter dem Namen der asthenischen Form zusammenzufassen.
Das Hauptsymptom ist das Vorwiegen der Allgemeinsymptome, die Appetitlosigkeit, Somnolenz oder mit Schwäche verbundene Aufregung. Der Patient
macht oft den Eindruck eines Typhuskranken. Dieser Eindruck wird noch dadurch verstärkt, daß die Temperatur häufig nicht mit einem Schüttelfrost
plötzlich gestiegen ist, sondern sich langsam zur Höhe erhoben hat und nicht
selten auch einen weiteren abnormen Verlauf zeigt. Die Untersuchung ergibt
im Unterschied zum Typhus meistens eine auffallende Dyspnoe und weist
das Vorhandensein einer oft nicht sehr ausgedehnten Pneumonie nach.

Die Prognose dieser asthenischen Form ist außerordentlich ernst.
Häufig verliert der Patient am sechsten, siebenten, achten Tag das Bewußtsein, der Puls wird schlecht, und der Kranke stirbt im Stadium der Hyper-
thermie, oft auch im Kollaps. Erfolgt die Heilung, so tritt die Entfieberung
häufig in Form der Lysis auf, und die Rekonvaleszenz nimmt lange Zeit in Anspruch und kann durch Komplikationen gestört werden, ja nicht selten macht
schließlich noch, nachdem alles gewonnen schien, eine Lungenembolie dem
Leben ein Ende.

c) Nervöse Pneumonie. Pneumonien mit auffallenden nervösen Symptomen finden wir gar nicht so selten bei den Kindern, auch die Säuferpneumonie kann hierher gerechnet werden (vgl. unten). Aber auch sonst stehen
bisweilen die nervösen Erscheinungen so im Vordergrund, daß man zuerst
an eine Erkrankung des Nervensystems denkt. Bisweilen sind rasende Kopfschmerzen vorhanden, das Sensorium ist benommen, die Patienten sind
desorientiert, und wenn noch Nackenstarre und Kernigsches Symptom auftreten, so kann die Diagnose auf Meningitis, Hirnabszeß oder dgl. gestellt
und die Pneumonie übersehen werden, namentlich wenn diese nicht sehr ausgesprochene Symptome macht.

Ein Beispiel einer nervösen Pneumonie möge hier folgen: 39jährige Frau, die früher
Coxitis durchgemacht hatte, vor 8 Tagen mit Schmerzen in allen Gliedern, Frösteln und
Fieber erkrankt. Nach drei Tagen konnte sie nicht mehr gehen, zitterte stark an den
Händen. Nach weiteren 2 Tagen konnte sie nicht mehr sprechen, bekam starke Kopf-
schmerzen, Erbrechen und schlief viel. Der Arzt fand Eiweiß im Urin und schickte die
Patientin mit der Vermutungsdiagnose Urämie ins Spital. Hier reagierte sie nur schwer

auf Anrufen, antwortete auf wiederholte Fragen nur mit schwer verständlicher verschwommener Stimme, machte aber verkehrte Angaben über ihr Alter usw. Im Bett lag sie ziemlich ruhig, machte mit den Händen viel Bewegungen, murmelte vor sich hin. Die Untersuchung der Lungen ergab h. l. o. verschärftes Atmen mit spärlichen klingenden Rasselgeräuschen. Pupillendifferenz, Strabismus convergens, Kernigsches Symptom. Im Urin Eiweiß und Zylinder. Bei der Lumbalpunktion Druck 15 cm, trübe Flüssigkeit mit mäßig reichlichen Lymphozyten. Temperatur 39—40⁰. Am folgenden Tag Exitus. Die Sektion ergab Pneumonie des linken Oberlappens und akute Nephritis.

Die nervöse Pneumonie wird vielfach zur asthenischen gerechnet, und die Unterscheidung ist tatsächlich, wie die Unterscheidung der einzelnen Formen überhaupt, etwas willkürlich. Die handbuchmäßige Betrachtung muß aber, um die Verschiedenheit des Verlaufs zu schildern, etwas willkürlich vorgehen. Der Verlauf der nervösen Form ist aber auch der Kinderpneumonie, die doch gewiß nicht als asthenisch zu bezeichnen ist, ähnlicher als den ausgesprochensten asthenischen Fällen.

d) Biliöse Pneumonie. Ikterus ist bei Pneumonie nicht selten. Die Fälle jedoch, die manchmal als biliöse Pneumonie bezeichnet werden, unterscheiden sich von der gewöhnlichen Pneumonie mit Ikterus durch das Vorwiegen der gastrischen Symptome. Starker Zungenbelag, Erbrechen, Diarrhöe, Leibschmerzen stehen im Vordergrund der Symptome. Daneben können auch schwere nervöse Störungen auftreten, so daß die Form allmählich in die asthenische übergeht (vgl. auch S. 1291).

Die Prognose der ausgesprochenen biliösen Pneumonie ist schlecht, doch schwanken die Angaben über die Mortalität von 20—73⁰/₀.

e) Pneumonien mit vorwiegenden Abdominalsymptomen. Die bei der Pneumonie vorkommenden Symptome von seiten des Abdomens, Schmerzen, Meteorismus usw. sind bei der Besprechung der speziellen Symptomatologie erwähnt. Die Abdominalsymptome können aber so im Vordergrund stehen, daß man zuerst an eine entzündliche Affektion der Bauchorgane denkt. Das kommt nicht nur bei Kindern, sondern auch bisweilen bei Erwachsenen vor, allerdings fast nur im Beginne der Pneumonie. Hier ist eine Verwechslung möglich, häufiger mit Perityphlitis, seltener mit Cholelithiasis.

Pneumonische Pseudoappendizitis. Nicht selten beginnt die Pneumonie mit Schmerzen in der Blinddarmgegend, auch Muskelspannung kann vorhanden sein, ebenso Entlastungsschmerz, so daß die Differentialdiagnose gegen Perityphlitis schwierig sein kann, zumal Leukozytose bei beiden Erkrankungen vorkommt. Diese „Pseudoappendizitis" wird bei jeder Lokalisation der Pneumonie beobachtet, häufiger bei rechtsseitiger, bei Kindern mehr nach Oberlappenpneumonie. Besonders bei Kindern ist sie häufig. Widmer konnte an der Zürcher Kinderklinik 9 Fälle von kruppöser Pneumonie (und 2 Fälle von Bronchitis und Bronchopneumonie) sammeln, die im Lauf von 5 Jahren mit appendizitischen Symptomen eingeliefert worden waren. 4 Fälle waren sogar operiert worden. In einigen Fällen dieser Art, die ich gesehen habe, fiel mir freilich auf, daß die Défense musculaire (auch Entlastungsschmerz war bisweilen vorhanden) mehr gegen die Lendengegend hin lokalisiert war. Wenn auch die lokalen Symptome der „Pseudoappendizitis" im Verhältnis zum Fieber gering sind, so ist doch begreiflich, daß gelegentlich bei einer Pneumonie am ersten Tag die Operation vorgenommen und ein gesunder Wurmfortsatz entfernt wird. In diesen Fällen handelt es sich um eine abnorme Lokalisation des Schmerzes, der sich sonst in Seitenstechen äußert.

Franke erklärt die abnorme Lokalisation des Schmerzes durch Infektion der retropankreatischen Lymphdrüsen und Beteiligung der Mesenterialnervenfasern. Die sonst gegebene Erklärung, er entstehe durch Reizung des 12. Dorsalnervs bei Beteiligung des Zwerchfells, verwirft er deshalb, weil der Schmerz auch gelegentlich auf der anderen Seite als die Lungenentzündung auftritt.

In anderen Fällen entwickelt sich aber, trotzdem man bei der Operation eine ausgesprochene Appendizitis feststellen kann, eine typische kruppöse

Pneumonie. Für diese Fälle kann man nur eine gleichzeitige Lokalisation der Infektion im Wurmfortsatz und in der Lunge annehmen. Solche Beobachtungen haben auch als Stütze für die hämatogene Entstehung der Pneumonie gedient, indem man eine enterogene Infektion und eine Metastase in der Lunge angenommen hat.

Endlich kommen auch im Verlauf der Pneumonie und nach der Krise gelegentlich Perityphlitiden vor und es sind schon Pneumokokken im Eiter nachgewiesen worden. Von Pelnar, Widmer u. a. sind Fälle beschrieben, bei denen im Beginn der Pneumonie perityphlitische Symptome mit objektivem Befund in der Blinddarmgegend vorhanden waren und nach der Krise eine richtige Perityphlitis ausbrach.

Pneumonische Pseudocholezystitis. Eine Pneumonie der rechten Unterlappen kann aber auch mit Schmerzen in der Gallenblasengegend beginnen, so daß eine Cholelithiasis vermutet wird, namentlich wenn schon im Beginn der Lungenentzündung ein Ikterus besteht. Einige Beispiele von meinen Beobachtungen seien erwähnt.

Bei einer 54jährigen Frau begann die Pneumonie mit Schmerzen in der rechten Oberbauchgegend, und hier ließ sich Druckempfindlichkeit mit starker Bauchdeckenspannung nachweisen. Da gleichzeitig Ikterus festzustellen war, lag die Verwechslung mit Cholelithiasis nahe. Aber bald entwickelten sich Zeichen einer schweren Pneumonie des rechten Unterlappens, Schmerz und Muskelspannung ließen nach, der Ikterus blieb jedoch bestehen. Am 15. Krankheitstag starb die Kranke, und die Sektion ergab neben der Pneumonie einen Schleimpfropf im Ductus choledochus, so daß ein Icterus catarrhalis als Komplikation der Pneumonie anzunehmen ist.

Eine 51jährige Frau erkrankte innerhalb 3 Monaten an Erbrechen, Schmerzen und Druckempfindlichkeit in der Gallenblasengegend, das erste Mal mit Ikterus, das zweite Mal ohne solchen. Jedesmal wurde sie mit der Diagnose Cholelithiasis in die Klinik eingewiesen und jedesmal stellte sich eine Pneumonie des rechten Unterlappens heraus, die jedesmal leicht verlief.

Ein 30jähriger Alkoholiker, der im vorhergegangenen Jahr 3mal auf der Klinik mit der Diagnose Cholelithiasis behandelt worden war (vergrößerte Gallenblase fühlbar!), wurde wieder mit dieser Diagnose, aber mit hohem Fieber in die Klinik eingewiesen, und hier konnte man neben der Druckempfindlichkeit in der Gallenblasengegend die Zeichen einer beginnenden Pneumonie der rechten Lunge nachweisen. Sie nahmen rasch zu, ein schweres Delirium stellte sich ein und am 14. Tage starb der Patient. Ikterus bestand nie. Die Sektion ergab kruppöse Pneumonie des rechten Ober- und Unterlappens und Fettleber, die Gallenblase und Gallenwege waren ganz normal.

In allen diesen Fällen handelte es sich um Pneumonie des rechten Unterlappens, so daß der Schmerz in der Gallenblasengegend durch Reizung der Pleura diaphragmatica erklärt werden kann. Daneben ist aber eine Cholezystitis als Pneumokokkenmetastase recht wohl denkbar, besonders im ersten Falle. Der dritte Fall läßt sich vielleicht durch chronische oder rezidivierende Cholezystitis erklären, die durch die Pneumonie wieder zum Aufflammen gebracht wurde.

Von hier ist ein kleiner Schritt zu den Fällen von Cholelithiasis, die an einer Pneumonie erkranken, und bei denen die schon vorhandene Gallenblasenkrankheit dadurch verschlimmert wird, so daß die Diagnose am Anfang Schwierigkeiten bereitet.

f) Larvierte, latente und ambulante Pneumonie. Von larvierten Pneumonien muß man sprechen, wenn die Symptome der Lungenentzündung undeutlich sind und durch die Allgemeinsymptome verdeckt werden. Man kann die zentrale Pneumonie, die pneumonische Pseudoappenziditis und die Pseudocholelithiasis hierher rechnen, häufiger aber versteht man darunter Fälle, in denen unbestimmte Fiebersymptome („typhöse Form") oder nur geringes Gefühl von Müdigkeit und Schwäche, oft ohne eigentliches Krankheitsgefühl, vorhanden sind, die genaue Untersuchung aber eine Pneumonie erkennen

läßt. Besonders bei alten und kachektischen Individuen und bei Potatoren
kommt das vor.

Latent können wir eine Pneumonie nennen, wenn die Krankheitserscheinungen vollkommen fehlen. Diese Fälle sieht besonders der gerichtliche Medi-
ziner, der bei plötzlichem Tod die Sektion machen muß und dabei nicht
selten eine Pneumonie entdeckt, wie schon Brouardel beschrieben hat.
Thorner fand unter 105 gerichtlich sezierten Fällen von plötzlichem Tod
2 Fälle von kruppöser Pneumonie (neben 4 Bronchopneumonien), Männer von
59 und 60 Jahren. Diese plötzlichen Todesfälle sind im Senium besonders
häufig und deshalb nicht selten bei Insassen von Altersasylen.

Ambulante Pneumonien sind solche, die trotz ihrer Pneumonie herumgehen und sogar weiter arbeiten. Das trifft für die latenten und viele larvierte
Pneumonien zu, kommt aber auch bei durchaus klassischen Lungenentzündungen
vor, sei es, daß sie ganz leicht verlaufen oder daß der Befallene eine besondere
Energie (oft auch Sorglosigkeit) besitzt, z. B. Offiziere, die trotz Fieber und
Schmerzen weiter reiten. Ein Kollaps oder selbst der Tod können dem „ambulanten" Stadium ein plötzliches Ende bereiten.

IV. Pneumonien bei besonderer Konstitution des Individuums.
a) Kinderpneumonie. Sie beginnt meistens sehr plötzlich. Doch fehlt
in der Regel der eigentliche Schüttelfrost. Die Kinder klagen, wie bei allen
Krankheiten, über Bauchschmerzen, und häufig zieht der gewissenhafte Hausarzt sofort einen Chirurgen zu, die Laparotomie wird gemacht und vielleicht
ein etwas geröteter Wurmfortsatz gefunden und entfernt. Die Krankheit
verläuft aber weiter, das Fieber bleibt hoch, und nach einem oder zwei Tagen
entwickeln sich die physikalischen Zeichen der Lungenaffektion. In anderen
Fällen wiederum läßt ein leichtes Erythem an einen beginnenden Scharlach
oder an Masern denken. Gar nicht selten zeigen sich auch im Beginn, seltener
im späteren Verlauf, Konvulsionen. Wieder in anderen Fällen stehen Kopfschmerzen, Erbrechen, Delirien, Steifigkeit der Glieder und Bauchdeckenspannung so im Vordergrund, daß man an eine Meningitis denkt und in diesem
Verdacht durch das Kernigsche Symptom, ja sogar durch das Auftreten von
Strabismus bestärkt wird.

Der Husten ist meist nicht stark, das Sputum wird verschluckt, häufig
weist nur die Dyspnoe, das Schlagen der Nasenflügel bei der Atmung, auf eine
Affektion der Respirationsorgane hin. Die Untersuchung des Thorax muß
sehr genau vorgenommen, namentlich muß die Lungenspitze auch genau
untersucht werden, weil die Oberlappen besonders häufig befallen werden.
Freilich bleibt die eigentliche Spitzengegend zunächst oft frei, während in
der Fossa infraclavicularis eine leichte Schalldifferenz wahrzunehmen ist. Selbst
diese kann fehlen und mehrere Tage lang ein Zurückbleiben der Thoraxwand
unterhalb der Klavikula bei der Atmung das einzige Symptom sein. Gelegentlich
findet man zuerst nur ein rauhes Atemgeräusch und einen erhöhten Stimmfremitus (vgl. S. 1302).

In anderen Fällen steht die Dyspnoe von Anfang an im Vordergrund.
Inspiratorische Einziehung der Brustwand kann vorkommen, so daß man an
eine diphtherische Larynxstenose denkt.

Erst am vierten oder fünften Tag ercheint Knisterrasseln und Bronchialatmen. Das Bronchialatmen ist, wenn es überhaupt auftritt, bei Kindern
meistens viel schärfer und leichter zu erkennen als beim Erwachsenen. Nicht
selten ist Brustwandödem (Ohlmann).

Während der ganzen Dauer der Krankheit besteht starke Aufregung,
häufig Delirien und Bewußtseinsstörungen. Die Krankheit macht einen
außerordentlich gefährlichen Eindruck, aber in Wirklichkeit ist die Gefahr

der richtigen kruppösen Pneumonie beim Kind nur sehr gering. Die Mortalität beträgt kaum mehr als 1%. Die Dauer der Krankheit ist sehr verschieden, abortive Formen sind nicht selten. (Unter Kinderpneumonie vgl. Engel.)

b) Greisenpneumonie. Die Pneumonie ist eine der häufigsten Todesursachen der alten Leute. In Armenhäusern kommt es nicht selten vor, daß ein Patient morgens sein Bett macht, umfällt und tot ist, und daß die Sektion eine Pneumonie im Stadium der grauen oder roten Hepatisation zeigt. Solche Fälle sind freilich nicht sehr häufig. Viel häufiger zeigen die alten Leute ein leichtes Unwohlsein, verlieren den Appetit und werden auffallend schwach. Ein wichtiges Symptom ist in den ersten Tagen eine trockene, rote, oft mit braunen Krusten besetzte Zunge. Nach Landouzy und Griffon kann man sich an die Regel halten, daß ein Greis, der unwohl ist und eine trockene Zunge hat, an Pneumonie (oder an Urinretention) leidet.

Die Temperatur ist oft erhöht, aber häufig nur im Rektum, während die Axillartemperatur niedrig bleibt. Freilich kann sie auch im Rektum niedrig sein. Die physikalische Untersuchung kann ein fast negatives Ergebnis haben. Bronchialatmen kann fehlen, oder es kann auf beiden Seiten neben der Wirbelsäule das Bronchialatmen zu hören sein, das man auch bei gesunden alten Leuten hört. Gelegentlich hört man vorübergehend ein paar Rasselgeräusche.

In anderen Fällen wieder erleidet der alte Mann scheinbar aus voller Gesundheit einen apoplektiformen Insult und stirbt im Koma, und die Sektion ergibt die graue Hepatisation eines Lappens.

Die putride Umwandlung der Pneumonie und die graue Hepatisation ist im Greisenalter sehr viel häufiger als sonst.

Außerdem gibt es aber auch Fälle von Pneumonie bei alten Leuten, die sich gar nicht von denen jugendlicher Individuen unterscheiden, außer etwa durch geringeres Fieber.

c) Die Säuferpneumonie. Bei einzelnen Potatoren kann die Pneumonie ganz typisch verlaufen, in der Regel aber zeichnet sie sich durch Delirien und schweren Verlauf aus.

Meistens beginnt sie mit lebhaftem Schüttelfrost. Schon am ersten oder zweiten Tag zeigt sich das ausbrechende Delirium. Der Kranke ist zuerst geschwätzig, aufgeregt, der gleichzeitig zu beobachtende Tremor läßt ein Delirium befürchten und veranlaßt den Arzt, die Überführung ins Krankenhaus anzuordnen. Allmählich erkennt der Patient seine Umgebung nicht mehr, er bekommt Delirien, glaubt sich an der Arbeit oder im Streit. Er ist nicht im Bett zu halten. Sein Gesicht ist rot, zyanotisch, häufig ikterisch. Die Zunge ist auffallend trocken, die Temperatur meistens sehr hoch, starke Schweißausbrüche folgen sich rasch.

Am vierten oder fünften Tag ändert sich gewöhnlich die Szene. Der Patient wird ruhiger, aber der Puls wird schlechter, es zeigt sich eine schwere Kraftlosigkeit, der Patient verliert allmählich das Bewußtsein und stirbt. Mehr als die Hälfte der Delirien bei Säuferpneumonien führt zum Tode.

Es kommt nicht selten vor, daß der Patient im Delirium ins Krankenhaus eingeliefert wird, die Temperatur nicht gemessen und eine gründliche Untersuchung wegen des Deliriums nicht ausgeführt werden kann, daß der Patient dann plötzlich stirbt und die Sektion eine Pneumonie ergibt, die übersehen worden war.

d) Pneumonie in der Schwangerschaft. Über die Häufigkeit der Pneumonie bei schwangeren Frauen wissen wir wenig Sicheres.

Norris und Farley geben an, daß Ransdell in der Literatur von 20 Jahren nur 352 Fälle von Pneumonie in der Schwangerschaft fand und sie selbst unter 13 611 Schwangerschaften nur 120 Pneumonien = $0,8\%$ feststellen konnten. Jürgensen fand 1858—1870

2,3%. Norris und Farley schließen aus ihren Zahlen auf eine geringe Morbidität der Schwangeren und erklären das durch eine geringere Exposition gegenüber den Pneumonieursachen. Aber 0,8% ist eine hohe Morbiditätsziffer für das fruchtbare Alter. In Basel starben 1905—1924 65 Frauen von 20—39 Jahren an „akuter Bronchitis und Pneumonie" bei einer durchschnittlichen Bevölkerung von 29 400 weiblichen Personen dieses Alters. Nehmen wir an, alles seien kruppöse Pneumonien gewesen, so ergibt das eine Mortalität von 0,11‰ im Jahr und bei Annahme einer Letalität von nur 10% eine Erkrankungsziffer von 1,1‰, also 10mal weniger als in der Statistik von Norris und Farley, da ja die 0,8% nur für 9 Monate gelten.

So viel ist aber sicher, daß, wenn eine gravide Frau von einer Pneumonie befallen wird, das Leben von Mutter und Kind ernstlich gefährdet ist.

Ein großer Prozentsatz der erkrankten Frauen, namentlich in der zweiten Hälfte der Gravidität, erliegt dem Leiden. Einzelne Autoren sahen unter einer Reihe von Erkrankungen zwischen dem siebten und neunten Schwangerschaftsmonat keine einzige durchkommen. In der Regel erfolgt Abort bzw. Frühgeburt und zwar um so leichter, je näher das normale Ende der Schwangerschaft ist. Manche Autoren (z. B. Menetrier und Stévenin) bestreiten freilich die besondere Gefahr der Pneumonie für die Mutter und nehmen nur eine besondere Gefahr für das Kind an. Wenn darauf hingewiesen wird, daß von den Frauen, deren Schwangerschaft durch die Pneumonie unterbrochen wird, ein größerer Prozentsatz stirbt als von denjenigen ohne Unterbrechung, so ist das eigentlich selbstverständlich, weil die Pneumonie, je schwerer sie ist, um so leichter die Gravidität unterbricht, und in der Regel (in $^7/_8$ der Fälle) vor dem Tod der Mutter die Frucht ausgestoßen wird.

In seltenen Fällen haben die Neugeborenen eine kruppöse Pneumonie, während sonst diese Krankheit erst nach dem 5. Lebensmonat auftritt. Die Entstehung wird bisweilen durch diaplazentare Übertragung erklärt, doch ist eine Infektion durch aspiriertes Fruchtwasser postnatal durch Inhalation eben so gut möglich (Lit. bei Lauche).

e) Pneumonie bei anderen Krankheiten. Bei manchen Krankheiten gesellt sich als Komplikation gerne eine Pneumonie hinzu und nimmt nicht selten einen besonders schlimmen Verlauf.

Diese Lungenentzündungen werden oft als sekundäre Pneumonien bezeichnet. Teilweise handelt es sich um kruppöse, teilweise um Bronchopneumonien. Der Ausdruck sekundär ist nicht sehr gut gewählt, da der Zusammenhang ein sehr verschiedener sein kann. Beim Typhus z. B. kann eine außergewöhnliche Lokalisation des Eberthschen Bazillus vorliegen, bei Diabetes liegt nur eine Konstitution des Individuums vor, die bei einer gewöhnlichen Pneumokokkeninfektion eine abnorme Reaktion bedingen kann. Wir werden die wichtigsten Kombinationen kurz besprechen.

1. Pneumonie bei Abdominaltyphus. Der sog. Pneumotyphus, d. h. der Beginn des Abdominaltyphus mit einer kruppösen Pneumonie, ist etwas außerordentlich seltenes. Wenn er vorhanden ist, so geht die Pneumonie meist in Heilung aus, und der Typhus geht weiter.

Etwas häufiger ist die kruppöse Pneumonie, die im Verlauf des Typhus, meist im Laufe der dritten Woche, auftritt. Der Beginn der Erkrankung macht oft wenig Symptome. Das wichtigste ist die Dyspnoe, die Zunahme der Respirationsfrequenz, die Pulsbeschleunigung und die Zyanose. Meist findet man Pneumokokken als Erreger, doch sind auch Typhusbazillen als Ursache dieser Pneumonie beschrieben worden. Die Prognose ist sehr ernst, die Krankheit führt meist schon in zwei Tagen zum Tode.

2. Influenzapneumonie. Bei der Grippe kommen neben Herdpneumonien auch typische kruppöse Entzündungen vor, die sich von der gewöhnlichen Pneumokokkenerkrankung klinisch höchstens durch katarrhalisches Initialstadium und schweren Verlauf, anatomisch gar nicht unterscheiden.

3. Pneumonie bei Erysipel gibt eine schlechte Prognose. Sie soll auf Pneumokokken beruhen.

4. Pneumonie bei Gelenkrheumatismus ist ziemlich selten.

5. Pneumonie bei Lungentuberkulose. Abgesehen von der käsigen, gelatinösen und „epituberkulösen" Pneumonie kann man bei tuberkulösen Individuen auch gewöhnliche krupöse Pneumonien sehen. Die Pneumonie zeigt bei nicht zu schwerer Lungentuberkulose keine Besonderheiten im Verlauf und hinterläßt in der Regel nicht einmal eine Verschlimmerung der Tuberkulose. Bisweilen sieht man auch, daß eine anscheinend gewöhnliche Pneumonie, statt in die Krisis überzugehen, unter geringem Sinken der Temperatur weiter andauert, und daß eines Tages statt der vorher vorhandenen Pneumokokken plötzlich Tuberkelbazillen im Sputum auftreten und sich das Bild einer käsigen Pneumonie entwickelt. Es ist natürlich unmöglich, festzustellen, ob sich zu einer Pneumokokkenpneumonie eine tuberkulöse Infektion hinzugesellt hat, oder ob es sich (was wahrscheinlicher ist) von Anfang an um eine tuberkulöse Lungenentzündung gehandelt hat, und die Pneumokokken nur die Rolle von Saprophyten spielten.

6. Pneumonie bei Malaria. Wie alle Krankheiten, so wird auch die Pneumonie in vielfach unberechtigten Zusammenhang mit der Malaria gebracht, und der Begriff der larvierten Malaria hat auch hier Unheil gestiftet. Kelsch unterscheidet drei Formen von Malariapneumonie: 1. Kongestionen der Lunge beim Fieberanfall, die dem ersten Stadium der Pneumonie entsprechen sollen, 2. Mischinfektionen von Malaria mit echter Pneumonie, bei der ein im Rhythmus der Malaria remittierender Fiebertyphus zustande kommt, 3. Pneumonien bei chronischer Malaria, die unregelmäßig verlaufen und sehr gefährlich sein sollen. Sie beruhen wohl immer auf Sekundärinfektionen.

7. Pneumonie bei Diabetes. Bei der Zuckerkrankheit ist die Pneumonie besonders gefährlich, und der Tod kann leicht im Koma erfolgen. Doch überstehen auch viele Diabetiker die Pneumonie ohne besondere Erscheinungen. Während der Pneumonie ist die Toleranz für Kohlehydrate bisweilen erhöht, bisweilen herabgesetzt. Nach dem Überstehen der Pneumonie bleibt gelegentlich eine Verschlechterung der Toleranz zurück. Verwechslungen mit den oben erwähnten Fällen von pneumonischer Glykosurie können vorkommen.

8. Pneumonien bei Herz- und Nierenkrankheiten. Bei Herzkranken sieht man nicht selten Pneumonien mit auffallend hämorrhagischem, gelegentlich auch ziegelrotem oder gelblichem, ziemlich flüssigem Sputum. Die Temperaturen sind oft niedrig. Manchmal schließen sich typische Pneumonien an Infarkte an. Gelegentlich kann auch die Unterscheidung zwischen Infarkt und Pneumonie Schwierigkeiten machen. Ähnlich wie die Herzkranken verhalten sich Nierenkranke. Bei beiden stellt die Pneumonie häufig die Todesursache dar. Päßler fand unter 1189 Pneumoniefällen der Leipziger Klinik 82 Herzkranke, von denen 54 starben. Die Mortalität war von den Herzfehlern am größten bei der Mitralstenose, etwas geringer bei der Aorteninsuffizienz, am geringsten bei der Mitralinsuffizienz. Besonders schlimm war sie bei Myokarditis. Nicht selten bleibt die Pneumonie latent und wird erst bei der Sektion erkannt.

Komplikationen und abnorme Ausgänge der Pneumonie. Die Pneumonie ist eine Erkrankung, die eine große Tendenz zu Komplikationen zeigt, von denen es sich im einzelnen Fall nicht immer sagen läßt, ob es sich um eine wirkliche Komplikation oder um eine Steigerung der bei jeder Pneumonie vorkommenden Begleitsymptome handelt. Namentlich gilt das von der

1. Pleuritis. Die Beteiligung der Pleura ist so regelmäßig, daß sie bekanntlich der Krankheit den Namen Pleuropneumonie eingetragen hat.

Meistens handelt es sich um einen rein fibrinösen Überzug auf dem Brustfell und Verklebungen der einzelnen Lappen untereinander. Das Exsudat kann aber auch serös oder serofibrinös werden, was in etwa $10-15^0/_0$ der Fälle eintritt. Besonders häufig beobachten wir den pleuritischen Erguß bei Unterlappenpneumonien. Dann findet man bei der Perkussion eine absolute Dämpfung, das Atemgeräusch und der Stimmfremitus sind abgeschwächt. Aber auch bei Oberlappenpneumonien kann ein Erguß an der Basis vorkommen, so daß man dann unterhalb einer Zone helleren Schalles die charakteristisch begrenzte pleuritische Dämpfung nachweisen kann. Gar nicht so selten lokalisiert sich aber auch die Pleuritis interlobär. Dann kann sie nur bei genauer Untersuchung nachgewiesen werden. Findet man

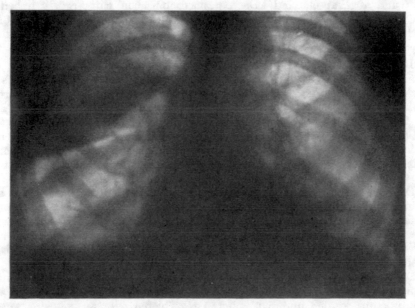

Abb. 44. Kruppöse Pneumonie des r. Oberlappens mit auffallend scharfer Begrenzung des Schattens (interlobäres Exsudat). 55j. Mann. Beginn ohne Schüttelfrost. Krise am 6./7. Tage.

bei der Röntgenuntersuchung einer kruppösen Pneumonie den Schatten auffallend scharf begrenzt und an der Grenze auffallend intensiv, so kann man immer daraus auf ein begleitendes, interlobäres Exsudat schließen (vgl. Abb. 44). Solche kleine Exsudate sind offenbar ziemlich häufig. Seltener sind große Ergüsse. Diese machen dieselben Symptome wie eine Pleuritis anderer Ätiologie, so daß auf ihre Beschreibung unter dem Kapitel Pleuritis verwiesen werden kann.

Wir müssen unterscheiden zwischen exsudativer Pleuritis, die während des Fiebers auftritt und solcher, die sich erst in der Rekonvaleszenz einstellt. Ein Erguß während der Fieberperiode macht nur geringe Symptome, beeinträchtigt den Verlauf kaum und schwindet zur Zeit der Krise meist rasch. Selten bleibt das Fieber, nachdem ein teilweiser Abfall eingetreten war, noch länger bestehen, so daß man den Weiterbestand der Temperaturerhöhung auf die Pleuritis beziehen muß.

Stellt sich der Erguß erst nach der Krisis ein, so sieht man nach einem oder mehreren Tagen mit normaler oder subfebriler Temperatur das Fieber wieder steigen und mehr oder weniger lange Zeit auf der Höhe bleiben.

Dann erfolgt eine lytische Entfieberung, und die Symptome des Ergusses, die mit dem Fieberanstieg sich entwickelt hatten, gehen allmählich zurück. Nur in seltenen Fällen ist man genötigt, aus therapeutischen Gründen eine Punktion vorzunehmen.

Die Probepunktion ergibt meistens ein klares seröses Exsudat, das fast nur polynukleäre Leukozyten und in der Regel Pneumokokken enthält. Findet man das Exsudat steril, so sind wohl meist die Pneumokokken schon abgestorben.

2. Empyem. Sowohl während als auch nach der Pneumonie kann sich ein eitriger Erguß entwickeln. Doch sind die parapneumonischen Empyeme seltener als die metapneumonischen, auch schwerer zu erkennen, weil sie oft klein und abgekapselt sind. Die parapneumonischen Eitererergüsse haben auf den Verlauf der Pneumonie meist keinen Einfluß, verlieren die Pneumokokken rasch und resorbieren sich häufig spontan (vgl. D. Gerhardt). Doch kommt auch ein bösartiger Verlauf vor.

Die metapneumonischen Empyeme machen hohes Fieber, mehr oder weniger schwere Intoxikationssymptome und häufig auch die physikalischen Zeichen eines Ergusses. In diesen Fällen ergibt die Probepunktion sofort die richtige Diagnose. Sitzt aber der Eiter zwischen zwei Lappen oder in der Mitte des Zwerchfells abgekapselt, so kann er lange Zeit der Diagnose entgehen und sogar erst bei der Sektion gefunden werden. Er enthält meistens Pneumokokken, häufig aber auch daneben andere Mikroorganismen, hauptsächlich Streptokokken. Wenn das Empyem steril gefunden wird, so sind wohl meistens die vorher vorhandenen Infektionserreger abgestorben.

Die Empyeme können anscheinend primär auftreten oder aus einer serofibrinösen Pleuritis hervorgehen. Es ist selbstverständlich, daß man bisweilen Ergüsse findet, von denen man im Zweifel ist, ob man sie als leicht getrübte seröse Flüssigkeit mit reichlichem Gehalt an polynukleären Zellen oder als dünnen Eiter bezeichnen will. Doch ist das im ganzen selten (vgl. auch das Kapitel Pleuritis).

Die Empyeme ergeben im ganzen eine relativ günstige Prognose, namentlich wenn man berücksichtigt, daß manche kleinere Eiteransammlungen wohl nicht erkannt werden und sich spontan resorbieren oder ausgehustet werden. Bei der überwiegenden Mehrzahl wird man aber ohne Thorakotomie (Rippenresektion oder Aspirationsdrainage) nicht auskommen.

Nach der großen Statistik von Norris und Farley kommt Empyem in etwa $2^0/_0$ aller Fälle und in $5^0/_0$ der Sektionen zur Beobachtung. Die bei der Autopsie gefundenen Empyeme sind allerdings oft recht gering und stellen den Ausdruck der schweren Allgemeininfektion dar, ohne für sich allein zum tödlichen Ausgang beigetragen zu haben.

3. Übergang der Pneumonie in Induration und verzögerte Resolution. Schon bei der Besprechung der physikalischen Symptome und der Röntgenuntersuchung wurde darauf hingewiesen, daß die vollständige Restitution oft viele Wochen in Anspruch nimmt. Die Lösung kann so verschieden rasch erfolgen, daß man keinen Zeitpunkt angeben kann, in dem normalerweise die Lösung beendet sein sollte und nach dessen Überschreitung von verzögerter Resolution gesprochen werden muß. Es ist nicht selten, daß noch 8 Wochen nach der Krise der Schall etwas abgeschwächt und das Atemgeräusch noch verändert ist und das Röntgenbild noch einen deutlichen Schatten erkennen läßt.

A. Fränkel erklärte jede Verzögerung der Resolution, die sich über 3 Wochen erstreckt, ohne daß sich ein Abszeß oder eine andere Komplikation entwickelt, als gleichbedeutend mit der Ausbildung einer Induration. Er stützt sich dabei auf anatomische Untersuchungen, die er in diesem Zeitpunkt vorzunehmen Gelegenheit hatte. Aber es ist dadurch nicht bewiesen und nicht wahrscheinlich, daß bei den zahlreichen Fällen, die vollständig gesund werden und später weder im Röntgenbild noch sonst irgend etwas von abnormer Lungenstruktur erkennen lassen, ein Übergang in Induration stattgefunden hat. Gering-fügige indurative Prozesse bleiben freilich vielleicht häufiger, als wir nach-weisen können, zurück und bilden einen Locus minoris resistantiae, an dem sich später neue Pneumonien oder andere Erkrankungen ansiedeln können. Besonders bei Bronchiektasien kann man, wie Fr. Müller u. a. betonen, oft in Erfahrung bringen, daß die Patienten früher eine Pneumonie durchgemacht haben. Die Wichtigkeit pneumonischer Residuen bei Kindern wird von den Pädiatern allgemein anerkannt (Engel, Karger usw.).

Erfolgt in einem größeren Lungenabschnitt der Übergang in Induration, so bleibt gewöhnlich nach einer mehr oder weniger starken Entfieberung eine leicht erhöhte Temperatur zurück, nach einigen Tagen beginnen wieder Fieber-anstiege, die sich in unregelmäßigen Zeiten verschieden stark wiederholen und nach einigen Wochen wieder zur Norm zurückgehen können. Es kann aber auch die Temperatur bis zum Tode hoch bleiben. In diesen Fällen kann der Tod schon drei Wochen nach Beginn der Pneumonie eintreten. Wieder in anderen Fällen findet ein Übergang in chronische Pneumonie statt, deren Symptome in einem besonderen Abschnitt besprochen werden sollen.

Erfolgt der Tod im fieberhaften Stadium, das sich entweder direkt an das pneumonische Fieber angeschlossen oder nach einigen Tagen von fieberfreier Zeit aufgetreten ist, so findet man den erkrankten Lungenteil luftleer, zäh, auf der Schnittfläche glatt, oder höch-stens andeutungsweise granuliert. Die fleischartige Konsistenz eines indurierten Lungen-lappens hat Veranlassung zur Bezeichnung Karnifikation gegeben. Manchmal erscheint die Schnittfläche durch Kohlenpigment marmoriert. In späteren Stadien ist die Farbe mehr grau, schieferig. Mikroskopisch sieht man in frischeren Fällen einzelne Alveolen frei, die meisten aber frisch mit entstandenem Granulationsgewebe gefüllt, das teilweise polypös in die Alveolen hineinwuchert. Das Zwischengewebe ist verdickt und zeigt reich-liche Rundzellen.

Die Ursache des Überganges in Induration wird meistens in einer schweren Nekrose der Alveolarepithelien und der Epithelien der Bronchiolen gesucht. Lauche betont jedoch, daß die Grundbedingung für das Einwachsen des Granulationsgewebes immer das Liegenbleiben des fibrösen Exsudates ist und daß wir nicht wissen, weshalb es in einzelnen Fällen nicht verflüssigt und resorbiert wird.

Die Bronchien sind in frischen Fällen nicht dilatiert, in älteren Fällen tritt aber wohl immer Bronchiektasie ein.

4. Eitrige Einschmelzung des pneumonisch erkrankten Lungengewebes kann in drei Formen erfolgen: Graugelbe Hepatisation, Abszeß und Gangrän.

a) Graugelbe Hepatisation (deren anatomisches Verhalten oben be-schrieben ist) führt meistens zwischen dem 9. und 13. Tag nach Beginn der Pneumonie zum Tode. In diesen Fällen sinkt die Temperatur nicht, sie kann sogar im Gegenteil noch etwas steigen. Die Krise, auf die man stündlich wartete, nachdem glücklich der achte Tag überstanden war, erfolgt nicht. statt dessen wird der Patient immer schwächer, der Puls immer schlechter, das Bewußtsein immer stärker getrübt. Bei der Untersuchung hat man den Eindruck der reichlich vor sich gehenden Resolution, aber die schmutzig-braunroten reichlichen Sputa von geringer Zähigkeit deuten auf einen abnormen Prozeß in den Lungen hin. Der Patient sieht von Tag zu Tag schlechter aus, die Zunge ist trocken, mit fuliginösem Belag bedeckt, das Gesicht eingefallen, die Extremitäten werden kühl, zyanotisch, Diarrhöen können sich einstellen, und schließlich erfolgt der Tod. Diesen Ausgang sehen wir besonders bei asthenischen Pneumonien und bei Potatoren.

b) **Lungenabszeß und Lungengangrän.** Im Unterschied zur grauen Hepatisation stellt der Lungenabszeß, der recht selten als Ausgang einer Pneumonie auftritt (nach Norris und Farley in 0,6%) nur eine lokale Einschmelzung von Lungengewebe dar. Meistens bleibt die Temperatur nach der Krise zuerst niedrig, dann stellen sich unregelmäßige, oft nicht hochgehende Temperatursteigerungen ein, und an einer Stelle bleibt das Bronchialatmen bestehen, oder es treten neuerdings feinblasige Rasselgeräusche und Bronchialatmen auf. Der Patient hustet ein eitriges Sputum aus, bei dem man, wenn man danach sucht, elastische Fasern, oft ganze Parenchymfetzen, findet. Nach einiger Zeit wird das Bronchialatmen schärfer, es kann auch amphorischen Charakter annehmen, es lokalisiert sich aber mehr auf eine bestimmte Stelle. Großblasige, klingende Rasselgeräusche können auftreten, in seltenen Fällen bilden sich richtige Kavernensymptome aus. Das Röntgenbild zeigt anfangs einen mehr oder weniger zirkumskripten Schatten, später immer deutlicher eine rundliche oder ausgebuchtete Aufhellung. Die Abszesse sind meistens verhältnismäßig klein, selten multipel. Ihre Prognose ist ziemlich günstig.

Nicht ganz selten kommt bei Abszessen vorübergehend ein putrider Geruch des Sputums vor. Dagegen ist ausgesprochene Gangrän selten (nach Norris und Farley in 0,5% aller Fälle und in 5% der Sektionen).

5. **Rekurrierende Pneumonie.** Ein Rückfall einer Pneumonie nach vollendeter Entfieberung ist selten und wird von den meisten Autoren in weniger als 1% der Fälle gefunden. Das fieberfreie Stadium zwischen den einzelnen Anfällen kann wenige Tage, aber auch mehrere Wochen betragen. Die zweite Entzündung kann im gleichen Lappen wie die erste, aber auch an anderer Stelle lokalisiert sein. Oft sind die Zeichen der alten Entzündung durch Perkussion und Auskultation noch nachzuweisen, wenn die neue Erkrankung an der gleichen Stelle beginnt. K. Voit beschreibt einen Fall, in dem die histologische Untersuchung nach einem solchen Rückfall an einzelnen Stellen des befallenen Lappens eine kruppöse, an anderen eine chronische Pneumonie ergab.

Prinzipiell muß man diese Rückfälle von der wiederholten Erkrankung an Pneumonie unterscheiden. Fränkel betont die Notwendigkeit, den Namen „rekurrierende Pneumonie" für diese unmittelbar nach der Ersterkrankung eintretenden Rückfälle zu brauchen und den Ausdruck „Rezidiv" für die im späteren Leben von neuem durchgemachten, also auf erneuter Infektion beruhenden Pneumonien zu reservieren, doch wird in der deutschen Literatur der Ausdruck „Rezidiv" auch für den Anfall kurz nach der Entfieberung gebraucht, im gleichen Sinne wie beim Typhusrezidiv; bisweilen sogar für das einfache Nachfieber (vgl. S. 1300). See hat die Namen „pneumonie à rechute" und „pneumonie récidive" eingeführt. Wenn die neue Entzündung in einem schon vorher erkrankten Lappen auftritt, bevor hier die Resolution vollständig war, so spricht man, wie K. Voit betont, besser von Rekrudeszenz. Von hier bis zu einfachen Verschlimmerungen einer Pneumonie gibt es alle Übergänge. Wenn eine Wanderpneumonie einen neuen Lappen befällt, so steigt oft die schon im Sinken begriffene Temperatur wieder an, und wenn zwischen den beiden Pneumonien die Temperatur ganz zur Norm gefallen ist, so stellt das nur einen graduellen Unterschied dar. Theoretisch sind die verschiedenen Formen zu trennen, indem bei der rezidivierenden Pneumonie eine Neuinfektion anzunehmen ist, bei der rekurrierenden eine Ausbreitung der Pneumokokken von einer noch nicht geheilten Stelle aus, bei der Rekrudeszenz eine neue Vermehrung der schon dem Untergang nahen Mikroorganismen an der Stelle ihres früheren Wachstums (vielleicht sogar ein Aufflammen der Entzündung ohne neue Bakterienwirkung). Praktisch ist aber die Unterscheidung oft schwierig.

Im folgenden Fall muß man jedenfalls von Rekrudeszenz sprechen: 55jähriger Mann, an Pneumonie mit hohem Fieber erkrankt. Am 3. Tag sinkt die Temperatur auf 38,4, Dämpfung und Bronchialatmen gehen stark zurück. Am 4. Tage steigt das Fieber wieder auf 39,1. Dämpfung und Bronchialatmen werden im gleichen Lappen wieder viel stärker.

Anders verhält sich der folgende Fall, von dem Abb. 45 stammt. Sie zeigt die Kurve eines Patienten, bei der zunächst zweifelhaft erscheint, ob wir von einem Nachfieber, von einer rekurrierenden Pneumonie oder von einer Pseudokrise sprechen sollen. Am ehesten dürfte der Ausdruck rekurrierende Pneumonie am Platze sein, da die erste, 3 Tage dauernde Erkrankung eine Pneumonie des linken Unterlappens war, sich dagegen während der zweiten Fieberperiode eine geringe Dämpfung, Bronchialatmen und spärliches Knisterrasseln über dem oberen Teil des rechten Unterlappens nachweisen ließ, während im linken die Resolution in vollem Gange war.

Einige Beispiele, die alle im Verlauf von 4 Jahren zur Beobachtung kamen, zeigen den Übergang ausgesprochener rekurrierender zu rezidivierender Pneumonie.

26jähriger Mann: Krise am 6. Tag, ein fieberfreier Tag, Wiederanstieg und neue Pneumonie im gleichen Lappen; nach zwei Tagen wieder Krise.

34jähriger Mann. Pneumonie des linken Unterlappens. Am 6. Tag Krise. 9 Tage später plötzlicher Temperaturanstieg mit Infiltration im noch nicht ganz gelösten linken Unterlappen und im rechten Unterlappen. Lytische Entfieberung am 5. Tage.

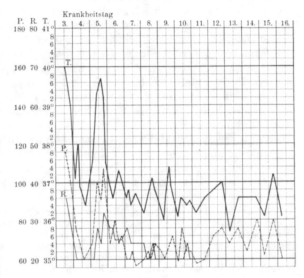

Abb. 45. Rekurrierende Pneumonie. 29j. Mann. 3tägiges Fieber mit Infiltration des l. Unterlappens, nach der Krise neuer Fieberanstieg mit Infiltration im r. Unterlappen.

15jähriger Knabe. Pneumonie des rechten Unterlappens, 8 Tage dauernd. Nach 1 Monat Pneumonie im rechten Oberlappen. Schon nach 3 Tagen fieberfrei.

28jähriger Mann. Leichte Pneumonie des rechten Unterlappens. Temperatur am 3. Tage nur noch subfebril, zeigt noch mehrere Wochen leichte Erhöhungen. 2 Monate nach der ersten Pneumonie, während Patient immer über Magenbeschwerden klagte, Pneumonie des linken Unterlappens, wieder nur 3 Tage dauernd. Von da an ganz gesund.

Pneumonien mit mehrmonatigem Intervall wird man in der Regel eher als Neuerkrankungen auffassen, aber wenn man, wie im letzterwähnten Beispiel, in der Zwischenzeit dauernd Krankheitserscheinungen beobachtet, so wird man mit gleichem Recht von rekurrierender Pneumonie, von einem Rückfall sprechen können.

6. Bronchitis. Leichte Bronchitis kommt bei der Pneumonie regelmäßig vor. Es gibt aber auch Fälle, in denen der Katarrh eine große Ausbreitung oder eine große Intensität erreicht. Man findet dann reichlich Rhonchi oder klein- bis großblasige Rasselgeräusche, bald nur an einer beschränkten Stelle, bald über beide Lungen ausgebreitet. Der Auswurf kann rein bronchitisch sein, es kann aber auch bronchitisches und pneumonisches Sputum wechseln. Wenn sich die Pneumonie an eine schon bestehende fieberhafte Bronchitis anschließt, so kann das Einsetzen der Lungenentzündung aus Mangel an einem typischen Fieberanstieg übersehen werden, es kann auch

leicht die Diagnose fälschlicherweise auf Bronchopneumonie gestellt werden. Geringer ist die Gefahr einer Fehldiagnose, wenn die Bronchitis nur ein Begleitsymptom einer Pneumonie darstellt. Endlich kann eine Bronchitis nach Ablauf der entzündlichen Vorgänge zurückbleiben.

Die Bronchitis stellt in vielen Fällen eine selbständige Lokalisation des Virus dar. Häufiger ist sie wohl einfach als Reizung der Bronchien durch das pneumonische Sputum aufzufassen. Wenn sie nach Ablauf der Resolution zurückbleibt, so muß man immer an die Möglichkeit einer Lungenschrumpfung und beginnenden Bronchiektasenbildung denken.

7. Endokarditis. Gelegentlich lokalisiert sich der Pneumokokkus im Verlauf der Pneumonie auch an den Herzklappen. In der Statistik von Norris und Farley findet sich akute Endokarditis in 0,44% aller Fälle und in 5,8% der Sektionen. Manchmal erkennt man diese Lokalisation daran, daß während der Rekonvaleszenz leichte Temperatursteigerungen und Symptome von seiten des Herzens auftreten. Der Patient klagt über Oppression, Stiche in der Herzgegend, Herzklopfen, und bei der Auskultation hört man Geräusche. Nun kann sich das Bild einer schweren septischen Endokarditis, selten sogar mit Embolien, entwickeln, doch verläuft die Krankheit meist milde und heilt mit Hinterlassung eines Herzfehlers aus. Am häufigsten ist nach Netter die Lokalisation an der Aortenklappe, während Fränkel sie häufiger an der Mitralis findet. Es gibt aber auch Fälle, wo die sich entwickelnde Endokarditis kaum Symptome macht und später ein Herzfehler entdeckt wird, dessen Ätiologie nur dann zu erkennen ist, wenn die Beobachtung des Patienten einigermaßen fortlaufend durchgeführt werden konnte.

So sah ich einen Patienten, der nach einer Pneumonie mit vollkommen normalem Herzbefund entlassen worden war, nach einem Jahr mit einer ausgebildeten Aorteninsuffizienz wieder, ohne daß in der Zwischenzeit irgendetwas eingetreten wäre, was als Ursache für die Endokarditis hätte angesehen werden können. Andererseits sah ich eine Patientin, bei der sich im Verlauf einer Pneumonie ein Herzgeräusch entwickelt und bei der Entlassung noch bestanden hatte, nach fünf Jahren mit vollständig normalem Herzbefund.

8. Perikarditis. Nicht selten hört man während der Pneumonie vorübergehend perikarditisches Reiben. Noch häufiger findet man bei den Sektionen leichte perikarditische Auflagerungen. Selten ist seröse oder eitrige Perikarditis.

9. Myokarditis. Wir haben erwähnt, daß im Verlauf der Pneumonie und in der Rekonvaleszenz gelegentlich Überleitungsstörungen zu konstatieren sind, die wir wohl nicht anders auffassen können als durch myokarditische Herde im Hisschen Bündel bedingt. Leichte myokarditische Veränderungen sind sicher häufig, denn Liebmann konnte in 3 von 11 untersuchten Fällen myokarditische Herde, teils nur interstitielle, teils mit Muskeldegeneration nachweisen.

Es läßt sich wohl denken, daß manche Herzinsuffizienz, die scheinbar ohne Ursache auftritt, und bei der die Sektion schwielige Herde im Myokard ergibt, auf einer pneumonischen Myokarditis beruht, die vielleicht vor vielen Jahren überstanden wurde. Selten sind aber Fälle mit in die Augen springendem Zusammenhang der Erkrankungen. Eine solche möchte ich daher anführen.

42jähriger Metallgießer, am 30. Nov. 1912 an Schüttelfrost und Pneumonie des linken Unterlappens erkrankt, am 8. Dez. vormittags Temperaturabfall, nachmittags erneuter Anstieg und Entwicklung einer Pneumonie im rechten Unterlappen. Vom 13. Dez. an starke Zyanose und Dyspnoe, die trotz der am 14. Dez. erfolgenden Krise weiter bestehen. Auf Aderlaß vorübergehende Besserung. Vom 23. Dez. an lebhafte Pulsation in der ganzen Herzgegend, auch rechts vom Sternum. Vom 31. Dez. an starkes Ödem beider Unterschenkel, der Lendengegend und des Skrotums. Puls klein und frequent. Vom 7. Jan. 1913 an Besserung, starke Diurese, Verschwinden der Ödeme, Besserung des Pulses und des Allgemeinbefindens. Am 15. Febr. geheilt entlassen. Während der ganzen Zeit nie Herzgeräusche, keine Dilatation (auch röntgenologisch festgestellt). Ich glaube, daß hier die Diagnose auf eine pneumonische Myokarditis gestellt werden muß.

10. Phlebitis und Venenthrombose sind ziemlich selten nachzuweisen (nach Norris und Farley in 0,7%). Thrombosen müssen aber häufiger sein, als wir sie erkennen, da wir gar nicht so selten in der Rekonvaleszenz Lungenembolien auftreten sehen. Es gehört zu den erschütterndsten Ereignissen, wenn ein Mensch, der eine schwere Pneumonie glücklich überstanden hat und eben anfängt, wieder Kräfte zu sammeln, beim Aufsitzen im Bette plötzlich zurücksinkt, blaß wird, einige angestrengte Atemzüge macht und stirbt.

11. Nervensystem. Meningitis und Meningismus. Im Verlauf der Pneumonie, nicht selten auch bei ganz leichten Pneumonien, kommt eine typische Meningitis zur Beobachtung. Gelegentlich wird sie erst bei der Sektion gefunden, ohne daß ausgesprochene Zeichen intra vitam bestanden hatten, namentlich bei alten Leuten. Die Untersuchung des Lumbalpunktates ergibt vorwiegend polynukleäre Zellen, Eiweiß, Pneumokokken. Nicht selten ist das Exsudat stark trübe, bisweilen sogar ausgesprochen eitrig. In anderen Fällen ist das Exsudat absolut klar, und der pathologische Anatom kann einen vollständig normalen Befund an den Meningen erheben, obschon ausgesprochene Nackensteifigkeit, Kernigsches Symptom, ja selbst Augenmuskelstörungen bestanden hatten. In diesen Fällen sprechen wir von Meningismus.

Leichte Zeichen von Meningismus finden wir fast bei jeder Pneumonie, doch beschränken sie sich auf eine geringe Nackensteifigkeit und etwas vermehrten Widerstand beim Heben des im Knie gestreckten Beines. Bisweilen können sie aber einen so schweren Charakter annehmen, daß sie das ganze Krankheitsbild beherrschen, und daß sogar die Pneumonie vollständig übersehen werden oder als sekundäre Pneumonie bzw. terminale im Verlauf einer Meningitis aufgefaßt werden kann, namentlich wenn die Lumbalpunktion einen erhöhten Druck, etwas Eiweiß und reichlich Leukozyten ergibt. Natürlich kann auch bei einer Meningitis die Pneumonie übersehen werden. Eine sichere Differentialdiagnose zwischen Meningitis und Meningismus kann bisweilen sogar auch pathologisch-anatomisch unmöglich sein, und es ist auch tatsächlich willkürlich, ob man von Meningismus oder Meningitis serosa sprechen will. Liebermeister konnte durch die mikroskopische Untersuchung des Rückenmarkes von 11 Fällen, in denen keine Zeichen von Meningitis vorhanden waren und das Rückenmark makroskopisch normal aussah, dreimal eitrige Meningitis nachweisen.

Eine auffallend große Zahl von schweren eiterigen Meningitiden (über 40%) fand Lubarsch im Winter 1916/17 bei Pneumonien in einem Strafgefangenenlager, in dem schwere Arbeit und große Kälte gleichzeitig auf die Gefangenen einwirkten. Sonst machen die Meningitiden in den klinischen Statistiken 0,4%, in den Sektionsstatistiken 3,5% aus (Norris und Farley).

Lähmungen. Im Verlauf der Pneumonie kommen nicht ganz selten Hemiplegien oder Monoplegien vor, schon im Beginn der Erkrankung oder erst am vierten oder fünften Tage. Treten sie bei alten Leuten auf, so handelt es sich meist um arteriosklerotische Störungen, doch kommen sie gelegentlich auch bei jungen Leuten zur Beobachtung und gehen dann rasch vorüber. Meistens handelt es sich wohl um Meningismus oder toxische Schädigungen. Die Hemiplegien sind nicht selten mit Aphasie verbunden. Auch reine Aphasie nach der Krise ist beschrieben worden (Port).

Auch multiple Neuritis (s. Ramseyer), Landrysche Paralyse und Encephalitis haemorrhagica im Anschluß an Pneumonie sind beschrieben worden.

Die Delirien und Konvulsionen sind schon früher erwähnt. Dagegen muß noch erwähnt werden, daß man gelegentlich psychische Störungen sieht, die sogar den Eindruck einer Dementia praecox machen können, ohne daß bleibende Symptome daraus entstehen.

12. Von seiten der Augen ist das seltene Vorkommen von Herpes zoster ophthalmicus zu erwähnen, der Ulcera corneae und andere Folgen nach sich ziehen kann. Das Ulcus corneae serpens, das doch auf Pneumokokkeninfektion beruht, scheint bei der Pneumonie als Komplikation nie aufzutreten.

13. Otitis media ist ziemlich häufig, verläuft aber meistens harmlos. Leichtere Grade werden wohl auch manchmal übersehen. Mastoiditis fanden Norris und Farley nur bei 2 von fast 1000 Fällen.

14. Parotitis kommt namentlich in der Rekonvaleszenz gelegentlich zur Beobachtung. In der Statistik von Norris und Farley macht sie 0,37% aus.

15. Peritonitis kommt selten im Verlauf einer Pneumonie zur Beobachtung; sie beruht auf Pneumokokkenmetastase. Die Pneumokokkenperitonitis tritt viel häufiger primär auf.

16. Albuminurie und Nephritis. Albuminurie findet man in beinahe der Hälfte der Fälle in geringem Maße. Auch stärkere Eiweißausscheidung, bis $1^0/_{00}$ oder mehr, kann vorkommen, ohne daß irgendwelche andere Symptome auf eine Nierenerkrankung hindeuten. Sie verschwindet mit der Krise.

Schwerere Nephritis ist selten und kommt in etwa $1^0/_0$ der Fälle zur Beobachtung. Meist handelt es sich um hämorrhagische Entzündungen, doch sind auch interstitielle Formen beschrieben. Die Krankheit kann schon 15 Stunden nach dem Schüttelfrost nachweisbar sein, verläuft aber in der Regel leicht, so daß ihre Symptome im übrigen Krankheitsbild untergehen und nur die Untersuchung des Urins im Lauf der Pneumonie sie erkennen läßt. Der Eiweißgehalt kann hoch ansteigen. Mikroskopisch sieht man verschiedene Formen von Zylindern und rote Blutkörperchen. Ödeme sind selten, ebenso stärkere Hämaturie. Die Krankheit heilt meist einige Wochen oder höchstens Monate nach der Krise aus. Übergang in chronische Nephritis ist sehr selten (Literatur bei Strauß).

Einige Beispiele seien erwähnt: 28jähriger Mann. Schon bei Eintritt in die Klinik $11^0/_{00}$ Eiweiß, Zylinder und rote Blutkörperchen. Nach 6 Tagen lytische Entfieberung. Schon am Tag vorher nur noch Spuren von Eiweiß, zwei Tage später weder Eiweiß noch Formelemente im Urin. Blutdruck während der Albuminurie 110 mm Hg, später 110 und 105.

21jähriger Mann. Gleichzeitig mit dem Auftreten der Pneumonie leichtes Ödem der Beine, im Urin Eiweiß, das bis $7^0/_{00}$ steigt, Zylinder, rote Blutkörperchen, Nierenepithelien. Nach der Entfieberung verschwinden die Ödeme, das Eiweiß geht innerhalb 5 Tagen auf Spuren zurück und verschwindet nach 14 Tagen ganz. Blutdruck während des Fiebers 145 mm Hg, später 125.

21jähriger Mann. Urin beim Eintritt in die Klinik eiweißfrei, am 10. Tag der Pneumonie Spur Eiweiß. Während die Temperatur vom 12. Krankheitstag an sinkt, um vom 19. Tag an nur noch subfebrile Werte zu erreichen, steigt der Eiweißgehalt bis zum 19. Tag auf $20^0/_{00}$, um dann langsam zu sinken. Noch bei der Entlassung nach 3 Monaten $1^0/_{00}$ Eiweiß. Nie Ödeme oder andere Krankheitssymptome.

17. Gelenkaffektionen. Während einer Pneumonie, besonders wenn sie einen schweren Verlauf nimmt, können Entzündungen von Gelenken auftreten, die teils seröser, teils eitriger Natur sind. Häufig ist nur ein Gelenk betroffen, und zwar meistens das Schultergelenk. Aber etwa ebenso häufig erkranken gleichzeitig mehrere Gelenke. Die Untersuchung des Gelenkinhalts ergibt meist Pneumokokken in Reinkultur, es handelt sich also um eine richtige Metastase. Schon daraus geht hervor, daß in diesen Fällen eine besonders schwere Allgemeininfektion vorhanden sein muß, und tatsächlich endigen viele dieser Fälle trotz Eröffnung der erkrankten Gelenke tödlich. Doch kann gelegentlich auch bei einer schweren Gelenkeiterung eine rechtzeitige chirurgische Behandlung das Leben des Patienten retten.

Etwas häufiger als diese metastatischen, auf wenige Gelenke beschränkte Erkrankungen einzelner Gelenke ist ein „Pneumonierheumatoid". So sah ich bei einem 21jährigen Mann 3 Tage nach Beginn der Pneumonie schmerzhafte Schwellungen in verschiedenen Gelenken auftreten. Die leichte Pneumonie endigte mit einer Krisis am 7. Tage, ebenso die Schwellungen, während die Schmerzen noch längere Zeit in der Rekonvaleszenz bestanden.

Seltener sind reine Schleimbeutelerkrankungen (Fränkel).

18. Eitrige Mediastinitis ist selten, sie entsteht wohl meist durch Kontaktinfektion.

Eitrige Strumitis ist auch in mäßig strumareichen Gegenden nicht so selten, wie man nach der Literatur annehmen könnte. M. Hagenbuch hat 6 Fälle nach kruppöser Pneumonie veröffentlicht (außerdem noch 3 andere Pneumokokkenstrumitiden), von denen 5 aus der Basler medizinischen Klinik stammen und auf 948 Pneumoniefälle fallen. In 1 Fall blieb das Fieber trotz Rückgang der pneumonischen Symptome bestehen und machte diagnostische Schwierigkeiten, bis die lokalen Beschwerden deutlich wurden. In den anderen Fällen traten die Beschwerden zusammen mit Temperatursteigerung 2 Tage bis 3 Monate nach der Krise ein. Alle diese Fälle heilten nach der Operation rasch.

19. Als seltenere Komplikation wären noch Leberabszesse, Furunkel, Haut- und Muskelabszesse zu nennen. Muskelabszesse habe ich nicht selten an der Stelle von Kampferinjektionen sich entwickeln sehen. Bei der Eröffnung kam oft noch Öl, bisweilen mit Kampfergeruch, heraus. Die bakeriologische Untersuchung ergab regelmäßig Pneumokokken als Beweis dafür, daß die Abszesse nicht auf Verunreinigung, sondern auf Metastasen des Pneumokokkus im geschädigten Gewebe beruhten. Subkutane Kampferinjektionen machen viel weniger Abszesse.

Vereiterung von Bronchialdrüsen ist sehr selten. Broadbent beschreibt einen Fall, der mit Durchbruch in einen Bronchus ausheilte. Ich sah einen Fall von postpneumonischem Pleuraempyem, in dem eine Mediastinaldrüse verjaucht war und offenbar die Ursache für das tödliche Empyem bildete.

20. Allgemeine Sepsis. Die zuletzt erwähnten Komplikationen stellen alle Metastasen einer allgemeinen Pneumokokkeninfektion dar. Auf der anderen Seite kann eine Pneumokokkensepsis auch bei Eindringen des Pneumokokkus an einer anderen Stelle (nach Ohraffektionen, Angina, Cholelithiasis) ausbrechen (vgl. Schottmüller und Bingold, dieses Handbuch Bd. 1, S. 776). Deshalb muß es überraschen, daß eine allgemeine Sepsis im Anschluß an Pneumonie relativ selten beobachtet wird. Wahrscheinlich lösen die lokalen Entzündungsprozesse so starke Immunitätsvorgänge im ganzen Körper aus, daß die im Blute regelmäßig kreisenden Pneumokokken nur wenige Metastasen, und diese nur in relativ seltenen Fällen, verursachen können.

Diagnose. In der überwiegenden Mehrzahl der Fälle ist die Diagnose außerordentlich leicht. Doch ist in den ersten Stunden der Erkrankung immer eine Verwechslung möglich. Der typische Beginn mit Seitenstechen, Schüttelfrost, das stark gerötete, leicht zyanotische Gesicht, die beschleunigte Atmung, die Dyspnoe und allgemeine Abgeschlagenheit lassen sofort an eine Pneumonie denken, aber die physikalische Untersuchung ergibt keine sicheren Symptome. Man hört vielleicht ein rauhes Atmen über einem Lungenlappen, die Perkussion läßt meist im Stich. Wichtig ist hier die genaue Inspektion des Thorax. Sieht man, daß eine Seite deutlich zurückbleibt, so gewinnt die Diagnose schon an Sicherheit. Ist eine Differenz in der Atmung beider Seiten nicht deutlich, so ist trotzdem die Pneumonie immer noch weitaus das Wahrscheinlichste. Die folgenden Stunden und Tage geben meist Aufschluß. Zunächst kann man meist eine Tympanie über einem Lungenlappen, dann die übrigen typischen Erscheinungen nachweisen, und das jetzt auftretende rostfarbene Sputum bildet eine willkommene Bestätigung der Diagnose.

Nicht in allen Fällen ist aber die Diagnose so einfach. Die Schwierigkeiten können einerseits dadurch entstehen, daß die Allgemeinerscheinungen in den Vordergrund treten und den Gedanken an eine Lungenaffektion nicht aufkommen lassen, andererseits dadurch, daß die Lungenerscheinungen auch eine andere Deutung zulassen.

Auf die Schwierigkeit, die die Erkennung der zentralen Pneumonie verursachen kann, braucht nicht mehr besonders hingewiesen zu werden. Hier ist die Röntgenuntersuchung besonders wertvoll.

In zweifelhaften Fällen untersuche man immer wieder die Lungen. Manche Pneumonie bleibt nur „latent", weil der Arzt nicht genau untersucht oder nach anfänglichem negativen Resultat die Untersuchung nicht wiederholt hat.

Überhaupt sei hier auf die Wichtigkeit der Röntgenuntersuchung hingewiesen, die bisweilen die Diagnose gestattet, bevor die physikalischen Symptome deutlich geworden sind (vgl. S. 1303).

Die Untersuchung des Sputums kann unter Umständen für die Diagnose ausschlaggebend sein. Man lasse es deshalb bei jeder verdächtigen Erkrankung sorgfältig sammeln und aufbewahren. Doch erinnere man sich daran, daß der Auswurf bei phthisischer Hämoptoe, bei Lungeninfarkt und bei Bronchialkarzinom genau gleich aussehen und auch Pneumokokken enthalten kann, und daß andererseits rostfarbenes Sputum nur bei der Hälfte der Pneumoniefälle beobachtet wird.

Die bakteriologische Untersuchung des Auswurfs sollte nie versäumt werden. Sie ist zwar insofern von beschränktem Wert, als Pneumokokken auch ohne Lungenentzündung vorkommen. Dagegen deckt sie oft Mischinfektionen auf und lenkt dadurch die Gedanken auf eine grippöse oder andere Herdpneumonie. Nur darf eine Mischinfektion nur dann angenommen werden, wenn das frisch entleerte Sputum zur Untersuchung genommen und vorher sorgfältig gewaschen wird. Von größter Bedeutung ist es, wenn man statt der erwarteten Pneumokokken Friedländersche oder gar Pestbazillen findet. Eine gewisse Bedeutung hat auch die Feststellung des Pneumokokkentypus, die S. 1281 besprochen ist.

Gelegentlich leistet die Untersuchung des Urins auf Chloride gute Dienste für die Diagnosestellung. Setzt man zum normalen Urin etwas konzentrierte Salpetersäure und Silbernitratlösung, so fällt ein reichliches, dickes, weißes Sediment von Chlorsilber aus. Entsteht nur eine geringe Trübung, so ist eine Pneumonie höchst wahrscheinlich.

Mit dem Nachweis einer Pneumonie ist die Diagnose nicht erschöpft, sondern es handelt sich darum, den Grad der Ausdehnung und das Stadium der Entzündung in den einzelnen Lungenpartien festzustellen. Die Untersuchung muß täglich wiederholt werden, da die Prognose sich, freilich nicht in erster Linie, aber doch bis zu einem gewissen Grade, nach dem Verlauf des anatomischen Prozesses richtet.

Differentialdiagnose. Eine Maskierung der Pneumonie durch Allgemeinsymptome finden wir gar nicht selten bei Kindern. Hier kann hinter nervösen Störungen, die gleichzeitig mit Fieber plötzlich ausbrechen und den Eindruck einer beginnenden Meningitis machen, sich eine Pneumonie verbergen. Aber auch bei Erwachsenen entpuppt sich manche Meningitis als Pneumonie, sei es mit komplizierender Meningitis, sei es ohne Entzündung der Hirnhäute (Meningismus). An die Pneumonie, die im Beginn eine Perityphlitis oder Cholelithiasis vortäuscht (vgl. oben S. 1315 und S. 1316), sei hier ebenfalls erinnert. Bei Trinkern kann ein Delirium tremens der Ausdruck einer pneumonischen Infektion sein. Im Greisenalter findet man bisweilen nur eine allgemeine Schwäche als Ausdruck einer Erkrankung, und nichts deutet auf die Lungen. In diesen Fällen genügt es in der Regel, wenn der Arzt an die Möglichkeit denkt, daß sich hinter solchen Symptomen eine Pneumonie verbergen kann, um zur genauen Untersuchung der Lungen zu veranlassen und die richtige Diagnose zu ermöglichen. Speziell bei alten Leuten, die mit unbestimmten Symptomen erkranken, soll eine auffallend trockene Zunge immer den Gedanken an die Möglichkeit einer Pneumonie wachrufen.

Auch in vielen Fällen von Pneumonie, die unter dem Bilde eines Typhus abdominalis verlaufen, ist die Diagnose richtig zu stellen, wenn man von vorneherein an die Möglichkeit einer Verwechslung denkt. Doch kann die Diagnose hier längere Zeit Schwierigkeiten machen, um so mehr als auch bei der Pneumonie Roseolen, Milzschwellung und Durchfälle vorkommen können. Daß in den seltenen Fällen von Pneumotyphus die Diagnose besondere Schwierig-keiten macht, ist ohne weiteres verständlich.

Auch sonst kann sich eine Pneumonie entwickeln, ohne besondere Symp-tome zu machen, die die Aufmerksamkeit auf die Lunge lenken. Das ist nament-lich der Fall bei Pneumonien, die sich im Laufe des Abdominaltyphus entwickeln. Eine plötzlich auftretende Dyspnoe, eine auffällige Steigerung der Puls- und Respirationsfrequenz soll immer Veranlassung geben, die Lungen zu untersuchen.

Überhaupt wird derjenige am meisten Pneumonien entdecken, der auch bei unbestimmten Symptomen an diese Möglichkeit denkt und die Lungen seiner Patienten recht oft und recht genau untersucht.

Schwierigkeit in der Deutung des physikalischen Befundes kann, abgesehen von den oben erwähnten Schwierigkeiten in den ersten Tagen, häufig entstehen. Zunächst sei die Pleuritis erwähnt, bei der häufig schwierig zu entscheiden ist, ob hinter dem Exsudat die Lunge pneu-monisch infiltriert ist. Namentlich bei atypischem Beginn sind Zweifel mög-lich. Wenn der weitere Verlauf, das Auftreten von rostfarbenem Sputum usw. nicht Auskunft gibt, so verschafft oft die Untersuchung des Exsudates Klar-heit. Enthält es Pneumokokken, so kann man in der Regel eine kruppöse Pneu-monie annehmen, doch ist auch eine Bronchopneumonie nicht ausgeschlossen. Es muß auch darauf hingewiesen werden, daß es Fälle von Pneumonie mit abgeschwächtem Stimmfremitus gibt (vgl. o. S. 1313), bei denen sogar durch Schwellung der Lunge die Nachbarorgane verdrängt sein können und ein Rauch-fußsches Dreieck auftreten kann (vgl. Hochhaus).

Auch eine Verwechslung einer massiven Pneumonie mit einer Pleuritis ist möglich, erst der weitere Verlauf und der Wechsel der Symptome ist ent-scheidend.

Bei Beginn einer Pneumonie kann auch eine Verwechslung mit entzünd-lichem Lungenödem möglich sein. Darüber und über die Frage der Lungen-kongestion vgl. S. 1127 und 1366.

Schwierig und unter Umständen unmöglich ist die Differentialdiagnose zwischen vielen Fällen von kruppöser und von Herdpneumonie. Die Fälle von pseudolobärer Erkrankung, die wie eine typische genuine Pneumokokken-erkrankung verlaufen und bei der Sektion erst bei genauem Zusehen eine pseudolobäre Anordnung erkennen lassen, sind überhaupt zur kruppösen Pneumonie zu rechnen. Aber oft ist man im Zweifel, ob eine lobäre oder eine richtige lobuläre Entzündung vorliegt. Die Herdpneumonie zeichnet sich ja in der Regel durch allmählicheren Beginn, durch unregelmäßigere Tempe-ratur, das Fehlen von Herpes, das schleimig-eitrige Sputum aus, die Lungen-erscheinungen sind weniger homogen, zwischen Stellen mit Bronchialatmen hört man wieder bronchitische Geräusche. Aber alle diese Unterschiede können sich verwischen. Eine kruppöse Pneumonie kann atypisch beginnen und atypisch verlaufen, eine Bronchopneumonie kann einen Verlauf nehmen, der sich nur wenig von dem einer genuinen fibrinösen Pneumonie unterscheidet. Bei geringer Ausdehnung einer typischen Hepatisation können ähnliche Per-kussions- und Auskultationserscheinungen auftreten, wie bei Bronchopneumonie, konfluierende bronchopneumonische Herde können eine massive Hepatisation vortäuschen. Namentlich bei Kindern, bei denen die Bronchopneumonie häufiger ist und oft den Verlauf einer kruppösen Pneumonie zeigt, ist die Differentialdiagnose oft unmöglich.

Die Unterscheidung zwischen Pneumonie und Lungeninfarkt bereitet in der Regel keine Schwierigkeiten. Es gibt aber Fälle, in denen der Infarkt bei seiner Entstehung zu einem raschen Temperaturanstieg führt, bei denen das Sputum ebenso rostfarbig aussieht wie bei der Pneumonie und auch vereinzelte Pneumokokken enthält. Umgekehrt kann das Sputum bei der kruppösen Pneumonie, wenn auch selten, schleimig-eitrig sein und streifige Blutbeimengungen enthalten. Namentlich wenn die Gelegenheit zu Lungenembolien gegeben ist, wenn sichtbare Thrombosen bestehen oder wenn ein Puerperium, eine Operation oder ein langes Krankenlager vorausgegangen ist, oder wenn es sich um ein herzkrankes Individuum handelt, so soll man bei nicht ganz eindeutigem Befund immer an die Möglichkeit eines Lungeninfarkts denken. Über die Differentialdiagnose vgl. Conner.

Bei Spitzenpneumonien denke man immer an die Möglichkeit einer beginnenden Tuberkulose. Diese setzt freilich selten so akut ein, sie macht kein so regelmäßiges Fieber und keinen so plötzlichen Temperaturabfall, die Fälle sind aber nicht so ganz selten, in denen die Tuberkulose einige Tage lang fast den gleichen Verlauf nimmt wie eine Pneumonie und auch der Temperaturabfall ziemlich rasch erfolgt, freilich ohne zu vollständig normalen Temperaturen zu führen. Selbst Unterlappenphthisen können bisweilen am Anfang als Pneumonie imponieren. Das gilt alles für die Form der Tuberkulose, die eine lobulär-exsudative oder nodöse Entwicklung nimmt, selbstverständlich aber in noch viel höherem Grade für die tuberkulöse Lobärpneumonie. Es ist schon erwähnt, daß man überhaupt oft im Zweifel sein kann, ob es sich um eine nachträgliche tuberkulöse Infektion einer Pneumokokkenerkrankung oder um eine Mischinfektion handelt.

Bei der heutzutage nicht mehr so unmöglich erscheinenden Gefahr eines Auftretens von Pestpneumonien in unseren Gegenden ist es nicht unangebracht, auf die Einfachheit des Nachweises der Pestbazillen im Auswurf hinzuweisen. Überhaupt sollte die bakteriologische Sputumuntersuchung nie versäumt werden, da sie diagnostisch und prognostisch oft wichtige und unerwartete Resultate liefert. So ist der Nachweis von Friedländerschen Bazillen ein ungünstig verwertbares Zeichen, ein Befund von Stäbchen kann auf Koliinfektion hinweisen usw.

Beim Bestehen einer Lungentuberkulose kann oft Fieber auftreten und in irgendeinem bisher noch freien oder schon affizierten Lungenbezirk ein Befund erhoben werden, der es zweifelhaft erscheinen läßt, ob ein neuer Nachschub der Tuberkulose oder eine davon unabhängige Pneumonie aufgetreten ist. Häufig entscheidet erst der Verlauf, indem die Pneumonie typisch abläuft und keine Residuen, nicht einmal eine Verschlimmerung der Tuberkulose hinterläßt.

Prognose. Wie schon erwähnt, heilen beinahe $^4/_5$ der Erkrankungen aus, ohne irgendwelche Störungen zu hinterlassen. Aber im einzelnen Falle ist die Prognose oft nicht leicht. Die Elemente, aus denen sich die Prognose zusammensetzt, sind genereller und individueller Art.

Generell kommt in erster Linie das Alter in Betracht. Die vorliegenden Statistiken von Hamburg, Magdeburg und Zürich zeigen in gleicher Weise die vom 10. Jahre an ständig steigende Letalität:

	Fränkel und Reiche (1130 Fälle)	Aufrecht (1501 Fälle)	Orzech (1920 Fälle)
1—5 Jahre	30%	24,4%	22,5%
5—10 ,,	3,8%	—	—
11—20 ,,	5,0%	3,3%	3,8%
21—30 ,,	8,7%	9,0%	11,8%
31—40 ,	24,7%	18,1%	18,3%
41—50 ,,	39,4%	37,0%	28,7%
51—60 ,,	43,1%	44,5%	36,8%
61—70 ,,	53,6%		51,5%
71—80 ,,	86,7%	57,0%	93,4%
81—90 ,,	—		100%

Für die ersten 5 Lebensjahre ist in allen diesen Statistiken die Sterbeziffer sicher viel zu hoch. Nach den neueren Ansichten der Pädiater und Pathologen (vgl. Lauche) ist anzunehmen, daß die kruppöse Pneumonie in diesem Alter eine sehr gute Prognose hat, nach einigen Autoren sogar die beste von allen Altersstufen, und daß die meisten der für die Statistiken verwandten Fälle Bronchopneumonien waren.

Das Geschlecht spielt offenbar eine, wenn auch nicht zahlenmäßig fest-stellbare Rolle. Alle Krankenhausstatistiken geben für Frauen eine größere Sterblichkeit an als für Männer, doch überwiegt in vielen die Zahl der Krankheits-fälle bei den Männern so stark, daß man annehmen möchte, von den erkrankten Frauen hätten weniger das Krankenhaus aufgesucht, also wahrscheinlich nur die schwereren Fälle.

Auch in Basel wurden in den letzten 30 Jahren 1408 Männer mit Pneumonie behandelt und nur 666 Frauen. Von den Männern starben 19,5%, von den Frauen 29,1%. Der Unterschied scheint zu groß, um nur durch die (bei anderen Krankheiten gerade umgekehrten) Verschiedenheit im Bedürfnis nach Krankenhausbehandlung erklärt zu werden. Doch muß eine solche Verschiedenheit bestehen, denn von den während dieses Zeitraums im Kanton Baselstadt gemeldeten männlichen Pneumonietodesfällen erfolgten 30,6% in der Klinik, von den weiblichen nur 16,3%. Die Statistik Werners aus der Privatpraxis über 1714 Fälle gibt bei Männern 15%, bei Frauen 17% Todesfälle an.

Eine Bedeutung der Rasse ist insofern erwiesen, als Neger der Pneumonie leichter erliegen als Weiße. Besonders für Einheimische tropischer Gegenden, die in kältere Zonen kommen, soll die Lungenentzündung gefährlich sein. Hier könnte es sich freilich um mangelnde relative Immunität handeln.

Zu berücksichtigen ist ferner, daß beim Vorhandensein eines Herz- oder Nierenleidens, namentlich aber im Verlauf eines Typhus, die Gefahr besonders groß ist. Das Auftreten einer kruppösen Pneumonie im Verlauf einer In-fluenza ist, wie erwähnt, ein sehr ernstes Ereignis.

Die Art der Erreger hat großen Einfluß auf die Prognose. Die Sterb-lichkeit ist bei Infektion mit Friedländerbazillen viel größer als bei Pneu-mokokkenerkrankungen, und bei diesen gibt Typus III die schlechteste, Typus IV die beste Prognose. Nach einer amerikanischen Statistik von 1922 (bei Norris und Farley) betrug die Letalität

bei Typus I 24,1%
,,   ,,   II 37,7%
,,   ,,   III 53,7%
,,   ,,   IV 22,2%

Schwankungen der Letalität in den einzelnen Jahren werden recht oft beobachtet. Wenn man den Charakter der momentan herrschenden Infektion kennt, kann man daraus gewisse prognostische Schlüsse ziehen. Wie weit diese Schwankungen auf dem Vorherrschen eines bestimmten Pneumo-kokkentypus beruhen, wie weit — was wahrscheinlicher ist — auf schwankende Virulenz der einzelnen Typen, ist noch nicht festgestellt. Eigentliche Epidemien sind gewöhnlich besonders bösartig, doch kommt gelegentlich auch eine Häufung leichter Fälle vor. So wurde 1914 der Basler Klinik von den schweizerischen

Grenzwachttruppen eine ganze Anzahl auffallend leicht verlaufender Pneumonien
zugewiesen. Am gefährlichsten sind gewöhnlich die Kontaktfälle (vgl. S. 1363).

Von den Anzeichen individueller Natur, die die Prognose berühren,
fällt die Konstitution des Patienten bis zu einem gewissen Grade in Betracht.
Schwächliche Individuen einerseits, fettsüchtige andererseits, erliegen entschieden häufiger als kräftige Menschen. Auf die Wichtigkeit der neuropathi-
schen Konstitution für den Verlauf der Pneumonie bei Kindern haben Friedberg und Bergmann und Kochmann hingewiesen. Wichtiger ist aber das
Verhalten des Pulses, der Temperatur und der Respiration.

Am allerwichtigsten ist Frequenz und Größe des Pulses, sodann die
Atmung. Norris und Farley geben folgende Statistik:

Bei unter 100 Pulsschlägen starben 3,5 % der Erkrankten,
  „   „   110   „   „   5,7 % „   „
  „   „   120   „   „   12,6 % „   „
  „   „   130   „   „   21,5 % „   „
  „   „   140   „   „   47,0 % „   „
  „   „   150   „   „   59,0 % „   „
  „ über 150   „   „   77,0 % „   „

Bei unter 30 Atemzügen starben 7,7 % der Erkrankten,
  „   „   40   „   „   14,0 % „   „
  „   „   50   „   „   30,2 % „   „
  „   „   60   „   „   50,4 % „   „
  „   „   70   „   „   62,2 % „   „
  „ über 70   „   „   65,6 % „   „

Hohe Puls- und Atemfrequenz sind besonders dann gefährlich, wenn sie
im Verhältnis zur Temperatur gesteigert sind. Die Temperatur hat weniger
prognostische Bedeutung. Nur eine solche von 41° und darüber oder eine solche
unter 38° ist gefährlich, ebenso eine unregelmäßige oder im Verhältnis zum
Puls niedrige. Im ganzen sind alle diese Symptome um so gefährlicher,
je früher sie sich zeigen. Am siebenten oder achten Tag ist die Krise bald zu
erwarten, und es ist zu hoffen, daß der Kranke trotz den Zeichen von starker
Infektion oder von Herzschwäche doch noch lange genug leben wird, um die
Entfieberung zu überstehen, während andererseits derselbe Grad von Störung,
wenn er sich schon am zweiten oder dritten Tag zeigt, voraussichtlich nicht
mehr eine ganze Woche lang ertragen werden kann.

Die Ausdehnung der Pneumonie ist ebenfalls von prognostischer Bedeutung. Aus den verschiedenen Statistiken, besonders den von Norris und
Farley wiedergegebenen, geht unzweideutig hervor, daß die Gefahr mit der
Zahl der befallenen Lappen wächst, daß aber im besonderen noch die Pneumonien
der Oberlappen gefährlicher sind als die der Unterlappen, die rechtsseitigen
gefährlicher als die linksseitigen. Die Sterblichkeit bei Pneumonie beider
Unterlappen ist größer als bei totalen Pneumonien der linken, aber kleiner
als bei totalen Pneumonien der rechten Lunge. Erkrankung von drei großen
Lappen erhöht die Sterblichkeit auf etwa $2/3$.

Eine starke Auftreibung des Leibes ist ein prognostisch ungünstiges
Symptom. Die Erklärung liegt wohl darin, daß der Meteorismus der Ausdruck
einer Lähmung der Splanchnikusgefäße ist.

Besonders sei noch auf die Unregelmäßigkeiten des Herzschlags hingewiesen. Wie schon erwähnt, haben sie am ersten Tage relativ wenig zu
bedeuten, während auf der Höhe des Fiebers auftretende Extrasystolien oder
gar Überleitungsstörungen eine äußerst ernste Prognose in sich schließen.

Die prognostische Bedeutung der Komplikationen, insbesondere von
seiten des Nervensystems, braucht hier nicht mehr besonders erwähnt zu
werden, auch nicht die Bedeutung des Alkoholismus.

Therapie. Serumtherapie. G. und F. Klemperer haben als erste die Serumtherapie versucht. Später haben sie besonders Neufeld und Händel und Römer ausgebildet. Das Neufeldsche Serum ist unter Verwendung hochvirulenter Pneumokokken hergestellt. Nach einigen klinischen Beobachtungen (z. B. Géronne, Klieneberger) ist es wirksam, aber nur, wenn es in Dosen von 40—80 ccm gegeben wird. Friedemann empfiehlt 100—150 ccm intramuskulär. Römer benützte zur Herstellung eine Reihe von Pneumokokkenstämmen verschiedener Herkunft, um eine Polyvalenz zu erzielen. Nachdem aber Neufeld gezeigt hat, daß es verschiedene Pneumokokkenstämme gibt, unter denen er die typischen (die dem Typus I von Dochez und Gillespie entsprechen) von den atypischen unterschied, konnte er nachweisen, daß nur die „typischen" vom Serum beeinflußt werden und daß das polyvalente Serum gegen die atypischen Stämme ebenso unwirksam ist wie das monovalente. Die Untersuchungen wurden von amerikanischen Autoren, namentlich von Cole und seinen Mitarbeitern, weiter geführt und die Behandlung ausgebaut.

Sie fanden ebenfalls, daß nur das Serum gegen den Typus I wirksam ist, aber nur in hohen Dosen bei intravenöser Injektion. Wegen der Gefahr der Serumkrankheit bei dieser Dosierung empfehlen sie das Serum auf die Fälle mit Infektion durch den Typus I zu beschränken. Um diese Fälle zu erkennen, soll das Sputum, sobald solches zu erhalten ist, sofort in der S. 1281 beschriebenen Weise untersucht werden. Werden Pneumokokken vom Typus I gefunden, so soll man alle 8 Stunden 90—100 ccm, am besten mit der gleichen Menge physiologischer Kochsalzlösung verdünnt, im Lauf von 25—30 Minuten langsam intravenös infundieren. Um unangenehme Zwischenfälle zu vermeiden, müssen Fälle von Überempfindlichkeit womöglich entdeckt werden. Der größte Teil der überempfindlichen Fälle wird mit Hilfe der Anamnese (Asthma, Heufieber und andere allergische Krankheiten) und der Intradermoreaktion erkannt. 0,02 ccm eines mit physiologischer Kochsalzlösung auf das 10fache verdünnten Pferdeserums (Normal- oder Immunserum) werden subkutan injiziert und eine Kontrolle mit physiologischer Kochsalzlösung angelegt. Bei Überempfindlichkeit beginnt in der Regel 5 Minuten nach der Injektion eine urtikarielle Effloreszenz, die im Verlauf einer Stunde ihr Maximum erreicht. In solchen Fällen soll man mit einer subkutanen Injektion von 0,025 ccm Serum beginnend, jede halbe Stunde die doppelte Dosis unter die Haut einspritzen; wenn auf 1 ccm keine Reaktion auftritt, soll man 0,1 ccm intravenös geben und die Dosis alle halbe Stunde verdoppeln. Ist man auf 25 ccm angelangt, so soll man 4 Stunden später 50 ccm geben und alle 8 Stunden die gewöhnliche Dosis folgen lassen. Wenn während dieser Desensibilisierung irgend einmal eine Allgemeinreaktion aufgetreten ist, so soll man 2—4 Stunden warten, die gleiche Dosis wiederholen und erst dann wieder mit der Menge steigen. Da in einzelnen Fällen auch ohne positive Hautreaktion eine Überempfindlichkeit beobachtet wurde, ist es vorsichtig, bei negativer Hautreaktion sofort 0,5—1 ccm Pferdeserum zu geben, um eine Antianaphylaxie zu erzeugen. Die Hautprobe wird am besten früh angestellt, spätestens in dem Moment, in dem man den Auswurf zur Untersuchung schickt, da dann die Zeit für die Entwicklung dieser Anaphylaxie verstrichen ist, wenn der Bericht über das Ergebnis der Pneumokokkenuntersuchung eintrifft.

Thomas, der zwei Serumtodesfälle zitiert, weist daraufhin, daß die negative Hautreaktion keinen Schutz vor Serumzwischenfällen gewährt.

Mit dieser Behandlung hatten Avery, Chickering, Cole und Dochez eine Mortalität von $7^1/_2 \%$ gegenüber 25—30% bei nicht mit Serum behandelten Pneumonien vom Typus I. Einzelne Nachuntersucher (Krehl u. a.) hatten ähnliche Resultate, andere konnten sich nicht von der Wirksamkeit überzeugen. Thomas fand bei 433 mit Serum behandelten Fällen 56 Todesfälle = 12,9%, bei 177 ohne Serum 20 Todesfälle = 11,3%.

Chemotherapie. Als spezifisches Mittel gegen die Pneumonie ist von Aufrecht das Chinin empfohlen worden. Aufrecht gab zuerst 1,0 Chininum tannicum neutrale (entsprechend 0,33 Chininum hydrochloricum) 3 mal täglich als Pulver, ging dann aber zur Injektion über. Cahn verwandte die zuerst von Gaglio empfohlene Lösung des sonst schwer löslichen Chinins mit Urethan. Cahn-Bronner empfiehlt 0,5 Chininum hydrochloricum mit 0,5 Urethan in 5,0 Wasser gelöst intramuskulär zu injizieren und zwar, wenn nach der

1. Dosis keine Entfieberung auftritt, nach 24 Stunden die Dosis zu wiederholen, dann aber 48 Stunden zu warten und eventuell wieder nach 24 Stunden nochmals einzuspritzen.

Mit der peroralen Chinintherapie hatte Aufrecht einen Abfall der Mortalität von 14,5 auf 8,4 %. Cahn-Bronner hat an großem Material die Erfolge der Chinintherapie erprobt und die Resultate mit unbehandelten Kontrollfällen verglichen. Er fand bei den Chininfällen eine Mortalität von 6,3, bei den Kontrollfällen 19,8 %. Bei ähnlichen Untersuchungen fand Berger eine Sterblichkeit von 11 % gegenüber 18 % bei den Kontrollfällen, John 16,4 % gegenüber 30—40 % bei den Kontrollfällen. Während Cahn-Bronner von der Steigerung der Dosis keine Vorteile sah, hatte Berger den Eindruck, daß eine Steigerung der Dosis bzw. eine 2malige Injektion von 0,5 am 2. Tage die Resultate verbesserte. Als durchschnittliche Mortalität der bisher gleichzeitig mit Kontrollfällen publizierten Chininfälle gibt Cahn-Bronner 9,6 % bei 977 Chininfällen, 20 % bei 1275 Kontrollfällen an.

Die intramuskuläre Chinin-Urethan-Injektion hat den Nachteil schmerzhaft zu sein und gelegentlich Abszesse zu verursachen. Auch das Erwärmen der Lösung, um etwa ausgefallenes Chinin zu lösen, und die Vermeidung von Spritzen und Kanülen, die in Alkohol waren, helfen diesem Übelstand nach meiner Erfahrung nicht vollständig ab. Ich bin deshalb dazu übergegangen, das Chinin intravenös zu injizieren, und zwar 0,25 des gutlöslichen Chininum bihydrochloricum in 1,0 Wasser, ein bis zwei mal täglich. Ich habe damit einige auffallende Heilungen von prognostisch ungünstig erscheinenden Fällen gesehen. John gibt 2 ccm der 25 % Lösung, Daichowsky eine 50 %ige. Neuerdings empfiehlt Cahn-Bronner das nicht schmerzhafte Solvochin, eine Lösung von basischem Chinin im Überschuß von salzsaurem Chinin bei Gegenwart einer kleinen Mengen Antipyrin. Auch bei Solvochin (das nicht intravenös gegeben werden darf!) habe ich auffallend guten Verlauf und auffallend häufig bald eintretenden Fieberabfall gesehen.

Bei Kindern empfiehlt Friedberg von einer Lösung von Chinin. muriat. 1,0, Urethan 0,5, Aq. dest. 10,0 folgende Dosen: bei Säuglingen 1,0 bis 1,5, vom 2. bis 5. Jahr 1,5 bis 2,5, vom 5. bis 14. Jahr 2,5 bis 4,0 ccm.

In ein neues Stadium trat die Frage einer spezifischen Chemotherapie, als Morgenroth mit seinen Mitarbeitern im Äthylhydrokuprein, einem Chininderivat, das unter dem Namen Optochin im Handel ist, eine Substanz fand, die im Tierversuch dem Chinin überlegen war und Mäuse nicht nur prophylaktisch gegen Pneumokokkeninfektion schützt, sondern auch bei schon ausgebrochener Pneumokokkensepsis retten kann. Die bisher erschienenen Veröffentlichungen hat Cahn-Bronner zusammengestellt. Sie zeigen im ganzen eine Sterblichkeit von 13,4 %, aber bei denen, die innerhalb der ersten 3 mal 24 Stunden in Behandlung kamen, eine solche von 9,5 %. Das Optochin hat den Vorteil der Wirksamkeit bei stomachaler Einverleibung, aber den großen Nachteil, daß Optikusschädigungen auftreten, namentlich bei größeren Dosen. Amblyopien und selbst vollständige Erblindungen sind bei Anwendung höherer Dosen häufig vorgekommen, selbst bleibende Störungen des Sehvermögens sind beobachtet worden (siehe v. Hippel, Uthoff).

Der ophthalmoskopische Befund ist der einer hochgradigen Blässe des Augenhintergrundes mit weißen Papillen und engen Gefäßen, wie bei Schädigungen mit großen Dosen Chinin in früheren Zeiten. Diese Veränderung des Augenhintergrundes geht langsamer zurück als die Sehstörungen. Als ich Optochindosen von 3,0 im Tag mehrere Tage hindurch gab, sah ich bei früher Anwendung des Optochins in 12 von 35 Fällen sofort auftretenden Temperaturabfall, dagegen in 5 Fällen Optikusschädigungen, bei einem mit 4,0 in 24 Stunden eine vorübergehende Amaurose mit zurückbleibender Einengung des Gesichtsfeldes, die erst nach Monaten zurückging. Diese Nebenwirkung des Optochins auf den Optikus verhindert die volle Ausnützung der spezifischen Wirkung des Optochins auf die Pneumonie.

Nach Mendels Vorschlag werden Schädigungen am besten vermieden, wenn die Tagesdosis, um gleichmäßige Resorption zu erreichen und allzu starken

Anstieg der Konzentration im Blut zu vermeiden, gleichmäßig auf kleine Intervalle verteilt und als Nahrung nur Milch in Mengen von 200—250 ccm in kleinen Zwischenräumen gegeben wird. Ferner ist Optochinum basicum an Stelle des Optochinum hydrochloricum zu empfehlen und endlich muß das Medikament sofort ausgesetzt werden, wenn Hörstörungen oder gar Sehstörungen auftreten. Bei Berücksichtigung dieser Vorsichtsmaßregeln habe ich keinerlei Schädigungen mehr gesehen, seit ich Optochinum basicum 0,25 alle 4 Stunden gebe und nach 24 Stunden die Darreichung abbreche. Diese Behandlung wende ich nur in Fällen an, die innerhalb von 24 oder spätestens 48 Stunden in meine Hände kommen, und ich habe dabei recht oft sofortigen Temperaturabfall gesehen, wobei es allerdings bisweilen zweifelhaft war, ob es sich wirklich um eine kupierte Pneumonie gehandelt hat, da eine Pneumonie innerhalb der ersten 1—2 Tage nicht immer mit Sicherheit zu diagnostizieren ist.

Chinin und Optochin entfalten ihre volle Wirkung nur, wenn sie möglichst früh angewandt werden, am besten innerhalb der ersten 24 oder 48 Stunden. Cahn-Bronner rechnet aus, daß bei dieser Frühanwendung das Chinin dem Optochin überlegen sei. Ich habe aber den Eindruck, daß das Optochin die beginnende Pneumonie besser kupiert als das Chinin. Dagegen hat das Chinin den Vorteil, daß man es längere Zeit hindurch geben kann.

Die Wirkungsweise des Chinins und Optochins ist nicht vollständig aufgeklärt. Eine direkte Abtötung der Bazillen ist schon deshalb unwahrscheinlich, weil Chinin und Optochin beim Menschen ähnlich wirken, während das Optochin im Tierversuch dem Chinin weit überlegen ist. Cahn-Bronner konnte zeigen, daß das Chinin in der Lunge besonders stark gespeichert wird. Er konnte auch feststellen, daß nach subkutaner Injektion im Blut eine höhere Konzentration erreicht und unterhalten wird als bei Resorption aus dem Darm. Jedenfalls haben Chinin und Optochin neben ihrer Wirkung auf die Pneumokokken noch eine solche auf den Körper. Sie steigern die Abwehrkräfte, ohne daß wir aber die Wirkungsweise genauer erkennen können.

Als spezifisches Mittel gegen die Pneumonie wurde früher vielfach der Aderlaß angesehen. Sydenham hielt wiederholte Aderlässe für unumgänglich notwendig zur Heilung der Pneumonie, der Gipfel wurde aber erreicht durch Bouillaud, der bei einer Pneumonie von mittlerer Schwere 2—2$\frac{1}{2}$ Liter Blut im Verlauf von wenigen Tagen entnehmen lehrte. Diese Übertreibungen haben dann zu einer vollständigen Verwerfung des Aderlasses durch viele Kliniker geführt, doch ist die Pneumonie die Krankheit, bei der er sich am längsten gehalten hat und jetzt auch wieder am meisten zur Anwendung kommt. Nur sehen wir heutzutage in der Venaesektion nicht mehr ein spezifisches Mittel gegen die Krankheit, sondern nur ein Mittel, um bestimmte Kreislaufstörungen bei der Pneumonie zu beseitigen bzw. zu mildern. Wir machen den Aderlaß hauptsächlich bei drohendem Lungenödem, wo er das einzige Mittel darstellt, von dem noch etwas zu hoffen ist. Die relativ geringfügige Entlastung des venösen Systems, die durch die Entziehung von wenigen Dezilitern Blut herbeigeführt wird, genügt offenbar bisweilen, um die Störung eben wieder auf das Maß zurückzubringen, das das Herz unter Anwendung aller verfügbaren Reservekräfte eben noch zu überwinden vermag. Während drohendes Lungenödem eine absolute Indikation für den Aderlaß darstellt, gibt es noch eine relative. Diese besteht in den Fällen, in denen eine auffallende Kongestion des Gesichtes mit ziemlich stark zyanotischer Komponente, Schwellung der Halsvenen und leichte Zyanose der Extremitäten auf eine Erhöhung des Venendruckes hindeuten, während der Puls kräftig und voll ist. In solchen Fällen sieht man nicht selten im Anschluß an eine Venaesektion eine ganz auffallende Besserung der Dyspnoe und des ganzen subjektiven Befindens, so daß derjenige, der dies einmal gesehen hat, den Aderlaß in allen ähnlichen Fällen wieder anwendet. Selbstverständlich entsteht eine große Schwierigkeit

bei der Frage, zu welchem Zeitpunkt die Venaesektion vorgenommen werden
soll. Im ganzen ist es besser, nicht mehr zu warten, so bald die Erscheinungen
der Stauung in den Venen ausgesprochen sind. Eventuell kann man den
Aderlaß auch nach einem bis zwei Tagen wiederholen. Bei der Blutentziehung
sei man nicht zu vorsichtig, sondern man lasse bei kräftigen Menschen immer
300—400 ccm ausfließen.

Die Digitalis galt vielfach als Spezifikum gegen Pneumonie und gilt es
teilweise auch heute noch. Gibt man große Dosen dieses Mittels, so sinkt
die Temperatur, die Pulsfrequenz geht etwas herunter, aber nicht in erheblichem
Maße, sondern sie erreicht den normalen Wert erst einige Tage nach der Entfieberung, die gewöhnlich etwa am Ende des dritten Tages nach Beginn der
Medikation erfolgt. Das ist der Fall bei Dosen von 3—4 g pro die, die Fränkel
für Patienten mit organischen Herz- oder Nierenleiden, Verdacht auf Arteriosklerose oder Potatorium empfiehlt. Fränkel geht aber nie über die Gesamtmenge von 12 g hinaus. Petrescu geht noch viel weiter, bis zu 8 g pro die.
Diese Dosen übersteigen die, die wir bei Herzaffektionen anwenden, ganz erheblich, und es liegt ihnen die Idee einer spezifischen Wirkung zugrunde.
Es scheint mir nicht ausgeschlossen, daß diese in ähnlicher Weise zu erklären
ist, wie die nachher zu besprechende Kampferwirkung. Doch fehlt mir
persönliche Erfahrung über Dosen, die über die Mengen hinausgehen, wie sie
bei Herzaffektionen üblich sind. Meistens gibt man in allen Fällen, bei denen
neben der Pneumonie eine schon länger bestehende Herzschwäche oder Zirkulationsstörung nachgewiesen oder vermutet wird, und bei allen Fällen, die
sonst einen schweren Verlauf erwarten lassen, von Anfang an Digitalis in
den Dosen von etwa 0,5 im Tag. Dieselbe Verordnung macht man, sobald
im Verlauf einer Pneumonie der Puls anfängt schlecht zu werden.

In den letzten Jahren ist die Behandlung mit großen Kampferdosen
(W. Löwenstein, Jwersen u. a.) immer mehr üblich geworden, und an
Stelle der 1—2 stündlich wiederholten Injektionen von 1—2 ccm $10^0/_0$igen
Öles ist man zu selteneren Einspritzungen größerer Mengen übergegangen.
Die Patienten werden weniger belästigt, und aus dem Depot wird das Öl in
einigen Stunden resorbiert, so daß die Wirkung doch eine gleichmäßige ist.
Wir pflegen 2 bis 4 (bis 6) mal täglich 5—10 ccm des $20^0/_0$igen Öles zu geben,
und ich habe den Eindruck, daß dadurch die Zirkulation oft sehr erheblich
gebessert wird. Nicht selten empfinden die Patienten ein Gefühl der Erleichterung, sobald sie den Kampfergeschmack wahrnehmen, also im Augenblick der
stattgehabten Resorption.

Klein beschreibt einen Fall von Kampfervergiftung bei 4mal 10 ccm, bei dem es nur
durch künstliche Atmung gelang, das Leben zu retten. Ich habe nie etwas Derartiges
gesehen, sondern nur einmal eine offenbare Ölembolie (vgl. S. 1148). Daß Muskelabszesse
mit Pneumokokken nach intramuskulärer Einspritzung vorkommen können, wurde schon
erwähnt. Eine Kampfervergiftung mit Krämpfen, die rasch vorüber ging, habe ich bei
einem Säugling nach Einspritzung von 2mal 1 ccm $10^0/_0$igen Öles gesehen. Eine Erklärung
für das Verständnis dieser Wirkung geben uns die oben (S. 1113) erwähnten Versuche Lieb-
manns, die uns vermuten lassen, daß eine Gefäßerweiterung in den Lungen eintritt und
günstig auf den Verlauf der Entzündung einwirkt. Vielleicht tritt dasselbe bei der Anwendung des Digitalis in hohen Dosen ein.

Entzündungshemmend wirkt vielleicht das Calcium, das auch zur Behandlung des Lungenödems empfohlen wird (vgl. S. 1134). Ich habe gelegentlich
nach intravenösen Injektionen von 10 ccm einer $10^0/_0$igen Ca-Cl$_2$-Lösung oder
intramuskulären Einspritzungen von 10 ccm „Calcium Sandoz" Besserung
gesehen. Eden empfiehlt das Afenil (von dem ich keine Vorteile vor CaCl$_2$
beobachten konnte) zur Prophylaxe der postoperativen Pneumonie. Weaver
gibt gute Resultate von der Behandlung mit Natriumcitrat an (2-stündlich

2,4 bis zur Gesamtmenge von 30 g). Es soll durch Gerinnungshemmung günstig
wirken.

Natürlich ist auch die Proteinkörpertherapie bei der Pneumonie empfohlen worden
(s. Schürer und Eimer), ebenso der Fixationsabszeß (Cheyron).

Abgesehen von diesen Behandlungsarten der Pneumonie, deren spezifische
Wirkung fraglich ist, hat die Behandlung der Lungenentzündung im wesentlichen
die zwei Aufgaben, den Patienten unter möglichst günstige Bedingungen für den Ablauf der Erkrankung zu bringen und die Herzkraft zu erhalten, unter Umständen auch den Sauerstoffmangel zu
bekämpfen.

Der erstgenannten Indikation entspricht die allgemeine hygienisch-
diätetische Behandlung. Bettruhe wird man selten einem Pneumoniker
während des Fiebers ausdrücklich verordnen müssen, wohl aber in der Rekonvaleszenz, wenn leichte Temperatursteigerungen oder eine auffallende Höhe
des Pulses auf eine verzögerte Resolution oder irgendwelche Komplikationen
hindeuten. Aber auch während des Fiebers ist auf die Vermeidung aller
körperlichen Anstrengung besonderes Gewicht zu legen. Das Einhalten
der Bettruhe allein genügt nicht, sondern jede unnötige Bewegung ist zu vermeiden, weil sie dem Herzen vermehrte Arbeit verursacht und dessen Kraft
rascher zum Versiegen bringen kann. Die Krankenpflege hat bei der Pneumonie eine hervorragende Bedeutung für die Prognose des einzelnen Falles.
Man sorge deshalb rechtzeitig für ausreichendes Wartepersonal, für geübte
Nachtwachen, bei schweren Männern für einen kräftigen männlichen Krankenpfleger, und überwache die Pflege genau, man mache das Personal, wenn nötig,
auch auf seine Verantwortung aufmerksam.

Diät ist die gewöhnliche Fieberdiät, doch vergesse man ja nicht die Sorge
für regelmäßige Stuhlentleerung.

Für reichliche Zufuhr von Getränken ist zu sorgen. Kleine Urinmengen
sind nicht nur ein Zeichen schwerer Erkrankung, sondern auch ein Zeichen
ungenügenden Trinkens. Auch hier hat die Krankenpflege eine wichtige
Aufgabe. Der schwerkranke Pneumoniker hat oft wenig Durst, er muß
zum Trinken veranlaßt werden. Alkoholika sind entschieden nützlich.
Schwere Weine, besonders Südweine, Champagner, Eiergrog haben eine ausgesprochen analeptische Wirkung. Die Pneumoniker vertragen nicht nur
ziemlich große Mengen von Alkohol, sondern sie haben auch einen Nutzen
davon.

Seit 20 Jahren wird, hauptsächlich in Amerika, die Freiluftbehandlung
der Pneumonie empfohlen. Die Resultate sollen besser sein, wenn man die
Kranken Tag und Nacht im Freien läßt. Es dürfte aber fraglich sein, ob der
Nutzen dieser Behandlung wirklich so groß ist. Sie bringt für die Pflege selbst
da, wo sie durchführbar ist, solche Schwierigkeiten mit sich, daß der Schaden
unter Umständen größer ist. Dagegen ist so viel sicher, daß bei der Pneumonie
frische Luft von Vorteil ist. Das Krankenzimmer ist deshalb ausgiebig zu
lüften, und der Patient muß, wenn er nicht schon in einem geräumigen, hellen,
gut ventilierbaren Zimmer liegt, in ein solches gebracht werden.

Besonders wichtig ist die Sorge für Schlaf. Dieser ist in den meisten
Fällen stark gestört, und die dadurch bedingten Muskelbewegungen stellen
eine Anstrengung für das Herz dar, dessen Kraft in erster Linie geschont
werden muß. Deshalb wird man häufig zum Morphium greifen müssen. Es
wirkt recht oft überaus wohltuend, während die anderen Narkotika (außer
Chloral) meist nur eine geringe Wirkung haben.

Eine weitere Indikation für Morphium ist der Schmerz, der nicht nur
den Schlaf raubt, sondern auch die Atmung hindert. Diese wird dadurch zu

oberflächlich, und die Gefahr des Sauerstoffmangels tritt auf. Hier kann Morphium direkt lebensrettend wirken, doch sollen die Dosen so gewählt werden, daß gerade der Schmerz genügend gemildert und die Atmung erleichtert wird.

Dagegen ist Morphium kontraindiziert, wenn die Gefahr besteht, daß die Atmung dadurch in bedrohlicher Weise gedämpft wird. Das ist weniger bei Sauerstoffmangel infolge ungenügender Atmungsfläche (der nur bei den allerausgedehntesten Pneumonien auftritt) als namentlich bei oberflächlicher rascher Atmung zu befürchten, so weit diese nicht etwa die Folge des Pleuraschmerzes ist. Das sind die Fälle, die im Morphiumschlaf sterben können und zur Diskreditierung dieses Mittels geführt haben. Doch ist die Entscheidung über die Ursache der flachen Atmung nicht immer leicht. Bei sorgfältiger Beobachtung kann man mit Morphium oder Pantopon viel nützen. Die Gefahr kann durch Zusatz von Atropin gemindert werden.

Ich habe einen Patienten gesehen, bei dem die Atemfrequenz auf 80 Atemzüge in der Minute stieg. Atemnot und Schlaflosigkeit waren quälend, und es bestand starke Zyanose. Pleuraschmerz bestand nicht. Ich ließ schließlich doch Morphium geben mit der Weisung, die Atmung genau zu überwachen. Der Kranke verfiel in einen wohltätigen Schlaf und fühlte sich nachher viel wohler, die Atmung blieb aber während des Schlafes auf 80 Atemzügen, hielt sich 2 Tage lang im wachen und schlafenden Zustand auf der Höhe, bis die Krise eintrat und der Patient genas (vgl. Abb. 46).

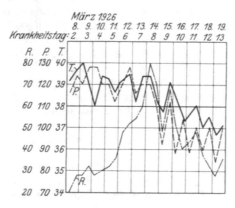

Abb. 46. Kruppöse Pneumonie bei 26jähr. Mann mit hochgradiger Steigerung der Respirationsfrequenz.

Bei oberflächlicher Atmung kann auch Lobelin versucht werden. Haas hat einen Fall von lebensrettender Wirkung mitgeteilt (erst intravenös 0,01, 2 Stunden später subkutan 0,01, mehrmals wiederholt). Ich sah nur in einzelnen Fällen eine Besserung der Dyspnoe.

Das rationellste Mittel zur Bekämpfung der Anoxämie nicht nur infolge oberflächlicher Atmung, sondern auch infolge anderer Ursache, ist der Sauerstoff. Schon bevor die wissenschaftlichen Grundlagen für seine Anwendung einwandfrei waren, beobachtete man von Sauerstoffatmung gelegentlich subjektive und objektive Besserung, Erleichterung der Atmung und Rückgang der Zyanose. Seit wir wissen, daß die Zyanose immer Anoxämie anzeigt und daß diese durch Vermehrung des Sauerstoffpartiärdrucks gebessert werden kann, besonders bei oberflächlicher Atmung, ist mit Sicherheit anzunehmen, daß Sauerstoffinhalation die Arterialisation des Blutes erhöhen, auf das Atemzentren günstig wirken und Zyanose und Dyspnoe bessern muß. Nur ist es schwierig, den genügenden Sauerstoffdruck in der Inspirationsluft herzustellen. Bei der gewöhnlichen Art der Anwendung gelingt das selten, und Masken oder Mundstücke werden von den Kranken zurückgewiesen. Deshalb hat Stadie eine besondere Kammer für die Sauerstoffbehandlung der Pneumoniker konstruiert. Aber auch mit der gewöhnlichen Anwendungsweise der Sauerstoffbomben kann man wenigstens eine gewisse Erleichterung schaffen.

Zur Beruhigung delirierender Pneumoniker, speziell bei Delirium tremens, empfiehlt sich besonders eine Kombination von Chloral und Opium (Chloralhydrat 10,0, Tinct. opii simpl. 5,0 Syr. cort. aurant. 15,0, aq. des. ad 150, zweistündlich 1—2 Eßlöffel) oder Morphium-Skopolamin subkutan. Wegen der blutdruckerniedrigenden Wirkung des Chlorals wird oft vor diesem Mittel gewarnt. Ich habe allerdings schon bei delirierenden Pneumonikern unter Chloralwirkung plötzlichen Herztod eintreten sehen, aber auch schon manchmal ohne Chloralmedikation. Übrigens sehe ich viel weniger Delirien, seit ich bei jedem Pneumoniekranken, der alkoholischen Tremor zeigt, sofort 2—3 g Chloral geben und diese Medikation 2—3 Tage fortsetzen lasse.

Besteht starker Hustenreiz, so ist er durch die verschiedenen Morphiumderivate zu bekämpfen (vgl. S. 1112).

Die Herzschwäche ist die Hauptgefahr bei der Pneumonie, wenn man darunter auch die durch Gefäßlähmung bedingte Zirkulationsstörung rechnet. Bei dieser sucht das Herz durch Mehrarbeit die Störung zu kompensieren, daher kommt oft die Behandlung der Gefäßlähmung auf eine Therapie der Herzschwäche heraus. Übrigens wirken alle unsere Mittel auf beiden Komponenten der Zirkulation.

Ist aus irgendwelchen Gründen ein Versagen des Herzens zu fürchten, so gebe man, wie oben erwähnt, Digitalis. Ist die Herzschwäche eingetreten, so erweist sich meistens die Digitalismedikation, auch die intravenöse Strophantininjektion als wirkungslos. Hier zeigen Koffein und Kampfer viel bessere Erfolge. Empfehlenswert ist Injektion einer $30^0/_0$igen Koffeinlösung, je nach Schwere der Erkrankung nur wenige Injektionen im Tag oder in halbstündigen Pausen neben seltenen großen Kampferdosen (vgl. o.). Nützt es nicht, so versuche man es mit Adrenalin, das man am besten intramuskulär injiziert. Man sieht darauf in der Regel ein rasches Ansteigen des Blutdrucks, oft auch ein Sinken der Pulsfrequenz, eine Erleichterung der Atmung und eine Besserung des Allgemeinzustandes. Der Erfolg dauert aber nicht lange an, gewöhnlich ist er nach einer halben Stunde oder nach einer Stunde vorüber. Immerhin habe ich einige Fälle gesehen, bei denen ich den Eindruck hatte, daß durch wiederholte Adrenalininjektionen das Leben gerettet wurde.

Hypophysenpräparate (Pituglandol) wirken ähnlich wie Adrenalin, doch setzt die Wirkung langsamer ein, hält dafür aber etwa 4 Stunden an. Auch Ephedrin bzw. Ephetonin wird empfohlen.

Eine wichtige Rolle spielt die Hydrotherapie. Zum Zwecke der Wärmeentziehung wendet zwar heutzutage kaum mehr jemand kalte Bäder an, wohl aber kommen sie für typhöse Formen, starke Apathie und Somnolenz bei kräftigen Individuen mit guten Zirkulationen in Betracht, ferner bei Kindern, aber immer nur als Reizmittel für das Nervensystem. Wichtiger sind die Wickel und Umschläge. Von lauwarmen oder kalten Brustwickeln, die man stundenlang liegen läßt, sieht man oft eine unmittelbar in die Augen springende Beruhigung des Patienten, Regulierung der Atmung, Beseitigung der Schmerzen und Verminderung des Hustenreizes. Über die Art der Wirkung vgl. oben S. 1099 f. Wie oft die Wickel gewechselt werden sollen, ergibt sich vielfach aus den Empfindungen des Kranken. Jedenfalls aber sollte jede Pneumonie mit Brustwickeln, sei es beständig liegenden, etwa alle drei Stunden gewechselten, sei es mit wenigen, nur an einzelnen Stunden des Tages applizierten, behandelt werden, außer wenn das Anlegen der Wickel für den Patienten zu anstrengend ist oder der Wickel ihm so unangenehme Gefühle macht, daß dadurch das erste Gebot der Behandlung, die Sorge für Muskelruhe, verletzt wird.

Eine besondere Besprechung verdient die Anwendung von Schröpfköpfen. Durch trockenes Schröpfen erreichen wir recht oft ein Verschwinden oder zum mindesten eine Abschwächung der Seitenschmerzen, meistens eine auffallende Erleichterung und eine Verminderung der Dyspnoe. Wie die Wirkung zu erklären ist, ist noch ebenso unsicher, wie die Erklärung der „ableitenden"

Methode überhaupt. Beim blutigen Schröpfen kommt zu dieser ableitenden
Wirkung noch die der Blutentziehung. Im ganzen wird man deshalb die blutigen
Schröpfköpfe für die Fälle reservieren, wo neben der Indikation für eine
lokale Wirkung gleichzeitig die Wünschbarkeit eines Aderlasses vorliegt. Auch
Blutegel können in ähnlichem Sinne wirken.

Von anderen ableitenden Methoden kommt noch Jodtinktur in
Betracht, namentlich bei stärkerer pleuritischer Reizung. Blasenpflaster
sind namentlich von französischen Autoren empfohlen worden, doch hat ihre
Anwendung u. a. den Nachteil, daß die Haut dann für andere Applikationen
unbrauchbar wird.

Antipyretische Methoden sind in der Regel nicht angezeigt. Die
Anwendung kalter Bäder verbietet sich mit Ausnahme der typhösen Formen
von selbst, und wenn wir sie bei solchen Erkrankungen und bei Kinderpneumonien anwenden, so steht der Zweck der Antipyrese nicht im Vordergrund.
Antipyretische Medikamente haben bei hyperpyretischen Erkrankungen ihre
Berechtigung, ferner bei den Kranken, die durch Hitzegefühl, Kopfschmerzen
und Aufregung stark belästigt und am Schlaf verhindert werden.

In der Rekonvaleszenz lasse man den Patienten ja nicht zu früh aufstehen. Hat man Furcht vor der Entwicklung von Thrombosen, so lasse
man Arme und Beine im Bett bewegen und massieren. Niemals lasse man aber
den Patienten wieder an die Arbeit, bevor die letzten Zeichen von Infiltration
verschwunden sind, namentlich nicht, so lange noch Rasselgeräusche auf eine
noch nicht beendete Resolution hindeuten. Sonst entsteht leicht die Gefahr, daß
sich eine Induration und Bronchiektasie ausbildet. Selbstverständlich ist das
nicht so zu verstehen, daß man das Verschwinden geringer Schalldifferenzen
abwarten müsse, denn solche können noch sehr lange bestehen.

3. Die herdförmige Lungenentzündung.

Die Bronchopneumonie.

(Herdpneumonie, lobuläre oder katarrhalische Pneumonie).

Definition. Als Bronchopneumonie, besser als Herdpneumonie, bezeichnen
wir die Form der Lungenentzündung, bei der die Krankheit nicht einen ganzen
Lappen oder wenigstens einen größeren zusammenhängenden Teil eines Lappens
sondern nur kleinere Bezirke der Lunge befällt. Die Erkrankung kann sich auf
einen einzelnen Herd beschränken, sie kann aber auch multipel auftreten, die
einzelnen Herde können von einander getrennt bleiben oder zusammenfließen,
bisweilen sogar bis zur „pseudolobären" Entzündung. Dadurch entsteht schon
in der Ausdehnung und Verteilung der Krankheitsherde ein recht mannigfaltiges anatomisches Bild, das noch bunter wird durch große qualitative und
quantitative Verschiedenheiten der Entzündungsprozesse in Bronchien und
Alveolen, je nach der Krankheitsursache und nach der Reaktion des befallenen
Organismus, oft sogar durch das gleichzeitige Vorkommen verschiedenartiger
Entzündungsprozesse in der gleichen Lunge. Ein prinzipieller Gegensatz gegenüber der kruppösen Pneumonie besteht in pathologisch-anatomischer Hinsicht
nicht, indem die kruppöse Pneumonie bisweilen Andeutung von lobulärer Zusammensetzung zeigt und indem durch Konfluenz von einzelnen Herden „pseudolobäre" Entzündungen zustande kommen können. In der großen Mehrzahl der
Fälle tritt aber die vollkommene Verschiedenheit klar zutage.

Der Ausdruck „Bronchopneumonie", der in der Klinik der gebräuchlichste
ist, bezeichnet das Wesentliche der Krankheit nicht richtig. Wenn er bedeuten
soll, daß die Entzündung vom Bronchus aus entsteht, so umfaßt er die hämatogen

entstandenen Herdpneumonien nicht, die zur klinischen Krankheitseinheit gehören, und selbst anatomisch schwer abzutrennen sind. Außerdem entsteht aber die kruppöse Pneumonie nach der bis jetzt wahrscheinlichsten Theorie auch „bronchogen". Versteht man unter Bronchopneumonie aber das gleichzeitige Bestehen von Entzündung der Bronchien und Alveolen, so trifft das zwar für die meisten, aber auch nicht für alle Herdpneumonien zu und stellt gegenüber vielen kruppösen Entzündungen nur einen graduellen Unterschied dar. Die Bezeichnung als „lobuläre Pneumonie" ist noch weniger richtig, indem die herdförmige Entzündung die Läppchengrenze meist nicht respektiert. Der Name katarrhalisch ist unglücklich, wenn er nicht etwa den Katarrh der Bronchien bezeichnen soll (was mit Bronchopneumonie gleichbedeutend wäre), sondern den Katarrh der Alveolen, d. h. die Desquamation der Alveolen. Diese steht zwar oft im Vordergrund, ist aber durchaus nicht für alle Formen charakteristisch und ist gerade eine Eigentümlichkeit der nicht hierher gehörenden tuberkulösen Desquamativpneumonie.

Der Name herdförmige oder Herdpneumonie, der schon von A. Fränkel und von Ribbert immer als der richtige empfohlen wurde, ist also der einzige, der alle Formen umfaßt und gegenüber der kruppösen lobären Entzündung richtig abgrenzt. Doch hat sich der Name Bronchopneumonie in der Klinik so eingebürgert, daß er schwer zu verdrängen ist und in der Regel auch nicht in seinem engen, anatomisch richtigen Sinn aufgefaßt wird.

Klinisch unterscheidet sich die Herdpneumonie von der genuinen kruppösen Lungenentzündung meist recht bedeutend. Sie stellt im Gegensatz zu dieser keine ätiologische Einheit dar und macht keine so typischen Symptome wie diese. Auch sind die physikalischen Zeichen entsprechend der anatomischen Grundlage verschieden. Aber auch bei der kruppösen Pneumonie kommt häufig genug ein atypischer Verlauf vor, so daß die Grenzen nicht scharf sind und alle Übergänge zwischen den beiden Erkrankungen vorkommen.

Vorkommen und Häufigkeit der Herdpneumonie. Die herdförmige Pneumonie ist eine außerordentlich häufige Erkrankung. Bei einer ganzen Reihe von Menschen bildet sie die unmittelbare Todesursache.

Als Todesursache ist sie im Material der Basler medizinischen Klinik in den letzten 30 Jahren allerdings viel seltener verzeichnet als die kruppöse Pneumonie, wenn man von der Influenza absieht. Die Todesfälle an Herdpneumonie betragen nur 179, also zwei Fünftel der 449 Todesfälle an kruppöser Lungenentzündung, doch sind bei dieser Statistik die wohl noch zahlreicheren Fälle nicht berücksichtigt, bei denen eine Herdpneumonie als terminale Erscheinung zu einer anderen Krankheit hinzutrat. Rechnet man aber die mehr als 400 in der Klinik gestorbenen Influenzapneumonien hinzu, so hat, auch abgesehen von den terminalen Pneumonien, die Herdpneumonie an der Basler Klinik in den letzten 30 Jahren mehr Opfer gefordert als die kruppöse.

Da die Herdpneumonie sich oft an Bronchitiden und an Lungenhypostase anschließt, finden wir sie namentlich dann, wenn die Gelegenheit zu diesen Krankheitszuständen gegeben ist, d. h. bei allen schwächlichen Individuen, bei darniederliegendem Kreislauf und mangelhafter Expektoration. Besonders oft treffen wir die Herdpneumonie im Greisenalter als eine häufige Komplikation der Bronchitis. Als mehr selbständige Krankheit tritt sie im Kindesalter auf. Sie ist die Pneumonie des Kindes, der gegenüber die kruppöse Form weit in den Hintergrund tritt.

Seltener ist die Aspirationspneumonie. Wir sehen sie als Schluckpneumonie bei Lähmungen der Schluckmuskulatur, bei Bewußtlosen und Betrunkenen, bei Menschen, die vom Ertrinken gerettet worden sind, bei Schwerkranken, die unvorsichtig ernährt worden sind. Wir sehen sie aber auch bei Aspiration von Mundschleim und Speichel nach Narkosen, beim Verschlucken

von Fremdkörpern. Auch ein Teil der Diphtheriepneumonien ist durch Aspiration von Membranen bedingt.

Je nach den Epidemien sind die Herdpneumonien bei Infektionskrankheiten verschieden häufig. Bei Masern sehen wir oft im Anschluß an die initiale
Bronchitis Bronchopneumonien auftreten, ebenso bei Keuchhusten. Weitaus
am häufigsten war in den letzten 10 Jahren die Influenzapneumonie. Bei
der letzten Pandemie dieser Krankheit war die Pneumonie die wichtigste Todesursache, und obschon sie nur bei wenigen Prozenten der Erkrankten auftritt,
waren die Todesfälle infolge der Gefährlichkeit der Pneumonie und der gewaltigen
Verbreitung der Influenza außerordentlich zahlreich, so daß viel mehr Menschen
an Influenzapneumonie gestorben, als im Weltkrieg gefallen sind. Bei Diphtherie sehen wir häufig ein Überwandern der Entzündung auf die Lunge.
Auch bei Variola und Scharlach ist die Bronchopneumonie nicht selten.
Die Pest kann primär als Bronchopneumonie auftreten. Außerdem sehen wir
bei allen Infektionskrankheiten, wenn die Kräfte daniederliegen und das Herz
schwach wird, sekundäre Bronchitiden entstehen und zu Pneumonien führen.

Ätiologie. Die häufigste Ursache der Bronchopneumonien ist die Fortsetzung eines Katarrhs der Bronchien auf das Lungengewebe. Es
ist selbstverständlich, daß dieser Übergang nur durch die feinsten Bronchien
geschehen kann, und daß immer eine Bronchiolitis das Bindeglied darstellen
muß. Doch braucht die Bronchiolitis keine selbständigen Symptome zu machen.
Die Entzündung kann sich so rasch von den gröberen Bronchien bis auf das
Lungengewebe fortsetzen, daß man klinisch den Eindruck hat, als ob aus
der Erkrankung der mittleren Bronchien sich direkt eine Pneumonie entwickelt hätte. In anderen Fällen wiederum entsteht die Bronchopneumonie
im Verlauf einer Bronchitis capillaris, bisweilen so unmerklich, daß man nicht
weiß, wann die eine Krankheit in die andere übergegangen ist. Bei der Besprechung der kapillären Bronchitis wurde auch erwähnt, daß bei jeder Entzündung der Bronchiolen auch das Lungengewebe beteiligt ist und daß daher der Übergang nicht immer scharf sein kann.

Bisweilen handelt es sich um ein einfaches Weiterwandern der Infektionserreger von den Bronchien bis in die Lungen. Das haben wir wohl in den
meisten Fällen von Masern, Keuchhusten, Diphtherie, Influenza und den selteneren Bronchopneumonien beim Scharlach anzunehmen. Doch ist es schon
bei diesen Krankheiten fraglich, ob es immer derselbe Erreger sei, der das Grundleiden verursacht hat, oder ob eine Mischinfektion aufgetreten sei. Bei Typhus,
Variola usw. ist dagegen eine Sekundärinfektion sicher die Ursache der Bronchitiden und Bronchopneumonien.

Auch bei einer gewöhnlichen Bronchitis kann die Erkrankung bis in
die Lunge fortwandern. Oft ist eine Erkältung, der Aufenthalt in staubiger
Luft oder eine andere Schädlichkeit Ursache für dieses Ereignis. Besonders
leicht tritt das bei kachektischen Individuen auf.

Bei dieser Bronchopneumonie spielt häufig die Atelektase eine wichtige
Rolle. Wenn die feinsten Luftröhrenäste durch Sekret verstopft sind, so wird
die Luft aus den entsprechenden Alveolen resorbiert, am Anfang wird dabei leicht
etwas Sekret durch die Inspirationsbewegungen in die Lungenbläschen angesogen
werden können, und mit ihm gelangen die Infektionserreger hinein. Liegen bei
vollständiger Atelektase die Alveolarwände aneinander, so ist ein Weiterwandern
der Mikroorganismen durch das stagnierende Sekret möglich (vgl. aber auch das
unter „pathologische Anatomie" ausgeführte).

Der zweite Weg, auf dem die Entstehung einer Herdpneumonie möglich
ist, ist der, daß die Infektionserreger durch Aspiration direkt bis in die

Alveolen gelangen. Das ist denkbar, wenn infektiöser Staub aspiriert wird, wie z. B. bei Inhalationsmilzbrand.

Doch hat E. Fränkel gezeigt, daß in Wirklichkeit beim Milzbrand zuerst eine Entzündung in der Schleimhaut der großen Bronchien entsteht und offenbar erst von hier aus die Lunge infiziert wird. Bei der Einatmung von Thomasphosphatmehl ist es wahrscheinlicher, daß der Staub eine Schädigung des Lungengewebes verursacht und Mikroorganismen, die zu einer anderen Zeit aspiriert werden oder von den Bronchien her weiter wandern, die Entzündung zum Ausbruch kommen lassen. Dasselbe gilt für die Ätherpneumonien. Die Entzündungen, die man nach Äthernarkosen bisweilen auftreten sieht, sind Herdpneumonien. Sie können teilweise durch direkte Reizung des Lungengewebes bedingt sein, ähnlich wie die viel seltener beobachteten, bisweilen erst einige Stunden nach der Narkose auftretenden Fälle von Lungenödem. Wir haben uns dann vorzustellen, daß die beständig in das Lungengewebe aspirierten Mikroorganismen, die sonst keine Schädigung hervorzurufen vermögen, in dem durch Ätherdämpfe geschädigten Lungengewebe eine Entzündung zu erzeugen imstande sind. Oft hat man aber auch den Eindruck, daß die Äthernarkose eine Bronchitis erzeugt und diese dann bis in die Alveolen weiterwandert.

Bei Ertrinkenden entstehen nicht selten Bronchopneumonien. Das aspirierte Wasser ist teilweise schon von vorneherein bakteriell verunreinigt, es spült aber auch die Flora der oberen Luftwege in die Lungen hinein. Bei den angestrengten Atembewegungen wird das Wasser oft mit großer Gewalt in die Alveolen hineingepreßt. Doch kommen bei Geretteten, wie erwähnt, auch lobäre Pneumonien zur Beobachtung.

Die Influenza kann sich bisweilen in einer so isoliert auftretenden Bronchopneumonie äußern, daß es ganz so aussieht, als ob die Influenzaerreger direkt in die Lungen aspiriert worden seien, so daß man von einer „primären" Influenzapneumonie sprechen möchte. In der Mehrzahl der Fälle liegt aber eine Mischinfektion bei schwerer Bronchitis vor, so daß man annehmen muß, die Bazillen seien auf der primär erkrankten Schleimhaut gewuchert und so in die Alveolen gelangt. Der Influenzabazillus selbst macht, wie Blake und Cecil experimentell gezeigt haben, zuerst eine Bronchitis, die sich dann aufs Lungengewebe fortsetzt.

Die nach Aspiration von Fremdkörpern beobachteten Bronchopneumonien entstehen wohl meistens nicht dadurch, daß Mikroorganismen direkt in die Lungen aspiriert werden, sondern die Entzündung beginnt wohl immer in den Bronchien (vgl. S. 1276). Auf die Aspiration von kleinsten Fremdkörpern ist wohl die Pneumonie nach Einatmung von Rauch zurückzuführen, von der Aufrecht ein typisches Beispiel bringt. Drei Kinder, die, allein im Zimmer gelassen, das Bett in Brand gesteckt hatten, erkrankten an Bronchopneumonie. Zwei starben. Bei dem einen wurde die Sektion vorgenommen, die ausgedehnte Bronchopneumonien ergab. Auch bei den Bronchopneumonien, die sich in hypostatischen Lungenpartien entwickeln, handelt es sich wohl immer um eine katarrhalische Entstehung.

Bei Inhalation giftiger Gase und Dämpfe kann es auch zu Bronchopneumonien kommen, wie S. 1275 erwähnt wurde. Mayor hat gezeigt, daß es bei Tieren, die gegen den Influenzbazillus allein unempfänglich sind, gelingt, durch intravenöse oder intratracheale Injektion von Influenzbazillen Bronchopneumonien zu erzeugen, wenn man die Tiere vorher auf kurze Zeit Chlordämpfen aussetzt.

Der dritte Weg, auf dem die Mikroorganismen in die Lunge gelangen und eine lobuläre Pneumonie hervorrufen können, ist der Blutweg. Dieser Weg wird wohl sicher eingeschlagen bei den Erkrankungen, die im Laufe von Infektionskrankheiten auftreten, und bei denen man den Erreger der Grundkrankheit

in den bronchopneumonischen Herden findet. Das ist aber höchst selten der Fall.
Bei einer Reihe von Krankheiten, bei denen dieser Infektionsweg für die Lungenentzündung wahrscheinlich wäre, kennen wir den Infektionserreger noch nicht,
z. B. bei Scharlach, Pocken und Gelenkrheumatismus, bei denen in seltenen
Fällen Bronchopneumonien zur Beobachtung kommen. Bei anderen, z. B. bei
Masern und Keuchhusten, Influenza und Pest, ist die Infektion durch die Bronchien wahrscheinlicher. Bei der ziemlich seltenen Erysipelpneumonie findet man
keine Erysipelkokken im Lungengewebe (Roger). Es bleiben somit wenig Fälle
übrig, in denen die Erreger der Grundkrankheit in bronchopneumonischen
Herden gefunden wurden, so die Befunde von Bacterium coli bei Enteritiden
kleiner Kinder durch Renard und die Bronchopneumonien bei Streptokokken-
Enteritis (Escherich). Aber auch bei diesen Fällen lassen sich Bedenken erheben.
Finkelstein und Spiegelberg haben gezeigt, daß es sich doch wohl meistens um
eine bronchogene Infektion handelt, die bei der Schwäche der Kinder, der mangelhaften Atmung und Expektoration und dem häufigen Erbrechen sehr leicht
zustande kommen muß (vgl. S. 1275 ff.). Bei den meisten Infektionskrankheiten
stellen die Bronchopneumonien somit Sekundärinfektionen dar, deren
Entstehung gleich zu erklären ist, wie das Auftreten der Pneumonien bei Herzkranken, kachektischen und anderen dekrepiden Individuen.

Durch hämatogene Infektion kann man am ehesten die rezidivierenden Herdpneumonien
bei Gallensteinen erklären, die Bahrdt beschrieben hat. Für eine Entstehung der postoperativen Herdpneumonien auf dem Blutwege, die schon früher vielfach angenommen
wurde, tritt Eden ein.

Eigentlich ist es merkwürdig, daß der Blutweg so selten eingeschlagen wird. Man
sollte denken, daß alle Mikroorganismen, die von irgendeinem Erkrankungsherd im Körper
in die Blutbahn gelangen, von den Lungen abgefangen werden und hier eine Entzündung
verursachen können. Offenbar verfügt das Lungengewebe über ausgedehnte Schutzkräfte,
und wenn die hämatogene Infektion groß genug ist, diese zu überwinden, so kommt es
zu Abszeßbildung. Es ist aber wohl möglich, daß viele Herdpneumonien im Anschluß an
Infarkte entstanden sind.

Im Anschluß an inkarzerierte Hernien hat man Bronchopneumonien
beobachtet, in denen sogar das Bacterium coli nachgewiesen worden ist. Hier
handelt es sich also um eine hämatogene Entstehung, doch bilden diese Fälle
große Seltenheiten (Fränkel).

Nach Brustkontusionen sind schon Bronchopneumonien beobachtet
worden, aber nur in seltenen Fällen. Von einem solchen berichtet Chiari.
Doch sind sie offenbar häufiger als gewöhnlich angenommen wird, da sie häufig
übersehen werden (Stern).

Die Bakterienbefunde bei Bronchopneumonie sind mannigfacher Natur. Wohl
am häufigsten wird der Pneumokokkus getroffen, dann kommt der Streptokokkus, der
Friedländersche Bazillus, seltener sind Staphylokokken. Häufiger als bei der kruppösen
Pneumonie werden mehrere Bazillenarten gleichzeitig angetroffen. Über die Häufigkeit
des Influenzabazillus lauten die Angaben verschieden. Kolibazillen, die wohl immer auf
dem hämatogenen Wege in die Lungen gelangen, werden selten gefunden, und auch dann,
wenn sie gefunden werden, läßt sich oft die postmortale Einwanderung in den Lungenherd
nicht ausschließen. Auch Meningokokken sind schon gefunden worden. Zu erwähnen wäre
noch der Pestbazillus, während in bezug auf den Tuberkelbazillus auf das Kapitel Tuberkulose verwiesen sei.

Bei den Lungenentzündungen im Kindesalter sind die Mischinfektionen noch häufiger
als bei den Erwachsenen. Die Streptokokken und Staphylokokken treten mehr in den
Vordergrund, der Friedländersche Bazillus ist seltener. Bei Bronchopneumonien im
Laufe der Diphtherie findet man häufig den Diphtheriebazillus. Vogt und seine Mitarbeiter
haben angegeben, daß der Influenzabazillus bei Kinderpneumonien häufig zu finden sei.
Es ist aber zu bemerken, daß die meisten Untersuchungen aus früheren Jahren stammen,
und aus der letzten Zeit nur wenige Angaben vorliegen (Cole, Wollstein).

Pathologische Anatomie. Das pathologisch-anatomische Bild ist je nach der Entstehungsweise ein verschiedenes. In vielen Fällen sieht man zunächst die Erscheinungen von Hypostase, und beim genauen Betasten fühlt man an einzelnen Stellen mehr oder weniger große

Verdickungen. Beim Einschneiden auf diese Stellen erkennt man, daß ihre Schnittfläche leicht gekörnt, graurot oder graugelb ist. Doch ist gewöhnlich die Körnelung nicht so deutlich und die Konsistenz nicht so groß wie bei der kruppösen Pneumonie. Liegen die Herde in atelektatischem Lungengewebe, so treten sie aus der dunkelblauroten Umgebung scharf hervor. Andere Herde sind schlaff, glatt, milzartig, (Splenisation, glatte Pneumonie). Oft verrät sich die beginnende Erweichung durch bröckelige Konsistenz. Die Farbe wechselt von dunklem Rot bis zu Graugelb. Viele Herde sind vom umgebenden Lungengewebe schwer zu unterscheiden, andere heben sich scharf ab, besonders wenn die benachbarten Alveolen gebläht sind. Die Zahl der Herde ist sehr verschieden. Oft sind es nur wenige, oft sind beide Lungen übersät mit massenhaften kleinen Knötchen. Ist, wie gewöhnlich, außerdem an einzelnen Stellen infolge Verstopfung der Bronchien Atelektase. an anderen Emphysem entstanden, so bietet die Lunge ein buntes Bild mit marmorierter Oberfläche und Schnittfläche. Die Grösse der Herde ist sehr verschieden. Bald sind es nur stecknadelkopfgroße Herdchen, die an Tuberkel erinnern, und von diesen oft schwer, zu unterscheiden sind, bald große, aus mehreren kleineren durch Konfluenz entstandene Knoten.

Nach Lauche kann man an großen Gefäßschnitten gewöhnlich schon mit blossem Auge zweierlei Arten von Ausbreitung der Bronchopneumonie erkennen, eine endobronchiale und eine peribronchiale. Bei der endobronchialen entspricht aber die Form des Herdes nie den Grenzen eines Lobulus, da die Entzündung die Randabschnitte des Läppchens nicht überall erreicht, so daß unregelmäßige Figuren mit zackigem oft unscharfem Rand entstehen. Richtige lobuläre Begrenzung sieht man nach Lauche nur in Lungen, in denen die Septen durch chronische Veränderungen verdickt sind und eine lobuläre Ausbreitung der Entzündung vortäuschen. Eine peribronchiale Verbreitung ist durch mantelförmige Infiltrate um die Längsschnitte von Bronchien kenntlich. Sie ist nach Lauche charakterisiert für die Bronchopneumonien bei Masern und andern Infektionskrankheiten, sowie bei Kampfgasvergiftungen, und ist über einen oder mehrere Lappen gleichmäßig ausgebreitet, so daß eine Ähnlichkeit mit Miliartuberkulose entsteht.

Der Sitz der Herdpneumonien ist bei Erwachsenen vorzugsweise der Unterlappen, bei Kindern der Oberlappen und die paravertebralen Lungenabschnitte. Immer sind die Bronchien, besonders die zu den Herden führenden, aber auch die der übrigen Lunge, entzündlich verändert, sie enthalten Schleim, und ihre Schleimhaut ist gerötet und verdickt. Ist die Bronchopneumonie im Verlauf einer chronischen Bronchitis entstanden, so erweisen sich die Bronchien häufig als erweitert.

Bei der mikroskopischen Untersuchung erkennt man immer starke Veränderungen in den feineren Bronchien. Die Bronchiolen sind mit einem leukozytenreichen Exsudat erfüllt, ihr Epithel ist stellenweise verschwunden, die Wand ist infiltriert. Stellenweise kann man den direkten Übergang des Exsudates aus dem Bronchiolus in die Alveolargänge sehen. Auch die von einem Bronchiolus respiratorius ausgehenden Alveolen sind von dem Exsudat erfüllt. Immer ist das Zwischengewebe stark infiltriert, und es ist nicht merkwürdig, wenn von hier aus auch gelegentlich Alveolen in Entzündung geraten, die nicht direkt mit dem erkrankten Bronchiolus in Verbindung stehen und keinen kontinuierlichen Übergang ihres Exsudates in das des Bronchiolus erkennen lassen. Mac Callum bezeichnet die Masernpneumonie des Erwachsenen direkt als „interstitielle Bronchopneumonie". Bei Masern und anderen Infektionskrankheiten sind die Alveolargänge oft frei von Exsudat, und dieses findet sich nur in den Alveolen und Bronchiolen, was für die peribronchiale Ausbreitung der Entzündung spricht.

Das Exsudat in den Alveolen ist recht verschieden, oft innerhalb des gleichen Herdes. Das Fibrin kann ganz fehlen, in geringerer oder größerer Menge vorhanden sein ist aber immer spärlicher als bei der kruppösen Pneumonie. Die Zahl der Leukozyten ist wechselnd, oft sind sie sehr reichlich, oft fehlen sie ganz und werden bisweilen durch desquamierte Alveolarepithelien ersetzt (zellige, katarrhalische, Desquamativpneumonie). In manchen Fällen findet man Riesenzellen (Riesenzellenpneumonie). Rote Blutkörperchen sind meistens spärlich vorhanden. Bei Influenza, Pest und Milzbrand können sie aber sehr reichlich sein, so daß das Bild einer hämorrhagischen Entzündung vorherrscht. Bei der hypostatischen Pneumonie sind reichlich Erythrozyten in einem fast oder ganz fibrinfreien Exsudat vorhanden. Nicht selten sieht man bei endobronchial ausgebreiteten Herdpneumonien um einen eitergefüllten Bronchus Alveolen mit massenhaft Leukozyten, weiter außen ein immer leukozytärmeres Exsudat, in dem immer mehr abgestoßene Epithelien auftreten und zu äußerst eine Zone von rein serösem Bläscheninhalt. Diese ödematöse Zone ist bei hypostatischer Pneumonie besonders ausgesprochen.

Vorwiegend fibrinöse Entzündung finden wir bei der Kinderpneumonie. Im Kindesalter nimmt die Bronchopneumonie die Stelle der kruppösen Pneumonie der Erwachsenen ein, während richtige lobäre Pneumonien sehr selten sind. Häufig sieht man bei Kindern hauptsächlich die paravertebralen Lungenabschnitte erkrankt (Streifenpneumonie). Über die Pathologie der Kinderpneumonien vgl. Loeschcke. Ein rein fibrinöses Exsudat sieht man bei der Diphtherie, bei der sich von den Pseudomembranen der größeren Bronchien ein gleichmäßig fibrinöses Exsudat durch die ganzen Verästelungen bis in die Alveolen zieht.

Ausgang der Herdpneumonie. Heilt die Herdpneumonie aus, so zerfallen die zelligen Elemente, etwa vorhandenes Fibrin wird in gleicher Weise wie bei der kruppösen Pneumonie gelöst und das verflüssigte Exsudat wird wohl größtenteils oder fast ausschließlich resorbiert. Doch erfolgt die Resorption gewöhnlich viel langsamer als bei der kruppösen Pneumonie.

Der tödliche Ausgang ist relativ häufig und kann auch bei sehr geringer Ausdehnung des pneumonischen Prozesses eintreten.

Ausgang in Eiterung und in Gangrän ist nicht selten, nach Fränkel kommt er in 7,5% der Influenzapneumonien vor, besonders häufig ist er bei Aspirationspneumonie, ferner bei Diabetes. Ausgang in Induration tritt dann ein, wenn das Exsudat nicht resorbiert wird. Es wird dann eingedickt, verfettet (Fett und Lipoide) und man sieht oft auch makroskopisch die verfetteten Partien als gelbe Pünktchen auf der Schnittfläche. Granulationsgewebe bildet sich, und es tritt eine Wucherung ein wie bei der kruppösen Pneumonie, die in Induration übergeht. Später schrumpft das Bindegewebe, und es entstehen Bronchiektasien. Das ist namentlich bei Kindern bisweilen der Fall. Auch ein Ausgang in Tuberkulose kommt vielleicht vor. Der Vorgang ist der, daß in das pneumonische Gewebe als einen Locus minoris resistentiae Tuberkelbazillen eindringen und hier die Bildung spezifischer, später verkäsender Knötchen verursachen. Das soll besonders bei Masern, seltener bei Keuchhusten der Fall sein. Doch ist eher anzunehmen, daß die käsigen Lobulärpneumonien von vorneherein durch den Tuberkelbazillus erzeugt werden.

Die anatomischen Veränderungen bei der Herdpneumonie sind also die gleichen wie bei der lobären Lungenentzündung, nur weniger regelmäßig, weniger typisch und weniger ausgedehnt.

Pathologische Physiologie. Der Vorzug bei der Lösung und Ausheilung ist der gleiche wie bei der kruppösen Pneumonie, nur hat er auf den Gesamtstoffwechsel, entsprechend der geringeren Ausdehnung des Prozesses, viel weniger Einfluß. Auch die Gefahr einer mechanisch bedingten Zirkulationsstörung ist sehr gering. Das wichtigste sind die Infektions- und Intoxikationsvorgänge. Aber auch hier ist der Vorgang viel weniger typisch und dementsprechend der Krankheitsverlauf unregelmäßig.

Kleine Herdpneumonien haben bisweilen auf den Gesamtorganismus geringen Einfluß. Viel häufiger aber wundert man sich darüber, welch schweres Krankheitsbild ganz kleine Herde verursachen. Die gleichen Mikroorganismen, die wir uns als Erreger der Bronchitis denken müssen, und die bei einer großen Ausdehnung des Katarrhs kaum Infektionssymptome hervorzurufen imstande sind, erzeugen das Bild einer schweren Vergiftung, sobald sie einen kleinen Entzündungsherd in einigen Lungenläppchen hervorgebracht haben. Freilich handelt es sich oft um alte oder geschwächte Individuen. Die Hauptsache ist aber wohl die, daß bei der Bronchitis das Sekret entfernt wird oder höchstens etwa in den Bronchien liegen bleibt, deren Wand wenig resorptive Eigenschaften besitzt, daß dagegen bei der Pneumonie die Sekrete keinen Abfluß finden und die Bakteriengifte resorbiert werden. Ähnliche Verhältnisse treffen wir etwa noch bei der Bronchiolitis, und auch hier sehen wir dieselben schweren Infektionssymptome.

Symptomatologie. Entsprechend dem wechselvollen anatomischen Verhalten und der verschiedenartigen Ätiologie sind die Symptome und der Verlauf der Herdpneumonie außerordentlich verschieden. Es ist keine typische Krankheit, sondern ein Sammelbegriff für verschiedenartig verlaufende Krankheitsbilder.

Der Beginn der Krankheit ist meistens schleichend, besonders bei den Fällen, die sich an eine Bronchitis anschließen. Bei den mehr oder weniger selbständig auftretenden Krankheitsformen dagegen, besonders bei den Bronchopneumonien der Kinder, kann der Beginn auch ein plötzlicher sein. Auch im weiteren Verlauf zeigen die einzelnen Symptome eine große Mannigfaltigkeit.

Fieber. Die Temperatur zeigt keinerlei typischen Verlauf. Bisweilen handelt es sich um ein niedriges, wenige Tage andauerndes Fieber, bisweilen steigt die Temperatur mehr oder weniger plötzlich auf hohe Werte, bleibt einige Tage auf der Höhe, meistens aber von Intermissionen und Remissionen unterbrochen und fällt dann im Lauf einiger Tage wieder auf die Norm herab.

In Abb. 47 und Abb. 48 sind die Temperaturkurven von zwei Fällen von Bronchopneumonie wiedergegeben. Abb. 47 betrifft eine Patientin, die an einer chronischen Bronchitis litt. Die Temperatur, die vorher normal war, steigt zuerst auf Werte, die 37° nur wenig überschreiten, dann plötzlich auf 38,4°, zeigt dann eine tiefe Remission und bleibt einige Tage um 38°, unregelmäßig schwankend. Dann sinkt sie ziemlich rasch ab, bleibt mehrere Tage auf etwa 37° und geht dann zur Norm zurück. Das ist der Typus, wie wir ihn bei leichten katarrhalischen Pneumonien sehen.

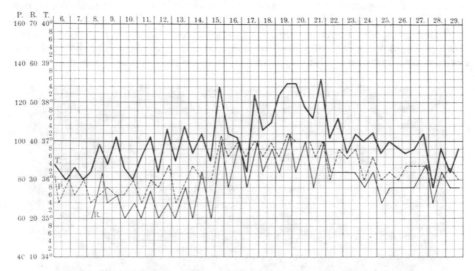

Abb. 47. Bronchopneumonie bei chronischer Bronchitis. 67 jährige Frau.

Auf Abb. 48 ist die Kurve einer Bronchopneumonie bei einem Patienten mit Bronchiektasien wiedergegeben. Es ist derselbe Patient, von dem Abb. 28 und Abb. 30 stammen. Die Temperatur war schon vorher nicht normal, d. h. sie stieg oft wenig über 37°. Mit Eintritt der Pneumonie stieg sie im Verlauf von zwei Tagen auf über 38°, ging dann wieder herunter, vorübergehend wieder gegen 39° in die Höhe, um dann rasch abzusinken. Bei diesem Patienten machte die Erkrankung, obschon die Temperaturen eine ähnliche Höhe erreichen und einen ähnlichen, nur auf weniger Tage zusammengedrängten Verlauf zeigen, einen wesentlich schwereren Eindruck, was sich auch in den höheren Pulszahlen ausdrückt.

Überhaupt ist die Höhe der Temperatur bei der Bronchopneumonie nur ein sehr unvollkommener Ausdruck der Infektion und ihrer Gefahr. Hohe Temperaturen werden selten erreicht, außer bei Kindern, bei denen die Krankheit auch hierin der kruppösen Pneumonie der Erwachsenen entspricht. Im Alter kann die Temperatursteigerung auch bei einer tödlichen Erkrankung vollständig fehlen, manchmal ist sie nur bei rektaler Messung nachweisbar.

Die Atmung ist immer beschleunigt, häufig sogar auffallend stark im Verhältnis zur Ausbreitung der Lungenerkrankung. Bei Kindern

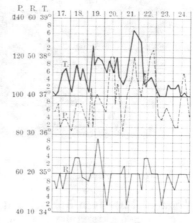

Abb. 48.
Bronchopneumonie bei Bronchitis putrida und Bronchiektasie.
Derselbe Patient wie Abb. 28 u. 30.

kann sie so stark beschleunigt sein, daß auf zwei oder drei Pulsschläge ein Atemzug kommt, statt wie normal auf vier. Auch fehlen bei Kindern selten die Einziehungen der unteren Thoraxapertur.

Das Sputum unterscheidet sich meistens nicht von dem einer gewöhnlichen Bronchitis. Gewöhnlich ist es ziemlich rein eitrig, doch sieht man gelegentlich auch Sputa globosa wie bei einer Phthise. Selten sieht man Blut im Auswurf, am häufigsten noch in Form von blutigen Streifchen.

Der Puls ist bei Herdpneumonien mäßiger Ausdehnung, sofern nicht schon vorher seine Frequenz gesteigert war (bei Herzkranken, Kachektischen), in der Regel nicht so stark beschleunigt wie bei der kruppösen Pneumonie. Doch gibt es Formen, bei denen gerade eine hochgradige Pulsbeschleunigung die Regel ist. Dazu gehören viele Influenzapneumonien, die Masernpneumonie, die typhösen Formen und manche epidemisch auftretenden Erkrankungen. Auf den beiden

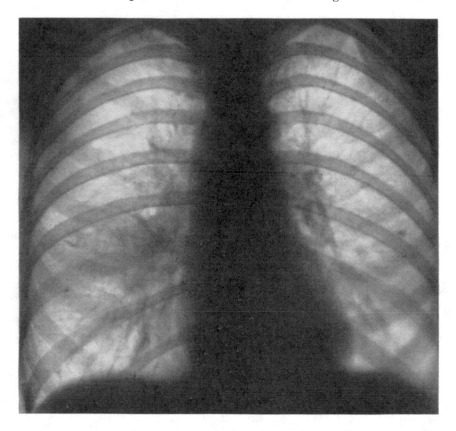

Abb. 49. Bronchopneumonien (Influenzapneumonie) in beiden Unterlappen. Außerdem verkalkter Primäraffekt mit zugehöriger Lymphdrüsenverkalkung in der linken Lunge.

Temperaturkurven Abb. 47 und Abb. 48 zeigt sich, daß die Pulsfrequenz durch die Lungenerkrankung nur um etwa 20 Schläge gesteigert wird.

Die physikalischen Erscheinungen von seiten der Lunge sind, sofern es sich um ausgedehnte Herdpneumonien handelt, im wesentlichen die gleichen wie bei der kruppösen Pneumonie, doch sind alle Symptome, entsprechend dem anatomischen Unterschied, weniger typisch, weniger regelmäßig. Die Dämpfungen sind selten so intensiv und so ausgedehnt, das Bronchialatmen nicht so rein, das Knisterrasseln tritt nicht im Beginn der Krankheit und im Beginn der Resolution auf, sondern es kann längere Zeit bestehen bleiben. Die bronchitischen Symptome können im Vordergrunde stehen und die pneumonischen undeutlich machen. Handelt es sich nur um kleine oder vollends nur um zentral gelegene Herde, so können die physikalischen Symptome nur sehr rudimentär vorhanden sein oder vollkommen fehlen. Oft deutet nur eine leichte, an umschriebener Stelle auftretende Dämpfung, oft lokalisiertes unbestimmtes Atmen, oft nur vorübergehend wahrnehmbares Knisterrasseln, besonders oft nur der klingende Charakter der Rasselgeräusche auf eine Bronchopneumonie hin. Ein sehr wichtiges Symptom ist das Auftreten von Bronchophonie an umschriebenen Stellen.

Die Symptome zeigen sich meistens über den Unterlappen. Doch gibt es auch Formen, die sich gleichmäßig in der ganzen Lunge verteilen, wie z. B.

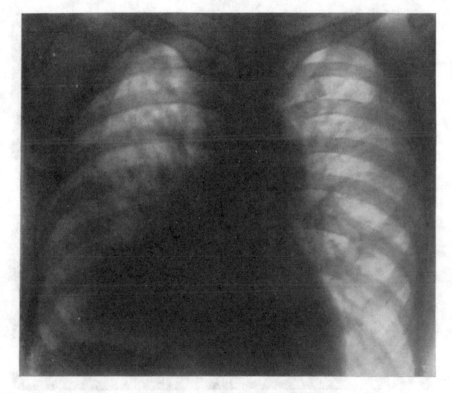

Abb. 50. Abszedierende Influenzapneumonie. Bei der Sektion pseudolobäre Pneumonie des r. Unterlappens, Abszeß in den vorderen und mittleren Partien des r. Unterlappens. Aufnahme 2 Tage vor dem Tode.

die Masernpneumonie und solche, die sich gelegentlich nur in den Oberlappen lokalisieren, wie die Influenzapneumonie.

Wichtig ist der Wechsel der Symptome, der in vielen Fällen vorhanden ist. An derselben Stelle, an der deutliche Zeichen einer Pneumonie vorhanden waren, können nach kurzer Zeit nur noch rein bronchitische Symptome nachzuweisen sein, neue Zeichen einer Infiltration können wieder an derselben Stelle oder entfernt davon auftreten. Der Rückgang der Symptome erfolgt aber auch oft auffallend langsam.

Die Röntgenuntersuchung ergibt bisweilen Bilder, die dem anatomischen Befund entsprechen. Bei disseminierter kleinknotiger Pneumonie können sie einer Miliartuberkulose ähneln, größere Herde geben entsprechende rundliche oder unregelmäßige Schatten. Auf Abb. 49 ist ein größerer Herd etwas unterhalb des rechten Lungenfeldes zu sehen, mehrere kleine im linken unteren Lungenfeld. Wenn durch Konfluenz mehrerer Herde eine pseudolobäre Pneumonie entsteht, so ähnelt das Röntgenbild dem der lobären Pneumonie (Abb. 50). Weitere Bilder von lobulärer Pneumonie sind im Kapitel über Influenza in Bd. 1 dieses Handbuches S. 199—202 wiedergegeben. In vielen Fällen ist der Schatten der Pneumonie durch Stauung oder Lungenödem verdeckt, bisweilen auch durch einen Pleuraerguß (Abb. 51 und 52). Kleine Herde sind auch sonst häufig auf den Röntgenbildern nicht erkennbar. Man wird deshalb bei der

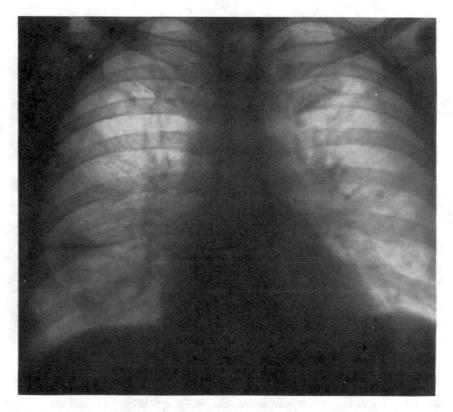

Abb. 51. Lobuläre Pneumonien im r. Unterlappen bei Leukämie. Aufnahme 10 Tage vor dem Tode. Sektionsdiagnose: Lobuläre Pneumonien beider Unterlappen, Lungenödem beiderseits, Pleuritis serofibrinosa dextra, fibrinosa sinistra, multiple Lymphdrüsenschwellungen.

Sektion oft durch den Befund von pneumonischen Herden überrascht, die ziemlich zahlreich und ausgedehnt sein können. Ein Beispiel hierfür ist Abb. 24 (S. 1121), auf der von den autoptisch festgestellten bronchopneumonischen Herden nichts zu sehen ist.

Komplikationen. Typische Komplikationen wie Pleuritis, sind viel seltener als bei der kruppösen Pneumonie. Die Herdpneumonie stellt viel häufiger ihrerseits die Komplikation einer anderen Krankheit dar. Bei Kindern sind Pleuritiden häufiger die Folge einer Bronchopneumonie; manche scheinbar idiopathische Pneumokokkenpleuritis ist wohl so zu erklären; auch Pleuraempyem wird bei Bronchopneumonien, nicht nur der Kinder, nicht selten beobachtet.

Übergang in Abszeß und Gangrän kommt gelegentlich bei Aspirations-pneumonien, selten bei Influenza- und Masernpneumonie vor. Selten entsteht ein Pneumothorax im Verlauf einer Bronchopneumonie durch Einreißen des Lungengewebes. Etwas öfter kommen Lungenblutungen vor. Auch Mediastinalemphysem ist beschrieben (Gielczynski).

Übergang in Induration kommt ebenso wie bei der kruppösen Pneu-monie vor und kann Veranlassung zu Bronchiektasenbildung geben. Auch Emphysem soll infolge von Bronchopneumonien entstehen können. Nicht selten etabliert sich an Stelle von herdförmigen Lungenentzündungen eine Tuberkulose.

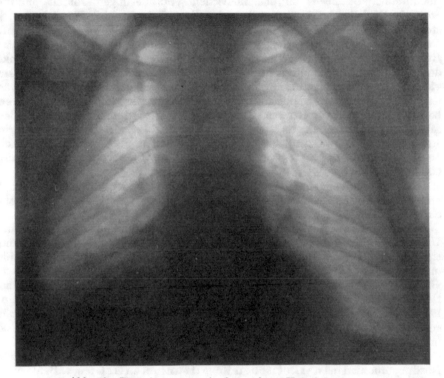

Abb. 52. Bronchopneumonie des rechten Unterlappens.

Verlauf. Der Verlauf der Pneumonie ist lange nicht so typisch wie bei der kruppösen Lungenentzündung. Wir können mehrere Formen unterscheiden, die teils durch ihre Ätlologie, teils durch den Zustand des Individuums aus-gezeichnet sind. Wenn sie auch teilweise sich decken, so ist die getrennte Be-sprechung doch notwendig.

1. Die Bronchopneumonie bei Bronchitis capillaris. Bei der Bron-chiolitis ist, wie bei der Besprechung dieser Krankheit erwähnt, immer auch das Lungengewebe in Form von kleinen peribronchitisch-pneumonischen Herden beteiligt. Doch kommen gelegentlich auch richtige lobuläre, mehr oder weniger ausgedehnte, bisweilen konfluierende Herde vor. An einzelnen Stellen macht das feinblasige Rasseln, das das Atemgeräusch vollständig übertönt, einem mehr oder weniger reinen Bronchialatmen Platz, eine deutliche Dämpfung kann auftreten, und während die Bronchiolitis in den übrigen Lungenteilen verschwindet, bleiben deutliche Infiltrationen zurück. Diese Bronchopneu-

monien können nach mehr oder weniger langer Dauer ausheilen, sie können aber auch den Tod herbeiführen, nachdem die Bronchiolitis bereits ausgeheilt war.

2. **Die Aspirationspneumonie.** Fälschlicherweise wird manchmal auch der Name Schluckpneumonie für Aspirationpneumonie gebraucht. Richtiger ist es, den Namen Schluckpneumonie auf die Fälle zu beschränken, bei denen durch wirkliches Verschlucken, d. h. durch Offenstehen der Glottis während des Schluckaktes, Speisen oder Getränke in die tieferen Luftwege gelangen. Das sehen wir aber nicht bei gesunden Individuen. Bei diesen können einzig größere Fremdkörper, Knochenstückchen usw. in den Bronchien stecken bleiben, und hier erzeugen sie ein anderes Krankheitsbild als das der Broncho‧ pneumonie. Damit es zu pneumonischen Veränderungen kommt, muß die normale Reaktion, das Aushusten der Fremdkörper oder Flüssigkeiten, gestört oder unmöglich sein, und es müssen Aspirationsbewegungen eintreten. Das kommt vor bei Ertrinkenden, dann aber namentlich auch bei herabgesetzter Reflexerregbarkeit der Schleimhäute, wie bei Bewußtlosen oder Schwerkranken, denen die Nahrung in unvorsichtiger Weise beigebracht wird, ferner bei Individuen, deren Exspirationsmuskulatur gelähmt oder hochgradig geschwächt ist. Hierher gehören vielleicht auch die Pneumonien, die nach Narkosen, besonders mit Äther, auftreten. Durch den Äther wird eine reichliche Schleimsekretion hervorgerufen, und der Schleim wird, da der Reflex fehlt, aspiriert. Auch wenn bei Schwerkranken sich Schleim in der Mundhöhle und in der Trachea ansammelt, so kann er aspiriert werden und zu Bronchopneumonien Veranlassung geben.

Bei der Schluckpneumonie ist also der Vorgang der gleiche wie bei den anderen Aspirationspneumonien, und man muß Aufrecht darin recht geben, daß er empfiehlt, den Ausdruck Schluckpneumonie ganz fallen zu lassen.

Auch durch Aspiration von Eiter oder Gewebsstückchen, die durch Ulzerationen der Luftwege oder Durchbruch von Krankheitsherden entstanden sind, können Bronchopneumonien entstehen. Das ist der Fall bei tuberkulösen und anderen Ulzerationen des Kehlkopfes, perforierten Karzinomen und Ösophagusdivertikeln, aber auch bei Diphtherie, bei der Membranen aspiriert werden können. Auch die septischen Pneumonien von Neugeborenen bei septischer Erkrankung der Gebärenden werden auf Aspirationen zurückgeführt, indem man annimmt, daß intra partum zersetztes Fruchtwasser oder infizierte Massen aus der Scheide aspiriert werden.

Durch Aspiration von Mundspeichel oder Bronchialsekret sind auch die Herdpneumonien bei narkotischen Vergiftungen zu erklären, z. B. Morphium und Leuchtgasvergiftung. Dagegen kann es sich bei Vergiftungen durch Trinken von Karbolsäure, Lysol usw. auch um eine Aspiration der ätzenden Flüssigkeiten handeln.

Die Symptome der Aspirationspneumonie sind sehr verschiedenartig. Hat man Gelegenheit, das Entstehen vom ersten Beginn an genau zu verfolgen, so hört man zuerst reichliche, großblasige Rasselgeräusche, und auch sonst bestehen die Symptome einer Bronchitis, oft mehr oder weniger vermischt mit den Symptomen von Flüssigkeit in den Luftwegen. Namentlich bei vom Ertrinkungstod Geretteten zeigt die aus dem Munde entleerte Flüssigkeit durch ihre schaumige, gerötete und mehr oder weniger schleimige Beschaffenheit, daß es sich um ein Gemenge von aspiriertem Wasser und Sekret der gereizten Schleimhaut handelt. Während nun in vielen Fällen diese Symptome im Laufe einiger Stunden oder eines Tages vollkommen verschwinden, hört man in anderen Fällen an einzelnen Stellen in den Unterlappen feinblasige Rasselgeräusche, das Atemgeräusch ist abgeschwächt, der Perkussionsschall kann verkürzt sein. Auch diese Symptome, die wir schon als den Beginn einer Pneumonie auffassen müssen, können vorübergehen, ohne daß Fieber auftritt. Es kann sich aber auch Fieber hinzugesellen, die Erscheinungen von Infiltration bleiben bestehen oder nehmen an Intensität und Ausdehnung zu.

Solche Erscheinungen können sich auch einstellen, nachdem die Bronchitis, die sich an einen Sturz ins Wasser, an eine Äthernarkose oder dergl. angeschlossen hatte, schon vollständig verschwunden war. Wieder in anderen Fällen sind die pneumonischen Erscheinungen überhaupt das erste, was der Arzt konstatieren kann, indem er erst zu dieser Zeit gerufen wird, oder indem die ersten Symptome des Durchbruches eines Karzinoms oder dergl. bei dem ohnehin schon schwerkranken Patienten unbemerkt vorübergegangen waren.

Meist treten die pneumonischen Symptome nur im Unterlappen auf, doch kommt es auch nicht so selten vor, daß die Entzündung sich in den oberen Partien der Lunge entwickelt. Das kann der Fall sein, wenn der Bewußtlose auf dem Rücken gelegen hatte und die Flüssigkeit deshalb in die Bronchien des Oberlappens fließen konnte.

Der weitere Verlauf gestaltet sich sehr verschieden. Bei Menschen, die beim Sturz ins Wasser sich durch Aspiration von Wasser eine Pneumonie zugezogen hatten, kann diese nach wenigen Tagen verschwinden, ohne daß erhebliche Allgemeinerscheinungen auftreten. In anderen Fällen kann sich eine mehr oder weniger ausgedehnte Bronchopneumonie, solitär oder disseminiert, über längere Zeit hinziehen, die Temperatur kann hochsteigen, zeigt aber immer einen irregulären Verlauf. Die Krankheit kann unter Herzschwäche zum Tode führen, doch ist das nur bei großer Ausdehnung des Prozesses oder bei geschwächten Individuen die Regel. Häufiger ist, wenn es sich um die Aspiration ätzender Flüssigkeiten oder stark infizierter Massen handelt, der Ausgang in Lungengangrän.

Als Komplikationen sind Endokarditis (Nauwerck), Ikterus (Silbermann), Albuminurie beobachtet worden.

3. Die hypostatische Pneumonie. Bei Individuen, deren Herzkraft nachläßt, und die längere Zeit bettlägerig sind, kommt es zu Blutansammlung in den abhängigen Partien, und die weitere Folge ist eine Atelektase, zu der auch die mangelhafte Lungenlüftung beiträgt, und Ödem in einzelnen Partien. In solchen Lungen ist die Gelegenheit zur Infektion ganz besonders gegeben. Namentlich sehen wir das im Verlauf länger dauernder Infektionskrankheiten, z. B. Typhus, bei alten Leuten, die Bettruhe einhalten müssen (z. B. infolge von Oberschenkelhalsbruch), und bei schweren Hirn- und Rückenmarksleiden, bei denen sich, wie namentlich Aufrecht betont, oft im Verlauf von wenigen Tagen eine hypostatische Pneumonie entwickelt.

Die Symptome der hypostatischen Pneumonie sind oft auffallend gering. Husten, Auswurf, Fieber können vollständig fehlen. Oft ist nur ein hoher Grad von Erschöpfung, der sich plötzlich entwickelt, und eine schlechte Beschaffenheit des Pulses der Hinweis auf das Eintreten einer Komplikation. Untersucht man genauer, so findet man recht oft gleichzeitig mit dem Eintreten der Verschlimmerung im Allgemeinbefinden Dämpfung, Abschwächung des Atemgeräusches und des Pektoralfremitus. Hört man einer an Stelle Bronchialatmen und klingendes Rasseln, so ist damit noch nicht gesagt, daß eine Pneumonie vorhanden sein müsse. Es gibt Fälle, in denen ausgedehntes Bronchialatmen, Dämpfung und Aufhebung des Stimmfremitus sogar den Eindruck einer Pleuropneumonie erweckten, und in denen die Sektion Atelektase, Hypostase und Hydrothorax ohne die Spur einer Pneumonie ergab. Sicherer ist die Diagnose, wenn die Erscheinungen von Infiltration an einer zirkumskripten Stelle auftreten, wenn man in einem beschränkten Bezirk Bronchophonie oder verstärkten Stimmfremitus wahrnehmen kann, oder wenn eine Dämpfung sich gegen den Lungenrand zu wieder aufhellt.

Die hypostatische Pneumonie stellt oft nur das unvermeidliche Ende eines Leidens dar. Bessert sich aber die Grundkrankheit, so können auch hypostatische Pneumonien wieder ausheilen.

4. Die herdförmige Pneumonie der Kinder. Schon bei der Besprechung der kruppösen Pneumonie wurde erwähnt, daß die lobäre Entzündung — mit Ausnahme der äußerst seltenen Fälle bei Neugeborenen — in den ersten 5 Lebensmonaten nicht vorkommt, von da an erst selten, dann immer häufiger auftritt, um erst nach dem 5. Jahr eine wichtigere Rolle zu spielen. An ihrer Stelle sieht man die herdförmigen Pneumonien, die im ersten Lebensjahr sehr häufig und sehr gefährlich sind, später seltener werden und harmlos verlaufen. Nach einer Statistik von Holt (wiedergegeben von v. Pirquet und von Lauche) verteilten sich 426 Fälle so auf die ersten 5 Lebensjahre, daß auf das erste 53%, auf die folgenden 33, 11, 2 und 1% der Erkrankungen fielen. Die Sterblichkeit betrug im ersten Jahr 66%, im zweiten 55%, im dritten 33% und im vierten 16%.

Bei Neugeborenen, die in den ersten 3 Lebenstagen sterben, werden bisweilen Herdpneumonien gefunden, die auf die Aspiration von infiziertem Fruchtwasser zurückgeführt werden. Wie oft bei totgeborenen Kindern eine Pneumonie anzunehmen ist, ist noch nicht sicher, da die anatomischen Unterschiede zwischen Pneumonie und einfacher Reaktion des Lungengewebes auf aspiriertes Fruchtwasser gering sind (vgl. Lauche und Hook).

Bei Säuglingen tritt die Herdpneumonie hauptsächlich als sog. „Streifenpneumonie" auf, die in den paravertebralen Abschnitten der Lunge an einem Streifen längs der Wirbelsäule lokalisiert ist. In erster Linie werden die hinteren Abschnitte des rechten Oberlappens, in zweiter die mittleren Teile des linken Unterlappens befallen. Mit zunehmendem Alter wird diese Form seltener, verschwindet am Ende des ersten Jahres ganz und tritt nur noch bei sehr schwächlichen Kleinkindern bis gegen das dritte Lebensjahr auf.

Bei Kleinkindern kommt die Herdpneumonie nicht nur nach Infektionskrankheiten, wie Masern, Pertussis und Grippe, sondern auch als selbständiges Krankheitsbild vor. Anatomisch kann man multiple kleine, mit Bronchitis capillaris verbundene und größere, konfluierende, nicht selten pseudolobäre Herde unterscheiden.

Je jünger das Kind ist, um so schwerer die Krankheit. Oft schließt sich die Lungenentzündung an eine Bronchitis an. Oft geht ihr ein Schnupfen, oft eine gastrointestinale Störung voraus. Besonders leicht entsteht die Krankheit bei Rachitis und exsudativer Diathese.

Das Kind, das vielleicht schon vorher ziemlich schwer krank war, wird sehr unruhig, verweigert die Nahrung, wird zyanotisch, die Temperatur steigt auf 40 und 41°, nur bei allerschwersten Fällen kann sie auch niedrig bleiben, oft ist sie unregelmäßig. Nach einigen Tagen können alle Erscheinungen rasch zurückgehen und Heilung eintreten. Schreitet die Krankheit fort, so wird das Kind, das bisher ängstlich und aufgeregt war, apathisch, die Zyanose macht einer blassen Hautfarbe Platz, bei der nur noch Fingerspitzen, Nase usw. bläulich erscheinen, der Husten, der das Kind vorher gequält hatte, hört allmählich auf, die Atmung wird oft unregelmäßig, die Pulsfrequenz steigt auf 160 und 180 und schließlich tritt, bisweilen nach dem Auftreten von Konvulsionen, der Tod ein.

Wieder in anderen Fällen zieht sich die Krankheit längere Zeit hin, ohne daß größere Herde aufzutreten brauchen. Eine scheinbar harmlose, wenig ausgedehnte Pneumonie will nicht ausheilen. Die Temperatur steigt nach vorübergehendem Sinken wieder an, neue Herde treten auf, das Kind magert ab, so daß der Verdacht auf Tuberkulose entsteht. Selbst wenn es gelingt, Sputum zur Untersuchung zu erhalten (bei kleinen Kindern durch Auswischen des Mundes im Moment eines Hustenstoßes) und die Untersuchung keine Tuberkelbazillen ergibt, so läßt sich der Verdacht nicht unterdrücken, bis entweder der Tod eintritt und die Sektion chronisch gewordene Herdpneumonien aufdeckt, oder allmählich eine Besserung eintritt, das Kind sich langsam erholt, die Fiebersteigerungen geringer und immer seltener werden, und das Kind schließlich wieder vollständig gesund wird.

Die physikalischen Erscheinungen sind bei pseudolobärer Ausbreitung bisweilen sehr ausgesprochen, die Dämpfung sehr deutlich und das Bronchialatmen sehr scharf, bisweilen hört man aber nur an einzelnen Stellen auffallend klingendes Rasseln. Da im Säuglingsalter die Herdpenumonie, wie erwähnt, als Streifenpneumonie auftritt, findet man hier die Veränderungen bei der Perkussion und Auskultation längs der Wirbelsäule. Czerny hat auf eine auffallende Starre des Brustkorbes, Wenckebach auf Spannung der Rückenmuskulatur und des Pektoralis bei Säuglingen aufmerksam gemacht.

Das Röntgenbild der Herdpneumonie kann Herde aufdecken, die sonst nicht nachweisbar sind, es kann aber auch im Stiche lassen (Duken).

5. Die Herdpneumonie im Greisenalter. Auch im Greisenalter stellt die Herdpneumonie eine gefährliche, aber auch eine relativ häufige Krankheit dar.

Roussy und Leroux teilen die herdförmige Greisenpneumonie in drei Formen ein: knotige, pseudolobäre und miliare. Bei der knotigen Form fanden sie oft eine dreieckige Gestalt des Herdes und sklerotische Veränderungen an den Pulmonalarterien. Sie nehmen deshalb an, daß die Pneumonie häufig Folge der Infektion eines Infarktes sei. Gonin konnte aber bei der genauen Untersuchung von 30 Fällen von 12 bis 90 Jahren nur einmal einen Gefäßverschluß feststellen, der bei der Entstehung eines von mehreren pneumonischen Herden überhaupt in Betracht kam. Er nimmt deshalb an, daß die herdförmige Pneumonie auch im Greisenalter durch Fortwandern einer Entzündung von den Bronchien auf das Lungengewebe zustande kommt.

Noch mehr als die kruppöse Pneumonie zeichnet sich die Bronchopneumonie der alten Leute durch die Geringfügigkeit ihrer Symptome aus. Zu dem Fehlen von Fieber, von Husten und Auswurf kommt hier noch die geringe Ausdehnung und Intensität der physikalischen Symptome, so daß oft nur eine auffallende Schwäche, eine Steigerung der Pulsfrequenz oder eine Beschleunigung der Atmung, eine gerötete trockene Zunge an die Möglichkeit einer Bronchopneumonie denken lassen. Doch sei daran erinnert, daß bei alten Leuten die Rektalmessung oft ganz erheblich höhere Temperaturen anzeigt als die Messung in der Achselhöhle.

Die Bronchopneumonie tritt bekanntlich im Greisenalter so häufig auf, daß es als Regel gilt, alte Leute, namentlich mit Bronchialkatarrhen, möglichst wenig im Bett liegen zu lassen.

6. Die im Anschluß an Bronchitis auftretende Bronchopneumonie im mittleren Alter. Im mittleren Lebensalter kommen Aspirations- und hypostatische Pneumonien natürlich ziemlich häufig vor, ebenso Herdpneumonien im Verlauf von Infektionskrankheiten, besonders bei Grippe, ferner die weiter unten zu besprechenden, epidemieartig auftretenden Herdpneumonien, dagegen sind Bronchopneumonien im Anschluß an eine gewöhnliche Bronchitis selten. Wenn sie auftreten, so führen sie eine mehr oder weniger plötzliche Temperatursteigerung, eine Verschlimmerung des Allgemeinbefindens herbei und machen die Symptome von mehr oder weniger ausgedehnten, meistens nur vereinzelten Infiltrationsherden. Der Verlauf ist meist gutartig. Doch kommen auch gelegentlich ohne irgendwelche besondere Veranlassung und

ohne die Wahrscheinlichkeit einer spezifischen Infektion schwere Bronchopneumonien vor.

Ich erinnere mich an einen Fall, bei dem ein schweres Kranheitsbild, hochgradige Dyspnoe, reichlicher Auswurf, Zyanose und Herzschwäche bestand, und bei dem physikalische Diagnostik und Röntgenuntersuchung über beide Lungen, Oberlappen und Unterlappen, zerstreute zahlreiche bronchopneumonische Herde nachwies. Nachdem alle möglichen Mittel versucht worden waren und der Krankheitszustand immer bedrohlicher geworden war, trat im Anschluß an Injektionen von Eukalyptusöl auffallend rasch vollständige Heilung ein.

Nicht ganz selten treten bei Bronchiektasien bronchopneumonische Herde auf, wie Abb. 48 illustriert. Es braucht nicht immer eine putride Bronchitis vorhanden zu sein, auch ohne solche kann die Entzündung auf die Nachbarschaft der Bronchiektasien übergreifen und eine Bronchopneumonie erzeugen. Bei geschwächten Individuen sind diese Lungenentzündungen recht gefährlich.

7. Kontagiöse und nichtkontagiöse Streptokokkenpneumonien. Finkler hat mehrere kleine Epidemien von Bronchopneumonie beschrieben, die durch Streptokokken bedingt waren. Sie verliefen sehr bösartig, und sollen sich durch eine ausgesprochene zellige Beschaffenheit des pneumonischen Exsudates ausgezeichnet haben.

Bronchopneumonien, die ebenfalls durch Streptokokken bedingt waren, aber nicht kontagiös waren und gutartig verliefen, sind von A. Wassermann beschrieben worden. Sie waren teilweise in den Oberlappen lokalisiert und erweckten dann den Verdacht einer Tuberkulose. Auffallend war das Weiterwandern der Entzündung, das den Vergleich mit einem Erysipel veranlaßte.

Vielleicht gibt es noch verschiedene andere Mikroorganismen, die gelegentlich bei Individuen jeden Alters kontagiöse oder nicht kontagiöse Bronchopneumonien erzeugen können. Nur werden die einzelnen Fälle häufig anders, z. B. als Influenzapneumonie, gedeutet.

8. Die bei akuten Infektionskrankheiten auftretenden Bronchopneumonien. a) Influenza. Die Bronchopneumonie bildet eine recht häufige Komplikation der Influenza. Bei der großen Pandemie 1889/90 wurde an einzelnen Orten in 30—40% der Influenzafälle diese Komplikation beobachtet. bei der letzten Pandemie seltener, aber mit schwererem Verlauf. Sie tritt meistens schleichend auf, nur in seltenen Fällen stellt sie scheinbar die erste Äußerung und vorwiegende Lokalisation der Infektion dar. Der Verlauf ist oft durch Überspringen der Entzündung und das Auftreten multipler Herde ausgezeichnet. Alle Formen von Entzündung, alle Übergänge von kleinsten bis zu pseudolobären, selbst echte lobäre Pneumonien kommen vor. Das Sputum ist reichlich, eitrig, oft grünlich, bisweilen mit rostfarbenen Partien vermischt. Das Fieber ist unregelmäßig und dauert oft recht lange. Das Krankheitsbild kann an einen Typhus oder eine Sepsis erinnern. Die Letalität der Influenzapneumonie betrug in den Epidemiejahren 1889 bis 1894 nach der deutschen Sammelstatistik 17%, 1918 und in den folgenden Jahren nach den verschiedenen Statistiken 20—50% (vgl. auch Bie). Relativ häufig war der Übergang in Lungengangrän und Induration. Gar nicht selten wurde als Nachkrankheit Tuberkulose beobachtet (vgl. Massini in Bd. I dieses Handbuchs, S. 196 ff., über das Röntgenbild vgl. Liebmann und Schütz).

Auch in epidemiefreien Zeiten kann man manchmal solche Influenzapneumonien beobachten. Die Diagnose sollte aber nur gestellt werden, wenn der Verlauf typisch ist und sich eine Kontagiosität nachweisen läßt, oder wenn etwa die Sektion das charakteristische Bild der Influenzapneumonie ergibt (vgl. Kuczynski und Wolff). Es ist nicht angängig, jede Bronchopneumonie, für die man sonst keine Ätiologie kennt, als Influenzapneumonie zu bezeichnen.

b) Masern. Bei den Masern ist die Bronchopneumonie weitaus die wichtigste Komplikation, die die meisten Todesfälle an Morbillen zur Folge hat.

Anatomisch kann man eine kleinknotige Form und eine solche mit größeren Herden unterscheiden. Die kleinknotige Form hat Ähnlichkeit mit Miliartuberkulose, doch sind die Herde weniger rund, mehr sternförmig, und man erkennt häufig, daß sie die kleinen Bronchien mantelförmig umgeben. Die gröberen Herde sind weniger scharf begrenzt, können konfluieren und entsprechen bisweilen den Grenzen eines Lobulus. Auch bei diesen muß man eine peribronchiale Entstehung annehmen. Sie kann in jedem Stadium der Krankheit auftreten, am häufigsten aber wird sie zur Zeit des Abblassens des Exanthems beobachtet.

Tritt sie früher auf, so verschwindet manchmal das Exanthem, nachdem es sich zuerst auffallend blau verfärbt hat, ziemlich rasch. Wenn die Pneumonie schon früh auftritt, so ist sie besonders gefährlich und äußert sich in besonders schwerer Atemnot, hochgradiger Schwäche und Störung des Sensoriums. Aber auch bei den Spätformen kann ein ähnliches, an Sepsis erinnerndes Krankheitsbild auftreten.

Wenn die Pneumonie erst nach Ablauf des Exanthems auftritt, so steigt das Fieber wieder an und die Dyspnoe und Zyanose deuten auf eine Komplikation von seiten der Lunge hin. Man findet dann meist nur an vereinzelten beschränkten Stellen die Zeichen einer Infiltration, häufig nur etwas klingendes Rasseln. Die Unterlappen sind häufiger betroffen, doch sind gar nicht selten über beiden Lungen in ziemlich gleichmäßiger Verteilung von unten bis oben pneumonische Erscheinungen nachweisbar. Gelegentlich kommt es auch durch Konfluenz der Herde zu einer ausgedehnten intensiven Dämpfung, die an eine krupöse Pneumonie denken läßt. Die Krankheit kann sich über viele Wochen hinziehen und schließlich doch noch zur Heilung kommen. Recht häufig aber erfolgt, namentlich bei schwächlichen und sehr jungen Kindern nach kürzerer oder längerer Zeit der Tod (vgl. auch unter „chronische Pneumonie"). Auch Tuberkulose kommt als Nachkrankheit vor.

c) Keuchhusten. Bei Pertussis ist die Pneumonie weniger häufig als bei Masern, sie ist aber ebenso gefährlich und stellt auch hier die häufigste Todesursache dar. Sie tritt meistens zur Zeit der gehäuftesten Anfälle auf. Ihre vorwiegende Lokalisation ist in den Unterlappen. Oft nimmt sie einen recht langwierigen Verlauf, so daß der Verdacht auf Tuberkulose rege wird, um so mehr, als Tuberkulose sich gar nicht selten an die Keuchhustenpneumonie anschließt.

d) Diphtherie. Bei der Diphtherie kann die Bronchopneumonie auf zweierlei Weise entstehen. In den selteneren Fällen wandert die diphtherische Entzündung vom Kehlkopf durch die Bronchien direkt in die Lunge. Häufiger wird infiziertes Material aspiriert. Im ersten Fall erfolgt meist sehr rasch nach Beginn der Infektion der Tod. Im zweiten Fall ist die Krankheit auch gefährlich, doch ist die Erholung, oft nach ziemlich langer Dauer, möglich. Auch kann die Krankheit in Gangrän übergehen. Die gefürchteten Bronchopneumonien nach Tracheotomie sind ebenfalls auf Aspiration zurückzuführen.

Nach Baginsky soll außerdem noch eine infarktähnliche Pneumonie bei Diphtherie vorkommen.

e) Akuter Gelenkrheumatismus. In seltenen Fällen wird bei dieser Krankheit eine meist doppelseitig in den Unterlappen lokalisierte Bronchopneumonie beobachtet. Sie soll sich durch langwierigen Verlauf, aber ziemlich gute Prognose auszeichnen.

f) Erysipel. Auch bei der Rose ist die Bronchopneumonie selten, wenn man von den hypostatischen Pneumonien bei alten Individuen absieht. Wenn sie auftritt, verläuft sie bösartig und führt meist den Tod herbei.

g) Pest. Die primäre Lungenpest, die aus bronchopneumonischen, oft pseudolobären konfluierenden Herden besteht, ist in Bd. I dieses Handbuches von Rodenhuis beschrieben, ebenso die sekundäre Pneumonie bei der Bubonenpest.

h) Die herdförmigen Pneumonien bei Typhus, Paratyphus, Malaria usw. bieten keine Besonderheiten.

Die Herdpneumonie bei Cholelithiasis wurde S. 1346 erwähnt.

9. Die hämatogenen Lungeninfektionen bei septischen Prozessen. Bei Osteomyelitis und anderen septischen Erkrankungen, vielleicht auch bei Darmaffektionen der Kinder, kommt es zu Metastasen der Entzündungserreger im Lungengewebe. Wie S. 1345f. gesagt wurde, sind diese außerordentlich selten, und wenn sie vorkommen, so bilden sie häufig nur eine terminale Erscheinung. Die anatomischen Eigentümlichkeiten dieser metastatischen Pneumonien sind S. 1278 erwähnt.

Doch ist die Beurteilung der hämatogenen Entstehung von Herdpneumonien schwierig. Ganz sicher ist diese, wie Lauche betont, nur dann, wenn man die Bilder beginnender Abszesse vor sich hat. Man sieht dann oft um kleine Gefäße herum, die mit Kokken vollgestopft sind, eine Zone nekrotischen Lungengewebes, umgeben von einem Rand infiltrierter leukozytenreicher Alveolen.

Diagnose. Die Diagnose der Herdpneumonie ist in vielen Fällen leicht, recht oft aber ziemlich schwierig.

Nicht nur bei kapillärer Bronchitis und bei Hypostase kann ein bronchopneumonischer Herd der Diagnose entgehen, sondern auch sonst werden kleinere Herde, die nicht bis an die Oberfläche reichen, recht häufig nicht erkannt. Besonders oft kann das Emphysem Infiltrationen verdecken. Beim Vorhandensein einer Bronchitis muß daher sorgfältig auf das Auftreten von klingenden Rasselgeräuschen, Bronchophonie, Abschwächung des Perkusisonsschalles und Bronchialatmen bzw. unbestimmtem Atmen geachtet werden. Freilich können diese Symptome gelegentlich dadurch hervorgerufen werden, daß das Lungengewebe aus einem anderen Grunde (Atelektase, Kompression) luftleer geworden ist.

Die Untersuchung des Sputums fördert in der Regel die Diagnose wenig. Dagegen kann die Feststellung der Bakterienflora von Bedeutung sein, ganz besonders wenn man etwa Pestbazillen darin entdecken sollte.

Das Röntgenbild kann bei der Diagnose wertvolle Dienste leisten. Doch vergesse man nie, daß es nur über die Form, Größe und Verteilung der Herde etwas aussagt, aber nichts über ihre Ätiologie oder histologische Beschaffenheit. Tuberkulöses Granulationsgewebe, käsige Entzündung, Tumor, Infarkt usw. lassen sich von einer unspezifischen Entzündung nicht unterscheiden. Recht oft sieht man im Röntgenbild kleinere und spärlichere Herde, als nachher die Sektion ergibt. Das Röntgenbild kann vollständig im Stiche lassen, selbst wenn man die Pneumonie durch Perkussion und Auskultation nachweisen kann (vgl. Abb. 24, S. 1121). Umgekehrt kann es aber auch sonst nicht feststellbare Herde aufdecken. Bei Kindern hat besonders Duken darauf hingewiesen.

Differentialdiagnose. Die Unterscheidung von kruppöser Pneumonie ist bisweilen unmöglich. Oft aber zeigt sich bei genauer Untersuchung doch, daß zwischen den pneumonischen Lungenpartien Stellen mit weniger deutlichem Bronchialatmen oder nicht klingenden Rasselgeräuschen vorhanden sind, während bei der kruppösen Pneumonie der Befund gleichmäßiger ist. Namentlich wenn der Beginn und Verlauf der Krankheit nicht für eine kruppöse Pneumonie typisch ist, so muß die Diagnose auf Bronchopneumonie gestellt werden, während ein Herpes eher für kruppöse Entzündung spricht.

Auch die Unterscheidung von nicht zu ausgedehnten pleuritischen Exsudaten kann Schwierigkeiten machen. Namentlich wenn die Bronchien verstopft sind, so kann die Abschwächung des Atemgeräusches, ev. auch des Pektoralfremitus, fälschlicherweise ein Exsudat vermuten lassen. Bisweilen bringt der folgende Tag durch den Wechsel des Befundes Klarheit, bisweilen erst die Probepunktion.

Ein Lungeninfarkt kann sehr leicht eine Bronchopneumonie vortäuschen, wenn das typische Infarktsputum fehlt. Bisweilen sichert die Berücksichtigung des Grundleidens die Diagnose, aber oft kann der Zustand des Patienten zu beiden Vorkommnissen Veranlassung geben. Auch die Temperatur kann sich in beiden Fällen gleich verhalten. Es ist deshalb nicht zu verwundern, wenn bisweilen auch umgekehrt ein Infarkt diagnostiziert wird, während eine Bronchopneumonie vorliegt.

Verwechslung mit Atelektase ist gar nicht selten. In vielen Fällen bildet diese ja auch das primäre Leiden, und erst mit der Zeit tritt eine Bronchopneumonie hinzu. Im ganzen spricht Fehlen von klingendem Rasseln, anhaltende Abschwächung des Atemgeräusches mehr für Atelektase.

Sehr schwierig kann die Entscheidung sein, ob bei einer kapillären Bronchitis auch noch ein größerer bronchopneumonischer Herd vorhanden ist. Findet man an einer Stelle ausgesprochene Bronchophonie, Bronchialatmen oder Dämpfung, so ist die Diagnose gesichert, aber in vielen Fällen wird erst die Sektion größere oder kleinere Infiltrationsherde zutage fördern.

Eine Verwechslung mit Lungenödem ist möglich, wird aber selten vorkommen. Dagegen kann bei Patienten, die an Bronchiektasen leiden und fieberhaft erkrankt sind, die Entscheidung schwierig sein, ob noch eine Bronchopneumonie vorliegt.

Verwechslung mit Tuberkulose ist nicht so selten. Doch bringt meistens die Sputumuntersuchung oder der weitere Verlauf, freilich oft erst nach längerer Zeit, Klarheit. In manchen Fällen wird man auch nach Abklingen des Fiebers im unklaren bleiben, ob nicht hinter der Bronchopneumonie doch eine Tuberkulose steckt.

Prognose. Da die Bronchopneumonie ein Sammelbegriff für alle möglichen Formen der Entzündung des Lungengewebes aus den verschiedenartigsten Ursachen darstellt, können über die Prognose keine allgemeinen Regeln gegeben werden. Es sei auf die Besprechung des Verlaufes der einzelnen Formen hingewiesen. Im allgemeinen ist die Erkrankung bei Kindern und Greisen besonders gefährlich, bei Kindern um so gefährlicher, je jünger sie sind. Auch die Konstitution des Individuums, der Kräftezustand und der Zustand des Herzens sind von größter Wichtigkeit. Wenn bei schwächlichen Individuen eine Bronchopneumonie ausbricht, so ist es ja manchmal an sich ein Zeichen dafür, daß der Tod herannaht. Daß auch die Ausdehnung der Bronchopneumonie von Wichtigkeit ist, ist selbstverständlich.

Therapie. Aus den gleichen Gründen, aus denen für die Prognose keine allgemeinen Regeln aufgestellt werden können, kann die Therapie nicht einheitlich besprochen werden. Bei ausgedehnten Bronchopneumonien gilt vielfach dasselbe, was für die kruppöse Pneumonie gesagt wurde. Nur wird die Serumbehandlung (außer bei der Kinderpneumonie) weniger in Frage kommen. Dagegen ist die Optochin- und Chinintherapie in gleicher Weise zu versuchen wie bei der lobären Entzündung, besonders bei Kindern (vgl. Friedberg). Auch das Transpulmin ist warm empfohlen worden.

Eine besondere Besprechung ist für die Kinderpneumonie notwendig. Viele Kinderpneumonien behandelt man am besten exspektativ, d. h. man quält die Kinder gar nicht durch irgendwelche Maßnahmen, deren Erfolg doch zweifelhaft ist. Einzig ein Abführmittel im Beginn der Pneumonie dürfte in der Regel angezeigt sein. Am besten verordnet man Kalomel, 0,01 bis 0,05 je nach dem Alter des Kindes alle zwei Stunden.

Bei starken Schmerzen im Beginn der Erkrankung sind oft Schröpfköpfe auch bei Kindern von Wert. Früher wurde oft am Anfang der Krankheit ein Brechmittel gegeben. Henoch empfiehlt Tartarus stibiatus in einer Lösung von 0,05—0,1 : 120 stündlich einen Kinderlöffel, bis Erbrechen erfolgt, und nachher zweistündlich weiter. Bei wiederholtem Erbrechen oder bei Durchfall soll das Mittel ausgesetzt werden. Besteht Durchfall schon von Anfang an, so ist statt Brechweinstein Radicis Ipecacuanhae 2,0, Oxymellis Scillae 30,0, Aq. dest. 60,0, alle zehn Minuten ein Teelöffel oder ein Kinderlöffel bis zum Erbrechen zu geben.

Ist die Dyspnoe hochgradig, das Bewußtsein getrübt und der Puls schlecht, so ist eine aktivere Therapie notwendig. In erster Linie sind Hautreize am Platze, sei es in Form von heißen Bädern mit kühlen Übergießungen, von kalten Bädern oder von Umschlägen, sei es in Form von Senfwickeln.

Diese sind oft besonders wirksam. Man stellt sie so her, daß einige Hand voll Senfmehl mit lauwarmem Wasser zu einem Brei angerührt und auf ein Tuch ausgestrichen werden. Das Kind wird darauf gelegt und das Tuch umgeschlagen und mit einer Decke so zugedeckt, daß der Dampf nicht zum Nießen oder Husten reizt. Das Kind bleibt 20 bis 30 Minuten in der Packung. Als Effekt sieht man nachher (nach dem Abwaschen oder einem Bad) eine starke Rötung der Haut. Ähnlich wirken auch Senfbäder.

Bei Herzschwäche der Kinder müssen die gleichen Mittel angewendet werden wie bei Herzschwäche der Erwachsenen, namentlich Koffein und Kampfer, während Digitalis meist weniger wirksam ist. Antipyretica sind bei Kindern in der Regel zu entbehren. Alkohol wird auch bei Kindern vielfach empfohlen. A. Fränkel empfiehlt sogar Kindern unter einem Jahre bis zu einem Teelöffel Ungarwein jede Stunde zu geben.

Die Diät muß leicht, aber reichlich sein, namentlich für ausgiebige Getränkezufuhr ist zu sorgen. Die Kinder müssen sorgfältig gepflegt und öfters in andere Lage gebracht werden, damit Hypostase möglichst vermieden wird.

Bei Erwachsenen ist recht oft der schon vorhandene Schwächezustand ganz besonders zu berücksichtigen. Die Ernährung muß ausgiebiger sein als bei der kruppösen Pneumonie und muß die oft vorhandene Appetitlosigkeit berücksichtigen. Künstliche Nährpräparate sind oft notwendig. Mit Wein sei man nicht zu sparsam.

Der Zustand des Herzens erfordert eine besondere Aufmerksamkeit. Er ist in gleicher Weise zu beeinflussen wie bei der kruppösen Pneumonie. Expektorantia wird man wegen der gleichzeitig bestehenden Bronchitis häufiger anwenden müssen als bei der fibrinösen Lungenentzündung. Auch Morphium und andere Hustenmittel werden häufiger in Frage kommen.

Da es sich vielfach um sehr elende Individuen handelt, muß die Krankenpflege besonders sorgfältig sein. Das Vermeiden von Dekubitus ist oft schwierig.

In der Rekonvaleszenz drohen meistens größere Gefahren als bei der kruppösen Pneumonie. Sie ist deshalb besonders sorgfältig zu überwachen. Oft werden Kuren in einem milden Klima (vgl. oben S. 1109), bei Kindern Solbäderkuren notwendig sein.

4. Pneumonien mit besonderer Ätiologie.

Sowohl bei der kruppösen als auch bei der Bronchopneumonie wurde wiederholt auf Pneumonien hingewiesen, die infolge einer besonderen Infektion entstehen und sich auch durch den Verlauf vielfach von den gewöhnlichen Formen der Lungenentzündung unterscheiden. Teils sind es atypisch verlaufende kruppöse Pneumonien, teils kann dieselbe Ursache bald eine lobäre, bald eine

lobuläre Erkrankung zur Folge haben. Diese Erkrankungen sollen hier nochmals im Zusammenhang kurz besprochen werden.

Epidemische Pneumonien. Schon bei den kruppösen Pneumonien wurde
erwähnt, daß bisweilen eine epidemieartige Häufung dieser Krankheit in kleinen
Bezirken vorkommt. Seltener sind es ganze Ortschaften, häufiger Truppen-
oder Gefangenenlager, Kasernen, Gefängnisse oder nur einzelne Häuser, in
denen solche Endemien beobachtet werden. Diese kruppösen Pneumonien
verlaufen häufig atypisch, oft asthenisch. Aber auch Bronchopneumonien
treten bisweilen in einzelnen Häusern gehäuft auf, manchmal im Zusammenhang mit Erkrankungen der oberen Luftwege bei anderen Hausgenossen. Hier
wird oft von „Influenza" gesprochen, obschon jeder Beweis für einen Zusammenhang mit der pandemischen Grippe fehlt. Bei vielen dieser kleinen Epidemien
ist wegen Mangels von Autopsien die Entscheidung unmöglich, um welche
anatomischen Formen es sich gehandelt hat. Besonders interessant ist in dieser
Hinsicht die von Zander mitgeteilte Endemie unter Zivilarbeitern in einem
Gefangenenlager von Dezember 1915 bis April 1916, die 411 Erkrankungen
mit 144 Todesfällen umfaßte, und bei der die Entzündung anfänglich immer
rein lobär war, später aber immer mehr herdförmig auftrat. Hier handelte
es sich um eine Infektion mit dem Friedländerschen Bazillus. Am bekannte-
sten ist die von Butry beschriebene Epidemie des Dorfes Bechenbach, von
dessen Einwohner 4 % befallen wurden mit einer Sterblichkeit von 70 %.
Überhaupt zeichnen sich diese Epidemien und auch die einzeln auftretenden
Kontaktfälle oft durch eine besondere Bösartigkeit aus. Zusammenstellungen
solcher Epidemien finden sich bei Aufrecht, bei Fränkel und bei Groß,
neuere Mitteilungen bei Lister und bei Mac Callum. Aus den Alpen sind
bösartige epidemische Pneumonien unter dem Namen „Alpenstich" bekannt
(s. Galli-Valerio).

Zwei Beispiele von Hausendemien seien angeführt:

Die beiden Dienstmädchen einer Familie erkrankten beinahe am gleichen Tage an
Schnupfen und heftigen Kopfschmerzen. Bei der einen trat nach zwei Tagen Schüttelfrost und Stechen hinten links unten auf, kurz darauf stellten sich auch Husten und roter
Auswurf ein. In der folgenden Nacht erwachte sie mit heftiger Atemnot, zwei Tage nach
dem Schüttelfrost wurde sie ins Spital gebracht und zeigte über dem linken Unterlappen
Dämpfung, Bronchialatmen und Knisterrasseln. Die Herzdämpfung war vergrößert und
ein systolisches Geräusch zu hören. Die Milzdämpfung war vergrößert. Im Sputum, das
in geringer Menge entleert wurde und pneumonisch aussah, fanden sich Pneumokokken
und spärliche Stäbchen. Am Tage nach dem Spitaleintritt fiel die Temperatur, die um
40° geschwankt hatte, stieg aber am folgenden Tag wieder von 36° auf 40°. während sich
die Erscheinungen von Infiltration im rechten Oberlappen zeigten. Tags darauf war der Puls,
der von Anfang an 120 betragen hatte und bei der Pseudokrise nur auf 100 herabgesunken
war, sehr schlecht. Zyanose und Dyspnoe wurden sehr lebhaft und trotz Venaesektion,
Kampfer, Koffein und Adrenalin trat der Tod ein (am fünften Tage nach dem Schüttelfrost).
Die Sektion ergab eine gleichmäßige graurote Hepatisation im rechten Oberlappen und im
oberen Drittel des rechten Unterlappens, bronchopneumonische Herde in den übrigen zwei
Dritteln des Unterlappens. In Abstrichen von der Lunge und Pleura fanden sich Pneumokokken und Friedländersche Bazillen.

Das andere Dienstmädchen hustete schon von Beginn des Schnupfens an, war heiser
und hatte viel Auswurf. Sechs Tage nach Beginn der Erkrankung wachte sie nachts stark
frierend mit heftigen Schmerzen auf der linken Seite auf. Am zweitfolgenden Tage wurde
sie mit 40° Fieber und einem Puls von 120 ins Spital gebracht. Hier fand sich über dem
linken Unterlappen Dämpfung, Bronchialatmen, Knisterrasseln und grobblasiges Rasseln.
Über den übrigen Lungenpartien ziemlich reichliches Rasseln. Die Milz war vergrößert.
Das Sputum war pneumonisch und enthielt Pneumokokken und Bazillen, die aussahen
wie die Friedländerschen. Die Leukozytenzahl betrug 27500. Am dritten Tag des Spital-
aufenthaltes zeigte sich eine ziemlich starke Herzverbreiterung, aber unter Digitalis und
Koffein wurde der Puls etwas langsamer, und am folgenden Tage erfolgte eine typische Krise.
Die Rekonvaleszenz zog sich ziemlich in die Länge und es dauerte vier Wochen, bis die
Dämpfung vollständig verschwunden war.

1917 sah ich wieder zwei Fälle einer solchen Hauspneumonie, bei denen aber Pneumokokken im Sputum gefunden wurden. Es waren zwei Schwestern, die im gleichen Bett schliefen. Die eine, 26 jährig, erkrankte ohne Schüttelfrost und starb in der Klinik am 12. Tag. Die Sektion ergab eine typische kruppöse Pneumonie mit Pneumokokken. Die andere, 34 jährige, erkrankte 2 Tage nach ihrer Schwester, ebenfalls atypisch, machte am 8. Tage eine Krise durch und genas.

Pneumonien in Zusammenhang mit Brustseuche. Die Brustseuche der Pferde stellt eine hochgradig kontagiöse Pleuropneumonie dar, die bisweilen zu Abszedierung führt und besonders in großen Stallungen, z. B. beim Militär, oft große Verheerungen anrichtet. Nun sind gelegentlich in Truppenteilen, unter deren Pferden die Brustseuche herrschte, auch bei den Mannschaften Pneumonien beobachtet worden, während andere Truppenteile, die von der Brustseuche verschont blieben, auch keine Pneumoniefälle bei den Mannschaften aufzuweisen hatten. Bisweilen wurde der Ausbruch der Pneumonie unter den Soldaten erst eine Anzahl von Tagen nach dem Erlöschen der Seuche bei den Tieren beobachtet. Im Beginn erkrankten fast nur Mannschaften, die direkt mit den Pferden zu tun hatten, später griff die Krankheit bisweilen auch auf andere Soldaten über. Bei unseren mangelhaften Kenntnissen von dem Erreger der Brustseuche kann noch nicht gesagt werden, ob es sich um eine direkte Übertragung oder nur um die Vorbereitung des Terrains für das Eindringen von Pneumokokken handelt.

Von der Lungenseuche der Rinder sind Übertragungen auf den Menschen durch die Milch berichtet worden (Wiedemannn).

Psittakosis. Wiederholt (zuerst von Ritter) sind bei Menschen, die mit erkrankten Papageien zu tun hatten, äußerst bösartige, unter schweren Allgemeinerscheinungen verlaufende, teils lobäre, teils lobuläre Pneumonien beobachtet worden, die oft bei mehreren Gliedern einer Familie zum Tode führten. Als Erreger wurde der 1892 von Nocard gefundene Psittakosebazillus betrachtet, der unter die Gruppe der Paratyphusbazillen gehört. Doch wurden bei den Pneumonien öfter Streptokokken gefunden. Andere Autoren nehmen ultramikroskopische Erreger an. Neuerdings sind viele Fälle beobachtet worden (Literatur in den Wochenschriften von 1930, ältere bei Uhlenhuth und Hübener und bei Rho).

Pestpneumonie. Bei Bubonenpest kommen kruppöse und Herdpneumonien vor. Besonders wichtig ist die Pneumonie bei der Lungenpest. Nach dem Berichte der deutschen Pestkommision (Arbeiten aus dem kaiserlichen Gesundheitsamt, Bd. 16) entwickelt sie sich mit Vorliebe in der Umgebung tuberkulöser Herde, doch ist sie auch für Nichttuberkulöse in höchstem Grade ansteckend. Ihre Schilderung erübrigt sich hier, da sie in diesem Handbuch (Bd. 1, S. 1276) von Rodenhuis beschrieben ist.

Akute Pneumonie. Die Schlackenpneumonie. Bei Arbeitern, die mit der Herstellung des Thomasphosphatmehls beschäftigt sind, entstehen recht oft Pneumonien, die teils lobär, teils lobulär auftreten und außerordentlich gefährlich sind.

Bei der Herstellung von Stahl nach dem Verfahren von Gilchrist-Thomas wird eine Schlacke gewonnen, die sehr viel Kalk und Phosphorsäure enthält und nach Vermengung mit anderen Substanzen einen wertvollen Dünger bildet. Bei der Herstellung des Düngers entsteht leicht ein Staub, der die Atmungsorgane heftig reizt und namentlich bei Arbeitern, die daran noch nicht gewöhnt sind, Lungenentzündungen hervorruft. Viele Arbeiter erkranken mehrmals, viele sind so intolerant, daß sie schon in den ersten Tagen der Arbeit erkranken.

Die Erkrankung bricht häufig nach leichten allgemeinen Prodromalerscheinungen oder im Anschluß an eine Bronchitis aus. Der Beginn ist oft plötzlich, und schon sehr bald fällt eine schwere Prostration und hochgradige Dyspnoe auf. Die Hautfarbe der Patientin ist infolge des eingelagerten lehmfarbigen Staubes so charakteristisch, daß der erfahrene Arzt die Ätiologie auf den ersten Blick erkennt. Oft zeigt sich auch Erbrechen, häufig Delirien. Die Hepatisation entwickelt sich sehr rasch. Der Husten ist anfangs trocken, krampfartig, bald aber stellt sich Auswurf ein, der sich zuerst von dem pneumonischen Auswurf durch eine grauschwärzliche Färbung und flüssigere

Beschaffenheit auszeichnet, nach einigen Tagen aber eine rein pneumonische Beschaffenheit annimmt. Wiederholt ist ein Geruch des Sputums nach verbrannten Zündhölzchen beobachtet worden. Plötzliches Aufhören des Auswurfes ist ein prognostisch ungünstiges Zeichen. Häufig ist Pleuritis oder Albuminurie vorhanden. Außer durch den Auswurf und die schwere Prostration zeichnet sich die Schlackenpneumonie häufig durch Wandern des anatomischen Prozesses und starke Beteiligung der Bronchien aus. Bakteriologisch findet man Pneumokokken, Friedländersche Bazillen oder beide zusammen. Die Letalität beträgt nach den verschiedenen Autoren 22—60%, was um so schwerer erscheint, als es sich meistens um Leute im kräftigsten Mannesalter handelt. Die Rekonvaleszenz erfolgt langsam, und die Schwäche dauert oft lange an.

Während Enderlen bei den von ihm untersuchten Fällen nur lobäre Pneumonien mit Pneumokokken fand, konnte er im Tierversuch nur Bronchopneumonien erzeugen. Beim Menschen sind Bronchopneumonien von französischen Autoren beschrieben worden.

Die Krankheit ist heute sehr viel seltener geworden, seit der Betrieb hygienischer gestaltet wurde. Nur während des Krieges, als Frauen bei der Arbeit verwendet wurden, trat sie wieder häufiger auf, gleichzeitig mit einer vermehrten Morbidität an Bronchitis und Grippe bei den Arbeiterinnen (Opitz, Literatur über Thomasphosphatpneumonien bei Fränkel, Gautret, Heim und Agasse-Lafont).

Die Thomasphosphatpneumonie stellt aber keine spezifische Krankheit dar, sondern Pneumonien kommen auch bei anderen Staubarbeitern gehäuft vor (Neißer). Watkins-Pitchford beschreibt ähnliche Erkrankungen wie die Thomasphosphatpneumonie bei Minenarbeitern von Südafrika als „acute pulmonary silicosis". Man faßt diese Pneumonien deshalb am besten als akute Pneumonokoniosen zusammen.

Lungenmilzbrand. Als Hadernkrankheit hat man eine Erkrankung bezeichnet, die hauptsächlich bei Arbeitern in Papierfabriken, die mit dem Sortieren und Zerzupfen von Hadern beschäftigt sind, vorkommt. Sie beruht auf Inhalation von Milzbrandbazillen. Meist geht ein Prodromalstadium mit Schwindel, Schwäche, Katarrh der oberen Luftwege und Dyspnoe voraus. Die Krankheit beginnt ziemlich plötzlich und zeichnet sich vor anderen Pneumonien durch hochgradige Herzschwäche und Zyanose aus, ferner durch einen eigentümlichen Fieberverlauf in den tödlich endigenden Fällen. Die Temperatur sinkt nämlich ganz allmählich ab, bis schließlich Kollapstemperaturen erreicht werden. Regelmäßig tritt eine exsudative Pleuritis auf. Der Auswurf ist rein bronchitisch oder pneumonisch, häufig zwetschenbrühenfarbig. Mikroskopisch lassen sich sehr leicht die großen dicken Milzbrandbazillen darin nachweisen. Auch im Blut gelingt der Nachweis der Milzbrandbazillen regelmäßig. Etwa die Hälfte der Erkrankten stirbt, oft schon nach einem bis zwei, bisweilen erst nach sechs Tagen.

Das anatomische Bild des Lungenmilzbrandes ist ähnlich wie das der Pestpneumonie (und auch der Influenzapneumonie) und zeichnet sich durch Neigung zu Zerfall und Hämorrhagien aus. Mikroskopisch soll mehr fibrinöses Exsudat als bei der Pestpneumonie vorhanden sein. Man erkennt besonders bei der Weigertschen Färbung die Milzbrandbazillen sehr leicht. Charakteristisch ist auch ein fibrinöses Exsudat in den Bronchien, ferner die starke Schwellung und hämorrhagisch nekrotisierende Entzündung der Hilusdrüsen.

Nach Fränkel findet man die primäre Infektion oft in der Bronchialschleimhaut, besonders in der Nähe der Bifurkation. Von hier aus werden die Bazillen in das Lungengewebe aspiriert und verursachen die Bronchopneumonien, die konfluieren können. Da die Pneumonien in tödlichen Fällen auch fehlen können, spricht Fränkel nicht von Lungenmilzbrand, sondern von Inhalationsmilzbrand.

Die Krankheit ist seit der Monographie Eppingers 1894 viel seltener geworden. Lenhartz hat nur zwei Fälle gesehen, Fränkel, wie es scheint, keinen. Mir fehlen eigene Beobachtungen (Literatur bei Nieberle).

Pneumonien bei Infektionskrankheiten. Daß bei Influenza, akutem Gelenkrheumatismus, Erysipel usw. sowohl lobäre als auch herdförmige Pneumonien vorkommen können, wurde schon bei diesen beiden Entzündungsformen erwähnt, ebenso daß bei Typhus abdominalis diese Pneumonien in den Vordergrund treten können, so daß man von Pneumotyphus spricht. Daß der Pneumoparatyphus häufiger ist, als man gewöhnlich annimmt, betont Pincsohn.

5. Die Lungenkongestion und die Splenopneumonie.

Unter diesen Namen sind von französischen Autoren verschiedene Krankheitsbilder beschrieben worden, die in Frankreich selbst eine verschiedene Beurteilung fanden, aber größtenteils anerkannt werden, während sie in die deutsche und englische Literatur nie Eingang gefunden haben. Zum Teil handelt es sich offenbar um abortive Pneumonien, die von Austrogesilo Pneumoniae bastardae genannt wurden, zum Teil um Manifestationen der Tuberkulose. Die ursprünglich beschriebenen Krankheitsbilder sind einigermaßen charakteristisch. Später wurden immer mehr abweichende Formen beschrieben und dadurch gezeigt, daß alle Übergänge zur typischen kruppösen Pneumonie vorkommen, und daß andere Fälle nur Episoden in der Entwicklung der Tuberkulose darstellen. Obschon also die Berechtigung zur Aufstellung dieser Krankheitsbilder sehr zweifelhaft ist, sollen sie hier kurz besprochen werden.

Der Name Lungenkongestion bezeichnet nur die Hyperämie, in diesen Fällen aktiver Natur. Bezançon und de Joug betonen deshalb, daß man die gewöhnlich als „congestion pulmonaire" bezeichneten Zustände, die dem Stadium der Anschoppung entsprechen, von der reinen Kongestion trennen müsse, wie sie bei Vergiftungen durch Alkohol, Blausäure usw., bei Eklampsie, Hitzschlag und Erfrierung vorkommen. Die Woillezsche Krankheit wird deshalb auch als „congestion pulmonaire à forme pneumonique" bezeichnet.

Pneumonische Form der Lungenkongestion. Woillez hat im Jahre 1854 unter dem Namen Congestion pulmonaire idiopathique eine Krankheit beschrieben, die sich besonders an Erkältungen, z. B. Sturz ins Wasser, oder Thoraxverletzungen anschließt, und durch folgende Eigenschaften auszeichnet: Der Beginn ist plötzlich und mit Schüttelfrost und Seitenstechen verbunden. Doch soll der Schüttelfrost wenig intensiv sein und oft absatzweise erfolgen. Später tritt Dyspnoe und reichlicher Auswurf auf. Dieser besteht aus zwei Schichten, einer schaumigen, ockerfarbigen und einer gummilösungsartigen. Gewöhnlich sind Pneumokokken nachzuweisen. Doch kann der Auswurf auch ganz fehlen, der Husten fehlt in der Hälfte der Fälle und ist in der anderen Hälfte sehr gering. Bei der Untersuchung findet man eine Erweiterung der kranken Thoraxhälfte, eine leichte Schallabschwächung, die meistens in den abhängigen Partien lokalisiert ist, gegen den vierten Tag ihre größte Intensität erreicht und sehr langsam verschwindet. Das Atemgeräusch ist meistens abgeschwächt. Im späteren Verlauf tritt unbestimmtes, weiches hauchendes Atmen und spärliches Knisterrasseln auf. Die Allgemeinsymptome sind äußerst wechselnd, meist ziemlich gering. Im Blut ist Leukozytose nachweisbar. Am vierten oder fünften Tag erfolgt meist kritisch der Temperaturabfall. Außerdem sind auch prolongierte Fälle beschrieben.

Diese Maladie de Woillez stellt noch am ehesten ein typisches Krankheitsbild dar. Doch ist sie nicht als selbständige Krankheit, sondern als eine kurze und leicht verlaufende Pneumonie aufzufassen. Sie soll sich von den abortiv verlaufenden Pneumonien dadurch unterscheiden, daß diese die weiteren Stadien der Entzündung durchmachen, wenn auch in abgekürztem Tempo, während die Woillezsche Krankheit nicht über die Anschoppung hinaus fortschreitet, sondern sich dann zurückbildet. In einem Fall von Carrière wurde auch tatsächlich bei der Sektion das Bild der Anschoppung gefunden. Letulle beschreibt dagegen eine Splenisation mit ausgesprochener Desquamativpneumonie, also etwas, was nicht mehr als „Kongestion" bezeichnet werden kann.

Daß eine Pneumonie nach dem Stadium der Anschoppung sich zurückbilden kann, ist sehr wohl denkbar, so gut wie bei jeder Entzündung in irgendeinem Körperteil. Eigentlich muß man voraussetzen, daß das vorkommt. Man ist geneigt es anzunehmen in Fällen, in denen die Erkrankung wie eine Pneumonie beginnt, aber nach einem Tag wieder verschwindet, ohne daß man Dämpfung, Bronchialatmen und dergleichen nachweisen kann, und die einzige Veränderung etwa in leicht tympanitischem Schall und Abschwächung des Atemgeräusches besteht. Diese Fälle kommen nicht so ganz selten vor, es ist aber nie sicher, ob dann die Diagnose einer abortiv verlaufenden Pneumonie richtig ist. Hat man gleich nach Beginn der Erkrankung Optochin oder Chinin gegeben, so glaubt man gerne eine Pneumonie „kuppiert" zu haben. Daß das möglich ist, geht aus Fällen hervor, in denen, wie ich auch schon beobachtet habe, das Chinin oder Optochin zunächst alle Krankheitssymptome beseitigt, aber 24 Stunden später von neuem ein Schüttelfrost einsetzt und sich eine Pneumonie mit Dämpfung, Bronchialatmen, wenn auch in abgekürzter und abgeschwächter Form, abwickelt. Diese Fälle von abortiven Pneumonien dürfen nicht verwechselt werden mit den Eintagspneumonien, die einen gleichen Verlauf zeigen, aber deutliche physikalische Zeichen einer Pneumonie aufweisen.

Fraglich ist dagegen, ob eine Pneumonie 4—5 Tage lang im Stadium der Anschoppung stehen bleiben und dann ausheilen kann. Das Fehlen von Zeichen einer Infiltration beweist nicht, daß eine solche nicht eingetreten ist, denn es kann eine zentrale Pneumonie oder eine Bronchopneumonie mit mehreren kleinen, tiefliegenden Herden vorhanden sein. In dem Fall von Carrière (40 jähriger Alkoholiker, der nach Sturz ins Wasser erkrankte und nach 4 Tagen starb) fand sich außer Hyperämie und Ödem ohne Fibrin neben viel roten Blutkörperchen auch starke Degeneration und Desquamation von Alveolarepithelien.

Noch zweifelhafter ist die Deutung der sich längere Zeit hinziehenden Fälle der „Lungenkongestion". In manchen Fällen dieser Art wurden Tuberkelbazillen im Auswurf gefunden, so daß die anatomische Grundlage einer „Kongestion" sicher nicht vorhanden, der Name daher ganz unberechtigt ist. Ein Teil dieser Fälle ist wohl als „Frühinfiltrat" aufzufassen.

Auch eine sekundäre Lungenkongestion wird von den Franzosen bei allen möglichen Krankheiten beschrieben. Doch ist deren Deutung noch viel unsicherer, viele Formen stellen wohl Lungenödem dar.

Pleuropulmonale Kongestion (Maladie de Potain). Potain hat eine besondere Art der Lungenkongestion mit Beteiligung der Pleura beschrieben. Sie beginnt ebenfalls mit Seitenstechen, Husten und Dyspnoe, aber nicht ganz akut. Die Temperatur steigt hoch. Der Auswurf ist gering. Die Untersuchung ergibt geringe Dämpfung an der Lungenbasis, Abschwächung des Atemgeräusches und des Stimmfremitus, weiter oben Bronchialatmen und Knistern. Dann hört man entweder pleuritisches Reiben und die Krankheit heilt in 8—10 Tagen ab. Oder es entwickelt sich ein serofibrinöses Exsudat mit ziemlich vielen Leukozyten, das sich aber bald resorbiert, so daß die Krankheit nach 2—3 Wochen geheilt ist.

Da man in solchen Fällen auch Tuberkelbazillen gefunden hat, handelt es sich wohl meistens um tuberkulöse Pleuritiden, bei denen wir über den Zustand des Lungengewebes nichts aussagen können und jedenfalls eine aktive Hyperämie und Anschoppung, wenn überhaupt vorhanden, nur eine sekundäre Rolle spielt. Oft hat man allerdings auch Pneumokokken gefunden, dann können Mischinfektionen oder kleine Pleuropneumonien vorgelegen haben.

Fluxion de poitrine. Diese von Dupré in Montpellier beschriebene und später von Grasset und Dieulafoy studierte Krankheit stellt eine kruppöse Pneumonie dar, bei der die Bronchien durch Bronchitis, die Pleura durch trockene Pleuritis und die Brustwand durch Ödem beteiligt sind und die nach 5—6 Tagen in Lösung übergeht. Beteiligung der Bronchien und mehr oder weniger deutliches Ödem der Brustwand stellt aber kein deutliches Unterscheidungsmerkmal von anderen Pneumonien dar.

Akute generalisierte Lungenkongestion. Die unter diesem Namen beschriebenen Krankheitsbilder stellen wohl alle Fälle von Lungenödem dar. Sie werden auch Lungenschlagfluß (coup de sang pulmonaire) bezeichnet. Der einzige, zur Sektion gekommene, scheinbar idiopathische Fall von Weil in Lyon gehört offenbar zur paroxysmalen Hämoglobinämie.

Die Splenopneumonie (Maladie de Grancher). Grancher hat als besonderes Krankheitsbild eine subakute Pneumonie beschrieben, die den Eindruck einer Pleuritis exsudativa macht, bei der aber die Punktion keine Flüssigkeit ergibt. Da er bei Sektion Splenisation der Lunge mit Desquamativpneumonie fand, glaubte er, daß diese Art der anatomischen Läsion für dieses Krankheitsbild charakteristisch sei. Später fand man aber, daß solche Fälle von Pneumonien, die eine Pleuritis exsudativa vortäuschen, eine verschiedene Ätiologie haben können. Dann wurden neben diesen lobären Splenopneumonien auch herdförmige Erkrankungen mit Verminderung des Stimmfremitus und Ägophonie beschrieben und als lokalisierte Splenopneumonie bezeichnet. Bezançon und de Jong nennen sie Kortikopleuritis und unterscheiden eine oberflächliche und eine tiefe Form.

Bei der ursprünglichen Grancherschen Krankheit, die gewöhnlich in 4—5 Wochen zur Ausheilung kommen soll, handelt es sich offenbar teilweise um tuberkulöse, gelatinöse Pneumonien, teilweise um kruppöse Pneumokokkenpneumonien vom Typus der massiven Pneumonie (vgl. S. 1313, wo auch die Erklärung der pseudopleuritischen Symptome besprochen ist).

Bei der lokalisierten Splenopneumonie nehmen Bezançon und de Jong ein Ödem der Pleura mit darunter liegender, meistens tuberkulöser Pneumonie an. Andere Autoren, denen sich auch Reymond anschließt, haben gezeigt, daß sich hinter dem Bild dieser Splenopneumonie auch ein abgekapseltes Pleuraexsudat verbergen kann.

Aus dem Gesagten geht hervor, daß man nicht berechtigt ist, diesen Symptomenkomplex, der weder scharf abgegrenzt ist, noch eine ätiologische Einheit darstellt, mit einem besonderen Namen zu benennen, namentlich nicht mit dem Namen der Splenopneumonie, der eine auch sonst vorkommende bestimmte anatomische Veränderung bezeichnet (glatte, zellige Pneumonie, vgl. S. 1288).

6. Chronische Pneumonien.

Definition. Chronisch-pneumonische Prozesse im anatomischen Sinne finden sich bei vielen Krankheiten, so bei der Tuberkulose, bei den Pneumonokoniosen, in der Umgebung von Lungentumoren, von chronisch entzündeten Bronchien und von Bronchiektasien. Hier sollen nur die in klinischer Hinsicht einigermaßen selbständigen Krankheitsbilder besprochen werden. Auch die käsige und die gelatinöse Pneumonie gehören nicht in dieses Kapitel, sondern in das der Tuberkulose. Die Kollapsinduration ist bei der Atelektase, die Stauungsinduration bei den Zirkulationsstörungen besprochen. Auch im Anschluß an Fremdkörper entstehen chronisch-pneumonische Prozesse, die unter dem Kapitel Fremdkörper ihre Erwähnung finden sollen.

Was hier zu besprechen ist, sind die als selbständige Krankheitsbilder auftretenden chronisch-pneumonischen Prozesse. Diese sind entweder lobärer oder herdförmiger Natur. Sie können selbständig auftreten, häufiger schließen sie sich an akute Pneumonien an.

Lauche verwirft für diese Fälle die Bezeichnung als chronische Pneumonie und spricht nur von „Organisation des pneumonischen Exsudates". Aber abgesehen davon, daß wir bei manchen Fällen eine vorausgegangene akute Pneumonie nicht nachweisen können, ist ein pathologischer Prozeß, an dem der Patient sterben kann, für den Kliniker kein Reparationsvorgang, sondern eine Krankheit, und, wenn Fieber vorhanden ist, wahrscheinlich eine Entzündung. Gegen die Bezeichnung als chronische Entzündung läßt sich auch vom anatomischen Standpunkt nichts einwenden.

Nicht alles, was wir als chronische Pneumonie bezeichnen wollen, verdient eigentlich diesen Namen. Vieles davon sollte eher als subakut bezeichnet werden. Die Übergänge sind aber so fließend, daß eine solche Trennung immer künstlich erscheinen muß. Auch die Trennung zwischen verzögerter Resolution einer akuten Pneumonie, Übergang in Induration und chronischer Lungenentzündung bereitet oft Schwierigkeiten.

Pathologische Anatomie. Chronisch-pneumonische Lungenpartien erscheinen konsistenter als normal. Oft sind sie durch Anthrakose grauschwarz verfärbt. Man bezeichnet diesen Zustand als schieferige Induration. Bei längerem Bestand kommt es zur Schrumpfung (Zirrhose).

Diese Zustände stellen aber spätere Stadien des Prozesses dar und unterscheiden sich nicht von Zirrhosen, die aus anderen Ursachen entstanden sind. Sie sind im Kapitel Lungenzirrhose behandelt. Die frische chronische Pneumonie gleicht der grauroten Hepatisation, nur kann die Farbe dunkelbraunrot sein. Sie unterscheidet sich aber von der Hepatisation durch die große Zähigkeit, die verhindert, daß man mit dem Finger das Gewebe zerdrücken kann. Die Schnittfläche ist granuliert, aber weniger deutlich als bei der frischen Hepatisation. Mit dem Messer läßt sich nur ganz wenig schwach getrübter Saft abstreichen.

Bei der mikroskopischen Untersuchung erkennt man, daß es sich in diesen frischen Stadien um eine vorwiegend in den Alveolen und feinsten Luftgängen lokalisierte Erkrankung handelt. Das Zwischengewebe erscheint weniger beteiligt, es bildet aber den Ausgangspunkt der hyperplastischen Prozesse. Man sieht nämlich an einzelnen Stellen aus der Wand der Bronchioli respiratorii, seltener aus der Alveolarwand (Lauche) neugebildetes Bindegewebe in die Alveolen hineinwachsen und sich von hier weiter verbreiten, oft nur zapfen- oder knopfartig eine Alveole erfüllend, oft auch weitere Fortsätze in viele Alveolen und bis hinein in die Bronchien entsendend. Im Zentrum dieses neugebildeten Bindegewebes finden sich Kapillarschlingen, darum Rundzellen und mehr in den peripheren Partien Spindelzellen. Oft erstreckt sich ein Zug von Granulationsgewebe durch ein Porenkanälchen in eine andere Alveole, ähnlich wie das Fibrinnetz bei der akuten Pneumonie. Die Alveolarepithelien zeigen vielfach Verfettung und Desquamation. Sie beteiligen sich an dem ganzen Prozeß nur passiv, doch ist offenbar ihre Zerstörung an einzelnen Stellen schuld an dem Hineinwuchern von Bindegewebe. Oft ist der Inhalt der Alveole nicht fibröses Gewebe, sondern eine hyaline Masse, oft auch noch Exsudat mit reichlich Fibrin und geringem Resolutionszeichen.

Mit der Zeit beteiligt sich das interstitielle Gewebe, das anfangs nur geringe Infiltration zeigte, immer mehr. Das neugebildete Granulationsgewebe wandelt sich nur teilweise in Bindegewebe um. Teilweise degeneriert es, die Sudanfärbung zeigt starke Verfettung, und man sieht zahlreiche Körnchenkugeln. Es sammeln sich Lymphozyten und lipoidhaltige Zellen an. Wenn jetzt Bakterien einwandern, so kommt es leicht zur Abszedierung. Sonst wandelt sich das Lungengewebe immer mehr in festes Bindegewebe um, in dem noch Reste von Alveolarepithel, wohl auch regeneriertes und gewuchertes Epithel der Alveolen und Bronchien, als adenomartige Bildungen zu sehen sind.

In seltenen Fällen wuchert auch die glatte Muskulatur, so daß eine „muskuläre Zirrhose" entsteht. (Davidsohn, Kaufmann, Blumauer).

Neben diesen alveolären chronischen Entzündungen gibt es auch interstitielle Pneumonien exsudativer oder proliferativer Natur. Sie sind an sich selten und gehen meistens von der Pleura aus. Sie können das Bindeglied zwischen der Pleuritis und den pleurogenen Bronchiektasien darstellen. Es gibt auch interstitielle Entzündungen, die nicht von der Pleura ausgehen, die unter dem Bild eines subakuten oder chronischen Pneumonie verlaufen können. Lauche gibt das Bild einer exsudativen interstitiellen Lungenentzündung (akute Lymphangitis, eitrige Peripneumonie) von einem Soldaten, der 3—4 Wochen vor seinem Tode eine krupöse Pneumonie durchgemacht hatte. Bei der proliferativen interstitiellen Pneumonie unterscheidet v. Hansemann eine retikuläre Lymphangitis, die er als primäre Fibrose der Lunge betrachtet, während Lauche sie als sekundären Prozeß bei anderen Lungenleiden auffaßt und eine Lymphangitis trabecularis mit gröberen Bindegewebsnetzen, die meistens pleurogen ist. Ob eine solche proliferative interstitielle Entzündung (die sekundär zur Verödung der Alveolen führt) dem klinischen Krankheitsbilde der chronischen Pneumonie zugrunde liegen kann, ist mir nicht bekannt.

Wenn die Zirrhose über größere Partien der Lunge sich erstreckt, so bilden diese zähe geschrumpfte Anhängsel der übrigen Lunge. Oft sind sie mit der Kostalpleura fest verwachsen, was natürlich mit einer starken Einziehung des Thorax verbunden ist. Die in der Nähe liegenden gesunden Partien der Lunge sind oft ödematös. Die Bronchien können erweitert sein. Nicht selten findet man bei der Sektion Abszesse oder Gangrän.

Ätiologie. Das erste Stadium dieser Veränderungen ist offenbar die Folge eines fibrinös-pneumonischen Prozesses. Wenn auch die Annahme Aufrechts, daß das Granulationsgewebe nur in Fibrinmassen hineinwächst und sie ersetzt, nicht bewiesen ist, so muß man doch als primäre Ursache immer eine Läsion des Lungenepithels annehmen, wie sie sich nur bei einer Pneumonie denken läßt. Weitaus die meisten chronischen Pneumonien schließen sich tatsächlich an eine akute krupöse Entzündung an, und dieser Ausgang der Krankheit wurde oben S. 1223 erwähnt. Er kommt hauptsächlich bei schwächlichen und wenig widerstandsfähigen Individuen vor. In beschränktem Umfang findet der Übergang in chronische Pneumonie vielleicht viel häufiger statt als man gewöhnlich denkt. Es ist aber die Frage, wie weit man geringfügige Veränderungen als chronische Pneumonie, d. h. als selbständige Krankheit auffassen, wie weit man sie als Anomalien der Resolution bezeichnen will. Für Fränkel ist jede „sich über die Dauer von drei Wochen erstreckende Verzögerung der Resolution, vorausgesetzt, daß nicht anderweitige Komplikationen, wie Ausgang in Abszeßbildung und dgl. Ursache des anomalen Verlaufes sind, gleichbedeutend mit sich entwickelnder Lungeninduration" und Lungeninduration identisch mit chronischen Pneumonien. Es ist aber natürlicher, diese geringfügigen Veränderungen als Narbenbildung oder als abnormen Heilungsverlauf aufzufassen. Wir wissen nicht, wie oft sie zur vollständigen Ausheilung kommen, wie oft eine geringfügige Schrumpfung, eine Narbe, zurückbleibt. Vielleicht beruhen manche Bronchiektasien auf einer vor Jahren überstandenen Pneumonie mit derartigen chronischen Prozessen bei der Resolution. Zum Begriff der chronischen

Entzündung gehört das Fortschreiten des Prozesses, wie es sich tatsächlich auch oft in Fieber und in Anwesenheit der Pneumokokken kund gibt. Freilich ist in praxi die Unterscheidung oft unmöglich, und wir können sie nur so vornehmen, daß wir die Fälle, die mit Fieber oder anderen Krankheits-erscheinungen verlaufen, als chronische Pneumonie, die Fälle, bei denen trotz ungestörter Rekonvaleszenz die perkutorischen und auskultatorischen Symptome sich langsam und unvollkommen zurückbilden, als verzögerte oder unvollkommene Resolution bzw. Übergang in Induration bezeichnen.

Nicht nur aus der kruppösen Pneumonie kann eine chronische Entzündung sich entwickeln, sondern auch aus der herdförmigen. Das ist bisweilen bei der Aspirationspneumonie, bei der hypostatischen Pneumonie, besonders aber bei der Influenza- und Giftgaspneumonie der Fall. Nur entstehen hier seltener chronisch-pneumonische Krankheitsbilder. Bei der Influenzapandemie kamen selten Spättodesfälle unter dem Bild der chronischen Bronchopneumonie vor, und bei den Sektionen sah man hauptsächlich die beginnenden Formen der Organisation (auf subakute Oberlappenpneumonien nach Influenza macht Leffler aufmerksam). Die Häufung von Bronchiektasien und anderen Lungenleiden, die man bei der großen Menge von Menschen mit ausgeheilten, sicher teilweise vernarbten Grippepneumonien hätte erwarten können, ist ausgeblieben. Bei protrahiertem Verlauf der Bronchopneumonien ist die Schwierigkeit der Trennung von chronischen Pneumonien und verzögerter Lösung die gleiche wie bei der lobären Entzündung.

Neben diesen sekundären Formen kommt aber auch eine anscheinend primäre, offenbar in der Regel auf Pneumokokkeninfektion beruhende vor. Nur ist sie außerordentlich selten und die Art des Beginnes meist nicht festzustellen. Wenn der Kranke zum ersten Male zur Beobachtung kommt, so lassen sich die Erscheinungen einer Entzündung meistens schon über einem ganzen Lappen oder einem Teil eines solchen wahrnehmen. Im einzelnen Falle ist man aber nie sicher, ob die Erkrankung nicht doch eine sekundäre ist, die sich vielleicht an eine Bronchopneumonie angeschlossen und dann weiter verbreitet hat. Das Weiterschreiten der Erkrankung kann im weiteren Verlauf oft verfolgt werden.

Symptomatologie. Die an eine kruppöse Pneumonie sich anschließende chronische Lungenentzündung zeichnet sich dadurch aus, daß das Fieber, nachdem die Temperatur fast oder ganz zur Norm abgefallen war, wieder zu steigen beginnt, und daß die physikalischen Symptome der Resolution gar nicht oder unvollkommen eintreten. In den schwersten Fällen erreicht die Temperatur rasch nach der Entfieberung wieder hohe Werte, die Kräfte nehmen ab, der physikalische Befund bleibt unverändert, und schon einige Tage nach der Krise tritt der Tod ein. Andere Fälle zeigen etwas protrahierten Verlauf, führen aber trotzdem zum Tode.

Ein Beispiel sei angeführt: 63 jähriger Mann, mit Schüttelfrost erkrankt, kommt am 12. Tag mit Pneumonie beider Unterlappen in die Klinik. 2 Tage später geht die Temperatur allmählich herunter, steigt nach weiteren 3 Tagen vorübergehend hoch und bleibt dann subfebril mit einzelnen febrilen Erhebungen. Während rechts die pneumonischen Symptome etwas zurückgehen, wird links die Dämpfung noch stärker, Patient wird immer elender, der Puls schlechter, und am 35. Krankheitstage tritt der Tod ein. Die Sektion ergibt eine beiderseitige chronische Pneumonie, Thrombose einer Femoralarterie, Lungeninfarkt.

Bei der größeren Zahl der Fälle dagegen ist das Fieber gering, oder es treten nur in der Rekonvaleszenz geringfügige Temperatursteigerungen in unregelmäßigen Abständen ein, das Bronchialatmen und die Dämpfung verschwinden langsam, Rasselgeräusche treten mehr oder weniger ausgedehnt auf und bleiben wochenlang bestehen, aber schließlich wird der Lungenbefund normal, die Temperatur kehrt zur Norm zurück und die Patienten erholen sich vollständig.

Freilich kann sich dann mit der Zeit der Symptomenkomplex der Lungen-zirrhose ausbilden (vgl. Kapitel 11).

Beispiele: 20 jähriges Mädchen, akut mit Fieber, Seitenstechen und Husten erkrankt. 6 Wochen Fieber, Infiltration des linken Unterlappens. Dann 3 Monate lang subfebrile Temperatur, währenddessen langsamer Rückgang der Infiltration, im Röntgenbild all-mähliche Aufhellung und Verschwinden des Schattens, Heilung.

37 jährige Frau. Mit Schüttelfrost erkrankt. Pneumonie des rechten Unterlappens. Einen Monat kontinuierliches, einen weiteren Monat remittierendes Fieber. Allmählicher Rückgang der Verdichtung, auch im Röntgenbild. Nach drei Monaten dauernder Krankheit geheilt.

Zu diesen Fällen von kruppöser Pneumonie sind vielleicht auch solche zu rechnen, in denen die Krankheit sich allmählich entwickelt, nachher aber der Befund einer lobären Entzündung erhoben wird und der Tod 1—2 Monate nach Krankheitsbeginn erfolgt.

72 jährige Frau, allmählich mit Husten und Fieber erkrankt Infiltration des rechten Oberlappens. Unter intermittierendem Fieber immer schwächer, Tod nach 8 wöchiger Krankheitsdauer. Wegen gleichzeitig bestehender tuberkulöser Fisteln trotz fehlender Tuberkelbazillen im Auswurf Diagnose auf Lungentuberkulose gestellt. Bei der Sektion chronische Pneumonie des rechten Oberlappens.

42 jähriger Mann, erkrankte allmählich mit Husten, Auswurf und Fieber. Nach einer Woche Eintritt in die Klinik, hier Pneumonie des rechten Ober- und Unterlappens. Nach 8 Tagen allmählich Fieberabfall die Temperatur wird subfebril. Auftreten eines Pleura-exsudates zuerst rechts, dann links. Dünne Stühle mit Schleim. Allmähliches Auftreten von Ödemen. 8 Wochen nach Krankheitsbeginn Tod. Die Sektion ergibt chronische Pneu-monie des rechten Ober- und Unterlappens, Pleuritis serosa links, fibrino-fibrosa rechts, Pericarditis fibrinosa, Thrombose einer Femoralvene und Enteritis.

Bei dem Übergang der Bronchopneumonie in chronische Pneumonie können das Fieber und die Allgemeinsymptome geringer sein. Die Auskultation und die Perkussion ergeben kürzere oder längere Zeit das Fortbestehen der pneumonischen Symptome. Selten hat man den Eindruck, als ob der Tod an der chronischen Bronchopneumonie erfolgt sei, sondern, wenn man bei der Sektion in einem hypostatischen Lungenabschnitt einen chronisch-broncho-pneumonischen Herd findet, so weiß man oft nicht, ob der Tod durch diesen oder durch die Grundkrankheit hervorgerufen ist.

Einzig nach den akuten Infektionskrankheiten der Kinder beobachtet man bisweilen selbständige Krankheitsbilder von chronischer, aus akuter hervor-gegangener Bronchopneumonie (vgl. Herbst).

2 jähriges Kind erkrankt mit starkem Husten und Fieber. 3 Tage später Masernexanthem. Am gleichen Tage in die Klinik aufgenommen; hier starkes Masernexanthem und schwere, ausgebreitete Bronchitis. Die Bronchitiserscheinungen gehen zunächst zurück, aber das Fieber bleibt hoch, über den Lungen tritt Knistern und Rasseln auf, später auch Dämpfung und Bronchialatmen an verschiedenen Stellen. Die Temperatur geht nur zeitweise herunter, steigt oft bis 40°, und am 50. Krankheitstage läßt sich ein Pneumothorax nachweisen. Aus dem Blut werden Pneumokokken gezüchtet. Der Pneumothorax geht zurück und das Röntgenbild ergibt eine vollständige Zeichnung der Lungen ohne Exsudatschatten. Tod am 61. Krankheitstag. Bei der Sektion chronische disseminierte Herdpneumonie mit fibrinös eitrigem Exsudat in beiden Pleurahöhlen.

Einige der angeführten Beispiele haben schon gezeigt, daß diese chronische Pneumonie mit relativ kurzem Verlauf häufig atypisch beginnt. Auch Goette weist darauf hin und beschreibt eine Reihe von Fällen (15 leichtere und 8 schwerere) aus der Heidelberger Klinik, die alle Übergänge von leichten, teils lobären, teils herdförmigen atypischen zu schweren chronischen Pneumonien zeigen. In allen leichten Fällen ist der allmähliche Beginn, der geringe per-kutorische und auskultatorische Befund bei großen Röntgenschatten, das schleimig-eitrige, gelblich grüne Sputum mit reichhaltiger Kokkenflora, aber fehlenden oder wenig Pneumokokken charakteristisch, bei den mittelschweren die lange Dauer der subjektiven Beschwerden und die Neigung zu Rezidiven.

Goette vermutet deshalb, daß es sich um Pneumonien ungewöhnlicher Ätiologie handelt. In der Tat hat man oft den Eindruck, daß die subakut oder chronisch verlaufenden Pneumonien eine von der kruppösen Pneumonie verschiedene Krankheit darstellen.

Im folgenden Fall sind Streptokokken als Erreger anzunehmen: 53 jähriger Mann, vom 16. September bis 22. November wegen Abszeß am Oberschenkel mit Staphylococcus aureus auf der chirurgischen Klinik. Normaler Lungenbefund. Nachher Solbäder. Noch im November nach den Bädern Husten und Fiebergefühl, nach einiger Zeit Temperatur gemessen, 38,5 bis 39⁰. Starker Husten und grünlicher, schleimiger Auswurf. Am 4. Januar Eintritt in die medizinische Klinik. Hier Infiltration der oberen Hälfte des linken Oberlappens, im Röntgenbild Schatten im linken oberen Lungenfeld, der ziemlich scharf durch eine vom mittleren Teil des Hilus schräg gegen das äußere Ende der Klavikula ansteigende Linie abgegrenzt wird. Die Temperatur steigt an den ersten 3 Tagen noch über 38⁰, sinkt innerhalb weiterer 3 Tage unterhalb 37⁰, zeigt aber bis zum 26. Januar noch öfter subfebrile Anstiege. Während dieser Zeit geht die Verdichtung zurück, und am 30. Januar ist auch im Röntgenbild nur noch ein vermehrter Hilusschatten und ein wenig ausgedehnter schwacher Schatten oberhalb des Hilus zu sehen. Auswurf nie sanguinolent, aber reichlich, anfänglich 250, dann 100 bis 200 ccm, enthält wenig Diplokokken. Die Kultur ergibt hämolytische Streptokokken. Vollständige Heilung nach 2¹/₂ Monaten Krankheitsdauer.

Chronische Pneumonien mit Friedländerschen Bazillen teilen Berglund und Westermark mit.

Noch deutlicher ist die Sonderstellung der chronischen Pneumonie bei den sich über viele Monate hinziehenden Erkrankungen, die allmählich begonnen haben.

Diese primär chronisch auftretende Pneumonie ist sehr selten. Wagner konnte im Jahre 1883 außer einem von ihm selbst beobachteten Fall nur noch drei finden. Seither sind Fälle von verschiedenen Seiten beschrieben worden, u. a. von Aufrecht, Fränkel usw. In der Basler Klinik sind von 1899—1926 neun Fälle zur Sektion gekommen, bei denen die anatomische Diagnose auf chronische Pneumonie lautete und die Annahme einer primären chronischen Entzündung berechtigt war.

Die Krankheit beginnt bisweilen allmählich, bisweilen akut, mit Husten, Brustschmerzen, Auswurf, Appetitlosigkeit, Fieber und anderen Allgemeinbeschwerden. Bei der Untersuchung findet man in der ersten Zeit gewöhnlich nur eine leichte Schallabschwächung über einem Lungenlappen und unbestimmtes oder schwach bronchiales Atmen. Mit der Zeit nimmt die Dämpfung zu, das Bronchialatmen wird deutlicher, auch Knisterrasseln und feinblasiges Rasseln kann auftreten. Doch werden die Symptome nie so ausgesprochen wie bei der kruppösen Pneumonie. Im Gegensatz dazu kann die Röntgenuntersuchung einen dichten Schatten ergeben, selbst bei geringfügigen Ergebnissen der Perkussion und Auskultation. Das Fieber ist unregelmäßig, oft wechseln Perioden einer Continua mit subfebrilen oder unregelmäßigen Temperaturen. Das Sputum kann ganz fehlen; wenn es vorhanden ist, hat es nicht pneumonischen Charakter, wohl aber enthält es oft Blutbeimengungen, die offenbar aus dem neugebildeten Granulationsgewebe stammen. Die Entzündung breitet sich bisweilen langsam weiter aus, kann mehrere Lappen befallen, und unter zunehmender Schwäche kann nach Wochen oder Monaten der Tod erfolgen. Übergang in Abszeß und Gangrän kommt häufig vor. Goette und Hook hatten unter 9 beobachteten Fällen von chronischer Pneumonie 3 Todesfälle, alle mit Gangränbildung, 2 davon starben trotz operativer Freilegung der Gangränhöhle. Von den erwähnten 9 Fällen der Basler Klinik zeigten 3 Abszeßbildung. Ein weiterer Fall, mit Übergang in Gangrän, möge erwähnt werden.

67 jähriger Mann. Im Dezember 1911 begann Husten und Auswurf. Am 18. Januar 1912 drei blutige Sputa. Dann Zunahme des Hustens, Engigkeit. Anfangs Februar übler Geruch des Sputums bemerkt. 26. Februar Eintritt in die Klinik. Über dem rechten

Unterlappen Dämpfung und abgeschwächtes Atmen. Am oberen Rande der Dämpfung hie und da klingendes Rasseln, sonst über den Lungen spärliche bronchitische Geräusche. Sputum schleimig-eitrig, zäh, stinkend, enthält grampositive und -negative Kokken und Bazillen, typische Pneumokokken und Streptokokken. Unter subfebrilen Temperaturen ohne wesentliche Änderung des Lungenbefundes wird Patient allmählich schwächer. Am 8. März Exitus. Klinische Diagnose: Gangränöse Pneumonie, Bronchitis putrida. Die Sektion ergab eine chronische Pneumonie, die zu einer Gangränhöhle an der Grenze des Unter- und Mittellappens geführt hatte, und putride Bronchitis mit geringer Bronchiektasenbildung.

In manchen Fällen verläuft die Krankheit intermittierend. Die Patienten können monatelang fieberfrei sein und sogar arbeiten.

Einen Fall, in dem das Fieber periodenweise auftrat, teilt Goette mit. Besonders interessant ist ein Fall von Deist: 66 jährige Frau, seit einigen Wochen zunehmende Atemnot, besonders seit 14 Tagen. Husten und Auswurf. Die Untersuchung ergab neben starker Bronchitis eine Dämpfung vorn oben rechts, das Röntgenbild einen intensiven Schatten im rechten oberen Lungenfeld. Die fieberhafte Temperatur wurde nach 8 Tagen subfebril. Die Diagnose wurde auf Tumor gestellt und Röntgenbestrahlungen vorgenommen. Dabei besserte sich der Zustand und der Schatten verschwand fast ganz. Wegen erneuter Zunahme der Beschwerden wurde die Patientin wieder im Krankenhaus aufgenommen und wieder eine Verschlimmerung im Röntgenbild festgestellt. Diesmal brachte die Bestrahlung keine Besserung und 6 Monate nach der ersten Aufnahme ins Krankenhaus erfolgte der Tod. Die Sektion ergab chronische Pneumonie und Bronchiektasien. Allerdings ist hier nicht sicher, ob eine primäre chronische Pneumonie oder eine sekundäre Entzündung bei Bronchiektasie vorliegt.

Wie oft eine primäre chronische Lungenentzündung ausheilen kann, ist schwer zu sagen, da die Diagnose dieser Fälle schwierig ist und man, wenn keine Sektion vorliegt, nie sicher ist, ob wirklich eine chronische Pneumonie vorlag. Heutzutage denkt man meistens (vielleicht zu oft!) in erster Linie an eine tuberkulöse Exsudation ("Frühinfiltrat").

Diagnose. An eine sekundäre chronische Pneumonie muß man denken, wenn nach einer Lungenentzündung die Krisis zwar eintritt, nachher aber die Temperatur wieder steigt und die Dämpfung bestehen bleibt oder die Erscheinungen der Resolution nur teilweise und unvollkommen sich einstellen und die Symptome eines Lungenabszesses oder einer anderen Komplikation fehlen. Die Diagnose gewinnt an Sicherheit, wenn sich eine Retraktion der Brustwand, Verschiebung des Herzens und dgl. einstellt.

Die Diagnose der primären chronischen Pneumonie ist schwieriger. Man muß an sie denken, wenn die Erscheinungen einer Infiltration geringen Grades bestehen und allmählich deutlicher werden, ohne daß Zerfallserscheinungen auftreten. Aber auch dann kann noch lange Zeit die Differentialdiagnose gegenüber Tuberkulose, Lungenabszeß, Pleuritis und Empyem (besonders interlobär), Syphilis und Tumoren Schwierigkeiten machen. Bisweilen schafft das Röntgenbild Klarheit, doch wird man auch beim Vorhandensein eines pneumonischen Schattens mit der Diagnose vorsichtig sein müssen. Daß das Sputum immer wieder sehr genau auf Tuberkelbazillen, elastische Fasern usw. untersucht werden muß, braucht kaum erwähnt zu werden. Man wird die Diagnose oft nur per exclusionem stellen können. Selbst wenn sich nach Ablauf der pneumonischen Symptome eine Schrumpfung einstellt, kann ein anderer Prozeß als eine chronische Pneumonie die Ursache gewesen sein.

Wenn bei gleichzeitiger vorhandener Tuberkulose eine chronische Pneumonie auftritt, so wird wohl immer die Diagnose fälschlicherweise auf eine käsige Pneumonie gestellt werden, wie in folgendem Fall:

29 jähriger Fuhrmann, Eintritt in die Klinik am 15. März 1912 mit folgender Anamnese: Vor sieben Wochen Erkältung, Frösteln. Konnte am folgende Tag wieder arbeiten. Nach einigen Tagen Husten und zäher, schleimiger grüner Auswurf. Arbeitete noch 14 Tage weiter, dann Schmerzen auf der linken Brustseite. Die Schmerzen verschwanden bald, aber der Husten blieb bestehen, hohes Fieber und allgemeine Mattigkeit traten auf. Beim Eintritt fand sich Dämpfung, Bronchialatmen und klingende Rasselgeräusche über dem

linken Unterlappen. Über dem Oberlappen stellenweise Bronchialatmen, kliugende und nicht klingende Rasselgeräusche. Über der rechten Lunge, namentlich über den oberen Partien nicht klingendes Rasseln. Im Sputum Tuberkelbazillen, in der Kultur Streptokokken. Unter hohem Fieber am 28. März Exitus. Klinische Diagnose: Tuberculosis pulmonum. Pneumonia chronica tuberculosa. Die Sektion ergab eine Tuberkulose mit Kavernen im linken Oberlappen, eine nicht tuberkulöse chronische Pneumonie im linken Unterlappen.

Die Röntgenuntersuchung ist sehr wichtig. Sie zeigt in der Regel eine größere Ausdehnung der Entzündung, als man erwartet hatte, oft deckt sie überhaupt erst die Pneumonie auf. Sie erlaubt auch einen Rückgang der Entzündung festzustellen oder beginnende Höhlenbildung zu erkennen.

Das Röntgenbild hat aber für die Differentialdiagnose nur einen beschränkten Wert. Eine Tuberkulose oder ein Tumor kann ganz gleich aussehen, wie besonders der oben erwähnte Fall von Drist zeigt. Auch Blum hat auf eine solche Fehldiagnose aufmerksam gemacht.

Prognose. Wenn man bei einer chronischen primären Pneumonie die Diagnose mit einiger Wahrscheinlichkeit stellen kann, so handelt es sich meist um schwere Fälle, bei denen die Prognose quoad vitam ernst zu stellen ist. Aber selbst wenn es zur Ausheilung kommt, so bilden die Schrumpfungserscheinungen eine Gefahr für das Herz.

Tritt nach einer akuten Pneumonie eine chronische auf, so ist die Prognose je nach der Schwere der Erscheinungen verschieden. Bei hohem Fieber und schlechtem Kräftezustand ist sie ziemlich schlecht, bei geringen Temperatursteigerungen dagegen günstig, namentlich wenn die Resolution wenigstens teilweise eintritt.

Therapie. Die primäre chronische Pneumonie können wir kaum beeinflussen. Ruhe, gute Ernährung, Erhaltung und ev. Stimulation der Herzkraft ist das einzige, was wir erreichen können. Daneben muß man Umschläge auf die Brust und andere hydrotherapeutische Maßnahmen treffen. Vielleicht können sie durch Beeinflussung der Lungenzirkulation günstig wirken (vgl. oben S. 1099).

Dasselbe gilt für die sekundäre chronische Pneumonie. Die Wichtigkeit einer sorgfältigen Überwachung der Rekonvaleszenz zu ihrer Prophylaxe wurde oben erwähnt.

Brunner gibt an, von Fibrolysin einen guten Erfolg gesehen zu haben.

VII. Lungenabszeß und Lungengangrän.

Abszeß und Gangrän der Lunge können nicht voneinander getrennt werden. Der Unterschied besteht einzig darin, daß bei der Gangrän andere Mikroorganismen mitwirken, die übelriechende Stoffe erzeugen. Freilich entsteht dabei anatomisch und klinisch ein schwereres Krankheitsbild als beim aputriden Abszeß, aber es kommen auch leichtere Fälle vor, die sich von einem Abszeß nur durch einen schwach fötiden Geruch unterscheiden. Sie werden von Quincke als putrider Abszeß von der Gangrän getrennt, sie sind aber mit dieser durch alle Übergänge verbunden und werden deshalb von Lenhartz und Kißling zur Gangrän gerechnet. Bei dieser Betrachtungsweise wird der Lungenabszeß so selten, daß Lenhartz in acht Jahren nur zwei Fälle beobachtete, während er 60 Fälle von Lungengangrän zu operieren Gelegenheit hatte. Es ist deshalb rationeller, beide Erkrankungen nicht von einander zu trennen.

Ätiologie. Die Erreger der Eiterung können auf dem Luftwege, mit dem Blut oder von benachbarten Organen her zur gesunden Lunge gelangen. Auch eine schon vorhandene Lungenkrankheit kann in Abszeß oder Gangrän übergehen, und endlich kann eine Resistenzverminderung des Lungengewebes, vor allem beim Diabetes mellitus zu einer vermehrten Disposition der Lunge führen, so daß auch ohne besondere Veranlassung eine Gangrän entstehen kann. Wir kommen daher zu folgender Einteilung:

1. **Entstehung von den Bronchien aus.** a) **Aspiration von Fremd-körpern.** Alle Arten von Fremdkörpern, die mit der Einatmungsluft in die Tiefe des Bronchialbaumes gelangen, können Abszeß und Gangrän erzeugen. Getreideähren und Grashalme führen häufig zu Abszeß, verschluckte Knochen-stücke, Fischgräten, Knöpfe, Zahnfragmente, Tabakblätter zu Gangrän. Aber auch in den Fällen, in denen solche Fremdkörper nicht gefunden werden, muß man häufig eine Entstehung durch Aspiration fester oder flüssiger Substanzen annehmen; die Mehrzahl der Fälle mit unbekannter Ätiologie ist wohl in dieser Weise zu erklären. Diese Annahme liegt nahe, wenn sich die Gangrän an einen Sturz ins Wasser anschließt oder wenn sie nach Bewußtlosigkeit infolge von Apoplexie, Schlafmittelvergiftung usw., bei einem Epileptiker nach einem Anfall auftritt. Unter Kißlings 120 Fällen waren fünf Epileptiker, bei denen man das Auftreten der ersten Symptome nach schweren oder gehäuften Anfällen nachweisen konnte. Lenhartz hat darauf hingewiesen, daß die Bakterienflora in frischen Gangränhöhlen ähnlich zusammengesetzt ist, wie die des Zahnbelages, woraus zwar freilich nicht ohne weiteres auf die Entstehung durch Verschlucken von Zahnfragmenten geschlossen werden darf, während der Nachweis von solchen, der bisweilen schon geglückt ist, dafür spricht, daß diese Ätiologie nicht ganz selten sein dürfte. Auch das häufige Vorkommen bei Trinkern ist wohl auf Verschlucken im Rausch zurückzuführen. Das häufige Vorkommen der Erkrankung in Hamburg führt Kißling zum Teil darauf zurück, daß die Patienten nicht nur Potatoren sind, sondern auch Tabak kauen. Ferner weist er darauf hin, daß unter seinen 120 Patienten vier Zigarrenarbeiter waren.

Unter 76 Fällen von Lungenabszeß und -gangrän, die in 15 Jahren auf der Basler medizinischen Klinik behandelt wurden, ist nur ein Fall, in dem ein Fremdkörper (ein verschlucktes Gebißstück) gefunden wurde, dagegen 11 Fälle, bei denen die Aspiration von Speisen, Getränken, Schleim oder gangränösen Massen offenbar die Ursache des Lungen-zerfalles war, nämlich 2 Fälle von Selbstmordversuch mit narkotischen Mitteln, je 1 Fall von Schädelfraktur mit Koma, Apoplexie, Urämie und Tonsillektomie und 3 Fälle von Ösophaguskarzinom. Aber auch bei den unter die Fälle mit zweifelhafter Ätiologie ein-gereihten Patienten sind einige, bei denen ein Aspirationsbrand das Wahrscheinlichste ist (bei Schrumpfniere, Aneurysma usw.).

Bei **Speiseröhrenkrebs** kommt es häufig zu Gangrän. Es ist begreiflich, daß ein in die Bronchien durchwachsendes Karzinom bei seinem Zerfall gangränöse Massen in die Bronchien bringt, die in die peripheren Teile aspiriert werden.

Auch die nach **Tonsillektomie** auftretende Lungengangrän wird gewöhnlich auf diese Weise erklärt. Dagegen wird neuerdings behauptet, daß die Gangrän auch durch Eindringen von Mikroorganismen in die Lymphgefäße der Tonsillen und durch Transport auf dem Blutwege zu den Lungen zustandekommen könne (Fetterolf und Fox, Clen-dening).

b) **Entstehung aus Bronchialerkrankungen.** Von Bronchiektasien aus entstehen häufig Abszeß und Gangrän. In den unten angeführten Statistiken ist diese Entstehungsweise in den Fällen mit bekannter Ätiologie die häufigste. Allerdings ist, wie Schridde gezeigt hat, daran nicht die Erweiterung der Bronchien an sich, sondern die Veränderung des Lungengewebes um die erwei-terten Bronchien schuld. Es kann gelegentlich auch schwierig sein zu entscheiden, ob die Bronchiektasie das primäre war oder sich erst im Anschluß an einen Abszeß gebildet hat.

2. **Übergang von Lungenkrankheiten in Abszeß und Gangrän.** a) **Pneumonie.** Im Kapitel Lungenentzündungen ist erwähnt, daß sowohl kruppöse Pneumonien als auch Bronchopneumonien zu Abszeß und Gangrän führen können. Das ist besonders häufig bei der Influenzapneumonie der Fall. Meistens entsteht ein Abszeß, der später in Gangrän übergehen kann. Die Krankheit kann aber auch von vornherein den Charakter des Lungenbrandes

aufweisen. Besonders die durch den Friedländerschen Bazillus erzeugten Pneumonien neigen zu Gangrän.

b) Krebs. Nach den Pneumonien kommen unter den Lungenkrankheiten, die in Abszeß oder Gangrän übergehen können, an erster Stelle die malignen Tumoren, fast ausschließlich Bronchialkrebse.

In 15 Jahren wurden an der Basler Klinik 5 mal ausgedehnte Höhlenbildung bei Bronchialkarzinom beobachtet (3 mal Abszeß, 2 mal Gangrän). Doch braucht nicht immer der zerfallene Krebs selbst in Gangrän überzugehen, sondern durch Aspiration von abgestoßenem Karzinomgewebe kann an entfernten Stellen Abszeß oder Gangrän entstehen.

So sah ich einen Fall, in dem die Abszeßhöhle sich hinter einem stenosierenden Bronchialkarzinom entwickelt hatte, ohne daß die Abszeßwand Spuren von Karzinom erkennen ließ oder direkt an Geschwulstgewebe anstieß. Solche Fälle gehören also eigentlich zu Aspirationsbrand.

c) Tuberkulose. Bei der Lungenschwindsucht kann sich in einer Kaverne jauchige Zersetzung bilden, doch ist das im Verhältnis zur Häufigkeit der Lungentuberkulose äußerst selten.

Ich habe in 15 Jahren 2 Fälle von tuberkulöser Gangrän gesehen, wovon der eine im Anschluß an eine Hämoptoe, also offenbar durch Fäulnis des liegengebliebenen Blutes eintrat.

d) Infarkt. Ein hämorrhagischer Infarkt geht nicht selten in Abszeß oder Gangrän über. Eine Infektion des abgestorbenen Gewebes ist sehr leicht möglich, und von hier aus kann die putride Entzündung weitergreifen. Auch Lungenabszeß und -gangrän, die nach ausgedehnten Magen- und Darmresektionen auftreten, werden von Coenen zum Teil auf Embolien mit sekundärer Infektion (von den Luftwegen aus) zurückgeführt. Bisweilen ist es freilich nicht möglich, mit Sicherheit zu entscheiden, ob eine solche sekundäre Infektion eines blanden Embolus vorliegt oder ob der Thrombus schon infiziert war, wie wir ja überhaupt nicht wissen, wie viele Venenthrombosen auf einer Infektion beruhen.

Unter den 76 Fällen der Basler Klinik finden sich ein Fall von Abszeß und zwei Fälle von Gangrän nach anscheinend blandem Infarkt (2 Herzkranke, 1 Magenkarzinom) und ein Fall von Lungenabszeß nach Operation einer Extrauterinschwangerschaft.

e) Auch andere Lungenkrankheiten können zu Abszeß und Gangrän führen, so Aktinomykose (in unserem Material zweimal), Pneumonokoniosen (einmal), Rotz usw.

3. Traumen, besonders Stich- und Schußwunden (Steckschüsse) führen häufiger zu Gangrän als zu Abszeß. Auch Quetschungen des Lungengewebes ohne eine äußere Verletzung können Abszeß oder Gangrän zur Folge haben, manchmal nach einer Rippenfraktur (vgl. Hofmann), ohne daß eine solche nachzuweisen wäre.

Bei den penetrierenden Verletzungen können die Fäulniserreger mit dem Fremdkörper ins Lungengewebe gelangt sein. Doch kann auch, wie bei den Kontusionsabszessen, die Schädigung des Lungengewebes die einzige direkte Traumafolge sein und sekundär durch Einatmung von Fäulniserregern Gangrän entstehen.

4. Von außen dringen die Infektionserreger, abgesehen von den eben erwähnten penetrierenden Brustwandverletzungen, ein, wenn eine eitrige oder jauchige Entzündung der Nachbarschaft auf die Lunge übergreift.

a) Empyem. Wenn ein Pleuraempyem in die Lunge durchbricht, so entsteht in der Regel kein Abszeß, sondern die Wunde heilt rasch aus. Die Infektion kann aber auch von der Pleura auf die Lunge übergehen als interstitielle phlegmonöse Pneumonie, die ihrerseits in Abszeß übergeht.

b) Subphrenische Eiterungen und Leberabszesse sind nicht gerade häufige Ursachen von Lungenabszeß und Gangrän. Echinokokken der Leber führen relativ oft dazu.

c) Bronchialdrüsenaffektionen erzeugen bei der Perforation in die Bronchien nur in Ausnahmefällen Abszeß oder Gangrän.

d) Von der Brustwand aus können Eiterungen auf die Lunge übergreifen, ohne daß ein Pleuraempyem entsteht, wenn die Pleurablätter rasch verkleben. Dann kann ein Lungenabszeß entstehen.

e) Endlich kann auch Mediastinitis zu Lungenabszeß führen.

5. Septische Embolien. Bei allgemeiner Sepsis, aber auch bei Eiterungen, die sonst keine Metastasen machen, können infizierte Emboli in die Lungen gelangen. Große Thromben führen zu einem Infarkt, der in Abszeß oder Gangrän übergehen kann. Häufiger sind die Emboli so klein, daß sie keine Erscheinungen von Verstopfung einer Lungenarterie verursachen, sondern nur eine Infektion erzeugen, die zur Bildung von Abszessen führt. Meistens sind diese Abszesse multipel. Eine häufige Ursache ist die puerperale Sepsis, aber auch bei chronischer Mastoiditis, eitriger Sinusthrombose (s. Ganter), Leberabszessen, Thrombophlebitis nach Ulcus cruris (Sauerbruch) und anderen septischen Erkrankungen hat man schon metastatische Lungenabszesse beobachtet.

Lauche fand unter 50 Fällen des Pathologischen Instituts in Bonn als Quelle der Embolie 20 mal eitrige Entzündungen der Haut, 11 mal Osteomyelitis, 10 mal eine puerperale Infektion, 7 mal zerfallende Karzinome der Abdominalorgane und je 1 mal Nabelschnurentzündung und Sinusthrombose.

Unter 76 Fällen von Gangrän und Abszeß der Basler Klinik finden sich zwei sicher embolische, einer nach Perityphlitis und Leberabszeß, einer nach Leberabszeß unbekannter Ätiologie. In Wirklichkeit sind die embolisch-metastatischen Abszesse häufiger, weil sie in anderen Kliniken öfters vorkommen als in der medizinischen, und weil außerdem diese Statistik nur die größeren Höhlenbildungen umfaßt.

6. Abszeß und Gangrän infolge Resistenzverminderung des (sonst nicht kranken) Lungengewebes. An Vergiftungen durch Gase kann sich Abszeß oder Gangrän anschließen. Die Schädigung des Lungengewebes führt zu einer Entzündung, die in eitrigen Zerfall und Gangrän übergehen kann. Dabei wirken wohl immer Mikroorganismen mit, aber sie können nur deshalb für das Lungengewebe so deletär werden, weil dieses primär geschädigt war. Bei Kampfgasvergiftungen kommt das nicht selten vor, aber auch bei anderen im Krieg nicht verwendeten Gasen, so bei Ammoniak. Außerdem Fall, der in der unten stehenden Statistik angeführt ist, habe ich noch eine andere Lungengangrän nach Ammoniakvergiftung gesehen.

Die Gangrän bei Diabetes mellitus ist wohl auch auf eine Schädigung des Lungengewebes zurückzuführen.

Nach Naunyn tritt sie in zwei Formen auf. Die akute Form, die unter dem Bild einer pneumonischen Infiltration beginnt, führt meistens zu einer wenig fötiden Eiterung, die man noch zum Abszeß rechnen könnte. Sie kommt fast nur bei schwerem Diabetes mit schlechtem Ernährungszustand zur Beobachtung. Die subakute und chronische Form wurde von Naunyn nur bei älteren Leuten in gutem Ernährungszustand beobachtet.

Über die Häufigkeit der einzelnen Ursachen von Abszeß und Gangrän geben die folgenden beiden Zusammenstellungen Aufschluß. Die eine ist aus den Zahlen Fränkels und Kisslings kombiniert und umfaßt 150 Fälle von Gangrän, die andere gibt 76 Fälle von Abszeß und Gangrän wieder, die in 15 Jahren auf der Basler medizinischen Klinik beobachtet wurden.

Prozente der Gesamtsumme	150 Fälle (Gangrän) von Fränkel und Kissling	76 Fälle Basler Med. Klin. (Abszeß und Gangrän)
1. Von den Bronchien aus		
a) Aspirationsbrand bei Speiseröhrenkrebs	5,3%	4%
Aspirationsbrand, andere Ursachen	12,7%	9%
b) Bronchiektasie und putride Bronchitis	18,0%	20%
2. Übergang von Lungenkrankheiten in Zerfall		
a) Pneumonia crouposa	9,3%	8%
b) Pneumonia influenzae	6,8%	9%
c) Pneumonia chronica	0,7%	5%
d) Tuberkulose	7,3%	3%
e) Tumoren	0 %	6%
f) Infarkte	0 %	5%
g) Aktinomykose	0 %	3%
h) Pneumonokoniose	0 %	1%
3. Traumatisch	3,3%	1%
4. Von außen fortgeleitet	0 %	0%
5. Embolisch-metastatisch	4,7%	3%
6. Durch primäre Schädigungen des Lungengewebes		
a) Diabetes	1,3%	0%
b) Vergiftung (Ammoniak)	0 %	1%
7. Nicht ganz aufgeklärte Ursachen	31,3%	21%
	99,9%	99%

Diese beiden Statistiken stammen aus medizinischen Kliniken. Solche aus chirurgischen Krankenabteilungen oder aus pathologisch-anatomischen Instituten würden vielleicht eine andere Verteilung zeigen.

Über das Häufigkeitsverhältnis von Abszeß und Gangrän kann ich keine bestimmten Angaben machen. Wie schon Kißling betont hat, findet man Fälle, in denen nur Abszeßhöhlen ohne jeden putriden Geruch vorhanden sind, selten, und er gibt an, daß auf der Eppendorfer Abteilung während eines Zeitraumes, in dem 65 Gangränfälle behandelt wurden, nur 2 Fälle von reinem Abszeß beobachtet wurden. Von meinem Material ist die Hälfte der Fälle ausgesprochene Gangrän, in einem weiteren Viertel ist verhältnismäßig geringer oder nur vorübergehender putrider Geruch angegeben, in einem Viertel nichts davon in der Krankengeschichte bemerkt. Es kann sich aber teilweise um mangelhafte Eintragungen handeln, teilweise um unbedeutenden, wenig auffallenden Fäulnisgeruch, und nur in etwa einem Achtel der Fälle ist das dauernde Fehlen jedes putriden Geruches ausdrücklich bemerkt.

Im Vorkommen der Lungengangrän scheinen örtliche Unterschiede vorhanden zu sein. Von verschiedenen Seiten wird ihre Häufigkeit in deutschen Hafenstädten hervorgehoben.

Kißling erklärt das durch die Rolle des Alkoholismus für die Gangränentstehung. Er teilt mit, daß 30% seiner Fälle mit unklarer Ätiologie ausgesprochene Potatoren waren, ferner, daß viele seiner Patienten Tabak kauten und vielfach die Gewohnheit hatten, den Tabak über Nacht im Munde zu behalten, so daß ein Aspirationsbrand leicht erklärlich ist.

Nach Lemierre und Léon-Kindberg ist die Lungengangrän in den letzten Jahren häufiger geworden, hat aber einen chronischeren Charakter angenommen.

Bakteriologie. Beim Lungenabszeß werden im Sputum und im Höhleninhalt alle möglichen Bakterien gefunden, vorwiegend Staphylokokken und Streptokokken, aber auch Kolibazillen. Welche als Erreger der Abszedierung anzusprechen sind, läßt sich oft nicht sagen. Sicher ist, daß Streptokokken Lungenabszesse erzeugen können, und vielfach wird angenommen, daß sie auch bei Übergang von Pneumonie in Abszeß durch Sekundärinfektion die Abszedierung herbeiführen. Doch haben mehrere Autoren (z. B. Kirch) Lungenabszesse beschrieben, die durch Reinkultur von Pneumokokken bedingt waren. Den Friedländerschen Bazillen wird im allgemeinen die Fähigkeit zugeschrieben, Lungenabszesse zu erzeugen.

Bei der Gangrän sind die Meinungen geteilt. Man findet alle möglichen Mikroben, vorwiegend anaerobe Bazillen und Kokken, vor allem Bacillus ramosus (Guillemot), daneben aerobe Organismen, selten allein, meist mit Anaerobiern, am häufigsten Streptokokken (vgl. Massini).

Früher nahm man an, daß alle oder wenigstens viele von diesen anaerob wachsenden Bazillen und Kokken in einer kranken Lunge wuchern und Fäulnis erzeugen können, daß die Gangrän entstehe, wenn irgendein banaler Fäulniserreger in nekrotisches Lungengewebe gelange. Neuerdings glaubt man aber vielfach für die Gangrän oder wenigstens für einzelne Fälle spezifische Erreger annehmen zu müssen.

Am häufigsten werden Spirochäten mit fusiformen Bazillen als Erreger angenommen. Delamare glaubt alle Fälle von Gangrän auf sie zurückführen zu müssen, ebenso Plaut, Bykowa u. a., Peemöller, Nolf, Parisot und Caussade u. a. nehmen nur für einen Teil der Fälle diese Ätiologie an. Fishberg und Kline beschreiben einen Fall von multiplen Bronchopneumonien mit teilweisem Übergang in Gangrän, bei dem auch in den rein pneumonischen Partien Spirochäten gefunden wurden und nehmen eine durch Spirochäten bedingte gangränisierende Pneumonie an. Buttermilch und Seguin fanden in einem Fall von Lungengangrän in den peripheren Partien große Mengen von Spirochäten in Reinkultur. Diese Beobachtungen sprechen sehr für die ätiologische Bedeutung der Spirochäten. Kline und Blankenborn nehmen an, daß die Flora mit der Mundflora identisch sei, ebenso Plaut. Es ist aber auch möglich, daß von den gefundenen Spirochäten nur einzelne Arten pathogen sind (Mühlens, Bezançon und de Jong, vgl. auch in diesem Band S. 1190).

Andere Autoren wie Schottmüller, Kißling usw. betrachten die Spirochäten und fusiformen Bazillen als aus dem Munde aspirierte, in der Regel harmlose Schmarotzer. Kißling hält einen anaeroben Streptokokkus, den Schottmüller zuerst aus einem jauchigen Empyem gezüchtet hat und den er selbst jedesmal aus der operativ eröffneten Höhle, bisweilen auch aus dem Sputum züchten konnte, für den regelmäßigen Erreger der Lungengangrän, und Bingold kommt zum Schluß, daß Embolien nur dann Gangrän erzeugen, wenn sie den anaeroben Streptokokkus enthalten, der der häufigste Erreger der thrombophlebitischen puerperalen Sepsis ist.

Auch Protozoen sind nicht selten, sowohl als Sekundärinfektion als auch als primäre Erreger, wie bei den nach Dysenterie entstandenen Abszessen. Endlich wären noch die Schimmelpilze und Streptothrixarten zu erwähnen.

Pathologische Anatomie. Der Lungenabszeß bietet je nach der Ätiologie und nach dem Stadium der Erkrankung ein verschiedenes Bild. Beim Übergang der kruppösen Pneumonie in Abszedierung sieht man eine graugelbe Verfärbung des Lungengewebes, das auffallend weich ist und rahmigen Eiter abstreifen läßt. Eine Anzahl kleinster Abszesse kann zu einer großen Eiterhöhle zusammenfließen, die nicht selten mehrfächerig ist. Die Abszeßwand ist uneben, häufig zerfetzt. Mit der Zeit wird sie glatt, pigmentiert. In der Höhle sieht man oft dicke Stränge, die in der Wand liegen oder durch das Lumen ziehen. Sie enthalten Arterien oder thrombosierte Venen. Bei den embolischen Abszessen erfolgt in der Regel der Tod, bevor es zur Bildung einer deutlichen Abszeßmembran gekommen ist.

Die Gangrän unterscheidet sich von dem Abszeß dadurch, daß die erkrankten Stellen mißfarbig, graugrünlich oder schmutzig braun aussehen und einen üblen Geruch verbreiten. Ist es noch nicht zur Höhlenbildung gekommen, so ist der Krankheitsherd weich, zundrig, bald aber verflüssigt er sich und verwandelt sich in eine stinkende Jauche.

Das Lungengewebe in der Umgebung von Abszessen und Gangränherden ist in mehr oder weniger großer Ausdehnung pneumonisch infiltriert. Die Bronchien sind entzündet, häufig besteht eine putride Bronchitis.

Die Pleura ist in der Regel beteiligt, bisweilen nur in der Form einer Pleuritis sicca, nicht selten in der Form einer eitrigen oder jauchigen Entzündung.

Seit Laennec macht man einen Unterschied zwischen der diffusen und der zirkumskripten Gangrän. Die diffuse ist dadurch charakterisiert, daß sie größere Bezirke der Lunge, oft einen ganzen Lappen einnimmt und daß die abkapselnde Eiterung fehlt. Nicht selten kommt der diffuse Brand infolge von Perforation eines jauchigen Prozesses in einen Bronchus zustande, indem die zersetzten Massen aspiriert werden und im ganzen Gebiet des Bronchus zu Gangränbildung führen. Aber auch dann, wenn eine zirkumskripte Gangränhöhle besteht, können aspirierte Massen andere Teile infizieren, so daß an einer Stelle das Bild des zirkumskripten, an anderen das des diffusen Brandes zu sehen ist. Überhaupt besteht zwischen beiden Formen keine scharfe Trennung.

Symptomatologie. Kleine Abszesse machen keine charakteristischen Symptome. Bei einer Sepsis können beide Lungen von massenhaften kleinen Abszessen durchsetzt sein, ohne daß irgendwelche Erscheinungen (außer vielleicht etwas Husten) darauf hindeuteten.

Größere Abszeß- und Gangränherde machen aber in der Regel Symptome, aus denen die Diagnose gestellt werden kann.

Zunächst ist zu betonen, daß die Gangrän im ganzen ein viel schwereres Krankheitsbild erzeugt als der Abszeß.

Die Temperatur ist beim Abszeß in der Regel stark erhöht, doch gibt es auch Fälle, bei denen sie verhältnismäßig niedrig bleibt. Die Eiterung macht sich je nach ihrer Ursache durch langsamen oder raschen Fieberanstieg kenntlich, wenn aber der Abszeß aus einer Pneumonie hervorgeht, oder wenn er als Metastase einer anderen fieberhaften Krankheit auftritt, braucht die Temperaturkurve keine Änderung zu zeigen. Das Fieber kann kürzere oder längere Zeit kontinuierlich bleiben oder remittierend, nicht selten mit Schüttelfrösten verlaufen. Bricht der Abszeß in einen Bronchus durch, so pflegt die Temperatur zu sinken, meistens durch erneute Anstiege unterbrochen, um dann oft noch längere Zeit subfebril zu bleiben. Bei der Gangrän ist das Fieber gewöhnlich höher und unregelmäßiger, Schüttelfröste sind häufiger, starke Schweißausbrüche können die Patienten plagen. Bei dekrepiden Individuen kann aber auch die Gangrän fieberlos verlaufen.

Das Allgemeinbefinden kann beim Abszeß ungestört sein, in der Regel entspricht es der Höhe des Fiebers. Bei der Gangrän ist es meistens stärker beeinträchtigt, das Krankheitsgefühl schwer, der Appetit schlecht. Der Patient ist auffallend hinfällig und magert rasch ab. Der Puls ist klein und sehr frequent, die Extremitäten werden kühl, und es stellt sich tiefe Zyanose ein.

Namentlich in den foudroyanten Fällen von Gangrän steht diese schwere Störung des Allgemeinbefindens und das septische Krankheitsbild mit Prostration und Zyanose im Vordergrund und erst allmählich lenken respiratorische Symptome die Aufmerksamkeit auf sich, oder die immer wiederholte Lungenuntersuchung läßt einen verdächtigen Herd erkennen, bevor noch der fötide Auswurf die Diagnose klärt.

Bei chronischeren Fällen von Gangrän und den meisten Fällen von Abszeß leidet der Allgemeinzustand weniger. Doch ist häufig deutliche Zyanose vorhanden, noch öfter ein livides Aussehen, und die Kranken machen einen kachektischen Eindruck. Oft bilden sich Trommelschlegelfinger aus.

Im Blut findet man meistens eine Vermehrung der Leukozyten, selten bis zu 30 000 und mehr. Die Senkungsreaktion der roten Blutkörperchen ist stark beschleunigt. Der Urin enthält gewöhnlich Eiweiß.

Die lokalen subjektiven Symptome können sehr gering sein. Selten fehlen sie ganz, gewöhnlich wird nur ein dumpfes unangenehmes Gefühl auf der erkrankten Brusthälfte angegeben. Doch können auch heftige Schmerzen auftreten, besonders im Beginn einer akut einsetzenden Affektion.

Dyspnoe ist nur dann vorhanden, wenn sehr ausgedehnte Höhlen bestehen, ferner bei den foudroyant verlaufenden Fällen von Lungengangrän, bei denen die Atemnot als ein Zeichen der putriden Intoxikation und der Herzschwäche aufzufassen ist.

Der Husten ist gewöhnlich proportional der Menge des Sputums. Bei Gangrän führt der unangenehm riechende Auswurf nicht selten zu beständigem Hustenreiz, dann ist auch Erbrechen im Anschluß an den Husten nicht selten.

Ein außerordentlich wichtiges Symptom ist das Sputum. Oft ist es reichlich und wird in ziemlich großen Mengen auf einmal entleert, namentlich bei Abszessen, die eben in der Perforation begriffen sind.

Bei Lungenabszeß ist der Auswurf in der Regel rein eitrig, rahmartig. Wenn der Abszeß aus einer kruppösen Pneumonie hervorgeht, so können die Sputa anfangs grün aussehen. Doch ist das nicht für Abszeß charakteristisch, sondern kommt auch bei verzögerter Lösung und bei käsiger Pneumonie, ferner bei Ikterus vor. Bisweilen bekommt das Sputum ein semmelfarbiges Ansehen infolge der Beimischung gelbbräunlicher Partikel, die häufig reichliche Hämatoidinkristalle enthalten.

Bei Lungengangrän fällt sofort der äußerst widerliche aashafte Geruch des Sputums auf. Das Sputum ist dünnflüssig, schmutzigbraun oder schwärzlich grünlich, nicht selten zwetschenbrühen- oder schokoladefarbig und zeigt beim Stehen eine Schichtung in drei Zonen. Die oberste besteht aus den mißfarbenen, mit Luft vermischten Sputis, die zum Teil in die mittlere, bräunliche oder grünliche wässerige Schicht herunterhängen. Die unterste besteht aus einem mehr oder weniger homogenen Bodensatz.

Sowohl bei Abszeß als auch bei Gangrän kann man in der Regel schon makroskopisch einzelne Fetzchen von Lungengewebe erkennen. Beim Abszeß unterscheiden sie sich durch ihre graue, gelbliche oder schwärzlich rötliche Farbe von dem übrigen, rahmartigen Sputum. Hier erreichen sie selten große Dimensionen. Bei der mikroskopischen Untersuchung erkennt man den alveolären Bau und die elastischen Fasern, außerdem eingelagerte Rußpartikelchen, Fetttröpfchen, Fettnadeln, Blutpigment und Hämatoidinkristalle. Diese können in Form hellerer oder dunklerer braunroter rhombischer Tafeln oder geschwungener Nadeln auftreten (Abb. 53), die oft büschelförmig zusammenliegen. Leyden hat ihnen eine große diagnostische Bedeutung beigemessen, doch kommen sie auch bei Echinokokken und anderen Zuständen vor, wenn auch viel seltener. In einzelnen Fällen fehlen aber Gewebsfetzen und elastische Fasern vollkommen.

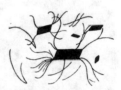

Abb. 53.
Hämatoidinkristalle bei Lungenabszeß.
Vergr. 350.
(Nach Lenhartz.)

Abgesehen von den Lungenfetzchen ergibt die mikroskopische Untersuchung des Sputums bei Lungenabszeß mehr oder weniger gut erhaltene polynukleäre Leukozyten, Fetttropfen und -nadeln, in chronischen Fällen bisweilen auch Hämatoidinkristalle (Leyden, Lenhartz).

Bei der Lungengangrän sind die Gewebsfetzen bald klein, bald größer, bis fingerlang, häufig von schwarzer Farbe. Unter dem Mikroskop erkennt man gewöhnlich das Bindegewebsfasergerüst der Lunge, das aber auch ganz durchscheinend sein kann. Das Gerüst enthält Rußpartikelchen, Blutpigment, Fetttropfen, Detritus und Bakterien. Gewöhnlich wird angegeben, daß die elastischen Fasern vollkommen fehlen, und Filehne hat schon 1877 nachgewiesen, daß bei Lungengangrän ein Ferment vorkommt, das elastische Fasern aufzulösen imstande ist. Es gelingt aber nicht so selten, in den Fetzchen des Gangränsputums elastische Fasern nachzuweisen, nach Lenhartz in mindestens einem Drittel der Fälle.

Ein weiterer charakteristischer Bestandteil des Gangränsputums sind die Dittrichschen Pfröpfe. Sie kommen in der Größe eines Stecknadelkopfes bis einer Bohne vor und verbreiten häufig einen höchst penetranten Gestank. Unter dem Mikroskop erkennt man ihre Zusammensetzung aus Detritus, Fetttropfen, Bakterien und Fettnadeln (vgl. Abb. 28, S. 1191).

Die Untersuchung des übrigen Sputums ergibt Detritus, Fetttropfen, Fettnadeln (namentlich nach längerem Bestand der Gangrän), Leukozyten, die meist in starkem Zerfall begriffen sind, Bakterien und verschiedene Pigmente, unter denen außer den Rußkörnern besonders das amorphe Hämosiderin zu erwähnen ist.

Die Bakterien, die man im Sputum findet, sind sowohl bei Abszeß als bei Gangrän sehr mannigfaltiger Art. Stäbchen, Kokken und Spirillen findet man regelmäßig, daneben bei Gangrän häufig Leptothrixfäden. A. Fränkel und Pappenheim haben auf das Vorkommen von Pseudotuberkelbazillen hingewiesen, doch sieht man keine säurefesten Stäbchen, wenn man die Präparate sorgfältig mit Säure und Alkohol entfärbt, wie es im Kapitel Lungentuberkulose besprochen ist.

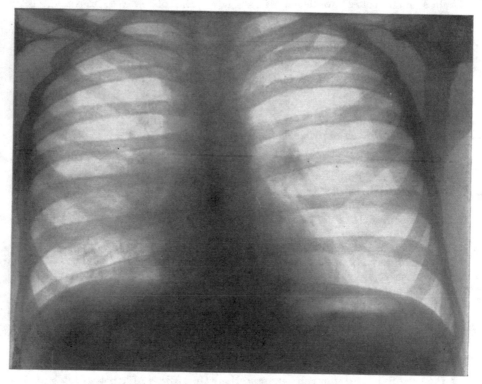

Abb. 54. Gangrän im rechten Unterlappen.

Bei der Besprechung der Bakteriologie wurde erwähnt, daß die Spirochäten, namentlich in Verbindung mit fusiformen Bazillen, vielfach als Erreger der Lungengangrän betrachtet werden. Man findet diese Mikroorganismen aber nicht immer. Schwieriger ist die nur durch Kultur mögliche Identifizierung des anaeroben Streptococcus putridus, die Kißling für den Erreger des Lungenbrandes hält, dessen Nachweis im Sputum ihm selbst aber auch nicht immer gelang. Über die Frage, wie weit die bakteriologische Auswurfuntersuchung für die Behandlung von Bedeutung ist, vgl. das Kapitel Therapie.

Die chemische Untersuchung des gangränösen Sputums ist von Jaffé vorgenommen worden. Sie ergab namentlich flüchtige Fettsäuren, Ammoniak, Schwefelwasserstoff, Leuzin, Tyrosin, dieselben Substanzen, die er auch in faulenden Sputis und in faulendem Eiter fand. Cantelli u. a. wiesen Indol nach.

Die Untersuchung des Thorax läßt zuweilen schon bei der Inspektion ein Zurückbleiben der erkrankten Brusthälfte erkennen. Sehr wichtig ist eine lokale Druckempfindlichkeit über dem Abszeß oder der Gangrän, weil sie den Verdacht auf eine Einschmelzung wecken kann, bevor anderweitige Befunde eine solche erkennen lassen.

Perkussion und Auskultation ergeben im Beginn der Krankheit immer unbestimmte Symptome. Bei zentralem Sitz kann das Resultat der Untersuchung dauernd negativ bleiben. In der Regel wird man freilich recht bald an einzelnen Stellen eine leichte Dämpfung, unbestimmtes Atmen oder einige Rassel- oder Reibegeräusche entdecken. Man versäume namentlich nicht die Axillae zu untersuchen. Sitzt der Herd oberflächlich, so kann schon in frühen Stadien eine ausgesprochene Dämpfung mit Bronchialatmen und Reiben nachzuweisen sein.

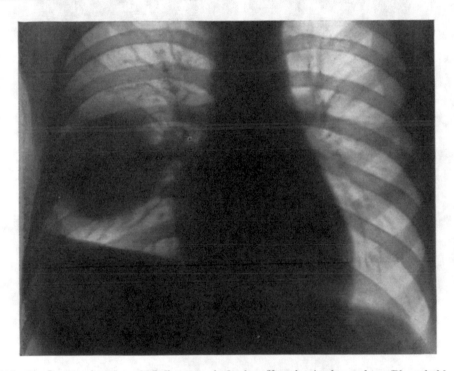

Abb. 55. Lungenabszeß nach Influenza. Außerdem Exsudat in der rechten Pleurahöhle. Derselbe Patient wie Abb. 56. Aufnahme vom 3. IX. 1918.

Mit der Zeit bilden sich häufig mehr oder weniger deutliche Kavernensymptome aus. Doch ist ausgesprochenes amphorisches Atmen oder metallisches Rasseln selten, noch seltener kann man Schallwechsel nachweisen. Meistens hört man nur ein schwach amphorisches Atmen oder einen amphorischen Nachklang nach einem unbestimmten Atemgeräusch. Lenhartz und Kißling betonen, daß man die Patienten immer muß husten lassen, dann kann man nach den Hustenstößen den erwähnten amphorischen Nachklang häufig wahrnehmen, während er vor dem Husten vollkommen fehlte. Es muß aber betont werden, daß auch bei ziemlich ausgedehnten oberflächlich liegenden Höhlen alle Kavernensymptome fehlen können und sich der Befund nicht selten auf geringe Dämpfung, unbestimmtes Atmen und einige klingende Rasselgeräusche beschränkt. Wichtig ist in solchen Fällen ein auffallender Wechsel der Symptome, der durch Hustenstöße hervorgerufen werden kann.

Die Röntgenuntersuchung ist für die Erkennung von Abszeß und Gangrän von ausschlaggebender Bedeutung. Im Beginn der Erkrankung, vor der Ausbildung der Höhle, sind freilich die Bilder unspezifisch. Man erkennt dann nur den Schatten des infiltrierten, zum Teil vielleicht schon nekrotischen Lungengewebes. Dementsprechend kann er verschiedene Gestalt haben, und seine Begrenzung ist durchaus uncharakteristisch, gewöhnlich unscharf. Sitzt der Abszeß zentral, so kann er auf dem Röntgenbild wie ein vergrößerter Hilusschatten aussehen.

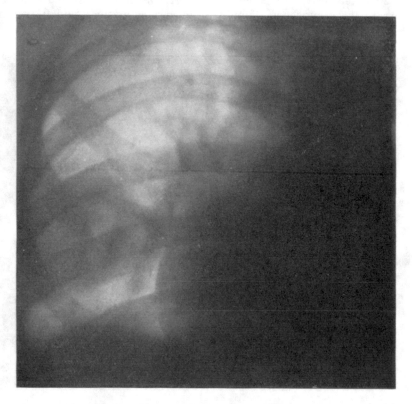

Abb. 56. Lungenabszeß nach Influenza nach spontaner Entleerung. Patient von Abb. 55.
Aufnahme vom 12. IX. 1918 in rechter Seitenlage. Flüssigkeitsniveau sichtbar.
Pleuraexsudat fast ganz verschwunden.

Abb. 54 ist ein typisches Beispiel. Sie stammt von einem 20 jährigen Manne, bei dem in der Rekonvaleszenz einer Lungenentzündung Husten, Auswurf, Dyspnoe und Fieber aufgetreten war. Die Untersuchung ergab hinten rechts unterhalb der vierten Rippe eine Dämpfung, die nur schmal war und weiter unten wieder hellem Schall Platz machte, hinten rechts klingende Rasselgeräusche und pleuritisches Reiben. Das Sputum war blutig eitrig, fötid riechend. Es bestand hohes Fieber. Im Lauf der nächsten Wochen entwickelte sich, während die Temperatur zur Norm zurückkehrte, ein kleines Empyem. Patient wurde auf die chirurgische Abteilung verlegt, dort wurde eine Rippenresektion vorgenommen und eine Gangränhöhle eröffnet. Später stellte sich wieder Fieber ein, und es mußte eine weiter oben gelegene Höhle eröffnet werden. Patient wurde gebessert entlassen.

In anderen Fällen kann der Schatten ähnlich aussehen wie ein maligner Tumor oder wie eine Pneumonie. Selten ist er scharf begrenzt, wie in Abb. 55, wo er an einen Echinokokkus erinnert. Auch wie ein abgesacktes Exsudat kann er aussehen (vgl. Abb. 60, S. 1394).

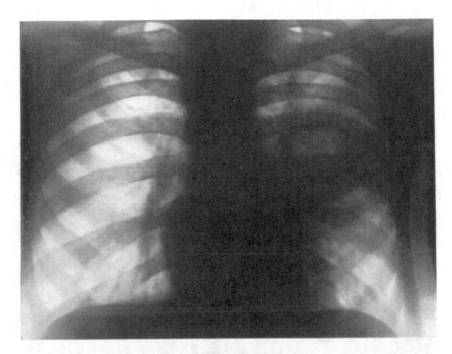

Abb. 57. Lungenabszeß. Der gleiche Patient wie Abb. 61. Aufnahme vom 26. II. 1926.

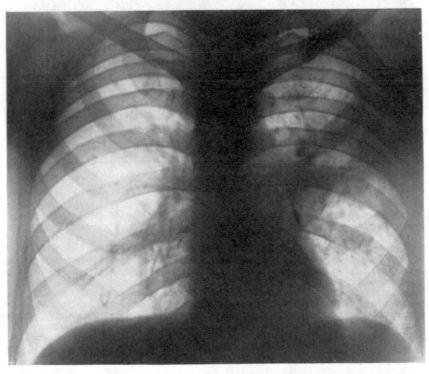

Abb. 58. Lungenabszeß in Heilung. Derselbe Patient wie Abb. 57.
Aufnahme vom 27. III. 1926.

Charakteristisch wird das Röntgenbild erst, wenn Einschmelzung des nekrotischen Lungengewebes eingetreten ist und sich die Höhle wenigstens teilweise entleert und mit Luft gefüllt hat. Selbst dann kann sie noch verborgen bleiben, wenn die Infiltration der Umgebung sehr dicht ist. Gewöhnlich zeigt sich aber bald eine Aufhellung, und diese allein kann die Diagnose stellen lassen. Sicher ist diese, wenn der Flüssigkeitsspiegel des eitrigen Inhalts zu sehen ist, namentlich wenn dieser bei Körperbewegung Wellenschlag erkennen läßt.

Abb. 55 und 56 lassen die Entwicklung der Höhle und der Heilung erkennen. Sie stammen von einem 24jährigen Mann, der am 16. Juli 1918 an Grippe erkrankte und 4 Tage später mit doppelseitiger Bronchopneumonie in die Klinik eingewiesen wurde. Am 26. Juli ging die Temperatur herunter, blieb aber subfebril, und hinten rechts verschwanden Dämp-

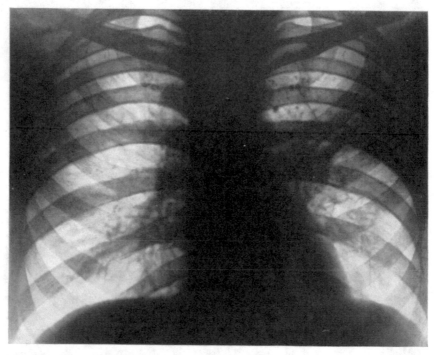

Abb. 59. Lungenabszeß in Heilung. Derselbe Patient wie Abb. 57, 58 und 61. Aufnahme vom 9. IV. 1926.

fung und Rasselgeräusche nie ganz. Immer wieder erfolgten mehrtägige Fieberanstiege, Pat. wurde immer elender, hustete viel und hatte ein blaß-fahles Aussehen. Am 3. September wurde das in Abb. 55 wiedergegebene Röntgenbild erhalten. Es zeigt einen merkwürdig scharf begrenzten kreisrunden Schatten, der in den oberen Partien etwas heller ist. Trotz dieser für Abszeß uncharakteristischen Form wurde die Diagnose wegen des bisherigen Verlaufes auf solchen gestellt und bald durch den Nachweis von elastischen Fasern im Sputum bestätigt. Von da an wurden tägliche Terpentininhalationen mit der Curschmannschen Maske ausgeführt, und merkwürdigerweise wurde vom gleichen Tage an die Temperatur normal und blieb es bis zur Entlassung des Pat. am 29. Oktober. Während der ganzen Beobachtungszeit nie die geringste Spur von Foetor. Das am 19. September in rechter Seitenlage aufgenommene Röntgenbild (Abb. 56) zeigt den Schatten viel kleiner und läßt einen Flüssigkeitsspiegel erkennen, der in sitzender Stellung nicht sichtbar war.

Auf Abb. 57—59 läßt sich der Rückgang der Gangränhöhle schön verfolgen. Der 30jährige Pat., von dem die Fieberkurve Abb. 61 (S. 1396) stammt, litt seit 2 Jahren an Husten und an Rhinitis atrophica (was vielleicht für die Ätiologie der Gangrän wichtig ist, da sonst keine Ursache gefunden wurde) und war schon zweimal auf der Klinik wegen Pharyngo-Laryngotracheitis behandelt worden. Anfang Februar 1926 wurde der Husten stärker, der Auswurf reichlicher und stinkend, und am 18. Februar wurde Pat. in die Klinik eingewiesen. Es bestand hohes Fieber, wie die auf Abb. 61 (S. 1396) wiedergegebene Kurve zeigt, und man fand hinten links in mittlerer Höhe eine Dämpfung mit unbestimmtem Atmen und Rasselgeräuschen. Die Untersuchung des fötiden Sputums ergab reichliche Spirochäten vom Aussehen des Sp. bronchialis, spärliche fusiforme Bazillen, massenhaft Kokken und Bakterien von mancherlei Art. Bisweilen war der Auswurf blutig, aber Lungenbestandteile konnten nicht nachgewiesen werden. Am 26. Februar ließ das Röntgenbild, wie Abb. 57 zeigt, eine schöne Gangränhöhle erkennen, und am 3. März gelang es Lungenfetzchen mit elastischen Fasern zu finden, später nicht mehr. Abb. 58 vom 27. März zeigt die Verkleinerung der Höhle, nachdem die Temperatur seit einer Woche ganz normal geworden war, und das Röntgenbild vom 9. April Abb. 59 läßt keine Höhle mehr, sondern nur noch einen Narbenherd erkennen. Bei einem späteren Aufenthalt des Patienten auf der Klinik wegen Bronchitis war auch dieser Schatten nicht mehr zu sehen.

Wenn Abszeß oder Gangrän durch Zerfall eines Karzinoms oder in einer pneumonisch infiltrierten oder pneumokoniotischen Lunge sich entwickelt, so kann die Höhlenbildung als Aufhellung des Schattens erkennbar sein, es kommt aber auch vor, daß der Schatten des Grundleidens alles andere verdeckt. So sieht man auf Abb. 50 (S. 1351) im Gebiet der pseudolobären Pneumonie eine schwache Aufhellung, die aber die Diagnose einer Höhlenbildung nicht erlaubt.

Besonders wichtig ist die Röntgenuntersuchung für die Lokalisation des Krankheitsherdes und deshalb für die Therapie. Zum Zwecke der topischen Diagnostik müssen Aufnahmen in verschiedenen Richtungen durchleuchtet gemacht werden. Je näher der Krankheitsherd der Platte liegt, um so schärfer und kleiner wird der Schatten (vgl. die Röntgenbilder im Kapitel Echinokokkus).

Es empfiehlt sich immer, sich nicht auf Durchleuchtungen zu beschränken, schon aus Rücksicht auf eine allfällige Operation, weil während dieser die Orientierung an Hand der Röntgenbilder oft recht vorteilhaft ist.

Durchleuchtung oder Aufnahmen in verschiedener Körperstellung ist bei Verdacht auf eine Höhlenbildung immer nötig, wenn die Aufnahme im Stehen oder Sitzen keine solche erkennen läßt. Schief- oder Seitenlage bringt sie dann oft zur Ansicht. Aufnahmen im Liegen sind in der Regel ganz unzweckmäßig, da sie höchstens eine Aufhellung, aber niemals einen Flüssigkeitsspiegel zur Darstellung bringen.

Auch die Frage, ob multiple Abszesse vorhanden sind, was für die Therapie so wichtig ist, wird durch die Röntgenuntersuchung beantwortet. Die Bildung von neuen Abszessen im Lauf der Beobachtung und das Vorwärtsschreiten der Krankheit läßt sich durch wiederholte Untersuchungen verfolgen.

Multiple Abszesse, wie sie bei Sepsis vorkommen, aber auch durch Aspiration des Inhaltes eines größeren Herdes zustande kommen können, können als zahlreiche zirkumskripte Herde erscheinen, zwischen denen die Lungenzeichnung häufig diffus verdunkelt ist. Dann entstehen bisweilen Bilder, die ähnlich aussehen wie Bronchiektasien oder Tuberkulose.

Verlauf: Sowohl beim Abszeß als auch bei der Gangrän kann man einen akuten und einen chronischen Verlauf unterscheiden.

Wenn der Abszeß akut beginnt, so kann ein Schüttelfrost das er te Symptom sein. Nicht selten steigt die Temperatur aber auch langsamer an. Husten und Auswurf stellen sich ein, und dazu können sich Schmerzen auf der Brust und Atemnot gesellen. Das Fieber erreicht bald 39°, bleibt einige Tage oder Wochen hoch, meistens mit unregelmäßigen Remissionen und starken Schweißausbrüchen. Eines Tages fällt die Entleerung von viel Eiter mit dem Sputum auf, und nun werden einige Tage hindurch große Eitermassen expektoriert. Meistens erfolgt die Entleerung nur periodenweise mit größeren oder kürzeren Intervallen. Im Sputum kann man bisweilen, aber nicht immer, Lungenfetzchen mit elastischen Fasern nachweisen. Die Röntgenuntersuchung, die vorher nur einen unspezifischen Schatten ergab, läßt jetzt die Abszeßhöhle mit Flüssigkeitsspiegel erkennen. Mit dem Einsetzen der Eiterentleerung beginnt das Fieber gewöhnlich zu sinken, und nach $1^1/_2$—3 Monaten kann Genesung eingetreten sein. Die Röntgenuntersuchung läßt während dieser Zeit die Verkleinerung und völlige Verödung der Höhle erkennen.

Nicht immer gestaltet sich der Verlauf so günstig. Das Fieber kann hoch bleiben, der Zustand des Patienten immer schlimmer werden und die Zirkulation sich verschlechtern, bis nach kürzerer oder längerer Zeit der Tod eintritt. Selten erfolgt der Tod durch Erstickung infolge plötzlichen Durchbruchs des Abszesses.

So sah Sauerbruch einen Kranken, der wegen eines großen Lungenabszesses im linken Unterlappen zur Operation ins Spital eingewiesen wurde und bei dem in der Nacht vor der Operation der Abszeß plötzlich in den Bronchialraum durchbrach und innerhalb weniger Minuten der Tod durch Erstickung erfolgte.

Nicht selten entsteht auch eine eitrige Pleuritis, oder der Abszeß geht in Gangrän über, was sich durch mehr oder weniger rasches Auftreten fötiden Geruches der Atemluft und des Auswurfs kundgibt.

Der chronische Lungenabszeß kann aus einem akuten hervorgehen, er kann sich aber auch ganz langsam entwickeln. Das Fieber ist nicht so hoch, es kann zeitweise ganz verschwinden, aber es treten immer wieder Rückfälle auf, bedingt durch Retention von Eiter. Die Patienten leiden in ihrer Ernährung, und es stellt sich eine livide Verfärbung und Kälte der Extremitäten ein. Bisweilen entwickeln sich Trommelschlegelfinger und Verdickungen der Zehen. Periostale Knochenverdickungen und wechselnde Gelenkschwellungen sind nicht selten. Das Leiden kann nach jahrelanger Dauer unter allmählicher Entkräftigung, bisweilen mit Amyloidbildung zum Tode führen. In der Regel wird allmählich im Laufe der Zeit der Auswurf fötid, der Abszeß geht in Gangrän über.

Bei der Gangrän kann man foudroyante, akute und subakute bzw. chronische Fälle unterscheiden.

Bei den foudroyanten Fällen steht das Bild der „putriden Intoxikation" im Vordergrund. Die Patienten erkranken plötzlich mit Fieber, Kopfschmerzen und Druck auf der Brust, bisweilen auch mit Seitenstechen. Sie werden rasch äußerst hinfällig, dunkel zyanotisch, der Puls wird sehr klein und frequent. Die Lokalsymptome können mehrere Tage ganz fehlen oder sehr gering sein, so daß erst der üble Geruch der Exspirationsluft oder des Sputums den Gedanken an Lungengangrän erweckt. Aber jede Therapie, auch die Operation, ist machtlos. Der Kranke wird immer elender, deliriert oder ist schwer benommen, Ödeme können hinzutreten, und nach $1-1^1/_2$ Wochen erfolgt der Tod.

Die akuten Fälle können gleich beginnen, die Krankheit kann sich aber auch langsamer entwickeln. Die Allgemeinerscheinungen sind geringer, das Aussehen wenig verändert oder blaßlivid, der Puls weniger frequent. Die perkutorischen und auskultatorischen Symptome können mehr oder weniger ausgesprochen sein. Das Röntgenverfahren zeigt meistens bald einen Herd an, bevor der üble Geruch die Diagnose auf Gangrän stellen läßt, und noch länger dauert es, bis Lungenfetzchen oder elastische Fasern im Sputum oder ein Flüssigkeitsspiegel im Röntgenbild die Diagnose bestätigen. Bei geeigneter Therapie geht das Fieber gewöhnlich bald herunter, und etwa einen Monat nach Beginn der Erkrankung ist der Patient fieberfrei und nach weiteren 1—2 Monaten geheilt.

Dieser günstige Verlauf, von dem ein Beispiel S. 1386 wiedergegeben ist, ist nach meinen Erfahrungen bei scheinbar spontaner Lungengangrän die Regel. Es kommt aber auch vor, daß trotz aller Therapie, selbst nach Eröffnung der Höhle, der Tod eintritt, sei es durch Fortschritte der Gangrän, sei es durch eine Komplikation.

Für den Verlauf ist die Lage des Gangränherdes von großer Wichtigkeit. Höhlen in der Nähe eines größeren Bronchus, besonders die zentral gelegenen, heilen verhältnismäßig leicht nach Durchbruch in den Bronchialbaum. Peripher gelegene führen dagegen leicht zu jauchigem Empyem. Nach der Eröffnung kann der Abfluß genügen und Heilung eintreten, die Prognose ist aber wesentlich ungünstiger als bei zentralen Abszessen, wie besonders Kißling betont.

Bezançon und de Jong teilen die akuten Formen in solche mit und ohne pulmonale Lokalsymptome ein. Der Unterschied ist aber nur relativ, da die perkutorischen, auskultatorischen und röntgenologischen Zeichen bald früher, bald später entdeckt werden. Vollständig fehlen dürften sie nur bei multiplen kleinen, vorzugsweise kortikal gelegenen Gangränherden, wie in einigen von Bezançon und de Jong erwähnten Fällen.

Als besondere Form der akuten Lungengangrän ohne (bzw. mit spät eintretenden) Lokalsymptomen beschreiben Léon Kindberg und Mauvoisin eine „forme sépicémique frissonnate" mit mehrere Wochen hindurch wiederkehrenden Schüttelfrösten und erst terminal auftretenden Gangränsymptomen.

Die chronische Lungengangrän kann sich aus der akuten entwickeln oder von vorneherein schleichend auftreten. Perioden von Fieber können mit solchen von fast oder ganz normaler Temperatur wechseln, das Fieber kann auch ganz fehlen. Foetor ex ore und Gangränsputum können zeitweise ganz verschwinden. Der Kranke magert allmählich ab, wird elend, bekommt Trommelschlegelfinger und geht schließlich an Entkräftung zugrunde, wenn nicht eine Komplikation hinzutritt. Aber auch die chronische Lungengangrän kann, selbst ohne Operation, ausheilen.

Die chronische Gangrän ist nach Lemierre und Léon Kindberg in den letzten Jahren häufiger geworden, besonders in der „forme à poussées successives". Ich habe aber nicht viele solche Formen gesehen.

Um eine chronische Lungengangrän handelt es sich bisweilen, wenn man glaubt, eine geheilte Eiterung vor sich zu haben. Der Patient fühlt sich gesund, hat nur noch etwas Husten und Auswurf, aber gelegentlich auftretender fötider Geruch zeigt an, daß die Heilung unvollständig ist, und plötzlich können wieder schwere Gangränsymptome auftreten oder ein Hirnabszeß dem Leben ein Ende machen (vgl. Wyß-Asdery).

Auch nach vollständig geheilter Gangrän können noch Hirn- oder Leberabszesse auftreten (Wyß-Asdery).

Wenn Abszeß oder Gangrän die Folge anderer Lungenleiden ist, so gestalten sich Verlauf und Prognose vielfach anders.

Geht die Krankheit aus einer akuten Pneumonie hervor, so besteht das Fieber häufig weiter oder sinkt nur wenig ab, ohne daß eine Krise auftritt. In anderen Fällen zeigt sich eine Krise, die Temperatur beginnt aber bald wieder zu steigen und geht in ein unregelmäßiges, mehr oder weniger hohes Fieber über. Die Dämpfung bleibt bestehen oder hellt sich nur teilweise auf, das Bronchialatmen kann weiter bestehen oder verschwinden, während klingende Rasselgeräusche auftreten. Der Auswurf verliert seine rostbraune Farbe und wird manchmal grasgrün.

Nach einigen Tagen wird das Sputum plötzlich reichlicher und nimmt eine rein eitrige, rahmige Beschaffenheit an. Große Mengen, bis zu einem halben Liter und mehr, können entleert werden. Gleichzeitig geht die Temperatur herunter, der Patient fühlt sich wohler, der Puls wird besser. Nach mehreren Tagen, bisweilen erst nach einigen Wochen, wird das Sputum spärlicher, schleimig-eitrig, und über einer Stelle der Lunge läßt sich die Entwicklung von mehr oder weniger deutlichen Höhlensymptomen nachweisen. Wenn nicht eine der zu erwähnenden Komplikationen dem Leben ein Ende macht, so tritt jetzt im Verlauf von anderthalb bis drei Monaten Heilung ein (vgl. das S. 1386 aufgeführte Beispiel des Falles, von dem Abb. 55 und 56 stammen). Die

Krankheit kann aber auch in Gangrän übergehen. Dann nimmt das Sputum einen üblen Geruch an, die Temperatur steigt wieder an, bisweilen unter Schüttelfrost, der Patient wird elend, verliert seinen Appetit, und es entwickelt sich das Bild des akuten Lungenbrandes.

Die Pneumonie kann aber auch direkt in Gangrän übergehen. Unter geringem Absinken der Temperatur oder nach einem bis zu 14 Tagen dauernden fieberfreien Intervall nimmt der Auswurf eine fötide Beschaffenheit an. Bisweilen klagen die Patienten zuerst über einen schlechten Geschmack im Munde, der ihnen den Appetit nimmt, und erst nach einigen Tagen wird das erste putride Sputum entleert. Der Puls wird schlechter, die Patienten fühlen sich matt, schwere Prostration tritt auf, Husten und reichlicher, übelriechender Auswurf quälen den Kranken. Auf den Lungen haben sich unterdessen aus den Symptomen der Infiltration mehr oder weniger deutliche Zeichen von Zerfall, bisweilen schwach amphorisches Atmen, bisweilen aber nur klingende Rasselgeräusche entwickelt.

Das rostfarbene Sputum kann direkt in das gangränöse übergehen, indem es bräunlich, zwetschenbrühen- oder schokoladenartig wird und bald einzelne Parenchymfetzchen erkennen läßt.

Ist die Gangrän die Folge einer chronischen Pneumonie, so verläuft sie wohl immer letal.

Schlecht ist die Prognose der aus putrider Bronchitis oder Bronchiektasie entstehenden Gangrän. Ihre Entwicklung erfolgt meistens allmählich, die Temperatur steigt langsam, der Kräfteverfall springt nicht in die Augen, die lokalen Infiltrations- und Höhlensymptome sind oft durch die übrige Krankheit verdeckt. Bisweilen ist das erste Zeichen der Gangränbildung eine Hämoptoe. Auch nach scheinbaren Heilungen der Gangrän bricht diese wieder aus, weil die Bedingungen für die Infektion der bronchiektatischen Höhlen nur selten beseitigt werden können.

Ein Beispiel sei angeführt: 46jähriger Mann, auf der Klinik vom 24. November 1919 bis 13. Januar 1920. Mit 39 Jahren Brustfellentzündung, 1918 im Lazarett wegen Brustbeschwerden, die seither bestehen. Auf der Klinik beständig remittierendes Fieber mit gelegentlichen Schüttelfrösten, fötides Sputum, darin einmal elastische Fasern. Das Röntgenbild zeigt anfangs nur verstärkte Lungenzeichnung im linken unteren Feld, am 5. Januar 1920 einen Herdschatten. Nach vergeblicher interner Therapie auf die chirurgische Klinik verlegt. Dort ohne Operation allmählich Entfieberung, im Röntgenbild deutlicher Hohlraum. Pat. fieberlos entlassen, 15. 5. Aufnahme in einem Lungensanatorium in Davos. Hier hohes Fieber, viel, zeitweise fötider Auswurf, mit elastischen Fasern. Anlegung eines Pneumothorax, der nur partiell gelingt. Große Sputummengen mit Lungenfetzen, deshalb am 1. August Rippenresektion und Entleerung einer Gangränhöhle. 19. September beim Verbandwechsel plötzlich Blutung und Tod. Sektion ergibt ein ganzes System von Höhlen, vielfach in Kommunikation mit erweiterten Bronchien.

Wenn der Abszeß oder die Gangrän zu einem Bronchialkarzinom, einer Pneumokoniose oder einer anderen Lungenkrankheit hinzutritt, so wird das Krankheitsbild dadurch verschlechtert, aber oft nicht stark verändert. Gangrän verrät sich oft nur durch den üblen Geruch, den das Sputum oder auch nur die Atemluft annimmt. Es kann aber auch vorkommen, daß die Erscheinungen von Abszeß und Gangrän die ersten Krankheitssymptome darstellen und erst später die primäre Krankheit erkannt wird.

2 Beispiele mögen das erläutern: 1. 40jähriger Mann, mit den Erscheinungen einer atypischen Pneumonie am 27. Mai 1927 auf die Klinik aufgenommen. Hier bald auf Grund eines Herdschattens im Röntgenbild und des Befundes von elastischen Fasern im Sputum Lungenabszeß diagnostiziert. Unter Salvarsanbehandlung rasches Absinken des Fiebers. Pat. wurde in Heilung entlassen, machte zu Hause eine hämorrhagische Nephritis durch, fühlte sich dann vollkommen wohl, bis Mitte November Brustschmerzen und unregelmäßige Temperatursteigerungen auftraten. Im Dezember auf der chirurgischen Klinik im Röntgenbild diffuse Verschattung des Lungenfeldes. Nach wiederholter Punktion von serösem Exsudat wurde durch Rippenresektion ein Lungenabszeß eröffnet und auf meinen Wunsch

ein Stück Abszeßwand exzidiert, weil ich wegen des Verlaufes, besonders wegen der Kachexie, Verdacht auf Tumor hatte. Die mikroskopische Untersuchung bestätigte den Verdacht, und bald darauf ergab die Sektion ein Bronchialkarzinom mit Zerfallshöhle.

2. Alkoholiker, geb. 1869, der schon 1923 auf der Klinik wegen putriden Empyems der rechten Pleurahöhle behandelt und geheilt entlassen worden war. Nach der Operation wohl, mit Ausnahme von Husten, der 1926 begann, auf Rauchabstinenz ein halbes Jahr geringer wurde, dann aber wieder exazerbierte. In letzter Zeit viel Auswurf. Gewichtsabnahme. Seit einem Monat Atemnot und Fieber. Beim Eintritt auf die Klinik am 19. Juli 1927 Dämpfung auf der ganzen rechten Seite, außerdem diffuse Bronchitis. Mäßiges Fieber. Probepunktion ergibt Eiter. Nach Anlegen einer Bülauschen Drainage geht die Temperatur herunter, die Eitersekretion dauert aber immer an, und im September wird der Auswurf, der schon beim Eintritt blutig gewesen war, wieder hämorrhagisch. Im entleerten Eiter gelegentlich Fetzchen von Lungengewebe. Die Temperatur steigt wieder etwas an. Das Röntgenbild ergibt einen Schatten, der als abgesacktes mediastinales Empyem gedeutet wird. Pat. verweigert eine Operation. Am 22. Dezember Tod an Entkräftung. Die Sektion ergibt ein stenosierendes Karzinom des rechten Unterlappenbronchus, mehrere gereinigte Gangränhöhlen des rechten Unterlappens mit Zeichen von altem Durchbruch eines solchen in die Pleurahöhle mit schwartig abgeheiltem Empyem.

Aspirationsgangrän kann recht verschieden verlaufen. Wenn bei Bewußtlosen infolge Verschluckens Lungenbrand entsteht, führt er meistens rasch zum Tode. Wenn er die Folge steckengebliebener Fremdkörper ist, so kann er auch milder verlaufen, langsam entstehen und von Anfang an chronisch sein. Nicht selten kommt es zur Aspiration aus der ursprünglichen Höhle in andere Lungenpartien, was natürlich ganz besonders gefährlich ist. Die Gangrän entsteht bisweilen Jahre nach der Aspiration des Fremdkörpers.

Hierfür ein Beispiel: 47jähriger Mann, auf der medizinischen Klinik vom 21. Juli bis 20. September 1922. Seit 2 Wochen müde und keinen Appetit. In der Nacht vom 15. auf den 16. Juli plötzlich starke Engigkeit. 20. Juli Temperaturanstieg bis 39,4 und Druck auf der ganzen linken Seite, viel Husten und Auswurf. Beim Eintritt: Exsudat links hinten unten. Probepunktion ergibt stinkenden Eiter mit Streptokokken und anderen Bakterien. Das Röntgenbild zeigt in der Gegend des linken Vorhofes einen länglichen Schatten. Auf Befragen gibt Patient an, daß er vor 2 Jahren eines Morgens seine Zahnprothese nicht mehr fand. Er sei damals zum Arzt gegangen, und dieser habe ihm gesagt, er habe Glück gehabt, daß ihm die Prothese nicht in die Luftröhre gekommen sei. Aus verschiedenen Röntgenaufnahmen glaubte man zu schließen, daß der Fremdkörper in einem Seitenast des linken Hauptbronchus liege. Am 22. Juli wurde die Bülausche Drainage angelegt, und am 4. August wurde auf der otolaryngologischen Klinik das in den linken Hauptbronchus ragende Prothesestück mit Hilfe von Bronchoskopie entfernt. Trotz dem Eiterabfluß stieg die Temperatur wieder an. Auf der Röntgenaufnahme glaubte man den Schatten eines Abszesses im linken Unterlappen zu sehen, deshalb wurde Pat. am 20. September auf die chirurgische Klinik verlegt. Auf der chirurgischen Klinik wurde eine Rippenresektion weiter hinten als die Punktionsöffnung angelegt. Es kam kein Eiter, und deshalb wurde von dieser Punktionsöffnung aus eine Kommunikation mit der Rippenresektionsöffnung hergestellt. Dabei entleerte sich Eiter, später auch Fetzen von Lungengewebe. Nach einigen Wochen geheilt entlassen, einige Jahre später bei der Nachkontrolle gesund.

Aber nicht immer führt die Entfernung des Fremdkörpers und die Drainage zur Heilung wie in diesem Falle. Namentlich wenn die Gangrän schon lange besteht, so kann die Krankheit weiterschreiten und, evtl. nach Remission und vorübergehender scheinbarer Ausheilung, schließlich doch noch zum Tode führen.

Die embolischen Abszesse und Gangränherde machen, wenn sie solitär auftreten, die gleichen Erscheinungen, wie die scheinbar spontan auftretenden. Bisweilen sind auch mehrere Höhlen vorhanden. Dagegen gehen die Symptome der multiplen kleinen Abszesse bei Sepsis gewöhnlich in dem allgemeinen Krankheitsbilde unter.

Komplikationen. Trotzdem in der Umgebung des Krankheitsherdes das Lungengewebe immer entzündlich infiltriert ist, gehen von hier selten ausgedehntere Pneumonien aus. Häufiger entstehen solche durch Aspiration in anderen Teilen der Lunge und gehen leicht ebenfalls in Gangrän oder Abszeß über.

Hämoptoe stärkeren Grades ist ziemlich selten. Während kleine Mengen von Blut dem Auswurf häufig beigemischt sein und bei der Gangrän eine schokoladenfarbige Beschaffenheit herbeiführen können, sind größere Blutungen, wie auch Kißling betont, selten.

Pleuritis ist sehr häufig. Nicht selten sind die Exsudate serös, und werden, da die Untersuchung keine Mikroorganismen ergibt, als sympathisch aufgefaßt. Vielleicht handelt es sich aber bisweilen um anaerobe Bakterien, die durch die gewöhnlichen Methoden nicht entdeckt werden.

Häufiger sind Empyeme, die meistens durch Perforation des Lungenherdes in die Pleura entstehen und bei der Gangrän oft einen jauchigen Charakter haben. Nicht selten sind sie abgekapselt und können, wenn sie peripher sitzen, die Heilung wesentlich begünstigen, indem die Drainage des Empyems zur Ausheilung des Abszesses oder der Gangrän genügt, da jetzt ein Abfluß geschaffen ist. Wird operiert, so erleichtert die Empyemhöhle die Übersicht und läßt den Lungenherd leicht finden. Sitzen die Empyeme aber an der mediastinalen Pleura, so können sie zu eitriger Mediastinitis führen.

Beim Durchbruch in die Pleura entsteht bisweilen ein Pneumothorax, der dem Patienten gefährlich werden kann.

Allgemeine Sepsis entsteht selten. Dagegen kommen, wenn auch nicht häufig, metastatische Abszesse vor, und zwar hauptsächlich im Gehirn, seltener in der Leber. Daß solche Abszesse auch nach scheinbarer Heilung des Lungenherdes den Tod herbeiführen können, wurde schon oben erwähnt.

Amyloidosis ist bei chronischer Lungeneiterung nicht selten.

Diagnose. Die Diagnose der Gangrän ist selten schwierig. Der übelriechende Auswurf läßt nur die beiden Möglichkeiten des Lungenbrandes und der putriden Bronchitis offen. In der Regel wird der Befund von Gewebsfetzen im Sputum rasch die Entscheidung bringen. Dagegen kann die Differentialdiagnose schwierig werden, wenn man keine solche Fetzen findet, während Perkussion und Auskultation Befunde ergeben, die bei beiden Zuständen vorkommen können. Ein Fall, in dem die Diagnose falsch gestellt wurde, ist S. 1193 erwähnt. Freilich wird die wiederholte genaue Untersuchung des Auswurfs bei Gangrän schließlich doch ein Stückchen Lungengewebe finden lassen. Häufiger und früher bringt die Röntgenuntersuchung den Herd bisweilen ans Licht.

Wenn der Auswurf fehlt, was bei schwerer Sepsis und bei Typhus vorkommt, so werden die Lungenherde wohl immer als pneumonische Infiltrate aufgefaßt und erst bei der Sektion als Gangrän erkannt, wenn nicht etwa ein Röntgenbild gemacht wurde und einen deutlichen Befund ergab.

Schwieriger kann die Diagnose des Abszesses werden. Wenn freilich reichlicher rahmartiger Eiter expektoriert wird und wenn gleichzeitig Höhlensymptome nachweisbar sind, so kann kein Zweifel bestehen. Aber im Beginn der Krankheit sind die Erscheinungen häufig nicht eindeutig, und man muß oft mit einer bestimmten Diagnose zuwarten, bis der Durchbruch des Eiters erfolgt und unter Temperaturabfall das charakteristische Sputum entleert wird, in dem man elastische Fasern und Hämatoidinkristalle nachweisen kann. Eine genaue Untersuchung der Lungen wird dann bald an einer Stelle Kavernensymptome ergeben. In den Oberlappen ist die Erkennung einer Höhle in der Regel leichter, in den Unterlappen gelingt sie aber auch in den meisten Fällen. Es ist notwendig, die Kranken während der Untersuchung husten zu lassen, denn man hört nach einem Hustenstoß nicht selten amphorisches Atmen, das vorher nicht vorhanden war. Auch versäume man nicht die Gegend der Achselhöhlen zu untersuchen.

Ganz wesentlich leichter ist die Diagnose durch das Röntgenbild geworden. Auch wenn es noch nicht eine Höhle oder gar einen Flüssigkeitsspiegel erkennen läßt, sondern nur einen kompakten Schatten ergibt, wird dies im Zusammenhang mit den übrigen Symptomen oft recht früh die Diagnose ermöglichen.

Überhaupt kann die Wichtigkeit der Röntgendiagnostik nicht genug betont werden. Aus der Besprechung ihrer Ergebnisse S. 1384 ff. geht allerdings hervor, daß die Diagnose aus dem Röntgenbild erst dann ganz sicher wird, wenn ein Hohlraum, noch besser ein Flüssigkeitsspiegel sichtbar ist. Deshalb müssen die Aufnahmen, wenn immer möglich, in sitzender Stellung gemacht werden. Im Liegen ist nie, in aufrechter Stellung nicht immer der Flüssigkeitsspiegel zu sehen, der in einer anderen Position unzweideutig zum Vorschein kommen kann. Es darf aber nicht verschwiegen werden, daß ein gleichzeitig vorhandener Pleuraerguß das Röntgenbild vollkommen unbrauchbar machen kann.

Von verschiedenen Seiten (z. B. Stöcklin) wird die Anlegung eines Pneumothorax empfohlen, um das Röntgenbild deutlicher zu gestalten. Es kann vielleicht bisweilen über das Vorhandensein von Verwachsungen orientieren und dadurch den Ort eines operativen Eingriffes bestimmen. Doch kann dieser Vorteil gegenüber der immerhin möglichen Gefahr der Methode kaum ins Gewicht fallen.

Auch für die Bestimmung der Lage des Krankheitsherdes ist das Röntgenbild in erster Linie maßgebend.

Dringend zu warnen ist vor der Probepunktion. Sie darf nur vom Chirurgen nach Freilegung der Lunge als Wegleitung für die Pneumotomie ausgeführt werden. Eine Punktion durch die uneröffnete Thoraxwand führt zu Empyem und hat schon wiederholt den Tod des Patienten herbeigeführt.

Die bakteriologische Untersuchung spielt (abgesehen von der differentialdiagnostischen Färbung auf Tuberkelbazillen) keine große Rolle. Da aber von manchen Seiten für die Indikation zur Salvarsantherapie der Nachweis von Spirochäten verlangt wird, seien die Angaben Plauts hier wiedergegeben: Aufsuchen von rußigem Lungensputum auf weißer, von sagoartigen Körnchen oder gelbweißen Bröckeln auf schwarzer Unterlage, Objektträgerausstrich mit konzentrierter Ziehlscher Lösung übergießen, doppelte Menge Wasser nach Erwärmung hinzufügen. Nach 2 Minuten abspülen und im überfärbten Präparat dünne Stellen durchmustern.

Endlich sei noch darauf hingewiesen, daß immer nach einem Fremdkörper als Ursache des Lungenzerfalles gefahndet werden muß, wenn keine andere Ätiologie von vornherein klar ist. Daß dabei das Röntgenbild wegleitend sein kann, zeigt der S. 1391 erwähnte Fall. Da aber nicht alle Fremdkörper einen Schatten im Röntgenbild machen, soll man bei Fällen, die nicht rasch heilen, auch vor einer Bronchoskopie nicht zurückschrecken.

Differentialdiagnose. Es wurde schon erwähnt, daß die Differentialdiagnose zwischen Abszeß und Gangrän nur durch den fötiden Geruch der Atmungsluft oder des Sputums gestellt wird, ferner daß gegenüber putrider Bronchitis für die Diagnose der Gangrän die Sputumuntersuchung und das Röntgenbild den Ausschlag geben.

Aber auch der Nachweis einer Höhle, sogar mit Flüssigkeitsspiegel, läßt bisweilen die Differentialdiagnose offen.

Eine bronchiektatische Höhle kann genau gleich aussehen wie ein Abszeß oder eine Gangrän. Bei übelriechendem Sputum kann auch eine einfache putride Bronchitis in einer Bronchiektasie vorliegen. Hier entscheidet der Nachweis von elastischen Fasern oder Lungenpigment im Auswurf, der deshalb in zweifelhaften Fällen immer wieder zu untersuchen ist. Seltener kann auch ohne dessen Gelingen durch den Vergleich der Röntgenbilder im Verlauf der Krankheit der Zerfall von Lungengewebe wahrscheinlich gemacht werden. Abszeß und bronchiektatische Kavernen sind aber oft überhaupt nicht zu unterscheiden, nicht einmal bei der Sektion.

Eine tuberkulöse Kaverne kann von einem Abszeß unter Umständen nur durch den Nachweis von Tuberkelbazillen unterschieden werden.

Immer ist das Röntgenbild genau daraufhin anzusehen, ob neben der Abszeß- oder Gangränhöhle noch ein anderes Lungenleiden vorhanden ist. Daß aber die Röntgenuntersuchung bisweilen im Stich läßt und einen Abszeß statt eines zerfallenden Karzinoms vortäuscht, zeigt der S. 1390 erwähnte Fall.

Wenn das Röntgenbild noch keine Höhlenbildung erkennen läßt, so ist die Unterscheidung des Schattens von einem andern herdförmigen Prozeß in der Lunge, z. B. einer herdförmigen Pneumonie, einem Tumor,

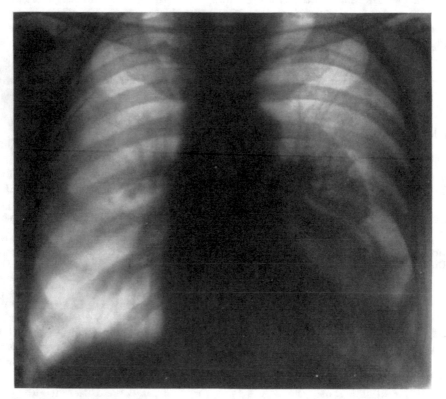

Abb. 60. Abszeß im linken Unterlappen bei 66jährigem Mann.   In der medizinischen Klinik Differentialdiagnose zwischen Abszeß und abgesacktem Empyem offen gelassen. Bei Rippenresektion und nachher bei der Sektion Lungenabszeß gefunden.

einem interlobären oder mediastinalen Empyem (Abb. 60) oder selbst einem Echinokokkus (vgl. Abb. 55) unmöglich. In der Regel bringt der weitere Verlauf Klarheit, wie der Vergleich von Abb. 55 und 56 zeigt.

Bei Perforation eines Empyems oder einer anderen Eiterung in einen Bronchus ist es oft nicht möglich zu erkennen, ob dabei ein Lungenabszeß entstanden ist. Kavernensymptome und elastische Fasern können fehlen, und auch das Röntgenverfahren kann im Stich lassen, da die Krankheit, die zur Perforation geführt hat, Schatten erzeugt, die das Bild verwischen können.

Prognose. Beim Abszeß ist die Prognose im ganzen nicht ungünstig. Je mehr die putride Zersetzung in den Vordergrund tritt, um so gefährlicher wird der Zustand. Doch sind auch bei ausgesprochener Gangrän die Aussichten nicht absolut schlecht, selbst wenn nicht operiert wird.

In den letzten Jahren ist die Prognose sowohl durch die Operation als auch durch interne Behandlung ganz erheblich verbessert worden. Eine Statistik der 1897—1900 in den Berliner Krankenhäusern intern behandelten 133 Fälle von Lungenbrand ergab eine Mortalität von 86 = 64,6 %, Heilung bei 10 bis 7,5 %. Jetzt kann man bei rechtzeitiger Behandlung (nach Ausschaltung der von vornherein hoffnungslosen Fälle von Bronchialkarzinom, chronischer Pneumonie usw.) mit einer Heilungsziffer von 50 % und mehr und mit einer Sterblichkeit von 25 % oder weniger rechnen.

Die Aussichten sind am günstigsten, wenn nur eine einzige schon einigermaßen abgekapselte Höhle besteht. Ganz schlecht ist die Prognose natürlich bei den Fällen, die auf dem Boden eines Lungenkrebses oder durch Perforation eines Ösophaguskarzinoms entstanden sind, ebenso bei septischen Embolien.

Bei foudroyanten Fällen von Gangrän ist die Prognose ebenfalls schlecht, doch kann eine Operation, wenn sie früh genug ausgeführt wird, und wenn nicht mehrere Herde bestehen, bisweilen noch Heilung bringen. Erheblich besser ist die Heilungsaussicht bei den gewöhnlichen akuten Fällen, schlechter wieder bei den chronischen Fällen von Gangrän, doch sind auch hier die Aussichten erheblich besser geworden.

Beim chronischen Abszeß führt namentlich die Operation recht oft zur Heilung.

Therapie. Eine kausale Therapie ist nur dann möglich, wenn ein aspirierter Fremdkörper dem Leiden zugrunde liegt. Dann ist seine Entfernung auf bronchoskopischem Wege zu versuchen und kann gelingen, wie der S. 1391 erwähnte Fall zeigt. Aber gerade dieser Fall zeigt auch, daß selbst in diesen Fällen die Behandlung des Abszesses oder der Gangrän selbst notwendig ist.

Die Behandlungsmethoden, die bisher Erfolge gezeigt haben, sind von Parisot und Caussade ausführlich, mit recht vollständiger Literatur besprochen. Für Einzelheiten sei deshalb auf ihr Referat verwiesen.

Nachdem seit der Jahrhundertwende die operative Therapie im Vordergrund des Interesses gestanden hatte, hat die medikamentöse Behandlung in den letzten Jahren große Triumphe gefeiert.

Das Medikament kann an den Gangränherd direkt oder auf dem Blutwege herangebracht werden. Von den direkten Wegen wurde der durch die Thoraxwand auch schon versucht, aber aus begreiflichen Gründen immer wieder verlassen.

Durch Inhalation gelangen nur gasförmige Antiseptika in genügender Konzentration in die Tiefe. Von solchen ist nach meinen Erfahrungen das Terpentinöl vorzuziehen, das am besten mit Hilfe der Curschmannschen Maske eingeatmet wird. Man kann die Maske, nachdem man den Patienten durch allmählich länger dauernde Applikationen daran gewöhnt hat, stundenlang liegen lassen und sieht dabei Abszesse und selbst Gangrän bisweilen ausheilen, in schwereren Fällen den putriden Geruch zurückgehen und das Allgemeinbefinden sich bessern. Wenn keine schwere Gangrän vorliegt, kann man sich damit begnügen, sonst kann man diese Therapie neben anderen Methoden anwenden.

Flüssige Medikamente müssen möglichst nahe an den Krankheitsherd herangebracht werden. Das geschieht am besten durch transglottische Injektion mit Hilfe einer langen Gummikanüle, während sich der Patient auf die kranke Seite legt. Diese durch die diagnostischen Jodfüllungen der Bronchien üblich gewordene Methode ist besser als die für diagnostische Zwecke ebenfalls gebräuchliche Injektion durch die Membrana thyreocricoidea, weil die Verletzung durch den Stich wegen der Infektionsgefahr bei jauchigen Prozessen doch gefährlich sein könnte. Als Medikament wird vorzugsweise Gomenolöl (20 %) angewandt.

Guisez hat glänzende Resultate von dieser Methode veröffentlicht und betont,
daß für den Erfolg eine genügende Menge, mindestens 20 ccm, in der Regel
alle 2 Tage, entscheidend sei. Auch ich habe auffallend günstige Resultate in
einigen Fällen von Gangrän gesehen, aber die Behandlung ist für die Patienten
ziemlich anstrengend.

Von Mitteln, die intravenös einverleibt werden, hat das Salvarsan am
meisten Anhänger gefunden. 1914 wandten es unabhängig voneinander Perrin
in Nancy und Brauer in Hamburg (vgl. Plaut) zuerst an, ausgehend von der
Voraussetzung, daß es die Spirochäten als Erreger des Lungenbrandes abtöten
könne. Parisot und Caussade stellen 1925 aus der Literatur 80 Fälle zusammen, von denen 42 (= 52%) geheilt, 13 (= 16%) gebessert wurden und
nur 25 (= 31%) keinen Erfolg erkennen ließen. Dieses Resultat erscheint
außerordentlich günstig, man muß aber bedenken, daß die Veröffentlichungen
vielfach gerade die besonders günstig erscheinenden Fälle berücksichtigen.
Unter den 80 Fällen finden sich auch 9 Fälle Kißlings, der nur eine Heilung,

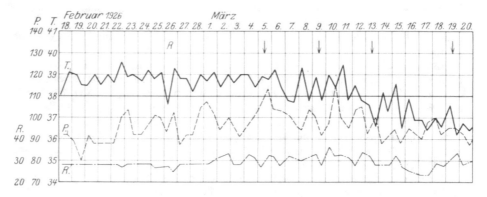

Abb. 61. Lungenabszeß bei Salvarsanbehandlung. Derselbe Fall wie Abb. 57, 58 und 59.
Die Pfeile bezeichnen die Salvarsaninjektionen. Bei R Röntgenbild Abb. 57.

zwei Besserungen und sechs Mißerfolge gesehen hat. Kißling weist darauf
hin, daß das Salvarsan vielfach bei Fällen von zentral gelegenen Gangränherden
angewandt wurde, die auch sonst Neigung zum Durchbruch in die Bronchien
und zur Spontanheilung zeigen. Es ist tatsächlich möglich, daß in manchen Fällen
der Erfolg der Salvarsanbehandlung nur ein scheinbarer ist.

Wenn man die in Abb. 61 wiedergegebene Temperaturkurve betrachtet, in der die Salvarsaninjektionen mit Pfeilen bezeichnet sind, so fällt auf, daß am Tag nach der ersten
Salvarsaninjektion (0,15) die erste stärkere Remission zu sehen ist und innerhalb der nächsten
10 Tage, während noch 2 Injektionen (0,15 und 0,3) erfolgten, die definitive Entfieberung
eintritt. Die erste Salvarsaninjektion wurde aber gemacht, als 2 Tage vorher zum erstenmal
Lungenbestandteile im Sputum gefunden worden waren, als sich also die Höhle schon
Abfluß verschafft hatte.

Recht oft gibt eben der Befund von Lungenbestandteilen im Sputum das
Signal zur Salvarsanbehandlung, dieser Befund ist aber auch der Ausdruck
dafür, daß die Gangrän schon in den Bronchus durchgebrochen, also die Spontanheilung eingeleitet ist. Solche Heilungen hat man auch schon früher bei anderen
Behandlungsmethoden beobachtet. In anderen Fällen konnte ich aber die ersten
Temperatursenkungen im Anschluß an Salvarsaninjektionen beobachten, die
in einem anderen zeitlichen Verhältnis zur Eröffnung der Gangränhöhle statt-
fanden. Jedenfalls möchte ich es heute nicht wagen, einem Patienten mit
Lungengangrän die Salvarsanbehandlung vorzuenthalten.

Von einzelnen Autoren (z. B. Plaut) wird die Salvarsanbehandlung nur für die Fälle empfohlen, die durch Spirochäten, namentlich in Kombination mit fusiformen Bazillen, verursacht werden. Andere berichten von guten Erfolgen auch dann, wenn diese Mikroorganismen nicht nachgewiesen werden können. Außerdem steht ja die ätiologische Bedeutung der Spirochäten nicht über allem Zweifel.

Endlich sind gute Resultate auch bei Abszeß, ohne jede Spur von putrider Zersetzung, veröffentlicht worden.

Gewöhnlich wird das Neosalvarsan in der Dosis von 0,3 injiziert. Wenn schon nach der ersten Injektion das Fieber abfällt, kann man mit den folgenden Einspritzungen warten. Ist der Erfolg negativ oder unvollkommen, so kann man nach 2—3 Tagen die gleiche oder eine höhere Dosis geben. Für schwere Fälle, in denen man Nebenwirkungen des Medikamentes befürchtet, empfehlen Nolf und Spehl tägliche Injektionen von 0,15. Wenn man von der Wirkung des Salvarsans auf die Erreger des Lungenbrandes überzeugt ist, so wird man auch noch in der Rekonvaleszenz einmal wöchentlich oder noch häufiger einige Dosen verabfolgen.

Ein weiteres spezifisches Verfahren ist die namentlich von französischen Autoren geübte Serotherapie. Es wurden namentlich die gegen die Bazillen des malignen Ödems hergestellten Seren, gegen Refringens, septische Vibrionen, B. histolyticus usw., aber auch Streptokokken und Pneumokokkenserum angewandt, auch polyvalente und Gasbrandseren und Kombinationen verschiedener Seren. Von verschiedenen Seiten sind gute Resultate berichtet worden.

Von den 57 Fällen, die Parisot und Caussade gesammelt haben, sind 16 (= 28%) geheilt, 24 (= 42%) erheblich gebessert und 17 (= 30%) nicht beeinflußt worden. In einzelnen Fällen wird angegeben, daß die Besserung schlagartig nach der ersten Seruminjektion eingesetzt habe, im allgemeinen wurde aber ein Erfolg erst nach der dritten bis vierten Injektion beobachtet. Es scheint, daß jedenfalls in vielen Fällen keine spezifische Wirkung des Serums vorliegt, da die pathogenetische Bedeutung der verschiedenen Bakterien fraglich ist, und bisweilen die Mikroorganismen, gegen die das Serum gerichtet ist, gar nicht nachgewiesen wurden.

Die besten Resultate, aber auch unangenehme Zwischenfälle, Schüttelfröste und Kollapse, wurden bei intravenöser Injektion berichtet. Zwischenfälle lassen sich selbst dann nicht ganz vermeiden, wenn man vorher eine subkutane Injektion macht. Am häufigsten ist die intramuskuläre Injektion angewandt worden.

Auch die Dosen und die Intervalle zwischen den Injektionen sind verschieden gewählt worden. Meistens werden tägliche Injektionen von ziemlich großen Dosen bevorzugt.

Auch die Behandlung mit Autovakzine ist versucht worden. Sie kann von vorneherein nur für chronische Fälle in Betracht kommen und bietet schon deshalb geringe Aussichten, weil man nie sicher ist, ob die in der Kultur am besten wachsenden Mikroorganismen die Erreger des Brandes oder des Abszesses oder harmlose Saprophyten sind.

Von anderen Mitteln sind empfohlen worden: Menthol-, Eukalyptolinjektionen (Strauß), Guajakolpräparate usw., ferner Tinctura allii bis zu 60 Tropfen der 20%igen Tinktur pro die (Roch) u. a..

Im übrigen hat die interne Behandlung die Aufgabe, den Kräftezustand zu erhalten, den Abfluß des Sekretes zu erleichtern, und die putride Zersetzung zu vermindern.

Wenn Fieber besteht oder die Erkrankung frisch ist, so ist natürlich Bettruhe notwendig. Bei chronischen fieberlosen Fällen darf dagegen das Aufstehen während eines Teiles des Tages erlaubt werden.

Die Ernährung muß der Höhe des Fiebers entsprechend leicht verdaulich, aber immer reichlich sein. Die Appetitlosigkeit kann durch Stomachica, bei üblem Geschmack infolge des putriden Auswurfs auch durch Mundspülung mit Wasserstoffsuperoxyd bekämpft werden.

Starker Hustenreiz muß durch Morphiumpräparate gemildert werden. Doch sind die Dosen so klein zu wählen, daß dadurch der Reiz gerade nur auf sein notwendiges Maß zurückgeführt wird und daß der Patient nachts Schlaf findet, da durch eine zu starke Beruhigung die Gefahr einer Retention des putriden Sekrets und der Aspiration in gesunde Partien hervorgerufen wird.

Brustwickel und andere lokale Applikationen auf die Brusthaut können den Verlauf der Krankheit nicht beeinflussen, führen aber oft ein subjektives Wohlgefühl, eine Verminderung der Schmerzen und des Hustenreizes herbei und sind deshalb nicht zu verachten.

Zur Erleichterung des Sekretabflusses sind die Resolventia natürlich nutzlos. Einzig die Hustenreizmittel, wie Senega, Benzoesäure usw. haben bei elenden und benommenen Kranken einen Zweck. Feuchthaltung der Luft, am besten durch den Bronchitiskessel, erleichtert die Expektoration häufig ganz bedeutend.

Am meisten erreicht man durch eine geeignete Lagerung des Kranken. Viele Patienten merken von selbst, daß bei einer bestimmten Lage viel Sekret abfließt und daß sie nachher für einige Zeit Ruhe haben. Bei Herden im Unterlappen ist die zuerst von Apolant, später von Quincke empfohlene flache Lage im Bett mit Hochstellung des unteren Bettendes am wirksamsten, bisweilen ist die Seitenlage besser. Hat man die passende Lage gefunden, so soll der Kranke dieselbe mehrmals täglich (besonders am Morgen nach dem Erwachen) solange einnehmen als er kann. Während der Zeit ist der Zustand gewöhnlich nicht angenehm, und der beständige Hustenreiz kann die Therapie schwierig gestalten. Man darf dann die Lagerung nicht zu lange fortsetzen und muß sich anfangs auf wenige Minuten beschränken. Mit der Zeit gewöhnen sich die Kranken daran und ertragen sie immer länger. Nachher tritt dann für kürzere oder längere Zeit Ruhe ein.

Pneumothoraxbehandlung. Die Idee, durch Kompression der Lunge die Entleerung des Abszesses oder der Gangrän zu befördern, hat vieles für sich. Die Pneumothoraxtherapie ist deshalb schon vielfach empfohlen worden. Sie hat aber auch ihre Gefahren, namentlich bei der Gangrän, indem hier leicht eine Infektion der Pleura mit jauchigem Empyem eintritt. Die Gefahr scheint aber nicht so groß zu sein, denn unter den 100 Fällen von Gangrän, die Parisot und Caussade gesammelt haben, sind 60 geheilt und nur einmal Infektion der Pleura erwähnt.

Wenn man die Pneumothoraxbehandlung bei Abszeß oder Gangrän vornehmen will, muß sie sehr vorsichtig durchgeführt werden. Zuerst müssen in kurzen Abständen kleine Mengen von Gas eingeführt werden, dann aber muß der Druck allmählich erhöht werden, bis ein schwach positiver Mitteldruck erreicht ist. Die Frage des Abbruchs der Behandlung ist nicht leicht zu beantworten. Im ganzen wird man aber dann, wenn Fieberfreiheit besteht, den Pneumothorax allmählich können eingehen lassen, weil wir ja sehen, daß auch ohne Pneumothoraxbehandlung die Höhle rasch auszuheilen pflegt, wenn das Fieber verschwunden ist. Bei den chronischen Abszessen ist wohl ausnahmslos die Pneumotomie der Pneumothoraxbehandlung vorzuziehen.

Chirurgische Behandlung. Von operativen Methoden kommt in erster Linie die Pneumotomie in Frage.

Sie kann ein- oder zweizeitig ausgeführt werden. Unter Lokalanästhesie oder Allgemeinnarkose (nach Sauerbruch vorzuziehen zur Vermeidung der Pleurareflexe) und Überdruck wird der Thorax an der Stelle, wo man den Abszeß oder die Gangrän annimmt, eröffnet, ein bis zwei Rippen freigelegt und subperiostal reseziert. Findet man, daß die Lunge mit der Brustwand verwachsen ist, so kann unter Umständen direkt die Eröffnung des Abszesses, die Entfernung von Sequestern und die Ausräumung der Höhle erfolgen. In der Regel wird man besser vorher eine Probepunktion vornehmen, und, wenn diese Eiter ergibt, dem Verlauf der Kanüle folgend mit dem Thermokauter das Gewebe durchtrennen. Nach Eröffnung des Abszesses, bei der eventuell auch ein Fremdkörper entfernt werden kann, wird ein Gazestreifen oder ein Drain eingelegt, wobei darauf zu achten ist, daß keine Bronchien durch Druck gereizt werden und daß der Drain nicht in der Nähe größerer Gefäße liegen bleibt, um quälenden Husten oder Arrosion größerer Gefäße zu vermeiden.

Ist die Pleura nicht verwachsen, so sucht man zuerst mit dem Finger die Lungenoberfläche ab, um die günstigste Stelle für die spätere Eröffnung festzustellen. Ist die sofortige Eröffnung nicht dringend, so tamponiert man die Gegend des Herdes und kann nach 8 bis 10 Tagen, wenn sich Verlötungen gebildet haben, die Höhle eröffnen. Wenn aber die sofortige Eröffnung notwendig scheint, kann man sie auch in der gleichen Sitzung vornehmen, sofern man genügend Überdruck anwendet, ringsum gut tamponiert und die Lunge an der Berührungsstelle mit der Thoraxwand an die Brustwand annäht. Wenn die Naht einreißt, so kann man die Verklebung der Serosablätter durch Aufpinseln von Jodtinktur oder dergleichen befördern.

Bei der Operation kommen zwei Arten von gefährlichen Zwischenfällen vor: der Lungenreflex und die Blutung. Der Lungenreflex ereignet sich, wenn nur Lokalanästhesie angewandt wird, besonders beim Berühren der Bronchialschleimhaut mit Tupfern und besteht in heftigen Hustenstößen, Aussetzen der Atmung und plötzlichen Kreislaufstörungen Vorsichtiges Operieren schützt dagegen. Die Blutungen entstehen besonders beim Lösen nicht ganz freier Lungensequester ohne vorherige Unterbindung des Stieles. Gewöhnlich gelingt es, das blutende Gefäß zu umstechen.

Die Nachbehandlung erfordert viel Sorgfalt. Die ersten Verbandwechsel müssen oft unter Überdruck vorgenommen werden, das Vermeiden von Lungenreflexen ist oft schwierig. Bisweilen bleiben Fisteln zurück, die manchmal durch sekundäre Operationen noch zur Heilung gebracht werden können.

Die Resultate der Operation haben sich mit fortschreitender Technik gebessert. Die erste Statistik Garrés vom Jahr 1901 über 122 mit einer Mortalität von 34% bedeutete gegenüber der damaligen internen Behandlung einen großen Fortschritt. 1910 veröffentlichte Kißling 122 operierte Fälle der Lenhartzschen Abteilung mit 40,8% Todesfällen, deren Zahl sich aber auf 26,8% reduzierte, wenn er nur die Fälle berücksichtigte, bei denen die Pneumotomie richtig ausgeführt werden konnte und nicht von vorneherein hoffnungslos war. 1914 fand Garré bei 600 veröffentlichten Fällen eine Sterblichkeit von 17,5%. Bis 1920 hatte Sauerbruch 72 eigene Fälle von Abszeß mit 36% Todesfällen und 37 Fälle von Gangrän mit 51% Todesfällen, darunter allerdings sehr viele schwere Fälle. Von 19 akuten Abszessen starben nur 3 (= 16%), wovon 2 durch auswärts vorgenommene Punktionen eine Pleurainfektion erlitten hatten.

Die Resultate unterscheiden sich von denen bei interner Behandlung nicht so wesentlich, daß man in jedem Falle von Abszeß und Gangrän die Operation empfehlen muß. Man wird sich heutzutage selbst bei Gangrän viel lieber zum Zuwarten entschließen als früher und zuerst eine Salvarsanbehandlung versuchen. Im allgemeinen kann man folgende Indikationen für die operative Behandlung aufstellen:

In jedem Fall (bei Abszeß und Gangrän) ist zu operieren:

1. Wenn ein Durchbruch in die Pleurahöhle entstanden ist, wenn ein eitriges oder jauchiges Empyem oder ein Pneumothorax besteht. Hier genügt, wie Sauerbruch betont, namentlich bei postpneumonischen Abszessen oft die einfache Rippenresektion. Der Abszeß hat durch die Pleurahöhle hindurch freien Abfluß und heilt aus. Auch bei abgesacktem, interlobärem oder mediastinalem Empyem genügt die einfache Drainage des Pleuraraumes. Dagegen muß bei schwerer akuter Infektion des Brustfelles ausgiebig eröffnet und der Lungenherd aufgesucht werden.

2. Wenn die Erkrankung nicht primär in der Lunge entstanden ist, sondern
von der Nachbarschaft auf diese übergegriffen hat. Nicht selten wird dann
ein doppelter Eingriff notwendig, z. B. nach Perforation eines Leberechinokokkus eine Eröffnung der Lungenhöhle und des subphrenischen Herdes.

3. Wenn eine große Höhle besteht, die voraussichtlich nicht von selbst
kollabieren und ausheilen wird. Doch kann man in diesem Fall die Beobachtung
zuerst auf eine längere Zeit ausdehnen, weil man bisweilen eine vollständige
Spontanheilung recht großer Höhlen erlebt. Im ganzen heilen Herde in den
Unterlappen leichter, weil eine Einziehung der Thoraxwand und des Zwerchfells
auf weniger Widerstand stößt als die Retraktion der Brustwand über den Oberlappen. Ich erinnere mich aber an einen Fall, in dem eine Höhle bestand, die
anscheinend den größten Zeil des Oberlappens einnahm und trotzdem in der
Weise ausheilte, daß Husten und Sputum vollkommen verschwanden und an
Stelle der ausgesprochenen Kavernensymptome Vesikuläratmen trat. Es ist
auch zu bedenken, daß man bei einer sehr großen Höhle in der Regel nicht mit
einer einfachen Pneumotomie auskommt, sondern eine plastische Operation
braucht. Deshalb wird man in der Regel zunächst zuwarten und darauf achten,
ob sich Zeichen einer Verkleinerung der Höhle einstellen, sofern nicht Fieber,
Appetitlosigkeit und andere Intoxikationssymptome ein früheres Einschreiten
ratsam erscheinen lassen.

4. Bei akut entstandenen Abszessen, wenn die Temperatur nicht in
1—2 Wochen fällt, der Allgemeinzustand sich verschlechtert und wenn
der Abszeß gut lokalisiert werden kann. Die Angabe, daß metapneumonische
Abszesse gutartiger seien und deshalb eher eine konservative Behandlung ver-
trügen, ist nicht richtig (vgl. Külbs).

5. Bei allen chronischen Abszessen.

Bei ausgesprochener Gangrän kommen dazu noch folgende Indikationen:

1. Bei foudroyanten Fällen. Hier ist die Prognose bei konservativer
Behandlung so schlecht, daß man unbedingt so rasch wie möglich eingreifen
muß, wenn man den Sitz des Herdes mit einer gewissen Sicherheit erkennen
kann und die geringste Hoffnung hat, daß der Brand einigermaßen lokalisiert ist.

2. Bei weniger akuten Fällen, wenn nicht die interne Behandlung nach
kurzer Zeit eine Besserung erkennen läßt, bestehend in Temperatursenkung,
Rückgang des fötiden Geruches und Hebung des Allgemeinbefindens.

3. Bei chronischen Fällen, bei denen eine rationelle interne Therapie
schon versucht worden ist, aber keine Heilung herbeigeführt hat.

Bei den unter 4. und 5. angeführten Fällen von Abszeß und bei den unter
2. und 3. angeführten Fällen von Gangrän müssen folgende Bedingungen
erfüllt sein:

a) Es dürfen keine multiplen Höhlen vorhanden sein, oder die Höhlen
müssen wenigstens so gelegen sein, daß man durch das Eingreifen an einer
einzigen oder an wenigen Stellen alles eröffnen kann. Freilich wird man bisweilen operieren müssen, wenn diese Bedingung nicht sicher erfüllt ist, wenn
man aber fürchten muß, daß der Patient sonst der Krankheit bald erliegt.
Bisweilen hat die Eröffnung des hauptsächlichsten Herdes schon einen guten
Einfluß, bisweilen führt ein späterer Eingriff an einer anderen Stelle zum Ziel.

b) Die Lage des Herdes muß mit Sicherheit festgestellt sein. Wenn man
an einer falschen Stelle eingreift, so wird dem Patienten ein größerer Schaden
zugefügt als durch eine Verzögerung der Operation um einige Tage oder selbst
2—3 Wochen. Nach dieser Zeit ist eine sichere Lokalisation fast immer möglich.

Tiefe Lage des Gangränherdes, die früher als Kontraindikation aufgefaßt wurde, kann nur in leichten Fällen dazu veranlassen, von einer Operation
abzusehen. Dagegen läßt sich nicht ohne weiteres entscheiden, ob man warten

soll, bis sich eine deutliche Demarkation gebildet hat bzw. bis Höhlensymptome aufgetreten sind. Der Erfolg ist bei einer abgekapselten Höhle
natürlich eklatanter, aber durch zu langes Warten kann die Aspiration putrider
Massen und die Entstehung neuer Herde begünstigt werden. Auch hier hat
man sich nach dem Allgemeinzustand und nach der Beschaffenheit des Sputums
zu richten. Wenn der Patient gut bei Kräften ist und wenig Auswurf hat, wenn
dieser nur wenig zersetzt riecht und keine großen Lungengewebsfetzen enthält,
so kann man eher warten als wenn hohes Fieber und livide Verfärbung des
Gesichts, schwere Prostration, schlechter Puls und Appetitlosigkeit besteht,
wenn das Sputum die ganze Umgebung verpestet und dadurch beweist, daß
seine Aspiration für die gesunden Lungenteile gefährlich ist.

VIII. Die Tuberkulose der Lungen.

1. Historisches.

Die Lungenschwindsucht, ihr Verlauf und ihre Symptome, waren schon im Altertum
bekannt. Hippokrates hat sie klassisch beschrieben. Aber wenn die römischen Autoren
schreiben, daß die Krankheit aus Tubercula entsteht, so verstehen sie unter diesem Ausdruck, der eine Übersetzung der φύματα des Hippokrates ist, keine Knötchen in unserem
Sinne, sondern zirkumskripte Eiterherde in der Lunge. Erst Sylvius (1614—1672) brauchte
den Ausdruck Tubercula für Knötchen in der Lunge, von denen er annahm, daß sie vergrößerte Lymphdrüsen seien und daß aus ihnen Kavernen entstehen. Er hielt sie für
identisch mit Skrofeln und nahm für beide eine hereditäre Disposition an.

Sehr bald wurde allgemein angenommen, daß der Lungenzerfall eine Folge der Tuberkelbildung sei, doch wurde die Drüsennatur der Tuberkel von Morgagni (1682—1771) in
Zweifel gestellt, von Reid und Baillie (1785 und 1794) geleugnet. Bald wurden auch
die Miliartuberkel entdeckt, und Baillie machte schon einen Unterschied zwischen den
Konglomeraten von Tuberkeln und der käsigen Pneumonie. Als Gemeinsames nahm er
bei beiden Prozessen den käsigen Inhalt an. Von Baillie wurde dieser als skrofulöse,
von anderen später als tuberkulöse Materie bezeichnet.

Bayle (1774—1816) ging im Gegensatz zu den bisherigen Forschungen nicht von
dem käsigen Endprodukt, sondern vom Miliartuberkel aus (von ihm stammt auch der
Name Miliartuberkel) und verfolgte dessen Übergang in Verkäsung und Erweichung. Da
Tuberkel auch noch in anderen Organen als in der Lunge vorkommen, faßte er die Lungenschwindsucht als Teilerscheinung einer „dégénérescence tuberculeuse" auf, warf sie aber
mit der „Phthisie ulcéreuse" (Gangrän), „cancéreuse" usw. zusammen. Erst Laennec
(1781—1826) isolierte zwei Formen Bayles, die „Phthisie tuberculeuse" und „Phthisie
granuleuse", und faßte sie als Ausdrucksformen derselben Krankheit zusammen. Laennec
unterschied auch die isolierten Tuberkel und die tuberkulöse Infiltration, die einen ähnlichen Entwicklungsgang wie der isolierte Tuberkel durchmacht und die zuerst als graue
oder gelatinöse Infiltration erscheint, um sich dann in gelbe Infiltration umzuwandeln
und schließlich zu erweichen. Laennec faßte den Tuberkel als Neubildung auf, die mit
Entzündung nichts zu tun habe, während Broussais die Phthise auf eine zu Zerfall
führende chronische Pneumonie zurückführte.

Neue Fortschritte brachte die mikroskopische Untersuchung der Tuberkulose,
aber auch viele Mißverständnisse und Streitigkeiten entstanden daraus. Virchow sprach
1847 aus, daß die Verkäsung nicht eine spezifische Form der Tuberkulose, sondern eine
der verschiedenen Arten regressiver Metamorphose darstelle. 1852 definierte er den
Tuberkel als eine in der Regel aus dem Bindegewebe hervorgehende zellige Neubildung,
die durch fettige Degeneration, Verkäsung und Verkreidung umgewandelt werde, unter
Umständen auch nach der fettigen Degeneration resorbiert werden könne. Die Erkenntnis
von der nichtspezifischen Natur der Verkäsung verleitete Virchow dazu, die käsige
Pneumonie von der Tuberkulose vollständig abzutrennen. Er begründete so im Gegensatz
zur unitarischen Lehre Laennecs eine dualistische Hypothese.

Erst die experimentelle Forschung brachte einen wirklichen Fortschritt, indem
sie die Übertragbarkeit der Tuberkulose bewies und sie als Infektionskrankheit erkennen
ließ. Zwar hatte schon Morgagni behauptet, daß die Phthise ansteckend sei, Laennec
hatte die nach Sektionen phthisischer Leichen auftretenden Leichentuberkel beschrieben
und mitgeteilt, daß er selbst sich bei einer Sektion verletzt, von da an gekränkelt und die
Symptome der sich entwickelnden Lungenschwindsucht bemerkt habe. Aber alle Versuche, die Krankheit experimentell zu übertragen, blieben erfolglos. Dazu kam noch,

daß Cruveilhier behauptete, Tuberkel könnten auch durch Injektionen von Quecksilber in die Lunge oder in die Venen hervorgerufen werden.

Klencke ist der erste, der 1843 durch intravenöse Injektion von tuberkulösem Material bei einem Kaninchen eine weit verbreitete Tuberkulose erzeugt hat. Allgemeine Bedeutung hatten aber erst die Versuche Villemins, die in größerem Stile und zielbewußt angelegt und konsequent durchgeführt waren.

Villemin teilte im Dezember 1865 mit, daß es ihm gelungen sei, durch Impfung von grauen und gelben Tuberkeln aus phthisischen Lungen unter die Haut hinter dem Ohr von Kaninchen regelmäßig Lungentuberkulose bei den Versuchstieren zu erzeugen. Kontrolltiere, die gar nicht oder mit Phlegmoneneiter geimpft waren, zeigten keine Spur von Tuberkulose. Auch die Perlsucht der Rinder, bei der Gendrin zuerst die Knötchen beschrieben hatte, hat er untersucht. Er fand, daß ihre Verimpfung den gleichen Effekt bei Kaninchen hatte, daß aber die Erkrankung viel rascher verlief. Er hat auch schon gezeigt, daß die Meerschweinchen besonders empfindlich sind, die Hunde und Katzen nur sehr wenig. Villemin (dessen wichtigste Schrift 1868 erschien) zog aus seinen Versuchen den Schluß, daß die Tuberkulose eine Infektionskrankheit sei, die durch ein von außen in den Körper gelangendes Virus erzeugt werde. Dieses Virus sei nicht nur in den Krankheitsherden selbst, sondern auch im Auswurf enthalten. Er erkannte auch schon klar, daß die Phthise keine Folge der Vererbung, der Beschäftigung usw. sei, sondern durch Übertragung von Mensch zu Mensch entstehe. Er betrachtete deshalb als das Wichtigste für die Tuberkulosebekämpfung die Wohnungsfrage.

Villemins Lehre erregte bei ihrer ersten Mitteilung großes Aufsehen. Sie fand auch vielfachen Widerspruch, insbesondere infolge der Versuche von Aufrecht, Cohnheim und B. Fränkel usw., die zu zeigen schienen, daß es auch gelingt, durch anderes als tuberkulöses Material eine Tuberkulose zu erzeugen. Aber die Versuche von Klebs, Chauveau, Ponfick, Tappeiner u. a. bestätigten die Resultate Villemins vollständig, und namentlich die von Cohnheim und Salomonsen gefundene Impfung in die vordere Augenkammer des Kaninchens erwies sich als eine sehr brauchbare Methode zur Klärung der Frage. 1879 konnte daher Cohnheim der anatomischen Definition Virchows eine ätiologische entgegenstellen: „Zur Tuberkulose gehört alles, durch dessen Übertragung auf geeignete Versuchstiere Tuberkulose hervorgerufen wird und nichts, dessen Übertragung unwirksam ist."

Nachdem histologische Untersuchungen die Kenntnisse von der Tuberkulose erweitert hatten (z. B. Entdeckung der Riesenzellen durch Langhans, Nachweis der Tuberkel in kranken Gelenken, in Lymphdrüsen usw.) wurde nun hauptsächlich die Frage nach der Natur des Infektionsstoffes in Angriff genommen. Robert Koch war es, der diese Frage in klassischer Weise beantwortete.

Am 24. März 1882 machte Robert Koch der physiologischen Gesellschaft zu Berlin die Mitteilung, daß es ihm gelungen sei, den Erreger der Tuberkulose zu finden.

Koch hat in den tuberkulösen Herden des Menschen, des Rindes, Pferdes, Schweines, Schafes, affen, der Ziege, des Meerschweinchens und Kaninchens und des Huhnes Bazillen nachgewiesen, die sich den Farbstoffen gegenüber anders verhielten als andere Bazillen, die sich auf künstlichen Nährböden züchten ließen und die bei der Übertragung auf Versuchstiere bei diesen eine Tuberkulose hervorriefen.

Bald darauf fand auf Grund von Kochs Versuchen P. Ehrlich eine einfache Färbemethode, um den Tuberkelbazillus von anderen Mikroorganismen zu differenzieren, und damit war schon kurze Zeit nach der ersten Mitteilung Kochs dem praktischen Arzt die Möglichkeit gegeben, die Tuberkulose zu erkennen.

Wenige Tage nach der Mitteilung Kochs gab Baumgarten an, daß er in Schnitten von tuberkulösem Gewebe, das durch Überimpfung von Perlsucht erzeugt worden war, durch Aufhellung mittels Kalilauge stäbchenförmige Bazillen zur Ansicht gebracht habe. Er hat die Tuberkelbazillen vor Kochs Veröffentlichung gesehen, Koch hatte aber ihre Eigenschaften schon sehr genau studiert und ihre ätiologische Rolle sicher bewiesen.

Koch hat sofort aus seiner Entdeckung den Schluß gezogen, daß die Tuberkulose, wie jede andere Infektionskrankheit, zu Immunität führen müsse und daß eine spezifische Behandlung möglich sei. Seine Einführung des Tuberkulins in die Therapie (1890) machte ungeheures Aufsehen und führte zunächst wegen der zu starken Dosierung zu allgemeiner Enttäuschung, später zu zahlreichen Versuchen eines Ausbaues der Tuberkulintherapie, über die die Akten noch nicht geschlossen sind. Seine grundlegenden Versuche über die Immunität bei der experimentellen Tuberkuloseinfektion wurden dagegen nach mancherlei andersartigen Versuchen verschiedener Forscher über Tuberkuloseimmunität erst 1906 von Lewandowsky, 1908 von Römer wieder aufgenommen und bildeten von da an den Ausgangspunkt für viele weitere Arbeiten, nachdem pathologisch-anatomische und klinische Erfahrungen gezeigt hatten, daß die Tuberkulose sich in Verlauf und Immunitätsverhältnissen wesentlich anders verhält, als man bisher nach Analogie der akuten Infektionskrankheiten meistens angenommen hatte.

1900 erschien die Arbeit von Nägeli, der aus Sektionsbefunden eine bisher ungeahnte Häufigkeit der Infektion mit Tuberkulose im Lauf der Kindheit folgerte. Nägelis Ansichten stießen auf großen Widerstand, bis die Einführung der Kutanimpfung durch v. Pirquet 1907 zu ähnlichen Anschauungen führte. Jetzt wurden die „Durchseuchungsresistenz" (Römer, 1908—1910, Hamburger usw.) und die „Allergie" experimentell untersucht, und besonders wichtig waren die Arbeiten Rankes (von 1913 an), der den schon früher von Kuß, später von Ghon beschriebenen Primäraffekt genauer untersuchte, die Zusammenhänge zwischen gesetzmäßig-anatomischem Geschehen und Verlauf der tuberkulösen Gesamtkrankheit nachwies und die pathologisch-anatomischen Vorgänge mit der Allergie in Verbindung zu bringen suchte.

Ohne Rücksicht auf theoretische Fragen hatte schon vorher das Bedürfnis der Kliniker (A. Fraenkel 1906) die pathologischen Anatomen veranlaßt, die morphologischen Reaktionen des Körpers auf die Infektion zu differenzieren, und die Einteilung der Lungentuberkulose durch E. Albrecht und die Arbeiten Aschoffs und seiner Schüler haben zusammen mit zahlreichen anderen anatomischen Forschungen Pathologie und Klinik der Tuberkulose mächtig gefördert.

Einen weiteren wichtigen Fortschritt brachte der Ausbau der Röntgenuntersuchung, der durch die Entwicklung der Tecknik in den letzten Jahrzehnten möglich wurde. Dadurch wurden namentlich in den letzten Jahren auch die rasch vorübergehenden exsudativen Reaktionen des Lungengewebes bekannt.

Die Entdeckung Kochs hatte aber auch für die Prophylaxe und Therapie große Folgen. Die Quelle war jetzt entdeckt, die verstopft werden muß, damit sie nicht mehr die Menschen vergiftet. Freilich dauerte es lange, bis man über die Ansteckungsweise gesicherte Kenntnisse erlangte. Auch jetzt sind wir von der klaren Erkennung der wichtigsten Infektionswege noch weit entfernt. Noch weiter entfernt sind wir aber von der Umsetzung der jetzt schon feststehenden Erkenntnisse ins Praktische. Zwar haben sich Private und gemeinnützige Vereinigungen schon lange der Sache angenommen und einen Kampf gegen die Tuberkulose begonnen. Auf breitere Basis wurde er erst in diesem Jahrhundert gestellt. Der Kongreß zur Bekämpfung der Tuberkulose als Volkskrankheit im Jahre 1899 in Berlin erweckte das Interesse weiter Kreise, nachdem im Jahre vorher der Tuberkulosekongreß in Paris den Wunsch nach einer internationalen Vereinigung zur Bekämpfung der Tuberkulose ausgesprochen hatte. Im Jahre 1902 konnte dann die erste internationale Tuberkulosekonferenz in Berlin abgehalten werden, und seither wird der Kampf gegen die Tuberkulose überall immer energischer geführt. Besonders seit dem Weltkrieg ist der Kampf durch Gesetzgebung, öffentliche und private Fürsorge in allen Ländern bedeutend besser organisiert worden. Dabei sind überall die Fürsorgestellen als wichtigstes Kampfmittel erkannt worden, die durch Erfassung der Infektionsquellen und Verhinderung der Weiterverbreitung die Seuche eindämmen. Die erste Fürsorgestelle wurde von Sir Robert Philip 1887 in Edinburg eingerichtet, und auf dem Kontinent machte das Dispensaire Calmettes in Lille 1899 den Anfang. Seither stehen die Fürsorgestellen im Zentrum des Kampfes gegen die Tuberkulose. Von den neuesten Kampfmitteln ist der Versuch einer allgemeinen Vakzination der Neugeborenen durch Calmette zu nennen.

Die Therapie der Lungentuberkulose machte erst erhebliche Fortschritte, als die Heilbarkeit der Krankheit erkannt wurde. Namentlich Brehmer war es, der dafür eintrat und in der Freiluftbehandlung ein wichtiges Heilmittel erkannte. 1859 eröffnete er das erste Lungensanatorium in Görbersdorf. Alexander Spengler entdeckte dann die besondere Wirksamkeit des Höhenklimas. Die Heilstättenbehandlung auch Minderbemittelten zugänglich gemacht zu haben, ist das Verdienst L. v. Schrötters, v. Leydens, C. Gerhardts u. a. Die erste Heilstätte für Unbemittelte in Deutschland wurde 1892 in Falkenstein von Dettweiler eröffnet, nachdem in England schon länger solche bestanden. Während aber in den meisten Ländern die Errichtung von Sanatorien nur aus privaten Mitteln möglich war, wurden in Deutschland nach dem Vorgehen Gebhardts, des Direktors der Hanseatischen Landesversicherungsanstalt, die Mittel der Invalidenversicherung für diesen Zweck dienstbar gemacht, so daß beispielsweise im Jahre 1907 95 130 Patienten in Heilstätten verpflegt werden konnten. Später schlossen sich als Ergänzung die Heimstätten und Walderholungsheime an.

Wie schon erwähnt, zog Koch aus seiner Entdeckung sehr bald auch therapeutische Konsequenzen. 1890 erschien seine erste Veröffentlichung über das Tuberkulin. Nachdem es in der ursprünglich vorgeschlagenen Dosierung schwere Unglücksfälle mit sich gebracht hatte, wurde es allgemein verlassen, aber später wieder angewandt und seine Wirkung studiert. Es folgten zahlreiche Modifikationen der Therapie, und noch heute ist die Diskussion darüber nicht geschlossen.

Auch die Chemotherapie der Tuberkulose in der gegenwärtig am meisten ausgeübten Art, der Behandlung mit Goldverbindungen, geht auf Koch zurück, der 1890 auf die Schädigung des Tuberkelbazillus durch Goldsalze hinwies. In Form des Feldtschen Krysolgans (1917) und des Möllgaardschen Sanocrysins (1924) wurde sie später in größerem

Maße versucht, während die von Luton schon 1885 angegebene, später von Finkler und v. Linden (1913) empfohlene Kupfertherapie bald wieder verlassen wurde.

Einen ganz wesentlichen Fortschritt in der Behandlung der Lungentuberkulose bedeutet die Kollapstherapie. Der schon 1880 von Forlanini und 1898 von Murphy empfohlene künstliche Pneumothorax kam etwa von 1910 an, namentlich dank den Bemühungen Brauers, Spenglers, v. Muralts, Saugmanns u. a. immer mehr zur Anwendung. Bald folgte die nach einzelnen älteren Vorschlägen (Quincke u. a.) besonders von Brauer eingeführte, später von Sauerbruch und von Wilms vervollkommnete Thorakoplastik. Daneben gingen die Versuche mit Plombierung, Phrenikotomie usw. einher.

2. Vorkommen und Verbreitung der Lungentuberkulose.

Die Tuberkulose steht unter allen Krankheiten und Todesursachen in fast allen Ländern der zivilisierten (und zum Teil auch der unzivilisierten) Welt an erster Stelle.

In Deutschland sterben jährlich über 70 000 Menschen an Tuberkulose, in Frankreich über 80 000, in Großbritannien (England und Wales) über 40 000, in der Schweiz über 6000 usw. Auf je 10 000 Lebende kamen Todesfälle an Tuberkulose [1]):

	Tuberkulose überhaupt	Lungen- tuberkulose
Neuseeland (1923)	6,2	4,9
Canada (1922)	8,4	7,2
Dänemark (1922)	9,5	7,3
Vereinigte Staaten (1921—24)	9,8	8,5
Niederlande (1923)	10,5	7,9
England und Wales (1923)	10,6	8,4
Belgien (1922)	11,1	8,7
Schottland (1923)	11,8	8,2
Deutschland (1924)	12,0	10,1
Italien (1921)	14,3	9,9
Argentinien (1922)	14,5	12,7
Irland (1922)	14,6	11,7
Spanien (1923)	15,5	12,6
Schweiz (1921—22)	16,4	12,4
Schweden (1919)	16,4	13,3
Tschechoslovakei (1921)	19,5	17,4
Frankreich (1919—23)	20,1	16,7
Norwegen (1920)	20,8	17,2
Japan (1921)	21,3	14,6
Österreich (1922—24)	22,7	—
Rumänien (1922)	24,9—30,7	—

Unter der Tuberkulose nimmt die Lungenschwindsucht die erste Stelle ein. In Deutschland fallen 85% der Tuberkulosesterbefälle auf Lungenschwindsucht, in Belgien 78%, in der Schweiz 75%, in Italien 70%.

In den meisten Staaten war früher die Sterblichkeit an Tuberkulose in den Städten größer als auf dem Lande. Auch jetzt ist das teilweise noch der Fall. So betrug die Tuberkulosesterblichkeit 1921 in ganz Frankreich 15,0% auf 10 000 Einwohner, dagegen in Paris 1922 27,7, in Hâvre 37,3. In Preußen betrug der Unterschied 1876 35,8 gegen 28,4, 1924 noch 11,96 gegen 8,75. In ganz Deutschland war noch 1914 die Zahl für das ganze Land 14,3, für die Städte von 15 000 und mehr Einwohnern 16,1, 1925 für ganz Deutschland 10,7, für die Städte 10,8.

Die Tuberkulose ist in vielen Ländern beim männlichen Geschlecht häufiger als beim weiblichen, in andern umgekehrt beim weiblichen häufiger.

---

[1] Die statistischen Zahlen sind größtenteils den Mitteilungen entnommen, die ich dem Schweizerischen Gesundheitsamte, dem Sekretariat der Union internationale contre la Tuberculose in Paris und Herrn Prof. Dr. A. Gottstein in Berlin verdanke, teilweise auch B. Fränkel (Zeitschr. f. Tuberkul., Bd. 17, S. 534) und Cornet.

Tuberkulosesterblichkeit berechnet nach der Relation auf 10 000 Einwohner
nach Geschlecht:

		Männer	Frauen
Rumänien	1922	30,7	21,5
Großbritannien	1921	12,5	10,0
U. S. A.	1924	9,9	8,6
Schweden	1918	16,7	16,1
Schweiz	1922	15,1	16,2
Dänemark	1921	9,1	10,5
Niederlande	1923	9,9	11,4

Vorwiegen des männlichen Geschlechtes findet man in den Städten, namentlich in
den großen, während auf dem Lande das weibliche Geschlecht der Tuberkulose mehr zum
Opfer fällt.

Auf 10 000 Lebende kamen 1906 in Preußen Todesfälle an Tuberkulose

	Männer	Frauen
in den Stadtgemeinden	21,87	17,71
in den Landgemeinden	15,11	15,29

Auf 10 000 Lebende kamen 1920 in Dänemark Todesfälle an Tuberkulose

	Männer	Frauen
in Kopenhagen	12,4	10,1
in den Provinzstädten	8,9	10,7
auf dem Lande	7,4	10,7

Ein richtiges Bild erhält man aber erst, wenn man die Mortalität für die
einzelnen Altersklassen und für die Geschlechter berechnet.

Auf 10 000 Lebende jeder Altersklasse kamen im Jahre 1920 in der Schweiz Todesfälle an Tuberkulose:

	Männer			Frauen		
	Lungen-tuber-kulose	andere Tuber-kulose-Formen	zusammen	Lungen-tuber-kulose	andere Tuber-kulose-Formen	zusammen
unter 1 Jahr	8,2	**23,0**	31,2	7,2	**19,5**	26,7
1—2 Jahren	5,9	17,3	23,2	5,2	17,0	22,2
2—4 ,,	1,6	9,3	10,9	2,3	9,0	11,3
5—14 ,,	1,3	4,8	6,1	3,5	5,8	9,3
15—19 ,,	8,6	5,1	13,7	18,9	7,1	26,0
20—29 ,,	20,0	5,1	25,1	**27,5**	5,9	**33,4**
30—39 ,,	22,9	4,1	27,0	22,6	4,0	26,6
40—49 ,,	25,8	4,8	30,6	17,6	4,3	21,9
50—59 ,,	**29,2**	5,8	35,0	16,5	5,2	21,7
60—69 ,,	29,0	8,9	**37,9**	22,0	8,8	30,8
70—79 ,,	23,1	8,7	31,8	20,9	10,8	31,7
über 80 ,,	8,8	5,5	14,3	8,3	13,3	21,6
Mittel	12,0	4,1	16,2	14,0	5,6	19,6

Man sieht aus dieser Tabelle, daß die Tuberkulosemortalität im Säuglingsalter sehr
hoch ist, im Lauf der Kindheit rasch sinkt, im Alter von 5—14 Jahren ihren tiefsten Stand
erreicht, dann bei beiden Geschlechtern in die Höhe steigt, und zwar beim weiblichen
Geschlecht zunächst etwas rascher als beim männlichen, um nachher bei den Männern
noch viel stärker anzuwachsen, bei den Weibern in ähnlicher Höhe zu verharren. Erst
nach dem 70. Jahre sinkt dann die Tuberkulosemortalität wieder.

Aus der Tabelle geht auch hervor, daß die Lungenschwindsucht nicht in jeder
Altersstufe den gleichen Anteil an der gesamten Tuberkulosesterblichkeit

ausmacht. Die Ausrechnung ergibt, daß im ersten Lebensjahr nur 27% der Tuberkulosetodesfälle als Lungentuberkulose registriert wurden. Im Alter von 2—4 Jahren sinkt die
Zahl noch weiter, beim weiblichen Geschlecht auf 20, beim männlichen sogar auf $14^1/_2\%$.
Dann steigt der Prozentsatz der Lungentuberkulose, und zwar beim weiblichen Geschlecht
rascher (5—14 Jahre $37^1/_2\%$, 15—19 Jahre $72^1/_2\%$) als beim männlichen (5—14 Jahre
21%, 15—19 Jahren 63%), um von 20 Jahren ab bei beiden Geschlechtern etwa 80%
zu erreichen und bis zu 85% zu steigen (30—39 Jahre). Dann folgt wieder ein langsames
Absinken, so daß die Lungentuberkulose bei 70—79 Jahren nur noch $72^1/_2$ bzw. 66%
der Gesamttuberkulosetodesfälle beträgt.

Unter den gesamten Todesfällen nimmt die Tuberkulose in den meisten
Staaten immer noch die erste Stelle ein. In Deutschland stirbt jeder zehnte,
in der Schweiz jeder achte Mensch an Tuberkulose. Bei den einzelnen Altersstufen ist aber der Anteil der Tuberkulose recht verschieden vertreten.

In den Niederlanden betrug der prozentische Anteil der Tuberkulose an
der allgemeinen Sterblichkeit:

Im Alter von	Männer	Frauen
0—1 Jahr	$2,9\%$	$3,2\%$
1—4 Jahren	$13,5\%$	$14,0\%$
5—14 ,,	$24,5\%$	$36,6\%$
15—19 ,,	$43,0\%$	$66,8\%$
20—29 ,,	$49,1\%$	$55,8\%$
30—39 ,,	$32,5\%$	$34,5\%$
40—49 ,,	$17,2\%$	$20,2\%$
50—59 ,,	$9,4\%$	$9,0\%$
60—79 ,,	$3,7\%$	$3,4\%$
80 ,,	$0,3\%$	$0,6\%$

Die Lebensgefahr für Mädchen von 15—19 Jahren ist also zu zwei Dritteln durch die
Tuberkulose bedingt.

Die Ursachen der verschiedenen Tuberkulosemortalität in den verschiedenen Altern
beim männlichen und weiblichen Geschlecht ist in den Kapiteln über Disposition und
Infektion besprochen. Hier sei nur darauf hingewiesen, daß in der Schweiz in bezug auf
den Gesamtdurchschnitt aller Altersklassen kein Unterschied zwischen beiden Geschlechtern
besteht und daß in der Schweiz die weibliche Mortalität viel früher in die Höhe geht als
in Preußen und schon vom 15. Jahre an sehr bedeutend wird.

Die Wichtigkeit der Berufsschädigungen für die Entstehung der Lungentuberkulose
geht deutlich aus der folgenden Tabelle hervor, die vom eidgenössischen statistischen
Amt für die Schweiz in den Jahren 1889 bis 1900 ausgearbeitet ist.

Nach dieser Zusammenstellung starben in der Schweiz von je 10 000 Lebenden einer
Gruppe an Tuberkulose:

Arbeiter in Kraft- und Beleuchtungsanlagen	11,8
Käser	13,5
Bauern	16,8
Waldarbeiter	17,0
Personal für die Erstellung und Betrieb der Bahnen	18,6
Pfarrer	19,6
Tiefbauarbeiter	21,9
Lehrer	24,3
Bergbau- und Steinbrucharbeiter	29,5
Eisengießer und Maschinenbauer	30,0
Seidenarbeiter	30,7
Maurer und Gipser	33,0
Post- und Telegraphenangestellte	33,5
Zimmerleute	35,5
Spengler	36,1
Schuhmacher	38,3
Schreiner und Glaser	41,3
Schneider	42,6
Advokaten und Notare	44,0
Arbeiter in den Uhrenfabriken	47,8
Beamte	50,1
Handel	50,4
Personal der Gastwirtschaften	51,0

```
Coiffeure . . . . . . . . . . . . . . . . . . . . .   53,6
Buchbinder . . . . . . . . . . . . . . . . . . . .   54,0
Buchdruckereipersonal . . . . . . . . . . . . . .   51,1
Maler . . . . . . . . . . . . . . . . . . . . . . .   55,8
Schlosser . . . . . . . . . . . . . . . . . . . . .   60,8
Küfer . . . . . . . . . . . . . . . . . . . . . . .   63,2
Steinhauer . . . . . . . . . . . . . . . . . . . .   83,3
```

Die Ursachen der verschiedenen Beteiligung einzelner Berufe sind in den Kapiteln Infektion und Disposition besprochen.

Die Bevorzugung des besten Mannesalters hat einen großen Verlust an Arbeitskraft zur Folge. Von den 108 500 Menschen, die in den Jahren 1896—1900 durchschnittlich in Preußen an Lungentuberkulose starben, standen 81 000 im Alter von 15—60 Jahren. Aber auch der Verlust an Arbeitskraft und Arbeitslohn ist ungeheuer, besonders da die Tuberkulose eine chronische Krankheit ist. Für Preußen berechnete Cornet den jährlichen Verdienstausfall auf 43 000 000 M. (wobei einige Zahlen sicher zu niedrig gegriffen sind, z. B. die Annahme einer durchschnittlichen Arbeitslosigkeit von 1 Jahr im Verlauf einer Phthise), die jährlichen Kosten für den Staat auf 86 000 000 M. oder 3 M. pro Kopf der Bevölkerung. Dazu kommen noch alle Aufwendungen des Kranken und seiner Familie, die Versorgung der Waisen usw., so daß ein ungeheurer Verlust an Nationalvermögen resultiert.

Die Verluste, die die einzelnen Berufsarten aus der Krankheit erleiden, ergeben sich sehr deutlich aus den Zahlen der Leipziger Ortskrankenkasse über die jährlichen Krankheitstage wegen Tuberkulose (aller Art), die vom Kaiserl. Statistischen Amt berechnet sind.

Berücksichtigt man nur die Versicherten vom 15. bis 54. Jahre — übrigens weitaus den größten Teil — so entfallen auf je 1000 Mitglieder eines Berufes Krankheitstage wegen Tuberkulose aller Art bei:

```
Steinmetzen . . . . . . . . . . . . . . . . . .   3321
Feilenhauer . . . . . . . . . . . . . . . . . . .   2922
Schriftsetzer . . . . . . . . . . . . . . . . . .   1860
Schneider (nicht Konfektion) . . . . . . . . . .   1363
Barbiere . . . . . . . . . . . . . . . . . . . . .   1359
Schneider (Konfektion) . . . . . . . . . . . . .   1131
Buchbinder und Kartonarbeiter . . . . . . . . .   1059
Maler . . . . . . . . . . . . . . . . . . . . . .    937
Lithographen . . . . . . . . . . . . . . . . . .    846
Kellner und Wirtschaftspersonal . . . . . . . .    764
Schlosser . . . . . . . . . . . . . . . . . . . .    730
Schreiner . . . . . . . . . . . . . . . . . . . .    711
Ladenpersonal . . . . . . . . . . . . . . . . .    545
Maurer . . . . . . . . . . . . . . . . . . . . .    369 usw.
Durchschnitte für sämtliche Berufe . . . . . .    700
```

Bei einigen weiblichen Berufen waren die Ziffern für die Krankheitstage wegen Tuberkulose auf je 1000 weibliche Mitglieder folgende:

```
Dienstmädchen und Gewerbetreibende . . . . . . . .   175
Schneiderinnen   ,,   Näherinnen (Konfektion) . . . .   644
      ,,       ,,       ,,      (nicht Konfektion) . .  1018
Arbeiterinnen in Buchbindereien und Kartonagefabriken  1127
      ,,       ,,  Buchdruckereien . . . . . . . . . .  1040
      ,,       ,,  Wollkämmereien und Spinnereien . .   805
Durchschnitt . . . . . . . . . . . . . . . . . . . . .   583
```

Die Tuberkulose fordert viel mehr Opfer in den finanziell ungünstiger gestellten Schichten (wenigstens in den Städten) als unter den besser Situierten. Sehr deutlich geht das aus den Berichten des Medizinalrates von Hamburg für die Jahre 1896 und 1897 hervor.

Auf 1000 Steuerzahler mit einem Einkommen	kommen durch Lungenschwindsucht herbeigeführte Todesfälle
über 3500 Mark	1,07
von 2000—3500 Mark	2,01
,, 1200—2000 ,, ...	2,64
,, 900—1200 ,, ...	3,93

Diese besondere Gefährdung der finanziell schlecht gestellten Klassen beruht teilweise auf ungünstigen Ernährungsbedingungen, teilweise auf der mangelhaften Wohngelegenheit.

Einen Lichtblick gewährt die Tatsache, daß die Mortalität an Tuberkulose im Abnehmen begriffen ist und daß sich diese Abnahme nach einer vorübergehenden Unterbrechung während des Weltkrieges sehr rasch wieder eingestellt und fortgesetzt hat. Das geht sehr schön aus Abb. 62 hervor, die das verschieden starke Absinken in einzelnen Ländern illustriert.

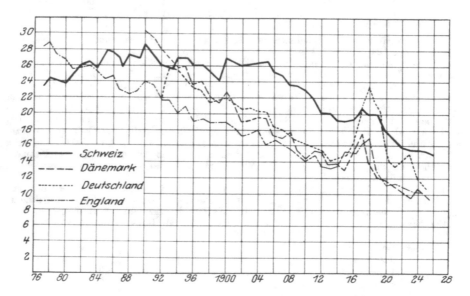

Abb. 62. Gesamtsterblichkeit an Tuberkulose auf 10 000 Lebende berechnet.

Im ganzen hat die Sterblichkeit in den Städten, wo sie früher größer war, stärker abgenommen als auf dem Lande, so daß sich jetzt die Zahlen von Stadt und Land einander näher kommen.

Als Beispiel sei die Schweiz gewählt. Die Zahlen lassen sich nur für die Lungentuberkulose berechnen, da erst von 1901 eine zuverlässige Statistik für die übrigen tuberkulösen Erkrankungen besteht (die von 1900—1922 ein Abnahme von 28,1 auf 16,4 pro 10 000 Lebende ergibt).

Die Sterblichkeit an Lungentuberkulose betrug pro 10 000 Einwohner:

Jahr	Größere Städte	Übrige Schweiz
1891—1895	24,8 %	19,8 %
1896—1900	23,6 %	18,5 %
1901—1905	21,7 %	18,2 %
1906—1909	19,1 %	16,7 %
1916—1920	15,3 %	13,9 %
1921—1922	12,6 %	12,3 %
Abnahme	50 %	38 %

In Preußen ist die Abnahme für Stadt und Land besonders interessant. Sie sei deshalb in nebenstehender Tabelle mitgeteilt.

Auf den ersten Blick erscheint die Abnahme ziemlich gleichmäßig, sie bedingt für die Städte 67 %, für das Land 63 %. Wenn man aber die einzelnen Perioden genauer durchmustert, so erkennt man, daß in den ersten 10 Jahren, mit hoher Tuberkulosesterblichkeit, von 1876—1886, der Unterschied zwischen Stadt und Land groß war, dann aber bis 1896 durch stärkeren Abfall in den Städten (um 30,8 %) als auf dem Lande (um 28,8 %) etwas geringer wurde. Von 1896—1913 sank dann die Tuberkulosesterblichkeit auf dem Land um 42,9 %, in den Städten nur um 38,2 %. Während des Weltkrieges stiegen dagegen die Tuberkulosetodesfälle in den Städten um 87,7 %, auf dem Land nur um 55,5 %, um dann bis 1924 in den Städten wieder um 57,7 %, auf dem Land nur um 51,7 % zu sinken.

Auf 10 000 Lebende starben jährlich an Tuberkulose:

Jahr	Im ganzen Staat	In den Stadtgemeinden	In den Landgemeinden
1875	31,90	—	—
1876	30,95	35,81	28,43
1881	30,89	35,23	28,55
1886	31,14	35,50	28,60
1891	26,72	29,75	24,82
1896	22,07	24,57	20,39
1901	19,54	22,38	17,43
1006	17,26	19,76	15,20
1911	15,12	17,25	13,20
1912	14,58	16,82	12,54
1913	13,65	15,81	11,65
1914	13,87	16,01	11,88
1915	14,45	16,90	12,18
1916	15,76	18,43	16,27
1917	20,52	24,81	16,46
1918	23,00	28,26	18,12
1919	21,54	26,86	16,51
1920	15,78	18,77	12,80
1923	13,11	15,41	10,48
1924	10,50	11,96	8,75

Wir sehen also, daß dann, wenn die Sterblichkeit hoch war, eine Abnahme sich vorzugsweise in den stärker befallenen Städten geltend macht.

Besonders deutlich geht das auch aus den Zahlen für Frankreich hervor.

Auf 10 000 Einwohner starben an Tuberkulose

in Paris 1910 41,5$^0/_0$, in Le Hâvre 1910 50,9$^0/_0$, in ganz Frankreich 1910 21,5$^0/_0$,
,, ,, 1921 28,6$^0/_0$, ,, ,, ,, 1921 37,3$^0/_0$, ,, ,, ,, 1921 18,5$^0/_0$,
Abnahme ,, ,, 31$^0/_0$, ,, ,, ,, 27$^0/_0$, ,, ,, ,, 14$^0/_0$.

In manchen Ländern hat die Tuberkulosemortalität für beide Geschlechter in gleicher Weise abgenommen, in anderen für das männliche stärker:

Todesfälle auf 10 000 Lebende

	in Preußen (an Tuberkulose) männlich	weiblich		in der Schweiz (an Lungentuberkulose) männlich	weiblich
1888	31,4	26,5	1886—1890 . .	23,4	21,9
1906	18,15	16,4	1920	12,0	14,0

Da wo die Tuberkulosemortalität sinkt, zeigt sich die Abnahme immer besonders im Säuglingsalter, aber auch in allen anderen Altersstufen.

Über die Ursachen der Mortalitätsabnahme kann man nur Vermutungen aussprechen.

B. Fränkel ist immer dafür eingetreten, daß die Errichtung der Heilstätten daran Schuld sei, und zum Beweis hat er (Berl. klin. Wochenschr. 1909, S. 2010) die Kurven der Mortalität und der Zahl der Heilstättenverpflegungen gebracht. Aber gerade daraus sieht man, daß die Tuberkulosesterblichkeit zu sinken begann, bevor die Heilstättenbehandlung eine größere Ausdehnung annahm. Mit der Heilstättenbehandlung geht aber auch der übrige Kampf gegen die Tuberkulose einher, die Belehrung weiterer Kreise über das Wesen der Krankheit und die Ansteckungsgefahr ging ihr voraus. Einen wesentlichen Anteil dürfte die soziale Gesetzgebung haben, ebenso die Fortschritte, die auch sonst in bezug auf die Arbeitsbedingungen erzielt worden sind, die Beschränkung der Arbeitszeit, die hygienischen Einrichtungen in Fabriken und Arbeitsräumen. Aber für die ländliche Bevölkerung kommt dieses Moment kaum in Frage, und hier müssen wir nach anderen Faktoren suchen. Wichtig ist sicher der gehobene allgemeine Wohlstand in vielen Ländern und die infolgedessen verbesserte Lebenshaltung. Speziell die Besserung der Wohnungsverhältnisse ist zu erwähnen. Es ist wohl kein Zufall, daß z. B. in Basel die Abnahme der Tuberkulosemortalität um ein Drittel in die Jahre fällt, in denen eine große Zahl alter Häuser niedergerissen wurden, die schlechte hygienische Zustände darboten und z. T. nachweisbare Brutstätten der Lungenschwindsucht waren (vgl. unten: Infektionswege des Tuberkelbazillus, klinische Erfahrungen).

Die Abnahme der Mortalität an Tuberkulose, speziell an Lungenschwindsucht, zeigt sich in den meisten Kulturstaaten:

Auf 10 000 Einwohner Sterbefälle an Lungentuberkulose:

	1876 bis 1880	1881 bis 1885	1886 bis 1890	1891 bis 1895	1896 bis 1900	1901 bis 1905	1906 bis 1910	1911 bis 1915	1916 bis 1920	1921 bis 19..
Deutschland . .	—	—	—	22,4	19,4	18,6	15,2	12,9	16,9	11,0 (25)
Preußen	—	—	—	23,3	19,6	17,7	14,5	12,6	17,1	11,4 (25)
Sachsen	25,1	24,4	23,6	21,2	19,4	15,4	13,1	11,3	16,5	9,9 (25)
Bayern	—	25,4	—	28,3	—	24,1	18,7	15,5	15,9	10,9 (24)
Württemberg .	—	—	—	20,1	19,6	18,9	15,0	11,8	13,8	10,2 (25)
Baden.	—	31,2	29,7	27,8	24,4	21,7	17,7	14,8	17,5	12,0 (25)
Schweiz	19,9	20,7	21,4	19,9	19,0	18,6	16,8	14,3	14,1	12,1 (22)
Frankreich . .	—	—	—	—	—	—	18,3	17,9	17,5	16,4 (21+25)
Niederlande . .	22,4	20,1	19,3	19,0	17,2	13,4	12,5	11,0	13,1	8,7 (23)
Dänemark . . .	—	—	—	20,3	17,0	14,3	12,3	10,9	10,9	8,0 (25)
Schweden . . .	—	—	—	—	—	18,9	16,9	17,7	16,7	12,0 (24)
Norwegen . . .	12,6	14,0	14,4	17,3	20,6	24,0	21,8	20,1	18,8	12,6 (22)
England	21,4	19,2	17,1	15,1	13,4	12,1	10,8	10,3	11,9	8,3 (24)
Schottland . .	23,3	20,5	19,1	18,3	16,5	13,9	11,4	11,0	9,9	8,1 (23)
Spanien	—	—	—	—	—	—	12,8	12,2	14,4	12,6 (23)
Queensland . .	—	17,7	12,9	10,6	8,7	8,1	5,8	5,2	5,0	4,1 (24)
Viktoria	—	14,1	14,5	13,3	11,9	11,2	8,9	7,4	6,7	6,2 (24)
Neu-Südwales .	—	11,4	9,9	8,7	8,0	8,0	6,4	6,3	5,7	5,1 (24)
Süd-Australien .	—	10,6	10,7	10,1	8,9	8,0	8,3	7,3	7,3	6,4 (24)
West-Australien	—	8,7	9,4	7,5	6,7	7,3	7,7	7,0	7,7	6,4 (24)
Tasmanien . .	—	—	9,7	8,7	7,0	6,3	6,5	5,7	5,4	5,8 (24)
Neuseeland . .	—	9,1	8,4	8,1	7,8	7,0	6,2	5,5	5,5	4,7 (25)
Japan	—	—	—	—	13,1	14,6	15,9	15,4	16,3	14,6 (21)

Welchen Einfluß ungenügende Ernährung auf die Entwicklung der Tuberkulose hat, geht am deutlichsten aus den Erfahrungen des Weltkrieges hervor.

Auf 10 000 Einwohner Sterbefälle an Tuberkulose (alle Formen):

I. Kriegführende Staaten:

	1913	1918
Deutschland	14,1	22,9
Preußen	13,6	23,6
Sachsen	12,9	24,9
Bayern	17,7	20,7
Württemberg	14,3	17,6
Baden	18,4	24,1
Frankreich	21,3	24,3
England	13,4	19,2
Schottland	16,9	16,0
Japan	21,0	25,3
Queensland	5,9	5,3
Viktoria	8,7	8,0
Neu-Südwales	7,8	6,5
Süd-Australien	8,9	8,2
West-Australien	7,4	8,8
Tasmanien	7,5	6,3
Neuseeland	6,1	7,5

II. Neutrale Staaten:

Schweiz	20,2	20,1
Dänemark	10,4	13,6
Schweden	15,0	14,5
Norwegen	20,0	18,2
Spanien	15,1	20,1
Niederlande	14,2	20,3

Daß besonders bei den jugendlichen Individuen die Tuberkulosesterblichkeit am meisten gesteigert wurde, geht aus der folgenden Tabelle für Deutschland hervor:

Tuberkulosetodesfälle für das ganze Deutsche Reich auf 10 000 Lebende jeder Altersklasse während des Krieges:

Altersklasse	1914	1915	1916	1917	1918	1919
0—1	19,3	16,6	17,3	20,2	19,6	19,8
1—5	8,0	8,7	10,1	11,3	12,4	16,8
5—15	4,6	4,9	5,6	7,5	7,6	7,6
15—30	17,1	18,1	19,4	25,4	29,7	26,9
30—60	18,9	19,5	21,0	26,6	29,1	25,5
60—70	21,0	21,3	23,8	29,0	29,9	28,0
über 70	13,3	13,6	15,5	17,5	18,2	16,8
Zusammen	14,3	14,8	16,2	20,6	23,0	21,1

3. Der Tuberkelbazillus.

Morphologie und färberisches Verhalten. Der Tuberkelbazillus ist ein unbewegliches schlankes Stäbchen, dessen Länge etwa ein Viertel bis halb so lang wie der Durchmesser eines roten Blutkörperchens ist.

Eastwood stellte bei Bazillen im tuberkulösen Gewebe eine durchschnittliche Länge von 0,0012—0,0041 mm fest, bei Kulturen auf Pferdeserum 0,0006—0,0013 mm. Die kleinsten Formen waren im Tierkörper und in der Kultur 0,0005 mm, die größten im Gewebe 0,008, in der Kultur 0,004 mm. Die Dicke der längeren und kürzeren Formen der im Tierkörper und der im Kulturmedium gewachsenen erscheint immer gleich.

Die Stäbchen sind meistens nicht gerade, sondern leicht geknickt, gebogen oder auch etwas gekrümmt. In Sekreten und Gewebsausstrichen liegen sie entweder einzeln, frei oder in Zellen, oder sie sind in Häufchen oder Gruppen angeordnet. Oft sind sie auch parallel gelagert und häufig so eng nebeneinander, daß es schwierig ist, die einzelnen Bazillen zu unterscheiden.

Die Tuberkelbazillen nehmen Farbstoffe schwer an, geben sie aber auch schwer wieder ab. Über die Färbung vergl. den Abschnitt Diagnose der Lungentuberkulose.

Schon Koch hat im ungefärbten Präparat manchmal stark glänzende Körnchen im Bazillenleib bemerkt. Im gefärbten Präparat erkennt man sehr deutlich, daß der Tuberkelbazillus oft nicht homogen ist, sondern aus einer Reihe von Körnchen besteht, beinahe wie eine Kette von außerordentlich kleinen Kokken.

Der Tuberkelbazillus ist nach Gram färbbar. Diese Färbbarkeit hat Much benützt, um die erwähnten Körner darzustellen.

Muchs Grammodifikation 2. 1. Färben unter Aufkochen oder 24—48 Stunden bei 37⁰ in folgender Flüssigkeit: 10 ccm konzentrierte alkoholische Lösung von Methylviolett B.N in 100 ccm 2⁰/₀iger wäßriger Karbolsäurelösung (filtrieren). 2. Lugolsche Lösung: 1—5 Minuten. 3. 5⁰/₀ige Salpetersäure: 1 Minute. 4. 3⁰/₀ige Salzsäure 10 Sekunden. 5. Differenzieren in Azeton-Alkohol (ana).

Muchs Grammodifikation 3. 1. Färben wie oben unter 1. 2. Behandlung mit Jodkaliumwasserstoffsuperoxydlösung (Kaliumjodid 5,0, 2⁰/₀iges Wasserstoffsuperoxyd 100 ccm) bis 2 Minuten. 3. Alcohol absolutus.

Das Muchsche Verfahren haben Wehrli und Knoll sowie L. Weiß in folgender Weise mit der Ziehlfärbung vereinigt:

Doppelfärbung nach Wehrli und Knoll. Mischung von gleichen Teilen Methylviolett (Much 2) und Karbolfuchsin. Filtrieren. 2—3 Minuten warm färben, bis Dämpfe abgehen. Behandlung mit H_2O_2, KI (wie Much 3) 5 Minuten oder Lugol (wie Much 2) 10 Minuten. In 1⁰/₀igem HCl-Alkohol (70⁰/₀) differenzieren, bis erste bläuliche Wolken sich den roten Fuchsinabgängen beimischen. Alcohol absol., waschen. Kontrolle unter dem Mikroskop. Xylol, Balsam.

Doppelfärbung nach Weiß. 1. Mischung von Karbolfuchsin (Ziehl) ³/₄, Methylviolettlösung (Much) ¹/₄, 1—2×24 Stunden bei Zimmertemperatur färben. 2. 5 Minuten Lugol. 3. 1 Minute 5⁰/₀ige Salpetersäure. 4. 10 Sekunden 3⁰/₀ige Salzsäure. 5. Azeton-Alkohol ana. 6. Abtrocknen, Fließpapier. 7. Nachfärben mit 1⁰/₀iger Safraninlösung 5—10 Sekunden oder Bismarckbraun 1 Minute. 8. Abspülen, trocknen, Zedernöl.

Die Frage, ob die Tuberkelbazillen einen Kern und eine Hülle besitzen, begegnet den gleichen Schwierigkeiten wie bei allen anderen Bazillen. Ehrlich nahm wegen des Widerstandes, den die Tuberkelbazillen der Entfärbung durch Säuren entgegensetzen, eine Hülle an. Neuerdings neigt man eher zu der Annahme, daß es sich um eine Gerüstsubstanz handelt, die nach außen dichter wird, oder um ein Ektoplasma. Doch sind weder für die eine noch für die andere Anschauung ausreichende Beweise vorhanden. Auch die Frage, ob der Tuberkelbazillus Sporen bilde, hat zu mannigfachen Diskussionen Veranlassung gegeben. Neuerdings ist sie besonders auf Muchs Veranlassung wieder vielfach ventiliert worden. Much behauptete, daß es eine Form des Tuberkelbazillus gibt, die sich nach Ziel nicht färben läßt, sondern nur mit der von ihm modifizierten Gramschen Methode. Diese Form besteht aus Körnern, die bisweilen noch als Stäbchen zusammenliegen, bisweilen nur zu 2 oder 3, bisweilen sogar einzeln zu sehen sind. Sie unterscheiden sich also von den schon erwähnten, in den zielgefärbten Bazillen sichtbaren Körnern außer durch die Färbbarkeit auch durch ihr isoliertes Vorkommen. Much faßt sie als Vegetationsformen des Tuberkelbazillus auf und glaubt nachgewiesen zu haben, daß aus einem einzigen nach Ziehl nicht mehr färbbaren Granulum Kulturen entstehen können, die wieder nach Ziehl färbbare Bazillen enthalten.

Diese Granula, an deren Existenz nicht gezweifelt werden kann, werden teils als Degenerationsformen, teils im Gegenteil als besonders virulente und resistente Modifikationen des Virus gedeutet. Nach von Behring gehen sie „auf bakteriologischem Wege in ähnlicher Weise hervor, wie die R. Pfeifferschen Granula und deren Zerfallsprodukte aus den Choleravibrionen". Auch als Reserve- oder Vorratsstoffe sind sie angesprochen worden. Sie sind offenbar identisch mit den von C. Spengler als Sporen aufgefaßten, Splitter genannten Gebilden.

Knoll führt für die Sporennatur an, daß man oft bei der Doppelfärbung intensiv blauschwarz gefärbte Körner sieht, denen an einem oder beiden Enden rot gefärbte Protoplasmastückchen anhaften. Solche Bilder sieht man tatsächlich im Sputum nicht selten, aber für die Deutung dieser Körnchen beweisen sie nichts. Auch wenn sie wachstumsfähig sind, so brauchen sie deshalb noch keine Sporen zu sein.

Kossel faßt sie als Substanzen des Tuberkelbazillus auf, die anders chemisch zusammengesetzt sind als der übrige Bazillenleib, ohne über ihre Bedeutung eine bestimmte Vermutung zu äußern. Er vermutet, daß sie aus Fetten oder Lipoiden bestehen.

Neuerdings wird ihnen wieder von Bezançon und Philibert auf Grund ihrer sogleich zu erwähnenden Untersuchungen Sporennatur zugesprochen.

Man findet diese „Muchschen Granula" bisweilen im Sputum bei reichlichem, häufiger bei spärlichem Bazillengehalt. Für die Prognose scheinen sie aber, entgegen der Annahme mancher Autoren keine Bedeutung zu besitzen.

Medwedeff konnte in 37 Fällen sichere Muchsche Granula neben den Tuberkelbazillen im Auswurf nachweisen, dagegen nie ohne solche. In einem Falle, in dem zuerst nur Muchsche Granula gefunden wurden, gelang es schließlich auch durch Ziehlfärbung nach längerem Suchen Bazillen zu finden. Freilich nahm er als Kriterium für die tuberkulöse Natur der Granula, daß an einzelnen Stellen mindestens zwei Körner nebeneinander lagen und daß sie in der Größe mit solchen übereinstimmten, die man in ziehlfesten Bazillen findet. Einzelne gramfärbbare Körper können natürlich alles mögliche darstellen und dürfen nicht als tuberkulös angesprochen werden.

In einzelnen alten Kulturen kann man gelegentlich seitliche Auswüchse an den Bazillen beobachten. Auch Fadenbildungen kommen vor. Durch Zusatz von Salzen (Lithiumsalze, Kaliumjodid) können Fadenbildungen und Verzweigungen in den Kulturen hervorgerufen werden. Offenbar stellen sie Involutionsformen dar.

Auch kolbige Anschwellungen an den Enden der Bazillen, Keulenbildungen, sowie Auftreibungen, durch die der Bazillenfaden hindurch verfolgt werden kann, treten in alten Kulturen auf. Bei der Ziehlschen Färbung nehmen die Auftreibungen den Farbstoff besonders stark an.

Bei Kaninchen kann man nach Injektion von Tuberkelbazillen, die einem für diese Tiere wenig virulenten Bazillentypus angehören, bisweilen eine andere Art von Keulenbildung beobachten, die sich von den vorhererwähnten dadurch unterscheidet, daß die Auswüchse den roten Farbstoff nicht annehmen. Bisweilen können Formen entstehen, die an Aktinomyzes erinnern, so daß man Veranlassung genommen hat, den Tuberkelbazillus in die Gruppe der Strahlenpilze einzureihen.

Diese Auffassung hat neuerdings eine Stütze erhalten durch die Arbeiten von Bezançon und Philibert, die diese fadenförmigen Ausläufer in den gewöhnlichen Kulturen nachgewiesen haben und ihnen eine große Bedeutung in der Entwicklung des Mikroorganismus beimessen.

Bezançon und Philibert untersuchten die Häutchen, die man auf Tuberkelbazillen-kulturen sieht, in Schnittpräparaten und fanden, daß sie an der vom Nährboden abgewandten Schicht fast nur aus einer Substanz bestehen, die in dünnen (der Dicke eines Tuberkel-bazillus entsprechenden) Fäden angeordnet ist, sich bei Ziehl-Methylenblaufärbung blau färben (zyanophile Substanz) und nur wenige säurefeste Stäbchen enthalten. An frisch wachsenden Stellen kann man erkennen, daß zuerst diese zyanophilen Fäden entstehen. Erst später treten darin spärliche, allmählich zahlreichere säurefeste Bazillen auf, in denen sich immer mehr Muchschen Granula bilden, bis schließlich fast nur noch solche Körnchen in einer jetzt körnig degenerierten „zyanophilen" Substanz vorhanden sind.

Bezançon und Philibert fassen deshalb den Erreger der Tuberkulose als einen zur Familie der Aktinomyzeten gehörigen Mikroorganismus (Genus mycobacterium nach Lehmann und Neumann) auf, in dessen Entwicklung der säurefeste Bacillus nur eine „ephemere" Stufe bedeutet. Sie berühren sich mit den Anschauungen Ferrans, der schon früher eine ziehlnegative Vorstufe des Tuberkelbazillus, auch im ersten Infektions-stadium des Menschen, in der „Prätuberkulose" angenommen hatte.

Ob die nach Ziehl nicht färbbare Form des Tuberkelbazillus eine praktische Rolle bei der Übertragung spielt, ist noch unbekannt. Bisher lassen sich alle epidemiologischen Tat-sachen durch die säurefeste Form allein (zusammen mit den Muchschen Granula) erklären, und die auf die Unschädlichmachung der säurefesten Bazillen aufgebaute Bekämpfung der Tuberkulose hat sich als wirksam erwiesen.

Zu den erwähnten drei Formen des Tuberkulosevirus, der nach Ziehl nicht färbbaren „zyanophilen" Substanz, den säurefesten Stäbchen und den Muchschen Granula, ist in der letzten Zeit noch eine weitere Modifikation gekommen, das filtrierbare oder „Ultravirus".

Schon lange ist bekannt, daß im tuberkulösen Eiter oft keine Tuberkelbazillen nachweis-bar sind, während der Tierversuch positiv ausfallen kann. Fontes glaubte 1910 die Er-klärung in der Annahme einer ultramikroskopischen Form des Tuberkuloseerregers gefunden zu haben, da es ihm gelang, mit dem durch Berkefeldkerzen filtrierten tuberkulösen Eiter beim Meerschweinchen Schwellungen von Lymphdrüsen zu erzeugen, deren Weiterimpfung auf ein anderes Tier bei diesem eine Tuberkulose mit positivem Bazillenbefund erzeugte. 1923 bestätigte Vaudremer diese Versuche und seither sind sie von Valtis, Arloing, Calmette u. a. wiederholt worden, mit dem Resultat, daß das Filtrat bei den Versuchs-tieren eine Kachexie erzeugte, denen sie nach einigen Monaten erlagen, und daß bei der Sektion Drüsenschwellungen, selten auch andere Organveränderungen gefunden wurden, in denen man bisweilen typische Tuberkelbazillen nachgewiesen hat. Bisweilen ergab die Weiterverimpfung auch dann, wenn der Bazillennachweis nicht geglückt war, eine richtige Tuberkulose.

Diese Resultate sind nicht unbestritten geblieben, und die Diskussion darüber befindet sich noch in vollem Fluß (vgl. Möllers im Kolle-Wassermannschen Handbuch, 3. Aufl., das Referat von L. Bernard und Nélis, Presse méd. 1927, Nr. 46, S. 741 und die Aus-sprache am internationalen Tuberulosekongreß 1928). Darüber, ob diese filtrierbare Form mit den Muchschen Granula etwas zu tun habe, sind erst Vermutungen möglich.

Eine Stütze erhielt die Annahme dieses filtrierbaren Virus durch den Nachweis, daß bei infizierten trächtigen Tieren eine transplazentare Infektion der Feten ohne sichtbare Veränderungen an der Plazenta möglich ist, die aber nie zu allgemeiner Tuberkulose des Neugeborenen führt. Arloing, Calmette u. a. glauben auf Grund von Untersuchungen an Leichen von bald nach der Geburt verstorbenen Kindern tuberkulöser Mütter, daß diese transplazentere Infektion nicht so selten sei, aber nicht wie die postnatale Infektion zu allgemeiner Tuberkulose und zu spezifischen Gewebsveränderungen führe, sondern ent-weder ohne erkennbare Reaktion überwunden werde oder eine Verzögerung des Körper-wachstums oder eine progressive tödliche Kachexie zur Folge habe.

Chemie der Tuberkelbazillen. Die chemische Zusammensetzung ist je nach der Zusammen-setzung des Nährbodens etwas verschieden. Der Wassergehalt wurde zwischen 83,1 und 88,7% gefunden, der Gehalt an Asche zwischen 2 und 8% der Trockensubstanz. Von den Mineralbestandteilen sind Kalium, Kalzium, Magnesium und Phosphorsäure in größerer Menge als in der Kulturflüssigkeit enthalten.

Ein besonderes Interesse beanspruchen die Fette und Lipoide des Bazillenleibes. Durch Alkohol-Äther läßt sich eine verschiedene Menge von Stoffen (10—40%) aus den Tuberkelbazillen extrahieren. In den Extrakten ließen sich Neutralfett, Fettsäuren, Chole-sterin, Lezithin und Wachs nachweisen. Das zuerst von Aronsohn entdeckte Wachs macht nach Long und Campbell 77% der fettartigen Substanzen beim Typus humanus und 60% beim Typus bovinus aus. Es besteht nach Bürger aus Estern der Laurin- bis Palmitinsäure mit hochmolekularen Alkoholen in wechselnder Zusammensetzung. Nach den meisten Autoren soll die fettartige Substanz die Ursache des färberischen Verhaltens sein, indem das Extrakt die typische Ziehlfärbung gibt. Auclair und Paris fanden aber, daß die Bazillenleiber auch nach der Extraktion sich bei Ziehlfärbung genau verhielten wie vorher.

Unter den Eiweißkörpern spielen die Nukleoproteide und die Protamine eine große Rolle. Ruppel konnte eine Nukleinsäure und eine basische Substanz, die als Protamin aufgefaßt werden muß (A. Kossel), aus ihrer Verbindung trennen. Das Protamin ist phosphorfrei, wird durch Natriumpikrat in neutraler Lösung gefällt, gibt die Biuretreaktion, sonst aber keine Farbreaktionen der Eiweißkörper. Es fällt Eiweiß in ammoniakalischer Lösung. London und Riwkind erhielten in reichlicher Menge Arginin und Histidin, dagegen Lysin nur in geringer Menge. Sie kommen zum Schluß, daß die Eiweißstoffe des Tuberkelbazillus den Eiweißkörpern mit mittlerem Diaminosäuregehalt nahe stehen. Ruppel gibt als Zusammensetzung von 100 g scharf getrockneten Tuberkelbazillen 8,5 g Nukleinsäure (von ihm Tuberkulinsäure genannt), 24,5 Nukleoprotamin, 23,0 g Nukleoproteid und 8,3 g Albuminoide, Keratin usw. an. Als Bestandteile der Nukleinsäure sind Thymin, Cytosin, Guanin und Adenin festgestellt worden, als Bestandteile der Eiweißkörper Amine (Argamin, Histidin, Lysin) und Aminosäuren (Phenylalanin, Prolin und Valin) (Literatur s. bei Wells, De Witt und Long).

Auch Kohlehydrate sind in den Tuberkelbazillen enthalten, u. a. Zellulose. Auch chitinartige Substanzen sind gefunden worden.

Kultur. Die Tuberkelbazillen lassen sich viel schwerer kultivieren als manche andere Bakterien. Sie vermehren sich außerordentlich langsam und werden deshalb von anderen Mikroorganismen leicht überwuchert.

Das Temperaturoptimum liegt zwischen 37 und 38°. Bei Temperaturen über 40 und unter 30° vermehren sie sich kaum mehr. Freilich gelang es C. Fränkel durch allmähliche Herabsetzung der Temperatur die Bazillen an ein Wachstum unter 30°, schließlich bei 20° zu gewöhnen.

Am leichtesten lassen sich Reinkulturen aus frischen Tuberkeln eben getöteter Versuchstiere gewinnen. Doch gelingt es auch aus geschlossenen Kavernen, aus Lupusherden usw., sogar aus Sputum Reinkulturen zu gewinnen.

Die Kultur der Bazillen aus dem Sputum gelingt leicht nach folgender Methode: Das Sputum, das von den Kranken morgens nüchtern in eine sterile Petrischale entleert worden ist, muß möglichst bald weiter verarbeitet werden. Eitrige Partien des Sputumballens werden mit einer Platinnadel in steriles Wasser gebracht und hier hin und her bewegt. Dabei zerfallen sie in kleine Fetzchen. Diese werden nun in einer weiteren Schale mit sterilem Wasser neuerdings gewaschen, und diese Prozedur muß mindestens 3—4mal (nach Kitasato mindestens 10mal) wiederholt werden. Kossel empfiehlt die Fetzchen jetzt in einer trockenen Schale auszubreiten, um sie von dem anhaftenden Wasser zu befreien und dann damit hintereinander vier Glyzerinserumröhrchen zu bestreichen. Bisweilen wachsen dann auf dem ersten Röhrchen noch andere Bakterien, auf einer der Verdünnungen erhält man aber eine Reinkultur.

Zur Gewinnung von Reinkulturen empfiehlt sich auch die Abtötung der übrigen Bakterien durch das Uhlenhuthsche Antiforminverfahren oder die Anwendung des Hesseschen Nährbodens (Nährstoff Heyden 5 g, Kochsalz 5 g, Glyzerin 30 g, Agar-Agar 10 g, Normallösung von Kristallsoda (28,6 : 100) 5 ccm, destilliertes Wasser 100 g). In den ersten 3 Tagen bleiben die Begleitbakterien zurück, und es gelingt von einzelnen Stellen Reinkulturen weiter zu impfen.

Hohn empfiehlt, Sputum oder Eiter 20 Minuten lang in 10% Schwefelsäure (Urin mit 12% Schwefelsäure) in Schüttelröhrchen zu schütteln und nach 5 Minuten langem Zentrifugieren das Sediment auf die (unten erwähnten) Eiernährböden zu bringen.

Als Nährboden dient gewöhnlich erstarrtes Rinderserum mit $2^1/_2$% Glyzerinzusatz. Auf diesem wachsen die Kolonien etwa 8 Tage nach der Impfung als isolierte graue Punkte. Sind sie etwas größer geworden, so werden sie rundlich, weiß, mattglänzend. Später wachsen sie zu linsengroßen und noch größeren flachen glanzlosen Schüppchen mit unregelmäßigem Rand und gefälteter Oberfläche heran.

Ficker empfiehlt 0,5% saures Kaliumphosphat, Jochmann 0,1 pro Mille Milchsäure zuzusetzen. Auch auf dem Serum anderer Tiere, auch des Menschen und auf Aszites findet Wachstum statt.

Auf Glyzerinagar wachsen die Bazillen ebenfalls, wenn die zur Herstellung benützte Bouillon nicht neutralisiert wird. Immer aber wachsen die Kulturen nur an der Oberfläche, da der Tuberkelbazillus ein großes Sauerstoffbedürfnis hat. Gießen von Plattenkulturen ist deshalb ausgeschlossen. Die auf 2—6% Glyzerinagar wachsenden Kolonien erscheinen schon nach wenigen Tagen als unregelmäßige, weißgelbliche, glanzlose Auflagerungen. Später wachsen sie zu erhabenen, oft warzenförmigen Kulturen aus, die oft von einem schuppenartigen Hof umgeben sind. Sie konfluieren und nehmen nach längerer Zeit ein stark zerklüftetes Aussehen und eine gelbliche oder bräunliche, sogar rötliche Farbe an. Die Kulturen verbreiten oft einen obstartigen Geruch.

Wichtig ist ein genügender Feuchtigkeitsgehalt. Kossel empfiehlt zum Abschluß der Röhrchen sie mit Paraffin zu überziehen.

Besonders reichlich entwickeln sich die Bazillen in 4—6%iger Glyzerinbouillon. Früher glaubte man, daß eine schwach alkalische Reaktion des Nährbodens nötig sei, in Wirklichkeit ist aber die ursprüngliche saure Reaktion der Flüssigkeit besser, Jochmann empfiehlt sogar 0,1 pro Mille Milchsäurezusatz. Bei der Impfung ist darauf zu achten, daß die Kulturpartikelchen auf der Flüssigkeit schwimmen, da die zu Boden sinkenden sich wegen Sauerstoffmangels nicht weiter entwickeln. Nach 2—3 Wochen bildet sich eine dicke, trockene, teilweise gefältelte Haut, die am Rande des Glases emporsteigt. Diese Methode wird dann angewandt, wenn es sich um die Gewinnung reichlichen Materials handelt, namentlich auch zur Gewinnung des Tuberkulins.

Ein guter Nährboden ist die Kartoffel. Am besten werden die Kartoffelstücke in 4% Glyzerin gekocht (ohne Sodazusatz) und 3mal im Dampftopf sterilisiert. Am Boden des Röhrchens muß das Kartoffelstück in Glyzerin tauchen.

Am besten scheinen die Eiernährböden zu sein, die auch nach den Erfahrungen der Basler Klinik die Züchtung im Tierversuch oft ersetzen können und fast soviel positive Resultate ergeben wie dieser, aber in kürzerer Zeit.

Der von Petroff (Johns Hopkins hosp. bull. 1915 und Journ. of exp. med. Vol. 21, S. 38. 1915) angegebene Nährboden wird aus 2 Teilen Eier und einem Teil Fleischwasser gemischt, das aus gleichen Teilen von Rind- oder Kalbfleisch und 15%igem Glyzerinwasser durch 24stündiges Stehen auf Eis und Auspressen unter Zusatz von 0,01% Gentianaviolett hergestellt wird. Die abgefüllten Röhrchen werden bei 85° koaguliert und bei 75° sterilisiert. Der Zusatz von Gentianaviolett hindert die übrigen Bakterien am Wachstum und erlaubt das Gewinnen einer Reinkultur.

Hohns Nährboden (Münch. med. Wochenschr. 1926, S. 2162) besteht aus 3 Teilen Eier und 1 Teil 5%iger Glyzerinbouillon (1% Fleischextrakt, 1% Pepton, 0,5% Kochsalz). Den bei 85° koagulierten Röhrchen wird 0,8 ccm Bouillon zugesetzt. Hohn verhindert das Wachstum anderer Bazillen durch die oben erwähnte Vorbehandlung mit Schwefelsäure.

Auch auf eiweißfreien Nährböden wachsen die Tuberkelbazillen. Der einfachste, auf dem sie noch fortkommen können, ist folgendermaßen zusammengesetzt: käufliches Ammoniumkarbonat 0,35%, primäres Kaliumphosphat 0,15%, Magnesiumsulfat 0,25%, Glyzerin 1,5%. Bemerkenswert ist, daß diese Flüssigkeit nach der Entwicklung der Kolonien Tuberkulinwirkung zeigte.

Auf alle übrigen Nährböden, auf denen die Bazillen gezüchtet werden können, insbesondere auch auf die Gewinnung „homogener" Kulturen nach Arloing und Courmont, die zum Studium der Agglutination dienen, kann hier nicht eingegangen werden.

Lebensdauer und Resistenzfähigkeit. Die Kenntnis der Resistenz des Tuberkelbazillus hat nicht nur wissenschaftliches Interesse, sondern große praktische Bedeutung mit Rücksicht auf die Bekämpfung der Tuberkulose. In erster Linie erhebt sich die Frage, ob sich der Tuberkelbazillus auch außerhalb des Körpers weiter entwickelt und wie lange er ohne geeignete Entwicklungsbedingungen lebensfähig bleibt.

Der Entwicklung des Tuberkelbazillus außerhalb des Körpers stellen sich mehrere Hindernisse entgegen, nämlich sein Sauerstoffbedürfnis, die Ansprüche, die er in bezug auf die Temperatur und auch sonst an das Nährmaterial stellt und sein langsames Wachstum. Er wird deshalb von anderen Bakterien außerordentlich leicht überwuchert und in seinem Wachstum gehemmt.

Wir dürfen also annehmen, daß außerhalb des Körpers keine nennenswerte Vermehrung der Tuberkelbazillen zustande kommt. Anders aber verhält es sich mit der Frage, wie lange die nach außen gelangten Bazillen ihre Lebensfähigkeit bewahren.

In den Kulturen stirbt der Tuberkelbazillus trotz der günstigsten Bedingungen allmählich ab. Zuerst gelingt es nicht mehr, die Kulturen auf künstliche Nährböden überzuimpfen, während Tiere noch damit infiziert werden können. Nach wenigen Monaten gelingt aber auch die Überimpfung auf Tiere nicht mehr so gut, nach einem halben Jahre meist gar nicht mehr. Doch können unter Umständen Kulturen, die bei Bruttemperatur aufgehoben waren, noch nach zwei Jahren mit Erfolg auf Tiere verimpft werden. Als Regel gilt, daß man die Kulturen alle vier bis sechs Wochen überimpfen soll.

Von größter Wichtigkeit ist natürlich die Frage, wie lange sich die Bazillen im entleerten Sputum lebensfähig erhalten. Deshalb sind vielfache Versuche angestellt worden. Sie haben ergeben, daß sich die Bazillen im eingetrockneten Auswurf viele Monate lang virulent erhalten können. Die Dauer der Lebensfähigkeit hängt außer den zu besprechenden Einflüssen des Lichtes, der Hitze usw. von der Größe der eingetrockneten Partien ab. Kirstein stellte fest, daß die Bazillen im flugfähigen Sputumstaub innerhalb vier bis sieben Tagen, in flugfähigen Kleiderfasern innerhalb fünf bis acht Tagen, in flugfähigem Straßenstaub innerhalb drei bis acht Tagen, in Aktenstaub innerhalb acht bis vierzehn Tagen absterben. Wiederholtes Anfeuchten und Trocknen tötet die Bazillen rascher.

Die Fäulnis tötet die Bazillen anscheinend nicht sehr rasch. Im flüssigen, faulenden Sputum, sollen sie schon nach acht bis elf Tagen absterben, in der Kanaljauche und in der Gartenerde können sie dagegen vier bis sieben Monate und noch länger ihre Virulenz bewahren. Im Wasser bleibt das Sputum viele Monate hindurch virulent, im natürlichen Spreewasser zeigten die Tuberkelbazillen vom 107. Tage an eine Abschwächung, am 211. Tage waren sie abgestorben (Musehold).

Die Resistenz gegen Hitze ist vielfach unter den verschiedensten Bedingungen studiert worden. Eine Übersicht findet sich bei Cornet (Die Tuberkulose. Nothnagels spez. Path. u. Ther. Bd. 14, 2, 21). Hier sei soviel erwähnt, daß eine Temperatur von 55⁰ erst bei einer Dauer von etwa sechs Stunden eine Temperatur von 60⁰ in einer Stunde, eine Temperatur von 90⁰ bereits nach zwei Minuten die Bazillen tötet. Eine ganz kurz dauernde Einwirkung hoher Temperaturen, wie sie beim Pasteurisieren der Milch in der Regel stattfindet, tötet die Bazillen nur dann ab, wenn die Temperaturen dem Siedepunkt nahe liegen.

Die Resistenz gegen Kälte ist sehr groß. Cornet ließ tuberkulöses Sputum im Winter auf Asphaltplatten im Hof eintrocknen. Trotzdem Temperaturen von −10⁰ auftraten, der Schnee drei Wochen liegen blieb und nach dem Auftauen sich wieder einstellte, war das Sputum noch nach sechs Wochen voll virulent.

Im Boden kann der Tuberkelbazillus lange Zeit lebensfähig bleiben. In begrabenen tuberkulösen Tierkadavern hielten sich die Bazillen mehrere Wochen.

Gegen Sonnenlicht sind die Tuberkelbazillen wenig widerstandsfähig. Bei direkter Sonnenbestrahlung gehen die Kulturen in wenigen Minuten bis einigen Stunden zugrunde, bei diffusem Licht in fünf bis sieben Tagen.

Gegen chemische Stoffe verhält sich der Tuberkelbazillus ähnlich wie andere Bakterien. Doch darf man sich die desinfizierende Wirkung verschiedener Mittel nicht zu groß vorstellen. Sublimat tötet selbst nach 24stündiger Einwirkung in 2⁰/₀₀iger Lösung die Bazillen im Sputum nicht, wohl aber 5⁰/₀ige Karbolsäure in 24 Stunden nach einmaligem Umrühren. Absoluter Alkohol in zehnfacher Menge zum Sputum gesetzt, vernichtet die Bazillen in 24 Stunden. Als besonders wirksam erkannte Koch den Tuberkelbazillus gegenüber die Cyangoldverbindungen.

Infektiosität des Tuberkelbazillus. Der Tuberkelbazillus ist für eine Reihe von Tieren pathogen, seine Pathogenität ist aber keine einheitliche, sondern je nach der Herkunft der Bazillen verschieden. Wir müssen daher mehrere Bazillentypen unterscheiden. Die Frage, ob es sich dabei um verschiedene Bazillenarten oder nur um verschiedene, ineinander übergehende Varietäten handelt, ist nicht nur in theoretischer Hinsicht wichtig, sondern hat eine große praktische medizinische und volkswirtschaftliche Bedeutung. Wir müssen deshalb die Eigenschaften der verschiedenen Typen kurz besprechen, um nachher die Frage der Variabilität zu behandeln.

Schon vor der bakteriologischen Zeit wurde die Frage erörtert, ob die Rinder- und Menschentuberkulose durch dasselbe Virus hervorgerufen werden. Villemin nahm die Identität der Ursache an, weil es ihm gelungen war, durch Einimpfung des Materials von Perlsucht die gleichen Veränderungen bei Kaninchen hervorzurufen wie mit menschlicher Tuberkulose. Virchow dagegen legte das Hauptgewicht auf die anatomischen Unterschiede, namentlich auch in bezug auf die Verkalkung. Eine Reihe von Autoren, Gerlach, Klebs, Kitt und Bollinger gelangten bei ihren Versuchen zur gleichen Ansicht wie Villemin, andere kamen zu entgegengesetzten Resultaten und zwei Kommissionen, die von der preußischen und von der sächsischen Regierung eingesetzt wurden, kamen zu keiner endgültigen Beantwortung der Frage. Nach der Entdeckung des Bazillus durch Koch wurden die Untersuchungen auf eine festere Basis gestellt. Koch selbst hielt ursprünglich die menschliche und Rindertuberkulose für ätiologisch identisch. Er betonte auch die Möglichkeit einer Ansteckung des Menschen durch das Rind. Die Folge war, daß Maßregeln gegen den Genuß des Fleisches perlsüchtiger Tiere und gegen den Verkauf der Milch perlsüchtiger Kühe ergriffen wurden. Deshalb war das Erstaunen groß, als Koch am Kongreß in London 1901 erklärte, daß der Bazillus der menschlichen und Rindertuberkulose verschieden sei. Ebenso groß war die Überraschung, als Behring auf der Naturforscherversammlung in Kassel 1903 nicht nur die Identität des Erregers betonte, sondern die Infektion durch die Milch im Säuglingsalter für die wichtigste Ursache der menschlichen Tuberkulose erklärte und die Formalinisierung der Milch als Prophylaxe der Schwindsucht empfahl. Seither sind zahlreiche Untersuchungen angestellt worden, in England wurde eine Kommission eingesetzt, das deutsche Reichsgesundheitsamt unternahm ausgedehnte Versuche, viele Forscher haben sich mit der Frage beschäftigt, und jetzt ist in manchen Punkten Klarheit geschaffen.

Gegenwärtig ist allgemein anerkannt, daß es sich um zwei verschiedene Typen handelt, nur über die Frage, ob diese Typen ineinander übergehen können und, wenn es möglich ist, wie oft das geschieht, sind die Meinungen noch getrennt.

Ein häufiger Übergang der einzelnen Typen ineinander scheint unter natürlichen Verhältnissen zum mindesten unwahrscheinlich (vgl. u.).

Wir können drei hauptsächliche Typen unterscheiden. Nämlich 1. den Typus humanus, der aus den menschlichen tuberkulösen Herden vorzugsweise gezüchtet werden kann, 2. den Typus bovinus, den Erreger der Perlsucht der Rinder, 3. den Typus gallinaceus, der die meisten Fälle von Tuberkulose der Vögel hervorruft. Im Anschluß daran wären dann noch die Tuberkelbazillen der Kaltblüter und tuberkuloseähnliche Bazillen zu erwähnen.

Der Typus humanus. Morphologie. Der menschliche Typus bildet auf den Serumkulturen schlanke Formen von 0,002—0,003 mm Länge. In Glyzerinbouillon werden die Stäbchen gleichmäßig lang, häufig etwas gekrümmt. Bei der Färbung zeigen die so kultivierten Bazillen einen gleichmäßigen Farbenton.

Kulturen. Der Typus humanus wächst auf allen Kulturmedien rasch und üppig. Glyzerinzusatz hat einen günstigen Einfluß auf das Wachstum. Auf Glyzerinbouillon wachsen die Bazillen schon in den ersten Tagen und schon innerhalb drei Wochen entsteht eine Haut auf der Oberfläche, die sich rasch ausdehnt und an der Glaswand emporwächst. Die Haut ist brüchig, ihre Oberfläche runzelig.

Auf Eiernährböden wachsen sie als runde, erhabene Kolonien oder als trockene, ziemlich fest haftende Haut.

Tierpathogenität. Gegen Tiere ist der menschliche Typus im ganzen wenig virulent. Das Meerschweinchen ist zwar sehr empfindlich und kann auf den verschiedensten Wegen infiziert werden, auch durch Einreiben der Bazillen auf die rasierte Bauchhaut. Dagegen ist das Kaninchen wenig empfänglich. Selbst nach Injektionen von einem

Milligramm Bazillenmasse in die Ohrvene kommt es meist nur zu einer chronischen Erkrankung, die sogar ausheilen kann. Bei subkutaner Injektion bildet sich ein Infiltrat an der Impfstelle, das bald erweicht und sich durch eine Fistelöffnung nach außen entleeren, aber auch resorbieren kann. Die regionären Lymphdrüsen schwellen an, verkäsen aber nicht. Bisweilen, aber nicht immer, kommt es zu einer chronischen Lungenerkrankung. Bei intraperitonealer Injektion entwickelt sich langsam eine Peritonitis, die durch das Zwerchfell hindurch weiter wandert. Auch bei Impfung in die vordere Augenkammer entwickelt sich die Tuberkulose langsamer als beim bovinen Typus. Rinder erkranken nur bei intravenöser Injektion sehr großer Mengen. Bei subkutaner Einspritzung bildet sich eine Infiltration an der Impfstelle, die bald in Eiterung übergeht und dann ausheilt. Die regionären Lymphdrüsen schwellen an und können auch bisweilen verkalken. Verfütterung und Inhalation führen bei Kälbern niemals zu einer fortschreitenden Tuberkulose. Schweine, Schafe und Katzen sind fast unempfindlich, Ziegen sind wenig empfänglich, ebenso Hunde, dagegen ist der menschliche Typus für Affen sehr virulent. Auch einzelne Vogelarten erkranken leicht.

Zwischen den einzelnen Stämmen des Typus humanus bestehen oft große Unterschiede in der Virulenz. Schwach pathogene Stämme sind recht häufig. Nach Cornet spielen sie bei der Infektion des Menschen eine große Rolle.

Der Typus bovinus. Morphologie. Auf Rinderserum wachsen die Perlsuchtbazillen als kurze, plumpe Stäbchen von etwa 0,001 mm Länge. In Glyzerinbouillon sind die Stäbchen ungleichmäßig lang. Bei der Färbung nach Ziehl nehmen sie den Farbstoff sehr unregelmäßig an. In den langen Stäbchen sieht man stark gefärbte Körner von verschiedener Größe, der übrige Bazillenleib ist ganz schwach gefärbt.

Kultur. Der Typus bovinus ist schwer zu züchten. Glyzerinzusatz scheint das Wachstum eher zu hindern. Auf Glyzerinbouillon erfolgt das Wachstum sehr langsam, es bildet sich ein zartes Häutchen, das sich in 4—8 Wochen über die ganze Oberfläche ausdehnen, aber auch nur beschränkt bleiben kann. Warzenartige Verdickungen auf der Oberfläche kommen vor, sind aber gering. Nach längerer Umzüchtung zeigen die Bazillen ein etwas besseres Wachstum.

Auf Eiernährböden bilden sich kleine, flache, glänzende Kolonien, die feucht sind und leicht zusammenfließen.

Tierpathogenität. Der Typus bovinus ist viel virulenter als der Typus humanus. Bei der Impfung auf Meerschweinchen zeigt sich zwar kein deutlicher Unterschied, abgesehen davon, daß die Tiere durch geringere Dosen von bovinen Bazillen getötet werden und rascher zugrunde gehen als bei Impfung mit dem humanen Typus. Bei Kaninchen ist der Unterschied sehr deutlich. Wenn man auch nur kleine Mengen boviner Bazillen intravenös injiziert, so gehen die Tiere in etwa 3 Wochen an Miliartuberkulose zugrunde. Auch intraperitoneale und intraokulare Impfung führt zu generalisierter Tuberkulose. Selbst Einreiben auf die rasierte Bauchhaut ruft eine Infektion hervor. Bei subkutaner Einspritzung entsteht ein derbes Infiltrat, das erweicht und sich in ein Geschwür verwandelt. Die regionären Drüsen schwellen stark an. Etwa 1$\frac{1}{2}$—3 Monate nach der Subkutanimpfung erliegen die Tiere der Infektion. Bei der Sektion findet man käsig pneumonische Veränderungen in den Lungen, miliare Tuberkel in den Nieren. Auch die Rinder zeigen eine hochgradige Empfänglichkeit. Nach intravenöser Injektion gehen sie in 3 bis 4 Wochen an generalisierter Tuberkulose zugrunde. Auch intraperitoneale, intraokuläre und intramammäre Impfung verursacht eine allgemeine Infektion. Nach Verfütterung von Reinkulturen schon in geringer Menge erkrankt zuerst der Darm, dann kommt es zu tuberkulöser Lymphangitis und Lymphadenitis im Mesenterium, die Erkrankung greift auf andere Lymphdrüsen, auf die serösen Häute und auf die Lungen über. Inhalation führt zu käsig pneumonischen Prozessen in der Lunge. Nach subkutaner Einspritzung entsteht eine Infiltration an der Impfstelle, eine Schwellung der regionären Lymphdrüsen und eine generalisierte Tuberkulose, der die Tiere nach 2—3 Monaten erliegen. Schweine, Schafe, Ziegen, Katzen, Affen sind sehr empfänglich, Hunde, Ratten und Mäuse dagegen nur wenig. Einige Vogelarten erkranken sehr leicht, dagegen sind die Hühner nach den meisten Autoren vollkommen resistent.

Typus gallinaceus. Morphologie. Die Bazillen der Hühnertuberkulose bilden Stäbchen von verschiedener Länge. Im Ausstrichpräparat sind sie gleichmäßiger verteilt als die Säugetierbazillen, sie liegen vereinzelt und nicht in Häufchen gruppiert wie diese. Sie neigen zu Fadenbildungen und Verzweigungen.

Kultur. Der Typus gallinaceus wächst rasch. Die Kulturen zeichnen sich namentlich durch ihre feuchte Beschaffenheit aus.

Tierpathogenität. Die Bazillen vom Typus gallinaceus lassen sich leicht auf Hühner übertragen. Mäuse und Kaninchen sind leicht zu infizieren. Über die Infektion der Meerschweinchen lauten die Angaben verschieden. Jedenfalls erkranken die Tiere lange nicht so leicht wie bei Infektion mit Typus humanus oder bovinus. Rinder und Ziegen sind bis zu einem gewissen Grad empfänglich, Hunde sind refraktär.

Nach L. Rabinowitsch Kempner ist der Typus gallinaceus keine besondere Art, sondern eine Anpassungsform des Säugetierbazillus, da sie bei 95 gezüchteten Stämmen alle Übergänge von diesem bis zum typischen Vogelbezillus fand.

Tuberkelbazillen der Kaltblüter. Bei Schlangen, Schildkröten, Fröschen, Blindschleichen und Fischen hat man Erkrankungen beobachtet, die ine mehr oder weniger entfernte Ähnlichkeit mit der menschlichen Tuberkulose hatten. Man konnte auch Bazillen züchten, die bei der Färbung wie Tuberkelbazillen aussehen. Sie wachsen leicht bei 25 Grad, bei Bruttemperatur sterben sie ab. Eine Anpassung an höhere Temperaturen soll unter Umständen gelingen. Nach Weber und Taute handelt es sich dabei um säurefeste Bazillen, die mit Tuberkulose nichts zu tun haben, sondern auch in normalen Tieren und in der Erde saprophytisch vorkommen. Küster dagegen hält sie für die Erreger einer richtigen Kaltblütertuberkulose und betrachtet das saprophytische Vorkommen säurefester Bazillen als eine Ausnahme.

Die Warmblüterbazillen vom Typus humanus, bovinus und gallinaceus sollen im Kaltblüterorganismus richtige tuberkulöse Veränderungen erzeugen und über ein Jahr lang im Körper von Kaltblütern ihre Lebensfähigkeit und Virulenz bewahren können. Ob sie ihre Eigenschaften verändern und sich in die Bazillen der Kaltblütertuberkulose verwandeln können, ist fraglich.

Saprophytische tuberkelbazillenähnliche Stäbchen. Moeller hat auf Timotheegras Bazillen gefunden, die sich züchten ließen und in ihrer Gestalt und ihren färberischen Eigenschaften dem Tuberkelbazillus ähnlich waren. Später sind solche und ähnliche Bazillen aus dem Mist, aus der Kuhmilch und Butter, aus dem Körper von Rindern und Schweinen, selbst aus dem menschlichen Körper, endlich auch aus dem Wasser isoliert worden. Alle diese Bazillen haben mit dem Tuberkelbazillus die Gestalt, die Neigung zu Keulenbildungen und Verzweigungen und die Resistenz gegen Entfärbung durch Säure oder Säurealkohol gemein. Auf künstlichen Nährböden gedeihen sie viel leichter als der Tuberkelbazillus, die Kultur gleicht der Tuberkelbazillenkultur einigermaßen. Gegen Tiere sind sie in verschiedenem Grade pathogen; auch tuberkelähnliche Bildungen, die aber mehr exsudativen Charakter haben, sind beobachtet worden.

Vorkommen der verschiedenen Typen. Der Typus humanus wird an der großen Mehrzahl der Fälle von Tuberkulose aller Art beim Menschen gefunden. Bei der spontanen Tuberkulose der Schweine fand man in einem sehr geringen Prozentsatz ebenfalls den humanen Typus. Ferner kann mit dem humanen Typus eine ganze Anzahl von Tieren infiziert werden, die mit dem Menschen in enge Berührung kommen, so Hunde und Papageien, ferner sind bei den tuberkulösen Erkrankungen vieler Tiere in zoologischen Gärten Bazillen vom humanen Typus gefunden worden, so beim Affen, Löwen, Gnu, Antilope usw.

Der Typus bovinus ist der Erreger der Tuberkulose der Haustiere. Er ist als einziger Erreger bei der Perlsucht der Rinder, bei der Tuberkulose der Schafe, Ziegen, Pferde gefunden worden. In den meisten Fällen von Tuberkulose der Schweine und Hunde ist er der Erreger, auch bei einem großen Teil der Fälle von Affentuberkulose.

Der Typus gallinaceus ist in der weitaus überwiegenden Mehrzahl der Fälle von Vogeltuberkulose der Erreger. Er erzeugt nicht nur die Tuberkulose der Hühnervögel, sondern auch die meisten Erkrankungen der Vögel in den zoologischen Gärten. Auch beim Pferd, Schwein, Affen, Rind, bei der Maus und Ratte ist Spontantuberkulose durch den Typus gallinaceus festgestellt worden.

Das Wichtigste ist nun die Feststellung, wie weit ein Vorkommen des Typus bovinus und gallinaceus bei den tuberkulösen Erkrankungen des Menschen in Frage kommt. Aus der Besprechung der Eigenschaften der verschiedenen Typen geht hervor, daß die wesentlichen Unterschiede zwischen dem bovinen und humanen Typus in der Wachstumsenergie und in der Virulenz bestehen, während der Typus gallinaceus einige andere Abweichungen zeigt. Die Bazillen des Typus bovinus sind schwerer züchtbar, dagegen infektiöser.

Das Verhalten der verschiedenen Tierstämme gegenüber den beiden Typen läßt sich, wie Behring ausführt, durch die verschiedene Empfänglichkeit der Tiere vollkommen

erklären. Behring [1] sagt: „Wenn wir die Empfänglichkeitsskala gegenüber dem Tuberkulosevirus . . . . . auf Grund unserer erweiterten Erfahrungen korrigieren und ergänzen,
so würden wir jetzt immer noch Meerschweine obenanstellen, dann aber Kaninchen, Schafe,
Hunde und Ziegen folgen lassen, während Rinder, wenigstens junge Rinder von 5—8 Monaten,
Pferde, weiße Mäuse, tiefere Stufen der Empfänglichkeitsskala einnehmen dürften. Unter
Zugrundelegung dieser Skala für die subkutane Infektion mit Tuberkulosevirus glauben
wir behaupten zu können, daß unsere von Säugetieren abstammenden Tuberkulosekulturen
sämtlich sich ähnlich verhalten wie Milzbrandstämme verschiedener Herkunft, bei welchen
bisher in einwandfreier Weise ein Herausfallen aus der allgemein gültigen Skala noch nicht
demonstriert ist".

Im Gegensatz zu der Lehre R. Kochs von der Unschädlichkeit der rindervirulenten
Tuberkelbazillen für den Menschen möchten wir demzufolge zu der zuerst von A. de Jong
(Semaine médicale 1902, Nr. 5) vertretenen Auffassung hinneigen, welche in den nachfolgenden Sätzen zusammengefaßt wird: „On peut admettre, que le bacille du boeuf jouit
d'une virulence supérieure à celle du bacille humain" und „on ne peut pas accepter que
la supériorité de virulence des bacilles tuberculeux du boeuf, supériorité qui s'est mani-
festée dans des expériences comparatives sur le boeuf, le mouton, le chèvre, le chien et
le singe — ne puisse se montrer également chez l'homme."

Auch bei demselben Typus kann man einzelne Stämme beobachten, die sich durch
ihre Züchtbarkeit und Virulenz in ähnlicher Weise, wenn auch in viel geringerem Maße
voneinander unterscheiden wie der Typus humanus und bovinus. Die virulenteren Stämme
sind die schwerer züchtbaren.

Es spricht also manches dafür, daß der Typus bovinus für den Menschen durchaus nicht harmlos ist. Deshalb ist es von größtem Interesse, wie oft tatsächlich
Rindertuberkelbazillen beim Menschen gefunden werden. Es sind denn auch
zahlreiche Untersuchungen angestellt worden, und die englische Regierung hat eine besondere
Kommission zum Studium der Frage eingesetzt. Als Ergebnis der bisherigen Forschungen
hat sich gezeigt, daß der Typus gallinaceus höchst selten ist. Bisher sind erst in ganz
wenigen Fällen Vogelbazillen mit Sicherheit aus Organen tuberkulöser Leichen gezüchtet
worden (aus tuberkulösen Nieren, aus einer Milz bei Miliartuberkulose, aus Mesenterialdrüsen eines 8jährigen Mädchens). Dagegen werden nach Löwenstein Fälle von „Typho-
bacillose Landouzy" (vgl. das Kapitel Miliartuberkulose in Bd. I dieses Handbuches),
nach Lipschütz gewisse Hauttuberkulosen durch den Typus gallinaceus verursacht.

Häufiger ist der Typus bovinus, aber nicht bei der Lungentuberkulose, wo
er bisher nur in fünf Fällen als einziger Erreger einwandfrei nachgewiesen wurde.
Außerdem hat die englische Kommission in manchen Fällen von Lupus Bazillen gefunden, die sich in den Kulturen wie bovine Bazillen verhielten, sich
aber von diesen durch geringe Virulenz gegen Kaninchen und Rinder unterschieden. Sie werden als boviner Typus mit abgeschwächter Virulenz aufgefaßt.

Die Ergebnisse der Untersuchungen in 2051 bis zum 1. Januar 1914 bekannten
Fällen, in denen das Alter der Erkrankten angegeben war, hat B. Möllers
in einer Tabelle zusammengefaßt, die S. 1421 wiedergegeben werden soll.

In dieser Tabelle ist die Lungentuberkulose nicht entsprechend ihrer
Häufigkeit berücksichtigt, aber immerhin kann man aus den 972 Fällen genügende
Schlüsse ziehen. Unter diesen finden sich nur fünf Fälle mit Typus bovinus
und zwei Fälle von Doppelinfektion vom Typus humanus und bovinus. Wie
weit diese Mischinfektionen (in der Tabelle im ganzen vierzehn) für den Körper
von Bedeutung sind, läßt sich natürlich nicht sagen.

In der Tabelle fällt die Häufigkeit der bovinen Bazillen bei der
abdominalen Tuberkulose im Kindesalter auf. Das könnte für die
Beurteilung der Infektion mit Tuberkulose beim Menschen (vgl. später) ins
Gewicht fallen. Aber die Beteiligung der bovinen Bazillen scheint nicht immer
so groß zu sein. Gaffky und Rothe haben in Berlin unter 400 untersuchten
Kinderleichen 78 mal eine Infektion der Mensenterial- oder Bronchialdrüsen
festgestellt und 76 mal den Bazillentypus mit Sicherheit feststellen können.
Nur in einem Fall (von 56, in denen die mesenterialen Drüsen erkrankt waren)
war der bovine Typus vorhanden, sonst immer nur der humane. Jancsò

---

[1] Einführung in die Lehre von der Bekämpfung der Infektionskrankheiten. Berlin
1912. S. 343 f.

und Elfer konnten in Koloszvar, wo die Rindertuberkulose sehr selten ist, in 94 Fällen von Tuberkulose verschiedener Organe niemals den bovinen Typus finden.

Zusammenstellung der verschiedenen bei menschlicher Tuberkulose bisher festgestellten Typen von Tuberkelbazillen. (Nach Möllers.)

Die eingeklammerten Prozentzahlen enthalten auch die Mischinfektionen mit Typus humanus und Typus bovinus.

Nr.	Diagnose	G.-Zahl d. untersuchten Fälle	Kinder unter 5 Jahren			Kinder von 5—16 Jahren			Erwachsene über 16 Jahre			Gesamtzahl	
			hum.	bov.	zus.	hum.	bov.	zus.	hum.	bov.	zus.	hum.	bov.
1.	Tuberkulose der Lungen u. Bronchialdrüsen	972	58	2 3,3%	60	30	–	30	865 (+2)	3 (+2) 0,3%	870	965 (+2)	5 (+2) 0,5%
2.	Tuberkulose der Knochen u. Gelenke	163	33	–	33	52	2 5,5%	55	47	1 2,1%	48	159	4 2,5%
3a.	Generalisierte Tuberkulose	306	202 (+5)	23 (+5) 10%	230	42	6 12,5%	48	25 (+1)	1 (+1) 3,7%	27	270 (+6)	30 (+6) 9,8%
3b.	Meningitis tuberculosa	58	37	4 9,8%	41	7	–	7	7	–	7	54	4 6,9%
4.	Tuberkulose der Hals- u. Achseldrüsen.	228	29	27 48,2%	56	76	27 26,2%	103	65	2 3,0%	67	172	56 24,6%
5.	Tuberkulose der Abdominalorg. organe	170	52 (+1)	35 (+1)	88	18 (+1)	12 (+1) 38,7%	31	36 (+3)	11 (+3) (22%)	50	107 (+5)	58 (+5) 34,1%
6.	Urogenitaltuberkulose.	39	–	–	–	2	–	2	36	1	37	38	1 2,6%
7a.	Lupus.	81	3	–	3	14	8 36,4%	22	38 (+1)	5 (+1) 11%	44	66 (+1)	14 (+1) 15,3%
7b.	Tuberculosis verrucosa cutis.	25	1	–	1	1	–	1	11	12 52,2%	23	13	12 48%
8.	Schleimhauttuberkul. (Mund u. Konjunktiva).	9	–	2 100%	2	2	2 50%	4	1	2	3	4	5 55,5%
	Zusammen:	2051	415 (+6)	93 (+6) 18,1% (19,4%)	514	244 (+1)	58 (+1) 19,1% (19,7%)	303	1132 (+7)	37 (+7) 3,1% (3,7%)	1176	1848 (+14)	189 (+14) 9,2% (9,9%)

In dieser Tabelle ist eine Statistik Frazers aus Edinburg aus dem Jahre 1913 über 70 Fälle von Knochen- und Gelenktuberkulose nicht aufgenommen, die 41mal den Typus bovinus und 43mal eine Mischinfektion ergab, also von allen anderen Statistiken stark abweicht.

Auch die Tuberkulose der Achsel- und Halsdrüsen und die generalisierte Tuberkulose weisen im Kindesalter hohe Zahlen von Typus bovinus auf, die Hauttuberkulose auch beim Erwachsenen.

Variabilität der verschiedenen Bazillentypen. Aus der oben wiedergegebenen Tabelle geht hervor, daß der Typus bovinus bei der Lungentuberkulose des Menschen recht selten ist. Man könnte daraus schließen, daß er ätiologisch für die Lungenerkrankung des Menschen kaum in Betracht kommt.

Dieser Schluß gilt aber nur, wenn eine Umwandlung des bovinen Typus in den humanen ausgeschlossen ist. Kommt aber eine solche Umwandlung vor, so könnte das alleinige Vorkommen des humanen Typus bei der menschlichen Lungentuberkulose möglicherweise nicht darauf beruhen, daß alle Erkrankungen aus einer Infektion mit diesem Typus hervorgegangen sind, sondern darauf, daß bovine Bazillen bei einem mehr oder weniger großen Teil der Infizierten die Erreger wären, sich aber allmählich an den menschlichen Körper gewöhnt und die Eigenschaften des humanen Typus angenommen hätten. Es ist klar, daß die Prophylaxe der Lungentuberkulose sehr wesentlich von der Entscheidung dieser Frage abhängt.

Wenn eine Umwandlung möglich ist, so sollte man erwarten, daß es Zwischenformen zwischen beiden Typen gibt und daß eine Umzüchtung des einen Typus in den anderen im Tierexperiment möglich ist.

Zwischenformen zwischen beiden Typen sind in der Tat beobachtet worden. L. Rabinowitsch, Beitzke, Fibiger und Jensen haben derartige Formen beschrieben. Demgegenüber betonen andere Autoren, namentlich Kossel, daß die Abweichungen in den meisten Fällen nur einzelne Merkmale betreffen, während der Stamm sich nach seinen meisten Eigenschaften dem einen oder anderen Typus einordnen lasse, ferner daß eine Mischkultur immer den Eindruck eines atypischen Stammes machen müsse. Am allerwenigsten beweisend sind die Unterschiede in der Virulenz. Bei allen Bakterien sehen wir Stämme, die weniger oder stärker virulent sind als der Durchschnitt der betreffenden Art. Da der bovine Typus der virulentere ist, so sollte man erwarten, daß schwächer virulente Stämme mehr dem humanen Typus sich nähern sollten. Nun hat die englische Kommission bei Lupus Stämme gefunden, die sich kulturell wie bovine verhielten, aber durch eine geringere Virulenz auszeichneten. Auch sonst sind Unterschiede in der Virulenz, teilweise auch im kulturellen Verhalten, besonders bei Lupus und anderen Hauttuberkulosen gefunden worden (L. Rabinowitsch, Griffith usw.).

Es liegt nahe, diese Befunde im Sinne der Artverschiedenheit aufzufassen, doch wäre es auch bei Artgleichheit möglich, daß zuerst die Virulenz und erst später die kulturellen Eigenschaften sich geändert hätten. Übrigens ist nicht einzusehen, weshalb nicht auch dann, wenn es sich um verschiedene Spezies handelt, ebenso gut Zwischenformen vorkommen könnten, wie zwischen Typhus und Koli.

Wichtiger sind die Versuche, die Typen ineinander umzuwandeln. Da die Versuche am Menschen nicht gemacht werden können, so hat man natürlich immer nur versucht den humanen Typus in den bovinen umzuwandeln. Behring und Römer haben zuerst Ziegenpassagen zu diesem Zweck benützt. Nach 10monatlichem Verweilen eines menschlichen Stammes in einer Ziege haben sie aus dieser einen bovinen Typus gewonnen. Auch Dammann und Müssemeier und de Jong erhielten ähnliche Resultate. Weber gelang dagegen die Umzüchtung in der Ziege nicht. Eine Umzüchtung durch Einimpfung eines menschlichen Stammes auf das Rind ist den meisten Forschern nicht gelungen. Gegen die gelungenen Versuche wird der Einwand erhoben, daß es sich hier um Mischinfektionen handeln konnte, sei es, daß das Ausgangsmaterial eine Mischkultur war, oder daß sich zu der humanen Infektion eine bovine hinzugesellte.

Eber und L. Lange glauben eine gewisse Anpassung des humanen Bazillus bei der Übertragung auf Rinder nachgewiesen zu haben, aber Neufeld widersprach ihren Schlüssen.

Für die Artverschiedenheit werden die Fälle angeführt, in denen beim Menschen rein bovine Infektionen ohne irgendwelche Anpassung des Typus an den Menschen gefunden wurden. So konnte man acht Jahre nach dem Bestehen einer bovinen Hautinfektion einen ganz reinen Rinderstamm züchten, und die auf der Tabelle S. 1421 angeführten bovinen Erkrankungen waren teilweise Mischinfektionen, aber atypische Stämme sind nicht darunter.

Auch die Umwandlung des Typus gallinaceus ist verschiedentlich versucht worden. Die meisten Experimente verliefen ergebnislos, und gegen die positiven lassen sich auch Einwände erheben. Auffallend ist die oben erwähnte Häufigkeit von atypischen Stämmen und Übergangsformen zu den Säugetierbazillen.

Noch weniger beweisend sind die Versuche, Säugetierbazillen in Kaltblüterbazillen umzuwandeln. In einer Reihe von Versuchen behielten die Warmblüterbazillen ihre Eigenschaften bei, bei den anderen Untersuchungen liegt die Möglichkeit vor, daß die gezüchteten Mikroorganismen gar nicht mehr der eingeimpfte Stamm, sondern die spontan vorkommenden säurefesten Bazillen der Kaltblüter gewesen seien.

Die Umwandlung des einen Typus in den anderen ist somit nicht erwiesen, ja sie ist sogar unwahrscheinlich, aber auch nicht mit Sicherheit widerlegt. Leicht scheint diese Umwandlung keinesfalls vor sich zu gehen, und wenn sie auch möglich sein sollte, so ist damit noch durchaus nicht bewiesen, daß sie im menschlichen Organismus mit einiger Häufigkeit zustande kommt. Die in der Tabelle auf S. 1421 wiedergegebenen Zahlen sprechen dagegen.

Nachweis des Tuberkelbazillus im Tierversuch. Weitaus am besten eignet sich das Meerschweinchen zum Nachweis der tuberkulösen Infektion. Das verdächtige Material wird unter die Bauchhaut etwas seitlich von der Mittellinie injiziert, nachdem die Haare entfernt und die Haut mit Alkohol oder Jodbenzin gereinigt worden ist. Die erste Krankheitserscheinung ist eine Vergrößerung der Lymphdrüsen in der Kniefalte, die man meist schon nach einer bis zwei Wochen fühlen kann. Bloch hat empfohlen, die Drüsen vor der Infektion zu quetschen, um ihre Erkrankung zu beschleunigen. Die Methode hat aber den Nachteil, daß die Quetschung auch eine Erkrankung durch andersartige Mikroorganismen, u. a. auch durch säurefeste Bazillen nicht tuberkulöser Natur, zur Folge haben kann. Sicherer ist, wenn man möglichst rasch ein Resultat zu erreichen wünscht, die Methode von Weber. Sie besteht darin, daß man die Drüsen, sobald sie vergrößert sind, exzidiert und mikroskopisch untersucht.

Jacobsthal empfiehlt intrakutane Infektion und mikroskopische Untersuchung des Infiltrates nach 10—14 Tagen. Häufig wird die von Römer vorgeschlagene Methode ausgeführt, die darin besteht, daß man die infizierten Meerschweinchen mit der Intradermoreaktion prüft, die schon bald nach der Infektion positiv ausfällt.

Etwa vier Wochen nach der Injektion erkrankt auch die Milz, und meistens nach sechs bis acht Wochen stirbt das Tier an Tuberkulose. Es kann aber unter Umständen auch viel länger dauern, bis der Tod eintritt. Immer müssen mindestens zwei Tiere geimpft werden, da ein Tier auch ohne Tuberkulose zugrunde gehen kann, und da bei geringem Gehalt an Tuberkelbazillen nicht jedes Tier erkrankt.

4. Die Infektionswege des Tuberkelbazillus.

a) Experimentelles.

Die ersten Versuche, die unternommen wurden, um die infektiöse Natur der Tuberkulose zu beweisen, beschränkt sich im Anschluß an Villemin meistens auf die subkutane Impfung. Später wurden namentlich intravenöse Einspritzungen vorgenommen. Cohnheim und Salomonsen fanden dann die Impfung in die vordere Augenkammer des Kaninchens, später wurden auch an verschiedenen anderen Stellen Impfungen probiert. Alle diese Versuche hatten in erster Linie den Zweck, die Infektiosität der Tuberkulose zu beweisen. Erst die Entdeckung des Tuberkelbazillus und die Frage nach der Identität der menschlichen und Rindertuberkulose veranlaßte dann die Untersuchung der praktisch wichtigsten Infektionswege, nämlich der Inhalation und der Verfütterung. Mit der Zeit gelang es dann auch, die richtige Dosierung und die geeigneten Versuchstiere für die verschiedenen Infektionsarten zu finden, so daß es jetzt auf den verschiedensten Wegen gelungen ist, die Tuberkulose zu übertragen.

Intravenöse Injektion. Bei Einspritzung in die Ohrvene oder in die Vena jugularis kommt es zu einer Tuberkulose, die mit der menschlichen allgemeinen Miliartuberkulose die größte Ähnlichkeit hat. Die Lunge ist vorwiegend betroffen, während sie bei Injektion in den linken Ventrikel hinter anderen Organen, namentlich den Nieren, zurücksteht.

Subkutane Impfung. Bringt man infektiöses Material (bei Meerschweinchen genügen ganz wenige Exemplare von virulenten Bazillen) unter die Haut, so verkleben zunächst die Wundränder, nach einigen Tagen entwickelt sich eine Infiltration, und später kommt es, je nach der Beschaffenheit des Materials und der Empfänglichkeit der Tiere zu Resorption oder Erweichung, zu Durchbruch oder Ausheilung oder zu Geschwürsbildung. Etwa gleichzeitig schwellen die zunächst gelegenen Lymphdrüsen an. Die Bazillen lassen sich in den Lymphdrüsen schon wenige Stunden nach der Impfung nachweisen. Bei Impfung auf der einen Seite des Bauches erkranken zuerst die Kniefaltendrüsen auf der infizierten Seite, später dann auch auf der anderen Seite. Bei genügender Impfung verkäsen und erweichen später die Drüsen. Auf die Erkrankung der Inguinaldrüsen folgt die der Retroperitonealdrüsen. Etwa am 30.—40. Tage erkrankt die Milz, etwa vom 40. an die Leber und die Lunge mit den Bronchialdrüsen. Doch kann man in der Lunge erst mit der Zeit reichlichere Knötchen nachweisen.

Bei Infektion zwischen den Zehen eines Hinterfußes entsteht an der Impfstelle nur ein kleiner Schorf, nach 2 Wochen schwillt die Drüse am Kniegelenk, dann kommen die Inguinaldrüsen der gleichen Seite, später geht die Infektion weiter wie bei Impfung unter die Bauchhaut, nur daß es bis zum Eintritt der Allgemeinerkrankung länger dauert. Bei der Impfung zwischen die Zehen der Vorderextremität kommt es in analoger Weise zu einer Errkrankung der Kubital- und Achseldrüsen, dann aber erfolgt zuerst die Infektion der Bronchialdrüsen und der Lunge. Bei Impfung am Kopf erkranken zunächst die Halsdrüsen, später die Bronchial- und Mediastinaldrüsen und die Lunge, erst viel später die übrigen Organe.

Kutane Infektion. Einreibungen in die Haut machen lokal entweder nur leichte Reizung oder Geschwüre oder lupusähnliche Veränderungen, regelmäßig aber auch Erkrankung der regionären Lymphdrüsen, der eine Allgemeininfektion nachfolgt.

Bei **Infektion der Schleimhäute** (Mund, Nase, Urethra, Vagina) kann die Schleimhaut äußerlich alle Zeichen von Veränderung vermissen lassen, obschon es zu einer Erkrankung der regionären Drüsen und zu einer Allgemeininfektion kommt.

Impfung in das Auge. Nach dem Einbringen von Tuberkelbazillen in die Konjunktiva oder auf die Kornea treten zuerst Geschwüre auf, später Verkäsung der Halsdrüsen, der Bronchialdrüsen, Erkrankung der Lunge und schließlich auch der Bauchorgane. Doch kann auch jede sichtbare Veränderung der Konjunktiva ausbleiben und trotzdem die Erkrankung weitergehen. Bei Impfung in die vordere Augenkammer dauert es etwa 1—2 Wochen, bis man Tuberkel an der Iris beobachten kann, später schreitet die Infektion weiter, wie bei Impfung der Konjunktiva und Kornea.

Intraperitoneale Infektion. Bringt man tuberkulöses Material in die Bauchhöhle, so entwickeln sich an beiden Blättern des Peritoneums zahlreiche kleine Tuberkel. Auch die Inguinaldrüse der entsprechenden Seite kann anschwellen, was offenbar auf einer Infektion der Bauchdecken während der Einspritzung beruht. Besonders reichlich entwickeln sich die Knötchen im Netz, das unter Umständen eine dicke, mit käsigem Material gefüllte Masse bilden kann. Exsudatbildung kann eintreten oder ausbleiben. Sehr früh erkranken die Retroperitonealdrüsen, später Milz und Leber. Durch das Zwerchfell kriecht die Erkrankung auf die Pleura über, später kommt es zur Infektion von Bronchialdrüsen und Lunge.

Infektion des Darmkanals. Fütterungsversuche sind in großer Anzahl angestellt worden. Bei empfänglichen Tieren kann es zu Schleimhautgeschwüren kommen, die der menschlichen Darmtuberkulose vollständig gleichen. Es können sich aber auch Tuberkel im follikulären Apparat des Darmes entwickeln, oder die Geschwüre entstehen, oder die Bazillen können in das Mesenterium eindringen, während die Schleimhaut ganz intakt aussieht. Das haben Versuche von Orth und Rabinowitsch, Oberwarth, Calmette usw. bewiesen. Immer schwellen zuerst die Mesenterialdrüsen an, sie können verkäsen, später erkrankt auch die Leber, gewöhnlich erst viel später die Lunge. Doch kann auch nach der intestinalen Infektion bei gewissen Versuchstieren und bei geeigneter Versuchsanordnung die Erkrankung der Lungen vorwiegen, und die Bazillen lassen sich schon wenige Stunden nach der Infektion in den Lungen nachweisen. (Literatur bei Calmette.)

Wenn man Erkrankungen der Halsdrüsen dabei beobachtet, so rührt das wohl in der Regel von einem Eindringen der Keime durch die Mundschleimhaut her, wozu bei der Verfütterung ja reichlich Gelegenheit ist.

Zur Infektion des Darmkanals ist immer die Verfütterung einer großen Bazillenmenge notwendig. Um das empfindlichste Tier, das Meerschweinchen, krank zu machen, braucht man 3—6 Millionen Bazillen (Friedel, Pfeiffer und Friedberger), nach B. Langes neuesten Versuchen allerdings viel weniger.

Zu einer Infektion durch Verfütterung waren in früheren Versuchen Milligramme einer Kultur notwendig. Nach Selter enthält 1 mg mindestens 1 Milliarde Einzelbazillen. Neuerdings erhielt aber B. Lange noch mit einem Zehnmillionstel Milligramm bei intestinaler Infektion positive Resultate, allerdings nur in Ausnahmefällen. Er nimmt aber an, daß die sicher wirksame Dosis wahrscheinlich zwischen 1 und 10 mg liegt.

Infektion der Luftwege. Inhalationsversuche sind in großer Zahl und in vielfachen Variationen angestellt worden, namentlich durch Cornet. Läßt man Tiere feucht verstäubtes Sputum oder verstäubte Reinkulturen von Tuberkelbazillen einatmen, so kommt es zu einer Miliartuberkulose der Lunge. Gleichzeitig vergrößern sich die Lymphdrüsen, die zu großen Paketen anschwellen und in großer Ausdehnung verkäsen können. Wählt man das Infektionsmaterial spärlich genug, so kommt es nur zu vereinzelten Lungenherden, das Tier bleibt länger am Leben und es enwickeln sich Lungenherde, bei denen käsig pneumonische Prozesse und Kavernenbildung zu einem ähnlichen Bild wie die fortgeschrittene exsudative menschliche Phthise führen können. Ist das Infektionsmaterial reichlich, so finden sich schon von der 3.—5. Woche an Tuberkel in Milz und Leber. Die Halsdrüsen erkranken selten und erst sekundär, wenn ihre gleichzeitige Infektion vom Munde aus ausgeschlossen werden kann. Erst Cornet gelang es, die Versuchsbedingungen so zu gestalten, daß unter natürlichen Verhältnissen, d. h. bei Einatmen von Staub nach dem Kehren von Teppichen mit angetrocknetem tuberkulösem Sputum von 36 Meerschweinchen 53 erkrankten. Seither wurden die Versuche oft mit ähnlichem Resultat wiederholt. Auch die von Flügge verfochtene Infektion durch ausgehustete Tröpfchen ist experimentell demonstriert worden.

Spritzt man das Infektionsmaterial in die Luftröhre, so entstehen in der Lunge käsig-pneumonische Veränderungen, oft in ziemlich großer Ausdehnung. Die Krankheit verläuft ähnlich weiter wie viele Fälle von Inhalationstuberkulose.

Die Infektion durch Inhalation gelingt viel leichter als durch Verfütterung (Neufeld usw.). B. Lange gelang es, mit 5 Bazillen regelmäßig eine Erkrankung herbeizuführen, zweimal sogar mit 1 Bazillus.

Es muß hier darauf hingewiesen werden, daß die Entwicklung einer käsigen und zu Kavernen führenden Lungentuberkulose nicht nur durch Inhalation oder intratracheale Injektion gelingt, sondern auch durch eine Infektion von anderen Körperstellen aus. So hat von Baumgarten durch Injektion von Tuberkelbazillen in die Harnröhre nach 5 bis 6 Monaten Kavernenbildung in den Lungen beobachtet.

Man hat deshalb gegen die Beweiskraft der Inhalationsversuche den Einwand erhoben, die Bazillen hätten können teilweise von der Schleimhaut des Mundes, des Rachens und der oberen Luftwege oder nach dem Verschlucken in die Darmwand gelangt sein, so daß die Infektion der Lunge auf dem Blutwege erfolgt wäre. Umgekehrt ist bei manchen Fütterungsversuchen eine gleichzeitige Einatmung von Bazillen nicht ausgeschlossen. Viele Versuche sind aber beweiskräftig, und wir müssen sowohl die Infektion durch Eindringen von Tuberkelbazillen in die Lungen als auch die Infektion durch Eindringen in die Darmschleimhaut (selbst ohne Hinterlassen einer Erkrankung in der Darmwand) als experimentell erwiesen anerkennen und es ebenfalls als erwiesen betrachten, daß die pulmonale Infektion leichter gelingt als die enterogene.

Als wichtigstes Ergebnis dieser Tierversuche ist hervorzuheben, daß (mit Ausnahme der Impfung in die Venen oder das Herz) immer zuerst eine Erkrankung der regionären Lymphdrüsen stattfindet, die sich auch auf benachbarte Lymphdrüsengebiete fortsetzen kann, ferner daß es zu einer Erkrankung des lymphatischen Apparates kommen kann, ohne daß an der Eintrittspforte eine krankhafte Veränderung zu entstehen braucht. Doch ist auch zu betonen, daß vereinzelte Herde in entfernten Organen offenbar durch Infektion auf dem Blutwege ohne allgemeine Miliartuberkulose zustande kommen können, z. B. Lungentuberkulose nach Einimpfung in die Harnblase. Über die Infektion des immunen Organismus vgl. u. S. 1445 ff.

b) Die Infektionswege beim Menschen.

Die unten (S. 1473 ff) erwähnten Untersuchungen haben bewiesen, daß die weitaus überwiegende Zahl der Phthisen Erwachsener nicht auf einer frischen Infektion eines bis dahin tuberkulosefreien Individuums beruht, sondern auf dem Ausbruch der Krankheit in einem schon in der Jugend infizierten Organismus. Deshalb müssen die für die Infektion in Betracht kommenden Wege des Bazillus für die Erstinfektion und für die Reïnfektion getrennt besprochen werden.

α) Die Erstinfektion beim Menschen.

In der ersten Zeit nach der Entdeckung des Tuberkelbazillus betrachtete man die Einatmung von Bazillen als die selbstverständliche Infektionsquelle

für die Lungentuberkulose. Das Verschlucken von tuberkulösem oder perl-
süchtigem Material kam höchstens für die Infektion des Darmkanals in Betracht.
Seitdem sich aber gezeigt hatte, daß bei der Mehrzahl der Menschen die tuberkulöse Infektion in der Jugend stattfindet, und nachdem die Häufigkeit der
intestinalen Infektion im Kindesalter entdeckt worden war, rückte die Möglichkeit anderer Infektionsquellen wieder mehr in den Vordergrund. Demgegenüber haben die anatomischen Untersuchungen über den Primäraffekt
die aerogene Infektion wieder mehr kennen gelernt. Doch sind die Meinungen
über die Häufigkeit der einzelnen Infektionswege noch geteilt. Deshalb müssen
die verschiedenen Möglichkeiten besprochen werden.

　　Kongenitale Infektion. Die Tatsache der Erblichkeit der Tuberkulose führte in der
ersten bakteriologischen Zeit auf den Gedanken einer direkten Übertragung des Tuberkelbazillus von den Eltern auf das Kind. Namentlich v. Baumgarten hat diese Ansicht
vertreten. Er hatte aus dem Vorkommen primärer Tuberkulose an Stellen, an denen kein
Eindringen von außen möglich erschien, geschlossen, daß der Tuberkelbazillus schon in
den Keim hineingelangt sein müsse. Dieses Argument ist hinfällig geworden, seit wir
wissen, wie häufig alle möglichen Bazillen im Blute kreisen und Metastasen machen können,
und seit es gelungen ist, den Primäraffekt nicht nur bei vielen Tuberkulösen, sondern auch
bei vielen Gesunden nachzuweisen. Dagegen hat sich gezeigt, daß die Tuberkulose der
Plazenta gar nicht so selten ist, daß also die Möglichkeit der plazentaren Infektion nicht
geleugnet werden kann. Auch die lange Latenz der Infektion, die mit den Baumgarten-
schen Anschauungen eng verknüpft ist, erscheint uns heute ganz geläufig. Dazu kommen
neuerdings noch die Arbeiten Calmettes u. a. über das invisible Virus, so daß die Frage
der kongenitalen Tuberkulose wieder aktuell ist.

　　Eine kongenitale Infektion kann auf germinativem (durch infiziertes Sperma oder
infiziertes Ei) oder auf plazentarem Wege erfolgen. Aber auf anderem Wege, durch
den Nachweis von Tuberkelbazillen in der Plazenta, ist in neuerer Zeit die Möglichkeit
einer kongenitalen Tuberkulose wieder mehr beachtet worden.

　　Eine germinative Übertragung spielte eine Zeitlang eine große Rolle, ist aber
heutzutage recht unwahrscheinlich geworden, nachdem sich bei der Syphilis, bei der die
Tatsachen am ehesten für eine germinative Übertragung gesprochen hatten, seit er Einführung der Wassermannschen Reaktion gezeigt hat, daß in allen Fällen kongenitaler
Syphilis die Mutter infiziert ist. Auch hat sich gezeigt, daß sämtliche Fälle von kongenitaler
Tuberkulose des Menschen von tuberkulösen Müttern stammen. Ein einwandfreier Fall
von germinativer Übertragung beim Menschen ist bisher noch nicht bekannt.

　　Eine plazentare Übertragung der Tuberkulose ist dagegen mit Sicherheit nachgewiesen. Nur frägt es sich, wie oft sie vorkommt. Neuere Untersuchungen haben gezeigt,
daß sich in der Plazenta tuberkulöser Mütter gar nicht so selten Tuberkelbazillen nachweisen
lassen. Selbst bei initialer Lungentuberkulose der Mutter hat man Tuberkelbazillen in
der Plazenta gefunden (Schmorl und Geipel, Literatur s. bei Aronade). Es ist aber
noch nicht gesagt, daß die Tuberkelbazillen aus der Plazenta auch auf den Fötus übergehen
müssen. Wenn das der Fall ist, so müssen wir nach allem, was wir über Säuglingstuberkulose wissen, annehmen, daß sich dann eine rasch fortschreitende Tuberkulose entwickelt.
Es ist denn auch eine Reihe von Fällen beschrieben worden (Literatur s. bei Cornet), in
denen das Kind kurz nach der Geburt unter den Erscheinungen der Tuberkulose erkrankte
und starb. Doch können Kinder mit sicher intrauterin erworbener Tuberkulose 6 Monate
leben.

　　Den gleichen Verlauf müssen aber auch Fälle zeigen, die während oder unmittelbar
nach der Geburt infiziert worden sind, und nach den neueren Untersuchungen findet man
fast immer einen Primärkomplex in der Lunge, dessen Erklärung durch aerogene Infektion
am nächsten liegt, wenn auch die hämatogene vom Nabelvenenblut aus nicht sicher auszuschließen ist.

　　Im ganzen sind bis jetzt wenig über 20 Fälle von sicher kongenitaler Tuberkulose
beschrieben worden. Literatur bei Dubois, außerdem die sehr interessanten Fälle von
E. Meyer (Korresp.bl. f. Schweiz. Ärzte 1916, S. 772). Diese Zahl ist im Vergleich zur
Tuberkulose überhaupt und zur Zahl der tuberkulösen Mütter so gering, daß die kongenitale
Übertragung offenbar nur eine sehr geringe Bedeutung hat. Häufiger scheint die plazentare
Tuberkulose und die Übertragung auf den Fötus beim Rind. Meßner fand unter 167 854
geschlachteten Kälbern 54 mit kongenitaler Tuberkulose, also eine recht kleine Zahl.

　　Der Haupteinwand gegen die Bedeutung der kongenitalen Infektion besteht darin,
daß es sozusagen immer gelingt, die Kinder tuberkulöser Mütter vor der Infektion zu schützen,
wenn man sie sofort nach der Geburt von der Mutter trennt und in tuberkulosefreie

Umgebung versetzt (Bernard usw.). Auf diese Weise hat man auch die Rindvieh-bestände nach dem Vorgange Bangs saniert.

Eine andere Art kongenitaler Tuberkulose spielt aber nach Calmette u. a. eine größere Rolle, als man bisher wußte. Es gelang diesen Forschern, aus den Organen von Kindern tuberkulöser Mütter, die an „Lebensschwäche" kachektisch zugrunde gingen und keine sichtbaren tuberkulösen Veränderungen aufwiesen, ein filtrierbares Virus zu erhalten das bei der Impfung auf Tiere in säurefeste Stäbchen überging und tuberkulöse Verände-rungen erzeugte. Sie schließen daraus, daß die kongenitale Infektion doch nicht so selten sei, aber nicht in Form von säurefesten Stäbchen, und daß sie nicht zur anatomischen Tuberkulose führe, sondern nur zu Kachexie, die entweder überwunden werden kann oder zum Tode führt.

Intestinale Infektion. Die primäre Infektion vom Darme aus kann für die Lungentuberkulose eine wichtige Bedeutung haben, nicht nur wenn die Möglichkeit einer metastatischen Lungeninfektion von Abdomen aus gegeben ist, sondern auch dann, wenn die Lungenerkrankung durch Einatmung zustande kommt. Es ist für den Körper nicht gleichgültig, ob beim Eintritt der Lungen-infektion schon eine anderweitige Infektion bestanden hat oder nicht.

Früher schätzte man die Häufigkeit der primären Darminfektion beim Menschen nicht hoch ein. Später hat von anatomischer Seite namentlich Heller das häufigere Vorkommen betont. Behring hat dann eine fast regelmäßige Infektion durch den Darm angenommen. Er ging von einer Beobachtung seines Schülers Römer aus, wonach verfütterte Eiweiß-körper beim Säugling unverändert die Magenwand passiert. Er bewies dann die geringe Resistenz der Tiere in den ersten Lebenstagen gegenüber der Milzbrandinfektion durch Verfütterung. Ferner stützte er sich auf die Angaben Disses, daß die Schleimhaut des Intestinalkanales in der ersten Jugend sich anatomisch anders verhalte und deshalb für Tuberkelbazillen durchgängiger sei. Wenn auch die Angaben Disses teilweise widerlegt worden sind (Benda, Reyher, von der Leyen), so spricht doch vieles für eine erhöhte Durchlässigkeit der Schleimhaut im Säuglingsalter (vgl. den in Behrings „Einführung usw." S. 372 abgedruckten Brief Bendas).

Die Angaben über die Häufigkeit der primären Darmtuberkulose lauten etwas verschieden. Die älteren Statistiken sind nicht zu verwerten, weil auf Reste von Darminfektionen nicht genügend genau geachtet wurde. Bei den späteren Statistiken, die in nebenstehender Tabelle wiedergegeben sind, ist einerseits anzunehmen, daß die Zahlen um so größer ausfallen, je gewissenhafter und geübter der Untersucher ist, andererseits ist zu berücksichtigen, daß der Primär-affekt der Lunge erst in den letzten Jahren genauer bekannt geworden ist, so daß er in manchen Untersuchungsreihen sicher übersehen wurde und noch vor wenigen Jahren mancher Fall von Mesenterialdrüsentuberkulose als primäre Darminfektion betrachtet wurde, bei dem man heutzutage einen Primäraffekt der Lunge erkennen würde. Deshalb sind die Zahlen, die in der beigegebenen Tabelle enthalten sind, mit einer gewissen Vorsicht zu verwerten. Die Tabelle S. 1428 enthält die von Edens 1908, die von Selter und Blumenberg 1928 zusammengestellten Statistiken und einige weitere Arbeiten nach dem Jahr des Erscheinens geordnet. Es geht daraus hervor, daß trotz der, wie erwähnt, im Laufe der Zeit schwankenden Beurteilung der Befunde die Unterschiede so-wohl früher als auch jetzt außerordentlich groß sind.

Man hat gefunden, daß bei der primären Intestinaltuberkulose häufig die Mesenterialdrüsen allein erkrankt sind und die Darmschleimhaut intakt ist. Edens konnte unter 43 Fällen, die er als primäre Intestinaltuberkulose be-trachtete, 35 mal keine Schleimhautveränderung nachweisen, umgekehrt fand er keinen einzigen Fall von isolierter Darmwandtuberkulose. In Anbetracht dessen, daß bei Phthisikern mit sekundärer Abdominaltuberkulose nur oder vorwiegend die Schleimhaut erkrankt gefunden wird, zog er daraus den Schluß daß auch bei der menschlichen Infektion die Bazillen ähnlich wie im Tierexperi-ment häufig die Schleimhaut durchwandern, ohne eine Läsion zu hinterlassen, und daß das Freibleiben des Darmes gerade die primäre Natur der gefundenen Mesenterialdrüsentuberkulose beweise. Da aber die neueren anatomischen

Häufigkeit der primären Darmtuberkulose. (Nach Edens ergänzt.)

Autor	Zahl der Sektionen	Zahl der Tuberkulösen	Zahl der Kinder	Zahl der tuberkulösen Kinder	Primäre Darmtuberkulose			
					Prozentsatz der Tuberkulose	Prozentsatz der Kindertuberkulose	Prozentsatz aller Sektionen	Prozentsatz aller Kindersektionen
Lubarsch, Posen 1902	1820	1087	297	63	61 = 5,5%	14 = 21,2%	3,3%	—
Orth, Berlin 1902 bis 1903	1558	—	203 v. 1/4 bis 15 J.	47	—	2 = 4,25%	0,13%	—
Price-Jones, London 1903	—	—	55	21	—	6 = 28,5%	—	—
Wagener, Kiel 1903	600	—	76 (1 bis 15 J.)	33 = 43,5%	—	16 = 21,1%	4,7%	20,8%
Hand, Philadelphia 1903	—	—	—	—	—	8,7%	—	—
Huguenin, Genf 1904	—	—	—	—	—	5,8%	—	—
Kingsford, London 1904	—	—	—	339	—	64 = 18,9%	—	—
Symes-Fischer, Bristol 1904	—	500	102 (1 bis 12 J.)	—	—	12 = 11,7%	—	—
Fibiger-Jensen, Kopenhagen 1904	600	311	—	—	31 = 15%	—	5,17%	—
Ogya, Osaka 1904	250	116	—	20	12 = 10,3%	6 = 30%	4,8%	—
Orth, Berlin 1904 bis 1905	—	—	—	73	—	7 = 9,6%	—	—
Brüning, Leipzig 1905	—	—	400	44	—	8 = 18,2%	—	—
Harbitz, Christiania 1905	585	256	—	—	30 = 7,7%	—	5,5%	—
Wagener, Berlin 1905	410	—	67	—	—	11 = 16,4%	20 = 4,9%	16,5%
Edens, Berlin 1905	491	176	91	31	25 = 35,8%	11 = 35,5%	15 = 5,1%	12%
Henke, Charlottenburg 1906	1100	—	228	62	—	7 = 11%	0,64%	—
Ciechanowsky, Krakau 1907	4631	1203	—	—	86 = 7,1%	—	1,8%	—
Hamburger, Wien 1907	—	—	848	335	—	—	—	—
Edens, Berlin 1907	409	152	74	21	18 = 37,1%	10 = 47,6%	35 = 4,4%	13,6%
Hedrén, Stockholm 1904—1909	—	—	690	199	—	8 = 4,02% fraglich 11 = 5,5%	—	1,2% 1,6%
Albrecht, Wien 1909	—	—	—	—	—	unter 1%	—	—
Beitzke, Berlin 1910	—	—	—	—	—	16,0%	—	—
Lange, Leipzig 1913 bis 1921	—	—	—	347	—	93 = 26,8%	—	—
Beitzke, Düsseldorf 1922	—	—	—	—	—	15,0%	—	—
Puhl, Freiburg 1922	131	122	17	12	1 = 0,8% fraglich 1 = 0,8%	—	0,8% fraglich 0,8%	—

Autor	Zahl der Sektionen	Zahl der Tuberkulösen	Zahl der Kinder	Zahl der tuberkulösen Kinder	Primäre Darmtuberkulose			
					Prozentsatz der Tuberkulose	Prozentsatz der Kindertuberkulose	Prozentsatz aller Sektionen	Prozentsatz aller Kindersektionen
Ghon u.Winternitz, Prag 1910—1923 .	—	—	606	—	$11 = 1,82\%$ fraglich $25 = 3,8\%$	—	—	—
Ghon u.Winternitz, Wien 1923	—	—	184	—	$3 = 1,6\%$	—	—	—
Ghon u. Wertheim Prag 1923	—	—	—	395	—	$4 = 4,0\%$	—	—
Ghon u. Kudlich, Prag 1925	—	—	—	41	—	0	—	—
Schürmann, Dresden 1926 . . .	1000	889	88 (0 bis 18 J.)	50	$102 = 11,5\%$	$8 = 15,7\%$	$10,2\%$	$9,1\%$
Blumenberg, Magdeburg 1926 .	—	—	—	—	—	$37,3\%$	—	—
Beitzke, Graz 1926	—	—	—	—	—	$4,0\%$	—	—
Korkweg, Amsterdam 1927 .	—	—	—	—	—	$9,0\%$	—	—

Untersuchungen immer häufiger Primäraffekte der Lungen auch im Kindesalter ergeben, wird man annehmen müssen, daß solche scheinbaren primären Mesenterialdrüsentuberkulosen bisweilen doch Metastasen einer Lungeninfektion waren. Das gilt aber nicht für alle Fälle. Denn die neueren Untersuchungen, die gerade mit Rücksicht auf die Primäraffekte vorgenommen worden sind, wie die von Puhl, Huebschmann, Lange, Beitzke, Schürmann, ergeben sichere primäre Intestinalinfektionen mit ähnlich großer Häufigkeit wie die älteren. Auch das Fehlen einer nachweisbaren Schleimhautläsion hat Schürmann bestätigt. Er konnte in 57 von 102 Fällen mit sicherem Primärkomplex in den Mesenterialdrüsen, d. h. in $55,8\%$, keinen Herd in der Darmwand nachweisen. Er erklärt das aber nicht durch ein Intaktbleiben der Darmwand bei der Einwanderung der Bazillen, sondern durch eine Ausheilung des Primäraffektes, da die Darmläsion offenbar rasch ausheilt. Unter seinen 45 Fällen mit nachweisbarem Darmherd waren nur zwei mit frischen, 9 mit vernarbten Geschwüren; 34 mal war nur eine strahlige Narbe vorhanden. Daß eine Narbe oft nicht mehr nachweisbar sein kann, ist nicht verwunderlich.

Die Zahlen der Tabelle geben also doch kein so falsches Bild, wie man nach den oben erwähnten Bedenken annehmen könnte, und wir können aus ihr schließen, daß durchschnittlich bei $3-5\%$ aller Sektionen, bei $10-12\%$ aller Kindersektionen eine auf Darminfektion beruhende, aktive oder ausgeheilte Tuberkulose gefunden wird, daß aber in der Häufigkeit der enteralen Infektion große örtliche Unterschiede bestehen.

In einzelnen Fällen findet sich neben einem Primärkomplex im Abdomen noch ein solcher in den Lungen. Diese Doppelinfektionen wurden von einzelnen Autoren in nahezu 10% aller untersuchten Fälle gefunden, von andern nur sehr selten. Oft kann man erkennen, daß der eine Herd älter ist, bisweilen scheinen beide gleich alt zu sein.

Die auf der Tabelle wiedergegebenen Zahlen werden in wertvoller Weise ergänzt durch die Untersuchungen bei Kindern, die an Diphtherie gestorben waren. Aus diesen zufälligen Befunden läßt sich die Häufigkeit der Intestinaltuberkulose im Kindesalter am besten ersehen. Schultz (in Hellers Institut) fand bei 255 Diphtheriesektionen 45 Tuberkulosen, darunter 9 isolierte Mesenterialdrüsentuberkulosen $= 20\%$ der Tuberkulösen. Cohaus fand unter 459 Diphtheriesektionen 95 Tuberkulosen, darunter 33 primäre Darmtuberkulosen $= 35\%$ der Tuberkulösen. Die Amerikaner Councilman, Mallory und Pearce fanden unter 200 Diphtheriesektionen 35 Tuberkulosen, darunter 13 primäre Darmtuberkulosen $= 37,1\%$ der Tuberkulösen. Daraus geht hervor, daß etwa 6% aller anscheinend gesunden Kinder an Darmtuberkulose leiden oder eine solche durchgemacht haben. Natürlich gilt für diese sämtlich älteren Statistiken, daß die primäre Natur dieser Darmtuberkulosen durchaus nicht in jedem Fall bewiesen ist.

Wir müssen annehmen, daß von diesen Darmtuberkulosen eine Anzahl auf Infektion mit Perlsuchtbazillen beruht. Nach den Angaben der Tabelle auf S. 1421 macht die Infektion mit Perlsuchtbazillen etwa zwei Fünftel aus. Andererseits ergibt aber die Betrachtung beider Tabellen, daß einerseits lange nicht alle Kindheitsinfektionen primär intestinaler Natur sind, und daß andererseits der bovine Typus bei den anderen Infektionen lange nicht die Rolle spielt wie bei den intestinalen.

Infektion der Haut und der Schleimhäute. Während früher die Tuberkulose der Haut immer auf exogene Infektion eines vorher in der Regel tuberkelfreien Individuums zurückgeführt wurde, wird heute ein Teil der als Tuberkulose erkannten Hautaffektionen als sicher metastatisch entstanden betrachtet (Tuberkulide), die übrigen in der Regel als exogene Superinfektionen bei einem infizierten Individuum (Lupus, „Leichentuberkel"). Doch soll hier auf die Hauttuberkulose nicht eingegangen werden. Nur so viel sei betont, daß Lupus und andere Hauttuberkulosen (mit Ausnahme der Tuberkulosis verrucosa) bei vorgeschrittenen Phthisen sehr selten auftreten und daß wir selten Phthisiker mit einem vor der Lungenschwindsucht entstandenen (geheilten oder ungeheilten) Lupus zu sehen bekommen. Die Entstehung des Lupus und der anderen Hauttuberkulosen fällt in das „sekundäre" Stadium, aber während einzelne Formen (die Tuberkulide) rasch heilen, verlaufen andere (Lupus, Erythema induratum usw.) chronisch und geben offenbar Gelegenheit zur Entstehung einer gewissen Organimmunität, wie die Lungentuberkulose selbst. Die Haut muß aber auch eine natürliche Resistenz besitzen, sonst müßte die primäre Hautinfektion häufig sein und eine Drüsentuberkulose im Abflußgebiet hinterlassen. Schürmann fand nur in 4 von 1000 Fällen (wovon 855 mit nachweisbarem Primäraffekt) einen Primärkomplex im Bereich der Achseldrüsen, in 3 weiteren Primäraffekte in der Achseldrüse gleichzeitig mit solchen in anderen Körperteilen, ferner in 17 Fällen in den Zervikaldrüsen (neben 25 weiteren Fällen im Gebiet der Zervikaldrüsen mit gleichzeitigen Primäraffekten in anderen Organen. Von diesen kann vielleicht noch eine Teil auf eine Hautinfektion fallen. Ghon hatte unter 184 Fällen von Primärkomplex nur einen mit primärer Hauterkrankung.

Einzig im Säuglingsalter ist die Haut sehr empfänglich gegen exogene Infektion. Außer den bekannten Fällen von Infektion durch rituelle Zirkumzision (Lit. bei Schürmann) sind auch einige andere Fälle von Hautinfektion bei Säuglingen mit folgender Allgemeinerkrankung beschrieben. (Deneke, Moro, allerdings von Schürmann nicht als beweisend anerkannt.)

Die Fälle von Beschneidungstuberkulose sind dadurch besonders interessant, daß sie einen ähnlichen Verlauf wie die Meerschweinchentuberkulose zeigen, nämlich nach etwa 10 Tagen eine Verhärtung und Geschwürbildung an der Impfstelle, gleichzeitig oder etwas später Schwellung der Inguinaldrüsen, die meist in Abszedierung übergeht, dann entweder Heilung in 3—4 Jahren oder

Tod nach $3/_4-1^1/_4$ Jahren unter den Erscheinungen von Meningitis oder Kachéxie bei fortdauernder Eiterung, oder endlich späteres Auftreten von Metastasen.

Von primärer Schleimhauttuberkulose kommt, abgesehen von der oben besprochenen intestinalen Infektion, nur die Erkrankung der Tonsillen in Betracht. Primäre Mandeltuberkulose ist aber recht selten. Schürmann fand unter 885 Obduktionen mit anatomischer Tuberkulose 6 Fälle, Ghon unter 184 Fällen nur einen. Die übrigen Schleimhäute sind höchst selten betroffen. Einzelne Fälle von Primäraffekt der Vulva, des Rachens, der Konjunktiva, des Mittelohres sind publiziert.

Infektion durch Inhalation. Eine Infektion durch Inhalation scheint zunächst am natürlichsten die Lungenerkrankung zu erklären. Sie wird deshalb immer noch von der Mehrzahl der Autoren als die wichtigste Ansteckungsweise betrachtet. Die Gründe, die gegen sie vorgebracht werden, liegen auch nicht darin, daß man die Möglichkeit dieses Infektionsweges in Abrede stellt oder gar widerlegt hätte, sondern darin, daß man die Häufigkeit der Erstinfektion in der Jugend erkannt und die Lungentuberkulose des Erwachsenen als Spätstadium der tuberkulösen Infektion kennen gelernt hat, das ebenso gut (nach manchen Autoren noch leichter) als Metastasen des Primäraffekts wie als sekundäre exogene Reinfektion erklärt werden kann. Prinzipiell wäre also auch die Entstehung der Lungenschwindsucht aus einer primär an anderer Stelle lokalisierten Tuberkulose möglich.

Nun haben aber die neueren Untersuchungen gezeigt, daß bei den meisten Menschen der Primäraffekt in der Lunge sitzt. Ghon fand ihn in $92-96\%$, Puhl in 90%, Schürmann in 80% in der Lunge, andere, wie aus den oben erwähnten Zahlen über die Häufigkeit der intestinalen Infektion hervorgeht, etwas seltener, besonders bei Kindern. Bei diesen machten sie z. B. in Huebschmanns Material nur 60% aus.

Die weitaus nächstliegende Annahme ist die, daß die Infektion der Lunge auf dem Luftwege erfolgt sei.

Gelangen Bazillen mit der Einatmungsluft in den Körper, so können sie zunächst in der Nasen- und Mundhöhle zurückgehalten werden. Doch erzeugen sie hier, wie schon erwähnt, sozusagen nie eine primäre Erkrankung, mit Ausnahme der immerhin recht seltenen primären Tonsillentuberkulose. Im Kehlkopf ist mir ein Primäraffekt nicht bekannt. Die früher als primäre Kehlkopftuberkulose betrachteten Fälle können nicht als Primäraffekte im heutigen Sinne betrachtet werden. In der Trachea sind wenige Fälle beschrieben (vgl. im Kapitel patholog. Anatomie). In den Bronchien dritter bis vierter Ordnung fand Schürmann zwei Fälle. Fast immer aber erzeugen die Tuberkelbazillen erst dann eine Infektion, wenn sie weiter in die Tiefe gelangen. Die größte Mehrzahl der Primäraffekte sitzt subpleural und zwar, wie im Abschnitt über pathologische Anatomie erwähnt ist, in allen Lungenteilen gleich häufig.

Diese Häufigkeit des Primäraffekts in den Lungen spricht dafür, daß in der Regel die Erstinfektion durch Inhalation erfolgt. Gegen diese Annahme hat man geltend gemacht, daß die Bazillen in den oberen Luftwegen abgefangen werden und gar nicht bis in die Lungen gelangen. Es gibt deshalb auch jetzt noch Autoren, die annehmen, der „Primäraffekt" der Lunge entstehe auf metastatischem Wege, sei es, daß die Infektion immer durch die Darmwand erfolgt, wobei eine Erkrankung der Darmschleimhaut und auch der Mesenterialdrüsen ausbleiben könne, wie v. Behring seinerzeit behauptete, sei es, daß die Bazillen schon vor der Geburt in den Körper gelangen, wie Baumgarten immer angenommen hat. An sich läßt sich die Möglichkeit eines Eindringens ohne Hinterlassung eines Primäraffektes und eine lange Latenz der Bazillen im Körper nicht bestreiten, aber das im Lauf der Kindheit immer häufiger

festzustellende Auftreten eines Primäraffektes in der Lunge läßt sich durch
eine solche Annahme kaum erklären. Die Möglichkeit, daß die Bazillen in die
Lunge gelangen können, kann aber nicht mehr zweifelhaft sein, nachdem das
Eindringen von Staub, also von viel größeren und schwereren Partikeln, in
die Lunge bewiesen ist (vgl. das Kapitel über Pneumonokoniosen).

Ein weiterer Einwand geht davon aus, daß durch Einatmung nur ganz vereinzelte Bazillen in die Lungen gelangen, durch Verfütterung dagegen viel
größere Mengen in den Darm. Die bazillenhaltige Milch, die beschmutzten Hände
der Kinder in einem Haushalt mit Schwindsüchtigen bringen eine Unmenge von
Keimen in den Mund. Davon werden aber viele abgetötet, bis sie in den
empfänglichsten Teil des Verdauungskanals, das Ileum, gelangen.

Auch dieser Einwand darf aber heute als erledigt betrachtet werden, nachdem
Ranke gezeigt hat, daß analog den Tierversuchen auch beim Menschen an
der Eintrittsstelle ein Primäraffekt entsteht, der sich im Gegensatz zu allen
späteren anatomischen Manifestationen durch starkes Befallen der regionären
Lymphdrüsen auszeichnet und nachdem die folgenden Arbeiten das Erkennen
dieses Primärkomplexes aus anatomischen Kriterien gelehrt und sein regelmäßiges
Vorhandensein sowie seine überwiegende Lokalisation in der Lunge bzw. in
den Bronchialdrüsen bewiesen haben. Wir können heute kaum noch daran zweifeln,
daß der Primäraffekt wirklich die Spur zeigt, wo die Bazillen eingedrungen sind.

β) Die Invasion der Lunge bei der fortschreitenden Lungentuberkulose.

Die Entstehung einer fortschreitenden Lungentuberkulose kann bei einem
infizierten Menschen durch direktes Weitergreifen des Primärkomplexes, durch
erneute Infektion von außen oder durch Metastasierung vom Primärkomplex
aus erfolgen.

Ein Übergang des Primäraffektes der Lunge auf das benachbarte
Lungengewebe und eine weitere Ausbreitung durch Kontinuitätswachstum,
bronchogene Weiterverschleppung usw. kann im Kindesalter vorkommen,
ist aber jedenfalls außerordentlich selten. Etwas häufiger ist der Durchbruch
einer Drüse des Primärkomplexes in einen Bronchus mit Aspiration käsiger
Massen in die verschiedenen Lungenteile. Eine solche Drüsenperforation ist
als Ursache einer lobären oder pseudolobären käsigen Pneumonie wiederholt
nachgewiesen worden, sowohl bei Kindern als auch bei Erwachsenen. Dagegen kommt es fast nur bei Kindern vor, daß die Tuberkulose von den
Bronchialdrüsen auf das benachbarte Lungengewebe übergreift
mit mehr oder weniger starker, teils spezifischer, teils nicht spezifischer entzündlicher Reaktion der Lunge („epituberkulöse Infiltration" nach Eliasberg
und Neuland, „perihiläre Infiltration" nach Redeker). Es ist aber fraglich,
ob das wirklich so häufig ist, wie manchmal auf Grund von Röntgenbildern
angenommen wird, noch fraglicher, ob sich von hier aus die Tuberkulose oft
auf die übrige Lunge ausbreitet.

Bei Erwachsenen habe ich das direkte Übergreifen einer Tuberkulose von der Nachbarschaft auf die Lunge bisher auf dem Sektionstisch nur einmal gesehen, aber nicht von den
Bronchialdrüsen, sondern von einer Spondylitis aus.

In der Umgebung des Primäraffektes findet man allerdings oft miliare
Tuberkel, aber eine Weiterverbreitung von hier aus kommt schon deshalb
nicht in Frage, weil die meisten Fälle von Lungentuberkulose in den oberen
Partien der Lunge beginnen, während die Primäraffekte über alle Lungenteile
gleichmäßig zerstreut sind.

Weitaus die meisten Fälle von fortschreitender Lungenschwindsucht beginnen an einer vom Primäraffekt entfernten Stelle, also durch „Reinfektion" oder „Superinfektion". Wie S. 1480f. erwähnt wird, ist der Ausdruck „Reinfektion" prinzipiell falsch, weil er ein vorheriges Abheilen der Erstinfektion voraussetzt, er hat sich aber seit Römer so eingebürgert, daß er ohne Mißverständnis gebraucht werden kann.

Die „Reïnfektion" kann exogen, durch Eindringen von Bazillen aus der Außenwelt, entstehen, oder endogen, durch Verschleppung der Bazillen aus dem Primärkomplex oder einem anderen Herd im Körper in die Lunge. Die exogene Reinfektion nennt Römer auch Superinfektion, die endogene wird besser als Metastase bezeichnet.

Ob die Lungenschwindsucht in der Regel durch exogene Superinfektion oder durch Metastasierung zustandekommt, bzw. wie häufig der eine oder andere Modus ist, ist immer noch nicht entschieden. Die anatomischen Untersuchungen (Puhl, Hübschmann, Schürmann usw.) haben ergeben, daß der Primäraffekt der Lunge zwar in der Regel abgekapselt ist, daß aber selten behauptet werden kann, daß aus ihm keine Keime durchtreten könnten. Noch weniger läßt sich diese Möglichkeit bei den Drüsen bestreiten. Die bakteriologischen Untersuchungen (Rabinowitsch, Wegelin, Beitzke usw.) haben ergeben, daß auch in verkalkten Lungenherden und Lymphknoten häufig noch virulente Tuberkelbazillen gefunden werden, und wenn es nicht immer gelingt, so können daran technische Schwierigkeiten die Schuld tragen. Es ist aber auch möglich, daß die Fälle ohne nachweisbare Tuberkelbazillen solche Individuen betreffen, bei denen wegen wirklicher Ausheilung die Gefahr einer Metastasierung bei längerem Leben nicht mehr bestanden hätte. Der oft erfolgte Nachweis virulenter Bazillen läßt jedenfalls die Möglichkeit einer regelmäßigen Entstehung der Lungenschwindsucht durch Metastasierung offen.

Andererseits läßt weder die anatomische Untersuchung noch irgendeine andere Forschungsmethode die aerogene Superinfektion ausschließen. So gut wie die Erstinfektion kann auch die Superinfektion durch Einatmung von Bazillen zustande kommen.

Eine Reihe von Untersuchungen ging von der Frage aus, wie die erste Lokalisation an der Lungenspitze am besten zu erklären wäre. Tendeloo hat die Bedingungen der Ansiedlung einer Inhalationstuberkulose sehr genau studiert und mit der Möglichkeit andersartiger Infektionswege verglichen. Er kommt zum Schluß, daß an den Lungenspitzen einmal die Gelegenheit zum Niederfallen korpuskulärer Elemente besonders groß ist, weil in den kranialen paravertebralen Lungenteilen die Bewegungsenergie des exspiratorischen Luftstromes am geringsten ist. Das Wichtigste sieht er aber darin, daß die Energie des Lymphstromes in den am wenigsten dehnbaren und am wenigsten atmenden Lungenpatrien am geringsten ist, das gilt am meisten für das perivaskuläre und peribronchiale Gebiet der kranialen paravertebralen Lungenabschnitte. Hier müssen aufgenommene Bazillen am leichtesten liegen bleiben, statt vom Lymphstrom fortgeschleppt zu werden. Eine hämatogene Infektion hält Tendeloo deshalb für unwahrscheinlich, weil die physikalische Gelegenheit für das Haftenbleiben einer hämatogenen Infektion in allen Lungenteilen die gleiche wäre. Er ist deshalb der Ansicht, daß die Lokalisation der beginnenden Lungentuberkulose nicht nur im Einklang steht mit einer aerogenen Infektion, sondern direkt für eine solche spricht.

Gegen diese Beweisführung läßt sich aber geltend machen, daß die Bazillen, die durch den Blutstrom in die Kapillaren gelangen, insofern es sich nur um vereinzelte Exemplare handelt, in die Lymphbahnen übertreten können, ohne

zunächst eine Schädigung zu verursachen. An den Orten mit guter Lymphbewegung werden sie entfernt, in den kranialen Teilen bleiben sie liegen und
erzeugen eine Tuberkulose. Die von Tendeloo betonte Bedeutung des Lymphstromes bleibt also bestehen, sie bringt aber keine Entscheidung zwischen
aerogener Infektion und Metastase.

Auch die Untersuchungen Bacmeisters, der bei wachsenden Kaninchen durch Legen
eines Drahtringes eine künstliche Abschnürung der Lungenspitze erreichte und sowohl
nach intravenöser Injektion als auch nach Inhalation die Ablagerung von Farbpartikeln
und die Ansiedlung von Tuberkelbazillen untersuchte, sind nicht mehr maßgebend. Bei
beiden Arten der Einverleibung war die Staubablagerung in den Spitzen reichlicher und
gelang schließlich die Erzeugung einer Tuberkulose in der künstlichen Lungenspitze.

Die Arbeiten Bacmeisters haben, ganz abgesehen davon, daß sie Ivasaki nicht bestätigen konnte und auch mein Assistent Ryhiner keine spezielle Bevorzugung der ab-
geschnürten Lungenspitze beobachten konnte, insofern an Interesse verloren, als die menschliche Lungentuberkulose, wie wir jetzt wissen, in der Regel gar nicht in der anatomischen
Lungenspitze beginnt, sondern etwas unterhalb des obersten Rippenringes.

Gegen die Superinfektion und für die Metastasierung kann man anführen,
daß aus dem Primärkomplex leicht viel mehr Bazillen in die Lungen gelangen
können als durch Inhalation. Im Primärkomplex, speziell in den Lymphdrüsen,
sind in der Regel massenhaft Bazillen, von denen viele auf einmal in die Blutbahn
einbrechen können, während mit Staub oder Tröpfchen immer nur wenige
Exemplare die Lungen erreichen. Aber ob dadurch die Gelegenheit für die
endogene Infektion wirklich häufiger gegeben ist als für die aerogene, wissen
wir nicht.

Für die Entstehung der Erwachsenenphthise durch die Metastasierung
stehen zwei Wege offen, der Lymphweg und der Blutweg.

Eine Reinfektion der Lungen auf dem Wege der Lymphgefäße
wurde eine Zeitlang angenommen, als man die Häufigkeit alter tuberkulöser
Drüsenveränderungen in den Bronchialdrüsen erkannt und in den Röntgenbildern gesehen hatte und in den Schattensträngen zwischen Hilus und Spitzen-
schatten glaubte den Weg der Infektion zu erkennen. Das würde einen retrograden Transport der Bazillen auf dem Lymphwege voraussetzen, was an sich
ganz gut möglich wäre, da in den Lymphgefäßen durch die Atembewegungen
eine beständige Ebbe und Flut (Tendeloo) erzeugt wird. Von den Pneumokokken, ja selbst von den Staubteilchen ist erwiesen, daß sie sehr rasch vom
Hilus bis unter die Pleura gelangen können. Aber die Deutung der Röntgenbilder widersprach schon allen älteren pathologisch-anatomischen Beobachtungen und ist durch die neueren Untersuchungen gänzlich widerlegt.

Der Blutweg ist für die Verschleppung der Keime aus den Lymphdrüsen
in die Lunge auch der nähere. Für die Miliartuberkulose bezweifelt ihn niemand.
Aber auch sonst ist uns das häufige Kreisen von Tuberkelbazillen im Blut, die
z. B. Tuberkulide verursachen, ganz geläufig. Wenn nur wenige Bazillen mit
dem Blut in die Lunge gelangen, so werden sie sich am leichtesten dort ansiedeln, wo die Bedingungen für ihre Entwicklung am günstigsten sind. Der
vorzugsweise Beginn der Erwachsenenphthise in den kranialen Partien kann,
wie schon erwähnt, durch die schlechtere Lymphzirkulation erklärt werden
und findet ihr Analogon in der zunehmenden Größe der Knötchen bei der Miliartuberkulose gegen die Spitzen zu.

Die infizierenden Bazillen stammen wohl fast immer aus den Lymphdrüsen
des Primärkomplexes, wie Ghon besonders gezeigt hat. Der Primäraffekt der
Lunge selbst kann dabei vollkommen ausgeheilt sein. Ghon fand auch bisweilen Veränderungen an der Drüse des Venenwinkels, so daß eine Verschleppung
der Bakterien aus den intrathorakalen Drüsen durch den Ductus thoracicus
in die Blutgefäße recht wahrscheinlich erscheint. Ghon spricht deshalb von
„lymphogenen" Metastasen, trotzdem das Blut die Bakterien zur Lunge bringt.

Da also die Möglichkeit einer hämatogenen Entstehung des Reinfekts ebensogut besteht wie die einer aerogenen, und da weder die anatomischen noch die experimentellen Untersuchungen dem einen oder anderen als wahrscheinlicher erwiesen haben, sind wir immer noch auf die unten besprochenen klinischen Erfahrungen über die Infektionsgefahr beim Menschen angewiesen, und diese haben, wie dort erwähnt wird, auch keine vollkommene Entscheidung gebracht. Das ist natürlich sehr bedauerlich, weil die Prophylaxe der Lungentuberkulose des Erwachsenen ganz wesentlich von der Beantwortung der Frage nach dem Modus der Reinfektion abhängt.

c) Die Infektionsquellen für den Menschen.

Es ist schon erwähnt worden, daß der Tuberkelbazillus sich außerhalb des Körpers kaum vermehrt und nur unter besonders günstigen Bedingungen seine Virulenz beibehält. Deshalb kann eine Ansteckungsquelle menschlicher Tuberkelbazillen nur da vorhanden sein, wo tuberkulöse Individuen sind. Die andere wichtigste Quelle ist die Tuberkulose der Haustiere, besonders der Kühe.

α) Der Mensch als Infektionsquelle.

Vom tuberkulösen Menschen ist in erster Linie das Sputum infektiös. Man hat berechnet, daß ein Tuberkulöser täglich über eine halbe Milliarde Bazillen im Sputum nach außen abgeben kann. Unter dem Sputum ist aber in diesem Sinne nicht nur der ausgespuckte Auswurf zu verstehen, sondern auch die durch Hustenstöße usw. herausgeschleuderten Sputumtröpfchen. Sehr viel weniger wichtig, aber auch nicht zu vernachlässigen sind die Bazillen, die aus offenen Hautherden, d. B. Lupus, nach außen befördert werden. Dagegen kommen Urin, Fäzes, Eiter usw. viel weniger in Betracht, da sie in der Regel so entfernt werden, daß eine Weiterverbreitung der Bazillen ausgeschlossen ist.

Da das Sputum, das aus der Lunge selbst stammt und die Tuberkelbazillen enthält, in den gröberen Bronchien mit Schleim umhüllt wird, enthalten die inneren Partien des Auswurfs am meisten Bazillen, aber trotzdem bleiben noch genug Bazillen in der Mundhöhle hängen. Durch direkte Kontaktübertragung, durch den Finger, durch Küssen usw. ist eine Verbreitung sehr wohl möglich, sie spielt aber sicher nicht die gleiche Rolle wie das getrocknete Sputum. Die Ausatmungsluft selbst ist ganz oder nahezu keimfrei. Die Bazillen werden durch den Schleim festgehalten und durch den gewöhnlichen Exstirpationsstrom nicht fortgerissen. Sobald aber eine stoßweise Ausatmung oder gar ein Hustenstoß erfolgt, so werden Tröpfchen aus der Luftröhre, dem Kehlkopf und der Mundhöhle losgerissen und ausgeschleudert. Diese bringen selbstverständlich Tuberkelbazillen in die Luft.

Die Gefahr dieses Vorganges für die Umgebung, die Tröpfcheninfektion, ist namentlich von Flügge und seinen Schülern hervorgehoben und genau studiert worden. Es hat sich ergeben, daß durch das Aushusten selbst die Keime bis auf einen Meter Entfernung vom Mund auf Objektträger gehustet werden können. Viel weiter reicht die Zerstreuung sicher nicht. Man hat gefunden, daß die Bazillen namentlich gegen das untere Bettende verbreitet werden, dagegen kaum hinter das obere gelangen. Die Schwebedauer dieser Tröpfchen ist von Flügge auf sechs bis sieben Stunden angenommen worden. Spätere Untersuchungen haben aber ergeben, daß der größte Teil der Tröpfchen bzw. der darin enthaltenen Bazillen viel früher zu Boden fällt. Die Hauptmenge hat sich schon nach einer halben Stunde und noch weniger abgesetzt, nach einer Stunde findet man nur noch wenige in der Luft (Lit. bei Selter und

Blumenberg). Bei mehr als 80% aller Phthisiker läßt sich das Zerstreuen feiner Tröpfchen nachweisen, und in 40—80 cm Entfernung konnten im Laufe einer halben Stunde nicht selten mehr als 400 Tuberkelbazillen festgestellt werden. Die Tröpfchen von 100—500 μ Durchmesser fallen rasch herunter, die von 20—100 μ schweben etwas länger. Die Hauptmasse zeigt nach Strauß einen Durchmesser von 75—80 μ. Nach Strauß können Tröpfchen von weniger als 100 μ leicht an die Stellen der Lunge gelangen, wo sie sich ansiedeln können. B. Lange nimmt an, daß das nur bei Tröpfchen von weniger als 20 μ möglich ist, und daß diese so selten sind, daß sie gegenüber dem Staub nichts bedeuten, wenn auch Siegl einmal in einem Tröpfchen von 20—30 μ Durchmesser einen Tuberkelbazillus gefunden hat.

Manche Autoren schätzen die Tröpfcheninfektion sehr gering ein. Sie legen das Hauptgewicht auf die Verstäubung eingetrockneten Sputums. Ihre Versuche, die die Möglichkeit einer Infektion durch Sputumstaub beweisen, der durch Aufkehren eines Teppichs in die Luft gelangt ist, sind oben erwähnt. Es ist deshalb ganz sicher, daß das Eintrocknen von Sputum eine große Infektionsgefahr schafft. Doch muß man sich darüber klar sein, daß die Hauptgefahr von dem wirklich auf den Boden gespuckten Sputum herrührt. Wird das Sputum ins Taschentuch entleert, so wird es selten so eintrocknen, daß beim Herausziehen des Tuches Staub ausgeschüttelt wird. Das Ausspucken auf die Bettwäsche, wodurch beim Aufschütteln der Betten eine Verbreitungsgefahr entsteht, ist doch wohl in Wirklichkeit so selten, daß es als allgemeiner Infektionsweg nicht in Betracht kommt. Die größte Gefahr bildet deshalb das Sputum in den Arbeitsstätten, in Korridoren, auf Treppen und im Freien. Aber auch hier ist die Gefahr nur teilweise vorhanden. Im Straßenstaub können die Bazillen durch wiederholtes Eintrocknen und Anfeuchten, durch Sonnenlicht usw. sehr rasch zugrunde gehen, außerdem ist für die Mehrzahl der Menschheit die Dauer der Einwirkung von Straßenstaub nicht sehr groß. Einzig für Kinder liegt diese Gefahr sehr nahe. Die Infektion kann aber bei den Kindern, die am Boden spielen, ebenso gut durch Beschmutzen der Hände und Verschlucken tuberkulösen Materials als durch Einatmen zustande kommen. Für die Erwachsenen kommt namentlich die Infektion an den Arbeitsstätten durch ausgeworfenes Sputum in Frage.

Doch ist das Ausspucken in Lokalen, Eisenbahnwagen usw., ja selbst auf der Straße so viel seltener geworden, daß wir dann, wenn das die Hauptquelle der Infektion wäre, ein viel stärkeres Sinken der Tuberkulose, namentlich bei den Kindern, hätten erwarten müssen, als wir tatsächlich beobachten. Allerdings ist zu berücksichtigen, daß der Phthisiker, auch wenn er seinen Auswurf ins Taschentuch oder in einen Spucknapf entleert, immer kleine Partikel verspritzt, die gerade wegen ihrer geringen Größe rasch eintrocknen.

Der Staub enthält aber nicht nur die durch Eintrocknung von Sputum mobilisierten Bazillen, sondern auch die durch das Eintrocknen von Hustentröpfchen frei gewordenen Exemplare. Sie bilden sicher die Mehrzahl, wenn mit dem Sputum vorsichtig umgegangen wird. Namentlich in den Haushaltungen von Phthisikern werden große Mengen auf diese Weise im Bettwerk, an den Kleidern, am Boden usw. niedergeschlagen und gelangen schon durch leichte Erschütterungen in die Luft. Wenn wir nun eine Infektion in der Familie und Wohngenossenschaft statistisch nachweisen können, so ist dadurch bewiesen, daß nicht nur das eingetrocknete, ausgeworfene Sputum, sondern auch das durch Husten verstäubte Material die Ansteckung verbreiten kann, allerdings nicht in erster Linie im Sinne der Einatmung schwebender Tröpfchen, sondern wohl in erster Linie im Sinne einer Einatmung trocken zerstäubten Materials. Doch zeigen einzelne Erfahrungen (Hamburger), daß die Tröpfcheninfektion offenbar bisweilen genügt (kurzes Zusammensein mit hustendem Phthisiker in Entfernung von weniger als 1 m), wie Beitzke hervorhebt.

Die Untersuchung des Staubes auf Tuberkelbazillen ist schon vielfach vorgenommen worden. Die ausgedehntesten Versuche sind die Cornets. Die Tabelle mit seinen Resultaten möge deshalb wiedergegeben werden.

	Wieviel Staub-proben im ganzen?	In wieviel Fällen ist wenigstens 1 Tier tuberkulös?	In wieviel Fällen sind die Tiere gesund geblieben?	Wieviel Tiere im ganzen?	Wieviel Tiere sind an andern Krankheiten gestorben als an Tuberkulose?	Wieviel Tiere sind im ganzen tuberkulös geworden?	Wieviel Tiere sind im ganzen gesund geblieben?
In 7 Krankenhäusern	38	15	12	94	52	20	22
In 3 Irrenanstalten	11	3	6	33	16	13	14
In 2 Gefängnissen	5	—	4	14	6	—	8
Im Inhalations-Versuchszimmer	2	1	1	4	—	2	2
In Wohnung, Werkstätten von Privatpatienten							
a) mit positivem Nachweis . .	27	21	—	75	38	34	3
b) mit negativem Nachweis .	35	—	22	95	53	—	42
Poliklinik, Waisenhaus, pathologisches Institut	12	—	9	28	14	—	14
Chirurgische Säle	3	—	3	8	1	—	7
Straßen usw.	14	—	12	41	16	—	25
Hauptergebnis	147	40	69	392	196	69	137

Aus diesen Versuchen geht hervor, daß virulente Bazillen in der Regel nur in Wohnungen, Hotels, Werkstätten und Anstalten vorhanden sind, in denen sich Phthisiker aufhalten. Vielfach nimmt man an, daß nur die Schwindsüchtigen gefährlich sind, die mit dem Auswurf unvorsichtig umgehen. Bei dieser Betrachtungsweise besteht aber die Gefahr, daß Wichtiges mit Unwichtigem verwechselt wird. So wird das Spucken ins Taschentuch, das doch sicher nicht unter allen Umständen zu einer Verbreitung der Bazillen führt, als höchst gefährlich erklärt, dagegen die Zerstäubung der ausgehusteten Tröpfchen vernachlässigt.

Auffallend ist, daß im Straßenstaub noch nie Bazillen gefunden worden sind. Teilweise rührt das von den erwähnten ungünstigen Bedingungen für das Weiterleben der Bazillen her, teilweise davon, daß sich das bazillenhaltige Sputum in der ungeheuren Menge Staubes verliert. An einzelnen Stellen wird doch noch virulentes Material vorhanden sein. Mit der Seltenheit der Bazillen im Straßenstaub hängt zusammen, daß Straßenkehrer und Kutscher, wie Cornet gezeigt hat, selten an Tuberkulose erkranken.

Es muß aber bemerkt werden, daß vielleicht die Technik der bisherigen Untersuchungen nicht fein genug war, um die Bazillen immer nachzuweisen. Engelhardt konnte die Technik so verbessern, daß er öfter positive Resultate erhielt als mit den bisher üblichen Methoden. Für eine größere Verbreitung der Tuberkelbazillen sprechen auch die Resultate der Untersuchungen der Landbevölkerung mit der Pirquetschen Methode (S. 1476f.).

β) Milch und Fleisch als Infektionsquelle.

Unter den Haustieren, besonders unter dem Rindvieh, ist die Tuberkulose außerordentlich verbreitet. Unter den Erkrankungen der Kühe nimmt die Eutertuberkulose eine hervorragende Stellung ein.

Ihre Häufigkeit wird auf 0,5 bis gegen 2% des Rindviehbestandes angegeben. Aber auch ohne nachgewiesene Eutertuberkulose kann die Milch Tuberkelbazillen enthalten, wie L. Rabinowitsch u. a. festgestellt haben. Die Milch von tuberkulinreagierenden, klinisch gesunden Kühen wurde in 7—33% bazillenhaltig gefunden. Da die Rindertuberkulose enorm verbreitet ist (nach den Ergebnissen der Fleischbeschau in Deutschland 1924 $30,8\%$ der Kühe, nach den Ergebnissen der Tuberkulindiagnostik in Großbetrieben 60—75%, in Kleinbetrieben 23—55%), ist die Gefahr einer Übertragung auf den Menschen recht groß. Nach Ebers, Dunkel u. a. ist die Rindviehtuberkulose überall im Zunehmen begriffen.

Eine Verbreitung der Tuberkulose vom Rindvieh auf den Menschen durch Einatmung kommt wohl höchst selten in Frage. Dagegen spricht auch die Seltenheit des bovinen Bazillentypus bei der menschlichen Lungentuberkulose (s. S. 1419 ff.). Viel gefährlicher ist die Milch der Kühe. Da die Milch heutzutage in den meisten Städten in Mischungen aus Material verschiedener Herkunft in den Handel kommt, so genügt unter Umständen die Milch einer einzigen kranken Kuh, um viele Liter zu infizieren.

Ein lehrreiches Beispiel teilt Kühnau mit. Im Hamburger Schlachthofe wurden 76 Schweine von 80, die aus der gleichen Quelle stammten, tuberkulös gefunden. Die Schweine waren mit Zentrifugenschlamm ernährt worden, der von 800 Kühen stammte. Die Nachforschung ergab, daß 2 von diesen 800 Kühen tuberkulöse Milch lieferten. Diese hatten genügt, um 76 Schweine krank zu machen. Freilich ist der Zentrifugenschlamm besonders bazillenreich.

Durch das Kochen werden ja meistens die Bazillen abgetötet. Doch können, abgesehen von ungenügendem Kochen, die Bazillen auch durch die Verfütterung mit der Butter, mit Käse und Sahne genossen werden.

Zahlreiche Untersuchungen haben nun ergeben, daß die Milch und die Butter in vielen Städten Tuberkelbazillen mehr oder weniger reichlich enthält. Die Zahlen der einzelnen Proben sind dem Zufall unterworfen. So wurden in Berlin in der Butter von einzelnen Untersuchern in 0% der Proben, in anderen in 100% Tuberkelbazillen gefunden, für die Milch schwankten die Zahlen für Berlin von 0 bis 30%. Ähnliche Schwankungen finden sich auch für andere Städte.

Die Statistiken für die durchschnittliche Zahl der Proben mit positivem Bazillenbefund schwanken von $6,7\%$ (Washington) bis $61,5\%$ (Bremen) für die Milch, von 10—12% für die Marktbutter. In der Sahne fand Eber in 6% der Proben Tuberkelbazillen, im Quark in 4% (vgl. Cornet, S. 122 f., Selter und Blumenberg).

Viel weniger gefährlich als die Milch ist das Fleisch tuberkulöser Tiere. Zwar kann auch durch Schlachtinstrumente, die bei tuberkulösen Tieren benützt wurden, das Fleisch gesunder Tiere infiziert werden, doch führt das wohl zu keiner großen Bazillenverbreitung. Überhaupt wird das Fleisch ja in der Regel gekocht, so daß die Gefahr im Vergleich mit der Milch außerordentlich gering ist. Man hat deshalb in letzter Zeit auch vorgeschlagen, die rigorosen Bestimmungen über den Verkauf des Fleisches tuberkulöser Tiere zu mildern. Jedenfalls stehen sie in keinem Verhältnis zu der mangelhaften Kontrolle des Milchverkaufes und dessen Gefahren.

Die Möglichkeit einer intestinalen Infektion durch Milch und Butter ist also in hohem Maße vorhanden. Auf S. 1427 wurde erwähnt, daß die primäre Darminfektion nicht so selten ist, wie man früher annahm. Aber immerhin macht sie auch bei Kindern, bei denen sie am häufigsten ist, höchstens die Hälfte der Fälle von Tuberkulose aus. Und bei Kindern kommt auch die Möglichkeit des Verschluckens von menschlichen Tuberkelbazillen gar nicht so selten in Betracht. Als Milchinfektionen müssen wir, wenn wir keine gekünstelten Hypothesen machen, zum mindesten die Mehrzahl der Fälle mit intestinaler Infektion mit dem Bovintypus auffassen. Diese betragen aber etwa die Hälfte der kindlichen Abdominaltuberkulose.

Gegen die allzu starke Betonung der Bedeutung einer Ansteckung durch die Milch kann angeführt werden, daß die Tuberkulosemorbidität und -mortalität weder in ganzen Ländern noch in kleineren Bezirken mit der Perlsuchtverseuchung parallel geht.

d) Klinische Erfahrungen über die Infektionsgefahr beim Menschen.

Man hat vielfach versucht, durch Statistiken über die Häufigkeit der verschiedenen Infektionsmöglichkeiten und über ihr tatsächliches Vorkommen ein Urteil zu gewinnen. Die Grundlage dieser Statistiken ist aber oft recht unsicher.

Bei der Beurteilung der Infektionsmöglichkeiten stößt man einmal auf die Schwierigkeit, daß es nicht möglich ist, mit Sicherheit festzustellen, wie viele Menschen überhaupt Bazillen aushusten. Die anatomischen Statistiken über die Häufigkeit der Tuberkulose nützen uns zur Beantwortung dieser Frage nichts, sondern wir sollten die Zahl derer kennen, die mit einer gewissen Regelmäßigkeit Bazillen an die Umgebung abgeben, d. h. die Zahl der einigermaßen vorgeschrittenen „offenen" Lungenphthisen.

Wenn man daraus, daß ein Siebentel der Menschen an Tuberkulose stirbt, den Schluß zieht, daß ein Siebentel der Lebenden lungenkrank sei, so ist das ein Fehlschluß, obschon er selbst von Behring gemacht wird. Cornet sucht die Zahl der lebenden Tuberkulösen im Verhältnis zu den Lebenden überhaupt nach der Formel zu berechnen:

$$\frac{\text{Zahl der an Tuberkulose Gestorbenen} + \text{Zahl der Geheilten} \times \text{Krankheitsjahre}}{\text{Zahl der Lebenden überhaupt.}}$$

Gegen die Richtigkeit dieser Formel läßt sich nichts einwenden, dagegen fehlt es für die Häufigkeit der Heilung und für die Dauer der Krankheit an genügenden statistischen Unterlagen. Cornet berechnet die Krankheitsdauer der Verstorbenen nach seinem Material auf durchschnittlich drei Jahre, Dettweiler auf sieben Jahre, wobei freilich zu bemerken ist, daß Cornets Material mehr dem Durchschnitt der Bevölkerung entsprechen dürfte, als Dettweilers gut situierte Patienten (vgl. hierüber weiter unten bei der Prognose der Lungentuberkulose). Cornet findet bei seiner Berechnung auf 1000 Lebende im Durchschnitt 11,5 tuberkulöse Menschen, für die Erwachsenen schätzt er einen Phthisiker auf 80 bis 100 Gesunde (s. Cornet in Kolle-Wassermann). Am niedrigsten berechnet er das Verhältnis zwischen dem 5. und 10. Jahre mit 0,5 bzw. $0,6^0/_{00}$, am höchsten für das 60. bis 70. Lebensjahr mit $23,3^0/_{00}$ Männer und $16,1^0/_{00}$ Frauen. Aus der Übereinstimmung seiner durchschnittlichen Zahlen mit den Untersuchungen Brauers über die Häufigkeit der Tuberkulose in einzelnen Bezirken Badens schließt Cornet auf die Richtigkeit seiner Berechnungsweise. Brauer berechnete nach seiner Untersuchung für das Großherzogtum Baden 13 650 Lungenkranke, Cornet kommt mit seiner Formel auf 13 400.

Diese Übereinstimmung ist selbstverständlich kein Beweis, da beide Zahlen auf nicht sehr sicheren Grundlagen beruhen.

M. Burckhardt hat aus dem Material der Basler Poliklinik nachgewiesen, daß die Berechnungsweise Cornets falsch ist. In Basel hatten die Einwohner, deren Einkommen eine gewisse Summe nicht erreicht, Recht auf Behandlung durch die Ärzte der Allgemeinen Poliklinik. Im Jahre 1900 betrug die Zahl der Poliklinikberechtigten 20 000 (bei 108 000 Einwohnern). Behandelt wurden an Tuberkulose in diesem Jahre 841 = $4,2^0/_0$, d. h. auf einen Tuberkulösen kommen 28 nichttuberkulöse Poliklinikberechtigte. Nun ist freilich zu berücksichtigen, daß die Tuberkulose gerade unter diesen Bevölkerungsschichten besonders groß ist, und daß manche Familie erst in Folge von Schwindsucht in die poliklinikberechtigte Klasse herabsinkt. Auf der anderen Seite kam nicht jeder Lungenkranke in Behandlung. Unter Berücksichtigung dieser Tatsachen berechnet Burckhardt die Zahl der Tuberkulösen in Basel im Jahre 1900 auf etwa 2500 = 2,3% der Bevölkerung, d. h. auf 1 Tuberkulösen kommen 47 Nichttuberkulöse (bei einer gleichzeitigen Tuberkulosemortalität von 32 auf 10 000 Einwohner), oder, da im Jahre 1900 340 Todesfälle an Tuberkulose gemeldet wurden, auf einen Todesfall 7,3 lebende Tuberkulöse.

Man sollte denken, daß die jetzt in manchen Ländern eingeführte Meldepflicht ein klares Bild über die Verbreitung der Tuberkulose geben sollte. Leider ist das nicht der Fall, weil die Meldungen vielfach unvollkommen sind. Deshalb sind nur wenige bisher vorgenommene systematische Untersuchungen für unsern Zweck brauchbar.

Eine Zählung der Tuberkulösen wurde in England und Wales durchgeführt. Sie ergab auf 31. Dezember 1925 249 803 Fälle von Lungentuberkulose = 0,64% der Bevölkerung, 89 658 Fälle von anderer Tuberkulose = 0,24% der Bevölkerung. Im Jahre 1926 kamen 60 770 neue Fälle von Lungentuberkulose, 20 667 von anderweitiger Tuberkulose hinzu. Daraus und aus den Zahlen für die Sterblichkeit in England im Jahre 1925 läßt sich berechnen, daß auf einen Todesfall an Lungentuberkulose 7,7 lebende Phthisiker kommen, auf einen Todesfall an Tuberkulose überhaupt 8,3 lebende Patienten mit Tuberkulose irgendwelcher Art. Für 1927 ergaben sich 0,66% Lungentuberkulöse in der Bevölkerung und 3,4 lebende Lungentuberkulöse auf 1 Todesfall.

Die Untersuchung der Bevölkerung in Framingham durch die amerikanische Tuberkulosevereinigung ergab im Jahr 1917 bei etwa 1% der Einwohner aktive Tuberkulose (wovon mehr als $^9/_{10}$ Lungentuberkulose) oder 9 auf 1 Todesfall im Jahr, außerdem noch etwa ebensoviel inaktive (ebenfalls vorwiegend Lungentuberkulose). L. Bernard hält diese Zahl für zu hoch und nimmt an, daß die Diagnose in Framingham etwas zu weitherzig gestellt wurde. Er hält die in New York ermittelte Zahl von 5 : 1 für richtiger. Uns erscheint in Anbetracht des in England festgestellten Verhältnisses 5 : 1 zu niedrig.

Wir haben also auf 1 Todesfall pro Jahr mindestens 7, wahrscheinlich eher 9 Fälle von aktiver Lungentuberkulose mit wenigstens zeitweise ausgestreuten Bazillen zu rechnen. Bei einer Mortalität an Lungenschwindsucht von annähernd 1%, wie sie gegenwärtig in Deutschland und in vielen benachbarten Ländern festgestellt wird, hätten wir also auf 100—140 Gesunde einen Phthisiker zu rechnen. Unter den Erwachsenen ist diese Zahl etwas geringer, da die Fälle von Lungentuberkulose im Kindesalter sehr viel seltener sind und kürzer als der Durchschnitt der Erwachsenenschwindsucht verlaufen. Die Zahl von Cornet (ein Phthisiker auf 80—100 Gesunde Erwachsene) war also für die Zeit, in der Cornet sie berechnete, mit der damals noch höheren Tuberkulosemortalität, offenbar etwas zu groß, dürfte aber für unsere Zeit und ähnliche Zustände wie in Deutschland ungefähr richtig sein. Ickert rechnet in Deutschland 1 Bazillenhuster auf 250 Einwohner.

Die Gelegenheit zur Infektion muß aber doch recht allgemein verbreitet sein, da nach den Resultaten anatomischer Untersuchungen und der diagnostischen Tuberkulinimpfung eine fast vollkommene Durchseuchung der Bevölkerung in der Jugend stattfindet, wenigstens in vielen Gegenden (vgl. unten S. 1473ff.). In der Kindheit kann die Infektionsquelle verhältnismäßig oft festgestellt werden, wenn die Tuberkulinprobe kurz vor der Infektionsgelegenheit und nachher vorgenommen wird. Es liegt jetzt eine Reihe von solchen Beobachtungen vor, besonders von Hamburger und seinen Schülern, Engel usw. Aus ihnen geht hervor, daß die Kindheitsinfektion wohl immer die Folge des Beisammenseins mit einem hustenden Phthisiker ist, daß dazu nicht einmal eine schwere Lungenschwindsucht mit reichlicher Bazillenausscheidung nötig ist, und daß oft wenige Stunden für das Zustandekommen der Infektion genügen, daß aber außerhalb der nächsten Umgebung der hustenden Person (1 m nach Hamburger) die Gefahr rasch abnimmt. Eine solche Gelegenheit hat in den meisten Gegenden heutzutage jeder Mensch während der Jugendjahre.

Schwerer ist die Frage zu beantworten, wie oft eine Infektion im erwachsenen Alter vorkommt, und ob sich aus den vorliegenden Beobachtungen Schlüsse auf vorhandene Infektionsgefahren zeigen lassen.

Daß eine Erstinfektion im erwachsenen Alter auch in tuberkulosedurchseuchten Gegenden vorkommt, steht außer Zweifel. Nicht nur die seltenen Fälle, die beim Erwachsenen unter dem Bilde der „Säuglingstuberkulose" rasch tödlich verlaufen, gehören nach der Ansicht vieler Forscher hierher, sondern neuere pathologisch-anatomische Erfahrungen (Aschoff, Schürmann usw.) zeigen, daß auch zufällig entdeckte Primäraffekte bei den Obduktionen Erwachsener nicht so selten sind, wie man eine Zeitlang annahm.

Aber diese Fälle von Erstinfektion sind verhältnismäßig selten. In der weitaus überwiegenden Mehrzahl der Erwachsenenphthisen handelt es sich um den Ausbruch der Krankheit in einem schon von der Jugend her infizierten Organismus. Die Frage, ob dieser Krankheitsausbruch die Folge einer erneuten Infektion, einer Superinfektion, oder einer Metastasierung aus dem Primärkomplex sei, kann, nachdem die anatomischen und experimentellen Forschungen keine Antwort gebracht haben, nur durch die Untersuchung der Infektionsgelegenheit für den Erwachsenen und durch statistische Arbeiten beantwortet werden. Leider versagt aber das bisher vorliegende Material vielfach.

Früher wurde viel zu viel Gewicht auf einzelne Beobachtungen gelegt und immer wieder sog. Paradefälle angeführt. Aber der Zufall spielt eine viel zu große Rolle, als daß man bei der ungeheuren Verbreitung der Tuberkulose aus einem auffallenden Zusammentreffen mehrerer Erkrankungen auf einen Kausalzusammenhang schließen dürfte.

Einzelne in der Literatur immer wieder angeführte Beispiele beruhen übrigens auf höchst zweifelhaften Mitteilungen. So hat Behring die Unglaubwürdigkeit einer immer wieder erzählten Geschichte gezeigt. Mitulescu hatte berichtet, daß in New-York 20 Bureaubeamte hintereinander dadurch schwindsüchtig wurden, daß sie mit Aktenbündeln und Heften zu tun hatten, die ein einziger Phthisiker beim Umblättern mit benetzten Fingern infiziert habe. Behring hat gefunden, daß in der Originalmitteilung die Geschichte schon vom Hörensagen aus zweiter Hand berichtet wird. (Einführung usw. S. 356).

Infektion in der Familie. Daß die Kinder tuberkulöser Eltern viel mehr von Tuberkulose dahingerafft werden als andere, ist schon längst bekannt. Weinberg hat berechnet, daß die Sterblichkeit der Kinder an Tuberkulose, wenn ein Elternteil tuberkulös war, die zu erwartende Tuberkulosesterblichkeit im 1. bis 5. Lebensjahr um mehr als 100% übertrifft (im Säuglingsalter wahrscheinlich um noch viel mehr, weil die Zahl der gemeldeten Tuberkulosetodesfälle infolge falscher Diagnosenstellung offenbar viel zu klein ist, wie der Vergleich mit der Sterblichkeit an anderen Krankheiten beweist), im 6. bis 10. Lebensjahr um 42%, im 11. bis 15. Jahr um 81%, im 16. bis 20. Jahr um 107%. Diese Häufung von Tuberkulosefällen in der Familie wurde früher als Folge der Heredität, später als Folge der Infektion im Elternhaus aufgefaßt.

Für die Todesfälle in der ersten Kindheit ist heute bewiesen, daß es sich um Infektion handelt, und zwar durch die Erfolge der Entfernung der gefährdeten Kinder aus der Familie.

Einzelne solche Versuche wurden schon früher angestellt. So veranlaßte Bernheim 3 tuberkulöse Mütter von Zwillingen, sich von je einem zu trennen, den andern aber im Hause von einer gesunden Amme ernähren zu lassen. Die 3 isolierten Zwillinge blieben gesund, die 3 zu Hause aufgezogenen starben an Tuberkulose, mit ihnen auch 2 der Ammen.
Seither ist die frühzeitige Trennung der Kinder von ihren tuberkulösen Müttern an vielen Orten durchgeführt worden, und es hat sich gezeigt, daß bei rechtzeitiger Entfernung und Versetzung in tuberkulosefreie Umgebung die Entstehung einer Tuberkulose mit Sicherheit verbreitet werden kann. Am frühesten wurde diese Art der Prophylaxe wohl

durch die „Oeuvres Grancher" in Paris durchgeführt, und Ende 1925 konnte Armand-Dellile feststellen, daß von den seit 20 Jahren versorgten 2500 Kindern nur 7 an Tuberkulose erkrankt waren, wovon 2 gestorben. Ähnlich gute Resultate ergeben analoge Fürsorgeinstitutionen an anderen Orten. Außerdem ist es längst bekannt, daß Kinder aus tuberkulösen Familien in Waisenhäusern durchaus nicht häufiger erkranken als andere.

Während die Erstinfektion in der Familie außer allem Zweifel steht, ist eine dem Ausbruch der Krankheit unmittelbar vorausgehende Infektion älterer Kinder oder Erwachsener in der Familie immer noch nicht streng bewiesen. Beispiele von Kindern, die im erwachsenen Alter zu den schwindsüchtigen Eltern oder Geschwistern zurückkehrten und bald darauf erkrankten, wurden schon von Cornet angeführt und werden von den Fürsorgeärzten immer wieder berichtet (vgl. unter Frühinfiltrat im Kapitel Symptomatologie). So eindrucksvoll solche Erzählungen auch sind, so wenig beweisen sie wirklich. Nur wenn solche Fälle statistisch erfaßbar wären, könnte man daraus bindende Schlüsse ziehen.

Infektion in der Ehe. Einzig die Infektion in der Ehe ist statistisch erfaßbar, indem die Zahl der Erkrankungen von Männern oder Frauen, die mit einem tuberkulösen Gatten verheiratet sind, festgestellt und mit Erkrankungshäufigkeit anderer, unter gleichen Bedingungen lebender Individuen gleichen Alters verglichen wird.

Statistiken über die Tuberkuloseerkrankungen in der Ehe gibt es in großer Zahl. Sie zeigen recht verschiedene Resultate und sind nur teilweise verwertbar, weil die Vergleichsbasis oft fehlt.

Nach der Statistik von Thom ließ sich unter 402 Ehen nur 12mal, d. h. in 3% eine Infektion des Gatten nachweisen, Cornet fand sie unter 594 Ehen 135mal, d. h. in 23%, wobei er aber noch betont, daß von den 459 Fällen, in denen nur ein Gatte erkrankt war, 157 wegen Scheidung oder Todes eines Gatten vor der Infektion außer Betracht fallen. de la Camp fand von 573 untersuchten Ehefrauen Lungenkranker 264 = 46% tuberkulös. Selbst wenn die nicht Untersuchten alle gesund gewesen wären, so betrüge der Prozentsatz der erkrankten Frauen noch 35%. Jacob und Pannwitz konnten bei 1540 verheirateten Fällen in 131 eine Erkrankung des Gatten konstatieren, = 8,5%, Samson unter 45 Fällen in 15 = 33%, Biemann unter 271 Fällen in 4,4%. Fishberg fand konjugale Tuberkulose in 3% der Ehen mit einem tuberkulösen Gatten, Minning in 12%, Arnould in 10% (53 000 Fälle, entsprechende Morbidität der sonstigen Bevölkerung von 20—50 Jahren 5%), Ronzoni in 8%, Léon Bernard in 7%, Armand Delille in 13,6% usw. Die Verschiedenheiten beruhen teilweise auf dem Material, indem z. B. Thom die Patienten des Sanatoriums Hohenhonnef zugrunde legte, die größtenteils schon frühzeitig im Beginn der Erkrankung aus der Familie entfernt worden waren. Auf andere Fehlerquellen, die die Zahl der infizierten Ehegatten zu niedrig erscheinen läßt, hat Cornet hingewiesen.

Viel besser als diese Methoden ist die von Weinberg angewandte. Weinberg verfolgte das Schicksal der überlebenden Ehegatten von 3932 an Tuberkulose verstorbenen Personen und verglich deren Sterblichkeit an Tuberkulose mit der der übrigen entsprechenden Altersklassen. Er fand, daß die tatsächliche Zahl der Todesfälle in den ersten 5 Jahren, nach dem Tod des ersten Gatten, die Erwartung um 167% überstieg. Im ganzen berechnet er einen Überschuß der Erfahrung über die Erwartung um 106%.

Diese Statistik Weinbergs dürfte wohl die sorgfältigste von allen sein. Aber auch die meisten anderen stimmen mit ihr überein und zeigen, daß die Gefahr der Erkrankung durch die Ehe mit einem tuberkulösen Gatten verdoppelt wird. Das beweist mit genügender Sicherheit, daß eine Infektion im erwachsenen Alter (wohl in der Regel eine Superinfektion) zum Ausbruch einer Lungentuberkulose führen kann. Aber auf der anderen Seite ist die Zahl der konjugalen Tuberkulose im Verhältnis zu der Infektionsgefahr in der Ehe, die doch kaum von irgendeiner anderen Infektionsgefahr übertroffen werden kann, auffallend gering. Freilich muß man sich vor Augen halten, daß von denen, die mit einem lungenkranken Partner verheiratet sind, nur die erkranken können, die dazu disponiert sind.

Über die Gefahr für Mann und Frau kommen Jacob und Pannwitz zu folgenden Schlüssen: „Schließt ein tuberkulöser Mann die Ehe mit einer vorher gesunden Frau, oder erkrankt der Mann in der Ehe zuerst an Tuberkulose, so unterliegt die Frau häufig schon nach wenigen Monaten oder Jahren der Ansteckung seitens ihres Mannes. Ist dagegen die Frau vor Beginn der Eheschließung mit einem gesunden Manne bereits tuberkulös oder erwirbt sie in der Ehe die Tuberkulose, so wird der Mann im allgemeinen nur dann gefährdet, wenn die Tuberkulose der Frau einen sehr schweren tödlichen Verlauf nimmt." Auch Weinberg findet eine etwa 3mal so große Ansteckungsgefahr für die Ehefrauen als für die Männer. Für diese besondere Gefährdung der Frau in der Ehe sind verschiedene Gründe vorhanden, einmal die gefährliche Wirkung der Schwangerschaften und Geburten, dann aber auch die Tatsache, daß die Frau viel mehr in der infizierten Wohnung weilt als der Mann. (Über weitere Gesichtspunkte vgl. Weinberg.)

Infektion durch die Wohnung. Wenn Infektionen in der Ehe und in der Familie vorkommen, so müssen selbstverständlich auch andere als verwandte Bewohner der gleichen Wohnung infiziert werden können.

Im Kindesalter sind solche Beobachtungen häufig zu machen, die durch das Auftreten der vorher fehlenden Tuberkulinreaktion die stattgehabte Infektion beweisen (vgl. z. B. Hamburger). Für die Beobachtungen an Erwachsenen gelten die gleichen Vorbehalte wie für die Infektion in der Familie. Immerhin sind auffallende Tatsachen veröffentlicht worden, so z. B. von Klotz die Entwicklung einer aktiven Tuberkulose bei 5 Kindern und 3 erwachsenen Pflegepersonen kurze Zeit nach zwei Monate langem engem Kontakt mit einem Kind, dessen Krankheit nicht als tuberkulös erkannt worden war.

Die Tatsache, daß in Wohnungen mit wenig Zimmern mehr tuberkulöse Fälle vorkommen als in größeren Wohnungen, ist absolut nicht beweisend, da die Zimmerzahl in ziemlich direktem Verhältnis zum Wohlstand der Bewohner steht. Wichtiger ist dagegen der Nachweis, daß es in Städten Häuser gibt, in denen die Tuberkulosefälle gehäuft vorkommen. Freilich sagt das nichts darüber aus, ob die Infektion in der Jugend oder später erfolgt.

Für Basel konnte das z. B. M. Burckhardt nachweisen und auch die allmähliche Durchseuchung neuer Häuser zeigen. In Posen, das schon früher in dieser Hinsicht von Wernicke untersucht worden war, fand in einer neuen interessanten Arbeit von Greck die früher von Wernicke infiziert gefundenen Häuser immer noch durchseucht. Auch die Abnahme der Tuberkulosemortalität in größeren Städten läßt sich am einfachsten durch die Besserung der Wohnungsverhältnisse erklären. So ist die Sterblichkeit an Lungentuberkulose in Basel von 23,6 auf 10,000 Einwohner in den Jahren 1891—1895 auf 15,9 in den Jahren 1906—1908, also um 33% gesunken, während zahlreiche alte unhygienische Häuser niedergerissen wurden, die stark übervölkert und mit Tuberkulose durchseucht waren.

Infektion durch Berufsgenossen. Wenn eine Infektion im erwachsenen Alter stattfindet, so muß sie besonders leicht durch Berufsgenossen zustande kommen, die in einem geschlossenen Lokal arbeiten und mit dem Sputum nicht sorgfältig umgehen. Der Mann ist hier der Infektion viel mehr ausgesetzt als zu Hause, da er in der Familie weniger Stunden im Tag wachend zubringt und das Schlafen für die Wohnungsgenossen weniger gefährlich ist, indem beim ruhigen Atmen gar keine Keime nach außen gelangen. Es ist in der Tat festgestellt worden, daß einzelne, vorwiegend in geschlossenen Räumen arbeitende Berufsklassen eine sehr hohe Tuberkulosemortalität haben, während sie bei mehr im Freien arbeitenden Berufsklassen mit ähnlicher Beschäftigung viel geringer ist. So fand Cornet, daß die Todesfälle an Lungenschwindsucht unter den gesamten Todesfällen bei den Tischlern und Stuhlmachern 61,5%, bei den Zimmerern und Stellmachern 39,2% ausmachen. Cornet bringt auch mehrere Beispiele, die zeigen, wie in einer Werkstätte einer nach dem andern erkranken kann.

Freilich darf man auf solche Einzelbeobachtungen, wie erwähnt, nicht zu viel Gewicht legen, noch weniger auf Statistiken, die die Infektionsquelle bei den einzelnen Lungenkranken durch Ausfragen feststellen wollen, und die bei einer Anzahl von Kranken eine Infektion durch Berufsgenossen fanden.

Infektion durch Krankenpflege. Großes Aufsehen erregte die Statistik Cornets über die Sterblichkeit in den katholischen Krankenpflegeorden, nach der mehr als zwei Drittel der Krankenschwestern an der Tuberkulose sterben, so daß eine Krankenpflegerin im 25. Lebensjahre durchschnittlich nicht mehr länger zu leben erwarten darf als eine 58jährige Person außerhalb des Klosters, eine 33jährige nicht mehr länger als sonst eine 62jährige. Cornet zog daraus den Schluß auf Ansteckung bei der Pflege Lungenkranker. Verschiedene andere Autoren haben dieser Ansicht unter Hinweis darauf, daß die neben der Krankenpflege geübte Askese das Gefährliche sein könne, widersprochen, und Aufrecht hat darauf hingewiesen, daß bei genauer Untersuchung vor Antritt des Dienstes sich herausstellt, daß eben manche von denen, die man sonst als im Dienst erkrankt ansehen würde, schon vorher krank waren. Später fand Cornet bei evangelischen Krankenschwestern, daß von 195 Gestorbenen etwa 42 % der Tuberkulose zum Opfer gefallen waren. Er behauptet, daß die Zahl noch größer wäre, wenn nicht etwa die Hälfte der Eingetretenen wieder aus den Diakonissenhäusern ausgetreten wären, und er nimmt an, daß sich unter diesen viele Tuberkulöse befinden. Nun finden aber die Austritte wegen Krankheit aus Diakonissenhäusern in der Regel nur im Beginn des Dienstes statt, und wenn sich zu dieser Zeit Tuberkulose entwickelt, so wird sie wohl höchst selten auf einer Infektion im Dienst beruhen, sondern es wird sich um eine latente, durch die Anstrengungen des Dienstes manifest gewordene Erkrankung handeln. Außerdem ist die Zahl von 195 Gestorbenen viel zu klein, um daraus Prozente zu berechnen.

Die Statistik der Erkrankungen des Pflegepersonals stößt überhaupt auf große Schwierigkeiten. Einzig in den katholischen Orden ist sie zuverlässig, insofern als keine Austritte stattfinden, während besonders das Laienpersonal von Krankenhäusern so viel Wechsel aufweist, daß Statistiken wenig beweisen (vgl. darüber Maes). Die Arbeit von Maes zeigt, daß die Tuberkulosesterblichkeit bei den meisten Schwesterhäusern (auch evangelischen) auffallend groß ist, beweist aber nichts über deren Ursache, die nach Maes vielfach durch andere als Infektionsgefahren bedingt ist. Bräuning findet keine besondere Gefahr für die Krankenschwestern bei guten Vorsichtsmaßregeln, hält aber die Infektion in vielen Fällen für vorliegend.

Ich habe einige Erkrankungen von Wärterinnen beobachtet, aber die Mehrzahl von diesen Pflegerinnen war gar nicht auf den Lungensälen beschäftigt gewesen, sondern mehrere im chirurgischen Operationssaal oder an ähnlichen Stellen, an denen viel körperliche Anstrengung verlangt wurde. Auffallend oft waren es Mädchen aus gutsituierten Familien, die krank wurden. Hier liegt doch die Annahme viel näher, daß die ungewohnte Arbeit, die noch mit besonderem Eifer getan wird, den Anstoß zur Erkrankung gibt, als daß es sich um eine Infektion handeln könnte. Was die Infektionsmöglichkeit betrifft, so ist in Betracht zu ziehen, daß in gutgeleiteten Spitälern die Gefahr nur in der Tröpfcheninfektion besteht, also in der Nähe der Betten hustender Kranker, nicht einmal im ganzen Krankensaal vorhanden zu sein braucht.

Die einzigen Statistiken, die eine Infektion an Tuberkulose bei Krankenpfleger zu beweisen scheinen, sind die von Hamel (auch mitgeteilt von Kirchner) und von A. Müller. Hamel fand beim Pflegepersonal in allgemeinen Spitälern eine Erkrankungsziffer an Tuberkulose auf den äußeren Stationen von 2,19 %, auf den inneren Stationen von 3,42 %, auf den Sonderabteilungen für Schwindsüchtige von 7,88 %, dagegen beim Personal von Spezialanstalten für Lungenkranke nur 2,16 %. Auf die Berechnung, wieviel davon als Erkrankungen infolge der Ausübung des Krankendienstes aufzufassen seien (die Zahlen lauten 0,70, 1,46, 6,44 und 1,89), kann hier nicht eingegangen werden, ebensowenig auf die übrigen, teilweise auf zu kleine Zahlen beruhende Ergebnisse der Hamelschen Arbeit. A. Müller stellte Reaktivierung eines latenten Tuberkuloseherdes in allgemeinen Abteilungen bei 0,35% des Pflegepersonals fest, in Tuberkulosestationen bei 2,6%. Wenn sich gegen diese Statistiken auch mehr Bedenken erheben lassen als gegen die über die Infektion in der Ehe, so sprechen sie doch, wenn auch weniger sicher als diese, in ähnlichem Sinne. Außerdem ist es möglich, daß manche Mutterhäuser, deren Statistiken ganz wertvoll wären, diese vielleicht nicht veröffentlichten, wenn sie eine vermehrte Gefahr für die Schwestern beweisen.

Daß Ärzte, die mit Lungenkranken zu tun haben, nicht besonders gefährdet sind, ist eine bekannte Tatsache und leicht erklärlich. Sie sind lange nicht so viel mit den Patienten zusammen als deren Hausgenossen oder das Pflegepersonal. Es soll aber nicht verschwiegen werden, daß auch über Ansteckungen von Ärzten berichtet wird (Cornet).

Ergebnis der klinischen Erfahrungen über die Infektionsgefahren. Für die Kindheitsinfektion ist also der hustende Phthisiker als Infektionsquelle in der großen Mehrzahl der Fälle erwiesen. Ob andere Infektionsquellen daneben noch eine wesentliche Rolle spielen, können wir nicht mit Sicherheit sagen. Wenn in einer ländlichen Bevölkerung eine Durchsuchung mit Hilfe der Tuberkulinreaktion festgestellt wird, ohne daß ein Phthisiker bekannt ist (Hillenberg), so können wir die Anwesenheit von unbekannten, nur zeitweise bazillenhustenden Patienten nie ausschließen, während eine Infektion durch bovine Tuberkulose zwar immer möglich ist, namentlich da, wie erwähnt, die Rinder auch Bazillen aushusten können, sogar ohne krank zu sein, aber mit Rücksicht auf die Seltenheit der Nachweisbarkeit des bovinen Typus nicht wahrscheinlich erscheint.

Beim Erwachsenen ist die Erstinfektion selten, eine Superinfektion ist in Anbetracht der Statistiken der konjugalen Tuberkulose (weniger sicher auf Grund der Statistiken des Krankenpflegepersonals) als erwiesen zu betrachten. Die Infektion in der Ehe ist aber verhältnismäßig selten. Gewöhnlich wird darauf der Schluß gezogen, daß die Erkrankung des Erwachsenen in der weitaus überwiegenden Mehrzahl der Fälle durch endogene Metastasierung des Kindheitsherdes zustande komme. Beweisend ist aber dieser Schluß nicht. Sicher ist nur, daß in den meisten Fällen eine Superinfektion nicht als Ursache der fortschreitenden Lungentuberkulose beim Infizierten nicht nachgewiesen ist. Ob die Krankheit bei den meisten Phthisikern deshalb ausbricht, weil endogene oder exogene Faktoren (Resistenzverminderung) die Metastasierung des Primärkomplexes erlauben, oder ob diese gleichen Faktoren den Patienten für eine Superinfektion empfänglich machen, können wir nicht mit Sicherheit entscheiden. Da die Superinfektion für einen verhältnismäßig kleinen Bruchteil der Fälle bewiesen ist, muß die Frage, wie viele Fälle durch Superinfektion, wie viele durch Metastasierung zustande kommen, einstweilen offen gelassen werden.

5. Die Tuberkuloseimmunität (Allergie, Tuberkulinwirkung).

Die Untersuchung der Tuberkuloseimmunität nimmt ihren Ursprung von einer Beobachtung Kochs, die hier in Kochs Worten wiedergegeben sei: „Wenn man ein gesundes Meerschweinchen mit einer Reinkultur von Tuberkelbazillen impft, dann verklebt in der Regel die Impfwunde und scheint in den ersten Tagen zu verheilen, erst im Laufe von 10 bis 14 Tagen entsteht ein hartes Knötchen, welches bald aufbricht, und bis zum Tod des Tieres eine ulzerierende Stelle bildet.

Aber ganz anders verhält es sich, wenn ein bereits tuberkulöses Meerschweinchen geimpft wird. Am besten eignen sich hierzu Tiere, welche vier bis sechs Wochen vorher erfolgreich geimpft worden sind. Bei einem solchen Tiere verklebt die kleine Impfwunde auch anfangs, aber es bildet sich kein Knötchen, sondern schon am nächsten oder zweitnächsten Tage tritt eine eigentümliche Veränderung an der Impfstelle ein. Dieselbe wird hart und nimmt eine dunkle Färbung an, und zwar beschränkt sich dies nicht auf die Impfstelle selbst, sondern breitet sich auch auf die Umgebung bis zu einem Durchmesser von 1 cm aus.

In den nächsten Tagen stellt sich dann immer deutlicher heraus, daß die so veränderte Haut nekrotisch ist, sie wird schließlich abgestoßen und es bleibt eine flache Ulzeration zurück, welche gewöhnlich schnell und dauernd heilt, ohne daß die benachbarten Lymphdrüsen infiziert werden."

Ein anderer Satz Kochs lautet:

,,Tuberkulöse Meerschweinchen dagegen werden schon durch die Injektion geringer Mengen solcher abgetöteter Bazillen getötet, und zwar je nach der angewendeten Dosis nach 6 bis 48 Stunden."

Hierin sind alle wichtigen Probleme der Immunität und Überempfindlichkeit schon enthalten. Die vorhandene Erkrankung verhindert die Progression einer zweiten Infektion, aber der Körper ist dadurch nicht etwa einfach unempfindlich geworden, sondern an der Stelle der zweiten Injektion kommt es zu einer viel stärkeren und rascher auftretenden Schädigung des Gewebes, und der Körper ist gegen die Bazillenleiber so empfindlich geworden, daß deren Injektion in einer bestimmten Dosis den Tod herbeiführt.

Es hat längere Zeit gedauert, bis die Resultate Kochs von anderer Seite bestätigt und die Ursache des verschiedenen Ausfalls der Injektionsversuche gefunden wurde. Namentlich Römer hat die Verhältnisse klargestellt. Er zeigte, daß es gelingt, durch die Injektion großer Dosen von Bazillen, seien sie lebend oder tot, tuberkulöse Tiere akut zu töten. Dagegen gelang es ihm, die Immunität der infizierten Tiere nachzuweisen, wenn er die Dosis für die Reinfektion so klein wählte, daß die Tiere dadurch nicht getötet wurden, aber immerhin groß genug, daß sie bei einem nichtinfizierten Tiere sicher eine Erkrankung erzeugen. Die Immunität ist also eine relative.

Später hat Lewandowsky durch histologische Untersuchung der Vorgänge bei der Reinfektion den Prozeß unserem Verständnis näher gerückt (Naturforscherversamml. Wien 1913). Er hat gezeigt, daß die Nekrose, die Geschwürsbildung und die reaktive Entzündung in der Umgebung dazu dienen, die Bazillen mitsamt dem infizierten Gewebe auszustoßen. Wir sehen also hier, wie in der tuberkulös erkrankten Lunge, das Bestreben des Körpers, sich der Infektion zu entledigen, also eine zweckmäßige Allergie.

Auch Hamburger erhielt ganz ähnliche Resultate wie Römer. Römer ist es dann ferner gelungen, zu zeigen, daß diese Immunität nicht nur gegenüber subkutaner Impfung, sondern gegenüber jeder Art von Infektion besteht. Er demonstrierte die Widerstandsfähigkeit tuberkulöser Tiere nicht nur gegen Einspritzung, sondern auch gegen Verfütterung und gegen Inhalation von Bazillen und gegen spontane Infektion, wie sie bei Kontrolltieren durch das Verweilen in den gleichen Käfigen nachzuweisen war.

Auch bei Rindern hat man feststellen können, daß bei einer spontanen Perlsuchterkrankung eine Impfung mit bovinen oder humanen Bazillen bei geeigneter Dosierung ohne Erfolg bleibt. Wichtiger wäre es natürlich, wenn es gelänge, den umgekehrten Weg zu beschreiten und durch Impfung mit Bazillen das Ausbrechen einer Spontaninfektion zu verhüten. Aber weder durch Verwendung menschlicher (Tauruman) noch boviner Bazillen (Bovovakzination Behrings) gelingt es nach den meisten Autoren die Tiere zu schützen (Lit. bei Zwick und Titze). Bei Kaninchen läßt sich auch bei der Impfung in die vordere Augenkammer nachweisen, daß die Iristuberkulose bei vorbehandelten Tieren nicht zustande kommt, während sie bei Kontrolltieren einen schweren typischen Verlauf nimmt. Ja selbst die Infektion eines Auges kann das andere Auge gegen schwache Dosen schützen. Auch bei anderen Tierarten ist die Immunität nachgewiesen worden, so beim Schaf (Römer) und beim Affen.

In den letzten Jahren sind von vielen Forschern Versuche über Reinfektion tuberkulöser Tiere vorgenommen worden (Kraus und Volk, Löwenstein, Calmette, Uhlenhuth, Selter, Baldwin und Gardener, A. Krause usw.). Es hat sich daraus ergeben, daß die Erstinfektion immer eine vermehrte Resistenz gegenüber einer neuen Infektion herbeiführt, gleichgültig, welcher Weg für die Erstinfektion und für die Superinfektion gewählt wurde (Lit. bei Calmette und bei Löwenstein).

Diese Resistenz ist sehr verschieden je nach der Stärke der primären Infektion und je nach der Menge und Virulenz der Bazillen bei der zweiten Impfung. Bei starker Primärinfektion kann eine schwache Reinfektion wirkungslos bleiben. Bei etwas größerer Reinfektionsdosis zeigt sich nur eine abgeschwächte und qualitativ veränderte Reaktion. Gegen noch größere Dosen versagt der Schutz und gegen ganz große Dosen ist der infizierte Körper sogar überempfindlich.

Die Resistenz dauert aber nach der Ansicht der meisten Autoren nur so lange, als die primäre Infektion besteht, und erlischt bald nach deren Heilung. Es ist also keine Immunität, sondern eine Durchseuchungsresistenz (Petruschky). Sie fällt, wie v. Pirquet gezeigt hat, unter den von ihm geprägten Begriff der Allergie.

Es muß aber darauf hingewiesen werden, daß das Vorkommen einer wirklichen Immunität nach Abheilung der Erstinfektion nicht mit Sicherheit widerlegt werden kann, und daß möglicherweise der Nachweis einer solchen echten Immunität bei geeigneter Versuchsanordnung einmal gelingen wird. Die Versuche von Willis sprechen sehr dafür, daß eine aktive Immunisierung bei der Tuberkulose möglich ist und auch nach Abheilung der Erstinfektion bis zu einem gewissen Grad bestehen bleiben kann. (Über die Versuche einer Immunisierung mit toten Bazillen und ihren Bestandteilen vgl. den folgenden Abschnitt über Tuberkulin, über Versuche mit lebenden Bazillen den Abschnitt Schutzimpfung im Kapitel Prophylaxe und Therapie.)

Als Allergie bezeichnet von Pirquet eine infolge der Erstimpfung zeitlich, quantitativ und qualitativ veränderte Reaktionsweise gegenüber der zweiten Impfung. Die zeitliche Allergie zeigt sich in der Regel in dem frühzeitigen Auftreten der Veränderung an der Impfstelle. Allerdings kann unter besonderen Umständen auch ein langsamer Verlauf beobachtet werden, so bei Infektion eines Auges und Reinfektion des andern beim Kaninchen (Schieck). Quantitativ zeigt sich die Allergie in der Regel in dem stürmischen Verlauf des Reinfekts, doch ist auch in dieser Beziehung das gegenteilige Verhalten bei der Infektion des Kaninchenauges festgestellt worden. Qualitativ sehen wir bei der experimentellen Subkutanimpfung die Allergie in der akuten Entzündung und starken Nekrose, in der Tendenz zur Lokalisation (ohne Beteiligung der Drüsen) und zur Ausheilung. (Über die von Ranke inaugurierte Zurückführung der verschiedenen anatomischen Manifestationen der menschlichen Tuberkulose auf die sich während der Krankheit ändernde Allergie s. unten S. 1456 ff.).

Wichtig ist, daß bisher eine erhebliche und dauernde Verminderung der Resistenz weder durch abgetötete noch durch stark in ihrer Virulenz abgeschwächte Bazillen mit Sicherheit bewiesen wurde (Lit. bei Löwenstein, vgl. auch die Schutzimpfung im Kapitel Prophylaxe).

Diese Durchseuchungsresistenz (Infektionsimmunität nach Uhlenhuth) beruht nicht auf der Bildung von Antikörpern gegen bakterielle Antigene wie die Immunität gewisser akuter Infektionskrankheiten. Trotzdem sind die

Gifte des Tuberkelbazillus sowie die bei Tuberkulose nachgewiesenen Antikörper von ganz bedeutender, nicht nur theoretischer, sondern auch praktischer Wichtigkeit.

a) Die Gifte des Tuberkelbazillus.

Das Tuberkulin.

Wenn man gesunden Tieren tote Tuberkelbazillen subkutan injiziert, so entsteht an der Einspritzungsstelle eine lebhafte Entzündung und ein Eiterherd. Es ist gleichgültig, ob die Bazillen durch Erhitzung, durch Chemikalien oder sonstwie abgetötet sind.

Nach intravenöser Injektion bei Kaninchen entstehen, wenn man eine genügende Menge von Impfmaterial nimmt, tuberkelähnliche Zellwucherungen in den Lungen, die Riesenzellen enthalten und verkäsen können. Auch nach trachealer Injektion entstehen bei Kaninchen Knötchen mit epithelioiden und Riesenzellen.

Nach intravenöser Injektion zeigt sich aber auch eine allgemeine Vergiftung, die sich in Marasmus und Degenerationen in den inneren Organen äußert und bei Kaninchen und Meerschweinchen in drei bis vier Wochen den Tod herbeiführen kann.

Diese Tatsachen erklären sich nicht durch den mechanischen Reiz der Bazillenkörper, sondern setzen voraus, daß Gifte in den Leibern vorhanden sind (Endotoxine).

Nach Aronson wird das Gift durch Erhitzen der getrockneten Bazillen auf 105 bis 110° nicht zerstört. Nach Cantacuzène führt auch die Entfettung der Bakterien durch Methylalkohol und Petroläther keine Abschwächung des Giftes herbei.

Sternberg fand nach der Entfettung der Bazillen eine sehr viel geringere Giftigkeit und schwächere Tuberkelbildung. Löwenstein konnte mit den Lipoiden der Tuberkelbazillen toxische Wirkungen, auch Lungenverkäsungen (mit geringer Tuberkelbildung) erzielen, aber in geringerem Maße als mit den Bazillenleibern selbst.

Im Gegensatz zu den Endotoxinen stehen die in die Kulturflüssigkeit abgegebenen Gifte (Lytine Behrings), sie sind aber jedenfalls nicht so konstant, wie die Endotoxine, und ihre Bedeutung wird sehr verschieden beurteilt.

Die filtrierte Kulturflüssigkeit rief in den Versuchen von Strauß und Gamaleia bei gesunden Tieren nur eine vorübergehende Gewichtsabnahme hervor. Maragliano erhielt durch Einengung filtrierter Kulturbouillon bei 30° eine Flüssigkeit, die gesunde Meerschweinchen tötete, die aber bei Erhitzen auf 100° im Gegensatz zu den Endotoxinen ihre Giftigkeit verlor. Therapeutisch ist die Kulturflüssigkeit von Denys verwendet und empfohlen worden. (Denyssches Tuberkulin, Bouillon filtré).

In den Kulturflüssigkeiten sind nun aber nicht nur die Stoffwechselprodukte der Bakterien, sondern auch die aus den Leibern von abgestorbenen Bazillen ausgelaugten Substanzen. Nach der Meinung der Mehrzahl der Autoren spielen die von lebenden Bazillen abgegebenen Substanzen gegenüber den in ihren Leibern enthaltenen Giften keine besondere Rolle.

Die Angabe Marmoreks, daß er die Tuberkelbazillen durch Züchtung mit leukotoxischem Serum zur Abgabe von Giften an die Kulturflüssigkeit gebracht habe, steht vereinzelt da.

Deshalb wird in der Regel der Rückstand der Kulturflüssigkeit mit den Extrakten der Bazillenkörper vereinigt und das Gemenge nach dem Vorgange Kochs Tuberkulin genannt.

Koch selbst ging von der schon erwähnten Beobachtung aus, daß abgetötete Bazillen bei Injektion in größerer Dosis tuberkulöse Tiere töteten. Bei Injektion kleinerer Dosen fand er nur eine geringe Reaktion an der Impfstelle, die schließlich ausheilte. Bei wiederholten Injektionen beobachtete er eine Besserung im Zustand des erkrankten Tieres.

Koch nahm an, daß diese Wirkung durch eine lösliche Substanz bedingt sei, die durch die Körperflüssigkeiten aus den toten Bazillen ausgelaugt werde. Er suchte deshalb diese Substanz aus den Bazillen zu gewinnen.

Ursprünglich übergoß Koch die auf Glyzerinagar gezüchteten und von diesen abgenommenen Bazillen mit 4%iger Glyzerinlösung, dampfte das ganze auf $1/_{10}$ des Volumens ein und filtrierte die Flüssigkeit von den Bazillenleibern ab. Später erreichte er eine bessere Ausbeute an wirksamer Substanz durch Eindampfen von 6—8 Wochen alten Glyzerinbouillonkulturen. Das so hergestellte Präparat wird noch jetzt unter dem Namen Alt-Tuberkulin (T.A.) als wichtigstes Präparat verwandt.

Das Alttuberkulin wird so hergestellt, daß Kölbchen mit flachem Boden (von etwa 100 ccm Inhalt) mit einer 4—5%igen Glyzerinkalbfleischbouillon, der 1% Pepton zugesetzt ist, gefüllt und mit Bazillen geimpft werden. Nach 6—8 Wochen langem Wachstum bei 38° werden die Kulturen auf dem Wasserbad auf ein Zehntel eingedampft und dann durch Ton- oder Kieselguhrfilter filtriert.

Von anderen Tuberkulinen, die in den Handel kommen, seien folgende erwähnt: Das Tuberkulin-Original-Alt (T.O.A.) unterschiedet sich von T.A. dadurch, daß es nicht durch Kochen auf ein Zehntel des Volumens eingeengt ist. Das Vakuum-Tuberkulin wird durch Eindampfen im Vakuum statt auf dem Wasserbad gewonnen. Alle diese Präparate werden auch aus Perlsuchtbazillen hergestellt. Ein größerer Unterschied besteht beim Albumosefreien Tuberkulin (T.A.F.). Es wird gewonnen, indem man Bazillen des Humantypus auf einem Nährboden züchtet, der als einzige Stickstoffquelle Asparagin enthält. Löwenstein und Pick haben diesen Nährboden zuerst angegeben. Er hat folgende Zusammensetzung: 6,0 Asparagin, 6,0 milchsaures Ammon, 3,0 neutrales Natriumphosphat, 6,0 Kochsalz, 40,0 Glyzerin auf 1000 Wasser. Dampft man das albumosefreie Tuberkulin auf ein Zehntel des Volumens ein, so soll der Giftwert des Präparates gleich sein wie bei Alt-Tuberkulin. Das Neu-Tuberkulin (T.R.) wird dadurch hergestellt, daß getrocknete Kulturen von Tuberkelbazillen fein zerrieben und in physiologischer Kochsalzlösung aufgeschwemmt werden. Dann wird die Aufschwemmung zentrifugiert, die obere Schicht entfernt, und die untere, die die zertrümmerten Bazillenleiber enthält, verwendet. Das Präparat enthält im ccm etwa $1/_{10}$ mg fester Substanz. Auch die abgeschleuderte Flüssigkeit (T.O.) wird manchmal verwendet. Die Neutuberkulin-Bazillenemulsion unterschiedet sich von T.R. dadurch, daß die aufgeschwemmten Bazillen von der Flüssigkeit nicht mehr getrennt werden. Die zu Staub zerriebenen Bazillen werden mit 50%igem Glyzerin aufgeschwemmt.

Zu diesen Präparaten, die alle von den Höchster Farbwerken und von E. Merck, Darmstadt hergestellt werden, kommen noch einige andere, die auch vielfach Verwendung finden. Daß das Denyssche Tuberkulin eine filtrierte Bazillenkultur ist, wurde schon erwähnt. Das Béranecksche Tuberkulin (Laboratorium Béraneck, Neuchâtel) enthält die Substanzen der albumosefreien Kulturbouillon und die durch 1%ige Orthophosphorsäure aus den Bazillen extrahierten Körper.

Ertuban (Schilling) wird durch Digerieren von Tuberkelbazillen in destilliertem Wasser gewonnen, Tebeprotin (Toenniessen) ist weißes Pulver, das die Eiweißkörper der Tuberkelbazillen enthalten soll. Das Tuberkulomukin (Weleminsky), das Tuberkulol (Landmann) und eine Anzahl von anderen, nach verschiedenen Verfahren hergestellte Präparate werden wenig verwendet. Dagegen spielten die von Deycke und Much hergestellten Partialantigene (Partigene) eine Zeitlang eine große Rolle. Sie werden durch Aufschließen der Tuberkelbazillen mittels Milchsäure gewonnen. Das Produkt wird in einem Filtrat (M.Tb.L.) und einem Rückstand (M.Tb.R.) getrennt, dieser wieder in eine Albuminfraktion (A.) und ein Fettgemisch, aus dem wiederum zwei Fraktionen, das Fettsäurelipoidgemisch (F.) und das Neutralfettwachsalkoholgemisch (N.) gewonnen werden. Gegen alle drei Fraktionen, A., F. und N. soll der tuberkulöse Organismus Antikörper bilden.

Als Tuberkulin AO empfehlen Arima, Aoyama und Ohnawa ein Präparat aus Tuberkelbazillen, die auf saponinhaltigen Nährböden gezüchtet werden.

Das Tebecin von Dostal wird als aus einer geißeltragenden Modifikation des Tuberkelbazillus hergestelltes Präparat bezeichnet.

Kutituberkulin (Höchst) und Hauttuberkulin (Behringwerke) sind besonders starke Tuberkuline für diagnostische Zwecke, Ektebin und Ateban Tuberkulinsalben für die perkutane Anwendung.

Über die chemische Zusammensetzung des wirksamen Stoffes, sowie auch über die Frage, ob es sich wirklich um eine einheitliche Substanz oder um ein Gemenge verschiedener Körper handelt, sind die Meinungen noch geteilt. Am meisten Wahrscheinlichkeit hat die neuerdings von Long und Seibert begründete Ansicht, daß die spezifische Wirkung an einen wasserlöslichen, nicht koagulierbaren und nicht dialysablen Eiweißkörper gebunden ist. In der gleichen Fraktion hatten schon früher Löwenstein und Pick die wirksame Substanz gefunden, nur glaubten sie, daß es sich nicht um Eiweiß, sondern um einen polypeptidartigen Körper handelt. Daß die anderen Substanzen des Tuberkulins, insbesondere Fette und Lipoide, wie besonders Deycke und Much annahmen, daneben noch eine besondere Rolle spielen könnten, ist jedenfalls nicht bewiesen und wird von den meisten Forschern verneint.

Injiziert man das Tuberkulin gesunden Tieren, so vertragen sie große Dosen ohne irgendwelche Schädigung. Auch bei gesunden Menschen kann man sehr große Dosen geben. Koch hat sich selbst 0,25 ccm injiziert und eine schwere Allgemeinreaktion bekommen. Das erklärt sich daraus, daß er an einer chronischen Lungentuberkulose litt. Nach neueren Erfahrungen beweist die Reaktion eines scheinbar gesunden Menschen auf solche Dosen nur, daß der Mensch eine tuberkulöse Infektion einmal durchgemacht hat. Und das ist bei der großen Mehrzahl der Menschen der Fall. Schloßmann hat nichttuberkulösen Säuglingen 1 ccm Tuberkulin injiziert, ohne daß irgendwelche Reaktionserscheinungen auftraten.

Injiziert man dagegen einem Kaninchen, das etwa vier Wochen vorher infiziert worden ist, 0,1 bis 0,3 ccm Kochsches Tuberkulin subkutan, so stirbt es innerhalb 6 bis 24 Stunden. Bei Tieren, die acht bis zehn Wochen vorher infiziert wurden, fand Koch schon 0,01 ccm genügend, um den Tod herbeizuführen. Die Sektion ergibt an der Injektionsstelle eine starke Gefäßinjektion, die sich auch auf die Umgebung ausdehnt und die benachbarten Lymphdrüsen ergreift. Auf der Oberfläche von Milz und Leber sieht man zahlreiche kleine Fleckchen, die den Eindruck von Ekchymosen machen, sich aber bei der mikroskopischen Untersuchung als Erweiterung der Kapillaren in der Umgebung tuberkulöser Herdchen erweisen. Ähnliches sieht man in der Lunge. Der Dünndarm ist stark gerötet.

Bei Injektion geringerer Dosis findet man bei kranken Tieren nur eine mehr oder weniger starke Fieberreaktion und Abnahme des Körpergewichts.

Diese Wirkungen des Tuberkulins sind gleich wie der Effekt der Injektion toter oder lebender Bazillen.

Injiziert man wiederholt kleine Mengen von Tuberkulin, so kommt es, wie zuerst Löwenstein und Rapaport zeigten und wie die klinische Erfahrung bestätigt, bisweilen zu anaphylaktischen Erscheinungen. Auch nach einmaliger Injektion einer großen Dosis kann es zu einer, freilich rasch vorübergehenden Überempfindlichkeit kommen, die nicht auf die beim infizierten Organismus wirksame Substanz, sondern auf die Eiweißkörper der Bazillenkörper zurückgeführt werden muß.

Die staatliche Prüfung des Tuberkulins in Deutschland geschieht durch Feststellung der tödlichen Dosis bei subkutaner Injektion an Meerschweinchen, die mit 0,5 mg Bazillen von einer 12—14tägigen Bouillonkultur etwa 3 Wochen vorher subkutan infiziert worden sind. Als Kontrolle dafür, ob diese Tiere wirklich tuberkulös sind, wird die Abnahme des Körpergewichts verlangt. Eine solche Kontrolle ist deshalb notwendig, weil die verschiedenen Tuberkuline je nach dem Ausgangsmaterial verschieden stark sein können. Virulentere Kulturen liefern stärker giftige Tuberkuline. Das Perlsucht-Tuberkulin ist nach manchen Autoren giftiger, wenn man aber ein menschliches und ein Perlsucht-Tuberkulin vergleicht, die für Meerschweinchen gleich giftig sind, so findet man bei Rindern keinen Unterschied. Die Frage der Giftigkeit des bovinen Tuberkulins beim Menschen wird verschieden beantwortet. Tuberkulin des Typus gallinaceus ist Säugetieren gegenüber weniger wirksam als Tuberkulin von Säugetierbazillen.

Calmette empfiehlt zur Prüfung die intrakutane Impfung, das amerikanische Komité, das zum Studium des Tuberkulins vor einigen Jahren gebildet wurde, die intraperitoneale.

Die Versuche, die Wertbestimmung mit Hilfe von Immunitätsreaktionen (Komplement-ablenkung, Präzipitation) vorzunehmen, müssen als gescheitert betrachtet werden, ebenso die Versuche der Auswertung am Menschen mit Hilfe der Intrakutanimpfung (Löwen-stein).

Man sollte nun erwarten, daß das Tuberkulin, das bei tuberkulösen Tieren die gleichen Wirkungen hervorruft wie lebende Bazillen, ebenso wie diese eine immunisierende Wirkung haben müßte. Aber schon Koch war es nicht gelungen, Tiere mit Tuberkulin oder mit abgetöteten Bazillen zu immunisieren, und zahlreiche Forscher nach ihm hatten auch nicht mehr Glück. Weder mit abgetöteten Bazillen irgendeines Säugetierstammes, noch mit irgendeinem Bestandteil der Kultur gelang es, eine Schutzwirkung zu erreichen. Noguchi glaubt, es sei ihm mit Hilfe von ölsaurem Natron, das die Komplementwirkung verstärkt, gelungen, die Vorbehandlung von Meerschweinchen mit Tuberkulin wirksamer zu gestalten, so daß die Infektion bei ihnen milder verlief als bei Kontrolltieren. Zeuner hat auf Grund dieser Resultate das Tebesapin für die Praxis empfohlen, das die aus den Tuberkelbazillen mit ölsaurem Natron aus-gelaugten Substanzen enthält. Verschiedene Autoren (Broll, Marxner) haben die Resultate bestätigt, aber immer handelt es sich nur um eine geringe immunisierende Wirkung, die mit der Resistenz von Tieren, die mit lebenden Bazillen geimpft sind, keinen Vergleich aushält.

Gegen diese Versuche hat Löwenstein den Einwand erhoben, die immu-nisierten Kontrolltiere seien zu früh getötet worden, so daß der Nachweis, daß die Tiere nicht mit schwach virulenten Bazillen infiziert waren und nur eine Durchseuchungsresistenz hatten, nicht gelungen sei. Haupt, Löwenstein u. a. konnten mit keinerlei abgetöteten Bazillen eine Immunität erreichen. Nach Langers und Bessaus Versuchen scheint aber doch eine gewisse, wenig-stens eine Zeitlang andauernde Immunität durch Behandlung mit abgetöteten Bazillen erreicht werden zu können.

Das Tuberkulin entfaltet seine Wirkung nur im infizierten Organismus. Es erhebt sich nun die Frage, ob die Reaktion wirklich ganz spezifisch ist. Verschiedene Autoren haben gefunden, daß tuberkulöse Tiere auch durch andersartige Bakterienproteine in ähnlicher Weise getötet werden können wie durch Tuberkulin.

Auch beim tuberkulösen Menschen wurde eine solche Überempfindlichkeit gegenüber den Extrakten anderer Bazillen gefunden. So fanden Entz, Rolly, Sorgo eine Empfindlichkeit gegenüber anderen Toxinen, und A. Meyer und Sorgo stellten bei der Impfung mit Typhusvakzine sogar Herdreaktionen in tuberkulösen Lungen fest. Die Arbeiten über die Wildbolzsche Eigenharn-reaktion haben gezeigt, daß der Tuberkulöse sogar gegenüber der Intrakutan-reaktion von Salzlösungen überempfindlich ist. Andererseits ist es Uhlenhuth mit unspezifischer Vorbehandlung bei Tieren, Bessau und Moro und Keller sogar bei Kindern gelungen, eine Tuberkulinempfindlichkeit durch Kombination von Kuhpockenlymphe mit eingeengter Glyzerinbouillon und durch Injektion von Schweineserum, sogar Diphtherieantitoxin bei vorher tuberkulinnegativen Kindern zu erzeugen. Aber diese Allergie scheint quantitativ und vielleicht qualitativ nicht mit der spezifischen identisch zu sein. Die Tuberkulinempfind-lichkeit nach Kuhpockenlymphe-Glyzerinbouillon usw. dauert nur kurz, und die Reaktionen sind schon nach 48 Stunden im Rückgang. Daß aber ein durch die Tuberkulose schwer geschädigter Körper gegenüber irgendwelchen Giften empfindlicher ist als ein Gesunder, beweist noch lange nichts gegen die spezi-fische Wirkung des Tuberkulins (vgl. Adler).

Genaue Versuche bei Mensch und Tier haben auch gezeigt, daß bei schwä-cherer Dosierung doch erhebliche Unterschiede zwischen Tuberkulin und anderen

Bakterienextrakten nachzuweisen sind. Die Tatsache, daß das Tuberkulin ganz spezifisch auf Tuberkulose wirkt, ist also durch nichts erschüttert.

Die Tuberkulinwirkung zeigt sich erst, wenn die Infektion schon einige Zeit bestanden hat. Koch hat schon in der ersten Mitteilung angegeben, daß die Tiere drei bis sechs Wochen nach der Infektion für Tuberkulinversuche reif sind. Bei menschlichen Säuglingen hat man noch nie früher als acht Wochen nach der Geburt eine Tuberkulinreaktion beobachtet und daraus geschlossen, daß die Tuberkulose hier acht Wochen bestehen müsse, bis eine Tuberkulinempfindlichkeit nachzuweisen ist.

Eine Bestätigung hat die Annahme einer spezifischen Wirkung durch die Kontrolle bei der Sektion gefunden. Beim Rind hat sich gezeigt, daß von den positiv reagierenden Tieren mindestens 85—90% bei der Schlachtung tuberkulös gefunden werden, von den negativ reagierenden (was natürlich nicht viel beweist) etwa 10%. Beim Menschen zeigen die Untersuchungen von Mettetal und Binswanger an Kindern, daß die Sektion sozusagen ausnahmslos die Diagnose bestätigt, mit Ausnahme der Fälle, in denen die Tuberkulinempfindlichkeit infolge schwerer Erkrankung nachgelassen hat. Beim Erwachsenen liegen große Untersuchungsreihen vor. Die wichtigste ist die von France, der eine Anzahl von Geisteskranken subkutan impfte. 34 kamen zur Sektion, von diesen zeigten 5, die nicht reagiert hatten, keine Zeichen von Tuberkulose, 29 mit positiver Reaktion erwiesen sich als tuberkulös.

Ein Beweis für die spezifische Natur des Tuberkulins ist die Tatsache, daß die Impfung in die Haut nach Pirquet und die subkutane Injektion bei tuberkulösen Menschen an der Impfstelle Infiltrate mit epithelioiden und Riesenzellen, ja sogar typische Tuberkel mit Verkäsung erzeugen kann.

Ein positives Impfresultat bei fehlender Tuberkulose hat v. Pirquet nur bei zwei Kindern gefunden. Bei diesen konnte kein pathologisch-anatomisches Zeichen für Tuberkulose gefunden werden. Aber selbst das ist kein Beweis, daß keine Infektion stattgefunden hat, indem eine solche nicht ausnahmslos pathologisch-anatomisch sichtbare Veränderungen zu erzeugen oder zurückzulassen braucht, namentlich nicht solche, die man zu jener Zeit richtig erkannt hat. Löwenstein ist noch kein einziger positiv reagierender Fall bekannt, bei dem die Obduktion sicher Tuberkulosefreiheit ergeben hätte.

Ein Grund, den man früher gegen die spezifische Natur des Tuberkulins ins Feld führte, bestand darin, daß man nicht wagte, eine so allgemeine Durchseuchung der Menschheit mit Tuberkulose anzunehmen, wie sie die Resultate der Kutanreaktion zur Voraussetzung hatten. Nachdem die Untersuchungen Nägelis allgemeine Bestätigung gefunden haben, ist dieser Grund hinfällig geworden.

Eine andere Frage ist aber die, ob die Reaktion auf Tuberkulin beweist, daß der Körper zur Zeit mit Tuberkulose infiziert ist, d. h. lebende Bazillen beherbergt, oder nur, daß er einmal eine Tuberkulose durchgemacht hat, bzw. ob die Tuberkulinreaktion auch bei ausgeheilter Tuberkulose bestehen bleibt. Vielfach wird angenommen, daß die Überempfindlichkeit das Bestehen einer Infektion beweise, und man hat sich dabei auf die nachgewiesene lange Latenz des Tuberkelbazillus berufen. Auch in den scheinbar ausgeheilten abgekapselten Herden können, wie L. Rabinowitsch gezeigt hat, noch lebende virulente Bazillen gefunden werden. Man hat auch mit dem Milzbrand und mit Protozoenkrankheiten eine Parallele gezogen, bei denen nach der Heilung noch lebende Bazillen im Blute gefunden werden (bei Milzbrand) oder die Krankheit durch geheilte Tiere weiterverschleppt werden kann (Löwenstein, Römer).

Andererseits wies Bloch bei der Trichophytie, bei der das Verschwinden der Pilze mit Sicherheit konstatiert werden kann, eine Jahre lang bestehende Immunität und Überempfindlichkeit nach. Das beweist, daß diese Erschei-

nungen auch nach vollständiger Heilung der primären Erkrankung zurückbleiben können.

Durch Injektion abgetöteter Tuberkelbazillen gelingt es eine Tuberkulinempfindlichkeit zu erzeugen. Langer konnte Kinder dadurch tuberkulin-
empfindlich machen, und Bessau erreichte positive Tuberkulinreaktionen
dadurch, daß er ein Kind am Oberschenkel mit Kuhpockenlymphe impfte
und in die geschwollenen Inguinaldrüsen abgetötete Tuberkelbazillen ein-
spritzte. Die Möglichkeit ist also vorhanden, daß nach Abheilung einer Tuberkulose die Tuberkulinempfindlichkeit bestehen bleibt, aber wie lange sie andauern kann, wissen wir noch nicht.

Beim Menschen kann man durch verschiedenartige Anwendungsweisen des Tuberkulins verschiedenartige Reaktionen erzeugen. Man unterscheidet folgende Formen:

1. Allgemeinreaktion: Fieber, Störungen des Allgemeinbefindens, Kopfschmerz usw.
2. Herdreaktion: hyperämische und entzündliche Erscheinungen in der Umgegend
   von tuberkulösen Krankheitsherden.
3. Lokalreaktion (besser „Depotreaktion", weil der Ausdruck Lokalreaktion auch im
   Sinne von Herdreaktion aufgefaßt werden könnte): hyperämische oder entzündliche
   Erscheinungen an der Applikationsstelle.
   a) Kutanreaktion (v. Pirquet),
   b) Intrakutanreaktion (Mantoux),
   c) Stichreaktion (Epstein, Escherich),
   d) Perkutanreaktion (Moro),
   e) Schleimhautreaktionen: Ophthalmoreaktion (Wolff-Eisner, Calmette) und
   Reaktionen auf der Schleimhaut der Nase, Vagina usw.

Die Ausführung der Reaktionen und ihr praktisch diagnostischer Wert sind im
Kapitel Diagnose besprochen. Hier ist wichtig zu betonen, daß das Tuberkulin lokale Erscheinungen verursachen kann, sowohl wenn es in den Erkrankungsherd selbst gelangt,
als auch wenn es eine bisher nicht erkrankte Stelle des Körpers trifft. So sehen wir bei
subkutaner Injektion Herdreaktionen in der Lunge, aber auch Lokalreaktion an der Impfstelle auftreten. Ferner ist wichtig, daß eine Lokalreaktion ohne Allgemeinreaktion auftreten kann, was eine Veränderung des ganzen Körpers beweist und für eine zelluläre
Überempfindlichkeit spricht.

b) Die Immunitätsvorgänge im infizierten Organismus.

Die Erklärung der Resistenz infizierter Tiere und der Überempfindlichkeit
gegen Tuberkulin begegnet bedeutenden Schwierigkeiten. Die Stoffe, die man
bei der Immunität gegenüber anderen Mikroorganismen nachweisen kann,
sind bei der Tuberkulose teilweise gar nicht, teilweise inkonstant und in geringer
Menge gefunden worden.

Agglutinine lassen sich leicht im Tierexperiment erzeugen. Sie kommen auch im
Serum des Kranken Menschen vor, aber bei Gesunden ebenso häufig.

Präzipitine sind ebenfalls bei Tuberkulösen, aber auch bei Gesunden nachgewiesen
worden.

Zu erwähnen sind auch die Opsonine. Wright hat ursprünglich dem opsonischen
Index eine große Bedeutung für die Prognose zugesprochen. Später hat sich gezeigt, daß
der opsonische Index nicht einmal im Tierversuch bestimmte Beziehungen zur Immunität
hat (Ungermann). Außerdem ist es fraglich, welche Bedeutung die Phagozytose für die
Heilungsvorgänge bei der Tuberkulose besitzt. Man findet im tuberkulösen Gewebe recht
selten phagozytierte Tuberkelbazillen. Man hat sogar angenommen, daß das Eindringen
von Tuberkelbazillen in die Leukozyten zur Weiterverbreitung der Erkrankung beitrage,
indem die mit Bazillen beladenen weißen Blutkörperchen diese in gesunde Lungenpartien
weiterschleppen. Der histologische Bau des Tuberkels macht eine stärkere Mitwirkung
der Phagozytose bei der Entstehung und Heilung der Knötchen recht unwahrscheinlich.
Auf der anderen Seite beweisen aber die bei Tuberkulose besonders starken Veränderungen
des opsonischen Index doch, daß die Phagozytose nicht ganz ohne Bedeutung sein kann.

Komplementbindende Substanzen lassen sich bei experimenteller und bei menschlicher Tuberkulose nachweisen. Viele Versuche sind vorgenommen worden, sie zur Diagnose einer aktiven Tuberkulose zu verwenden, und das Bestreben ging dahin, die Herstellung
des Antigens zu verbessern, um die diagnostische Brauchbarkeit zu erhöhen. Die Verfahren von Calmette, Bouquet und Nègre, Besredka, Petroff, Wassermann,

Blumenthal können hier nicht besprochen werden. Es hat sich ergeben, daß bei aktiver Tuberkulose in der Mehrzahl der Fälle komplementbildende Substanzen vorkommen, daß diese aber bisweilen auch beim Fehlen einer solchen nachweisbar sind (Lit. vgl. bei Löwenstein und im Übersichtsreferat von Klopstock).

Lysine haben Deycke und Much, Kraus und Hofer durch den Pfeifferschen Versuch festgestellt. Wenn man Tieren, die auf irgendeinem Wege tuberkulös infiziert wurden, Tuberkelbazillen in die Bauchhöhle spritzt, so treten in den rotgefärbten Bazillen schon nach 15 Minuten sehr reichliche blaue Körnchen und Kügelchen auf, die von Kraus und Hofer mit den Produkten der Bakteriolyse von Choleravibrionen im Pfeifferschen Versuch verglichen werden. Kraus und Hofer sprechen deshalb der Bakteriolyse eine wichtige Rolle bei der Tuberkuloseimmunität zu.

Wie groß aber die Wirkung dieser Bakteriolysine bei der natürlichen oder künstlichen Immunität ist, läßt sich nicht abschätzen. Wenn man bedenkt, daß trotz eintretender Immunität die Bakterien noch am Leben bleiben können, so ist man geneigt, der Bakteriolyse keine allzugroße Rolle zuzuschreiben.

Antikörper des Tuberkulins haben Pickert und Löwenstein schon 1908 im Serum Tuberkulöser gefunden und wegen ihrer die Kutanwirkung des Tuberkulins abschwächenden Wirkung Antikutine genannt. Später haben Markenstein und W. Jadassohn solche Substanzen speziell bei Hauttuberkulose nachgewiesen, in manchen Fällen aber auch eine Verstärkung der kutanen Tuberkulinwirkung durch das Serum gefunden. Bei Lungenschwindsucht sind solche Substanzen sehr viel seltener. Ein gesetzmäßiges Verhalten ihres Auftretens im Verlauf der Lungentuberkulose ist bisher jedenfalls nicht wahrscheinlich gemacht worden (Citron, v. Frisch, Crouquist, Jadassohn usw.).

Die Abderhaldenschen Abwehrfermente sind in ihrer Rolle für die Immunitätsvorgänge ebenfalls noch nicht erkannt. Abwehrfermente gegen Tuberkelbazillen, gegen tuberkulöse und kranke Lunge sind im Serum Tuberkulöser, teilweise aber auch bei anscheinend Gesunden gefunden worden, und der Versuch, den verschiedenen Ausfall der Proben mit den Eigentümlichkeiten des einzelnen Falles in Beziehung zu bringen (z. B. Lampé und Cnopf) ist jedenfalls noch nicht restlos gelungen.

Das gleiche gilt von der Seroreaktion nach Lehmann - Facius und Loeschcke zum Nachweis von Substanzen, die Extrakte aus tuberkulösen Lymphdrüsen präzipitieren (vgl. Steinert).

Gegen die Wirksamkeit von Stoffen, wie sie bei anderen Infektionen produziert werden und ins Blut gelangen, spricht die Tatsache, daß es bisher noch höchst selten gelungen ist, eine passive Immunität zu erzeugen. Die verschiedensten Autoren haben versucht, die Immunität zu übertragen, aber die Resultate sind höchst bescheiden. Vallée ist es gelungen mit dem Serum „hyperimmunisierter Pferde", in dem sich reichlich komplementablenkende Substanzen, aber keine Agglutinine fanden, Rinder vor Tuberkulose zu schützen. Freilich starben einige Tiere an Anaphylaxie. Ruppel und Rickmann haben durch Vorbehandlung mit verschieden virulenten Tuberkelbazillen und Tuberkulin bei Tieren eine sehr hohe Immunität erreicht, wobei das Serum einen sehr hohen Gehalt an Agglutininen und komplementablenkenden Substanzen erwarb. Dieses Serum soll abgetötete Tuberkelbazillen und Tuberkulin so entgiften, daß es für tuberkulöse Tiere unschädlich wird. Durch Einwirkung des Serums auf zermahlene Tuberkelbazillen stellen sie die „sensibilisierte Bazillenemulsion" her, die ungiftig wirken, dagegen noch Komplement zu binden imstande sein soll. Nach der Angabe der Autoren schützt sie nicht nur Meerschweinchen vor der Infektion, sondern es heilt die Tiere sogar nach einer 16 Tage lang bestehenden Infektion. Andere Autoren haben aber diese Angaben nicht bestätigen können. Die besten Resultate hat Römer mit dem Serum eines immunisierten Schafes erzielt, aber nur bei Schafen. Dieser Versuch ist aber später nicht mehr gelungen, so daß vielfach angenommen wird, Römer sei einem Irrtum zum Opfer gefallen. Die in der Praxis angewandten Seren von Maragliano und Marmorek haben sich im Tierversuch bei zahlreichen Nachprüfungen unwirksam gezeigt.

Die verminderte Empfindlichkeit des tuberkulös infizierten Körpers gegen additionelle Infektion, der relative Tuberkuloseschutz, beruht also nicht auf einer antitoxischen Immunität. Was wir regelmäßig nachweisen können, ist nur eine veränderte Reaktion gegenüber der Superinfektion oder dem Tuberkulin. Diese „Allergie" kann sich in einer verminderten oder vermehrten Reaktionweise zeigen. Häufiger ist die vermehrte, die Beantwortung des spezifischen Reizes durch eine „hyperergische" Entzündung (Rößle) oder durch eine (dieser wohl meist folgende) Bildung von spezifischem Granulationsgewebe.

Diese „Hyperergie" hat gewisse Analogien mit der Anaphylaxie. Es sind aber doch wesentliche Unterschiede vorhanden. Allerdings ist es einzelnen

Forschern gelungen, durch besondere Versuchsanordnungen einen typischen anaphylaktischen Shock hervorzurufen (Baldwin, Thiele und Embledon). Aber diese Versuchsanordnungen sind, wie Doerr betont, von der natürlichen Infektion zu verschieden, als daß wir daraus auf eine Anaphylaxie bei der Tuberkulose schließen dürften.

Der Nachweis einer passiven Überempfindlichkeit ist, wie die neueren Erfahrungen gezeigt haben, auch kein Beweis für die Anaphylaxie. Auch die Überempfindlichkeit gegen „Allergene", die Asthma, Heuschnupfen, Urtikaria usw. erzeugen, läßt sich durch Injizieren des Serums auf ein gesundes Individuum übertragen[1]. Die Tuberkuloseempfindlichkeit läßt sich allerdings nicht leicht passiv übertragen. Neuerdings ist es Schilling und Hackenthal mit größerer Regelmäßigkeit gelungen, indem sie nach Schultz-Dale als Testobjekt den Meerschweinchendarm benutzten, der bei vorbehandelten Tieren gegen Tuberkulin überempfindlich ist. Er zeigte die Überempfindlichkeit auch, wenn das Tier mit Serum eines infizierten Meerschweinchens gespritzt worden war, und auch bei einem Viertel der Seren von menschlicher Tuberkulose fiel die Reaktion positiv aus.

Offenbar spielen aber die Blut kreisenden Substanzen bei der tuberkulösen Allergie nur eine geringe Rolle, sondern diese ist im wesentlichen histogener Natur, wie jetzt allgemein angenommen wird (vgl. Neufeld, Uhlenhuth, v. Wassermann usw.). Wir müssen uns auf Grund der gegenwärtig herrschenden Ansichten vorstellen, daß im tuberkulösen Krankheitsherd Stoffe gebildet werden, die größtenteils an den Zellen haften bleiben, vielleicht teilweise auch in die Zirkulation gelangen, und die beim Zusammentreffen mit einer oder mehreren der Leibessubstanzen des Tuberkelbazillus ein entzündungserregendes das Gewebe zur Proliferation reizendes Produkt entstehen lassen. Wassermann und Bruck glaubten solche Antikörper im tuberkulösen Gewebe mit Hilfe der Komplementbildung nachgewiesen zu haben, doch ist ihnen widersprochen worden (Morgenroth und Rabinowitsch).

Diese Antikörper entstehen aber nicht nur im kranken Gewebe, sondern in allen Körperorganen. Am meisten springt ihre Bildung in der Haut ins Auge, wo sie ja durch die Kutan- und Intrakutanreaktion so leicht nachweisbar ist.

Eine Vorstellung, wie man sich den Mechanismus der Wechselwirkung zwischen Tuberkulon denken könnte, erlaubt die Theorie Sahlis:
Das Tuberkulin ruft die Bildung eines Antikörpers mit Ambozeptorcharakter, eines Lysins hervor. Durch dieses Tuberkulinolysin wird das Molekül des Bakterieneiweißes abgebaut. Das lysierte Tuberkulin („Tuberkulopyrin"), das dadurch entsteht, ist weit giftiger, als das primäre Tuberkulin. Früher nahm Sahli an, daß dieses Tuberkulopyrin seinerseits die Bildung eines Antikörpers, eines Antitoxins, veranlasse. Neuerdings nimmt er an, daß die Lysinanreicherung im Körper, die durch die Krankheit selbst oder durch Tuberkulinbehandlung zustande kommt, alle Überempfindlichkeits- und Unempfindlichkeitserscheinungen zu erklären vermag. Trifft das injizierte Tuberkulin auf reichliches Lysin, so wird es rasch in giftiges Tuberkulopyrin umgewandelt. Ist das vorhandene Lysin sehr reichlich, so wird das Tuberkulopyrin so rasch weiter abgebaut, daß es überhaupt nicht Zeit hat eine klinisch nachweisbare Giftwirkung zu entfalten.

Eine ähnliche Theorie entwickelt W. Jadassohn. Bessau spricht von einer Wechselwirkung zwischen Tuberkulin und „Tuberkulozyten", die mit den Vorgängen der Anaphylaxie verwandt ist.

Selter glaubt nicht an solche Antikörper, sondern faßt die Tuberkulinwirkung als Reizung von reizbaren Zellen auf.

Bei allen Theorien über die Tuberkulinwirkung bleibt die Tatsache unerklärt, daß es so schwierig ist, mit „Tuberkulin" eine wesentliche Tuberkulinempfindlichkeit zu erzeugen. Mit abgetöteten Bazillen ist allerdings, wie schon erwähnt, in manchen Versuchen eine Allergie erreicht worden, und auch mit Tuberkulinen ist es wiederholt gelungen, und zwar um so besser, je weniger eingreifend, die zur Herstellung des „Tuberkulins" Extraktionsmethoden waren. Aber im Vergleich zu der hochgradigen Allergie, die bei der natürlichen Infektion in so kurzer Zeit entsteht, sind die Resultate doch recht bescheiden.

---

[1] Vgl. die Kapitel über Asthma in diesem Band und von Doerr über Idiosynkrasie in 4, 448 dieses Handbuches, ferner Doerr, Anaphylaxie in Weichhardts Ergebnissen 1922 und im Handbuch der pathogenen Mikroorganismen und Kämmerer.

Eine weitere Schwierigkeit ist die Erklärung der ersten Infektion. Für den gesunden Körper ist ja das Tuberkulin ganz ungiftig, und wenn es im Gegensatz dazu, wie schon erwähnt, durch Injektion abgetöteter Bazillen gelingt, tuberkuloseähnliche Veränderungen zu erzeugen, so scheint das doch zu beweisen, daß die wichtigsten der Substanzen, durch die der Bazillus die Gewebe krank macht, in keinem Tuberkulin enthalten sind. Es ist auch zu berücksichtigen, daß zum Erzeugen tuberkuloseähnlicher Veränderungen im Körper gewaltige Mengen von abgetöteten Bazillen notwendig sind, während zur Entstehung der ersten Entzündung verhältnismäßig wenig lebende Bazillen genügen. Die Erklärung, daß die Bazillenleiber das Gift in schwer resorbierbarer Form enthalten und deshalb im Gegensatz zum löslichen Tuberkulin den Körperzellen Zeit lassen zur Bildung von Antikörpern (Bessau), befriedigt auch nicht.

Unsere Kenntnis von der Tuberkulinwirkung genügt also noch nicht, um die Veränderungen zu erklären, die der Tuberkelbazillus im Körper erzeugt.

c) Die Bedeutung der Allergie für den Verlauf der Lungenschwindsucht.

Die Bedeutung der Allergie für den Verlauf der Lungenschwindsucht ist in den letzten Jahren immer mehr erkannt worden, und besonders die Arbeiten Rankes haben das Interesse darauf gelenkt.

Ranke ging von der Beobachtung aus, daß die Tuberkulose sich im Laufe des Lebens in ganz verschiedener Weise äußert, in der Kindheit vorwiegend als akute Krankheit, während der späteren Jugend in verschiedenen, selten zum Tode führenden Symptomenkomplexen und erst im erwachsenen Alter als isolierte Organerkrankung mit typischen tuberkulösen Strukturen. Er knüpfte an die schon von früheren Autoren gebrauchte Bezeichnung als primäre, sekundäre und tertiäre Tuberkulose an, brachte aber den Verlauf in Beziehung zum Ablauf der akuten Infektionskrankheiten und suchte festzustellen, ob wie bei diesen die im Laufe der Zeit wechselnde Reaktionsart des Körpers von Immunitätsveränderungen abhängig sei, die sich aber über viel größere Zeiträume erstrecken, als bei den akuten Infektionen.

Durch eigene anatomische und histologische Untersuchungen und durch das schon vorher Bekannte wurde Ranke auf die Tatsache aufmerksam, daß die anatomischen Manifestationen der Tuberkulose in den einzelnen Stadien verschieden sind. Er suchte das durch eine im Lauf der Erkrankung wechselnde Allergie zu erklären und kam zur Aufstellung von drei Allergieformen, die den drei Stadien entsprechen und die für diese Stadien charachteristischen Reaktionsformen des Körpers bedingen: 1. im Primärstadium: Auftreten einer rasch verkäsenden Entzündung mit folgender Abkapselung durch Bindegewebe und Neigung zu Kalkeinlagerungen (Allergie 1 = sklerosierende Allergie); 2. Im Sekundärstadium: Hämatogene Metastasen in allen Organen, oft mit Entstehung nicht spezifischer Entzündungen ohne tuberkulöses Granulationsgewebe (Allergie 2); 3. im tertiären Stadium: Entwicklung isolierter Lungentuberkulose und Weiterschreiten des Prozesses vorwiegend durch intrakanalikuläre Verbreitung, Zurücktreten der hämatogenen Metastasen. Diese verschiedenen Arten der Allergie glaubte Ranke auch mit Hilfe der Tuberkulinreaktion erkennen zu können. Für die sekundäre Allergie ist eine starke lokale Tuberkulinempfindlichkeit charakteristisch, mit lebhafter Depotreaktion und geringer Allgemeinreaktion. Die tertiäre Allergie ist im Gegensatz dazu gekennzeichnet durch eine geringe Stich-, Kutan- und Intrakutanreaktion, dagegen das Auftreten von Allgemeinreaktion bei sehr geringen Depotreaktionen.

Die Lehre Rankes wurde von allen Seiten aufgenommen und die Begriffe Sekundärstadium und sekundäre Allergie vielfach identifiziert. Allerdings zeigten sich bei den verschiedenen Autoren bald verschiedene Auffassungen der Begriffe. So bedeutet „sekundär" für Hayek immer eine bestimmte Tuberkulinempfindlichkeit, während Liebermeister zwar auch großes Gewicht auf die Tuberkulinempfindlichkeit legt, aber den Begriff „sekundär" hauptsächlich im Sinne des Krankheitsverlaufs meint.

Im großen und ganzen ist die Unterscheidung zwischen einer Allergie des Sekundärstadium mit starker Überempfindlichkeit und einer andersartigen Allergie des Tertiärstadiums mit schwächerer Gewebsreaktion sicher richtig. Die starke Allergie des Sekundärstadiums führt dazu, daß da, wo die Bazillen mit dem Blut hingelangen, lebhafte Gewebsreaktionen entstehen, deren Resultat die Vernichtung der eingedrungenen Bazillen ist, sofern diese nicht in allzu großer Menge eindringen. Im tertiären Stadium, dem der isolierten Lungenschwindsucht, müssen wir eine herabgesetzte Empfindlichkeit der Gewebe gegenüber den eingedrungenen Tuberkelbazillen annehmen, denn sonst wäre es unverständlich, weshalb bei der Phthise so wenig Metastasen in anderen Organen entstehen, trotzdem sicher auch in diesem Stadium recht oft Bazillen in die Blutbahn gelangen. Ja auch das langsame Fortschreiten der chronischen Lungentuberkulose wäre unverständlich, wenn man nicht eine gewisse Resistenz des übrigen Lungengewebes gegenüber den Tuberkelbazillen annimmt, die durch Aspiration doch recht oft in die gesunden Lungenteile gelangen können. Offenbar ist in diesem Stadium eine Aspiration größerer Mengen notwendig, um einen neuen Krankheitsherd entstehen zu lassen.

Wenn aber auch die Grundlinien dieser Auffassung im ganzen richtig sind, so liegen doch die Verhältnisse im Einzelfalle offenbar wesentlich komplizierter. Schon die Regel, daß das tertiäre Stadium durch das Ausbleiben von hämatogenen Metastasen charakterisiert sei, gilt nur sehr beschränkt. Bei den Sektionen von Phthisikern finden wir recht häufig einzelne miliare oder größere Tuberkel in anderen Organen, und ein Teil der Phthisiker stirbt an einer allgemeinen Miliartuberkulose. Allerdings ist dieser Teil nicht groß (in meinem Material 2—2$\frac{1}{2}$%), und die Miliartuberkulose zeichnet sich bei vorhandener Lungentuberkulose durch mehr chronische, schubweise Entstehung und ungleichmäßige Verteilung der Tuberkel aus, wie Huebschmann gezeigt hat. Aber von einem völligen Ausbleiben der hämatogenen Metastasen kann keine Rede sein.

Noch weniger kann von einer Parallelität der Allergie mit der anatomischen Struktur der Krankheitsprodukte die Rede sein. Allergie 2 bedeutet nicht ohne weiteres exsudative, Allergie 3 nicht ohne weiteres produktive Herdbildung.

Es ist freilich verlockend, die verschiedenen histologischen Strukturen auf verschiedenen Antikörpergehalt, also auf verschiedene Allergie zurückzuführen. Aber schon bei diesem Versuch ist z. B. Lewandowsky dazu gekommen, auch die Menge der eingedrungenen Bakterien zu berücksichtigen. Er formulierte das Resultat seiner Untersuchungen und Überlegungen folgendermaßen: „Wo Bakterien sich im Körper schrankenlos vermehren, da antwortet der Organismus mit den unspezifischen Reaktionen der Entzündung; wo Bakterien unter der Einwirkung von Antikörpern langsam zurückfallen, wo Bakterieneiweiß durch ihre Tätigkeit abgebaut wird, da entstehen Tuberkel und tuberkuloide Strukturen." Lewandowsky hat nach seinem Prinzip die Hauttuberkulose in ein Schema gebracht, in dem die anatomische Form je nach dem Verhältnis von eingedrungenen Bazillen und von Antikörpergehalt der Haut erklärt wird. Für die übrigen Organe und speziell für die Lunge ist eine solche Erklärung viel schwieriger. Gegen die vorwiegende Bedeutung der allgemeinen Allergie spricht schon die Tatsache, daß wir so häufig bei Sektionen nebeneinander exsudative und produktive Herde finden, die offenbar gleichaltrig sind, wie besonders Loeschcke betont. Im Stadium der hämatogenen Metastasen entstehen recht oft tuberkuloide Strukturen, und in dieses Stadium gehört sogar die reinste Form des Epitheloidzellentuberkels, die produktive Form der akuten Miliartuberkulose. Das Rankesche Schema ist also in seiner starren Form nicht dadurch zu retten, daß man einfach als Endstadium eine Allergie IV mit wieder vermehrter Allergie annimmt, um den regelmäßigen Befund von exsudativen Herden bei an Lungenschwindsucht Verstorbenen zu erklären.

Noch größere Widersprüche ergeben sich, wenn man die Reaktionen der tuberkulös erkrankten Organe mit der Allergie der Haut in Beziehung bringen will. Ranke führt als Stütze dieser Anschauung besonders instruktive Fälle an, und es muß jedem, der viele Tuberkulinreaktionen (und zwar auch subkutane) anstellt, auffallen, daß man die stärksten Depotreaktionen bei sehr geringer oder fehlender Allgemeinreaktion unter den Fällen findet, bei denen man eine Neigung zu hämatogenen Metastasen anzunehmen allen Grund hat, und daß man umgekehrt bei der chronischen Phthise recht oft Herd- und Allgemeinreaktionen bei sehr geringer Depotreaktion findet. Aber im einzelnen sieht man außerordentlich viele Ausnahmen von der Regel. Ich habe in meinem Krankenmaterial ein außerordentlich wechselndes Verhalten von Depot- und Allgemeinreaktionen gesehen, das keinerlei Beziehung zu Form und Verlauf der Lungenerkrankung erkennen ließ, und die auf meine Veranlassung ausgeführten Untersuchungen Wilds am Material eines Sanatoriums, das mehr Fälle von sekundärer Tuberkulose enthält, ergab ebensowenig ein positives Resultat. Offenbar besteht zwischen der Allergie der Haut und der übrigen Organe kein regelmäßiges Verhalten. Daß zwischen der Empfänglichkeit und der Reaktion unter den einzelnen Organen Unterschiede bestehen müssen, wird dadurch bewiesen, daß nicht nur die Lokalisation der Tuberkulose bei einzelnen Individuen verschieden ist und der eine an einer Tuberkulose der Lungen, der andere an einer solchen der Nieren usw. erkrankt, sondern daß auch die paarigen Organe so häufig zusammen erkranken, daß die Nebennieren beiderseitig bei sehr geringen Veränderungen im übrigen Körper erkranken, und daß der Tuberkulose einer Niere die Tuberkulose der anderen folgt, wenn die zuerst erkrankte im Körper bleibt, daß aber durch die Exstirpation einer kranken Niere die Tuberkulose der anderen verhindert werden kann. Wir haben aber nicht ein verschiedenes immunbiologisches Verhalten der verschiedenen Körperorgane anzunehmen, sondern auch Unterschiede innerhalb des gleichen Organes. Darauf deuten die später zu erwähnenden Beobachtungen über die Heredität eines Locus minoris resistentiae in den Lungen. Wir sind also noch weit davon entfernt, den Verlauf der Lungenschwindsucht immunbiologisch zu erklären. Wir kennen nur die allgemeinen Grundlinien der Umstimmung des Körpers durch die Infektion. Was wir bis jetzt sagen können, ist folgendes:

Durch die primäre Affektion wird eine entzündliche Reaktion und eine Allergie, nicht nur an der Stelle des Krankheitsherdes, sondern im ganzen Körper hervorgerufen. Diese Allergie äußert sich in einer vor der Infektion noch nicht vorhandenen Empfindlichkeit gegenüber den Leibessubstanzen der Tuberkelbazillen. Diese Überempfindlichkeit hat verschiedene Reaktionen gegenüber Bazillen, die in irgendein Organ eindringen, zur Folge, deren Art und Intensität wahrscheinlich sowohl von Zahl und Virulenz der Bazillen als auch von der dispositionellen Allergisierungsfähigkeit des Organismus und dem Grad des allergisierenden Reizes abhängig ist. Zahlreiche und virulente Bazillen können eine stürmische, unter Umständen zum Tode führende, entzündliche (oder proliferative) Reaktion (Meningitis, akute Miliartuberkulose) zur Folge haben, speziell in den Lungen eine käsigpneumonische Erkrankung. Von da gibt es alle Übergänge von rasch verlaufenden, die eingedrungenen Bazillen beseitigenden Reaktionen (in der Lunge das „Frühinfiltrat“, die „epituberkulöse Pneumonie“ usw.) bis zu den unspezifischen chronischen Entzündungen in serösen Häuten, Nervenstämmen und Venen, auf die besonders Liebermeister aufmerksam gemacht hat. Wenn die entzündlichen Reaktionen keine vollkommene Beseitigung der Bazillen zur Folge haben, so verändert sich die

Reaktionsfähigkeit. Es tritt eine relative Immunität ein, so daß Bazillen, die in die Lunge oder in ein anderes Organ gelangen, keine Erkrankung und keine neue Herdbildung zu erzeugen brauchen. Da, wo reichlich Bazillen vorhanden sind, äußert sich die vermehrte Allergie in der Neigung zur Bildung von tuberkulösem Granulationsgewebe. Schließlich erlischt die Reaktionsfähigkeit immer mehr, so daß die Tuberkulinreaktion ein negatives Resultat ergibt.

Die einzelnen Stadien der Allergie sind aber durchaus nicht streng getrennt, und eine bestimmte Allergie hat durchaus nicht gleichartige anatomische Veränderungen zur Folge. Zeiten stärkerer und schwächerer Allergie wechseln, und die einzelnen Organe und Organteile können eine verschiedene Allergie besitzen. Dazu kommt noch die verschiedene Intensität des Reizes, nämlich die Menge und Virulenz der Bazillen, so daß bei gleichbleibender Allergie verschiedenartige Reaktionen ausgelöst werden können. Der Verlauf einer Phthise ist deshalb im einzelnen durch die Allergie noch schwer zu erklären, und noch schwieriger ist es, aus den Tuberkulinreaktionen den Grad der Allergie der erkrankten Organe zu erkennen oder gar prognostische Schlüsse zu ziehen.

Wenn die Tuberkulose in Heilung begriffen ist, so kann die Allergie vorübergehend noch stärker werden. Bei eintretender Heilung geht sie stark zurück. Ob sie vollständig verschwindet, und ob eine noch vorhandene Allergie mit Sicherheit die Anwesenheit lebender Bazillen im Körper beweist, ist noch nicht sicher. Sicher ist nur, daß der Schutz gegen eine neue Infektion aufhört, wenn die Tuberkulose vollständig abgeheilt ist. Das beweisen am sichersten die Versuche mit der Immunisierung des Viehes, die gezeigt haben, daß der Schutz nur so lange dauert, als noch lebende Impfbakterien im Körper sind. Die Erfahrungen mit der Schutzimpfung der Rinder scheinen auch dafür zu sprechen, daß mit der vollständigen Heilung auch die Allergie verschwindet. Doch scheint mir das für den Menschen noch nicht bewiesen, wie weiter unten noch zu erwähnen ist.

6. Die Disposition zur Phthise.

Die Disposition zur Tuberkulose ist eine allgemeine, da sozusagen jeder erwachsene Mensch infiziert wird. Dagegen ist die Disposition zur Phthise, zur fortschreitenden Lungentuberkulose, keine generelle, denn nur der geringere Teil der Menschen erkrankt an einer solchen.

Da die Tuberkulose der Lungen, wie jede andere Infektionskrankheit, das Resultat von Disposition und Infektion ist, hat ihre Entstehung zur Voraussetzung, daß das Produkt beider Faktoren größer ist als beim nichterkrankten Menschen. Eine vermehrte Disposition kann die Erstinfektion begünstigen, sie kann die Vermehrung der latent lebenden Bazillen begünstigen und zu einer metastatischen Autoinfektion Veranlassung geben, sie kann eine Superinfektion möglich machen, und sie kann endlich den Verlauf der ausgebrochenen Krankheit beschleunigen.

Das gleiche Resultat kann aber auch bei geringer Disposition eine stärkere Infektion, also eine vermehrte Exposition haben.

Die vergleichende Würdigung beider Faktoren war nicht zu allen Zeiten gleich. In früheren Zeiten führte die tägliche Beobachtung von Erkrankungen bei Eltern und Kindern, ja von Aussterben ganzer Familien naturgemäß zur Auffassung der Schwindsucht als einer hereditären Krankheit. Die Entdeckung des Tuberkelbazillus und die folgenden Forschungen über die Entstehung der Tuberkulose hatten eine einseitige Betonung der Infektion bzw. der Exposition zur Folge, die bei einzelnen Forschern, z. B. v. Behring so weit ging, jede Disposition zu leugnen. Heute, da die Forschungen über Konstitution einen so großen Umfang angenommen haben, leugnet niemand mehr prinzipiell die Disposition, aber über ihre quantitative Bedeutung sind wir noch nicht genügend unterrichtet.

Die Disposition zur Lungenphthise ist aber nicht identisch mit der Disposition zur Tuberkulose überhaupt. Es besteht noch eine besondere lokale Disposition, die den Beginn der Erkrankung an einer bestimmten Stelle erklärt. Ist die Lokaldisposition besonders stark, so kann jemand, dessen antibakterielle Resistenz sonst genügend wäre, um eine Infektion zu verhüten, an Tuberkulose krank werden und ihr erliegen. Bei geringer antibakterieller Resistenz wird die lokale Disposition zur Folge haben, daß die Erkrankung an einer bestimmten Stelle beginnt. Auch die lokale Disposition kann angeboren oder erworben sein. Die angeborene ist in der Regel (außer bei kongenitaler Bronchiektasie oder dergleichen) in den kranialen Lungenteilen für den Reinfekt vorhanden, während die erworbene oft andere Teile des Organs betrifft.

a) Die Organdisposition der Lungen und der kranialen Lungenpartien.

Daß $^3/_4$ bis $^4/_5$ der Todesfälle an Tuberkulose an der Lokalisation der Krankheit in den Lungen sterben, wurde schon erwähnt. Früher bereitete das der Erklärung keinerlei Schwierigkeiten, da man eine Entwicklung der Schwindsucht von der primären Infektionsstelle aus annahm und die Lungen der Gefahr der Infektion am meisten ausgesetzt sind. Heute dürfen wir diese Erklärung nur für den Primäraffekt gelten lassen, dagegen für den Reinfekt, der den Ausgangspunkt der fortschreitenden Phthise bildet, nur dann, wenn wir eine exogene Superinfektion für den Reinfekt verantwortlich machen. Das trifft aber sicher nicht für alle Fälle zu. Außerdem entstehen auch bei der experimentellen Tuberkulose, ganz unabhängig vom Infektionswege, die meisten und schwersten Metastasen in der Lunge. Diese müssen also eine besondere Disposition zur Erkrankung an Tuberkulose besitzen.

Über die Ursache dieser Disposition sind viele Vermutungen geäußert worden. Bartel suchte sie in der Armut der Lungen an lymphatischem Gewebe, Aufrecht in der Tatsache. daß die Lungen alle Bazillen, die aus den Lymphdrüsen in das Venenblut gelangen, direkt aufnehmen und abfangen können. Schmincke in der Versorgung des Lungengewebes durch venöses Blut. Daß die Besonderheiten der Blutversorgung zur Erklärung nicht genügen, glauben Neumann und Wittgenstein gezeigt zu haben, indem sie Lungengewebe mit Tuberkelbazillen zusammenbrachten und dabei beobachteten, daß die Bazillen ihre Virulenz behielten, während die Virulenz in Gegenwart anderer Organe zerstört wurde. Daß die ursprüngliche Erklärung der Resultate durch Mangel an lipolytischem Ferment unrichtig ist, ist seither durch den Nachweis starker Lipolyse durch die Lungen bewiesen worden. Weiß nimmt eine mangelhafte Oxydationskraft der Lungen als Ursache der Widerstandslosigkeit an.

Eine besondere Disposition der kranialen Lungenteile muß angenommen werden, weil sich die Reinfektion in der Regel in ihnen lokalisiert und die gewöhnliche chronische Phthise kraniokaudal fortschreitet. Diese besondere Disposition besteht aber nicht in der unberührten Lunge, wie aus der wahllosen Lokalisation der Primäraffekt hervorgeht, und anscheinend auch nicht oder nur in beschränktem Maße bei den „Infiltrationen", d. h. stürmischen Reaktionen auf eingedrungene Bazillen. Offenbar machen sich die regionären Empfindlichkeitsunterschiede nur gegenüber schwachen Infektionen geltend, die an der Grenze der Wirksamkeit sind.

Die Ursache der besonderen Disposition ist, wie oben erwähnt wurde, am ehesten in der schlechteren Blut- und Lymphbewegung der kranialen Teile zu suchen, die Tendeloo als Folge der verminderten Spitzenventilation betrachtet (vgl. auch Beitzke). Wenn auch von physiologischer Seite Tendeloo widersprochen worden ist, weil eine ungleichmäßige Verteilung der Druckkräfte im Thorax unwahrscheinlich sei, so ist doch eine solche infolge der Versteifung einzelner Stellen durch die Bronchien sehr wohl möglich und durch die klinischen Erfahrungen über Atelektasen der Spitze und anderer Stellen bei darniederliegender Atmung gestützt. Besonders einleuchtend erscheint die Bedeutung einer verminderten Ventilation, wenn man mit Birch-Hirschfeld eine häufig vorkommende Deformation der apikalen und subapikalen Bronchien annimmt (vgl. S. 1462). Doch scheint eine solche Deformation nach Loeschcke, der die Verhältnisse mit Hilfe von Bronchialausgüssen am genauesten studiert hat und gerade den gestreckten Verlauf der Bronchien betont, nicht von Bedeutung zu sein. Orsós ist der Lehre Tendeloos entgegengetreten, glaubt aber doch, daß einzelne Stellen, nämlich die den Interkostalräumen entsprechenden Streifen der kranialen Region, wenig beweglich seien und daß hier die Reinfekte auftreten. Loeschcke hat ihm mit guten Gründen widersprochen und ist zum Schluß gekommen, daß bei bestimmten Thoraxproportionen der Zwerchfellzug die Gebiete des apikalen Bronchus und der oberen hinteren Äste des subapikalen Bronchus, d. h. die Gebiete, wo die Reinfekte auftreten, stark in der Längsrichtung dehnt, besonders bei aufrechter Haltung und daß die dauernde Längsdehnung der mit den Bronchien in der Längsrichtung verlaufenden Gefäße, also eine mangelhafte Ernährung des Lungengewebes zur Folge hat. Loeschcke erklärt so die besondere Disposition des Asthenikers und des Alters, in dem der Thorax sich vom kindlichen in den Erwachsenentypus umwandelt und in dem vorübergehend der Asthenikertypus auftritt. Er erklärt so auch das Fehlen der Spitzendisposition beim Kind, beim Greis und beim Kyphoskoliotiker. Alle diese besonderen und fehlenden Spitzendispositionen sind aber auch mit der Tendelooschen zu vereinigen. Auf die Nachweisbarkeit einer besonderen Ursache (z. B. Rippenfraktur, unspezifische Narben usw.) bei atypischem Beginn einer Phthise hat schon früher v. Hansemann aufmerksam gemacht.

b) Heredität.

Da wir sehen, daß alle körperlichen und geistigen Eigenschaften vererbt werden können, müssen wir annehmen, daß das auch für die Anlage zur Schwindsucht zutrifft. Es fragt sich nun, ob die Existenz dieser Anlage statistisch bewiesen werden kann und welche disponierenden Eigenschaften vererbt werden können.

Wenn wir berücksichtigen, wie schwierig statistische Nachweise bei der Tuberkulose überhaupt sind, wie schwierig der Nachweis der Infektion im erwachsenen Alter und der einwandfreie Nachweis eines verschiedenartigen Verlaufes bei verschiedenen Völkern, so werden wir nicht erwarten, daß die Heredität sich leicht durch einwandfreie Zahlen beweisen lasse. In der Tat lassen sich gegen alle statistischen Erhebungen Einwände machen. Auch die beste statistische Arbeit, die von Weinberg, kommt zu keinen sicheren Resultaten. Schlüter hat viele derartige Beweise gesammelt, wenn man sie aber durchsieht, so wirken sie nicht absolut überzeugend. M. Burckhardt [1] hat gefunden, daß die „hereditäre Belastung" auch bei Nichttuberkulösen groß ist und daß in bezug auf die Erkrankung des Vaters fast genau gleiche Belastung bei beiden Kategorien herrscht, während das häufige Vorkommen der Tuberkulose bei Mutter, Geschwistern, Onkel und Tante sich auch durch Infektion erklären läßt.

Die genauesten Untersuchungen hat Reiche [2] vorgenommen und gefunden, daß bei den tuberkulösen Patienten die Belastung von seiten der Eltern in

---

[1] Burckhardt, M., Z. Tuberk. 5, 297.
[2] Reiche, Med. Klin. 1916, 1039.

$33,5\%$ nachzuweisen war, bei den nicht tuberkulösen nur bei 15%. Er betont aber, daß das auch durch die vermehrte Ansteckungsgelegenheit erklärt werden kann und hält das für das Wahrscheinlichere, weil er in ebenfalls sehr genauen Statistiken keinen anderen Verlauf der ausgebrochenen Schwindsucht bei Belasteten und Nichtbelasteten, also keine verminderte Resistenz der Belasteten nachweisen konnte. Am einwandfreiesten erscheinen noch die Beobachtungen an Ahnentafeln, die Riffel für kleine Ortschaften aufgestellt hat, und die Schlüter referiert. Ferner ist eine Beobachtung Turbans von Wichtigkeit, der bei 55 Familien „die volle ausnahmslose Übereinstimmung der Lokalisation der Tuberkulose zwischen Eltern und Kindern wie zwischen Geschwistern" feststellen konnte. Wenn sogar der Locus minoris resistentiae vererbt wird, so ist die Erblichkeit der Anlage damit bewiesen. Die Angabe Turbans gewinnt dadurch an Wichtigkeit, daß sie durch Jacob und Pannwitz, Kuthy, Wolff, Sorgo, Edel usw. bestätigt worden ist. Wie die Lokalisation, so wird nach diesen Autoren häufig auch die Form und Ablaufsart der Krankheit ver- erbt, und die Erkrankung tritt bei Eltern und Kindern oft nicht nur in gleicher Form, sondern auch im gleichen Lebensalter auf. Ob demgegenüber der Ein- wand von Vererbungsforschern (z. B. Siemens), die Beobachtungen seien nicht beweisend, weil für die Vererbung eines unsymmetrischen Merkmals noch jede sichere Analogie fehle, genügend ins Gewicht fällt, scheint mir zweifelhaft.

Die Vererbung der Anlage zur Tuberkulose können wir uns in verschiedener Art denken. Es kann eine anatomische Eigentümlichkeit oder eine physio- logische Eigenschaft, eine Reaktionsweise gegenüber bestimmten äußeren Reizen vererbt werden. Für beides haben wir aus der täglichen Erfahrung genügend Beispiele, und auch für die Tuberkulose könnte beides in Frage kommen.

Der Thorax phthisicus stellt eine offensichtlich vererbbare anatomische Eigentümlichkeit dar, die, wie schon der Name sagt, von jeher mit der Anlage zur Lungenschwindsucht in Verbindung gebracht wurde. Freilich kann der „Thorax phthisicus" der vorgeschrittenen Schwindsucht auch das Resultat der Abmagerung und der Lungenschrumpfung sein, die eine Verschmälerung und Verlängerung des Thorax und einen steileren Verlauf der Rippen zur Folge haben müssen. Aber der eigentliche ausgesprochene Thorax phthisicus oder asthenicus (Stiller) ist die Teilerscheinung eines allgemeinen Konstitutions- typus, des Habitus „asthenicus", „respiratorius", des „leptosomen" Typus. Daß dieser Habitus zur Lungenphthise disponiert, war schon Hippokrates bekannt und ist neuerdings durch J. Bauer zahlenmäßig bewiesen worden. Der Ansicht, daß er die Folge einer in der frühen Jugend durchgemachten Tuberkulose ist (vgl. F. v. Müller), tritt Wenckebach mit dem Hinweis auf die rassenmäßige Häufung in den nordischen Ländern entgegen, was auch mit den täglichen Beobachtungen über Familienähnlichkeit stimmt.

Wie der Zusammenhang dieser Thoraxform mit der Disposition zur Tuber- kulose zu erklären ist, ist noch nicht ganz klar. Die Erklärung W. A. Freunds, der schon 1858 auf Grund sehr genauer, mühevoller Arbeiten zur Überzeugung gekommen war, der in solchen Fällen verkürzte erste Rippenknorpel verursache durch seine Verknöcherung eine Abschnürung der Lungenspitze und dadurch die Entstehung einer Spitzentuberkulose, fand zwar allgemeine Anerkennung, als Freund 1902 seine Arbeiten wieder aufgenommen hatte und als die Unter- suchungen Birch-Hirschfelds und Schmorls die Lokalisation der damals als primär betrachteten Herde ins Gebiet der häufig deformierten apikalen und subapikalen Bronchien ergeben hatten, und als Schmorl auf eine, durch eine mangelhaft entwickelte erste Rippe bedingte Druckfurche an der Lunge hingewiesen hatte. Alles schien zu einer besonders starken Abschnürung der Spitze beim Astheniker als Erklärung seiner besonderen Spitzendisposition zu stimmen (vgl. die Arbeiten von Hart und Harras, v. Hansemann, Bacmeister und alle vor 10—20 Jahren erschienenen Werke über Lungentuberkulose und über Konstitution). Heute wissen wir aber, daß die Reinfekte sich häufig oder vielleicht sogar vorwiegend gar nicht im Gebiet der anatomischen Lungenspitze, d. h. in der über den ersten Rippenring hervorragenden Lungenkuppe lokalisieren, sondern etwas weiter unten.

Für die Erklärung der Disposition des „asthenischen" oder „leptosomen" Thorax können also nur Momente in Betracht kommen, die eine allgemeine Disposition der kranio-dorsalen, nicht der im engeren Sinne apikalen Lungenpartien verständlich machen. Das ist auch nicht schwierig, denn die Lunge im Thorax „phthisicus" zeigt alle Eigentümlichkeiten, die zur Erklärung der Spitzendisposition der normalen Lunge herangezogen werden (vgl. oben), in erhöhtem Maße. Außerdem ist zu berücksichtigen, daß die „Astheniker", selbst wenn ihre Körpergestalt ein Rassenmerkmal ist, das in einzelnen, durchaus nicht besonderen tuberkulosebedrohten Bevölkerungen vorherrscht, doch in Bevölkerungen mit anderen Rassemischungen gewisse psychische und körperliche Merkmale aufweisen (s. besonders Stiller), die es ganz wohl möglich erscheinen lassen, daß die Disposition zur Phthise nicht auf einer besonderen Disposition der Lungen, sondern auf einer geringeren antiinfektiösen Widerstandskraft beruht. Auch eine Bedeutung der bei Asthenikern schwach entwickelten Muskulatur ist möglich (Ichok).

Früher wurde auch die exsudative Diathese (Czerny), die „lymphatische Diathese" (Escherich, Heubner) als vererbbarer, zur späten Erkrankung an Lungentuberkulose disponierender Zustand erwähnt. Neuere Erfahrungen haben aber gezeigt, daß die exsudative Diathese gar nicht besonders zu Tuberkulose disponiert (vgl. Klotz, 4, 511 dieses Handbuches).

Das Geschlecht hat keine nachweisbare Bedeutung für die Disposition zur Phthise. Zwar sterben in den meisten Ländern durchschnittlich mehr Männer als Frauen an Schwindsucht (vgl. S. 1405). Aber der Unterschied läßt sich durch die Verschiedenheit der Infektionsgelegenheiten leicht erklären. Namentlich wird das deutlich, wenn man den Unterschied zwischen beiden Geschlechtern in den einzelnen Altersstufen berücksichtigt. Die Mortalität an Tuberkulose und Lungenschwindsucht auf je 1000 Lebende einer Altersstufe ist in den Tabellen auf S. 1405 u. 1411 für Deutschland und die Schweiz angegeben. Die dort mitgeteilten Zahlen lassen sich leicht erklären, ohne daß man eine besondere Geschlechtsdisposition annehmen muß. Im ersten Lebensjahr ist entsprechend der allgemeinen Sterblichkeit auch die Tuberkulosemortalität bei Knaben größer, doch ist für die Lungentuberkulose der Unterschied gering. Im zweiten Jahre sind beide Geschlechter den gleichen Infektionsbedingungen im Haus ausgesetzt.

Schon vom zweiten Lebensjahr an macht sich aber ein Überwiegen der weiblichen Todesfälle an Lungentuberkulose geltend, das in der Schweiz in der Altersperiode von 15—19 Jahren auf mehr als das Doppelte gegenüber dem männlichen Geschlecht steigt. Es ist die Frage, wie weit wir das auf die vermehrte Exposition der Mädchen im Hause zurückführen müssen, da wir nicht wissen, wie viele Erkrankungen durch exogene Superinfektion, wie viele durch Metastasierung entstehen. Es wäre auch möglich, daß der frühere Abschluß der körperlichen Entwicklung, vielleicht das frühere Übergehen der kindlichen Thoraxform in die des Erwachsenen (Loeschcke) die Ursache des früheren Anstieges der Phthisemortalität beim weiblichen Geschlecht ist. Auch die Ursachen der Unterschiede in den späteren Altersperioden sind nicht durchsichtig. Daß der Höhepunkt der Sterblichkeit an Lungentuberkulose bei den

Frauen vor dem 30., bei den Männern erst nach dem 50. Jahr erreicht wird, kann sowohl in den Infektionsmöglichkeiten als auch in den beruflichen Anstrengungen und sonstigen Schädigungen begründet sein.

Ob eine Altersdisposition gegenüber der primären Infektion besteht oder ob die Tatsache der im Lauf der Jugend immer mehr sich häufenden Primäraffekte durch die Zufälligkeiten der Infektionsgelegenheit zu erklären ist, scheint mir zweifelhaft. Nach Hamburger sind Säuglinge verhältnismäßig weniger empfänglich als Kinder über ein Jahr. Dagegen ist die Altersdisposition gegenüber der Erkrankung offenkundig. Beim Säugling führt die Infektion in der Regel zu tödlicher Allgemeinerkrankung. Mit zunehmendem Alter kommt die Infektion immer häufiger zum Stillstand, und um die Pubertätszeit beginnen die tertiären Tuberkulosen der Lunge aufzutreten. Ob die später absinkende Tuberkulosemortalität auf eine im Alter zurückgehende Disposition zurückzuführen ist oder darauf, daß die stärker Disponierten schon gestorben sind, ist schwer zu sagen.

c) Erworbene Disposition, Hilfsursachen der Lungentuberkulose.

Der Habitus „phthisicus" macht sich erst im Lauf des Lebens als krankheitsdisponierend geltend, und die Frage, ob bei ihm wirklich eine Phthise entsteht, ist oft von äußeren Umständen abhängig. Es handelt sich aber trotzdem um einen angeborenen Zustand.

Eine Reihe von anderen disponierenden Faktoren wirkt nun im Laufe des Lebens auf den mehr oder weniger disponierten Menschen ein und kann seine Disposition erhöhen.

Am klarsten liegen die Verhältnisse scheinbar bei den Pneumonokoniosen. Diese schaffen direkt eine anatomische Disposition. Die Lymphbahnen veröden und die eingeatmeten Bazillen können deshalb nicht auf dem normalen Weg abgeführt und unschädlich gemacht werden.

Aber in Wirklichkeit liegen die Bedingungen viel komplizierter, wie die genauen statistischen und anatomischen Untersuchungen über die einzelnen Berufskrankheiten gezeigt haben.

In erster Linie fiel schon lange die hohe Tuberkulosesterblichkeit der Steinhauer auf. Nach der Statistik der Leipziger Ortskrankenkasse fallen auf sie im Alter von 35—54 Jahren 17,8 jährliche Todesfälle unter 1000 Lebenden dieser Altersklasse oder 14,4 % mehr als auf den Durchschnitt aller männlichen Pflichtmitglieder. Wenn vielleicht auch diese Zahl nicht absolut sicher ist, sondern sich unter der Diagnose Tuberkulose auch Fälle von reiner Pneumonokoniose befunden haben können, so ist doch der Vorsprung vor allen anderen Berufsarten so groß und stimmt mit allen anderen Beobachtungen und Statistiken überein, so daß sich niemand scheut, die Lungentuberkulose als „die Berufskrankheit" der Steinhauer zu bezeichnen. Es lag deshalb nahe, auch in den anderen Berufen nach einem Zusammenhang von Tuberkulose und Staubinhalation zu suchen.

In der Tat scheinen die Zusammenstellungen der Tuberkulosemortalität das zu bestätigen, und ich gebe hier die Statistik Sommerfelds wieder, da sie früher als Beweis für die Bedeutung jeglicher Art von Staubinhalation für die Entstehung der Tuberkulose angesehen wurde.

Nun sind aber zwischen den einzelnen Berufsarbeitern außer der verschiedenen Staubinhalationsgelegenheit noch andere Unterschiede in den einwirkenden Schädlichkeiten vorhanden und auch die Tatsache, daß in manchen Gewerben mit der Besserung der Staubverhältnisse die Lungentuberkulose zurückging, beweist nichts, da gleichzeitig immer auch die übrigen hygienischen Bedingungen verbessert wurden. Deshalb wurden bald Zweifel an der Richtigkeit der Sommerfeldschen Arbeit laut. Genauere statistische Untersuchungen in einzelnen Gewerben haben dann ergeben, daß es nicht der Staub an sich

Sommerfeld fand unter Berliner Arbeitern folgende Mortalitätszahlen:

	Von 1000 Lebenden sind an Lungenschwindsucht gestorben	Von 1000 Sterbefällen entfallen auf Lungenschwindsucht
Berufe ohne Staubentwicklung	2,39	381,0
Berufe mit Staubentwicklung	5,42	480,0
Berufe mit Entwicklung metallischen Staubes .	5,84	470,58
von Kupferstaub	5,31	520,5
„ Eisenstaub	5,55	403,7
„ Bleistaub	7,79	501
mineralischen Staubes	4,42	403,43
organischen Staubes	5,64	537,04
von Leder- und Fellstaub	4,45	565,9
„ Wolle- und Baumwollestaub	5,35	554,1
„ Holz- und Papierstaub	5,96	507,5
„ Tabakstaub	8,47	598,4
im Durchschnitt	5,16	478,9
Berliner männliche Bevölkerung im Alter von mehr als 15 Jahren	4,93	332,3

Noch deutlicher geht der Einfluß der Einatmung von Metallstaub aus der Statistik Oldendorffs über die Sterblichkeit der Metallschleifer und Eisenarbeiter in Solingen hervor: Es starben von je 1000 Lebenden an Lungenschwindsucht:

im Alter von:	Schleifer	Eisenarbeiter	übrige männliche Bevölkerung
bis zu 20 Jahren	9,9	3,6	—
20—30 „	14,0	13,4	8,1
30—40 „	31,9	9,5	5,7
40—50 „	50,2	21,5	9,1
über 50 „	67,3	31,6	13,3
zusammen	23,8	13,5	9,0

sein kann, indem z. B. die Kohlenarbeiter auffallend selten an Schwindsucht erkranken, ferner daß an manchen Orten die Tuberkulosesterblichkeit in den Staubindustrien von der der übrigen Bevölkerung nicht verschieden war, daß die Zunahme oder Abnahme der Schwindsuchtsmortalität mit der Einführung einer Staubindustrie oder mit der Veränderung des Fabrikbetriebes zeitlich nicht zusammenfiel, und daß in vielen Industrien die Tuberkulose viel ungezwungener auf schlechte Wohnungsverhältnisse, Armut usw. zurückgeführt werden konnte. In der Tabakindustrie konnte z. B. gezeigt werden, daß an einzelnen Orten die schlechten Löhne zu einer Auslese der Arbeiterinnen führte, indem nur die zu anderer Arbeit untauglichen, also schwächlichen oder schon tuberkulösen Frauen und Mädchen in die Fabriken gingen.

In der Wirkung der einzelnen Staubarten bestehen bedeutende Unterschiede nicht nur in der Fähigkeit Pneumonokoniosen hervorzurufen, sondern auch im Verhalten der entstehenden Lungenveränderungen gegenüber der Tuberkulose. Organischer (animalischer oder vegetabilischer) Staub verursacht zwar viele Erkrankungen der oberen Luftwege, aber wenig oder gar keine Pneumonokoniosen. Kohlenstaub verursacht eine, die Lungen meistens nur wenig schädigende Anthrakose und selbst bei schwerer Anthrakose ist die Entwicklung von Tuberkulose so selten, daß man eine schützende Wirkung anzunehmen geneigt ist. Von mineralischem Staub ist es namentlich der Glas-, Sandstein- und Quarzstaub, der nicht nur Pneumonokoniosen, sondern auch Tuberkulose erzeugt. Auch bei den Metallschleifern ist es der Staub des Schleifsteins und nicht des Metalls, der die gefährlichen Pneumonokoniosen und Tuberkulosen erzeugt. Metallstaub selbst macht so wenig Pneumonokoniosen, daß man über deren Neigung zur Erkrankung an Tuberkulose nichts sagen kann. Der Porzellan- und Zementstaub macht wenig Pneumonokoniosen, unter diesen findet man wenig und nur auffallend gutartig verlaufende Tuberkulosen. Ob die geringe Erkrankungshäufigkeit der Kalk- und Gipsarbeiter auf einer schützenden Wirkung von Veränderungen in der Lunge gegen die Tuberkulose beruht, kann nicht entschieden werden, da aus der letzten Zeit keine Untersuchungen vorliegen.

Die experimentellen Untersuchungen mit gleichzeitiger Staubinhalation und schwacher Tuberkuloseinfektion haben deutliche Unterschiede in der Wirkung der einzelnen Staubarten ergeben. Silikate und kolloidales Silicium haben wiederholt die Tuberkulose begünstigt, Kalk und Gips waren wenigstens unwirksam, Kohle (die ja auch mineralische Bestandteile enthält) wirkte bisweilen auch tuberkulosefördernd.

Die Widersprüche der Tierversuche mit den Erfahrungen bei Porzellanarbeitern zeigen, daß es nicht nur von der chemischen Natur eines einzelnen Staubbestandteiles, sondern auch von der Mischung des Staubes, der Härte und Form (spitz oder rund) der Staubpartikel abhängt, ob die Pneumonokoniose zum Ausbruch einer Lungentuberkulose führt oder umgekehrt das Organ vor einer solchen schützt oder den Verlauf milder gestaltet.

Auch auf dem Boden anderer Lungenkrankheiten als Pneumonokoniosen kann sich eine Tuberkulose entwickeln. Die Fälle zeichnen sich dadurch aus, daß sich die Bazillen immer im Gebiet der Grundkrankheit ansiedeln, auch wenn diese nicht in den kranialen Teilen lokalisiert ist. Das ist bei der Bronchiektasie, bei der Syphilis, der Aktinomykose, der chronischen Pneumonie und beim primären Lungenkarzinom beobachtet worden. Wie bei der Pneumonokoniose ist hier die Verlegung der Lymphbahnen dafür verantwortlich zu machen, daß die Erreger haften bleiben. v. Hansemann weist auf die Tuberkulose bei Lymphangitis hin, die im Anschluß an chronische Bronchitis entstanden ist.

[In seltenen Fällen läßt sich auch für den Ausbruch der Lungentuberkulose eine extrapulmonale, einen Lungenteil schädigende Ursache finden, so in einem Fall Serogs die Kompression des linken Oberlappenbronchus durch ein Aneurysma mit einer auf diesen Oberlappen beschränkten Tuberkulose.

Auch bei der Lungentuberkulose nach Kampfgasvergiftung, von der im Weltkrieg Fälle beobachtet wurden (s. z. B. Austgen) wird man eine Schädigung des Lungengewebes annehmen, die die metastatische Infektion der Lunge begünstigt, sofern man nicht in Anbetracht der verhältnismäßig geringen Zahl der Fälle Zweifel am kausalen Zusammenhang hat und ein zufälliges Zusammentreffen annimmt. Bussenius zählte unter 1027 tuberkulösen Kriegsteilnehmern 9 Fälle, die als auslösende Ursache einer Gasvergiftung angaben.

Häufig wird der Ausbruch einer Lungentuberkulose im Anschluß an akute Infektionskrankheiten, besonders Masern, Keuchhusten und Influenza beobachtet. Hier sind es nicht die Lungenkomplikationen, die das Lungengewebe für die Tuberkulose vorbereiten, sondern die Resistenzverminderung, die während der akuten Infektion eintritt und die sich durch das vorübergehende Verschwinden einer vorher positiven Tuberkulinreaktion der Haut kundgibt.

Dagegen ist die Tuberkulose im Anschluß an Pneumonie etwas seltenes, und die meisten Fälle, die den Eindruck machen, als gehe die Pneumonie in Tuberkulose über, sind sicher primäre tuberkulöse Pneumonien oder tuberkulöse „Frühinfiltrate". Auch die während des Weltkriegs beobachteten Fälle von Lungentuberkulose im Anschluß an angebliche Pneumonien (s. Bussenius) dürften so zu erklären sein.

Schwieriger ist die Frage zu beantworten, ob die Fälle von Lungentuberkulose bei Menschen, die vorher jahrelang an chronischer Bronchitis gelitten haben, auf die schon Petruschky aufmerksam gemacht hat, und die nicht so ganz selten sind, durch die oben erwähnte Schädigung des Lungengewebes zu erklären oder als von vornherein tuberkulöse Erkrankung aufzufassen sind (Bronchitis im Gebiet eines latenten tuberkulösen Lungenherdes, Druck einer Bronchialdrüse).

Die Pleuritis wurde früher als disponierende Erkrankung betrachtet. Seit wir aber wissen, daß die Mehrzahl der Pleuritiden tuberkulöser Natur ist, haben wir die Pleuritis im Gegenteil als eine frühe Manifestation der Infektion aufzufassen, die vielleicht umgekehrt einen verzögernden Einfluß auf die Weiterentwicklung der Tuberkulose ausüben kann. Jedenfalls sehen wir auffallend selten eine fortschreitende Lungentuberkulose sich unmittelbar an die Pleuritis anschließen, sondern meistens tritt die Lungenaffektion erst einige Zeit nach der Brustfellentzündung in die Erscheinung.

Bei Kyphoskoliose und Emphysem gilt die Entwicklung von Tuberkulose als etwas seltenes. Die Erkrankungen schließen sich nicht aus, aber häufig ist ihr Zusammentreffen entschieden nicht. Man erklärt das in der Regel aus der Blutfülle der Lungen. Einzelne Fälle, wie zwei von Hansemann beobachtete, in denen eine Deformation des Thorax zu einem Druck auf eine untere Lungenpartie geführt und sich im komprimierten Teil eine Tuberkulose entwickelt hatte, beweist die Wichtigkeit lokaler Momente für die Entstehung der Phthise. Die Seltenheit solcher Fälle bei Kyphoskoliose spricht aber für ein gewisses Ausschließungsverhältnis.

Ebenfalls als Folge der Blutanhäufung in den Lungen hat man auch die Seltenheit von Lungentuberkulose bei Herzfehlern erklärt. Nur bei Stenose der Pulmonalis ist die Entwicklung der Tuberkulose außerordentlich häufig, so daß ein Abhängigkeitsverhältnis vorhanden sein muß. Es lag deshalb sehr nahe, in dem verminderten Blutzufluß zur Lunge ein begünstigendes, in der venösen Stauung im Lungenkreislauf ein hemmendes Moment für die Entwicklung der Tuberkulose anzulegen. Während der erste Teil dieser Annahme sicher richtig ist, wie die Häufigkeit der Phthise bei Pulmonalstenose beweist, herrscht in bezug auf den zweiten noch keine Übereinstimmung. Birch-Hirschfeld fand unter 4359 Sektionen 907mal, d. h. in 20,8% chronische Phthise, unter 107 Herzklappenfehlern 5mal, d. h. in 4,6% und von diesen waren zwei Fälle Pulmonalstenose, also nur drei Fälle andere Herzfehler. Eine solche pathologisch-anatomische Statistik ist doch entschieden beweisender als klinische Statistiken, so daß wohl an der Tatsache, daß sich bei Herzfehlern Lungentuberkulose relativ selten entwickelt, nicht zu zweifeln ist. Das spricht auch dafür, daß das relativ seltene Vorkommen von Tuberkulose bei Emphysem und Kyphoskoliose durch die Stauung in den Lungen zu erklären ist. Doch ist andererseits auch die Möglichkeit zuzugeben, daß Herzfehler durch eine (histologisch unspezifische) Endokarditis entstehen kann, wie z. B. Liebermeister annimmt. Französische Forscher (Jourret) haben das durch anatomisch bakteriologische Untersuchungen wahrscheinlich gemacht.

Ein Zusammenhang von Tuberkulose mit Chlorose wird oft behauptet. Exakte Untersuchungen fehlen aber. Auch wenn ein Zusammenhang sich nachweisen ließe, so bleibt die Möglichkeit offen, daß ein Teil der Fälle von sog. Chlorose in Wirklichkeit schon beginnende Tuberkulosen sind. Es kann auch sein, daß beide Krankheiten auf einer ähnlichen Konstitution beruhen.

Eine Krankheit, deren disponierende Fähigkeit unbestritten ist, ist der Diabetes mellitus. Die Tatsache, daß bei Zuckerkranken häufig (nach meinen Erfahrungen allerdings nicht so häufig wie in den Angaben der Literatur) eine Tuberkulose auftritt, die oft abnorm lokalisiert ist, meist sehr rasch verläuft und in kurzer Zeit den Tod herbeiführt, ist schon lange bekannt und wurde in der vorbakteriologischen Zeit so erklärt, daß das schlechtgenährte Lungengewebe bei der Zuckerkrankheit zerfalle. Erst durch den Nachweis der Tuberkelbazillen wurde der Zusammenhang in dem Sinne aufgeklärt, daß durch die Ernährungsstörung des Gewebes die Ansiedelung und Entwicklung der Bazillen begünstigt wird.

Über das Verhältnis von Syphilis und Gonorrhöe sind verschiedene Behauptungen aufgestellt worden, von denen nur so viel richtig zu sein scheint, daß bei einer tertiären Lungensyphilis die Ansiedelung von Tuberkulose häufig ist.

Karzinom und Tuberkulose schließen sich keineswegs aus, wie früher behauptet wurde. In den Fällen von Lupuskarzinom stellt allerdings die Tuberkulose mehr ein zufälliges auslösendes Moment dar. In der Lunge kommt bei primärem Karzinom bisweilen eine tuberkulöse Infektion hinzu, deren Erklärung oben erwähnt wurde.

Außerdem kann aber die Tumorkachexie offenbar die Entwicklung einer Tuberkulose begünstigen. W. Fischer konnte in 14 von 47 Karzinomsektionen frische Tuberkuloseherde entdecken, allerdings meistens in den Lymphdrüsen (ohne Zusammenhang mit dem Ort des Karzinoms). Außerdem fand er in 192 Sektionen von Menschen, die mit mehr als 40 Jahren an einer nichttuberkulösen Krankheit gestorben waren, 13mal eine frische Tuberkulose, meistens in der Leber oder in Lymphdrüsen. In 10 von den 13 Fällen bestand Kachexie. Da immer noch alte Herde daneben nachgewiesen werden konnten, handelt es sich also um die Aktivierung einer Tuberkulose durch Kachexie.

Daß eine Tuberkulose auf Grundlage eines Traumas zustande kommen kann, ist absolut sicher. Zuerst wurde das bei den chirurgischen Tuberkulosen festgestellt, für die Lungenphthise wurde der Beweis erst später in einwandfreier Weise geführt. Häufig ist die traumatische Phthise nicht. Nach Großer existierten bis 1903 in der Literatur etwa 50 einigermaßen sichere Fälle. Seither sind nicht mehr viele Fälle aus der Unfallpraxis hinzugekommen, da man in der Annahme einer traumatischen Entstehung kritischer geworden ist und meistens höchstens eine traumatische Verschlimmerung annimmt [1]. Dagegen hat der Weltkrieg ein größeres Beobachtungsmaterial geliefert, von dem mir allerdings keine umfassende statistische Bearbeitung bekannt ist. Schon vor dem Weltkrieg hatte eine Statistik aus der preußischen Armee bei 6924 Tuberkulosefällen 95 (= 1,4%) vorangegangene Verletzungen, darunter 79 Brustquetschungen, ergeben. Bussenius hatte unter seinen 1029 Fällen von Lungentuberkulose bei Kriegsteilnehmern 3,7% mit traumatischer Anamnese, Hayek 3,4%. Unter den Fällen von Bussenius waren 9 mit Brustschüssen, also 9%%. Frischbier erhob bei 75 unter 6000 tuberkulösen Kriegsteilnehmern Anamnesen mit Lungenschüssen. Dazu kamen noch 8 Zivilpatienten, aber von diesen 83 waren nur 46 wirklich tuberkulös, immerhin ein größerer Prozentsatz als bei Bussenius. Ähnliche Zahlen hatte Austgen. Seitler machte die Beobachtung, daß bei schon vor der Schußverletzung tuberkulös gewesenen die Lungentuberkulose früh (durchschnittlich 5 Monate nach der Verletzung) manifest wird, bei den vorher Gesunden erst nach durchschnittlich 26 Monaten, in einem Fall erst nach 5 Jahren. In solchen Fällen erscheint natürlich der kausale Zusammenhang fraglich. Beitzke sezierte im Felde zwei Fälle, in denen er ein unmittelbares Fortschreiten der Lungentuberkulose im Anschluß an Brustschuß mit Tod an Miliartuberkulose feststellte. Wenn man auch allen solchen Statistiken gegenüber Vorsicht üben muß, so sprechen doch einzelne Beobachtungen mit Sicherheit für den Zusammenhang eines Traumas mit der Tuberkulose der Lunge, namentlich wenn sich die Tuberkulose an der Stelle einer Verletzung entwickelt. Dagegen erhebt sich immer die Frage, wie der Zusammenhang zu denken sei. Wenn ein Stich, ein Schuß oder eine Rippenfraktur (Heller, Hansemann u. a.) zur Entwicklung einer Tuberkulose an der Verletzungsstelle führt, so ist es klar, daß sich im geschädigten Gewebe Bazillen angesiedelt haben. Aber nach den Untersuchungen von Külbs muß man annehmen, daß auch bei einer Brustkontusion häufig kleine Zerreißungen und Blutungen im Lungengewebe entstehen, selbst wenn keine Hämoptoe vorhanden ist. An diesen Stellen können sich dann sehr leicht Bazillen ansiedeln, die auf dem Luftwege oder durch das Blut hingelangen. Häufiger ist wohl aber der Zusammenhang so, daß in einer latent tuberkulösen

---

[1] Vgl. Kaufmann, Handbuch der Unfallmedizin 2, 4. Aufl. (1925).

Lungenpartie durch die Brustquetschung eine Zerstörung von Gewebe durch Blutung oder Zerreißung stattfindet, und daß die Bazillen aus dem vorher vielleicht abgekapselten Herd in die Umgebung gelangen und eine fortschreitende Erkrankung herbeiführen.

Da die Tuberkulose sich nur langsam entwickelt, wird man bei einem solchen Entstehungsmodus erst ziemlich spät nach der Verletzung die ersten nachweisbaren Symptome erwarten dürfen. Ein Tuberkel braucht einige Wochen zu seiner Entwicklung, und ein einziger Tuberkel ist noch lange nicht nachweisbar. Cornet erklärte deshalb die meist beobachtete Regel als falsch, daß ein Zusammenhang nur dann bejaht werden dürfe, wenn der Zeitraum zwischen der Verletzung und den ersten nachweisbaren Symptomen ein halbes Jahr nicht übersteigt. Aber entzündliche Reizungen können sehr viel rascher entstehen und nachweisbar werden und sind wohl nach einem Trauma immer vorhanden.

Noch weniger ist anzunehmen, daß die ersten subjektiven Symptome, die Störung des Ernährungszustandes, die Temperatursteigerung, auch der Husten länger als einige Wochen oder Monate auf sich warten lassen. Aber selbst wenn man den Zwischenraum auf ein halbes Jahr beschränkt, so bleiben noch genug Fälle übrig, in denen ein Zusammenhang zweifelhaft bleibt. Ein Arbeiter erinnert sich, wenn er krank wird, recht häufig an Verletzungen, die er in der letzten Zeit erlitten hat, und führt die Erkrankung darauf zurück. Das beruht nicht nur auf dem Verlangen nach Entschädigung, sondern auf dem allgemeinen Kausalitätsbedürfnis des Menschen, das sich namentlich in bezug auf die Krankheiten geltend macht. Wenn man also nicht allen Begehren Tür und Tor öffnen will, so muß der Zeitraum zwischen der Verletzung und der Erkrankung, bei dem man noch einen Zusammenhang annehmen will, auf etwa ein halbes Jahr beschränkt werden, und ferner muß gefordert werden, daß die Verletzung derart war, daß eine Schädigung der Lunge angenommen werden durfte.

Viel häufiger ist aber der behauptete Zusammenhang aus dem Grunde zweifelhaft, weil die ersten Erscheinungen schon auffallend kurz nach dem Trauma aufgetreten sind. Findet man schon wenige Tage nach der Verletzung eine nachweisbare Lungenspitzenaffektion, so kann diese selbstverständlich nicht durch das Trauma verursacht sein. Wohl aber ist es möglich, daß eine bis dahin latent oder wenigstens recht gutartig verlaufende Erkrankung durch eine traumatische Schädigung des Lungengewebes verschlimmert und zu einer rasch progredienten gestaltet wird. Auch in diesem Falle ist eine Entschädigungspflicht vorhanden.

Die Entscheidung kann hier oft Schwierigkeiten bereiten. Im ganzen wird man auch hier daran festhalten, daß das Trauma zu einer Kontusion des Brustkorbes geführt haben muß, wenn ein Zusammenhang mit einer Verschlimmerung des Lungenleidens angenommen werden darf.

Nun wird eine beginnende Lungenkrankheit oder die Verschlimmerung eines schon bestehenden Leidens recht häufig auf eine Verletzung oder Überanstrengung zurückgeführt, die ohne Beteiligung des Brustkorbes verlaufen ist. Die Möglichkeit eines Zusammenhanges auch in diesen Fällen läßt sich nicht mit Sicherheit ausschließen. Wir sehen, daß bei Lungenkranken, selbst bei Gesunden, eine starke Überanstrengung unter Umständen zu einer Hämoptoe führen kann, und das beweist, daß eine Lungenverletzung stattgefunden hat. Es kann also eine schon bestehende Lungentuberkulose in dieser Weise verschlimmert oder die Ansiedelung einer neuen Erkrankung ermöglicht werden. Wenn wir aber bedenken, wie selten bei Lungengesunden eine

Hämoptoe ist, und wie selten z. B. in Heilstätten auch bei Phthisikern die Lungenblutungen nach Anstrengungen auftreten, so kann man annehmen, daß eine
solche Verschlimmerung durch Überanstrengung oder gar die Entstehung einer
neuen Tuberkulose ziemlich selten ist. Für die Feststellung einer Entschädigungspflicht muß aber unbedingt verlangt werden, daß die Überanstrengung
eine über das Maß der gewöhnlichen Berufsarbeit hinausgehende
gewesen sei. Ist das nicht der Fall, so muß der Zusammenhang abgelehnt werden,
ebenso wie bei einer Lungenblutung eines Tuberkulösen, die ja selbstverständlich durch stärkere Anstrengungen ausgelöst werden kann (auch bei jemand,
der nicht unfallversichert ist), aber eben in erster Linie doch auf der Krankheit
selbst beruht.

Dagegen ist es nicht notwendig, daß die Blutung unmittelbar nach der
Überanstrengung aufgetreten sei, sondern sie kann oft auch erst in der folgenden
Nacht oder am folgenden Tage sich einstellen.

Um die Folgen des Unfalles für eine Verschlimmerung einer bestehenden
Tuberkulose abzuschätzen, kann man oft aus dem Verlauf der Erkrankung
gewisse Anhaltspunkte gewinnen. Gewöhnlich geht die Verschlimmerung nach
einiger Zeit bei geeigneter Behandlung zurück, und oft darf man nach einem
halben Jahr oder einem Jahr annehmen, daß sich der Kranke im gleichen
Zustand befindet wie vor dem Unfall. Zu diesem Zeitpunkt dürfte nach allen
billigen Forderungen die Entschädigungspflicht aufhören. Auch wenn sich
im Anschluß an ein Trauma eine frische Erkrankung bildet, so muß man
berücksichtigen, daß auch beim Verletzten zum Zustandekommen der Infektion
eine gewisse Disposition vorhanden sein muß. Es kann deshalb von dem Ent-
schädigungspflichtigen nicht mehr verlangt werden, als was zur Heilung einer
leichten Affektion in der Regel notwendig ist. Wenn deshalb nach einem
Sanatoriumsaufenthalt oder einer sonstigen geeigneten Behandlung während
eines halben bis eines ganzen Jahres keine Heilung aufgetreten ist, so muß
der weitere Verlauf auf die beim Kranken vorhandene Disposition bezogen
werden. Etwas anders liegen die Verhältnisse, wenn die Tuberkulose sich
an der Stelle der Verletzung entwickelt hat. Auch hier ist ja eine Disposition des Verletzten zum Entstehen der Tuberkulose notwendig, aber sie
spielt lange keine so große Rolle, wie wenn die Erkrankung an der Spitze entstanden ist.

Ein Zusammenhang zwischen einer Verletzung, die nicht die Lunge
betroffen hat, und einer Tuberkulose läßt sich auch in der Weise denken, daß
eine erhebliche Schwächung des Körpers, ein langes Krankenlager usw. die
Widerstandskraft des Verletzten herabsetzen und so den Ausbruch einer Tuberkulose ermöglichen können. Aber hier muß in noch ganz besonderem Maße
eine Disposition vorhanden sein, die über kurz oder lang doch zum Ausbruch
der Krankheit geführt hätte. Die Entschädigungspflicht kann sich in solchen
Fällen nur auf einen sehr kleinen Anteil beschränken, und es muß gefordert
werden, daß durch die Verletzung wirklich eine schwere Schädigung des allgemeinen Ernährungszustandes herbeigeführt wurde.

Erkältungen spielen im Laienpublikum unter der Ätiologie der Tuberkulose eine viel zu große Rolle. Ganz unberechtigt ist aber die Annahme einer
ursächlichen Beziehung nicht. Beweisen läßt sich freilich der Zusammenhang nur in den seltensten Fällen. Es ist im Gegenteil auffallend, wie wenig
Tuberkulose bei Berufen, die Erkältungen viel ausgesetzt sind, vorkommt.
Doch hängt das natürlich auch damit zusammen, daß diese Berufsarten ab-
gehärtet sind.

Ähnlich verhält es sich mit dem Einflusse von schweren Anstrengungen,
Entbehrungen usw. Man hat in früheren Jahren die Häufigkeit der Tuber-

kuloseerkrankungen in der **Armee** als Beweis hierfür angeführt. Nun ist aber die Zahl der Erkrankungen in Wirklichkeit nicht sehr hoch. In der preußischen Armee erkrankten in den Jahren 1874 bis 1894 (nach Cornet) von 10 000 Mann der Iststärke 31,7 an Tuberkulose, in der bayerischen Armee im gleichen Zeitraum 39,5, in der österreichisch-ungarischen 56,5, in der belgischen während einer ähnlichen Zeitdauer 49,6. Unter diesen Zahlen sind aber auch alle Geheilten inbegriffen, so daß man diese Erkrankungsziffer im Vergleich mit der Zivilbevölkerung nicht als hoch bezeichnen darf, obschon für diese keine Morbiditätsstatistik besteht, die zahlenmäßig verglichen werden könnte. Allerdings könnte die Erkrankungsziffer im Heer auch dann nicht mit den Zahlen für die Gesamtbevölkerung gleichen Alters direkt verglichen werden, wenn diese bekannt wäre, da die Armeeangehörigen ein ausgesuchtes Material bilden. Mit dem Rückgang der allgemeinen Tuberkulosesterblichkeit ist auch die Zahl der Erkrankungen in den Armeen vor dem Weltkrieg zurückgegangen und betrug in Preußen 1912/13 nur noch $1,8^0/_{00}$ der Kopfstärke, worunter $1,3^0/_{00}$ Lungentuberkulöse. Auch die Mortalitätsziffern kann man nicht mit der Mortalität der Zivilbevölkerung vergleichen, da man nicht weiß, wieviel nach der Entlassung gestorben sind. Im deutschen Heer betrug die Mortalität 1882 bis 1883 $0,63^0/_{00}$, 1898 bis 1899 $0,16^0/_{00}$, 1909/10 noch $0,11^0/_{00}$, im französischen Heer war die Mortalität an Tuberkulose 1890/91 fast $1^0/_{00}$, 1899/1900 $0,52^0/_{00}$.

Cornet führt zum Beweis, daß die Tuberkulose in der Armee nicht durch die Anstrengungen verursacht werde, die Tatsache an, daß der größere Teil der Erkrankungen im **ersten Dienstjahr**, viele davon sogar im ersten Halbjahr stattfinden. Daraus geht hervor, daß die Leute schon latent tuberkulös eingerückt sind und daß die Erkrankung nur durch die Anstrengungen zum Ausbruch gekommen ist. Wenn wir aber daran denken, daß die Mehrzahl der Menschen infiziert ist, so müssen wir doch dem Militärdienst die Rolle des auslösenden, d. h. die Rolle eines die Resistenz herabsetzenden oder die Disposition erhöhenden Agens zuschreiben.

Den Einfluß größter **Strapazen** hat der **Weltkrieg** mit der Sicherheit eines Experimentes gezeigt. Das Resultat ist eine auffallend geringe Vermehrung der Fälle von Lungentuberkulose. Bussenius hat den jährlichen Zugang an Tuberkulose berechnet und im ersten Kriegsjahr $2,7^0/_{00}$ der Kopfstärke gefunden gegenüber $1,8^0/_{00}$ im Friedensjahr 1911/12, im zweiten Kriegsjahr $4,8^0/_{00}$, im dritten $5,7^0/_{00}$ und im vierten $5,6^0/_{00}$. Das ist allerdings eine Erhöhung auf das Mehrfache, aber sie ist doch merkwürdig gering, wenn man berücksichtigt, welche ungeheuren Anstrengungen und Entbehrungen verlangt wurden und wieviel weniger streng die Auslese in den späteren Kriegsjahren wurde, so daß Tuberkuloseverdächtige und selbst tuberkulös Erkrankte in viel geringerem Maße vom Heer ferngehalten wurden als in Friedenszeiten.

Daß Menschen, die an schwere Arbeit nicht gewöhnt werden, dann erkranken, wenn sie plötzlich solche zu leisten haben, sieht man nicht so selten. Die S. 1444 erwähnten Erfahrungen beim Krankenpflegepersonal sprechen auch in diesem Sinne.

Daß **ungenügende Ernährung** den Ausbruch einer Tuberkulose begünstigt, hat ebenfalls der Weltkrieg mit der Sicherheit eines Experimentes gezeigt. Aus den S. 1410 wiedergegebenen Zahlen und der S. 1408 abgebildeten Kurve geht das ohne weiteres hervor. Es geht daraus aber auch hervor, daß es sich um eine Vermehrung der Erkrankungen und nicht um ein rascheres Fortschreiten des Leidens, um ein Wegsterben der vorhandenen Phthisiker gehandelt haben kann, wie vermutet wurde (s. Bussenius). Denn sonst müßten die Kurven nach der Erhebung während der Kriegszeit eine kompensatorische Senkung zeigen. Statt dessen gehen sie später in der Verlängerung des Vorkriegsverlaufes weiter. Etwas anderes, sehr Merkwürdiges, ist die Feststellung, daß die Steigerung der Mortalität zwar, wie zu erwarten, in den am meisten von den Ernährungsschwierigkeiten betroffenen Ländern, wie Deutschland, am stärksten war, aber auch in den kriegführenden Ländern mit besserer Ernährung und selbst in den neutralen Ländern auftrat. Hier war die Lebensmittelzufuhr ja auch eingeschränkt, die wichtigen Nahrungsmittel rationiert und die Beköstigung sehr erschwert. In ökonomisch schlecht situierten Kreisen war die Unterernährung ausgesprochen, aber von eigentlichem Hunger konnte man nicht reden. Das beweist, daß schon eine verhältnismäßig geringe Unterernährung den Ausbruch der Tuberkulose begünstigt.

Eine große Rolle spielt der Alkoholismus bei der Entstehung der Tuberkulose, sowohl bei dem Erkrankten selbst als auch bei dessen Nachkommen. Das geht sehr deutlich aus den Tabelle v. Bunges hervor [1], doch ist wohl die Ursache nicht nur in einer Degeneration der Nachkommen zu suchen, worauf v. Bunge das Hauptgewicht legt, sondern auch darin, daß der Alkoholismus des Vaters das soziale Niveau der Familie herabdrückt, und daß dadurch die Ernährung der Kinder verschlechtert und die Infektionsgelegenheit vermehrt wird. Die dispositionsvermehrende Rolle, des Alkoholismus geht auch aus der von Karczag erwähnten Beobachtung von Spartz hervor, daß Rinder mit Melassefütterung in Brauereien in einem größeren Prozentsatz an Tuberkulose erkranken als alkoholfrei ernährte.

Tabakmißbrauch führt an sich nicht zu einer vermehrten Disposition, kann aber durch chronische Bronchitis und Pharyngitis ungünstig wirken.

Nach der Gravidität sehen wir nicht nur eine schon vorhandene Phthise sich verschlimmern, sondern auch gar nicht so selten eine bis dahin latente Erkrankung ausbrechen. Man erhält recht oft die Anamnese, daß die Krankheit nach der Geburt des ersten Kindes ausgebrochen sei und sich nach der Geburt jedes weiteren Kindes verschlimmert habe. Von den auf meiner Klinik an Tuberkulose verstorbenen Frauen, deren Krankengeschichten M. Schmidt für ihre Dissertation bearbeitete, haben $21 = 9\%$ angegeben, daß ihre Krankheit im Anschluß an eine Geburt ausgebrochen sei. Es ist deshalb nicht zu bezweifeln, daß die Gravidität einen nicht nur deletären Einfluß auf die schon bestehende Erkrankung hat, sondern auch den Ausbruch der Tuberkulose veranlaßt, aber meist nicht während der Gravidität, sondern erst nach der Geburt. Am deutlichsten ist der Einfluß bei Frauen, die stillen. Doch auch bei Nichtstillenden kann eine Phthise in den ersten Wochen nach der Geburt zum Ausbruch kommen. Vielleicht wirkt hier die allgemeine Tendenz zu Involutionsvorgängen (man denke an das Zurückgehen der Hautpigmentierungen, der Zahnfleischhypertrophie, der Schilddrüsenschwellung usw.) auch auf die Lunge und begünstigt hier die Zerfallserscheinungen.

Daß unhygienische Wohnungsverhältnisse die Tuberkulosesterblichkeit erhöhen, wurde schon S. 1443 erwähnt. Wichtig ist, daß nicht nur die Todesfälle der Kinder, sondern auch die der Erwachsenen dadurch vermehrt werden. Wenn die Vorkriegsstatistik von Deutschland, wo die Wohnungsverhältnisse unter der ärmeren Bevölkerung günstig waren, und Frankreich vergleicht, wo sie schlechter, dafür die Ernährung besser war, so kommt man zum Schluß, daß die Wohnungshygiene auch für die Entstehung der Erwachsenenphthise von großer Bedeutung ist. Das scheint doch für die Wichtigkeit der exogenen Infektion bei der Reinfektion zu sprechen.

Auch ein ungünstiger Gemütszustand kann eine Einwirkung haben. Gelegentliche Einzelbeobachtungen sprechen dafür, und in neuerer Zeit ist

---

[1] v. Runge: Virchows Arch. **175.**

wiederholt auf Verschlimmerungen einer bestehenden Phthise durch Gemüts-
bewegungen hingewiesen worden (Strandgaard, Turban). Ebenso gut
können sie bei labilem Immunitätszustand den Ausbruch einer Erkrankung
bewirken. Aber auch die durch psychische Einflüsse bedingte Unterernährung
kann die Veranlassung zur Erkrankung sein.

7. Die Phthiseogenese beim Menschen.

In den vorhergehenden Kapiteln wurde der wichtigste Teil des Tatsachen-
materials angeführt, das die experimentelle Forschung, die ärztliche Beobachtung
und die Statistik beigebracht haben, um die Entstehung der Lungentuberkulose
zu erklären. Manches wird noch im Abschnitt über die pathologische Anatomie
zu erwähnen sein. Die Fülle des Stoffes und die Notwendigkeit, auch andere
Zusammenhänge zu berücksichtigen, bedingten ein Auseinanderreißen dessen,
was für die Bildung einer Anschauung über die Phthiseogenese beim Menschen
wichtig ist. Deshalb muß noch einmal zusammengefaßt werden, wie man
gegenwärtig die Entstehung und den Verlauf der menschlichen Phthise erklärt.

Unsere Anschauungen über die Erkrankung an Tuberkulose sind ganz
wesentlich modifiziert worden durch die Untersuchung der Leichen auf kleine
tuberkulöse Herde und durch die Untersuchung der Lebenden auf Tuberkulinempfindlichkeit. Diese beiden Untersuchungsmethoden haben zur Überzeugung
geführt, daß die Erstinfektion an Tuberkulose fast ausnahmslos in der Jugend
erfolgt, und daß die große Mehrzahl der Menschheit infiziert wird.

Schon frühere Mitteilungen hatten behauptet, daß man in Leichen von Menschen,
die nicht an Tuberkulose verstorben sind, auffallend oft Veränderungen findet, die teils
sicher tuberkulöser Natur, teils mit größter Wahrscheinlichkeit als ausgeheilte tuberkulöse
Prozesse aufzufassen sind. Nägeli hat dann die Resultate von 500 Sektionen mitgeteilt,
in denen genau auf solche Veränderungen geachtet wurde, die er glaubte als tuberkulös auffassen zu müssen. Er kam dabei zu dem Resultat, daß bei 96—97% aller Erwachsenen
Veränderungen zu finden waren, die man mit Sicherheit oder mit Wahrscheinlichkeit als
tuberkulös ansehen mußte. Seine Zahlen sind folgende:

Auf 100 Sektionen einer Altersstufe berechnet, wurde gefunden:

	letale Tuber- kulose	latente aktive Tuber- kulose	latente inaktive Tuber- kulose	latente Tuber- kulose (aktive + inaktive)	Tuber- kulose über- haupt
im Alter unter 1 Jahr	0	0	0	0	0
im Alter von 1—5 Jahren	17	0	0	0	17
„ „ „ 5—9 „	25	8	0	8	33
„ „ „ 9—17 „	15	15	8	23	38
„ „ „ 18—30 „	35	36	24	60	96
„ „ „ 30—40 „	27	28	39	68	95
„ „ „ 40—50 „	22	23	55	78	100
„ „ „ 50—60 „	20	18	62	80	100
„ „ „ 60—70 „	9	25	66	91	100
„ „ „ über 70 „	0	23	78	100	100

Daraus ergibt sich, daß die Tuberkulose überhaupt während der Jugend immer häufiger
wird, so daß vom 18. Jahre an beinahe jeder Mensch tuberkulös ist. Dagegen nimmt die
Zahl der aktiven Tuberkulosen vom 30. Jahre an relativ stark ab. Hierzu ist noch zu
bemerken, daß Nägeli zu den inaktiven Tuberkulosen noch eine kleine Zahl von Fällen
rechnete, von denen nicht mit Sicherheit festzustellen war, ob sie nicht doch etwa noch
aktiv waren. Die letale Tuberkulose nimmt bis zum 30. Jahre zu, nachher wieder ab.
Das ist nicht die Folge davon, daß die Letalität der Tuberkulose erst zunimmt, um dann
wieder abzunehmen, sondern davon, daß die Letalität vom Säuglingsalter an konstant
abnimmt, während die Infektion konstant zunimmt, so daß zwischen dem 18. und 30. Lebensjahre die Bedingungen zur besonders häufig auftretenden, aber auch besonders zur tödlichen
Tuberkulose gegeben sind. Die mit dem Alter sinkende Letalität geht aus Nägelis Zahlen
deutlich hervor:

Im Alter von 1— 5 Jahren betragen die letalen Fälle 100% der überhaupt konstatierten Tuberkulose

,,	5— 9	,,	,,	,,	75%	,,	,,	,,	,,
,,	9—17	,,	,,	,,	33%	,,	,,	,,	,,
,,	17—30	,,	,,	,,	36%	,,	,,	,,	,,
,,	30—40	,,	,,	,,	32%	,,	,,	,,	,,
,,	40—50	,,	,,	,,	24%	,,	,,	,,	,,
,,	50—60	,,	,,	,,	20%	,,	,,	,,	,,
,,	über 60	,,	,,	,,	5%	,,	,,	,,	,,

Die Häufigkeit der gefundenen latenten Tuberkulose mußte überraschen, und es ist auch eine Reihe von Arbeiten erschienen, die zu anderen Schlüssen kamen.

In der nachstehenden Tabelle sind die von Schürmann zusammengestellten Statistiken wiedergegeben.

Autor	Gesamtzahl der untersuchten Leichen	davon							
		Unerwachsene [1]				Erwachsene			
		Gesamt- zahl	Anatom. Tbk. frei	Anatom. Tbk.-Zahl	%	Gesamt- zahl	Anatom. Tbk. frei	Anatom. Tbk.-Zahl	%
Schlenker	100	ohne	Angabe	des	Alters	66	Fälle	mit anat.	Tbk.
Burkhardt, 1906	1452	190	118	72	38	1262	113	1149	91
Lubarsch, Posen	1820	298	236	62	20,8	1522	482	1040	69,1
,, Zwickau. . .	322	43	31	12	27,9	279	178	101	36,2
,, Düsseldorf . .	2777	992	844	148	14,91	1785	671	1114	62,4
Beitzke	901	198	144	54	27,3	703	294	409	58,2
Reinhart, 1917	432	71	51	21	29,16	360	13	347	96,38
Puhl, 1922	131	17	5	12	29,41	114	4	110	97
Hesse	500	127	102	22	17,32	373	105	268	71,8
Schürmann, 1923 . . .	1000	88	37	51	57,95	912	74	838	91,89

Aus dieser Tabelle geht hervor, daß die Statistik Burkhardts von 1906 und die neueren Statistiken von Reinhart, Puhl und Schürmann fast die gleichen Zahlen ergeben wie die Nägelische Arbeit, andere dagegen, besonders die von Lubarsch und von Beitzke, erheblich niedrigere. Nägeli hat von jeher gegen die Arbeiten, die weniger positive Befunde ergeben haben, geltend gemacht, daß die Veränderungen oft sehr schwer zu finden sind und einem Untersucher, der sein Augenmerk nicht besonders darauf richtet und der darin keine ganz besondere Übung besitzt, leicht entgehen können. Die Berechtigung dieses Einwandes beweisen nun gerade die Arbeiten von Puhl und Schürmann. Ein Ziel dieser Untersuchungen war, die durch Ranke gezeigten Eigentümlichkeiten des Primäraffektes näher kennen zu lernen, und ihre Technik wurde durch die Aufgabe bestimmt, womöglich in jedem Falle den Primäraffekt zu finden oder sein Vorhandensein ausschließen zu können. Die in den letzten Jahren vertiefte Kenntnis und das bewußte Aufsuchen des Primäraffektes lassen diese Arbeiten als die maßgebenden erscheinen. Deshalb muß die Bestätigung der Nägelischen Arbeiten als definitiv betrachtet werden.

Dadurch ist auch der weitere, gegen Nägeli erhobene Einwand hinfällig geworden, die Deutung der gefundenen Veränderungen als tuberkulöse Bildungen sei zu weitgehend.

---

[1] Als Unerwachsene sind von Hesse die Fälle unter 14 Jahren, von Lubarsch, Beitzke und Reinhart die unter 16 Jahren, von Burkhardt, Puhl und Schürmann die unter 18 Jahren gezählt.

Die letzten Jahre haben gelehrt, daß der Primärkomplex in charakteristischen anatomischen Bildern abläuft, und auch die Kenntnis vom Bau der Reinfekte ist vertieft worden. Die von Puhl und Schürmann gefundenen Primäraffekte können deshalb nicht angezweifelt werden.

Ein dritter Einwand, der gegenüber Nägeli geltend gemacht wurde, bleibt allerdings noch bis zu einem gewissen Grad bestehen, nämlich daß die Resultate nur für die Bevölkerung größerer Städte Gültigkeit besitzen und nicht verallgemeinert werden dürfen. Allerdings hat Nägeli immer darauf hingewiesen, daß sein Material nicht Großstadtproletariat war, sondern daß mindestens 40% ländliche Bevölkerung, 6½% Privatsektionen darunter waren und die Durchseuchung nicht größer als im ganzen Kanton Zürich sein konnte, weil die Todesursache nur in 22½% Tuberkulose war gegenüber 26—28% der Sterbefälle im Kanton Zürich. Es wäre aber trotzdem möglich, daß in anderen Gegenden die Durchseuchung geringer ist.

Deshalb haben während des Weltkriegs mehrere pathologische Anatomen die Gelegenheit benützt, bei den Sektionen von Kriegsteilnehmern die Häufigkeit tuberkulöser Veränderungen unter den kräftigen Männern im frühen Erwachsenenalter festzustellen und so einen Durchschnitt dieser Bevölkerungsklasse für das ganze Land zu erhalten. Mönckeberg fand tuberkulöse Veränderungen bei 31,8%, Oberndorffer bei 10% (rechnet aber mit ebenso viel übersehenen Befunden), Rößle bei 33%, Hart (bei im Heimatgebiet verstorbenen Kriegsteilnehmern), bei 34,2% (nach Abzug der tödlichen Phthisen bei 26,8%), Aschoff bei 30%, Weinert an der Front bei 29,8%, im Heimatgebiet bei 40%. Weinert betont aber, daß diese Zahlen nicht den gleichen Wert beanspruchen dürfen, wie die nur zu diesem Zweck angestellten Untersuchungsreihen. Trotzdem glaubt er, daß die Zahl von 30% tuberkulösen Veränderungen bei Kriegsteilnehmern in den ersten Kriegsjahren, die an Verletzungen oder akuten Infektionen gestorben sind, kaum wesentlich zu niedrig sein dürfte. Doch ist zu berücksichtigen, daß diese Untersuchungen vor der Zeit der genaueren Kenntnis des Primäraffekts ausgeführt wurden und daß im Aschoffschen Institut bei der gewöhnlichen Sektionstechnik vor 1920 in 37,6% der Obduktionen aller Altersstufen, später bei genauerer Technik in 71% tuberkulöse Veränderungen nachgewiesen wurden (Schirp).

Aber auf die absoluten Zahlen kommt es schließlich nicht so sehr an. Darüber herrscht allgemeine Übereinstimmung, daß die Erstinfektion fast immer in der Jugend stattfindet. Immerhin darf nicht außer acht gelassen werden, daß man Primäraffekte auch im erwachsenen Alter nicht so ganz selten findet. Weinert erwähnt unter 2900 Sektionen von Kriegsteilnehmern 4 solcher, wohl sicherer Primäraffekte, und Aschoff gibt neuerdings an, daß er in 3 Jahren 15 Primäraffekte im Alter von 20—29, 7 im Alter von 30—45 Jahren gesehen hat.

Diese fortschreitende Infektion in der Jugend geht, wie schon erwähnt, mit einer Erhöhung der Resistenz gegen die Folgen der Infektion einher, so daß der Anteil der tödlich verlaufenen Fälle an der Gesamtzahl der Infizierten mit fortschreitendem Lebensalter abnimmt, die Zahl der tuberkulösen Nebenbefunde also zunimmt. Zur Illustration seien noch die Zahlen von Hamburger und Sluka angegeben.

Im Alter von	kamen auf 100 Sektionen einer Altersstufe Leichen mit Tuberkulosebefund	waren unter 100 Sektionen mit Tuberkulosebefund tödliche Tuberkulosen
0— 3 Monaten	4	100
4— 6　　,,	18	100
7—12　　,,	23	71
1— 2 Jahren	40	68
3— 4　　,,	60	72
5— 6　　,,	56	65
7—10　　,,	63	67
11—14　　,,	70	47

Mit den anatomischen Untersuchungen stimmen nun die Untersuchungen an Lebenden mit Hilfe der Hautreaktion auf Tuberkulinimpfung auffallend überein. Bei Erwachsenen fand zuerst der österreichische Militärarzt Franz, der 480 gesunde Rekruten mit der Pirquetschen Reaktion untersuchte, in 61% eine positive Reaktion. Spätere Nachprüfungen haben oft einen noch höheren Prozentsatz ergeben. In der Kindheit tritt die Reaktion von Jahr zu Jahr häufiger auf. Einige Beispiele über den Prozentsatz der reagierenden Kinder in den einzelnen Altersklassen möge hier folgen.

	Feer (Heidelberg) viel ländliche Poliklinikkinder	Hamburger (Wiener Armen-Bevölkerung)	Cohn (Posen) Kinder tuber-kulöser Eltern	Hillenberg (Landstadt Springe)
0— 6 Monate	0	} 0	—	—
6—12 ,,	7		—	—
1— 2 Jahre	} 7	9	—	—
2— 3 ,,	} 21	} 27	} 66,6	—
3— 4 ,,	} 18			—
4— 5 ,,			} 66,6	—
5— 6 ,,	27	} 51		4,5
6— 7 ,,			} 77,5	19,2
7— 8 ,,				26,0
8— 9 ,,	} 44	} 71	} 77	28,3
9—10 ,,				34,6
10—11 ,,			} 80,5	12,8
11—12 ,,				22,2
12—13 ,,	} 57	} 94	} 89,9	38,4
13—14 ,,				37,7
14—15 ,,			100	44,3

Aus der Verschiedenheit dieser Statistiken ergibt sich die Bedeutung der Umgebung für die Infektion mit Tuberkulose. Je nachdem, ob vorwiegend städtische oder ländliche Bevölkerung, Kinder aus durchseuchter oder gesunder Umgebung, aus armen oder wohlhabenden Kreisen untersucht werden, ergeben sich Unterschiede. Schloßmann fand in wohlhabenden Familien nur 5% der Kinder positiv reagierend. An einzelnen Orten ist mit dem zehnten oder elften Altersjahr der Höhepunkt erreicht, so in Groningen mit 56% (Scheltema), an anderen Orten sogar schon mit sechs Jahren. Calmette fand in Lille schon im sechsten Lebensjahre über 90% positive Reaktionen. An anderen Orten steigen die Zahlen noch bis ans Ende des schulpflichtigen Alters oder etwas nachher an. Wie rasch der Prozentsatz steigt, wenn die Kinder in tuberku-löser Umgebung leben, geht aus der angeführten Tabelle Cohns über 273 Kinder tuberkulöser Eltern hervor.

Eine wertvolle Ergänzung bilden die Untersuchungen in ländlichen Kreisen. Jacob fand bei schulpflichtigen Kindern in 45,9% eine positive Pirquet-sche Reaktion und zwar im ersten Schuljahre 35,6%, im letzten 64,4%. Hillenberg fand im ersten Schuljahr 18%, im 15. Jahr 36,4% der Kinder positiv reagierend. In den einzelnen Ortschaften fand er Unterschiede von 10—61,7 % im Durchschnitt. Sehr interessant sind die Untersuchungen Phelebons an 3182 Landbewohnern im Alter bis zu 25 Jahren. Unter 1706 Untersuchten unter 18 Jahren fand er nur 123 positive Reaktionen = 7,3%, von 18—19 Jahren 26,6%, bis 20 Jahre 42,8%, bis 21 Jahre 52,9%, bis 25 Jahre 61,6%. Daraus geht hervor, daß auf dem Lande die Infektion viel später erfolgen kann, um schließlich doch zu einer recht ausgedehnten Durchseuchung zu führen. Auch Phelebon fand große lokale Unterschiede, z. B. in einer Landschule bei allen 150 Kindern keine einzige positive Reaktion.

Zu allen diesen Untersuchungen ist zu bemerken, daß die Technik der Impfung verschiedene Resultate ergeben kann. Viele Untersucher hätten nach anderen Methoden wahrscheinlich höhere Werte bekommen. So hatten Hamburger und Monti mit der Kutanmethode in 52%, mit der vereinigten Kutan- und Stichmethode 95% positive Resultate bei 11—14jährigen Kindern. Aus allen Untersuchungen geht aber hervor, daß die Zahl der tuberkulinempfindlichen Individuen vom Säuglingsalter an beständig zunimmt und etwa in den Pubertätsjahren die definitive Höhe erreicht.

Aus den Untersuchungen an Leichen und an Lebenden geht also hervor, daß die große Mehrzahl der Menschen im Laufe der Jugend tuberkulös infiziert wird. Es erhebt sich nun die Frage: Woher kommt das infektiöse Material, und wie gelangt es in den Körper?

Tuberkelbazillen können mit der Milch perlsüchtiger Kühe in den Körper gelangen. Behring stellt diesen Infektionsmodus in den Vordergrund. Dagegen spricht aber, daß die Infektion mit zunehmendem Alter, d. h. wenn die Milch in der Ernährung immer mehr zurücktritt, immer häufiger wird. Ferner hat sich gezeigt, wie früher besprochen wurde, daß nur in einem Teil der Tuberkuloseherde bei Kindern der bovine Typus gezüchtet werden kann. Das spricht dafür, daß eine andere Quelle daneben noch in Betracht kommt. Die Milch kann also nur eine nebensächliche Rolle spielen.

In durchseuchten Familien und Häusern liegt diese Quelle klar zutage (s. S. 1443). Es gibt aber auch Fälle, in denen die Infektion schwer zu verstehen ist. Namentlich die ländliche Bevölkerung ist dafür ein Beispiel. Aus den Resultaten von Jacob und Hillenberg geht hervor, daß etwa die Hälfte der Kinder, die am Schluß der Schulzeit infiziert befunden werden, ihre Infektion schon in die Schule mitgebracht hat. Sie müssen also im Elternhaus infiziert worden sein. Nun konnte freilich Jacob nachweisen, daß da, wo offene Tuberkulosefälle in einem Haus waren, die Kinder fast stets reagierten. Andererseits aber fand er in Dörfern, in denen seit Jahren keine Schwindsuchterkrankungen mehr vorgekommen waren, bei 30 — 40 % der Kinder positive Reaktionen. Hillenberg ermittelte sechs Landgemeinden und einen Gutsbezirk, wo seit zehn Jahren kein Todesfall an Tuberkulose mehr vorgekommen war und trotzdem 25% der Kinder positiv reagierten. Auch die Infektion durch Perlsucht konnte in diesen Fällen unwahrscheinlich gemacht werden. Man muß deshalb annehmen, daß an allen diesen Orten entweder unerkannte Tuberkulosen vorhanden waren, oder daß der Tuberkelbazillus doch auch außerhalb des Körpers verbreiteter ist als man denkt. Römer macht auf die Möglichkeit aufmerksam, „daß vielleicht doch auch der latent tuberkulös Infizierte zur Verbreitung der Infektion in irgendeiner, heute uns noch unerkannten Weise beitragen kann. Auf diese Möglichkeit, die nicht mehr beansprucht als eine bloße Hypothese zu sein, bringen mich aus der Veterinärpraxis mitgeteilte und auch von mir gemachte Beobachtungen. Man kann gelegentlich feststellen, daß die Einstellung eines tuberkulinreagierenden Rindes in einen bis dahin völlig tuberkulosenfreien Stall allmählich zu einer völligen Durchseuchung des Stalles führt in dem Sinne, daß schließlich fast alle Rinder reagieren, obwohl sich nicht nachweisen läßt, daß jenes importierte Rind tuberkuloseerkrankt im klinischen Sinne ist, und obwohl die üblichen Methoden des Nachweises von Tuberkelbazillenausscheidung bei ihm versagen".

Weitaus das Wahrscheinlichste ist, daß Leichterkrankte, die nur vorübergehend Bazillen aushusten und nie an progredienter Krankheit leiden, die Infektion verbreiten.

Der Primärherd sitzt, wie erwähnt, in der Regel in der Lunge und besteht, wie im folgenden Kapitel ausgeführt ist, in einer rasch verkäsenden Entzündung, die sich bald abkapselt. Sehr früh gelangen die Tuberkelbazillen auch in die regionären Lymphdrüsen und breiten sich hier viel weiter aus als im Lungengewebe. Nicht nur die Knoten, die direkt im Abflußgebiet des Lungenherdes liegen, und die von diesen gespiesenen Knoten neben den größeren Bronchien und neben der Trachea können erkranken, oft bis zu den Drüsen im Venenwinkel hinauf (Ghon), sondern auch durch retrograde Infektion die Drüsen anderer Abflußgebiete der gleichen Lunge und die der anderen Seite.

Bei einem Teil der Infizierten geht die Infektion sofort weiter. Die Tuberkulose verläuft dann wie eine akute Infektionskrankheit. Seltener geht das so vor sich, daß der Primäraffekt der Lunge nicht abgekapselt wird, sondern sich die Entzündung durch Kontaktwachstum und bronchiale Aspiration über beide Lungen verbreitet. Sehr viel häufiger gelangen die Tuberkelbazillen aus den Lymphdrüsen ins Blut und machen Metastasen sowohl in den Lungen als auch in anderen Organen. Diese direkt an die Infektion sich anschließende Generalisation der Tuberkulose, der Verlauf als akute Sepsis, kommt fast nur im frühen Kindesalter vor, besonders bei Säuglingen. Bei diesen ist sie so häufig, daß man eine Zeit lang annahm, die Infektion im Säuglingsalter habe ausnahmslos eine generalisierte tödliche Infektion zur Folge. Neuere Erfahrungen haben gezeigt, daß das nicht immer der Fall ist, sondern daß auch die Infektion des Säuglings mit der Ausbildung des Primärkomplexes zum Stillstand kommen kann, ferner, daß ein ununterbrochen fortlaufender Verlauf auch beim Erwachsenen vorkommt, freilich recht selten.

Bei den meisten Infizierten kommt die Infektion im Stadium des Primärkomplexes zum Stillstand. Es entwickelt sich eine Allergie, die zur bindegewebigen Abkapselung des Primäraffektes in der Lunge führt (sklerosierende Allergie Rankes). Die Primäraffekte außerhalb der Lunge, im Darm, in den Tonsillen, in den Schleimhäuten der oberen Luftwege, und die offenbar noch viel selteneren Primäraffekte in der Haut heilen, wie es scheint, oft spurlos aus, während die Primäraffekte der Lunge trotz Kalkablagerung und starker Schrumpfung noch nach Jahrzehnten lebende Bazillen enthalten können.

Auch in den Lymphdrüsen setzen Heilungsvorgänge ein, die schließlich zu vollständiger Sklerosierung und Verkalkung führen. Diese gehen aber viel langsamer vor sich, und die Schwellung und Verkäsung bleibt viel länger bestehen und kann sogar noch nach Jahren auf neue Drüsengruppen übergreifen. Währenddessen entwickelt sich aber die Allergie im ganzen Körper. Das hat zur Folge, daß die Tuberkelbazillen, die recht oft Gelegenheit haben, aus den Lymphdrüsen in das Venensystem zu gelangen, entweder sofort abgetötet werden, oder Metastasen machen, die in der Regel durch starke exsudative Reaktionen ausgezeichnet sind und ausheilen.

Dieses Sekundärstadium der Tuberkulose ist charakteristisch für das kindliche und jugendliche Alter. Je nach der Intensität der Erkrankung in den Drüsen, je nach dem Grad der Allergie und vielleicht auch je nach der Gelegenheit zu exogenen Superinfektionen kommt es zu mehr oder weniger starker Metastasenbildung. Gelegentliche leichte Temperaturanstiege bei Bazilleninfektionen ins Blut können das einzige Zeichen sein. Die leichtesten erkennbaren Metastasen sind die papulonekrotischen Tuberkulide der Haut. Stärkere Veränderungen sind schon die übrigen Tuberkulide und Hauttuberkulosen (Erythema nodosum und induratum usw.) und die metastatischen Drüsenerkrankungen. Dazu gesellen sich die Pleuritiden und Peritonitiden, die allerdings auch durch das Übergreifen einer Metastase (Drüsen, Lunge, Darm?) auf die serösen Häute zustande kommen können. In den schwersten Fällen kommt es zu einer allgemeinen Miliartuberkulose. Aber auch im Sekundärstadium kann eine Organmetastase zu einer isolierten chronischen Organtuberkulose führen, besonders häufig in den Knochen und Gelenken.

Wenn das sekundäre Stadium überwunden ist, so hört die Neigung zu Metastasen auf. Wahrscheinlich gelangen noch öfters Bazillen ins Blut, da der Primärkomplex noch oft virulente Bazillen enthält. Außerdem hat fast jeder Mensch noch genügend Gelegenheit sich von neuem zu infizieren. Die eingedrungenen Bazillen machen aber in der Regel keine krankhaften Reaktionen.

Diese Immunität dieses tertiären Stadiums ist aber nur eine relative. Wenn genügend Tuberkelbazillen in ein Organ gelangen oder wenn die Resistenz des Körpers oder eines Organs durch irgendwelche Einflüsse herabgesetzt ist, so kommt es zu einer Erkrankung, die aber jetzt einen viel chronischeren Verlauf zu nehmen pflegt als die Erkrankungen im Sekundärstadium. In den histologischen Vorgängen spielt die Tuberkelbildung eine viel größere Rolle, und die weitere Verbreitung der Infektion und der anatomischen Veränderungen erfolgt vorwiegend durch Übergreifen des krankhaften Prozesses auf die Nachbarschaft und durch „intrakanalikuläre Metastasierung". In der Lunge breitet sich die Tuberkulose durch Kontaktwachstum und durch die Verschleppung tuberkelbazillenhaltigen Materials in den Bronchien fort. Auch in anderen Organen, wie in den Nieren und Harnwegen, in den Genitalorganen herrscht der gleiche Modus vor. Kehlkopf und Darm erkranken durch Eindringen der Bazillen in die Schleimhaut. Die Verschleppung auf dem Blutwege tritt dagegen ganz zurück, obschon sicherlich oft Bazillen in die Blutbahn gelangen.

Auch in diesem tertiären Stadium ist die Lunge der häufigste Sitz der Erkrankung. Die Erfahrungen der letzten Jahre haben gezeigt, daß eine genaue systematische Durchuntersuchung der Lungen bei den Sektionen von Menschen, die nicht an Tuberkulose gestorben sind, recht oft neben dem Primäraffekt noch andere mehr oder weniger ausgeheilte tuberkulöse Herde erzielt, die teilweise vielleicht noch aus dem Sekundärstadium stammen, die aber prinzipiell nichts anderes darstellen als die ersten Anfänge der tertiären Lungentuberkulose.

Diese ersten Herde der Tertiärphthise lokalisieren sich mit Vorliebe in den kranialen Teilen der Lunge. Nach Loeschcke finden sie sich ausnahmslos im Gebiet des apikalen und des oberen hinteren Astes des subapikalen Bronchus. Nach anderen Autoren kommen sie eben so oft an anderen Stellen vor, namentlich in der Spitze des Unterlappens. Puhl fand die Oberlappen vor den Unterlappen bevorzugt und innerhalb beider Oberlappen eine Bevorzugung der kranialen Teile.

Auch über die Häufigkeit dieser „Reinfekte" bestehen noch Meinungsverschiedenheiten. Sie hängen damit zusammen, daß darüber keine Einigkeit herrscht, welche Veränderungen als tuberkulös zu bezeichnen sind. Während Loeschcke „die sog. atelektatische Spitzennarbe als die reinste Form der Vernarbungsbilder des tuberkulösen Reinfektes im allergischen Körper" erklärt, halten sie andere Autoren für unspezifische Narben. Aschoff, der mit seinen Schülern die anatomischen Eigentümlichkeiten des Reinfektes besonders eingehend untersucht hat, geht nicht so weit wie Loeschcke, findet jetzt doch aber bei fast 100% der Erwachsenen nicht nur Primäraffekte, sondern auch Reinfekte.

So viel ist sicher, daß nicht nur die primäre Infektion, sondern auch die „Reinfektion" der Lungen unvergleichlich viel häufiger ist als man früher angenommen hatte.

Der Unterschied zwischen dem sekundären und tertiären Stadium ist aber kein prinzipieller, sondern nur ein quantitativer. Histologisch zeichnet sich das Tertiärstadium nur durch häufigeres Vorkommen spezifischen Granulationsgewebes aus. Dieses kommt auch im Sekundärstadium oft genug vor. Die Tuberkelbildung stellt aber auch im Tertiärstadium nur einen Teil der Gewebsreaktion dar, und die exsudativen Prozesse spielen mindestens eine ebenso große Rolle. Jede neue Lokalisation beginnt, wie Aschoff betont, mit einer Exsudation, und nur das Zurücktreten dieser Exsudation und das rasche Einsetzen der Granulationsgewebsbildung ist für das Tertiärstadium charakteristisch. Aber jederzeit können ausgedehnte verkäsende Entzündungen entstehen. Auch die hämatogene Metastasierung ist nicht aufgehoben, erfolgt aber sehr viel seltener.

Dieser Verlauf der tuberkulösen Infektion zeigt eine große Ähnlichkeit mit dem Verlauf der Syphilis. Diese Ähnlichkeit war es auch, die schon Petruschky veranlaßt hat, von primärem, sekundärem und tertiärem Stadium der Lungentuberkulose zu sprechen. Eine weitere Analogie ergibt sich dann, wenn man als gesichert annimmt, daß die Allergie und der relative Tuberkuloseschutz nur so lange bestehen, als noch lebende Tuberkelbazillen im Körper vorhanden sind. Bei der Syphilis ist eine erneute Infektion nur möglich, wenn die erste Erkrankung vollständig abgeheilt ist und der Körper frei von lebenden Spirochäten ist. Solche echte „Reinfektionen" hat Schürmann tatsächlich festgestellt. Unter 1000 Fällen fand er 9mal einen frischen Primäraffekt neben einem offenbar ausgeheilten alten Primärherd. Alle diese Individuen waren über 50 Jahre alt. Er vermutet deshalb, daß es gegen 50 Jahre dauert, bis die tuberkulöse Infektion ausheilt. Es ist aber nicht sicher, ob bei der natürlichen Infektion des Menschen die Allergie mit der Ausheilung wirklich erlischt. Die experimentelle Infektion mit abgetöteten Bazillen spricht für eine Fortdauer der Allergie über die Heilung hinaus, und wenn ein Schutz gegen neue Infektionen im Experiment bisher noch nicht mit genügender Sicherheit nachgewiesen wurde, so beweist das noch nicht, daß sie beim Menschen nicht vorkommt. Eine gewisse Fortdauer der Allergie ist auch experimentell nachgewiesen, und eine Allergie ohne jede Schutzwirkung können wir uns doch kaum vorstellen.

Bei der modernen Lehre über den Ablauf der Tuberkulose herrschen noch Meinungsverschiedenheiten darüber, ob die „Reinfektion" exogen oder endogen entsteht, d. h. ob die Lungentuberkulose des Erwachsenen durch das Einatmen von Bazillen oder durch hämatogene Metastasierung vom Primärkomplex aus erfolgt, bzw. ob beides möglich ist, und wie oft das eine oder das andere stattfindet. Die Beantwortung dieser Frage ist selbstverständlich nicht nur von theoretischer, sondern von noch viel größerer praktischer Bedeutung, da die Bekämpfung der Lungentuberkulose des Erwachsenen durch Beseitigung der Infektionsquellen vollkommen zwecklos ist, wenn eine Infektion im Erwachsenenalter gar nicht stattfindet und $100^0/_0$ der Menschen ohnehin in der Kindheit infiziert werden.

Der erste, der mit Schärfe und Konsequenz die Entstehung der Lungentuberkulose des Erwachsenen durch Metastasierung als die Regel erklärte, war Römer. Er kam zu seiner Anschauung durch seine experimentellen Studien, die die Grundlage unserer Anschauungen bilden und die eine richtige Deutung der anatomischen Befunde vorbereitet haben. Römer stieß dabei auf die Schwierigkeit, eine Erklärung dafür zu finden, warum nur ein Teil der Menschen eine Lungentuberkulose bekommt, die große Mehrzahl nicht, wenn doch die meisten in der Jugend infiziert sind. Dieser Schwierigkeit, die bei der bis dahin herrschenden Annahme einer Infektion im Erwachsenenalter nicht bestanden hatte, begegnete er dadurch, daß er behauptete, eine besondere Schwere der Infektion im Kindesalter bedinge das spätere Erkranken an Lungentuberkulose. Diese Anschauung hatte gar keine Begründung und ist jetzt allgemein verlassen. Neuerdings haben besonders Fürsorgeärzte Beweise für die Möglichkeit einer exogenen Superinfektion zu liefern gesucht. Die Beweise für die eine und für die andere Anschauung sind aber immer noch unsicher.

Römer brauchte den Ausdruck Reinfektion für die Entstehung eines Lungenherdes in dem schon infizierten Organismus und unterschied bei diesem Vorgang die exogene und endogene Reinfektion. Für die exogene Reinfektion brauchte er auch den Ausdruck Superinfektion. Dieser Begriff ist eindeutig, während der Ausdruck Reinfektion prinzipiell falsch ist. Unter Reinfektion sollte man die Infektion des früher infizierten, jetzt geheilten Individuums verstehen. Die „endogene Reinfektion" heißt Metastase. Da wir aber für die Entstehung eines Herdes bei einem infizierten Individuum sonst keinen Ausdruck besitzen, der nichts präjudiziert und sowohl die Superinfektion als auch die Metastasierung in sich schließt, wird der Ausdruck Reinfektion und der von Aschoff eingeführte Ausdruck „Reinfekt" für das pathologische Produkt dieses Vorganges allgemein in diesem Sinne gebraucht.

Die Argumente, die für die endogene Reinfektion angeführt werden, sind folgende:

1. Die experimentellen Schwierigkeiten, bei infizierten Tieren durch Inhalation mit Tuberkelbazillen eine Lungentuberkulose zu erzeugen.

2. Anatomische Befunde. Ghon konnte das Fortschreiten der Infektion in den Lymphdrüsen bis zum Venenwinkel verfolgen und so den Einbruch von Bazillen in die Blutbahn als ein häufiges Ereignis wahrscheinlich machen. Loeschcke hat gezeigt, wie von den ersten Reinfektionen in der Lungenspitze aus die Krankheit in den kleinen Bronchien weiter geht und sich die käsige Bronchitis in immer größere Ästchen fortsetzt, von denen aus eine „Streuungstuberkulose" entsteht. Es kommen dadurch viel größere Mengen von Bazillen in die Bronchien, als es je durch Inhalation möglich wäre.

3. Die Analogie mit der Syphilis. Die Analogie ist aber nur eine sehr bedingte, da z. B. die intrakanalikuläre Ausbreitung bei der Syphilis fehlt, bei der Tuberkulose dagegen eine große Rolle spielt, und da prinzipiell nicht einzusehen ist, weshalb ein Tuberkelbazillus aus einem Herd des eigenen Körpers für das Lungengewebe gefährlicher sein sollte als ein von außen aspirierter. Das Verhalten des infizierten Tieres gegenüber der Superinfektion ist ja bei der Syphilis ein wesentlich anderes als bei der Tuberkulose.

4. Die statistischen Erhebungen über die Seltenheit der Infektionen in der Ehe usw., die nur seltene Erkrankungen durch Superinfektion ergeben haben.

Die Argumente für die Superinfektion sind folgende:

1. Die experimentelle Tatsache, daß eine Superinfektion beim Tier eine Erkrankung zur Folge hat, die zwar anders als die erste Infektion, aber eben doch als Erkrankung verläuft.

2. Die Beobachtungen von Erkrankungen Erwachsener in verseuchter Umgebung, insbesondere die Erfahrungen der Fürsorgeärzte, die bei der systematischen Untersuchung der Umgebung von Lungenkranken frische Reinfekte, besonders „Frühinfiltrate" entdeckt haben. Schon oben wurde darauf hingewiesen, daß Einzelbeobachtungen nie etwas beweisen können.

3. Die Statistiken über die Infektionen in der Ehe usw. können auch anders gedeutet werden, als die Anhänger der Metastasierungstheorie sie verwerten. Wenn in der Ehe doppelt so viel Erkrankungen vorkommen, als zu erwarten wäre, so beweist das, daß eben die Infektion im Erwachsenenalter doch in einer Anzahl von Fällen eine Lungentuberkulose zur Folge haben kann. Aus der verhältnismäßigen Seltenheit darf man nicht, wie z. B. Ronzoni, schließen, daß die Infektion im Erwachsenenalter selten sei. Auch unter den Eheleuten erkranken natürlich nur die Disponierten. Aus den Statistiken über die konjugale Tuberkulose muß man meines Erachtens deshalb schließen, daß die Infektion im Erwachsenenalter gar nicht selten ist.

4. Als wichtiges Argument erscheint mir der starke Rückgang der Tuberkulose in den letzten zwei Jahrzehnten in den Ländern, in denen die Tuberkulosefürsorge systematisch durchgeführt wurde (Deutschland, England, Dänemark usw.). Auch die Ergebnisse der systematisch durchgeführten

Versuche der Ausrottung der Tuberkulose in Amerika (Framingham) sprechen in gleichem Sinne. Wenn nur die dabei erreichte Verminderung der Infektionen im Kindesalter die Ursache des Rückganges wäre, so hätte sich der Erfolg erst viel später, frühestens nach zwei Jahrzehnten, geltend machen können. Statt dessen sehen wir aber einen Rückgang der Sterblichkeit bei den Erwachsenen proportional und fast gleichzeitig mit den Bemühungen, die Infektionsgelegenheit für den Erwachsenen zu beschränken.

Königsfeld und Puhl haben aus der Tatsache, daß sie nur in 7 von 22 Fällen Bazillen aus dem Primärkomplex züchten konnten, die Folgerung gezogen, daß in der Mehrzahl der Fälle aus der Außenwelt viel mehr Bazillen aspiriert werden können, als auf dem Blutwege in die Lungen zu gelangen vermögen. Dieser Beweis ist ebensowenig schlüssig als die Folgerungen, die Loeschcke aus seinen Betrachtungen gezogen hat.

Als Stütze für die Erklärung des chronischen Verlaufs der gewöhnlichen Lungenschwindsucht durch die der primären Infektion folgende Allergie hat man auch die Tatsache betrachtet, daß die Tuberkulose bei Völkern, die noch nicht durchseucht sind, viel akuter verläuft als bei den Kulturvölkern.

Römer[1] führt eine Reihe solcher Beobachtungen an. Besonders interessant sind die Untersuchungen, die Metschnikoff, Burnet und Tarassevitch im Kalmückengebiet angestellt haben. Sie gingen von einer Erfahrung aus, die in den höheren russischen Schulen gemacht worden ist. Es war dort aufgefallen, daß die Söhne von Kalmückenfamilien, die in Astrachan solche Schulen besuchten, erschreckend häufig an akuten Tuberkuloseformen erkrankten und starben. Nun sind die Kalmücken ein Nomadenvolk, das zwar von allen möglichen Infektionskrankheiten, besonders Syphilis, stark durchseucht, aber von der Lungentuberkulose auffallend frei ist. Metschnikoff und seine Mitarbeiter haben nun mit Hilfe der Kutanreaktion nach von Pirquet die Verbreitung der Tuberkuloseinfektion unter den Kalmücken untersucht und dabei festgestellt, daß in der Peripherie des Gebietes die positiven Reaktionen ähnlich häufig sind, wie unter der russischen Bevölkerung. Hier unterscheidet sich aber auch der Verlauf der Phthise nicht von dem in anderen Ländern üblichen. Im Zentrum des Kalmückengebietes dagegen, das mit der Außenwelt nur durch ganz geringen Verkehr in Beziehung steht und fast vollständig abgeschlossen ist, zeigt die Kutanreaktion nur eine geringe Durchseuchung an; die hier beobachteten Tuberkulosefälle dagegen verlaufen vorwiegend in der Form akuter Erkrankungen, generalisierter Tuberkulose, allgemeiner Drüsentuberkulose usw. Weitere ähnliche Beobachtungen siehe bei Calmette.

Auch während des Weltkrieges fiel die Häufigkeit und der bösartige Verlauf der Tuberkulose bei den aus nicht durchseuchten Ländern nach Europa geschickten (besonders der farbigen) Truppen auf (Gruber, Borrel, Bergerhoff usw.).

Vielen Beobachtungen gegenüber muß man freilich ein zurückhaltendes Urteil bewahren. Wenn Calmette darüber berichtet, daß von 2000 Polynesiern, die von einer englischen Industriegesellschaft nach Lima eingeführt waren, 80% innerhalb 18 Monaten an Tuberkulose gestorben sind, so wird man nach den Zeitungsberichten hier auch noch die schlechte Behandlung der Arbeiter durch die Gesellschaft und die Mangelhaftigkeit der Statistik in Betracht ziehen müssen. Auch bei den Beobachtungen Westenhöffers fehlt die einwandfreie Beweisführung. Westenhöffer fand in 17 Fällen (!) eine akute Tuberkulose. Sein ganzes Material betrug 258 Sektionen (!). 200 Sektionen im Jahre in einer Stadt wie Santiago mit 300 000 Einwohnern geben kein Bild von der Verbreitung einer Krankheit, und eine solche Statistik läßt sich nicht mit unseren Ländern vergleichen. In Basel wurden z. B. 1910 47% aller Verstorbenen seziert. Aus Eindrücken dürfen keine Schlüsse gezogen werden. Immerhin decken sich die Behauptungen über den akuten Verlauf der Tuberkulose bei den nicht durchseuchten Völkern mit den Beobachtungen, die unter diesen Völkerschaften über den Einfluß anderer Krankheiten, die durch Europäer eingeschleppt wurden, gemacht worden sind.

Die Erklärung dieser Tatsache ist nicht ganz einfach, wenn man nicht, wie Calmette, die enterale Infektion im Kindesalter in den Kulturländern als die Regel annimmt. Es ist nicht recht einzusehen, warum der Primärkomplex beim Erwachsenen nicht gleich verläuft wie beim Kind. Man kann sich hingegen leicht vorstellen, daß unter denen, die nicht infiziert als Erwachsene in durchseuchte Umgebung kommen, sich solche mit geringer natürlicher Resistenz befinden. Diese müssen dann an generalisierter Tuberkulose erkranken, während sie beim Aufwachsen in der durchseuchten Gegend schon als Kinder der Krankheit erlegen wären. Dadurch wird aber die große Zahl solcher akuter Fälle im Verhältnis zur geringen Zahl der auf Tuberkulin reagierenden in wenig verseuchten Ländern (Metschnikoff usw.) nicht erklärt.

---

[1] Römer, Beiträge zur Klinik der Tuberkulose 22, 305 ff.

Mischinfektion. Zum Schluß ist noch die Frage der Mischinfektion zu erörtern. Schon bald nach der Entdeckung des Tuberkelbazillus wurde die Vermutung geäußert, daß an dem verschiedenartigen Verlauf der Lungenphthise die Beteiligung anderer Bakterien schuld sei und daß eine Sekundärinfektion bei der Schwindsucht überhaupt eine große Rolle spiele. Die Hauptgründe, die zu dieser Annahme führten, bestanden in der Beobachtung des mannigfachen Verlaufes der Krankheit, die bei einer einheitlichen Infektion unerklärlich schien, ferner in der Tatsache, daß oft rasch vorübergehende, bronchitische und pneumonische Prozesse im Verlauf der Tuberkulose zu beobachten sind, endlich in den Resultaten von Impfversuchen mit dem Sputum Tuberkulöser, die häufig zu einem Tod der Tiere an Septikämie führten. In tuberkulösen Lungen, namentlich in Kavernen, sowie im Sputum Tuberkulöser, findet man recht häufig Bakterien verschiedener Art, Pneumokokken, gewöhnliche Eitererreger und andere Mikroorganismen, die sich im Tierversuch teils als pathogen, teils als wenig oder gar nicht virulent erweisen. Die Anwesenheit dieser Bakterien ist aber noch kein Beweis dafür, daß sie für den Verlauf der Erkrankung eine Rolle spielen. Wichtiger ist schon die Tatsache, daß man diese Mikroorganismen nicht nur im Inhalt der Kavernen, sondern auch in deren Wand, im Gewebe selbst, nachweisen kann, und daß viele Kavernen mit einer richtigen pyogenen Membran ohne tuberkulöse Veränderungen und ohne Tuberkelbazillen ausgekleidet sind. Doch gilt das nur für die Minderzahl der Kavernen. Im Blut Lungenkranker glaubte man wiederholt Mischbakterien gefunden zu haben, aber wenn die Untersuchung mit einwandfreier Technik und nicht erst in den letzten Stunden vor dem Tode vorgenommen wird, so gelingt dieser Nachweis nicht.

Man hat geglaubt, besonders das hektische Fieber durch Sekundärinfektion erklären zu müssen. Der Grund für diese Behauptung, die rein äußerliche Ähnlichkeit der Fieberkurve mit dem Temperaturverlauf bei einzelnen septischen Erkrankungen, ist aber keineswegs überzeugend. Es spricht gar nichts dagegen, daß jede Form von Fieber durch den Tuberkelbazillus erzeugt werden könnte.

Das Einzige, was vielleicht die Bedeutung der Sekundärinfektion in einzelnen Fällen beweist, ist die Tatsache, daß es Patienten gibt, bei denen sich mit der Opsoninmethode Wrights eine spezifische Beziehung ihres Blutserums zu den aus ihrem Sputum gezüchteten Mikroorganismen nachweisen läßt, und daß eine aktive Immunisierung mit diesen Bakterien auffallende Besserungen hervorrufen kann. Doch stehen solchen Fällen andere (und zwar die Mehrzahl) gegenüber, bei denen entweder gar keine Opsonine nachweisbar sind oder die Vakzination erfolglos ist.

Wir wissen also nicht, bei welchen Fällen die Sekundärinfektion von Bedeutung ist. Heutzutage wird ihre Bedeutung vielleicht zu gering eingeschätzt. Nur wenige Autoren (v. Baumgarten, Turban u. a.) sprechen ihr eine gewisse Rolle zu, neuerdings auch Courmont und Boissel, die eine zeitweise auftretende Mischinfektion in mehr als einem Fünftel fanden und in ihr, wenigstens in einzelnen Fällen, eine wesentliche Schädigung der tuberkulösen Lunge sehen.

8. Pathologische Anatomie.

a) Die Reaktionen des Lungengewebes auf die tuberkulöse Infektion.

Der Tuberkelbazillus kann unter Umständen eine reine Nekrose des Lungengewebes verursachen. Wir beobachten das in sehr seltenen Fällen, in denen wir eine sehr schwere massige Infektion bei vollkommen fehlender Immunität annehmen müssen. Dann kann unter Umständen die Lungen von unspezifisch aussehenden Nekroseherden durchsetzt sein. Diese Fälle sind als Tuberkelbazillensepsis ohne histologisch spezifische Metastasen in Bd. 1, S. 986 im Anschluß an die akute Miliartuberkulose erwähnt. Sonst verursacht der Tuberkelbazillus im Lungengewebe Reaktionsvorgänge, unter denen man zwei Formen unterscheiden kann, die in ausgesprochenen Fällen voneinander grundverschieden scheinen, nämlich pneumonische Prozesse und Granulationsgeschwülste (Tuberkel). Der Unterschied ist so auffallend, daß die beiden pathologisch-anatomischen Vorgänge als Ausdruck verschiedener Krankheiten aufgefaßt wurden, bis Laennec ihre Zusammengehörigkeit erkannte. Aber erst die Entdeckung des Tuberkelbazillus führte zu der sicheren Erkenntnis, daß beide Reaktionsformen durch den gleichen Erreger hervorgerufen werden. Aber auch seither ist der Streit zwischen der unitaristischen und dualistischen Auffassung nicht verstummt, und in den letzten Jahren hat der von Virchow immer festgehaltene Dualismus, namentlich unter dem Einfluß von Aschoff, Letulle u. a. immer mehr Anhänger gefunden, allerdings nicht in dem alten Sinne der ätiologischen Wesensverschiedenheit, sondern in dem Sinne einer prinzipiell verschiedenen Antwort des Körpers auf den gleichen Infektionsreiz. Man betrachtet vielfach die Tuberkelbildung als den Ausdruck einer bestimmten Immunitätslage des Organismus und stellt sie als produktive oder proliferierende Form der pneumonischen oder exsudativen gegenüber. Die Sektion der an Lungentuberkulose Verstorbenen zeigt uns allerdings in der Regel schon bei grober Betrachtung eine Mischung beider Formen. Bei genauer Betrachtung sind Knötchen als das charakteristische Merkmal der „Tuberkulose" fast immer erkennbar und die genaue histologische Untersuchung ergibt, daß exsudative Vorgänge nie fehlen. Bei der Erstinfektion bilden die Entzündungsprozesse überhaupt die primäre Reaktion, aber auch bei den späteren Manifestationen stellen sie nach manchen Autoren (Marchand, Huebschmann) immer den ersten krankhaften Vorgang dar.

Zur Exsudation und Granulation kommen als sekundäre Reaktionen Bindegewebs- und Kavernenbildung hinzu.

1. **Der Tuberkel.** Am reinsten bekommt man den Tuberkel bei der akuten Miliartuberkulose der Lunge zu Gesicht, bei der die Knötchen zwar in den kranialen Partien etwas größer sind und auch dichter stehen als in den kaudalen, im ganzen aber überall ungefähr Hirsekorngröße besitzen (vgl. Abb. 63). Aber schon bei der Miliartuberkulose (Bd. 1, S. 963) wurde erwähnt, daß man zwei Arten von Miliartuberkulosen unterscheiden kann, nämlich eine mit kleinen, grauen, glasigen, gleichmäßig großen und ziemlich scharf begrenzten Knötchen, die der ersten Beschreibung durch Bayle entsprechen, und solche mit mehr opaken, gelblichweißen, unregelmäßig begrenzten Knötchen von etwas größerem aber verschiedenem Volumen, wie sie zuerst durch Laennec beschrieben worden sind.

Bei der mikroskopischen Untersuchung der Laennecschen Knötchen findet sich eine homogene oder feinkörnige käsige Masse zwischen den Resten elastischer Fasern einer Gruppe von Alveolen, mit Kerntrümmern und pyknotischen Kernen, bisweilen auch unverkennbare Kerne polymorphkerniger Leukozyten. Am Rande der verkästen Zone sieht man mehr neutrophile Leukozyten, bisweilen auch Lymphozyten, und weiter außen mehr oder weniger stark fibrinöse pneumonische Ausfüllung der Alveolen.

Dem gegenüber zeigt der Baylesche Tuberkel eine Zusammensetzung aus Zellen. Die äußeren Zellen sind mehr oder weniger wirtel- oder schalenförmig angeordnet und lassen ein feines Fasergerüst, das sog. Retikulum erkennen (diese Fasern werden teils als ausgeschiedenes Fibrin oder Fibrinoid, teils als Reste der aufgelockerten Fibrillen des Bindegewebes, teils als Fortsetzung der Zellen oder auch als neugebildete Bindegewebsfibrillen erklärt). Nach innen wird das Fasergerüst spärlicher, die Kerne werden größer, rundlich oder eiförmig. Sie ähneln immer mehr Epithelzellen und werden deshalb Epitheloidzellen genannt. Gegen das Zentrum zu und besonders an der Grenze der nekrotischen Partie findet man häufig die Langhansschen Riesenzellen. Diese können mehr als hundert Kerne in radiärer Stellung und kranz- oder hufeisenartiger Anordnung enthalten. Die Kerne selbst sind spindelig oder eiförmig. Das Protoplasma kann fettig oder vakuolär entartet oder sogar nekrotisch sein und enthält oft Tuberkelbazillen, meistens aber nur in geringer Menge. Die meisten Tuberkel sind in ihrem Zentrum verkäst. Wie Huebschmann betont, kann man in den Käsemassen ausnahmslos das entweder völlig intakte oder doch in nicht mißverständlichen Resten vorhandene elastische Fasernetz einer Gruppe von Alveolen nachweisen. Sonst fehlen elastische Fasern im Tuberkel.

In der Peripherie des Knötchens ist ein mehr oder weniger breiter Lymphozytenwall in sehr verschiedener Stärke vorhanden. Um ältere Tuberkel findet man die Zeichen von Bindegewebsbildung, die schließlich zu vollständiger Abkapselung führen kann.

Die zentrale Verkäsung wird gewöhnlich als Nekrose des neugebildeten Gewebs infolge der Gefäßlosigkeit des Tuberkels erklärt. Dem gegenüber ist Huebschmann der Ansicht, daß die zentrale Verkäsung immer eine käsige Pneumonie darstelle, wie aus dem Vorhandensein des elastischen Fasergerüstes der Alveolen hervorgehe. Wir

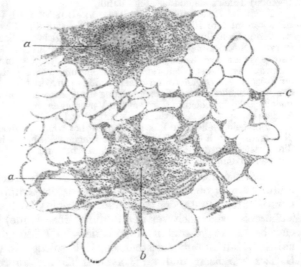

Abb. 63. Miliartuberkulose der Lunge (schwache Vergr.).
a Tukerkel. b Verkästes Zentrum desselben.
c Unverändertes Alveolargewebe. (Nach Jores.)

hätten uns demnach als primäre Wirkung des Tuberkelbazillus im Gewebe immer eine Entzündung als Folge der (nicht in der Lunge, wohl aber in anderen Organen bisweilen als Nekrose nachweisbaren) Gewebsschädigung vorzustellen. Die Bildung eines festen Gewebes würde dann mit der Einwanderung von Zellen in das Exsudat einsetzen.

Die Tuberkelbazillen findet man größtenteils in den größeren Epithelioidzellen und in den Riesenzellen. Zwischen den Zellen sind sie nur vereinzelt zu sehen. In verkästen Stellen kann man sie nur noch vorwiegend in der Peripherie finden, während sie im Zentrum meistens nicht mehr zu sehen sind. In verkäsenden Riesenzellen findet man die Tuberkelbazillen meistens nur da, wo die Kernfärbung noch erhalten ist.

Über den Ursprung der Tuberkelzellen herrscht noch keine Einigkeit. Allgemein werden die Lymphoidzellen von Lymphozyten hergeleitet, die aus dem Blut ausgewandert sind oder aus den lokalen Lymphknötchen stammen, die Epitheloidzellen teils aus fixen Bindegewebszellen (zuerst von Baumgarten angegeben), teils aus Kapillarendothelien. Metschnikoff, Yersin und Borrel nahmen an, daß alle Zellen des Tuberkels „Makrophagen", d. h. mononukleäre Blutzellen seien, und Calmette stellt sich auf den Standpunkt Borrels, daß alle tuberkulösen Zellen Lymphozyten seien. Neuerdings ist es aber

Maximow gelungen, durch Infektion von Gewebskulturen Tuberkelbildung, sogar mit Verkäsung, zu erzeugen und zwar sowohl aus fixen Gewebszellen als auch aus Leukozyten. In Kulturen von Lymphdrüsen wurden die Endothelzellen der Sinus und die Retikulumzellen, anscheinend aber auch Lymphozyten zu Epitheloidzellen. In Kulturen von Leukozyten zeigten zuerst die Polymorphkernigen Vermehrung und geringe Phagozytose, gingen aber dann rasch zugrunde, während die Monozyten in immer stärkerem Maße sich vermehrten, mit amoeboiden Bewegungen zu den Bazillenhaufen herankamen, sich stark vergrößerten und eine gewaltige Phagozytose entwickelten, wobei anscheinend eine Symbiose zwischen Bazillen und Zelle entstand. Später machten viele Lymphozyten die gleiche Entwicklung durch, so daß die aus ihnen entstandenen Epitheloidzellen von monozytärer Herkunft nicht unterschieden werden konnten. Maximows Schüler Lang stellte bei Kulturen von Lunge fest, daß die Epitheloidzellen von Histiozyten gebildet wurden. Die Epitheloidzellen werden daher von Maximow als Polyblasten aufgefaßt, die, ebenso wie der nichttuberkulösen Entzündung, sowohl aus dem retikuloendothelialen System als auch aus den rundkernigen Elementen des Blutes entstehen können. Ob bei der menschlichen Lungentuberkulose beides vorkommt, vielleicht je nach dem (aerogenen oder hämatogenen) Infektionsmodus, steht dahin.

Auch die Entstehung der Riesenzellen ist noch umstritten. Nach Baumgarten u. a. kommt ihre Bildung dadurch zustande, daß die Kerne sich lebhaft amitotisch teilen, während die Teilung des Protoplasmas nicht gleichen Schritt hält, weil dieses schon teilweise in Nekrose begriffen ist. Die Bildung der Riesenzellen wird also auf eine Hemmung, eine degenerative Erscheinung zurückgeführt. Auch andere Autoren nehmen eine Entstehung der Riesenzellen durch Vergrößerung von Epitheloidzellen an, ohne aber darin ein Zeichen von Degeneration zu sehen. Metschnikoff erklärt (wie auch andere) die Bildung der Riesenzellen durch Verschmelzung einer Anzahl Epitheloidzellen und sieht darin eine teleologische Erscheinung, indem die Vereinigung von Zellen die Phagozytose in größerem Maßstabe zu betreiben erlaube. Maximow fand in Gewebskulturen eine Verschmelzung von Epitheloidzellen zu Riesenzellen, wobei während der Lebensdauer der Kultur weder die Bazillen noch die Zellen zugrunde gingen. Wahrscheinlich kommt beides vor, sowohl die Entstehung der Riesenzelle durch Kernteilung bei fehlender Protoplasmateilung, als auch die Konfluenz von Epitheloidzellen.

Auch bei der chronischen Tuberkulose der Lunge spielt die Tuberkelbildung eine große Rolle. Hier sehen wir oft Gruppen von Tuberkeln, die offenbar dadurch entstanden sind, daß einzelne Bazillen durch die Umhüllung des Tuberkels (oder noch vor der Bildung einer Hülle) in das benachbarte Lungengewebe hinein gelangt sind und hier die Bildung neuer Knötchen verursacht haben. Man nimmt meistens an, daß solche Konglomerattuberkel später als Ganzes verkäsen und zu Kavernenbildung führen können. Demgegenüber meint Huebschmann, daß der Epitheloidzellentuberkel von Anfang an eine viel zu starke Neigung zur bindegewebigen Durchwachsung zeige, als daß ein späterer Zerfall wahrscheinlich sein könnte, daß also die Kavernenbildung nur durch käsige pneumonische Prozesse zustande komme.

2. **Exsudation.** Die eigenartigste Form der tuberkulösen Entzündung ist die käsige Pneumonie. Sie kann entweder nur im Bereich einiger Alveolen, wie bei der Miliartuberkulose, oder im Gebiet eines Lungenazinus oder lobulär und selbst pseudolobär auftreten. Im ausgebildeten Stadium sind die erkrankten Partien luftleer, voluminös, schwer, die Schnittfläche ist trocken, bisweilen feinkörnig, die Farbe gelbweiß.

Bei der mikroskopischen Untersuchung erkennt man in der fast homogenen oder feinkörnigen Grundsubstanz noch mehr oder weniger deutlich das elastische Fasernetz der Alveolen. In frischeren Fällen sieht man noch aufgequollene Fibrinnetze, polynukleäre Leukozyten, Lymphozyten, rote Blutkörperchen und abgestoßene Alveolarepithelien. Auch von den Bronchiolen (in ausgedehnteren Herden auch von den Bronchien) und von den Gefäßen erkennt man im Gebiet der voll ausgebildeten käsigen Pneumonie nur noch das elastische Fasergerüst. Tuberkelbazillen findet man oft in großen Mengen, bei ausgedehnteren Herden vorzugsweise in der Peripherie.

Die käsige Pneumonie geht wohl meistens aus einem fibrinösen Vorstadium hervor, vielleicht auch aus einem serös-zelligen. Das Endresultat jeder ausgedehnteren käsigen Pneumonie ist die Sequestration der käsigen Massen. Nur kleine Herde können durch abkapselnde und organisierende Bindegewebsneubildung mehr oder weniger vernarben. In abgekapselten Herden kann der Käse Jahrzehnte hindurch erhalten bleiben. Mit der Zeit lagern sich Kalksalze ab, der Käse kann in einen kreidigen Brei verwandelt werden, oder Bindegewebe wuchert ein, und das Endresultat kann eine bindegewebige Narbe mit eingelagerten Kalk- oder Knochenherden sein.

Die zweite Form, unter der die tuberkulöse Entzündung mit Vorliebe auftritt, ist die Desquamativpneumonie. Wie der Name sagt, ist das hervorstechendste die starke Desquamation von Alveolarepithelien, die in einem, mehr oder weniger Fibrin enthaltenden, serösen Exsudat in den Alveolen, oft die ganzen Alveolen dicht erfüllend, zu sehen sind. Zwischen ihnen finden sich, namentlich am Rand, noch Lymphozyten, seltener gelapptkernige Neutrophile.

Wenn die Desquamativpneumonie größere Lungenbezirke ergriffen hat, so ist die Schnittfläche glatt, glänzend, fast gallertig, so daß sie von Laennec als „gelatinöse Infiltration, von Virchow „glatte Pneumonie", von Grancher „dégénérescence vitreuse", von anderen als „Splénisation" bezeichnet worden ist.

Wie weit die einzelnen Herde von Desquamativpneumonie rückbildungsfähig sind, wie weit sie verkäsen, wie weit sie in chronische Pneumonie übergehen, läßt sich nicht sagen. Rückbildungsfähig ist sie sicher und braucht nicht zum Zerfall zu führen, denn in älteren Herden sieht man oft Verfettung in Form von gelblichen Fleckchen und Stippchen.

Exsudative Vorgänge kommen aber nicht nur an den Stellen vor, wo Tuberkelbazillen nachweisbar sind, sondern auch in der Umgebung tuberkulöser, namentlich käsig pneumonischer Herde. Diese perifokale oder kollaterale Entzündung, auf die Tendeloo immer besonders hingewiesen hat, ist besonders stark bei frischen Primäraffekten und bei den Krankheitsherden des jugendlichen Alters. Sie findet sich aber um alle Herde mit tuberkulöser Exsudation, und zwar um so mehr, je stärker diese ausgesprochen ist. Besonders ausgeprägt ist sie oft bei der Miliartuberkulose.

Die perifokale Entzündung erscheint in allen Abstufungen, von der reinen serösen bis zur fibrinös-leukozytären und zur Desquamationspneumonie. Sie ist charakterisiert durch das Fehlen von Bazillen und das allmähliche Verschwinden gegen das normale Lungengewebe und wird durch die Diffusion von Giften oder Stoffwechselprodukten erklärt.

3. Bindegewebsbildung in der Lunge, Zirrhose. Schon bei der Besprechung des Tuberkels und der pneumonischen Prozesse wurde die Bildung von Bindegewebe erwähnt, das die Herde abkapseln und durchwachsen kann, so daß bisweilen nur eine fibröse Narbe übrig bleibt. Diese Vernarbung kann in ausgedehntem Maße auftreten, während der ursprüngliche Herd an anderen Stellen weiter wächst, oder während in der Peripherie des Herdes neue Tuberkel aufschießen. In einer alten Narbe können eingeschlossene Käseherde jahrzehntelang eingeschlossen bleiben und noch lebende Bazillen enthalten.

Die Tendenz zur Bindegewebsbildung ist außerordentlich verschieden. Sie ist um so größer, je chronischer die Krankheit verläuft und je mehr deren anatomisches Substrat produktiver Natur ist. Sie ist aber bei jeder chronischen Lungentuberkulose vorhanden und führt zur Einengung der Spitzenfelder, bei genügender Ausdehnung der Vernarbung zur Einziehung der Thoraxwand, oft auch zum Hochstand des Zwerchfelles und zur Verschiebung der Mediastinalorgane und Verzerrung der Trachea. Wenn eine ausgedehnte Lungentuberkulose mehr oder weniger zur Heilung gelangt, können ausgedehnte Partien der Lunge zirrhotisch verändert sein. Dann können sich auch unspezifische Bronchiektasien entwickeln. Springt die Zirrhose im anatomischen Bild stark in die Augen, so sprechen wir von zirrhotischer bzw. von nodös-zirrhotischer Tuberkulose.

Das neugebildete Bindegewebe enthält oft große Mengen von Kohlenpigment. Es wird dadurch grau oder schwarz gefärbt (schiefrige Induration, anthrakotische Narben). Die Kohle wird, wie Huebschmann annimmt, durch Wanderzellen, die beim Aufbau des Bindegewebes beteiligt sind, aus den peribronchialen Lymphräumen aufgenommen und bleibt bei der Neubildung der Fibrillen liegen. Man kann sich aber auch vorstellen, daß die Kohle in der Narbe sich infolge der Verödung der Lymphgefäße staut.

Eine selbständige Entzündung des Bindegewebes infolge der tuberkulösen Infektion („Tramite" nach Bezançon) wird vielfach angenommen bei der Verdichtung der peribronchialen und interlobären Scheiden, besonders in Wurzelgebieten tuberkulöser oder vernarbter Lymphdrüsen, können aber auch Lymphstauungen beteiligt sein, die zu reaktiver Bindegewebswucherung führen. Sie brauchen nicht nur in der Strecke zwischen dem Primäraffekt der Lunge und den zugehörigen Lymphdrüsen eine Rolle zu spielen, sondern können auch im Abflußgebiet von tertiären Lungenherden (aus denen wohl ein vermehrter Lymphabfluß wie bei jeder Entzündung anzunehmen ist) vorkommen, wenn die Lymphknoten des Wurzelgebietes seinerzeit am Primärkomplex beteiligt waren. So sind vielleicht die früher von Stuertz beschriebenen und nicht selten zu beobachtenden Stränge im Röntgenbild zu erklären, die von der Spitze zu einem vergrößerten Hilusschatten führen, und die zur Irrlehre eines vom Hilus nach den Spitzen fortschreitenden Verlaufes der Tuberkulose Veranlassung gaben.

4. **Kavernenbildung.** Sobald ein lobulär-pneumonischer verkäster Herd eine gewisse Größe erreicht hat, zerfällt der Käse, und es entsteht eine Höhle. Ganz besonders muß das der Fall sein, wenn der Käseherd über die Größe eines Lobulus hinausgeht oder mehrere lobuläre Entzündungen konfluieren. Aber auch nodöse Herde von einer gewissen Größe können in Zerfall übergehen.

Je nach der Genese ist die Form der Kaverne verschieden, rund, eiförmig, unregelmäßig und selbst sinuös. Die kompliziertesten Formen kommen zustande, wenn frische Höhlen in alte durchbrechen oder wenn sich die Einschmelzung zwischen alten nodös-zirrhotischen Herden bildet. Auch die Größe kann sehr verschieden sein. Selten findet man kleinere als bohnengroße, von da an gibt es alle Übergänge bis zu solchen, die einen ganzen Lappen einnehmen, während ein Durchbrechen der Lappengrenze äußerst selten ist.

Der Inhalt der Kaverne ist anfangs die sequestrierte Käsemasse, später bisweilen fast nur Luft, gewöhnlich ist aber mehr oder weniger reichliche eiterähnliche, oft fadenziehende Flüssigkeit, seltener dünner Schleim oder eine dickflüssige, bräunlich-gallertige Masse vorhanden. Schürmann erwähnt „breiig-atheromatösen" Inhalt, was aber nach Huebschmann sehr selten ist.

Die Wand der Kavernen ist gewöhnlich schmierig, rauh, von grauer Farbe. Häufig sieht man leistenartige Vorsprünge, die aus meist völlig verödeten Gefäßen bestehen. Bisweilen findet man an diesen Leisten auch Vorbuchtungen, die sich auf dem Durchschnitt als Aneurysmen erweisen und noch flüssiges Blut, meistens aber nur Thromben oder Bindegewebe enthalten oder vollkommen verödet sind. Solche Stränge ziehen oft frei durch die Kaverne hindurch hiluswärts. Von der Wand kann man meistens einen dünnen Belag oder Eiter abstreifen, der oft sog. Kochsche „Linsen" enthält, d. h. bis linsengroße flache gelbweiße Bröckel mit massenhaft Tuberkelbazillen. Die darunter liegende Wand ist heller oder dunkler rot, bisweilen stellenweise granuliert. Weiter außen ist, namentlich bei alten Kavernen, eine mehr oder weniger dicke grauweiße oder schiefrige, oft sehr derbe Kapsel.

Mikroskopisch erkennt man in sich bildenden Kavernen am Rand der Käsemassen reichlich polymorphkernige Leukozyten, die in die zentrale Masse bald mehr in Zügen, bald mehr in Haufen eindringen, den Käse verflüssigend, so daß vielfache Kanäle, Lakunen und Löcher entstehen. In fertigen Kavernen erkennt man nur einen Leukozytenwall, der in ein fibrinartiges Netz eingebettet ist. Weiter außen folgt unspezifisches gefäßhaltiges

Granulationsgewebe, das peripher in faseriges zellarmes Bindegewebe übergeht. Diese fibröse Kapsel strahlt unregelmäßig in die gesunde Lunge aus. Bei mittlerem Alter der Kaverne findet man in der inneren Schicht der Wand regelmäßig epitheloides Gewebe und Riesenzellen, sonst nur selten. Recht oft sieht man, daß an einzelnen Stellen die Wand noch unvollständig ist und die Kavernenbildung noch fortschreitet.

Je nachdem die Höhle in Verbindung mit dem Bronchialrohr steht oder nicht, spricht man von offenen oder geschlossenen Kavernen. Auch ein ventil-artiger Verschluß, der sich nur bei der Inspiration öffnet, ist möglich.

Eine Kaverne kann ausheilen, indem sie durch Kapselschrumpfung ver-kleinert wird, die Wände sich aneinanderlegen und verwachsen und von der Wand aus Granulationsgewebe in sie eindringt. So kann eine oft anthrako-tische, strahlige Narbe resultieren, die bei mikroskopischer Untersuchung bisweilen noch ein spaltförmiges Lumen erkennen läßt. Meistens nimmt man an, daß das bei höchstens haselnußgroßen Höhlen vorkommen könne, aber es ist kein Grund vorhanden, das nicht auch bei größerem Umfang als möglich anzunehmen, auch ohne Mithilfe durch den Druck eines Pneumothorax, da wir bei Abszeß und Gangrän viel größere Höhlen verschwinden sehen. Freilich tritt eine solche Heilung mit Narbenbildung wohl nicht so häufig ein, wie viel-fach auf Grund einer doch recht unsicheren Interpretation von Röntgen-bildern angenommen wird. Eine andere und viel häufigere Art relativer Heilung stellt die Glättung der Kavernenwand mit Ausstoßung aller bazillenhaltigen Gewebsreste dar. Eine solche Heilung der Tuberkulose mit Hinterlassung einer beträchtlichen Kaverne kommt in seltenen Fällen vor, wie einzelne Neben-befunde bei Sektionen beweisen, viel häufiger führt aber die Kaverne zu weiterem Fortschreiten der Tuberkulose durch Aspiration des bazillenhaltigen Auswurfs in andere Lungenpartien.

b) Die einzelnen Entwicklungsstadien der Lungentuberkulose.

Exsudation und Tuberkelbildung sind in den verschiedenen Entwicklungs-stadien der Lungentuberkulose in verschiedener Weise kombiniert. Die Ursache dafür ist in erster Linie die Reaktionsfähigkeit bzw. Resistenz des Lungen-gewebes. Es kann aber nicht genug betont werden, daß die Reaktionsfähigkeit, die „Normergie" oder „Allergie" des Lungengewebes der „Immunitätslage" der übrigen Organe durchaus nicht entsprechen muß, sogar in den einzelnen Teilen der Lungen nicht gleich zu sein braucht. Dazu kommt noch die Bedeutung der Bazillenmenge, die in einen neuen befallenen Bezirk eintritt, und der Wechsel der Abwehrkräfte im Lauf der Erkrankung. So lassen sich die außerordentlich mannigfaltigen Bilder erklären, die wir bei den Sektionen zu Gesicht bekommen.

1. Der primäre Lungenherd. Mehr oder weniger ausgeheilte Primäraffekte werden recht häufig gefunden, nicht nur bei Sektionen, sondern auch auf Röntgenbildern. In mindestens 5% der Röntgenaufnahmen von Menschen, deren Thorax ohne Verdacht auf Tuberkulose skiagraphiert wird, findet man deutliche Primäraffekte, kenntlich als intensive rundliche Schatten mit scharfer Begrenzung, denen Kalkschatten im zugehörigen Hilusgebiet entsprechen. Da bei den Obduktionen Primärherde noch unvergleichlich viel häufiger gefunden werden, mußten auch frische Stadien gelegentlich dem pathologischen Ana-tomen in die Hände fallen, und die Untersuchungen der letzten Jahre haben dazu geführt, daß wir jetzt über ihre anatomischen Eigentümlichkeiten, ihre Entwicklung und ihre Unterschiede von den tertiären Herden ziemlich gut unterrichtet sind.

Die Primärherde finden sich in den verschiedenen Lungenbezirken gleich häufig, so daß die Prozentzahlen ihrer Verteilung auf die einzelnen Lappen genau dem prozentischen Anteil dieser Lappen an dem Gesamtvolumen der Lunge entspricht. Meistens ist nur ein Herd vorhanden, das gleichzeitige

Vorkommen mehrerer Herde wird von Lange auf 7%, von Ghon auf 16,5%
der Fälle mit Primärherd angegeben. Schürmann fand in 724 Fällen mit
pulmonalen Primäraffekten 33mal = (4,6%) noch andere Primärherde in den
Lungen, 30mal (= 4,2%) in anderen Organen. Wenn mehrere Herde nachgewiesen werden können, sind es meist nur zwei. Sie sehen in der Regel gleich
alt aus, seltener scheint der eine jüngeren Datums zu sein. Es kann aber auch
vorkommen, daß bei massiger Infektion im frühen Lebensalter zahlreiche Herde
gefunden werden. So beobachtete Huebschmann bei einem 6 Wochen alten
Säugling eine allgemeine Durchsetzung beider Lungen mit primären Herden.

    Frische Herde findet man hauptsächlich bei Kindern unter 15 Jahren,
und von diesen fallen nach Huebschmann 60% innerhalb der ersten 3 Lebensjahre, jedoch in der Art, daß sie im frühen Säuglingsalter noch recht selten
sind und erst nach dem ersten Jahr sich häufen. Vom dritten bis zehnten Jahr
findet man noch viele Fälle, nachher nimmt ihre Häufigkeit rasch ab.

    Die spärlichen bisher beobachteten ganz frischen Fälle unterscheiden sich nur wenig von einem gewöhnlichen pneumonischen Herd und erscheinen makroskopisch als unregelmäßig begrenzte, graugelbliche Verdichtungen innerhalb einer unspezifisch pneumonischen Infiltration. Sehr viel häufiger sind die Befunde von Herden, die schon eine Verkäsung zeigen. Man sieht dann bohnen- bis haselnußgroße, seltener nur erbsengroße, unregelmäßig begrenzte Käseherde, die entweder von pneumonischer Infiltration oder von mehr oder weniger zahl

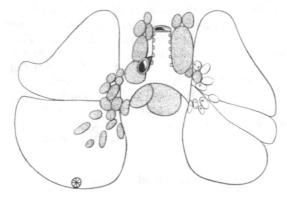

Abb. 64. Schematisches Bild einer fortschreitenden
Primärinfektion bei einem Säugling nach Küß.
Primäraffekt an der Basis des l. Unterlappens, Verkäsung der Drüsen im Abflußgebiet mit Überwandern
der Infektion nach der r. Seite und retrograder
Invasion der rechtsseitigen Bronchialdrüsen.

reichen unregelmäßig verteilten Tuberkeln umgeben sind. Wenn der Herd
an der Oberfläche gelegen ist, so ist die Pleura darüber entzündlich verändert.
Je älter der Herd ist, um so schärfer begrenzt und um so rundlicher wird er,
und es zeigt sich in der Peripherie eine immer deutlichere weißliche Hülle. In
diesen abgekapselten Herden findet man alle Stadien der Verkalkung von
feinen weißlichen Stippchen in der käsigen Grundmasse bis zur Verwandlung
des ganzen Inhaltes in eine krümelige weiße Masse. Recht oft ist aber der
alte Herd fest und hart und enthält Knochengewebe. Offenbar geht mit dieser
Abkapselung und Verkalkung auch eine Verkleinerung des Herdes einher,
denn die durchschnittliche Größe der Primäraffekte ist um so geringer, je stärker
verkalkt sie sind. Die Abkapselung kann aber auch ohne Verkalkung mit
Resorption des Inhaltes vor sich gehen, so daß nur anthrakotische narbige
Verdickungen zurückbleiben. Sehr viel seltener ist eine kavernöse Erweichung
des Herdes. Sie kommt wohl nur bei größeren Herden im Säuglingsalter
zustande.

    Zum Primärherd gehören mit absoluter Regelmäßigkeit erkrankte Lymphdrüsen. Schon innerhalb der Lunge kann man gewöhnlich verkäste und vergrößerte Lymphknötchen auf dem Weg zum Hilus nachweisen, und regelmäßig sind die Lymphdrüsen am zugehörigen Hauptbronchus und ein Teil der Trachealdrüsen erkrankt. Von hier kann sich die Erkrankung auf der Seite des Primärherdes bis zum Venenwinkel fortsetzen, sie kann aber auch die Lymphknoten der anderen Lappen der gleichen Seite oder der Gegenseite ergreifen.

Die Erkenntnis vom Zusammenhang der Bronchialdrüsentuberkulose mit dem primären Lungenherd ist verhältnismäßig jungen Datums, obschon die pathologisch-anatomischen Grundlagen dafür schon lange vorhanden waren. E. Kuß hatte den Zusammenhang von Lungenherd und Lymphdrüsenerkrankung schon 1855 erkannt, und sein Schüler Parrot hatte dafür schon 1876 den Ausdruck „loi des adénopathies similaires" gebraucht. Parrots Schüler haben die Lehre weiter ausgebaut. In der Dissertation von Hervouet (Paris 1877) sind 145 Kindersektionen bearbeitet, bei denen regelmäßig der Lungenherd gefunden und auf das Mißverhältnis zwischen Größe des Lungenherdes und der Drüsenerkrankung hingewiesen wurde. Hutinel verfocht immer die Lehre seines Lehrers Parrot, und sein Schüler G. Kuß brachte in seiner Dissertation (Paris 1898) an Hand von 49 Sektionen (32 Kinder, 17 Erwachsene) die Stützen für die Lehre, die gegenwärtig allgemein angenommen ist. Die allgemeine Zustimmung erfolgte aber erst, als Ghon seine Befunde veröffentlichte. Namentlich die systematische Untersuchung der Leichen Erwachsener hat die Bedeutung des Primäraffektes in der Lunge als Ausdruck der ersten Infektion und die Wichtigkeit der Lymphdrüsenerkrankung nicht nur für die kindliche Tuberkulose, sondern auch als Zeichen der Kindheitsinfektion beim Erwachsenen bewiesen.

Primäre Affektion der Lunge und Lymphdrüsenerkrankung werden zusammen seit Rankes Arbeiten als Primärkomplex bezeichnet. Dieser Primärkomplex entwickelt sich bald nach der Infektion und kann, wie mehrere Beobachtungen bewiesen, schon nach wenigen Wochen in voller Blüte sein. Seine weiteren Schicksale sind verschieden.

In einer kleinen Zahl von Fällen folgt sehr rasch die Infektion der übrigen Lunge und des ganzen Körpers. Seltener kommt das durch das Weiterwachsen des Primäraffektes in der Lunge selbst oder durch den Durchbruch einer verkästen Drüse in einen Bronchus zustande. Dann entstehen ausgedehnte käsige Pneumonien, die nach dem Durchbruch einer Drüse ausgesprochen lobärer Natur sein können und sich auch durch käsige Bronchitis und Aspiration in die übrigen Lungenteile ausbreiten können. Häufiger erfolgt die Erkrankung der Lungen gleichzeitig mit der des übrigen Körpers dadurch, daß die Tuberkelbazillen aus den Lymphdrüsen in die Blutbahn gelangen und hämatogene Metastasen erzeugen.

In der großen Mehrzahl der Fälle wird der Lungenherd rasch von Bindegewebe abgekapselt, während die Lymphdrüsenschwellung und- verkäsung noch zunimmt, dann aber zum Stillstand und zur mehr oder weniger vollständigen Ausheilung kommt. Durch bindegewebige Abkapselung und Organisation, Einlagerung von Kalk und Kohle entstehen schließlich aus den großen verkästen Lymphdrüsen die kleinen kalkig-anthrakotischen, geschrumpften Knoten. Doch braucht dieser Prozeß sehr viel Zeit, und recht oft bleibt die Verkäsung und Vergrößerung der Drüsen während der ganzen Kindheit bestehen und kann zeitweise sogar noch zunehmen und jederzeit zum Einbruch von Tuberkelbazillen in die Blutbahn und hämatogener Verbreitung der Tuberkulose führen.

Vom Primärkomplex ziehen, wie Ranke zuerst gezeigt hat, bindegewebige Züge zu den erkrankten Lymphdrüsen. Nicht selten findet man unter der Pleura peripher vom Lungenherd anthrakotische derbe Knötchen, die offenbar vernarbte Lymphknötchen darstellen, und umschriebene fibrinöse oder fibröse Pleuritis, oft in Form strangartiger Verwachsungen.

Der Befund von Herden, die als Primäraffekt anzusprechen sind, ohne Lymphdrüsenveränderung ist außerordentlich selten. Schürmann erhob ihn unter 1000 Fällen nur 6mal. Es läßt sich denken, daß kleine Drüsenherde, wenn die Vernarbung eine sehr vollkommene ist, sich auch der genauesten Untersuchung entziehen, oder daß die Untersuchung

eben nicht genau genug war. Noch mehr trifft diese Erklärung für die etwas häufigeren
Fälle zu, in denen verkäste oder verkreidete Drüsenveränderungen ohne primären Lungenherd gefunden werden. Hier kommt dazu noch die Möglichkeit, daß ein Primäraffekt
in der Lunge sich nicht unter dem gewöhnlichen Bilde zurückbildet, sondern nur eine
diffuse zirrhotische Narbe hinterläßt. Dafür sprechen Beobachtungen Pagels, der solche
bisweilen mit Pleuraverdickungen in Verbindung stehende unspezifisch erscheinende Verdichtungen fand, die durch Bindegewebsverdichtungen mit kalkhaltigen Hilusdrüsen in
Verbindung standen. Liegt gleichzeitig eine kavernöse Lungentuberkulose vor, so kann
der Primärherd auch in das zerfallende Lungengewebe einbezogen und ausgestoßen worden
sein.

Die mikroskopische Untersuchung des primären Lungenherdes ergibt, wenn es
sich um ganz frische Fälle handelt (Ghon und Pototschnig, Zarfl) ein fibrinöses Exsudat in den Alveolen mit beginnender Nekrose und reichlichen Tuberkelbazillen. Offenbar
dauert dieses Stadium nicht sehr lange, denn es ist bisher außerordentlich selten entdeckt
worden und auch in frischen Fällen findet man sonst immer eine käsige Pneumonie. Die
zuerst von Ranke ausgeführten, später vollkommen bestätigten (z. B. E. Schulze) Untersuchungen ergaben in einigermaßen frischeren Fällen innerhalb der feinkörnigen Käsemassen in den Alveolen noch vielfach teilweise aufgequollene Fibrinnetze, namentlich
in der Peripherie der Verkäsung. Von zelligen Elementen findet man gewöhnlich nur noch
Kerne oder Kerntrümmer von Leukozyten, bisweilen auch kleine Blutungen. Die elastischen
Fasern der Alveolarwände bleiben noch ziemlich lange bestehen, während die Alveolarepithelien und die Kapillaren rascher zugrunde gehen. Auch von den Bronchiolen, die
in den Verkäsungsbezirk einbezogen sind, bleiben die elastischen Fasern am längsten
bestehen. Ob die primäre Infektion, wie Huebschmann vermutet, immer in den Alveolen
erfolgt oder sich auch in einem Bronchiolus terminalis oder respiratorius lokalisieren kann,
ist durch die Untersuchungen der Primäraffekte bisher noch nicht entschieden worden.

Am Rand des käsig pneumonischen Bezirkes sieht man schon in frühen Stadien eine
Wucherung von Epitheloidzellen, die teilweise in den Käse hineinwuchern, und weiter
außen einen Wall von Lymphozyten. Um diesen herum tritt eine Zone unspezifischer Entzündung, in der Knötchen von Epitheloidzellen, richtige Tuberkel auftreten. Zwischen
den Epitheloidzellen bilden sich Fasern, die allmählich gröber und hyalin werden, während
die Zellen selbst kleiner werden und verschwinden. So entsteht um den Herd eine fibrös-
hyaline Kapsel. Außerhalb dieser spezifischen Kapsel findet man nach Aschoff und
Husten regelmäßig, nach Huebschmann nur in der Minderzahl der Fälle eine zweite
fibröse Kapsel, die häufig kleine Tuberkel einschließt. Kleine Tuberkel finden sich außerdem oft auch noch außerhalb der fibrösen Kapsel. Die Kapsel ist aber nicht vollkommen
geschlossen, sondern an einer Stelle etwas ausgestülpt und hier hängt der Kapselinhalt
durch eine Art Stiel, der die Reste des zuführenden Bronchus und der ihn begleitenden
Gefäße enthält, mit dem benachbarten Bindegewebe zusammen. Hier wuchert unspezifisches Granulationsgewebe in den Herd hinein. Dieses Granulationsgewebe wandelt sich
teilweise in Bindegewebe, bisweilen auch in Knochengewebe um. Es ist möglich, daß auf
diese Weise der ganze Inhalt resorbiert wird und nur eine durch eingewandertes Kohlenpigment schwarzgefärbte Narbe resultiert, aber fast immer bleibt ein Teil des Käses liegen,
durch abgelagerten Kalk in eine kreidige Masse verwandelt, teilweise auch durch neugebildete Knochen ersetzt. Bisweilen sieht man auch Bilder, die den Eindruck einer
Resorption der verkalkten Massen durch Granulationsgewebe machen. Huebschmann
vermutet, daß das nur unter dem Einfluß besonderer neuer Reize, etwa von Mischinfektionen
in der Nachbarschaft zustande komme. Solche Mischinfektionen erklären auch die Fälle,
in denen anscheinend Reste von Primäraffekten in bronchiektatischen Erweiterungen
gefunden wurden.

2. Die Lunge bei der Generalisation der Tuberkulose. Wenn der ganze
Körper durch eine hämatogene Aussaat mit Tuberkelbazillen überschwemmt
wird, so entsteht weitaus am häufigsten die allgemeine Miliartuberkulose.
Da sie in Bd. 1, S. 955 ff. dieses Handbuches besprochen ist, sei hier nur
erwähnt, daß, wie Huebschmann gezeigt hat, die Durchsetzung aller Organe,
auch der Lungen, mit Knötchen um so gleichmäßiger ist, je geringer die Durchseuchungsresistenz des Körpers ist. Man findet deshalb bei Kindern eine gleichmäßige, allgemeine Miliartuberkulose als Regel, während dann, wenn bei einem
alten Phthisiker terminal eine Miliartuberkulose hinzukommt, die Knötchen
nicht in allen Organen auftreten, im einzelnen Organ oft spärlich und durch
ihre verschiedene Größe und verschiedene Beschaffenheit als ungleichzeitig
entstanden zu erkennen sind. Es existiert also ein wesentlicher Unterschied

in der Reaktion des Körpers, je nach dem Stadium der Krankheit, in dem die Generalisation eintritt, und. wir müssen zwischen Frühgeneralisation und Spätgeneralisation unterscheiden. Für die Spätgeneralisation ist also die atypische, offenbar schubweise entstandene Miliartuberkulose charakteristisch, für die Frühgeneralisation die gleichmäßig verteilte, massige Miliartuberkulose mit jungen, gleichzeitig entstandenen Knötchen. Die Frühgeneralisation kann aber auch in einer anderen Form auftreten, die der gewöhnlichen experi-mentellen Tuberkulose (z. B. der Meerschweinchen nach subku-taner oder intraperitonealer Imp-fung) oder der spontanen Affen-tuberkulose entspricht.

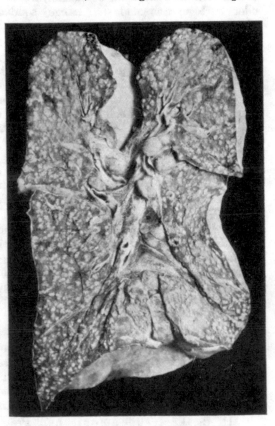

Wenn die Frühgeneralisation nicht als Miliartuberkulose ver-läuft, so findet man bisweilen die Lunge durchsetzt von Her-den, die sich nur durch ihren größeren Umfang und ihre un-regelmäßige Begrenzung von verkästen Miliartuberkeln unter-scheiden, aber spärlicher und unregelmäßiger verbreitet sind als bei der richtigen Miliar-tuberkulose, jedoch wie bei dieser in den kranialen Partien zahl-reicher sind als in den kaudalen (Abb. 65).

In anderen Fällen von Früh-generalisation findet man aber auch größere und mehr ver-einzelt stehende verkäste Herde in den Lungen, ausgedehnte lobuläre, bisweilen konfluierte käsige Pneumonien. Solche grob-knotige Formen sind besonders bei frischinfizierten Erwachsenen beobachtet worden, namentlich während des Weltkrieges bei farbigen Soldaten, die aus tuber-kulosefreier Umgebung nach Eu-ropa verbracht worden waren.

Abb. 65. Lunge eines Falles von generalisierter Tuberkulose des Kindesalters ($^3/_4$ natürl. Größe). Etwas oberhalb der Mitte des Bildes die vergrößerten und verkästen Hilusdrüsen. (Nach Jores.)

Charakteristisch für diese Frühgeneralisation ist immer eine starke käsige Lymphdrüsentuberkulose. Die Lymphknoten der Lungenwurzel sind in mehr oder weniger großer Aus-dehnung, immer aber zum mindesten im Abflußgebiet des primären Lungen-herdes, vergrößert, verkäst und teilweise miteinander verbacken. Mikroskopisch handelt es sich meistens um diffuse Verkäsungen, wenn auch Riesenzellen am Rande nicht selten sind. Ausgesprochene produktive Reaktion ist kaum zu finden.

Es handelt sich dabei aber nicht nur um Erkrankung der Drüsen des Primär-komplexes, der noch nicht ausgeheilt ist, sondern teilweise um Exazerbationen in diesem Gebiet, teilweise auch um Infektion anderer Lymphdrüsen von den Exsudationsherden der Lunge her (Huebschmann).

3. Die isolierte Lungentuberkulose. Weitaus am häufigsten, namentlich beim Erwachsenen, findet man bei der Sektion eines Phthisikers nur die Lungen in ausgedehntem Maße erkrankt, während in den übrigen Organen (abgesehen von der als Folgezustand der Lungentuberkulose zu betrachtenden Kehlkopf- und Darmtuberkulose) oft gar keine oder nur einzelne Herde zu sehen sind.

Diese fortschreitende Form der Tuberkulose wird von jeher als Schwindsucht, Phthisis pulmonum bezeichnet, womit ursprünglich nicht der (zerfallende oder narbige) Schwund der Lunge, sondern die „Auszehrung" des ganzen Körpers gemeint ist.

Meist zeigt die isolierte Lungenphthise auf dem Sektionstisch ein außerordentlich mannigfaltiges Bild, das in der Regel aus produktiven und exsudativen Partien, Kavernen und Bindegewebsneubildung zusammengesetzt ist. Das Bedürfnis, diese mannigfaltigen Formen einzuteilen, machte sich schon früh geltend und die lobären und multiplen lobären käsigen Pneumonien wurden von jeher von der gewöhnlichen chronischen Phthise abgetrennt, schon weil sie klinisch im Gegensatz zu diesen akut verlaufen und sich anatomisch dadurch grundsätzlich unterscheiden, daß ihnen das sonst so charakteristische kraniokaudale Fortschreiten fehlt. Endlich wurde noch die zirrhotische oder fibröse Form besonders abgegrenzt. Der Rest blieb als die Großzahl der gewöhnlichen chronischen Phthisen übrig. In den letzten Jahrzehnten hat man versucht, die Fälle nach ihrem vorwiegenden anatomischen Charakter besser zu gruppieren.

Die am meisten in Einzelheiten gehende Gliederung zeigt das Schema von Bard, das von Piéry etwas modifiziert und von Neumann in die deutsche Literatur eingeführt wurde. Es ist im Kapitel „Einteilung der Lungentuberkulose" besprochen. Hier sei nur erwähnt, daß einzelnen seiner Formen eine genügende Begründung durch Sektionsbefunde fehlt. Einfacher ist die Einteilung, die E. Albrecht auf Veranlassung A. Fraenkels ausgearbeitet hat. Er unterscheidet (abgesehen von der im Kapitel „Einteilung" erwähnten Diagnose nach der Ausdehnung):

„I. Die indurierenden, zirrhotischen, abheilenden Prozesse;

II. die knotigen, bronchial und peribronchial fortschreitenden Prozesse, bei welchen im Vordergrund des Bildes neben der käsigen Bronchiolitis die echte tuberkulöse Granulombildung, das überwiegend interstitielle Knötchenwachstum steht, während die Flächenexsudation im Alveolarlumen sich eng auf die nächste Umgebung der Knötchen beschränkt;

III. die käsig-pneumonischen Prozesse, bei welchen das verkäsende Exsudat auf die freie Oberfläche von Bronchiolen und Lungenalveolen vollkommen das Bild beherrscht."

Dazu kommt noch das Vorhandensein oder Fehlen von Kavernen.

Auf das gleiche kommt die Aschoff-Nicolsche Einteilung heraus, die aber in der Nomenklatur die pathogenetischen Grundlagen mehr berücksichtigt und die pneumonischen Formen unterteilt. Abgesehen von der Miliartuberkulose werden unterschieden (wobei der Ausdruck Phthise das bedeutet, was sonst als Tuberkulose bezeichnet wird).

 I. Produktive Phthise:
    1. interstitielle Phthise (rein selten, klinisch ohne Bedeutung),
    2. azinös-nodöse Phthise,
    3. zirrhotische Phthise.
 II. Exsudative Phthise:
    1. bronchopneumonische Phthise,
    2. lobärpneumonische Phthise.

Dazu kommt auch hier noch bei jeder Form das Vorhandensein oder Fehlen von Kavernen.

Wie man sieht, kommt die Albrecht - Fraenkelsche und die Aschoff-Nicolsche Einteilung schließlich auf das gleiche heraus, wie das früher übliche Herausnehmen der zirrhotischen und pneumonischen Tuberkulosen, wenigstens wenn man nur die Sektionsbefunde der an ihrer Krankheit verstorbenen Phthisiker berücksichtigt. Die große Mehrzahl der Fälle gehört zur azinös-nodösen Tuberkulose oder zu ihren Mischformen. Der Fortschritt, den die neuen Einteilungen für die Klinik bedeuten, ist aber trotzdem nicht zu unterschätzen.

Die Mischformen, die wir als Endstadium auf dem Sektionstisch beobachten, sind aus ursprünglich reinen Formen hervorgegangen und zwar nicht nur in dem Sinne, wie noch Albrecht meinte, daß die pneumonischen Formen sich oft in Lungen entwickeln, die schon nodöse Veränderungen haben, und daß pneumonische Prozesse zu nodösen Formen als terminale Verschlimmerung hinzutreten können. Wir haben immer mehr gesehen, daß im Verlauf nodöser Tuberkulosen exsudative Vorgänge auftreten können. Eine neuere Lehre (Redecker) geht dahin, daß die Mehrzahl der Erwachsenenphthisen mit pneumonischen Veränderungen beginne. Das Vorherrschen nodöser oder pneumonischer Formen bedeutet prognostisch und therapeutisch etwas Verschiedenes, und das Ziel der Diagnostik muß darin bestehen, die beiden Reaktionsformen möglichst sicher zu unterscheiden.

Aschoff und Nicol haben dadurch, daß sie den Begriff des azinös-nodösen Herdes herausgearbeitet und ihrer Einteilung zugrunde gelegt haben, eine brauchbare anatomische Grundlage für die Klinik geschaffen und gegenüber dem Albrecht - Fraenkelschen Schema bedeutet ihre Terminologie einen großen Fortschritt, indem sie die Genese des nodösen Herdes, wie sie durch die neuen Untersuchungen festgestellt worden ist, zum Ausdruck bringt. Für den Kliniker, der das Auftreten neuer Herde und ihr Wachstum feststellen soll, ist aber eine genaue Kenntnis der pathologisch-anatomischen Reaktion und ihrer Entstehung absolut notwendig, und für die Klinik ist deshalb die Aschoff - Nicolsche Einteilung die brauchbarste.

Es muß aber vor einigen Mißverständnissen gewarnt werden, die bei der Anwendung des Aschoff - Nicolschen Schemas, wie bei jeder derartigen Terminologie, leicht vorkommen können. Schon die Ausdrücke produktiv und exsudativ dürfen, wie schon erwähnt, nicht in dem Sinne gebraucht werden, als ob es sich um streng getrennte Prozesse handelte. Wir können die prinzipielle Trennung nicht anerkennen, sondern wir können die Ausdrücke produktiv und exsudativ nur im Sinne eines starken Vorherrschens der einen Reaktion mit starkem Zurückdrängen der anderen (die bisweilen nur mit größter Mühe noch nachweisbar ist) verstehen. Es ist wichtig, sich das vor Augen zu halten, um nicht der Suggestion der Worte zu unterliegen, weil man sonst Gefahr läuft, nicht nur die einzelnen Krankheitsherde (was für den Kliniker nicht so schlimm wäre), sondern auch den ganzen Krankheitsfall allzu streng dualistisch aufzufassen. Es kann nicht genug betont werden, daß die Aufgabe der klinischen Diagnostik nicht damit erschöpft ist, den einzelnen Fall entweder als produktiv oder als exsudativ zu rubrizieren, sondern daß die Aufgabe darin besteht, im momentanen Zustand und im Verlauf der Krankheit produktive und exsudative Vorgänge möglichst genau zu trennen und bei gleichzeitigem Vorliegen beider Prozesse ihr gegenseitiges Verhältnis festzustellen. Bei der Beurteilung des einzelnen Falles kann man recht oft nur von vorwiegend produktiver oder vorwiegend exsudativer Phthise sprechen. Wie weit die Unterscheidung der Formen klinisch möglich ist, wird im Kapitel „Diagnostik" besprochen.

α) **Die azinös-nodöse Phthise.** Diese Bezeichnung umfaßt alle Formen, die aus azinös-produktiven Lungenherden hervorgegangen sind.

Der azinöse Lungenherd erscheint auf dem Schnitt durch die Lungen als kleeblatt- oder traubenförmiges zackiges Gebilde von gelblicher oder mehr grauer Farbe. Man findet diese Herde bisweilen als einziges tuberkulöses Produkt (Abb. 66), häufiger (wie in Abb. 72 und 73) in auch andersartig veränderten Lungen. Sie wurden früher als peribronchitisch bezeichnet und als Ausdruck einer aerogenen, vom Bronchus auf das Lungengewebe übergreifenden

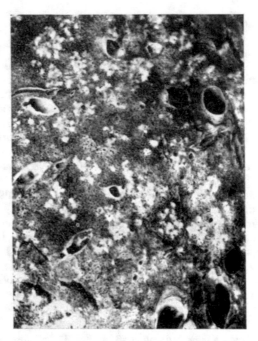

Abb. 66. Die produktive Herdbildung. (Aus Gräff und Küpferle.)
Derselbe Fall wie Abb. 67 und 68.

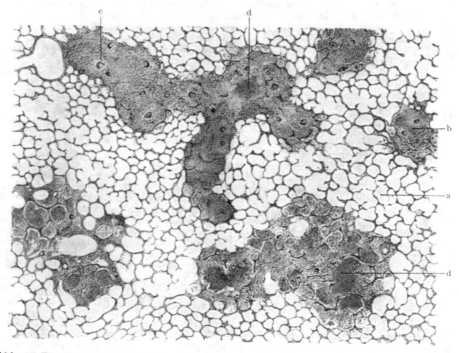

Abb. 67. Die produktive Herdbildung im mikroskopischen Bild. (Aus Gräff und Küpferle.)
Derselbe Fall wie Abb. 66. Bei a völlig lufthaltiges Gewebe, bei b tuberkulöses
Granulationsgewebe, bei c Riesenzellen, bei d zentrale geringe Verkäsung.

Infektion aufgefaßt. Aschoff hat aber gezeigt, daß die Erkrankung im Azinus (vgl. über den Azinus S. 983f.) beginnt und sich in der Regel auf diesen, oft nur auf dessen einzelne Teile beschränkt.

Untersucht man mikroskopisch, so erkennt man in manchen Fällen, wie in Abb. 67 nur tuberkulöses Granulationsgewebe (b), bestehend aus Epitheloidzellen mit mehr oder weniger reichlichen Riesenzellen (c), stellenweise angehäuften Lymphozyten und kleinen zentralen Verkäsungen (d), scharf abgegrenzt gegen ein normales Lungengewebe (a), das an manchen Stellen etwas komprimiert, an anderen etwas gebläht sein kann. Es handelt sich also um eine produktive Form (azinös-produktive Phthise Aschoff).

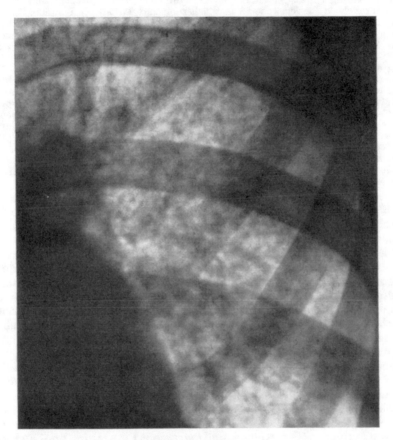

Abb. 68. Die produktive Herdbildung im Röntgenbild. (Aus Gräff und Küpferle.) Der gleiche Fall wie Abb. 66.

Aber Aschoff selbst weist darauf hin, daß oft am Rand der rein produktiven Herde oder innerhalb derselben einzelne Stellen Exsudation zeigen und es ist anzunehmen, daß jeder azinöse Herd mit einer Exsudation in die Alveolen beginne, der allerdings die produktive Reaktion so rasch folgen kann, daß man in älteren Herden nicht mehr viel davon erkennt. Er stützt sich auf die Untersuchung der frischesten Herde und auf die Tatsache, daß man in den verkästen Stellen noch recht oft aufgequollene Fibrinnetze nachweisen kann. Die Verkäsung wäre also nicht als Folge der Vergrößerung und zentralen Ernährungsstörung des epitheloiden Gewebes, sondern der primären Exsudation. Außerdem sieht man alle Übergänge vom fast rein produktiven bis zum exsudativen azinösen Herd.

Eine azinös-exsudative Phthise kommt, wie erwähnt, im Stadium der Frühgeneralisation bisweilen zur Beobachtung, und die isolierte pneumonische Lungentuberkulose kann auch als azinös-pneumonische Erkrankung beginnen. Doch tritt sehr rasch durch Fortschreiten der Entzündung oder Konfluenz eine lobuläre Ausbreitung ein, so daß auf dem Sektionstisch das Bild der bronchopneumonischen Phthise vorherrscht.

In der Peripherie des mehr exsudativen wie des vorwiegend produktiven azinösen Herdes findet sich oft eine unspezifische pneumonische Zone (perifokale Entzündung), in älteren Herden aber immer auch die Zeichen reparativer Vorgänge, zuerst Fibrillenbildung, dann hyaline Umwandlung und schließlich regelrechte Bindegewebswucherung.

Der zum Herd führende Bronchiolus ist oft mit Käsemassen gefüllt, denen hiluswärts ein schleimiger Inhalt mit Leukozyten, Lymphozyten und abgeschilferten Epithelien folgt. Diese begleitende unspezifische Bronchiolitis spielt wohl für die auskultatorischen Symptome eine große Rolle. Die Bronchioluswand selbst ist mehr oder weniger stark in die Verkäsung einbezogen, teilweise mit Lymphoid- oder Epitheloidzellen durchsetzt. Das peribronchiale Bindegewebe ist in Wucherung und enthält oft Wanderzellen, die mit Kohlepigment beladen sind. Von hier aus findet eine zentrale Vernarbung statt, die zur Bildung anthrakotischer Zentren führt, während die Erkrankung peripher fortschreitet, wie in Abb. 73 zu sehen ist. Überhaupt muß betont werden, daß die einzelnen Stadien der Entwicklung an den verschiedenen Stellen des einzelnen Herdes durchaus nicht gleichmäßig ausgebildet sind.

Über die Entstehung der azinösen Herde sind die Meinungen geteilt. Aschoff nimmt ein primäres Einwuchern von Granulationsgewebe aus der Wand eines Bronchiolus an, Beitzke läßt daneben noch eine primäre Exsudation in den Bronchiolus respiratorius und seine Alveolargänge zu. Huebschmann hält eine Exsudation in die Alveolen immer für das primäre und das Einwandern von Granulationsgewebe nur in exsudatgefüllte Alveolen für möglich. Nach Huebschmann kann durch das Einwandern von Epitheloidzellen ein zusammenhängender Exsudationsherd in mehrere Teile geteilt werden, so daß tuberkelähnliche Gebilde mit verkästen Zentren nebeneinander entstehen. Sonst werden diese meist durch appositionelles Wachstum erklärt. Es ist auch möglich, daß durch appositionelles Wachstum aus einem Miliartuberkel ein azinöser Herd entsteht.

Das weitere Schicksal des azinösen Herdes hängt weitgehend davon ab, ob er mehr exsudativer oder produktiver Natur ist. Je reiner die Granulationsbildung ist, um so rascher neigt er zu vollständiger Abkapselung. Die zentralen verkästen Massen können resorbiert werden, so daß eine anthrakotische Narbe mitten in sonst gesundem (vielleicht teilweise atelektatischem oder emphysematösem) Lungengewebe resultiert. Exsudative Erkrankungen breiten sich viel leichter aus, dringen in den Bronchialästen zentralwärts vor und greifen von hier in die anderen Verzweigungen des Bronchialbaums und die von ihm versorgten Alveolargänge vor, so daß eine lobuläre käsige Pneumonie entstehen kann. Daneben findet sicher auch eine Ausbreitung von einzelnen Alveolen auf benachbarte, einem anderen Azinus angehörende Bläschen durch die dünne Trennungswand statt. Eine solche Ausbreitung kann auch bei vorwiegend produktiven Herden zustande kommen, in denen die Abkapselung ja immer zeitweise Lücken frei läßt. Dazu kommt noch die Möglichkeit neuer, selbständig (durch Infektion auf dem Blutwege oder durch Aspiration) entstandener azinöser Herde, die mit dem ersten zusammenfließen können. So bilden sich durch Apposition oder Kontinuitätswachstum auch bei vorwiegend produktiven Formen größere Knoten, und es entsteht die azinös-nodöse Phthise.

Rein azinös-nodöse Tuberkulosen sind selten. Graeff und Küpferle bringen einen Fall zur Abbildung, in dem (neben auffallend stark verkästen und vergrößerten Lymphknoten) beide Lungen durchsetzt sind von scharf abgesetzten azinösen Knoten, die von oben nach unten an Größe und Zahl etwas abnehmen. Aber auch hier ist schon Bindegewebsbildung vorhanden.

Immer tritt sehr früh Bindegewebe auf und kapselt die Herde mehr oder weniger ab. Es entsteht die azinös-nodös-zirrhotische Tuberkulose. Diese wird häufig als Nebenbefund bei Sektionen beobachtet, dann aber nur in geringer Ausdehnung. Auch wenn fortgeschrittene azinös-nodös-zirrhotische Fälle zur Obduktion kommen, so ist die Todesursache selten durch das Lungenleiden allein (und dann meist durch Kreislaufsstörung infolge der Lungenzirrhose), sondern meistens durch eine Komplikation (Tuberkulose des Darmes, der Nebennieren usw.) bedingt.

In der Regel findet man bei tödlichen azinösen Tuberkulosen auch Kavernen. Diese azinös-nodös-(zirrhotisch)-kavernöse Tuberkulose ist verhältnismäßig häufig. Graeff und Küpferle bringen unter 42 ausgedehnten isolierten Lungentuberkulosen 11 Fälle. Die Kavernen sind vorzugsweise in den kranialen Teilen lokalisiert oder hier am größten.

Die azinös-nodöse Tuberkulose mit ihren Ausgängen in Zirrhose und Kavernenbildung zeigt regelmäßig eine ausgesprochene kranial-kaudale Ausbreitung. Zirrhose und Kavernenbildung sind in den kranialen Teilen immer am stärksten ausgesprochen. Diese Art der Ausbreitung macht nicht an der Lappengrenze Halt, sondern die hoch hinaufreichenden hinteren Teile des Unterlappens werden frühzeitig ergriffen und können sogar zuerst erkranken, besonders die Spitze des Unterlappens. Aschoff spricht deshalb vom „Obergeschoß" der Lunge, das zuerst erkrankt.

Den ersten Anfang der isolierten Lungentuberkulose, den Herd, der sich nach dem Primäraffekt in der Lunge bildet, hat Aschoff als Reinfekt bezeichnet (vgl. S. 1479f., wo auch die Frage der endogenen oder exogenen Infektion besprochen ist). Er ist hauptsächlich von Aschoff und seinem Schüler Puhl, von Loeschcke, Huebschmann usw. untersucht worden. Er besteht aus einem azinös-nodösen Granulationsgewebe, das aus einer kleinen käsigen Pneumonie hervorgeht (Aschoff) und in der Regel bald von einer narbigen Kapsel umgeben wird.

Als erste Stadien betrachtet Huebschmann miliare Knötchen, die er fast nur im jugendlichen Alter, vorzugsweise zwischen dem 2. und 8. Lebensjahr, namentlich in den Lungenspitzen fand. Entweder direkt unter der Pleura oder $1-1^1/_2$ cm von ihr entfernt, findet man oft nur ein oder weniger miliare Knötchen. Die darüberliegende Pleura kann auch dann verdickt sein, wenn der Herd ihr nicht unmittelbar anliegt.

Diese miliaren Herde in der Lungenspitze sind nach Hübschmann durch alle Übergänge mit größeren bis klein bohnengroßen, gelblichen Knötchen verbunden, die er ebenfalls bei kleinen Kindern, seltener bis etwa zum 20. Lebensjahre fand. Sie sind unregelmäßig begrenzt und gleichen bisweilen vollkommen den oben besprochenen azinösen Herden.

Ihre Umgebung erscheint bisweilen vollkommen reaktionslos, bisweilen ist eine mehr oder weniger deutliche perifokale Entzündung vorhanden. Mikroskopisch zeigen sie ein verkästes Zentrum, das nach Huebschmann in frischen Fällen von einer Gruppe von Alveolen umfaßt, unter Umständen mit Einbeziehung eines kleinen Bronchiolus respiratorius oder mehrerer Alveolargänge, die sämtlich mit käsigen Massen gefüllt sind. Die zentrale Verkäsung wird von einem Wall von Epitheloidzellen mit Riesenzellen und weiter außen von einem Lymphozytenwall umgeben. In der weiteren Umgebung sind oft leukozytär-fibrinöse pneumonische Infiltrationen zu sehen, meistens streifenförmig nach dem Hilus oder nach der Pleura zu gerichtet. Huebschmann konnte in ihnen weder Tuberkelbazillen noch andere Mikroorganismen nachweisen. Sehr früh zeigt sich Faserbildung und Bildung von Bindegewebe, so daß ziemlich rasch Abkapselung erfolgt. Es resultiert eine anthrokotische Narbe, oft mit Bronchiolektasien, die sich hiluswärts fortsetzen können. Innerhalb der Narbe findet man bisweilen kleine spaltförmige drüsenartige Lumina als Reste von komprimierten Alveolen oder Alveolargängen. Die erhaltenen Alveolargänge sind fibrös verdickt.

Es leuchtet ohne weiteres ein, daß solche Herde, wenn sie der Pleura an der Oberlappenkuppe anliegen, nichts hinterlassen als eine sog. Spitzenkappe. Diese schiefrigen Indurationen der Lungenspitze wurden eine Zeitlang als sicheres Zeichen einer durchgemachten Spitzentuberkulose betrachtet. Es ist aber sehr die Frage, ob das richtig ist. Auch andersartige Entzündungsprozesse können an der Lungenspitze lokalisiert sein und eine Verdickung des subpleuralen Gewebes und der Pleura zur Folge haben. Da es bestimmte Kennzeichen für die tuberkulöse Natur solcher Narben nicht gibt, herrscht noch keine Einigkeit darüber, wie weit die „Spitzenkappen" als tuberkulös aufzufassen sind. Einzelne Autoren, z. B. Loeschcke, nehmen eine regelmäßige tuberkulöse Genese an, andere nur, wenn die Narben Kalk enthalten.

Auch über die Frage, wo der Reinfekt sitzt, sind die Meinungen noch geteilt. Nach Loeschcke findet man die ersten Herde immer im apikalen oder subapikalen Gebiet, und zwar im Ausbreitungsgebiet des apikalen Bronchus, d. h. des gegen die Spitze ziehenden Astes des dorsalen Oberlappenbronchus (vgl. S. 985), und des subapikalen Bronchus, d. h. des zweitobersten Astes des dorsalen Oberlappenbronchus. Andere Autoren haben gezeigt, daß man bei Sektionen nicht selten an anderen Stellen als in der Spitze, bei jugendlichen Individuen sogar viel häufiger als in der Spitze, Herde findet, die man ebenso gut als beginnende isolierte Lungentuberkulose betrachten muß wie die Spitzenherde. Sie können sich in allen Teilen der Lunge finden, einfach oder multipel sein, aus einzelnen Miliartuberkeln oder Gruppen von solchen, azinösen Herden oder größeren Knoten bestehen und als beginnend, zur vollen Blüte entwickelt, abheilend oder abgeheilt erscheinen. Weitaus am häufigsten sind diese Herde allerdings in den kranialen Partien. Puhl fand von 79 Herden (die er in 38 von 131 fortlaufenden Sektionen entdecken konnte) nur 2 in den Unterlappen und 3 im Mittellappen und innerhalb der einzelnen Lappen waren 64 im oberen, 12 im mittleren und 3 im unteren Teil des Lappens lokalisiert. Außerdem fanden sich noch in 5 Fällen multiple Herde.

Die weiteren Stadien sieht man am häufigsten von den Spitzen aus sich entwickeln. Loeschcke hat diese Entwicklung verfolgen und zeigen können, daß sie durch Vermittlung einer käsigen Bronchitis, also nicht rein produktiv erfolgt. Wenn die Verkäsung der Bronchialwand vom Gebiet des Bronchiolus respiratorius auf die des Bronchiolus terminalis übergegriffen hat, kommt es nach Loeschcke durch Aspiration zu einer „kleinknotigen Stauungstuberkulose" mit neuen azinösen Herden. Wenn dagegen die Verkäsung auf gröbere Bronchialäste fortschreitet, bewirkt die Aspiration eine „grobknotige Streuungstuberkulose", also zu lobulär-pneumonischen Herden. Doch ist wohl auch durch die Aspiration aus gröberen Bronchien eine Weiterverbreitung der Krankheit unter Beibehaltung des azinös-nodösen Charakters möglich, ebenso durch oppositionelles Wachstum. Durch Verschmelzung der azinösen Herde können größere Knoten entstehen. Von diesen bis zu ausgedehnter Zirrhose einerseits, zu nodöser Durchsetzung der Lungen mit Kavernenbildung andererseits, kann man alle Übergänge beobachten. Sobald die nodöse Tuberkulose einen gewissen Umfang erreicht hat, findet man in der Regel auch nodöse Herde verschiedenen Alters an entfernten Stellen der gleichen Lunge oder auf der anderen Seite. Auch die später befallene Lunge zeigt gewöhnlich, aber nicht immer, die ersten Veränderungen an der Spitze oder subapikal oder wenigstens in den kranialen Partien.

Schließlich entsteht das Endstadium der azinös-nodös-zirrhotisch-kavernösen Tuberkulose, in dem das Lungengewebe in dem kranialen Teil mehr oder weniger vollkommen durch ein derbes, aus gelbweißen, zentral anthrakotischen Knoten und schwieligen Massen bestehendes, mit Kavernen durchsetztes Gewebe ersetzt ist, während kaudalwärts die Knoten kleiner werden und isolierter im normalen Lungengewebe stehen und Kavernen meistens fehlen. Fast immer ist die eine Lunge stärker befallen als die andere.

Die azinös-nodöse Tuberkulose kann aber auch auf einen kleinen Bezirk beschränkt bleiben und von der weiteren Ausbreitung zirrhotische Veränderungen bis zur völligen Abkapselung eingehen. Solche mehr oder weniger ausgeheilte Solitärherde findet man als Nebenbefund bei Sektionen recht häufig, wie Puhl gezeigt hat, der von ihnen eine sehr genaue Beschreibung gibt.

Als charakteristische Unterschiede gegenüber dem Primärherd bezeichnet er (außer dem Fehlen der regionären Drüsentuberkulose) ihre häufige Multiplizität, ihre unregelmäßigere Form und Größe, die neben der spezifischen sehr viel stärker ausgebildete äußere unspezifische Kapsel, bestehend aus einer Zone atelektatischen und anthrakotisch indurierten Lungengewebes, das seltenere Vorkommen von Verknöcherung (was aber bestritten wird) und das aus dem histologischen Befund zu erschließende jüngere Alter gegenüber dem gleichzeitig vorhandenen Primärherd. Im Zentrum findet sich meistens ein verkäster Bronchus, und das war für Birch-Hirschfeld, Schmorl u. a., die diese Herde vor der Kenntnis des Primärherdes als erste Lokalisation der Tuberkulose betrachteten, die Veranlassung, die Entstehung der menschlichen Lungenphthise aus dem Liegenbleiben eingeatmeter Bazillen in den häufig deformierten Spitzenbronchien (vgl. S. 985) zu erklären.

β) **Die zirrhotische Tuberkulose.** Die rein zirrhotische Tuberkulose stellt das Resultat einer ausgeheilten (in der Regel azinös-nodösen) Tuberkulose dar. Man findet sie oft auf einzelne Bezirke der Lunge, besonders der Spitze beschränkt. Diese Ausgänge der lokalisiert bleibenden Tuberkulose sind oben bei der azinös-nodösen Tuberkulose beschrieben.

Seltener ist die Zirrhose auf größere Teile einer Lunge oder gar eine ganze Lunge ausgedehnt und bildet eine mehr oder weniger stark anthrakotische, derbe, luftleere Masse mit mehr oder weniger reichlicher Verkalkung. Gewöhnlich kann man dann noch einzelne noch nicht abgeheilte nodöse Herde erkennen und es finden sich Kavernen oder Bronchiektasien.

γ) **Die bronchopneumonische Tuberkulose.** In ausgesprochenen Fällen sind beide Lungen von unregelmäßig gestalteten Käseherden durchsetzt, die unscharf begrenzt sind und auf dem Durchschnitt entweder etwa die Größe eines Lobulus (1—4 qcm) einnehmen oder durch Konfluenz solcher Herde entstanden zu sein scheinen (Abb. 69). Daneben finden sich immer noch kleinere, azinös-käsige Herde. In der Umgebung ist das Lungengewebe gewöhnlich fibrinös-pneumonisch oder gallertig infiltriert. Auch isolierte Bezirke von grauroter oder gelatinöser Hepatisation, Vorstadien der Verkäsung, kommen vor. In den verhältnismäßig reinen Fällen bronchopneumonischer Tuberkulose beim Erwachsenen (Graeff und Küpferle haben nur 3 solcher Fälle unter 42) sind die Herde in den kranialen Partien dichter und schon zu Kavernen eingeschmolzen, in kaudaler Richtung nehmen sie an Größe und Zahl ab und stehen oft nur in isolierten Partien der Lunge dichter. Die Kavernen können einen großen Umfang erreichen, besitzen nur eine geringe Kapsel und sind unregelmäßig gestaltet (Abb. 72). Bisweilen findet man beginnende Einschmelzung ohne jede Kapselbildung.

Die mikroskopische Untersuchung (Abb. 70) ergibt in den zentralen Partien eine fast homogene oder feinkörnige Masse mit mehr oder weniger reichlichen Resten des elastischen Fasergerüstes der Alveolen und Bronchialrohre (c, d), weiter peripher (in frischen Stadien im ganzen erkrankten Bezirk) eine Füllung der Alveolen mit mehr oder weniger reichlichen Zellen, polymorphkernigen Leukozyten und Alveolarepithelien, weniger Lymphozyten (a, b). Am Rande des Herdes kann auch reparative Bindegewebsabkapselung zu sehen sein, aber nur in geringem Maße und mit auffallend wenig epitheloidem Gewebe.

Beitzke unterscheidet neben der lobulären und lobären noch eine reine azinöskäsige Pneumonie. Diese kommt aber bei der Spätphthise nur in einzelnen Herden neben lobulären oder auch lobären Entzündungen zur Beobachtung. Sie ist die vorherrschende Form bei der Frühgeneralisation und deshalb S. 1493 beschrieben.

δ) **Die lobär-käsige Tuberkulose.** In einzelnen Fällen können ganze Lappen oder wenigstens Teile von solchen in käsige Massen umgewandelt sein. Gewöhnlich kann man dann wenigstens an einzelnen Stellen noch erkennen, daß es sich um eine pseudolobäre, durch Zusammenfließen lobulärer Herde entstandene Erkrankung handelt. Die übrigen Teile der Lunge sind meistens mehr oder weniger reichlich von bronchopneumonisch-käsigen Herden durchsetzt.

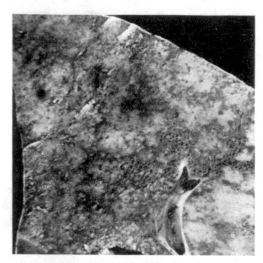

Abb. 69.   Die exsudativ-käsige Herdbildung.
(Aus Gräff und Küpferle.)
Derselbe Fall wie Abb. 70 und 71.

Die lobäre käsige Pneumonie kann in jedem Lungenlappen auftreten. Die anderen Lappen sind gewöhnlich mehr oder weniger stark von käsigen Bronchopneumonien durchsetzt.

Die mikroskopische Untersuchung ergibt die gleichen Bilder wie bei den lobulären Herden.

ε) **Die Mischformen.** Bei der Sektion von Erwachsenen, die an Lungenphthise gestorben sind, findet man meistens Mischformen von produktiven und exsudativen Prozessen. Unter den von Graeff und Küpferle abgebildeten 42 Fällen sind 20 solche Mischformen, darunter allerdings eine Reihe von solchen, in denen entweder neben verhältnismäßig geringen alten nodösen Herden das Bild der lobulären oder lobär-lobulären Tuberkulose vorherrscht oder solchen, in denen offenbar zu einer rein nodösen (bzw. auch zirrhotisch-kavernösen) Erkrankung erst im Schlußstadium noch exsudative

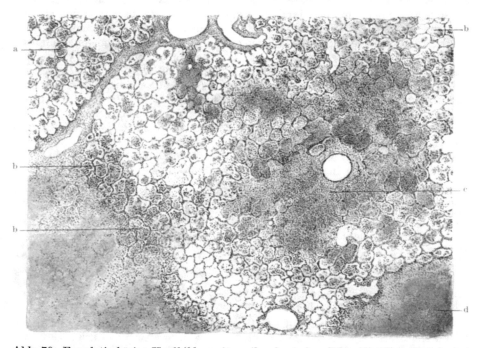

Abb. 70. Exsudativ-käsige Herdbildung im mikroskopischen Bild. (Gräff u. Küpferle.)
Schnitt aus dem Präparat von Abb. 69.   Bei a große Exsudatzellen im Lumen der Alveolen. Bei b Exsudat mit mehr oder weniger reichlichen Zellen gemischt. Bei c Struktur des Alveolargerüstes undeutlich, das Exsudat stark von Leukozyten durchsetzt. Beginnende Verkäsung. Bei d vollkommene Verkäsung ohne erkennbare Struktur.

Prozesse hinzugekommen sind. Sie geben aber an, daß ihre 52 abgebildeten Fälle (wovon 42 vorgeschrittene isolierte Phthisen) aus 110 Fällen ausgelesen wurden, sagen dagegen nicht, wie viele von den restlichen Fällen mehr oder weniger reine Formen waren. Unter 100 in den Jahren 1920 und 1921 sezierten Fällen der Basler medizinischen Klinik waren 63 nodös-pneumonische Mischformen.

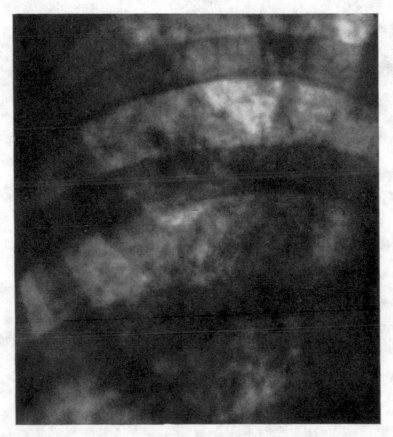

Abb. 71. Die exsudativ-käsige Herdbildung im Röntgenbilde. (Aus Gräff und Küpferle.) Röntgenbild vom gleichen Fall wie Abb. 69 und 70.

Bei diesen Mischformen, von denen Abb. 73 ein Beispiel darstellt, findet man nodöse und käsigpneumonische Herde mit Zirrhose und Kavernenbildung in der mannigfachsten Weise vereinigt, gewöhnlich auch noch Stellen mit gelatinöser Entzündung. Im ganzen sind die nodösen Veränderungen, die Zirrhose und die Kavernen in den kranialen Partien vorherrschend, und man hat den Eindruck, daß die pneumonischen Prozesse erst später (oft terminal) hinzugekommen sind und sich in den noch freigebliebenen Partien der Lunge festgesetzt haben. Aber man kann es einem mehr oder weniger zirrhotischen Herd oft nicht ansehen, ob er aus einer azinös-produktiven oder einer exsudativen Bildung hervorgegangen ist. Gerade die Untersuchungen Puhls an den bei Sektionen als Nebenbefund entdeckten Solitärherden ergaben: „daß produktive und exsudative Vorgänge in wechselndem Überwiegen vorhanden gewesen sind". Es ist deshalb sehr wohl möglich, daß auch nodös-zirrhotische und besonders zirrhotisch-kavernöse Bildungen aus ursprünglich exsudativen Prozessen hervorgegangen sind.   Es besteht also kein zwingender Grund

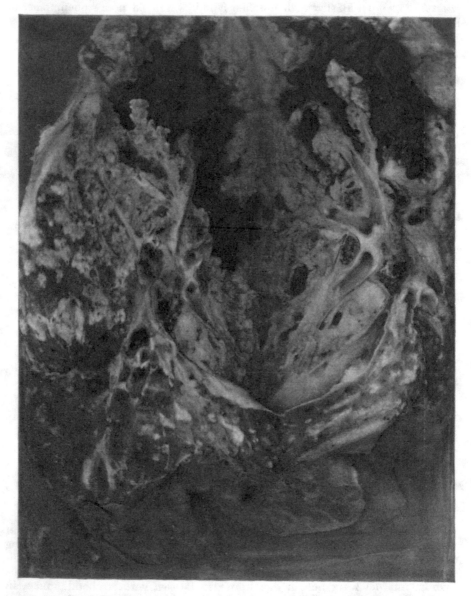

Abb. 72. Käsig-bronchopneumonische Lungentuberkulose mit großer unregelmäßiger Kaverne und frischer Blutung in die Kaverne. (Lumièrephotographie nach einem Sammlungspräparat des Basler Pathologisch-anatomischen Instituts.)

anzunehmen, daß die im anatomischen Bild des Endstadiums vorherrschende Verbindung exsudativer und produktiver Prozesse nicht schon im früheren Verlauf könnte vorhanden gewesen sein, nicht nur in dem Sinne, daß auch im azinösen Lungenherd die exsudativen Prozesse eine größere Rolle spielen, als die dualistische Schule annimmt, sondern daß im Verlauf einer sonst produktiven Tuberkulose nicht so selten auch lobuläre Entzündungen auftreten und zeitweise den Fortschritt der Krankheit bestimmen. Loeschcke hat gezeigt, wie es beim Übergreifen der Verkäsung von einem ursprünglich azinösen,

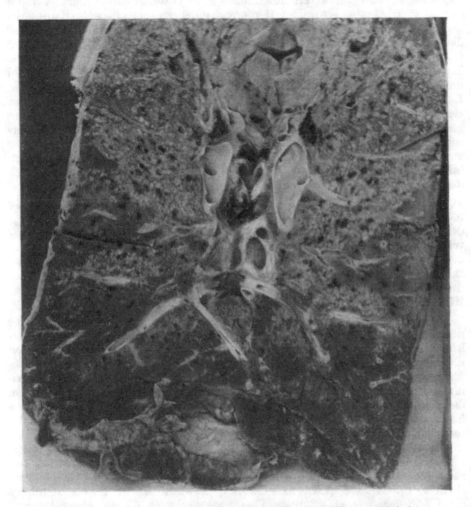

Abb. 73. Chronische Lungentuberkulose, kavernös-nodös-pneumonisch.
In den oberen Partien azinös-nodöse Herde, Fibrose, Kavernenbildung, in den unteren gelatinöse Pneumonie, dazwischen azinös-nodöse Herde. (Lumièrephotographie nach einem Sammlungspräparat des Basler Pathologisch-anatomischen Instituts.)

vorwiegend produktiven Herd aus auf die Schleimhaut eines Bronchus zu einer Aspiration in andere Lungenteile und zur Bildung lobulär-exsudativer Herde kommen kann (grobknotige Streuungstuberkulose), der dann wieder azinös-nodöse Herdbildungen folgen können. Die klinische Beobachtung führt mit zwingender Notwendigkeit dazu, das Auftreten ausgedehnter exsudativer Vorgänge in bestimmten Momenten bei gewissen Fällen anzunehmen, und wir müssen hier kurz erwähnen, was die pathologische Anatomie dazu zu sagen hat. Vorher muß aber noch das bisher noch nicht besprochene Vorkommen eines weiteren geweblichen Elementes, nämlich des Miliartuberkels, bei der chronischen Lungentuberkulose erwähnt werden.

Miliare Herde bei der chronischen Lungentuberkulose. Der Miliartuberkel ist auch bei der chronischen Phthise ein häufiger Befund. „Wir können sogar sagen, daß bei allen chronischen Lungentuberkulosen dort, wo der Prozeß am frischesten ist, miliare Herde vorhanden zu sein pflegen" (Huebschmann). Oft findet man aber an einzelnen Stellen Gruppen von Miliartuberkeln, die häufig einen keilförmigen Bezirk einnehmen. Viel seltener ist ein größeres Gebiet oder gar ein ganzer Lappen von miliaren Knötchen durchsetzt. Die Entstehung einer solchen lokalisierten Miliartuberkulose wird man sich wohl immer so vorzustellen haben, daß die Bazillen auf dem Blutwege in den befallenen Lungenabschnitt gelangt sind, am ehesten von einem Gefäßtuberkel in der zuführenden Arterie. Doch ist auch die retrograde Verschleppung in einem gestauten Lymphgefäß nicht ausgeschlossen. Für die mehr zerstreuten Miliartuberkel kommt auch noch das Eindringen einzelner Bazillen in den Alveolen auf dem Luftwege in Betracht. Die Entscheidung, ob die Miliartuberkel durch intrakanalikuläre oder hämatogene Metastasierung entstanden sind, ist nach dem histologischen Bilde nicht möglich.

Endlich muß erwähnt werden, daß die allgemeine Miliartuberkulose bisweilen (in meinem, von G. Nadolny publizierten Material in 2—2,5% der Fälle) dem Leben des Phthisikers ein Ende macht. Die terminale Miliartuberkulose der Lungenkranken unterscheidet sich von der gewöhnlichen Form dieser Krankheit, wie Huebschmann gezeigt hat, regelmäßig durch die spärliche und unregelmäßige Durchsetzung der Lungen und das ungleiche Alter der Tuberkel, sowie durch das viel weniger allgemeine elektive Befallen der Körperorgane mit nicht nur gleichalterigen Knötchen.

Die anatomischen Grundlagen für einzelne, von klinischer Seite postulierte vorübergehende exsudative Lungenprozesse (epituberkulöse Pneumonie, Frühinfiltrate). Schon die französischen Arbeiten über die Krankheitsbilder der „Congestion pulmonaire" und der „Splenopneumonie" (vgl. in diesem Band S. 1366ff.) hatten gezeigt, daß sowohl unspezifische Entzündungen als auch gelatinöse Pneumonien in Fällen vorkommen, die sich später als chronische Tuberkulosen entwickeln, und daß man bisweilen innerhalb dieser Herde Tuberkel findet, so daß man sie teilweise als „kollaterale" Entzündungen auffassen kann. 1920 haben Eliasberg und Neuland Beobachtungen publiziert, aus denen sie schließen, daß im Kindesalter um tuberkulöse Drüsen unspezifische Entzündungen des Lungengewebes auftreten und rasch wieder verschwinden können. Sie nannten sie epituberkulöse Entzündungen. Spätere Untersucher (Langer, Harms, Freudenberg) haben allerdings diese Veränderungen als gelatinöse Pneumonien erkannt, die von einem Lungenherd ausgehen. Aber trotzdem wurde ein Zeitlang jedesmal von einer „epituberkulösen Pneumonie" gesprochen, wenn ein Röntgenschatten bei Lungentuberkulose, auch bei Erwachsenen, verhältnismäßig rasch zurückging. Daß eine kollaterale Entzündung vorkommt, wird von allen pathologischen Anatomen zugegeben, aber daß sie so häufig ist und als großer Schatten im Röntgenbild rasch auftritt und wieder verschwindet, ist durch anatomische Befunde noch nicht belegt. Bis das erfolgt ist, empfiehlt sich einige Zurückhaltung. Denn die Schlüsse, die aus Röntgenbildern gezogen wurden, ohne durch pathologisch-anatomische Untersuchungen gestützt zu werden, haben sich auch schon als falsch erwiesen, z. B. die eine Zeitlang fast allgemein geglaubte Entstehung der Lungentuberkulose vom Hilus aus.

Eine gleiche Zurückhaltung ist geboten gegenüber den infraklavikulären Infiltraten Redekers. Infraklavikuläre Kavernen waren schon früher bekannt (Rieder), aber erst Aßmann hat auf sie als eine besondere Art der ersten auffallenden Lungenveränderungen bei jugendlichen Individuen hingewiesen und ihr Vorstadium, die infraklavikuläre Infiltration gezeigt. Redeker hat auf dieses infraklavikuläre Infiltrat als häufiges Frühsymptom großes Gewicht gelegt und von vielen Seiten (Romberg usw.) ist sein Vorkommen bestätigt worden. Die Frage ist nur, wie häufig es als erste klinische Manifestation ist, welches seine anatomische Beschaffenheit ist, und ob es wirklich (abgesehen vom Primäraffekt) die erste Lokalisation der Tuberkulose in der Lunge darstellt. Die letzte Frage wird von pathologisch-anatomischer Seite (besonders Loeschcke) verneint und das infraklavikuläre Infiltrat als eine Episode in der an der Spitze beginnenden kranio-kaudalen Ausbreitung betrachtet. Zur Beantwortung der Frage nach der anatomischen Beschaffenheit fehlen bisher anatomische Grundlagen. Da die klinisch nachgewiesenen Infiltrationen oft rasch verschwinden, aber auch in große Kavernen übergehen können, ist ein käsig-pneumonischer Herd mit mehr oder weniger ausgedehnter perifokaler unspezifischer Pneumonie, vielleicht auch bisweilen ein gelatinös-pneumonischer Herd am wahrscheinlichsten.

ζ) **Bronchien, Gefäße und Pleuren bei der Lungentuberkulose.** Zur Vervollständigung des Bildes der anatomischen Veränderungen bei der Lungentuberkulose gehört noch die Erwähnung der Veränderungen an den Bronchien, Gefäßen und Pleuren.

Die Bronchien bei der Lungentuberkulose. Eine primäre Lokalisation der Tuberkulose in den Bronchien im Sinne eines Primäraffektes ist jedenfalls eine ganz außerordentliche Seltenheit. Eine hämatogene Infektion größerer Bronchien ist möglich, aber jedenfalls selten. Ob die verkäsende Bronchiolitis, die bei vielen azinösen Herden, besonders aber bei der käsigen Pneumonie zu sehen ist, die erste Veränderung im Azinus ist und der azinöse Prozeß immer an einem Bronchiolus respiratorius seinen Ursprung nimmt (Aschoff, Beitzke) oder die Fortsetzung eines alveolären Prozesses darstellt (Huebschmann), ist noch nicht entschieden.

Bei jeder fortgeschrittenen Phthise findet man in vielen Bronchien tuberkulöse Geschwüre, wie sie auch in der Trachea beobachtet werden. Oft sind sie nur klein, „lentikulär", bisweilen aber auch ziemlich ausgedehnt, selbst zirkulär. Die mikroskopische Untersuchung läßt erkennen, daß sie oft aus subepithelial gelegenen Tuberkeln hervorgehen, die nichts von Exsudation erkennen lassen. Solche produktive Tuberkel deckt die mikroskopische Untersuchung bei chronischer Phthise manchmal auch dann in den oberflächlichen Schichten der Schleimhaut an einzelnen Stellen auf, wenn keine Geschwüre zu sehen sind. Vielleicht kommt aber auch eine exsudative Entzündung der Bronchial- bzw. Trachealschleimhaut ohne produktive Prozesse mit Verkäsung und Geschwürsbildung vor.

Der Sitz der Veränderung, die nie in den tieferen Schichten beginnt, zeigt, daß die Infektion der Schleimhaut immer durch die Bazillen zustande kommt, die aus der Lunge mit dem Sputum heraufbefördert werden und zwischen den Epithelzellen eindringen.

Außerdem kommt bisweilen eine röhrenförmige Verkäsung der ganzen Bronchialwand vor, die die mittleren Bronchien in großer Ausdehnung (bis 10 cm Länge nach Huebschmann) befallen kann.

Die Geschwüre können auch durch bindegewebige Wucherung mehr oder weniger zur Ausheilung gebracht werden, wobei bisweilen Bronchostenosen mit ihren Folgen entstehen.

Endlich ist klinisch wichtig, daß die Bronchien fast immer von einem unspezifischen Katarrh befallen sind. Dieser verursacht sicher in vielen Fällen die Rasselgeräusche, die wir an einer bestimmten Stelle hören, und er befördert oft die Bazillen, die wir im Sputum nachweisen können, nach außen.

Veränderungen der Blutgefäße kommen bei allen Formen der Lungentuberkulose vor. Besonders bei der Miliartuberkulose, aber auch bei der chronischen Lungenschwindsucht sind Gefäßtuberkel zu finden, die offenbar teilweise durch Einwanderung von Bazillen von außen in die Gefäßwand, teilweise durch Ansiedelung von Bazillen, die mit dem Blut angeschwemmt werden, entstanden sind. Wichtiger ist die Obliteration der Blutgefäße, die bei der Lungentuberkulose immer eintritt und bis zur vollständigen Umwandlung in fibröse Stränge fortschreitet. Da, wo der Verschluß nicht vollständig ist, bilden sich häufig Aneurysmen, die die Stellen bilden, wo die Blutungen eintreten.

Veränderungen der Pleura. Die Pleura ist nie unbeteiligt, wenn irgendein tuberkulöser Herd an sie heranreicht oder in geringer Entfernung von ihr sich entwickelt. Schon über Primäraffekten zeigt sie lokale Entzündung, die später in bindegewebige Verdickung oder strangförmige Verwachsung übergeht. In den späteren Stadien sehen wir je nach der Ausdehnung und dem Alter der subpleuralen Krankheitsherde fibrinöse, fibröse, bei Neigung zu Exsudation auch käsige, umschriebene oder allgemeiner ausgebreitete Pleuritiden, die zu dicken Pleuraschwarten und diffuser Verwachsung zwischen den Pleurablättern führen können. Diese Pleuraverwachsungen, die im ganzen um so stärker sind, je größer die Neigung des Lungenprozesses zu Zirrhose ist, sind in erster Linie für die Schrumpfung der Thoraxwand verantwortlich zu machen, die ein so charakteristisches Merkmal der chronischen Phthise darstellen.

Flüssige Ergüsse sind selten. Sie kommen noch am häufigsten vor bei exsudativer Phthise, besonders in der Frühgeneralisation. Bei käsig-pneumonischer Form können auch ausgedehnte Verkäsungen eines fibrinösen Pleuraexsudates auftreten. Die gewöhnliche exsudative tuberkulöse Pleuritis entsteht in Fällen ohne ausgedehnte Lungenveränderungen, vielleicht sogar ohne solche.

η) **Die Veränderungen der übrigen Organe.** In den Generalisationsstadien findet man in dem übrigen Körper mehr oder weniger ausgedehnte tuberkulöse Veränderungen, bei der Miliartuberkulose Miliartuberkel, bei den Formen der Frühgeneralisation tuberkulöse Herde exsudativen Charakters, die hier nicht aufgezählt werden können. Dagegen müssen die bei chronischer Lungenphthise häufigen broncholateralen Veränderungen erwähnt werden.

Regelmäßig sind die Bronchialdrüsen erkrankt. Oft findet man nur bei genauer Untersuchung vereinzelte Herde in scheinbar nicht vergrößerten anthrakotischen Drüsen, in der Regel ist aber eine Schwellung mit Erweichung einzelner Drüsen vorhanden, häufig sind Kalkherde.

Am Kehlkopf findet man mindestens in einem Drittel der Fälle Ulzera, häufig auch tiefgreifende Veränderungen. In der Trachea sind Ulzerationen besonders dann vorhanden, wenn auch der Kehlkopf erkrankt ist.

Einen fast regelmäßigen Befund bildet Tuberkulose des Darms, die bisweilen nur als Knötchenbildung, häufiger als Geschwüre im Ileum und Kolon auftritt. Sie kommen in mindestens 80—90% der tödlichen Lungentuberkulose zur Beobachtung.

Auch in anderen Organen, in Niere, Leber, in den Tonsillen und am Zungengrund usw. findet man oft tuberkulöse Herde.

Ferner ist die Amyloidentartung in Leber, Niere, Milz und Darm zu nennen. Häufiger sind aber parenchymatöse Degenerationen und Verfettung in Leber und Niere, aber auch im Herzen, in der Magen- und Darmschleimhaut. Die Milz ist häufig vergrößert. Das Herz ist meist klein, weich, selten dilatiert. Gar nicht selten findet man eine frische oder ältere fibrinöse oder sogar exsudative Perikarditis. Häufig ist eine Endocarditis verrucosa, die fast immer durch Streptokokken bedingt ist (vgl. das Kapitel Komplikationen).

Die Leber zeigt als einziges Organ in der Mehrzahl der Fälle miliare Tuberkel und zwar regelmäßig bei der Anwesenheit tuberkulöser Darmgeschwüre.

Die Muskulatur ist meistens dünn und fettarm, blaß oder braun. Die mikroskopische Untersuchung ergibt braune Atrophie, fettige Entartung und andere degenerative Prozesse. Die Volumverminderung ist nicht durch eine Abnahme der Zahl der Muskelelemente, sondern durch eine Verschmälerung bedingt.

9. Einteilung der Lungentuberkulose.

Der außerordentlich verschiedene Verlauf der Lungentuberkulose macht es sowohl für die Kennzeichnung des einzelnen Falles in der Praxis als auch für die handbuchmäßige Darstellung notwendig, eine Einteilung in verschiedene Formen zu treffen. Aber gerade die große Mannigfaltigkeit erschwert eine befriedigende Klassifikation. Ein Schema, in dem alle Fälle restlos untergebracht werden können, würde erst recht unübersichtlich. Bei diesen Schwierigkeiten ist es nicht verwunderlich, daß eine allgemein anerkannte Einteilung nicht existiert und immer neue Vorschläge auftreten.

Die Grundlage jeder Einteilung muß die Trennung in primäre, sekundäre und tertiäre Tuberkulose sein. Aber schon hier stoßen wir auf die Schwierigkeit, daß im Einzelfall oft schwer zu entscheiden ist, ob es sich um das sekundäre oder tertiäre Stadium handelt. Sehr viele ausgesprochen tertiäre Phthisen (nach Ansicht vieler Autoren überhaupt alle) beginnen als hämatogene Metastasen im Sekundärstadium. Aus diesem Grund sollen die Lungenaffektionen des Sekundärstadiums zusammen mit denen des Tertiärstadiums besprochen werden.

Größer sind die Schwierigkeiten für die Einteilung der tertiären Lungentuberkulose. Früher hatte man sich zu rein praktischen Zwecken auf das Turban-Gerhardtsche Schema verständigt, das nur die Ausdehnung des Prozesses als Grundlage hat und die qualitativen Veränderungen nur bei ausgesprochener Kavernenbildung berücksichtigt. Die vom deutschen kaiserlichen Gesundheitsamt ausgearbeitete Formulierung lautet:

I. Leichte, nur auf kleine Bezirke eines Lappens beschränkte, insbesonders an der Lungenspitze nicht über das Schlüsselbein oder die Schulterblattgräte hinunterreichende Erkrankung mit oder ohne kleinblasige, nicht klingende Rasselgeräusche.

II. Über die örtliche Grenze von I hinausgehende, aber hinter III zurückbleibende tuberkulöse Lungenerkrankung.

III. Verdichtung eines ganzen oder mehrerer ganzer Lappen oder Zeichen von Höhlenbildung.

Die ursprüngliche Turbansche Einteilung lautete:
1. Leichte Fälle, bei denen die Erkrankung höchstens im Volumen eines ganzen oder zweier halber Lappen nachweisbar ist, in der Weise, daß man in dieser Ausdehnung nur leichte Dämpfung, Veränderung des Atemgeräusches und feines oder mittelblasiges Rasseln findet.
2. a) Fälle, in denen die Symptome nicht schwerer, aber etwas weiter ausgedehnt sind, aber nicht die Ausdehnung zweier Lappen überschreiten.
    b) Schwere Erkrankungen, die nicht über einen ganzen Lappen hinausgehen.
3. Sämtliche über die Ausdehnung von 2. hinausgehenden Fälle.
Die Fassung des Gesundheitsamtes nimmt also die leichten Erkrankungen in der Ausdehnung eines halben bis eines ganzen Lappens aus dem ersten Turbanschen Stadium

in das zweite, die von einem bis zwei Lappen aus dem zweiten in das dritte. Die Schemata unterscheiden sich aber auch etwas in der qualitativen Beurteilung, indem besonders der Ausdruck „Infiltration" beim dritten Stadium dazu führen mußte, schwerere Veränderungen an einzelnen Stellen weniger ins Gewicht fallen zu lassen, als Turban beabsichtigt hatte (abgesehen von der Kavernenbildung, die bei beiden Fassungen ins dritte Stadium gehört). Praktisch kommt es also darauf heraus, daß das Turban - Gerhardtsche Schema der Ausdehnung des Prozesses ein größeres und der Qualität ein etwas geringeres Gewicht beilegt als das ursprünglich Turbansche.

Diese Einteilung hat zunächst den schon lange erkannten Nachteil, daß das dritte Stadium eine große Reihe verschiedener Fälle in sich schließt, die teils sehr schwer, teils prognostisch weniger ungünstig sind, so daß die Mehrzahl der in Spitälern behandelten Kranken in das dritte Stadium gehört. Deshalb hat Philippi vorgeschlagen, das dritte Stadium der Turbanschen Einteilung in leichtere Fälle mit einer Ausdehnung auf weniger als drei Lappen und auf schwerere Fälle, bei denen das Gebiet dreier Lappen oder mehr ergriffen ist, zu trennen.

Diese Schemata nach „Stadien", die natürlich mit der genetischen Stadieneinteilung nichts zu tun haben, und alle zum Tertiärstadium gehören, werden immer in Gebrauch bleiben, da die Charakterisierung des Einzelfalles nach der Ausdehnung des Lungenbefundes notwendig ist. Dagegen verlangen sie eine Ergänzung durch die Angabe der Art der Läsion und des Allgemeinzustandes, aus der man die momentane Schwere der Erkrankung und wo möglich auch die Prognose ersehen kann. Noch notwendiger ist eine Trennung nach qualitativen Gesichtspunkten für die handbuchmäßige Darstellung.

Dieses Bedürfnis hat sich schon lange geltend gemacht und zu einer Einteilung der Fälle nach dem Charakter der anatomischen Läsion geführt. Es war schon lange üblich, die ausgesprochen zirrhotische Form einerseits, die käsigen lobären und multiplen bronchopneumonischen Formen andererseits abzugrenzen und nur für die gewöhnliche chronische Tuberkulose das Schema nach der Ausdehnung anzuwenden. Aber immer mehr empfand man die Notwendigkeit, auch das große Heer der gewöhnlichen Phthisen nach der Art des anatomischen Prozesses einzuteilen.

Die Einteilung von Fränkel-Albrecht in nodöse, pneumonische, zirrhöse und kavernöse Formen wurde im Kapitel über die pathologische Anatomie besprochen, ebenso die Aschoff - Nicolsche in produktive (azinös-nodöse und zirrhotische) und exsudative (lobulär- oder lobärpneumonische) Formen. Es wurde auch darauf hingewiesen, daß die meisten chronischen Phthisen Mischformen sind, und daß im Lauf der Krankheit produktive und exsudative Prozesse miteinander abwechseln können.

Eine genauere Einteilung versucht Bard. Sein durch Piéry modifiziertes Schema hat durch W. Neumann auch in der deutschen Literatur Eingang gefunden. Es lautet folgendermaßen:

I. Parenchymerkrankungen der Lunge.

    A. Abortiv verlaufende: Tuberculosis abortiva.

    B. Progressiv verlaufende:

        1. Käsige Form: Phthisis caseosa.

            a) Lobär: Pneumonia caseosa.
            b) Sich verbreitend: Galoppierende Phthise.

        2. Fibrös-käsige Form: Phthisis fibrocaseosa.

            a) Sich verbreitend: Phthisis fibrocaseosa communis.
            b) Kongestiv: Zum Teil Splenopneumonie.
            c) Lokalisierte, ulzeröse, kavernöse Phthise: Phthisis cavitaria ulcerosa.
            d) Lokalisierte, stationäre, kavernöse Phthise: Tuberculosis cavitaria stationaria.
            e) Kachektisierende, ulzero-fibröse Phthise: Phthisis ulcero-fibrosa cachectisans.

        3. Fibröse Form:

            a) Hyperplastische, tuberkulöse Pneumonie: Lungenzirrhose.
            b) Dichte Sklerose: Tuberculosis fibrosa densa.
            c) Diffuse Sklerose mit Emphysem: Tuberculosis fibrosa diffusa.

II. Interstitielle Knötchenform.
    a) Allgemeine Miliartuberkulose.
    b) Vereiternde Miliartuberkulose.
    c) Wandernde Miliartuberkulose.
    d) Gutartige abgegrenzte Miliartuberkulose: Miliaris discreta.
    e) Typhotuberkulose von Landouzy.
III. Bronchitische Form.
    a) Tuberkulöse Kapillarbronchitis (asphyktische Form der akuten Miliartuberkulose).
    b) Tuberkulöse Bronchopneumonie.
    c) Chronische tuberkulöse Bronchitis mit Peribronchitis und Bronchiektasie.
    d) Oberflächliche, chronische tuberkulöse Bronchitis mit Emphysem (Pseudoasthma).
IV. Postpleuritische Form.
    a) Rezidivierende tuberkulöse Pleuritis (Pleurite à repetition).
    b) Kortikale fibröse Phthise: Tuberculosis postpleuritica fibrosa.
    c) Pleurogene, chronisch-tuberkulöse Pneumonie: Pleuropneumonia tuberculosa.
    d) Kortikale, fibrös-käsige Form: Phthisis fibrocaseosa corticalis.

Dieses Sechma bezweckt nicht nur die Bezeichnung des momentan vorliegenden Zustandes, sondern eine Einteilung in Formen, von denen jede ihren typischen Verlauf hat, so daß mit der Diagnose der Form auch die Prognose für den weiteren Verlauf gegeben ist. Dieses Ziel ist aber nicht erreicht. Allerdings sind in dem Schema einige Krankheitsbilder von den übrigen Formen abgetrennt, die eine gewisse Selbständigkeit besitzen. Für andere Formen scheint mir der Beweis einer tatsächlichen Existenz nicht genügend durch anatomische Befunde geliefert, so für die kortikopleurale Form. Letulle bildet in seinem Atlas Ausschnitte von Lungen mit kortikopleuraler Tuberkulose ab, aber Fälle mit einer selbständigen, wenigstens für längere Zeit rein kortikopleuralen Tuberkulose dürften zum mindesten sehr selten sein. Eine bronchitische Form im Sinne einer ausgedehnten tuberkulösen Bronchitis ohne rasche Bildung größerer Aspirationsherde dürfte ebenfalls sehr selten vorkommen. Ich habe bisher tuberkulöse Bronchitiden in größerer Ausdehnung nur in nodös-pneumonischen Lungen gesehen, wo sie im Gebiet eines größeren Lappenabschnittes über alle Bronchialverzweigungen als Wandverkäsung verbreitet vorkommen können, und auch das recht selten. Die große Mehrzahl der Lungentuberkulosen fällt unter die Rubriken, die auch nach den Einteilungsprinzipien von Fränkel-Albrecht und von Nicol-Aschoff unterschieden werden.

Eine Reihe von anderen Einteilungsversuchen hat W. Neumann zusammengestellt. Ein großer Teil von ihnen bezweckt innerhalb der chronischen Tuberkulose die Fälle in bezug auf die Prognose zu charakterisieren. C. Spengler unterschied wohl als erster aktive und inaktive Tuberkulose und betrachtete als Kriterium der Aktivität die Körpertemperatur. Bacmeister teilt in progrediente, stationäre, zur Latenz neigende und latente Fälle ein. Diese klare Einteilung setzt allerdings eine längere Beobachtung voraus, und der Ausdruck „latent" ist unglücklich, weil jede erkennbare Phthise manifest ist, bzw. aus einer latenten sofort manifest werden kann, wenn der Patient vom Arzt abgehorcht oder mit Röntgenstrahlen untersucht wird. Sternberg unterscheidet: praktisch gesund — kompensiert — subkompensiert — dekompensiert und legt damit das Gewicht auf die Leistungsfähigkeit und die sozialen Beziehungen. Der Ausdruck „kompensiert" ist aber durchaus nicht klarer als „inaktiv".

Die Grundlage der Einteilung muß womöglich die pathologische Anatomie sein, da die morphologische Struktur der Ausdruck des Kampfes bzw. der Anpassung zwischen Körper und Infektionserreger ist. Wir teilen deshalb, so weit es möglich ist, in exsudative und produktive Formen (mit den Ausgängen in Zirrhose und Kavernen) ein. Die akuten pneumonischen Formen und die ausgedehnten Zirrhosen haben ihre scharf begrenzte Stellung. Nur sind zu den exsudativen Formen noch die in neuerer Zeit studierten unspezifisch-entzündlichen Episoden im Beginn der chronischen Phthise hinzuzufügen. Bei den azinös-nodösen Formen sind die Spitzentuberkulosen (und die ihr analogen Einzelherde an anderen Stellen der Lunge) nicht mehr als „Phthisis incipiens" bei der gewöhnlichen chronischen Phthise zu besprechen, da sie in den meisten Fällen nicht zu chronischer Phthise führen und diese nach einer jetzt vielfach angenommenen Anschauung auch mit exsudativen Prozessen beginnen kann. Dagegen ist bei der gewöhnlichen chronischen Lungenschwindsucht eine Trennung der rein azinös-nodösen Formen von den gemischten vom klinischen Standpunkt aus unmöglich, wenn man von den Fällen von sozusagen rein zirrhotischer

Phthise absieht. Die kavernöse Phthise ist das Resultat einer exsudativen, produktiven oder gemischten Erkrankung, erfordert aber eine kurze gesonderte Besprechung wegen des Einflusses, den die Kavernen auf den Verlauf einer Lungentuberkulose ausüben. Eine ebensolche kurze Besprechung verlangt der Reinfekt mit Rücksicht auf die Frage seiner klinischen Manifestationen, da er nicht in den Begriff der Spitzentuberkulose eingeht und gegenüber allen anderen Formen der Lungentuberkulose eine Sonderstellung einnimmt.

Endlich muß auf die Besonderheiten im Verlauf der Lungentuberkulose in den verschiedenen Lebensaltern hingewiesen werden.

Für die Charakterisierung des Einzelfalles muß zur anatomischen Bezeichnung noch der Grad der Ausdehnung hinzukommen. Diese geschieht am besten für jede Seite getrennt, wofür das Turban-Gerhardtsche Schema geeignet ist. Zweckmäßigerweise wird dann dieses gar nicht mehr qualitativ, sondern rein topographisch angewandt, da die in ihm (und noch deutlicher im ursprünglichen Turbanschen) enthaltene qualitative Wertung durch die anatomische Charakterisierung ersetzt ist, die für die Registrierung mit Abkürzungen bezeichnet werden kann.

Man kommt so z. B. zu folgenden Beispielen: „R II ac. cav., L. I. ac. fibr." für eine azinös-nodöse Phthise, die rechts die Ausdehnung eines halben Lappens überschritten hat und Zeichen von Kavernenbildung aufweist, links auf kleine Bezirke beschränkt ist und den Eindruck einer zirrhotischen Umbildung der Herde macht. Dazu kommen noch Angaben über Fieber, Tuberkelbazillen im Auswurf usw.

Turban empfiehlt, die Ausdehnung entweder nach seinem alten Schema für beide Lungen gemeinsam, oder nach der Gerhardtschen Modifikation für beide Seiten getrennt anzugeben und Angaben hinzuzufügen nach der anatomischen Beschaffenheit (P = produktiv bzw. F für fibrös und N für nodös, E für exsudativ, C für Kavernen), nach dem Bazillenbefund (+ für offen, — für geschlossen), nach dem Fieber (f bis 38,5, ff für höher), eventuell noch für die Immunitätsreaktion (allergisch, positiv oder negativ anergisch), die Krankheitsbewegung (besondere Zeichen für stillstehend, fortschreitend oder zurückgehend, bzw. aktiv oder inaktiv), Mischinfektion (M) und Komplikationen.

Fraenkel und Gräff schlagen folgende Einteilung vor:
A. ob es sich um geschlossene oder offene Tuberkulose handelt,
B. ob und welcher Grad von Fieber besteht und
C. ob es sich handelt
 I. räumlich (quantitativ) um Prozesse:
  a) einseitige, doppelseitige,
  b) um Spitzenfeld, um Oberfeld, um Mittelfeld, um Unterfeld,
 II. nach der anatomischen Art (qualitativ) um Formen:
  a) zirrhotische, zirrhotisch-nodöse, nodös-zirrhotische ⎫
  b) (azinös-)nodöse   ⎬ produktiv
  c) lobulär-exsudative und -käsige (bronchopneumonisch) ⎫
  d) lobär-käsige (pneumonische)   ⎬ exsudativ
 III. mit oder ohne Kavernen,
D. ob Komplikationen bestehen.

10. Die klinischen Erscheinungen des Primärstadiums.

Die primäre Infektion macht in der Regel gar keine oder so geringe Symptome, daß die stattgehabte Infektion erst erkannt wird, wenn eine vom Primärherd ausgehende Lungenerkrankung, eine ausgedehnte Bronchialdrüsentuberkulose oder ein metastatischer Herd Symptome macht oder wenn bei einem bisher auf Tuberkulin nicht reagierenden Kind die Tuberkulinprobe positiv ausfällt. Es kommt immer häufiger vor, daß bei Kindern die Tuberkulinprobe vorgenommen wird, wenn in ihrer Umgebung ein Fall von Lungenschwindsucht entdeckt wurde, und daß die Probe zuerst negativ ausfällt, nach einigen Wochen aber positiv, ohne daß irgendeine Gesundheitsstörung des Kindes zu erkennen war. Es muß also eine Infektion stattgehabt haben und ein Primärherd entstanden sein, ohne daß das Allgemeinbefinden merklich gestört oder das Auftreten von Husten bemerkt worden wäre.

Die große Mehrzahl dieser symptomlos aufgetretenen Primärkomplexe macht auch während des späteren Lebens keinerlei Symptome. Es kann zwar, oft erst nach vielen Jahren, eine Aktivierung des Drüsenherdes mit seinen Folgen auftreten, aber auch diese bleibt bei der Mehrzahl der Menschen aus, und das einzige, was zurückbleibt, sind die im Röntgenbild sichtbaren Spuren der Verkalkung. Bei einer großen Zahl von älteren Kindern und von Erwachsenen sieht man auf Röntgenaufnahmen des Thorax, die aus ganz anderen Gründen als wegen Tuberkuloseverdachts hergestellt wurden, irgendwo im Lungenfeld einen rundlichen, etwa erbsengroßen oder kleineren, bisweilen auch größeren intensiven Schatten, dem im zugehörigen Hilusgebiet mehrere, meistens größere, ebenso intensive und scharf begrenzte Schattenflecke entsprechen. Auch im übrigen Hilusgebiet, auch der anderen Seite, sind in der Regel solche, offenbar auf Verkalkungen der Lymphdrüsen beruhende Schattenflecke zu sehen, aber meistens weniger groß und weniger zahlreich als im Abflußgebiet des Lungenherdes. Bisweilen sind auch zwischen dem Herd im Lungenfeld und dem Hilus ein oder mehrere kleine Kalkschatten zu sehen, seltener einige Schattenherdchen in der dem Hilus abgewandten Umgebung des Herdes, der als Primäraffekt anzusprechen ist. Dagegen fehlen strangförmige Schattengebilde zwischen dem Lungenherd und dem Hilus, die man bei frischen Primärkomplexen bisweilen sieht, bei diesen zufällig entdeckten Bildern des verkalkten Primärkomplexes fast immer.

Diese verkalkten Primärkomplexe sind aber verhältnismäßig selten zu erkennen. Schon die Tatsache, daß auch in Gegenden, wo eine tuberkulöse Infektion bei mehr als 90% der Erwachsenen anzunehmen ist, der Primäraffekt nur auf einem Teil der Röntgenbilder zu sehen ist, beweist, daß er der Darstellung oft entgeht. Selbstverständlich ist das der Fall, wenn er an einer Stelle liegt, wo er vom Schatten des Herzens, des Mediastinums oder des Hilus verdeckt wird. Aber auch dann, wenn die Sektion einen verkalkten Primäraffekt an einer Stelle zeigt, wo er auf der Röntgenplatte hätte sichtbar sein sollen, ergibt selbst die nachträgliche Betrachtung der Platte nichts, was diesem Herd entsprechen könnte. Andererseits sieht man im Lungenfeld oft zahlreiche kleine Schattenherde, die als pneumonokoniotische Einlagerungen gedeutet werden müssen, und von denen einer vielleicht einen Primäraffekt darstellen könnte, aber nicht mit Bestimmtheit als solcher erklärt werden kann. Auch andere Lungenaffektionen können unter Hinterlassung eines schattengebenden Herdes ausheilen, und die Unterscheidung verkalkter tuberkulöser Hilusdrüsen von pneumonokoniotischen Verdichtungen ist unmöglich, so daß eine sichere Diagnose nicht immer möglich ist.

Daß der röntgenologische Befund eines verkalkten Primärkomplexes nichts darüber aussagt, ob er ausgeheilt oder noch aktiv ist, braucht nicht besonders betont zu werden. Häufig findet man, wie schon erwähnt wurde, in den verkalkten Partien noch virulente Tuberkelbazillen, ohne daß irgendwelche Symptome einer tuberkulösen Erkrankung während des Lebens vorhanden gewesen wären.

In anderen Fällen kann aber der Primärkomplex zu einer wirklichen Erkrankung führen, und zwar sowohl der Primäraffekt in der Lunge als auch die regelmäßig von ihm ausgehende Tuberkulose der Lymphdrüsen im Abflußgebiet.

a) Die Erscheinungen von seiten des Primäraffektes in den Lungen.

Wenn bei einem Kinde die vorher negative Tuberkulinprobe positiv wird und deshalb eine frische Infektion anzunehmen ist, die nach Lage der Dinge offenbar aerogen sein muß, so gelingt es häufig trotzdem nicht, durch Perkussion und Auskultation irgendwelche Veränderungen nachzuweisen. Auch die Röntgenaufnahme läßt keine oder so undeutliche Schatten erkennen, daß erfahrene Beobachter zu großer Vorsicht in der Diagnose dieser frischen Primäraffekte im Röntgenbild raten (Engel, Graß, Kleinschmidt, Duken usw.).

Einen Schatten als Primärherd zu deuten, ist nur erlaubt, wenn gleichzeitig die Vergrößerung der regionären Hilusdrüsen nachzuweisen ist, die ja in jedem Fall ergriffen sind und in denen die Tuberkulose eine viel größere Ausdehnung annimmt als an der primär infizierten Stelle der Lunge. Eine Unterstützung erhält die Diagnose, wenn vom Lungenherd strangförmige Schatten zu den regionären Drüsen ziehen.

In der Regel wird der Primäraffekt im Röntgenbild entweder erst später sichtbar, wenn er zu verkalken beginnt, oder schon im Beginn beim Auftreten einer perifokalen Reaktion. Diese unspezifische Reaktionsentzündung kann sich nach kürzerem oder längerem Bestand der Primäraffekte infolge der sich entwickelnden „sekundären" Allergie ausbilden und im Röntgenbild als mehr oder weniger ausgedehnter, bisweilen ein ganzes Lappenfeld einnehmenden Schatten erscheinen („Primärinfiltrierung" nach Redeker). Gleichzeitig entsteht oft eine starke unspezifische Entzündung um die erkrankten Bronchialdrüsen. Wenn dazwischen noch ein Schattenstrang vorhanden ist, so entsteht das „bipolare" Infiltrat Redekers.

Krankheitssymptome können dabei vollkommen fehlen, es können aber auch Fieber, Husten und andere Symptome auftreten, die wohl in erster Linie durch die Lymphdrüsentuberkulose bedingt sind.

Auch die in der Nähe des Primäraffektes, besonders hiluswärts auftretenden kleinen Streuungsherden in der Lunge machen keine Symptome, außer daß sie gelegentlich, freilich nur in der Minderzahl der Fälle, auf ausnahmsweise guten Röntgenplatten sichtbar sein können.

In seltenen Fällen kann aber vom Primärkomplex aus unmittelbar eine Lungenphthise entstehen, eine Primärherdphthise (Redeker). Das kann durch Verkäsung des Primärinfiltrates und die Ausbildung einer lobären käsigen Pneumonie oder durch die Perforation einer Lymphdrüse in einen Bronchus zustandekommen, wobei ebenfalls eine käsige Lobärpneumonie resultiert. Nach manchen Angaben kommt die direkte Verkäsung des Primärinfiltrates seltener, nach anderen häufiger vor als die Entstehung einer käsigen Pneumonie durch Perforation einer Lymphdrüse in einen Bronchus.

Wenn eine käsige Lobärpneumonie entsteht, so ist das Krankheitsbild stürmisch. Die Kinder erkranken plötzlich aus vollem Wohlbefinden heraus mit hohem Fieber, oft auch mit Husten, und der Befund ist der gleiche wie bei einer kruppösen lobären Pneumonie. Aber die erwartete Krise bleibt aus, und jetzt entsteht der Verdacht auf eine Tuberkulose. Bisweilen gelingt der Bazillennachweis, bisweilen deckt die positive Tuberkulinreaktion die Natur des Leidens auf. Wenige Wochen nach Beginn der Krankheit erfolgt der Tod. Die Sektion zeigt dann oft auch Herde in anderen Organen, so daß diese Fälle teilweise zum Sekundärstadium zu rechnen sind. Die Entstehung der käsigen Pneumonie durch Ausbreitung oder Durchbruch des Primäraffektes kann meistens nur aus dem Lageverhältnis zu den erkrankten Lymphdrüsen geschlossen werden, da der Primärherd selbst in den sehr rasch einsetzenden käsigen Zerfall einbezogen wird.

Als eine weitere vom Primäraffekt ausgehende Lungenerkrankung muß endlich noch die Ausbildung einer Kaverne durch Wachstum und Zerfall

des Primärherdes erwähnt werden. Man findet solche floride, große Primäraffekte mit frischem Zerfall bisweilen bei Kindern, die an generalisierter Tuberkulose gestorben sind. Ob eine solche größere „Primärkaverne" einigermaßen
abgekapselt werden kann, ohne daß hämatogene Metastasierung eintritt und
den Tod herbeiführt, ist nicht sicher, ebensowenig ob ein in Heilung begriffener
Primäraffekt wieder so „aktiviert" werden kann, daß von ihm aus eine chronische Lungentuberkulose entsteht.

b) Die Bronchialdrüsentuberkulose.

Selbst dann, wenn der Primäraffekt in der Lunge abheilt, kann die von
ihr aus entstandene Tuberkulose der Lymphdrüsen weiter bestehen und sich
weiter entwickeln. Die befallenen Lymphknoten nehmen noch an Größe zu,
verkäsen noch weiter, und die Erkrankung greift auf weitere Lymphknoten-
gruppen über. Regelmäßig sind die im Abflußgebiet des Primäraffektes liegenden
Knoten am meisten geschwollen und verkäst, die später ergriffenen immer weniger
verändert und weniger vergrößert. Der Druck der vergrößerten Drüsen auf
die Bronchien und selbst auf die Trachea kann zu Stenose führen. Viel häufiger
entsteht ein Schleimhautkatarrh, der durch Übergreifen einer Periadenitis auf
die Tunica propria und die Schleimdrüsenschicht des Bronchus zustande kommt
und schließlich zu schwieliger Umwandlung der Tunica propria und Atrophie
der Drüsenschicht führen kann, wie Ranke gezeigt hat. Als Ursache dieser
perifokalen Entzündung müssen wir eine Diffusion toxischer Produkte in die
Nachbarschaft annehmen. Eine solche kollaterale oder perifokale Entzündung
kommt auch sonst in der Umgebung der tuberkulösen Drüsen zustande und
wird dann, wenn sie sich in anderer Richtung entwickelt als gegen den Bronchus
hin, unter Umständen im Röntgenbild sichtbar. Ein Teil der von Eliasberg
und Neuland als „epituberkulöse Infiltrationen" bezeichneten Schatten, die
rasch entstehen und verschwinden können, stellt unspezifische Entzündungen
des Lungengewebes dar, das durch die vergrößerten Drüsen gereizt wird („perihiläre Sekundärinfiltrierung" Redekers). Die Drüsen selbst zeigen ebenfalls
eine unspezifische „perifokale" Entzündung der Kapsel mit Periadenitis, während
die Verkäsung der Drüse in der Regel erst nach Ausbildung und Konfluenz
richtiger Epitheloidzellentuberkel erfolgt.

Symptomatologie. Bei der großen Mehrzahl der Infizierten verläuft auch
die Bronchialdrüsentuberkulose ohne Krankheitserscheinungen und heilt durch
Induration, Schrumpfung und Verkalkung unbemerkt mehr oder weniger aus.
Doch können auch ausgedehnte, offenbar aus der Kindheit stammende
Verkäsungen bei Sektionen älterer Individuen als Nebenbefund festgestellt
werden.

Krankheitssymptome macht die reine Bronchialdrüsentuberkulose vorzugsweise bei Kindern. In der Regel sind sie nur gering, so lange keine hämatogenen Metastasen auftreten.

Der Beginn ist bisweilen akut. Die Kinder erkranken plötzlich mit Müdigkeit, Appetitlosigkeit und schlechter Laune, sehen fieberhaft aus und zeigen
bei der Messung Temperaturen von 38^0 oder noch höher, die längere Zeit
bestehen oder nach einigen Tagen abfallen, um immer wieder zu steigen. In
anderen Fällen beginnt die Krankheit ganz allmählich. Es fällt auf, daß das
Kind nicht mehr so gut aussieht wie früher, leichter müde wird und abends
mißmutig ist. Die Temperaturmessung deckt mehr oder weniger hohes Fieber
auf. Bisweilen kann auch hartnäckiger, wenn auch wenig auffallender Husten
die Eltern ängstlich machen und zum Arzt führen.

Die wichtigsten Symptome sind Fieber, Blässe, Müdigkeit und Husten.

Das Fieber ist gewöhnlich während längerer Perioden gleichmäßig mit geringen Remissionen, kann aber auch unregelmäßig sein. Doch kommt auch vollkommen fieberloser Verlauf, zum mindesten während langer Zeiträume, vor.

Blässe ist ein ganz regelmäßiger Befund, der oft den Eltern zuerst auffällt. Die Blutuntersuchung ergibt dabei gewöhnlich ganz normale Werte.

Das Allgemeinbefinden braucht nicht stark gestört zu sein. Mattigkeit, Unlust zum Spiel, Störung der geistigen Aufnahmefähigkeit sind zwar gewöhnlich vorhanden, aber oft nur wenig ausgesprochen. Der Appetit leidet gewöhnlich nur bei Fieber. Abmagerung kann fehlen.

Der Husten fehlt fast nie und zeigt sich im ersten Kindesalter häufig in einer sehr charakteristischen Form, die oft die Diagnose einer Bronchialdrüsentuberkulose beinahe mit Sicherheit stellen läßt. Es ist ein hartnäckiger Husten von ziemlich hohem Klang, den Friedjung als „klingenden" Husten bezeichnet hat. Die Franzosen nennen ihn „toux bitonale", weil man häufig einen tieferen Grundton und einen musikalischen, pfeifenden Oberton erkennen kann. Dieser klingende Husten kommt zwar auch bei Grippe und Pertussis vor, aber viel seltener als bei Bronchialdrüsentuberkulose, und wird, da die beiden genannten Krankheiten wohl immer leicht zu erkennen oder auszuschließen sind, in der Regel zur richtigen Diagnose führen.

Ein weiteres recht charakteristisches Symptom ist das exspiratorische Keuchen. Während das Inspirium zwar angestrengt sein kann, aber ohne jeden Stridor erfolgt, ist das Exspirium verlängert und pfeifend, ähnlich wie bei Bronchialasthma. Außer diesem Leiden, das differentialdiagnostisch kaum Schwierigkeiten machen wird, können auch die Kapillarbronchitis und die Tracheobronchitis der Rachitiker mit einem solchen exspiratorischen Geräusch einhergehen. Die Differentialdiagnose ist wohl immer leicht, so daß das Symptom, das oft den Eltern auffällt und sie veranlaßt, den Arzt beizuziehen, eine große, diagnostische Bedeutung besitzt. Das gleiche gilt von dem exspiratorischen Rasseln, das wohl ebenfalls auf eine relative Stenose der Bronchien oder der Trachea durch die komprimierenden Drüsen zurückzuführen ist.

Dagegen sind stärkere Stenoseerscheinungen, die den durch Mediastinaltumoren, Thymusvergrößerung usw. bedingten vollkommen gleichen, eine große Seltenheit. Durchbruch einer erweichten Drüse in den Bronchus kann zu Erstickung führen oder, wie schon erwähnt, eine lobäre oder lobuläre käsige Pneumonie verursachen.

Neisser und Petruschky haben zuerst auf die Spinalgie bei Bronchialdrüsentuberkulose hingewiesen. Wenn man auf die Dornfortsätze klopft oder drückt, so empfindet ter Patient an einigen Wirbeln, meistens zwischen dem zweiten und siebten Brustwirbel Schmerzen. Auch neben diesen Partien der Wirbelsäule zwischen den beiden Schulterblättern kann Schmerzhaftigkeit vorhanden sein. Auch de la Camp hat die Bedeutung dieses Symptoms betont, die aber von anderen Autoren gering eingeschätzt wird.

Ein weiteres Symptom hat Neisser angegeben, das wohl nur bei Erwachsenen geprüft werden kann und das auf die Nachbarschaft von Bronchialdrüsen und Speiseröhre beruht. Führt man in den Ösophag etwa 30 cm tief eine Schlundsonde ein, deren unteres Ende mit einem Kondomgummifinger überzogen ist (oberhalb und unterhalb des Sondenfensters gut abgeschnürt) und bläst nun vorsichtig mit einer gut laufenden Ohrspritze auf, so empfindet der Gesunde keinen Schmerz, aber bei Drüsenvergrößerung wird lebhafter Schmerz empfunden. Neisser fand das Symptom bei 42 von 48 Personen, die positiv auf Tuberkulin reagierten, aber sonst keine Zeichen von Tuberkulose aufwiesen und auch später nicht erkrankten. Bei veralteten Tuberkulosen fand er es nicht. Es ist also anzunehmen, daß das Symptom auf aktiver Bronchialdrüsentuberkulose beruht.

Die Perkussion läßt bisweilen die Drüsenvergrößerung erkennen. Das ist namentlich der Fall bei starker Schwellung der paratrachealen Drüsen, die eine Dämpfung auf beiden Seiten des Sternums in den oberen Interkostalräumen erzeugen können.

Weniger sicher ist die Perkussion der Wirbelsäule, der v. Korányi großen Wert beilegt. Das Korányische Zeichen besteht in einer Dämpfung über dem 4. oder 5. bzw. 6. Brustwirbel. Auch Dämpfungen neben der Wirbelsäule können auftreten. Aber jede andere Drüsenschwellung und jede Verminderung des Luftgehaltes in den Lungen, pneumonische, pleuritische Prozesse usw. machen gleiche Dämpfungen, und die Dämpfung kann auch bei großen Drüsentumoren fehlen oder schwer nachweisbar sein. Bei Säuglingen ist die Perkussion ohnehin nicht leicht, und bei größeren Kindern oder gar Erwachsenen sind die Dämpfungen oft sehr gering und die individuellen Unterschiede auch beim Gesunden groß, oft auch durch Thoraxasymmetrien beeinflußt.

Auch die Auskultation liefert oft nur undeutliche oder gar keine Symptome. Am häufigsten ist noch der Befund von Giemen oder selbst Rasselgeräuschen im Gebiet des Hilus, der „Hiluskatarrh" oder auch ausgebreitetere, bisweilen einseitige Bronchitiden. Es kann aber jede Bronchitis fehlen, und es ist klar, daß jede Bronchitis, die auf die gröberen Bronchien beschränkt bleibt, als „Hiluskatarrh" imponieren muß.

Die Auskultation der Flüsterstimme über die Wirbelsäule wurde namentlich von d'Espine empfohlen. Er fand, daß die Bronchophonie (die bei gesunden Kindern von weniger als 8 Jahren bis zum 7. Halswirbel reicht, im Alter von 8—12 Jahren bis 1., später bis 2. Brustwirbel) bei Bronchialdrüsenanschwellung bis zum 4. oder 5. Brustwirbel herabreichen kann. Dieses Symptom, das natürlich über die Natur des raumbeengenden mediastinalen Prozesses nichts aussagt, ist aber weder konstant noch beweisend für eine krankhafte Veränderung.

Die Tuberkulinreaktion ist bei der Bronchialdrüsentuberkulose immer positiv, wenn nicht schwere sekundäre Lokalisationen der Tuberkulose, Kachexie oder interkurrente akute Infektionen sie zum Verschwinden gebracht haben. Sie tritt 6—12 Wochen nach stattgehabter Infektion auf und bleibt mindestens so lange positiv, als ein Herd in den Drüsen vorhanden ist. Doch ist sie bei inaktiver Tuberkulose oft schwach, so daß die Pirquetsche Probe nicht immer genügt, sondern die Intrakutanreaktion mit 0,1 mg oder noch größeren Dosen notwendig ist. Bei aktiver Bronchialdrüsentuberkulose genügt die Kutan oder Perkutanprobe, doch beweist sie eine aktive Tuberkulose nur in den ersten zwei Lebensjahren und ist vom 5. Lebensjahr an nur noch bei negativem Ausfall entscheidend für die Diagnose.

Das Röntgenbild der Bronchialdrüsentuberkulose ist bei Kindern von großer Wichtigkeit. Ihr Schatten ist um so deutlicher, je größer die Drüsenschwellung im Verhältnis zum Thoraxraum ist. Die Bilder sind deshalb im ganzen um so schöner, je jünger das kranke Kind ist.

In frontalen Aufnahmen sind folgende Drüsengruppen sichtbar: Die rechtsseitigen oberen tracheobronchialen und paratrachealen dem oberen Mediastinalschatten anliegend, weiter unten die rechtsseitigen, seitlichen Mediastinaldrüsen; dann die bronchopulmonalen Drüsen längs den Hauptbronchien, von denen die dem Unterlappenbronchus anliegenden oft durch einen freien Streifen vom Schatten des rechten Vorhofs bzw. des linken Ventrikels getrennt sind.

Die linksseitigen oberen tracheobronchialen und mediastinalen und ein großer Teil der bronchopulmonalen Drüsen werden nicht sichtbar, da sie vom Herzgefäßschatten verdeckt werden, ebenso die Bifurkationsdrüsen. Schräge Strahlenrichtung kann sie zur Ansicht bringen, aber gewöhnlich sind die dabei gewonnenen Bilder undeutlich (vgl. Kleinschmidt).

Aber nicht nur die Verdeckung mancher Drüsen durch den Mittelschatten macht die Erkennung vieler Fälle von Bronchialdrüsentuberkulose unmöglich. Die befallenen Drüsen machen nur dann krankhafte Schatten, wenn sie wesentlich vergrößert sind. Das sind sie aber nicht immer. Wenn in wenig vergrößerten Drüsen mehr oder weniger reichliche Tuberkel vorhanden sind, so besteht kein pathologisch aussehender Schatten. Bei leichter Infektion der Drüsen oder nach Ablauf des akuten Stadiums braucht daher eine Vergrößerung des Mediastinalschattens nicht nachweisbar zu sein.

Je nachdem diese einzelnen Drüsengruppen befallen sind, ist die Vergrößerung des Mediastinalschattens mehr nach oben oder unten, nach einer oder beiden Seiten zu sehen. Der Schatten ist bei frischerer Affektion ziemlich

homogen, nach der Ausbildung von Verkalkungen von intensiveren Schattenflecken durchsetzt. Der Schattenrand ist bogenförmig und scharf, oft durch
Einkerbungen unterbrochen, zwischen denen der Umriß der einzelnen Drüsen
als rundliche Vorwölbungen sichtbar ist. Aber nicht immer ist das Bild so
typisch. Der Rand ist oft unscharf, der Schatten zeigt oft starke strangförmige
Ausläufer und unregelmäßige Flecken. Diese atypische Form und Begrenzung
ist durch Atelektase, Ödem oder Entzündung des benachbarten Lungengewebes,
Stauung der Gefäße usw. zu erklären. Wenn aber der Schatten nicht typisch
bogenförmig abgesetzt, mit Einkerbungen versehen und scharf begrenzt ist,
so ist er von einer Stauungslunge (vgl. Abb. 23, S. 1120) und selbst von einem
etwas stark ausgeprägten normalen Hilusschatten nicht zu unterscheiden.
Es kann nicht genug betont werden, daß auch bei Kindern große individuelle
Unterschiede bestehen und daß nur ganz typische Schatten zur Diagnose einer

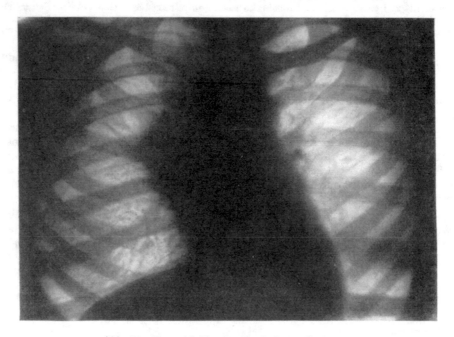

Abb. 74. Bronchialdrüsentuberkulose. (Seziert.)

Drüsenvergrößerung berechtigen. Leider ist mit leichtfertigen Diagnosen einer
Bronchialdrüsentuberkulose aus einer „Hilusvergrößerung" oder „verstärkter
Hiluszeichnung" schon viel Unfug getrieben worden.
    Auch wenn der Schatten für Drüsenvergrößerung typisch ist, so ist damit
über deren Ätiologie noch nichts gesagt. Schwellungen von Lymphknoten
bei Pneumonie, Emphysem usw., leukämischen und anderen Tumoren geben
natürlich die gleichen Bilder. Ganz besonders muß betont werden, daß verkäste und einfach vergrößerte Lymphknoten genau gleiche Schatten geben
können (vgl. Staehelin, Schweiz. med. Wochenschr. Nr. 16. 1926).
    Bei Erwachsenen sind starke tuberkulöse Schwellungen größerer Drüsen-
gruppen recht selten (Abb. 74 und 75). Die Drüsen sind zum mindesten zum.
Teil geschrumpft und mehr oder weniger verkalkt. Da die große Mehrzahl der
Menschen in der Jugend mit Tuberkulose infiziert wird, gehört der Befund von
intensiven, mehr oder weniger großen, scharf begrenzten Flecken, die wir als

verkalkte tuberkulöse Drüsen ansprechen dürfen, zum normalen Hilusbild des Erwachsenen. Die Deutung der Schattenherde im einzelnen ist in der Regel nicht einfach, wie man sich beim Vergleich von Röntgenbildern mit dem Sektionsbefund täglich überzeugen kann. Anthrakotische Drüsen können genau den gleichen Schatten geben wie alte tuberkulöse, da sie ebenfalls aus dichtem Bindegewebe bestehen und oft viel Kalk enthalten. Deshalb ist in der Regel nicht zu entscheiden, ob ein vergrößerter und verstärkter Hilusschatten durch pneumonokoniotisch oder tuberkulös veränderte Hilusdrüsen bedingt ist. Einzig

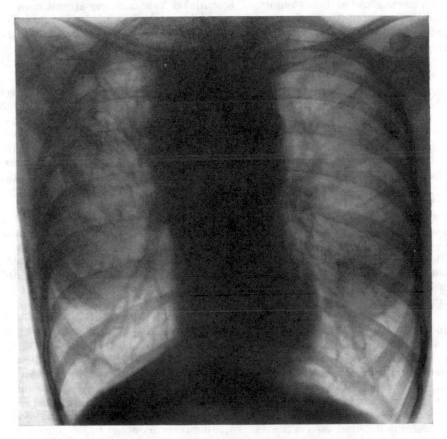

Abb. 75. Bronchialdrüsentuberkulose. Sektionsdiagnose: Käsige Tuberkulose der Bronchial-, Zervikal- und Mediastinaldrüsen, chronisch kavernös-nodöse Tuberkulose des rechten Oberlappens, nodöse Tuberkulose der übrigen Lungenlappen.

dann wird die tuberkulöse Genese wahrscheinlich, wenn eine Häufung von Kalkschatten in einem Bezirk des Hilus zu sehen ist, in dessen Wurzelgebiet im Lungenfeld ein Kalkschatten festgestellt werden kann. Eine diagnostische Bedeutung hat aber ein solcher Schatten nie, da er uns nur sagt, daß der Untersuchte einmal tuberkulös infiziert wurde, was ja bei der Mehrzahl der Menschen anzunehmen ist.

Frische tuberkulöse Bronchialdrüsenvergrößerungen sind beim Erwachsenen sehr schwer auf dem Röntgenbild zu erkennen. Sie sind nach der Pubertät selten und von den viel häufiger vorkommenden gleichen Bildern anderer Affektionen nicht zu unterscheiden. Drüsenschwellungen infolge von irgendwelchen akuten oder chronischen Entzündungen der Respirationsorgane sehen genau gleich aus, denn der Unterschied in der Röntgenstrahlendurchlässigkeit zwischen verkästem und anderweitig verändertem Lymphdrüsengewebe ist sehr gering. Wichtig ist auch, daß die Stauungslunge genau gleiche Bilder geben kann wie eine Drüsentuberkulose. Auch bei Stauungslunge sieht man oft einen bogenförmig abgesetzten, scharf begrenzten Hilusschatten, selbst mit eingekerbtem Rand. Daß das Lungenfeld der Stauungslunge im ganzen etwas dunkler und die Schattenstränge verdickt sind, nützt differentialdiagnostisch wenig. Daß die verschiedensten Schattenformen sowohl bei tuberkulösen Hilusdrüsen als auch bei anderen Zuständen vorkommen können, hat Cerdeiras durch Vergleich von Röntgenplatten mit Obduktionsbefunden an meiner Klinik gezeigt.

Besonders hervorzuheben ist noch die Wichtigkeit der Technik, wie sie auch aus Abb. 17 u. 18 (S. 992) hervorgeht. Man sieht auf ihnen, wie das Bild des Schattens tuberkulöser Drüsenschwellung durch verschiedene Strahlenhärte und Exposition verändert wird. Da wir heute röntgentechnisch noch nicht so weit sind, daß wir selbst bei unmittelbar aufeinanderfolgenden Aufnahmen des gleichen Patienten identische Bilder erhalten, kann die Mahnung zu vorsichtiger Deutung des Hilusschattens nicht oft genug wiederholt werden. Wer genug Bilder von Gesunden gesehen hat, weiß, wie weit die normalen Grenzen sind, und ist immer wieder entsetzt über die Leichtfertigkeit, mit der häufig die Diagnose einer Bronchialdrüsentuberkulose auf Grund einer Röntgenuntersuchung selbst beim Erwachsenen gestellt wird. Daß eine Durchleuchtung nie genügt, sondern immer eine Aufnahme gemacht werden muß, sollte kaum nötig sein zu betonen, muß aber doch gesagt werden, da man immer wieder Fälle zu sehen bekommt, in denen die Diagnose auf Grund einer einfachen Durchleuchtung gestellt wurde. Eine Durchleuchtung wird in der Regel nötig sein, um die Hilusgegend in verschiedener Richtung abzusuchen, sollte aber immer durch eine Aufnahme ergänzt werden, wenn der Verdacht auf einen krankhaften Befund gerechtfertigt ist.

Verlauf. Wenn die Tuberkulose der bronchopulmonalen Lymphknoten überhaupt Krankheitserscheinungen hervorruft, so können diese sehr bald nach stattgehabter Infektion bemerkbar werden. In den meisten Fällen läßt sich aber nicht feststellen, wann die Infektion stattgefunden hat. Die Symptome können ziemlich plötzlich auftreten und sich rasch bis zu einem schweren Krankheitsbild entwickeln und zu bedrohlichen Kachexien führen. Namentlich im Säuglingsalter ist das häufig, kommt aber auch beim Kleinkind nicht selten vor. Die Krankheit kann sogar (selbst bei Erwachsenen) ununterbrochen weiterschreiten und zum Tode führen, allerdings meistens unter dem Hinzutreten der Symptome einer metastatischen Tuberkulose, z. B. einer Meningitis, oder (sehr viel seltener) einer vom Primärkomplex ausgehenden käsigen Pneumonie. Aber auch schwere Krankheitsbilder können zurückgehen und vollkommen ausheilen.

In der Regel ist aber das Krankheitsbild nicht so schwer. Wenn die erste Kindheit vorüber ist, so besteht in einer entweder ziemlich plötzlich oder allmählich auftretenden fieberhaften Krankheit mit oder ohne Husten, die Bettlägerigkeit bedingt, aber schon nach wenigen Wochen ausheilen kann, häufig aber rezidiviert. Doch kann sich das Leiden auch nur als Zustand von Müdigkeit mit subfebrilen Temperaturen äußern, der Monate oder selbst Jahre andauert, oft von Remissionen unterbrochen wird und bisweilen nach jahrelanger Gesundheit wieder auftritt. Der Verlauf ist äußerst vielgestaltig und schwankt zwischen dem Krankheitsbild einer einmaligen oder rezidivierenden akuten leichten oder schweren Infektion und eines mehr oder weniger ausgesprochenen chronisch-infektiösen Zustandes und einer einfachen Herabsetzung der körperlichen Leistungsfähigkeit.

Auch für die chronischen Fälle ist ein schubweiser Verlauf charakteristisch. Hamburger hat dieses Aufflammen der Tuberkulose in den Lymphdrüsen als „tuberkulöse Exazerbation" bezeichnet. Solche Exazerbationen können sich öfter wiederholen und in verschieden langer Zeit ablaufen.

Der weitere Verlauf hängt im wesentlichen davon ab, ob metastatische Tuberkuloseerkrankungen auftreten. Ist das nicht der Fall, so heilt die Bronchialdrüsentuberkulose zwar nicht immer vollständig aus, aber sie wird inaktiv. Die Drüsen verkleinern sich, die in ihnen enthaltenen tuberkulösen Herde werden abgekapselt und dadurch, auch wenn sie nicht durch fibröse Umwandlung und Verkalkung ganz ausheilen, unschädlich gemacht. Doch kann noch nach vielen Jahren eine erneute Aktivität und von solchen Lymphdrüsen eine Aussaat von Tuberkelbazillen erfolgen und zu Miliartuberkulose führen.

Auch bei „tertiärer" Tuberkulose findet man bisweilen akute Bronchialdrüsenschwellungen. Am häufigsten ist das bei jugendlichen Individuen, bei denen die Drüsenschwellung hohe Grade annehmen kann („Pubertätsphthise" Aschoffs). Aber auch bei alten Leuten habe ich neben ausgeheilter Lungentuberkulose und anthrakotischen Drüsen frische Drüsenschwellungen gesehen, die offenbar der Ausgangsort für die tödliche Miliartuberkulose waren. Ein frischer Primäraffekt, an den man wegen der Beobachtungen Schürmanns über echte Reinfektionen bei alten Leuten denken muß, konnte nicht gefunden werden.

Diagnose. Da bei fast allen Menschen in städtischen Bevölkerungen eine tuberkulöse Infektion, und zwar bei der großen Mehrzahl eine pulmonale, anzunehmen ist, und da nur bei der Minderzahl der Infizierten eine vollkommene Heilung mit Entfernung aller virulenten Bazillen anzunehmen ist, so handelt es sich bei der Diagnose der Bronchialdrüsentuberkulose nicht darum, das Vorhandensein eines Drüsenherdes mit lebenden Bazillen festzustellen, sondern um die Diagnose der aktiven Bronchialdrüsentuberkulose, d. h. um die Entscheidung der Frage, ob die vorliegenden Krankheitssymptome durch eine Bronchialdrüsentuberkulose zu erklären sind, und ob die Gefahr einer hämatogenen Dissemination der Tuberkulose droht.

Die Diagnose einer aktiven Bronchialdrüsentuberkulose kann bei Säuglingen und Kleinkindern mit Sicherheit gestellt werden, wenn Fieber, klingender Husten und ein typisches Röntgenbild vorhanden sind und die Tuberkulinprobe positiv ist. Außerdem ist die Diagnose sicher, wenn bei einem deutlichen Röntgenbild frische tuberkulöse Metastasen (z. B. Hauttuberkulide) festgestellt werden.

Das typische Röntgenbild ist bei der Symptomatologie besprochen. Wenn man für die Diagnose einen bogenförmigen und scharf begrenzten, womöglich mit Einkerbungen am Rand versehenen, Schatten verlangt, so ist auch im frühen Kindesalter die Zahl der sicher diagnostizierbaren Fälle nicht sehr groß (Kleinschmidt u. a.). Eine Wahrscheinlichkeitsdiagnose erlauben oft die bei den Lymphdrüsen des Sekundärstadiums zu besprechenden perihilären Schatten. Je älter das Kind ist, um so weniger sagt uns das Röntgenbild, weil das typische Bild der Drüsenschwellung immer seltener durch Tuberkulose und immer häufiger durch andere Krankheiten hervorgerufen wird. Doch genügt oft auch ein weniger sicheres Röntgenbild, um die Diagnose, die durch die Allgemeinerscheinungen, den Husten usw. wahrscheinlich gemacht wird, praktisch sicher zu gestalten. Das ist namentlich dann der Fall, wenn frische tuberkulöse Metastasen nachzuweisen sind. Deshalb soll in jedem Fall ein Röntgenbild aufgenommen (nicht nur durchleuchtet) werden. So falsch es ist, auf Grundlage eines Röntgenbildes allein eine Bronchialtuberkulose zu diagnostizieren, so falsch ist es, die Diagnose ohne Röntgenbild zu stellen.

Die Tuberkulinproben (die S. 1602 ff. besprochen werden) sind nur im Säuglings- und Kleinkindesalter beweisend. Je älter das Kind ist, um so weniger sagt ihr positiver Ausfall etwas darüber, ob die gegenwärtige Erkrankung tuberkulöser Natur sei. Die quantitativen Verhältnisse sind diagnostisch nicht brauchbar, da die Stärke der Reaktion der Aktivität nicht parallel geht und starke Reaktionen bei sicher inaktiver, schwache bei ausgesprochen aktiver Tuberkulose vorkommen. Dagegen ist eine vollkommen negative Reaktion ein sicherer Beweis gegen alle Bronchialtuberkulose, wenn man von den schon kachektisch gewordenen Kranken absieht.

Beim Erwachsenen ist die Diagnose, weil die Tuberkulin- und Röntgendiagnostik versagen, vollkommen unsicher. Einzig bei frischen, tuberkulösen Erkrankungen der Haut, des Auges usw., die nur hämatogen entstanden sein können, kann das Röntgenbild in dem Sinne entscheiden, daß die Quelle der Blutinvasion in den Bronchialdrüsen zu suchen ist. Dafür ist es nicht nötig, im Röntgenbild die Zeichen einer frischen Drüsenschwellung zu erkennen, sondern es genügen einige Kalkschatten im Hilus, namentlich wenn im Wurzelgebiet ein verkalkter Lungenherd zu sehen ist. Dann ist anzunehmen, daß die Bronchialdrüsentuberkulose, von der die Ausheilungszeichen im Röntgenbild zu erkennen sind, eben nicht ganz ausgeheilt, sondern mindestens teilweise noch aktiv ist, und die Herkunft der Bazillen aus einer anderen Quelle ist unwahrscheinlich. Praktisch ist aber mit dieser Erkenntnis wenig gewonnen. Denn für die Therapie ist es gleichgültig, wo die Lymphdrüsen sitzen, deren aktive Infektion aus der Metastase geschlossen werden muß, da eine Lokalbehandlung der Drüsenaffektion doch nicht in Frage kommt.

In der Praxis wird eine aktive Bronchialdrüsentuberkulose aber viel öfter diagnostiziert, als es mit Sicherheit möglich ist, sie zu erkennen. Gewöhnlich wird bei unklaren Fieberzuständen, oft auch nur bei allgemeiner Müdigkeit mangels einer anderen nachweisbaren Ursache per exclusionem eine Bronchialdrüsentuberkulose angenommen, ein Röntgenbild angefertigt und aus diesem wegen der „Vergrößerung" oder „Verdichtung" des Hilusschattens, wegen „vermehrter Strangzeichnung" oder wegen „Kalkschatten im Hilus" eine Bestätigung der Diagnose herausgelesen. Es muß scharf betont werden, daß das Röntgenbild in diesen Fällen nur zu einer auf Selbsttäuschung gegründeten Beruhigung des diagnostischen Gewissens führt, und daß in Wirklichkeit nur eine Verlegenheitsdiagnose vorliegt, die sich allerdings gelegentlich später durch Auftreten einer Metastase als richtig erweisen kann, aber auch recht oft durch das Manifestwerden eines anderen Infektionsherdes, entweder tuberkulöser (z. B. Nierentuberkulose) oder nichttuberkulöser Natur (z. B. Endocarditis lenta) widerlegt wird.

Die Senkungsreaktion der roten Blutkörperchen ist für die Unterscheidung zwischen aktiver und inaktiver Bronchialdrüsentuberkulose von einer gewissen, aber nicht entscheidenden Bedeutung. Eine beschleunigte Senkungsreaktion kann, wenn nichts anderes als eine Bronchialdrüsentuberkulose in Frage kommt, als Zeichen eines aktiven Prozesses verwertet werden. Eine normale Senkungsreaktion schließt aber eine solche nicht aus. Ich habe wiederholt bei frischen Augentuberkulosen, bei denen ein aktiver Drüsenherd im Körper vorausgesetzt werden mußte, eine normale Senkungsreaktion gefunden.

Differentialdiagnose. Wenn bei Verdacht auf Bronchialdrüsentuberkulose das Röntgenbild vergrößerte Drüsenschatten aufweist, so kommen differentialdiagnostisch alle anderen intrathorakalen Drüsenschwellungen in Betracht. Von diesen sind leukämische durch den Blutbefund leicht zu erkennen, aber bei Lymphogranulom und Lymphosarkom kann die

Unterscheidung schwierig sein, wenn diese Krankheiten auf die intrathorakalen Lymphknoten beschränkt sind. Der Verlauf der Krankheit wird meistens bald zur Entscheidung führen. Die Stauungslunge läßt sich in der Regel aus den anderen Symptomen des Falles diagnostizieren und zeigt die charakteristische Verdunkelung der Lungenfelder, besonders in den kaudalen Partien, die starke Strangzeichnung, die Veränderungen des Herzschattens usw. Schatten von Bronchialkarzinomen können fast nur dann als Drüsenschatten erscheinen, wenn das Karzinom selbst klein ist und die Drüsenmetastasen das Bild beherrschen. Bei allen Schattenverbreitungen im oberen Mediastinum entstehen dadurch differentialdiagnostische Schwierigkeiten, daß auch die Tuberkulose der Drüsen in dieser Gegend oft keinen eingekerbten, den einzelnen Knoten entsprechenden Rand zeigt. Für die in Betracht kommenden Affektionen sei auf das Kapitel Mediastinum in diesem Band (1. Hälfte) verwiesen.

Am häufigsten entstehen aber diagnostische Schwierigkeiten dadurch, daß das Röntgenbild nicht charakteristisch ist. Bei Erwachsenen ist es die Regel, daß die Thoraxaufnahme mehr oder weniger deutliche Zeichen einer alten Drüsenaffektion erkennen läßt, daß man aber unmöglich entscheiden kann, ob die vermutete Drüsentuberkulose aktiv ist oder nicht. Auch bei Kindern ist, wie erwähnt, das Röntgenbild häufig derart, daß es nicht möglich ist zu sagen, ob der chronisch-infektiöse Zustand, der zum Verdacht einer Bronchialdrüsentuberkulose geführt hat, mit den im Röntgenbild sichtbaren Veränderungen etwas zu tun hat. Während aber im Kindesalter dieser Zusammenhang recht oft wahrscheinlich ist, ist das beim Erwachsenen sehr viel seltener. Häufig sieht man, daß der Arzt, weil er bei dem Patienten sonst keine Ursache für das Fieber und die übrigen Beschwerden findet, im Röntgenbild das sieht, was er erwartet, nämlich eine Bestätigung für seine Diagnose einer Bronchialdrüsentuberkulose. Recht oft kommt aber später eine andere Krankheit zum Vorschein, bisweilen eine solche, die man bei genauerer Untersuchung schon früher hätte feststellen können. Oft ist es eine Organtuberkulose, besonders der Lunge oder des Urogenitalapparates, oft auch eine nicht tuberkulöse Krankheit, eine Endocarditis lenta, eine chronische Pyelitis oder Bakteriurie, eine chronische Infektion der Tonsillen oder der Zahnwurzeln. Häufig kommt eine Hyperthyreose differentialdiagnostisch in Frage. Die Grundumsatzbestimmung bringt bisweilen die Entscheidung, sie versagt aber, wenn nur eine geringe Umsatzsteigerung festgestellt wird. Viel zu wenig bekannt ist, daß Ischias fast regelmäßig, Chlorose und Ulcus ventriculi recht häufig subfebrile Temperaturen machen. Man darf deshalb nicht aus der Temperatursteigerung auf eine tuberkulöse Grundlage schließen und den Patienten durch entsprechende therapeutische Maßnahmen plagen. Aber auch akute Infektionskrankheiten werden nicht selten als Bronchialdrüsentuberkulose diagnostiziert. Vor allem kann eine Infektion mit dem Bangschen Bazillus („Febris undulans") wegen der langen Dauer dieser Krankheit und des negativen Befundes den Verdacht auf Bronchialdrüsentuberkulose wecken. Bei Kindern kann sich diese Krankheit auch für einige Zeit hinter dem Bild eines Typhus, Paratyphus und selbst Influenza verbergen, und auch die umgekehrte Fehldiagnose kann vorkommen. Es gilt deshalb die Regel, daß man eine aktive Bronchialdrüsentuberkulose, wenn nicht die oben erwähnte Vereinigung der charakteristischen Symptome die Diagnose sicherstellen, was bei Erwachsenen kaum je der Fall sein dürfte, nur dann diagnostizieren darf, wenn alle anderen chronisch-infektiösen Zustände wenigstens mit großer Wahrscheinlichkeit ausgeschaltet werden können.

Besonders häufig schwankt die Diagnose zwischen Bronchialdrüsentuberkulose und nicht spezifischer chronischer Bronchitis, und zwar auch im Kindesalter. Bisweilen deckt die Röntgenuntersuchung Zeichen von Bronchiektasen-bildung auf und bringt dadurch die Entscheidung. Bei Kindern können aber Erweiterungen an feineren Bronchien unsichtbar bleiben. Es muß betont werden, daß „verstärkte Strangzeichnung" in einer Lungenpartie, besonders gegen das Zwerchfell hin, viel mehr für chronische Bronchitis, meist mit zylindrischen Bronchiektasien, spricht als für Drüsentuberkulose, trotzdem vielfach noch die entgegengesetzte Ansicht spukt.

Prognose. Die Prognose der aktiven Bronchialdrüsentuberkulose ist im ganzen um so schwerer, je jünger das befallene Individuum ist, und sie kann bei ganz jungen Kindern durch Kachexie zum Tode führen. Allerdings ergibt die Sektion dann nie eine isolierte Bronchialdrüsentuberkulose, sondern immer Metastasen, und zwar meistens eine Miliartuberkulose, bisweilen auch nur einzelne metastatische Herde in den Lungen oder in anderen Organen, oder aber eine vom Primärkomplex ausgehende käsige Pneumonie. Doch bilden in vielen Fällen die Metastasen eine offenbar terminale Komplikation, so daß man die Drüsentuberkulose bzw. die durch sie verursachte Kachexie als eigentliche Todesursache anschuldigen muß.

In weitaus der überwiegenden Mehrzahl der Fälle führt aber die Bronchial-drüsentuberkulose nicht direkt zum Tode, sondern geht nach mehr oder weniger langer Dauer zurück und heilt mehr oder weniger aus; falls sie nicht durch Metastasenbildung eine allgemeine Miliartuberkulose oder eine isolierte Organ-tuberkulose hervorruft. Die Neigung zu Metastasenbildung geht aber der Schwere des Krankheitsbildes, das durch die Erkrankung der Bronchialdrüsen erzeugt ist, durchaus nicht parallel, sondern recht viele Fälle heilen auch nach schwerem Krankheitsbild vollkommen aus, und bei der Mehrzahl der Fälle von Miliartuberkulose, Lungenschwindsucht usw. ergibt die Anamnese nichts von durchgemachter Bronchialdrüsenerkrankung.

Therapie. Die Therapie der Bronchialdrüsentuberkulose besteht in all-gemeinen hygienischen Maßnahmen, wie sie im Kapitel über Prophylaxe und Therapie der Lungentuberkulose besprochen wurden. Bei sicher aktiver Drüsen-tuberkulose steht das Gebot der Schonung im Vordergrund, bei schwach aktiver oder inaktiv gewordener sind daneben allgemein roborierende Maßnahmen, wie Lichtbestrahlungen, Freiluftkuren, Höhenklima usw. am Platze. Zu warnen ist vor der Röntgenbestrahlung der Bronchialdrüsen. Wenn sie wirksam ist, so kann sie zu Erweichungen der Tuberkuloseherde und Durchbruch in die Bronchien mit folgender käsiger Pneumonie oder selbst zu Miliartuberkulose führen.

11. Klinik des Sekundärstadiums.

Das Sekundärstadium der Tuberkulose ist gekennzeichnet durch die Neigung zu hämatogenen Metastasen und die Ausbildung einer lebhaften Allergie, die in der Regel zu entzündlichen, häufig unspezifischen Reaktionen mit großer Heilungstendenz führt. Da beide Kriterien keine scharfen Grenzen gegen die anderen Stadien, besonders das tertiäre, erlauben, so soll hier gar kein Versuch zu einer prinzipiellen Angrenzung gemacht werden, sondern alle Formen von Lungentuberkulose im nächsten Kapitel gemeinsam besprochen werden mit Ausnahme einiger nur dem sekundären Stadium eigentümlichen Veränderungen.

Jede „tertiäre" Lungentuberkulose beginnt als „sekundäre", wenn, wie manche patho-logische Anatomen und Kliniker annehmen, jede Lungenschwindsucht sich aus einer häma-togenen Metastase entwickelt. Bei der Annahme der Entstehung einer tertiären Phthise durch exogene Superinfektion wäre es ja theoretisch denkbar, daß die Immunität sich im Sinne der „tertiären" verändert, bevor die Superinfektion der Lunge erfolgt, die dann wegen der eingetretenen Allergieform von vornherein einen chronisch-intrakanalikulären Charakter hat. Wenn aber solche Fälle vorkommen, so lassen sie sich von denen nicht trennen, bei denen erst das Fortschreiten der (metastatischen oder exogenen) Reinfektion der Lunge die Umwandlung der sekundären in die tertiäre Allergie bewirkt. Deshalb müssen die (sicheren oder wahrscheinlichen) sekundären Erkrankungen der Lungen zusammen mit der tertiären besprochen werden.

Gegenüber dem Primärstadium ist die Abgrenzung auch nicht leicht. Generalisation durch Verschleppung kann schon sehr früh eintreten, und die sekundäre Allergie entwickelt sich sehr rasch. Die durch die Bronchialdrüsentuberkulose erzeugten Krankheitserscheinungen fallen deshalb in der Regel in das Sekundärstadium. Sie sind trotzdem im vorhergehenden Kapitel besprochen, weil die Drüsenaffektion ein integrierender Bestandteil des Primärkomplexes ist.

Symptomatologie. Das Sekundärstadium verläuft bei vielen Menschen ganz symptomlos. Die positive Tuberkulinreaktion ist das einzige Zeichen. Ranke nahm an, daß das Sekundärstadium durch starke Depotreaktion und geringe Allgemeinreaktion ausgezeichnet ist, das tertiäre durch das umgekehrte Verhalten. Es wurde aber schon erwähnt, daß dieser Unterschied nicht regelmäßig ist.

Wenn das Sekundärstadium Symptome macht, so sind sie durch einen aktiv tuberkulösen Herd oder durch die von einem solchen ausgehenden Metastasen bedingt.

Der tuberkulöse Herd, von dem aus die Metastasen entstehen, ist zunächst immer die Drüsentuberkulose des Primärkomplexes. Wir haben deshalb häufig das Krankheitsbild der Bronchialdrüsentuberkulose (vgl. S. 1515 ff.), seltener das der Mesenterialdrüsen- oder Halsdrüsentuberkulose (vgl. Morawitz in Band IV dieses Handbuches). Recht oft ist aber der Sitz des Primärkomplexes nicht erkennbar, und die Symptome beschränken sich auf chronische oder intermittierende Temperatursteigerungen, Mattigkeit, schlechtes Aussehen, bei Kindern vielleicht auch Wachstumsstörungen.

Die hämatogene Aussaat kann aber auch von einem metastatischen Herd in einem Gelenk, einer sekundär erkrankten Lymphdrüse usw. ausgehen, also von einem sekundären Sepsisherd (vgl. Schottmüller, Sepsis, in Band 1/2 dieses Handbuches).

Daß das möglich ist, geht auch aus den Sektionsbefunden bei Miliartuberkulose hervor, bei denen man nicht selten als Ausgangspunkt nur eine Organtuberkulose, z. B. des Urogenitalapparates findet, während der Primärkomplex anscheinend ausgeheilt und bei der gewöhnlichen Sektionstechnik gar nicht aufzufinden ist. Anderseits ist es nicht unmöglich, daß solche Herde in Knochen, in den Nieren usw., die heutzutage gewöhnlich zur sekundären Tuberkulose gerechnet werden, als tertiäre Tuberkulose zu betrachten sind und eine „tertiäre" Allergie erzeugen. Die Tatsache, daß nach Knochen- und Gelenktuberkulose, nach Lupus usw. so selten eine Lungentuberkulose auftritt, ließe sich zwanglos so erklären, daß die Entwicklung dieser Herde zu einer gewissen Immunität des übrigen Körpers führt, ähnlich wie eine Lungentuberkulose, freilich durchaus nicht in allen Fällen.

Die metastatischen Affektionen des Sekundärstadiums zeichnen sich dadurch aus, daß sie oft keinen typisch tuberkulösen Bau aufweisen. Epitheloidzellen und Verkäsung können völlig fehlen. Allerdings gibt es Fälle von Miliartuberkulose, die nur aus Epitheloidzellentuberkeln bestehen, und die Peritonealtuberkulose, die Urogenitaltuberkulose usw. lassen in bezug auf tuberkuloide Strukturen oft nichts zu wünschen übrig. Aber schon bei der tuberkulösen Pleuritis ist der Nachweis von spezifischem Gewebe oft schwierig, und die Erkrankungen der Augen, der Haut usw. zeigen so wenig typischen Bau, daß es lange gebraucht hat, bis ihre tuberkulöse Natur erkannt wurde. Bei vielen Erkrankungen ist die Zugehörigkeit zur sekundären Tuberkulose wegen des Mangels an histologischen Zeichen noch recht strittig.

Unter den metastatischen Erkrankungen ist die schwerste die Miliartuberkulose, die in Band I/2 dieses Handbuches behandelt ist. Ihr schließt sich die Meningitis an, die freilich recht oft nur die Teilerscheinung einer Miliartuberkulose ist. Auf tuberkulöse Meningitiden ohne tuberkuloide Strukturen, mit dem Bild der eitrigen Hirnhautentzündung, hat Liebermeister aufmerksam gemacht.

Unter den lokalisierten Metastasen nehmen die tuberkulösen Augenerkrankungen eine hervorragende Stelle ein. Sie zeigen Unterschiede im anatomischen Bau, die einer im Lauf des Lebens sich vollziehenden Umwandlung der Allergie in der Richtung von der „sekundären" nach der „tertiären" entspricht. So werden in der Jugend (mit Ausnahme der ersten Jahre) besonders Phlyktänen der Bindehaut beobachtet, bei gleichzeitiger exsudativer Diathese die „skrofulöse" Keratokonjunktivitis und Blepharitis, während die tuberkulöse Iridozyklitis und Chorioiditis mit Tuberkelbildung vom 2. bis 4. Jahrzehnt beobachtet wird. Dagegen kommt diffuse und zu schwerer Verkäsung führende Iritis nur bei Kindern vor. Auch die Periphlebitis retinalis adolescentium, die zu den gefürchteten, rezidivierenden Glaskörperblutungen Jugendlicher führt, zeigt periphlebitische Knötchenbildung. Trotzdem gehören alle diese Erkrankungen ins Sekundärstadium, denn sie müssen nicht nur ausnahmslos hämatogen entstanden sein (abgesehen von der Möglichkeit einer Superinfektion bei den skrofulösen Konjunkivitiden und Blepharitiden), sondern ihr häufiges Rezidivieren beweist, daß noch ein tuberkulöser „Sepsisherd" im Körper vorhanden sein muß, wenn er auch, wie es bei der Iridozyklitis und Chorioiditis die Regel ist, sich durch keinerlei Störungen bemerkbar macht und oft nicht nachgewiesen werden kann. Dagegen gehören die isolierten Knötchen- und Geschwürsbildungen der Konjunktiven, bei denen sich oft eine vorgeschrittene Phthise findet, zum Tertiärstadium. Wie viele von den nicht so ganz seltenen Fällen von Neuritis optica (retrobulbaris), bei denen man keine Ursache findet, auf Tuberkulose beruhen, muß dahin gestellt bleiben.

Sehr groß ist die Zahl von Hautaffektionen, die als Metastasen im Sekundärstadium aufgefaßt werden. Von den exanthematischen Formen der „Tuberkulide" wird gegenwärtig allgemein angenommen, daß es sich um richtige Bakterienembolien und nicht um die Wirkung gelöster Gifte handelt. Das ist deshalb besonders interessant, weil Effloreszenzen bei diesen Tuberkuliden oft gleichzeitig in großer Menge aufschießen, so daß man eine Überschwemmung des Blutes mit massenhaft Tuberkelbazillen annehmen muß, die wegen der vorhandenen Allergie nicht zu Miliartuberkulose führt. Der Lichen scrofulosorum kommt hauptsächlich vor der Pubertät zur Beobachtung, ebenso die papulonekrotischen Tuberkulide, bei denen die einzelnen Varitäten für verschiedene Lebensalter bis zu einem gewissen Grade charakteristisch sind, indem in den ersten Lebensjahren die papulosquamösen und ulzerösen Formen, in der übrigen Kindheit die pustulösen, im erwachsenen Alter die nekrotisierenden vorwiegen.

Weniger sicher ist die tuberkulöse Ätiologie beim Erythema induratum (besonders bei Frauen von 15—25 Jahren), beim Boeckschen Sarkoid (benignes Miliarlipoid) und Lupus pernio, beim Lupus nitidus (die alle ebenfalls im erwachsenen Alter vorkommen) und gewissen exfoliativen Erythrodermien, endlich bei dem viel häufigeren Erythema nodosum, das besonders bei Kindern vorkommt, aber bis ins dritte Lebensjahrzehnt oft, später seltener beobachtet wird. Besonders beim Erythema nodosum wird die tuberkulöse Genese von Dermatologen und Pädiatern angezweifelt, weil der Nachweis von Tuberkelbazillen in den Effloreszenzen nicht gelingt, und weil nicht alle Kinder mit Erythema nodosum auf Tuberkulin reagieren (Moro), die meisten freilich sehr stark. Aber die Krankheit kommt sehr oft bei sekundärer Tuberkulose vor, nicht selten folgt nach einigen Monaten eine Pleuritis oder eine Miliartuberkulose, so daß eine Beziehung zwischen beiden Affektionen bestehen muß. Massini konnte bei 29 Fällen meiner Klinik nachweisen, daß sichere aktive Tuberkulose in 2 Fällen vorausgegangen war, in 12 anderen nachfolgte (7 mal Pleuritis und Peritonitis, 3 mal Lungen-, 1 mal Drüsen- und 1 mal Miliartuberkulose). Gleichgültig, ob man annimmt, daß ein Teil der Fälle durch Tuberkelbazillen oder ihre Toxine bedingt sei, oder daß das Erythema nodosum eine Infektionskrankheit sei, die namentlich Tuberkulöse befällt, oder die eine Tuberkulose aktiviert, so ist sicher, daß in vielen Fällen (vielleicht in der Mehrzahl) eine sekundäre Tuberkulose anzunehmen ist.

Während die bisher erwähnten Hautaffektionen, sofern sie überhaupt auf Tuberkulose beruhen, als hämatogene Metastasen aufzufassen sind, entstehen der Lupus vulgaris, die Tuberculosis verrucosa cutis, die Tuberculosis colliquativa (Skrofuloderm) und die ulzeröse Hauttuberkulose sicher in vielen, vielleicht in den meisten Fällen, durch exogene Infektion, und zwar die verruköse und die ulzeröse Hauttuberkulose (soweit diese nicht die seltenen Primäraffekte der Haut umfaßt) vielfach bei Patienten mit chronischer Lungentuberkulose, also mit tertiärer Allergie. Aber Lupus, Tuberculosis verrucosa und Skrofulose sind auch schon in multiplen, gleichzeitig auftretenden, also durch hämatogene Verschleppung entstandenen Herden beobachtet worden, und zwar bei Kindern nach akuten Infektionskrankheiten. Außerdem gibt es eine hämatogene Abart des Lupus, Lupus miliaris disseminatus, der besonders zwischen dem 15. und 30. Lebensjahr im Gesicht beobachtet wird.

Eine der häufigsten Manifestationen des Sekundärstadium beim Erwachsenen ist die Pleuritis. Sie nimmt in diesem Stadium eine besondere Stellung ein, indem ihr, im Gegensatz zu den anderen Lokalisationen, recht oft eine ausgesprochen tertiäre Lungentuberkulose folgt, und zwar sowohl der trockenen als auch der serofibrinösen. In der Mehrzahl der Fälle bildet aber die Pleuritis die erste und letzte klinische Manifestation der tuberkulösen Infektion. Bekannt ist die gute Prognose der „Pleurésie à répétition" trotz langer Dauer. W. Neumann weist auf ihre häufige Kombination mit Augentuberkulosen und mit „unspezifischen" Gelenkerkrankungen hin.

Von den Lymphdrüsenerkrankungen ist nur ein Teil als fortdauernder, fortschreitender und rezidivierender Primäraffekt aufzufassen. Halsdrüsen können wohl auch bei einem infizierten Individuum durch Superinfektion vom Munde oder Rachen aus erkranken. Außerdem können auch im Abflußgebiet von Organtuberkulosen die Lymphdrüsen ergriffen werden, da im Sekundärstadium die lymphogene Metastase noch häufig ist. So erklärt Hamburger die Vergrößerung der Drüsen an der seitlichen Thoraxwand und der Supraklavikulardrüsen als wertvolles Zeichen einer tuberkulösen Pleuraaffektion, die einen Lungenherd voraussetzt. Die „Mikropolyadenie" der Hals- und Nackendrüsen wird bisweilen als wichtiges Zeichen einer Tuberkulose erklärt, wohl mit Unrecht. Auch durch retrograden Transport in den Lymphgefäßen können Lymphdrüsen tuberkulöse werden, und endlich ist auch eine hämatogene Erkrankung möglich.

Die Lymphdrüsentuberkulose gehört zum Krankheitsbild der „Skrofulose", das durch die Kombination dieser Drüsenschwellung mit Schleimhautkatarrhen, Ekzemen und Skrofuloderm ein charakteristisches Zustandsbild darstellt und schon den alten Ärzten aufgefallen ist. Es wird, nachdem Czerny, Escherich, Moro usw. die Trennung der tuberkulösen und der unspezifischen Faktoren durchgeführt haben, jetzt allgemein als tuberkulöse Infektion bei exsudativer oder lymphatischer Diathese definiert, ist aber in den letzten Jahrzehnten in seiner typischen Ausbildung seltener geworden, wohl infolge der zunehmenden Reinlichkeit.

Die Knochen- und Gelenktuberkulose bildet einen wichtigen Bestandteil des Sekundärstadiums. Es ist aber fraglich, ob die Gelenktuberkulose auf die Affektionen mit tuberkuloider Struktur und Verkäsung beschränkt ist oder auch als nicht spezifische, akute oder chronische Entzündung auftreten kann, wie besonders Poncet zu begründen gesucht hat. Daß eine histologisch unspezifische Reaktion der Gelenke möglich ist, wird schon durch die nicht so seltenen Fälle wahrscheinlich gemacht, in denen die Krankheit wie ein mehr oder weniger typischer akuter Gelenkrheumatismus beginnt, sich aber dann auf ein Gelenk lokalisiert und in diesem zu einer typischen Gelenktuberkulose führt. Wie weit andere Fälle von subakuter oder chronischer Polyarthritis auf Tuberkulose beruhen, ist noch unsicher.

Ein Beispiel für die Entstehung einer Gelenktuberkulose nach polyarthritischen Erscheinungen sei angeführt:

Sch. L. Mit 14 Jahren „Gelenkrheumatismus", besonders in den Knien. Mit 29 Jahren auf der medizinischen Klinik wegen Gelenkschmerzen, die vor 4 Wochen in den Knien begonnen und dann die Hand-, Ellbogen- und Schultergelenke befallen hatten. Keine Schwellung, Temperatur kaum erhöht. Systolisches Geräusch über dem Herzen. Nach $6^1/_2$ Wochen geheilt entlassen. Mit 39 Jahren wieder auf die Klinik aufgenommen. 1 Monat vor dem Eintritt mit „Muskelrheumatismus" erkrankt, dann Magenbeschwerden, seit 1 Woche Schwellung der Füße, Knieschmerzen. Die Untersuchung ergibt keine Schwellung, aber Druckempfindlichkeit und Bewegungsbeschränkung der Knie, systolisches Herzgeräusch, namentlich aber ein etwas atypisches Erythema nodosum. Temperatur einige Tage subfebril, dann normal. Nach $2^1/_2$ Wochen geheilt entlassen. $2^1/_2$ Monate später Wiedereintritt in die Klinik, weil sich eine Drüsenschwellung am Hals entwickelt hatte und Müdigkeit bestand. Jetzt tuberkulöse Halsdrüsenschwellung mit Fistel, Pleuritis sicca, voll ausgebildeter Fungus genu. Das Röntgenbild des Thorax ließ keine sicheren Veränderungen der Lungen oder des Hilus erkennen. Die anfänglich fieberhafte Temperatur wurde bald subfebril, aber nicht normal. Starke Reaktion auf sehr kleine Tuberkulindosen. Nach 2 Monaten zu klimatischer Kur entlassen.

Von den Erkrankungen der Lungen sind hier nur die Syndrome zu nennen, die dem Sekundärstadium allein eigentümlich sind, also vor allem die nicht spezifischen entzündlichen Reaktionen auf die Infektion, die von Redeker als Infiltrationen bezeichnet und in „perihiläre" und „Lungeninfiltrierungen" getrennt werden, je nachdem die Entzündung in der Umgebung tuberkulöser Hilusdrüsen oder eines tuberkulösen Lungenherdes auftritt. Da die „Lungeninfiltrationen" im nächsten Kapitel besprochen werden sollen, sei hier nur die perihiläre Infiltration genannt, die unter die von Eliasberg und Neuland als „epituberkulös" bezeichnete Entzündung fällt. Die perihiläre Entzündung macht keine besonderen Allgemeinsymptome und kann bei scheinbar guter Gesundheit vorkommen, wird aber häufiger während einer Exazerbation einer Bronchialdrüsentuberkulose mit Temperaturerhöhung beobachtet. Bisweilen macht sie Dämpfung und Veränderung des

Atemgeräusches, bisweilen ist sie nur im Röntgenbild erkennbar. Auf diesem stellt sie eine Vergrößerung des Hilusschattens von verschiedener Ausdehnung und Intensität, meistens mit rundlicher Begrenzung dar. Sie kann mit entzündlichen Infiltraten um tuberkulöse Herde des Lungengewebes verwechselt werden, deren Schattengrenze teilweise in das Gebiet des Hilusschattens fällt. Es ist noch nicht zu sagen, ob aus der verschiedenen Form des Schattens (rundlich, dreieckig usw.) eine Unterscheidung der perihilären Infiltration von Lungenherdinfiltraten möglich ist. Charakteristisch ist für beide ein rascher Rückgang des Schattens, der bei perihilären Infiltraten restlos verschwindet, bei Lungeninfiltraten oft einen Herdschatten zurückläßt. Der Schatten einer perihilären Entzündung kann die Diagnose einer Bronchialdrüsentuberkulose ermöglichen.

Von den tuberkulösen Metastasen in den übrigen inneren Organen sind die Konglomerattuberkel des Gehirn sicher hämatogenen Ursprungs. Sie sind im Kindesalter weitaus am häufigsten, beim Erwachsenen kommen sie fast nur in jugendlichem Alter vor. Sehr viel seltener sind Tuberkulose des Rückenmarks oder des peripheren Nervensystems (Herd in Ganglien oder in peripheren Nerven). Bei der Mittelohrtuberkulose ist die hämatogene Entstehung weniger sicher, doch dürfte sie nach unseren heutigen Anschauungen häufiger sein, als früher angenommen wurde. Im Kindesalter verläuft sie in der Regel als fungöse Form, beim Erwachsenen nekrotisierend. Wie weit die Tonsillentuberkulose, die in den letzten Jahren häufiger erkannt wird als früher, in das Sekundärstadium gehört, ist noch unsicher. Dagegen sind ihm sicher die seltenen Fälle von isolierter Tuberkulose der Speiseröhre und des Magens zuzurechnen, ebenso ein Teil der isolierten Darmtuberkulose, besonders die tumorförmige Ileozökaltuberkulose, während andere Fälle, namentlich die multiplen Darmgeschwüre, durch Verschlucken des Sputums bei vorgeschrittener Lungentuberkulose zu erklären sind. Isolierte Tuberkulose der Milz und der Leber kommen sowohl im Kindesalter als auch später als Seltenheit zur Beobachtung. Dagegen ist auffallend, daß Tuberkulose der Nieren und der Nebennieren fast nie im Kindesalter vorkommen, während die Genitaltuberkulose auch bei Kindern vorkommen kann, wenn auch viel seltener als beim Erwachsenen.

Von einer ganzen Reihe von histologisch unspezifischen Entzündungen ist es fraglich, ob sie auf Tuberkulose beruhen. Der chronische Gelenkrheumatismus (Poncat) wurde schon erwähnt. Französische Autoren (Jousset) haben auch Endokarditiden auf Tuberkulose zurückgeführt. In Deutschland war es namentlich Liebermeister, der durch den Nachweis von Tuberkelbazillen in strömendem Blut und auf statistischem Wege, durch Feststellung der Häufigkeit von positiver Tuberkulinreaktion und von gleichzeitig vorhandenen tuberkulösen Herden bei einer Reihe von Krankheiten den Zusammenhang mit Tuberkulose zu klären versuchte. Er kam zum Resultat, daß viele Phlebitiden, Neuritiden, Magengeschwüre (bei denen er auch histologische Tuberkulose nachwies), Chlorosen usw. auf Tuberkulose beruhen, wahrscheinlich auch Endokarditiden, Myokarditiden und selbst Psychosen. Bei Myokarditiden und Schrumpfnieren konnte Massini bisweilen Tuberkelbazillen aus dem kranken Organ züchten. Es ist anzunehmen, daß die histologisch unspezifischen Veränderungen, die in der Sekundärperiode durch Embolien von Tuberkelbazillen (oder durch Gifteinschwemmung, wie man früher annahm) hervorgerufen werden, und von denen wir bis jetzt erst die an der Haut und am Auge genau kennen, mit der Zeit noch besser erkannt werden.

Die bis jetzt bekannten Manifestationen der sekundären Tuberkulose können sich in der mannigfachsten Weise kombinieren. In der frühesten Kindheit entstehen Vollbilder mit heftigen Primärkomplexsymptomen und zahlreichen Metastasen. Auf der anderen Seite sehen wir bei Erwachsenen, bisweilen aber auch im Kindesalter, monosymptomatische Krankheitsbilder, isolierte Erkrankungen der Haut oder der Augen, deren tuberkulöse Natur einen tuberkuliden Sepsisherd zur Voraussetzung hat, und zwar wegen des Rezidivierens der Erkrankung einen noch aktiven, bazillenaussendenden, der aber trotz allen diagnostischen Bemühungen nicht aufgefunden werden kann. Oder ein bisher scheinbar gesunder Mensch erkrankt plötzlich an Miliartuberkulose, und erst die Sektion deckt die Lymphdrüse des Primärkomplexes oder eine bisher symptomlos verlaufende Metastase als Ausgangspunkt der Blutinvasion auf. Wieder einen anderen Typus stellen die Patienten dar, die jahrelang immer wieder an subfebrilen Temperaturen und Müdigkeit leiden, und bei denen kein Krankheitsherd erkannt wird und nur die Tuberkulinreaktion der Haut stark ist, so daß man eine Drüsentuberkulose annehmen muß, die, vielleicht durch wiederholte Einschwemmung von Tuberkelbazillen ins Blut, das Fieber verursacht.

Endlich ist bei asthenischen Individuen oft nicht zu unterscheiden, ob die körperliche und psychische Minderwertigkeit auf einer Tuberkulose der bronchialen oder anderer Lymphdrüsen oder auf der angeborenen Konstitutionsschwäche beruht.

Die Verschiedenheit der Krankheitsbilder beruht zum Teil auf der verschiedenen Schwere der primären Infektion. Das zeigt sich bei der Tuberkulose des Säuglings. Im späteren Leben ist wohl die angeborene Konstitution und ihre durch die Infektion und durch äußere Einflüsse hervorgerufene Änderung das Entscheidende. Von solchen Einflüssen sind die akuten Infektionskrankheiten am besten in ihren Wirkungen erkennbar. Masern und Keuchhusten haben oft das Auftreten von Metastasen zur Folge, von multiplen, verhältnismäßig harmlosen Herden von Tuberculosis verrucosa cutis bis zur allgemeinen Miliartuberkulose. Bei Erwachsenen ist es hauptsächlich die Grippe, die recht oft eine Lungentuberkulose ausgelöst hat, von der wir freilich oft nicht wissen, ob im Anschluß an die Grippe eine hämatogene Infektion der Lunge stattgefunden hat oder ein schon vorhandener Lungenherd aktiviert wurde, also ein Prozeß, der nicht mehr der sekundären, sondern der tertiären Tuberkulose zuzurechnen ist. Die Wirkung der Infektionskrankheit beruht auf der Herabsetzung der Allergie, wie wir aus dem Negativwerden der Hauttuberkulonproben während der Infektionskrankheit wissen.

Daneben kommt auch noch die Gelegenheit zur Infektion in Betracht. Gerade im Sekundärstadium kennen wir eine sichere Entstehung von Hauttuberkulose durch Superinfektion, den „Leichentuberkel", Fälle von unzweifelhaftem Inokulationslupus, von Skrofuloderm nach Injektionen mit Spritzen, die durch Tuberkelbazillen verunreinigt waren, usw. (s. bes. Lewandowsky).

Verlauf. Der Verlauf des Sekundärstadiums und seiner einzelnen Manifestationen ist außerordentlich verschieden. Manche Metastasen führen durch ihre große Anzahl zum Tode (Miliartuberkulose), andere durch die gefährliche Lokalisation (Hirntuberkel), andere heilen fast ausnahmslos aus (Hauttuberkulide), können aber nach der Ausheilung schwere Funktionsstörungen hinterlassen (Sehstörungen nach Augentuberkulose). Wie weit die progressiv verlaufenden Organtuberkulosen der Nieren und Nebennieren, der Genitalorgane, die Knochentuberkulose usw. der dem Sekundärstadium zuzurechnen sind, wie weit wir infolge dieser Organtuberkulosen eine Änderung der Allergie vom sekundären nach dem tertiären Typus annehmen müssen, ist noch wenig diskutiert worden, da man bei tertiärer Tuberkulose noch zu viel die Lungentuberkulose allein im Auge hatte.

Der Verlauf der sekundären Tuberkulose erfolgt schubweise. Ranke erklärt als charakteristisch für den einzelnen Schub: 1. Allgemeinsymptome, vor allem Fieber; 2. eine entzündliche Reaktion einzelner vorhandener Herde (Drüsen, Gelenke usw.); 3. Auftreten neuer Metastasen. Dieses Syndrom kann vollständig ausgebildet sein, oft ist aber auch nur ein Teil der Komponenten erkennbar, ein Fieberschub, Verschlimmerung einer Gelenktuberkulose, das Auftreten von Tuberkuliden ohne andere Symptome usw.

Solche Schübe werden bisweilen nur einmal im Leben beobachtet. Leichtere Schübe werden wohl oft verkannt. In anderen Fällen wiederholen sie sich recht oft oder gehen so ineinander über, daß eine kontinuierliche Krankheit entsteht. Nach dem Ablauf eines oder mehrerer Schübe tritt die Krankheit meistens in das Stadium der Latenz zurück, und die durch die Tuberkulinimpfung nachweisbare Allergie ist das einzige Zeichen, daß die Krankheit nicht wirklich ausgeheilt ist. Freilich wissen wir noch nicht sicher, ob die Allergie nicht auch nach definitiver Ausheilung, wenn auch in schwächerem Maße, zurückbleibt. Klinisch heilt die sekundäre Tuberkulose meistens ab, und auch die Tuberkulinreaktion wird in der Regel schwächer. Ob man nur eine quantitative Änderung der Allergie annehmen soll oder eine qualitative, im Sinne der tertiären, erscheint mir nicht genügend untersucht. Im ersten Fall muß man sagen, daß die Mehrzahl der Menschen bis zum Tode im sekundären latenten Stadium bleibt, im zweiten, daß die Mehrzahl der Menschen in das tertiäre Stadium kommt, das aber bei ihnen latent bleibt. Der Zustand, ob ein progredienter Krankheitsherd vorhanden ist oder nicht, ist für die Zurechnung zum Tertiärstadium so wenig von Bedeutung, wie der Umstand des Auftretens oder Nichtauftretens von Metastasen für die Zurechnung zum Sekundärstadium, sobald man bei der Definition des Stadium den Hauptwert auf die Reaktionsweise des Körpers, auf die Allergie legt. Da aber die Allergie auch im Verlauf eines Stadiums sich verändern kann, ist es jedenfalls vorläufig besser, in Fällen ohne manifeste Organerkrankung nicht von Tertiärstadium zu sprechen.

Jeder Schub des sekundären Stadiums kann aber auch zu einer Miliartuberkulose oder zu einer tödlichen Organmetastase führen oder endlich zu einer Organmetastase, die sich nach dem Typus tertiärer Tuberkulose entwickelt und wohl auch eine Umstimmung der Allergie in diesem Sinne herbeiführt.

Aber auch ein Rückschlag des tertiären in das Sekundärstadium ist möglich. Wie oft das anzunehmen ist, hängt von der Definition der Stadien ab.

Die drei Kennzeichen des Sekundärstadiums, entzündliche Reaktion, hämatogene Metastasierung und spezifische Allergie, können im Verlauf einer chronischen Lungentuberkulose auftreten und sich als Ausbrechen einer käsigen Pneumonie, einer Miliartuberkulose (Spätgeneralisation) oder im Stärkerwerden der Kutanreaktion äußern. Es ist aber gezwungen, allein aus einem dieser Kriterien ein Zurückfallen ins Sekundärstadium abzulesen. Klinisch ist es, wie Liebermeister mit Recht betont, richtiger, vom Einsetzen eines progredienten, zu Verkäsung, Zerfall und reaktiver Bindegewebswucherung führenden Herdes an nur noch von tertiärer Tuberkulose zu sprechen. Wenn man aber mit Liebermeister konsequenterweise auch Knochen- und Gelenktuberkulosen ebenfalls zum Tertiärstadium rechnet, so muß man einen Rückschlag ins Sekundärstadium in den Fällen annehmen, in denen eine solche ausheilt und später wieder Metastasen auftreten.

Der Verlauf des Sekundärstadiums ist je nach dem Alter verschieden. Im Säuglingsalter, oft auch noch im zweiten Jahr, schließt sich das Sekundärstadium unmittelbar an das primäre an und verläuft oft progressiv in wenigen Wochen oder Monaten bis zum Tode. Diese Fälle, die im Abschnitt über Bronchialdrüsentuberkulose schon erwähnt sind, lassen keine richtige Stadienverteilung zu und sollten nach Liebermeisters Vorschlag als „maligne Tuberkulose" abgetrennt werden.

Dieser akute Verlauf, der für die früheste Kindheit charakteristisch ist, kommt in seltenen Fällen auch im späteren Alter vor, wie folgende Beobachtung der Basler Klinik zeigt:

16jähriger Jüngling, der seit Neujahr an Nachtschweißen, Müdigkeit und blassem Aussehen, seit Mitte Januar an Kopfschmerzen leidet, erkrankt am 31. Januar an Übelkeit und Fieber. Am 2. und 3. Februar Erbrechen, von da an heftige Hirnkopfschmerzen und Nackenstarre. 7. Februar Aufnahme auf die Klinik. Ausgesprochene Meningitis, Tuberkelbazillen im Lumbalpunktat. 11. Februar Exitus letalis. Die Sektion ergibt allgemeine Miliartuberkulose, ausgehend von frischem tuberkulösem Primärkomplex des rechten Mittellappens und ausgedehnter frischer Tuberkulose der zugehörigen Hilus-, Bifurkations- und paratrachealen rechtsseitigen sowie linksseitigen epibronchialen Lymphdrüsen. Frische käsige Tuberkulose der Samenblasen.

Viele Fälle von Bronchialdrüsentuberkulose im Säuglingsalter, namentlich aber fast alle im späteren Kindesalter zeigen einen raschen Rückgang der Symptome und werden zunächst scheinbar gesund, bis Metastasen auftreten. Die meisten machen überhaupt keine schweren Symptome, sondern das Kind sieht nur blaß und schwächlich aus, ist wenig lebhaft, ermüdet leicht, oder ist launisch. Meistens sind einzelne Fieberschübe zu beobachten, und die genaue Untersuchung deckt recht häufig scheinbar harmlose, als Metastasen zu deutende

Veränderungen auf, Phlyktänen, Tuberkulide oder Drüsenschwellungen. Diese vergehen wieder, das Kind entwickelt sich mehr oder weniger gut, lange Perioden von Wohlbefinden wechseln mit solchen von Schwächlichkeiten oder subfebrilen Temperaturen, bis plötzlich eine Spina ventosa oder eine andere Knochen- oder Gelenksaffektion, eine Drüsenschwellung, eine Keratokonjunktivitis, ein Skrofuloderm, eine Pleuritis oder gar eine Miliartuberkulose auftritt. Alle diese Metastasen können aber auch aus scheinbar völliger Gesundheit heraus ent-stehen. Nach ihrer Heilung ist das Kind oft ganz gesund, oft aber auch mehr oder weniger schwächlich, „anfällig", und es können wieder gleichartige oder andere Metastasen auftreten. Endlich heilt alles aus, das Kind „verwächst die Krankheit", es kann aber auch eine fortschreitende Lungentuberkulose bekommen.

Auch innerhalb des Kindesalters, vom 3. Jahre bis zur Pubertät, machen sich Unterschiede im Verlauf je nach der Altersstufe geltend. Je älter das Kind wird, um so weniger schwer pflegt die durch den Drüsenherd bedingte Allgemein-störung zu sein, um so mehr kommt die Einzelmetastase vor und beherrscht das Krankheitsbild, doch sind mehrfache, wenn auch nicht gleichzeitig auf-tretende Manifestationen die Regel. Auch innerhalb der Organerkrankungen bestehen Altersunterschiede. So sind bei der Knochentuberkulose destruierende Prozesse vor dem 6. und 7. Jahr sehr selten.

Jenseits der Pubertät herrschen die monosymptomatischen Formen vor, und es treten Krankheiten auf, die im Kindesalter fehlen, so die chronische Iridozyklitis, die Periphlebitis retinalis, das Erythema induratum, das Boeck-sche Sarkoid usw. Bei vielen dieser Organtuberkulosen läßt sich an den übrigen Organen nichts nachweisen, außer Kalkherden im Hilus, wie sie bei den meisten Menschen dieses Alters zu sehen sind. Daneben kommen aber auch Fälle vor, in denen wiederholte, oft monate- und jahrelang bestehende Temperatur-erhebungen eine Tuberkulose vermuten lassen, ohne daß man einen Befund erheben kann außer starker Tuberkulinreaktion. Gegen das 30. Lebensjahr werden Fälle von manifester sekundärer Tuberkulose selten, mit Ausnahme einiger weniger Krankheiten wie der Pleuritis, wenn nicht manche Fälle von Endokarditis, Myokarditis, Ulcus ventriculi schließlich doch noch als sekundär-tuberkulöse erwiesen werden.

Aber auch im späteren Leben können Fälle von sekundärer Tuberkulose vom Typus der kindlichen auftreten und durch multiple hämatogene Meta-stasen zum Tode führen. Ein Fall von ganz akutem Verlauf wurde eben an-geführt. Etwas häufiger ist der folgende Typus:

47 jährige Frau, wegen seit 9 Monaten bestehender Halsdrüsenschwellung und Ab-magerung auf die chirurgische Klinik eingewiesen. Dort Probeexzision einer Drüse. Mikro-skopische Untersuchung ergibt Tuberkulose. Im Urin Zucker (bis 1,7%), Blutzucker 0,13%. Nach 2 Wochen auf die medizinische Klinik verlegt. Hochgradige Kachexie, mäßige Schwellung der Zervikaldrüsen, aufgetriebenes Abdomen, Ödem, sekundäre Anämie (57% Hämoglobin, 2 800 000 Erythrozyten) mit relativer Lymphopenie (6% Lymphozyten bei 6400 Leukozyten), Röntgenbild wie chronische Miliartuberkulose. Unter geringem Fieber rasch Verschlechterung, Dyspnoe, Zyanose, Tachykardie, Benommenheit. 5 Tage nach dem Eintritt Tod. Die Sektion ergibt käsige Tuberkulose der abdominalen, thora-kalen, zervikalen und inguinalen Lymphdrüsen, tumorartige Konglomerattuberkulose der Milz, Konglomerattuberkel in den Nieren, chronische Miliartuberkulose der Lungen, Leber, Nieren. Alter Primäraffekt im rechten Mittellappen.

Prognose. Da die Mehrzahl der Erwachsenen, wenigstens in vielen Gegenden, als im Sekundärstadium befindlich angenommen werden muß, so fällt die Prognose generell mit der durchschnittlichen Lebenserwartung jeder Alters-stufe zusammen. Die Prognose der aktiven sekundären Tuberkulose ist natür-lich schlechter, aber etwas Bestimmtes läßt sich darüber nicht aussagen. Nur im frühesten Kindesalter ist die Prognose um so schlechter, je ausgesprochener und schwerer das Bild der sekundären Tuberkulose ist.

Die Prognose ist natürlich abhängig von der Art der etwa vorhandenen Metastasen. Wenn aber die Metastasen ausheilen oder gar keine nachgewiesen waren, so ist es durchaus nicht gesagt, daß einmal eine Miliartuberkulose oder eine Lungenschwindsucht ausbrechen muß. Bei unseren Phthisikern können wir verhältnismäßig selten die Anamnese von durchgemachten Sekundärerscheinungen erheben oder Narben von Drüsen- oder Knochentuberkulose nachweisen.

Diagnose. Die Diagnose einer aktiven sekundären Tuberkulose ist leicht, wenn Organerkrankungen tuberkulöser Natur nachgewiesen sind, die nicht als tertiär aufgefaßt werden müssen. Dann handelt es sich nur darum, womöglich den Herd festzustellen, von dem aus Metastasen erfolgt sind. Andernfalls deckt sich die Diagnose mit der einer Lymphdrüsentuberkulose, in der Regel einer solchen im Hilusgebiet. Deshalb sei auf das Kapitel Bronchialdrüsentuberkulose verwiesen. Dort sind auch die differentialdiagnostischen Schwierigkeiten besprochen.

Die Tuberkulinreaktion spielt insofern eine wichtige Rolle, als ihr negativer Ausfall eine aktive Tuberkulose im Sekundärstadium ausschließen läßt. Eine Ausnahme macht nur das vorübergehende Erlöschen der Reaktion während akuter Infektionskrankheiten, das wohl nie diagnostische Schwierigkeiten bereitet. Positive Reaktion sagt nur im ersten Lebensjahr etwas, da dann der Zusammenhang von Krankheitserscheinungen mit einer nachweisbaren tuberkulösen Infektion wahrscheinlich ist. Später ist der infizierte Zustand so häufig, daß nur sein Fehlen diagnostischen Wert hat. Aus der Stärke der Reaktion kann auch kaum ein Schluß gezogen werden. Bei aktiver Tuberkulose sind im Sekundärstadium die Hautreaktionen im ganzen sehr stark, aber bisweilen findet man ebenso starke Reaktionen auch bei ganz Gesunden, bei denen weder vorher noch nachher irgendwelche Zeichen einer aktiven Tuberkulose nachweisbar sind. Umgekehrt ist die Reaktion auch bei aktiver Sekundärtuberkulose nicht immer besonders stark. Allerdings ist Liebermeister wohl darin beizustimmen, daß Individuen, die auf eine so niedrige Dosis wie 1 Millionstel Milligramm mit allgemeiner und Fieberreaktion antworten, behandlungsbedürftig, also klinisch aktiv tuberkulös sind. Aber eine so starke Reaktion ist selten, und Liebermeister selbst weist sonst der Stärke der Reaktion keine entscheidende Rolle zu.

Auch die Feststellung Rankes, daß für das Sekundärstadium eine starke Hautreaktion, und eine verhältnismäßig schwächere Allgemeinreaktion charakteristisch ist, nützt uns diagnostisch wenig. Es kommen zu viel Ausnahmen von dieser Regel vor, und außerdem erweckt die Erzeugung einer Allgemeinreaktion immer gewisse Bedenken.

Die Senkungsreaktion der roten Blutkörperchen ist dadurch von großer Bedeutung, daß sie einen aktiven Krankheitsprozeß im Körper nachweisen läßt. Darüber, ob dieser tuberkulösen Ursprungs ist, sagt sie natürlich nichts aus.

Differentialdiagnose. Die Differentialdiagnose der einzelnen Metastasen gegenüber nicht tuberkulösen Affektionen ist hier nicht zu besprechen, so wichtig sie auch für die Diagnose einer sekundären Tuberkulose ist. Die Differentialdiagnose der Fälle, in denen keine Metastasen nachzuweisen sind, deckt sich mit der S. 1522 besprochenen Differentialdiagnose der Bronchialdrüsentuberkulose.

Die Rubrizierung des einzelnen Falles in das sekundäre und tertiäre Stadium ist eine rein akademische, praktisch unwichtige Frage, deren Beantwortung vom theoretischen Standpunkt des Diagnostikers abhängt.

Therapie. Das Sekundärstadium ist die wichtigste Indikation für die Tuberkulintherapie. Daneben kommen diabetisch-hygienische Maßnahmen, Regelung der Körperbewegung und Klimatotherapie in Frage. Da die Prinzipien die gleichen sind wie bei der Lungentuberkulose, sei auf das Kapitel S. 1629 verwiesen.

Hier sei nur betont, daß nicht jede sekundäre Tuberkulose, nicht einmal jede aktive, behandlungsbedürftig ist, sondern nur eine solche, die das Allgemeinbefinden stört oder die Gefahr weiterer Metastasen annehmen läßt. Es ist auch darauf hinzuweisen, daß die verordneten Maßnahmen nicht in einem Mißverhältnis zur Gefahr des Zustandes stehen dürfen. Eine lange Fortsetzung klimatischer Kuraen ist in der Regel zwecklos, wenn nicht schon die ersten Wochen Erfolg erzielt haben.

12. Allgemeine Symptomatologie und Verlauf der Lungentuberkulose im Sekundär- und Tertiärstadium.

a) Die exsudative Lungentuberkulose.

α) Die lobäre käsige Pneumonie.
(Lobär-exsudative Phthise.)

Die lobär-tuberkulöse Pneumonie erscheint auf dem Sektionstisch gewöhnlich als käsige Pneumonie. Sie geht wohl in der Regel aus einer „gelatinösen" Desquamativpneumonie hervor.

Die Pneumonie kann sich bei vorher gesunden Individuen plötzlich einstellen, sie kann aber auch in jedem Stadium der Phthise zu den schon bestehenden Krankheitserscheinungen hinzutreten. Im letzteren Fall sind die Symptome bisweilen nicht so ausgeprägt, sie können aber manchmal im Anfang doch den Eindruck machen, als sei der Phthisiker an einer Pneumonie erkrankt.

Pathogenese. Die lobäre käsige Pneumonie entsteht wohl immer (abgesehen von der jedenfalls sehr seltenen direkten Ausbreitung eines Primäraffektes über einen ganzen Lappen) durch Aspiration von Kaverneninhalt in einen Hauptbronchus oder durch Durchbruch einer verkästen Drüse in einen Luftröhrenast. Gegenüber einer allgemeinen Annahme wies Fränkel darauf hin, daß die Krankheit häufig auch bei Individuen auftritt, die keinerlei Zeichen einer Kavernenbildung darbieten. Wie oft in solchen Fällen doch eine Kaverne bestanden hat, wie oft etwa unbemerkt eine Drüse in einen Bronchus durchgebrochen ist, entzieht sich natürlich der Beobachtung. Die Aspiration von käsigem Material erklärt die Erscheinungen immer am besten. Wenn wir freilich die Erkrankung mit der akuten kruppösen Pneumonie in Parallele setzen, so muß man auch an die Möglichkeit einer andersartigen Entstehung denken. Bei der Pneumokokkenpneumonie stößt die Annahme einer reinen aerogenen Entstehung deshalb auf Schwierigkeiten, weil dann die Beschränkung auf einen Lappen und die Art des Fortschreitens schwer begreiflich erscheint. Deshalb kam man zur Annahme einer Verbreitung der Pneumokokken auf dem Wege durch die Saftspalten des Lungengewebes, die in neueren experimentellen Arbeiten ihre Stütze findet. Bei der tuberkulösen Pneumonie dürfen wir dagegen eine Verbreitung der Tuberkelbazillen auf dem Lymphwege uns kaum so rasch vorstellen, daß dadurch das fast momentane Befallen eines ganzen Lappens erklärt werden könnte. Andererseits haben wir uns wohl auch kaum vorzustellen, daß ein Weiterwandern der Tuberkelbazillen durch das frische gelatinöse Exsudat die Krankheit auf andere Partien übertragen könnte. Gerade im Exsudat findet man wenig oder keine Bazillen, sondern ihre Hauptfundstätte ist die Grenze der Verkäsung, da wo auch Gewebswucherung nachzuweisen ist (Epitheloid-Gewebszone von Fränkel und Troje.) So nahe es darum läge, die Verbreitung der lobären, käsigen Pneumonie in gleichen Vorgängen zu suchen, wie die der kruppösen Lungenentzündung, so ist doch eine Entstehung durch Aspiration auch in den Fällen anzunehmen, wo sie nicht so klar zutage liegt wie bei der Aspiration von Kaverneninhalt oder vom Durchbruch einer Drüse. Dafür spricht auch, daß sich fast immer eine pseudolobäre, d. h. eine ursprünglich lobuläre Anordnung nachweisen läßt. Bei einer

Entstehung durch Aspiration ist eine solche zu fordern, weil ein gleichmäßiges Eindringen der aspirierten Massen in alle Alveolen etwas sehr Merkwürdiges wäre. Wenn aber zuerst nur eine Anzahl von Läppchen befallen sind, so kann sich die Krankheit von diesen aus ganz gut weiterverbreiten und schließlich zu einer lobären Pneumonie konfluieren.

Symptomatologie. Wenn die Krankheit bei einem vorher gesunden Menschen auftritt, was am häufigsten zwischen dem 20. und 40. Jahr der Fall ist, so kann man oft den Eindruck haben, es entwickle sich eine kruppöse Pneumonie. Freilich erfährt man recht oft, daß schon vorher Krankheitserscheinungen vorhanden waren.

Ein Beispiel möge hier folgen: Bei einer jungen Frau, die nach einer Geburt an Nachtschweißen und Müdigkeit litt, ließ sich über den Lungenspitzen keine sichere Affektion nachweisen. Ich ordnete regelmäßige Temperaturmessung an, aber noch bevor das ausgeführt wurde, stellte sich plötzlich Husten, Auswurf und Fieber ein, über dem rechten Unterlappen hörte man zuerst bronchitische Geräusche, aber nach wenigen Tagen entwickelte sich das Bild der käsigen Pneumonie.

Schüttelfrost ist selten. Meistens steigt das Fieber erst im Laufe einiger Tage in die Höhe. Auch eine Lungenblutung kann die Krankheit einleiten.

In den ersten Tagen hört man über den erkrankten Lungenpartien meist nur bronchitische Geräusche, nach wenigen Tagen aber bildet sich eine Dämpfung mit Bronchialatmen und Knisterrasseln, häufig auch etwas gröberem Rasseln aus. Das Fieber kann hoch sein und den Charakter einer Kontinua zeigen, es kann aber auch Remissionen und einen unregelmäßigen Verlauf aufweisen. Manchmal macht der Patient einen typhösen Eindruck, und nur die genaue Untersuchung der Lungen läßt eine andere Diagnose stellen. Da man in der Regel den Patienten erst bei ausgebildeter Dämpfung zur Beobachtung bekommt, wird man meistens die Diagnose auf eine kruppöse Pneumonie stellen. Das einzige, was nicht zu dieser Krankheit stimmt, ist das Fehlen von Dyspnoe und Zyanose. Der Patient sieht im Gegenteil blaß aus.

Das Sputum kann genau wie das einer kruppösen Pneumonie aussehen, rostbraun, glasig, zähe. Bisweilen ist es aber, worauf schon Traube hingewiesen hat, eigentümlich grünlich oder olivenfarbig. Die Untersuchung auf Tuberkelbazillen kann bisweilen schon früh ein positives Resultat geben oder der Tierversuch kann positiv ausfallen. Häufiger aber werden am Anfang keine Bazillen gefunden, und erst im Laufe der Erkrankung gelingt es, sie bald reichlich, bald nur ganz vereinzelt aufzufinden. Andere Mikroorganismen können fehlen oder in geringerer oder reichlicher Menge vorhanden sein. Besonders die Pneumokokken können das eine Mal durch reichliches Vorkommen die Diagnose auf eine falsche Fährte leiten, das andere Mal durch ihr Fehlen den Verdacht auf eine tuberkulöse Affektion erwecken. Fibringerinnsel sind viel seltener als bei der kruppösen Pneumonie, können aber vorkommen (Gerhardt).

Ein fast regelmäßiger Befund ist die Diazoreaktion im Harn. Für die Differentialdiagnose gegenüber der fibrinösen Pneumonie kann ihr frühzeitiges intensives Auftreten von Wichtigkeit sein. Albuminurie ist selten, ebenso Milzschwellung. Der Puls zeigt selten die charakteristische Veränderung der Spannung, wie bei der kruppösen Lungenentzündung, häufig wird er bald auffallend klein und weich.

Verlauf. Einige Tage lang geht die Krankheit unter dem Bilde der fibrinösen Pneumonie weiter, aber die erwartete Krise bleibt aus, die Infiltration besteht weiter, die Rasselgeräusche können gleich bleiben oder gröber, klingender und reichlicher werden. Mit der Zeit können auch auffallend grobblasige und stark klingende Rasselgeräusche eine Kavernenbildung vermuten lassen, bei genügend langer Dauer entstehen dann richtige Kavernensymptome. Die Kräfte nehmen allmählich ab, der Appetit wird schlecht, die Temperatur ist unregelmäßig, kann auch sinken und in subfebriler Höhe weiterverlaufen. Das Sputum verliert gewöhnlich sehr rasch seine pneumonische Beschaffenheit und wird schleimig-eitrig, schließlich sogar münzenförmig. Zu erwähnen ist noch, daß in einzelnen Lungenpartien die Verdichtungen vollständig zurückgehen können, indem eine gelatinöse Infiltration sich vollkommen resorbieren kann.

Der **Ausgang** der Erkrankung ist entweder der Tod oder der Übergang in Kavernenbildung. Der Tod kann schon erfolgen, bevor die Erweichung der käsigen Massen eingetreten ist, meistens aber erfolgt er nach etwa 6 Wochen, während die Kavernenbildung eben beginnt. Bei nicht zu ausgedehnter Erkrankung oder bei weniger schwerer Infektion wird die Krankheit überstanden, die käsigen Massen erweichen und werden ausgestoßen und es bleiben mehr oder weniger ausgedehnte Kavernen zurück. Der Appetit hebt sich, der Ernährungszustand wird besser, das Fieber kann herunter gehen und fast verschwinden, so daß nach einigen Monaten schon wieder eine ganz ansehnliche Leistungsfähigkeit sich herstellt. In der Regel aber findet keine definitive Ausheilung statt, sondern die Erkrankung verläuft unter dem Bilde der chronisch-kavernösen Phthise weiter, und führt nach einer Anzahl von Jahren schließlich doch zum Tode. Ganz selten ist Heilung (ein Fall von Gerhardt).

Atypische lobäre tuberkulöse Pneumonie. Selten sind Pneumonien, die auf dem Sektionstisch wie mehr oder weniger atypische kruppöse Entzündungen aussehen und bei genauer Betrachtung bisweilen gelbliche oder graue Knötchen erkennen lassen, bisweilen auch nicht, und bei denen die Färbung massenhaft Tuberkelbazillen aufweist. Bisweilen wurden Herde von käsiger und Desquamativpneumonie gefunden, bisweilen eine reine fibrinöse Entzündung. Solche Fälle sind von Heller und von Hedinger beschrieben und als „primäre alveoläre Lungentuberkulose" bezeichnet worden. Das Krankheitsbild ist das einer akuten, mehr oder weniger chronischen Pneumonie, die im Lauf von 2—6 Wochen zum Tode führt. Heller vermutet, daß die Fälle häufiger seien, als man annimmt, aber nicht erkannt werden.

β) Die ausgebreitete lobuläre käsige Pneumonie.
(Lobulär-exsudative Phthise.)

Die zweite Form der rein exsudativen Lungentuberkulose ist die ausgebreitete käsige lobuläre Pneumonie. Die lobulären Herde können von Anfang an multipel auftreten, oder sie können sich von einem einzelnen Herd (besonders einem „Frühinfiltrat") aus über die übrigen Lungenpartien verbreiten. Bei der Sektion findet man gewöhnlich verschieden weit vorgeschrittene Herde, neben käsigen auch gelatinös-pneumonische Partien und bisweilen auch nodösproduktive Herde und in den älteren Herden frische Kavernenbildung. Bei Erwachsenen und älteren Kindern ist oft ein kraniokaudales Fortschreiten zu sehen.

Vorkommen und Ätiologie. Die multiple käsige Pneumonie ist die typische Phthise des Sekundärstadiums. Wir sehen sie deshalb regelmäßig bei Säuglingen und bei Kleinkindern. Im Schulalter wird sie seltener und allmählich tritt die chronische produktive oder Mischform immer mehr an ihre Stelle.

Aber auch im Pubertätsalter und bei jugendlichen Erwachsenen kommt sie noch oft vor (Pubertätsphthise Aschoffs), und sie wird bis ins höchste Alter zeitweise beobachtet. Sie bildet die Mehrzahl der Fälle von „galoppierender Schwindsucht" der Erwachsenen.

Die lobulär-exsudative Phthise geht oft von einem „Frühinfiltrat" aus. Sie kann aber auch bei einer alten nodösen oder nodös-zirrhotischen Tuberkulose plötzlich entstehen. Jede Kaverne, auch eine scheinbar „geglättete", bildet für den Kranken eine dauernde Gefahr, indem jederzeit von ihr aus eine Ausbreitung über beide Lungen in Form lobulärer tuberkulöser Pneumonien erfolgen kann. Eine Hämoptoe führt bisweilen durch Überschwemmung der Lunge mit bazillenhaltigem Blut zum Ausbruch multipler käsiger Bronchopneumonien. In vielen Fällen können wir intra vitam nicht feststellen, wo die Krankheit ihren Ursprung genommen hat. Dann kann die Sektion eine nodös-zirrhotische Tuberkulose einer Spitze oder einen anderen alten Krankheitsherd aufdecken. Bisweilen läßt sich aber kein Herd auffinden, den man als Ausgangspunkt betrachten könnte.

Beim Erwachsenen läßt sich oft eine Gelegenheitsursache nachweisen, die durch Herabsetzung der Resistenz den Ausbruch der exsudativen Verbreitung ausgelöst hat. Nicht selten sind solche Fälle nach Geburten, seltener schon während der Schwangerschaft. Auch nach Influenza kommen sie bisweilen zur Beobachtung, ferner bei einzelnen Diabetikern. Auch Potatoren sollen dazu disponiert sein. Anstrengungen, Strapazen und Hunger können die Veranlassung zur Erkrankung sein. In der Hungerzeit während und nach dem Weltkrieg kamen solche Fälle zur Beobachtung. Auch psychische Depressionszustände schienen bisweilen die auslösende Ursache zu sein.

Besonders häufig werden solche Erkrankungen, auch beim Erwachsenen, dann beobachtet, wenn diese aus einer tuberkulosefreien Gegend in durchseuchte Umgebung kommen oder wenn eine bisher tuberkulosefreie Bevölkerung durchseucht wird. Namentlich während des Weltkrieges wurden solche Beobachtungen gemacht, z. B. bei anatolischen Bauern (Bergerhoff), bei farbigen, nach Europa transportierten Truppen (Calmette, Gruber).

Pathogenese. Die lobulär-käsigen Herde können durch Aspiration oder durch Ausbreitung von multiplen hämatogen entstandenen azinösen Herden aus entstehen. Eine hämatogene Ausbreitung ist bei der Frühgeneralisation am häufigsten. Hier kommt daneben nur in seltenen Fällen eine Aspiration von einem zerfallenen Primäraffekt aus oder bei Durchbruch einer erweichten Lymphdrüse in einen Bronchus in Betracht.

In späteren Stadien ist die Aspiration von käsigem Material das häufigere. Wenn ein „Frühinfiltrat" unter Hinterlassung eines Zerfallsherdes ausheilt, so gelangt der tuberkelbazillenhaltige Käse zuerst in die benachbarten Bronchien und erzeugt hier käsige Pneumonien. Dadurch wird die Menge des entstehenden Käses vermehrt und das Eindringen in größere Bronchien erleichtert, von denen aus wieder größere Bezirke durch Aspiration infiziert werden. So kommt eine Verbreitung auf die anderen Lungenlappen, auch auf der entgegengesetzten Seite zustande. Die Tuberkulose verbreitet sich um so rascher, je größer die Menge des aspirierten Materials ist. Eine besonders rasche Ausbreitung kommt zustande, wenn eine größere, bisher geschlossene Kaverne plötzlich in einen Bronchus durchbricht.

Aber auch eine einzelne azinöse Bronchopneumonie kann den Ursprung einer lobulären, exsudativen Phthise bilden, wie Loeschcke gezeigt hat. Wenn die Wand eines Bronchiolus respiratorius verkäst, so löst sich ein Teil des nekrotischen Materials ab und gelangt in die benachbarten Bronchioli respiratorii. Dann erfolgt leicht Verschleppung in die Bronchioli terminales, es entstehen größere Herde und in diesen ausgedehnter Zerfall, so daß sukzessive die Gebiete von Bronchien mit immer größerem Durchmesser infiziert werden und die Verbreitung in gleicher Weise erfolgen kann wie von einem „Frühinfiltrat" aus.

Wir können uns zweierlei Bedingungen für die Entstehung einer lobulär-exsudativen Phthise denken. Entweder erfolgt plötzlich eine Überschwemmung eines einzelnen oder mehrerer Bezirke der Lunge mit einer großen Menge von Tuberkelbazillen, ohne daß eine besonders große Empfindlichkeit des Lungengewebes besteht. Oder eine verhältnismäßig geringere Zahl von Bazillen gelangt ins Lungengewebe, das zur Entzündung mit folgender Nekrose besonders disponiert ist. Eine Überschwemmung mit großen Bazillenmengen kann trotz relativer Unempfindlichkeit der Lunge zu bronchopneumonischer Aussaat führen, wenn z. B. in einer alten Kaverne ein Käsepfropf, der den Abflußbronchus bisher verschloß, allmählich erweicht und diese erweichten Massen samt dem Kaverneninhalt den Bronchialbaum plötzlich überschwemmen. Ganz gleich liegen die Verhältnisse, wenn eine Lungenblutung zu einer Überschwemmung der Lungen mit bazillenhaltigem Blut führt und in den bluthaltigen Partien käsige Pneumonien entstehen und sich durch Aspiration über die ganzen Lungen ausbreiten. Eine besondere Empfindlichkeit des Lungengewebes liegt in den Fällen vor, in denen dem Ausbruch der Krankheit nachweislich etwas vorausgegangen ist, was die Resistenz herabsetzt, also Masern, Keuchhusten, Gravidität usw. Das Auftreten der käsig-exsudativen Phthise im Sekundärstadium, besonders in dessen Frühstadium, ist auf die besonderen Immunitätsverhältnisse dieser Periode zurückzuführen. Auch die Fälle dieser Erkrankung bei Menschen aus unverseuchten Gebieten ist dadurch zu erklären, daß sie erst vor kurzem ihren Primäraffekt erworben haben und sich im frühen Sekundärstadium befinden.

Ob die exsudativ-käsige Lungentuberkulose auch durch reichliche Einatmung von Tuberkelbazillen entstehen kann, wissen wir nicht, obschon im Tierexperiment ähnliche Krankheitsbilder erzeugt worden sind, allerdings besonders durch Erstinfektion (v. Baumgarten, Cornet, Watanabe, Herxheimer). Vgl. darüber im nächsten Abschnitt (S. 1540).

Symptomatologie. Die Krankheit kann akut mit hohem Fieber beginnen, während die Lokalsymptome zunächst ganz zurücktreten und in geringem Hüsteln bestehen können. Oft besteht lange Zeit ein Katarrh ohne Fieber, bis plötzlich eine Verschlimmerung eintritt, die sich zuerst durch Husten und Auswurf oder durch hohes Fieber manifestieren kann. Bisweilen ergibt die Anamnese auch eine alte, bisher gutartig verlaufene Lungentuberkulose, die sich in der letzten Zeit plötzlich oder allmählich verschlimmert hat. Nicht selten beginnt die Krankheit mit einer Hämoptoe.

Der weitere Verlauf ist immer durch Fieber ausgezeichnet, das sich dauernd zwischen 39 und 40° und darüber, bisweilen auch in der Nähe von 38° bewegen kann. Die Temperatur kann ziemlich konstant sein, sie kann hektisch verlaufen oder ganz unregelmäßige Schübe und Remissionen zeigen. Nachtschweiße sind in der Regel vorhanden und oft sehr quälend. Das Allgemeinbefinden verschlechtert sich rapid, die Patienten nehmen an Gewicht ab, haben keinen Appetit und fühlen sich sehr schwach. Der Puls wird bald klein und frequent.

Die physikalischen Symptome sind sehr verschieden, je nach der Art des zugrunde liegenden anatomischen Prozesses. Charakteristisch ist, daß es oft lange dauern kann, bis man überhaupt sichere Zeichen einer Lungenaffektion findet. Die zerstreuten Herde machen, so lange sie klein und noch nicht zerfallen sind, nur geringe Symptome, der Schall ist nur wenig abgeschwächt, das Atemgeräusch an einzelnen Stellen verändert, aber oft nicht einmal bronchial. Erst allmählich werden die Dämpfungen deutlicher, Rasselgeräusche treten auf und das Atemgeräusch verändert sich stärker. Vorübergehend kann Reiben zu hören sein. Bei den Formen mit diffus zerstreuten, kleinen Herden kann mehr oder weniger ausgebreitetes Knisterrasseln oder etwas gröberes Rasseln mit ganz geringen Schalldifferenzen die einzige Veränderung sein, die man während des ganzen Verlaufes bis zum Tode nachweisen kann. Wieder in anderen Fällen breiten sich Dämpfung, Veränderung des Atemgeräusches und Rasselgeräusche von der Spitze aus sehr rasch nach abwärts aus und nach kurzer Zeit entstehen ausgesprochene Kavernensymptome.

Der Husten kann verschiedene Intensität haben. Manchmal werden die Patienten durch trockenen, krampfhaften Husten, manchmal durch schwere Anfälle schrecklich geplagt, manchmal ist der Husten nur gering. Im ganzen ist er stärker als bei den chronischen Formen. Der Auswurf ist bei der kavernösen Form reichlich, eitrig und enthält oft große Lungenfetzen. In den anderen Formen ist er dagegen auffallend gering, kann oft ganz fehlen oder nur zeitweise auftreten. Die Tuberkelbazillen sind bei den kavernösen und den mit starker Verkäsung einhergehenden Formen reichlich im Auswurf zu finden, bei den anderen sehr spärlich, und es kann oft viele Woche dauern, bis man sie nachweisen kann. Meistens besteht im Unterschied zu den chronischen Erkrankungen Dyspnoe, die oft sehr lebhaft sein kann, so daß die Zahl der Atemzüge auf 50 und 60 in der Minute steigt.

Verlauf und Komplikationen. Wenn sich eine produktiv-zirrhotische Lungentuberkulose in eine exsudativ-käsige umwandelt, so wird das Krankheitsbild viel schwerer, der Patient wird elend, magert rasch ab und erliegt dem Leiden meistens innerhalb weniger Monate.

Wenn eine Lungenblutung die Ursache der lobulären Ausbreitung ist, deutet in den ersten Tagen nach der Blutung nichts auf dieses Ereignis. Die Temperatur steigt an, wie das auch sonst bei Hämoptoe häufig ist. Aber sie geht nicht wieder herunter, die Rasselgeräusche in den abhängigen Partien bleiben bestehen, das Allgemeinbefinden verschlechtert sich, und die physikalischen Zeichen der disseminierenden käsigen Lobulärpneumonie werden deutlicher und breiten sich aus. Der Verlauf kann so stürmisch sein, daß schon nach 1—2 Wochen der Tod eintritt. Häufiger dauert es etwas länger, und die Krankheit kann sich über mehrere Monate hinziehen, ja sogar für längere Zeit wieder bessern.

Wenn die Krankheit bei einem vorher scheinbar gesunden Menschen entsteht, oder sich an ein unbestimmtes Vorstadium anschließt, so ist der Verlauf recht verschieden. Der Tod kann schon nach wenigen Wochen, manchmal nach 2—4 Monaten infolge von allgemeiner Entkräftung eintreten. In den letzten Zeiten sinkt infolge der allgemeinen Schwäche die Temperatur wieder etwas ab. Es gibt aber auch Fälle, in denen der Prozeß plötzlich oder allmählich zum Stillstand kommt und die Krankheit in eine chronische, relativ gutartige Erkrankung übergeht und der Patient noch Monate und Jahre leben kann.

Bei Kindern stört die Krankheit oft lange Zeit das Allgemeinbefinden nur verhältnismäßig wenig, bis plötzlich eine akute Verschlimmerung rasch zum Tode führt.

Der Tod kann aber auch durch eine terminale Meningitis oder Miliartuberkulose herbeigeführt werden.

Von sonstigen Komplikationen sind namentlich Darm- und Kehlkopftuberkulose zu nennen.

γ) Die im Beginn der fortschreitenden Phthise auftretenden exsudativen Reaktionen.
(Frühinfiltrat und verwandte Erscheinungen.)

Schon lange war bekannt, daß manche Formen von Lungentuberkulose mit den Erscheinungen einer akuten Infektion beginnen, die rasch zurückgehen können, um einem das Allgemeinbefinden wenig störenden, aber schleichend weiterschreitenden Stadium Platz zu machen. Ebenfalls schon lange sind Fälle beobachtet worden, in denen kurz nach Beginn der Krankheit eine ziemlich intensive, über die Grenzen der Lungenspitzen hinausgreifenden Veränderung des Lungenbefundes konstatiert wird, sich aber unerwartet rasch zurückbilden und selbst ausheilen kann. Endlich fiel es immer wieder auf, daß manche Patienten mit beginnender Lungentuberkulose erzählen, sie hätten im Lauf der letzten Monate wiederholt an rasch vorübergehender „Influenza" gelitten. Diese Schübe von „Influenza", bei denen der Arzt oft nichts Verdächtiges auf den Lungen konstatieren konnte, wurden früher allgemein als auslösende Ursache für die Lungentuberkulose betrachtet. Aber immer mehr drängte sich der Verdacht auf, sie seien in Wirklichkeit die ersten Manifestationen der sich entwickelnden Phthise.

Deshalb haben viele Autoren die Meinung vertreten, daß die Lungentuberkulose immer oder wenigstens in den meisten Fällen akut beginne. Andere hielten an der chronischen Entstehung fest und wiesen darauf hin, daß man bei scheinbar akutem Beginn oft schon frühzeitig Veränderungen feststellen kann, die unmöglich so rasch entstanden sein können, sondern schleichend begonnen haben müssen. Die Unterscheidung der Tuberkulose in produktive und exsudative Formen brachte ein neues Moment in die Diskussion, und man mußte für die Formen mit rasch zurückgehenden Lungenerscheinungen einen exsudativen, aber rückbildungsfähigen Prozeß annehmen. Gerade diese Fälle waren es, die zuerst zur Überzeugung führten, daß eine pneumonische Form nicht gleichbedeutend mit einer schlechten Prognose sei, wie man auf Grund der pathologisch - anatomischen Befunde vielfach angenommen hatte.

Einen wirklichen Fortschritt brachten die Erfahrungen mit der Röntgenuntersuchung. Die von Kleinschmidt und von Eliasberg und Neuland demonstrierten perihilären, rasch verschwindenden Schatten konnten nur so gedeutet werden, daß die „epituberkulösen" Infiltrationen perifokale, unspezifische Entzündungen sein müssen. Später haben Graß, Alexander u. a., besonders aber Redeker, solche Schattenbezirke in den Lungen festgestellt, und weitere Untersuchungen haben gezeigt, daß solche unspezifische Entzündungen um tuberkulöse Herde in den Lungen viel häufiger sind, als man bisher angenommen hatte, daß aber neben diesen perifokalen auch spezifische Herde nicht selten sind, die teilweise zurückgehen können, teilweise aber auch den Ursprung für Kavernen und für eine fortschreitende Lungenphthise abgeben können. Diese sich nicht zurückbildenden Herde entsprechen den meist infraklavikulär gelegenen, früher von Rieder, später von Aßmann beschriebenen Kavernen bzw. ihrem Vorstadium, das von Aßmann als käsige Pneumonie gedeutet wurde.

Theoretisch müssen wir zwischen der unspezifischen perifokalen und der bazillenhaltigen fibrinös-zelligen, gallertigen bis käsigen Pneumonie unterscheiden. Praktisch ist diese Unterscheidung schwierig, und auch pathologisch-anatomisch ist die Grenze nicht immer scharf, weil um ein käsig-pneumonisches Zentrum die Entzündung peripherwärts ganz allmählich in gelatinöse und rein fibrinöse oder katarrhalische Exsudation übergehen kann. Doch kommen auch reine Formen von perifokaler Entzündung vor, die gut charakterisiert sind und dem entsprechen, was gewöhnlich unter dem Redekerschen Infiltrat verstanden wird. Je nachdem sie sich um einen frischen oder älteren Tuberkuloseherd bilden, unterscheidet Redeker das Frühinfiltrat und die Lungeninfiltrierung.

Das Frühinfiltrat. Redeker konnte durch systematische Untersuchung der Umgebung von Lungenkranken oft bei scheinbar gesunden oder sich vorübergehend leicht unwohl fühlenden Individuen, besonders Kindern, rundliche Schatten in den Lungenfeldern nachweisen, die im Lauf von Tagen, Wochen oder Monaten wieder verschwinden, oder aber den Ausgangspunkt einer fortschreitenden Phthise bilden können.

Das Frühinfiltrat erscheint im Röntgenbild als mehr oder weniger großer rundlicher Schatten, dessen Durchmesser bisweilen kaum 2 cm beträgt, bisweilen auch 5 cm erreicht oder überschreitet, von homogener, in älteren Fällen mehr fleckiger Beschaffenheit. Sein häufigster Sitz ist infraklavikulär, doch kann es an jeder anderen Stelle, auch in der Spitze, vorkommen.

Klinisch machen sie gewöhnlich geringe Symptome. Allerdings erfährt man bei genauerem Befragen oft, daß vor kurzer Zeit einige Tage Unwohlsein mit mehr oder weniger Fieber bestand und daß vielleicht der Arzt konsultiert wurde und wegen Mangel eines anderen Befundes eine Grippe oder Influenza diagnostizierte. Bekommt man den Patienten während dieses Unwohlseins zu Gesicht, so konstatiert man nach Redeker eine typische Trias von Temperaturerhöhung, Linksverschiebung des Leukozytenbildes und beschleunigter Senkungsreaktion, also Symptome, wie sie jeder akut fieberhaften Erkrankung eigentümlich sind. Daneben fällt bisweilen ein merkwürdig schlechtes Aussehen mit halonierten Augen und schlaffen Gesichtszügen auf. Husten kann ganz fehlen. Dagegen können mannigfache andere Beschwerden, Schmerzen in den

Gliedern, in der Magengegend usw. auftreten und eine falsche Diagnose stellen lassen, nach Redeker sogar die einer Perityphlitis.

Diese Symptome können rasch verschwinden, kehren aber häufig ein oder mehrere Male wieder. In der Zwischenzeit kann sich der Kranke vollkommen gesund fühlen. Seltener leidet er an einer leichten Störung des Wohlbefindens, an Müdigkeit, Appetitlosigkeit usw., oder an etwas Husten und Druck oder Stechen auf der Brust.

Auskultation und Perkussion ergeben meistens einen vollkommen negativen Befund. Nur wenn der Herd genügend groß ist und an der Oberfläche liegt, kann eine geringe Dämpfung und eine merkliche Veränderung des Atemgeräusches nachweisbar sein. Noch seltener sind Rasselgeräusche.

In einem großen Teil (bis zu $75^0/_0$) der Fälle kann man bei genauem Suchen Tuberkelbazillen im Auswurf nachweisen.

Aber selbst in diesen Fällen kann die Diagnose des Frühinfiltrates, d. h. der speziellen Form der Tuberkulose nur mit Hilfe der Röntgenuntersuchung gestellt werden. Sie erfordert aber eine gute Technik und genaues Durchmustern der Platten.

Aus der Tatsache, daß nur die Röntgenuntersuchung die Frühinfiltrate erkennen läßt, folgt die Forderung, in jedem Fall von fieberhafter Erkrankung, selbst leichtesten Grades, in dem die Untersuchung keine absolut sichere anderweitige Ursache für das Fieber ergibt, eine Röntgenaufnahme zu machen. Praktisch läßt sich das nicht durchführen, denn sonst müßten zahlreiche Menschen Jahrzehnte hindurch immer wieder einer Röntgenuntersuchung unterzogen werden. Dagegen muß man die Forderung aufstellen, daß eine Röntgenaufnahme gemacht werden soll, wenn akute unklare Fieberzustände, seien sie auch noch so unbedeutend, sich wiederholen oder nicht rasch ausheilen, oder wenn sie bei Kindern oder jugendlichen Individuen in tuberkuloseinfizierter Umgebung auftreten.

Die Genese des Frühinfiltrates ist noch nicht vollkommen geklärt. Darüber herrscht freilich Einigkeit, daß man unter „Frühinfiltrat" nicht den Primäraffekt zu verstehen hat, der bei Kindern allerdings ein ähnliches Bild erzeugen kann, sondern einen Herd beim infizierten, aber noch nicht lungenkranken Individuum, von dem eine Phthise ausgehen kann. Dagegen ist nicht sicher, ob das Frühinfiltrat den „Reinfekt" der Lunge, d. h. die erste pulmonale Lokalisation nach dem Primäraffekt darstellt und ob es durch Weiterwandern der Infektion von einem schon bestehenden „Reinfekt" in der Lungenspitze, durch hämatogene Metastasierung oder durch Superinfektion zustande kommt.

Redeker nahm ursprünglich die Entstehung durch Superinfektion, eine Inhalationstuberkulose beim schon infizierten Individuum an, weil er bei zwei Dritteln seiner Fälle eine Infektionsquelle in der Umgebung fand. Loeschcke hat aber bei Obduktionen lückenlose Serien von Bildern gefunden, die zeigen, wie von einem apikalen oder subapikalen Herd aus eine Aspiration käsigen Materials in kleine Bronchialzweige (feinkörnige Streuungstuberkulose), dann in die drei Äste des dorsalen Oberlappenbronchus stattfindet und sich käsige Pneumonien ausbilden (grobkörnige Streuungstuberkulose). Er schließt auf intrakanalikuläre Entstehung der dem Frühinfiltrat entsprechenden käsigen Pneumonie daraus, daß er neben derartigen unterhalb der Spitze sitzenden Käseherden regelmäßig in nächster Nachbarschaft eine Bronchialtuberkulose mit grobem Streuungskorn nachweisen konnte, und ferner daraus, daß die Inhalation wohl nie genügende Bazillenmengen liefern würde, um im allergischen Körper eine käsige Pneumonie zu erzeugen. Redeker gibt die Möglichkeit einer Entstehung durch intrakanalikuläre Verbreitung aus einem älteren Herd zu und erklärt die Tatsache, daß solche Infiltrate vorwiegend bei Menschen mit reichlicher Infektionsgelegenheit entstehen, dadurch, daß bei diesen durch die wiederholte Bazilleninhalation eine größere „Tuberkulinisierung" und vermehrte Empfindlichkeit hervorgerufen werde, die die Verbreitung von einem alten Herd aus begünstigt.

Das weitere Schicksal des Frühinfiltrats ist verschieden. In den meisten Fällen bildet es sich offenbar zurück, ohne daß etwas nachzuweisen bleibt, selbst im Röntgenbild nicht. In anderen Fällen verschwindet im Röntgenbild der Schatten nicht, wird aber kleiner und ungleichmäßiger, um schließlich eine fleckige Trübung zurückzulassen. Dieser restierende Schatten, der der Ausdruck bindegewebig veränderter azinöser oder lobulärer käsig-pneumonischer Herde ist, wird von Redeker „Infiltrationsfeld" genannt. Endlich kann das Frühinfiltrat unter Bildung einer im Röntgenbild sichtbaren Kaverne zerfallen. Auf Abb. 76 ist ein Infiltrationsfeld mit vielleicht schon vorhandener Kaverne wiedergegeben.

Von einer solchen Kaverne aus entsteht leicht eine sich unaufhaltsam ausbreitende lobulärpneumonische Phthise. Auch wenn zunächst keine Kaverne im Röntgenbild sichtbar ist, kann das eintreten. Oder die Verbreitung erfolgt langsamer, und es kann sich nach Redeker durch Stauung zunächst eine isolierte nodös-fibröse Spitzentuberkulose ausbilden, ein „Spitzeninduxationsfeld", ohne daß daraus eine progressive Phthise zu entstehen braucht. Es kann sich aber auch eine chronische, vorwiegend produktive oder gemischte, kraniokaudal fortschreitende Phthise direkt an das Frühinfiltrat anschließen. Dabei kann durch Schrumpfung der Spitze die Kaverne so in die Höhe gezogen werden, daß sie auf dem Sektionstisch als Resultat einer in der Spitze begonnenen Tuberkulose imponiert. Aber auch dann, wenn das Infiltrat ohne sichtbare Spuren verschwunden ist oder ein harmlos aussehendes Infiltrationsfeld zurückgelassen hat, kann die Ausheilung nur eine scheinbare sein.

Endlich können nach kürzerer oder längerer Zeit an anderer Stelle neue Herde („Tochterinfiltrate") entstehen, die die gleichen Entwicklungsmöglichkeiten wie das Frühinfiltrat in sich schließen.

Die Sekundärinfiltrierung. Perifokale Entzündungen können auch in der Umgebung älterer Herde auftreten. Redeker nennt das Sekundärinfiltrierung. Sie kommt besonders in der Umgebung tuberkulöser Hilusdrüsen vor. Diese „perihiläre" Sekundärinfiltrierung ist identisch mit der epituberkulösen Pneumonie von Eliasberg und Neuland (vgl. S. 1539).

Das Tochterinfiltrat. Als Tochterinfiltrat bezeichnet Redeker einen Schatten im Röntgenbild, der aussieht wie ein Frühinfiltrat, aber an einer anderen Stelle als ein früher beobachtetes Infiltrat auftritt. Solche Tochterinfiltrate kommen in der Nachbarschaft des ersten Infiltrates oder an einer entfernteren Stelle vor. Im ersten Fall sind sie wohl durch Aspiration in einen benachbarten Bronchus zu erklären. Sonst kommt daneben auch eine neue hämatogene Metastasenbildung oder eine neue Infektion von außen in Betracht.

Der weitere Verlauf ist gleich wie beim Frühinfiltrat.

Das Spätinfiltrat. In seltenen Fällen kommen, wie Redeker angibt, in Lungen mit alter Tuberkulose Infiltrate vor, die sich wie die Frühinfiltrate verhalten und wie diese sich rasch zurückbilden. Praktisch haben sie keine Bedeutung.

Die initiale käsige Lobulärpneumonie. Als Kern des „Frühinfiltrates" ist wohl immer eine lobuläre, käsige Pneumonie anzunehmen. Eine solche braucht keinen Hof von unspezifischer Pneumonie um sich zu bilden. Wir müssen aber die Formen von käsiger Pneumone ohne perifokale Entzündung von denen mit einer solchen trennen, weil die Beurteilung des Falles auf Grund des Röntgenbildes eine ganz andere ist. Die Ausdehnung des Schattens ist bei perifokaler Entzündung viel größer als der eigentliche Krankheitsherd, beim Fehlen einer solchen so groß wie dieser. Man wird deshalb dann, wenn ein Schattenherd, der einem Frühinfiltrat gleicht, aber nicht zurückgeht, sondern sich sogar noch ausdehnt, eine käsige Pneumonie ohne perifokale Entzündung annehmen. Allerdings wird es sich in der Regel um kleinere Schattenherde handeln als beim Frühinfiltrat, und bisweilen wird die Unterscheidung von einer nodösen Tuberkulose nicht leicht sein. Wenn man die Diagnose auf einen lobulär-käsigen Herd in einer sonst noch nicht tuberkulösen Lunge stellen kann, so ist die Prognose immer ernster als bei einem Frühinfiltrat. Aber es kann vollständige Heilung eintreten.

b) Die azinös-nodöse Lungentuberkulose.

Die reinste Form der azinös-nodösen Lungentuberkulose stellt die allgemeine Miliartuberkulose dar, ist aber hier nicht zu besprechen, da sie in Band I dieses Handbuches behandelt ist.

Wenn dagegen azinös-nodöse Herde in kleinerer Zahl auftreten, so daß sie nicht wie bei der allgemeinen Miliartuberkulose zum Tode führen, so erleiden sie immer eine zirrhotische Umwandlung, unter Umständen auch Zerfall und Kavernenbildung, die Krankheit bleibt also nie rein azinös-nodös.

α) Die azinös-nodös-zirrhotische Tuberkulose der Lungenspitzen.

Die meisten Fälle von chronischer Lungentuberkulose schreiten in der Richtung von der Spitze gegen die Basis fort. Deshalb war es selbstverständlich, daß man die Tuberkulose der Lungenspitze als den ersten Beginn der chronischen Phthise betrachtete. Neuerdings wird diese Anschauung, gegen deren allgemeine Gültigkeit sich einzelne Autoren, z. B. v. Romberg, schon seit Jahren gewandt haben, von vielen Seiten (Bräuning, Redeker usw.) bestritten und behauptet, daß die Spitzentuberkulose sozusagen nie zur progredienten Phthise führe.

Die Erkenntnis, daß viele Fälle von Spitzenaffektionen nie zu Phthise führen, ist nicht neu. 1899 schrieb Liebermeister: „Nicht jeder hartnäckige Lungenspitzenkatarrh beruht auf Tuberkulose; er kann aber, wenn Gelegenheit zur Infektion besteht, leicht in Tuberkulose übergehen und ist deshalb immer ernsthaft zu nehmen und sorgfältig zu behandeln" (Ebstein - Schwalbe, I. Aufl. Bd. 1, S. 345). Heutzutage wissen wir, daß die Sache umgekehrt liegt, und daß weitaus die meisten „Lungenspitzenkatarrhe" der Ausdruck einer Tuberkulose sind. Bis vor kurzem herrschte die Lehre, daß ein Teil dieser Spitzentuberkulosen weiterschreiten könne und das Hauptkontingent der chronischen Lungenschwindsucht liefere. Ob das, wie heute behauptet wird, eine „Irrlehre" ist und die Tuberkulose fast ausnahmslos an anderer Stelle beginnt, ist noch höchst zweifelhaft.

Der Ausdruck „Spitzentuberkulose" hat zu vielen Mißverständnissen Anlaß gegeben, die, wie Aschoff betont, darauf beruhen, daß normaler und pathologischer Anatom, Kliniker und Röntgenologe etwas anderes unter „Lungenspitze" verstehen. Die anatomische Definition der Lungenspitze ist der Abschnitt des Organs, der über die erste Rippe hinausragt, also eine dünne Scheibe von kaum 1—3 mm Dicke (Tendeloo, van Noten). Der pathologische Anatom kann diesen Teil an der herausgenommenen Lunge nicht immer sicher abgrenzen. Der Röntgenologe versteht unter „Spitzenfeld" das, was oberhalb des Schattens des ersten Rippenknorpels zu sehen ist. In dieses Feld wird regelmäßig der paravertebrale Abschnitt des 3. Interkostalraums, oft auch der 4. Rippe projiziert, in manchen Fällen noch mehr, ganz besonders bei kyphotischem Thorax. Eine „Spitzenaufnahme" läßt noch mehr von der hinteren Thoraxwand in das „Spitzenfeld" fallen. Dieses enthält also unter allen Umständen noch die Schatten der subapikalen Teile der dorsalen Lungenabschnitte, bisweilen auch die Unterlappenspitze. Der Kliniker endlich verlegte von jeher alles in die „Spitze", was er durch Perkussion oder Auskultation über Fossa supraclavicularis und supraspinata nachweisen kann. Da dabei eine Tiefe von mehreren cm erfaßt wird, liegen die nachweisbaren pathologischen Veränderungen recht oft tiefer als in der anatomischen Spitze.

Für unsere Beschreibung kann natürlich nur die klinische Begrenzung der „Spitze" maßgebend sein. Deshalb wird die Frage, ob die gefundenen Veränderungen im anatomischen Sinne apikal oder nur subapikal sind, gar nicht berührt.

Symptomatologie. Die Spitzentuberkulose macht bisweilen gar keine subjektiven Symptome, sondern wird nur zufällig durch Perkussion und Auskultation oder durch Röntgenuntersuchung erkannt. Es kommt auch vor, daß eine Spitzenaffektion entdeckt und fälschlicherweise mit den vorhandenen, aber auf anderer Ursache beruhenden Gesundheitsstörungen in Zusammenhang gebracht wird. Das ist um so leichter möglich, als die Beschwerden sehr mannigfaltiger Natur sein können.

Die ersten Anfänge sind meistens schleichend. Sie können aber auch ziemlich plötzlich auftreten. Bei genauerer Anamnese kann man auch oft feststellen, daß der zuerst als „schleichend" angegebene Beginn doch akut war, daß ein oder mehrere Schübe von mehr oder weniger plötzlichen Störungen vorausgegangen sind, bevor der Patient sich dauernd unwohl fühlte.

Da die Symptome mannigfaltiger Natur sind, können wir eine Reihe von Formen unterscheiden.

1. **Katarrhalische Form.** Am häufigsten beginnt die Lungentuberkulose mit katarrhalischen Erscheinungen. Die Patienten leiden an Husten, der anfangs nur selten auftritt und wieder verschwindet, später häufiger wird und nicht mehr aufhören will. Anfangs glauben die Patienten, sich erkältet zu haben, und erst die Hartnäckigkeit der letzten „Erkältung" führt sie zum Arzt. Eine Verwechslung mit einer Erkältungsbronchitis ist um so leichter möglich, als es sich bisweilen um Individuen handelt, die häufig an Schnupfen und Husten leiden. Manchmal kann man durch Befragen feststellen, daß sich der letzte hartnäckige Husten nicht an einen Nasenkatarrh angeschlossen hat, in anderen Fällen erfährt man aber, daß ein richtiger Schnupfen im Anschluß an eine nachgewiesene Erkältung vorausgegangen ist, daß sich dann die Erscheinungen einer Pharyngotracheitis ausgebildet haben, und daß, während die akuten Erscheinungen abklangen, ein Husten zurückblieb, der, wie die spätere Beobachtung ergibt, auf einer Spitzenaffektion beruht.

Auch Heiserkeit kann vorübergehend auftreten oder längere Zeit andauern und den Patienten zum Arzt führen, während der Husten gering ist und vom Kranken übersehen wird.

Auswurf fehlt in der ersten Zeit meistens ganz, aber schon nach kurzer Dauer stellt er sich in der Regel ein. Nicht selten behauptet der Patient auch, nichts auswerfen zu müssen; wenn man ihn aber genauer frägt und ihn auffordert, genau darauf zu achten, so stellt sich doch heraus, daß er am Morgen hier und da einen oder mehrere Sputumballen herausbefördert. Untersucht man das Sputum, so erweist sich dieses meistens als schleimig-eitrig oder fast rein schleimig, und bisweilen lassen sich Bazillen darin nachweisen. Findet man keine, so begnüge man sich nicht mit einer Untersuchung, sondern wiederhole die Untersuchung. Nicht selten gelingt es schließlich doch, Bazillen zu finden.

Es ist aber eine Ausnahme, wenn die Krankheit mit so reinen katarrhalischen Symptomen beginnt. Meistens spürt der Patient schon von Anfang an Beschwerden allgemeiner Natur, oft sogar schon, bevor er den Husten bemerkt. Auch in den Fällen, in denen der Patient zuerst nichts davon erwähnt, kann man bei genauerem Befragen erfahren, daß solche Störungen des Allgemeinbefindens vorhanden sind, aber nur bisher nicht beachtet wurden. Nicht selten werden Schmerzen oder Stiche empfunden, bald mehr in der Gegend der Lungenspitze, bald mehr über den unteren Partien der Brust oder des Rückens. Sie brauchen nicht auf derselben Seite aufzutreten, auf der die Erkrankung nachweisbar ist. Sie können aber auch vollständig fehlen, eventuell nur bei größeren Anstrengungen, längerem Gehen usw. auftreten.

Appetitlosigkeit und Abmagerung kann zu dieser Zeit schon vorhanden sein, kann aber auch vollständig fehlen. Bisweilen fällt es der Umgebung oder dem Patienten selbst auf, daß er blasser geworden ist und schlechter aussieht, wenn die Wage auch noch keine Gewichtsabnahme anzeigt. In der Regel haben die Patienten schon die Beobachtung gemacht, daß sie sich müder fühlen als sonst, daß ihnen der Rücken bei anstrengender Beschäftigung leicht weh tut, daß sie weniger Lust zur Arbeit haben.

Das wichtigste aber ist, daß zu dieser Zeit meist schon Veränderungen der Körpertemperatur nachweisbar sind. Die Körperwärme ist abends oder auch mittags etwas erhöht, übersteigt (bei axillarer Messung) vorübergehend 37^0, ja sie kann sogar bisweilen auf 38^0 und mehr sich erheben. Die Patienten spüren bisweilen die leichte Temperatursteigerung, in der Regel haben sie aber keine Empfindung von Fieber. Dagegen erfährt man auf Befragen oft, daß Nachtschweiße bestehen, ja daß diese schon seit längerer Zeit vorhanden sind. Oft ist man bei der Messung der Körpertemperatur überrascht, daß trotz gutem Allgemeinbefinden regelmäßiges Fieber vorhanden ist, viel öfter findet man dagegen nur vereinzelte unregelmäßige Erhebungen oder nur eine Umkehr des Temperaturtypus oder nur an einzelnen Tagen am Morgen eine höhere Zahl als am Abend. Endlich kommt es gar nicht selten vor, daß die Temperaturkurve vollständig normal aussieht, und daß nur nach körperlichen Anstrengungen, z. B. nach einem Spaziergang, eine abnorme Erhebung auftritt.

Der Puls zeigt meistens eine erhöhte Frequenz, freilich oft nur nach Bewegungen. Die Verdauung kann normal sein oder geringe Störungen zeigen, wie sie bei den dyspeptischen Formen im Vordergrund stehen.

Die Untersuchung der Lungen ergibt in der ersten Zeit oft keine deutlichen Veränderungen. Bisweilen kann man auch, wenn die Krankheit durch eine akute Bronchitis eingeleitet wurde, anfangs durch die Symptome eines über die ganze Lunge verbreiteten Bronchialkatarrhs über die wahre Natur des Leidens getäuscht werden.

Mit der Zeit werden aber die physikalischen Symptome deutlicher, eine Schalldifferenz ist nachzuweisen, hie und da hört man, namentlich am Morgen, Rasselgeräusche, das Atemgeräusch verändert seinen Charakter, wird leise oder rauh oder unbestimmt. Gar nicht selten kommt es vor, daß man schon bei der ersten Untersuchung eine ziemlich starke Schrumpfung an der Lungenspitze nachweisen kann, die nur dadurch zu erklären ist, daß schon früher hier eine Erkrankung bestanden hat.

2. Anämische Form. Nicht selten sieht man junge Mädchen, die den Eindruck einer Chlorose machen, bei denen aber die Blutuntersuchung normale Werte oder höchstens eine ganz geringfügige Herabsetzung des Hämoglobins und der roten Blutkörperchen ergibt. Auch anämische Geräusche, Hochstand der Lungengrenzen, Pulsbeschleunigung kommen häufig vor. Ein Teil dieser Fälle entpuppt sich nach Monaten oder Jahren, oft nach vorübergehendem Verschwinden der anämischen Symptome, als beginnende Tuberkulosen. Die Erscheinungen der katarrhalischen Form treten hinzu, Husten und Auswurf lassen an eine Lungenaffektion denken, und der weitere Verlauf ist gleich wie bei der katarrhalischen Form.

Auch beim männlichen Geschlecht sind derartige Fälle häufig, und manche Anämie des Jünglingsalters erweist später ihren tuberkulösen Ursprung.

Auch hier können die anämischen Erscheinungen den ersten nachweisbaren Symptomen von seiten der Lunge jahrelang vorausgehen.

Ein wichtiges Symptom ist in vielen solchen Fällen das Herzklopfen. Bei ungenügender Untersuchung wird es meist als anämisch oder nervös erklärt, während bei einiger Aufmerksamkeit die Affektion der Lungenspitze schon entdeckt werden könnte. In der Mehrzahl der Fälle wird diese freilich erst viel später nachgewiesen. Es ist deshalb notwendig, die Lungen immer wieder von neuem zu untersuchen.

3. **Dyspeptische Form.** Dyspeptische Störungen sehen wir bei Phthisis incipiens recht häufig. Bald ist es ein Druck in der Magengegend, Gefühl von Völle nach dem Essen, bisweilen auch Brechreiz, bald Erscheinungen von seiten des Darmes, Schmerzen und Störungen in der Stuhlentleerung, Obstirpation oder Diarrhöe.

Oft gehen nun diese dyspeptischen Störungen dem Ausbruch der Lungentuberkulose monatelang voraus. Namentlich bei lange dauernden Diarrhöen kann sich schließlich eine Lungenaffektion herausstellen. Es kommt auch vor, daß die Diarrhöe verschwindet, nach einiger Zeit wiederkehrt und wieder verschwindet, und daß erst nach mehr als einem Jahr Lungensymptome hinzukommen.

Es ließe sich denken, daß eine nicht spezifische Diarrhöe den Körper schwächt und für eine Infektion empfänglicher macht, es ist aber auch möglich, daß die Diarrhöe ein Infektionssymptom darstellt. Die zweite Annahme hat mehr Wahrscheinlichkeit für sich, da eine grundlos auftretende Diarrhöe etwas Merkwürdiges wäre.

Häufiger liegt die Sache aber so, daß die dyspeptischen Erscheinungen zwar gleichzeitig mit den Lungensymptomen auftreten, aber mehr beachtet werden. Die Patienten kommen mit Klagen über Magen- oder Darmbeschwerden, und wenn der Arzt nicht von vornherein an die Häufigkeit dieses Zusammenhanges denkt, so wird die Lunge nicht untersucht. Wird aber eine Untersuchung vorgenommen, so findet man mehr oder weniger ausgesprochene Veränderungen an den Lungenspitzen, und oft ist man erstaunt, daß man bei einem Patienten, der nur über dyspeptische Beschwerden klagt und höchstens auf Befragen hin sich daran erinnert, manchmal an Husten zu leiden, schon eine ziemlich weit vorgeschrittene Affektion findet.

4. **Febrile Form.** Es kommt vor, daß ein Lungenleiden sich anfangs nur durch Fieber bemerkbar macht, und daß man erst nach langer Zeit überhaupt an die Möglichkeit einer Lungenaffektion denkt. Ein vorher ganz gesunder Mensch fühlt sich unwohl, klagt über Frost und Hitze, und wenn die Temperatur gemessen wird, so findet man 38^0, 39^0 und selbst mehr. Der Patient klagt über nichts als über Fiebergefühl und Nachtschweiße und über allgemeine Schwäche, die sogar im Verhältnis zur Temperatursteigerung auffallend gering sein kann. Der Beginn kann schleichend oder mehr akut sein, die Temperatur kann unregelmäßig verlaufen; bisweilen erfährt man auch, daß die Nachtschweiße schon seit einigen Wochen bestehen. Das Fieber läßt an einen Typhus, eine Leukämie, eine Miliartuberkulose denken, aber man findet keinerlei Lokalsymptome, außer etwa einem geringen Nachschleppen der einen Brusthälfte bei tiefer Atmung und einer mangelhaften Verschieblichkeit der entsprechenden Lungengrenze. Dieser Befund und das auffallende Mißverhältnis zwischen Allgemeinbeschwerden und Fieber läßt schließlich die Diagnose einer Lungentuberkulose stellen, aber erst nach Wochen wird die Diagnose durch das Auftreten nachweisbarer Spitzenveränderungen bestätigt. Diese Fälle können einen auffallend gutartigen Verlauf nehmen, indem das Fieber nach einigen Wochen heruntergeht und ganz verschwindet, und es kann bald eine vollständige Heilung eintreten. Es kann sich aber auch nach dem Abklingen der

ersten Fiebersymptome das gewöhnliche Bild einer Phthisis incipiens entwickeln.

Im Beginn sind diese Fälle oft nicht von einer akuten **bronchopneumonischen** Form zu unterscheiden. Doch schafft der weitere Verlauf meistens bald Klarheit. Bei der **käsigen Pneumonie** kann das Krankheitsbild nur wenige Tage ähnlich sein. Die Unterscheidung von einem **Frühinfiltrat** in der Spitzengegend ergibt sich aus der Beobachtung des weiteren Verlaufes und der fortlaufenden Röntgenkontrolle.

Im Gegensatz zu diesen Fällen mit hohem Fieber stehen welche, bei denen monatelang geringe Temperatursteigerungen, bald kontinuierliche subfebrile Temperaturen, bald unregelmäßige Steigerungen, ohne alle andere Symptome vorhanden sind. Bisweilen verschwinden die Temperatursteigerungen wieder, und man ist im Zweifel, ob es sich um ausgeheilte tuberkulöse Veränderungen im Körper gehandelt hat, bisweilen kommt schließlich doch eine Spitzenaffektion zum Vorschein.

Leichte febrile Formen ohne nachweisbare Lokalaffektion sind wohl viel häufiger als man denkt. Viele Fieberzustände unklaren Ursprungs sind wohl in dieser Weise zu erklären und vielleicht teilweise für die Spitzeninduration verantwortlich zu machen, die man bisweilen bei Sektionen in einer Ausdehnung findet, daß sie nicht mehr unter den Begriff des einfachen „Reinfekts" fallen.

Eine besondere Erwähnung verlangen die Fälle, die mit wiederholten Fieberattacken erkrankt sind, bis man die Spitzentuberkulose erkennt. Recht oft erhalten wir die Angabe, daß die Kranken sich seit einer „Influenza", die vielleicht vom Arzt diagnostiziert worden ist, nicht mehr recht wohl fühlen, oder daß sie in den letzten Monaten mehrmals „Influenza" hatten. Einzelne solcher Fieberanfälle können der Ausdruck von „Frühinfiltraten" sein, recht oft erkennt man aber auch im Röntgenbild nichts mehr von Resten einer solchen, sondern nur Spitzenveränderungen, so daß man diese als Ursache der wiederholten Fieberschübe betrachten muß.

5. **Pleuritische Form.** Daß eine Pleuritis exsudativa die erste Äußerung einer tuberkulösen Infektion sein kann, ist bekannt. Auch hinter einer **Pleuritis sicca** kann sich eine Spitzenaffektion verbergen. Die Patienten erkranken an Seitenstechen, Rückenschmerzen und Fieber oder subfebrilen Temperaturen, und die Untersuchung ergibt mehr oder weniger ausgedehntes Reiben über einer oder beiden Seiten. Das Reiben kann längere Zeit, oft viele Wochen bestehen bleiben, es kann verschwinden und an anderen Stellen auftreten, schließlich ist es nicht mehr zu hören, aber die Temperatur bleibt hoch oder kehrt wenigstens nicht ganz auf die Norm zurück, und mit der Zeit entwickeln sich mehr oder weniger deutlich die Symptome einer Lungenspitzenerkrankung.

In vielen Fällen heilt auch die Pleuritis nach einigen Wochen aus, die Temperatur kehrt zur Norm zurück, aber sobald der Patient zur Arbeit zurückkehrt, zeigt sich die Krankheit wieder, und schließlich stellt sich die Lungenaffektion doch heraus. Nicht ganz selten findet man allerdings in diesen Fällen eine ungewöhnliche Lokalisation des tuberkulösen Herdes in den unteren Teilen des Oberlappens oder in einem Unterlappen.

Über die Beziehungen der Pleuritis exsudativa und sicca zur Tuberkulose vgl. auch das Kapitel Pleuritis.

6. **Hämoptoische Form.** Bei einer ziemlich großen Anzahl von Lungenkranken beginnt das Leiden mit einer Lungenblutung. Etwa ein Zehntel aller Fälle zeigt diese initiale Hämoptoe. Sie kann ganz ohne alle Vorboten auftreten und mehr oder weniger profus sein, oft mehrere 100 ccm zutage fördern. Dieses Ereignis hat eine geradezu dramatische Wirkung, der Patient und seine Umgebung erschrecken heftig, und der Arzt hat Mühe, die Leute zu über-

zeugen, daß noch nie jemand an einer initialen Hämoptoe gestorben sei. Nach einigen Stunden, seltener nach einigen Tagen, kommt die Blutung zum Stillstand und es werden nur noch einige Tage lang braunrote Sputa ausgeworfen, die allmählich ihre Farbe ganz verlieren.

Nicht selten erfährt man, daß schon vor der Hämoptoe Erscheinungen bestanden, die auf das Bestehen einer Lungenaffektion hindeuteten, aber nicht beachtet worden waren. Auch in diesen Fällen macht aber die Hämoptoe den Eindruck, als habe sie einen vorher gesunden Menschen betroffen, und der erschreckende Effekt auf den Patienten und seine Umgebung ist derselbe.

In anderen Fällen ist die Menge des entleerten Blutes nur gering, aber da beim Publikum die Bedeutung des Bluthustens bekannt ist, so führt die Blutung den Kranken in der Regel zum Arzt.

Der weitere Verlauf kann sehr verschieden sein. Fast immer ist die Temperatur in den ersten Tagen erhöht, ja es kann hohes Fieber auftreten. In der Regel erholt sich der Patient sehr rasch von der Blutung, die Temperatur wird normal und nach einigen Tagen kann sich der Kranke so wohl fühlen wie vorher. Meistens bleibt noch einige Wochen ein geringes Schwächegefühl zurück. Damit kann die Sache aber auch abgetan sein, und es gibt viele Menschen, die einmal oder mehrmals in ihrem Leben eine mehr oder weniger abundante Lungenblutung durchgemacht haben, ohne sonst jemals die geringsten Zeichen von Phthise zu zeigen.

Nicht immer geht es aber so gut. Die Blutung kann sich wiederholen und schließlich entwickelt sich immer deutlicher die Affektion einer Lungenspitze. Nicht selten kommt es auch vor, daß man schon kurz nach der Blutung die Spitzenerkrankung findet, die aber ebenso harmlos oder wenigstens scheinbar harmlos weiter verläuft wie bisher, ohne erheblichere Beschwerden zu verursachen. In diesen Fällen ist die Hämoptoe ein zufälliger Anlaß, der zur Entdeckung einer bisher latent verlaufenden Phthisis incipiens führt. Das hat dann zur Folge, daß der Patient sofort in richtige Behandlung kommt, während es sonst noch lange gedauert hätte, bis man die unterdessen weiter vorgeschrittene Erkrankung erkannt hätte.

Es kommt aber auch vor, daß die Hämoptoe zu einer raschen Verbreitung der Krankheit führt. Dann sinkt die nach der Blutung erhöhte Temperatur nicht oder nicht vollständig, ja sie kann sogar wieder steigen, und im Anschluß an die Blutung entwickelt sich eine rasch fortschreitende Tuberkulose in der Gegend der Spitze, bisweilen aber auch über anderen Lungenpartien. Auch eine käsige Pneumonie kann in den nächsten Tagen auftreten. Diese Fälle waren die Ursache dafür, daß früher angenommen wurde, das in die Lunge entleerte Blut könne in Verkäsung übergehen. In Wirklichkeit verhält sich aber die Sache so, daß mit dem Blut Tuberkelbazillen in bisher gesunde Lungenteile verschleppt werden.

Im entleerten Blut kann man oft Bazillen nachweisen, besonders in den Fällen, in denen die Blutung zu einer Propagation der Tuberkulose führt.

Die physikalischen Symptome sind, wie auch die subjektiven Empfindungen gleich wie bei jeder anderen Hämoptoe und sind S. 1153f. beschrieben.

Verlauf der Lungenspitzentuberkulose. Auch die mit wirklichen Krankheitssymptomen einhergehenden Fälle von Lungenspitzentuberkulose zeigen in der Regel wenig Tendenz zum Fortschreiten. Die Erscheinungen können viele Monate lang gleich bleiben. Der objektive Befund verändert sich oft wenig oder gar nicht, und man hört regelmäßig das gleiche. In anderen Fällen wechseln die auskultatorischen Phänomene von Tag zu Tag, ohne daß die Krankheit Fortschritte macht. Das Allgemeinbefinden ist oft nur wenig gestört, oft aber auch schwerer, so daß sich der Patient arbeitsunfähig fühlt.

Die Temperatur ist meistens nur wenig erhöht, kann aber auch wiederholt und selbst für längere Zeit höher steigen. Der Puls ist in der Regel mehr oder weniger beschleunigt, besonders nach körperlicher Bewegung.

Das Körpergewicht bleibt nach anfänglichem Sinken gewöhnlich konstant oder nimmt wieder zu, wenn sich der Patient schont.

Mit der Zeit zeigt sich dann aber die Neigung zur Besserung oder zur Verschlimmerung. In einzelnen Fällen verändert sich der Zustand sogar ziemlich bald, dann aber meistens im Sinne einer Verschlimmerung.

Eine Wendung zum Bessern kann sogar auftreten, wenn der Patient seiner gewöhnlichen Beschäftigung nachgeht. In der Regel zeigt sie sich aber erst, wenn der Patient sich ruhig verhält, und auch dann dauert es meistens Wochen oder Monate. Das erste Zeichen der Besserung ist meistens das Sinken der Körpertemperatur. Febrile Temperaturen werden subfebril, subfebrile normal, oder die Erhebungen werden immer seltener. Der Husten verliert sich ziemlich rasch, der Auswurf langsamer. Am längsten dauert es, bis sich die physikalischen Symptome zurückbilden. Das Rasseln wird allmählich spärlicher und verschwindet schließlich ganz. Das Atemgeräusch kann wieder normal werden oder dauernd verändert bleiben, die Dämpfung geht mehr oder weniger stark zurück. Oft kann man beobachten, wie sich mit der Zeit eine Retraktion der Lungenspitze ausbildet.

So kann im Lauf einiger Monate oder Jahre eine vollständige Heilung eintreten. In anderen Fällen verschwindet allmählich die Temperatursteigerung, der Patient fühlt sich wieder gesund, aber Dämpfung, Veränderung des Atemgeräusches und Rasselgeräusche bleiben bestehen. Nicht selten sind Rückfälle, die selbst nach vielen Jahren auftreten und gleich gutartig verlaufen, aber auch zu progredienter Phthise führen können.

Eine Anzahl von Fällen zeigt von vorneherein die Tendenz zum Fortschreiten. In den seltensten Fällen bleibt freilich die Temperatur hoch und der Ernährungszustand schlecht, sondern in der Regel geht die Temperatur in der Ruhe herunter, infolge reichlicher Ernährung nimmt der Kranke an Gewicht zu, aber trotzdem bleibt der Auswurf bestehen, Tuberkelbazillen können auftreten, wenn sie vorher nicht schon vorhanden waren, die Lungenerscheinungen dehnen sich aus und werden intensiver. Man hört an Stellen, die vorher gesund erschienen, eine Veränderung des Atemgeräusches, feinblasige Rasselgeräusche oder Knisterrasseln, an den früher befallenen Stellen werden die Rasselgeräusche grobblasiger, das Atemgeräusch nähert sich mehr dem bronchialen. So dehnt sich der Prozeß über den Oberlappen aus, ergreift die andere Lunge, dann auch die Unterlappen, und aus der Phthisis incipiens ist die Phthisis confirmata geworden.

Recht oft vollzieht sich die Verschlimmerung schubweise, indem die Temperatur in die Höhe geht, das Allgemeinbefinden sich verschlechtert, Husten und Auswurf schlimmer werden. Nicht immer läßt sich dabei auf der Lunge ein neuer Krankheitsherd nachweisen. Oft hört man auch während dieser Verschlimmerung nur Reibegeräusche, die man freilich oft auch ohne Verschlimmerung des Krankheitszustandes vorübergehend nachweisen kann. Ein solcher Krankheitsschub kann wieder fast vollständig zurückgehen, er kann aber auch in eine gleichmäßige dauernde Progression übergehen.

Wie oft die Spitzentuberkulose zu progressiver Phthise führt, wissen wir noch nicht sicher. Nur so viel wissen wir, daß es nicht so häufig ist, wie man früher annahm, und daß viele Fälle des ersten Turban - Gerhardtschen Stadiums, die früher in den Sanatorien „geheilt" wurden, auch ohne Sanatorium nicht zu fortschreitender Phthise geführt hätten. Bräuning fand, daß von den von ihm beobachteten Fällen des ersten Turban - Gerhardtschen Stadiums nach 3 Jahren nur 2,6% zu offenen Tuberkulosen wurden, nach 7 Jahren 7%. Lydtin untersuchte die Spitzentuberkulosen der Rombergschen Klinik nach 3—9 Jahren und fand bei 7% eine richtige Phthise. Redeker stellte fest, daß von 144 Fällen von Spitzentuberkulose 8 = 5,5% phthisisch wurden, und daß von diesen 4 auf die „Spitzenspätform" fielen, die übrigen 4 „Infiltrate" waren. Er schließt daraus, daß die Lungenspitzentuberkulose nur dann zu Schwindsucht führt, wenn sie von einem Frühinfiltrat aus entstanden ist oder ein Infiltrat hinzukommt. Wir können aber einer Lungenspitzentuberkulose nicht immer ansehen, ob sie aus einem Infiltrat entstanden ist oder ob ein solches hinzukommen wird. Loeschckes Untersuchungen haben gezeigt, daß ein „Frühinfiltrat" zum mindesten aus einer Spitzentuberkulose entstehen kann. Deshalb werden wir jede Spitzentuberkulose mit Aktivitätssymptomen als einen Zustand betrachten müssen, der die Gefahr einer progredienten Phthise in sich birgt.

Am besten wäre es, wenn man die verschiedenen Fälle von Spitzentuberkulose in solche mit verschiedener Prognose einteilen könnte. Verschiedene Autoren haben eine solche Einteilung versucht, z. B. auf Grund des röntgenologischen Befundes. Redeker hat die „Spitzenspätform", die aus einem in oder nahe an der Spitze lokalisierten Frühinfiltrat entstanden ist und im Röntgenbild als Spitzenindurationsfeld erscheint, als besonders zu Progression neigend abgetrennt. Demgegenüber betrachtet er die Simonsche „Einzelmetastase" und „Gruppenmetastase" als gutartig. Ähnlich äußert sich v. Romberg.

Am ausführlichsten sucht W. Neumann im Anschluß an Bards Klassifikation die Spitzentuberkulose einzuteilen. Er unterscheidet (nach Weglassung einiger, zum Teil nicht zur azinös-nodösen Tuberkulose gehörenden, zum Teil höchst zweifelhaften Formen):

1. Phthisis fibrocaseosa communis incipiens. Sie verläuft mit Fieber in Schüben und geht meistens nach dem dritten Schub in die Phthisis fibrocaseosa communis confirmata über. „Die frühzeitige und richtige Erkennung dieser Form schließt die eigentliche Frühdiagnose der chronischen Lungenschwindsucht in sich." „Gerade diese Diagnose ist aber oft sehr schwierig, denn, wie wir bei der Besprechung der verschiedenen Symptome und Befunde sehen werden, ergeben hier die meisten Untersuchungsmethoden ein recht dürftiges Resultat. Aber gerade dieser Umstand, die Diskrepanz des dürftigen physikalischen Befundes mit der für den geübten Blick offensichtlich schweren Störung des Allgemeinbefindens geben uns eine der besten Handhaben für die Diagnose." Erst mit der Zeit bilden sich deutliche Spitzenveränderungen, und zwar einseitig, aus. Auch der Röntgenbefund versagt zuerst. Diese Tatsache zeigt, daß wenigstens ein Teil der Fälle kein Frühinfiltrat hat, wie man nach der schubweisen Entstehung mit Fieber vermuten könnte. Die Allergiewerte sind niedrig.

2. Tuberculosis abortiva, die zu den Spitzennarben führende Form, die entweder nur wiederholte Hämoptoe oder nur geringe Temperatursteigerungen, geringen physikalischen und deutlichen Röntgenbefund über den Spitzen macht. Tuberkelbazillen sind im Sputum mikroskopisch nie nachzuweisen, dagegen gelegentlich durch den Tierversuch.

3. Tuberculosis cavitaria stationaria, mit Symptomen von Spitzenkaverne, gutem Allgemeinbefinden und meist starker Allergie. Im Auswurf sind dauernd spärliche Bazillen. Die Prognose ist im ganzen günstig, doch schreitet die Krankheit bisweilen weiter fort.

4. Phthisis cavitaria ulcerosa mit starker Beeinträchtigung des Allgemeinbefindens und Kachexie bei normaler oder wenig erhöhter Temperatur, sehr starker Tuberkulinempfindlichkeit der Haut.

5. Tuberculosis fibrosa densa mit den physikalischen und röntgenologischen Zeichen einer dichten Zirrhose der Spitzen. Die anatomische Untersuchung ergibt oft frische miliare Schübe, die die Entstehung der Zirrhose aus Tuberkeln beweist und mit dem gelegentlichen Auftreten von Fieberschüben übereinstimmt. Die Beschwerden sind nur gering, das Allgemeinbefinden nur wenig und nur zeitweise gestört. Von der abortiven Spitzentuberkulose unterscheidet sich die Krankheit durch die Doppelseitigkeit, die wiederholte Anwesenheit geringer Mengen von Bazillen im Sputum, „die eigentümliche, nach der Seite hin begrenzte Ausdehnung der Spitzendämpfungen", die Verbindung mit chirurgischer Tuberkulose und den Zeichen einer noch aktiven Bronchialdrüsentuberkulose und dem (für die Diagnose unerläßlichen) harten, derben Milztumor. Die Tuberkulinempfindlichkeit

wechselt. Die Kranken zeigen viele Jahre hindurch geringe Symptome und sind arbeits-fähig. Schließlich kann aber doch eine chronische Schwindsucht mit rasch sich entwickelnder Kachexie entstehen, besonders im höheren Alter oder unter schlechten Ernährungsver-hältnissen. Neumann sah solche Fälle auch bei jugendlichen Individuen in Wien während der Hungerzeit in den Kriegs- und Nachkriegsjahren. Aber auch eine subakute Miliar-tuberkulose (ebenfalls während dieser Hungerjahre öfters beobachtet), eine Tuberkulose der Nieren, des Darmes usw. kann dem Leben ein Ende machen.

6. Die diskrete Spitzenmiliartuberkulose, deren Diagnose aus den im Röntgen-bild sichtbaren kleinen Knötchen im Spitzenfeld (meist auch an anderen Stellen) gestellt werden kann. Die subjektiven Erscheinungen sind gering und bestehen in subfebrilen Temperaturen, gelegentlich auch Perioden von höherem Fieber von 5—6 Wochen, so daß oft Typhus diagnostiziert wird, von dem sich die Krankheit aber durch die geringe All-gemeinstörung unterscheidet. Auch rheumatische Schübe, Albuminurie, Mikropolyadenie sind nicht selten. Der trockene Husten deutet auf eine Erkrankung der Lungen hin, und die Untersuchung ergibt über beiden Spitzen abgeschwächtes oder sonst verändertes Atmen mit spärlichem trockenem Rasseln, ferner einen derben Milztumor. Im Sputum sind selten Bazillen zu finden. Hämoptoe kommt bisweilen vor. Die Tuberkulinempfindlichkeit wechselt. Die Prognose und der Verlauf sind gleich wie bei der Tuberculosis fibrosa densa.

Die einzelnen Krankheitsformen Neumanns stellen Zustandsbilder dar, die gelegent-lich in deutlicher Ausprägung beobachtet werden, die aber vielfach ineinander übergehen. Auch unter Neumanns Krankengeschichten sind Fälle, die zuerst jahrelang als Tuber-culosis abortiva hätten diagnostiziert werden müssen und später eine andere Form an-nahmen. Gerade das Studium dieser Einteilung zeigt, daß ein großer Teil der Spitzen-tuberkulose nach der Entstehung der ersten mehr oder weniger zahlreichen azinös-nodösen Herde ausheilt, ein kleiner Teil rasch vorwärtsschreitet und ein Teil nach Erreichung einer gewissen Ausdehnung, eventuell erst nach dem Eintritt von kavernösem Zerfall, stationär bleibt, aber später doch noch zu fortschreitender Phthise führen kann.

β) Die isolierten azinös-nodösen Tuberkuloseherde an anderen Stellen der Lunge.

Bei Sektionen findet man nicht selten einzelne kleinere, mehr oder weniger abgekapselte, kleinknotige Herde oder Gruppen von Miliartuberkeln an ver-schiedenen Stellen der Lungen, ohne daß während des Lebens irgendwelche Symptome auf eine Tuberkulose der Lunge hingewiesen hätten. Die Gruppen von Miliartuberkeln können oft durch einen frischen Schub von Tuberkulose erklärt werden, der aufgetreten ist, weil die zum Tode führende Krankheit die Widerstandskraft des Körpers herabgesetzt hat. Oft ist man aber im Zweifel, ob man nicht zufällig einen frischen Ausbruch angetroffen hat, von dem man nicht weiß, was daraus geworden wäre, wenn der Patient nicht gestorben wäre.

Auf Röntgenbildern sieht man nicht selten kleine scharfe runde Schatten, meistens in der Mehrzahl, mehr in den oberen Lungenpartien. Gewöhnlich handelt es sich um Patienten mit anderweitiger Lungentuberkulose, Spitzen-affektionen oder einem schon über die Spitze hinausgreifenden Befund einer Seite, oder mit Frühinfiltrat, auch bei Kindern mit Bronchialdrüsentuber-kulose. Diese Herde können aus Gruppen von Miliartuberkeln entstanden sein und würden dann unter die Tuberculosis miliaris discreta von Bard und Neumann fallen. In der Regel sind es aber wohl azinös-nodöse, mehr oder weniger vollständig in Zirrhose übergegangene Herde.

Sie werden heutzutage meistens als Metastasen bezeichnet und sind wohl auch solche, obschon der Beweis für ihre hämatogene Entstehung schwer zu erbringen sein dürfte.

Offenbar haben die außerhalb der apikalen und subapikalen Partien gelegenen azinös-nodösen Herde eine geringe Tendenz zum Weiterschreiten. Die außer-halb der Spitze entstehenden Phthisen entwickeln sich gewöhnlich aus „Früh-infiltraten" oder beginnen von vornherein als lobär- oder lobulär-käsige Pneu-monien. Nur in der Spitze finden sich in der Regel die günstigen Bedingungen zur Weiterentwicklung einer azinös-nodösen Tuberkulose.

Es gibt aber auch Ausnahmen. Eine chronische Tuberkulose kann auch, wie sonst in den Spitzen, an anderer Stelle als azinös-nodöse Erkrankung beginnen, und Frühfälle werden gelegentlich bei Sektionen zufällig entdeckt. Dann handelt es sich immer um abnorme Raumverhältnisse des Thorax oder um lokale Veränderungen in den Lungen, wie schon v. Hansemann betont hat, der speziell Syphilis, Aktinomykose und Karzinom der Lungen, chronische Lymphangitis infolge von Bronchitis, Bronchiektasien Verletzungen oder Deformitäten des Thorax nennt. Loeschcke hat gezeigt, daß der Thorax des Greises (wie auch des Kindes, bei dem aber die Tuberkulose exsudativ beginnt und verläuft), ferner der Thorax bei schwerer Skoliose und Kyphoskoliose die Bedingungen bietet, unter denen eine Phthise nicht von der Spitze, sondern von einer anderen Stelle ausgeht.

Auch nach einer Pleuritis kann eine azinös-nodotische Tuberkulose im Unterlappen entstehen.

In diesen Fällen verhält sich die extraapikal gelegene azinös-nodotische Tuberkulose wie sonst die Spitzentuberkulose und kann wie diese ausheilen, stationär bleiben oder weiter schreiten.

c) Die zirrhotische Phthise.

Lokalisierte azinös-nodös-zirrhotische Tuberkulosen sind im vorhergehenden Kapitel behandelt. Wenn die azinös-nodöse Tuberkulose chronisch fortschreitet und sich über ausgedehnte Partien der Lungen erstreckt, so entsteht durch das Vorherrschen der Schrumpfungserscheinungen ein Krankheitsbild, das sich von dem der übrigen chronischen Phthisen ganz wesentlich unterscheidet.

Symptomatologie. Die ersten Anfänge können wir selten verfolgen. Es ist anzunehmen, daß die Krankheit meistens mit einer von vornherein azinös-nodösen Tuberkulose der Lungenspitzen beginnt, doch ist nicht ausgeschlossen, daß im Beginn auch exsudative Vorgänge, Frühinfiltrate, vorkommen.

Wenn die Patienten den Arzt aufsuchen, so klagen sie in der Regel über geringfügige, seit mehreren Monaten bestehende Beschwerden, teilweise allgemeiner Natur, wie Müdigkeit, Appetitmangel, Abmagerung, teilweise Störungen, die auf die Lungen hindeuten, leichten Husten mit oder ohne Auswurf, Druck oder Stechen auf der Brust. Oft hört man, daß seit vielen Jahren eine Bronchitis aufgetreten sei. Wieder in anderen Fällen ist es Kurzatmigkeit bei Anstrengungen, was den Kranken zum Arzt führt. Die Temperatur ist oft ganz normal, oft leicht subfebril, selten stärker erhöht. Dagegen kann die Pulsfrequenz erhöht sein.

Die Untersuchung ergibt oft zunächst recht wenig. Die Inspektion läßt allerdings bei einiger Aufmerksamkeit meistens eine Einziehung der oberen Brustwandpartien, einseitig oder beidseitig, eine Asymmetrie des Thorax oder das Zurückbleiben einer Seite beim Atmen erkennen. Oft sind aber diese Zeichen selbst bei ziemlicher Ausdehnung des Prozesses gering. Die Perkussion ergibt bisweilen eine deutliche Schallabschwächung über den oberen Partien oder über einer ganzen Brusthälfte, aber die Differenzen können gering sein und nicht über das hinausgehen, was durch eine leichte Skoliose erklärt wird. Bisweilen sind die Lungengrenzen erweitert. Bei der Auskultation hört man über den oberen Partien oder auch über einer ganzen Lunge ein verändertes, abgeschwächtes oder im Gegenteil verstärktes, vesikuläres oder bronchovesikuläres, selten ein bronchiales Atemgeräusch. Nebengeräusche können vollständig fehlen, oder man hört über beiden Lungen bronchitische Geräusche, Rhonchi sonori oder sibilantes. Wieder in anderen Fällen sind über den oberen Lungenteilen mehr oder weniger reichliche, sogar klingende Rasselgeräusche verschiedener Größenordnung zu hören.

Die wichtigsten Aufschlüsse liefert eine Röntgenuntersuchung, die oft
überraschend schwere und ausgedehnte Veränderungen der Lungenstruktur
aufdeckt. Da der einzelne nodös-zirrhotische Herd einen scharf begrenzten
intensiven Schattenherd gibt, die Herde aber sehr verschieden dicht sitzen
und durch Narbenstränge verbunden sein können, und da das Lungengewebe
zwischen den Indurationsherden oft emphysematös gebläht ist, oft auch Schatten
von Pleuraschwarten hinzukommen, entstehen verschiedenartige Bilder. Klein-
fleckig marmorierte oder grobknotige, an Pneumonokoniose erinnernde Zeichnungen, aber auch netzförmige und streifige Bilder kommen vor. Bei starker
Induration entsteht ein gleichmäßiger tiefer Schatten. Auch Kavernen können
zu sehen sein, sind aber oft durch die Zirrhose verdeckt.

Im Auswurf können die Tuberkelbazillen ganz fehlen. Meistens sind sie
zu Zeiten der Verschlimmerung in mäßiger Menge oder nur vereinzelt nachweisbar.

Die Senkungsreaktion ist oft ganz normal, meistens aber zeitweise in
geringem Maße beschleunigt.

Verlauf. Wie schon erwähnt, verläuft diese Form der Phthise so langsam,
daß die Patienten in der Regel erst dann ärztliche Hilfe beanspruchen, wenn
das Röntgenbild schon eine ausgedehnte Schattenbildung zeigt. Die Beschwerden,
die die Konsultation des Arztes veranlaßt haben, dauern kürzere oder längere
Zeit an, verschwinden aber bei ruhigem Verhalten meistens wieder, um sich
erst nach längerer Zeit wieder vorübergehend einzustellen. Dagegen ist es oft
recht schwierig, das gesunkene Körpergewicht wieder auf die frühere Höhe
zu bringen, oder das in der Ruhe gewonnene Fettpolster geht bald wieder verloren, und die Kranken bleiben meistens dauernd mager. Doch gibt es auch
Patienten mit dauernd gutem Ernährungszustand.

So kann der Kranke jahrelang seiner Beschäftigung nachgehen, oft nur
zeitweise von Husten und etwas Auswurf (mit oder ohne Bazillen) belästigt.
In der Regel machen sich aber doch Schübe von Verschlimmerung bemerkbar,
mit vermehrtem Husten, Temperaturerhöhung, Nachtschweißen, Ermüdbarkeit,
Abmagerung usw. Oft ist man erstaunt, daß der Befund noch gleich ist wie
vor Jahren und daß auch das Röntgenbild keine anderen Veränderungen gegenüber früher zeigt, als solche, die sich auf Unterschiede in der Aufnahmetechnik
erklären lassen. Oft kann man aber auch das Fortschreiten der Zirrhose beobachten, und man muß bisweilen beim Vergleich mit früheren Aufnahmen feststellen, daß diese die später deutlicher werdenden Schattenflecke und Stränge
schon enthalten, daß man sie aber früher als normale Lungenzeichnung betrachtet
hat.

Verhältnismäßig häufig ist bei der zirrhotischen Phthise die Hämoptoe,
die aber nur höchst selten gefährlich wird. Es gibt Kranke, die im Laufe der
Jahre Dutzende von Blutstürzen haben. Doch kann eine Hämoptoe auch eine
akute exsudative Exazerbation und tödlich verlaufende käsige Pneumonie
zur Folge haben.

Mit der Zeit bilden sich immer deutlicher sekundäre Veränderungen aus,
die die Leistungsfähigkeit herabsetzen und das Leben bedrohen. Vor allem
entwickelt sich häufig ein Emphysem, das zu Kurzatmigkeit führt. Unter
diesen Emphysematikern mit zirrhotischer Tuberkulose findet sich ein großer
Teil der am schwersten unter chronischer Atemnot leidenden Kranken. Das
Emphysem führt zu Hypertrophie und Degeneration der rechten Herzhälfte,
und viele Kranke erliegen schließlich der Herzinsuffizienz. Aber auch ohne
Emphysem kann die ausgedehnte Lungenzirrhose das Herz durch die dauernde
Erschwerung des Lungenkreislaufs zum Versagen bringen (vgl. auch das Kapitel
Lungenzirrhose).

In anderen Fällen steht die chronische Bronchitis im Vordergrunde. Durch die Lungenschrumpfung entstehen Bronchiektasien, und mancher Patient mit zirrhotischer Phthise verhält sich in jeder Beziehung wie ein Bronchiektatiker (bronchiektatische Phthise).

Diese Krankheitsbilder bilden einen großen Teil der Altersphthise, können aber auch schon in mittleren Jahren voll ausgebildet sein.

Ein Teil der Patienten erlebt aber dieses Ende nicht, sondern die Tuberkulose selbst ändert plötzlich ihren Charakter, und es entsteht eine exsudative käsige Phthise, die rasch zum Tode führt. Das kann durch eine Hämoptoe bedingt sein, die die Lunge mit bazillenhaltigem Blut überschwemmt. Auch bei Kachexie durch Unterernährung, Tumoren usw. wird das beobachtet. Solche Fälle kamen in Deutschland und Österreich in der Hungerzeit während und nach dem Weltkrieg gehäuft vor. Oft aber können wir keine Ursache für das plötzliche Bösartigwerden der Phthise finden.

d) Die kavernöse Phthise.
(Die Bedeutung der Kaverne für den Verlauf der Tuberkulose.)

Als Kavernen bezeichnet der Kliniker nicht alle, auch nur kleinsten Zerfallshöhlen im Lungengewebe, sondern nur solche, die als solche durch Perkussion und Auskultation oder durch Röntgenuntersuchung erkennbar sind, also etwas größere Höhlen.

Solche Kavernen kommen sowohl im Verlauf der exsudativen als auch der produktiven Tuberkulose zustande. Sie haben aber, wie schon früher bekannt war und in letzter Zeit besonders de la Camp, Gräff, Bacmeister usw. hervorgehoben haben, eine besondere Bedeutung für den Krankheitsprozeß in der Lunge, weil sie aus mechanischen Gründen der Ausheilung durch Vernarbung nur schwer zugänglich sind und deshalb eine dauernde Quelle für die Aspiration von Bazillen in bisher gesunde Lungenteile darstellen. Im Kapitel über pathologische Anatomie wurde erwähnt, daß ganz gereinigte Kavernen sehr selten sind, und daß fast immer wenigstens ein Teil der Kavernenwand von käsigem, sich abstoßendem Gewebe gebildet wird. „Geschlossene" Kavernen sind auch selten, namentlich im Sinne einer narbigen Verödung des ausführenden Bronchus. Dieser kann durch Schwellung und Verkäsung der Wand oder durch Füllung des Lumens mit käsigen Massen verschlossen sein, und der Träger einer Kaverne kann Monate oder Jahre lang die Bazillen im Auswurf vermissen lassen. Aber solche Kavernen können jederzeit „durchbrechen", indem die verschließenden Käsemassen erweichen und durch den abführenden Bronchus exspiriert werden.

Bisweilen entdeckt man bei Patienten, die wegen geringfügiger Beschwerden den Arzt aufsuchen, eine isolierte Kaverne ohne nennenswerte andere tuberkulöse Veränderungen. Die Kaverne ist oft nur im Röntgenbild zu erkennen („stumme Kaverne"), und dieses zeigt außerdem vielleicht nur einige Flecke in den Spitzen (vgl. S. 1569). Diese Kranken, deren Leiden man als rein kavernöse Phthise bezeichnen könnte, haben offenbar ihre Kaverne schon lange mit sich herumgetragen und können auch weiter noch jahrelang frei von nennenswerten Beschwerden sein, bekommen aber schließlich doch eine fortschreitende Phthise (vgl. S. 1625). Diese isolierten Kavernen sind wohl als zerfallene „Frühinfiltrate" aufzufassen.

Bisweilen sieht man auch Patienten mit großen Kavernen in einer mehr oder weniger stark azinös-nodös-zirrhotisch veränderten Lunge sich jahrelang wohlfühlen und arbeitsfähig bleiben, ohne daß irgendein Fortschritt der Tuberkulose in den Lungen nachzuweisen ist. Aber nach einer Grippe, einer

Schwangerschaft, auch ohne erkennbare äußere Veranlassung, kann bei ihnen, ebenso wie bei den Patienten mit isolierten Kavernen, plötzlich eine rasche Ausbreitung, sei es mehr azinös-nodöser, sei es lobulär-käsiger Natur erfolgen, sei es, daß die Kaverne plötzlich Abfluß bekommt, sei es, daß die Immunität der Lunge, die bisher die Aspiration von Bazillen in die gesunden Partien reaktionslos ertragen hatte, durchbrochen wird, und daß jetzt an der Stelle der Aspiration neue Herde entstehen.

e) Die gewöhnliche chronische Phthise.

Die große Mehrzahl der chronisch fortschreitenden Phthisen zeigt produktive und exsudative Vorgänge gemischt, dazu Zirrhose und in vorgeschrittenem Stadium fast immer auch Kavernen. Die azinös-nodösen Prozesse überwiegen (abgesehen von den initialen exsudativen Reaktionen) in der Regel während langer Zeit über die lobulär-pneumonischen, und viele Fälle bleiben dauernd produktiv bzw. produktiv-kavernös. Sie zeigen aber so fließende Übergänge zu den mit exsudativen Vorgängen komplizierten Fällen, daß sie von diesen nicht abgetrennt werden können.

Symptomatologie. Der Beginn der chronischen Lungenschwindsucht ist im einzelnen Fall oft schwer festzustellen. Früher galt die Lehre vom schleichenden Beginn, obschon einzelne Autoren darauf hingewiesen hatten, daß der Beginn oft akut sei und man oft hört, daß sich die Erkrankung an eine „Influenza" oder dergleichen angeschlossen habe, von der man vermuten kann, daß es in Wirklichkeit eben keine Influenza, sondern schon die beginnende Phthise war.

Jetzt ist durch die Tätigkeit mancher Fürsorgestellen ein größeres Beobachtungsmaterial zusammengekommen, das uns den Beginn der Phthise besser übersehen läßt, wenn auch noch nicht so weit, daß alles geklärt wäre. Es hat sich ergeben, daß die erste klinische Manifestation recht oft das S. 1539 besprochene Frühinfiltrat ist. Nach Redeker u. a. beginnen 93—97% der fortschreitenden Lungentuberkulosen mit einem Frühinfiltrat. Allerdings geben andere Autoren, die die Bedeutung der exsudativen Vorgänge im Beginn der Phthise früher in den Vordergrund gestellt haben, z. B. Graß, neuerdings zu, daß doch manche Phthisen auch chronisch beginnen. Romberg konnte unter den Fällen seiner Klinik in 18% den Beginn mit Frühinfiltrat nachweisen, er bekennt aber, daß die Befunde im Lauf der letzten Jahre häufiger wurden. Jeder macht diese Erfahrung, da eine Erscheinung, auf die man früher nicht geachtet hat, mit zunehmender Erfahrung immer besser erkannt wird. Am häufigsten findet sich der Beginn der Phthise mit Frühinfiltrat zwischen dem 14. und 30. Lebensjahr.

Das Frühinfiltrat seinerseits ist freilich, wie schon erwähnt, sicher nicht immer der wirkliche Beginn der Lungentuberkulose, sondern er gesellt sich zu einem meist in der Lungenspitze lokalisierten Reinfekt oder einer etwas ausgebreiteten Spitzentuberkulose hinzu oder geht aus einer solchen hervor. Wir müssen also annehmen, daß die chronische Phthise in der Regel mit einer Lungenspitzentuberkulose beginnt, zu der sich ein „Frühinfiltrat" hinzugesellen kann, daß aber die ursprüngliche Spitzentuberkulose recht oft gar keine Symptome macht, sondern der klinische Beginn oft erst mit dem Erscheinen eines „Frühinfiltrates" anzusetzen ist, oft auch ohne das Dazwischentreten eines solchen mit der weiteren Ausbreitung der Spitzentuberkulose. Daneben ist es auch möglich, aber offenbar viel seltener, daß ein Frühinfiltrat den ersten Reinfekt darstellt, auch wenn es nicht an der Spitze lokalisiert ist und sich daraus die chronische Phthise entwickelt.

Wenn die Phthise aus einer manifesten Spitzentuberkulose hervorgeht, was, wie erwähnt, in 5—7% aller solchen Spitzentuberkulosen stattfindet, so gehen deren Symptome (die S. 1542ff. besprochen sind) oft ganz unmerklich in die der vorgeschrittenen Phthise über. Der Patient erholt sich nicht, sondern hustet weiter und bleibt müde und elend; die Temperatur geht nicht herunter, sondern bleibt erhöht oder steigt noch weiter; das Gewicht nimmt noch weiter ab oder geht wenigstens nicht wieder in die Höhe. Die Untersuchung läßt bald neue Herde unterhalb des Schlüsselbein und der Spina scapulae oder auch an weiter entfernten Stellen erkennen. Die Tuberkelbazillen im Sputum werden reichhaltiger.

Sehr oft schiebt sich aber zwischen die Spitzentuberkulose und die vorgeschrittene Phthise ein Intervall scheinbarer Gesundheit oder wenigstens Besserung. Fieber und Nachtschweiße verschwinden, Husten und Auswurf werden geringer oder hören ganz auf, der Patient fühlt sich wieder wohl und leistungsfähig. Aber nach einigen Monaten oder selbst Jahren beginnen die alten Beschwerden wieder, und jetzt findet man bei der Untersuchung, daß der Lungenprozeß sich ausgedehnt hat, vielleicht schon ganz erheblich, daß schon Kavernensymptome nachweisbar sind usw.

Wenn die Phthise sich aus einem Frühinfiltrat entwickelt, ist ein solches freies Intervall die Regel. Schon bei der Besprechung des Frühinfiltrates S. 1539 wurde erwähnt, daß die gewöhnlich an sich schon unbedeutenden Symptome rasch zu verschwinden pflegen. Nur die Röntgenuntersuchung läßt erkennen, daß der Schatten recht oft nicht verschwindet, sondern sich in ein „Indurationsfeld" umwandelt, oder daß wenigstens das Zentrum des Schattens bestehen bleibt und intensiver wird, oder endlich, daß der Schatten sich im Innern aufhellt und das Bild einer Kaverne entsteht. Die weitere Beobachtung ergibt, daß in vielen Fällen der Befund stationär bleibt, aber oft in der Umgebung des Herdes neue kleine Schattenflecke auftreten, oder daß sich der Prozeß mehr gleichmäßig ausdehnt, nicht selten zuerst in das Gebiet der Spitze („Spitzenindurationsfeld"), oder daß an einer entfernten Stelle ein „Tochterinfiltrat" erscheint, das seinerseits zu einer Stauungstuberkulose führen kann. Am häufigsten ist die Ausbreitung bei dem kavernös umgewandelten Frühinfiltrat, aber auch beim „Indurationsfeld" kommt es vor. Mit dem Auftreten der Streuungstuberkulose stellen sich dann gewöhnlich von neuem Beschwerden allgemeiner Art, Husten usw. ein.

In vielen Fällen kommen die Patienten erst zum Arzt, wenn die Erkrankung schon so weit vorgeschritten ist, daß die ursprüngliche Entstehung nicht mehr festgestellt werden kann. Die Beschwerden sind gleich vielgestaltig, wie bei der beginnenden Spitzentuberkulose (vgl. S. 1543), und man glaubt es wegen der Anamnese mit einer beginnenden Tuberkulose zu tun zu haben, aber die Untersuchung zeigt, daß oberhalb und unterhalb der Klavikula, oft schon auf beiden Seiten starke und oft schon weiter ausgebreitete Dämpfungen, Veränderungen des Atemgeräusches und Rasselgeräusche vorhanden sind. In anderen Fällen sind die auskultatorischen und perkutorischen Symptome gering, und nur das Röntgenbild deckt die Ausbreitung der Tuberkulose auf.

Wenn die Phthisie weiter schreitet, so gehen die physikalischen Erscheinungen allmählich weiter nach abwärts und auf die andere Lunge über, bald mehr kontinuierlich, bald mehr sprungweise, indem sich an einer entfernteren Stelle ein neuer Herd nachweisen läßt. Die ersten Erscheinungen eines solchen bestehen oft in feinblasigem Rasseln oder Knisterrasseln, oft in einer Veränderung des Atemgeräusches. Eine deutliche Dämpfung pflegt erst später aufzutreten. Allmählich werden die Krankheitsherde reichlicher und ausgedehnter, ein Lappen nach dem andern wird ergriffen, und die

Zerfallserscheinungen werden immer deutlicher. Die Tuberkelbazillen im Auswurf können reichlicher werden, sie können aber auch zurückgehen. Elastische Fasern lassen sich jetzt meistens nachweisen.

Das Verhalten der Temperatur ist verschieden. Es gibt chronische Fälle, in denen jede Temperatursteigerung überhaupt fehlt, fast immer aber ist die Körperwärme vermehrt, und die verschiedenen Typen von Fieber können vorkommen. Besonders häufig ist bei den progredienten Fällen die Febris hectica. Auch die Nachtschweiße sind zu dieser Zeit häufig, sie können aber zeitweise auftreten, zeitweise fehlen. In der Regel geht das Verhalten der Temperatur parallel mit den örtlichen Erscheinungen, doch kommen auch Differenzen vor, ja es ist nicht selten, daß die nachweisbaren Lungenveränderungen sich umgekehrt verhalten, als nach der Temperaturkurve zu erwarten wäre.

Das Körpergewicht nimmt während der Dauer dieses Stadiums allmählich ab. Oft tritt rasch eine starke Gewichtsverminderung ein, und die Patienten können dann wieder lange Zeit das gleiche Gewicht beibehalten. Zeitweise nimmt das Gewicht wieder zu, namentlich bei geeigneter Ernährung. (Es ist eine bekannte Tatsache, daß die große Mehrzahl der Phthisiker nach dem Spitaleintritt einige Wochen lang eine Körpergewichtszunahme zeigt, daß dann aber das Gewicht konstant zu bleiben pflegt.) Die Abmagerung läßt die Thoraxform immer mehr hervortreten und die durch Schrumpfung bedingten Veränderungen immer deutlicher werden. Die Supra- und Infraklavikulargruben sinken ein, dadurch treten die Schlüsselbeine mehr vor, und die Schultern, die vielleicht infolge des schon vorher bestehenden Habitus phthisicus stark und abwärts und nach vorne hingen, rücken jetzt noch weiter in dieser Richtung. Auch der Rücken nimmt häufig eine stärkere Krümmung an. Auch die Perkussion ergibt Höherrücken der Lungengrenze, Verschiebung des Herzens, Verschmälerung der Spitze, wenn diese nicht vorher schon bestanden hatte.

Häufig tritt Hämoptoe auf. Im ganzen hat sie eine viel schlimmere Bedeutung als im Anfangsstadium. Sie kann, freilich selten, durch Erstickung zum Tode führen, noch seltener durch Verblutung. Viel häufiger ist aber, daß sich an die Blutung eine Verschlimmerung der Lungenerkrankung und eine Verbreitung der pathologischen Prozesse anschließt. Doch gibt es auch Phthisen, bei denen die Blutung sich immer und immer wiederholt, ohne daß der Verlauf des Leidens dadurch beeinflußt worden wäre (hämoptoische Phthise), und es gibt Menschen, die 20 und mehr solcher Blutungen durchgemacht haben und trotzdem seit Jahren dauernd gesund sind. Hämoptoe kommt besonders häufig bei vorwiegend zirrhotischer Form vor.

Im Einzelfalle sind die Symptome wesentlich vom anatomischen Charakter des Lungenprozesses abhängig.

Die azinös-nodös fortschreitende Phthise ist im ganzen durch verhältnismäßig geringfügige Allgemeinbeschwerden gekennzeichnet. Auch die Dämpfungen sind wenig intensiv, so lange keine ausgedehnte Zirrhose eingetreten ist, und die Rasselgeräusche sind spärlicher. Nur wenn Kavernen entstanden sind, machen diese oft deutlichere Symptome als die frischen Höhlenbildungen der exsudativen Formen.

Das Hinzutreten lobär-pneumonischer Prozesse macht sich oft durch neue Fieberschübe kenntlich, und bisweilen läßt sich dann an einer oder mehreren Stellen Knisterrasseln, bald auch Bronchialatmen und Dämpfung nachweisen. In anderen Fällen sind solche Herde nicht festzustellen, und nur die rasch eintretende allgemeine Verschlimmerung läßt exsudative Prozesse vermuten.

Das Röntgenbild der exsudativen und azinös-nodösen Formen ist S. 1566ff. besprochen.

Mit der Zeit entwickelt sich das traurige Krankheitsbild des Schluß-stadiums, die Phthisis consummata vel ad summam provecta. Die Temperaturen sind meistens noch hoch, gehen aber gegen das Ende in der Regel herunter und können oft vorübergehend subnormal sein. Auch die Nacht-schweiße können noch andauernd und sehr quälend sein. Husten und Aus-wurf quält den Kranken. Die Patienten haben nicht mehr die nötige Kraft, um das zähe Sputum herauszubefördern; lange dauernde Anfälle von Husten bringen manchmal einen Ballen heraus, bleiben manchmal aber auch erfolg-los und lassen den Patienten in großer Erschöpfung zurück. Häufig führt der Husten zum Erbrechen. Dadurch wird die Ernährung, die ohnehin schon darniederliegt, noch schlechter, die Kranken magern zum Skelett ab und bieten mit ihren hervortretenden Augen, mit der trockenen Haut und den eingefallenen graugelben Gesichtern einen traurigen Anblick dar, und ihre Hilflosigkeit, die oft eine Beschmutzung mit Sputum und sonstige Unreinlichkeit zur Folge hat, gestaltet die Pflege noch trostloser. Der einzige Lichtblick ist oft die unverwüstliche Hoffnungsfreudigkeit der Patienten, die sie ihre traurige Lage vollständig verkennen läßt.

Manchmal wundert man sich darüber, wie lange die Patienten in diesem Zustand noch leben. Trotz geringster Nahrungsaufnahme können sie sich noch monatelang halten, weil durch die allmählich eintretende und lange dauernde Inanition eine Gewöhnung an einen geringeren Energiebedarf auf-getreten ist. Dieser langsamen Entwicklung der Krankheit ist es auch zuzu-schreiben, daß die Patienten nicht unter Dyspnoe leiden, selbst wenn große Teile der Lungen zerstört sind.

Alle möglichen Komplikationen stellen sich ein. Darmtuberkulose, Amyloid der verschiedensten Organe, Nephritis, hauptsächlich aber Kehl-kopftuberkulose, auch tuberkulöse Geschwüre im Mund bereiten den Patienten mancherlei Beschwerden, bis sie schließlich der Tod von ihrem Leiden erlöst.

Verlauf. Nur selten verläuft die Phthise gleichmäßig progressiv weiter und rasch oder langsam zum Tode. Die Regel ist ein schubweiser Verlauf. Nach einer Fieberperiode sinkt die Temperatur, wird normal oder nur noch wenig subfebril, die Ernährung hebt sich, der Husten wird geringer, und der Patient fühlt sich so wohl, daß er sich überhaupt jeder Behandlung entzieht. Diese Remissionen können monatelang anhalten, ja sogar jahrelang, ohne daß der Prozeß ausheilt, und eine spätere Untersuchung kann ergeben, daß trotz der scheinbaren Besserung die Lungen in größerer Ausdehnung und Intensität ergriffen sind als früher. Nach einiger Zeit kann wieder eine Verschlimmerung auftreten, der wieder eine ähnliche Besserung folgt, und in wechselndem Verlauf kann sich die Krankheit jahrelang hinziehen. Oft wird eine Verschlimmerung durch Überanstrengung verursacht, oft schließt sie sich an eine Erkältungs-bronchitis an, die mit Schnupfen begonnen hat. Wir haben uns das so zu er-klären, daß die Entzündung bis zu den tuberkulös erkrankten Bronchien hin-untersteigt und hier den spezifischen Prozeß anfacht. Allmählich werden die Exazerbationen immer stärker, die Dauer der Remissionen wird immer kürzer, und nach einer Anzahl von Jahren tritt die Krankheit in ihr Schlußstadium ein.

Aber die Krankheit kann auch jederzeit Halt machen und zurückgehen. Die Besserung tritt um so leichter ein, je früher eine geeignete Behandlung eingeleitet und je länger sie durchgeführt wird. Freilich ist manchmal die Heilung nur eine scheinbare, die Krankheit geht latent weiter, und trotz voll-ständiger, Monate und selbst Jahre dauernder Arbeitsfähigkeit findet man bei späteren Untersuchungen die Krankheit weiter fortgeschritten. Aber es kommen doch auch vollständige Heilungen vor, selbst in Fällen des Turban-schen dritten Stadiums, und wieder in anderen Fällen kann die Erkrankung so stationär bleiben, oder so langsam weiter verlaufen, daß der Befallene, entweder bei voller Leistungsfähigkeit oder bei Unterbrechung der Berufstätigkeit durch einzelne Kuren, in seiner Lebensdauer kaum verkürzt erscheint.

Dieser schubweise Verlauf beruht aller Wahrscheinlichkeit nach darauf, daß von Zeit zu Zeit exsudative Herde auftreten, die sich nicht stärker ausbreiten, sondern nach mehr oder weniger ausgedehntem Verfall eine gewisse Abkapselung und fibröse Umwandlung erleiden und sich in Kavernen oder in mit Bindegewebe abgegrenzte Käseknoten umwandeln, in deren Peripherie sich azinös-nodöse Herde bilden. Allerdings kann ein Schub von Verschlimmerung auch durch aspiratorische Entstehung einer größeren Zahl azinös-nodöser Herde zustande kommen, aber wir haben doch allen Grund anzunehmen, daß recht oft interkurrente exsudative Reaktionen beteiligt sind, weil wir sie bisweilen durch Perkussion und Auskultation, besonders aber durch das Röntgenbild (trotz aller Reserve gegenüber den Grenzen der röntgenologischen Qualitätsdiagnose) mit ziemlicher Sicherheit nachweisen können.

Im Schlußstadium sind, wie die Sektionen zeigen, in der Mehrzahl der Fälle käsige und gelatinöse Bronchopneumonien, bisweilen auch lobäre Pneumonien vorhanden. Es liegt aber kein Grund vor, solche nur im Endstadium anzunehmen (viertes Allergiestadium Ulricis), sondern sie können offenbar auch interkurrent auftreten, ohne sich dann progressiv auszudehnen und dadurch unmittelbar zum Tode zu führen.

f) Die Lungentuberkulose in den verschiedenen Lebensaltern.

α) Die Lungentuberkulose im Kindesalter.

Die Tuberkulose im Kindesalter zeichnet sich durch die Neigung zur Generalisation und die Beteiligung der Lymphdrüsen mit Zurücktreten der Lungentuberkulose aus, und zwar um so mehr, je jünger das Kind ist. Wenn wir von der Miliartuberkulose absehen, so können wir folgende für die einzelnen Altersstufen charakteristische Formen unterscheiden.

1. Säuglingsalter. Im Säuglingsalter verläuft die Tuberkulose in der Regel unter dem Bilde der generalisierten Lymphdrüsentuberkulose, an die sich auch eine Lungenerkrankung anschließt. Der ganze Verlauf erinnert lebhaft an die Meerschweinchentuberkulose, und die Ursache für die Ähnlichkeit liegt darin, daß in beiden Fällen die Infektion einen sehr empfänglichen, noch nicht immunisierten Organismus trifft und daß sich infolgedessen die Generalisation unmittelbar an den Primäraffekt anschließt.

Wenn die Lunge ergriffen ist, so liegt entweder eine käsige Lobärpneumonie vor, die durch direkte Ausbreitung des Primäraffektes oder durch den Durchbruch einer Drüse des Primärkomplexes in einen Bronchus entstanden ist, oder es entstehen auf metastatischem Wege multiple käsige Bronchopneumonien. Außerdem kommen aber auch perihiläre und intrapulmonale „Infiltrate" vor.

Gar nicht selten tritt eine Meningitis hinzu und macht dem Leben ein Ende. Ist das nicht der Fall, so kann es verhältnismäßig lange dauern, bis die Krankheit zum Tode führt. Die Nahrungsaufnahme bleibt wochenlang ziemlich gut, die Verdauung ist nur wenig gestört, die Stühle sind, weil eine richtige Darmphthise selten ist, nur in geringem Grade diarrhoisch, und der Marasmus macht deshalb langsame Fortschritte. Aber nach einigen Wochen oder Monaten verschlimmert sich gewöhnlich das Krankheitsbild, das Fieber wird höher, Nahrungsaufnahme und Ernährungszustand werden schlechter und schließlich erfolgt der Tod an Entkräftung. Doch kann auch Heilung eintreten.

Die Prognose der Säuglingstuberkulose ist sehr ernst, aber keineswegs absolut schlecht, wie man aus der Seltenheit von Tuberkulose als Nebenbefund bei Säuglingen gesehen hatte. In den letzten Jahren haben sich die Beobachtungen über Fälle von Säuglingstuberkulosen, die durch Röntgenbild und Pirquetreaktionen sicher gestellt waren, gehäuft. Allerdings handelt es sich meistens um Fälle, in denen nur der Primärkomplex vorhanden ist. Aber auch eine Beteiligung der Lunge in Form von Infiltrationen macht die Prognose nicht immer absolut infaust. Langer stellte bei einem Drittel der tuberkulösen Säuglinge, wovon eine ganze Reihe röntgenologisch erkennbare Lungenveränderungen (außerdem Primäraffekt) hatten, noch nach mehreren Jahren klinische Heilung fest.

Die Diagnose der Säuglingstuberkulose stößt oft auf Schwierigkeiten. Die Krankheit macht meistens den Eindruck einer Verdauungsstörung, und in den Fällen, in denen die Stuhlentleerung nicht normal ist, dauert es oft lange, bis man an die Möglichkeit einer Tuberkulose denkt. Bei genauer Untersuchung fällt aber ziemlich bald die Vergrößerung einzelner Drüsen und die Leber- und Milzschwellung auf, und das Röntgenbild gestattet dann meist eine sichere Diagnose, während Auskultation und Perkussion noch vollständig im Stiche lassen.

Das Röntgenbild zeigt bisweilen den Primärkomplex mit perifokaler Entzündung als „bipolaren", hantelförmigen Schatten, dessen beide Rundschatten, perifokal entzündeter Primäraffekt und perifokal entzündete Hilusdrüsenschwellung, durch den Schattenstrang des lymphangitischen Verbindungsweges zusammenhängen. Wenn käsige Pneumonie besteht, kommt dazu diffuse Verdunkelung eines Teils des Lungenfeldes oder mehr fleckige Verschattung. Immer ist aber die Drüsenschwellung sichtbar.

Eine große Bedeutung hat die kutane Tuberkulinreaktion. Im Säuglingsalter zeigt ihr positiver Ausfall immer eine aktive Tuberkulose, der negative das Fehlen einer tuberkulösen Affektion an. Nur im Frühstadium, 4 bis 6 Wochen nach der erfolgten Infektion, ist sie noch negativ.

2. Spielalter. Im zweiten und dritten Lebensjahr kommen noch ziemlich viele Fälle vom Typus der Säuglingstuberkulose zur Beobachtung, nachher werden sie aber sehr selten. An ihre Stelle tritt die Tuberkulose der Lymphdrüsen mit ihren Metastasen, unter denen die der Lungen keine große Rolle spielen. Die Lunge beteiligt sich hauptsächlich in Form der perihilären, „epituberkulösen" unspezifischen Entzündung, doch kommen sowohl metastatische lobuläre Pneumonien und Durchbrüche tuberkulöser Drüsen als auch Miliartuberkulosen vor.

Die Prognose der Tuberkulose ist in diesem Alter infaust, sobald die Lunge durch die Bildung käsig-pneumonischer Herde beteiligt ist. Die perihilären Infiltrationen und die durch zirkumfokale Entzündung vergrößerten Primäraffekte, die in diesem Alter nicht selten beobachtet werden, heilen immer aus, wenn sich nicht eine hämatogene Aussaat anschließt.

Für die Diagnose spielt die Tuberkulinprobe noch eine wichtige Rolle, weil die latente Infektion in diesem Alter noch selten ist und die positive Reaktion in der Regel als Beweis für die tuberkulöse Natur der vorliegenden fieberhaften Erkrankung gelten darf. Die Beteiligung der Lunge kann nur mit Hilfe des Röntgenbildes erkannt werden.

3. Das frühere Schulalter. Zwischen dem 6. und 10. Jahre ist die aktive Tuberkulose am seltensten und die durch sie bedingte Mortalitätsziffer am geringsten von allen Lebensaltern. Auch die Todesfälle an den übrigen Formen von Tuberkulose sind gering (vgl. S. 1405 ff.). Dagegen zeigen die Resultate der Tuberkulinimpfungen, daß die Zahl der latenten Infektionen zunimmt. Die

Erkrankung der Lungen kann schon nach dem Typus der Erwachsenen verlaufen, doch ist das recht selten. Frühinfiltrate kommen bisweilen vor.

Häufiger sind die akuten, disseminierten oder pneumonischen
Formen. Sie können der Diagnose erhebliche Schwierigkeiten bereiten, da
man in der Regel an Bronchopneumonien, die in diesem Alter gar nicht selten
subakut oder chronisch verlaufen, zu denken geneigt ist. Anderweitige tuberkulöse Erkrankungen, wie Drüsenschwellungen, Knochen- und Gelenkaffektionen, Otitis usw. lenken den Verdacht oft auf Tuberkulose, sie können aber
auch fehlen, und dürfen, wenn sie vorhanden sind, diagnostisch nicht allzu
wichtig genommen werden, da sie auch sonst in diesem Alter recht häufig sind.
Wichtiger ist die zunehmende Entkräftung, das immer schlechter werdende
Aussehen der Kinder. Gar nicht selten ist eine schwere Dyspepsie ohne Lokalsymptome lange Zeit hindurch der einzige Ausdruck der Infektion, und erst
mit der Zeit entdeckt man bald mehr lokalisierte, bald mehr diffuse Lungensymptome. Das Fieber ist meistens ziemlich hoch, oft mehr kontinuierlich,
oft mehr remittierend oder intermittierend. Oft leistet das Röntgenverfahren
gute Dienste, am wichtigsten ist aber natürlich der Nachweis der Tuberkelbazillen im Sputum, der in diesem Alter recht häufig gelingt, weil vom siebenten
Lebensjahr an fast alle Kinder zum Expektorieren zu bringen sind.

4. Das spätere Schulalter und das Pubertätsalter. Gegen die Pubertät hin
beginnen die chronischen Phthisen etwas häufiger zu werden, während die kindlichen Formen abnehmen.

Als Pubertätsphthise hat Aschoff eine exsudativ-käsige Lungentuberkulose mit starker Verkäsung der Bronchialdrüsen beschrieben. Diese Form
führt gewöhnlich rasch zum Tode.

β) Das mittlere Lebensalter.

Im mittleren Lebensalter ist die chronische, teils vorwiegend azinös-nodös-
zirrhotische, teils mit käsig-pneumonischen Prozessen gemischte Phthise am
häufigsten. Doch kommen auch rein exsudativ-käsige und zirrhotische Formen
vor. Den Beginn mit Infiltraten sieht man am häufigsten bei jugendlichen
Erwachsenen.

γ) Die Tuberkulose im Greisenalter.

Im höheren Alter nimmt die Tuberkulose oft einen eigentümlichen Verlauf.
Freilich kommen auch im Senium Formen vor, die sich von denen jugendlicher Individuen durchaus nicht unterscheiden. Oft sind es auch nur die End-
stadien einer im früheren Alter erworbenen Krankheit. Die eigentliche Altersphthise dagegen ist gekennzeichnet durch die geringe Ausbildung vieler Symptome, den oft schleichenden Verlauf und die Kombination mit anderen Alters-
veränderungen. Diese Eigentümlichkeiten bringen es mit sich, daß die Krankheit recht oft verkannt wird.

Pathologisch-anatomisch zeichnet sich die Altersphthise oft, aber durchaus nicht immer,
durch das Vorwiegen fibröser Veränderungen und die Kombination mit Emphysem aus.
Daneben sind aber auch käsig-pneumonische Formen nicht selten. Bisweilen findet man
auch frische Bronchialdrüsenverkäsung, so daß die Erkrankung wie eine „Pubertätsphthise"
aussieht.

Symptome. Wichtig ist die mangelhafte Ausbildung der physikalischen
Symptome. Das hängt zusammen mit Eigentümlichkeiten des Thorax, teilweise auch mit den anatomischen Besonderheiten der Alterstuberkulose.

Der senile Thorax ist wenig schwingungsfähig, deshalb pflanzt sich der
Perkussionsstoß über die ganze Lunge fort und lokale Dämpfungen werden
nicht erkannt (s. Staehelin). Die Rasselgeräusche sind oft gering und können

ganz fehlen, was sich zum Teil dadurch erklärt, daß die Atmung oberflächlich ist, oder daß die Geräusche durch das Emphysem verdeckt werden, was vielleicht aber auch auf eine geringere Bronchialsekretion zurückgeführt werden muß. Der Auswurf ist oft gering, weil er nicht durch die geringe Muskelkraft heraufbefördert werden kann, vielleicht auch, weil das Flimmerepithel im höheren Alter seine Kraft einbüßt (vgl. S. 1054).

So kommt es, daß die lokalen Krankheitserscheinungen wenig ausgesprochen sind. Aber auch das Fieber ist sehr gering und kann ganz fehlen. Freilich kann man bisweilen bei niedriger Axillartemperatur durch Rektalmessung erhebliches Fieber feststellen (Schlesinger).

Der **Verlauf** gestaltet sich verschieden. Manchmal sieht man Fälle, in denen eine Tuberkulose als ein zufälliger Nebenbefund erscheint. Sie werden durch die Krankheit nur wenig belästigt und machen den Eindruck einer chronischen Bronchitis. Dann aber gibt es auch Fälle, in denen eine progressive Schwäche und Abmagerung besteht und in kürzerer oder längerer Zeit zum Tode führt. Da die Lokalerscheinungen und die Erscheinungen von seiten der Respirationsorgane gering sind und das Fieber fehlt, denkt man nicht an die Möglichkeit einer Lungenerkrankung; Husten und Auswurf bezieht man, wenn sie vorhanden sind, auf die schon längst bestehende Bronchitis; die Abmagerung und Schwäche schiebt man auf das Alter, oder man sucht viel eher nach einem sich entwickelnden Karzinom. Solche Fälle sind sicher viel häufiger als man gewöhnlich annimmt. In den Spitälern wird man nicht so selten bei der Sektion durch den Befund einer solchen Phthise überrascht.

Es müssen aber auch noch die Fälle erwähnt werden, in denen eine chronische Lungentuberkulose bis ins Alter gutartig verläuft, dann aber plötzlich rasch progredient wird und durch rapiden Verfall unter stärkeren oder schwächeren Lokalsymptomen zum Tode führt.

Die **Diagnose** der Altersphthise kann häufig gestellt werden, wenn man an sie denkt. Dann können Bazillen im Auswurf gefunden werden, die Perkussion und Auskultation ergibt, wenn man alle Sorgfalt darauf verwendet, ein deutliches Resultat. Die Temperaturmessung zeigt, wenn man rektal mißt, Fieber an, auch wenn die Achselhöhlenmessung normale Werte ergab. In der Regel führt die Röntgenuntersuchung zur richtigen Diagnose. Sie ist deshalb vorzunehmen, sobald der geringste Verdacht auf Tuberkulose auftaucht. Die Diagnose ist aber aus dem Grunde besonders wichtig, weil alte Leute eine Neigung zu Unreinlichkeit haben und deshalb eine Infektionsquelle besonders schlimmer Art darstellen, namentlich wenn man ihnen noch Kinder zum Hüten anvertraut.

13. Die einzelnen Symptome der Lungentuberkulose.

a) Inspektion, Perkussion, Auskultation.

Inspektion. Die Inspektion des Thorax ergibt eine ganze Reihe von Veränderungen, die für die Diagnose und für die Beurteilung auch des vorgeschrittenen Falles von großer Wichtigkeit sind.

Zunächst sei auf den S. 1035f. besprochenen Habitus phthisicus hingewiesen. Seine charakteristischen Züge, der steile Verlauf der Rippen, die vermehrte Neigung der oberen Thoraxapertur, das Vortreten der Klavikulae, das flügelförmige Abstehen der Schulterblätter, können dadurch noch mehr verstärkt werden, daß die Krankheit selbst zu einer Schrumpfung der Lunge, zu einer Einziehung der Thoraxwand, zu einem Einsinken der Supra- und Infraklavikulargruben, zu einer leichten Kyphose führt. Diese rein äußerliche Ähnlichkeit der sekundären Veränderungen an der Brustwand mit dem primären

Habitus phthisicus ist natürlich kein Grund, diesem Zustand seine Bedeutung für die Entstehung der Schwindsucht abzusprechen, ebensowenig die Tatsache, daß durch die Abmagerung, den Fettschwund und die Atrophie der Muskulatur der Thorax phthisicus in den späteren Stadien der Krankheit deutlicher in die Augen fällt.

Im Beginn der Krankheit beschränkt sich das Ergebnis der Inspektion oft auf eine geringe Asymmetrie in dem Sinne, daß die eine Supraklavikulargrube stärker eingezogen ist als die andere und daß die eine Thoraxhälfte sich unvollkommen bewegt, weniger ausdehnt oder etwas langsamer hebt, nachschleppt. Doch hüte man sich davor, solchen Differenzen zu großen Wert beizulegen, wenn die Wirbelsäule nicht ganz gerade verläuft.

In den späteren Stadien kommt es infolge der Schrumpfungsprozesse oft zu hochgradigen Einziehungen einzelner Thoraxpartien. Das Herz und die großen Gefäße können entblößt und verzogen werden, so daß man ausgedehnte Pulsationen neben dem Sternum, besonders der Pulmonalarterie, und in der Herzgegend sieht. Der Spitzenstoß kann seitlich oder in die Höhe rücken und oft im dritten Interkostalraum in der Axillarlinie sichtbar werden. Auch Verschiebungen des Herzens nach rechts kommen vor, die sogar eine Dextrokardie vortäuschen können (vgl. das Kapitel Lungenzirrhose).

Palpation. Die Betastung ergibt oft über den Lungenspitzen, aber auch über den übrigen Thoraxpartien, namentlich der erkrankten Seite, eine vermehrte Resistenz und Druckempfindlichkeit. Die Ursache dieser als reflektorisch aufzufassenden Erscheinung ist S. 1060 f. besprochen.

Auch das Fühlbarwerden des Pulmonalklappenschlusses infolge von Retraktion des Lungenrandes und das Auftreten ausgedehnter Pulsationen in der Herzgegend wäre zu erwähnen.

Mensuration. Der Messung des Brustumfanges kommt für die Diagnose keine große Bedeutung zu. Die Tatsache, daß Menschen mit geringem Brustumfang häufiger an Tuberkulose erkranken als solche mit großem, spielt für die Beurteilung des einzelnen Falles keine Rolle.

Auch die vergleichende Messung beider Brusthälften hat keine große Bedeutung. Man erkennt die Differenzen bei der bloßen Besichtigung meistens deutlicher als bei der Anwendung des Bandmaßes.

Spirometrie und Pneumatometrie. Die Vitalkapazität ist, wie schon Hutchinson gezeigt hat, bei der Lungentuberkulose herabgesetzt. Nach den Untersuchungen Siebecks ist auch die Totalkapazität vermindert, die Mittelkapazität bildet einen normalen Prozentsatz der Totalkapazität, ist also absolut zu klein. Die absolute Größe der Residualluft ist normal, dagegen die Reserveluft herabgesetzt. Die Lunge macht also von einem etwas zu geringen Füllungszustand aus nur geringe Exkursionen. Ähnliche Ergebnisse hatten Lundsgaard und Van Slyke bei vorgeschrittenen Fällen, dagegen bei beginnenden eine Vermehrung der Residualluft, also verminderte Exkursionen aus erhöhter Mittellage.

Die Bestimmung der Vitalkapazität (vgl. S. 993) kann die Besserungen und Verschlimmerungen im Verlauf der Krankheit zum Ausdruck bringen (Dreyer), leistet aber sonst für Diagnose und Prognose nicht viel (vgl. auch Hyge und Stivelmann und Bendove).

Das Atemvolumen bewegt sich meistens in normalen Grenzen.

Der Inspirations- und Exspirationsdruck nimmt in den späteren Stadien der Krankheit ab.

Auskultation und Perkussion. Es kann nicht Aufgabe dieser Darstellung sein, alle bei der Lungentuberkulose auftretenden perkutorischen und auskultatorischen Symptome zu besprechen. Die allgemeinen Gesichtspunkte und die physikalischen Symptome der Störungen im Luftgehalt und in der Elastizität des Lungengewebes sind S. 1071 ff. besprochen. Nur auf einige Punkte möge hier hingewiesen werden.

Wichtig ist die Feststellung der Lungengrenzen und ihrer Verschieblichkeit. Eine mangelhafte Beweglichkeit einer Grenze ist oft ein wichtiges Zeichen einer beginnenden Lungenerkrankung, und in den späteren Stadien gibt sie uns Aufschluß über den Grad der Schrumpfungsprozesse. Auch die neuerdings von Oeri wieder studierte Verschiebung des Herzens ist von Bedeutung.

Bei der Verwertung der Symptome, die die Auskultation und Perkussion ergeben, denke man immer daran, daß sie im wesentlichen über den Luftgehalt der Lunge und über die Anwesenheit von Sekret Aufschluß geben. Über die Art des zugrunde liegenden Prozesses sagen sie dagegen nichts aus. Eine frische Infiltration und eine bindegewebige Veränderung können ganz ähnliche Symptome machen. Auch eine nicht spezifische, im Laufe der Phthise auftretende Bronchitis kann eine tuberkulöse Erkrankung eines Lungenteiles vortäuschen.

Schwierig ist es, aus den Symptomen der physikalischen Diagnostik einen Schluß auf den anatomischen Charakter des einzelnen Falles zu ziehen. Und doch wäre es wichtig, zu wissen, ob die Neigung zum Zerfall groß ist, oder ob eine Tendenz zu Narbenbildung vorhanden ist, ob pneumonische oder produktive Prozesse vorliegen. Die genaue Beobachtung der ersten physikalischen Symptome an einer frisch erkrankten Stelle und des weiteren Verlaufs der Veränderungen und die Berücksichtigung des Sputums und des Fiebers können aber oft ein gut begründetes Urteil über die Art der anatomischen Prozesse ermöglichen.

An frisch erkrankten Stellen findet man häufig als erstes nachweisbares Symptom feinblasige Rasselgeräusche oder Knisterrasseln, doch kann auch eine Veränderung des Atemgeräusches, abgeschwächtes oder unreines Atmen lange Zeit vorhanden sein, bis man Rasselgeräusche wahrnimmt, ja sie können sogar ganz ausbleiben oder nur vorübergehend zu hören sein. Eine Schallabschwächung stellt sich abgesehen von der lobären und pseudolobären käsigen Pneumonie meistens erst nach längerem Bestand der Krankheit ein. Sind die Symptome eines solchen frischen Herdes in größerer Ausdehnung festzustellen und gehen sie mit Fieber einher, so darf man an käsig- oder gelatinös-pneumonische Prozesse denken, insbesondere dann, wenn die auskultatorischen und perkutorischen Erscheinungen sich in der gleichen Art wie bei der kruppösen Pneumonie entwickeln: Knisterrasseln, das längere Zeit anhält, rasches Auftreten einer Dämpfung, später grobblasige klingende Rasselgeräusche, eventuell auch Bronchialatmen. Ist dagegen anfangs nur das Atemgeräusch verändert, die Rasselgeräusche spärlich und zerstreut, die Dämpfung gering, so wird man eher an azinös-nodöse Formen zu denken haben. Doch zeigen die Erfahrungen über das Frühinfiltrat, daß auch exsudative Prozesse mit höchst geringen physikalischen Symptomen und sogar ohne solche verlaufen können. Deshalb sind Perkussion und Auskultation immer durch die Röntgenuntersuchung zu ergänzen.

Kavernensymptome, d. h. Schallwechsel und Metallklang, metamorphosierendes und amphorisches Atmen, metallisch klingende Rasselgeräusche stellen sich nur dann ein, wenn die Kaverne eine gewisse Größe erreicht, regelmäßige Form und glatte Wände besitzt. Die Mehrzahl der Kavernen macht keine sicheren Symptome. Ist an einer Stelle dauernd grobblasiges, klingendes Rasseln vorhanden, so kann man auch ohne das Auftreten sicherer Kavernensymptome eine Zerfallshöhle diagnostizieren, doch ergibt die Sektion bisweilen auch in dieser Beziehung Überraschungen. Als Kavernensymptome wurden noch angegeben: Hustenkeuchen mit metallischem Beiklang („Kavernenkeuchen"-Philippi), „Kavernenquietschen", d. h. ein eigentümliches, vom Giemen verschiedenes Geräusch, „Kavernenknarren", „Stenosenzischen" beim Husten und „Anblasegeräusch" beim Flüstern von „Hu-hu" (Turban und Staub), Rasselgeräuschwechsel bei Lagewechsel der Patienten (Turban).

Pleuritisches Reiben bildet einen recht häufigen Befund. Oft sind die erkrankten Stellen recht schmerzhaft, oft wird man aber auch durch

Reibegeräusche überrascht, wenn der Patient nicht zu klagen hat. Öfter empfindet freilich der Kranke heftige Stiche, ohne daß man Reiben finden kann.

Es gibt Fälle, in denen der auskultatorische oder perkutorische Befund lange Zeit hindurch auffallend gleich bleibt, aber auch solche, in denen er von Tag zu Tag, von Stunde zu Stunde wechselt. Es ist deshalb notwendig, die Patienten recht häufig zu untersuchen. Man wird dann nicht selten dadurch überrascht, daß man an einer Stelle, die man noch für gesund oder schon für geheilt hielt, plötzlich einmal reichliche Rasselgeräusche wahrnimmt, die einen daselbst in voller Entwicklung und im Fortschreiten begriffenen Prozeß beweisen.

b) Die Lungentuberkulose im Röntgenbild.

Die Röntgenuntersuchung gehört heutzutage zu jeder Untersuchung bei Lungentuberkulose oder bei Verdacht auf solche. Sie erlaubt in vielen Fällen erst die Diagnose zu stellen, in allen anderen ergänzt sie die übrige Untersuchung in zwei Richtungen, auf die Ausdehnung und die Qualität der krankhaften Veränderungen.

Immer sollte sowohl eine Durchleuchtung als auch eine Plattenaufnahme stattfinden.

Die Durchleuchtung zeigt die Bewegungsvorgänge und ihre Störungen, kann auch bei genügender Dunkeladaption den geübten Beobachter recht viel von den Schatten des kranken Gewebes erkennen lassen, gestattet die Betrachtung in verschiedenen Richtungen, erlaubt aber kein so eingehendes Studium wie die Platte, wenn man den Patienten nicht der Gefahr einer Röntgenschädigung aussetzen will. Vor allzu lange fortgesetzten und allzu oft wiederholten Durchleuchtungen muß dringend gewarnt werden.

Wir sehen bei der Durchleuchtung häufig Störungen in der Zwerchfellbewegung, Zurückbleiben einer Hälfte, Zacken und Unregelmäßigkeiten bei tiefer Inspiration, Abflachung und Ausfüllung des Phrenikokostalwinkels.

Williams hielt das Zurückbleiben einer Seite für ein wichtiges Zeichen der beginnenden Phthise, und de la Camp und Mohr erklärten es durch Phrenikusschädigung infolge von Spitzenerkrankung. Es ist aber wohl meistens das Zeichen einer durchgemachten Pleuritis diaphragmatica, also ein Hinweis auf eine früher stattgehabte, wahrscheinlich tuberkulöse Erkrankung, vielleicht auch bisweilen der Ausdruck einer reflektorischen Ruhigstellung der kranken Seite, aber durchaus kein spezifisches Symptom. Über das Kreuzfuchssche Phänomen vgl. S. 1616.

Die Aufnahme läßt immer feinere Einzelheiten erkennen als die Durchleuchtung und bietet die Möglichkeit, Platten aus verschiedenen Zeiten miteinander zu vergleichen und Verschlimmerungen oder Besserungen festzustellen, wobei allerdings Unterschiede in der Röhrenbeschaffenheit, Expositionszeit, Entwicklungstechnik usw. zu berücksichtigen sind, da es heute noch nicht möglich ist, zwei Aufnahmen genau gleich zu machen.

Immer muß ein Übersichtsbild des Thorax mit dorsoventraler Strahlenrichtung gemacht werden, das, wenn nötig, durch eine Partialaufnahme, z. B. der Spitzen, ergänzt werden kann. Über die Technik vgl. S. 1082.

Der Schatten von Granulationsgewebe, leukozytär-desquamativ-pneumonischem Exsudat, Käse und Bindegewebe zeigt keine so starken Unterschiede in seiner Intensität, daß man aus dem Bild die Qualität des Gewebes erkennen könnte. Selbst Kalkablagerungen lassen sich von dichter Fibrose nicht immer unterscheiden. Deshalb kann man die Qualität der geweblichen Veränderung nur aus der Anordnung der Schatten erschließen.

Gegenüber dem Bestreben, aus der Röntgenplatte allzuviel herauslesen zu wollen, muß auf die Grenzen der Leistungsfähigkeit des Röntgenverfahrens hingewiesen werden. Kleinste Herde können nur dann zur Ansicht gebracht werden, wenn sie nahe an der Platte liegen, aber auch größere Herde bekommt man bisweilen bei der Sektion zu sehen, von denen man selbst nachträglich auf der Platte nichts entdecken kann. Außerdem muß betont werden, daß die Vervollkommnung der Aufnahmetechnik viel mehr Einzelheiten des normalen Lungenbildes erkennen läßt als früher, und daß zu diesen Einzelheiten des normalen Lungenbildes auch die anthrakotischen Knötchen und anderen anthrakotischen Veränderungen, ferner Überkreuzungen von Gefäßen

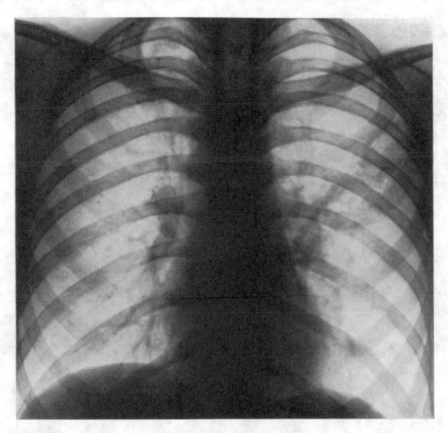

Abb. 76. Frühinfiltrat in Zerfall.

usw. gehören. Von solchen Schatten können tuberkulöse Bildungen kleinsten Umfanges unmöglich unterschieden werden.

Es ist deshalb in der Regel unmöglich, vereinzelte Miliartuberkel auf der Platte zu erkennen. Allerdings bietet die Miliartuberkulose eine charakteristische Zeichnung (vgl. Bd. I dieses Handbuches S. 979ff.), und auch in anderen Fällen sieht man bisweilen auf der Platte eine Gruppe von Schattenfleckchen vom Aussehen von Miliartuberkeln, denen bei der Sektion wirklich eine Gruppe von Miliartuberkel entspricht, aber von größerer Zahl als auf dem Röntgenbild. Ich halte es jetzt für erwiesen, daß es sich nicht um das direkte Bild der plattennahen Knötchen, sondern um Summationswirkung handelt.

Der azinös-nodöse Herd erscheint auf der Platte als unregelmäßig begrenzter, oft kleeblattförmiger Schatten von wenigen mm Durchmesser (vgl. Abb. 68, S. 1496), der sich von der Umgebung ziemlich scharf abhebt und im Zentrum dunkler ist als in der Peripherie. Gewöhnlich ist ein großer Bezirk, selten das ganze Lungenfeld von solchen mehr oder weniger dicht stehenden Fleckchen bedeckt, die oft zu größeren Haufen vereinigt oder netzartig aneinandergereiht sind, sich aber immer von der Nachbarschaft deutlich abgrenzen, sofern nicht eine stärkere Fibrose das Bild verwischt.

Der lobulär-pneumonische Herd gibt einen größeren, weniger scharf begrenzten Schatten (vgl. Abb. 71, S. 1503). Die Ausdehnung kann sehr verschieden

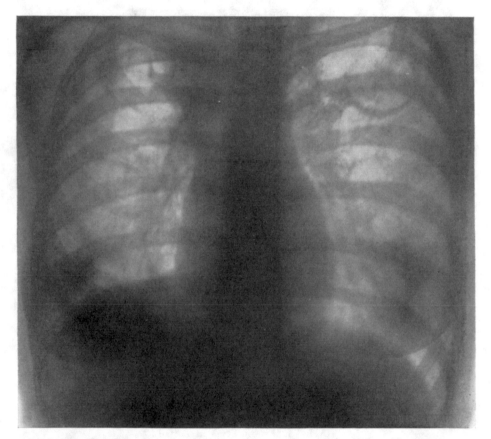

Abb. 77. Chronische Lungentuberkulose. Große Kaverne im linken Oberlappen.

sein. Gewöhnlich ist ein größerer Bezirk von solchen Schattenflecken eingenommen (z. B. auf Abb. 78 ein großer Bezirk in mittlerer Höhe des rechten Lungenfeldes). Im Gegensatz zur azinös-nodösen Phthise fließen dann die Herde zusammen und sind nicht durch helle Zonen lufthaltigen Bindegewebes getrennt. Doch sieht man bisweilen bei den Sektionen ausgedehnte gelatinöse und selbst käsige Pneumonien, denen im Röntgenbild kein Schatten entspricht, so daß man annehmen muß, daß das gelatinöse und bisweilen auch das verkäste Exsudat für Röntgenstrahlen verhältnismäßig gut durchgängig ist.

Die lobär-pneumonische Tuberkulose macht eine diffuse oder leicht wolkige Verdunkelung des Lungenfeldes wie die kruppöse Pneumonie. Wenn der Patient nicht auf der Höhe der Erkrankung stirbt, wird der Schatten ungleichmäßiger, hellt sich im Zentrum auf und läßt immer mehr das Bild der Kaverne erkennen.

Das Frühinfiltrat erscheint zuerst als runder, markstückgroßer oder größerer Schatten von sehr verschiedener Intensität, bisweilen nur eben sichtbar, bisweilen tiefdunkel, meist homogen, oft aber auch ungleichmäßig wolkig. Es kann monate- und selbst jahrelang gleich bleiben, meistens hellt sich der Schatten nach einigen Wochen oder Monaten stellenweise auf. Er kann ganz zurückgehen und schließlich einen scharf begrenzten Fleck zurücklassen, der

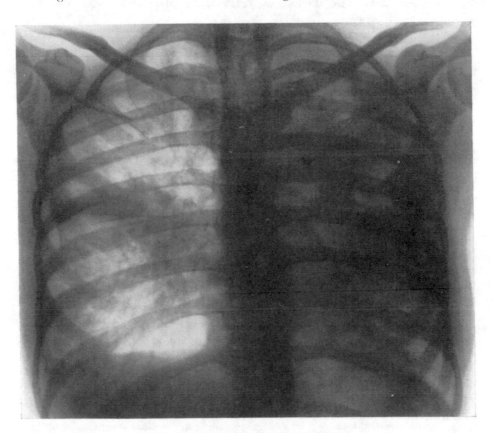

Abb. 78. Chronische Lungentuberkulose.

dem verkalkten Kern entspricht, oder vollkommen verschwinden. Oft geht es aber in das typische Bild einer Kaverne über. Abb. 76 zeigt diesen Übergang. Man sieht (außer einer Verschattung im rechten Spitzenfeld) im linken oberen Lungenfeld einen länglichen Schatten, der die äußere Hälfte des zweiten Interkostalraumes einnimmt und durch einen unregelmäßigen, ziemlich breiten Saum, innen durch einen helleren, etwas wolkigen Schatten gebildet wird. Gegen den Hilus zieht ein breites Schattenband, das wohl dem abführenden Bronchus entspricht, und daneben einige Schattenflecke, die offenbar der Ausdruck einer bronchogenen Aspiration sind. Oft fehlt aber auch zunächst jedes Zeichen einer Propagation, und eine geschlossene, runde oder längliche Kaverne in einem normalen Lungenfeld bleibt zurück (Rundkavernen und Strangkavernen nach Redeker).

Die Kavernen können oft als kreisförmige Schatten mit zentraler Aufhellung leicht erkannt werden. Selten ist ein Flüssigkeitsspiegel erkennbar. Auch wenn der Schatten nicht kreisrund, sondern durch Mehrkammerigkeit des Hohlraumes unregelmäßig ist, wie in Abb. 77, so kann die Diagnose sicher sein. Wenn aber die Wand nicht ringsum geschlossen ist, so sei man mit dem Urteil zurückhaltend. Oft glaubt man auf den ersten Blick eine Kaverne zu sehen, aber bei genauerem Zusehen erkennt man, daß die scheinbare Kavernenwand durch das zufällige Zusammentreffen mehrerer Stränge gebildet wird, die bisweilen durch ihre dichotome Verzweigung als Gefäße oder vielleicht

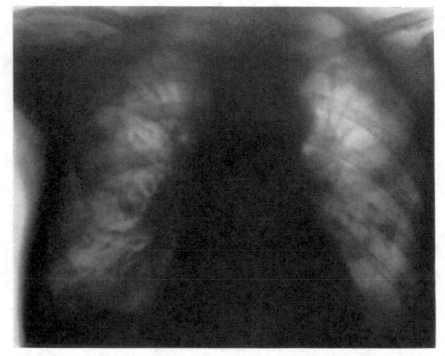

Abb. 79. Abgeheilte Tuberkulose in den oberen Partien beider Lungen.
Sektion: Ausgedehnte Partie des r. Oberlappens schiefrig induriert, grauschwarz, mit zahlreichen fibrösen Strängen und zylindrisch erweiterten Bronchien. Pleura über der indurierten Partie verdickt, besonders an der Spitze. Links in der Nähe der Spitze 2 anthrakotische Herde mit Kreideknötchen. Pleuritische Verdickung über der linken Spitze. Im übrigen beide Lungen stark von anthrakotischen Herden durchsetzt. Rechts in der ganzen Lunge zahlreiche Bronchiektasien, links im Unterlappen. Lymphdrüsen vergrößert, von weißen Herdchen durchsetzt, die sich bei der mikroskopischen Untersuchung als Cohnheimsche Pseudoleukämie erweisen. Stauungslunge bei ausgedehnter Arteriosklerose und Herzdegeneration (starke Zyanose, Ödeme usw.).

auch als verdickte Bronchien erkennbar sind, und die kreisförmige Begrenzung der helleren Stelle wird durch einen Rippenschatten vervollständigt. Aus Abb. 77 läßt sich nicht ersehen, ob die rundlichen Aufhellungen im rechten oberen Lungenfeld solche „Pseudokavernen" oder wirkliche Kavernen darstellen. Bei der Sektion schienen sich die Hohlräume nur teilweise mit den Aufhellungen des Bildes zu decken. Das gleiche gilt von der Aufhellung im linken oberen Lungenfeld von Abb. 78. In der Regel findet man bei der Obduktion vorgeschrittener Phthisen mehr Kavernen, als nach dem Röntgenbild zu erwarten wäre, weil die übrigen Lungenveränderungen das Bild verwischen und weil vielkammerige Kavernensysteme überhaupt keine analysierbare Zeichnung ergeben. Wie undeutlich oft Hohlräume zur Darstellung kommen, zeigt auch Abb. 55 S. 1383 (Lungenabszeß). Wenn man aber Aufhellungen ohne zusammenhängenden und gut abgegrenzten Ringschatten als Kavernen deutet, so erlebt man bei der Sektion oft Überraschungen in der entgegengesetzten Richtung. Füllung mit Jodöl von den Bronchien aus kann die Diagnose der Kavernen sichern, aber für Phthisiker ist diese Füllung oft anstrengend und kann unangenehme Reizungen der Bronchialschleimhaut hervorrufen. Wenn ein, wenn auch noch so geringer, Flüssigkeitsspiegel sichtbar ist, so ist die Aufnahme in verschiedener Körperhaltung vorzuziehen und gibt ebenso sichere Resultate.

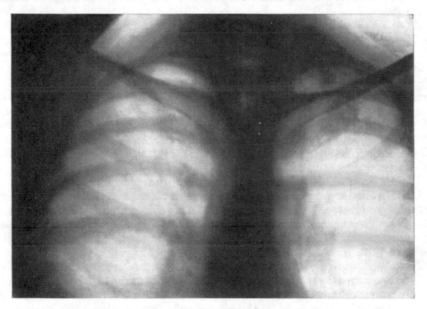

Abb. 80. Zirkumskripte Schattenherde in der linken Lungenspitze infolge teilweise abgeheilter Tuberkulose (Verkalkung).

Eine besondere Erwähnung verlangen die „stummen Kavernen", Kavernenzeichnungen auf Röntgenbildern von Patienten, bei denen man nach dem Ergebnis der Perkussion und Auskultation keine Kavernen erwartet hatte. Ihre Entdeckung durch das Röntgenverfahren ist von größter Wichtigkeit (vgl. S. 1553 und 1625).

Der abführende Bronchus kann häufiger, als man gewöhnlich annimmt, auf dem Röntgenbild erkannt werden, worauf besonders Wolf hingewiesen hat.

Das Bindegewebe macht den dunkelsten Schatten von allen Geweben, und man kann sagen, daß die Tuberkulose um so harmloser ist, je intensiver und schärfer der Schatten, je schöner das Bild ist. Die ausgedehnte fibröse Phthise zeigt deshalb eine diffuse Verdunkelung, die keine Einzelheiten mehr erkennen läßt. Ist die Induration nicht gar so dicht, so wiegt strangförmige Zeichnung vor (Abb. 79). Narben von Einzelherden erscheinen als kleine runde Flecke, die besonders dunkel sind, wenn Kalk in sie eingelagert ist. Typische Beispiele sind die der Zufallsbefunde von Primärkomplexen

mit einem scharfen kleinen, den geheilten Primäraffekt darstellenden Schattenfleck und den Kalkherden im Hilusschatten, die von den regionären Drüsen
des Primäraffektes nach den andern Drüsengruppen zu an Größe und Zahl
abnehmen, (vgl. Abb. 49 S. 1350, außerdem Abb. 24 S. 1121, auf der ein
Kalkherd in der rechten Spitze zu sehen ist, der nach dem Ergebnis der
Sektion als einer der seltenen Primäraffekte der Spitze betrachtet werden
muß), ferner die kleineren Schattenfleckchen ausgeheilter „Einzel"- und „Gruppenmetastasen" besonders in den Lungenspitzen (vgl. Abb. 79), aber auch in den
übrigen Lungenpartien. Ausgeheilte oder chronisch verlaufende, mit starker
Bindegewebsentwicklung einhergehende azinös-nodöse Prozesse mäßiger
Ausdehnung zeigen eine unregelmäßige Marmorierung aus kleinen und kleinsten
Flecken, die durch Stränge zu einem Netzwerk verbunden sind. Es können
aber auch breitere Schattenbänder entstehen und eine grobknotige Zeichnung
resultieren.

Zu den Veränderungen des Lungengewebes kommen noch die Veränderungen
des Brustkorbs und der Pleura. Die Einziehung einzelner Thoraxpartien,
die Verengerung der Interkostalräume und der steilere Verlauf der Rippen sind
im Röntgenbild besser zu erkennen als bei Betrachtung des Patienten, namentlich bei dickem Fettpolster. Die Beteiligung der Pleura macht sich bisweilen
durch schleierartige Verschattungen bemerkbar, die den pleuritischen Schwarten
entsprechen, bisweilen auch durch Schattenstränge, die durch interlobäre, in
der Strahlenrichtung ausgebreitete Pleuraverbindungen zustande kommen.
Dazu kommen die pleuritischen Zwerchfellverwachsungen mit Unregelmäßigkeiten der Zwerchfellzeichnung und bisweilen Schatten von meistens abgesackten
Exsudaten.

Die Unterschiede im Röntgenschatten der einzelnen Gewebsveränderungen
sind aber nicht so ausgesprochen, daß in jedem Fall eine Erkennung der vorwiegend produktiven oder exsudativen Natur der einzelnen Bezirke möglich
wäre. Die Projektion der in verschiedener Tiefe liegenden Herde übereinander
verwischt zudem oft das Bild und die meisten Phthisen sind aus exsudativen
und produktiven Prozessen gemischt.

Bisweilen kann die Diagnose nicht aus dem Aussehen der einzelnen Stelle,
sondern aus dem Gesamtbild gestellt werden. So könnte auf Abb. 78 die diffuse
Verschattung der linken Seite als zirrhöse Phthise, als dicke pleuritische Schwarte
oder als käsig-pneumonische Veränderung aufgefaßt werden. Die Betrachtung
des Skelettschattens zeigt aber, daß keine Schrumpfung der Thoraxwand vorhanden ist, daß also nur ausgedehnte exsudative Prozesse in Betracht kommen
(die auch bei der Sektion festgestellt wurden).

In vielen Fällen erlaubt das Röntgenbild eine Qualitätsdiagnose der
Lungentuberkulose. In den meisten orientiert es uns über die Ausdehnung
des Prozesses. Meistens zeigt es eine größere Ausdehnung, als wir nach Perkussion und Auskultation erwartet hatten. Bisweilen sehen wir allerdings
die erwarteten Veränderungen nicht, weil kleine Herde auf dem Röntgenbild
nicht zur Darstellung kommen, selbst wenn sie sich durch die begleitende
Bronchitis bei der Auskultation zu erkennen geben. Viel häufiger bringt uns
aber das Röntgenbild Sicherheit, wo die übrige Untersuchung nur Verdacht
auf Lungentuberkulose ergab.

c) Andere Symptome von seiten des Respirationsapparates.

Husten. Der Husten bildet in der Regel eines der ersten Symptome der
Lungentuberkulose, und er begleitet den Lungenkranken bis zum Tode oder
zur Heilung. Er ist aber, je nach dem Stadium der Erkrankung, nach der anato-

mischen Eigentümlichkeit des Falles und nach der Individualität des Kranken außerordentlich verschieden.

Im Beginn der Krankheit ist er oft nur sehr gering, so daß ihn die Patienten selbst kaum bemerken. Er tritt nur am frühen Morgen oder nach längerem Sprechen, nach Aufenthalt in staubiger oder rauchiger Luft, bei Abkühlung oder bei Aufregung ein. Später kommt er auch nach dem Zubettegehen und ohne besondere Veranlassung auch in der Nacht. In manchen Fällen beginnt auch die Krankheit mit ziemlich heftigem Husten, der lange Zeit hindurch das einzige Symptom bleiben kann.

Dieser Husten im Beginn der Erkrankung ist meistens trocken, oft auch ziemlich quälend, weil die Patienten einen heftigen Reiz empfinden. Oft wird das Hüsteln bei den jugendlichen Individuen von der Umgebung als schlechte Gewohnheit angesehen und auch vom Arzt fälschlicherweise als nervös erklärt. Man denke aber immer daran, daß ein rein nervöser Husten außerordentlich selten ist, daß aber ein nervöses Individuum auf den geringsten Hustenreiz abnorm stark reagiert.

Sehr bald führt der Husten aber zur Expektoration von Sputum, zuerst am Morgen. Im späteren Verlauf der Krankheit tritt der reine Reizhusten immer mehr zurück und der Husten stellt sich fast ausschließlich dann ein, wenn vorhandenes Sputum entfernt werden muß.

Aber auch im späteren Verlauf der Krankheit ist der Husten außerordentlich verschieden. Teilweise ist das die Folge der anatomischen Eigentümlichkeit des Falles, teilweise die Folge der Reflexempfindlichkeit des Individuums. Wenn große Kavernen beständig Sekret liefern, so muß der Patient immer von neuem husten, um das Sputum herauszubefördern. Ist das Sekret zähe, so werden die Hustenstöße angestrengt, der Patient muß viertelstundenlang sich quälen, und schließlich gelingt es manchmal doch nicht, den Auswurfballen heraufzubringen. Der Kranke sinkt erschöpft zurück, aber kaum hat er sich einigermaßen erholt, so kommt der Reiz von neuem und die gleiche fruchtlose Anstrengung ermüdet ihn wieder. In anderen Fällen bringen die Patienten fast mühelos durch Räuspern oder ganz geringes Husten große Mengen von Sekret heraus. Nicht immer ist es nur die Qualität und Quantität des Sekrets, die diese Unterschiede im Verhalten der einzelnen Kranken bedingen, sondern häufig auch die verschiedene Reflexempfindlichkeit gegenüber dem Reiz und die verschiedene Fähigkeit und Energie, den Reiz zu unterdrücken.

Auch Pharyngitis und Kehlkopfaffektionen sind oft Ursache des Hustens.

Über die Folgen des Hustens für die Zirkulation, für die Ausbreitung der Lungenerkrankung und für die Ernährung ist an anderer Stelle gesprochen; ebenso über die Notwendigkeit, den Husten zu bekämpfen. Den Husten ganz zu beseitigen gelingt nie, und in den späteren Stadien sind häufig alle Mittel gegen den Husten erfolglos, so daß die quälenden Hustenanfälle zum Bild der Phthisis consummata gehören.

Sputum. Der Auswurf ist ebenfalls eine regelmäßige Folge der Lungentuberkulose, aber seine Menge ist noch größeren Schwankungen unterworfen als der Husten.

Im Beginn der Erkrankung ist das Sputum gewöhnlich nur in sehr geringer Menge vorhanden, anfangs fast rein schleimig, zähe, schaumig, oft mit schwärzlichen Einlagerungen. Später wird es immer mehr eitrig, zunächst dem Sputum bei chronischer Bronchitis ähnlich, beim Auftreten von Kavernen zeigt es aber einige charakteristische Eigentümlichkeiten. Beim Ausgießen auf einen Teller plattet sich der einzelne Sputumballen ab und erscheint „münzenförmig". Wird das Sputum in Wasser aufgefangen, so fallen die einzelnen Ballen zu Boden oder schweben im Wasser, aufgehängt an Schleimfäden, die aus einer oben schwimmenden, schaumigen Schicht herunterreichen (Sputa globosa fundum petentia). Diese Eigentümlichkeiten des Sputums finden darin ihre Erklärung, daß das eitrige Sekret in den Kavernen gebildet und auf dem Wege durch die Bronchien von dem hier sezernierten Schleim umhüllt wird. Deshalb ist es nicht mit Luft vermischt wie das in den Bronchien entstehende Sputum, und der einzelne Ballen bildet ein zusammenhängendes Ganzes, an dem häufig ein zerklüftetes Aussehen zu bemerken ist. Doch können solche Sputa natürlich auch in nicht tuberkulösen Bronchiektasien und anderen Hohlräumen entstehen, und andererseits nimmt das Sputum bei der Tuberkulose nicht selten eine ähnlich konfluierende Gestalt an wie bei gewöhnlicher Bronchialerweiterung. Bei Besserung und Ausheilung der Tuberkulose nimmt der Eitergehalt des Sputums ab.

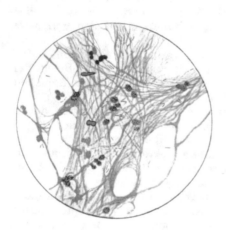

Abb. 81. Tuberkelbazillen im Sputum.
(Nach Lenhartz.)

Bei der Ausbreitung des Sputums auf dem Teller kann man oft die sog. Linsen erkennen, die Corpuscula oryzoidea der Alten. Sie stellen stecknadelkopf- bis linsengroße, undurchsichtige, weißliche oder weißgelbliche Gebilde, dar, mit glatter Oberfläche, bald mehr rundlich, bald mehr bikonvex oder flach. Sie sehen aus wie Brotkrümelchen oder andere Speisereste, die von Schleim überzogen sind, unterscheiden sich davon aber dadurch, daß sie sich wie Käse zerdrücken lassen. Virchow hat schon im Jahre 1851 darauf hingewiesen, daß sie mit den in Kavernen, besonders in seitlichen Wandausbuchtungen, häufig zu findenden Gebilden identisch sind, und hat auf den hohen diagnostischen Wert hingewiesen.

Das Suchen nach ihnen ist auch heutzutage noch wichtig, da sie außer elastischen Fasern massenhaft Tuberkelbazillen enthalten. Deshalb erlaubt ihre reichliche Anwesenheit im Sputum einen sehr raschen Bazillennachweis. Wenn man bei der Ausbreitung des Sputums solche Gebilde sieht, so kann man sie leicht mit der Pinzette herausnehmen und die Bazillen in ihnen nachweisen. Verwechslungen sind unter Umständen mit Speiseresten oder mit Dittrichschen Pfröpfen möglich. Bisweilen sind sie freilich nur in geringer Menge vorhanden, und wenn man sie nicht sofort findet, so halte man sich nicht zu lange damit auf, sie zu suchen, da der Nachweis von Tuberkelbazillen auch in anderen Teilen des Sputums gelingt.

Selten ist eine abnorme Verfärbung des Sputums (abgesehen von Blutbeimengung) durch die Einwirkung farbstoffbildender Bakterien. Bacillus pyocyaneus, fluorescens usw. können dem Auswurf eine grünliche, gelbliche oder rötliche Farbe verleihen. Die grünliche Färbung des Sputums bei käsiger Pneumonie ist schon lange als wichtiger diagnostischer Hinweis bekannt.

Selten ist der Befund von Konkrementen, die aus phosphor- und kohlensaurem Kalk bestehen und aus verkalkten Stellen der Lungen stammen. Sie können eine ziemliche Größe annehmen (Lungensteine) und bei ihrer Entleerung starke Beschwerden hervorrufen. Manchmal verursachen sie heftige Schmerzen, Hustenanfälle und Blutbeimengung zum Sputum, bis sie herausbefördert werden und dadurch oft große Erleichterung auftritt. Es sind auch Fälle beschrieben, in denen nach dem Auswerfen solcher Steine eine auffallende Besserung der ganzen Krankheit eintrat.

Die Menge des Auswurfes kann in den späteren Stadien der Krankheit sehr groß werden, selbst einen halben Liter betragen. Doch gibt es auch Fälle mit großen Kavernen, die auffallend wenig und selbst gar nichts auswerfen. Man beobachtet das besonders bei alten Leuten. Kinder und Frauen schlucken das Sputum oft herunter.

Bei der mikroskopischen Untersuchung des Sputums ist das wichtigste der Tuberkelbazillus (Abb. 81). Über seinen Nachweis siehe S. 1600. Sind Bazillen vorhanden, so spricht man von offener, fehlen sie, von geschlossener Tuberkulose. Doch ist bei einigermaßen vorgeschrittenem Prozeß ein vollständiges Fehlen recht selten, um so seltener, je genauer man untersucht. Auch gelingt es häufig, durch den Tierversuch Bazillen nachzuweisen, wenn die mikroskopische Untersuchung versagt. Selbst in den Fällen, in denen gar kein Sputum entleert wird, kann man gelegentlich die Bazillen dadurch nachweisen, daß man die Patienten einen Objektträger anhusten läßt. Man sei deshalb mit der Diagnose einer geschlossenen Tuberkulose vorsichtig.

Sind die Bazillen reichlich vorhanden, so liegen sie oft in Häufchen nebeneinander, oft auch palisadenartig aneinander gereiht. Ihre Zahl geht im ganzen mit der Schwere des Krankheitsprozesses parallel, doch gibt es auch Fälle, in denen trotz reichlicher Anwesenheit von

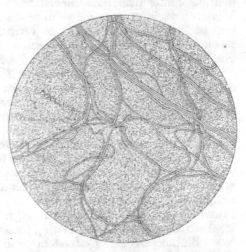

Abb. 82. Elastische Fasern im Sputum bei Lungentuberkulose. (Nach Lenhartz.)

Bazillen die Krankheit relativ gutartig verläuft, andere wiederum, in denen trotz rapiden Fortschritten der Krankheit nur ganz vereinzelte Bazillen gefunden werden.

Für die Bezeichnung des Bazillengehaltes wird häufig noch die Skala nach Gaffky benützt, die deshalb hier angegeben sei.

			Bazillen
1 : im ganzen Präparat nur			1 — 4
2 : durchschnittlich auf mehrere Gesichtsfelder			1
3 : „ in jedem Gesichtsfelde etwa			1
4 : „ „ „ „ „			2 — 3
5 : „ „ „ „ „			4 — 6
6 : „ „ „ „ „			7 —12
7 : „ „ „ „ „			ziemlich viele
8 : „ „ „ „ „			zahlreiche
9 : „ „ „ „ „			sehr zahlreiche
10 : „ in jedem Gesichtsfelde enorme Mengen.			

Wenn diese Einteilung auch daran leidet, daß je nach der Art des Ausstriches die Zahl der Bazillen im Gesichtsfeld verschieden ausfallen kann, so gibt die Bezeichnung auf dieser Skala in vielen Fällen ein annäherndes Bild über die Zahl der Bazillen und die Veränderungen des Befundes im Laufe der Zeit.

Das Verhalten der Bazillen bei der Ziehlschen Färbung, die Lücken im Bazillenleib und die grampositive Form des Tuberkulosevirus ist S. 1411f. erwähnt.

Außer den Tuberkelbazillen findet man im Sputum noch vielerlei andere Mikroorganismen, die teils aus den oberen Luftwegen und aus dem Mund,

teils aus den erkrankten Stellen, aus den Kavernen stammen. Um zu entscheiden, ob die Bakterien wirklich aus der Lunge stammen, muß man sich
der Kitasatoschen Methode bedienen (s. S. 1414). Dabei zeigt sich, daß eine
ganze Reihe von Mikroorganismen (wie auch die Untersuchung der Leichen
ergibt) aus dem Erkrankungsherd stammt. Besonders häufig findet man:
Streptokokken, Pyocyaneus, Diplokokken, z. B. Diplococcus semilunaris (Klebs),
Staphylokokken, Tetragenus, Influenza- und Pseudoinfluenzabazillen, ferner
Diphtherie- und diphtherieähnliche Bazillen, Bacterium coli, Proteus usw.
Über ihre Bedeutung siehe S. 1483.

Außer den Tuberkelbazillen bilden den wichtigsten Bestandteil des Sputums die elastischen Fasern (Abb. 82). Wenn auch ihre diagnostische Bedeutung hinter dem Bazillennachweis weit zurücktritt, so gibt ihre Anwesenheit doch wichtige Aufschlüsse über die Ausdehnung des Destruktionsprozesses
und ist für die Prognose nicht zu vernachlässigen. Ihre Darstellung ist S. 1602
beschrieben. Gefärbt werden sie am besten nach dem von May angegebenen,
von Witte (Inaug.-Diss. München 1902) vereinfachten Verfahren.

Von Zellen sieht man vorwiegend Neutrophile, oft mit pyknotischem Kern,
daneben größere Zellen, „Makrophagen" (die wohl Alveolarzellen sind) und
„monozytoide" Zellen, spärlich Lymphozyten. Eosinophile sind oft in geringer
Menge zu sehen. Die Annahme Teichmüllers (der sie zuerst fand), daß ihnen
eine prognostische Bedeutung zukomme, konnte nur insofern bestätigt werden,
als ihre Vermehrung bei Reiztherapie ein gutes Zeichen ist. Im übrigen leistet
die zytologische Untersuchung des Auswurfs bei der Lungentuberkulose nicht
viel, wie Engelsmann gezeigt hat, auch nicht bei Anwendung der Lieber-
mannschen Feuchtfixation, wenn auch die Zunahme und Abnahme von Makrophagen und monozytoiden Zellen beim Auftreten und Zurückgehen frischer
Prozesse beobachtet wird (Mühlberg).

Auch Myelinformen sind häufig, ferner kommen Cholesterinkristalle, einzelne
rote Blutkörperchen, Fettnadeln und Fettkörnchen sowie Detritus vor.
H. Engel beschrieb feine Verzweigungen eines Faserbaumes, an dem bei stärkerer Vergrößerung kugelige oder kolbige Anschwellungen am Ende und als
seitliche Auswüchse sichtbar werden, und Stränge, die mit glänzenden Perlen
besetzt erscheinen und bald wie Trauben und Ährenbüschel, bald wie Mais-
kolben aussehen. Aus dem Verhalten gegenüber Säuren und Laugen schließt
Engel, daß es sich um Neutralfett handelt, das an elastische Fasern ange-
lagert ist.

Die chemische Untersuchung des Sputums ergibt Eiweiß, dessen Ab-
bauprodukte, Fettsäuren, Neutralfett, Cholesterin, Lecithin, Salze usw. Der
Befund von Tyrosin ist für Tuberkulose nicht spezifisch (Jütte). Wie Wanner
gezeigt hat, ist der Eiweißgehalt um so größer, je eiterreicher das Sputum ist.
Der Eiweißreichtum ist aber, wie besonders Citronblatt zeigte, größer als bei
entsprechend eiterhaltigen nicht tuberkulösen Sputis (vgl. auch z. B. Pindborg).
Simon konnte Albumosen und Peptone isolieren, die bei Tieren, namentlich
bei tuberkulösen, Fieberreaktionen hervorriefen.

Fr. Müller fand im tuberkulösen Kavernensputum (im Gegensatz zum
bronchiektatischen) keine peptonisierenden Bakterien, dagegen ein eiweiß-
verdauendes Ferment.

Dyspnoe. Die Dyspnoe tritt in sehr verschiedenartiger Häufigkeit bei
Phthisikern auf. Im ganzen wird man immer wieder davon überrascht, wie
wenig Atemnot die Kranken empfinden. Freilich bemerkt man recht oft bei
Patienten, die subjektiv kein Gefühl von Dyspnoe haben, daß die Atmung
beschleunigt ist. Deutlicher tritt die Dyspnoe bei Anstrengungen zutage, doch
empfinden die Patienten sie meistens auch dabei nur in geringem Maße, weil

das Gefühl von Müdigkeit und Kraftlosigkeit im Vordergrund steht. In den späteren Stadien wird die Dyspnoe freilich meistens den Patienten unangenehm, doch gibt es auch hier Ausnahmen. Stark ist die Atemnot bisweilen bei rasch fortschreitenden Fällen, ferner beim Hinzutreten akuter Katarrhe und Bronchopneumonien, sowie bei stärkeren Blutungen. Sehr heftige Dyspnoe sieht man häufig bei der Komplikation von Tuberkulose mit Emphysem. Die Patienten, die an dieser Kombination leiden, werden von der Atemnot oft Tag und Nacht sehr heftig gequält.

Ursache der Dyspnoe ist teils die Einschränkung der respiratorischen Fläche, teils die durch Elastizitätsverlust der Lunge, Verwachsungen, pleuritische Prozesse usw. bedingte Erschwerung der Lungendehnung, die auch in den Ergebnissen der spirometrischen Untersuchung (vgl. S. 993 und S. 1562) ihren Ausdruck findet. Da diese Veränderungen, namentlich die Beschränkung der respirierenden Fläche, sehr langsam eintreten, gewöhnt sich der Körper daran, die Atmung wird beschleunigt, aber oberflächlich, und der Patient hat keine Empfindung dafür, daß sein Atemtypus sich verändert hat.

Selten ist anfallsweise Atemnot, die von G. Sée als „Pseudoasthma" bezeichnet worden ist und auch von A. Fraenkel erwähnt wird. Sie tritt besonders nachts bei nervösen Individuen auf.

Heiserkeit und andere Kehlkopfstörungen. Abgesehen von den unter den Komplikationen zu besprechenden tuberkulösen Veränderungen im Kehlkopf zeigt dieses Organ recht häufig funktionelle Störungen. Gar nicht selten stellt sich schon im Beginn der Krankheit Heiserkeit ein, ja sie kann lange Zeit hindurch das erste und einzige Symptom bleiben. Diese prodromale Heiserkeit hat eine große diagnostische Bedeutung. Alle Individuen, die an hartnäckiger Heiserkeit leiden, ohne daß die laryngoskopische Untersuchung eine Ursache entdeckt, sind immer der Lungentuberkulose verdächtigt und müssen in dieser Hinsicht genau beobachtet werden. Die Ursache dieser prodromalen Heiserkeit ist nicht klar. Ein Kehlkopfkatarrh ist dabei nicht zu konstatieren, auch eine Lähmung (außer leichter Vokalisparese) kann durch die Spiegeluntersuchung nicht entdeckt werden.

Auch im späteren Verlauf kommt recht häufig eine solche Heiserkeit ohne ersichtliche Ätiologie zur Beobachtung. E. Fränkel fand häufig atrophische und degenerative Veränderungen in der Kehlkopfmuskulatur der Phthisiker, die vielleicht dafür verantwortlich zu machen sind.

Außerdem findet man im späteren Verlauf häufig Kehlkopfkatarrhe, die durch den Reiz des passierenden Sputums zu erklären sind. Seltener sind Rekurrenslähmungen, sei es infolge von Kompression oder von Entzündung des Nervs, die Ursache der Heiserkeit.

In den späteren Stadien der Krankheit klagen die Patienten nicht selten über Fehlschlucken. Beim Essen kommt plötzlich eine Spur des Genossenen in den Kehlkopf, und die Folge ist ein heftiger Hustenanfall, der nicht selten zu Erbrechen führt. Dieser Vorgang kann sich während der Mahlzeit mehrmals wiederholen, so daß die Ernährung dadurch stark beeinträchtigt wird. Auch nachts kann der Patient durch Hinabfließen von Speichel in den Kehlkopf geweckt und von einem heftigen Hustenanfall gepeinigt werden. Die Ursache des Verschluckens ist in einer Parese des Kehldeckels, sei es infolge muskulärer Degeneration oder von Erkrankung des Nervus laryngeus superior, zu suchen.

Schmerzen. Schmerzen im Gebiet des Thorax kommen bei der Lungentuberkulose häufig vor, sie können aber auch vollständig fehlen.

Die Lokalisation der Schmerzen ist eine verschiedene. Am häufigsten werden sie am Rücken, über den Spitzen oder in den oberen Teilen der

vorderen Thoraxwand empfunden. Auch Schmerzen in der Gegend der Brust-
warze, auf den Seiten oder im Verlauf von Interkostalräumen sind nicht selten.
Diese Schmerzen werden in der Regel als Stechen, seltener als Druck oder
Gefühl von Wundsein empfunden.

Im ganzen sind die Schmerzen im späteren Verlauf der Krankheit häufiger
als im Beginn, doch sind die Patienten nicht selten, die wegen ihrer Schmerzen
zum ersten Male den Arzt aufsuchen.

Die Ursachen dieser Schmerzen beruhen teilweise auf pleuritischen Veränderungen, die man bisweilen durch die Auskultation in Form von Reiben
nachweisen kann. Häufig aber gelingt es trotz genauester Untersuchung nicht,
an den schmerzhaften Stellen Reibegeräusche zu entdecken. Die Schmerzen
sind dann in der S. 1060 erwähnten Weise zu erklären.

Über hyperästhetische Zonen vgl. Seite 1061 und 1612.

Besonders stark sind die Schmerzen bei ausgesprochener Pleuritis und namentlich
bei Pneumothorax.

Außer den erwähnten Schmerzen kommen im Laufe der Krankheit noch
solche vor, die in den Muskelansätzen lokalisiert sind und auf die Zerrung
dieser Teile beim Husten zurückgeführt werden müssen. Sie werden, wie
übrigens oft auch die anderen Schmerzen, namentlich beim Husten, Niesen usw.
empfunden.

Hämoptoe. Die Symptome der Hämoptoe sind S. 1153 beschrieben. Bei
der Lungentuberkulose kommt die Blutung nach der Angabe der meisten Autoren
in etwa einem Viertel bis einem Drittel der Fälle zur Beobachtung, nach anderen
in der Hälfte oder sogar zwei Drittel. Vor der Pubertät, namentlich vor der
zweiten Zahnung, ist die Hämoptoe selten, und Blutungen vor dem sechsten
Lebensjahre gehören zu den Raritäten.

Die Lungenblutung tritt mit Vorliebe einerseits im Beginn der Erkrankung, andererseits in den letzten Stadien ein.

Reiche fand unter 1932 Phthisikern 178mal Bluthusten als Frühsymptom, d. h. in
9,2%. Bei etwa einem Fünftel dieser Kranken war die Blutung sehr reichlich. Martha
Schmidt zählte unter 500 tödlichen Phthisen 22 mit initialer Hämoptoe.

In den späteren Stadien der Krankheit führt die Blutung nicht selten den
Tod herbei. Doch ist das nicht häufig, und nur etwa ein Tausendstel aller
Lungenblutungen endet tödlich.

Frühblutungen sind gewöhnlich venöser Natur, bei den Spätblutungen
können auch arterielle Aneurysmen in Kavernen die Ursache sein.

Die Blutung tritt oft nur ein einziges Mal im Verlauf der Erkrankung ein,
in anderen Fällen wiederholt sie sich oft sogar sehr häufig (hämoptoische
Phthise).

Blutungen kommen besonders bei fibrösen Phthisen vor. Damit wird heute
die längst bekannte Tatsache erklärt, daß die „initiale" Hämoptoe (bei der
das Röntgenbild oft eine durchaus nicht mehr „beginnende" Tuberkulose aufdeckt), eine auffallend günstige Prognose hat. Früher glaubte man den guten
Verlauf darauf zurückführen zu müssen, daß die Hämoptoe den Patienten
zu einer Zeit in Behandlung führt, zu der er ohne die Blutung den Arzt noch
nicht aufgesucht hätte.

Die Menge des ergossenen Blutes ist sehr verschieden. Bisweilen zeigen
sich nur einige rote Streifen im Auswurf, bisweilen werden einzelne Koagula
entleert, oft aber besteht das Ausgeworfene aus reinem, schaumigem, hellrotem Blut.

Die Menge wird von den Patienten oft überschätzt, aber auch die Messung
ergibt nicht selten mehrere 100 ccm oder $^1/_2$—1 Liter im Verlauf weniger Tage.
Sogar über drei Liter sind schon beobachtet worden.

Im Blut kann man bisweilen Bazillen nachweisen. Wenn von der Blutung keine Bazillen herausbefördert wurden, so gelingt ihre Darstellung oft in einem blutigen Sputum.

Das entleerte Blut bleibt oft flüssig. Wie Magnus-Alsleben gezeigt hat, beruht das nicht etwa auf dem Mangel an Gerinnungsfermenten im Blut. Magnus-Alsleben denkt an die Beimischung gerinnungshemmender Substanzen, die er in den Preßsäften tuberkulöser Organe nachweisen konnte.

Die Blutung kann ganz unvermittelt auftreten, bisweilen stellt sie sich im Anschluß an körperliche Anstrengungen oder psychische Erregungen (meist erst mehrere Stunden später) ein. Oft gehen ihr auch Vorboten voraus, indem entweder Streifchen von Blut im Auswurf erscheinen oder unangenehme Gefühle, Oppression oder Schmerzen auf der Brust auftreten, so daß der Patient bisweilen das Auftreten einer neuen Blutung zwei bis drei Tage vorher prophezeien kann. Häufig findet man vor oder während der Menses geringe Blutspuren im Sputum.

Die Blutung kann nach kurzer Zeit, nach wenigen Stunden oder nach Tagen, zum Stehen kommen. Noch längere Zeit hindurch aber bleibt eine Beimischung von rotbraunem Blut zum Sputum bestehen, hin und wieder kommen auch vorübergehend nochmals Spuren von hellrotem frischem Blut zur Beobachtung.

Im Anschluß an die Blutung tritt in der Regel eine Temperatursteigerung auf, die man nach Analogie mit traumatischen Blutergüssen als Resorptionsfieber auffassen darf. Bleibt aber das Fieber längere Zeit bestehen, so darf man wohl immer annehmen, daß mit dem Blut auch Tuberkelbazillen in andere Lungenteile gelangt sind und eine Weiterverbreitung der Erkrankung herbeigeführt haben. Dann schließt sich gewöhnlich eine disseminierte käsig-pneumonische Phthise an, die rasch zum Tode führt. Bisweilen geht auch das Fieber im Verlauf von zwei bis drei Wochen wieder zurück, ohne daß das frühere Niveau vollständig erreicht wird, und es bilden sich nur einzelne Herde von vorwiegend produktivem Charakter aus, die sich langsam ausbreiten, oder die Progression geht gar nicht von dem aspirierten Blut aus, sondern von der Kaverne, deren Fortschreiten schon die Ursache der Blutung war. Doch sieht man nicht selten, daß auch Fieber, das eine bis zwei Wochen gedauert hat, im Verlauf weniger Tage wieder vollständig verschwindet.

Die Blutung tritt besonders häufig zur Zeit der Menses, bisweilen auch an ihrer Stelle vikariierend auf.

Das in den Alveolen aspirierte Blut kann, wie Cardis gezeigt hat, oft im Röntgenbild zur Anschauung gebracht werden. Man sieht dann größere Bezirke des Lungenfeldes übersät von schwachen, unscharf begrenzten Schattenfleckchen, die an die Form der azinösnodösen Herde erinnern. In späteren Aufnahmen kann man das Verschwinden der Flecke, die zum Teil wohl nicht nur das aspirierte Blut, sondern unspezifische, pneumonische Prozesse darstellen, oder die Entwicklung von lobulären, käsigen Pneumonien beobachten.

d) Allgemeinsymptome.

Fieber. Das wichtigste Symptom der Allgemeininfektion ist das Fieber. Es fehlt nie, aber seine Intensität, die Zeit seines Auftretens und die Form der Fieberkurve sind außerordentlich verschieden.

Bei der Beurteilung der Temperatur eines Phthisikers muß man daran denken, daß die Normaltemperatur des Menschen in der Achselhöhle 36—37°, in der Mundhöhle etwa 0,2—0,4° und im Rektum 0,4—0,6° mehr beträgt. Als obere Grenze der Normaltemperatur haben wir, wenigstens beim ruhenden Menschen, für die Achselhöhle 37,0, für die Mundhöhle 37,2 und für das Rektum 37,5° anzunehmen. Wenn Krehl am Kongreß für innere

Medizin 1913 darauf hinwies, daß die alten Ärzte die Grenzen der normalen
Temperatur höher ansetzten, und daran die Mahnung anschloß, Temperaturen
an der oberen Grenze der Norm keine zu große Bedeutung beizumessen, so
gilt das jedenfalls für bettlägerige Patienten nur in dem Sinne, daß leichte
Temperatursteigerungen zu vielerlei Ursachen haben können, um für die Diagnose der Tuberkulose entscheidend ins Gewicht zu fallen. Wenn aber bei
einer anscheinend abgeheilten Lungenaffektion die erwähnten Temperatur-
grenzen immer wieder überschritten werden, so ist das ein Zeichen dafür, daß
die Erkrankung in Wirklichkeit nicht abgeheilt ist.

Es gibt Phthisen, bei denen die Temperatur lange Zeit unterhalb der erwähnten Norm bleibt, obschon die Krankheit weiterschreitet. Doch sind das
die Ausnahmen. In den meisten Fällen ist die Temperatur dauernd etwas
erhöht, und in der Regel bildet das Fieber den besten Maßstab für die Aktivität der Lungenerkrankung.

Den leichtesten Grad der gestörten Wärmeregulation zeigen die Fälle, in
denen die Temperatursteigerung in der Ruhe vollständig fehlt und nur bei
Bewegung auftritt. Zunächst zeigt sich die Steigerung, etwa nach einem
einstündigen Spaziergange, nur im Rektum. Solche Tuberkulöse unterscheiden
sich noch wenig vom Gesunden (vgl. S. 1617). Charakteristischer für einen
Infektionsprozeß ist es schon, wenn die Temperatursteigerung auch in der
Achselhöhle festzustellen ist. Wenn die Temperatur in der Ruhe normal ist,
so ist doch gelegentlich eine Abweichung vom normalen täglichen Verlauf, höhere Temperaturen morgens als abends, und eine gewisse Unregelmäßigkeit zu beobachten. Gar nicht selten beobachtet man prämenstruelle
Steigerungen bei sonst normaler Temperatur.

Einen höheren Grad der Störung der Wärmeregulation stellen die subfebrilen Temperaturen dar, bei denen die Körperwärme in der Achselhöhle, wenigstens zu gewissen Stunden, 37^0 deutlich überschreitet und oft
gegen 38^0 ansteigt. Dagegen sind alle Fälle, in denen 38^0 wiederholt erreicht
wird, als leichtes Fieber zu bezeichnen. Geringe Temperatursteigerungen
werden bei zweimaliger oder selbst dreimaliger täglicher Messung häufig übersehen und zeigen sich erst, wenn die Temperatur alle zwei oder drei Stunden
gemessen wird. Deshalb ist in allen zweifelhaften Fällen, sei es, daß die Diagnose einer beginnenden Tuberkulose gestellt oder ein Urteil über die Heilung
gewonnen werden soll, mehrere Tage hindurch die Temperatur alle zwei bis
drei Stunden zu messen.

Beim richtigen Fieber unterscheiden wir, wie auch bei anderen Krankheiten, die Febris continua, remittens und intermittens. Je nach der Höchst-
temperatur unterscheiden wir ferner geringes (bis $38,5^0$), mäßiges (bis 39^0),
hohes (bis $39,5^0$) und sehr hohes Fieber. Bei der Phthise ist ein kontinuierliches Fieber, bei dem die Temperaturdifferenzen einen Grad nicht überschreiten, im ganzen selten, abgesehen von den subfebrilen Fällen, in denen
eine regelmäßige Temperaturkurve um einen halben bis ganzen Grad in die
Höhe gerückt erscheint. Viel häufiger ist der remittierende oder intermittierende Typus, der in seinen höchsten Graden, mit hohen Abendsteige-
rungen und tiefen, ob subnormalen kollapsartigen Senkungen am Morgen,
für das kavernöse Stadium fast charakteristisch ist (Febris hectica). Selten
aber wird der gleiche Typus längere Zeit hindurch eingehalten, sondern viel
häufiger wechseln Tage höherer und niederer Temperatur und mehrtägige
Perioden verschieden hohen und verschieden verlaufenden Fiebers. Bisweilen
beobachtet man auch einen Typus inversus mit hohen morgendlichen und
niedrigen Abendtemperaturen. Doch ist er in reiner Form sehr selten, während
an einzelnen Tagen häufig morgens eine höhere Temperatur als abends beob-

achtet wird. Ein Typus inversus kann auch durch regelmäßigen Gebrauch von Fiebermitteln entstehen.

Alle verschiedenen Fiebertypen können zu jeder Zeit der Krankheit eintreten, doch sind die subfebrilen Temperaturen und geringes remittierendes Fieber charakteristisch für die Phthisis incipiens, abgesehen von den Frühinfiltraten, die wohl immer ziemlich hohes Fieber machen, das allerdings bisweilen rasch abklingt und einer normalen Temperatur Platz macht, bis allmählich subfebrile Erhebungen entstehen. Exsudative Formen und exsudative Schübe im Verlauf einer chronischen Phthise machen in der Regel hohes Fieber, fibröse Formen können ganz fieberlos verlaufen. Im Schlußstadium ist die Temperatur unregelmäßig und kann gegen das Ende des Lebens sinken.

Hohes Fieber hat im ganzen eine schlechtere Prognose als niedrigere Temperaturen, doch gibt es nicht selten Fälle, die im Beginn hohes Fieber zeigen (auch ohne Frühinfiltrat) und nachher doch ausheilen. Ein mehr oder weniger regelmäßiger Wechsel von Perioden mit höherer und tieferer Temperatur hat im ganzen eine schlechte Bedeutung. Bei jüngeren Individuen haben hohe Temperaturen eine weniger schlechte prognostische Bedeutung als bei alten, und bei Greisen fehlt häufig jede Temperatursteigerung. Doch kommt es gar nicht so selten vor, daß bei alten Leuten die Messung in der Achselhöhle normale Werte ergibt, während das Thermometer im Rektum ziemlich hohes Fieber anzeigt.

Man hat versucht, aus der Art des Fiebers Schlüsse über die Beteiligung anderer Bakterien am Krankheitsprozeß zu ziehen, doch ist das nicht gerechtfertigt (vgl. S. 1483).

Die subjektiven Beschwerden von seiten des Fiebers sind bei der Lungentuberkulose oft auffallend gering. Manche Patienten fühlen sich beim Gegenteil bei hoher Körpertemperatur am Abend viel wohler als bei der geringen Körperwärme am Morgen.

Stoffwechsel und Ernährungszustand. Der Name Schwindsucht ist ein sprechender Ausdruck dafür, daß Störungen des Ernährungszustandes bei der Lungentuberkulose ein sinnfälliges Symptom darstellen. Weitaus die Mehrzahl der Kranken zeigt schon früh eine ausgesprochene Abmagerung, und im Laufe der Krankheit verschlechtert sich der Ernährungszustand immer mehr, so daß man meistens den Eindruck hat, daß die Patienten schließlich an Inanition sterben.

Der Stoffwechsel bei der Lungentuberkulose ist deshalb viel untersucht worden (ältere Literatur bei Matthes in von Noordens Pathologie des Stoffwechsels und bei Ott, neuere bei Wells, Dewitt und Long).

Was zunächst die Ausnützung der Nahrung anbelangt, so ist diese in den Fällen, in denen keine Diarrhöe besteht, nicht gestört. Aber auch profuse Diarrhöen brauchen die Resorption der Nahrung nicht erheblich zu verschlechtern. Die Eiweißresorption kann dabei anscheinend ungestört sein, und der prozentische Verlust von Nahrungsfett in den Fäzes ist gegenüber der Norm nur wenig erhöht. Einzig bei schwerem Amyloid des Darmes fand Fr. Müller im Kot ein Drittel des eingeführten Fettes wieder. Bei ulzerativer Darmtuberkulose fanden Salomon und Wallace starke Verluste an Stickstoff (bis über 4 g täglich), etwas weniger große an Fett, Kohlenhydraten und Asche.

Der Gesamtstoffwechsel verhält sich ebenfalls sehr verschieden (Literatur bei Grafe, Rolly, Mc Cann und Barr). Der Grundumsatz ist in der Regel bei Fieber stark gesteigert. Erhöhungen von 30% und mehr sind nicht selten. Grafe fand Werte bis 75%. Auch beim Tuberkulinfieber wurden starke Steigerungen gefunden. Bei niedrigem Fieber ist aber in chronischen Fällen schon öfter eine Wärmeproduktion gefunden worden, die der eines Gesunden von gleichem Alter, Gewicht und Körperlänge entspricht.

Fieberlose Fälle verhalten sich verschieden. Viele zeigen ganz normale Grundumsatzwerte. Bei anderen, mit stark reduziertem Ernährungszustand, läßt sich bisweilen eine Einschränkung der Wärmeproduktion, eine Gewöhnung an eine geringe Nahrungszufuhr nachweisen (Magnus - Levy). Umgekehrt gibt es Patienten mit fortgeschrittener Phthise, die trotz Fieberlosigkeit einen stark erhöhten Grundumsatz haben. Grafe fand Steigerungen von 30% und mehr. Das entspricht der täglichen klinischen Beobachtung. Wir sehen einerseits Phthisiker, die trotz auffallend geringer Nahrungsaufnahme ihren reduzierten Körperbestand zähe festhalten und nicht mehr weiter abnehmen, andererseits solche, deren Körpergewicht trotz reichlicher Nahrungsaufnahme ständig sinkt. Die Grundumsatzsteigerung zeigt gewisse Beziehungen zur Bösartigkeit des Prozesses, ohne daß man aus ihr direkte Schlüsse über die Prognose ziehen kann (Vogel-Eysern, Hirsch und Schubert, Lanz, Anthony und Kowitz usw.).

Die spezifisch-dynamische Wirkung des Nahrungseiweißes wurde von Mc Cann und Barr unverändert gefunden, während ich in einem Fall eine Steigerung bei normalem Grundumsatz fand.

Brieger untersuchte den Gaswechsel bei Muskelarbeit und fand eine starke Steigerung.

Die Angaben über abnorm tiefe respiratorische Quotienten bei Lungentuberkulose (wie auch bei anderen Infektionen) haben sich als unrichtig erwiesen (vgl. Rolly).

Die Verluste an Eiweiß und an Energie (besonders Fett) durch das Sputum können unter Umständen recht erheblich sein. Plesch fand einen Energieverlust von 5% des Gesamtumsatzes. Meistens aber fallen sie gegenüber den Tageswerten für den Eiweißverbrauch und die Wärmeproduktion nicht in Betracht.

Zur Erklärung der Abmagerung der Phthisiker kann nach allem, was bisher bekannt ist, die Steigerung des Stoffwechsels nur in geringem Maße herangezogen werden. Auch die Fälle sind selten, wie sie Plesch beschrieben hat, in denen die Verluste im Sputum und in den Fäzes allein genügen, um bei normaler Nahrungsaufnahme eine erhebliche negative Bilanz herbeizuführen. Das wichtigste ist der mangelhafte Appetit, den wir uns wohl durch toxische Wirkungen auf die Magenschleimhaut zu erklären haben.

Die Eiweißzersetzung ist je nach dem Ernährungszustand und der Höhe des Fiebers verschieden. In febrilen Perioden und bei Unterernährung kann die Stickstoffbilanz stark negative Werte aufweisen. Dieser „toxogene" Eiweißzerfall kann bisweilen bei fieberhafter Temperatur zeitweise recht erhebliche Werte annehmen, manchmal ist er auch bei Normaltemperatur nachzuweisen. Er kann aber auch bei beträchtlichem Fieber vollkommen fehlen.

Als Zeichen vermehrten Eiweißabbaus fand Reinwein Methylguanidin, Histidin usw. im Urin. Ob diese Basen Beziehungen zur Diazoreaktion haben, ist noch unbekannt.

Der Purinstoffwechsel wird durch Leukozytose und Gewebsabbau beeinflußt. Jonescu und Grünberger, Labbé und Vitry u. a. fanden vermehrte Ausscheidung von Purinbasen und Harnsäure. Die Kreatininausscheidung ist im Verhältnis zum Gesamtstickstoff herabgesetzt (Raphael und Eldrigde).

Der Mineralstoffwechsel ist schon viel untersucht worden, seit französische Forscher die Lehre von der „Déminéralisation" bei der Tuberkulose aufgestellt hatten. In anderen Ländern wurden sie auf Grund der Arbeiten von Ott, Arthur Meyer, Vannini, Voorhoeve usw. meistens abgelehnt. Neuerdings wird ihr von vielen Seiten eine größere Bedeutung zugeschrieben, besonders von Sauerbruch, Herrmannsdorfer und Gerson, denen sie als teilweise Erklärung für die von ihnen angenommene Heilwirkung der Gersonschen Diät dient.

Die Frage der Demineralisation ist schwer zu beurteilen. Einfache Bestimmungen der Mineralstoffe im Blut (vgl. darüber weiter unten), wie sie jetzt vielfach üblich sind, sagen gar nichts aus, da der Gehalt der Organe dem des Blutes durchaus nicht parallel zu gehen braucht. Entscheidend sind nur Bilanzversuche, die sich über lange Perioden erstrecken und wegen der Schwierigkeit ihrer Durchführung bisher nicht in genügender Anzahl vorliegen, und die chemische Untersuchung der Organe, diese aber nur in beschränktem Maße, da es sich bei tödlicher Phthise auch um eine kachektische Demineralisation handeln kann, und da das Vergleichsmaterial an Gesunden vielfach ungenügend ist (z. B. bei den Untersuchungen von Steinitz und Weigert).

Über die einzelnen Elemente ist folgendes bekannt:

Kalium und Natrium sind noch kaum untersucht.

Das Kalzium, das am meisten Interesse erregt hat, ist im verkästen Gewebe in reichlichem Maße enthalten (Schmoll), selbst wenn makroskopisch nichts von Kalk zu erkennen ist (Caldwell). Doch sind Unterschiede vorhanden. Frische tuberkulöse Nekrose ist mineralarm, ältere aschereich (Schultz-Brauns). Nach Maver und Wells enthalten die gesunden Organe tuberkulöser Meerschweinchen ebensoviel Kalk wie die der gesunden Kontrolltiere. Eine deutliche Vermehrung des Kalziums konnte durch die Verfütterung von Kalksalzen nicht erreicht werden. Die Bilanzversuche am Menschen von Ott, Arthur Mayer, Vannini, Voorhaeve, Labbé und Gallippe, Heinelt ergaben keinen Beweis für eine negative Kalkbilanz, aber allerdings auch keinen sicheren Beweis gegen eine „Demineralisation".

Magnesium zeigte in 3 Fällen Otts eine leichte Retention trotz Ca-Verlust in einem Fall. Dubard und Voisinet fanden dagegen vermehrte Mg-Ausscheidung und betrachten diese als Zeichen verminderter Widerstandskraft.

Das Silizium wurde von Kahle untersucht. Er fand eine verminderte Ausscheidung im Urin und einen verminderten Gehalt im Pankreas bei an Phthise verstorbenen, einen vermehrten bei geheilter Tuberkulose. Daß das Silizium im Bindegewebe reichlich vorhanden ist, ist schon lange bekannt (Kobert). In der tuberkulösen Lunge ist aber der Gehalt nicht immer vermehrt (Kußmaul, Rosenfeld).

Die Phosphorsäure wird anscheinend leicht retiniert, selbst wenn Kalziumverluste vorhanden sind, was mit dem Verhalten im Hunger übereinstimmt (A. Mayer). Heinelt fand keine Abweichung von der Norm. Der organische Phosphor macht einen größeren Prozentsatz der Gesamtphosphorausscheidung aus als normal.

Die Phosphaturie ist von der Gesamtphosphorsäure unabhängig und durch die Verteilung von Kalzium und Phosphorsäure auf Nieren und Darm und durch die Reaktion des Urins bedingt. Phosphaturie soll bei Phthisikern häufig vorkommen und wurde von Teissier als Frühsymptom betrachtet. Diese Annahme ist aber nicht genügend begründet.

Schwefel scheint in normaler Menge ausgeschieden zu werden. Doch ist bei schweren Fällen die Fraktion des Neutralschwefels im Vergleich zur Gesamtsulfatausscheidung im Urin vermehrt. Meyer - Bisch fand das auch bei einzelnen Fällen nach Tuberkulininjektion.

Aus der Kochsalzarmut des Blutes wird gewöhnlich auf eine Chlorverarmung des Körpers geschlossen, aber mit Unrecht. Müller und Quincke fanden den Chlorgehalt der Muskeln (Rectus abdominis) vermehrt, den der übrigen Organe normal. In Bilanzversuchen ist der Chlorstoffwechsel bisher nur von N. Meyerowitsch untersucht worden. Sie fand starke Schwankungen innerhalb des Tages, die, wie zu erwarten, mit Schwankungen des Wasserstoffwechsels zusammenhingen, nämlich Retention von Wasser und Kochsalz während der Fieberperioden, Ausschwemmung in der fieberfreien Zeit. Boenheim untersuchte die Kochsalzausscheidung nach dem Essen und fand in leichten Fällen eine Steigerung wie beim Gesunden, in schwereren eine Retention, die er auf Chlorhunger der Gewebe zurückführt.

Den Wasser- und Chlorstoffwechsel hat besonders Meyer - Bisch untersucht. Er schließt aus den hohen Eiweißwerten des Blutserums in schweren Fällen auf eine Wasserverarmung. Die Tatsache, daß der Wassergehalt der Muskeln bei Phthisikern vermehrt gefunden wird, spricht nach seiner Ansicht nicht dagegen, da er eine vermehrte Quellungsfähigkeit solcher Muskeln feststellen konnte. Nach Tuberkulineinspritzungen fand er oft eine Gewichtszunahme (in Bestätigung der Angaben Saathoffs) und eine Chlorretention, in andern umgekehrt eine Ausschwemmung, die der von May beobachteten Diuresesteigerung nach Tuberkulin entspricht. Der Wasserhunger der Gewebe äußert sich nach Meyer - Bisch oft auch in einer Verzögerung des Volhardschen Wasserversuchs. Boenheim fand verlangsamte Chlorausscheidung nach Kochsalzeinnahme.

Es ist selbstverständlich, daß sich bei Amyloidosis alle diese Verhältnisse ändern können.

Die Stoffwechselstörungen sind in den verschiedenen Fällen und selbst im einzelnen Fall zu verschiedenen Zeiten bald stärker, bald schwächer ausgeprägt, ohne daß man immer in den Fortschritten der Infektion eine Erklärung für die Variationen finden könnte. Noch mehr gilt das vom Ernährungszustand, der gar nicht in erster Linie von der Stoffwechselstörung abhängig ist. In der Tat zeigt die tägliche Erfahrung, daß äußere Umstände einen großen Einfluß haben, und daß es auch Fälle gibt, in denen die Intensität der Lungenerkrankung in keinem Verhältnis zum Ernährungszustand steht. So beobachten wir nicht selten Kranke, die ein reichliches Fettpolster besitzen, und bei denen doch große Teile der Lunge schon zerstört sind. Andererseits kommt es auch vor, daß Patienten anfangs stark abmagern, später trotz geeigneter Behandlung wenig oder gar nicht zunehmen, und trotzdem noch viele Jahre mit einer langsam fortschreitenden Erkrankung weiter leben, daß sie sich sogar im Gegensatz zu ihrem äußeren Aussehen einer guten Leistungsfähigkeit erfreuen. Bekannt ist ferner, daß fast alle Patienten jedes Stadiums, wenn sie ins Krankenhaus kommen und hier eine Kost genießen, an die sie nicht gewöhnt sind und die ihren Appetit deshalb anregt, an Gewicht zunehmen, freilich nach wenigen Wochen keine weitere Zunahme mehr zeigen. Aber fast für jeden Patienten des späteren Stadiums kommt einmal die Zeit, wo er stark an Gewicht abnimmt und alle Mästungsversuche fehlschlagen. Freilich kann er dann noch lange Zeit in schlechtem Ernährungszustand, oft bei auffallend geringer Nahrungsaufnahme, am Leben bleiben.

Schweißbildung. Vermehrte Schweißsekretion ist fast in jedem Fall von Lungentuberkulose, wenigstens zeitweise, vorhanden.

Oft geht die vermehrte Schweißbildung allen anderen Zeichen der Tuberkulose voraus (unter Sorgos 165 Fällen in 14%). In anderen Fällen kommt sie erst im weiteren Verlauf der Krankheit, bisweilen sogar erst gegen das Ende des Lebens, zum Ausdruck. Häufig tritt sie nur periodenweise in die Erscheinung.

Zuerst macht sich die Neigung zur Schweißbildung dadurch bemerkbar, daß nach geringen Anstrengungen, nach dem Essen, nach Aufregungen die Haut an der Stirne, an den Händen und an den Füßen feucht und kalt wird. Später kommt es zu stärkerer Schweißbildung nach Anstrengung. Am meisten charakteristisch sind aber die Nachtschweiße.

Der Nachtschweiß ist die einzige Form der vermehrten Transpiration, die den Patienten von selbst auffällt und ihnen auch Beschwerden verursacht. Er stellt sich am häufigsten in den frühen Morgenstunden ein, doch kommt es nicht selten vor, daß die Patienten kurz nach dem Einschlafen durch den Eintritt des Schwitzens geweckt werden. Bisweilen wacht der Patient auf, bevor der Schweiß zum Ausbruch gekommen ist, und es gelingt ihm durch Entfernung der Bedeckung, durch Verlassen des Bettes und Herumgehen im Zimmer, den Ausbruch zu verhüten. In anderen Fällen wacht der Kranke erst auf, wenn er ganz in Schweiß gebadet ist.

Die Menge des entleerten Schweißes ist sicher nicht sehr groß. In einem Falle konnte ich kaum mehr als 100 ccm berechnen. Die Patienten klagen auch selten über vermehrten Durst. Trotzdem werden die Kranken durch die Schweiße sehr gequält und fühlen sich nachher sehr ermattet.

Die Bedeutung der vermehrten Schweißbildung erblickt man in der Regel in ihrer Wirkung auf die Wärmeregulation. Sie ist ein Mittel zur Entfieberung, und sie kann das Ansteigen der Temperatur bei Zunahme der Wärmeproduktion verhindern. Doch macht man sich über den Effekt des Schwitzens auf die Wärmeregulation oft übertriebene Vorstellungen. Es gibt auch Fälle, in denen während des Nachtschweißes weder die Körpertemperatur sinkt noch der Gaswechsel gesteigert ist (Staehelin). Für diese Fälle bleibt nur die Annahme übrig, daß eine toxische Erregung der Schweißsekretion vorliegt, deren Effekt durch andere wärmeregulatorische Vorrichtungen (verminderte Durchblutung der Haut) ausgeglichen wird.

Zirkulationsapparat. Das Herz der Phthisiker gilt im allgemeinen als abnorm klein.

Schon Laennec wies auf das kleine Volumen des phthisischen Herzens hin. Benecke nahm an, daß das kleine Herz die Lunge nicht genügend ernähre und daß dadurch die Schwindsucht zustande komme. Brehmer wies speziell auf das Mißverhältnis zwischen der nach seiner Meinung zu groß angelegten Lunge und dem zu kleinen Herzen hin.

Es muß aber berücksichtigt werden, daß die Phthisikerleichen überhaupt einen sehr reduzierten Körperbestand aufweisen und daß das Herz an der allgemeinen Abmagerung teilnimmt. C. Hirsch hat gezeigt, daß im Verhältnis zum Körpergewicht das Herz der Phthisiker oft gar nicht zu klein, sondern häufig sogar größer als normal ist.

Durch orthodiagraphische Untersuchungen hat Achelis (Deutsches Arch. f. klin. Med. Bd. 104) festgestellt, daß das Herz in der Flächenausdehnung abnorm groß ist, dagegen hält er es für wahrscheinlich, daß es dafür in frontaler Richtung zu klein ist. Nach A. Mayer ist dagegen die Herzgröße im Verhältnis zur Abmagerung wechselnd, abhängig von der Konstitution.

Das Herz ist oft braun atrophiert oder fettig degeneriert.

Besonders wichtig ist auch die Feststellung von Hirsch, daß der rechte Ventrikel, wie die Partialwägung nach der Müllerschen Methode ergab, in den meisten Fällen relativ vergrößert ist. Damit ist die alte Annahme, daß bei der Phthise keine Hypertrophie des rechten Ventrikels entstehe, endgültig widerlegt. Diese Annahme hatte früher eine wesentliche Stütze für die Anschauung gebildet, daß eine Verengerung der Strombahn in der Lunge keine Mehrarbeit für das Herz bedeute. Bei der Phthise wird nun aber außer durch die Herzwägungen Hirschs auch durch die häufig zu beobachtende Verstärkung des zweiten Pulmonaltones bewiesen, daß der rechten Ventrikel eine vermehrte Arbeit zu leisten hat.

Es bleibt immerhin auffallend, daß eine Herzhypertrophie bei der Phthise auch im Verhältnis zum Körpergewicht oft fehlt, daß sie keine hohen Grade erreicht und daß schwere Insuffizienzerscheinungen recht selten sind.

Es besteht hier ein auffallender Gegensatz zu anderen Erkrankungen, die einen Untergang von Lungenkapillaren und ein Hindernis für den kleinen Kreislauf mit sich bringen. Zum Teil beruht das darauf, daß die Krankheit nicht so lange dauert wie z. B. das Emphysem, und daß deshalb die Herzhypertrophie keine Zeit hat, sich auszubilden. Das wichtigere ist wohl aber, daß bei der Phthise der Ernährungszustand so schlecht ist, weshalb einerseits die Bedingungen für die Entstehung einer Hypertrophie ungünstig sind, andererseits die Ernährung des übrigen Körpers einen relativ geringen Blutstrom erfordert, so daß auch durch die Lunge weniger Blut hindurchgetrieben werden muß.

Deutlicher als die Veränderungen am Herzen treten die Störungen am Gefäßapparat in die Erscheinung. Der Blutdruck ist in den ersten Stadien meistens normal, kann aber auch schon ziemlich früh eine Herabsetzung zeigen. In den späteren Stadien ist er öfter erniedrigt (nach de Bloeme im 3. Stadium in $18^0/_0$). Im ganzen ist die Prognose um so schlechter, je geringer der Blutdruck. Bei Besserung des Krankheitszustandes kann man häufig ein Ansteigen des Blutdruckes konstatieren. Eine komplizierende Nephritis hat häufig, aber durchaus nicht immer (vgl. das Kapitel Komplikationen) eine Blutdrucksteigerung zur Folge oder maskiert die Senkung.

Der Puls ist bei der Lungentuberkulose fast immer beschleunigt, dabei klein, weich und leer. Im Beginn kann die Beschleunigung gering sein, oder es kann nur bei Bewegungen eine abnorm hohe Pulsfrequenz auftreten. Häufig beobachtet man auch bei psychischen Aufregungen auffallend starke Beschleunigung, überhaupt ist die Labilität des Pulses charakteristisch für die Tuberkulose und wird häufig schon zu Zeiten beobachtet, in denen die Frequenz in der Ruhe normal erscheint.

Doch kann auch in den ersten Stadien die Pulsfrequenz stark gesteigert sein, selbst bei geringem oder fehlendem Fieber, und in der Ruhe 120 Schläge betragen. Je höher die Pulsfrequenz, um so schlechter ist die Prognose. In den späteren Stadien sind die Herzschläge immer beschleunigt, und in allen Stadien ist die Pulszahl für die Prognose oft wichtiger als die Temperatur.

Subjektive Erscheinungen von seiten der Zirkulation, namentlich Herzklopfen, finden wir in jedem Stadium der Tuberkulose, oft auch als wichtiges Frühsymptom.

Häufig kann man eine abnorme Labilität der Vasomotoren konstatieren. Die Patienten erröten leicht, sie klagen über Wallungen nach dem Kopf. Namentlich in den früheren Stadien kann man das nicht selten feststellen.

Blut. Die Zahl der roten Blutkörperchen ist bei vorgeschrittener Phthise oft, aber durchaus nicht immer (abgesehen von Hämoptoe und blutenden Darmgeschwüren) vermindert. In seltenen Fällen beobachtet man eine stärkere Herabsetzung der Erythrozytenwerte, manchmal bis auf eine Million oder sogar noch weniger. Im Beginn der Krankheit kommen nicht selten hochnormale Werte vor, ohne daß aber der Hämoglobingehalt entsprechend erhöht ist, selten eine Polyglobulie bei progredienter Erkrankung.

Das Hämoglobin zeigt häufig eine Abnahme selbst bei normaler Zahl der roten Blutkörperchen. Im Beginn der Lungenerkrankung kommt dadurch bisweilen ein pseudochlorotisches Blutbild zustande. Doch erreicht die Abnahme der Färbekraft selten hohe Grade.

Die Verminderung der roten Blutkörperchen und die Herabsetzung des Hämoglobingehalts kommen relativ häufig in den ersten Zeiten einerseits, im Schlußstadium andererseits zur Beobachtung. In der Zwischenzeit dagegen ist die Blutbeschaffenheit meistens ziemlich normal.

Die Leukozytenzahl ist in der Mehrzahl der Fälle normal, kann aber auch vermehrt sein, namentlich in den späteren Stadien. Sie reagiert außerdem stark auf akute interkurrente Erkrankungen. Etwas mehr sagt die Gesamtzahl, wenn man auch die prozentische Zusammensetzung der Leukozyten berücksichtigt.

Die einzelnen Formen der Leukozyten sind, wie schon Steffen, Naegeli usw. fanden, in leichteren Fällen häufig in dem Sinne verändert, daß die Lymphozyten auf Kosten der Neutrophilen relativ vermehrt sind. Diese relative Lymphozytose hat im ganzen eine prognostisch günstige Bedeutung. Die Leukozytenformel sagt uns aber, wie auch die Gesamtzahl, nichts aus über den Charakter oder die Ausdehnung der Lungenveränderung. Sie kann jedoch bis zu einem gewissen Grad als Zeichen der momentanen Reaktionsfähigkeit des Körpers betrachtet werden.

Romberg teilt die weißen Blutbilder nach den Untersuchungen Kleemanns in 5 Gruppen, die im ganzen der zunehmenden Schwere der Erkrankung entsprechen. Im 1. Stadium ist die Gesamtzahl der Leukozyten normal oder etwas erhöht, die Lymphozyten vermehrt, die Eosinophilen normal oder erhöht. Im 2. Stadium besteht normale Gesamtzahl mit normaler Zusammensetzung. Im 3. Stadium wird die Gesamtzahl vermehrt, die Zusammensetzung bleibt gleich. Im 4. Stadium kann Neutrophilie mit Gesamtzahl der Leukozyten oder relative Neutrophilie mit relativer Lymphozytose mit Verminderung der Eosinophilen auftreten. Im 5. Stadium ist fast immer Lymphopenie und Rückgang der Eosinophilen festzustellen. Diese Stadien werden durchaus nicht immer der Reihe nach durchlaufen, entsprechen aber bei Abwesenheit von Komplikationen im ganzen in ihrer Reihenfolge der Schwere des momentanen Zustandes. Rosenthal bestätigte im wesentlichen die Befunde, wies aber auf die vorhandenen Ausnahmen hin.

Nach Tuberkulininjektion wird, wie O. Müller und Broesamlen gezeigt haben, als Zeichen einer guten Wirkung oft eine Eosinophilie beobachtet. Rennen vermißte diese Eosinophilie auch bei gutem Erfolg der Tuberkulinkur häufig, sah dabei aber regelmäßig eine Lymphozytose, während eine Vermehrung der Gesamtzahl das Zeichen einer zu starken Reaktion sein kann. Die Untersuchung der Leukozyten kann eine Reaktion anzeigen, wenn andere Symptome nicht nachweisbar sind.

Die Formen der Neutrophilen erleiden nach Arneth bei der Lungentuberkulose häufig eine Veränderung in dem Sinne, daß die einkernigen Kernformen gegenüber der Norm relativ vermehrt, die Formen mit mehreren Kernsegmenten relativ vermindert sind. (Verschiebung des Blutbildes nach links.) Für die Bedeutung dieses Symptoms sind Baer und Engelsmann eingetreten. Nach ihnen spricht eine starke Verschiebung nach links in zweifelhaften Fällen für die tuberkulöse Natur der Krankheit, ein normales Arnethsches Blutbild gegen eine tuberkulöse Affektion. Sie weisen darauf hin, daß interkurrente Erkrankungen eine Verschiebung nach links hervorrufen können, daß aber eine dauernde Vermehrung der einkernigen Formen in der Regel für einen aktiven Prozeß mit schlechter Prognose spricht. Mit der Besserung des Lungenleidens soll, besonders im Hochgebirge, eine Verschiebung des Blutbildes nach rechts einhergehen. Die Verhältnisse sind aber so unregelmäßig, daß Romberg der Linksverschiebung für Diagnose und Prognose keinen großen Wert beilegt. Beim Frühinfiltrat findet sich regelmäßig eine Linksverschiebung (Redeker).

Die Eiweißkörper des Blutserums sind, wie Alder festgestellt hat, fast stets vermehrt, nur bei kachektischen Individuen vermindert (vgl. auch Lüthy). Meyer-Bisch führt die Zunahme des Serumeiweißes teilweise auf Abwanderung aus den Geweben, teilweise aber auch auf Wasserverarmung zurück, da er nach Tuberkulininjektion parallel der Gewichtszunahme eine Abnahme des Eiweißgehaltes fand. Die Globuline sind relativ vermehrt, das Fibrinogen ist vermehrt, bei Gram bei leichten Fällen nur wenig oder gar nicht, bei aktiver Tuberkulose stark, Frisch und Starlinger legen der Fibrinogenvermehrung schon im Beginn der Krankheit einen großen diagnostischen Wert bei.

Die Gerinnungszeit ist nach Solis - Cohen in allen Stadien verkürzt. Sie übt keinen Einfluß auf das Zustandekommen oder Ausbleiben von Hämoptoe aus (F. Staehelin).

Die Lipoide scheinen nicht verändert. Nur das Cholesterin nimmt bei Kachexie ab.

Harnstoff, Reststickstoff und Kreatinin sind normal außer bei gleichzeitiger Nierenstörung.

Der Blutzucker wurde bisweilen erhöht gefunden, nüchtern besonders bei Grundumsatzsteigerung (Mc Brayer). Eine vermehrte alimentäre Glykämie fanden Langston, Franco u. a. Dagegen fanden Hecht und Bonem u. a. Hypoglykämie.

Von den Mineralbestandteilen sind das Kalzium und das Chlor untersucht worden. Das Kalzium ist nach Rosenstein und Schmidtke in der Mehrzahl der Fälle herabgesetzt, steigt nach Blutungen an und geht allmählich wieder zurück. Nach Einis hängt aber der Kalkgehalt weniger von der Tuberkulose als von konstitutionellen Faktoren ab. Nach Looft ist er in normalen Grenzen. Der Kochsalzgehalt ist in leichten Fällen normal, in schweren herabgesetzt, und zwar nach Boenniger ohne Abhängigkeit von Fieber (vgl. auch Boenheim, Meyer-Bisch, Brieger). Müller und Quincke fanden keine Abhängigkeit der Hypochlorämie vom Grad der Erkrankung.

Die Alkalireserve bzw. die Kohlensäurebindungskurve ist in leichten Fällen normal (Meakins und Davies, Hachen). Bei ausgedehnter Lungenläsion fand sie Hachen vermindert, allerdings nur in geringem Maße, aber mit dem Fortschreiten der Krankheit zunehmend. Dautrebande und Davies fanden sie dagegen erhöht und erklären das als kompensierte gasförmige Azidose. Müller und Anthes fanden nur in den letzten Tagen vor dem Tode eine Verminderung, sonst immer eine normale Kurve.

Sauerstoff- und Kohlensäuregehalt des arteriellen Blutes sind in leichten Fällen unverändert. Bei ausgedehnter Erkrankung wird die Sauerstoffsättigung ungenügend. Der Kohlensäuregehalt kann verschieden sein. Bei Fehlen von Hyperpnoe ist er erhöht, bei vermehrter Ventilation kann er normal sein (Meakins und Davies). Gegen das Ende steigt er immer an, weil die Atmung ungenügend wird, und Dautrebande und Davies konnten beobachten, daß die schon sehr hohe Alkalireserve dabei gleich blieb, weil dem Körper keine weiteren Mittel zur Kompensation der Azidose mehr zur Verfügung stehen. Die Beziehungen der Blutgase zur Alveolarluft sind schwer festzustellen, weil deren Bestimmung unsicher ist (Dautrebande und Davies).

Von den Fermenten des Blutes fand das Abderhaldensche Abbauferment am meisten Beachtung (vgl. S. 1454). Im allgemeinen wurde ein Abbau tuberkulösen Gewebes, besonders der Lunge gefunden, aber über die Häufigkeit des Fermentnachweises und die diagnostische Brauchbarkeit der Methoden lauten die Angaben verschieden. Zustimmenden Angaben (z. B. Lampé, Oeri) stehen skeptische oder ablehnende gegenüber (z. B. Jessen, Gumpertz).

Lipase ist nach Caro u. a. in Frühfällen vermehrt, in Spätfällen vermindert. Das gleiche wird von Diastase angegeben. Katalase wurde vermindert gefunden, Nuklease vermehrt, Antitrypsin bei Kachexie vermehrt.

Osawa fand Hyperadrenalinämie.

Über Antikörper im Blut vgl. S. 1453 f.

Eine große Bedeutung hat in kurzer Zeit die Senkungsreaktion der roten Blutkörperchen erreicht. Westergren hatte in ausgedehnten Untersuchungen nachgewiesen, daß sie bei Lungentuberkulose, wie auch bei anderen Infektionen, beschleunigt ist, bei schwereren Fällen stärker als bei leichteren. Doch machte er von Anfang an auf Ausnahmen aufmerksam und betonte, daß eine normale Senkungsreaktion eine aktive Tuberkulose nicht ausschließt.

Westergren bezeichnet als sicher normale Werte eine Senkung von höchstens 3 mm bei Männern und 7 mm bei Frauen in der 1. Stunde, eine solche von 4-7 mm bei Männern und 8—11 mm bei Frauen als Grenzwerte, höhere Werte als sicher pathologisch.

Seither sind zahlreiche Nachprüfungen vorgenommen worden und haben die Angabe Westergrens im großen und ganzen bestätigt. Wir müssen die Beschleunigung der Senkungsreaktion als sicheres Zeichen einer aktiven Tuberkulose betrachten, wenn nicht neben der Tuberkulose auch noch eine andere Krankheit vorliegt. Mit den Schwankungen der Aktivität gehen die Schwankungen der Senkungsreaktion im ganzen parallel. Dagegen kann sie über die Ausdehnung und den anatomischen Charakter der Lungenveränderung nichts aussagen, wenn auch im ganzen exsudative Prozesse höhere Werte geben als produktive.

Insbesondere muß betont werden, daß eine normale Senkungsreaktion nicht absolut gegen eine aktive Tuberkulose spricht. Doch sind die Fälle mit normaler Senkung aktiver Tuberkulose recht selten, und in zweifelhaften Fällen

erlaubt die Senkungsreaktion recht oft, eine beginnende Tuberkulose festzustellen oder auszuschließen und sich ein Urteil über die Bösartigkeit des Prozesses
zu bilden. Die Methode stellt einen gewaltigen Fortschritt für die Stellung
der Diagnose und Prognose dar, wenn sie im Zusammenhang mit den übrigen
Symptomen verwendet wird. Es muß aber noch betont werden, daß man sich
nicht durch interkurrente Krankheiten täuschen lassen soll. Akute Bronchitiden und namentlich Pleuritiden hinterlassen oft für längere Zeit eine Beschleunigung, die schließlich doch vollständig zurückgeht. In solchen Fällen kann
nur wiederholte Anstellung der Reaktion vor Täuschung schützen.

Die der Reaktion zugrunde liegenden physikochemischen Veränderungen können hier
nicht besprochen werden.

Dagegen muß bei der Bedeutung der Reaktion für die Untersuchung der Phthisiker
die Technik der Reaktion kurz erwähnt werden. Aus der Kubitalvene wird, womöglich
ohne Stauung, jedenfalls nicht nach mehr als 2 Minuten dauernder Stauung, in eine Spritze,
die 3,8% Natriumzitratlösung enthält, die vierfache Menge Blut aspiriert. Man kann
das Blut auch durch eine Nadel in einen Meßzylinder mit Natriumzitratlösung einlaufen
lassen. Nach vorsichtiger Mischung (ohne Schütteln!) wird das Blutzitratgemisch in eine
bis zu 200 mm Höhe in mm graduierte Pipette von 2,4—2,7 mm Weite aufgesogen und der
Stand der Grenze zwischen roten Blutkörperchen und Plasma nach 1, 2 und 24 Stunden
abgelesen. Westergren betrachtet nur den Wert der ersten Stunde als entscheidend,
die anderen nur zur Kontrolle für notwendig. Diese Westergrensche Methode ist aus
theoretischen, namentlich aber aus Bequemlichkeitsgründen der Linzenmeierschen weit
vorzuziehen, die die Zeit bestimmt, die der obere Rand der Blutkörperchensäule bis zum
Erreichen der 18 mm Marke braucht. Die den Westergrenschen Werten entsprechenden
Zahlen nach Linzenmeier sind: Sicher normal für Männer 450 Minuten, für Frauen
260 Minuten, oberste Grenze der Norm für Männer 275 Minuten, für Frauen 200 Minuten
(Literatur über Senkungsreaktion in den Zusammenfassungen von Westergren und von
Katz und Leffkowitz).

In den letzten Jahren sind im Blute der Phthisiker häufig Tuberkelbazillen gefunden worden. Zuerst haben französische Forscher (Jousset)
häufig Tuberkelbazillen im Blut gefunden. Dann hat Liebermeister mit
Hilfe des Tierversuches unter 50 Fällen 20mal Bazillen im Blut nachweisen
können, doch handelte es sich meistens um sehr schwere Tuberkulosen.

Später haben Liebermeister und andere Autoren die Stäubli - Schnittersche
Methode angewandt, die in der Zerstörung der roten Blutkörperchen durch Essigsäure
in Verbindung mit dem Uhlenhuthschen Verfahren besteht und auch sehr spärliche
Tuberkelbazillen dem Nachweis durch Färbung zugänglich machen soll. Das Resultat
mancher Nachprüfungen war, daß man schließlich nicht nur bei allen Phthisen, sondern
auch bei den meisten gesunden Menschen Tuberkelbazillen in jeder Blutprobe fand. Dann
sind aber einige Arbeiten erschienen, die eine Erklärung für diese überraschenden Befunde
gaben.

Zunächst zeigte Beitzke, daß im Leitungswasser säurefeste Stäbchen vorkommen,
dann konnten Bacmeister und Rueben nachweisen, daß das Antiformin selbst säurefeste stäbchenförmige Kristalle bildet; sie weisen auch auf die Möglichkeit hin, daß sich
vom Filtrierpapier Zellulosefädchen ablösen und nach Ziehl färben können. Endlich
haben Rothacker und Charon (unter Uhlenhuth und Erich Meyer) nachgewiesen,
daß bei der Stäubli - Schnitterschen Methode aus dem Blut Substanzen (wahrscheinlich Lipoide) niedergeschlagen werden können, die zwar meist als Kugeln oder Tröpfchen
erscheinen und weniger säurefest als Tuberkelbazillen sind, aber unter Umständen doch
mit dieser verwechselt werden können. Kahn fand weitere Verwechslungsmöglichkeiten.

Das seltene Gelingen der Tierversuche im Gegensatz zu den mikroskopischen Untersuchungen (bei allen Untersuchern — vgl. Literatur bei Rothacker und Charon) könnte
aber auch darin seinen Grund haben, daß die Bazillen dem Tier in geringer Menge injiziert
wurden und deshalb keine Infektion des Tieres erfolgte oder daß (was nach neueren Erfahrungen sehr wahrscheinlich ist) die Versuchstiere zu früh getötet wurden, bevor die
geringe Infektion zu sichtbaren Veränderungen geführt hatte. In anderen Fällen werden
wohl Verwechslungen mit anderen säurefesten Bazillen oder Kunstprodukten vorgelegen
haben. Gegen Liebermeisters positive Befunde bei tuberkulösen und tuberkuloseverdächtigen Individuen, besonders solchen im Sekundärstadium, fällt der Einwand dahin,
da sie größtenteils durch Tierversuche kontrolliert sind. Auch sonst sind mehrere Arbeiten
erschienen, in denen mit Hilfe des Tierversuches die Angaben Liebermeisters bestätigt
worden sind (Lit. bei Klemperer).

Es hat sich gezeigt, daß bei vorgeschrittener Tuberkulose oft, bei initialer selten, bei nicht auf Tuberkulose Verdächtigen nie Bazillen im Blut gefunden werden. Im Vergleich zur akuten Sepsis muß bei einer so chronischen Krankheit die Tatsache, daß der Nachweis überhaupt in einem Teil der Fälle gelingt, als Beweis für das regelmäßige Einschwemmen von Bazillen in die Blutbahn im Lauf der Tuberkulose beobachtet werden. In Zukunft wird die Züchtung auf Eiernährböden ausgedehntere Untersuchungsreihen ermöglichen und uns einen besseren Einblick in die Häufigkeit des Zirkulierens von Tuberkelbazillen im Blut gewähren (vgl. Bingold).

Nach Tuberkulininjektionen treten, wie Rabinowitsch und Bacmeister gezeigt haben, häufig Tuberkelbazillen im Blut auf. Diese Tatsache, die durch Tierversuche festgestellt ist, beweist, daß die Bazillen durch die Tuberkulineinspritzung mobilisiert werden.

Verdauungsapparat. Die Mundschleimhaut ist in der Regel aufgelockert, die Zunge bisweilen belegt. Doch sieht man häufiger Phthisiker, die eine auffallend rote Zunge zeigen. Oft wird angegeben, die Zähne seien stark kariös. Schwere Zahnkaries sollte sogar ein Frühsymptom sein. Nach den Untersuchungen Kiehnles ist aber die Karies bei Phthisikern nicht besonders häufig. Soor ist nicht selten, wenigstens in den letzten Stadien.

Ein hervorstechendes Symptom ist die Appetitlosigkeit. Häufig hat der Patient Lust auf bestimmte Speisen, während er andere nicht herunterbringt. In anderen Fällen gelingt es gar nichts zu finden, was dem Patienten Lust zum Essen macht. Der Kranke verlangt oft nach bestimmten Speisen, wenn er sie aber vorgesetzt erhält, erfaßt ihn Ekel und er bringt nichts herunter.

Oft besteht ein Gefühl von Völle und Druck nach der Mahlzeit, auch Schmerzen und Druckempfindlichkeit in der Magengegend.

Das für den Patienten unangenehmste Symptom ist das Erbrechen. Oft stellt es sich nach reichlicher Mahlzeit, oft nach dem Husten, oft auch ohne Husten morgens nüchtern ein. Häufig besteht auch nur Übelkeit, die nicht zum Erbrechen führt.

Die erwähnten Symptome können sowohl im Beginn als auch gegen das Ende der Krankheit auftreten. Marfan u. a. teilen sie deshalb in Früh- und Spätsymptome ein. Es besteht aber kein Unterschied zwischen den Symptomen in den verschiedenen Stadien, doch kann die Ursache eine verschiedene sein.

Ein Magenkatarrh kommt in den späteren Stadien der Krankheit, wie die Ergebnisse der Sektion zeigen, oft vor. Er wird wohl hauptsächlich durch das Verschlucken von Sputum hervorgerufen. Amyloide Degeneration der Magenwand ist selten. In den früheren Stadien der Lungenschwindsucht ist wohl selten ein richtiger Magenkatarrh vorhanden. Hier handelt es sich teilweise um eine durch die Infektion bedingte „nervöse" Dyspepsie. Für das Erbrechen, namentlich für den Vomitus matutinus, kommt auch häufig ein Rachenkatarrh in Betracht.

Die Motilität und der Chemismus der Magenverdauung brauchen bei der Lungentuberkulose durchaus nicht gestört zu sein, und man findet sie häufig bis in die letzten Lebensstadien hinein normal. In anderen Fällen konstatiert man eine leichte Herabsetzung oder aber eine Erhöhung der Salzsäurewerte. Namentlich im Beginn der Krankheit findet man nicht selten derartige Anomalien, und sie sind bisweilen die Ursache für verhängnisvolle Fehldiagnosen. Stärkere Superazidität habe ich bei einigen Patienten gesehen, die viel Kreosotpräparate verschluckt hatten.

Überhaupt kann nicht genug darauf hingewiesen werden, daß sich eine Phthisis incipiens häufig hinter dem Bilde einer nervösen Dyspepsie, einer Hyperazidität oder eines Magenkatarrhs verbirgt.

Häufig beobachtet man im Verlauf der Phthise Diarrhöen, die durchaus nicht immer auf einer Darmtuberkulose oder Amyloid beruhen. Sie können in jedem Stadium der Krankheit auftreten. Häufig beobachtet man sie als Frühsymptom, das der Entwicklung des Spitzenkatarrhes monatelang vorausgehen kann. Besonders findet man sie aber in den späteren Stadien der Krankheit. Hier können sie die Ernährung erheblich beeinträchtigen.

Girode fand oft eine tuberkulöse Lymphangitis in der Tiefe der Darmschleimhaut und Veränderungen an den Lieberkühnschen Drüsen. Auch eine Obliteration der Blutgefäße der Darmschleimhaut ist beobachtet worden.

Die Leber ist (abgesehen von dem selteneren Amyloid) häufig vergrößert und fettig infiltriert. Auf meine Veranlassung hat Malach die Leberfunktion bei Phthisikern mit Hilfe der alimentären Lävulosurie und der Urobilinprobe untersucht und gefunden, daß diese Proben oft, namentlich in schweren, aber bisweilen auch in leichten Fällen, eine Leberstörung erkennen lassen, ohne daß eine Lebervergrößerung nachweisbar zu sein braucht.

Muskulatur. Die Muskulatur zeigt einen oft schon bei der ersten Betrachtung in die Augen springenden Schwund. Die atrophischen Muskeln lassen oft eine abnorm starke direkte mechanische Erregbarkeit und einen idiomuskulären Wulst erkennen. Diagnostisch ist diese Erscheinung nicht verwertbar, da sie bei jeder Abmagerung vorkommt, doch findet man sie gelegentlich, wie Broadbent gezeigt hat, besonders stark auf der erkrankten Seite am Pectoralis.

Knochen und Gelenke. Gelegentlich treten bei Phthisikern Gelenkschmerzen auf, ohne daß die Gelenke objektiv eine Veränderung erkennen lassen. Über den tuberkulösen Gelenkrheumatismus vgl. das Kapitel Komplikationen.

Haut. Die Haut der Phthisiker wird meistens blaß, grau, trocken, spröde. Selten wird sie infolge von Zirkulationsstörungen livide. Nur in den letzten Zeiten des Lebens beobachtet man häufig eine stärkere Zyanose. In seltenen Fällen ist sie nicht trocken, sondern fettig, sammetartig (Frerichs).

Die Blässe der Haut tritt in vielen Fällen schon beim Beginn der Erkrankung deutlich hervor.

Auf der Haut findet man in den späteren Stadien häufig eine Abschilferung, die sog. Pityriasis tabescentium. Die Pityriasis versicolor ist bei den Phthisikern viel häufiger als bei den anderen Menschen. Die Ursache dafür ist wohl die feuchte Hautbeschaffenheit.

Trommelschlegelfinger und zyanotische Verfärbung der Extremitätenenden findet man fast nur bei sehr chronischen, fibrösen Phthisen.

Die Haare fallen leicht aus, werden trocken, glanzlos und dünn. Die Nägel werden spröde und brüchig.

Das Zahnfleisch zeigt oft einen stark roten Rand. Dieser Zahnfleischsaum ist schon als diagnostisches Zeichen erklärt worden, hat aber als solches keine Bedeutung, da er oft auch ohne Tuberkulose vorkommt.

Harnapparat. Der Urin zeigt wenig charakteristische Eigentümlichkeiten. Seine Menge und sein Gehalt an festen Stoffen entspricht der Nahrungs- und Flüssigkeitsaufnahme und dem etwa vorhandenen Fieber. Die Azidität ist vermehrt (Müller und Quincke). Eiweiß ist, wenn keine eigentliche Nephritis vorhanden ist, selten. Dagegen beobachtet man nicht selten Albumosurie (vgl. Deist und Dietschy, Brauers Beiträge zur Klinik der Tuberkulose. Bd. 23 und 24).

Eine große Wichtigkeit besitzt die Diazoreaktion. Man findet sie besonders in schweren Fällen, und sie bedingt fast ausnahmslos eine schlechte Prognose. Wenn auch einzelne Fälle, die im Beginn eine akute Periode mit schweren Krankheitserscheinungen durchmachen und dabei vorübergehend die Diazoreaktion zeigen, später zum Stillstand kommen oder ganz ausheilen, wobei die Diazoreaktion wieder verschwindet, so ändert das nichts an der Tatsache, daß die meisten Fälle mit positiver Diazoreaktion entweder schon den letzten Stadien angehören, oder eine rasche Progredienz zeigen. Besonders stark ist die Diazoreaktion bei den akuten Formen (käsige Pneumonie und disseminierte bronchopneumonische Phthise).

Nach M. Weiß, dessen Angaben von verschiedener Seite Bestätigung erhalten haben, hat die Urochromogenreaktion eine große diagnostische Bedeutung. Sie wird so angestellt, daß eine frische Harnprobe auf $^1/_3$ verdünnt und in 2 Teile geteilt wird. Zur einen Hälfte fügt man 3 Tropfen 1 promillige Permanganatlösung und vergleicht mit der anderen. Reine deutliche Gelbfärbung zeigt den positiven Ausfall der Reaktion an. Nach Weisz ist auch das gelegentliche Auftreten der Reaktion ein prognostisch ungünstiges Zeichen. Nach meinen Erfahrungen leistet sie nicht viel mehr als die Diazoreaktion. Es scheint, daß die Spirosche Nitritreaktion mehr Aufschluß über die Schwere der Krankheit gibt (Merkelbach).

Genitalapparat. Die Phthisiker stehen im Rufe, sexuell leicht erregbar zu sein und eine im Gegensatz zu ihrem Kräftezustand merkwürdig starke Potenz zu besitzen. In der Tat gibt es viele Lungenkranke, die bis in die letzten Zeiten ihrer Krankheit hinein, oft bis wenige Tage vor dem Tode, sich sexuell betätigen. Auch im Beginn der Krankheit kommt oft eine gesteigerte sexuelle Erregbarkeit zur Beobachtung. Freilich beruhen viele sexuelle Exzesse der Phthisiker nicht auf einem Einfluß der Krankheit, sondern sie sind Folge der monatelangen Untätigkeit und der an Kurorten häufig erhöhten Gelegenheit zu sexuellem Verkehr, oft auch ein Ausfluß der psychischen Veränderung, des eigentümlichen Leichtsinnes, des Mangels an Selbstbeherrschung und des Egoismus der Kranken. Auf der anderen Seite gibt es nicht wenige Lungenkranke, die schon bei Beginn der Krankheit eine der allgemeinen Müdigkeit entsprechende Herabsetzung der sexuellen Erregbarkeit und in den späteren Stadien eine Abnahme der Potenz erleiden.

Die Menses können bei chronischem Verlauf oft viele Jahre ohne Störung bleiben. Oft werden sie aber auch schon im Beginne der Krankheit spärlicher, unregelmäßiger und können ganz aufhören. Bei jungen Mädchen wird der erste Eintritt der Menses durch eine bestehende Lungenerkrankung hintangehalten, oft sogar ganz verhindert. Dagegen soll bei tuberkulösen jungen Mädchen anamnestisch oft eine frühe Menarche festzustellen sein. Bei vorgeschrittener Phthise bleiben die Menses selten ungestört.

Während der Menses besteht meistens eine Verschlimmerung des Befindens, und auch objektiv kann eine Steigerung der Symptome bemerkbar sein. Rasseln, das schon verschwunden war, kann wiederkehren, und an Stellen, die bisher gesund erschienen, können Krankheitserscheinungen auftreten. Nicht selten findet man während der Menses Blutspuren im Sputum, und an Stelle der aussetzenden Regeln können vikariierende Lungenblutungen auftreten. Häufig sind prämenstruelle Temperatursteigerungen, die aber in geringem Grade auch bei gesunden Frauen und Mädchen gelegentlich vorkommen. Turban beurteilt prämenstruelle Temperatursteigerungen prognostisch günstig, postmenstruelle ungünstig.

Konzeption und Fruchtentwicklung verlaufen in der Regel normal. Sterilität tritt erst in den letzten Stadien ein, und Abort erfolgt meist erst dann, wenn das Leben der Mutter dem Ende nahe ist. Nicht selten bringt eine Frau ein ausgewachsenes Kind zur Welt und stirbt wenige Tage später. Über den ungünstigen Einfluß der Gravidität, des Puerperiums und der Laktation siehe S. 1598 und 1676.

Nervensystem. Eine Reihe der bisher erwähnten Symptome sind als toxische Wirkungen der Tuberkulose auf das Nervensystem anzusehen. Bei einer Reihe von Kranken äußert sich nun aber der Einfluß der Krankheit im Auftreten neurasthenischer Symptome, die so ausgesprochen sein können, daß die Diagnose lange Zeit zwischen Neurasthenie und Phthisis incipiens schwankt. Auch im späteren Verlauf können neurasthenische Symptome vorkommen und oft das Krankheitsbild beherrschen.

Kopfschmerzen, Schwindel, Ohrensausen, Schmerzen in den Gliedern, Verdunkelung des Gesichtsfeldes usw. können auch mit Nackensteifigkeit verbunden sein, so daß man von einem richtigen Meningismus sprechen muß.

Der Schlaf ist oft normal, oft aber auch schlecht. Häufig ist das Fieber die Ursache der Schlafstörung. Hitzegefühl, Herzklopfen, Unruhe und unangenehme Gedanken plagen den Kranken, und erst gegen Morgen verfällt er in Schlummer, der durch unruhige Träume, Nachtschweiße und schreckhaftes Erwachen unterbrochen wird. Am Morgen bleibt dann eine schwere Müdigkeit zurück.

Das Kraftgefühl und die psychische Leistungsfähigkeit sind in vielen Fällen trotz schweren Lungenveränderungen merkwürdig gut. Nicht selten beobachtet man auch einen geradezu krankhaften Betätigungsdrang. Oft ist aber auch die Leistungsfähigkeit schon in frühen Stadien der Krankheit sehr gering, die Patienten fühlen sich, namentlich am Morgen, sehr müde und schwach, während die Kraft am Abend häufig besser ist.

Daß vasomotorische Labilität nicht selten ist, wurde bei den Zirkulationsstörungen erwähnt.

Das Verhalten des vegetativen Nervensystems wurde wiederholt untersucht. Während einzelne Autoren gewisse Beziehungen zwischen verschiedenen Formen von Lungentuberkulose und Tonus des Sympathikus und des autonomen Systems annehmen (Guth, Käding usw.), werden solche von anderen in Abrede gestellt (Friedberg u. a.).

Endokrine Drüsen. Es ist selbstverständlich, daß auch die Drüsen mit innerer Sekretion bei der Lungentuberkulose nicht unbeteiligt bleiben. Man weiß aber über ihre Funktion im Lauf der Krankheit noch nicht viel.

Am meisten ist noch über die Schilddrüse bekannt. Im Beginn ist nicht selten eine Schilddrüsenvergrößerung vorhanden, die im Zusammenhang mit den übrigen Symptomen der beginnenden Tuberkulose den Verdacht auf Basedowsche Krankheit erweckt, namentlich wenn, wie so häufig, nervöse Reizerscheinungen im Vordergrund stehen. Nach Tuberkulinbehandlung können diese basedowoiden Erscheinungen zurückgehen. Trotzdem können sie, wie Chvostek annimmt, der Ausdruck einer degenerativen Konstitution sein, bei der die Infektion die nervösen Symptome des Hyperthyreoidismus auslöst.

Früher wurde vielfach eine erhöhte Empfänglichkeit Basedowkranker und eine vermehrte Widerstandskraft Myxödematöser und atoxischer Strumen gegen Tuberkulose angenommen. Dem wird aber auch widersprochen. Doch kommt neuerdings auch Hittmair zum Schluß, daß bei Struma parenchymatosa so gut wie nie exsudative Lungentuberkulose vorkommt, wohl aber bei derber oder zystischer Struma, und daß die Verschlimmerung der Tuberkulose nicht selten mit Verkleinerung und Verhärtung eines parenchymatösen Kropfes einhergeht. Sicher ist, daß die Kombination von Tuberkulose und echtem Basedow sehr ungünstig ist. Fr. Müller weist neben der geringen Heilungstendenz der Tuberkulose bei Basedow auch auf den Ausbruch der Schwindsucht im Puerperium hin, zu der Zeit des Zurückgehens der Gestationsstruma. Rona kommt zum Schluß, daß die Schilddrüse eine wichtige Rolle im Kampf des Körpers mit dem Tuberkelbazillus spielt. Franco legt besonderes Gewicht auf die Beziehungen zwischen Schilddrüsen- und Nebennierenfunktion und sieht darin wichtige Momente für den Verlauf der Tuberkulose.

Nächst der Schilddrüse zeigt der Genitalapparat am deutlichsten einen Einfluß der tuberkulösen Infektion, wie oben erwähnt wurde.

Die von verschiedenen Autoren (besonders Lundsberg, Hecht) gefundene verminderte Insulintoleranz des Diabetikers deutet auf Veränderungen der Pankreasfunktion. Lundberg nimmt allerdings eine Bildung insulinartig wirkender Substanzen im tuberkulösen Gewebe an, Unverricht denkt an eine Störung der Nebenniere.

Die Funktion der übrigen endokrinen Drüsen bei der Lungentuberkulose ist noch so wenig bekannt, daß man über Hypothesen noch nicht herausgekommen ist (vgl. die Übersicht von Rona).

Psyche. Abgesehen von den seltenen richtigen Psychosen, die fast nur in den letzten Stadien als Infektions-, Inanitions- und Erschöpfungsdelirien vorkommen, stellen sich bei den Phthisikern mancherlei psychische Veränderungen ein, die unter dem Namen „tuberkulöser Charakter" bekannt sind. Die Kranken sind sehr empfindlich und reizbar, sie verlieren ihre Selbstbeherrschung, und die ursprüngliche Charakteranlage tritt oft unverhüllt hervor. Viele Patienten werden mürrisch, launenhaft, besonders häufig beobachtet man einen groben Egoismus. Eine auffallende Willensschwäche verleitet die Patienten oft zu einer Mißachtung aller ärztlichen Vorschriften. Die Stimmung ist häufig labil und schwankt zwischen einem übertriebenen Pessimismus und einem ganz unbegründeten Optimismus. Namentlich ist ein Verkennen der Krankheit und ihrer Fortschritte charakteristisch für die Phthisiker. Daß sie an einer fortschreitenden Krankheit leiden, kommt ihnen nicht in den Sinn.

Dieser unzerstörbare Optimismus erleichtert den Kranken häufig ihre traurige Lage. Bis zum letzten Moment hoffen sie auf eine entscheidende Wendung zum Bessern. Selbst bei Ärzten beobachtet man häufig eine geradezu unerklärliche Verkennung des Zustandes. Dieser Optimismus führt freilich auch oft zu schweren Folgen für die Umgebung des Kranken. Trotz aller Warnungen heiraten die Patienten, sie beginnen neue Geschäfte usw., und nach kurzer Zeit bringt ihr Tod die Familie ins Unglück.

Auf der anderen Seite sind die Patienten, die einen klaren Einblick in ihren Krankheitszustand haben, sehr zu bedauern. Das Bild des Phthisikers, der alle Hoffnung verloren hat und für jeden Trost unzugänglich ist, gehört zu den traurigsten Erfahrungen des Arztes.

Mit dem allgemein menschlichen Kausalbedürfnis einerseits, mit der psychischen Veränderung andererseits hängt es zusammen, daß die Kranken für jede Verschlimmerung ihres Zustandes einen Grund in äußeren Einwirkungen suchen, bald in angeblich verkehrten ärztlichen Anordnungen oder Fehlern der Krankenpflege, in einem Medikament oder einem Wickel, einer Erkältung oder einem Diätfehler, in der angeblich ungeeigneten Kost, in Störungen der Nachtruhe durch die anderen Kranken, im Anblick der Mitpatienten, die angeblich unappetitlich sind (obschon der Kranke, der sich über die anderen beklagt, in dieser Beziehung oft viel schlimmer ist). Dazu kommt der Mangel an Selbstbeherrschung und die Rücksichtslosigkeit der Phthisiker, so daß die Phthisiker in der Regel die unangenehmsten Insassen des Krankenhauses sind und in den Lungensanatorien durch Streit und Nörgelei der Patienten und ihr anspruchsvolles Benehmen fast täglich Schwierigkeiten entstehen.

Die Ursachen der psychischen Veränderungen sind nur teilweise in toxischen Einwirkungen der tuberkulösen Infektion zu suchen. Das lange Krankenlager, die Liegekuren bei wenig gestörtem Kräftezustand, die Notwendigkeit, immer an seine Gesundheit denken zu müssen, der Einfluß der Umgebung, alles das sind Momente, die ungünstig auf die Psyche einwirken müssen und zu Egoismus und Rücksichtslosigkeit führen können (vgl. Stern).

14. Die Komplikationen der Lungentuberkulose.

Unter den Komplikationen der Lungentuberkulose müssen wir tuberkulöse und nicht tuberkulöse unterscheiden. Früher teilte man die tuberkulösen Komplikationen ein in solche, die durch den Bazillus selbst und solche,

die durch seine Gifte verursacht sind. Seitdem man aber häufig auch in den
vom Krankheitsherd entfernt liegenden Organen Tuberkelbazillen gefunden
hat, ist eine solche Unterscheidung nicht mehr begründet. Am ehesten kann
man als rein toxische Komplikation das Amyloid auffassen.

Amyloide Degeneration der Unterleibsorgane. Man findet Amyloid in Milz,
Leber, Nieren und Darm vorzugsweise bei Tuberkulose. Nach R. Blum sind
vier Fünftel aller Fälle von amyloider Degeneration durch Tuberkulose verursacht und von diesen wiederum zwei Drittel durch Lungentuberkulose. Blum
fand Amyloidentartung bei 9% der an Tuberkulose verstorbenen Individuen.
Sie entwickelt sich meistens erst im kavernösen Stadium. Bisweilen bildet
die amyloide Degeneration einen zufälligen Nebenbefund bei Sektionen und
kann so gering sein, daß sie nur bei genauer Untersuchung der Organe erkannt
wird. Bisweilen findet man auch schwere Veränderungen, die für den Tod
verantwortlich gemacht werden müssen. Die Häufigkeit der Amyloidentartung
ist offenbar regionär sehr verschieden.

Über die Entstehung des Amyloids hat Loeschcke die Anschauung entwickelt, daß
es sich um eine Antigen-Antikörperreaktion handelt, bei der das Eiweiß aus zerfallenen
Leukozyten als Antigen wirkt. (Über die Entstehung des Amyloids vgl. Ernst.)

Die Diagnose ist meist nicht leicht. Amyloid der Niere macht klinisch
keine wesentlich anderen Erscheinungen als eine Nephrose, die auch in Form
einer Verfettung oder trüben Schwellung vorhanden sein kann. Amyloid des
Darmes erzeugt Durchfälle, die aber ebenso gut durch Darmtuberkulose,
Katarrh oder funktionelle Störungen bedingt sein können. Amyloid der Leber
verursacht, wenn es in höherem Grade vorhanden ist, eine Vergrößerung des
Organs, die sich durch eine größere Härte nur wenig von der durch Fettleber
bedingten unterscheidet. Aber auch bei ziemlich hohen Graden von Amyloidentartung der genannten Organe können Funktionsstörungen und nachweisbare
Veränderungen vollständig fehlen. Amyloid der Milz führt, wenn es stark
ausgeprägt ist, zu einer Vergrößerung des Organs, die, weil die Milz dabei härter
ist als bei anderen Schwellungen, die Diagnose oft ohne weiteres stellen läßt.
Bisweilen kann man aus der Beteiligung mehrerer Organe vermutungsweise
die Diagnose stellen.

Darmtuberkulose. Die häufigste Tuberkulosekomplikation der Lungenschwindsucht ist die Darmtuberkulose. Man findet sie je nach den verschiedenen Autoren bei der Hälfte bis über vier Fünftel sämtlicher Phthisikerleichen.

Bisweilen macht die Darmtuberkulose keinerlei klinische Erscheinungen.
In anderen Fällen entstehen heftige profuse Diarrhöen, die den Patienten
sehr herunterbringen können. Viel öfter besteht aber Obstipation. Häufig
sind auch Schmerzen vorhanden, sei es bei der Stuhlentleerung oder auch
sonst.

Besonders zu erwähnen ist die tumorförmige Ileozökaltuberkulose,
die von Strasburger in Bd. 3/2 dieses Handbuches (S. 446f.), behandelt ist.

Die ulzeröse Tuberkulose des Darmes entsteht wohl immer durch Verschlucken
von Sputum, daher ist sie in der Regel erst im kavernösen Stadium zu beobachten.

Die Diagnose der Darmtuberkulose ist häufig recht schwierig. Profuse
wässerige Entleerungen von brauner Farbe sprechen dafür, während bei den
nicht ulzerösen Diarrhöen der Phthisiker der Stuhl meistens breiiger ist. Doch
sind, wie erwähnt, Durchfälle überhaupt nicht die Regel.

Der Nachweis von Tuberkelbazillen in den Fäzes (der zur Vermeidung
von Verwechslungen mit anderen säurefesten Bazillen unter Anwendung von
Alkoholentfärbung geführt werden muß) beweist nur dann eine Darmtuberkulose, wenn die Bazillen in größeren Mengen oder in Schleimflocken gefunden

werden, weil einzelne Exemplare auch aus verschlucktem Sputum stammen können. Auch der Nachweis von Eiterkörperchen spricht nur dann für Geschwüre, wenn sie in großer Zahl vorhanden sind.

Gloor erwähnt als charakteristisch die Kombination folgender 4 Symptome: Anämie, Obstipation, negative Pirquetsche Kutanreaktion und Blut im Stuhl. Bei 53 autoptisch festgestellten Darmtuberkulosen betrug der durchschnittliche Hämoglobingehalt beim Spitaleintritt 68,5% und sank bis zum Tod auf 53,2%, bei 35 mit fehlenden Darmgeschwüren beim Eintritt 71,5%, vor dem Tod 68,5%. Obstipation bestand bei Darmgeschwüren in 72%, ohne solche in 31% der Fälle, Durchfälle in 11 bzw. 9%. Die Pirquetreaktion war in 80% der daraufhin untersuchten Phthisen mit Darmgeschwür, in 37% der geschwürfreien negativ oder stark abgeschwächt. Okkultes Blut fand Gloor, ebenso wie Loll, in allen untersuchten Fällen von Darmtuberkulose, während Strasburger in der Regel negative Resultate hatte. Mindestens drei der erwähnten Symptome stellte Gloor in 75% der Darmtuberkulosen fest, während nur 6% der geschwürsfreien Fälle drei Symptome aufwiesen.

Mastdarmfisteln kommen bei etwa 5% aller· Phthisiker vor. Sie können die Patienten sehr belästigen und müssen nach chirurgischen Grundsätzen behandelt werden.

Tuberkulöse Magengeschwüre kommen in etwa 1% der Fälle oder noch seltener vor und bilden meistens einen zufälligen Sektionsbefund. Selten machen sie ähnliche Symptome wie ein Ulcus ventriculi simplex, schwere Magenblutungen und Perforationen, und selbst dann wird die Diagnose meistens zweifelhaft bleiben, weil bei einem Phthisiker auch ein Ulcus simplex vorkommen kann.

Kehlkopftuberkulose. Die Angaben über die Häufigkeit der Larynxtuberkulose gehen auseinander. Nach Heinze findet man sie bei etwa einem Drittel der phthisischen Leichen. Sie kommt meistens in den späteren Stadien der Krankheit zur Beobachtung, doch gibt es auch Fälle, in denen die Kehlkopftuberkulose den Patienten zuerst zum Arzt führt. Meistens findet dieser dann auch eine beginnende Lungentuberkulose, während eine primäre Erkrankung im Sinne eines Primäraffektes bisher noch nicht beobachtet wurde und eine primäre Erkrankung im Sinne eines Reinfekts ohne aktive Lungentuberkulose jedenfalls sehr selten ist.

Der Kehlkopf erkrankt infolge der Berührung mit dem tuberkulösen Sputum. Wahrscheinlich muß aber, damit die Infektion zustande kommt, schon vorher infolge des Hustens und Auswurfs ein Reizzustand bestehen. Deshalb kommt die Larynxtuberkulose in der Regel erst während des späteren Verlaufs zustande.

Die Symptome der Kehlkopftuberkulose sind in diesem Band S. 915 beschrieben. Hier muß hinzugefügt werden, daß die Kehlkopftuberkulose ihrerseits zu einer Verbreitung der Affektion in der Lunge führen kann, weil sie eine beständige Aspiration von Bazillen zur Folge hat. Wichtig ist auch die Ernährungsstörung, die durch die Schmerzen beim Schlucken bedingt ist. Deshalb ist häufig eine Behandlung notwendig, wie sie S. 929 beschrieben ist.

· Häufiger ist die **tuberkulöse Pleuritis.** Sowohl die trockene als auch die exsudative Form kann in jedem Stadium auftreten. Da sie im Kapitel XIII beschrieben ist, genügen hier einige Bemerkungen.

Pleuritis sicca ist kaum als Komplikation zu betrachten, sondern bildet beinahe ein regelmäßiges physikalisches Symptom, das im Verlauf fast jeder Phthise zeitweise zu konstatieren ist. Oft ist es die erste nachweisbare Veränderung und viele Fälle von Phthisis incipiens lassen lange Zeit über den Lungen nichts anderes als mehr oder weniger verbreitetes Reiben erkennen. In den späteren Stadien der Lungentuberkulose kann man häufig Reiben hören, das aber meistens nur einige Tage dauert. Doch gibt es auch Fälle, die sich durch oft auftretende und lange andauernde pleuritische Geräusche auszeichnen. Bisweilen bleibt das Reiben an derselben Stelle lange lokalisiert, bisweilen wechselt es beständig seinen Platz.

Die Pleuritis sicca erzeugt meistens Schmerzen, doch können sie bisweilen auch sehr gering sein oder vollkommen fehlen.

Pleuritis exsudativa ist seltener, kann aber auch in jedem Stadium der Schwindsucht auftreten. Im späteren Verlauf der Krankheit beobachten wir im ganzen selten große Ergüsse, dagegen häufig abgekapselte, bisweilen auch interlobäre Exsudate. Wenn man die Patienten nicht immer wieder untersucht, so werden sie leicht übersehen.

Empyeme kommen ebenfalls in jedem Stadium der Phthise vor. Abgekapselte und speziell interlobäre Eiteransammlungen werden oft übersehen, weil das Fieber auf die Lunge selbst bezogen wird.

Pneumothorax. Diese Komplikation ist im Kapitel XIV beschrieben. Hier sei nur darauf hingewiesen, daß man bei jeder plötzlichen Verschlimmerung im Befinden eines Lungenkranken an die Möglichkeit eines allgemeinen oder partiellen Pneumothorax denken und genau darauf untersuchen soll.

Perikarditis. Verhältnismäßig selten kommt im Verlauf einer Lungentuberkulose eine Pericarditis exsudativa zur Beobachtung. Etwas häufiger ist Pericarditis sicca.

Endocarditis tuberculosa. Nicht selten findet man bei Sektionen tuberkulöser Individuen verruköse Auflagerungen an den Herzklappen, in denen zuerst Kundrat und Heller Tuberkelbazillen gefunden haben. Benda zeigte dann, daß es sich um ein Analogon der Intimatuberkel handelt. Klinische Erscheinungen macht die tuberkulöse Endokarditis nur höchst selten.

Tuberkulose der Knochen, Gelenke und Muskeln kommt im Verlauf einer Lungentuberkulose nicht selten vor. Häufiger entwickelt sich im Anschluß an eine Knochen- oder Gelenktuberkulose eine Lungenerkrankung.

Tuberkulöse Peritonitis kommt sowohl als allgemeine, exsudative oder knotige, als auch als umschriebene Entzündung im Verlauf der Lungentuberkulose zur Entwicklung.

Poncet hat als tuberkulösen Rheumatismus eine Erkrankung beschrieben, die man besonders bei Kindern mit Bronchialdrüsentuberkulose, aber auch bei Erwachsenen beobachtet. Dieser tuberkulöse Rheumatismus erscheint in drei Formen. Manchmal handelt es sich um eine einfache Arthralgie, die mit Vorliebe Schulter-, Hüft- und Kniegelenke befällt, seltener die kleinen Gelenke, und die meistens an mehreren Stellen auftritt. Die zweite Form verläuft unter dem Bild eines akuten Gelenkrheumatismus, der ein oder mehrere Gelenke ergreift und meistens rasch ausheilt, aber auch in eine Gelenktuberkulose übergehen kann. Endlich wird ein chronischer ankylosierender Rheumatismus, der vorwiegend die Finger befällt, sich aber auch auf alle Gelenke ausdehnen kann, auf Tuberkulose zurückgeführt.

Dieser Rheumatismus soll sowohl bei vorhandener Lungentuberkulose auftreten als auch der Lungenerkrankung vorausgehen können. Namentlich häufig soll er in der Kindheit sein. Man beobachtet in der Tat nicht selten Fälle, die in eine der erwähnten drei Kategorien passen, sowohl bei Erwachsenen als auch namentlich bei Kindern. Das Vorkommen von Gelenkneuralgien bei Tuberkulose ist nicht zu bestreiten, auch vorübergehende Gelenkschwellungen kann man bei Lungenkranken manchmal beobachten. Schwieriger ist schon die Beurteilung des Zusammenhanges in den Fällen, in denen die Erkrankung der Gelenke der Lungentuberkulose vorangeht. Ich habe selbst schon Fälle gesehen, in denen ein Zusammenhang wahrscheinlich erschien, z. B. das Auftreten einer chronischen Arthritis in der Kindheit, dem eine Lungenerkrankung nachfolgte; aber das Zusammentreffen kann trotzdem ein zufälliges sein (vgl. auch S. 1527).

Nicht selten sind auch Fälle von Erythema nodosum mit Gelenkrheumatismus, die sich später durch Auftreten einer Pleuritis als tuberkulös ausweisen. Neuerdings hat Magnussen über solche Fälle bei einem Material von 1500 Sanatoriumspatienten berichtet. 4 Fälle von chronischem, anscheinend primärem Gelenkrheumatismus (einer davon mit knöchernen Ankylosen) waren vor der Lungenerkrankung aufgetreten, 10 entstanden während des Aufenthaltes in der Heilstätte, und außerdem wurden während des Sanatoriumsaufenthaltes 11 Fälle von Erythema nodosum beobachtet, von denen 5 durch leichte, 2 durch schwere Gelenkaffektionen kompliziert waren.

Ein Teil der Fälle von „Gelenkrheumatismus" entpuppt sich als gewöhnliche Gelenktuberkulose, oft nach vorübergehenden Schmerzen in mehreren Gelenken.

Haut. Man sollte erwarten, daß die Haut der Phthisiker, die so häufig mit Tuberkelbazillen in Berührung kommt, leicht infiziert werden könnte. In Wirklichkeit sieht man aber recht selten tuberkulöse Hautaffektionen bei Schwindsüchtigen. Das läßt sich nur durch die Annahme einer Immunität dieses Organs erklären, die sich ja auch als Überempfindlichkeit in den Hautreaktionen zu erkennen gibt.

Am häufigsten ist noch die Tuberculosis verrucosa cutis. Noch seltener ist der Lupus. Tuberkulide sieht man bei Phthisikern fast nie.

An der **Schleimhaut des Mundes und der Nase** kommen in den letzten Stadien gar nicht selten tuberkulöse Geschwüre zur Entwicklung. Bisweilen verursachen sie nicht unerhebliche Beschwerden, öfter verlaufen sie symptomlos. Auch Lupus dieser Schleimhäute kommt vor.

Tuberkulose der Uvula ist bei vorgeschrittener Phthise nicht selten.

Thrombosen. Bei Phthisikern kommen nicht selten Thrombosen vor, meistens erst wenige Wochen vor dem Tode, doch auch nicht selten in früheren Stadien und selbst im Stadium der Besserung. Frauen sind häufiger betroffen als Männer. Die verschiedensten Venengebiete können erkranken, in erster Linie die der unteren Extremität, doch beobachtet man sie auch an den Armvenen, in den Beckenplexus und in den Hirnsinus. Die Thrombosen kommen in 1—2 % der Fälle zu Beobachtung.

Virchow erklärte die Thrombosen als marantisch. Später glaubte man sie auf die Wirkung von resorbierten Toxinen zurückführen zu müssen. Seitdem aber Liebermeister fast ausnahmslos in den erkrankten Venen Tuberkelbazillen nachweisen konnte, ist die Art ihrer Entstehung aufgeklärt.

Nervensystem. Eine tuberkulöse Meningitis kann im Verlauf jeder, Lungentuberkulose auftreten, doch findet man sie häufiger im Sekundärstadium als bei Schwindsüchtigen. Meistens ist sie mit Miliartuberkulose der inneren Organe verbunden.

Eine etwas häufigere Komplikation ist eine akute oder subakute Neuritis und Polyneuritis. Sie findet sich gelegentlich schon im Beginne der Lungenaffektion, häufiger freilich während des späteren Verlaufs des Leidens, vorzugsweise bei fibrösen Phthisen. Oft ist Alkoholismus oder eine andere Hilfsursache nachweisbar.

Bald sind nur einzelne Nerven, bald eine größere Zahl betroffen. Die Intensität der Erkrankung kann sehr verschieden sein, ebenso der Verlauf. Auch schwere, mit degenerativen Lähmungen ausgedehnter Muskelpartien verbundene Neuritiden können wieder ausheilen. Erkrankung des Phrenikus oder Vagus kann den Tod herbeiführen. Rekurrenslähmung kann durch Neuritis (aber auch durch Kompression) bedingt sein.

Auch Neuritis optica und acustica sind schon beobachtet worden.

Außerdem kommen häufig Neuralgien der verschiedensten Nervengebiete, oft als Frühsymptom, zur Beobachtung, ebenso Hyperästhesien der Haut (nicht nur im Gebiet der Wurzelzonen, die zu den Lungen in Beziehung stehen).

Endlich findet man bisweilen in einzelnen Nervenstämmen post mortem degenerative Veränderungen, ohne daß während des Lebens Symptome bestanden hatten.

Während man früher die Nervendegenerationen und Neuralgien auf Toxinwirkung zurückgeführt hat, ist durch Liebermeister gezeigt worden, daß sich fast immer Tuberkelbazillen in den erkrankten Nerven nachweisen lassen. Auch in scheinbar ganz gesunden Nerven findet man nicht so selten Bazillen.

Nieren. Die Nieren können in verschiedener Weise bei der Lungentuberkulose erkranken (vgl. Kieffer).

Nicht sehr häufig ist als Komplikation einer fortschreitenden Phthise (nach Kieffer in 1,6% der Fälle) die Tuberkulose der Harnwege, bei der bekanntlich die Erkrankung immer von den Nieren ihren Ausgangspunkt nimmt. Häufiger findet man bei der Sektion einzelne Herde in der Niere, die während des Lebens keine Erscheinungen gemacht hatten. Bisweilen verursachen sie vorübergehende Hämaturie.

Verhältnismäßig häufig erkrankt die Niere in Form einer Nephritis. Viel häufiger als die Amyloidentartung ist die chronisch-parenchymatöse Degeneration, worauf besonders Fr. Müller hingewiesen hat. Kieffer fand sie in 0,8%. Nach Müller findet man verbreitete tropfige Entmischung der Epithelzellen mit Zugrundegehen des Kernes und mit zahlreichen Zylindern im Lumen der Sammelröhren und auch der Tubuli contorti erster Ordnung, außerdem Regenerationsprozesse, hyaline Entartung des Malpighischen Körperchen und Wucherung in denselben, Blutungen in den Knäueln und Harnkanälchen, Verbreiterung und kleinzellige Infiltration des interstitiellen Gewebes.

Die klinischen Erscheinungen bestehen im Auftreten von Eiweiß und Zylindern, häufig auch Blut im Urin und in der Bildung von Ödemen (die aber auch fehlen können). Niemals tritt Erhöhung des Blutdruckes oder Herzhypertrophie auf, sehr selten Urämie.

Selten tritt die Nierenentzündung als akute hämorrhagische, tödlich verlaufende Nephritis auf, etwas häufiger eine spezifische herdförmige, interstitielle oder Glomerulonephritis, die entweder nur eine mikroskopisch erkennbare Hämaturie oder auch Albuminurie und Zylindrurie macht.

Die tuberkulöse Nephrose kann schon im Beginn der Lungenerkrankung auftreten, häufiger ist sie in späteren Stadien. Sie beruht offenbar auf Toxinwirkung, da Teissier und Arloing und andere durch Injektion von Tuberkulin bei Tieren Nierenerkrankungen erzeugen konnten und da bei tuberkulösen Menschen nach Tuberkulininjektionen das Auftreten von Blut und Eiweiß im Urin wiederholt beobachtet worden ist.

Teissier hat das Krankheitsbild einer Albuminurie prétuberculeuse aufgestellt. Sie verläuft nach ihm selten unter dem Bild einer regelmäßigen Eiweißausscheidung, sondern ist viel häufiger intermittierend, entweder mit Eiweißausscheidung am Morgen oder von orthostatischem Typus. Die Funktionsproben ergaben eine normale Ausscheidungstätigkeit der Nieren, dagegen soll die Toxizität des Urins häufig vermehrt sein. Die mikroskopische Untersuchung ergibt nie Zylinder, selten einige Leukozyten. Bisweilen können starke, rasch vorübergehende Nierenblutungen auftreten. Der Blutdruck ist immer normal, mit dem Eintritt einer Lungenerkrankung sinkt er.

Diese Albuminurie kann viele Jahre bestehen. Dann kann sich an sie, wie Teissier beobachtete, eine Lungenerkrankung, sei es eine Miliartuberkulose oder eine chronische Phthise anschließen. Merkwürdigerweise verschwindet mit dem Eintreten der Lungenaffektion oder vor deren Erscheinen die Albuminurie, um bisweilen gleichzeitig mit der Besserung des Lungenleidens wieder aufzutreten. Endlich beschrieb Teissier Fälle, in denen die sich an die prätuberkulöse Albuminurie anschließende Lungenaffektion auffallend gutartig verlief und rasch ausheilte.

Neben dieser Form der Albuminurie konnte Teissier in tuberkulösen Familien eine Form von Eiweißausscheidung beobachten, die nicht zu einer Lungenerkrankung führte („Albuminurie paratuberculeuse"). Sie unterschied sich von der prätuberkulösen Albuminurie durch etwas erhöhten Blutdruck, geringe Zeichen von Niereninsuffizienz (verminderte Molekulardiurese) und leichte Blutdruckerhöhung, endlich durch eine stark positive Serumreaktion (Agglutination nach Arloing und Courmont).

Nicht tuberkulöse Komplikationen. Eine so chronische Erkrankung wie die Lungenschwindsucht kann natürlich durch alle möglichen anderen Krankheiten kompliziert werden. Doch gibt es einige Komplikationen, die eine besondere Wichtigkeit besitzen.

Akute Katarrhe der oberen Luftwege. Die Lungenkranken sind oft gegen Erkältung besonders empfindlich. Die akuten Erkrankungen der oberen Luftwege können aber die Patienten sehr belästigen und ihnen auch gefährlich werden. Wenn eine Bronchitis entsteht, so wird dadurch nicht selten ein neuer Ausbruch und eine Weiterverbreitung der Lungenerkrankung veranlaßt. Freilich wird von den Kranken jede Verschlimmerung ihres Lungenleidens auf eine Erkältung zurückgeführt, man muß sich aber hüten, diesen Zusammenhang deshalb, weil er von den Patienten allzu häufig behauptet wird, vollständig zu negieren.

Chronische Pharyngolaryngitis kommt fast bei allen Phthisikern durch den Reiz des Sputums zustande. Sie ist einerseits häufig die Ursache von Erbrechen, andererseits kann sie die Entstehung einer tuberkulösen Kehlkopfaffektion begünstigen. Nicht selten beruht auch ein großer Teil der Beschwerden auf dem nichtspezifischen Katarrh, so daß durch dessen Behandlung die Beschwerden der Patienten in manchen chronischen Fällen fast ganz beseitigt werden können.

Chronische Bronchitis. Die Bronchien sind in jedem Fall von Phthise entzündlich erkrankt. Es gibt aber Fälle, in denen die tuberkulöse Affektion stillsteht oder ganz ausgeheilt ist und in denen eine Bronchitis das Hauptleiden darstellt. Solche Fälle müssen als Bronchitis behandelt werden, sie werden aber häufig verkannt — freilich weniger häufig als die Fälle, in denen umgekehrt die Tuberkulose bei einer bestehenden Bronchitis übersehen wird.

Emphysem. Das komplementäre Emphysem, das wir bei der Lungentuberkulose fast immer finden, hat keine klinische Bedeutung. Wichtig ist aber die Kombination einer idiopathischen Lungenerweiterung mit Schwindsucht. Hier beobachten wir oft schwerste Zustände von Dyspnoe, und die Kranken leiden fürchterlich unter der nie aufhörenden Atemnot. Meist erfolgt der Tod schon bei relativ geringer Ausbreitung der Tuberkulose. Freilich sind diese Fälle selten, da das Emphysem, wie schon lange bekannt ist, die Disposition für die Phthise herabsetzt, aber sie sind doch häufiger als man gewöhnlich annimmt. Nur wird die Diagnose nicht immer richtig gestellt, da das Emphysem die Tuberkulose verdeckt, besonders bei fibröser Phthise.

Akute Infektionskrankheiten treten im Verlauf der Phthise nicht selten auf. Alle können das Lungenleiden ungünstig beeinflussen, aber einige zeigen ein besonderes Verhalten.

Influenza. Schon bei der Pandemie von 1889/90 fiel es auf, daß viele Phthisiker, die an Influenza erkrankten, nach der Abheilung der Influenza eine rasche Verschlimmerung der Tuberkulose erlitten und nach kurzer Zeit daran starben, und daß sich an eine Influenza bei vorher gesunden Menschen nicht ganz selten eine Tuberkulose anschloß. Bei der 1918 ausgebrochenen Pandemie konnte man ähnliche Beobachtungen machen, aber im ganzen zeigte sich, daß nur bei schwerer Phthise die Influenza so deletär wirkt, daß die weniger fortgeschrittenen Fälle die Influenza oft ohne Schaden überstehen, und daß der Ausbruch einer Lungentuberkulose im Anschluß an eine Influenza zwar vorkommt, aber nicht sehr häufig ist. Im Gegensatz zu der früheren Auffassung betrachten wir dieses Ereignis heute nicht als Herabsetzung der Widerstandskraft gegen Infektionen von außen durch die Influenza, sondern als Herabsetzung der Widerstandskraft gegenüber den im Körper schon vorhandenen Bazillen.

Diese Erfahrung hatte dazu geführt, daß man in den Fällen, in denen der Patient seine Lungentuberkulose auf eine überstandene Influenza zurückführte, eine Auslösung der Phthise durch eine „sporadische Influenza" ohne weiteres annahm. Seit der Entdeckung des Frühinfiltrates wissen wir, daß diese „Influenza" häufig schon das erste exsudative Stadium der sich entwickelnden Lungentuberkulose ist.

Pneumonie. Die Pneumonie hat auf die Phthise auffallend wenig Einfluß. Die Phthisiker überstehen die Lungenentzündung in der Regel gut und tragen keine Verschlimmerung ihres Leidens davon.

Masern und Pertussis können, wie sie den Ausbruch einer Tuberkulose veranlassen, auch den Verlauf der Phthise ungünstig beeinflussen.

Diabetes wurde Seite 1467 als prädisponierende Ursache für Lungentuberkulose erwähnt. Allgemein nimmt man an, daß bei dieser Kombination nicht nur die Tuberkulose besonders bösartig verläuft und unter verhältnismäßig wenig alarmierenden Symptomen rasch zur Kachexie führt, sondern daß auch der Diabetes dadurch verschlimmert und beschleunigt wird. Daß gelegentlich mit der geringen Nahrungsaufnahme und der fortschreitenden Abmagerung die Zuckerausscheidung sinkt, ist nicht merkwürdig und kein Zeichen von Besserung des Stoffwechsels.

Neuerdings hat Lundberg angegeben, daß der Diabetes durch das Hinzutreten der Tuberkulose oft gebessert werde, und er hat das durch die Bildung eines „Parainsulins" in den tuberkulösen Geweben erklärt, da er aus diesen, wie auch aus Tuberkelbazillen und aus Tuberkulin, blutzuckerherabsetzende Substanzen gewinnen konnte. Das beweist aber noch nichts für eine insulinartige Wirkung, und die allgemeine Erfahrung zeigt im Gegenteil eine verschlimmernde Wirkung der Tuberkulose auf den Diabetes. Lundbergs eigene Krankengeschichten sind nicht überzeugend.

Syphilis. Syphilitiker erkranken nicht selten an Lungentuberkulose und Phthisiker können eine Lues akquirieren. Die beiden Krankheiten beeinflussen sich gegenseitig wenig, und die antisyphilitische Behandlung muß in ähnlicher Weise wie bei nichttuberkulösen Individuen durchgeführt werden (vgl. das Kapitel Lungensyphilis). Die Syphilis der Lunge spielt nur differentialdiagnostisch eine Rolle.

Malaria. Die Tuberkulose, die sich bei Malariakranken entwickelt, verläuft, wie Turban gezeigt hat, meistens gutartig. Fälle von Kombination beider Krankheiten können bisweilen diagnostische Schwierigkeiten machen, indem man nicht weiß, worauf das Fieber zu beziehen ist. Manchmal kann die Diagnose nur ex juvantibus gestellt werden.

Neurosen. Daß bei der Tuberkulose neurasthenische Symptome häufig sind, wurde Seite 1590 erwähnt. Sie kommen namentlich bei neuropathisch veranlagten Individuen zur Beobachtung, und in vielen Fällen muß man von einer Kombination beider Erkrankungen sprechen. Die Beurteilung der Symptome und die Behandlung begegnet dann oft bedeutenden Schwierigkeiten. Die Neurasthenie übt einen ungünstigen Einfluß auf die Tuberkulose aus, indem der Schlaf dadurch gestört, die Ernährung erschwert wird usw.

Ähnliche Schwierigkeiten bereitet die Kombination von Tuberkulose und Hysterie. Auch hier wird die rationelle Therapie erschwert, besonders schwierig ist aber die Beurteilung der subjektiven Symptome. Häufig wird die Temperatur falsch angegeben oder das Thermometer künstlich in die Höhe getrieben, und nicht selten wird deshalb, wenn einmal derartige Täuschungen entdeckt worden sind, die wirkliche Temperatursteigerung verkannt. Außerdem kommt bei hysterischen und neurasthenischen Lungenkranken nicht selten eine rein psychogen bedingte Temperatursteigerung, z. B. nach subkutanen Wasserinjektionen, zur Beobachtung.

Die Kombination der Lungentuberkulose mit Schwangerschaft wurde Seite 1472 und Seite 1589 angeführt. Es wurde erwähnt, daß die Phthise häufig nach einer Entbindung beginnt und daß die Schwangerschaft trotz der vorhandenen Lungenerkrankung in der Regel normal verläuft. Hier ist der Einfluß der Schwangerschaft auf eine bestehende Lungentuberkulose zu besprechen.

Um die Mitte des vorigen Jahrhundert war die Ansicht verbreitet, daß die Lungentuberkulose durch eine Gravidität günstig beeinflußt werde. Später kam man allgemein zu einem Standpunkt, den Brehmer folgendermaßen ausdrückt: „Ich erinnere nur an die wohl nicht angezweifelte Tatsache, daß die Phthise während der Gravidität stillzustehen scheint, nach der Entbindung aber meist ausnahmslos einen schnellen Verlauf nimmt". Das würde sich leicht durch die während der Schwangerschaft vorhandene Neigung zu Ansatz, teilweise auch durch die erzwungene ruhigere Lebensweise, und durch die Neigung zu Involution im ganzen Körper nach der Entbindung erklären. Aber auch der Stillstand der Tuberkulose während der Schwangerschaft wurde bestritten, und in den Jahren vor dem Weltkrieg standen die meisten Internisten und Gynäkologen, besonders in Deutschland, auf dem Standpunkt, daß in einem großen Prozentsatz der tuberkulösen Frauen während der Schwangerschaft die Krankheit rasche Fortschritte macht. Zahlreiche Statistiken suchten das zu beweisen, unter denen die von Pankow und Küpferle die ausgedehnteste ist. An allen diesen Statistiken hat Forssner am Kongreß der ,,Union internationale contre la tuberculose" 1924 eine strenge, aber berechtigte Kritik geübt, und auf Grund einer eigenen Statistik kam er zum Schluß, daß die Lungentuberkulose durch die Gravidität nicht verschlimmert werde. Fast alle Diskussionsredner stimmten ihm bei.

Aber auch gegen Forßners Statistik lassen sich Einwände erheben. Er verglich das Schicksal von tuberkulösen Frauen aus den Frauenkliniken Stockholms mit den Frauen aus den Fürsorgestellen und fand innerhalb von zwei Jahren keinen Unterschied in den Prozenten der Todesfälle, der Besserungen und Verschlimmerungen. Es ist aber außerordentlich schwierig, den Beweis dafür zu erbringen, daß die Kontrollfälle wirklich vergleichbar waren. Es ist wohl möglich, daß während der Gravidität die Tuberkulose in den Kliniken eben viel früher entdeckt wurde als bei den Frauen, die die Fürsorgestellen erst aufsuchten, wenn sie Beschwerden von ihrer Tuberkulose hatten. Wenn auch Forßner sich bemühte, diese Fälle zu eliminieren, so ist es doch fraglich, cb dies gelungen ist. Das gleiche gilt für die Statistik von A. Hill, die die Vergleichsfälle in bezug auf Alter und Rasse sehr sorgfältig auswählte, aber auch ein kleineres Material hat.

Wir können also durch diese Statistiken den Einfluß der Gravidität auf den Verlauf der Lungentuberkulose noch nicht als einwandfrei aufgeklärt erachten. So viel ist aber sicher, daß im Wochenbett eine auffallend große Zahl von Phthisen ausbricht, die in diesen Statistiken nicht enthalten ist, und daß dadurch ein ungünstiger Verlauf der Gestation auf die tuberkulöse Infektion bewiesen wird.

Wenn zu einer schweren Lungentuberkulose eine Gravidität hinzutritt, so verlaufen die ersten Monate verhältnismäßig günstig. Gegen das Ende der Schwangerschaft wird aber der Zustand schlimmer. Hochgradige Dyspnoe tritt auf, der Puls wird frequent, die Farbe zyanotisch, und die Patientinnen verbringen immer qualvollere Tage und Nächte. Die Geburt kann rasch vor sich gehen, besonders wenn sie, wie so häufig, vorzeitig erfolgt, aber sie bringt keine große Erleichterung, sondern die Kranken sterben meistens wenige Tage später.

15. Die Diagnose der Lungentuberkulose.

Die Diagnose soll sich nicht nur auf den Nachweis einer Tuberkulose der Lungen erstrecken, sondern auch die Schwere der Erkrankung erfassen, die ihrerseits von der Ausdehnung und der Art des anatomischen Prozesses abhängig ist. Schon aus diesem Grunde ist die genaue Untersuchung der Lunge mittels Perkussion, Auskultation und Röntgenverfahren in jedem Falle notwendig. Im Einzelfalle wird der Verdacht auf Tuberkulose bald mehr durch die allgemeinen Infektionssymptome, bald mehr durch festgestellte Lungenveränderungen geweckt. In jedem Fall setzt sich aber die Diagnose aus dem Nachweis der tuberkulösen Infektion und dem Nachweis der Lungenveränderungen zusammen.

a) Diagnose der tuberkulösen Infektion.

Den sichersten Beweis für das Vorliegen einer Lungentuberkulose liefert der Nachweis der Tuberkelbazillen im Sputum. Die Tuberkulinreaktion zeigt nur eine stattgehabte Infektion an, sagt dagegen darüber, ob eine Tuberkulosekrankheit vorliegt, nur in beschränktem Maße aus. Man hat deshalb eine ganze Menge von Methoden ersonnen, um eine fortschreitende oder die Gesundheit beeinträchtigende, eine „aktive" Tuberkulose festzustellen. Diese serologischen Methoden sagen natürlich nichts aus über den Sitz der tuberkulösen Erkrankung, können aber im Verein mit dem Lokalbefund an den Lungen die Diagnose ermöglichen und darüber hinaus den pathologischen Vorgang im anatomischen Krankheitsherd, seine Bedeutung für den Gesamtorganismus und seine Neigung zum Fortschreiten erkennen lassen, sofern sie wirklich eine „Aktivitätdiagnose" erlauben.

Nachweis der Tuberkelbazillen im Auswurf. Da der Nachweis der Bazillen in der Regel die Diagnose entscheidet, ist er in allen Fällen zu erstreben. Gibt die Untersuchung beim ersten Male ein negatives Resultat, so muß sie wiederholt werden, oft mehrmals. Man gebe sich nicht mit der Angabe des Patienten zufrieden, er werfe nicht aus. Oft gelingt es, ihn schließlich doch dazu zu bringen, daß er am Morgen etwas expektoriert. Bei Kindern gelingt es oft, Sputum zu gewinnen, indem man im Momente eines Hustenstoßes mit einem Läppchen in den Mund eingeht und den Rachen auswischt. Wird wirklich kein Sputum entleert, so kann es in seltenen Fällen durch Jodkalidarreichung provoziert werden. Ein empfehlenswertes Mittel, die Bazillen trotz mangelndem Auswurf nachzuweisen, besteht darin, daß man die Patienten, am liebsten früh morgens, nach Reinigung des Mundes gegen einen Objektträger husten läßt und diesen wie ein Sputumpräparat färbt.

Die Untersuchung wird am besten folgendermaßen ausgeführt: Der Auswurf, der ohne Wasserzusatz aufgefangen werden muß, wird in dünner Schicht ausgebreitet. Sind grauweiße, aus Kaverneninhalt stammende „Linsen" oder Käsebröckel darin vorhanden, so werden diese zur Färbung verwandt. Fehlen solche, wie bei der Phthisis incipiens fast immer, so sucht man möglichst rein eitrige Partien aus verschiedenen Teilen des Sputums und bringt sie auf einen Objektträger. Mit einem zweiten Objektträger wird das Material zerrieben und fein verteilt. Nachdem das Präparat lufttrocken geworden ist, wird es in der Flamme fixiert und mit der Ziehl - Neelsenschen Lösung gefärbt, die durch Hinzufügen von 10 ccm einer konzentrierten alkoholischen Säurefuchsinlösung zu 100 ccm einer 5%igen Karbollösung hergestellt wird. Die Lösung wird auf den Objektträger gegossen, das Präparat über der Flamme erwärmt, bis Dämpfe aufsteigen, und dann in Salpetersäure oder Salzsäure (1:3) entfärbt. Wenn die rote Farbe verschwunden ist, wird das Präparat mit 70%igem Alkohol abgespült, bis keine Farbwolken mehr abgehen, und dann in einer dünnen wäßrigen Methylenblaulösung kurz nachgefärbt. Man kann auch statt die Säure und den Alkohol getrennt wirken zu lassen, zur Entfärbung 3%igen Salzsäurealkohol nehmen.

Wenn man in dieser Weise verfährt, so wird man höchst selten säurefeste Stäbchen bei Nichttuberkulösen finden. Möglich ist das aber schon. Es kommt vor, daß Gesunde Tuberkelbazillen im Munde beherbergen, daß sie im Laboratorium in das Präparat kommen oder daß andere säurefeste Bazillen gefunden werden. Wie die Untersuchungen über die Bazillen im Blute gezeigt haben, sind Täuschungen durch solche Stäbchen möglich. Aber ein Teil wird durch den Alkohol noch entfärbt, und die übrigen sind so selten (auch bei Blutuntersuchungen erst nach langem Suchen zu finden), daß sie praktisch nicht in Betracht kommen. Man muß aber immer an die Möglichkeit einer Täuschung denken und darf deshalb nie auf Grund eines einzigen Bazillus die Diagnose stellen. Wenn nur ganz vereinzelte Bazillen gefunden werden, so ist es besser, die Untersuchung zu wiederholen.

Wegen der Möglichkeit von Verwechslungen mit anderen Bazillen sind weitere Vereinfachungen der Färbetechnik nicht zu empfehlen, wie die Vereinigung von Säure und Farbe in einer Lösung und das Weglassen des Alkohols. Die geringe Zeitersparnis ist das Gefühl der Unsicherheit nicht wert.

Um in einem Sputum, das wenig Bazillen enthält, diese nachzuweisen, sind mehrere Verfahren angegeben worden. Das frühere übliche, von Biedert angegebene und von Mühlhäuser und Czaplewski modifizierte besteht in folgendem:

Das Sputum wird mit der 2—4fachen Menge 0,2%igen Natriumhydratlösung versetzt und eine Minute lange gut verrührt oder geschüttelt. Wenn es dadurch nicht homogen wird, setzt man mehr Natronlauge zu. Dann wird es in einem Porzellanschälchen zum

Sieden erhitzt und nach dem Erkalten im Spitzglas sedimentiert oder in der Zentrifuge nach Zusatz der doppelten Menge 90%igen Alkohols ausgeschleudert.

Ellermann und Erlandsen empfehlen, das Sputum mit dem halben Volum $0,6\%$iger Sodalösung zu versetzen und 24 Stunden bei 37^0 der Selbstverdauung zu überlassen. Dann wird der obere Teil der Flüssigkeit abgegossen und der Rest in einem graduierten Zentrifugenglas ausgeschleudert. Der Bodensatz wird mit der 4fachen Menge $1/_4\%$iger Natriumhydratlösung verrührt, aufgekocht und nochmals zentrifugiert.

Neuerdings wird das von Uhlenhuth und Xylander eingeführte Antiformin, eine Kombination von Natriumhypochlorit und Natriumhydrat vielfach verwandt, am besten in der von Löffler angegebenen Kombination mit Chloroformausschüttelung.

Das Sputum abgemessen in ein Kölbchen aus Jenaerglas gebracht, mit der gleichen Menge 50%igen Antiformins (nach manchen Autoren besser 8%igen) versetzt und aufgekocht. Zu 10 ccm der Lösung fügt man 1,5 ccm einer Mischung von 10 Teilen Chloroform auf 90 Alkohol. Dann wird die Mischung geschüttelt, am besten in einer Flasche mit Patentverschluß, und 15 Minuten zentrifugiert. Dann bildet sich eine obere wäßrige und eine untere Chloroformschicht und dazwischen eine Scheibe von festen Bestandteilen. Die Flüssigkeit wird abgegossen und die Scheibe auf einen Objektträger gebracht. Der Flüssigkeitsrest wird mit Filtrierpapier entfernt und der Rest unter Zusatz eines Tropfens von Hühnereiweiß (mit $0,55\%$ Karbolzusatz konserviert) verrieben.

Alle diese Verfahren haben den Nachteil, daß man die Flüssigkeit bzw. das Material wegen des Alkalizusatzes nur schwer zum Festkleben bringt, ferner daß sie umständlich sind, und endlich kommt noch hinzu, daß im Antiformin nach längerem Stehen sich ausscheiden können, die nach Ziehl färbbar und von Tuberkelbazillen nicht zu unterscheiden sind. Im ganzen sind alle diese Verfahren entbehrlich, wenn man bei der Auswahl der zu untersuchenden Sputumpartikel exakt vorgeht und überhaupt auf die Sputumuntersuchung genügende Vorsicht verwendet.

In zweifelhaften Fällen ist der Tierversuch (vgl. S. 1423) oder noch besser die Züchtung auf Eiernährböden (vgl. S. 1414) heranzuziehen. Die Eiernährböden erlauben den Nachweis fast oder ganz so häufig wie der Tierversuch, aber in kürzerer Zeit und ohne die Gefahr eines Mißlingens, das durch Tod der Versuchstiere an anderen Sputumbakterien immer möglich ist.

Der Nachweis der Muchschen Granula leistet für die Diagnose nichts. Wenn sie ohne Ziehlfeste Stäbchen vorkommen, sind sie von anderen Gebilden kaum sicher zu unterscheiden, und wenn man sie sicher erkennt, findet man bei genauem Suchen auch mit der Ziehlfärbung Bazillen (vgl. Medwedeff).

Der Nachweis der Tuberkelbazillen entscheidet fast immer die Diagnose. Theoretisch wäre es möglich, daß man Bazillen findet, die zufällig in den Mund gekommen sind. Wir nehmen ja allgemein an, daß wir recht oft Tuberkelbazillen einatmen. Es kommt auch in der Tat vor, daß man bei einem Patienten nach langem Suchen einen oder zwei Stäbchen findet, und daß der weitere Verlauf der Krankheit eine Tuberkulose ausschließen läßt. In der Regel wird die Wiederholung der Untersuchung bei einer wirlichen Lungentuberkulose schließlich doch mehr Bazillen finden lassen. Die von Beitzke entdeckten Leitungswasserbakterien (vgl. S. 1586) können keine Rolle spielen, sonst müßten wir viel häufiger Täuschungen erleben.

Die Feststellung von Bazillen im Auswurf sagt natürlich nichts darüber, ob neben der Lungentuberkulose nicht etwa noch eine andere Krankheit vorhanden ist, die vielleicht viel wichtiger ist, während die Tuberkulose einen, unter Umtsänden sogar harmlosen Nebenbefund bedeuten kann. Namentlich Karzinome werden nicht selten übersehen, wenn sie mit Lungentuberkulose kombiniert sind, zumal auch das Röntgenbild keine Entscheidung erlaubt, sondern höchstens Verdacht erwecken kann. Man darf sich überhaupt durch den Bazillenbefund nicht dazu verleiten lassen, jeden Gedanken an andere Krankheiten von sich abzuhalten.

Einen Fall, in dem uns der Bazillenbefund auf eine falsche Fährte geführt hat, habe ich kürzlich erlebt. Bei einem kachektischen Mann mit unbestimmten Abdominalbeschwerden wurden nach wiederholt negativer Untersuchung in einer Sputumpartie ziemlich reichlich Tuberkelbazillen gefunden und dadurch (trotz Cholelithiasis in der Anamnese)

der Verdacht auf eine lokalisierte tuberkulöse Peritonitis verstärkt. Als in der Leber-
gegend Fluktuation aufgetreten war, ergab die Operation einen Leberabszeß, die bald
darauf erfolgte Sektion einen pericholezystitischen Abszeß, der von einer steinhaltigen
Gallenblase entstanden und in die Leber, schließlich auch ins Duodenum durchgebrochen
war. In der Lunge wurden nur zwei kleine (auch auf der Röntgenplatte sichtbare) scheinbar
vernarbte tuberkulöse Herde gefunden.

Findet man keine Tuberkelbazillen, so kann man versuchen, elastische
Fasern nachzuweisen. Doch wird es kaum gelingen, solche zu finden, wenn
die Tuberkelbazillen fehlen. Namentlich bei beginnender Tuberkulose wird
das kaum je der Fall sein. Elastische Fasern ohne Tuberkelbazillen sind immer
auf nichttuberkulöse destruktive Prozesse verdächtig.

Um elastische Fasern nachzuweisen, wird der Auswurf mit gleichen Teilen Kalilauge
oder Natronlauge in einer Porzellanschale gekocht, im Spitzglas sedimentiert oder zentrifugiert und das Präparat bei schwacher Vergrößerung mit enger Blende untersucht. Bei
fortgeschrittener Phthise findet man manchmal sehr schöne elastische Fasernetze, wenn
man kleine Partikelchen, die auf Parenchymfetzen verdächtig sind, auf dem Objektträger
mit Kalilauge erhitzt.

Die Tuberkulinreaktion. Alle Tuberkulinreaktionen zeigen nur die tuberkulöse Allergie an, die auch bei vollkommen ruhender Tuberkulose vorhanden
ist und deshalb bei der großen Mehrzahl der Menschen nachgewiesen werden
kann (vgl. S. 1475; über die Frage, ob die Allergie die völlige Ausheilung überdauert und ohne die Anwesenheit lebender Bazillen bestehen bleiben kann,
vgl. S. 1447). Negativ sind alle Reaktionen bei allen noch nicht mit Tuberkulose
Infizierten und bei frisch Infizierten bis zu 3—7 Wochen nach der Infektion,
ferner bei Miliartuberkulose und bei kachektisch Tuberkulösen. Vorübergehend
kann die Tuberkulinempfindlichkeit heruntergehen oder ganz verschwinden
bei Infektionskrankheiten, vor allem Masern, dann Keuchhusten, Grippe,
Scharlach, Typhus, Varizellen, Pneumonie, epidemische Meningitis. Auch
bei nicht tuberkulöser Kachexie kann die Reaktion negativ werden. Endlich
kann durch Tuberkulineinspritzungen die Reaktion vermindert werden, und
zwar vorübergehend für 4—7 Tage nach einer Injektion mit Depotreaktion
(Hamburger und Peyrer), dauernd als beabsichtigter Erfolg der Tuberkulinkur.

Die verschiedenen Applikationsarten geben nur quantitativ verschiedene
Resultate und nur insofern besteht ein qualitativer Unterschied, als bei der
subkutanen Injektion die Resorption stärker ist und leichter Allgemeinreaktionen eintreten. Das Verhältnis zwischen Allgemeinreaktion und Reaktion
an der Applikationsstelle ist bis zu einem gewissen Grad charakteristisch für
den Unterschied der in Allergie der verschiedenen Infektionsstadien (vgl. S. 1456).
Der diagnostische und prognostische Wert der Feststellung dieses Verhältnisses ist aber so gering, daß man heutzutage immer mehr der Beobachtung
der lokalen Reaktion den Vorzug gibt, selbst wenn man die Schädigung durch
Allgemeinreaktion nicht fürchtet. Immerhin wird die subkutane Einspritzung
immer noch zu diagnostischen Zwecken ausgeführt.

1. Die subkutane Injektion. Sie ist in den Fällen immer noch notwendig, in denen man eine Reaktion im Krankheitsherd erzielen und dadurch
dessen tuberkulöse Natur erweisen möchte. Das ist seltener bei der Lungentuberkulose, häufiger bei Erkrankungen der Knochen, Lymphdrüsen usw.
erwünscht.

Die Ausführung der Reaktion geschieht so, daß man unter sorgfältiger Innehaltung
der Asepsis die nötige Dosis unter die Haut zwischen den Schulterblättern, am Oberarm
oder am Oberschenkel injiziert. Meistens wird angegeben, die Injektion müsse am Abend
vorgenommen werden, damit die Reaktion, die gewöhnlich nach 12 Stunden auftrete,
nicht in die Nacht falle. Nach meinen Erfahrungen tritt die Reaktion ebenso häufig erst
nach 24 Stunden auf, und sie dauert, wenn sie einigermaßen ausgesprochen ist, so lang
an, daß es gleichgültig ist, wann die Einspritzung vorgenommen wird. Nach der Einspritzung

muß die Temperatur 3stündlich gemessen werden, aber schon 2 Tage vorher muß diese dreistündliche Messung begonnen werden, damit man geringe Temperatursteigerungen richtig beurteilen kann. Auch bei der Tuberkulinprobe ist wegen Verdacht auf Hysterie oder Simulation oft Rektalmessung notwendig.

Über die Dosierung gab Koch folgende Vorschrift: „Bei schwächlichen Menschen fängt man mit 0,1 mg an, bei kräftigen Personen mit voraussichtlich geringen Veränderungen kann man mit 1,0 mg beginnen. Erfolgt auf diese erste Einspritzung gar keine Temperatursteigerung, dann steigt man auf die doppelte Dosis, aber nicht schon am nächsten, sondern erst am darauffolgenden Tage. Tritt eine Temperatursteigerung, sei es auch nur um $1/4$ Grad, ein, dann wird mit der Dosis nicht gestiegen, sondern nachdem die Temperatur wieder zur Norm zurückgekehrt ist, dieselbe Dosis noch einmal gegeben. Sehr oft zeigt sich dann, daß die nunmehr eintretende zweite Reaktion, obwohl die Dosis die nämliche geblieben ist, doch stärker ist, als die erste. Es ist dies für die Tuberkulinwirkung eine ganz besonders charakteristische Erscheinung und kann als ein untrügliches Zeichen von Tuberkulose gelten". Tritt keine Reaktion ein, so empfiehlt Koch, auf 2,5 mg und 10 mg zu steigen und die letzte Dosis zu wiederholen.

Wenn man auch bei der Befolgung dieser Vorschrift in geeigneten Fällen keine nachteiligen Folgen zu beobachten pflegte, so muß doch heutzutage verlangt werden, daß man sich zuerst durch eine Kutan- oder Intrakutanprobe über den Grad der Empfindlichkeit unterrichten soll. Ist diese sehr stark, so soll man mit schwachen Dosen beginnen. Liebermeister, der die Tuberkulineinspritzung in ausgedehntem Maße benützt hat, um die tuberkulöse Ätiologie von Krankheiten ohne histologisch tuberkuloide Struktur zu erkennen, empfiehlt je nachdem Dosen von 0,1 bis 0,0015 mg, bei Kindern unter 2 Jahren 0,001—0,0001. Die von Löwenstein und Kaufmann empfohlene viermalige Injektion von 0,2 mg innerhalb 10—14 Tagen empfiehlt sich nicht, da nicht immer eine Überempfindlichkeit, sondern bisweilen eine Gewöhnung eintritt. Dagegen empfiehlt es sich, entgegen der Kochschen Vorschrift, drei Tage mit der nächstfolgenden Injektion zu warten. Auch insofern ist die Kochsche Vorschrift zu ändern, als man nicht nur bei Temperatursteigerungen geringen Grades, sondern auch ohne solche, wenn subjektive Beschwerden auftreten, die Dosis nicht steigern, sondern wiederholen soll.

Nach der Injektion können dreierlei Reaktionen auftreten: 1. Die Allgemeinreaktion, 2. die Herdreaktion, 3. die Stichreaktion oder Depotreaktion. (Der Name Lokalreaktion wird am besten ganz vermieden, weil er bisweilen für die Herdreaktion, bisweilen für die Stichreaktion gebraucht wird.)

Die Herdreaktion ist die wichtigste. Sie zeigt (unter Berücksichtigung der eben zu besprechenden Täuschungsmöglichkeiten) mit Sicherheit an, daß die Erkrankung tuberkulöser Natur ist. Am deutlichsten kann man das beim Lupus beobachten, wo nach subkutanen Injektionen akute Entzündungserscheinungen auftreten, die ganze Kutis von Exsudat durchsetzt wird, die Lupusknötchen vergrößert und von Rundzellen durchsetzt erscheinen. In der Lunge ist der Nachweis der Reaktion nicht so leicht. Doch ist es gar nicht so selten, daß man bei genauer Untersuchung einzelne Rasselgeräusche in Fällen findet, die sonst nie welche zeigten, daß eine Dämpfung deutlicher, das Atemgeräusch stärker verändert wird.

Man darf aber auf Veränderungen des Lungenschalles kein allzugroßes Gewicht legen, da es wohl wenige Menschen gibt, die ein so sicheres Gedächtnis für Schallunterschiede haben, daß jede Autosuggestion ausgeschlossen ist. Man tut deshalb gut, nur dann eine Schallabschwächung anzunehmen, wenn die Unterschiede wirklich hochgradig sind, wenn ein Unterschied zwischen beiden Spitzen nachzuweisen ist, während der Schall vorher gleich war oder wenn eine Umkehr der Differenz auftritt. Aber auch hier muß man sich daran erinnern, daß es selbst geübten Untersuchern schon passiert ist, daß sie an verschiedenen Tagen auch ohne Tuberkulininjektion die Dämpfung das eine Mal rechts, das andere Mal links gefunden haben. Dieselbe Vorsicht ist für die Beurteilung von Änderungen im Atemgeräusch geboten. Es gibt aber Fälle, in denen unter dem Einfluß des Tuberkulins eine Abschwächung des Schalles und eine Änderung des Atemgeräusches auftritt, die über jeden Zweifel erhaben ist.

Hat man eine Herdreaktion konstatiert, so braucht man sich um die Temperatur nicht zu kümmern und keine weitere Injektion vorzunehmen. Herdreaktionen ohne Temperatursteigerung sind aber im ganzen ziemlich selten.

Als Herdreaktion muß auch das Auftreten von Auswurf und namentlich das Erscheinen von Bazillen aufgefaßt werden. Der Bazillennachweis ist selbstverständlich von entscheidender Wichtigkeit. Man untersuche deshalb nach Injektionen das Sputum, wenn solches zu gewinnen ist, mit größter Sorgfalt. Weniger eindeutig ist das Auftreten von Husten oder von Schmerzen, während in anderen Organen, z. B. in Gelenken, das Auftreten von Schmerzen eine sichere Herdreaktion darstellen kann.

Herdreaktionen können vorgetäuscht werden, wenn eine starke Allgemeinreaktion auftritt. Dann können, wie bei jeder unspezifischen Reizung, alle Krankheitsherde, gleichgültig welcher Ätiologie, sich mit vermehrter Entzündung an der Reaktion beteiligen, z. B. unspezifische Bronchitiden, ebenso gut wie tuberkulöse Lungenherde z. B. auf Impfung mit Typhusvakzine reagieren können (Meyer und Sorgo). Selbstverständlich muß man sich hüten, spontane Schwankungen des Befundes oder durch äußere Einflüsse herbeigeführte Störungen (z. B. Gelenkschmerzen bei Witterungswechsel) als Herdreaktion aufzuführen.

Die Allgemeinreaktion ist dann, wenn keine Herdreaktion nachzuweisen ist, die Hauptsache. Man unterscheidet eine fieberhafte und eine nicht fieberhafte Allgemeinreaktion.

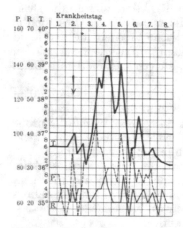

Abb. 83. Starke Fieberreaktion nach Injektion von 0,5 mg Tuberkulin bei einem 22jähr. Mann mit normaler Temperatur u. undeutlichem Lungenbefund. Auch während der Temperatur - Steigerung keine Änderung des Lungenbefundes. (Nur unreines Atmen mit verlängertem Exspirium über der rechten Lunge.

Die Fieberreaktion wird dann als positiv betrachtet, wenn die Temperatur mindestens 0,5° höher ist als jemals in den letzten Tagen vor der Injektion. Die Höhe des Fiebers ist dabei sehr verschieden. Der Ansteig beginnt meist ziemlich schnell, oft schon nach sechs Stunden und noch früher, oft auch erst nach 24 bis 30 Stunden. Nach 24 Stunden oder noch früher sinkt dann die Temperatur in der Regel rasch zur Norm zurück. Bei starken Reaktionen kann sich aber auch das Fieber mehrere Tage hinziehen. Ein Beispiel einer solchen Reaktion siehe Abb. 83.

Eine Täuschung ist dann möglich, wenn es sich um nervöse Individuen handelt. Bei diesen kann auch eine Injektion von destilliertem Wasser, ja sogar das Einstechen einer trockenen Nadel Temperatursteigerungen geringen Grades hervorrufen. In solchen Fällen empfiehlt sich daher immer vorher die Injektion von destilliertem Wasser oder noch besser von 1/2%iger Phenollösung (Liebermeister). Auch wenn man nachträglich an dem Resultat einer positiven Reaktion zweifelt, kann man sich auf diese Weise helfen.

Die positive Fieberreaktion sagt nur, daß der Mensch infiziert worden ist. In der Regel tritt sie freilich, wie vielfältige Erfahrungen früherer Jahre gezeigt haben, ausgesprochen nur bei aktiver Tuberkulose auf, aber die Aus-

nahmen sind zahlreich, und zwar um so zahlreicher, je größer die Tuberkulin-
dosis ist. Eine positive Fieberreaktion darf deshalb nur dann zur Stützung
der Diagnose verwandt werden, wenn sie nach geringer Dosis erfolgt ist, und
auch dann nur mit größter Vorsicht.

Eine negative Fieberreaktion spricht auch nicht mit Sicherheit gegen
eine aktive Tuberkulose, selbst nicht bei Dosen von mehreren Milligrammen.
Mengen von 10 mg einzuspritzen oder gar die Dosis zu wiederholen, wie Koch
empfohlen hatte, ist aber deshalb nicht zu empfehlen, weil man mit dieser auch
bei klinisch Gesunden schon bisweilen Fieberreaktionen bekommt.

Mit der fieberhaften Reaktion sind verschiedene Beschwerden des Patienten
verbunden, die bald mehr, bald weniger ausgesprochen sind. Sie bestehen
in Hitze und Frostgefühl, Kopfschmerzen, Schwindel, Übelkeit, Reiz zum
Erbrechen, Herzklopfen, Schlaflosigkeit, Mattigkeit, Gliederschmerzen und
unangenehmen Empfindungen auf der Brust, bisweilen auch ausgesprochenen
Brustschmerzen oder Stichen. Diese Beschwerden können aber auch ohne
Temperatursteigerung auftreten.

Diese nicht fieberhafte Allgemeinreaktion hat, wenn sie ausgesprochen ist, diagnostisch eine ähnliche Bedeutung wie die Fieberreaktion.
Da aber eine suggestive Wirkung nie ausgeschlossen ist, wird man sich damit
nicht zufrieden geben. Da andererseits in solchen Fällen bei Steigerung der
Dosis eine allzustürmische Reaktion auftreten könnte, soll man bei einer ausgesprochenen Allgemeinreaktion ohne Fieber die gleiche Dosis wiederholen.

Die Stichreaktion besteht in einer Infiltration an der Impfstelle. Die
Schwellung kann verschieden groß sein, Handtellergröße erreichen und mit
einer lebhaften Hautrötung einhergehen. Nicht selten sieht man auch Lymphangitis und Schwellung der regionären Lymphdrüsen. Diese Erscheinungen
klingen in der Regel nach wenigen Tagen ab, zu gefährlichen Zuständen führen
sie nie. Die Intensität der Stichreaktion ist sehr verschieden. Geringe Grade
sieht man auch beim Gesunden. Ja man kann sogar, wie zuerst Hamburger
gezeigt hat, die Stichreaktion als das empfindlichste Reagens auf tuberkulöse
Infektion betrachten.

Schädigungen durch die diagnostische Tuberkulininjektion sind
von vielen Autoren angenommen, von anderen negiert worden. Einige, wie
Sahli, betrachten jede Allgemeinreaktion als schädlich. Ich habe von Injektionen bis zu 2 mg (höher ging ich nie) keine Schädigungen beobachtet und auch
in der Literatur keine einwandfreien Fälle gefunden, wenn vorsichtig vorge-
gangen wurde. Man kann aber die Möglichkeit nicht bestreiten, daß eine starke
allgemeine oder Herdreaktion ein rasches Fortschreiten der Lungentuberkulose
oder eine hämatogene Dissemination auslösen könnte, namentlich seitdem
L. Rabinowitsch und Bacmeister nach Tuberkulininjektionen Tuberkelbazillen aus dem Blut züchten konnten. Es ist anzunehmen, daß die gleichen
Verschlimmerungen, die in der ersten Tuberkulinära in so katastrophaler Weise
beobachtet wurden (vgl. S. 1638), auch bei leichten Fällen und bei geringer Dosierung, wenn auch selbstverständlich in schwächerem Maße, zustandekommen
können.

Die Indikationen der diagnostischen Tuberkulininjektion sind
deshalb bedeutend eingeengt worden. Sie beschränken sich einmal auf die Fälle,
in denen eine tuberkulöse Infektion so unwahrscheinlich ist, daß man sie glaubt
als Schlußstein des Gegenbeweises anwenden zu dürfen, z. B. bei der Feststellung einer Simulation einer Lungentuberkulose. Für epidemiologische Fest-
stellungen oder andere wissenschaftliche Fragen kann sie notwendig sein. Außerdem gibt es Fälle, in denen die Differentialdiagnose zwischen einer tuberkulösen
und einer anderen Affektion mit Hilfe der Herdreaktion gestellt werden kann

und darf. Zu diesem Zwecke wird man allerdings bei Lungentuberkulose seltener die Subkutaninjektion heranziehen als bei Tuberkulose der Knochen, Lymphdrüsen usw., bei denen eine Herdreaktion weniger bedenklich ist. Doch kann auch bei Lungenerkrankungen die Differentialdiagnose so wichtig und auf andere Weise nicht entscheidbar sein, daß man das — erfahrungsgemäß ja gar nicht so große — Risiko in den Kauf nehmen darf. Wenn wir die früher allgemein angenommene differentialdiagnostische Indikation so weitgehend einschränken, so verzichten wir auf ein Mittel, das uns früher oft recht gute Dienste geleistet hat, da in der Regel eine aktive Tuberkulose dadurch wahrscheinlich gemacht werden konnte. Wir können darauf verzichten, weil uns heute andere Mittel, vor allem die Senkungsreaktion, zur Verfügung stehen.

Kontraindikationen gegen die diagnostische Injektion sind in erster Linie die Fälle, bei denen Tuberkelbazillen nachgewiesen sind. Hier ist sie absolut unnötig. Ferner ist das Fieber eine Kontraindikation. Einzelne Autoren wollen das Indikationsgebiet auf die Fälle beschränken, bei denen die Achselhöhlentemperatur $37{,}0^0$ nicht überschreitet. Man kann aber ganz gut die Grenze bei $37{,}5^0$ ansetzen, sogar noch etwas höher, wenn die Temperatur regelmäßig ist. Die Kontraindikation ist darin begründet, daß bei erhöhter Körpertemperatur Schwankungen vorkommen, die eine richtige Bewertung einer Steigerung nach der Injektion unmöglich machen. Ferner soll man nicht bald nach einer Lungenblutung eine Injektion vornehmen. Voraussetzung ist natürlich, daß eine Hämoptoe wirklich stattgefunden hat und nicht simuliert wurde. Bei organischen Herzleiden, Arteriosklerose, Diabetes, Nierenkrankheiten und andersartigen Organerkrankungen schwerer Natur soll eine Injektion selbstverständlich unterbleiben, ebenso bei Verdacht auf Miliartuberkulose oder Darmtuberkulose mit Gefahr der Perforation, auch nicht bei wahrscheinlicher aktiver Bronchialtuberkulose.

2. Die Intrakutanreaktion (Intradermoreaktion, subepidermoidale Injektion nach Sahli). Sie wurde von Mendel und Mantoux im Jahre 1908 eingeführt. Man hebt eine Hautfalte auf, am besten an der Streckseite des Vorderarms, und sticht die kurzgeschliffene Nadel parallel zur Haut in die oberflächlichen Schichten der Kutis (nach Sahli genau 1 mm unter der Hautoberfläche).

Dann injiziert man 0,05, höchstens 0,1 ccm. An der Einstichstelle entsteht durch das Eindringen der Flüssigkeit in die Haut eine kleine weiße Quaddel. Schon nach 8 Stunden tritt die positive Reaktion ein, die in einer Rötung und Schwellung, aber auch in einer Blasenbildung bestehen kann. Die Reaktion erreicht nach 30 Stunden ihren Höhepunkt und beginnt sich nach 48 Stunden zurückzubilden. Sehr selten kommt es zu einer Lymphangitis, Lymphdrüsenschwellung und sogar zu geringer Temperatursteigerung, noch seltener zu einer Herdreaktion.

Die Intrakutanreaktion ist bei einer 1promilligen Lösung von Tuberkulin die empfindlichste Tuberkulinprobe, mit Ausnahme der subkutanen Einspritzung von Dezigrammen von Tuberkulin. Sie hat den großen Vorteil der Unschädlichkeit, und ihr negativer Ausfall beweist das Fehlen einer tuberkulösen Infektion (abgesehen von dem erwähnten temporären Erlöschen bei interkurrenten Infektionskrankheiten und bei vorgeschrittener Tuberkulose). Der positive Ausfall beweist eine stattgehabte Infektion. Die Intrakutanimpfung ist deshalb die beste Methode für epidemiologische Untersuchungen, für die Diagnose bei kleinen Kindern und für das Ausschließen einer Tuberkulose bei Erwachsenen. Sie sagt aber im Gegensatz zur Subkutaninjektion nicht einmal mit einer gewissen Wahrscheinlichkeit etwas über die Aktivität der Tuberkulose aus.

Die abgestufte Intradermoreaktion zeigt uns den Grad der Hautempfindlichkeit, läßt also einen gewissen Schluß auf das Maß der „sekundären Allergie" zu, ist aber auch in starker Verdünnung bei Individuen über 5 Jahren (gelegentlich auch bei jüngeren) oft stark positiv, ohne daß vorher oder nachher Zeichen einer aktiven Tuberkulose nachweisbar wären. Man macht am besten am gleichen Arm gleichzeitig eine Reihe von Impfungen mit je zehnfach schwächerer Konzentration zwischen 1:1000 und 1:1000000. Hat man Grund zur Annahme einer besonders starken Empfindlichkeit, so läßt man die schwächeren Verdünnungen weg und kann noch stärkere Verdünnungen als die angegebenen anwenden. Daneben macht man noch eine Kontrollinjektion, am besten mit $^1/_2$ %iger Phenollösung.

3. Die Kutanreaktionen. Die am häufigsten angewandte Methode ist die von v. Pirquet angegebene.

Sie wird so angestellt, daß man mit dem Pirquetschen Impfbohrer, einer stumpfen Punktionsnadel oder einem stumpfen Messer (besonders geeignet sind die stumpfgewordenen Franckeschen Blutnadeln) an der Beugseite des Vorderarmes in je 4 cm Distanz drei kleine Verletzungen macht, aber so, daß kein Blut fließt. Nur die Lymphräume sollen eröffnet werden, doch hindert auch ein geringer Blutaustritt die Reaktion nicht. In die obere und untere Impfstelle wird etwas unverdünntes oder 25%iges Alttuberkulin eingerieben. Man kann auch das Tuberkulin vorher auf die Haut bringen und dann erst durch diesen Tropfen hindurch die Epidermis anbohren. Die mittlere Impfstelle dient als Kontrolle. Nach etwa 5 Minuten kann das Tuberkulin weggewischt werden. An den Impfstellen bildet sich, wenn die Impfung richtig ausgeführt wurde, ein kleiner Schorf. Während dieser aber an der Kontrollstelle die einzige Veränderung bleibt, bildet sich im Verlauf von 24 bis 28 Stunden bei tuberkuloseinfizierten Individuen eine Papel, gar nicht selten im Zentrum eine Pustel oder eine Hautnekrose. Eine Reaktion, deren Durchmesser geringer ist als 5 mm, wird, wenn keine deutlich erhabene Papel vorhanden ist, nicht als positiv angesehen. Bei starken Reaktionen tritt bisweilen eine Rötung der Lymphstränge und eine Schwellung der Achseldrüsen auf, selbst Fieber kann man beobachten. Die Reaktion klingt meist rasch ab, kann aber eine Woche und selbst länger bestehen bleiben.

Statt des v. Pirquetschen Impfbohrers verwendet Petruschky die Impflanzette und macht kleine oberflächliche Skarifikationen. Auch eine Spritzenkanüle genügt zu diesem Zweck. Feer empfiehlt kurzes Reiben der Haut mit Schmiergelpapier, Brandes Kieselguhr. Alle diese Methoden geben die gleichen Resultate.

Die Kutanreaktion ist weniger empfindlich als die intradermale. Die Fälle, die sie nicht erfaßt, sind aber sicher keine aktiven Tuberkulosen.

Da bei Kindern unter fünf Jahren, wenn sie nicht in einer besonders infizierten Umgebung leben, eine latente Tuberkulose außerordentlich selten ist, kann aus dem positiven Ausfall der Kutanreaktion die Diagnose auf eine aktive Tuberkulose gestellt werden. Mit zunehmendem Alter wird die Deutung der Reaktion immer unsicherer, und beim Erwachsenen sagt der positive Ausfall gar nichts. Alle Versuche, aus der Stärke der Reaktion oder aus dem Ausfall der Reaktion bei verschiedenen Verdünnungen des Tuberkulins diagnostische Schlüsse zu ziehen, haben bisher zu keinem brauchbaren Ergebnis geführt. Ein negatives Resultat kann dagegen beim Erwachsenen viel eher eine Bedeutung haben. Es kommt bei nicht infizierten Individuen vor, ferner in späteren Stadien der Tuberkulose, bei Kachektischen, während akuter Erkrankungen (Masern, Scharlach, Pneumonie), ferner aber, was die Bedeutung der Reaktion etwas herabsetzt, auch im Verlauf von Tuberkulosen, die gar nicht (wie ursprünglich behauptet wurde) eine schlechte Prognose zu geben brauchen.

4. Die Perkutanreaktion. Moro verwendet eine Salbe, die aus Kochschem Alttuberkulin und Lanolinum anhydricum zu gleichen Teilen hergestellt wird. Die Salbe wird während einer Minute in die Brust- oder Bauchhaut eingerieben. Nach etwa 20 bis 30 Stunden tritt die Reaktion ein, bei der Moro 3 Grade unterscheidet: 1. schwache Reaktion, blasse Knötchen ohne Juckreiz, 2. mittelstarke Reaktion, zahlreiche rote Knötchen mit gerötetem Hof, geringer Juckreiz, 3. starke Reaktion, sehr viele Knötchen bis 8 mm Durchmesser, manchmal Bläschen, starke Rötung der ganzen Einreibungsstelle, starker Juckreiz; die starke Reaktionsform hält oft 4—6 Tage an.

Die Morosche Salbenreaktion tritt nur bei Tuberkuloseinfizierten auf, kann aber bei diesen bisweilen im Stiche lassen.

5. Die Konjunktivalreaktion ist von Wolff-Eisner und unabhängig von ihm von Calmette eingeführt worden.

Die Reaktion wird so ausgeführt, daß man das untere Augenlid herunterzieht und mittels einer Augentropfpipette einen Tropfen einer 1%igen Alttuberkulinlösung einträufelt. Man kann auch statt dessen eine 2%ige Tuberkulinvaselinsalbe mit Hilfe eines Glasstabes auf das heruntergezogene untere Lid aufstreichen. Die Reaktion beginnt sich gewöhnlich nach 10—12 Stunden zu zeigen, erreicht nach etwa 24 Stunden den Höhepunkt und kann 2—3 Tage und länger anhalten. Wolff-Eisner unterscheidet drei Grade: 1. Schwache Reaktion, Rötung und Schwellung der Conjunctiva palpebrarum und der Caruncula lacrimalis. 2. Mittelstarke Reaktion, stärkere Schwellung der Conjunctiva palpebrarum, Hervortreten der Follikel, beginnende Schwellung und Rötung der Conjunctiva bulbi. 3. Starke Reaktion, Chemosis, Ekchymosen auf der Konjunktiva, starke eiterige Sekretion.

Wolff-Eisner behauptet, daß eine positive Konjunktivalreaktion immer eine aktive fortschreitende Tuberkulose bedeutet. Die Behauptung ist aber weder durch theoretische Überlegungen noch durch klinische Beobachtungen genügend gestützt. In der Mehrzahl der Fälle wird sie zutreffen, aber die Reaktion hat den Nachteil, daß recht häufig lästige Erscheinungen auftreten und sogar schwere Schädigungen des Auges beobachtet worden sind. Bei tuberkulösen Erkrankungen des Auges darf die Methode nicht angewandt werden.

Die für die Tuberkulindiagnostik empfohlenen Tuberkulinpräparate können nicht aufgezählt werden (vgl. S. 1448f.). Die meisten Autoren verwenden immer noch das Kochsche Tuberkulin. Um die bovinen Infektionen zu erfassen, wurde Perlsuchttuberkulin bzw. eine Mischung von solchem mit Alttuberkulin empfohlen. Kleinschmidt u. a. erklären die von Moro u. a. beobachteten häufigen positiven Resultate nicht als spezifische Wirkung des bovinen Präparates, sondern durch den stärkeren Gehalt an wirksamer Substanz überhaupt. Das Höchster Kutituberkulin aus humanen Bazillen scheint bei der Kutanimpfung am wirksamsten. Die Behringwerke bringen für diagnostische Zwecke ein konzentriertes Präparat als „Hauttuberkulin" in den Handel. Kleinschmidt empfiehlt (für Kinder), jedenfalls nicht 25%iges, sondern reines Kochsches Tuberkulin für die Kutanimpfung zu nehmen.

Die Partialantigene nach Deycke und Much werden nur zu therapeutischen Zwecken benützt.

Andere immundiagnostische Methoden. Die allgemeine Verbreitung der tuberkulösen Infektion erklärt, daß der Nachweis von Immunkörpern, sofern solche überhaupt gebildet werden, auch bei vielen klinisch Gesunden gelingt. Es wäre immerhin möglich, daß sich die fortschreitende Erkrankung, das momentane Überwiegen der bazillären Kräfte über die Abwehrkräfte des Körpers, in irgendeiner Immunitätsreaktion ausdrückt. Man hat deshalb immer wieder versucht, serologische Reaktionen für die Diagnose der aktiven Tuberkulose zu finden. Leider sind die Resultate bisher im Vergleich zum angewandten Scharfsinn, Aufwand und Fleiß verschwindend gering.

Über das Vorkommen der verschiedenen Antikörper vgl. S. 1453f. Hier sei nur das diagnostisch wichtige erwähnt.

Die Agglutination hat vollständig versagt, auch in der Form des „Fornetschen Diagnostikums", ebenso die Präzipitation der Bazillensubstanzen. Ob die von Lehmann-Facius und Loeschcke angegebene Präzipitation von Extrakten tuberkulöser Gewebe durch das Serum brauchbarere Resultate geben wird, ist noch nicht zu übersehen (vgl. Steinert).

Der Nachweis der Abderhaldenschen Abwehrfermente, der technisch sehr schwierig ist, wird offenbar nicht mehr viel gehandhabt (vgl. S. 1454 und 1585).

Der Nachweis von „Antituberkulin" in der Haut (Pickert und Loewenstein, Martenstein, W. Jadassohn) hat für die Lungentuberkulose keine Bedeutung (vgl. H. Würtz).

Wildbolz hat eine „Eigenharnreaktion" angegeben, die im Auftreten einer entzündlichen Reaktion bei der intrakutanen Einverleibung des zehnfach konzentrierten Eigenharns bei Tuberkulösen auftritt und auf seiner Ansicht darauf beruht, daß Tuberkulin durch den Urin ausgeschieden wird und am feinsten Reagens, der Haut des Kranken nachgewiesen wird. Tatsächlich zeigen die meisten aktiven Tuberkulosen eine positive Reaktion, aber daran sind unspezifische Reizungen durch die Harnsalze stark beteiligt. Positive

Reaktionen kommen auch bei Nichttuberkulösen, selbst bei tuberkulosefreien Säuglingen vor (Alder). Die Versuche, einen spezifischen Anteil von den unspezifischen (z. B. durch Dialyse des Harnes) zu trennen, haben bisher noch nicht zu greifbaren Resultaten geführt.

Die Komplementbildung hat bisher noch die verhältnismäßig besten Resultate ergeben. Neueren Datums sind die Methoden von Besredka (Verwendung von Tuberkelbazillen, die in eigelbhaltiger Bouillon gezüchtet sind), Boquet und Nègre (methylalkoholisches Bazillenextrakt), Wassermann (Vorbehandlung der Bazillen mit Tetralin und Zusatz von Lezithin), Neuberg und Klopstock (Lösung der Bazillen in wässerigem Natriumbenzoat). Alle Methoden zeigen in der Mehrzahl der Fälle bei positivem Ausfall eine aktive Tuberkulose an, bei negativem das Fehlen einer solchen, aber mit Ausnahmen.

Das größte Material hat wohl L. Rabinowitsch-Kempner untersucht. Sie hält die Besredkasche und die Neuberg-Klopstocksche Methode für praktisch brauchbar, während die Wassermannsche mehr Fehlreaktionen aufwies. Mit der gleichen Technik erhielt sie für das Besredkasche und das Neuberg-Klopstocksche Antigen ein positives Resultat bei fast 80% der sicheren Lungentuberkulosen, bei 15—16% der Verdachtsfälle, bei 3% der Syphilisfälle, bei 2% von Nichttuberkulösen ohne Syphilis. Negative Resultate erhielt sie bei schwerkranken kachektischen Tuberkulösen. Bei Patienten mit ausgedehnter Lungentuberkulose war die Reaktion bisweilen am Tage der Einlieferung ins Krankenhaus negativ, nach 2 Tagen Ruhe positiv. Es ist aber hervorzuheben, daß andere Nachuntersuchungen mit allen Methoden mehr Fehlresultate hatten.

Unspezifische Aktivitätsdiagnose. Wenn eine Lungentuberkulose mit Fieber oder Gewichtsabnahme usw. einhergeht, so ist sie ohne weiteres als aktiv zu betrachten. Die Beurteilung des Gesamtbildes ergibt recht oft eine Entscheidung im Einzelfalle. Zahlreich sind aber die Fälle, in denen die Aktivität zweifelhaft ist. Natürlich ist auch beim infizierten Gesunden der tuberkulöse Herd zeitweise aktiv, und theoretisch hat Ulrici recht, wenn er sagt, daß alle Methoden, die die Grenze zwischen aktiver und inaktiver Tuberkulose suchen, damit etwas suchen, was es nicht gibt. Es gibt selbstverständlich keine scharfe Grenze, sondern eine neutrale Zone, aber wir müssen danach streben, Anhaltspunkte dafür zu gewinnen, ob ein Fall mit Wahrscheinlichkeit diesseits oder jenseits der neutralen Zone liegt, und ob die Aktivität stark oder schwach ist.

Als Aktivitätsreaktionen kann man die Diazo- und die Urochromreaktion im Urin bezeichnen, die als Zeichen stärkerer Aktivität zu gelten haben. Dazu dürfte sich auch die von Spiro angegebene Nitritreaktion gesellen (vgl. Merkelbach).

Die meisten Reaktionen betreffen das Blutserum und besonders dessen physikalisch-chemische Stabilität. Sie werden deshalb auch als Labilitätsreaktionen bezeichnet. Die kolloidchemische Struktur des Plasmas wird nicht nur durch jede Infektion, sondern auch durch Gewebszerfall, Tumoren usw. erschüttert, und alle diese Reaktionen sagen uns nur dann etwas aus, wenn es sich nicht um die Differentialdiagnose zwischen Tuberkulose und einer anderen Infektionskrankheit handelt, sondern um die Differentialdiagnose zwischen aktiver und inaktiver Tuberkulose, zwischen Tuberkulose und einer die Stabilität der Plasmaeiweißkörper nicht tangierenden Krankheit, z. B. Neurasthenie, oder zwischen einer tuberkulösen Erkrankung und Gesundheit.

Einzig die von Sachs und Klopstock angegebene Methode der Ausflockung einer Mischung von inaktiviertem Patientenserum mit 1% Lezithinlösung durch verschiedene Konzentrationen von Kalziumchlorid scheint eine gewisse Spezifität zu besitzen, insofern als sie bei Tuberkulose stärker ausfällt als bei anderen Krankheiten. Sie gibt auch bei Tuberkulose nur in der Hälfte der Fälle positive Resultate.

Eine Reihe von Methoden nimmt die relative Globulinvermehrung als Maßstab der Aktivität. Dáranyi weist sie durch Zusatz von Alkohol und Erwärmen auf 60° nach, Matéfy durch Ausfällen mit Aluminiumsulfat. Die einfacher auszuführende Matéfyreaktion wird vielfach als brauchbar anerkannt,

z. B. von Hager, der gefunden hat, daß sie Zustandsänderungen rascher anzeigt als die Senkungsreaktion.

Die größte Verbreitung hat wegen der Einfachheit der Methode die Senkungsreaktion der roten Blutkörperchen gefunden, die S. 1585 besprochen ist. Sie gibt, wie viele Untersucher gefunden haben, mit den anderen brauchbaren Methoden, der Matéfyreaktion (vgl. z. B. Hager) und der Besredkamethode (vgl. z. B. Würz) im ganzen übereinstimmende Resultate. Normale Senkungsreaktion schließt eine aktive Tuberkulose nach unseren Erfahrungen mit größter Wahrscheinlichkeit, aber nicht mit Sicherheit aus, die Größe der Senkungsbeschleunigung wird im ganzen durch den Aktivitätsgrad und die Ausdehnung des Gewebezerfalls bestimmt. Ausnahmen bilden chronisch fibröse Fälle und Miliartuberkulose, bei denen die Senkung normal sein kann.

Neuerdings wird auch die Costasche Reaktion empfohlen (z. B. von Trojan und Pongor).

b) Diagnose und Differentialdiagnose der einzelnen Formen der Lungentuberkulose.

Die Diagnose einer Lungentuberkulose schließt nicht nur die Erkennung der tuberkulösen Ätiologie einer Lungenerkrankung in sich, sondern auch die Erkennung des Umfanges und der Art der Läsion.

Der Umfang kann teilweise durch Perkussion und Auskultation, teilweise aus dem Röntgenbild erkannt werden. Gewöhnlich zeigt das Röntgenbild eine größere Ausdehnung, als man nach Klopfschall, Atemgeräusch und Nebengeräuschen erwartet hatte. Selten ist die Veränderung im Röntgenbild weniger ausgedehnt, z. B. wenn eine banale Bronchitis in einer gesunden Lungenpartie eine Lokalisation der Tuberkulose in dieser vorgetäuscht hatte. Häufiger ist das Röntgenbild zweifelhaft, während Perkussion und Auskultation eine sichere Veränderung an einer bestimmten Stelle feststellen lassen. In beginnenden Fällen kann die Röntgenuntersuchung im Stiche lassen.

Die Art des tuberkulösen Lungenprozesses kann in der Regel nicht durch die physikalischen Veränderungen an einer einzelnen Stelle erkannt werden, sondern nur durch die Erfassung des Gesamtbildes und die Zusammenfassung als Symptome. Eine Kaverne läßt sich freilich oft mit Sicherheit feststellen und ausgedehntere Dämpfungen mit Bronchialatmen und Knisterrasseln beweisen einen käsig- oder gelatinös-pneumonischen Herd. Azinösnodöse Einzelherde können bisweilen im Röntgenbild mit Sicherheit als solche erkannt werden, oft ist aber die Unterscheidung einer Gruppe azinöser Herde von kleinen lobulären Pneumonien nicht möglich. Meistens wird man nur durch die Betrachtung des gesamten perkutorischen und auskultatorischen Befundes über beiden Lungen, den Vergleich mit dem Röntgenbild und die Berücksichtigung der Allgemeinsymptome und des Verlaufs eine Entscheidung treffen können, soweit sie überhaupt möglich ist.

Die Diagnose der Phthisis incipiens. Trotzdem man immer mehr erkannt hat, daß die Lungentuberkulose in ihrem ersten Beginn fast nie erkannt werden kann, ja in gewissem Sinne nicht erkannt zu werden braucht, ist die Frühdiagnose immer noch das erstrebenswerte Ziel, allerdings nicht in dem Sinne, daß man das Stadium des Reinfektes oder gar des Primäraffektes erfassen sollte, sondern den Moment, in dem eine fortschreitende Krankheit, eine wirkliche Phthise beginnt.

Diesen Moment stellt in vielen Fällen, wie wir jetzt wissen, das Frühinfiltrat dar. Seine Kenntnis bedeutet deshalb einen großen Fortschritt in der Frühdiagnose.

Diagnose des Frühinfiltrates. Da das Frühinfiltrat nur geringfügige oder gar keine Symptome von seiten der Perkussion und der Auskultation ergibt, hängt alles davon ab, ob man im richtigen Moment daran denkt, ein Röntgenbild zu machen. Man wird in Zukunft immer daran denken müssen, wenn jemand unter Fiebersymptomen erkrankt, ohne daß die Untersuchung eine Ursache für das Fieber ergibt. Praktisch wird sich in allen solchen Fällen eine Röntgenuntersuchung kaum durchführen lassen. Deshalb ist es wichtig, auf Erscheinungen zu achten, die als Hinweis auf das Bestehen eines Frühinfiltrats dienen können. In dieser Beziehung betont Redeker namentlich das auffallend schlechte, aber nicht hektische Aussehen der Patienten, das innerhalb weniger Tage auftreten und den Eindruck einer schweren zehrenden Krankheit macht. Dringend ist der Verdacht, wenn der Fieberanfall nicht der erste ist, sondern einer oder mehrere in letzter Zeit schon vorausgegangen sind. Sodann ist die Anwesenheit eines Phthisikers in der Umgebung des Kranken sehr wichtig. Redeker hat die meisten Fälle dadurch entdeckt, daß er jedesmal, wenn ein neuer Fall von offener Phthise in seine Beobachtung kam, die Personen systematisch untersuchte, die mit diesem Fall in Berührung waren.

Besonders dann wird man röntgenologisch auf Frühinfiltrate untersuchen müssen, wenn nach einer scheinbar harmlosen „Influenza" die Erholung auffallend langsam erfolgt, subfebrile Temperaturen oder Husten, Brustschmerzen und Stechen, Appetitlosigkeit und Müdigkeit zurückbleiben, oder wenn gar in einem solchen Fall an irgendeiner Stelle der Lunge etwas Verdächtiges nachzuweisen ist.

In einem Teil der Fälle ist die Erkennung eines Frühinfiltrates bei einfacher Durchleuchtung möglich. Wenn man dabei nichts sieht, so kann die Platte doch einen Herd erkennen lassen. Da man bei positivem Durchleuchtungsresultat in der Regel für die Erkenntnis von Einzelheiten und für den späteren Vergleich doch noch eine Aufnahme wünscht, ist praktisch in jedem Fall eine solche angezeigt, ob man durchleuchtet oder nicht. Neben der Röntgenuntersuchung darf aber das Suchen nach Bazillen im Sputum nicht vernachlässigt werden, da der Nachweis gar nicht selten gelingt (nach Ickert in 75%).

Differentialdiagnose. Die meisten Fälle von Frühinfiltrat sind wohl bisher als „Grippe", „Influenza", „Febris ephemera", „Erkältungsfieber" usw. diagnostiziert worden. Wenn die Erkrankung mit Schnupfen oder Halsschmerzen begonnen hat oder sich eine Entzündung der oberen Luftwege oder eine Tracheobronchitis nachweisen läßt, so darf man sich mit einer solchen Diagnose begnügen. Findet man nichts Derartiges, so muß man immer an ein Frühinfiltrat denken. Sind Rasselgeräusche an einer beschränkten Stelle der Brustwand, etwa gar noch subklavikulär, vorhanden, oder findet man eine beschränkte Schallabschwächung oder verändertes Atemgeräusch, so wird der Verdacht noch dringender. Die Entscheidung bringt das Röntgenbild.

Der Schatten im Röntgenbild kann mit allen lokalisierten Verdichtungen des Lungenfeldes verwechselt werden. Das einzige, was wohl ernstlich in Betracht kommt, sind bronchopneumonische Herde, die nach Grippe zurückbleiben. Eine Entscheidung ist aber nicht immer möglich, wenn der Schatten rasch wieder verschwindet, da das auch bei Frühinfiltraten vorkommt.

Der Sitz des Schattens hat keine differentialdiagnostische Bedeutung. Das Frühinfiltrat sitzt zwar am häufigsten infraklavikulär, kann aber überall, selbst im Spitzenfeld vorkommen.

Sitzt das Infiltrat in den paravertebralen Lungenpartien oder nahe der vorderen Lungenwand, oder in der Nähe des Hilus, so kann ein Bild entstehen, das von einer entzündlichen Reizung des Lungengewebes durch Tuberkulose der Hilusdrüsen (perihiläre Infiltration) nicht zu unterscheiden ist.

Diagnose der Phthisis incipiens ohne nachweisbares Frühinfiltrat. Das Frühinfiltrat braucht nicht in jedem Fall aufzutreten, der sich zur akuten oder chronischen Phthise entwickelt. Außerdem kann es schon vorübergegangen sein, wenn wir den Patienten zu Gesicht bekommen. Freilich handelt es sich dann nicht mehr um eine wirkliche Frühdiagnose, aber auch dann ist eine möglichst rasche Erkennung der Krankheit nötig.

Die Untersuchung der Lunge hat immer mit einer genauen Inspektion zu beginnen, die am besten in sitzender oder stehender Stellung vorgenommen wird. Oft sieht man dann auf den ersten Blick, daß eine Seite etwas zurückbleibt.

Außer dem Zurückbleiben der erkrankten Seite beobachtet man aber bisweilen auch, wie Egger gezeigt hat, eine vermehrte Tätigkeit der Hilfsmuskulatur, erkennbar an einer Hebung der Skapula mit Abduktion des Angulus scapulae, was Egger auf eine vermehrte Reizbarkeit des neuromuskulären

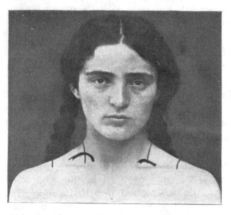 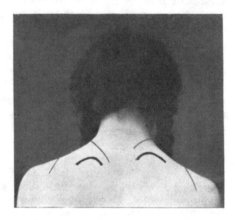

Abb. 84. Schrumpfung der l. Lungenspitze bei beginnender Tuberkulose. Perkussionsgrenzen bei Krönigscher und Goldscheiderscher Perkussion.

Abb. 85. Derselbe Fall wie Abb. 84.

Apparates auf der kranken Seite zurückführt. Man erkennt aber auch Asymmetrien des Brustkorbs, Tiefstand einer Schulter usw., Dinge, die für die Beurteilung von Schalldifferenzen von Wichtigkeit sind und vor einer irrtümlichen Diagnose auf Tuberkulose bewahren.

Immer soll man den Patienten tief atmen lassen, da manche Differenzen erst dann zum Vorschein kommen.

Die Palpation ergibt nicht selten eine Druckempfindlichkeit über der Lungenspitze, und die benachbarten Muskeln hat Pottenger zum Gegenstand besonderen Studiums gemacht und gezeigt, daß die Muskeln, speziell die Skaleni im Beginn der Erkrankung einen vermehrten Tonus, später eine Degeneration zeigen. Über die Erklärung dieses Phänomens vgl. S. 1060. Pottenger ist so weit gegangen, die mangelhafte Bewegung der ersten Rippe und die Knorpeldegeneration durch diese reflektorische Muskelaktion zu erklären.

Über die Häufigkeit der Headschen Zonen, die bei Phthisis incipiens vorkommen, hat Egger Untersuchungen angestellt. Er fand sie im ersten Beginn in 7%, in den etwas weiter vorgeschrittenen Fällen des ersten Turbanschen Stadiums in 21%. Für die Erkennung initialer Fälle spricht er dem Symptom keine Bedeutung zu.

Die Perkussion hat zuerst die Lungengrenzen festzustellen. Beim Mangel anderweitiger Erscheinungen kann eine unvollkommene Verschieblichkeit der unteren Grenze auf einer Seite für die Diagnose entscheidend werden. Auch der Nachweis der Reste einer Pleuritis kann für die Beurteilung einer gefundenen Veränderung ins Gewicht fallen.

An den Spitzen selbst muß die Ausdehnung der Lunge mit Hilfe der sog. Krönigschen oder der Goldscheiderschen Perkussion festgestellt werden. Die Krönigsche ist, wie Seite 1072 erwähnt, im ganzen leichter zu erlernen und deshalb empfehlenswerter. Aber beide geben bei genügender Übung exakte Resultate. Auf Abb. 84 und 85 ist der Perkussionsbefund bei einer Affektion der linken Spitze wiedergegeben. Man sieht, daß die Spitze bei der „Krönigschen" Perkussion schmäler erscheint, daß aber auch bei der Goldscheiderschen Perkussion in sagittaler Richtung ein Tiefstand deutlich ist.

Bei der Beurteilung der Spitzenfelder muß man sich aber darüber klar sein, daß eine Verschmälerung bei Tuberkulose immer das Resultat einer Schrumpfung ist. Man wird deshalb einerseits in ganz frischen Fällen keine Einschränkung der Spitzenfelder erwarten, andererseits eine solche immer auf ältere Prozesse zurückführen. Nun findet man sie aber recht oft schon in „Frühfällen". Weiterhin ist klar, daß eine Verschmälerung der Lungenspitze niemals das Vorhandensein eines aktiven Prozesses beweist. Man ist deshalb nie sicher, ob die jetzigen Beschwerden wirklich auf die Lungenspitzen zurückzuführen sind, oder ob es sich um einen zufälligen Nebenbefund einer Spitzennarbe handelt.

Auch bei Asymmetrien des Schultergürtels und des Brustkorbes, die ja so außerordentlich häufig sind, sei man in der Beurteilung der Spitzenfelder vorsichtig.

Krönig hat darauf hingewiesen, daß sich bei Asymmetrien des Thorax oft eine Verschiebung des Spitzenfeldes ohne Verschmälerung nachweisen lasse und daß die Bestimmung der äußeren und inneren Grenze im Gegensatz zur einfachen Bestimmung der Spitzenhöhe einen Irrtum vermeiden lasse. Das gilt für viele Fälle. Es ist aber eigentlich selbstverständlich, daß bei jeder Thoraxasymmetrie der Umfang der oberen Thoraxapertur und der Kuppelraum der Pleura Differenzen aufweisen müssen, die eine gleichmäßige Ausdehnung der beiden Lungenspitzen unmöglich machen. Man wird deshalb nicht erwarten dürfen, immer nur eine Verschiebung des Spitzenfeldes zu finden, sondern man wird auch Verschmälerungen auf die Rechnung einer Thoraxasymmetrie zu setzen haben.

Wichtig ist die von Krönig betonte unscharfe Grenze, die man in vielen Fällen von Spitzenaffektion, sei es am inneren, sei es am äußeren Rand des Spitzenfeldes im Gegensatz zur gesunden Seite findet, ebenso die mangelhafte Verschieblichkeit der Grenze auf der kranken Seite.

Der Perkussionsschall über der erkrankten Seite kann sich verschieden verhalten. In der Regel ist er wegen des mangelhaften Luftgehaltes etwas leiser als auf der gesunden Seite, gleichzeitig höher und kürzer. Nicht selten gelingt es, den Unterschied in der Höhe und Dauer des Schalles deutlicher wahrzunehmen als den Unterschied in der Intensität des Schalles. Fast ausnahmslos kann man aber bei der beginnenden Phthise nur einen Unterschied zwischen beiden Seiten erkennen, nicht aber etwa eine Abschwächung über beiden Spitzen. Wir wissen nie, wie bei der bestehenden Thorax- und Lungenkonfiguration der Schall wirklich sein sollte, wir wissen nur, daß er über den Spitzen leiser sein muß als über den dickeren Lungenschichten der Unterlappen. Es ist deshalb absolut willkürlich, zu behaupten, die Schalldifferenz zwischen Spitze und Unterlappen gehe in einem gegebenen Falle über die normale Differenz hinaus. Auch der plötzliche Umschlag der Schallintensität in einer bestimmten Höhe des Thorax versagt für die Spitzenaffektion, da der Unterschied im Schall zwischen der Supraklavikular- und Supraspinalgrube und den darunterliegenden Teilen auch beim Gesunden oft sehr groß ist.

Es bleibt also, Fälle mit fast absoluter Dämpfung ausgenommen, immer nur die Vergleichung symmetrischer Stellen für die Beurteilung maßgebend.

Auch Unterschiede in der Tympanie des Schalles können auftreten. Sie sind wohl größtenteils durch eine Entspannung des teilweise infiltrierten Gewebes bedingt. Andererseits kann der Schall der erkrankten Seite auch infolge von vikarierendem Emphysem wieder lauter werden, so daß der Unterschied gegenüber der gesunden Seite verschwindet. Auch dadurch, daß eine Spitze, die im gesunden Zustand infolge des ungleichen Baues einen lauteren Schall geben würde als die andere, erkrankt und eine Abschwächung ihres Schalles erleidet, kann eine Gleichheit des Schalles beider Spitzen entstehen, die einen normalen Zustand vortäuscht.

Auch bei der Beurteilung der Schallverhältnisse muß man sich vergegenwärtigen, daß eine Veränderung des Schalles sowohl durch aktive Prozesse als auch durch abgeheilte Veränderungen, durch Narbenbildung zustande kommen kann.

Die Auskultation liefert vielfach sicherere Symptome, insofern als daraus öfter die Frage, ob es sich um einen aktiven Prozeß hanelt, entschieden werden kann. Wenn nämlich Rasselgeräusche über einer Spitze auftreten, so kann mit größter Wahrscheinlichkeit auf eine tuberkulöse Affektion geschlossen werden.

Die Rasselgeräusche sind meistens feinblasig, oft sogar knisternd oder nur knackend. Aber auch mittelblasige und großblasige, selbst klingende Rasselgeräusche können auf das Gebiet der „Lungenspitze" beschränkt sein. Allerdings zeigt dann das Röntgenbild nicht selten auch Veränderungen unterhalb des Spitzengebietes. Dagegen können bei reiner Spitzentuberkulose Rhonchi sonori und sibilantes über dem ganzen Oberlappen zu hören sein, wenn eine unspezifische Reizbronchitis vorhanden ist.

Verwechslungen von Nebengeräuschen mit Rasseln sind sehr leicht möglich und wegen der Bedeutung der Rasselgeräusche für die Diagnose recht folgenschwer. Bei feuchter Haut oder ungeschicktem Aufsetzen des Stethoskops entstehen durch Reibungen der Haut sehr leicht Geräusche, die man als Rasselgeräusche auffassen kann. Auch Muskelgeräusche können leicht als Krepitation oder Reiben imponieren. Ferner entstehen beim Gleiten des Stethoskops über Muskelbündel oder über den Skapularrand leicht knackende Geräusche. Vor allen diesen Verwechslungen kann man sich schützen, indem man das Stethoskop vorsichtig aufsetzt, die Stelle der Auskultation wechselt und den Patienten verschiedenartige Haltungen einnehmen läßt. Die Untersuchung der Lungenspitzen soll bei lose hängenden Schultern vorgenommen werden, aber in zweifelhaften Fällen ist es zweckmäßig, bei der Auskultation die Arme bald etwas mehr nach vorne, bald mehr nach hinten nehmen lassen. Auf der anderen Seite darf man aber auch nicht allzuviel auf solche Nebengeräusche schieben, da die Rasselgeräusche bisweilen nach einigen Atemzügen verschwinden, so daß man glaubt, die auskultatorischen Phänomene seien infolge einer veränderten Stellung des Patienten oder einer veränderten Lage des Stethoskops nicht mehr zu hören und deshalb nicht auf die Lungen zu beziehen. Gegen alle diese Täuschungen kann nur häufig wiederholte Untersuchung schützen, und man muß mit dem Aussprechen einer Diagnose zuwarten, bis man seiner Sache sicher ist.

Die Veränderungen des Atemgeräusches können sehr verschieden sein. Bald handelt es sich um ein kaum verändertes, nur etwas leiseres oder saccadiertes Atemgeräusch, bald um rauhes Vesikuläratmen oder unbestimmtes Atmen. Das Exspirium ist meistens verlängert und unrein, doch darf darauf nicht viel Gewicht gelegt werden, da das auch bei gesunden Menschen über einer Lungenspitze (namentlich rechts) und im ersten Interkostalraum häufig vorkommt. Einzig wenn das Exspirium sich dem bronchialen nähert, darf der Befund diagnostisch verwendet werden, ebenso wenn sich das Atemgeräusch im Laufe der Beobachtung verändert. Richtiges Bronchialatmen ist im Beginn der Lungenerkrankung selten.

Um den Charakter des Atemgeräusches festzustellen, darf man nicht zu tief atmen lassen, da sonst leicht das Geräusch der Trachea durchzuhören ist.

Die Veränderungen des Atemgeräusches können durch verschiedene anatomische Prozesse bedingt sein. Bronchiales oder unbestimmtes Atmen beweist, daß die darüber liegende Lunge nicht mehr normal lufthaltig ist. Ob aber eine Schrumpfung oder eine Infiltration die Ursache ist, läßt sich nicht entscheiden. Die noch in das Gebiet des Vesikuläratmens fallenden Veränderungen können durch pathologische Prozesse im Lungengewebe oder einfache Bronchitis bedingt sein. Auch die Rasselgeräusche sagen nur, daß irgendwo Flüssigkeit vorhanden ist. Ob diese aber aus zerfallenden Tuberkeln stammt oder Bronchialsekret ist, zeigt die Auskultation nicht an. Das ist aber auch für Diagnose gleichgültig. Was für pathologisch-anatomische Prozesse überhaupt im einzelnen Krankheitsfall vorhanden sind, läßt sich nicht erkennen. Multiple miliare Tuberkel oder azinös-nodöse Herde, ausgedehnte Schwielen und kleinste Zerfallsherde können die gleichen auskultatorischen Erscheinungen bedingen, wenn auch Rasselgeräusche bei käsiger Bronchiolitis häufiger sein werden als bei rein produktiven Herden, die nicht immer durch Kompression usw. eine Bronchiolitis zu erzeugen brauchen.

Das Vorhandensein von Rasselgeräuschen ist also das sicherste Zeichen für einen frischen aktiven Prozeß. Fehlen sie aber, so ist ein solcher nicht ausgeschlossen. Immerhin kann man sie bei wiederholter genauer Untersuchung in der Regel relativ früh nachweisen oder es läßt sich wenigstens eine deutliche Veränderung des Atemgeräusches im Lauf der Beobachtung feststellen. Bisweilen gelingt es durch Darreichung von Jodkali Rasselgeräusche zu erzeugen. Wenn dieser Versuch auch häufig nicht zum Ziele führt, so ist sein positiver Ausfall so wichtig, daß man ihn in zweifelhaften Fällen immer anstellen soll. Selbst bei fehlenden Rasselgeräuschen kann Sputum vorhanden sein und Tuberkelbazillen enthalten, oder es können durch Anhusten von Objektträgern Bazillen aufgefangen werden.

Niemals versäume man, auch die übrige Lunge genau zu untersuchen. Bei negativem oder zweifelhaftem Spitzenbefund kann die beginnende Tuberkulose auch an anderer Stelle sitzen, und bei positivem Spitzenbefund kann eine genaue Untersuchung nicht selten feststellen, daß der Prozeß schon weiter fortgeschritten ist.

Das Röntgenbild liefert in vielen Fällen wertvolle Dienste. Seine Bedeutung wird aber durch zwei Umstände beschränkt. Einmal kann es bei beginnenden Erkrankungen vollkommen versagen, und dann ist es unmöglich zu erkennen, ob ein Schattenherd der Ausdruck eines aktiven, inaktiven oder abgeheilten Prozesses ist. Intensive, scharf begrenzte Schatten entstehen nur durch verkalkte, also wahrscheinlich gut abgekapselte Herde, aber ob daneben noch frische vorhanden sind, wissen wir nie. Weniger scharf begrenzte Herde können frische azidös-nodöse Herde oder Agglomerate von solchen darstellen, sie können aber auch bindegewebig umgewandelte oder selbst verkalkte Herde bedeuten, die wegen ihrer Lage oder aus anderen Gründen nicht schön gezeichnet werden. Wenn man aber nicht alles vom Röntgenbild verlangt, so leistet es viel, oft mehr als die übrige Diagnostik, insofern als es oft den anatomischen Charakter der tuberkulösen Läsion aufdeckt, und als es oft zeigt, daß die Erkrankung schon weit über das Gebiet der Spitze hinausgegriffen hat und bisweilen Herde erkennen läßt, die man sonst nicht vermutet hatte.

Eine Zeit lang wurde eine Vergrößerung des Hilusschattens mit von ihm nach der Spitze ziehenden Schattensträngen, oft mit Verdunkelung des Spitzenfeldes als charakteristisch für die an der Spitze beginnende Tuberkulose erklärt und daraus auf ein Fortschreiten der Tuberkulose vom Hilus nach der Spitze geschlossen. Die Kritik, die die pathologischen Anatomen (besonders v. Hansemann) von Anfang an an dieser Anschauung geübt haben, hat sich als berechtigt erwiesen. Die ausgesprochenen Bilder, die zu dieser Auffassung geführt haben, sind als Fälle mit noch bestehender tuberkulöser Bronchialdrüsentuberkulose zu deuten, bei denen eine Spitzentuberkulose auf anderem Wege (metastatisch oder durch Inhalation von außen) entstanden ist und entweder eine hiluswärts fortschreitende lymphangitische Tuberkulose oder eine kongestive Hyperämie die verstärkten Strangschatten erzeugt. Verstärkte Strangzeichnung kann aber auch durch ungleichmäßige Röntgendurchlässigkeit beider Thoraxhälften oder schiefe Aufnahme zustandekommen, und die Unterschiede gegenüber dem Normalen sind, ebenso wie in der Größe des Hilusschattens, so fließend, daß die Versuchung sehr groß war, in zweifelhaften Fällen auf kleine Unterschiede zu viel Gewicht zu legen. Dieser Versuchung sind viele Ärzte unterlegen, und auf Grund von ganz normalen Röntgenbildern sind vielen Patienten unnötige Kuren verschrieben worden. Heute legt man allgemein auf diese „Stuertzschen Stränge" kein großes Gewicht mehr.

Von den azinos-nodös-zirrhotischen Veränderungen der Lungenspitzen erscheinen die Einzelherde als mehr oder weniger scharfe, rundliche Schatten. Entsprechend der gegenwärtig herrschenden Anschauung spricht man vielfach von Metastasen, und Simon hat die Ausdrücke Einzelmetastasen und Gruppenmetastasen eingeführt. Recht häufig sind die Schatten so intensiv, daß man ohne weiteres Abkapselung und Kalkablagerung annehmen muß. Solche (in diesem Fall recht große) Herde sind auf Abb. 80 (S. 1569) in der diffus verdunkelten linken Lungenspitze zu sehen.

Ein weiteres charakteristisches Bild ist die „Spitzenkappe", die zirkumskripte Pleuritis der Spitze, die als Schattenstreifen unter der Spitzenkuppe zu erkennen ist, z. B. auf Abb. 80 auf der rechten Spitze am unteren Rand des paravertebralen Abschnittes der zweiten Rippe. Solche Schattenstreifen sieht man recht oft auch bei ganz Gesunden, und man kann nicht erkennen, ob das Bild durch eine Pleuraverdickung mit darunterliegender kleiner Lungennarbe, eine fortschreitende apikale Tuberkulose oder einen Knochenvorsprung der Rippe bedingt ist.

Diffuse Verdunkelung eines Spitzenfeldes, wie z. B. in Abb. 80, S. 1569 (wo sich die Verdunklung allerdings über das Gebiet der linken Spitze hinaus erstreckt) ist nicht selten, aber vieldeutig. Der Schatten kann durch eine pleuritische Verdickung, durch eine Zirrhose des Lungengewebes oder durch eine Summation von einzelnen Schattenherden bedingt sein. Auf Abb. 80 ist eine Zirrhose mit eingelagerten, nodösen Herden, eine „Tuberculosis fibrosa densa" anzunehmen. Es muß aber betont werden, daß Verdunkelungen einer Spitze recht häufig durch Asymmetrien des Thorax, Verdickungen der Muskulatur, Kompression einer Lungenspitze durch Struma usw. bedingt sind, und daß eine Verschattung nur mit größter Vorsicht zu beurteilen ist,

Zerfallsherde sind, solange die Kavernen nicht über das Schlüsselbein herunter reichen, selten mit Sicherheit zu erkennen. Eine Kombination mehrerer Schatten kann leicht eine hellere Stelle freilassen, die als Kavernenaufhellung imponiert.

Eine Zeitlang spielte das von Kreuzfuchs beschriebene Phänomen eine große Rolle.

Läßt man einen normalen Menschen husten oder pressen, so hellen sich beide Lungenspitzen auf. Beim Tuberkulösen tritt die Aufhellung auf der erkrankten Seite in geringerem Maße auf. Holst hat das bestätigt und namentlich auch die Verbreiterung der Lungenspitze, besonders nach der medialen Seite hin studiert. Die Beurteilung des Phänomens erfordert aber große Übung, die objektive Fixierung des Befundes ist schwierig, und auf Grund einer flüchtigen Beobachtung, die immer Täuschungen ausgesetzt ist, wird man nicht gerne eine folgenschwere Diagnose stellen. Auch weiß man nicht, wie sich abgeheilte Erkrankungen verhalten.

In zweifelhaften Fällen kann die Diagnose im Laufe der Zeit dadurch wesentlich gefördert werden, wenn man in größeren Zwischenräumen Plattenaufnahmen macht und diese miteinander vergleicht. Wenn man sieht, daß sich Veränderungen entwickelt haben, so wird dadurch die Diagnose wesentlich gestützt. Freilich kann man dann kaum mehr von Frühdiagnose sprechen. Eine Untersuchung mit Röntgenstrahlen empfiehlt sich aber in jedem Falle auch aus dem Grunde, weil man in vielen Fällen, in denen der Verdacht auf eine Phthisis incipiens besteht, durch ein Röntgenbild überrascht wird, das eine ausgedehnte chronische Tuberkulose zeigt.

Wenn die physikalischen Symptome zweifelhaft sind, so kann unter Umständen das Bestehen funktioneller Störungen von seiten des Respirationsapparates diagnostisch verwertet werden. Namentlich gilt das vom Husten. Doch muß man bei der Beurteilung dieses Symptoms vorsichtig sein. Der Husten kann auch eine andere Ursache haben. Er kann durch eine leichte chronische Pharyngitis oder Bronchitis bedingt sein, die undeutliche physikalische Symptome macht. Meistens wird sich freilich bei Bronchitis eine Abschwächung oder Verschärfung des Atemgeräusches auf der einen Seite nachweisen lassen. Man untersuche deshalb nicht nur die oberen Luftwege, sondern auch die übrigen Lungenteile wiederholt genau und achte auf den Wechsel der Befunde. Husten kann auch durch gastrische Störungen bedingt sein (Magenhusten), indem die Übelkeit Hustenreiz erzeugt. Auch Taenien können Hustenreiz und Abmagerung verursachen. Selten ist rein nervöser Husten, was namentlich Sahli betont. Wenn der Husten tatsächlich auch nervöser Natur ist, so liegt ihm, wie das ja bei nervösen Symptomen überhaupt der Fall zu sein pflegt, doch häufig etwas Organisches zugrunde, und oft stellt sich schließlich eine Tuberkulose als Ursache heraus.

Dauernde Heiserkeit muß immer den Verdacht auf eine Tuberkulose wecken. Wir sehen sie sehr häufig, ohne daß die laryngoskopische Untersuchung eine Veränderung an den Stimmbändern nachweisen kann. Es handelt sich offenbar um ein reflektorisches Symptom. Wenn man deshalb bei chronischer Heiserkeit durch die Spiegeluntersuchung keine Ursache nachweisen kann, so soll man immer an Tuberkulose denken.

Eine abundante Hämoptoe beruht (abgesehen von der Bronchiektasie) fast immer auf Tuberkulose. Bei geringeren Blutungen muß man aber in der diagnostischen Verwertung vorsichtig sein, weil recht oft die Erzählung von einer Lungenblutung nicht der Wahrheit entspricht, und weil Blutungen aus dem Zahnfleisch oft künstlich provoziert werden, um den Arzt zu täuschen.

In letzter Zeit ist auch darauf hingewiesen worden, daß eine, selbst reichliche Hämoptoe bei Herzkranken, besonders bei Mitralstenose vorkommt und häufig zur fälschlichen Diagnose einer Lungenspitzentuberkulose Veranlassung gibt (vgl. auch S. 1119, 1146 und 1151).

Die allgemeinen Infektionssymptome sind für die Diagnose ebenso wichtig wie die Lokalsymptome, da nur auf Grund des Nachweises eines infektiösen Zustandes die Diagnose einer aktiven Lungentuberkulose gestellt werden darf. Besonders wichtig ist der Nachweis einer chronischen Infektion, wenn die Lungenveränderungen auf die Spitze beschränkt sind, da eine inaktive Spitzentuberkulose ein harmloser Zustand ist, der sich recht häufig findet.

Das wichtigste Infektionssymptom ist das Fieber. Deshalb muß bei jedem Verdacht auf Tuberkulose in erster Linie die Temperatur genau gemessen werden. Findet man Achselhöhlentemperaturen (vgl. S. 1578) über 37°, so wird der Verdacht auf eine Tuberkulose stärker. Doch ist natürlich nicht jede Temperatursteigerung auf Tuberkulose zu beziehen. Chlorose, Ulcus ventriculi, chronische Arthritis oder Tonsillitis, Hautkrankheiten, kleine Eiterherde oder in Resorption begriffene Blutergüsse und viele andere Zustände können Achselhöhlentemperaturen bis gegen 38° hervorrufen. Endlich ist auch zu berücksichtigen, daß die Normaltemperatur einzelner Menschen höher ist als die gewöhnliche Norm. Es ist aber immer notwendig, die Temperatur mindestens dreimal täglich 8—14 Tage lang messen zu lassen, da die Temperatursteigerungen nicht immer zur Zeit der gewöhnlichen Abendmessung auftreten. Cornet empfiehlt zweistündliche Messung. Auch eine Unregelmäßigkeit der Temperaturkurve oder eine Umkehr des Temperaturtypus, höhere Temperaturen am Morgen und ein Wechsel des Typus von Tag zu Tag sind verdächtig, selbst wenn die Höchsttemperaturen 37° nicht überschreiten.

Recht häufig liegt der Verdacht einer Hysterie oder Simulation vor, oft auch eine Kombination eines solchen Zustandes mit Tuberkulose. Dann ist man nie sicher, ob die abgelesenen Temperaturen, selbst wenn sie in Gegenwart

einer überwachenden Person gemessen werden, richtig sind. Die Rektalmessung ergibt aber immer zuverlässige Werte. Deshalb soll man beim geringsten Verdacht im After messen lassen. Man kann den Patienten erklären, bei
vielen Krankheiten kämen Differenzen vor, oder etwas Ähnliches, um nicht
durch einen ungerechtfertigten Verdacht zu verletzen.

Da die Störung der Wärmeregulation bisweilen nur sehr gering ist, so wird
man erwarten müssen, daß sie sich zuerst bei besonderen Anforderungen
an die Regulation geltend macht. In der Tat sehen wir nun häufig, daß
bei körperlichen Anstrengungen die Temperatur nicht so zähe festgehalten
wird, wie beim Gesunden. Penzoldt hat deshalb die Messung der Körpertemperatur nach Muskelarbeit als diagnostisches Hilfsmittel eingeführt.

Selbstverständlich ist der Unterscheid gegenüber dem Gesunden nur graduell. Beim
Gesunden sowie beim Kranken steigt dann, wenn die Wärmeproduktion stark wächst,
namentlich bei Behinderung der Wärmeabfuhr zuerst die Rektaltemperatur, dann auch
die Temperatur in der Achselhöhle. Gegen die diagnostische Verwertung einer einseitigen
Steigerung der Rektaltemperatur hat sich Stäubli gewandt, und auch am Kongreß für
innere Medizin 1913 ist davor gewarnt worden. Sie zeigt auch eine so geringe Störung der
Wärmeregulation an, daß dafür mannigfache Ursachen vorhanden sein können. Nach
Stäubli zeigen Asthmatiker, Fettsüchtige, Anämische, Nervöse und Rekonvaleszenten
das gleiche Verhalten. Immerhin geht aber aus den Untersuchungen Chommers an der
Basler Klinik hervor, daß dieselbe Arbeit, die bei einem Gesunden auch die Rektaltemperatur unbeeinflußt läßt (einstündiges Spaziergehen) beim Tuberkulösen eine einseitige
Temperaturerhöhung im Rektum hervorrufen kann, und daß beim Gesunden in der Regel
eine viel größere Anstrengung notwendig ist, um eine Temperatursteigerung auch nur im
Rektum zu erzeugen. Seither ist eine Reihe von Arbeiten erschienen, die sich teils für,
teils gegen die Bedeutung der Bewegungstemperatur aussprechen. Ich möchte mit Tachau
und van Voornfeld ihre Bedeutung für den Nachweis einer Störung der Wärmeregulation
betonen, wobei aber ausdrücklich darauf hinzuweisen ist, daß sie eine viel geringere Störung
anzeigt als die Temperaturerhöhung in der Ruhe, und daß wir uns bei ihrer Feststellung
nahe an der Grenze der normalen Temperaturschwankungen bewegen, die auch bei ganz
gesunden, etwas labilen Menschen vorkommen, eine Grenze, die natürlich nicht scharf ist.

Die Ausführung der Untersuchung gestaltet sich so, daß man den Patienten
zuerst einen bis zwei Tage lang zweistündlich die Temperatur messen, dann
einen einstündigen Spaziergang raschen Schrittes ausführen und unmittelbar
nachher die Temperatur wieder messen und die Messung innerhalb der nächsten
2 Stunden jede halbe Stunde wiederholen läßt, bis der Anfangswert erreicht
ist. Steigt die Temperatur um einen halben Grad oder mehr, so darf der Ausfall
des Versuchs in dem Sinne verwertet werden, daß eine Störung der Wärmeregulation besteht, die wahrscheinlich auf einer Infektion beruht, ganz besonders,
wenn die Ausgangstemperatur nach einer halben Stunde nicht wieder erreicht
ist. Welcher Art sie ist, wird natürlich dadurch nicht erkannt. Je geringer die
Störung der Wärmeregulation ist, um so größer ist die Zahl der Möglichkeiten,
die in Betracht kommt. Aus diesem Grunde ist es besser, nur die Achselhöhlentemperatur zu berücksichtigen und nicht rektal zu messen. Überhaupt wird
man auf Grund der Temperatursteigerung nach Muskelarbeit allein niemand
für Monate in ein Sanatorium schicken, aber in Verbindung mit anderen Symptomen ist der Wert dieser Probe nicht zu unterschätzen.

Mit der diagnostischen Verwertung des Auftretens von Nachtschweißen
sei man vorsichtig, da diese nicht nur bei anderen Infektionen und in der Rekonvaleszenz fieberhafter Krankheiten, nach Geburten usw., sondern auch bei
Neurasthenie recht häufig vorkommen.

Als weitere Symptome einer Infektion ist Appetitmangel, schlechtes
Allgemeinbefinden, Abmagerung usw. aufzufassen. Aber hier sind natürlich die Täuschungsmöglichkeiten viel größer als beim Verhalten der Körpertemperatur. Nervöse Einflüsse können ähnliche Symptome erzeugen. Auch
das Verhalten des Pulses ist zu vieldeutig, als daß seine Berücksichtigung über

die Bedeutung eines Verdachtsmomentes hinausginge. Freilich sehen wir oft eine Pulsbeschleunigung und Herzklopfen, und Hirtz sagt: ,,Quand un malade a des palpitations, voyez le poumon." Aber im ganzen hat die Pulsfrequenz ebenso wie die subjektiven Empfindungen von seiten der Zirkulationsorgane mehr prognostische als diagnostische Bedeutung.

Eine wichtige Rolle spielt auch die Senkungsreaktion der roten Blutkörperchen. Sie ist bei aktiver Tuberkulose im Beginn fast immer beschleunigt. Allerdings gibt es Ausnahmen, und man kann bei ganz normaler Senkungsreaktion eine aktive bzw. später aktiv werdende Tuberkulose nicht vollkommen ausschließen. Diese Ausnahmen sind aber selten, und man kann sich auf das negative Ergebnis insofern verlassen, als ein Patient mit normaler Senkungsreaktion momentan kaum behandlungsbedürftig ist.

Differentialdiagnose. Wenn sichere Zeichen einer auf die Spitzen beschränkten oder von ihr ausgehenden Lungenaffektion, namentlich Rasseln, vorhanden sind, so ist die Diagnose einer Tuberkulose fast gesichert und die Zeichen einer vorhandenen Infektion auf sie zu beziehen, besonders wenn die Erkrankung schon über den Spitzenbereich hinausgegriffen hat.

Es ist aber daran zu erinnern, daß akute Bronchitiden, z. B. nach Influenza, sich auch an den Spitzen lokalisieren können (vgl. Liebermeister). Deshalb darf nicht unter allen Umständen nach der ersten Untersuchung aus dem Befund von einigen Rasselgeräuschen an der Spitze die Diagnose auf Lungentuberkulose gestellt und dem Patienten mitgeteilt werden. Schon eine kurze Beobachtung wird aber meist Entscheidung bringen.

Krönig hat darauf hingewiesen, daß bei jugendlichen Individuen die wegen Behinderung der Nasenatmung durch den Mund atmen, oft feinblasige Rasselgeräusche, namentlich über der rechten Lungenspitze, zu hören sind. Er hat angenommen, daß infolge der ungenügenden Ventilation eine Kollapsatelektase der Lungenspitze auftrete, und daß sich hier auch leicht banale Infektionen ansiedeln und zu bronchitischen und interstitiellen Prozessen führen können. Da bei solchen Individuen niemals Störungen des Allgemeinbefindens nachweisbar waren und Krönig keine Tuberkulose sich entwickeln sah, nahm er an, daß die Spitzensymptome nur durch Kollapsatelektase oder banale Infektionen bedingt seien und nicht auf Tuberkulose beruhen. Sektionsbefunde fehlen aber noch immer, so daß man auch annehmen kann, daß die sogenannte Kollapsinduration in vielen Fällen doch eine chronische Spitzentuberkulose ist oder wenigstens durch ausgeheilte tuberkulöse Prozesse bedingt ist. Sicher ist aber, daß man bei Individuen mit behinderter Nasenatmung aus Rasselgeräuschen auf einer Spitze nicht eine fortschreitende Tuberkulose ohne weiteres diagnostizieren darf.

Auf Lungenspitzenkatarrhe bei Erkrankungen der Nase und ihrer Nebenhöhlen, die mit der Heilung der Nasenaffektion verschwinden, hat Pal aufmerksam gemacht. Külbs hat mitgeteilt, daß er bei einer großen Zahl von Fällen mit unbehinderter Nasenatmung Rasselgeräusche über einer Spitze gefunden hat. Bei allen fand er einen Rachenkatarrh, oft konnte er eine Anamnese von rezidivierender Bronchitis erhalten. Er ist deshalb geneigt, eine an der Spitze lokalisierte Bronchitis anzunehmen. Die Möglichkeit einer gutartig verlaufenden Spitzentuberkulose ist aber ebensowenig wie bei den Krönigschen Fällen ausgeschlossen. Külbs weist selbst auf die auffallende Konstanz der Rasselgeräusche hin, und gerade das spricht entschieden gegen die Annahme einer nichtspezifischen Bronchitis. Külbs vergleicht seine Fälle mit 2 Beobachtungen von F. Köhler, der in einem Fall bei der Sektion trotz vorhandenen Spitzengeräuschen normale Lungen, im anderen eine Hämosiderose und Induration fand.

F. Müller hat eine lokale chronische Bronchopneumonie einer Lungenspitze, durch Streptokokken bedingt, beobachtet, die intra vitam eine Tuberkulose vorgetäuscht hatte, einen ähnlichen Fall Töppich.

Gelegentlich kann ein Struma den Schall und sogar das Atemgeräusch einer Lungenspitze so verändern, daß man eine Tuberkulose vermutet. Die

Unterscheidungsmerkmale, die Elias und Pick angeben, sind nicht immer leicht festzustellen.

Endlich sei noch auf die Verwechslung mit einer Pneumonokoniose hingewiesen, die oft an der Spitze besonders deutliche Erscheinungen macht und auf die kongenitale Bronchiektasie. Wenn diese Krankheiten auch öfter den Eindruck einer Phthisis confirmata machen, so können sie doch auch als Phthisis incipiens imponieren.

Schwieriger ist die Diagnose, wenn die Erkrankung nicht an der Spitze beginnt. Dann kommen alle Lungenkrankheiten in Betracht, die unten bei der Differentialdiagnoe der fortgeschrittenen Phthise angeführt sind.

Wenn die Zeichen einer Lungenspitzenerkrankung nicht sicher sind, dagegen eine Infektion nachgewiesen ist, kommen alle infektiösen Krankheiten in Betracht, die wegen Mangel an ausgesprochenen Lokalsymptomen schwer zu erkennen sind. Weniger wichtig ist die Verwechslung mit tuberkulösen Organkrankheiten, z. B. mit Nierentuberkulose, Addison. Von nicht tuberkulösen Krankheiten kommen chronische Bronchitis und Tonsillitis, Nebenhöhlenerkrankungen und Zahnaffektionen, chronische Appendizitis, Cholelithiasis, Pyelitis am häufigsten in Frage, bei hohem Fieber auch die Infektion mit dem Bangschen Bazillus. Wiederholt habe ich Verwechslungen mit einer beginnenden Endocarditis lenta erlebt. Es gibt aber auch eine Anzahl von Krankheiten, von denen man gewöhnlich nicht denkt, daß sie auch Temperatursteigerungen verursachen: Ulcus ventriculi, Ischias, Chlorose, Gonorrhöe, Syphilis, Karzinome und Sarkome. An alle diese Möglichkeiten ist zu denken, selbst wenn die Zeichen einer Spitzenaffektion vorhanden sind, da diese ein ganz harmloser Nebenbefund sein kann, der mit den Beschwerden des Patienten nichts zu tun hat.

Schwierig kann die Unterscheidung von beginnender Basedowscher Krankheit werden, da Temperatursteigerung, Beschleunigung der Blutkörperchensenkung und Erhöhung des Grundumsatzes bei beiden Affektionen vorkommt.

Sind keine sicheren Zeichen einer chronischen Infektion vorhanden, so machen Hysterie und Neurasthenie die größten diagnostischen Schwierigkeiten. Oft kann eine längere Beobachtung die Entscheidung ermöglichen. Der Ausfall der Senkungsreaktion ist oft ausschlaggebend.

Diagnose der vorgeschrittenen chronischen (azinös-nodösen oder gemischten) Phthise. In der Regel ist die Lungentuberkulose, sobald sie eine gewisse Ausdehnung erreicht hat, leicht zu erkennen. Anamnese, Perkussions- und Auskultationsbefund erlauben schon die Diagnose zu stellen, und die Sputumuntersuchung bestätigt sie in der Regel. Aber die Fälle sind nicht selten, in denen die Bazillen wenigstens zeitweise im Auswurf fehlen oder kein Sputum erhältlich ist. Dann kann das Röntgenbild die Diagse entscheiden. Eine Röntgenuntersuchung (und zwar sowohl Durchleuchtung als auch Aufnahme) muß in jedem Falle vorgenommen werden. Wenn die Diagnose sonst schon sicher ist, so werden wir erst dadurch über die Ausdehnung der Läsion und über deren anatomischen Charakter sicher unterrichtet (vgl. S. 1564 ff.).

Die Qualitätsdiagnose der chronischen Phthise ist wegen der damit verknüpften Prognose außerordentlich wichtig, aber recht schwierig. Eine wichtige Rolle spielt das Röntgenbild, aber die Sicherheit vieler, selbst wenig erfahrener Lungenärzte in der Diagnose einer azinösen oder exsudativen Tuberkulose aus dem Röntgenbild steht in einem auffallenden Gegensatz zu den Erfahrungen derer, die schon in hunderten von Fällen den Obduktionsbefund mit der Röntgenplatte vergleichen konnten. Selbst bei einwandfreien Aufnahmen ist die Unterscheidung von produktiv und exsudativ oft schwierig, und auch der vorsichtige Diagnostiker erlebt oft Überraschungen, wenn er die aufgeschnittene Lunge sieht. Die Beurteilung darf sich nie nur auf das Röntgen-bild beschränken, sondern die übrigen klinischen Merkmale müssen auch berück-sichtigt werden. Die Temperatur, nicht nur deren Höhe, sondern auch deren Verlauf, gibt oft wichtige Fingerzeige. Namentlich die hektische Temperatur ist für exsudative Prozesse charakteristisch, ebenso eine stark beschleunigte Senkungsreaktion der roten Blutkörperchen, starke Linksverschiebung des weißen Blutbildes, während die Pulsfrequenz weniger bezeichnend ist.

Mit der Qualitätsdiagnose hängt die Aktivitätsdiagnose bis zu einem gewissen Grade zusammen. Die Versuche, für die Aktivitätsdiagnose besondere Methoden zu finden, sind S. 1608 ff. erwähnt. Es geht daraus hervor, daß es noch keine eindeutige Methode gibt, und daß sich die Aktivitätsdiagnose nur aus der Synthese einer Reihe von Einzelsymptomen, aus der Zusammenfassung des ganzen klinischen Bildes und aus der Betrachtung des Verlaufes ergibt.

Als aktiv müssen wir jede Tuberkulose mit nennenswerter Temperatur-steigerung, mit Gewichtsabnahme, mit beschleunigter Senkungsreaktion be-trachten. Doch gibt es auch Fälle, in denen das alles fehlt und trotzdem die Krankheit sich ausbreitet. Daß trotz negativem Bazillenbefund die Phthise aktiv fortschreiten kann, braucht kaum erwähnt zu werden, dagegen gibt es Fälle mit dauernder Bazillenausscheidung, die man wegen des dauernden Wohl-befindens und Fehlens aller Allgemeinsymptome und wegen des Fehlens eines nachweisbaren Fortschreitens des Prozesses in der Lunge selbst als inaktiv bezeichnen muß.

Differentialdiagnose. Obschon die Diagnose einer ausgesprochenen chronischen Phthise im ganzen leicht ist, entstehen bisweilen doch differential-diagnostische Schwierigkeiten.

Gar nicht so selten ist eine Verwechslung mit chronischer Bronchitis, namentlich bei älteren Leuten und bei stärkerer Ausbildung von Bronchi-ektasien und Emphysem. Auch bei Kombinationen beider Zustände kann der eine leicht übersehen werden. Deshalb muß man bei chronischer Bron-chitis immer an die Möglichkeit einer Tuberkulose denken und in zweifelhaften Fällen auf Tuberkelbazillen fahnden. Umgekehrt muß man, wenn man eine Phthise diagnostiziert hat, die eine etwas abnorme Lokalisation zeigt, sich immer die Frage vorlegen, ob die Diagnose sicher ist. Hat man die Tuberkel-bazillen im Auswurf gefunden, so ist ja kein Zweifel möglich, fehlen sie aber, so soll man die Röntgenuntersuchung zu Hilfe nehmen.

Namentlich die kongenitale Bronchiektasie kann eine Phthise vor-täuschen. Es gibt Fälle, die jahrelang als Phthisen behandelt werden und sich erst bei der Sektion als kongenitale Bronchiektasien erweisen. Ich habe einen Fall gesehen, bei dem auf Grund des Sputumbefundes (keine Tuberkelbazillen, aber Dittrichsche Pfröpfe) eine Tuberkulose mit Bronchiektasenbildung an-genommen wurde und die Sektion eine ausgeheilte Tuberkulose im rechten und kongenitale Bronchiektasien im linken Oberlappen ergab. In jedem Fall, in dem man dauernd keine Tuberkelbazillen findet, muß man an die Möglichkeit einer solchen Verwechslung denken. Freilich wird die Diagnose oft schwierig sein, da weder die physikalische Untersuchung noch das Röntgenverfahren Aufschluß bringen.

Schwierig ist oft die Differentialdiagnose gegenüber den Pneumono-koniosen. Auch diese machen häufig zuerst über den Spitzen Symptome, sie schreiten gegen die Basis weiter und können ähnliche Temperaturen wie eine chronische Tuberkulose aufweisen. Im Beginn kann bisweilen die Tuber-kulinreaktion eine Wahrscheinlichkeitsdiagnose gestatten, im späteren Verlauf muß das dauernde Fehlen von Bazillen, die gleichmäßige Beteiligung beider Lungen, das Auftreten von starkem Emphysem und chronischer Bronchitis im Gebiet der Unterlappen die Diagnose einer Tuberkulose erschüttern. Wichtig ist das Röntgenbild (vgl. den instruktiven Fall S. 1684 und die Bemerkungen S. 1688). Besonders schwierig ist die Diagnose oft deshalb, weil sich bei einer Pneumonokoniose häufig eine Tuberkulose einstellt.

Die chronische Pneumonie kann auch oft differentialdiagnostische Schwierigkeiten machen. Findet man bei chronisch-pneumonischen Erscheinungen dauernd keine Tuberkelbazillen, so wird die Diagnose der chronischen, nichttuberkulösen Pneumonie wahrscheinlich. Aber auch hier kann sich, trotz des Fehlens von Bazillen, die Krankheit schließlich doch als tuberkulös erweisen.

Es gibt noch eine Reihe von Krankheiten, an die man immer denken soll, wenn man bei einer anscheinenden Tuberkulose dauernd keine Bazillen im Auswurf findet:

Lungenabszeß. Die Entwicklung ist meistens akuter, mit der Zeit tritt eine Demarkation des Abszesses ein. Das wichtigste Unterscheidungsmerkmal ist aber, daß bei der Lungentuberkulose sozusagen nie Parenchymfetzchen ausgehustet werden, ohne daß Tuberkelbazillen zu finden sind.

Lungengangrän. Übler Geruch kommt bei der Phthise nur vorübergehend und in geringerem Maße vor. Findet man dauernd aashaft riechendes Sputum ohne Tuberkelbazillen, so darf man die Diagnose einer Phthise ruhig fallen lassen.

Lungensyphilis. Die Differentialdiagnose ist oft schwierig und wird bei der Seltenheit der Krankheit leicht verfehlt. Daher kommt es, daß an den Lungenkurorten am meisten Gelegenheit ist, Lungensyphilis zu sehen. Charakteristisch soll der trockene Husten und das Fehlen von Rasselgeräuschen bei ausgedehnter Dämpfung sein. Man kann die Verwechslungen nur vermeiden, wenn man in jedem irgendwie verdächtigen Fall die Wassermannreaktion vornimmt. Selbstverständlich gibt es unter den Tuberkulösen genug Menschen mit latenter Lues, aber wenn bei einem Menschen mit den Erscheinungen einer Phthise, bei der die Tuberkelbazillen vollständig fehlen, die luetische Infektion nachgewiesen ist, so ist man berechtigt, die Diagnose ex juvantibus zu versuchen und eine antiluetische Kur einzuleiten. Über das Röntgenbild vgl. das Kapitel Lungensyphilis.

Der Lungenkrebs kann häufig zu Verwechslungen Anlaß geben. Charakteristisch ist häufig das lange Freibleiben der Spitze, der starke Husten, die Kompressionserscheinungen, der spärliche, oft typisch himbeergeleeartige Auswurf, das große Schwächegefühl und die häufige Beteiligung der Pleura. In den meisten Fällen unterstützt die Röntgenuntersuchung die Diagnose und kann sie sogar entscheiden.

Ähnliches gilt vom Sarkom der Lunge.

Echinokokkus. Gewöhnlich entscheidet das Röntgenbild die Differentialdiagnose, indem bei der Lungentuberkulose kaum je so zirkumskripte scharf begrenzte Schatten zustande kommen.

Aktinomykose. Die Differentialdiagnose kann oft sehr schwierig sein, namentlich in Ländern, in denen die Aktinomykose selten ist. Die genaue mikroskopische Untersuchung wird oft die Entscheidung bringen.

Bei allen diesen Krankheiten kann aber auch eine Kombination mit Tuberkulose vorliegen, so daß unter Umständen der positive Bazillennachweis nicht entscheidet. Deshalb werden Fehldiagnosen immer vorkommen, aber umgekehrt kann beim Fehlen von Bazillen die richtige Diagnose oft gestellt werden, wenn man an diese Krankheiten denkt.

Über Streptotrichose, Pneumonomykose und Rotz, die alle sehr selten sind, vgl. die einzelnen Kapitel.

Aus dem Gesagten geht hervor, daß der Nachweis der Bazillen im Sputum auch in scheinbar sicheren Fällen von Phthise nicht überflüssig ist. Über die Untersuchung vgl. S. 1600.

Diagnose der lobären käsigen Pneumonie. Leicht ist die Diagnose, wenn sich bei einer chronischen Lungentuberkulose die Zeichen einer lobären Infiltration einstellen, gleichzeitig Temperatur und Puls in die Höhe gehen und der Patient rasch verfällt. Erfolgt die Krankheit scheinbar aus voller Gesundheit, so ist die Diagnose schwieriger. Tuberkulöse Antezedenzien können auf die richtige Spur führen. Wichtig ist, daß man bei jeder lobären, besonders bei jeder nicht typischen Lungenentzündung auch an die Möglichkeit einer käsigen Pneumonie denkt und das Sputum auf Tuberkelbazillen untersucht. Das Röntgenbild bietet in der Regel wenig, da es nicht erkennen läßt, welcher Natur der lobäre Schatten ist.

Differentialdiagnose. In vielen Fällen wird man zuerst die Diagnose auf kruppöse Pneumonie stellen. Aber jede atypisch beginnende Lungenentzündung soll, besonders wenn sie bei einem schon vorher tuberkulösen oder tuberkuloseverdächtigen Individuum auftritt, an die Möglichkeit einer spezifischen Pneumonie erinnern. Ein unregelmäßiger Fieberverlauf, geringe Dyspnoe, blasses Aussehen, geringe Leukozytenwerte im Blut, starke Diazoreaktion sind weitere Verdachtsmomente, ebenso das Fehlen von Pneumokokken im Sputum. Dagegen schließt ihre Anwesenheit die Diagnose einer käsigen Entzündung nie aus. Von größter Wichtigkeit ist ein grünlicher, glasiger Auswurf. Die Röntgenuntersuchung ergibt bisweilen einen mehr wolkigen Schatten als bei der Pneumokokkenerkrankung, doch sind die Diferenzen zu unsicher, um die Diagnose zu stellen. Das Wichtigste und Entscheidende ist immer der Nachweis der Bazillen im Sputum, der aber oft erst nach langem Suchen und mit vieler Mühe gelingt.

Diagnose der lobulär-exsudativen Phthise. Die ausgebreitete lobuläre tuberkulöse Pneumonie macht solche Veränderungen an den Lungen und solche Infektionssymptome, daß man ohne weiteres an Tuberkulose denkt. Der Nachweis der Tuberkelbazillen gelingt meistens leicht und die Diagnose der Lungentuberkulose ist gewöhnlich bald erbracht. Die Diagnose der exsudativ-pneumonischen Form ergibt sich dann teilweise aus den physikalischen Symptomen, dem Zeichen zerstreuter Herde und ihrer raschen Ausbreitung, teilweise aus den Zeichen einer schweren rasch progressiven Allgemeinstörung. Die hohe, oft hektische Temperatur, Appetitlosigkeit, Gewichtsabnahme, sind für exsudative Phthise charakteristisch. Gute Dienste leistet oft die Senkungsreaktion der roten Blutkörperchen, die viel stärker beschleunigt ist als bei der produktiven Phthise.

Leicht ist die Diagnose bei vorgeschrittenen Fällen mit deutlicher Kavernenbildung. Auch beginnende Fälle sind leicht zu erkennen, wenn sie sich an eine Haemoptoe anschließen. Wenn das Fieber nicht nach wenigen Tagen zurückgeht, taucht der Verdacht auf eine lobulär-pneumonische Verbreitung der Lungentuberkulose auf, und die weitere Beobachtung bestätigt ihn nach kurzer Zeit.

Sonst ist die Diagnose bei beginnenden Fällen oft schwierig. Die tuberkulöse Natur der Krankheit wird zwar durch Sputumuntersuchung bald festgestellt, doch kann das Sputum oft längere Zeit fehlen. Aber auch die Erkennung der Form der Tuberkulose kann Schwierigkeiten bereiten.

Hier leistet das Röntgenbild oft wertvolle Dienste. Die lobulären Herde stellen sich als mehr oder weniger ausgedehnte, immer aber die Größe eines Azinus überschreitende, wenig intensive und wenig scharf begrenzte Schatten dar, die häufig in ihrem Zentrum eine stärkere Schattenintensität erkennen lassen. Sind die Herde dicht beieinander, so konfluieren die Schatten zu einer marmorierten, wolkigen Trübung. Wenn Kavernen vorhanden sind, so können sie als Aufhellungen sichtbar werden, ihre Erkennung im Rötngenbild ist aber nicht immer leicht, weil die Kapselbildung fehlt oder gering ist, und deshalb die Kavernenaufhellung von normalem, zwischen dem kranken liegenden Lungengewebe oft nicht zu unterscheiden ist. Auch sonst ist oft die Unterscheidung zwischen käsig-pneumonischen und nodös produktiven Herden nicht leicht. Die Art der Aufnahmetechnik, die Entfernung des Herdes von der Platte bedingen bei gleicher physikalischer Beschaffenheit des Krankheitsherdes oft ganz verschiedene Bilder, und wir können oft unmöglich voraussagen, wie ein Herd von bestimmter Beschaffenheit und Lage bei einer bestimmten Technik im Röntgenbild aussehen muß. Jedenfalls darf das Röntgenbild allein ohne Rücksicht auf die übrigen Symptome die Diagnose nie entscheiden.

Selbstverständlich sagt es uns nichts aus über eine tuberkulöse oder nichttuberkulöse Natur vorhandener Verdichtungen.

Nach einer Haemoptoe kann aus einem Röntgenbild nicht einmal ohne weiteres erkannt werden, ob eine Aussaat vorliegt. Die Überschwemmung der Lungen mit Blut erzeugt oft Röntgenbilder, die von multiplen azinösen oder lobulären käsigen Pneumonien nicht zu unterscheiden sind. Größere Lungenpartien können mit Flecken übersät sein, die das Blut im Lumen der Acini oder Lobuli darstellen und oft lange bestehen bleiben. Wenn sich daraus käsige Lobulärherde entwickeln, so bleibt das Bild zunächst unverändert, und erst mit der Zeit kann man aus der Persistenz der Flecken und aus ihrem Übergang in unregelmäßige Schatten von verschiedener Größe die Bildung käig-pneumonischer Herde erkennen. Aber auch unspezifische Pneumonien können durch das Blut hervorgerufen werden und längere Zeit die Röntgendiagnose erschweren (vgl. Cardis).

Differentialdiagnose. Wenn Bazillen im Auswurf nicht nachgewiesen sind, kommen verschiedene nicht tuberkulöse Krankheiten in Frage. Bisweilen können die Allgemeinerscheinungen so im Vordergrund stehen, daß man an einen Abdominaltyphus denkt. Oft macht die Krankheit den Eindruck einer chronischen „Influenza". Meistens wird man aber, wie bei jeder nicht ganz klaren fieberhaften Affektion, an eine Tuberkulose denken und nach einiger Zeit die Bazillen nachweisen können.

Wenn der Bazillennachweis geleistet ist, so kann immer noch eine andere Krankheit bei jemand vorliegen, der zufällig an einer chronischen Tuberkulose leidet. Doch ist dieses Zusammentreffen selten.

Schwieriger kann die Differentialdiagnose zwischen exsudativer und produktiver Lungentuberkulose sein. Daß das Röntgenbild die Entscheidung nicht immer zuläßt, wurde schon erwähnt. Bei beginnenden Fällen weiß man auch nicht, ob eine richtige exsudative Phthise vorliegt oder das exsudative Frühstadium einer Tuberkulose, die später anders verlaufen wird. Man sei deshalb in der Beurteilung vorsichtig.

Entscheidend ist die Röntgenuntersuchung dagegen für die Differentialdiagnose gegenüber der Miliartuberkulose.

Diagnose der zirrhotischen Phthise. Die Voraussetzung der Diagnose ist der Nachweis der Schrumpfung eines größeren Lungenbezirkes, besonders der oberen Lungenpartien.

Der Nachweis gelingt aber oft nur mit Hilfe der Röntgenuntersuchung. Diese ist deshalb bei jedem Verdacht auszuführen. Sie orientiert auch über Ausdehnung und Intensität der Zirrhose, oft auch über das Vorhandensein von Kavernen oder Bronchiektasien.

Wenn eine Lungenzirrhose nachgewiesen ist, muß ihre tuberkulöse Natur festgestellt werden. Deshalb ist das Sputum immer wieder zu untersuchen, bis man einen positiven Befund erhebt.

Bei negativem Sputumbefund ist eine zirrhotische Phthise nicht ausgeschlossen. Niemals kann man aus dem Fehlen von Bazillen auf eine Heilung der Phthise schließen. Mit der Diagnose einer ausgeheilten Tuberkulose muß man sehr vorsichtig sein, sonst kann man Überraschungen durch plötzliche Verschlimmerung erleben.

Differentialdiagnose. Das Röntgenbild kann von Zirrhosen anderer Ätiologie oft schwer unterschieden werden. Besonders schwierig kann die Differentialdiagnose gegenüber einer Pneumonokoniose werden. Eine gleichmäßige Zeichnung auf beiden Lungenfeldern spricht für Staubinhalationskrankheit, ebenso ein relatives Freibleiben der Spitzenfelder. Doch muß man daran denken, daß bei der Pneumonokoniose eine gutartig verlaufende zu Zirrhose neigende Tuberkulose nicht selten ist. Syphilitische Indurationen sind auf einzelne Bezirke eines Lungenfeldes beschränkt, ebenso die Residuen einer indurierenden Pneumonie. Im Beginn der Erkrankung kann eine Aktinomykose, eine Aspergillose usw. in Frage kommen.

Am häufigsten ist eine Verwechslung mit Bronchitis und Bronchiektasien. Aber jede andere zu Husten oder leichten Allgemeinstörungen führende Krankheit kann ähnliche Symptome machen, chronische Katarrhe der oberen Luftwege, Karzinome usw. Vor Verwechslungen schützt einzig die Röntgenuntersuchung oder der Nachweis von Tuberkelbazillen

Diagnose der kavernösen Phthise. Die sicheren Kavernensymptome, wie Schallwechsel, Metallklang, bei Stäbchenplessimeterperkussion, amphorisches Atmen, metallisch klingende Rasselgeräusche usw. (vgl. S. 1078 und 1563), kommen nur bei glattwandigen Höhlen von regelmäßiger Gestalt und gewisser Größe zustande. Bei der Mehrzahl der Kavernen, selbst der alten und verhältnismäßig gereinigten, sind diese Bedingungen nicht verwirklicht. Hört man über einem beschränkten Bezirk dauernd Bronhialatmen und klingende Rasselgeräusche, so kann daraus unter Berücksichtigung des übrigen Befundes die Diagnose oft mit ziemlich großer Sicherheit gestellt werden. Aber recht zahlreich sind die Fälle, in denen man nur eine geringfügige Veränderung des Atemgeräusches und wenige Rasselgeräusche, und auch das nur vorübergehend, hören kann. Jaquerod macht darauf aufmerksam, daß man Bronchialatmen und Rasselgeräusche an der Stelle der Kaverne in manchen Fällen nur im Moment hört, wenn der Patient (vorzugsweise am Morgen) spontan hustet, während am ganzen übrigen Tag auch bei willkürlichem Husten nichts zu hören ist.

Eine wertvolle Hilfe für die Diagnose der Kaverne ist das Röntgenbild, dessen Eigentümlichkeiten und dessen Leistungsgrenzen S. 1568 beschrieben sind. Nicht selten sind die „stummen Kavernen" (Cavernes muettes), die nur mit Hilfe der Röntgenaufnahme, oft ohne andere erkennbare Veränderungen des Bildes entdeckt werden. Sie sind wohl immer tuberkulösen Ursprungs, und ihre Erkennung ist deshalb außerordentlich wichtig, weil sich daraus später eine fortschreitende Phthise entwickelt, wie folgender Fall zeigt.

Bei einer Frau, die mit der Diagnose „chronische Bronchitis" in die Klinik eingewiesen wurde, zeigte das Röntgenbild einen Hohlraum mit Flüssigkeitsspiegel neben dem Hilus. Da trotz eifrigem Suchen im Sputum nie Tuberkelbazillen gefunden wurden und die Temperatur normal war, wurde die Diagnose einer tuberkulösen Kaverne fallen gelassen und eine Bronchiektasie angenommen. Aber nach einigen Jahren kam die Patientin wieder mit einer vorgeschrittenen Phthise und erlag ihrer Krankheit.

Elastische Fasern im Sputum sind Bestandteile von zerfallenem Lungengewebe, kommen also in der Regel aus Kavernen in anatomischem Sinne. Aber sie können auch aus der Bronchialwand stammen, also aus einer käsigen Bronchitis. Hauptsächlich aber braucht die Zerfallshöhle nur klein zu sein, also keine Kaverne im klinischen Sinne. Deshalb ist nur der reichliche Befund von elastischen Fasern für die Kavernendiagnose verwertbar, ferner das Vorkommen von Netzen elastischer Fasern in alveolärer Anordnung.

16. Die Prognose der Lungentuberkulose.

Die Prognostik der Lungentuberkulose hat seit der besseren Einteilung in verschiedene anatomische Formen große Fortschritte gemacht. Neben der Feststellung des anatomischen Charakters ist aber noch eine Anzahl von prognostisch wertvollen Hinweisen zu berücksichtigen, die für alle Fälle Geltung besitzen.

Von allgemeinen prognostischen Fragen würde am meisten interessieren, wie viel Fälle von Lungentuberkulose ausheilen und wie viele sterben. Diese Frage läßt sich für einzelne Formen, wie die fast ausnahmlos tödlichen pneumonischen und für die in mindestens 90% heilenden Spitzentuberkulosen beantworten. Aber bei der Spitzentuberkulose wissen wir nicht, wie viel Fälle der bisherigen Statistiken wir überhaupt als Krankheit bezeichnen dürfen, da nach Aschoff fast alle Menschen nicht nur einen Primäraffekt, sondern auch einen „Reinfekt" der Lunge durchmachen. Allen bisherigen Statistiken haftet neben allen anderen auch der Mangel an, daß die einzelnen Formen der Phthisen nicht getrennt wurden. Allerdings ergeben sie, daß auch Fälle des 2. und selbst des 3. Stadiums klinisch geheilt werden können, wenn auch zugegeben werden muß, daß man selbst bei großem Sektionsmaterial selten ausgedehnte geheilte Phthisen trifft im Gegensatz zu den häufigen Befunden geheilter Tuberkulosen, die sich nur wenig über das Gebiet der Spitze hinaus erstrecken.

Etwas besser unterrichtet sind wir über die Gesamtdauer der Krankheit bei tödlichen Fällen. Reiche berechnete für die Patienten, die von der Aufnahme in Lungenheilstätten ausgeschlossen wurden, eine durchschnittliche Lebensdauer von 43 Monaten. Dabei ist zu bemerken, daß sich unter seinen Patienten solche befanden, die wegen normal verlaufender, aber vorgeschrittener Krankheit abgewiesen wurden, die also wegen ungenügender Behandlung eine kürzere Lebensdauer als der Durchschnitt hatten, außerdem aber auch die akuten, von vorneherein prognostisch ungünstigen Fälle befinden. Stadler berechnete aus dem Material der Marburger Klinik eine durchschnittliche Lebensdauer von 6—7 Jahren. L. Steiner fand für tuberkulöse Arbeiter in der Großstadt 3 Jahre. Martha Schmidt hat aus den Krankengeschichten von 500 Fällen der Basler Klinik 46 Monate durchschnittlicher Dauer von dem in den Anamnesen angegebenen Beginn bis zum Tode, also eine ähnliche Zahl wie Reiche. Die anamnestischen Angaben über Krankheitsbeginn sind aber in der Regel zu kurz, und sie beziehen sich außerdem nur auf das Auftreten sinnfälliger Symptome, bisweilen auch auf die erste ärztliche Konsultation. Deshalb ist die durchschnittliche Lebensdauer vom Zeitpunkt der ersten Nachweisbarkeit an sicher erheblich länger. Noch größer würde sie, wenn man auch die geheilten Fälle einbeziehen könnte, was aber nicht möglich ist, da wir ihre Zahl nicht kennen.

M. Schmidt fand regelmäßige Unterschiede je nach dem Lebensalter. Die durchschnittliche Lebensdauer betrug beim Tode im Alter von

14—19 Jahren	(41 Fälle)	1 Jahr	und	5 Monate
20—29	,,	(122	,,	) 2	,,	,,	10	,,
30—39	,,	(135	,,	) 4	,,	,,	2	,,
40—49	,,	(79	,,	) 4	,,	,,	4	,,
50—59	,,	(68	,,	) 4	,,	,,	7	,,
60—69	,,	(40	,,	) 6	,,	,,	7	,,
70—79	,,	(15	,,	) 3	,,	,,	8	,,

Innerhalb der Altersklassen waren aber gewaltige Unterschiede zwischen der längsten und der kürzesten Lebensdauer.

In allen diesen Statistiken sind auch die akuten käsig-pneumonischen und die ausgesprochen zirrhotischen Formen inbegriffen. Da sie sich die Wage halten dürften, wird der Durchschnitt wohl auch für die gewöhnliche chronische Form gelten.

Die Prognose ist im einzelnen Falle außerordentlich schwierig. Scheinbar günstige Fälle können plötzlich eine Wendung zu rascher Progredienz nehmen, umgekehrt können Fälle, die aussichtlos schienen, später auffallend günstig verlaufen.

Die Prognose richtet sich teilweise nach den Eigentümlichkeiten des Falles, der Form und Ausbreitung der Lungenerkrankung und der Reaktion des Körpers auf die Infektion (Fieber, Abmagerung usw.), teilweise nach äußeren Faktoren, namentlich nach der Möglichkeit einer rationellen Therapie, auch nach der äußeren Lage des Kranken.

Nach Neuer und Feldweg zeigen Patienten mit asthenischem Habitus eine stärkere Neigung zu Allgemeinsymptomen und toxischen Erscheinungen und geben auch im ganzen eine schlechtere Prognose.

Reichlicher Auswurf mit vielen elastischen Fasern und zahlreichen Tuberkelbazillen ist, namentlich im Beginn der Krankheit, ein schlechtes Zeichen. Vollständiges dauerndes Verschwinden der Bazillen ist oft, aber nicht immer, der Ausdruck der Heilung. Geringfügige Schwankungen des Bazillengehaltes dürfen gar nicht, größere nur mit Vorsicht für die Stellung der Prognose verwertet werden.

Wichtig ist in der Regel die Berücksichtigung des Ernährungszustandes. Je besser dieser ist, und je leichter er sich namentlich heben läßt, um so günstiger darf die Prognose im ganzen gestellt werden. Doch gibt es auch hier Ausnahmen.

Fast ebenso wichtig ist das Verhalten der Temperatur. Die Höhe des Fiebers geht im allgemeinen dem Fortschritt der Krankheit parallel. Doch gibt es auch Fälle, die anfänglich fieberfrei verlaufen und dennoch plötzlich rasche Fortschritte machen, andererseits solche, bei denen hohes, lange dauerndes Fieber plötzlich zur Norm herabsinkt und eine vollständige Heilung eintritt. Auch die Art des Fiebers ist wichtig. Am schlechtesten ist die Prognose bei der Febris hectica, am günstigsten bei den Fällen mit geringen abendlichen Temperatursteigerungen. Als ungünstiges Zeichen gilt, wenn die Temperatur nicht am Abend, sondern am Mittag ihren Höhepunkt erreicht..

Eine prognostische Bedeutung der Reaktion auf Antipyretika nimmt Königer an (vgl. S. 1674).

Eine prognostische Bedeutung kommt auch der Senkungsreaktion der roten Blutkörperchen zu. Sie ist, wie das Fieber, ein Ausdruck des momentanen Zustandes, und ihre Schwankungen sind namentlich für die Prognosestellung wichtig. Westergreen hält auch die absoluten Zahlen für wichtig, besonders bei beginnenden Fällen, wichtiger als die Temperatur. Er stellte durch Nachuntersuchungen fest, daß von den Patienten, die im Beginn der Krankheit eine stark beschleunigte Senkungsreaktion zeigten, nach 3—4 Jahren weniger am Leben waren als von denen mit geringer Beschleunigung. Werte von mehr als 40 mm in der Stunde bei inzipienter Phthise hält er für eine ernste Mahnung.

Daß die Prognose um so günstiger ist, je besser die Möglichkeiten für eine zweckentsprechende Behandlung sind, ist selbstverständlich. Am meisten Aussicht auf Dauerheilung haben die Patienten, die gleich beim Beginn der Erkrankung in ein Hochgebirgssanatorium gebracht werden und nach erfolgter Heilung mehrere Jahre im Höhenklima bleiben können. Auch von der Möglichkeit, einen ungünstigen Beruf aufzugeben und in guten sanitären Verhältnissen leben zu können, hängt die Vorhersage ab. Bei vielen Fällen sieht man, daß sie durch eine Sanatoriumsbehandlung geheilt werden, daß aber sofort nach der Rückkehr in die Arbeit und in die frühere häusliche Umgebung die Krankheit wieder ausbricht. Ärzte aus Gegenden, in denen die Bevölkerung vielfach vom Ackerbau zur Fabrikarbeit überging, erzählen, daß dabei häufig Tuberkulose auftrat, und daß von den erkrankten Arbeitern, die wieder zur landwirtschaftlichen Arbeit zurückkehrten, ein großer Teil geheilt wurde.

Der Einfluß der Therapie bringt es mit sich, daß die Prognose im ganzen um so günstiger ist, je besser finanziell der Kranke gestellt ist. Die Möglichkeit, sich zu schonen und bei jeder Verschlimmerung die Arbeit ganz auszusetzen, erneute Kuren vorzunehmen usw., läßt eine Dauerheilung viel eher erwarten als ungünstige äußere Verhältnisse. Aber außer der finanziellen Lage kommt noch ganz wesentlich die psychische Eigentümlichkeit des Patienten in Betracht. Leichtsinnige Kranke und solche, die sich nicht entschließen können, den ärztlichen Weisungen zu folgen, solche, die sich nach dem ,,Naturheilverfahren'' behandeln oder das Heil im Sport suchen, erliegen ihrer Krankheit trotz den glänzenden finanziellen Verhältnissen.

Die Psyche des Kranken hat aber auch insofern Einfluß, als eine ungünstige Gemütsverfassung, übermäßige Furcht vor der Krankheit und pessimistische Anschauung häufig die Ernährung beeinträchtigen und dadurch das Fortschreiten der Erkrankung begünstigen (s. besonders Turban).

Prognose der einzelnen Formen der Lungentuberkulose. Die Ausdehnung des Lungenprozesses hat natürlich eine gewisse prognostische Bedeutung, aber nur in Verbindung mit dem anatomischen Charakter dieses Prozesses.

Prognose der Spitzentuberkulose. S. 1548 f. wurde erwähnt, daß nach den vorliegenden Statistiken etwa $7^0/_0$ der Spitzentuberkulosen zu einer progressiven Phthise führen. Diese $7^0/_0$ zu erkennen, muß das Ziel der Prognose sein. Es kann bis zu einem gewissen Grad erreicht werden durch sorgfältige Beobachtung des Falles, durch Feststellung auch geringfügiger Fortschritte des physikalischen und Röntgenbefundes und der Allgemeinsymptome. W. Neumann bezeichnet die durch geringen physikalischen und Röntgenbefund und offensichtlich schwere Störung des Allgemeinbefindens ausgezeichneten Formen als die hauptächlichste Frühform der progressiven chronischen Phthise. Über seine weitere Einteilung der Spitzentuberkulose und ihrer Prognose vgl. S. 1549.

Prognose des Frühinfiltrats. Die Prognose des Frühinfiltrats ist je nach seiner weiteren Entwicklung verschieden. Die verschiedenen Entwicklungsformen des Frühinfiltrates (Rückbildung, Schrumpfung, Kavernenbildung, Übergang in chronische oder akute Phthise) können meistens frühzeitig erkannt werden, wenn die Fälle nach dem Abklingen der Fieberperiode genau weiter beobachtet werden. Auch bei ungünstiger Entwicklung kann richtige Therapie (frühzeitiger Pneumothorax!) die Prognose günstig gestellt werden. Ohne diese ist sie im Durchschnitt ziemlich schlecht. Jeckert mußte in den ersten Jahren nach der Entdeckung des Frühinfiltrats $28^0/_0$ Todesfälle feststellen.

Prognose der azinös-nodösen und gemischten Phthise. Wenn aus einem an der Spitze oder an einer anderen Stelle lokalisiertem Herd oder von einem Frühinfiltrat aus eine etwas ausgedehntere Erkrankung von vorwiegend azinös-nodösem Charakter entstanden ist, so ist die Prognose noch nicht schlecht. Vom 2. Turban-Gerhardtschen Stadium heilt immer noch ein ziemlich großer Teil definitiv. Die Statistiken von Heilstätten ergeben, daß nach 7 Jahren noch mehr als die Hälfte der Patienten lebt. Im 3. Stadium sinkt die Zahl der Überlebenden sehr rasch. Allerdings können auch schwere Fälle schließlich doch noch zur Heilung kommen, wie Turban gezeigt hat.

In bezug auf die Lebensdauer und auf die Leistungsfähigkeit während des Lebens sehen wir im ganzen eine Parallelität mit dem anatomischen Charakter von dem Extrem der ganz oder vorwiegend zirrhotischen Phthise mit allen Übergängen über die Reihe der azinös-nodösen und gemischten Formen bis zum anderen Extrem der käsigen Lobärpneumonie. Es gibt aber auch Ausnahmen, und manche selbst bei der Sektion noch rein azinös-nodöse Phthise kann im Verlauf eines Jahres oder noch weniger zum Tode führen (Beispiele bei Gräff und Küpferle), allerdings oft nicht durch die Lungenerkrankung allein, sondern durch eine Darmtuberkulose oder eine andere Komplikation. Und dann ist nie vorauszusagen, ob eine jetzt scheinbar oder wirklich rein nodös-zirrhotische Form nicht plötzlich exsudativ wird.

Prognose der kavernösen Phthise. Die Bedeutung der Kavernen für das Fortschreiten der Phthise wurde S. 1553 und 1625 erwähnt. Bei jeder Form der Tuberkulose wird die Prognose durch vorhandene Kavernen bedeutend verschlechtert. Allerdings können auch ausgedehnte Kavernen ausheilen, selbst ohne operative Eingriffe, wie gegenüber dem Pessimismus vieler Anatomen (Graeff, Schmincke usw.) Turban und Staub, Jaquerod u. a. mit einwandfreien Röntgenbildern bewiesen haben. Aber das sind Ausnahmen, die die Regel bestätigen. Bei isolierten Kavernen kann nach jahrelangem Wohlbefinden plötzlich eine Dissemination erfolgen.

Ungünstig galt von jeher der Beginn an einer anderen Stelle als an der Spitze. Durch die neueren Erfahrungen über das Frühinfiltrat und über die Prognose der Spitzentuberkulose sehen wir diese Tatsache jetzt in einem anderen Licht Als Erfahrungstatsache gilt auch, daß im ganzen die auf der linken Seite beginnenden Erkrankungen ungünstiger verlaufen als die rechts beginnenden.

Prognose der fibrösen Phthise. Selbst ausgedehnte zirrhotische Phthisen geben eine verhältnismäßig gute Prognose. Zum mindesten ist eine längere Lebensdauer als bei allen anderen Formen zu erwarten. Man muß aber immer damit rechnen, daß plötzlich eine exsudativ-käsige Tuberkulose entstehen kann und daß sich später oft chronische Bronchitiden Bronchiektasien und Emphysem entwickeln, die neben der ohnehin schon bestehenden Zirkulationsstörung gefährlich werden können.

Prognose der käsig-pneumonischen Form. Die käsige Lobärpneumonie führt in der Regel in wenigen Monaten, bisweilen sogar schon in einigen Wochen zum Tode. Eine relative Heilung kann durch Ausstoßen käsiger Massen und Ausbildung einer Kaverne eintreten. Das ist aber selten, und von diesen Kavernen aus entsteht immer wieder eine Aussaat, die im günstigsten Fall einen vorwiegend produktiven Charakter hat und dem Leben erst nach einigen Jahren ein Ende macht. Wirkliche Heilung ist erst einmal beobachtet worden (vgl. S. 1535).

Die lobulär-exsudative Phthise kann ebenso rasch zum Tode führen. Gewöhnlich dauert sie etwas länger Sie kann auch in eine mehr produktive Tuberkulose übergehen, und das Leben kann noch einige Jahre erhalten bleiben.

17. Prophylaxe und Therapie der Lungentuberkulose.

Die Mehrzahl der Menschen erleidet im Laufe des Lebens eine tuberkulöse Infektion der Lungenspitzen, aber nur der kleinere Teil erkrankt an einem progressiven Leiden.

Das Ziel der ärztlichen Tätigkeit kann also nicht darin bestehen, jede tuberkulöse Infektion zur Ausheilung zu bringen, sondern zu verhüten, daß die Infektion zur fortschreitenden Erkrankung führt. Die Aufgabe ist also die Erhöhung der Resistenz gegenüber den im Körper schon vorhandenen oder den von außen eindringenden Bazillen. Diese Art von Prophylaxe ist, wenigstens in vielen Fällen, in Wirklichkeit eine Therapie des infektiösen Zustandes. Namentlich bei der „Prophylaxe" bei „Schwächlichen" oder „Anämischen, „besonders Gefährdeten" handelt es sich um die Herstellung eines Grades von Allergie, der dem Weiterschreiten der Tuberkulose Einhalt gebietet.

Die Prophylaxe muß aber auch aus dem Grunde besprochen werden, weil der Arzt immer auch die Aufgabe hat, die Umgebungen des Patienten zu schützen.

a) Prophylaxe.

Da die vollständige Beseitigung der Infektionsgefahr unmöglich ist, kommt nur eine Verminderung dieser Gefahr, oder eine Erhöhung der Resistenz, oder endlich, was das Ideal wäre, eine Schutzimpfung in Frage.

α) Die Schutzimpfung gegen Tuberkulose.

Der Gedanke an eine Schutzimpfung lag schon zu einer Zeit nahe, als man noch nicht an die allgemeine Durchseuchung der Menschheit in unseren Gegenden glaubte. Seither drängt er sich gebieterischer auf.

Die prophylaktische Tuberkulinbehandlung, von der man eine Verhinderung der Infektion für möglich gehalten hatte, hat schon deshalb keine Aussicht auf Erfolg, weil die Erzeugung einer Immunität gegen die Infektion durch Tuberkulin sogar im Tierversuch bisher noch kaum gelungen ist (vgl. S. 1451).

Erfolge einer Impfung mit toten Bazillen sind nach den bisherigen Ergebnissen der Tierversuche nicht ausgeschlossen, und neuerdings hat Langer von positiven Erfolgen berichtet (vgl. S. 1451, 1453).

Eine Impfung mit virulenten Bazillen in kleinen Mengen ist von Webbs versucht worden, neuerdings von Selter und von Möller, doch hat bisher noch niemand Versuche in größerem Umfange gewagt.

Versuche mit abgeschwächten Bazillen haben schon Koch und v. Behring in großem Maßstabe an Rindern angestellt. Seither ist auch beim Menschen eine Impfung versucht worden. Großes Aufsehen erregten die Mitteilungen F. F. Friedmanns, der mit einem aus einer Schildkröte gezüchteten Stamm immunisatorische und heilende Wirkungen erzielt haben wollte. Die zuerst auch zu prophylaktischen Zwecken ausgeführten Impfungen bei Kindern (Erich Müller) sind nicht in größerem Maßstabe weitergeführt worden, weil die Erfahrungen bei der therapeutischen Anwendung nicht dazu ermunterten.

Schutzimpfungen in großem Maßstabe sind bisher nur mit dem Bacillus Calmette-Guerin (B. C. G.) vorgenommen worden. Calmette verwendet einen Tuberkelbacillus, der durch jahrelange Weiterzüchtung auf rindergallenhaltigen Nährböden avirulent geworden ist. Da er annimmt, daß die Bazillen beim Neugeborenen durch die intakte Darmwand eindringen können, läßt er die Bazillen innerhalb der ersten Lebenstage in drei Dosen innerhalb 48 Stunden mit der Milch eingeben. Seit der Veröffentlichung der Methode sind schon mehr als 100 000 Neugeborene geimpft worden. Calmette hat Statistiken über glänzende prophylaktische Resultate mitgeteilt. Die wenigen veröffentlichten Schädigungen sind nach der Ansicht der meisten Autoren nicht einwandfrei. Dagegen werden sowohl die experimentellen Grundlagen als auch die Beweiskraft der Statistiken bestritten (vgl. Kraus im Handbuch der pathologischen Mikroorganismen, Berger, Hunziker und A. Staehelin).

β) Beschränkung der Infektionsgelegenheiten.

Die Verstopfung oder Beschränkung der Infektionsquellen kann, soweit sie durchführbar ist, mit Sicherheit die Todesfälle an Tuberkulose im frühesten Kindesalter verhüten, von den Todesfällen im späteren Alter dagegen nur die, die das Ende einer durch Superinfektion entstandenen Krankheit sind (abgesehen von der bei uns sehr seltenen primären Infektion bei Erwachsenen). Wenn die gegenwärtig herrschende Ansicht richtig ist, daß die Lungentuberkulose des Erwachsenen nur ganz ausnahmsweise durch Superinfektion, dagegen fast immer durch Metastasierung aus dem seit der Jugend im Körper, fast immer in den Lymphdrüsen vorhandenen Herd zustande kommt, so kann eine Beschränkung der Infektionsgelegenheit nur einen kleinen Teil der Erwachsenenphthisen verhüten. Aber auf S. 1481 f. wurde ausgeführt, daß eine Erkrankung durch Superinfektion im Erwachsenenalter wenigsten für einen Teil der Phthisen als sichergestellt zu erachten ist und daß man Grund hat, dieses Ereignis häufiger zu vermuten als vielfach angenommen wird. Deshalb ist die Prophylaxe zwar für die erste Kindheit am wichtigsten, darf aber auch gegenüber den Erwachsenen nicht vernachlässigt werden.

Da der hustende Phthisiker fast die einzige in Betracht kommende Infektionsquelle ist, wäre die Isolierung aller offenen Lungentuberkulosen das Ideal der Tuberkulosebekämpfung. Da sie nur in beschränkter Weise durchführbar ist, müssen wenigstens die Ausscheidungen, vor allem der Auswurf, unschädlich gemacht werden.

Unschädlichmachung des Auswurfs. Das Gefährlichste ist der Auswurf der Phthisiker. Dieser muß daher in erster Linie unschädlich gemacht werden. In Spitälern ist das leicht zu erreichen. Das vielfach übliche Auffangen des Sputums in desinfizierenden Lösungen ist dabei gar nicht notwendig, sondern nur die gründliche Reinigung der Gläser.

Viel schwieriger ist die Unschädlichmachung des Auswurfs bei den vielen Phthisiker, die in ihrem Hause weilen oder der Arbeit nachgehen, wenn kein gesetzliches Spuckverbot möglich wäre, wie es in amerikanischen Staaten besteht. Bis zum Erlaß eines solchen ist man auf die Belehrung des einzelnen Lungenkranken angewiesen. Freilich nützt hier der Hinweis auf die Gefährdung anderer nicht viel. Man muß sich schon mit der frommen Lüge helfen, daß dem Patienten das Einatmen des Sputumstaubes selbst Gefahr bringe. Die allgemeine Aufklärung hat übrigens in den letzten Jahrzehnten in den meisten Ländern zu einer gründlichen Änderung der Sitten und zu einer bedeutenden Verminderung der Spuckgefahr geführt.

Das Auffangen des Sputums geschieht bei ambulanten Patienten am besten in Fläschchen, von denen verschiedene im Handel sind. Zu vermeiden sind die mit federnden Klappdeckeln versehenen, weil sie leicht verschmiert werden und sich schlecht reinigen lassen. Unbemittelte Phthisiker sollten die Spuckfläschchen umsonst geliefert bekommen. In Werkstätten, öffentlichen Lokalen usw. sollten überall Spucknäpfe vorhanden sein.

Isolierung der Phthisiker. Die Schwindsüchtigen in den Spitälern müssen in besonderen Räumen isoliert werden. Doch müssen diese Räume so beschaffen sein, daß die Verlegung eines Patienten in dieselben keine allzu große Grausamkeit darstellt. Am besten ist es, wenn die Phthisensäle besondere Einrichtungen für Freiluftkur haben; dann kann man den Kranken verlegen, um ihn dieser Wohltat teilhaftig werden zu lassen. Ein großer Vorteil ist es, wenn besondere Zimmer für Leichtkranke und Schwerkranke vorhanden sind. Für einen Leichtkranken ist es zwar nicht gefährlich, im gleichen Raume wie solche Patienten zu liegen, die massenhaft Bazillen aushusten, es kann aber leicht vorkommen, daß bei den Leichtkranken Patienten sich befinden, bei denen die Diagnose irrtümlich gestellt ist, und die durch das Zusammenleben mit offenen Tuberkulosen gefährdet sein würden. Selbst da, wo Phthisikerabteilungen bestehen, kommt es noch häufig genug vor, daß ein Kranker, bei dem die Diagnose nicht sofort gestellt wird, kürzere oder längere Zeit zwischen nicht tuberkulösen Individuen liegt. Ist aber das Krankenhaus sonst gut eingerichtet, stehen die Betten nicht zu nahe aneinander und wird alles sauber gehalten, so entsteht dadurch keine Gefahr für die anderen Kranken.

Schwieriger ist die Isolierung der Phthisiker, die nicht ins Krankenhaus eintreten. Das Idealste wäre die zwangsweise Verbringung aller Schwerkranken in die Spitäler. In Dänemark, wo die Tuberkulosebekämpfung das Hauptgewicht darauf gelegt hat, die Hospitalisierung der Phthisiker zu fördern, ist die Tuberkulosemortalität am raschesten von allen europäischen Staaten gesunken. Da das aber nicht möglich ist, muß zum mindesten der Eintritt der Schwindsüchtigen in die Krankenhäuser mit allen Mitteln gefördert, für eine geeignete

Zahl von Betten für Tuberkulöse gesorgt und diesen der Aufenthalt im Krankenhause so angenehm wie möglich gestaltet werden. Die Errichtung besonderer
Spitäler für Lungenkranke ist für große Städte zu empfehlen, weil in diesen
der Betrieb billiger ist als in den anderen Krankenhäusern, so daß die vorhandenen Mittel zur Verpflegung von mehr Kranken ausreichen. In der
Wohnung muß der Lungenkranke so viel als möglich isoliert werden, er soll
allein schlafen, er soll die anderen nicht küssen usw.

Es sei noch hervorgehoben, daß Lupuskranke ebenfalls eine Gefahr für ihre Umgebung bilden wie die Schwindsüchtigen, und daß deshalb die Bekämpfung des Lupus
auch von Wichtigkeit ist. Aber auch die Tuberkulide spielen bei der Verbreitung der
Tuberkulose vielleicht eine, bis jetzt vielleicht zu wenig gewürdigte Rolle.

Wohnungshygiene. Von größter Wichtigkeit ist die Durchführung einer
guten Wohnungshygiene. Diese ist zum Teil durch Niederreißen ungesunder
Häuser und Errichtung guter Wohnungen (durch Staat, Gemeinden und ge-
meinnützige Vereine), zum Teil durch Belehrung der Insassen zu erreichen.
Je heller und geräumiger die Wohnung, um so geringer ist die Gefahr, daß
ein Lungenkranker alle Wohungsgenossen infiziert, um so eher wird auch die
Wohnung sauber gehalten. Durch Belehrung ist dafür zu sorgen, daß beim
Reinigen kein Staub aufgewirbelt und nur feucht aufgewischt wird.

Befindet sich ein Lungenkranker in der Wohnung, so muß er, wie schon
erwähnt, nach Möglichkeit isoliert werden. Stirbt er, so ist die Wohnung zu
desinfizieren, ebenso wenn die Familie auszieht.

Nicht nur die Erziehung zur Reinhaltung der Wohnung, sondern die
Erziehung zur Sauberkeit überhaupt ist ein wichtiges Mittel im Kampf
gegen die Tuberkulose. Wer sich die Hände wäscht, wird viel weniger in
Gefahr kommen, Tuberkelbazillen aufzunehmen als wer mit Händen an denen,
Straßenstaub oder Schmutz von Treppengeländern usw. klebt, sein Mahlzeiten verzehrt. Wo es als selbstverständlich gilt, daß beim Husten die Hand
vor den Mund gehalten wird, wird ein Phthisiker eine viel geringere Gefahr
für seine Umgebung bilden als wo man seinem Mitmenschen ins Gesicht
hustet usw.

Ein bisher noch nicht genügend berücksichtigtes Gebiet ist die Wohnungshygiene
an Kurorten. Da wo alles für Tuberkulöse eingerichtet ist wie in Davos und Arosa, bestehen Vorschriften für die Desinfektion der Zimmer usw., die die Gefahr für die Nichttuberkulösen auf ein Minimum reduzieren. Gefährlich sind dagegen die Orte, die angeblich keine Tuberkulösen aufnehmen, wie manche südlichen Kurorte und zahlreiche Höhenstationen. Die Tuberkulösen drängen sich dorthin, teilweise weil sie fürchten, durch die
Berührung mit schwerer Kranken noch stärker infiziert zu werden, teilweise weil sie das
Odium eines Lungenkurortes vermeiden wollen, teilweise weil sie gar nicht glauben tuberkulös zu sein. Es länge im Interesse der Kurorte selbst, wenn eine Anzeigepflicht für verdächtige Fälle und obligatorische Desinfektion des Zimmers nach deren Wegzug bestände.

Gewerbehygiene. Die Aufgaben der Gewerbehygiene in bezug auf die
Bekämpfung der zur Schwindsucht disponierten Lungenkrankheiten sind bereits besprochen . Außerdem muß aber die Infektionsgefahr bekämpft werden.
Deshalb sollten Sauberkeit, Staubfreiheit und gute Ventilation an allen Arbeitsstätten herrschen, überall sollten Spucknäpfe angebracht und das Ausspucken
auf den Boden sollte verboten sein.

Beschränkung der Infektionsgefahr im Kindesalter. Besondere Maßnahmen
erfordert die Beschränkung der Infektionsgefahr im Kindesalter. Hier ist
wichtig das Unschädlichmachen der Säuglingsmilch durch Kochen, bzw.
die Beschaffung von Milch gesunder Kühe für die Fälle, in denen man un-
gekochte Milch für notwendig hält. Dazu kommt die Vermeidung der Infektionsgefahr, die von seiten der Umgebung droht. Wenn die Mutter tuberkulös ist,
so ist die Entfernung des Säuglings aus dem Hause das Radikalste und läßt
sich in einzelnen Fällen auch durchführen. Zuerst haben in Frankreich die

„Oeuvres Grancher" zuerst den Erfolg dieser Trennung bewiesen, seither sind in anderen Ländern ähnliche Bestrebungen unternommen worden und haben sich als wirksam erwiesen. Sonst ist auf die Gefahr der innigen Berührung, des Küssens usw. hinzuweisen. Überhaupt ist dann, wenn eine lungenkranke Person sich im Hause befindet, ihre möglichste Trennung von den Kindern zu verlangen. Tuberkulöse Kindermädchen müssen erbarmungslos entlassen werden. Unter Umständen ist auf das Mieten einer größeren Wohnung zu dringen, die eine bessere räumliche Trennung gestattet. Eine große Rolle spielt die Erziehung der Kinder zur Reinlichkeit. Schwächliche Kinder müssen kräftig genährt werden usw., um, wie oben besprochen, die Disposition zu vermindern. In der Schule sollte mehr Gewicht auf die Infektionsgefahr gelegt werden. Lungenkranke Schüler sind aus der Schule zu entfernen, ebenso Schüler mit Lupus oder verdächtigen Hautaffektionen, wenn sie nicht gutsitzende Verbände tragen. Lungenkranke Lehrer sind zu pensionieren.

Eheverbot. Schwierig ist häufig die Frage zu beantworten, ob einem Lungenkranken die Ehe gestattet werden darf. Bei offener Tuberkulose ist der andere Ehegatte immer in großer Gefahr.

Namentlich ist die Frau des lungenkranken Mannes gefährdet (vgl. S. 1442). Die tuberkulöse Frau ist durch das Eingehen einer Ehe in Gefahr, daß infolge der Schwangerschaft ihr Leiden rasch vorwärts schreitet. Den Frauen kann daher in ihrem eigenen Interesse vom Heiraten nur abgeraten werden. Die Konzeptionsverhütung, die die eine Gefahr beseitigt, wird, selbst wenn sie dringend angeraten wurde, nicht immer durchgeführt. Es kann aber auch vorkommen, daß die Frau durch die Ehe in bessere Verhältnisse kommt, sich richtiger pflegen kann, daß sie die regelmäßige Berufsarbeit mit dem Zwang, auch bei schlechtem Befinden arbeiten zu müssen, aufgibt. Dann kann die Ehe für die Gesundheit günstig sein, und die Gefahr nur für den Mann bestehen.

Der Mann gewinnt in der Regel nur durch die Heirat, indem er unter bessere Bedingungen, regelmäßigeres Leben usw. kommt. Ihm ist also nur mit Rücksicht auf die anderen die Ehe zu verbieten. Doch muß man auch bedenken, daß manchmal durch die Heirat die Infektionsgefahr, die sich früher auf eine größere Anzahl von Personen erstreckte, auf die eigene Frau beschränkt wird. Im Interesse der Allgemeinheit könnte daher bei Patienten, die auf ihre Umgebung nicht genügende Rücksicht nehmen, unter Umständen das Eingehen der Ehe direkt wünschbar sein. Doch wird der Arzt natürlich niemals in diesem Sinne raten dürfen, sondern bei offener Tuberkulose ist die Heirat im allgemeinen dringend zu verbieten. Oft genug wird freilich das Verbot nicht berücksichtigt, dann ist aber mindestens zu verlangen, daß der andere Teil über die ihm drohende Gefahr aufgeklärt werde. Es kann auch vorkommen, daß bei schon bestehender Verlobung das Lösen derselben für die Braut eine so schwere Gefahr in nervöser Beziehung mit sich bringt, daß demgegenüber die Gefahr einer Ansteckung, die immerhin geringer ist, als z. B. bei einem jungen Menschen, der Steinhauer werden will, demgegenüber nicht in Betracht kommt.

Schwieriger verhält es sich bei der Eheschließung leichtkranker oder tuberkuloseverdächtiger bzw. besonders disponierter Individuen. Auch hier ist die Frau durch das Eingehen der Ehe gefährdet, während der Mann, wenn keine Nahrungssorgen vorhanden sind, durch sie nur gewinnen kann. Hier kann ein Verbot nur aus Rücksicht auf Frau und Kinder in Frage kommen. Bei der Schwierigkeit der Prognosestellung aber gehört ein großes Selbstvertrauen des Arztes dazu, um die Ehe zu verbieten. Das einzige, was man verlangen kann, ist auch hier, daß dem anderen Teil die Gefahren klar auseinandergesetzt werden, evtl. auch die Verhütung der Konzeption.

Das Verbot der Eheschließung Tuberkulöser ist schon oft gefordert worden, um die Erzeugung von Kindern zu verhüten, die voraussichtlich an Tuberkulose erkranken werden. Wenn man aber bedenkt, wie sich unsere Anschauungen gewandelt haben, seit diese Forderung zum ersten Male aufgetreten ist, so wird man sich der Unsicherheit bewußt, mit denen unsere Kenntnisse, die die Grundlage eines solchen Verbotes bilden müßten, behaftet sind. An die Stelle der Erblichkeit ist die Kindheitsinfektion getreten, und diese könnte auch auf anderem Wege bekämpft werden. Wie viele Kinder, die später niemals an Tuberkulose erkranken, entstammen nicht der Ehe Lungenkranker! Martius hat recht, wenn er sich dagegen wendet, daß der Gesetzgeber die Vorsehung spielen soll. Und wenn der Staat auch die Ehe Tuberkulöser verbieten wollte, so hätte er doch keine Mittel, die Kranken an einer andersartigen Verbreitung ihrer Infektion zu verhindern oder die Erzeugung außerehelicher Kinder unmöglich zu machen. Solange die Allgemeinheit überhaupt keine Vorkehrungen trifft, um die viel größeren Gefahren zu beseitigen, die manche Berufe für die Arbeiter und für die Allgemeinheit bringen, hat sie kein Recht, das Heiraten Tuberkulöser zu verhüten.

Fürsorgestellen. Eine besondere Wichtigkeit besitzen die Fürsorgestellen, die namentlich seit dem Weltkrieg überall die Grundlage der ganzen Tuberkulosebekämpfung geworden sind und auch bei der Behandlung des einzelnen Kranken dem Hausarzt seine Aufgabe erleichtern. Die gute Organisation der Fürsorgestellen ist die notwendige Ergänzung aller gesetzlichen Maßnahmen, mit denen besonders in den letzten Jahren die Bekämpfung der Tuberkulose als Volksseuche in den meisten Ländern einen großen Aufschwung gewonnen hat.

Was die systematisch durchgeführte Bekämpfung durch Auffindung und Unschädlichmachung der Infektionsquelle zu leisten vermögen, hat z. B. die Aktion der amerikanischen „National Tuberculosis Association" in Framingham gezeigt (The Framingham Health Demonstration. Monograph Nr. 10, Framingham Mas. 1924).

γ) Erhöhung der Resistenz.

Eine Erhöhung der Resistenz kann beim noch nicht Infizierten die Infektion verhindern oder abschwächen, beim Infizierten die Infektion zum Rückgang bringen, oder ihr Fortschreiten verhüten und endlich die Wirkung einer Superinfektion paralysieren bzw. milder gestalten. In allen Fällen werden die gleichen unspezifisch kräftigenden Maßnahmen wirksam sein. Beim Infizierten kommt aber außerdem noch die spezifische Behandlung der Infektion durch Tuberkulin in Frage.

Die prophylaktische Tuberkulinbehandlung der Infizierten. Der Gedanke, alle Infizierten durch Tuberkulinbehandlung zu heilen, ist nicht neu. Petruschky hat ihn schon lange ausgesprochen und mit seiner Perkutanbehandlung in die Tat umgesetzt. Er glaubt durch systematisch durchgeführte Perkutanbehandlung die 500 Seelen zählende Ortschaft Hela tuberkulosefrei gemacht zu haben (vgl. Großmann). Hayek empfiehlt perkutane Tuberkulinbehandlung bei allen Kindern mit starker Pirquetreaktion, Liebermeister bei allen tuberkulös infizierten Kindern bis zu 14 Jahren mit starker Reaktion, jedenfalls bei Fieber- und Allgemeinreaktion nach Subkutaninjektion von einem Tausendstel Milligramm oder weniger, und bei allen auf Tuberkulose beruhenden Gesundheitsstörungen des Sekundärstadiums. Jedenfalls sollte man bei allen, wenn auch noch so leichten Krankheitssymptomen, die man auf eine Drüsentuberkulose zurückführen zu müssen glaubt, eine Tuberkulinkur ernstlich in Erwägung ziehen.

Hygienisch-diätische Maßnahmen. Im Vordergrund steht die allgemeine Kräftigung des Körpers durch gute Ernährung, Muskelarbeit, Aufenthalt im Freien und Vermeidung von Überanstrengung. Deshalb muß jeder Fortschritt in der sozialen Gesetzgebung und jede Hebung des Volkswohlstandes mit Freuden begrüßt werden, weil dadurch die Ernährung gehoben und die Kräftigung der Bevölkerung gefördert wird. Für schlecht genährte, gefährdete oder vielleicht schon erkrankte Individuen muß aber besonders gesorgt werden.

Was die Ernährung betrifft, so ist die Qualität der Kost gleichgültig, falls nicht allzusehr von der gewöhnlichen gemischten Nahrung abgewichen wird. Eine besondere prophylaktische Wirkung eiweiß-, vitamin- oder mineralreicher Kost hat noch niemand bewiesen. Fehlt es am Appetit, so ist Verordnung von Milch und Eiern als Zuschuß zur täglichen Ernährung am Platze, auch Verordnung von Lebertran und appetitanregenden Mitteln, selten von Nährpräparaten (vgl. unten im Abschnitt Therapie). Fehlt es an den Mitteln, so müssen die wohltätigen Einrichtungen zu Hilfe genommen werden, die an vielen Orten existieren.

Die Kräftigung durch Muskelübung ist bei allen Individuen angezeigt, die nicht berufsmäßig körperliche Arbeit zu leisten haben. Allerdings fehlt jeder Beweis für einen Zusammenhang zwischen Kraft der Muskulatur und Resistenz gegen Tuberkulose oder eine andere Infektion. Jedenfalls ist aber mit den meisten Sportarten eine Abhärtung verbunden.

Die Bestrebungen zur Hebung des Sports sind lebhaft zu begrüßen, doch kann nicht dringend genug vor Übertreibungen gewarnt werden. Jeder sportmäßige Betrieb sucht maximale Leistungen zu erzielen, und diese bringen für nicht ganz gesunde Individuen immer eine Gefahr mit sich. Jungen Leuten ist deshalb zu empfehlen, sich ja nicht auf eine bestimmte Art des Sportes zu beschränken, sondern unter Verzicht auf Höchstleistungen in einem einzelnen Gebiet verschiedenartige Leibesübungen zu pflegen. Besonders muß vor Bergtouren ohne systematische Trainierung gewarnt werden (während das Bergsteigen an sich eine sehr gesunde Bewegung darstellt), ferner vor unvernünftigem Radfahren auf staubiger Landstraße (besonders in Vereinen), vor Wettrudern usw. Viel zu wenig wird der Wert des Reitens gewürdigt, das die Muskulatur des ganzen Körpers kräftigt und kaum je zu Überanstrengung führt. Mit Ausnahme des Reitens und Spazierengehens kann jede Sportart leicht zu Überanstrengungen Veranlassung geben, die den Ausbruch einer Tuberkulose zur Folge haben. Auch vor solchen Betätigungen, die mit dem Einatmen von Staub verbunden sind, wie Turnen in geschlossenen Räumen, müssen tuberkuloseverdächtige Individuen gewarnt werden. Bei solchen sind überhaupt genaue Vorschriften, je nach der Art des Falles, notwendig, und der Arzt sollte sich um alle Details der sportlichen Betätigung bekümmern. Bei einem stärkeren Verdacht auf eine Lungenerkrankung ist überhaupt jede intensivere Muskelarbeit zu verbieten, mit Ausnahme regelmäßiger kleinerer Spaziergänge, und im Gegenteil Körperruhe zu verordnen.

Die Körperruhe spielt außer bei diesen Individuen eine wichtige Rolle besonders bei beruflich überanstrengten Menschen. Oft ist eine zeitweise Arbeitseinstellung am Platze, oft genügt das Verbot von außerberuflichen Anstrengungen. In manchen Fällen ist eine Liegekur in der freien Zeit von Nutzen. Doch ist eine solche nie einseitig anzuwenden und zu weit auszudehnen, sondern sie muß evtl. durch regelmäßige Spaziergänge ergänzt werden.

Daß der Aufenthalt im Freien (aber in staubfreier Umgebung) von großem Vorteil ist, ist allgemein bekannt. Worauf aber der Nutzen beruht, läßt sich, wie im Abschnitt über Therapie (Freiluftkur) ausgeführt ist, nicht

im einzelnen begründen. In prophylaktischer Beziehung ist wohl die Reizwirkung auf die Haut und die dadurch bedingte Abhärtung besonders wichtig,
wie ja auch der einzig sicher nachgewiesene Erfolg der Freiluftkolonien eine
Verminderung der „Erkältungskrankheiten" ist.

Auch über die tuberkuloseverhütende Wirkung der Sonnenbestrahlung
wissen wir nichts sicheres. Da ihre heilende Wirkung auf Knochen- und Drüsentuberkulose allgemein anerkannt ist, ist eine Prophylaxe im Sinn einer günstigen
Beeinflussung bei schwach aktiver Tuberkulose, d. h. im Sekundärstadium
wohl denkbar. Von Bestrahlung mit künstlicher Lichtquelle, die reich an
Ultraviolettstrahlen sind, ist das gleiche zu erwarten. Doch muß bei Verdacht
auf aktive Tuberkulose dringend vor übermäßiger, zu Sonnenbrand führender
Bestrahlung gewarnt werden, deren üble Folgen wir bei Lungentuberkulose
oft zu sehen bekommen.

Landaufenthalte üben oft einen sehr heilsamen Einfluß aus. Bei
schwächlichen Individuen sollten sie jedes Jahr verordnet werden, und zum
Glück sorgen an vielen Orten Rekonvaleszentenheime und ähnliche Anstalten
dafür, daß auch Unbemittelte der Wohltat teilhaftig werden. Besonders günstig
wirkt der Aufenthalt in einem erregenden Klima, an der Nordsee und namentlich im Höhenklima. Doch ist hier oft eine Warnung vor übertriebenen
Bergtouren notwendig.

Besonders gefährdet sind die Rekonvaleszenten nach schweren Krankheiten, namentlich nach Masern und Pertussis, aber auch nach anderen Infektionskrankheiten. Deshalb ist, besonders wenn schon früher Verdacht auf
Tuberkulose bestand oder der Ernährungszustand nicht zufriedenstellend war,
große Vorsicht notwendig und die völlige Erholung abzuwarten, bis die Arbeit
wieder aufgenommen wird. Wenn diese Regeln aber befolgt werden, so kann
das Individuum nach der Krankheit kräftiger sein als vorher, so daß das Endresultat eine Verbesserung der Konstitution bedeutet.

Bei tuberkuloseverdächtigen Männern ist oft eine Warnung vor sexuellen
Exzessen angezeigt, noch häufiger aber eine Warnung vor überreichlichem
Alkoholgenuß.

Die Bekämpfung der Trunksucht ist überhaupt ein wichtiger Teil
der Prophylaxe der Tuberkulose. Die Trinker erliegen der Schwindsucht viel
häufiger als die Mäßigen, aber auch einzelne Exzesse können den Körper so
schwächen, daß die Tuberkulose zum Ausbruch kommt. Individuen, bei
denen der Verdacht auf eine Erkrankung besteht, sind deshalb ausdrücklich
auf die Gefahren übermäßigen Alkoholgenusses hinzuweisen. Aber nicht nur
der Alkoholiker selbst ist gefährdet, sondern noch mehr seine Familie. Abgesehen davon, daß der tuberkulöse Trinker infolge der Unreinlichkeit und
der mangelnden Vorsicht beim Spucken usw. eine Gefahr für seine Umgebung
bildet, wird durch die Trunksucht die Ernährung der Familie herabgedrückt
und die Reinlichkeit und Ordnung in der Haushaltung vernichtet.

Endlich sei noch erwähnt, daß die sorgfältige Behandlung tuberkulöser Krankheiten, denen eine Phthise folgen kann, den Ausbruch der
Schwindsucht hintanzuhalten geeignet ist. An erster Stelle steht die Pleuritis, die ja der Ausdruck einer schon vorhandenen Lungeninfektion ist. Wir
dürfen nicht jeden Rekonvaleszenten einer Brustfellentzündung als lungenkrank betrachten, wohl aber müssen wir ihn immer als Prophylatiker behandeln.

Die hygienisch-diätetischen Maßnahmen in der Jugend. Im Kindesalter muß
ebenfalls die Ernährung besonders berücksichtigt werden. Wenn auch die
Skrofulose selbst bei überernährten Individuen vorkommen kann, so ist doch
die Unterernährung das Gefährlichste. Die Verteilung von Nahrung an arme

Schulkinder, Ferienheime, überhaupt jede Form von Kinderfürsorge, kann hier Gutes schaffen.

Von großer Wichtigkeit sind die Waldschulen und die Freiluft- und Sonnenkolonien, in denen die Kinder ganze oder halbe Tage in freier Luft zubringen. Man sieht als Erfolge Kräftigung, Gewichtszunahme, besseres Aussehen und seltener Auftreten von Erkältungskrankheiten.

Das Verbot gewerblicher Arbeit für Kinder ist speziell auch für die Prophylaxe der Tuberkulose von großer Wichtigkeit.

Schwächliche, blasse Kinder werden oft durch Solbadkuren ganz auffallend gekräftigt. In schwereren Fällen ist ein Aufenthalt an der See oder im Hochgebirge angezeigt. Die in Davos, Arosa, St. Moritz, Zuoz (Engadin) vorhandenen Schulsanatorien, die Kinderheime in Teufen, Heiden (Appenzell), Leysin usw. erlauben einen mehrjährigen Aufenthalt. Besonders segensreich wirken die zuerst in Berlin ins Leben gerufenen Waldschulen.

Auch die Einführung von jeder Art Jugendsport ist von großer Bedeutung. Nur gilt auch hier die Warnung vor jeder Übertreibung bei Kindern, die auf Tuberkulose verdächtig sind.

Tuberkuloseverdächtigen oder überhaupt schwächlichen jungen Individuen ist die Wahl eines Berufes anzuraten, bei dem die Tuberkulosegefahr erfahrungsgemäß gering ist (vgl. S. 1406). Doch sind unter diesen Berufsarten solche, die schwere körperliche Arbeit verlangen. Sobald der Verdacht auf eine schon vorhandene Tuberkulose besteht, ist vor diesen anstrengenden Berufen zu warnen, da schwere Körperanstrengungen besonders bei Menschen, die nicht daran gewöhnt sind, zum Ausbruch der Krankheit führen können.

Die Beeinflussung der lokalen Disposition. Die Lunge kann durch Anlage oder durch Krankheiten zur Tuberkulose disponiert sein.

Früher glaubte man, durch Erweiterung des schmalen Thorax die Gefahr einer Infektion der Lungenspitzen vermindern zu können. Freund schlug dafür sogar 1859 die Durchschneidung eines verknöcherten ersten Rippenknorpels vor. Heute wissen wir, daß es höchstens darauf ankommen kann, den Reinfekt in der Lungenspitze zur Ausheilung zu bringen oder sein Weiterschreiten zu verhindern. Daß das durch Kräftigung der Thoraxmuskulatur oder bessere Ventilation der kranialen Lungenpartien erreicht wird, ist nicht sicher, aber möglich. Besser als spezielle Lungengymnastik ist jedenfalls allgemein kräftigende und abhärtende Muskelübung, bei der der schwächliche Thorax ohnehin erweitert wird.

Unter den Krankheiten, die in der Lunge eine Disposition zur Phthise schaffen, stehen die Pneumonokoniosen an erster Stelle. Ihre Prophylaxe fällt daher mit der Prophylaxe der Tuberkulose zusammen. Hier wäre durch gesetzliche Vorschriften noch mancher Fortschritt zu erhoffen. Da jeder Schwindsüchtige für seine Mitmenschen eine Gefahr bedeutet, hat nicht nur der durch den Beruf Gefährdete, sondern auch die Allgemeinheit ein eminentes Interesse an der Bekämpfung der Pneumonokoniosen.

Aber auch wiederholte Bronchitiden disponieren zur Tuberkulose. Deshalb spielt auch die Prophylaxe der Bronchitis (vgl. das Kapitel über diese Krankheit) eine wichtige Rolle in der Schwindsuchtprophylaxe.

b) Therapie.

α) Spezifische Therapie.

Tuberkulintherapie [1]. Über den Wert der Tuberkulintherapie sind die Ansichten immer noch geteilt. Von vielen wird sie bei ausgesprochener Lungen-

---

[1] Ausführliche Darstellungen bei Bandelier und Roepke und bei Loewenstein (Handbuch der Tuberkulosetherapie).

tuberkulose abgelehnt, dagegen im Sekundärstadium von manchen Seiten empfohlen. Doch werden auch bei der Lungentuberkulose immer noch neue Versuche angestellt, und bewiesen ist ihre Unwirksamkeit jedenfalls nicht.

Die Behandlung der Lungenschwindsucht mit Tuberkulin wurde von R. Koch zuerst im Jahre 1890 empfohlen, in erster Linie für die initialen Fälle. Aber auch das Bestehen von kleinen Kavernen wurde von Koch nicht als Kontraindikation angesehen. Koch empfahl als Anfangsdosis in der Regel 0,001 ccm. Als bekannt wurde, daß ein Heilmittel gegen die Tuberkulose gefunden sei, wollten sich alle Lungenkranken damit behandeln lassen; aber bald zeigte es sich, daß in vielen Fällen statt der erwarteten Heilwirkung eine Verschlimmerung eintrat, und viele Patienten in vorgerückten Stadien der Krankheit sind damals an den Folgen der Tuberkulininjektionen gestorben. Virchow zeigte, daß im Anschluß an die Einspritzungen häufig ein rascherer Zerfall des tuberkulösen Gewebes und eine käsige Pneumonie, bisweilen sogar eine Eruption miliarer und submiliarer Knötchen auftrat (Lit. bei Pagel, S. 104). Die Therapie kam dadurch rasch in Mißkredit, und es waren wenige Ärzte, die die Ursache der Mißerfolge in der zu starken Dosierung und in der Anwendung bei ungeeigneten Fällen erblickten und die Tuberkulinbehandlung in besser geeigneter Form fortsetzten. P. Guttmann und Ehrlich empfahlen zuerst mit 0,1 Milligramm zu beginnen, aber auch Penzoldt, Petruschky, Lichtheim u. a. fuhren mit der Tuberkulinbehandlung unter Verwendung kleiner Dosen fort. In den letzten Jahren ist die Therapie wieder immer mehr zu Ehren gekommen, und gegenwärtig wird sie in den meisten Sanatorien und Lungenheilstätten durchgeführt.

Die Eigenschaften des Tuberkulins sind S. 1448 besprochen. Dort ist auch erwähnt, daß die Substanz, wenn sie in den Kreislauf gelangt, im kranken Gewebe Hyperämie und Entzündung hervorruft, die, wie wir annehmen müssen, die Bazillen unschädlich machen kann. Die eben angeführten Beobachtungen Virchows zeigen aber, daß diese reaktiven Vorgänge sogar einen recht bedenklichen Umfang annehmen können. Wichtig ist auch der Befund von L. Rabinowitsch und von Bacmeister und Rueben, wonach im Anschluß an Tuberkulininjektionen oft lebende Bazillen in das Blut übergehen. Die durch das Tuberkulin verursachte Entzündung kann also je nach ihrem Grad entweder dazu führen, daß die Bazillen von dem gesunden Gewebe abgehalten werden, oder dazu, daß sie im Gegenteil in die gesunden Teile gelangen und die Krankheit weiter verbreiten.

In dieser Wirkung des Tuberkulins auf das kranke Gewebe sehen die meisten Autoren die wichtigste Heilwirkung des Tuberkulins. Demgegenüber betrachtet Sahli die Produktion eines Antikörpers an der Applikationsstelle als das wichtigste und empfiehlt deshalb die subepidermoidale Impfung. Auch Liebermeister nimmt eine „fokopetale" Immunisierung an.

Die meisten Tuberkulintherapeuten erstreben eine Unempfindlichkeit gegen das Tuberkulin, in der Meinung, daß diese „positive Anergie" der Ausdruck der eingetretenen Immunität sei. Die „anaphylaktisierende" Behandlung, die in der wiederholten Injektion klinischer Dosen besteht, wobei die Empfindlichkeit steigt, ist wohl allgemein verlassen.

Im Tierexperiment konnte die Heilwirkung der Tuberkulinbehandlung bisher noch nie demonstriert werden. Es ist aber zu bedenken, daß die Tuberkulose der Versuchstiere sich mit der chronischen Lungenerkrankung des Menschen kaum vergleichen läßt und daß die therapeutischen Einwirkungen demgemäß kaum nach dem Tierexperiment beurteilt werden können.

Die einzelnen Tuberkulinpräparate, die angewandt zu werden pflegen, sind S. 1449 genannt. Das wirksame Prinzip ist bei allen wahrscheinlich dasselbe und alle können in stärkerer oder schwächerer Verdünnung, in rascherer oder langsamerer Dosensteigerung angewandt werden. Doch sind einige Mittel, besonders das Denyssche und das Béranecksche Tuberkulin, mit dem Zweck einer schwachen Tuberkulinwirkung in den Handel gebracht worden und werden auch heute noch in diesem Sinne verwendet. Das Denyssche Mittel kommt in gebrauchsfertigen Verdünnungen in den Handel, das unverdünnte ist zehnmal schwächer als das Kochsche Alttuberkulin. Das Béranecksche Tuberkulin wird in verschiedenen Verdünnungen geliefert, von denen die konzentrierteste, H, nach Combe (gemessen an der Intensität der Mantouxrektion) einer Lösung von 0,2 mg Kochschem Alttuberkulin im Kubikzentimeter entspricht, während die Verdünnung G halb so konzentriert wie H, F halb so konzentriert wie G usw. ist.

Am häufigsten wird das Kochsche Alttuberkulin verwandt, das man aus verschiedenen Quellen in den gewünschten Verdünnungen beziehen oder auch selbst mit 1%iger Karbollösung in dem richtigen Grade verdünnen kann. Bezieht man die gebrauchsfertigen Lösungen, so muß man sie (wie auch die der anderen Tuberkuline) immer erst nur unmittelbar vor dem Gebrauch kommen lassen, da sie nicht haltbar sind, während das unverdünnte oder 10%ige Tuberkulin in der Kälte lange Zeit aufbewahrt werden kann. Die von den einzelnen Autoren empfohlene Anfangsdosis schwankt zwischen einem zehnmillionstel und einem ganzen Milligramm. Das Neutuberkulin wird als Einleitungskur für die Behandlung mit Alttuberkulin mit einer Anfangsdosis von 0,002 mg empfohlen. Für die Behandlung mit Neutuberkulin-Bazillenemulsion wird 0,0001—0,001 mg als Ausgangsdosis empfohlen.

Auch für therapeutische Zwecke kann das Tuberkulin subkutan, kutan oder perkutan einverleibt werden.

Subkutane Tuberkulinkur. Die am häufigsten angewandte Methode ist die von Bandelier und Roepke empfohlene. Sie beginnen mit 0,1 mg, wenn die Temperatur 37° nicht erreicht. Ist die Temperatur von vornherein etwas höher oder steigt sie nach 0,1 mg über diesen Wert, so beginnt man mit 0,01, bei fiebernden Kranken mit 0,001. Tritt nach der ersten Injektion gar keine Reaktion ein, weder Temperatursteigerung noch Pulsbeschleunigung, Husten, Auswurf oder Störung des Allgemeinbefindens, so steigt man mit der Dosis auf 0,2 mg. Zeigt sich dagegen die geringste Reaktion, so wiederhole man die gleiche Dosis oder gehe auf noch kleinere Mengen zurück. Ganz besonders muß das geschehen, wenn eine deutliche Herdreaktion festzustellen ist, sei es eine entschiedene Veränderung des Atemgeräusches oder eine Vermehrung der Rasselgeräusche, oder gar das Auftreten von Rasseln an Stellen, an denen vorher keines vorhanden war. Die weitere Steigerung richtet sich vollständig nach dem Verhalten des einzelnen Individuums, nach dem Auftreten oder Ausbleiben von Reaktionen. In der Regel geht man so vor, daß von einer bestimmten Verdünnung zuerst ein Teilstrich einer Pravaz-Spritze injiziert wird, dann zwei, drei usw. bis acht bis neun Teilstrichen, und daß dann eine zehnmal schwächere Verdünnung genommen wird. Dabei bedeutet aber der Übergang von einem zu zwei Teilstrichen einen verhältnismäßig viel größeren Schritt als der Übergang von acht zu neun und verlangt deshalb besondere Vorsicht. Stellen sich Reaktionen ein, die einen stärkeren Grad erreichen, so muß man die nächste Dosis ganz erheblich geringer wählen als die vorhergehende, und man muß mit der nächsten Einspritzung warten, bis alle Erscheinungen mindestens drei bis vier Tage vollständig abgeklungen sind. Andernfalls kann man die Injektionen zweimal wöchentlich vornehmen.

Besonders empfehlenswert ist die Art der Dosensteigerung, die Liebermeister angegeben hat. Er beginnt bei leichten Fällen des Sekundärstadiums mit einem Hundertstel Milligramm, bei Lungentuberkulose mit einer hundermal geringeren (oder selbst noch viel schwächeren) Dosis. Tritt schon nach der ersten Einspritzung eine Reaktion ein, so wiederholt man sie nach 2—3 Wochen, evtl. unter Anlegung einer Staubinde, die eine langsamere Resoprtion und geringere Reaktion zur Folge hat. Erfolgt keine Reaktion, so steigert man die Dosis nach jeder halben Woche etwa um das $2^1/_4$fache, bei geeignet scheinenden Fällen um etwas das $3^1/_3$fache. Das hat den Vorteil, daß man durch gleichmäßige

Steigerung jedesmal in die nächste zehnmal stärkere Konzentration kommt. Wenn eine deutliche Fieberreaktion eintritt, so geht man auf die hundertfache Verdünnung zurück und steigert die Dosen langsamer.

Andere Autoren, wie z. B. Jochmann, empfehlen den Beginn mit größeren Dosen und ein rascheres Fortschreiten, wenn es der Patient verträgt.

Auf der anderen Seite stehen die Ärzte, die ein noch vorsichtigeres Vorgehen empfehlen. So beginnt z. B. Philippi mit einem halben Millionstel mg. Bei Fällen, in denen auch nur geringe Temperatursteigerungen bestehen, fängt er mit einer zehnmal kleineren Dosis an. Er steigt bei jeder Infektion um einen Teilstrich, von sechs Teilstrichen an etwas rascher. Beim Übergehen zu einer zehnmal stärkeren Lösung läßt er zwischen den Injektionen einen Tag mehr verstreichen, verfährt aber im übrigen gleich.

Sahli empfahl zur Subkutanbehandlung das Béranecksche Tuberkulin und begann mit $^1/_{20}$ ccm der Lösung A/64, bei schwächlichen Patienten mit noch geringeren Dosen, bei fieberhaften Fällen mit $^1/_{20}$ ccm der Lösung A: 256. Das würde nach Combe (vgl. oben) also etwa einem halben Millionstel mg Alttuberkulin bzw. einer noch vielmal geringeren Menge entsprechen. Die Dosis wird zuerst mehrmals wiederholt, beim Auftreten von Reaktionen eventuell sogar vermindert. Die Feststellung der Anfangsdosis richtet sich nach dem Ausfall der Pirquetschen Reaktion. Ergibt diese schon bei 1%iger Lösung von Kochschem Tuberkulin ein stark positives Resultat, so fängt man mit $^1/_{20}$ ccm der Lösung A: 512, in febrilen Fällen mit der nämlichen Menge A: 4096 an. Die Einspritzungen solle nicht öfter als zweimal wöchentlich, bei stärkeren Lösungen nur einmal in der Woche oder nur einmal alle 14 Tage vorgenommen werden und beim Eintreten von Reaktionserscheinungen ist länger zu warten. Abgesehen von der genauen Berücksichtigung aller anderen Reaktionserscheinungen weist Sahli noch auf die Wichtigkeit einer progressiven Gewichtsabnahme, einer „Tuberkulinkachexie" hin.

Von dem Rosenbachschen Tuberkulin kann man in der Regel anfangs 0,1 ccm (eventuell weniger) injizieren und allmählich zu 2,0—3,0 steigen. Meist treten sehr starke Rötungen und Schwellungen an der Impfstelle auf, die aber die Dosensteigerung nicht beeinflussen und sich allmählich in immer geringerer Intensität einstellen.

Reaktionen, wie sie bei der diagnostischen Injektion (S. 1602ff.) beschrieben sind, können je nach der Dosierung in verschiedener Stärke auftreten. Die meisten Autoren betrachten als das Wünschenswerte, „mit der Reaktion in Fühlung zu bleiben" ohne stärkere Reaktionen zu erzeugen. v. Hayek u. a. suchen schwache Herdreaktionen zu erreichen, während Sahli das Auftreten einer Herdreaktion als großen Fehler betrachtet und auch vor stärkeren Hautreaktionen warnt.

Diese verschiedenen Vorschriften über die Dosierung im allgemeinen und die Berücksichtigung der Reaktion im Einzelfalle zeigen, wie schwierig es ist, die richtige Methode zu finden. Es liegt auf der Hand, daß es nicht nur in jedem Fall eine optimale Methode geben muß, sondern daß auch für den Durchschnitt der Fälle entweder die energischen Methoden mit Erreichung sicherer Herdreaktionen oder die besonders vorsichtigen prinzipiell falsch sein müssen.

Petruschky hat die möglichen Ergebnisse eines Immunisierungsversuches, also auch der Tuberkulinbehandlung, folgendermaßen formuliert:

1. Akute tödliche Vergiftung durch schnelle „Toxinüberlastung". (Bei der Tuberkulinanwendung beim Menschen ist mir aus neuerer Zeit nur ein von v. Hayek (S. 154) erwähnter Fall bekannt, in dem für eine diagnostische Injektion aus Versehen 1000 mg verwendet wurden.)

2. Chronische Vergiftung durch langsame Toxinüberlastung.

3. Ein im ganzen und großen ergebnisloses Schwanken zwischen erhöhter Resistenz und Intoxikation.

4. Eine wirkliche Immunisierung.

5. Ein negatives Ergebnis durch zu zaghaftes Vorgehen.

Es ist selbstverständlich, daß nur Nr. 4 von Erfolg begleitet ist, und es ist ebenso selbstverständlich, daß die Dosierung, die dieses Ziel (soweit es erreichbar ist) in kürzester Zeit erreicht, in jedem Fall verschieden ist.

Als aussichtsreichstes und gleichzeitig ungefährliches Verfahren möchte ich folgendes empfehlen: Man stellt durch abgestufte Intrakutanreaktion die Empfindlichkeit der Haut fest, beginnt dann die subkutane Injektion mit der hundertfach dünneren Konzentration als der eben eine Intrakutanreaktion erzeugenden. Dann steigt man nach der Liebermeisterschen Vorschrift mit den Dosen. Mäßige Hautreaktionen sind kein Grund zum Unterbrechen der Dosensteigerung, sondern im Gegenteil als Zeichen der „Fühlung mit der Reaktion" erwünscht, man muß aber jedesmal mit der nächsten Injektion warten, bis sie vollkommen abgeklungen sind. Die Temperatur wird selbstverständlich täglich kontrolliert. Nur bei leichten Fällen des Sekundärstadiums, die, wie es oft vorkommt, die geringste Temperatursteigerung empfinden, kann man unter Umständen gestatten, auf die regelmäßige Messung zu verzichten und das Thermometer nur dann zu nehmen, wenn eine Störung gefühlt wird. Bei undeutlicher Temperatursteigerung oder leichter Allgemeinreaktion ohne Temperaturerhöhung, ebenso bei starker Hautreaktion wiederholt man entweder die gleiche Menge und steigt dann etwas langsamer, oder man gibt eine schwächere Dosis. Bei deutlicher Fieberreaktion oder ausgesprochener Herdreaktion geht man auf die hundertfach schwächere Konzentration zurück. Je nach der Lage des Falles geht man rascher oder langsamer vor. Bei „prophylaktischen" Kuren kann man dreister sein, bei ausgesprochener Lungentuberkulose sei man vorsichtiger.

Über die Enddosis, bis zu der man schließlich gelangen soll und die nicht überschritten werden darf, herrscht ebensowenig Einigkeit wie über die Anfangsdosis. Während einzelne Autoren (denen ich mich anschließe) bis nahe an 1 g zu gelangen suchen, verwerfen andere höhere Mengen als 1 mg. Übrigens verbieten sich größere Tuberkulinmengen bei vielen Patienten von selbst, weil sie sie einfach nicht ertragen. Auf der anderen Seite ist man gerade nach den Injektionen größerer Mengen manchmal durch eine auffallende Besserung überrascht.

Auch die Dauer der Kur, die erwünscht ist, wird sehr verschieden angenommen. Sahli empfiehlt die Tuberkulinbehandlung wenn möglich bis zur Heilung fortzusetzen, sie nur vorübergehend bei interkurrenten Krankheiten, Landaufenthalten usw. zu unterbrechen (beim Wiederbeginn ist dann stets eine viel kleinere Dosis zu wählen als die zuletzt injizierte) und nur bei Verschlimmerungen oder einer vollständigen Nutzlosigkeit der Kur gänzlich damit aufzuhören. Liebermeister führt in der Regel Kuren von 4—6 Monaten durch, in denen entweder die optimale Dosis von 500—1000 mg oder die individuell mögliche Maximaldosis erreicht wird. Saathoff betont, daß, wenn in fünf Monaten nichts erreicht werde, eine Fortsetzung nutzlos sei. Bandelier und Roepke geben, wenn die individuell erreichbare Maximaldosis festgestellt ist, diese in Abständen von einer bis mehreren Wochen weiter. Philippi empfiehlt einige Monate lang mit der Dosis zu steigen und dann wieder zu fallen, da bei plötzlichem Aussetzen Ausfallserscheinungen sich zeigen können. Vielfach wird auch die von Petruschky eingeführte Etappenbehandlung angewandt. Petruschky steigt mit der Dosis, bis eine weitere Steigerung nicht mehr zu erreichen ist, und läßt dann eine Pause von zwei bis vier Monaten eintreten. Während dieser Pause soll häufig noch eine weitere Besserung zu konstatieren sein. Wenn diese aufgehört hat, oder wenn eine Verschlimmerung eingetreten ist, so beginnt er eine neue Kur mit einer Anfangsdosis, die 10—100mal geringer ist als die vorhergehende Schlußdosis.

Als Injektionsstelle ist bei empfindlichen Patienten die Haut am Rücken zwischen den Schulterblättern und in der Lendengegend am meisten zu empfehlen. Aber auch der Oberarm kann genommen werden, während der Vorderarm oft ziemlich starke Reaktionen zeigt. Die Stelle muß jedesmal gewechselt werden, und die Flüssigkeit muß tief in die Subkutis eingespritzt werden, da die Haut selbst sehr empfindlich ist.

Die Frage, ob die Tuberkulinbehandlung für Krankenhäuser und Sanatorien reserviert sein sollte oder auch vom praktischen Arzt

vorgenommen werden kann, kann jetzt allgemein dahin beantwortet werden,
daß die Kur am besten in einer Anstalt begonnen wird (wo die Behandlung
eines Tuberkulösen überhaupt zu beginnen hat), dann aber von jedem praktischen
Arzt fortgesetzt oder wiederholt werden kann und daß bei leichten Fällen die
Kur von Anfang an ambulant durchgeführt werden darf.

Die Auswahl der Fälle für die Tuberkulinbehandlung richtet sich nach
der gewählten Methode. Jede heroische Tuberkulintherapie eignet sich nur
für kräftige, fieberlose Patienten. Die Anwendung kleiner Dosen und deren
langsame Steigerung ist dagegen auch bei leicht fiebernden Fällen erlaubt,
doch sollte man immer vorher versuchen, die Temperatur so weit als möglich
herabzudrücken.

Nach den Erfahrungen vieler Autoren (und auch nach meinen eigenen)
erreicht man bei einigermaßen vorgeschrittener Lungentuberkulose kaum je
große Erfolge, dagegen oft glänzende Resultate bei leichter Drüsentuberkulose,
besonders bei den Fällen mit dauernder leichter Temperatursteigerung, Müdigkeit usw. ohne sichere Zeichen einer Lungenerkrankung oder mit geringfügigen
Symptomen einer Spitzenaffektion, bei der eine Bronchialdrüsentuberkulose
wahrscheinlich ist. Hier sieht man die Patienten oft während der Kur auf-
blühen, ihre Temperatursteigerungen verlieren, an Gewicht zunehmen und
leistungsfähig werden. Diese, in bezug auf die Lungentuberkulose prophylaktisch zu nennende Behandlung wird noch viel zu wenig angewandt, wie
Hayek, Petruschky, Liebermeister usw. betonen.

Kontraindiziert ist das Tuberkulin bei schweren Allgemeinerkrankungen,
wie Herzleiden mit Komplikationsstörungen, Diabetes der schweren Form
usw. Schlechter Ernährungszustand, Gravidität bilden keine Kontraindikation,
sondern verlangen nur besonders vorsichtiges Vorgehen. Schwere Nephritis
nicht tuberkulöser Natur bildet eine absolute Kontraindikation, während man
bei tuberkulöser Nierenentzündung geteilter Meinung sein kann.

Die Tuberkulinbehandlung der Kinder unterscheidet sich nicht
von der der Erwachsenen. Nur wähle man die Dosis kleiner, bei sehr kleinen
Kindern nehme man etwa $^1/_{10}$, bei etwas größeren die Hälfte der beim Erwachsenen angewandten Menge.

Eine besondere Art der Tuberkulintherapie stellt die Behandlung mit Partigenen
nach Deycke und Much dar. In ihrer ursprünglichen Form bestand sie darin, für jedes
der (S. 1449 erwähnten) Partialantigene des Tuberkelbazillus eine besondere Immunität
zu erzeugen. Durch abgestufte Intrakutanreaktion wurde die Empfindlichkeit für jedes
Partialantigen festgestellt und, mit den hundertmal kleineren als der eben Reaktion erzeugenden Dosis beginnend, für alle Partialantigene die intramuskuläre Injektionsbehandlung
durchgeführt. Da sich das als zu kompliziert erwies und keine allgemein anerkannte Erfolge
zeitigte, wurde die Mischung der Lösungen empfohlen. Damit ist das, was ursprünglich
der Vorteil sein sollte, verlassen und an Stelle des Kochschen Tuberkulins ein anderes
gesetzt, von dessen Überlegenheit sich die meisten Nachuntersucher nicht überzeugen
konnten.

Kutane Tuberkulinkur. Nachdem schon vorher einzelne Autoren (Münch,
Pöpelmann, Wallerstein) versucht haben, die Pirquetsche Kutanimpfung
zu therapeutischen Zwecken auszubauen, empfahl Sahli die Einverleibung des
Tuberkulins durch multiple Hautimpfungen mit Hilfe eines schnepperartigen
Instrumentes. Er wollte durch intensive flächenhafte Hautreaktionen einen
intensiven immunisatorischen Effekt durch kleinste Giftmengen erreichen unter
Vermeidung aller klinisch wahrnehmbaren allgemeinen oder Herdreaktionen
(s. Dübi).

Ponndorf führte die kutane Behandlung mit Hilfe von ausgedehnten
Skarifikationen durch. Diese Methode ist (abgesehen von der stomachalen)
die am wenigstens dosierbare und die roheste der Tuberkulintherapien. Die
von Ponndorf selbst mitgeteilten Fälle beweisen keine Vorteile seiner Methode.

Intrakutane Tuberkulinkur. Neuerdings empfiehlt Sahli die „subepidermoidale" Tuberkulinbehandlung. Das Béranecksche Tuberkulin soll zuerst in starker Verdünnung (meist 1:100000) 1 mm unter die Hautoberfläche eingespritzt und die Einspritzung so lange wiederholt werden, bis die zuerst nach jeder Impfung größer werdenden Reaktionen an der Impfstelle wieder kleiner geworden bzw. ganz ausgeblieben sind. Dann wird eine zehnmal stärkere Konzentration verwendet und die Einspritzungen damit wiederholt, bis die anfänglich stärker gewordenen Hautreaktionen wieder abgenommen haben. Deshalb ist es nötig, nach jeder Impfung die Größe der Papel und des hyperämischen Hofes genau zu beobachten und den Durchmesser zu messen. Im Verlauf der Hautreaktionen sieht Sahli den Ausdruck der therapeutisch wichtigen lokalen Antikörperbildung.

Perkutane Tuberkulinbehandlung. Zuerst hat Petruschky, nachdem er bewiesen hatte, daß tote Tuberkelbazillen durch die Haut dringen können, Einreiben eines Impfstoffes empfohlen, der die zertrümmerten Leiber der Tuberkelbazillen enthält (hergestellt von der Schwanenapotheke in Danzig). Die Einreibungen werden in Etappen mit der Verdünnung 1:25, dann 1:5 und schließlich mit dem unverdünnten Präparat zweimal wöchentlich am Oberarm oder am Unterarm vorgenommen, die Dosis von 1—4 Tropfen gesteigert und jedesmal mit der Applikationsstelle gewechselt. Bei Hautreizung oder Allgemeinsymptomen wie Müdigkeit darf die Behandlung vor vollkommenem Ablauf der Erscheinungen nicht fortgesetzt und die Dosis noch nicht gesteigert werden.

Die Methode hat den großen Vorteil, daß sie ungefährlich ist und von den Patienten selbst durchgeführt werden kann. Sie eignet sich daher besonders für die Anwendung im großen zur Sanierung einer ganzen Bevölkerung. Petruschky u. a. haben über gute Erfolge in dieser Hinsicht berichtet. v. Hayek hat zuerst das Kochsche Tuberkulin für Perkutanimpfung gebraucht, findet aber das Petruschkysche Präparat besser.

Moro hat eine Salbe unter dem Namen Ektebin in den Handel gebracht (Merck, Darmstadt), die keratolytische Zusätze enthielt. Dabei entstehen als Reaktionsfolge kleine Papeln mit tuberkuloider Struktur. Es ist eigentlich keine rein perkutane Methode, weil eine, wenn auch geringe Läsion der Haut wie bei der Kutanmethode erfolgt.

W. Neumann hat eine Ateban genannte Salbe empfohlen (Pharmazeut. Industrie A.-G., Wien), die in 1—20% Konzentration geliefert wird.

Intravenöse Tuberkulininjektionen werden zu therapeutischen Zwecken nicht verwendet.

Die stomachale Einverleibung des Tuberkulins wurde allgemein als unwirksam abgelehnt, nachdem schon Koch gezeigt hatte, daß es durch den Magensaft zerstört wird. Neuerdings empfiehlt aber Deycke die innerliche Darreichung seines MTbR, da er annimmt, daß das in ihm enthaltene Antigen A durch die Verdauung nicht zerstört werde. Seine Beweise sind aber nicht genügend, um die immer wieder festzustellende Tatsache der zum mindesten teilweisen Zerstörung aller Tuberkuline durch die Verdauung zu erschüttern und die stomachale Therapie wünschenswert erscheinen zu lassen, bei der im günstigsten Falle eine geringe und unkontrollierbare Resorption erfolgt.

Behandlung mit lebenden Bazillen. Die S. 1630 genannten Versuche zur Immunisierung mit lebenden Bazillen wurden auch zu Heilzwecken ausgeführt. Namentlich das Friedmannsche Mittel wurde in erster Linie zur Behandlung empfohlen. Die Resultate sind aber nicht ermutigend (vgl. Ulrici, Graß und Meyer, Unverricht). Der Calmette-Guérinsche Bazillus ist noch nicht in großem Maßstabe therapeutisch versucht worden.

Passiv immunisierende Mittel. Trotz vielen Versuchen ist es bisher nicht gelungen, ein wirksames Heilserum herzustellen, und unsere Anschauungen über die Tuberkuloseimmunität lassen einen Erfolg wenig wahrscheinlich erscheinen. Einige Zeit wurden von manchen Seiten dem Maraglianoschen Heilserum und dem Marmorekschen Antituberkuloseserum gute Wirkungen zugeschrieben. Die meisten Nachuntersuchungen fanden nichts davon. In neuerer Zeit hat Möllgaard im Zusammenhang mit der Sanokrysinbehandlung ein Serum hergestellt, aber viele Autoren glauben auch nicht an seine Wirkung bei der Sanokrysintherapie.

C. Spenglers Immunkörper (I.-K.) behandlung beruht auf der Vorstellung, daß die roten Blutkörperchen die hauptsächlichsten Produktions- und Anhäufungsstätten der Immunkörper seien. Er verwendete daher das „aufgeschlossene" Blut hochimmunisierter gesunder Menschen und Tiere, das antitoxisch und bakteriologisch wirken soll. Die meisten Nachprüfungen haben die absolute Unwirksamkeit der Methode ergeben.

Spezifische Behandlung der Mischinfektion. Von der Voraussetzung ausgehend, daß die Sekundärinfektion bei der Weiterverbreitung der Tuberkulose eine große Rolle spiele, und daß die Heilung oft durch die Mischbakterien verhindert werde, hat man versucht, den Kampf nicht gegen die Tuberkelbazillen, sondern gegen die anderen Mikroorganismen zu richten. Man hat polyvalente Streptokokkensera empfohlen, besonders aber hat man versucht, gegen die aus dem Sputum gezüchteten eigenen Strepto- und Staphylokokken unter Deutung der Opsoninmethode Wrights Vakzine herzustellen und aktiv zu immunisieren. Die Methode, die sehr umständlich ist, kann hier nicht ausführlich erörtert werden. In einzelnen Fällen sollen Patienten, deren Leiden auf keine andere Weise zu beeinflussen war, vollständig dadurch geheilt worden sein. Einzelne Beobachter haben freilich nur Mißerfolge gesehen.

Chemotherapie. Nachdem alle möglichen Medikamente schon als Spezifika gegen die Tuberkulose empfohlen wurden, hat man seit der Entdeckung des Tuberkelbazillus nach Substanzen gesucht, die diesen abtöten, ohne das gesunde Gewebe zu schädigen. In erster Linie wurden wie bei anderen Krankheiten Metallsalze und Farbstoffe untersucht.

Goldsalze sind schon von Koch untersucht und in vitro wirksam, bei der experimentellen Tuberkulose unwirksam befunden worden. In neuerer Zeit sind aber doch Erfolge erreicht worden.

Das Krysolgan (auroaminophenolkarbonsaures Natrium) wurde von Feldt eingeführt. Es wird hauptsächlich bei Kehlkopftuberkulose gerühmt, dagegen für die Lungentuberkulose von manchen (z. B. Rickmann) abgelehnt (eine Übersicht über die Literatur bis 1924 hat Feldt gegeben).

Größeres Aufsehen machte das Sanokrysin (Natriumaurothiosulfat), das 1924 von Möllgaard und seinen Mitarbeitern der Öffentlichkeit übergeben wurde. Möllgaard hat das Mittel auf Grund ausgedehnter Tierversuche empfohlen, und es wurde in den Kopenhagener Krankenhäusern in großem Maßstabe geprüft. Die mitgeteilten Krankengeschichten zeigten teilweise glänzende Resultate, aber auch fast $20^0/_0$ Todesfälle bei den schweren Fällen. Seitdem ist die Methode vielfach nachgeprüft worden. Die Urteile lauten verschieden. Ich habe noch von keiner anderen Behandlung (außer von Pneumothorax in besonders geeigneten Fällen) so schöne Erfolge bei Lungentuberkulose gesehen wie von Sanokrysin.

Geeignet sind in erster Linie frische exsudative Fälle ohne wesentliches Fieber. Hier sieht man bisweilen in wenigen Wochen vollkommenen Rückgang aller Symptome, bis zur vollständigen klinischen Heilung. Allerdings stellen sich bisweilen nach einigen Monaten wieder Rezidive ein, die der wiederholten Sanokrysinbehandlung stärkeren Widerstand entgegensetzen. Weniger günstig sind ältere Fälle, und zwar um so weniger, je fibröser die Tuberkulose der Lungen ist, wie schon Möllgaard und seine Mitarbeiter erkannt haben. Das kommt daher, daß das Bindegewebe das Eindringen des Mittels in den Krankheitsherd hindert. Bei weit vorgeschrittenen Phthisen und bei hohem Fieber ist die Sanokrysinbehandlung gefährlich. Über die Einzelheiten der Kur siehe Möllgaard, ferner Faber, Secher, vgl. auch Dtsch. med. Wschr. 1926, S. 133ff. und S. 186ff.

Das Sanokrysin wird unmittelbar vor der Anwendung gelöst und intravenös eingespritzt. Die Dosen und die Intervalle zwischen den Injektionen sind verschieden, je nachdem man versucht, eine möglichst intensive Wirkung zu erreichen oder möglichst jede Komplikation zu verhindern.

Secher gibt in der Regel zuerst 0,5, nach 2 Tagen 1,0 und weiter in Abständen von 2—7 Tagen 1,0 (nur selten mehr, dann aber nicht über 0,02 pro kg). Faber fing gleich an wie Secher, schaltete dann aber zwischen jeder Dosis von 1,0 eine Pause von einer

Woche ein. Später begann er mit 0,005 pro kg (bei ausgesprochenem Fieber nicht über 0,1 als erste Dosis), gab nach 2 Tagen, dann nach 4 Tagen eine steigende Dosis, so daß 0,6—1,0 (0,15 pro kg) erreicht wurden, und fuhr mit dieser Dosis wöchentlich fort. Ein ganz anderes Vorgehen empfahl Bogason: 0,1 bis höchstens 0,25 pro Dosi, anfangs in 5 tägigen Intervallen. Diese wurden allmählich auf 2 Tage verkürzt. Permin empfiehlt mit 0,05—0,1 zu beginnen und in 7 tägigen Zwischenräumen die Dosis allmählich auf 0,75 bis 1,0 zu steigern.

Die Gesamtdosis soll 5—6 g (eventuell mehr) betragen.

Alle diese Vorschriften erleiden durch die eintretenden Reaktionserscheinungen Veränderungen, aber in verschiedener Weise, je nachdem das Eintreten von Reaktionen als erwünscht oder unerwünscht betrachtet wird.

Folgende Reaktionen werden beobachtet: 1. Magendarmsymptome, häufig rasch vorübergehendes Erbrechen oder Singultus nach der Injektion, selten länger dauernde Magenstörungen oder Diarrhöen, 2. Temperatursteigerung, nach Secher und Würtzen von vielerlei Typus (kurze rasche Steigerung 1—2 Stunden nach der Injektion; etwas langsamere Steigerung mit Höhepunkt nach einem halben Tag; nachträgliches, erst nach der zweiten oder dritten Einspritzung allmählich ansteigendes Fieber, meist mit Albuminurie und Exanthem; dauernde Erhöhung der Temperatur nach ein oder zwei Injektionen). 3. Hautexantheme entweder in Form eines kurz nach einer Injektion auftretenden Erythems, das größtenteils nach wenigen Tagen abklingt, oder in Form einer meist schleichend beginnenden, mehrere Woche dauernden, schuppenden oder nässenden Dermatose. 4. Schleimhautaffektionen: Stomatitis verschiedener Art, Konjunktivitis, besonders phlyctaenulosa. 5. Albuminurie von leichtesten Graden (Spur von Eiweiß ohne Zylinder oder reine Zylindrurie mit negativer Eiweißprobe) bis zu Hämaturie mit 20 %/00 Eiweiß; 6. Gelenkschmerzen (selten); 7. Gewichtsabnahme, die gewöhnlich während der ganzen Behandlung andauert und selbst nachher noch einige Zeit weiterschreiten kann; 8. Herdreaktionen, oft sehr schwerer Art; 9. Schock unmittelbar nach einer Injektion, der mit Temperatursturz nach Schüttelfrost einhergeht und zum Tode führen kann.

Im Gegensatz zu diesen Reaktionen ist oft das subjektive Befinden auffallend gut. Es gibt Patienten, die nach jeder Injektion Übelkeit bekommen und erbrechen müssen und stark an Gewicht abnehmen, aber trotzdem die Fortsetzung der Kur verlangen, weil sie sich dabei so wohl fühlen wie sonst nie.

Die Ursache der Reaktionen erblickten Möllgaard und seine Mitarbeiter in dem Freiwerden von Toxinen, die bei der Abtötung der Bazillen durch das Sanokrysin entstehen, und weisen zur Begründung ihrer Ansicht auf die Ähnlichkeit der Symptome mit den Reaktionen auf übermäßige Tuberkulindosen, ferner auf das Auftreten von Phlyktänen und Herdreaktion, auf die Seltenheit der Reaktionen bei fibrösen Fällen usw. hin. Andere sehen darin den Ausdruck einer Metallvergiftung und fassen überhaupt die Sanokrysinwirkung als einen unspezifischen, pharmakologischen Vorgang (Kapillarwirkung) auf. Möllgaard suchte die — nach seiner Theorie mit dem guten Effekt naturnotwendig verbundenen — Reaktionen durch gleichzeitige Anwendung eines antitoxischen Serums zu bekämpfen, und auch Kliniker (z. B. Secher) stehen noch heute auf dem gleichen Standpunkt und halten die Serumanwendung für einen integrierenden Bestandteil der Sanokrysintherapie. Die meisten konnten sich von einem Nutzen des Serums nicht überzeugen und lehnen es wegen der damit verbundenen Gefahr der Anaphylaxie ab.

So viel ist sicher, daß man bei vorsichtiger Dosierung viel weniger bedenkliche Reaktionen riskiert und den Schock und überhaupt Todesfälle vollkommen vermeidet, daß man dabei aber auch auf Erfolge verzichtet, die man bei großen Dosen sieht. Jedenfalls muß man mit einer neuen Injektion bis zum vollständigen Abklingen der Reaktion abwarten. Einzig leichte Albuminurien machen eine Ausnahme, da sie bei genauer Untersuchung nach den meisten Einspritzungen auftreten und nach Beendigung der Behandlung rasch verschwinden. Bei jeder stärkeren Albuminurie muß aber die Kur zeitweise (bisweilen dauernd) unterbrochen werden.

Ich hatte Gelegenheit, einen Fall zu sehen, in dem trotz bestehender starker Albuminurie die Kur auf den dringenden Wunsch der Patientin weitergeführt wurde, da sie sich dabei im Gegensatz zur dauernden Verschlechterung vorher seit dem Sanokrysin viel wohler fühlte, und in dem nach einigen Monaten der Tod an Nierenamyloid erfolgte.

Weitere Goldpräparate sind das Triphal (Aurothiobenzimidazolkarbonsaures Natrium), von dem einzelne Autoren (z. B. Leschke) gutes berichten, und das neuerdings von Feldt angegebene Solganal (Schering), 4 Aminomethylsulfo-, 2 Auromerkaptobenzol-, 1 sulfosaures Dinatrium, von dem z. B. Freund gute Resultate mitgeteilt hat.

Die Kupfersalze, die von Gräfin Linden, Meissen und Strauß und von italienischen Autoren (Urbino) empfohlen wurden, haben sich nicht bewährt (Eggers).

Angeblich spezifisch wirkende Medikamente. Unter diesen spielte eine Zeitlang die Hetolbehandlung Landerers eine große Rolle. Sie beruhte auf der Anschauung, daß durch Injektionen von zimtsaurem Natron eine reaktive Entzündung im tuberkulösen Gewebe erzeugt werden könne und eine heilsame Wirkung entfalte. Heute hört man nur noch wenig von der Methode, ihre Resultate sind also offenbar nicht überzeugend.

Besser hat sich das Kreosot behaupten können, das 1877 von Bouchard und Gimbert der Vergessenheit entrissen wurde. Es scheint ihm wie auch seinen Derivaten eine sekretionsbeschränkende Wirkung zuzukommen, so daß es bei sehr reichlichem Sputum Erleichterung verschaffen kann. Vielfach schreibt man ihm auch eine gute Wirkung auf den Appetit zu. Am besten gibt man es in Form der Sommerbrodtschen Kapseln oder von Tropfen (mit der vierfachen Menge Tinct. Gentian. verdünnt, bis 50 Tropfen täglich).

Das Kreosot selbst hat den Nachteil, schlecht zu schmecken und bei großen Dosen Verdauungsstörungen zu erzeugen, bestehend in Aufstoßen, Druck in der Magengend, bisweilen auch Superazidität.

Deshalb sind Ersatzpräparate in großer Menge in den Handel gebracht worden.

Sie können hier unmöglich alle besprochen werden. Nur einige der wichtigsten seien erwähnt. Das Duotal (Guajacolum carbonicum) wird zweimal täglich in Pulvern zu 0,2—0,5, allmählich steigend bis zu 3,0 pro die verabreicht. Geosot (Guajacolum valerianicum): 0,2—1,0 mehrmals täglich in Gelatinekapseln oder Haferschleim usw. Kreosotal (Creosotum carbonicum) $^1/_2$—5 Teelöffel täglich rein oder in Wein, Kognak, Lebertran. Pneumin: (Methylenkreosot) in Pulvern zu 0,5 dreimal täglich nach der Mahlzeit. Thiokol (Orthoguajakolsulfosaures Kalium) 0,5—1,0 mehrmals täglich in Lösung oder Tabeletten. Die Lösung von Thiokol in Orangesirup kommt als Sirolin und als der billigere Sulfosotsirup in den Handel: 3—4 Teelöffel täglich. Oreson (Guajakol-Glycerinäther in sirupöser Lösung) teelöffelweise.

Das Kreosot und seine Präparate scheinen in einzelnen Fällen tatsächlich Nutzen zu bringen. Ihre spezifische Wirkung ist aber höchst zweifelhaft, und infolge der großen Reklame werden sie von zahllosen Patienten unnötigerweise genommen und schaden in finanzieller Beziehung der lungenkranken Menschheit vielleicht mehr, als sie ihr in gesundheitlicher Beziehung nützen.

Ichthyol und Ichthyolpräparate, Teerpräparate, Eukalyptus usw. wurden bisweilen als Spezifika empfohlen, wirken aber wohl nur in einzelnen Fällen durch Sekretionsbeschränkung günstig.

Mentholeukalyptolinjektionen empfehlen Cori, Fischer u. a.

Arsenpräparate, Quecksilber usw. werden heutzutage auch nicht mehr als Spezifika betrachtet. Auch die neuerdings empfohlenen Präparate Dioradin und Mesbé haben der Kritik nicht Stand gehalten.

Jodsalze sind schon wiederholt gegen Lungentuberkulose empfohlen worden. Auch jetzt noch wird gelegentlich über gute Erfolge berichtet, aber hervorragend sind die Resultate der Behandlung jedenfalls bei der Lungentuberkulose nicht.

Eine spezifische Wirkung ist vielleicht beim Kampfer vorhanden, indem er die Lungengefäße erweitert (vgl. auch S. 1113). Er ist von Alexander und von anderen (s. Volland, Rowe usw.) gerühmt worden.

Lipoidtherapie. Ausgehend von der Rolle der Lipoide bei den Immunitätsreaktionen hat namentlich Much die Darreichung von Lipoiden bei Tuberkulose als „unabgestimmte Reiztherapie", in Form der Partialantigene N und F (vgl. S. 1449) als „abgestimmte Reiztherapie" empfohlen (vgl. über die Lipoidtherapie bei Tuberkulose auch A. Freund).

Das Helpin, eine von Magat angegebene Lezithinemulsion in einer Salzlösung soll nach Freund und Magat bei experimenteller Tuberkulose, nach verschiedenen Mitteilungen auch bei menschlicher Phthise wirksam sein. Es wird täglich in Mengen von 1,5 ccm intramuskulär injiziert.

Das Lipatren (Behringwerke) stellt eine Kombination von Lezithin mit Yatren dar. Es wird vorzugsweise per os gegeben (vgl. Reicholt).

Das Gamelan (Hausmann A. G., St. Gallen) wurde von Jentzer, Markovic und Raskin angegeben und besteht aus einer Mischung von Fetten, Lipoiden und Wachsen, die entweder subkutan gegeben (2 wöchentliche Einspritzungen von 1,0, bei Kindern 2,0) oder namentlich eingerieben wird.

Kalksalze wurden immer wieder als Heilmittel gegen Tuberkulose betrachtet, weil in den ausgeheilten Herden Kalk abgelagert wird.

Diese Überlegung ist natürlich sehr primitiv. Es ist nicht einmal sicher, ob es möglich ist das Kalkangebot an die Gewebe zu erhöhen, selbst wenn das für die Heilung günstig sein sollte. Freilich haben zahlreiche Versuche ergeben, daß es unter Umständen möglich ist, durch stomachale (Jansen), besser durch intravenöse Zufuhr oder durch Inhalation (Heubner) den Kalkgehalt des Blutes vorübergehend zu steigern. Ein anderer Anlaß für die Empfehlung der Kalkbehandlung war die Erfahrung, daß Arbeiter in Kalk- und Gipsstaub auffallend wenig an Lungentuberkulose erkranken. Die Untersuchungen bei experimenteller Tuberkulose (Emmerich und Loew, Finsterwalder, Massini) ergaben bisweilen eine gewisse Wirkung.

In neuerer Zeit wird auch die Umstimmung des vegetativen Nervensystems als Grund für die Kalkbehandlung angegeben.

Schon früher wurde die Behandlung mit Kalksalzen, besonders auch mit kalkhaltigen Mineralwässern empfohlen, und davon Erfolge berichtet, neuerdings auch von Inhalationen (z. B. von Leuchtenberger) und von intravenösen Einspritzungen. Für diese dürften in erster Linie das glukonsaure Kalzium (Kalzium Sandoz) in Frage kommen.

Kieselsäure wurde empfohlen, weil Kobert und Schulz ihr eine anregende Wirkung auf die Bindegewebsbildung zugeschrieben hatten. Rößles Schüler Kahle hat ausgedehnte Versuche vorgenommen und eine Bindegewebsvermehrung bei experimenteller Tuberkulose festgestellt. Verschiedene Präparate, z. B. das Silistren (Elberfelder Farbwerke) sind in den Handel gekommen, und verschiedene Autoren, namentlich Kühn, haben gute Resultate von stomachaler Einnahme, intravenösen Einspritzungen und Inhalation gesehen.

β) Hygienisch-diätetische Behandlung.

Während über den Nutzen der spezifischen Behandlung die Akten noch nicht geschlossen sind, ist so viel sicher, daß eine richtig durchgeführte hygienisch-diätetische Therapie unter allen Umständen notwendig ist und viele Fälle ohne andere Hilfsmittel zur Heilung bringen kann. Am besten wird eine solche Methode immer in Anstalten durchgeführt, und deshalb spielen die Heilstätten mit Recht eine große Rolle bei der Phthiseotherapie.

Heilstättenbehandlung. In den letzten Jahrzehnten hat sich die Überzeugung von der Nützlichkeit der Sanatoriumsbehandlung so allgemein Bahn gebrochen, daß eine große Anzahl von Heilstätten entstanden sind, teils Privatanstalten, teils Volksheilstätten. Auf die letzteren (1913 in Deutschland 147 mit 15 278 Betten) ist hier nicht einzugehen, da sie meist nur bestimmten Bevölkerungskreisen zugänglich sind.

Einige Orte, wo Privatanstalten sind, mögen hier genannt werden: Görbersdorf, Reinerz (Schlesien), Reiboldsgrün, Neu-Coswig (Sachsen), Blankenhain (Thüringen), Andreasberg, Sülzhayn, Bad Rehburg (Harz), Schömberg, Badenweiler, St. Blasien, Wehrawald (Schwarzwald), Davos, Clavadel, Arosa (Graubünden, 1560, 1670 und 1890 m), Leysin (Kanton Waadt, 1260 m), Agra, Locarno (Ct. Tessin, 500 und 200 m), Montana. (Kanton Wallis, 1500 m), Gries (Tirol).

Der Hauptvorteil der Sanatorien besteht darin, daß der Patient beständig unter ärztlicher Aufsicht ist und die Kur wirklich durchgeführt werden muß. Dazu kommen dann die klimatischen Vorzüge der einzelnen Kurorte. An manchen Orten, z. B. in Davos und Arosa, sind die Hotels und Pensionen so eingerichtet, daß die Kur genau gleich wie im Sanatorium durchgeführt werden kann. Die Kosten werden dadurch meistens geringer, aber bei Patienten, von denen man nicht sicher ist, ob sie den ärztlichen Anordnungen gewissenhaft Folge leisten, ist unbedingt die Behandlung in einem Sanatorium vorzuziehen. Für manche Fälle ist es aber ein großer Vorteil, daß eine Kur in Davos oder Arosa billiger kommt als in einem Sanatorium im Harz oder Schwarzwald.

Der wichtigste Teil der Sanatoriumskur ist die Freiluftkur. Sie wird in manchen Anstalten in gemeinsamen Liegehallen durchgeführt, doch sind die Privatsanatorien jetzt allgemein mit Balkonen vor den Einzelzimmern versehen, so daß der Kranke nicht durch die anderen Patienten belästigt wird. Die Durchführung der Freiluftkur und ihre Bedeutung für die Heilung soll unten besprochen werden.

Neben der Freiluft- und Bewegungskur spielt in den Sanatorien die Ernährung die Hauptrolle. Der Nutzen der Überernährung soll weiter unten besprochen werden. In den Sanatorien bildet sie ein wichtiges Kurmittel.

Auch die Anwendung der hydrotherapeutischen Methoden ist in den Sanatorien allgemein üblich. Doch ist vor eingreifenden Prozeduren und vor allem Schematismus, der in Massenbetrieben so leicht eintritt, zu warnen. Daß auch die medikamentöse Therapie und die Behandlung einzelner Symptome nicht vernachlässigt werden soll, ist selbstverständlich. Auch die Tuberkulinbehandlung ist unbedingt zu empfehlen. Von großem Vorteil ist es, wenn sie nach Entlassung des Patienten vom Hausarzt fortgesetzt werden kann.

Als großer Vorzug der Sanatoriumsbehandlung wird gerühmt, daß der Kranke zu einer vernünftigen Lebensweise und zu Vorsichtsmaßregeln erzogen wird, die für ihn und für andere von Nutzen sind. Er lernt richtig mit seinem Auswurf umgehen, Liegekuren machen usw.

Bevor der Patient wieder zur Arbeit zurückkehrt, muß er allmählich wieder an diese gewöhnt werden. Das kann durch Nachkuren und Landaufenthalte geschehen, bei denen sich die Lebensweise des Rekonvaleszenten mehr der gewöhnlichen nähert, noch besser aber durch allmähliches Aufnehmen einer Arbeit während des Sanatoriumsaufenthaltes. Freilich ist oft der Aufenthalt in der Heilstätte so kurz bemessen, daß man ihn lieber für eine längere Ausdehnung der Liegekur benutzt, es wäre aber viel rationeller, wenn die Kranken durch leichte Gartenarbeiten und dgl. wieder an die Arbeit gewöhnt werden könnten. An einzelnen Orten wird das auch durchgeführt, und in den letzten Jahren sind auch Arbeitsheilstätten entstanden.

Die Erfolge der Behandlung in Volksheilstätten haben die übertriebenen Hoffnungen, die am Anfang der Bewegung, freilich unbegreiflicherweise, auf sie gesetzt wurden, nicht ganz erfüllt. In der kurzen Zeit des Aufenthaltes werden selbstverständlich nicht alle Patienten geheilt, und bei vielen treten nach kürzerer oder längerer Zeit Rückfälle auf. Deshalb hat vielfach ein Skeptizismus Platz gegriffen, der aber auch wieder zu weit geht.

Man hat gesucht durch Statistiken den Erfolg der Heilstättenkuren zu beweisen oder zu widerlegen. Es ist aber sehr schwer, sich aus den vorliegenden Arbeiten ein klares Bild zu machen. Zwei, wie mir scheint, einwandfreie Arbeiten sind die von H. Burckhardt und von Köhler. Burckhardt hat die Dauerresultate bei Patienten der Basler Poliklinik 1905 untersucht und Kranke, die eine Behandlung im Basler Sanatorium in Davos durchgemacht hatten, mit solchen gleichen Alters und gleicher sozialer Verhältnisse, die ohne Sanatorium behandelt worden waren, verglichen.

Dabei waren von je 100 behandelten Kranken:

	3 Jahren		6 Jahren	
	mit	ohne	mit	ohne
	Heilstättenkur		Heilstättenkur	
voll erwerbsfähig	79	39	58	21
teilweise oder ganz erwerbsunfähig	7	23	7	21
Gestorben	14	33	34	55

Freilich beziehen sich diese günstigen Resultate auf die Sanatoriumsbehandlung im Hochgebirge. Aber auch im Tiefland ergeben einzelne Statistiken recht gute Resultate. So fand Köhler von je 100 Kranken nach:

	4 Jahren		6 Jahren	
	bei voller Kur	bei vorzeitig abgebrochener Kur	bei voller Kur	bei vorzeitig abgebrochener Kur
voll arbeitsfähig	56,3	42,1	51,7	25,5
gestorben	21,9	25,7	29,1	44,7

(Weitere Angaben siehe bei Grau, Therapeut. Monatshefte 1913, S. 401.)

Im ganzen ist der Wert der Statistiken gering, und Cornet ist darin beizustimmen, daß die meisten Heilstättenstatistiken deshalb nichts beweisen, weil die Mehrzahl der als arbeitsfähig entlassenen und späterhin arbeitsfähig gebliebenen Kranken vor der Aufnahme gar nicht arbeitsunfähig war. Aber wenn auch der statistische Beweis fehlt, so wäre es doch verkehrt, der Beobachtung des einzelnen jede Beweiskraft abzusprechen, und jeder Arzt, der schon viele Patienten in Heilstätten geschickt und nachher wieder untersucht hat, muß zugeben, daß die Mehrzahl einen erheblichen Nutzen davonträgt, und wenn dieser auch nicht in allen Fällen dauernd erhalten bleibt, so kann man doch nicht sagen, daß er im Mißverhältnis zu den aufgewendeten Kosten stehe.

Allerdings muß gesagt werden, daß der gegenwärtige Heilstättenbetrieb mancherlei Mängel hat. Vielfach ist die Behandlungsdauer zu kurz. Man sollte sich nicht, oder wenigstens nur in ganz leichten Fällen mit drei Monaten begnügen, sondern man sollte mindestens ein halbes Jahr als normale Kurdauer betrachten. Ein weiterer Nachteil ist der, daß die Kranken oft viel zu lange auf die Aufnahme warten müssen. Diese Übelstände sind durch die immer noch zu geringe Anzahl von Heilstätten bedingt. Aber andererseits werden die Plätze vielfach durch Patienten belegt, die nicht hingehören. Damit kämen wir zur Frage nach den Indikationen der Heilstättenbehandlung.

Wären genügend Plätze vorhanden, so könnte die Auswahl der Patienten für die Heilstätten ziemlich weitherzig getroffen werden. Dann dürfte man alle Kranken, bei denen ein Erfolg von einiger Dauer noch zu hoffen ist, also auch viele mit vorgeschrittener Affektion aufnehmen. Dann würde es auch nicht so viel schaden, wenn unsichere Fälle Aufnahme fänden. Da man sich aber auf eine gewisse Zahl beschränken muß, so sollten alle unsicheren Fälle von vornherein ausgemerzt werden. In erster Linie kommen beginnende Erkrankungen mit ziemlich guter Prognose in Frage, d. h. solche, die nur geringes oder gar kein Fieber haben, besonders wenn die Erkrankung auf die Spitze beschränkt ist. An poliklinischem Material kann man sich davon überzeugen, daß bei Patienten mit geringen Allgemeinerscheinungen, fehlendem Fieber und nicht zu reichlichen Rasselgeräuschen über den Lungenspitzen der Lungenbefund nach einigen Wochen wieder vollständig normal werden kann, ohne daß die Arbeit unterbrochen wird (s. z. B. bei Kohler und Plaut). Man wird deshalb inzipiente fieberlose Phthisen immer einige Wochen beobachten müssen, bevor man ihnen die Nachteile einer langen Kur zumutet und die öffentlichen Einrichtungen belastet. Ganz besonders sanatoriumsbedürftig sind Fälle mit Frühinfiltrat, wenn dieses nicht in kurzer Zeit ausheilt. Von weiter vorgeschrittenen Fällen sind solche mit ausgesprochen exsudativem Charakter als von vorneherein hoffnungslos auszuschließen, dagegen solche mit produktiver Natur selbst dann aufzunehmen, wenn zwar keine Heilung, aber eine wesentliche Besserung zu erwarten ist, die ohne Heilstättenkur viel weniger wahrscheinlich wäre. Die Entscheidung richtet sich auch nach dem vorhandenen Platz —

man darf nicht die Verantwortung dafür übernehmen, besser geeigneten Patienten den Platz zu versperren — und nach der Möglichkeit einer länger dauernden Kur, indem eine zu kurze Behandlung keinen Erfolg erhoffen läßt.

Für Patienten bemittelter Klassen stellt sich die Frage nach der Heilstättenbehandlung anders. Zwar sollen alle initialen Fälle, bei denen die Diagnose sicher ist und nicht etwa eine längere Beobachtung erwünscht ist, aus dem Hause entfernt und in ein geeignetes Klima geschickt werden. Doch ist die Aufnahme in ein Sanatorium nicht immer notwendig, sondern bisweilen genügt der Aufenthalt in einem Hotel oder einer Pension, natürlich unter ärztlicher Behandlung. Für Kranke, die eine Scheu vor dem Sanatorium haben, ist das unter Umständen sogar besser, weil die psychische Wirkung in Betracht kommt. Auch kommt diese Behandlung meistens billiger als die Kur im Sanatorium. Diese ist aber immer die vollkommenere, und deshalb, wenn irgend möglich, anzuraten. Besonders notwendig ist sie für jüngere Leute, die sich nicht leicht in das geregelte Anstaltsleben finden und die die Genüsse des Kurortes nicht entbehren möchten. Übrigens wird die Abneigung gegen das Sanatorium meistens in wenigen Tagen überwunden. Andererseits können die Indikationen für eine Sanatoriumsbehandlung bei bemittelten Patienten auf Kranke in vorgerückteren Stadien ausgedehnt werden, und auch in Fällen mit zweifelhafter Diagnose, bei „Prophylaktikern" kann man eher einen Sanatoriumsaufenthalt empfehlen als bei der ärmeren Bevölkerung.

Erholungsheime und Spezialkrankenhäuser. Teils zur Entlastung der Heilstätten, teils für Kranke, die überhaupt nicht in diese gehören, sind noch andere Anstalten für Lungenkranke notwendig. Nur für große Städte kommt die Errichtung von Spezialkrankenhäusern in Betracht. Sie dienen zur Entlastung der Krankenhäuser und haben vor diesen den billigeren Betrieb voraus, namentlich da sie nicht in der Stadt selbst liegen. Wenn genügend Betten für Lungenkranke in den Spitälern vorhanden sind, sind sie nicht notwendig.

Wichtiger ist die Errichtung von Stationen auf dem Lande für zweifelhafte und für weiter fortgeschrittene Fälle. Unsichere Spitzenaffektionen und „Prophylaktiker" können in den Erholungsheimen und Rekonvaleszentenanstalten zusammen mit anderen Erholungsbedürftigen und Rekonvaleszenten verpflegt und durch einen Aufenthalt von einigen Wochen gekräftigt werden. Dagegen sind besondere Anstalten notwendig für Kranke, die früher in Heilstätten waren und nach vorübergehender Heilung von neuem leicht erkranken, sowie für solche mit weiter fortgeschrittener Krankheit, bei denen ein Landaufenthalt erwünscht ist. In diesen Anstalten können auch die inzipienten Fälle Aufnahme finden, bei denen eine längere Kur in einer Heilstätte aus finanziellen oder anderen Gründen unmöglich ist. Solche Anstalten gehören in die Nähe der Städte in staubfreie Umgebung. In ihnen kommt die Verpflegung billiger als in den Krankenhäusern, und dadurch werden diese teilweise entlastet.

Walderholungsheime. Eine besondere Bedeutung besitzen die zuerst von Lennhoff in Berlin eingeführten Walderholungsheime. In diesen soll den Patienten ohne vollständige Trennung von der Familie der Aufenthalt in freier Luft, unterstützt durch Liegekur und gute Ernährung, ermöglicht werden. Der Kranke kommt am Morgen in das Erholungsheim, bleibt hier den ganzen Tag und wird während desselben verköstigt. Unbemittelte Patienten sollten die Wohltaten dieser Einrichtung umsonst genießen können, für die anderen sind die Kosten sehr gering. Doch ist die Überwachung durch eine energische Schwester Bedingung für den Erfolg. Diese Walderholungsheime kommen in erster Linie für solche Fälle in Betracht, die für die Heilstättenbehandlung zu weit vorgeschritten sind, da die Behandlung doch niemals so erfolgreich ist wie in den Sanatorien. Sie haben aber trotzdem ihre große Bedeutung, und die Patienten werden oft erheblich gebessert. Man hat solche Walderholungsheime auch in der Nacht zugänglich gemacht, da es für viele Patienten erwünscht ist, daß sie tags ihrer Arbeit nachgehen und nachts den Vorteil der frischen Luft genießen.

Wohnkolonien für Phthisiker. An einzelnen Orten, besonders in England (z. B. Pappworth bei Cambridge) sind besondere Siedelungen für Lungenkranke gegründet worden. Die ganze Bevölkerung besteht aus Patienten, die hier ohne Gefahr für ihre Mitmenschen einen Beruf ausüben und dabei gerade so viel beschäftigt werden können, als es ihr Gesundheitszustand erlaubt. Diese Wohnkolonien sind von größtem Wert, setzen aber ein großes Organisationstalent des Leiters und den guten Willen der Insassen voraus, trotz der Krankheit ihr Leben durch Arbeit zu verdienen und sich mit einem bescheidenen Gewinn zu begnügen.

Klimatotherapie. Daß das Klima auf die Heilung der Tuberkulose einen großen Einfluß hat, wird von niemand bestritten. Über den Wert der verschiedenen Klimata herrscht aber unter den Phthiseotherapeuten durchaus keine Einigkeit, und im einzelnen Falle ist es oft gar nicht leicht, zu entscheiden, was für den Patienten das beste sei.

Das Hochgebirgsklima ist für viele Fälle von Phthise sicher das beste. Vielfältige Erfahrungen haben gezeigt, daß die Lungentuberkulose im Hochgebirge anders verläuft und häufiger ausheilt als im Tiefland.

Statistiken beweisen hier nicht viel, obschon einige, z. B. die von Ruge und die oben erwähnte von H. Burckhardt, doch so auffallend günstige Resultate zeigen, daß die Kritik zu weit getrieben wäre, wenn man nicht zugeben wollte, daß das Höhenklima dazu beigetragen habe. Die Resultate Ruges seien hier wiedergegeben:

„1. Von 113 Lungentuberkulösen, die vor 10 Jahren im Sanatorium Arosa in Behandlung waren, und unter welchen sich 44 im III. Stadium befanden, leben jetzt noch sicher 52, das sind 46%; gestorben sind 57 (= 50,5%), unauffindbar 4.

2. Bei 33,6% ist jetzt nach 10 Jahren die Leistungsfähigkeit nicht oder wenig beeinträchtigt.

3. Bei 30 Patienten ist die Annahme berechtigt, daß sie die Krankheit gänzlich überwunden haben oder noch überwinden werden und dann als völlig geheilt zu betrachten sind; darunter sind 2 Patienten des III. Stadiums".

Wichtiger als Statistiken sind die persönlichen Erfahrungen gewissenhafter Beobachter. Ärzte, die zuerst im Tieflande und später im Höhenklima praktizierten, betonen immer wieder, daß die Resultate ganz erheblich besser seien, und jeder Arzt, der Gelegenheit hat, Lungenkranke ins Hochgebirge zu schicken, verfügt über Beobachtungen von auffallenden Heilungen in prognostisch ungünstig erscheinenden Fällen. Doch eignen sich sicher nicht alle Patienten für die Hochgebirgsbehandlung, und es ist nicht leicht, mit Sicherheit die Entscheidung zu treffen.

Die Indikationen und Kontraindikationen für die Behandlung im Höhenklima hat Philippi folgendermaßen formuliert:

a) Sichere Indikationen: 1. Prophylaxe der Tuberkulose. 2. Manifeste Tuberkulose aller Stadien, vorausgesetzt, daß die Pulsfrequenz in der Ruhe 100 nicht übersteigt und die Qualität des Pulses genügende Garantien bietet. Fiebernde I. und II. Stadiums, besonders mit geringen Temperatursteigerungen (Maximaltemperatur nicht über 38,5° C) sind durchaus geeignet. Fälle III. Stadiums, bei welchen die Lungenaffektion weniger als 3 Lappen ergriffen hat, mit noch nicht lange bestehendem geringem Fieber (Maximaltemperaturen unter 38,5°) und mit guten Zirkulationsverhältnissen haben bei Abwesenheit schwerer Komplikationen, wozu auch schwerere Neurasthenie und Anämie zu rechnen ist, im Höhenklima immer noch große Chancen auf Erfolg.

b) Zweifelhafte Indikationen: Alle mittelschweren Formen von Lungentuberkulose, besonders wenn sie mit Fieber verbunden sind, selbst mit tuberkulösen Komplikationen. Hierzu können gezählt werden: Leichtere Fälle von Urogenitaltuberkulose bei leichter Lungentuberkulose, schwerere Anämie und schwerere Neurasthenie, mäßiges

Emphysem, überhaupt alle Fälle, die weder zu den sicheren Indikationen, noch zu den absoluten Kontraindikationen gehören.

c) Absolute Kontraindikationen. 1. Schwere Lungentuberkulose mit einem Dauerpuls von 120 und mehr in der Ruhe; auch solche mit niedrigerer Pulsfrequenz, aber ausgesprochener Neigung zu Dyspnoe. Fiebernde, besonders mit Maximaltemperaturen von 38,5⁰ und mehr bei einer Erkrankung von 3 Lappen und mehr; ungünstig scheint Febris hectica und Typus inversus zu sein. Hämoptoe bei schwerer fieberhafter Lungentuberkulose mit Erscheinungen von Herzschwäche. 2. Schwere ulzerative Larynxtuberkulose, besonders bei schwereren Fällen III. Stadiums. Larynxtuberkulose mit starkem Reizhusten oder Dysphagie. 3. Schwere Tuberkulose des Darms und des Peritoneums, besonders bei gleichzeitiger schwerer Lungentuberkulose. 4. Schwere Nierentuberkulose, insbesondere bei vorgeschrittenen Lungenkranken. 5. Schweres Emphysem mit Stauungsbronchitis. 6. Nichtkompensierte Herzfehler. Myokarditis. Myodegeneratio cordis und schwere Atheromatose. 7. Nephritis chronica. 8. Schwerer Gelenk- und Muskelrheumatismus und starke Neigung zu rheumatischen Affektionen. 9. Schwerer Diabetes. 10. Schwere Gicht. 11. Schwere Anämie, perniziöse Anämie. Leukämie, Pseudoleukämie. 12. Schwere angeborene Neurasthenie, Neuropsychosen, sowie eigentliche Psychose.

Diesen Indikationen schließen sich alle Ärzte an, die größere Erfahrung besitzen, wie z. B. Egger. Egger betont, daß die Höhe des Fiebers weniger wichtig sei als die örtliche Ausdehnung des Prozesses. Besonders ist hervorzuheben, daß Neigung zu Hämoptoe keine Kontraindikation gegen das Höhenklima darstellt, obschon dieses Märchen noch vielfach spuckt.

Die neueren Erfahrungen haben an diesen Indikationen wenig geändert, außer daß man die Bedeutungslosigkeit mancher Spitzenkatarrhe erkannt hat, die eine Hochgebirgsbehandlung durchaus nicht brauchen, und daß die Röntgenuntersuchung häufig chronisch-fibröse Phthisen aufdeckt, die keine oder nur geringe Zeichen von Aktivität aufweisen, und bei denen ein Aufenthalt im Höhenklima oft ganz unnötig ist, oft auch keine Heilung selbst nach vielen Jahren, erwarten läßt. Doch können hier kürzere Kuren oft recht nützlich sein.

Der anatomische Charakter der Erkrankung, ob exsudativ oder produktiv, hat weniger Bedeutung als die Allgemeinreaktion des Körpers auf die Infektion, die in den aufgezählten Indikationen und Kontraindikationen ihren Ausdruck findet. Frühinfiltrate sind sehr geeignet, wenn sie nicht entweder rasch ausheilen oder von vorneherein einen Pneumothorax notwendig machen.

Worauf die guten Erfolge des Höhenklimas beruhen, ist immer noch nicht ganz klar. Jedenfalls spielt der verminderte Luftdruck bzw. der verminderte Sauerstoffpartialdruck eine große Rolle, außerdem kommt, namentlich für den Winter, die lange Sonnenscheindauer wesentlich in Betracht. Die Sonne scheint aber in den oberhalb des Nebelbezirkes gelegenen Höhen nicht nur mehr Stunden im Jahr, sondern sie scheint auch intensiver. Das Licht ist besonders reich an kurzwelligen, ultravioletten Strahlen. Die Trockenheit der Luft läßt die Kälte im Winter weniger fühlen, so daß eine viel intensivere Freiluftbehandlung möglich ist. Dazu kommen noch die Temperatur- und Windverhältnisse der einzelnen Stationen, die das Klima der verschiedenen Kurorte durchaus nicht ganz gleichwertig erscheinen lassen. Wir wissen über die Einflüsse der einzelnen klimatischen Faktoren einerseits, über das Wesen der Heilungsvorgänge bei der Lungentuberkulose andererseits viel zu wenig, als daß wir eine Erklärung der günstigen Wirkung des Höhenklimas auf die Tuberkulose versuchen könnten. Die Keimarmut der Luft, die früher in erster Linie zur Erklärung herangezogen wurde, kann keine sehr große Rolle spielen, da sie nicht das wesentliche Unterscheidungsmerkmal des Höhenklimas ist. Storm van Leeuwen hält die Allergenfreiheit der Luft für wichtig. Sicher ist, daß im Hochgebirge eine Neubildung von Hämoglobin auftritt und daß der Stoffwechsel verschiedene Änderungen erleidet (siehe die zusammenfassende Darstellung von Loewy).

Nicht jeder Ort, der in einer gewissen Höhe gelegen ist ist für einen Lungenkranken ein geeigneter Aufenthalt. Die nötigen Einrichtungen zur Behandlung und eine gute Überwachung durch einen erfahrenen Arzt müssen vorhanden sein. Am besten ist auch im Höhenklima immer die Sanatoriumsbehandlung, doch ist sie, wie schon erwähnt, an den Orten, die für Lungenkranke eingerichtet sind, wie Arosa und Davos, nicht absolut notwendig. Fast nur die S. 1647 erwähnten Kurorte kommen in Betracht. Zwar nehmen viele andere Höhenstationen, auch die Wintersportplätze, wenn auch inoffiziell, Lungenkranke auf, aber die Gefahr ist hier immer vorhanden, daß der Kranke entweder überhaupt keine richtige ärztliche Überwachung hat, oder sich derselben mehr oder weniger entzieht. Einzig aus prophylaktischen Gründen können Menschen, bei denen eine Tuberkulose nicht sicher nachgewiesen ist, an Höhenkurorte ohne besondere Einrichtungen für Lungenkranke geschickt werden, aber auch dann ist mit aller Energie darauf zu dringen, daß der Nutzen des Hochgebirges nicht durch unvernünftigen Sport illusorisch gemacht wird.

Andere Hochgebirge als die Alpen kommen für Kranke in Mitteleuropa selten in Betracht. Doch wird neuerdings auch den südamerikanischen Hochebenen mehr Interesse zugewendet.

Die Behandlung im Höhenklima soll gleich sein wie in den Sanatorien des Tieflandes. Es handelt sich nicht um den Gegensatz zwischen Tuberkulin und Höhenklima oder Pneumothorax und Höhenklima, sondern beides soll in geeigneten Fällen kombiniert werden, damit ein gutes Resultat erzielt wird.

Über die Dauer des Aufenthaltes im Hochgebirge lassen sich keine allgemeinen Regeln aufstellen. Das Ideale wäre ein Aufenthalt nicht nur bis zur vollständigen Heilung, also auch in den leichtesten Fällen mindestens 6 Monate, sondern bis zur Kräftigung, die ein Rezidiv unwahrscheinlich macht, also noch einige Monate oder selbst ein Jahr länger. In vielen Fällen ist das beste eine dauernde Niederlassung im Hochgebirge. Oft ist es aber notwendig, sich auf einen Aufenthalt zu beschränken der eine wesentliche Besserung herbeiführt, und dann lieber in den nächsten Jahren kürzere Aufenthalte zu wiederholen. Wenn irgend möglich ist der Aufenthalt so lange auszudehnen, bis während mindestens 3 Monaten keine weitere Besserung mehr festzustellen ist.

Die Hochgebirgskur kann während des ganzen Jahres durchgeführt werden. Besondere Vorteile gewährt sie während des Winters, für den (mit Ausnahme recht weit südlich gelegener Orte) nur das Hochgebirge als Klima der Wahl in Frage kommen kann. Auch der Sommer und Herbst ist sehr geeignet, nur ist es besser, eine Kur nicht gerade im April oder Mai, oder im November beginnen zu lassen. Wenn man einen Patienten ins Hochgebirge schickt, so schärfe man ihm ja ein, sich durch die Vorbereitungen zur Reise und die Reise selbst nicht zu ermüden und sich sofort nach der Ankunft in ärztliche Behandlung zu begeben.

Subalpines Klima. Kurorte in der Höhe von 700 bis 1200 m sind in großer Menge vorhanden. Sie sind besonders für Patienten mit erethischem Habitus zu empfehlen, für die das Hochgebirge ungeeignet ist. Je frequenter und labiler der Puls, um so weniger gehört der Patient in die Höhe. Auch etwas vorgeschrittenere Fälle dürfen in diese Höhen geschickt werden. Das subalpine Klima nimmt eine Mittelstellung zwischen dem Hochgebirge und dem Tiefland ein, zeigt aber immer noch erhebliche Unterschiede zwischen seiner oberen und unteren Grenze. Patienten mit Herzstörungen und Tachykardie dürfen, wenn man sie überhaupt in diese Regionen schicken will, nicht über 800 bis 900 m Höhe gebracht werden. Die höheren Lagen sind auch im Winter nebelfrei. Die tieferen Stationen bieten für den Winter lange nicht die günstigen Bedingungen wie das Hochgebirge oder den Süden.

Tiefland-Klima. Für Patienten mit stark erethischer Konstitution, mit starker Beteiligung des Zirkulationsapparates oder mit Komplikationen von seiten desselben, für käsig-pneumonische oder stark vorgeschrittene Erkrankungen, ist häufig auch das subalpine Klima ungeeignet. Auch für Patienten mit Kehlkopfaffektionen, mit starker Beteiligung der Bronchien, namentlich aber für Kranke, bei denen nach mehr oder weniger vollständiger Abheilung

der tuberkulösen Erkrankung eine chronische Bronchitis zurückgeblieben ist,
ist das Niederungsklima oft zuträglicher als höhere Regionen. Für den Sommer
und Herbst sind viele Kurorte nördlich der Alpen sehr geeignet, die sich fast
alle durch Mineralquellen ihren Ruf erworben haben (S. 1109). Im Winter und
Frühling sind die südlichen Kurorte besser. Von diesen sind die auf S. 1109
erwähnten zu nennen. Doch ist zu bemerken, daß während der eigentlichen
Wintermonate erst weit im Süden wirklich gutes Wetter herrscht, in Süditalien,
Sizilien, Algier usw.

Wüstenklima. Das Wüstenklima Ägyptens, das in neuerer Zeit vielfach empfohlen
wird, ist nur für Patienten, die nicht an stärkeren Reizungszuständen leiden, geeignet. Es
zeichnet sich durch starke Besonnung, Trockenheit und hohe Wärme aus. Bei torpiden
Formen kann es, wenn die Mittel es erlauben, versucht werden, doch kommt es gar nicht
so selten vor, daß wegen stärkerer Reizung der Schleimhäute infolge der staubigen Winde
die Kur unterbrochen werden muß. Als Kurorte (nur im Winter) kommen Mena House und
Helouan in Unterägypten, Assuan und Luxor in Oberägypten in Betracht.

Seeklima. Das Seeklima zeichnet sich durch die relativ geringen täglichen
Temperaturschwankungen aus. Bei den südlicheren Orten kommt dazu die
Milde des Winters, so daß der Aufenthalt daselbst für die Patienten, die wegen
des Zustandes der Zirkulation in das Tiefland gehören oder an starker Reizung
der Schleimhäute leiden, sehr wohltätig ist. Je nach der Jahreszeit, ist die
Riviera (nur staubfreie Orte!), das Adriatische Meer, Süditalien, Korsika,
Sizilien, die Kanarischen Inseln, am meisten geeignet. Auch die Orte an der
Südküste Englands kommen wegen ihres milden Klimas in Betracht, während
sich die Ostsee nur während der Sommermonate, die Nordsee nur für sehr
torpide Formen eignet. Für prophylaktische Zwecke spielt die Nordsee dagegen eine ähnliche Rolle wie das Hochgebirge.

Seereisen werden vielfach als Heilmittel empfohlen. Sie können aber
höchstens bei ganz beginnenden Fällen in Betracht kommen, da sie einer Sanatoriumsbehandlung an Wirksamkeit weit nachstehen.

Mineralwässer. Wir können uns kaum vorstellen, daß Trinkkuren einen Einfluß auf
den Verlauf der Tuberkulose ausüben können. Dagegen können sie auf die komplizierende
Erkrankung der Bronchien günstig wirken. Es muß auch erwähnt werden, daß sich viele
Kurorte, die sich von jeher eines besonderen Rufes bei der Phthisenbehandlung erfreuen,
durch Heilquellen auszeichnen, und zwar auffallenderweise oft durch erdige Wässer,
wie Weißenburg (Schweiz) und Lippspringe. Außer diesen kommen namentlich Kochsalzwässer oder alkalisch-muriatische Quellen in Betracht, die auf die Affektionen des
Kehlkopfs und der Bronchien günstig wirken, wie z. B. Soden (Taunus). Sie sind deshalb
besonders bei Reizung der Schleimhäute indiziert, und ihre Indikationen decken sich im
ganzen mit den bei der chronischen Bronchitis besprochenem. Von besonderer Wichtigkeit
sind die Inhalationseinrichtungen an diesen Orten.

Muskelruhe. Wie bei jeder chronischen fieberhaften Krankheit ist Muskelruhe eine Vorbedingung für die Heilung bzw. für einen möglichst milden Verlauf. Deshalb soll jeder Phthisiker mit irgendwie erheblichem Fieber im Bett
bleiben. Bei wenig erhöhter Temperatur läßt sich aber vollkommene Bettruhe
in der Regel nicht durchführen und ist auch gar nicht zweckmäßig. Patienten
mit chronischer Lungenschwindsucht, deren Temperatur jeden Abend ein wenig
über die Norm steigt, können unter Umständen sogar einige Stunden im Tag
ihrer Arbeit nachgehen. Oft wird man aus äußeren Gründen die Berufstätigkeit
gestatten müssen, wenn man auch davon überzeugt ist, daß es für den Kranken
besser wäre, ruhig zu bleiben. Ständige Bettruhe ist im ganzen nur für die
beginnenden Erkrankungen mit erhöhter Temperatur angezeigt, da man hoffen
kann, dadurch die Körperwärme normal zu gestalten, ferner bei akuten Verschlimmerungen der chronischen Schwindsucht, bei akuten Formen und in
den letzten Stadien. Sonst ist bei dem chronischen Verlauf des Leidens die
Bettruhe besser durch Liegekuren zu ersetzen und das Einnehmen der Mahlzeiten am Tisch und eine geringe Bewegung zu gestatten. Die Muskelarbeit

soll aber immer genau geregelt werden, in der Art wie das im Abschnitt über Bewegungstherapie besprochen ist.

Als allgemeine Regel soll für diese Fälle gelten, daß der Patient die Nachtruhe im Bett genügend lange ausdehnt, daß er nur zu den Zeiten, in denen seine Temperatur normal ist, herumgehen oder gar Arbeit verrichten darf, und daß er vollkommen ruhig bleiben muß, wenn unter dem Einfluß von Körperbewegungen die Temperatur eine Tendenz zum Steigen zeigt. Von dieser Regel darf man nur abweichen, wenn man von vorneherein auf eine rationelle Behandlung verzichtet, sei es, weil die finanziellen Verhältnisse keine solche gestatten, oder weil man den Fall für verloren hält und dem Kranken den Rest seines Lebens noch lebenswert gestalten will.

Kurze Perioden mit vollständiger Bettruhe sind gelegentlich einzuschalten, um die Temperatur wieder auf die Norm herunterzudrücken. Auch im Beginne einer Tuberkulinbehandlung ist Bettruhe notwendig.

Freiluft- und Liegekur. Die Liegekur in der freien Luft spielt mit Recht in der Heilstättenbehandlung eine große Rolle, sie kann aber auch in den Krankenhäusern und im Privathaus durchgeführt werden. Sie dient dazu, dem Kranken die Muskelruhe in einer angenehmeren Weise als im Bett zuteil werden zu lassen, gleichzeitig aber auch die frische Luft auf ihn einwirken zu lassen.

Die Liegekur, wie sie in den Sanatorien durchgeführt wird, gestaltet sich folgendermaßen: Der Patient soll mindestens $5^1/_2$—6 Stunden in der freien Luft liegen, am besten Vormittags, Nachmittags und Abends je $1^1/_2$—2 Stunden, eventuell nach dem Nachtessen noch eine Stunde. In mildem Klima und in der trockenen Kälte des Hochgebirgswinters läßt sich die Freiluftkur fast bei jedem Wetter durchführen, doch müssen die Patienten an kühlen Tagen warm eingepackt werden. Während der Liegekur sollen die Kranken wenig sprechen, und während der ersten Stunden nach dem Mittagessen wird das Sprechen am besten ganz verboten. Dagegen ist eine gewisse Beschäftigung erwünscht, um die Patienten geistig nicht allzu sehr herunterkommen zu lassen, z. B. leichte Lektüre, Handarbeiten und nicht aufregende Brett- und Kartenspiele.

Diese gründliche Durchführung der Liegekur im Freien eignet sich besonders für die fieberlosen oder fast fieberfreien Fälle, die die größte Zahl der Sanatoriumsinsassen ausmachen. Inzipiente fieberhafte Fälle werden besser zuerst im Bett gehalten und durch Öffnen der Fenster allmählich an die frische Luft gewöhnt. Patienten, die in Heilung begriffen sind und kein Fieber mehr haben, dürfen nicht einer einseitigen Liegekur unterworfen werden, sondern diese muß ihre Ergänzung in der Bewegungstherapie finden. Ist die Krankheit weiter fortgeschritten, so braucht man sich weniger um die Temperatur zu kümmern, sondern kann auch Fiebernde, wenn ihr Kräftezustand gut ist, eine Liegekur im Freien durchmachen lassen. Besonders empfehlenswert ist es, diese Fälle im Bett ins Freie fahren zu lassen, wenn ein windgeschützter Balkon vor dem Zimmer ist.

Überhaupt soll auch dann, wenn keine eigentliche Freiluftkur durchgeführt wird, großes Gewicht auf die Zufuhr frischer Luft gelegt werden. Die Fenster im Krankenzimmer sind möglichst viel offen zu halten, und Patienten, die herumgehen, ist der Aufenthalt im Freien zu empfehlen. Kranke mit stationärem Befund ohne Fieber und Geheilte sollen bei gutem Wetter Spaziergänge ins Freie machen, sich aber dabei möglichst viel hinsetzen.

Die Freiluftkur kann dadurch noch intensiver gestaltet werden, daß man die Kranken auch nachts im Freien liegen läßt, sei es auf gedeckten Veranden vor dem Krankenzimmer oder in Sälen, in denen eine Wand vollkommen durch Fenster ersetzt ist (System Dosquet). Die Kranken empfinden das häufig als sehr angenehm, doch kann naturgemäß objektiv ein Erfolg nicht konstatiert werden.

Der Nutzen der Freiluftkur ist theoretisch nicht ganz leicht zu begründen. Daß die Ruhe dabei einen wesentlichen Anteil hat, ist ohne weiteres klar. Jedes erkrankte Organ braucht Schonung und heilt am besten aus, wenn es möglichst wenig gezerrt wird. Ob die oberflächlichere Atmung, die in der Ruhe eintritt, zu einer besseren Durchblutung der Lunge führt, wie Cloetta meint, und dadurch die Heilung begünstigt, bleibe dahingestellt. Auch das Sprechverbot spielt sicher eine große Rolle. Endlich ist auch die Einatmung einer staubfreien Luft, bei der alle Reizung der Atmungsorgane wegfällt, von großer Wichtigkeit. Aber alles das tritt auch in Wirksamkeit, wenn der Kranke im Zimmer liegt. Vielfach wird die größere chemische Reinheit der Luft, der geringere Kohlensäuregehalt und das Fehlen von Ausdünstungs- und Exhalationssubstanzen als wirksamer Faktor angesehen. Eine wissenschaftliche Begründung für diese Ansicht fehlt aber vollkommen. Vielleicht tritt durch die thermischen Reize eine allmähliche Abhärtung ein, und infolgedessen werden später Blutverschiebungen, die den Lungen schädlich sein könnten, bei den täglich einwirkenden atmosphärischen Schwankungen vermieden. Ob die Lichtwirkung, die sich in der Bräunung der Haut kund gibt, von Bedeutung ist, ist nicht sicher (vgl. unten).

Bewegungstherapie. Neben der Ruhe spielt die dosierte Muskelarbeit eine wichtige Rolle. Die Erfahrung hat ihren Nutzen bewiesen, und die theoretische Erklärung ist auch nicht ausgeblieben. Wie schon erwähnt, können wir uns eine Verbreitung des Giftes durch die beschleunigte Zirkulation, eine ,,Autotuberkulinisation" recht wohl vorstellen. Daraus folgt aber auch, daß die Bewegung genau so dosiert werden muß wie die Tuberkulininjektionen, und daß eine genaue Temperaturkontrolle notwendig ist.

Bei inzipienten Fällen, die ihre Liegekur durchmachen, soll man mit der Bewegungstherapie erst beginnen, wenn das Fieber vollständig verschwunden ist. Aber auch wenn die Temperatur in der Achselhöhle nicht dauernd unter 37,0° (in der Mundhöhle unter 37,2°) ist, so muß man dem Patienten eine gewisse Bewegung gestatten, nämlich dann, wenn ein weiteres Heruntergehen der Temperatur nicht mehr zu erwarten ist, oder wenn aus äußeren Gründen eine allzulange Fortsetzung der Kur unmöglich erscheint. In allen fieberfreien Fällen, auch bei fortgeschrittener Lungenerkrankung, soll eine bestimmte Muskelarbeit geleistet werden.

Die am leichtesten dosierbare Muskelarbeit geringen Grades ist das Spazierengehen. Zuerst läßt man dieses nur auf fünf bis zehn Minuten ausdehnen, später verlängert man es bis zu zweimal $1\frac{1}{2}$ bis 2 Stunden. In der Regel werden die Kranken, wenn sie das ohne Temperatursteigerungen vertragen, aus dem Sanatorium entlassen. Viel besser ist es aber, wenn die Arbeit noch systematisch weiter vermehrt werden kann.

Besonders empfehlenswert ist die steigende Muskelarbeit, wie sie Paterson im Bromptom Hospitalsanatorium eingeführt hat. Die Patienten müssen dort, wenn sie im Tag 9 km gehen können, ohne Temperatursteigerung zu bekommen, zuerst geringe Lasten tragen, dann immer schwerere Garten- und Feldarbeiten verrichten und schließlich schwere Arbeit, wie Baumfällen leisten. Alles ist genau in bezug auf die einzelne Leistung und ihre Dauer geregelt. Paterson rühmt die Erfolge dieser Therapie besonders auch bei Menschen, die keine schwere Arbeit in ihrem Beruf auszuführen haben.

Bei der Bewegungstherapie ist eine sehr genaue Kontrolle des Patienten, namentlich in bezug auf die Temperatur, erforderlich. Paterson empfiehlt, jeden Kranken, bei dem durch die Vermehrung der Muskelarbeit die Temperatur nur um wenig steigt (37,2° bei Männern, 37,5° bei Weibern im Mund), einige Tage ins Bett zu legen und so ruhig zu lassen wie einen Typhuskranken.

Ernährung. Die Ernährung bildet eine der wichtigsten Aufgaben der Therapie bei der Lungentuberkulose. In jedem Stadium der Phthise besteht die Hauptaufgabe darin, den Ernährungszustand zu heben oder zu erhalten. Zur Kontrolle der Ernährung ist es nicht notwendig, die Speisen abzuwiegen und ihren

Kaloriengehalt zu berechnen, sondern es genügt vollständig, das **Körper-gewicht in regelmäßigen Intervallen zu bestimmen.** Nur bei Patienten, bei denen keine Hoffnung auf Hebung oder auch nur auf Erhaltung des Gewichtes besteht, ist es besser, die Wägungen zu unterlassen, da sonst die niedrigen Gewichtszahlen den Patienten nur deprimieren.

Diese **quantitative** Indikation wird am besten durch eine abwechslungsreiche Kost mit Zusatz von kalorisch wertvollen, das Sättigungsgefühl nicht stark beeinflussenden Nahrungsmittel erreicht, die die Verdauungsorgane wenig belasten, also besonders nicht allzu voluminös sind (Zusatz von Eiern, Butter usw.), ferner durch Zusatz von Zwischenmahlzeiten. Besonders der Genuß von Milch, die nicht stark sättigt, sondern mehr den Durst stillt, zum Essen und zwischen den Mahlzeiten (auch vor dem Schlafengehen) ist von jeher reichlich benützt worden. Es galt vielfach als Regel, daß der Lungenkranke mindestens $1^1/_2$ Liter Milch im Tag zu sich nehmen müsse. So gelingt es oft, neben der gewöhnlichen Nahrung noch erhebliche Kalorienmengen zuzuführen. Wenn Widerwillen gegen die Milch besteht, so genügt oft einfach ein Zusatz von Kochsalz, um sie schmackhafter zu machen, oder man kann etwas Kaffee, Kakao oder Kognak zusetzen. Statt Milch kann man auch **Kephir** oder **Yoghurt** geben.

Eine große Rolle spielten früher die **Molkenkuren.** Da die Molken aber einen geringeren Nährwert als die Milch haben, sind sie gegenwärtig fast vollständig durch dieses Nahrungsmittel ersetzt. Vielleicht dürften sie etwas mehr berücksichtigt werden, da sie manchmal ihren Zweck genügend erfüllen und die Aufnahmefähigkeit für Milch dadurch zeitweise geschont wird. Auch die **Traubenkuren** wären hier zu nennen.

Auch die Verordnung von vielen **Eiern** wirkt oft in dem Sinne, daß die Speisen durch das Hinzufügen der Eier kalorienreicher gestaltet werden, oder daß die Eier zur anderen Nahrung noch hinzugenommen werden. Ob der Lezithingehalt der Eier eine Rolle spielt und günstig auf die Krankheit einwirkt (vgl. S. 1646), bleibe dahingestellt, bewiesen ist es jedenfalls nicht. Auch die reichliche Verordnung von **Butter** ist nicht zu unterschätzen.

Nährpräparate haben selten einen Zweck. Ihr Erfolg ist in quantitativer Beziehung gering, und viele Mittel können, auch abgesehen vom Kostenpunkt, überhaupt nicht in einer Menge genossen werden, daß eine nennenswerte Kalorienzufuhr daraus resultiert. Ganz entbehren kann man sie freilich nicht, namentlich in den späteren Stadien der Krankheit. Auch ist ihr Ruf im Publikum so eingewurzelt und wird durch die Reklame so befestigt, daß man oft durch die Patienten oder ihre Umgebung dazu gedrängt wird. Dann verordne man die billigsten und wohlschmeckendsten. Die **Lezithinpräparate** werden, wenn das Lezithin überhaupt eine Wirkung hat, besser durch die Eier ersetzt, aus denen sie hergestellt werden. **Fleischsaft** ist ebenfalls empfehlenswert.

Der **Alkohol** ist in großen Mengen den Patienten sicher schädlich, in kleineren Mengen dagegen bildet er ein nicht zu unterschätzendes Hilfsmittel für die Ernährung. In Form von Wein, Bier oder Kognak können dem Patienten neben der übrigen Nahrung größere Mengen von Brennwert zugeführt werden als durch Nährpräparate, die Menge der übrigen Nahrung wird dadurch nicht nur nicht vermindert, sondern im Gegenteil durch Appetitanregung oft vermehrt. Erfahrene Lungenärzte schreiben ihm auch eine temperaturherabsetzende Wirkung zu.

Die Wirkung des **Lebertrans** beruht wohl in erster Linie auf der Fettzufuhr, während der Nutzen seines Vitamingehaltes sehr problematisch ist. Er wird auch zur Bekämpfung des Fiebers empfohlen. Er kann oft mit Vorteil gegeben werden, in anderen Fällen aber schadet er durch den unangenehmen Geschmack, der durch Aufstoßen immer wieder in den Mund kommt, mehr, als er nützt.

So wichtig nun aber eine Überernährung in den meisten Fällen ist, so wird sie doch häufig viel zu schematisch angewandt und dadurch direkt Schaden gestiftet. Die Fälle, in denen während der Ausheilung der Tuberkulose eine Fettsucht entsteht, die dem Patienten später für die Gesundheit schädlich wird, sind nicht so schlimm als solche, in denen die Tuberkulose selbst dadurch ungünstig beeinflußt wird. Nicht so selten sieht man, daß die Temperatur durch die überreichliche Ernährung gesteigert wird und bei einem vernünftigen Kostmaß zur Norm zurückkehrt. Sahli weist darauf hin, daß es häufig gelingt, Patienten durch vorübergehende Unterernährung zu entfiebern. Das Richtigste ist, wenn der Patient das Körpergewicht hat, das er vor seiner Erkrankung aufwies (wenn es wenigstens normal war), oder daß das Gewicht dem für seine Größe als Norm geltenden entspricht bzw. es etwas, aber nicht allzusehr überschreitet.

In den späteren Stadien der Phthise stößt die Ernährung oft auf Schwierigkeiten. Der Appetit ist kapriziös oder er versagt allem gegenüber, und die Küche hat oft die größte Mühe, etwas zu finden, was dem Patienten behagt. Dazu kommt dann noch die Schwäche der Verdauungsorgane, die Neigung zu Durchfällen, Druckgefühle nach dem Essen, Neigung zu Erbrechen, so daß die Diät außer der Brennwertzufuhr auch noch die Aufgaben einer Schonungsdiät zu erfüllen hat. Hier nützen bisweilen Stomachika.

Der qualitativen Zusammensetzung der Nahrung wurde zu verschiedenen Zeiten eine verschiedene Bedeutung beigelegt. Als man seit Liebig die Unersetzlichkeit des Eiweißes kennen gelernt hatte, wurde das Hauptgewicht auf Eiweißreichtum der Kost bei Lungenkrankheiten gelegt. Bis vor kurzer Zeit galt als Dogma, daß die Nahrung eiweißreich, daneben auch fettreich sein solle, und es wurde immer wieder angegeben, daß die tägliche Erfahrung den Nutzen einer solchen Kost beweise. Neuerdings wird vielfach auf Vitaminreichtum Gewicht gelegt. Es ist wohl anzunehmen, daß Vitaminmangel auf die Tuberkulose ungünstig wirkt, es ist aber auch sicher, daß eine gemischte Nahrung selbst bei mäßigen Mengen von grünem Gemüse und Obst alle vier Vitamine in genügender Menge enthält. Ob eine Vermehrung der Vitaminzufuhr über das notwendige Minimum hinaus die Heilung der Tuberkulose fördert, ist ganz unsicher.

In jüngster Zeit haben die Versuche Sauerbruchs über die von Gerson angegebene Diät großes Aufsehen erregt. Gerson ging darauf aus, ,,Salze verschiedener Art im Körper zum Ansatz zu bringen", und zwar vorwiegend Kationen. Daneben soll seine Diät auch andere Umstimmungen im Körper erreichen.

Die Gersonsche Kost besteht aus viel Milch, salzloser Butter, viel Obst und Gemüse, Eiern, Mehl (auch Reis und Mais), Zucker, Fett, Öl, wenig Fleisch (bis zu 500 g in der Woche). Sie enthält etwa 90 g Eiweiß, 160 g Fett und 220 g Kohlenhydrat. Verboten ist jegliches Kochsalz und alle Konserven. Daneben wird das Salzgemisch ,,Mineralogen" gegeben, das alle möglichen Ionen, nur kein Cl enthält. Das Kochsalz des Körpers soll möglichst weitgehend durch andere Mineralbestandteile ersetzt werden. Eine Verschiebung des Mineralbestandes im Körper durch eine solche Kost ist wohl möglich, freilich läßt sich nicht sagen, in welchem Maße und in welchem Sinne sie erfolgt, und noch weniger, ob sie nützlich ist. Unmöglich ist es nicht, daß eine ,,Umstimmung" des Körpers der Heilung der Tuberkulose förderlich ist.

Sauerbruch, der auf Grund der Arbeiten eines Schülers Hermannsdorfer eine Umstimmung der Gewebe für die Wundheilung als wichtig erkannt hatte (allerdings im azidotischen Sinne), ließ eine umfangreiche Nachprüfung der theoretisch herzlich schlecht begründeten Gersonschen Kost
vornehmen.

Aus den bisherigen Veröffentlichungen der Sauerbruchschen Klinik (siehe
besonders Baer, Hermannsdorfer und Kausch) geht hervor, daß auffallende
Besserungen bei Lupus beobachtet wurden, dagegen sind Besserungen von
Lungentuberkulose über das Maß dessen, was man bei schmackhafter reichlicher Kost auch sonst beobachten kann, nicht bewiesen. Nachuntersuchungen
aus anderen Kliniken und Sanatorien haben die günstige Wirkung bei Lupus,
teilweise auch bei Knochen- und Gelenktuberkulose bestätigt, dagegen bei
Lungentuberkulose teils ausgesprochen negative Resultate ergeben, teils
wenigstens keinen Beweis für die Wirksamkeit dieser Kost geliefert. Sauerbruch und Hermannsdorfer wenden allerdings ein, daß die Kost an vielen
Orten nicht richtig zubereitet oder nicht lange genug verabreicht worden sei.

Die Gersonsche Kost stellt an die Kochkunst außerordentlich hohe Anforderungen, weil kochsalzfreie Nahrung sehr schwer schmackhaft zu bereiten
ist. Auch bei einwandfreier Zubereitung wird sie von den Kranken oft verweigert.

Hydrotherapie. Die Hydrotherapie bildet ein wichtiges Unterstützungs-
mittel bei der Behandlung der Lungentuberkulose. Sie soll aber nur in ihren
milden Formen angewandt werden. Besonders während der Sanatoriumsbehandlung sind Abreibungen und Abwaschungen sehr empfehlenswert.
Bei empfindlichen Patienten empfiehlt es sich, mit trockenen Abreibungen
zu beginnen, dann zu spirituösen Waschungen und erst dann zu Abreibungen mit
lauwarmen, allmählich kühler werdendem Wasser anzufangen. Mit Duschen
sei man sehr vorsichtig. Man sieht sonst leicht erneute Fieberanstiege auftreten.

Fast in allen Stadien sind Brustwickel nützlich. Sie müssen so angelegt
werden, daß auch über die Schulter hosenträgerartige Stücke zu liegen kommen.
Bei Schmerzen sind besonders Alkoholwickel wirksam.

Lichttherapie. Bei der Besprechung des Höhenklimas wurde das Licht
als therapeutischer Faktor erwähnt. Es kommt auch vielfach in der Form
von Sonnenbädern oder Bestrahlung mit Quarzlampen, Bogenlampen
usw. bei der Phthise zur Anwendung. Die neueren Untersuchungen haben
gezeigt, daß es die ultraviolette Strahlung ist, die den größten Einfluß ausübt,
daß diese aber auch eine bedeutende Schädigung ausüben kann. Bei der
chirurgischen Tuberkulose werden von Sonnen- oder Ultraviolettlichtbestrahlung
schöne Erfolge beobachtet. Bei Lungentuberkulose sieht man aber oft Temperatursteigerungen, die mehrere Tage andauern, und im Anschluß daran Verschlechterung des Lungenbefundes. Nicht so selten bekommt man Kranke zu
sehen, die ohne ärztliche Verordnung Sonnenkuren durchgeführt und eine neue
Aktivation der Tuberkulose, selbst eine irreparable Verschlimmerung davon-
getragen haben. Die Lichttherapie ist deshalb auf Patienten mit geringer
Neigung zu Temperaturerhebung zu beschränken und mit großer Vorsicht
durchzuführen. Wenn man Sonnentherapie treiben will, so beginne man ganz
sorgfältig zuerst damit, den bekleideten Patienten kurze Zeit an der Sonne
liegen zu lassen, verlängere die Liegedauer und lasse Glieder und Rumpf allmählich immer mehr entblößen, so daß kein Erythem, sondern nur eine Pigmentierung entsteht. Bei Bestrahlung mit künstlichen Lichtquellen vermeide
man stärkere Eytheme. Am besten ist die Sonnenbestrahlung im Hochgebirge, weil die kurzwelligen Strahlen dort prozentual reichlicher sind als im

Tiefland. Bei Wind kann man die Bestrahlung auch hinter ultraviolettdurchlässigen Glasfenstern durchführen.

Psychische Behandlung. In wenigen Krankheiten erfordert die psychische Therapie so viel Aufmerksamkeit, Takt und Geschick wie bei der Schwindsucht. Der Kranke muß immer wieder ermuntert und gehoben, oft aber auch sehr energisch zur Befolgung aller Ratschläge ermahnt werdeh. Es ist zwecklos, dem Patienten die Natur seiner Krankheit verheimlichen zu wollen, da er sonst den Ernst der Lage und die Notwendigkeit energischer Maßnahmen nicht erkennt, wohl aber muß die Mitteilung der Diagnose mit der nötigen Schonung geschehen.

γ) Direkte Einwirkungen auf die Respirationsorgane.

Der künstliche Pneumothorax. Nachdem zahlreiche Beobachtungen gezeigt haben, daß das Auftreten eines Pneumothorax nicht, wie man erwartet hatte, immer eine Verschlimmerung der Lungenkrankheit, sondern bisweilen einen auffallenden Stillstand und eine Besserung herbeiführte, publizierte Forlanini 1894 Erfolge, die er durch die künstliche Anlegung eines Pneumothorax erreicht hatte. Es dauerte aber lange, bis sein Vorschlag auch von anderen befolgt wurde. 1898 demonstrierte Murphy Patienten, die er so behandelt hatte. Aber erst als Brauer 1905 durch praktische Versuche und theoretische Arbeiten für die Methode eintrat, fand sie allgemeinere Anerkennung. Ausführliche Darstellungen im Handbuch der Tuberkulose von Brauer, Schröder, Blumenfeld, in Loewensteins Handbuch der Tuberkulosetherapie, in Sauerbruchs Chirurgie der Brustorgane, in den Monographien von Frey, Dumarest und Murard usw.

Die Technik der Operation ist im ganzen recht einfach. Man kann sich entweder der Stichmethode Forlaninis oder der Schnittmethode Brauers bedienen. Nach Forlanini wird eine Punktionsnadel von etwa 1 mm Durchmesser in die Pleurahöhle eingestochen, während sie in Verbindung mit einem Manometer steht.

Nach Brauer legt man durch einen Schnitt die Interkostalmuskulatur frei, trennt die Muskeln stumpf und sticht durch die freigelegte Pleura mit einer stumpfe Nadel mit seitlicher Öffnung in die Pleurahöhle ein. Der Vorteil der Brauerschen Methode besteht darin, daß Luftembolien, wenn auch nicht absolut sicher, so doch fast ausnahmslos vermieden werden. Sie hat aber den Nachteil des größeren Eingriffs und ist besonders dann für den Patienten unangenehm, wenn sie an mehreren Stellen versucht werden muß, bis man eine freie Pleuraspalte findet. Deshalb wird heute meist die Stichmethode bevorzugt.

Als Punktionsnadel hat Saugman einen Troikart angegeben, der dem Potainschen ähnlich ist. Doch genügt auch eine gewöhnliche Nadel. Die Spitze muß stumpf geschliffen sein.

Zur Füllung benutzt man Stickstoff, der sich nur langsam resorbiert, so daß weniger oft eine Nachfüllung notwendig ist. Neuerdings wird auch oft Luft verwandt, weil ja doch jedes Gas in der Pleurahöhle bald durch ein Gemisch ersetzt wird, das der Gasspannung in den umgebenden Geweben entspricht (vgl. Kapitel XIV, Pneumothorax). Für den Beginn der Füllung wird Sauerstoff, neuerdings Kohlensäure empfohlen, weil sie bei allfälliger Gasembolie am raschesten resorbiert wird. Um die Fortsetzung der Füllung mit Stickstoff zu ermöglichen, wird am Apparat ein weiterer Rezipient angebracht, der mit dem Wassergefäß und der Schlauchleitung so verbunden ist, daß durch verschiedene Stellung eines Dreiweghahnes die Kommunikation der Stichnadel entweder mit der Kohlensäure bzw. Sauerstoffgefäß, mit dem Stickstoffrezipienten oder mit dem Manometer hergestellt werden kann.

Als Punktionsstelle wählt man in der Regel den 4.—6. Interkostalraum in der vorderen oder mittleren Axillarlinie. Vermutet man hier Pleuraverwachsungen, so nimmt man irgendeine andere Stelle, an der man eine freie Pleuraspalte voraussetzt. Stößt man auf Verwachsungen, so versucht man die Punktion an einer anderen Stelle.

Die Punktionsstelle wird durch Waschen mit Alkohol und Aufpinseln von Jodtinktur desinfiziert. Mit Chloräthylspray oder durch eine Novokaineinspritzung kann sie unempfindlich gemacht werden. Wenn der Patient sehr aufgeregt ist, und namentlich wenn er Hustenreiz hat, so spritzt man vorher etwas Morphium oder Pantopon ein. Es wird empfohlen, den Patienten so zu lagern, daß die anzustechende Pleurastelle am höchsten liegt, damit sich die erste Gasblase hier bildet.

Von den Apparaten, die zur Einfüllung des Gases dienen, sei hier der v. Muraltsche genauer beschrieben. (Eine Beschreibung des Apparates von Forlanini findet sich in dessen zusammenfassender Arbeit in den Ergebnissen der inneren Medizin Bd. 9, S. 621, 1912.) Der v. Muraltsche Apparat (Abb. 86) besteht aus zwei Glaszylindern A und B, von denen der eine durch die Hähne a und d mit der Punktionsnadel in Verbindung steht, sowie einem Manometer, das durch den Hahn d ebenfalls mit der Punktionsnadel in Kommunikation gebracht werden kann. Die beiden Zylinder, die graduiert sind, werden mit 1⁰/₀₀iger Sublimatlösung zur Hälfte gefüllt. Zwischen dem Apparat und dem Schlauch mit der Punktionsnadel ist ein Glaszylinder L eingeschaltet, der ein sterilisiertes Wattefilter enthält. Der Hahn d ist ein Zweiweghahn, der den Schlauch der Punktionsnadel entweder mit dem Manometer oder mit dem Gasreservoir in Verbindung zu setzen erlaubt. Der Hahn a ist ebenfalls ein Zweiweghahn und dient zum Füllen des Apparates mit Stickstoff (durch das Brett hindurch, auf dem der Apparat montiert ist).

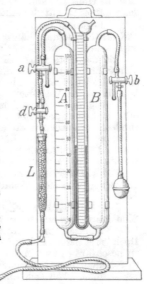

Um den Apparat zu füllen, wird zuerst der Hahn b so gestellt, daß B mit dem Gebläse in Verbindung steht, während a und da ein Entweichen der Luft gestatten. Dann wird alle Flüssigkeit mit Hilfe des Gebläses in A hinübergetrieben, so daß A ganz mit Flüssigkeit gefüllt ist. Nun wird b und d geschlossen und a so gedreht, daß A in Kommunikation mit dem zur Stickstoffbombe führenden Hahn steht. Während b so gedreht wird, daß B mit der Atmosphäre kommuniziert, läßt man Stickstoff einfließen, der die Flüssigkeit nach B hinüberdrängt. Nun wird b geschlossen und a so gestellt, daß Kommunikation zwischen A und d besteht, d aber so gedreht, daß L nicht mit A, sondern mit dem Manometer in Verbindung steht. Bei dieser Stellung der Hähne wird die Pleura eingestochen.

Die Haut wird mit einem raschen Druck durchstochen. Dann dringt man langsam in die Tiefe, wobei man das Durchstechen der oberflächlichen und der Interkostalmuskulatur bedeckenden Faszie oft deutlich wahrnehmen kann. Stößt man in der Tiefe auf die Pleura, so erkennt man das an einer fühlbaren Resistenz. Diese durchstößt man vorsichtig unter genauer Beobachtung des Manometers und hält sofort nach dem Durchstoßen die Nadel an, damit sie nicht in die Lunge dringt. In dem Moment, in dem die Nadel in die Pleuraspalte dringt, wird durch deren negativen Druck etwas von dem im Schlauch und in L befindlichen Gas in den Pleuraraum angesogen, das Manometer zeigt einen negativen Druck und macht starke respiratorische Schwankungen im

Abb. 86. Apparat zur Herstellung des künstlichen Pneumothorax nach v. Muralt.

Umfang von 5—10 cm. Sobald man sicher ist in der Pleuraspalte zu sein, wovon man sich durch die Beobachtung des Manometers überzeugt, wird d umgedreht, so daß aus A Stickstoff in die Pleura eintreten kann. Man darf nun nicht konstant Stickstoff einfließen lassen, sondern muß von Zeit zu Zeit d so drehen, daß man am Manometer den Druck im Pleuraraum beobachten kann. (Der Nachteil, der darin besteht, daß man während des Einfließens die Druckschwankungen nicht beobachten kann, ist beim neuen Apparat von Forlanini vermieden, hat aber nichts zu bedeuten.) Bei der ersten Injektion soll man sich nach Forlanini mit der Einfüllung von 200—400 ccm und der Herstellung eines Druckes, der immer noch negativ ist, begnügen. Wenn aber die subjektiven Empfindungen sehr gering sind, kann man auch ganz gut größere Gasmengen einführen.

Bei der Punktion können sich verschiedene Störungen und Zwischenfälle ereignen. Die Hauptgefahr ist die, daß die Nadel nicht in die Pleuraspalte gelangt, sondern an einer anderen Stelle stecken bleibt. Eine genaue Beobachtung des Manometers läßt diese Vorkommnisse meistens leicht erkennen. Ist man nicht tief genug vorgedrungen, so kann es vorkommen, daß die Öffnung der Nadel noch extrafaszial sich befindet. In diesem Fall wird der Druck nicht negativ und das Manometer macht bei der Atmung keine Ausschläge. Ist das Ende der Nadel innerhalb der Thoraxfaszie, dagegen außerhalb der Pleura costalis stecken geblieben, so ist der Druck nur schwach negativ oder positiv und wird bei Einlassen von Stickstoff rasch stark positiv. Die respiratorischen Ausschläge des Manometers sind nur gering. Befindet man sich innerhalb der Pleuraspalte, aber nicht in einem freien Pleuraraum, sondern in Adhäsionen, so ist der manometrische Druck negativ, aber die Ausschläge sind gering. Endlich kann es vorkommen, daß man mit der Nadel in die Lunge hineinsticht. Dann ist der Druck um O herum, und die Schwankungen fehlen vollständig, außer wenn man mit der Nadel in den Luftraum des Bronchialbaums hineingekommen ist, z. B. in eine Kaverne. Im letzteren Fall sind respiratorische Druckschwankungen vorhanden, aber sie bewegen sich um den Nullpunkt; läßt man den Atem anhalten, so stellt sich rasch der Atmosphärendruck her. Das Einstechen in ein Blutgefäß und die daraus folgende Gasembolie soll bei der Besprechung der Komplikationen ausführlich erwähnt werden.

Beobachtet man das Manometer genau, so kann man in der Regel richtig erkennen, ob man die Pleuraspalte getroffen hat oder nicht, und man merkt, ob man tiefer einstechen oder in einer anderen Richtung einen Versuch machen soll. Ist man in Pleuraverwachsungen geraten, so gelingt es selten, sie durch Anwendung stärkeren Druckes zu sprengen, der Versuch ist aber auch gefährlich. Man muß deshalb die Punktion sofort unterbrechen und an einer anderen Stelle versuchen. Wenn mehrere solche Versuche erfolglos sind, ist man genötigt, auf die Anlegung eines Pneumothorax überhaupt zu verzichten.

Unmittelbar nach dem Anlegen des Pneumothorax tritt in der Regel geringe Dyspnoe, Pulsbeschleunigung, häufig auch leichte Temperatursteigerung und Vermehrung des Auswurfes auf. Diese Erscheinungen gehen aber in kurzer Zeit zurück.

Ist die erste Stickstoffüllung gelungen, so erkennt man das durch den Nachweis eines Pneumothorax mit Hilfe der Röntgenuntersuchung. Eine fortlaufende Röntgenkontrolle ist so lange unbedingt notwendig, bis der Pneumothorax so vollständig geworden ist, als es die Verhältnisse gestatten. Doch sei man, namentlich bei Durchleuchtungen, vorsichtig, damit keine Röntgenschädigung entstehe. Oft sieht man schon nach der ersten oder nach einer der folgenden Insufflationen, daß die Lunge sich nicht vollständig retrahiert, sondern an einzelnen Stellen Adhärenzen an der Brustwand zeigt. Man erkennt sie meistens nur auf dem Röntgenbild. Die weitere Durchführung der Kur hat sich nach diesen Beobachtungen zu richten und deshalb darf die Methode nur angewandt werden, wenn eine Kontrolle mit Hilfe der Röntgenstrahlen möglich ist.

Die Weiterführung der Kur zerfällt in zwei Teile: die Auffüllung des Stickstoffes auf das gewünschte Volumen und die Erhaltung des Pneumothorax auf der erreichten Höhe.

Die Auffüllung richtet sich nach dem Vorhandensein oder Fehlen von Adhärenzen. Sind keine vorhanden, so kann man gleich beim ersten Mal große Mengen, bis zu einem Liter einblasen, und in Abständen von mehreren Tagen relativ große Mengen folgen lassen. Doch ist es besser, sich in jedem Fall bei der ersten Füllung auf höchstens einen halben Liter zu beschränken und in den nächsten Tagen mehr zu geben. Sind Adhärenzen vorhanden, so soll man immer nur kleine Mengen zuführen, diese aber häufig wiederholen. Die Verwachsungen lösen sich dann oft mit der Zeit, ohne den Patienten größere Beschwerden zu machen. Selten zerreißen die Verwachsungen während der Einblasung, sondern meistens spürt der Patient später bei einer Anstrengung, beim Husten oder tiefen Atmen einen Schmerz, und das Röntgenbild zeigt dann, daß ein Strang, der früher bestand, nicht mehr zu sehen ist. (Über die Strangdurchtrennung siehe unten.)

Die Menge des Stickstoffes, die bei jeder Sitzung eingeblasen werden darf, richtet sich nach dem Druck im Pleuraraum, nach dem Puls und der Atmung und nach dem subjektiven Empfinden des Patienten. Wenn die Pleurahöhle nicht frei ist, so darf man oft keine 100 ccm hineinlassen, weil sonst eine Verdrängung des Herzens oder starke Schmerzen eine Gefahr bringen. Dagegen darf man unter Umständen auch einen Druck herstellen, der selbst bei der Inspiration positiv bleibt, wenn der Pneumothorax nur eine kleine Ausdehnung hat und man hoffen kann, ohne Belästigung des Patienten durch stärkeren Druck eine Lösung der Adhärenzen und eine Ausdehnung des Pneumothorax herbeizuführen.

Der volle Erfolg ist erreicht, wenn die Lunge im Röntgenbild als kleiner Schatten der Wirbelsäule anliegt und ihre Begrenzung sich bei der Atmung nicht verändert. Häufig aber bleiben immer noch strangförmige Verwachsungen zurück, und selbst ein partieller Pneumothorax kann bisweilen die Lungentuberkulose günstig beeinflussen. Die vollständige Retraktion der Lunge wird bisweilen oft erst bei einer sehr starken Ausdehnung des Pneumothorax erreicht. Als äußerste Begrenzung gibt Forlanini eine Verschiebung des Mediastinums bis zur Mamillarlinie der anderen Seite an. In vielen Fällen darf man aber nicht so weit gehen, weil sonst Dyspnoe und Herzbeschwerden auftreten.

Zur Erhaltung des Pneumothorax müssen alle 3—4 Wochen (später evtl. noch seltener) Nachfüllungen vorgenommen werden, bei denen sich die Menge der verwendeten Stickstoffs nach dem Druck im Pleuraraum richtet, so daß der Druck dauernd auf der gleichen Höhe gehalten wird. Aber auch hier

ist eine zeitweise oder dauernde Kontrolle mit Hilfe der Röntgenstrahlen unerläßlich. Selbstverständlich dürfen aber die physikalischen Untersuchungsmethoden auch nicht vernachlässigt werden.

In der Zeit der ersten Füllungen und Nachfüllungen ist in der Regel Bettruhe einzuhalten. Ist dagegen der definitive Füllungszustand erreicht, so kann
der Patient allmählich wieder seine Beschäftigung aufnehmen, und viele
Kranke mit Pneumothorax verrichten dauernd ziemlich erhebliche Berufsarbeit.

Die Dauer einer Pneumothoraxbehandlung kann nicht von vornherein
festgestellt werden. Kann die Methode richtig durchgeführt werden, so sollte
sie mindestens zwei Jahre fortgesetzt werden. In dieser Zeit erreicht man aber
nur in verhältnismäßig frischen Fällen mit geringen Veränderungen eine Heilung,
in noch kürzerer Zeit höchstens bei frischen Frühinfiltraten. Bei älteren, einigermaßen ausgedehnteren Läsionen oder gar bei Kavernen muß man mindestens
vier Jahre rechnen. Jedenfalls soll man, wenn durch die Behandlung Bazillen-
freiheit des Sputums und vollkommenes Verschwinden aller Krankheitssymptome erreicht ist, den Pneumothorax in leichten Fällen noch $^1/_2$—1 Jahr,
in schwereren Fällen noch $1^1/_2$ Jahre bestehen lassen. Forlanini läßt in den
Fällen, in denen schon größere Zerstörungen der Lunge vorhanden waren, den
Pneumothorax überhaupt dauernd bestehen.

Die Dauer der Pneumothoraxbehandlung richtet sich auch nach dem Erfolg,
den die ersten Füllungen erreichen. Gelingt es, rasch einen vollständigen Kollaps
zu erzeugen, so darf man auf verhältnismäßig rasche Heilung der Krankheitsherde hoffen. Auch rasches Verschwinden des Fiebers und der übrigen Allgemeinsymptome, Hebung des Körpergewichtes usw. lassen auf gute Heilungstendenz
schließen. Wenn der Pneumothorax nur unvollkommen gelingt und ausgedehntere Verwachsungen bestehen, so kann trotzdem Heilung eintreten, beansprucht aber längere Zeit. Auch dann ist mit einer längeren Dauer zu rechnen,
wenn im Schatten des Lungenstumpfes kompaktere Schattenbildungen zu
sehen sind, die auf größere und schwer komprimierbare Krankheitsherde deuten.

Die Durchführung der Kur kann bisweilen wesentlich gefördert werden durch die
Strangdurchtrennung nach Jacobaeus. Durch einen Interkostalraum wird das
Thorakoskop (vgl. S. 1097), durch einen anderen ein Troikart mit Galvanokauter eingeführt
und unter Kontrolle des Auges die Verwachsungen durchgebrannt. Wenn nur einzelne
Stränge den vollständigen Kollaps verhindern, so erreicht man mit dem Verfahren glänzende
Resultate und kann einem bisher unwirksamen Pneumothorax zu vollem Erfolge verhelfen.
Sind ausgedehntere strangförmige Verwachsungen vorhanden, so gelingt ihre Durchtrennung
oft nicht und ist außerdem schwierig und nicht ungefährlich, so daß sie nur für den Geübten
erlaubt ist.

Die Gefahren bei der Strangdurchtrennung sind in erster Linie dadurch bedingt,
daß in den Strängen oft Kavernen vorhanden sind (selbst große Kavernen können in dünne
Stränge ausgezogen sein) und oft große Gefäße verlaufen. Dadurch entsteht die Möglichkeit von Infektion der Pleurahöhle, von (sehr viel seltener) Lungenperforation und Blutungen.
Harmloser sind die recht häufigen Fieberanstiege, oft mit kleinen pleuritischen Exsudaten,
und das ebenfalls recht häufige Hautemphysem.

Die Technik der Strangdurchtrennung ist nicht leicht, und die Operation ist
nicht ungefährlich, besonders in der Hand Ungeübter. Deshalb ist eine ausführlichere
Darstellung, als sie hier gegeben werden kann, für ihr Erlernen notwendig, z. B. die Monographie von Diehl und Kramer; am besten ist die Anleitung durch einen Geübten.

Die Beendigung der Pneumothoraxbehandlung erfordert besondere
Vorsicht. Man ist nie sicher, ob die Herde in der kollabierten Lunge wirklich
ausgeheilt sind, und ob sie nicht nach der Wiederentfaltung wieder aktiv werden
und fortschreiten. Man muß deshalb die Entfaltung der Lunge langsam vor sich
gehen lassen und die Möglichkeit einer sofortigen Wiederherstellung des Pneumothorax offen halten. Man darf den Pneumothorax nur allmählich eingehen
lassen, indem man die Nachfüllungen seltener vornimmt und dabei kleinere
Mengen Gas verwendet, so daß der Druck im Pleuraraum immer stärker negativ

wird. Es wird empfohlen, einen kleinen Pneumothorax noch während eines Jahres zu unterhalten. Es gibt auch Fälle, in denen ein solcher Pneumothorax auch ohne Nachfüllung noch jahrelang bestehen bleibt.

Die Wirkung des Pneumothorax besteht in erster Linie in der funktionellen Ruhigstellung der Lungen. Das Organ wird atelektatisch gemacht, die Kavernen kollabieren und hören auf zu sezernieren, es tritt eine starke Bindegewebsentwicklung ein, die zur Abkapselung und Organisation der tuberkulösen Herde führt. Man hat auch schon Metaplasie des Alveolarepithels beobachtet. Diese Bindegewebsentwicklung ist nur der Ausdruck der Heilung der Tuberkulose und tritt im gesunden Lungengewebe nicht oder nur in geringem Maße auf. Selbst nach jahrelanger Kompression entfalten sich die gesunden Lungenteile wieder und üben ihre respiratorische Funktion von neuem ungestört aus.

Der Blutstrom in der Pneumothoraxlunge ist nicht vermehrt, wie früher Sauerbruch und andere angenommen hatten, die in der besseren Durchblutung die Einwirkung des künstlichen Pneumothorax vermuteten, sondern sie ist herabgesetzt, wie wir jetzt mit Sicherheit aus dem Sauerstoffgehalt des arteriellen Blutes schließen müssen. Untersuchungen von Meakins und Davies u. a. haben überhaupt keine oder nur eine sehr geringe Herabsetzung der Sauerstoffsättigung im arteriellen Blut nach Stickstoffeinblasungen ergeben, sogar wenn die Lunge vollkommen komprimiert war. Also kann das Mischblut nur sehr wenig von dem die Kollapslunge durchfließenden venösen Blut enthalten, und der Blutstrom durch die Kollapslunge muß fast vollständig unterbrochen sein. Ob diese Blutarmut die Ausheilung der Tuberkulose bedingt oder die Unterbrechung der Lymphzirkulation, die Shingu mit Hilfe von Rußinhalation noch besonders bewiesen hat, oder endlich die Ruhigstellung der kranken Partien, ist nicht erwiesen. Für die Kavernen spielt jedenfalls die Verbesserung der mechanischen Verhältnisse, die eine Heilung durch Kontaktwachstum erlaubt, eine Rolle. Wichtig ist jedenfalls auch, daß durch die Sistierung der Atmung die aerogene Weiterverbreitung der Tuberkulose unterbrochen wird.

Auf die Frage, wie beim künstlichen Pneumothorax sich das Verhältnis zwischen Druck und Volumen der Pneumothoraxlunge gestaltet und wie die andere Seite beeinflußt wird, kann hier nicht eingegangen werden. v. Neergaard und Wirz, Liebermeister u. a. haben versucht, die Verhältnisse klarzulegen. Wahrscheinlich wird eine reflektorische Erweiterung des Thorax auch auf der gesunden Seite eintreten, die die Druckverhältnisse modifiziert. Bei starkem Pneumothorax wird sicher auch das Volumen der anderen Lunge verkleinert, und Forlanini hat auf eigentümliche Geräusche hingewiesen, die man bei linksseitigem Pneumothorax bisweilen in der Nähe der rechten Axilla hört und die als Ausdruck einer Atelektase aufzufassen sind. Geringfügige Affektionen der Lunge können unter dem Einfluß eines Pneumothorax der anderen Seite zurückgehen, doch beruht das Verschwinden von Rasselgeräuschen, das man bisweilen unmittelbar nach der Herstellung eines Pneumothorax über der anderen Lunge wahrnehmen kann, darauf, daß es sich um fortgeleitete Geräusche handelt (v. Muralt).

Die Resultate der Pneumothoraxtherapie müssen in die unmittelbaren und in die Dauerresultate geschieden werden. Die unmittelbaren Erfolge bestehen in einem Fall der Temperatur, der nur dann ausbleibt, wenn der Pneumothorax nicht vollständig ist oder wenn die andere Seite auch erkrankt ist. Auch beim Auftreten eines Ergusses kann die Temperatur wieder ansteigen. Ferner tritt Verminderung des Auswurfes ein; nur nach jeder Füllung kann sich eine Vermehrung der Expektoration während zwei bis drei Tagen zeigen. Bestand eine Neigung zu Blutungen, so hören diese vollständig auf.

Die Dauerresultate sind in den geeigneten Fällen ausgezeichnet. Die Statistiken (s. Carpi in Loewensteins Handbuch, Neumann und Wolf usw.) ergeben Heilungen bis zu 70%, meistens etwa 50% mit einer Dauer von mindestens 2 Jahren. Diese guten Resultate gelten aber nur für die Fälle, in denen strenge Indikationen erfüllt waren und in denen ein genügender Kollaps zu erreichen war.

Besonders interessant ist die Statistik Saugmans, der die Mortalität bei 172 Fällen mit gelungenem und bei 85 Fällen mit unausführbarem Pneumothorax verglich. Bei gelungenem Pneumothorax stieg die Mortalität von 32% nach einem Jahr auf 65%, nach 6 Jahren und 70% nach 10 Jahren, bei unausführbarem von 56% nach einem Jahr auf 74% nach 6 Jahren und 100% nach 9 Jahren.

Die Mißerfolge sind zum größten Teil durch die Unmöglichkeit der Durchführung und den unvollkommenen Kollaps bedingt. Die oben erwähnte Statistik

Saugmans zeigt, daß der Pneumothorax nur in $^2/_3$ der Fälle durchführbar war. Andere Statistiken (z. B. Gravesen, Matson) weisen vollständigen oder wenigstens genügenden Kollaps in der Hälfte der Fälle auf.

Bei gelungener Kur sind Mißerfolge in erster Linie durch die fortschreitende Tuberkulose der anderen Lunge bedingt. Wenn diese gesund bleibt, ist die Gefahr eines Rezidivs nach genügend langer Behandlung gering. Die entzündlichen Komplikationen von seiten der Pleura bilden nur in einem kleinen Bruchteil der Fälle die Ursache des Mißerfolges.

Als Indikation galt von Anfang an eine einseitige Erkrankung, die voraussichtlich ohne Pneumothorax nicht ausheilen würde. Im einzelnen Falle ist es aber nicht immer leicht zu entscheiden, ob diese Indikation vorliegt. Immerhin haben sich in den letzten Jahren einige gewisse Fälle immer mehr als der Pneumothoraxtherapie bedürftig erkennen lassen. Das sind vor allem Kavernen, die auf eine Lunge beschränkt sind. Spontanheilungen von Kavernen sind so selten, daß nicht damit gerechnet werden darf, und sie bilden eine dauernde Gefahr für die übrige Lunge, so daß fast immer schließlich eine progressive Phthise entsteht. Bei nachgewiesener Kaverne soll deshalb der Pneumothorax nach manchen Autoren immer angelegt werden, selbst wenn die andere Lunge nicht ganz frei ist, nach anderen (z. B. Bacmeister) nur wenn die Beobachtung eine Spontanheilung der Kavernen unmöglich erscheinen läßt. Eine weitere Indikation ist ein Frühinfiltrat, das nicht spontan rasch zurückgeht. Hier ist es besser, den Pneumothorax noch vor der Einschmelzung anzulegen. Von sonstigen Fällen sind namentlich solche geeignet, die einen ausgedehnten, vorwiegend azinös-nodösen Prozeß auf einer Seite zeigen, während die andere Seite ganz frei ist oder nur wenige kleine Herde aufweist. In solchen Fällen gilt als Regel, mindestens einen Monat zu warten und die andere Seite genau zu beobachten. Ausgedehnte fibröse Prozesse bilden gewöhnlich wegen der Verwachsungen ein Hindernis, verlangen aber auch wegen ihrer Gutartigkeit gewöhnlich keine Kollapstherapie, abgesehen davon, daß sie selten einseitig sind. Bei den pneumonischen Formen der Lungentuberkulose, bei denen man am ehesten das Heil im Pneumothorax suchen könnte, erlebt man meistens Mißerfolge, da die Erkrankung zur Zeit der Intervention in der Regel schon die andere Seite ergriffen hat, und weil die käsig-pneumonischen Lungenpartien nicht komprimierbar sind.

Eine weitere Indikation ist die unstillbare Hämoptoe. Bei ihr kann der künstliche Pneumothorax das Leben retten. In diesem Fall muß die erste Füllung ausgiebig genug sein, um einen Kollaps zu erzielen.

In neuerer Zeit hat man die Indikationen zu erweitern versucht, indem man von einer „Entspannung" der Lunge auch bei ausgebreiteter Tuberkulose einen Erfolg erwartet (siehe darüber weiter unten beim doppelseitigen Pneumothorax).

Kontraindikationen sind dann gegeben, wenn die Affektion nicht mehr einseitig, sondern auch auf der anderen Seite nennenswerte Veränderungen vorhanden sind. Auch nicht tuberkulöse Krankheiten der anderen Lunge, wie Bronchiektasien, Emphysem, chronische Bronchitis, bilden eine Kontraindikation. Von tuberkulösen Erkrankungen anderer Organe verbietet erfahrungsgemäß die Darmtuberkulose den künstlichen Pneumothorax, ebenso jede ausgedehnte Urogenitaltuberkulose und die Spondylitis. Dagegen ist die Kehlkopftuberkulose nur in ihren schweren Formen eine Kontraindikation. Von nicht tuberkulösen Erkrankungen anderer Organe sind als Kontraindikationen schwere Herz- und Gefäßstörungen und Nierenerkrankungen zu nennen, während der Diabetes seit der Insulintherapie kein Hindernis mehr bildet. Forlanini warnt auch vor der Anwendung der Methode bei Enteroptose. Endlich ist der künstliche Pneumothorax kontraindiziert, wenn man ausgedehnte Adhärenzen annehmen muß, die bisweilen durch die Unbeweglichkeit der Lungengrenzen diagnostiziert werden können. Viel häufiger wird man über das Vorhandensein von Verwachsungen im Zweifel sein und sie, wenn vorher trockene Pleuritis vorhanden war, vermuten, aber trotzdem einen Versuch machen.

Wenn man sich an einigermaßen strenge Indikationen hält, ist die Zahl der für den Pneumothorax geeigneten Fälle nicht sehr groß. In meinem klinischen Material sind es keine 5% (vgl. auch Schereschewsky). In den Sanatorien sind die geeigneten Fälle zahlreicher, machen aber in den meisten mir zugänglichen Heilstättenberichten keine 10% aus.

Die Zahl der erfolgreichen Pneumothoraxbehandlungen wird mit der allgemeinen Anwendung der Jacobaeusschen Strangdurchtrennung zunehmen. In manchen Fällen kann auch eine ergänzende Teilplastik des Brustkorbes zum Ziele führen. In anderen Fällen muß an Stelle des Pneumothorax die ausgedehnte Thorakoplastik treten.

Die Komplikationen, die im Verlauf der Kur auftreten können, müssen eingeteilt werden in unmittelbare Komplikationen der Operation und in Komplikationen der Kur. Unter den unmittelbaren Komplikationen der Operation sind zunächst solche zu erwähnen, die keine Gefahr für den Patienten zur Folge haben. Häufig sind Schmerzen, die durch Verdrängung der Organe oder Anspannung von Verwachsungen bedingt sind. Bei linksseitigem Pneumothorax beobachtet man bisweilen, besonders bei Enteroptose, Schmerzen im Leib. Diese Schmerzen gehen in der Regel rasch zurück und machen die Durchführung der Kur selten unmöglich. Dagegen kann die Behandlung abgebrochen werden müssen, wenn stärkere Überdrucksymptome, Oppression, Dyspnoe, Pulsbeschleunigung, Magenbeschwerden, auftreten. Besonders unangenehm sind die Überblähungen des Mediastinums, die zu „Mediastinalhernien" führen können. Sie sind oft im Röntgenbild sichtbar und verlangen eine Herabsetzung des Druckes. Bisweilen gelingt es, durch Ablassen eines Teiles des Stickstoffes die Symptome zu beseitigen und durch vorsichtiges Verfahren die Kur dennoch weiter zu führen.

Eine nicht ganz seltene Komplikation ist das interstitielle Emphysem, bei dem man nach Brauer mehrere Formen unterscheiden kann: 1. Das oberflächliche Hautemphysem, das durch den Sitz der Punktionsnadel unter der Haut während des Einstiches oder durch Entweichen von Stickstoff aus dem Pneumothorax entstehen kann und ohne Bedeutung ist. 2. Das tiefe Emphysem, das durch den Eintritt von Luft außerhalb der Pleura costalis entsteht und sich von hier längs der Rippen zum Mediastinum und zum Hals fortpflanzt. Es ist in der Regel gefahrlos. 3. Das interpleurale Emphysem, die Ausbreitung der Luft in den Adhärenzen. 4. Das interstitielle Lungenemphysem, das durch Verletzung der Lunge entsteht, sich zum Mediastinum fortpflanzt und lebensgefährlich werden kann.

Gefährlich ist immer die Ruptur einer Kaverne durch Verletzung mit der Punktionsnadel. Das Resultat ist in der Regel ein Pyopneumothorax. Diese Komplikation kann vermieden werden, wenn man möglichst weit von den erkennbaren tuberkulösen Veränderungen entfernt den Einstich vornimmt.

Das gefährlichste, was passieren kann, ist das Eintreten von Stickstoff in das Blut, die Gasembolie. Diese Gasembolien sind namentlich von Brauer eingehend studiert worden, und es hat sich gezeigt, daß viel von den Zufällen nervöser Natur, die früher als „Pleurareflex" aufgefaßt wurden, auf ihnen beruhen. Doch kommen sicher Pleurareflexe vor (vgl. z. B. Unverricht). Die Symptome einer Gasembolie sind außerordentlich mannigfaltig. Sie können, wie Brauer bemerkt (Kongreß für innere Medizin 1913) zwischen Null und plötzlichem Tode schwanken. Man kann sie in folgende Gruppen teilen: 1. Leichte nervöse Störungen, Übelkeit, Kopfschmerzen, Brechreiz, allgemeines Unbehagen. 2. Störungen des Sensoriums, Bewußtlosigkeit, Ohnmacht, leichte Benommenheit. 3. Motorische Erscheinungen, klonische oder tonische Krämpfe, Lähmungen. 4. Zirkulationsstörungen, Pulsbeschleunigung und kleiner Puls. 5. Störungen der Atmung, Dyspnoe, Unregelmäßigkeit der Respiration, Cheyne-Stokes-Atmen. Die schweren tödlichen Unfälle sind zum Glück selten (Neumann und Wolf hatten z. B. in ihrem Material von 150 Fällen 1 Todesfall), während leichte Störungen häufiger sind, als man denken möchte. Die Gasembolie ist häufiger bei Nachfüllungen als bei der ersten Anlage des Pneumothorax.

Ein großer Teil der Stickstoffembolien kann durch sorgfältige Technik vermieden werden. Bei der Brauerschen Schnittmethode sind sie für den Ungeübten sicherlich leichter zu vermeiden als bei direktem Einstich. Ganz besonders wichtig ist, daß man bei der Operation das Manometer genau beobachtet. Man kann die Gefahr noch weiter vermindern, wenn man während des Einstechens der Nadel den Schlauch in der Nähe derselben abklemmt, sobald die Beobachtung des Manometers irgend etwas Ungewöhnliches ergibt. Doch kommen bisweilen Gasembolien bei einwandfreier Technik, selbst bei ganz einfachen Nachfüllungen vor. Eine gute Vorsichtsmaßregel besteht darin, daß man zuerst nicht Stickstoff, sondern etwas Sauerstoff einfließen läßt. Es ist allerdings richtig, daß der Sauerstoff nicht rasch genug resorbiert wird, um das Entstehen von Blasen und ihre Verschleppung ins Gehirn zu verhindern. Aber wenn einmal ein Gefäß durch Gas verstopft ist, so kann das weitere Schicksal des Patienten doch davon abhängen, wie rasch das entstandene Hindernis beseitigt wird. Da die Gasblase durch die Kapillarwand mit dem umgebenden Gewebe, das eine Avidität zum Sauerstoff hat, in Verbindung steht und da sie mit Blut in Berührung ist, das seinen Sauerstoff rasch weiter gibt, wenn die Zirkulation still steht, so muß eine Sauerstoffblase in ziemlich kurzer Zeit resorbiert werden, während eine Stickstoffblase der Resorption nicht oder erst nach sehr langer Zeit anheimfällt. Deshalb ist die Anwendung von Sauerstoff beim Beginn der Operation ein Mittel, das zwar nicht die Embolie verhüten, aber ihre Folgen wenigstens in einem Teil der Fälle unschädlich gestalten kann.

Noch besser als Sauerstoff ist Kohlensäure.

Bei eingetretener Gasembolie wird empfohlen, sofort den Kranken so zu lagern, daß die Verletzungsstelle am tiefsten ist, damit der Druck in den Lungenvenen an dieser Stelle möglichst hoch ist und die weitere Ansaugung verhindert wird.

Von Komplikationen, die im Verlauf der Kur auftreten und ihre Durchführung beeinflussen können, sind zunächst diejenigen zu nennen, die der Methode selbst zur Last fallen. Dazu gehört in erster Linie die Pleuritis exsudativa.

Eine seröse Pleuritis stellt sich in einem großen Bruchteil der Fälle im Lauf der Behandlung ein. (Bei Neumann und Wolf z. B. in 45%, wovon in einem Sechstel der Fälle mischinfiziert.)

Über ihre Ursache sind verschiedene Hypothesen aufgestellt worden. Häufig wird sie auf Infektion der Pleura zurückgeführt, sei es durch Verunreinigungen bei der Punktion, sei es durch Bazillen, die auf dem Blutwege hingelangen und sich in der durch den Pneumothorax geschädigten Pleura festsetzen. Königer hat gezeigt, daß eine Infektion der Pleura bei einem bestehenden Pneumothorax sehr viel leichter zustande kommt als bei intaktem Brustfell. Auf der anderen Seite hat man für die Hypothese einer aseptischen Pleuritis angeführt, daß man häufig keine Mikroorganismen findet (was aber nicht viel beweist), daß oft kein Fieber vorhanden ist, und daß die Exsudate häufig stationär bleiben. Der Verlauf dieser Pleuritiden ist in der Regel durchaus harmlos. Bisweilen haben sie sogar einen Einfluß auf den Pneumothorax, der nur erwünscht sein kann, indem bei bestehendem Exsudat die Resorption des Stickstoffs viel langsamer vor sich geht und deshalb viel weniger Nachfüllungen notwendig sind. Es kommt freilich auch vor, daß durch das Anwachsen eines Exsudates der Druck so stark werden kann, daß hochgradige Störung der Atmung und gefährliche Verdrängungserscheinungen auftreten. In diesen Fällen genügt aber die Entfernung eines Teiles des Exsudats oder des Stickstoffs im Pleuraraum. Mit Ausnahme dieser Fälle ist irgend ein Eingriff in der Regel ganz unnötig, nur müssen die Patienten mit noch größerer Vorsicht als sonst überwacht werden.

Gefährlicher ist die Entwicklung einer eitrigen Pleuritis, die durch Infektion von außen oder durch Perforation einer Kaverne zustande kommt. Aber auch hier ist nicht immer unbedingt ein Eingriff erforderlich. Es gibt Empyeme, die viele Monate bestehen, ohne Fieber zu machen, und die sich schließlich spontan zurückbilden. Wenn aber Fieber auftritt oder die Ernährung des Kranken leidet, so muß das Empyem ohne Rücksicht auf den Pneumothorax entleert werden. Freilich gelingt es dann nachher nicht mehr, den Pneumothorax wieder herzustellen.

Harmlos ist die Bildung von Fibrinkugeln im Pneumothorax (Lossen u. a.).

Es können aber im Lauf der Kur auch Komplikationen auftreten, die nicht durch diese selbst bedingt sind, aber trotzdem ihre Fortsetzung verhindern. Außer interkurrenten Krankheiten ist das wichtigste die Ausbreitung der Tuberkulose auf die andere Lunge und die Ausbildung einer Larynxtuberkulose. Freilich braucht man den Pneumothorax nicht beim Nachweis von Krankheitssymptomen über der anderen Lungenspitze oder beim Auftreten von Erscheinungen, die auf eine Beteiligung des Kehlkopfes hinweisen, sofort eingehen zu lassen. Sobald sich aber der Prozeß auf der andern Lunge oder im Larynx weiter ausbreitet, kann das Weiterbestehen des Pneumothorax gefährlich werden, weil dann die andere Lunge (die bei Kehlkopftuberkulose ja immer auch erkrankt) zu sehr angestrengt wird, wenn sie allein die ganze Atmung zu besorgen hat.

Der doppelseitige Pneumothorax. In neuerer Zeit hat man vielfach auch einen doppelseitigen unvollständigen Pneumothorax bei beidseitiger Lungentuberkulose angewandt, besonders in Frankreich (Lit. bei Samson). In Deutschland ist man langsamer gefolgt, weil die theoretische Begründung nicht einleuchtet. Man kann sich schwer vorstellen, was eine „Entspannung" des Lungengewebes für einen Zweck haben soll, wenn keine volle

Kompression erreicht wird. Das tuberkulöse Gewebe ist viel starrer als das gesunde, und von einer geringfügigen Kompression wird man in erster Linie eine Retraktion des gesunden Lungengewebes erwarten, während das tuberkulöse nicht beeinflußt wird. Trotzdem haben verschiedene Autoren Gutes davon gesehen (Liebermeister, Diehl usw.). Man kann den Pneumothorax von vornherein doppelseitig anlegen oder zuerst auf der einen, dann erst auf der anderen Seite. Für das Maß der Füllung ist die Vitalkapazität maßgebend. Man kann aber bis auf eine Vitalkapazität von 800—900 ccm heruntergehen, ohne daß die Arbeitsfähigkeit bei leichterer Arbeit gestört wird.

Oleothorax. Von Bernou wurde die Einfüllung von Olivenöl mit 5% Gomenolzusatz in die Pleurahöhle empfohlen, um eine stärkere Kompression der Lunge zu erzielen. Küß empfiehlt Paraffinöl mit 2—4% Gomenol. Die Indikation besteht (abgesehen von der Behandlung tuberkulöser Empyeme) bei starrwandigen Kavernen, die durch Pneumothorax nicht komprimiert werden, und bei künstlichem Pneumothorax, der (mit oder ohne Exsudat) durch Verwachsung der Pleurablätter gefährdet ist, überhaupt bei Exsudaten bei Pneumothorax. Endlich kann der Oleothorax den Pneumothorax ersetzen, wenn die Nachfüllungen möglichst selten gemacht werden sollen.

Da die Patienten oft mit Pleurareizungen und Fieber reagieren, wird empfohlen, zuerst die Empfindlichkeit der Pleura durch kleine Ölinjektionen zu prüfen. Wenn diese vertragen werden, füllt man so viel Öl ein, daß eine genügende Kompression erreicht wird.

Da das Öl schwer flüssig ist, muß es mit einer Spritze injiziert werden. Dabei ist eine Druckmessung nicht möglich. Außerdem zeigen die gewöhnlichen Manometer den Druck nicht richtig an, weil er sich durch die dünnen Hohlnadeln nur sehr langsam ausgleicht. Man hat deshalb besondere Instrumente zur Druckmessung erfunden. Ihr Wert ist aber nicht groß, wie bei jeder Druckmessung einer Flüssigkeit in der Pleurahöhle. Der hydrostatische Druck summiert sich mit dem Druck der über der Flüssigkeit vorhandenen Luftblase, der Druck ist also in jeder Höhe der Pleurahöhle verschieden und ändert sich mit der Körperstellung.

Bisher sind einzelne gute Erfolge mitgeteilt worden (z. B. von Diehl). Es fehlen aber noch genügende Erfahrungen.

Die Thorakoplastik [1]. Die Thorakoplastik hat im Prinzip die gleichen Indikationen wie der künstliche Pneumothorax, hat aber vor ihm einerseits den Vorteil, daß sie auch da ausgeführt werden kann, wo die Pneumothoraxtherapie wegen Verwachsungen nicht gelingt, andererseits den Nachteil, daß sie die Lunge dauernd ausschaltet und eine Wiederentfaltung auch in dem Falle, daß die andere Lunge später erkranken sollte, unmöglich ist.

Die Thorakoplastik wird deshalb auf die Fälle beschränkt bleiben, in denen die Durchführung des künstlichen Pneumothorax indiziert, aber unmöglich ist. Unter diesen ist die Indikation noch schärfer zu fassen als bei der Gasbrust, weil die Gefahr des Eingriffs größer ist. Man wird ihn deshalb nur dann anwenden, wenn der Prozeß wirklich nur einseitig ist, und wenn keine Aussicht auf Heilung oder wenigstens auf lange Lebensdauer ohne Operation vorhanden ist. Außerdem muß der Patient noch die nötige Widerstandskraft für den schweren Eingriff besitzen.

Technik der Thorakoplastik. Drei Methoden sind angegeben worden, die in Betracht kommen.

Von Brauer und Friedrich wurde die totale Entknochung der Brustwand angegeben. Sie besteht darin, daß alle Rippen von der ersten bis zehnten oder elften vom Angulus costae bis zur Knorpelgrenze reseziert werden. Der Hautschnitt, der gleichzeitig auch Faszien und Muskeln durchtrennt, verläuft in der Paravertebrallinie von der Höhe des dritten Dornfortsatzes bis zur zehnten Rippe hinunter, biegt bogenförmig nach vorne um und steigt etwas außerhalb der Mammillarlinie wieder empor bis zur zweiten oder ersten Rippe. Der ganze Hautmuskellappen wird mit samt dem in ihm eingeschlossenen Schulterblatt wird unter Beiseiteschiebung des Pektoralis und des Latissimus dorsi vom Thoraxskelett abgelöst und nach oben geschlagen und die Rippen reseziert. Nach sorgfältiger Wundversorgung wird das Schulterblatt mit seinen Weichteilen wieder heruntergeklappt und angelegt und die Wunde geschlossen. Die Lunge kollabiert gut, ist aber der festen Knochenstütze beraubt und wird bei der Inspiration nach der gesunden Seite angesogen. Es besteht

---

[1] Ausführliche Bearbeitungen der chirurgischen Behandlung der Lungentuberkulose finden sich in Sauerbruchs Chirurgie der Brustorgane, im Handbuch der Tuberkulose von Brauer, Schröder, Blumenfeld, im Handbuch der Tuberkulosetherapie von Loewenstein und in Brunners Monographie.

also „Mediastinalflattern" wie beim offenen Pneumothorax, außer wenn das Medistinum infolge Schwartenbildung so starr ist, daß es nicht ausweichen kann. Die Gefahr der Operation kann durch Zerlegung in mehrere Etappen vermindert werden.

Die Wilmssche Pfeilerresektion vermeidet diese Gefahr, indem man von einem Schnitt, der dem hinteren oberen Teil der Brauer - Friedrichschen Schnittführung entspricht, die paravertebralen Teile der Rippen freilegt und Stücke daraus reseziert, deren Länge sich nach dem Grad der gewünschten Thoraxverkleinerung richtet. Wenn man dabei auch die erste Rippe reseziert, so sinkt der Brustkorb trotz der Kleinheit der entfernten Rippenstücke stark zusammen, behält aber seine Festigkeit, weil die vorderen Rippenstücke sich an die Wirbelsäulenfortsätze anlegen und später mit ihm verwachsen. Wilms beschränkte sich ursprünglich auf die ersten 5—6 Rippen, da ihm die Kompression der oberen Lungenpartien das wichtigste schien.

Sauerbruch dehnte die Wilmssche Pfeilerresektion auf alle 11 oberen Rippen aus. Er beginnt mit der Resektion der unteren Rippen von der zehnten an aufwärts und reseziert zum Schluß auch die elfte, wobei erst der Thorax vollkommen kollabiert. Deshalb legt er Wert darauf, daß auch die elfte Rippe verkürzt wird, aber auch die erste ist wichtig. Auch die Sauerbruchsche Operation kann mehrzeitig ausgeführt werden, wobei die Gefahr verringert, aber die Beschwerden für den Patienten vermehrt werden.

Bei allen Thorakoplastiken empfiehlt Sauerbruch jetzt eine leichte Äthernarkose. Für das Resultat ist eine sorgfältige Nachbehandlung besonders wichtig.

Von diesen Methoden kommt die ursprüngliche partielle Wilmssche Operation nur noch in Ausnahmefällen in Frage, nämlich zur Ergänzung eines unvollständigen Pneumothorax. Hier kann auch eine partielle Plastik der unteren Thoraxpartien nötig werden.

Sonst ist immer die totale Plastik notwendig. Es hat sich gezeigt, daß nur die vollständige Immobilisierung der Lunge dem Fortschreiten der Tuberkulose Halt gebieten kann, weil die Lungenelastizität jede Druckschwankung im ganzen Organ sich ausbreiten läßt und nur der vollständige Kollaps die Atmung der kranken Partien und die Aspiration tuberkulösen Materials in die gesunde Lunge verhindert. Bei der ursprünglichen Wilmsschen Operation wurde akute Ausbreitung der Tuberkulose nach unten beobachtet. Sauerbruch empfiehlt deshalb, bei mehrzeitiger Operation immer mit den unteren Rippen zu beginnen.

Von den totalen Plastiken hat die Sauerbruchsche den Vorteil, daß die Brustwand von Anfang an einen gewissen Halt hat und das Mediastinalflattern verhindert wird. Freilich bringt sie keinen so vollkommenen Kollaps zustande wie die Brauer - Friedrichsche und die Lunge der operierten Seite ist von der Atmung nicht völlig ausgeschlossen. Die Erfahrung hat aber gezeigt, daß die Spätresultate nicht schlechter sind. Die Sauerbruchsche Operation ist auch deshalb weniger eingreifend, weil die Wundfläche viel kleiner ist.

Die ausgedehnte Thorakoplastik ist immer ein schwerer Eingriff. Durch den Schmerz und die Unbeweglichkeit der operierten Seite werden die ersten Tage nach der Operation qualvoll gestaltet. Schlimmer ist die schwere Zirkulationsstörung, die oft im Anschluß an die Operation auftritt und bisweilen zum Tode führt, meist aber rasch vorübergeht. Dazu kommt die Schwierigkeit der Expektoration und die Gefahr der Aspirationspneumonie. Bisweilen entsteht auch durch Aspiration tuberkulösen Materials in der anderen Lunge eine akut verlaufende Tuberkulose, offenbar weil aus den kollabierten Kavernen viel Material ausgepreßt wird und nicht durch Husten entfernt werden kann. Auch Wundinfektion und Emboliegefahr bedrohen das Leben.

Wenn die erste Woche überstanden ist, so erholt sich der Patient rasch, und die vor der Operation bestehenden Symptome, wie Fieber, Sputum usw. verschwinden rasch. Doch dauert es noch lange, bis der Thorax die definitive Form angenommen hat und die Schmerzen bei Körperbewegungen ganz verschwinden. Auch Interkostalneuralgien durch Verwachsungen der Nerven kommen vor.

Die Resultate der Thorakoplastik sind nach der Statistik Sauerbruchs von 1919 folgende: Einem Achtel Todesfälle sofort nach der Operation oder innerhalb der ersten drei Wochen stehen zwei Drittel ausgezeichnete Resultate gegenüber, worunter 38% völlige Heilungen. Seine Statistik von 1918—1921 (mitgeteilt von Brunner) zeigt 11% Frühtodesfälle. Ähnlich gute Erfolge in bezug auf die Heilung haben andere Chirurgen, manche jedoch schlechtere in bezug auf die Mortalität (z. B. Stöcklin 37 % Heilungen, 23 % Besserungen, 24 % Operationstodesfälle, von denen allerdings die meisten von vornherein zur Operation ungeeignete Fälle betrafen).

Die Phrenikotomie. Zur Ausführung der Phrenikotomie verlockt oft ihre Einfachheit in Fällen, wo sie wenig Zweck hat. Ihr Indikationsgebiet ist beschränkt.

Die Technik ist sehr einfach. Man fühlt den M. scalenus anticus, auf dem der Nerv verläuft, bei Drehung des Gesichts nach der anderen Seite, hinter dem Sternokleidomasto- ideus etwa zwei Querfinger oberhalb des Schlüsselbeins, in einer kleinen Delle oberhalb des M. omohyoideus. Wenn man unter Lokalanästhesie an dieser Stelle einschneidet, kann man den Nerv nach Durchtrennung des Fettgewebes ohne Verletzung von Muskeln auf dem M. scalenus freipräparieren. Er wird einfach durchschnitten, reseziert oder nach der Durchschneidung das periphere Ende mit Klammern herausgezerrt, wobei er gewöhnlich als etwa 20 cm langes Stück abreißt (Phrenikusexairese). Der Patient spürt beim Durchschneiden oder Zerren einen mäßigen Schmerz, der in der Oberbauchgegend oder in die Brusthöhle lokalisiert wird.

Sofort nach der kleinen Operation steigt die gelähmte Zwerchfellhälfte in die Höhe und beteiligt sich nicht mehr an der Atmung, wie durch Perkussion und Röntgenuntersuchung zu erkennen ist. Die Röntgendurchleuchtung zeigt auch, daß bei tiefer Atmung das Zwerchfell sich auch der operierten Seite „paradox" bewegt, d. h. bei der Inspiration dem negativen Druck in der Pleura- höhle nachgibt und bei der Exstirpation heruntersteigt. In den ersten Tagen nach der Operation tritt bisweilen infolge der Kompression der tuberkulösen Lunge leichtes Fieber ein, sonst sind die subjektiven Folgen der Operation auf- fallend gering. Wenn der Nerv nur durchschnitten oder auf kurze Strecke reseziert wurde, so stellt sich die Zwerchfellfunktion nach einigen Wochen wieder her, weil der Nerv unterhalb der Resektionsstelle noch Wurzeln aus dem Plexus cervicalis erhält.

Die Phrenikotomie wirkt gleich wie ein auf die unteren Brustkorbteile beschränkter Pneumothorax. Sie vermindert die Ventilation der Lunge, sie kann also wie ein „Entspannungspneumothorax" wirken. Da der Erfolg einer solchen problematisch ist, können wir uns nur in bestimmten Fällen etwas von der Phrenikotomie versprechen, und tatsächlich sehen wir nur selten ein wirk- liches Resultat von der Phrenikuslähmung als einzigem Eingriff. Am ehesten ist ein günstiger Einfluß zu erwarten bei ausgedehnter fibröser Tuberkulose einer Lunge, wenn der knöcherne Brustkorb der Lungenschrumpfung nicht zu folgen vermag, das Zwerchfell ohnehin schon hoch steht und das Mediastinum mit dem Herzen stark verzogen ist. In solchen Fällen ist ein Pneumothorax wegen der Verwachsungen von vornherein ausgeschlossen, eine Thorakoplastik ist wegen der Beteiligung der anderen Lunge oft nicht erwünscht, wegen der Gutartigkeit der Erkrankung auch nicht nötig oder wegen des Allgemein- zustandes bedenklich, oder sie wird vom Kranken abgelehnt. Dann kann die Phrenikusoperation, wie ich schon gesehen habe, glänzend wirken. Die Dyspnoe und die Schmerzen verschwinden sofort, auch Husten, Auswurf und Fieber können zurückgehen, weil jetzt die kranken Partien besser kollabieren können. Natürlich ist hier eine Exairese notwendig.

Sonst kommt die Phrenikotomie nur in Verbindung mit anderen Eingriffen in Frage, selten zusammen mit unterer Thorakoplastik zur Kompression einer Unterlappentuberkulose, etwas häufiger zusammen mit oberer Thorakoplastik zur Ruhigstellung der gesunden Lungenpartien, wenn eine totale Plastik nicht riskiert wird. Das Hauptanwendungsgebiet sieht Sauerbruch in der dia- gnostischen Verwendung, als Voroperation zu einer Thorakoplastik, wenn der Zustand der „gesunden" Lunge zweifelhaft ist, um die Tragkraft dieser Lunge zu prüfen. Wenn nach der Phrenikotomie Husten, Auswurf und Fieber zunehmen oder sich gar der physikalische Befund der „gesunden" Lunge verschlimmert, so ist die Thorakoplastik kontraindiziert. Hier ist natürlich die einfache Phrenikotomie vorzuziehen, damit das Unheil, das man angerichtet hat, wieder bis zu einem gewissen Grad ausgeglichen werden kann.

Andere chirurgische Eingriffe. Die Eröffnung tuberkulöser Kavernen, die erste Operation, die für die Lungenphthise vorgeschlagen worden ist, wurde vollständig verlassen, als man damit ganz schlechte Erfahrungen gemacht hatte. In letzter Zeit ist man bisweilen wieder zu ihr zurückgekehrt. Sie ist möglich und kann erfolgreich sein, wenn eine Thorakoplastik vorausgegangen ist. Wenn der Erfolg der Rippenresektion durch starrwandige Kavernen verhindert wird, so gelingt bisweilen, den Kollaps nach Eröffnung zu erreichen. Die über den Kavernen liegenden Schwarten werden abgetragen, die Kavernenwand mit dem Thermokauter abgebrannt, der Inhalt entleert, unter Umständen die Kavernenwand vorsichtig teilweise abgetragen und die entstehende Mulde austamponiert. Die Gefahren der Blutung und der Infektion können meist verhindert werden, wenn die Operation nur bei großen wandständigen Kavernen versucht wird. Die Fistel schließt sich nicht immer.

Die extrapleurale Pneumolyse. Nachdem man früher die Apikolyse, die Mobilisierung der Spitze zum Zweck des Kollapses tuberkulöser Kavernen, intrapleural versucht, aber wegen der Mißerfolge wieder verlassen hatte, hat sich die Notwendigkeit der Ablösung einzelner Lungenteile von der Thoraxwand in einzelnen Fällen wieder geltend gemacht, aus den gleichen Gründen, aus denen man auch die Kavernenöffnung wieder versucht hat. Die Pneumolyse wird aber jetzt nur noch extrapleural vorgenommen, und nur im Anschluß an eine Thorakoplastik. Sauerbruch empfiehlt, sie nicht gleichzeitig mit der Plastik auszuführen, sondern in einer späteren Sitzung. Die entstehende Eindellung füllt sich im Laufe der Zeit mit Granulationsgewebe aus. Die Operation ist bisweilen schwierig und nicht ganz ungefährlich.

Die Plombierung. Wenn ein Kollaps von Kavernen erreicht werden soll, muß der entstehende leere Raum ausgefüllt werden können. Man hat das versucht durch Einbringen einer plastischen Masse zu erreichen. Natürlich darf das nur extrapleural geschehen. Tuffier hat zuerst Fett angewandt, später hat Baer Paraffin genommen. Der Eingriff wurde ursprünglich ohne Thorakoplastik ausgeführt und wird auch jetzt noch bisweilen so gehandhabt, besonders bei Oberlappenkavernen. Von einer Öffnung aus, die man sich durch Entfernen eines Rippenstückes schafft, werden die Verwachsungen mit den Fingern gelöst, dann (eventuell nach vorübergehender Tamponade mit Vioformgaze) das Paraffin in kleinen Stücken eingeführt und angedrückt, bis so viel Paraffin eingebracht ist, daß die Paraffinoberfläche die Wundöffnung erreicht hat.

Man kann entweder die Plombierung nur an der Stelle der Kaverne vornehmen oder die ganze Pleurahöhle mit Paraffin füllen. Eine partielle Plombierung erreicht aber nicht viel, weil die Atmung der übrigen Lunge eine vollständige Immobilisierung verhindert. Unter Umständen wird die Kombination mit dem Pneumothorax das gewünschte Ziel erreichen lassen, am meisten Erfolg verspricht nach Sauerbruch die Plombierung als Ergänzung einer Thorakoplastik, wenn starrwandige Höhlensysteme den Kollaps verhindern. Das Paraffin übt einen starken Druck aus und kann deshalb auch resistente Kavernenwände zum Kollabieren bringen. Dieser starke Druck kann aber auch bei ausgedehnter Plombierung eine Gefahr für Herz und Gefäße verursachen, besonders bei totaler Plombierung.

Nach der Operation droht die Gefahr der Blutung und des Einrisses in die Lunge. Aber auch ohne einen solchen kann später eine Infektion auftreten. Das unangenehmste ist, daß die Paraffinplomben später oft erweichen und in langwierigen Eiterungen durch eine Brustwandfistel ausgestoßen werden. Dabei kann sich auch eine Amyloidosis ausbilden. Sehr viel seltener bricht die Plombe in die Lunge durch und wird ausgehustet. Von 40 Plombierungen Sauerbruchs (bis 1919) endeten 11 mit Ausstoßen, 3 mit Aushusten der Plombe, 2 mit Durchbruch der Plombe in den Pleuraraum und nachfolgendem Empyem, 2 mal riß das Brustfell beim Versuch der Plombierung ein (beidemal bei künstlichem Pneumothorax), 1 Patient starb nach Aspiration.

Lungengymnastik. Die vermehrte Atmung, die durch die vermehrte Lungengymnastik bezweckt wird, könnte auf den ersten Blick widersinnig erscheinen, da sie dem Prinzip der Ruhigstellung eines erkrankten Organes zuwiderläuft. Aber es ist möglich, daß durch die vermehrte Lymph- und Blutzirkulation bei der vertieften Atmung in einzelnen Fällen ein Erfolg erzielt wird. Hofbauer, Sylvain u. a. berichten von guten Resultaten.

Pneumatotherapie. Der Waldenburgsche Apparat, der früher zur Phthisenbehandlung verwendet wurde, ist heute ziemlich allgemein verlassen. Dagegen wird der Brunssche Apparat (vgl. S. 1105) neuerdings empfohlen. Es ist möglich, daß die Verbesserung der Lungenzirkulation günstig wirkt.

David hat Versuche mitgeteilt, in denen es gelang, durch Einatmung sauerstoffarmer Luft die Tuberkulose im Tierexperiment günstig zu beeinflussen, und Schmidt und David haben einen Apparat angegeben, um auch Menschen nach dieser Methode zu behandeln.

Die Anwendung verdünnter Luft, wenigstens während der Inspiration, bildet einen Teil der Wirkung der Kuhnschen Saugmaske.

Die Kuhnsche Lungensaugmaske. Kuhn ging bei der Konstruktion seiner Maske von der Beobachtung der alten Autoren aus, daß bei Stauungszuständen in den Lungen selten Phthise auftritt. Er suchte deshalb künstlich eine Hyperämie der Lungen zu erzeugen. Seine Maske erschwert die Inspiration, während die Exspiration ungehindert vor sich geht. Auf diese Weise muß während jeder Einatmung Blut in die Lunge angesaugt werden. Gleichzeitig wird aber auch die Atmung vertieft, also eine aktive Lungengymnastik ausgeführt. Es ist nicht ausgeschlossen, daß der Beförderung der Blutzirkulation und des Lymphstromes eine größere Bedeutung zukommt als dem schädigenden Moment der vertieften Atmung. Bei der systematischen Anwendung der Lungensaugmaske in Fällen von Phthisis incipiens habe ich bisweilen auffallend günstige Resultate gesehen (vgl. Gudzent). Kuhn empfiehlt die Maske besonders für solche Fälle, in denen kein Fieber besteht und auch durch Muskelbewegungen keine Temperatursteigerungen erzeugt werden. Zu erwähnen ist noch, daß bei der Anwendung der Saugmaske eine Vermehrung der roten Blutkörperchen auftreten kann. Bei Neigung zu Lungenblutungen sind schon sehr schöne Erfolge beobachtet worden.

Die Anwendung der Saugmaske geschieht in der Weise, daß man die Patienten anfangs bei weit offenem Ventil nur wenige Minuten atmen läßt, dann das Ventil immer mehr schließt und die Dauer der Atmung bis zu zweimal $^1/_2$ Stunde ausdehnt.

Röntgentherapie. Bald nach der Entdeckung der Röntgenstrahlen wurden diese auch für die Behandlung der Lungentuberkulose versucht. Aber die Resultate waren negativ, so daß die Methode bald verlassen wurde. Die Erfahrungen bei der chirurgischen Tuberkulose ließen jedoch eine günstige Wirkung bei geeigneter Technik möglich erscheinen. De la Camp hat dann mit seinen Schülern Bacmeister und Küpferle die Röntgentherapie der Lungentuberkulose in ausgedehnterem Maße angewandt, und seither sind viele Versuche mit dieser Behandlung gemacht worden.

Bacmeister und Küpferle glauben die Heilwirkung der Röntgenstrahlen bei der Tuberkulose auch experimentell bewiesen zu haben, andere Autoren wie Schröder fanden keine Beeinflussung.

Wie die Röntgenstrahlen wirken, ist noch nicht sicher. Zuerst nahm man eine Zerstörung des tuberkulösen Gewebes durch die Strahlen an und gab eine verhältnismäßig große Strahlenmenge, von der man eine zerstörende Wirkung voraussetzte. Dann glaubte man an eine Reizwirkung, eine Produktion von Bindegewebe und Abkapselung der tuberkulösen Herde, was die Empfehlung kleinster „Reizdosen" zur Folge hatte. Als die Theorie der Reizwirkung wieder verlassen wurde, vermutete man wieder eine Zerstörung als Ursache der Heilwirkung, speziell der Lymphozyten in den Tuberkeln, durch deren Zerfall Stoffe frei werden, die zur Bindegewebsbildung anregen.

Die Technik wird heute allgemein so gehandhabt, daß kleine Dosen appliziert und die Bestrahlungen zwei- bis dreimal wöchentlich vorgenommen werden. Man teilt die Vorder- und Hinterfläche jeder Thoraxhälfte in je 3 Felder von 10: 10 oder 15: 15 cm und bestrahlt in jeder Sitzung ein Feld über der erkrankten Partie. Die Strahlen sollen hart und gut gefiltert sein. Als Dosis, die in einer Sitzung gegeben werden soll, verwenden manche 2—3% der Hauterythemdosis, andere bis 20%, wobei aber zu bemerken ist, daß die Art der Messung und der Ausdruck der Dosierung verschieden ist (auf die Haut oder auf den Erfolgsort bezogen). Nach der ersten Serie kann man bei schwacher Dosierung gleich die zweite beginnen, sonst wartet man 2—4 Wochen. Nach 1—3 Monaten kann eine dritte Serie folgen.

Bacmeister empfiehlt, der Röntgenbestrahlung 6 Ultraviolettbestrahlungen vorauszuschicken. Wenn diese schlecht vertragen werden, ist der Fall für die Röntgentherapie ungeeignet.

Die Durchführung der Bestrahlung richtet sich nach der Reaktion des Patienten. Beim Auftreten von Fieber oder Lungenveränderungen ist die Kur zu unterbrechen und eventuell später mit kleineren Dosen zu beginnen.

Als Indikation gelten chronische, fieberlose oder nur subfebrile Fälle mit möglichst rein produktiver Tuberkulose. Das ist die notwendige Folgerung aus der Annahme, daß die Strahlen irgendwie krankes Gewebe zum Zerfall bringen und dadurch bindegewebige Abkapselung oder andere Heilungsprozesse hervorgerufen werden. Bei exsudativen Formen kann deshalb die Röntgentherapie nur schädlich sein. Nuerdings wird auch die Bestrahlung der Milz empfohlen (M. Fraenkel, Manoukhine).

Als Schädigungen beobachtet man neben der auch sonst bei Bestrahlungen vorkommenden Übelkeit bisweilen starke Herdreaktionen mit hohem Fieber. Ob kleine Herdreaktionen erwünscht sind, ist ebensowenig wie bei der Tuberkulinkur mit Sicherheit zu sagen. Hämoptoe ist schon beobachtet worden, deshalb wird Neigung zu Blutungen in der Regel als Kontraindikation gegen die Bestrahlung betrachtet.

Die Resultate werden von Bacmeister, Schröder, Ziegler u. a. gerühmt. Ich selbst konnte mich, ebensowenig wie manche andere, nicht von einem wesentlichen Vorzug der Röntgentherapie gegenüber einfacher hygienisch-diätetischer Behandlung überzeugen.

Einzelheiten über die Röntgenbehandlung der Lungentuberkulose bei Bacmeister, Ziegler (in Loewensteins Handbuch), in den Lehrbüchern über Strahlentherapie, auch im Übersichtsreferat von Landau.

Inhalationstherapie. Durch Inhalationen kann man versuchen, gasförmige Medikamente in die Lungen zu bringen. Doch kennen wir kein Mittel, das bei dieser Anwendung einen, Einfluß auf die Tuberkulose ausübt. Die Inhalationstherapie hat aber trotzdem eine Bedeutung für die Behandlung der Phthise, indem sie ein wichtiges Hilfsmittel bei der Therapie der begleitenden Affektionen der Luftwege darstellt. Bei Reizzuständen und bei zähem Sekret findet sie die gleiche Verwendung wie bei der Bronchitis.

δ) Die Behandlung der einzelnen Symptome und Komplikationen.

Fieber. Die wichtigste Behandlung des Fiebers besteht in der Verordnung von Ruhe. Bei einer beginnenden Tuberkulose geht die erhöhte Temperatur oft nach kurzer Zeit während der Bettruhe oder der Liegekur im Freien zur Norm zurück. Besonders im Hochgebirge sieht man oft recht rasche Entfieberung. Geht die Temperatur nicht rasch herunter, so kann man bisweilen durch fortgesetzte Verordnung von Antipyreticis erreichen, daß die Temperatur auch nach dem Aussetzen des Mittels dauernd niedrig bleibt. Bisweilen gelingt es auch durch vorübergehende Unterernährung die Temperatur herunter zu drücken (Sahli).

Häufig gelingt die Herabsetzung der Temperatur leichter, wenn man dem Patienten etwas Alkohol in Form von Wein, Eiergrog oder dgl. verordnet.

Einzelne Autoren geben an, daß es bisweilen gelingt, durch eine vorsichtige Tuberkulinkur geringes Fieber zum Verschwinden zu bringen. Jedenfalls bilden geringe Temperatursteigerungen keine Kontraindikation gegen die spezifische Behandlung, während eine solche bei höherem Fieber nicht durchgeführt werden darf.

Tritt im späteren Verlauf Fieber auf, so sehen wir nicht selten durch einfache Ruhekur, z. B. Spitalaufenthalt, eine rasche Entfieberung eintreten. Wenn möglich, sollte der Kranke auch dann so lange im Bett behalten werden, bis die Temperatur dauernd zur Norm zurückgekehrt ist. Wichtig ist, daß das Fenster möglichst viel offen gehalten wird. Wo die Einrichtungen es gestatten, ist der Patient im Bett ins Freie zu fahren. Auch Liegekuren auf einem bequemen Stuhl können trotz hoher Temperaturen gestattet werden, wenn der Gang ins Freie keine Anstrengung erfordert.

In den vorgerückteren Stadien kann man beim Vorhandensein mäßiger Temperatursteigerungen das Auftreten nicht immer verbieten. Dann sollte es aber nur zu den Stunden gestattet werden, an denen die Temperatur niedrig ist. Kleine Spaziergänge und selbst Berufsarbeit ist erlaubt, wenn die Temperatur dadurch nicht gesteigert wird.

Antipyretika haben in den späteren Stadien der Phthise nur dann einen Zweck, wenn die Temperaturerhöhung selbst Beschwerden, wie Kopfschmerzen, Unruhe und Schlaflosigkeit verursacht. Doch müssen sie unter Umständen deshalb ausgesetzt werden, weil bei ihrer Anwendung ein zu reichlicher Schweißausbruch erfolgt. Bisweilen verursachen sie auch Verdauungsbeschwerden (am wenigsten das Pyramidon). Am zweckmäßigsten sind Kombinationen verschiedener Antipyretica, wobei von den einzelnen Komponenten oft schon geringe Mengen genügen (Chinin 0,05—0,1, Aspirin, Antipyrin, Lactophenin 0,25, Pyramidon 0,05—0,1, Phenacetin 0,1 usw.). Oft gelingt es bei hektischer Temperatur den Fieberanstieg zu vermeiden oder wenigstens zu mildern, wenn man kleine Dosen (z. B. Pyramidon 0,1—0,2 oder Cryogenin 0,2) in 2 stündigen Abständen den ganzen Tag über geben läßt.

Königer weist darauf hin, daß die Antipyretika wirksamer sind, wenn man sie intermittierend anwendet und die Reaktion abwartet, die der unmittelbar nach der Einnahme eintretenden Senkung folgt. Als solche Nachreaktionen unterscheidet Königer: 1. unmittelbar nach der Senkung steiler Anstieg (prognostisch ungünstig!); 2. in den ersten 2 bis 3 Tagen nach der Senkung unregelmäßige Erhebungen der Kurve; 3. bei prognostisch günstigen Fällen nach der Senkung ein kaum merkbarer Anstieg, dann Senkung.

Nachtschweiße. Bisweilen gelingt es durch Kühlhalten des Zimmers und leichte Bedeckung den Eintritt des Schweißes zu verhindern. Häufig aber gelingt das nicht, und wegen der starken Belästigung und des Gefühls von Schwäche, das als Folgen der Nachtschweiße zu beobachten ist, müssen Medikamente angewendet werden. Als solche kommen Pillen von Atropin 0,5 bis 1 mg) und Agarizin (5 bis 10 mg) an erster Stelle, während Acidum camphoricum viel weniger wirksam ist. Einreibungen mit Spiritus oder Essigwasser vor dem Schlafengehen haben meist wenig Erfolg. Besser wirkt das Einpinseln mit etwa 1%iger Formalinlösung oder das Einreiben mit 10%iger flüssiger Formalinseife.

Husten. Der Husten kann häufig dadurch bekämpft werden, daß man den Patienten dazu erzieht, dem Hustenreiz nicht nachzugeben. Der Kranke befördert dann das Sputum durch Räuspern heraus. Das hat den großen Vorteil, daß keine Medikamente gegeben werden müssen, die schließlich immer den Appetit verderben.

Bisweilen sieht man auch unter der Anwendung von Wickeln den Hustenreiz sich vermindern. Auch die im Volk beliebten Einreibungen von heißem Fett wirken bisweilen in dieser Weise. Manchmal ist auch der Gebrauch der sekretionsbeschränkenden Mittel oder der Resolventien am Platze, evtl. kombiniert mit kleinen Dosen von Narkoticis.

Sind narkotische Hustenmittel notwendig, so beginne man mit möglichst geringen Dosen, da später immer eine Dosensteigerung notwendig wird. Besonders empfehlenswert sind Codein und Heroin. Bevor man aber die Morphiumderivate anwendet, empfiehlt sich ein Versuch mit Aqua Laurocerasi.

Auswurf. Der Auswurf kann den Patienten durch seine Menge oder durch seine Zähigkeit belästigen. Im ersten Fall versuche man die sekretionsbeschränkenden Mittel (S. 1111) evtl. Inhalationen mit balsamischen Mitteln und dgl. Im zweiten Fall sind Resolventien am Platze, doch wähle man solche, die die Verdauung möglichst wenig belästigen, vor allem Liquor ammon. anisat. und die Mineralwässer. Auch die Inhalationen und der Bronchitiskessel leisten oft gute Dienste und machen durch ihre Anwendung die Verordnung von Resolventien unnötig. Auch Brustwickel wirken manchmal in dieser Beziehung gut.

Hämoptoe. Die Behandlung der Hämoptoe ist S. 1156 besprochen. Der tuberkulöse Bluthusten verlangt keine andere Behandlung als die dort erwähnte. Nur kann bei wiederholter Hämoptoe die Anlegung eines künstlichen Pneumo-

thorax indiziert sein. Zu erwähnen ist noch, daß die Hämoptoe keine Kontraindikation gegen das Höhenklima ist.

Erkrankungen des Kehlkopfs. Die Behandlung der Kehlkopftuberkulose
ist in diesem Band S. 929 beschrieben. Neben der tuberkulösen Erkrankung
des Larynx kommen aber noch Reizzustände nicht spezifischer Natur vor.
Ihre Behandlung ist dieselbe wie die einer gewöhnlichen Laryngitis (vgl. diesen
Band S. 907).

Verdauungsstörungen. Die dyspeptischen Beschwerden und die Appetitlosigkeit der Phthisiker können bisweilen durch geeignete Kost und ihre Verteilung auf eine größere Reihe von Mahlzeiten bekämpft werden. Häufig, in
den späteren Stadien immer, versagen alle diese Künste. Bisweilen kann durch
eine sorgfältige Mundpflege, durch Nasenspray, der die Choanen und die hintere
Rachenwand säubert, durch Inhalationen und direkte Behandlung der hinteren
Rachenwand der Appetit gebessert werden. Stomachika, China- und Kondur-
angopräparate, Nux vomica usw. sind in möglichster Abwechslung zu versuchen. Auch ein Versuch mit Orexinum tannicum ist erlaubt. Manchmal
bringen auch Magenspülungen Erfolge.

Warme Umschläge auf die Magengegend und Einreibungen vermindern
bisweilen die Verdauungsbeschwerden.

Große Schwierigkeiten bereitet oft die Behandlung der Diarrhöen. In
erster Linie muß die Nahrung reizlos gestaltet werden, was aber bei dem Widerwillen der Phthisiker gegen viele Speisen und ihrem Verlangen nach Obst oft
auf Schwierigkeiten stößt. Von Medikamenten kommen große Mengen von
Wismut, Tannin und dessen Derivate (Tannigen, Tannalbin) und Decoctum
Colombo in Betracht, ferner Heidelbeerwein und die ganze Reihe der übrigen
antidiarrhoischen Mittel. Häufig erlebt man aber, daß alle versagen, und dann
bleiben nur noch die Opiate übrig, die aber häufig auch unwirksam sind oder
nur den Schmerz stillen, ohne den Durchfall zu beseitigen.

Schmerzen. Die pleuritischen Schmerzen müssen durch die verschiedenen
Hautreizmittel und Derivantien bekämpft werden. Bei den rheumatoiden
Schmerzen sind die Salizylpräparate am wirksamsten, doch haben sie bisweilen
eine lästige Schweißbildung zur Folge. Dann kann die Einreibung von Salizyl-
salben und -linimenten versucht werden.

Schwangerschaft. Auf S. 1598 wurde der Einfluß der Schwangerschaft und
des Wochenbettes besprochen. Aus der Tatsache des häufigen Ausbruches
einer Tuberkulose im Anschluß an die Geburt geht hervor, daß man nicht nur
manifest tuberkulösen, sondern auch tuberkuloseverdächtigen Frauen die
Konzeptionsverhinderung anraten soll, bis die Tuberkulose mehrere
Jahre geheilt geblieben oder der Tuberkuloseverdacht beseitigt ist.

Schwieriger ist die Frage der Schwangerschaftsunterbrechung bei
vorhandener Tuberkulose. Die Statistiken widersprechen sich und sind nicht
einwandfrei. Die einzig beweisende Statistik wäre ein Vergleich des Schicksals
von Frauen, bei denen die Schwangerschaft wegen Tuberkulose unterbrochen
wurde, mit dem von solchen mit gleichartiger und gleichweit vorgeschrittener
Tuberkulose, bei denen die Unterbrechung unterblieben ist. Eine solche Statistik wird aber noch lange auf sich warten lassen.

Dagegen beweist die allgemeine Erfahrung über den häufigen Ausbruch
einer Tuberkulose im Wochenbett die Möglichkeit einer Verschlimmerung der
Krankheit durch das Austragen der Frucht und gibt die Berechtigung zur
Unterbrechung, wenigstens nach der Ansicht der meisten deutschen Autoren,
während die des Auslandes sich größtenteils ablehnend verhalten (s. Forssner,
Dumarest und Brette usw.).

Wenn man die Unterbrechung der Schwangerschaft für berechtigt hält, so muß man den Abort möglichst frühzeitig einleiten, da die Unterbrechung in einem späteren Zeitpunkt, besonders die Frühgeburt, die Hauptgefahr, nämlich den puerperalen Zustand, nicht beseitigt. In den ersten Monaten ist aber die Indikationsstellung nicht leicht. Krönig (s. Pankow und Küpferle) hat die Regel aufgestellt, man solle bei aktiver Tuberkulose den Abort einleiten, bei inaktiver nicht. Diese Regel ist im ganzen wohl richtig, obschon die Grenze zwischen aktiv und inaktiv nicht scharf ist, und obschon wir einen Teil der später im Wochenbett auftretenden Phthisen dadurch nicht verhüten können. Das können wir aber überhaupt nicht, weil viele Fälle, bei denen nach der Entbindung eine fortschreitende Lungentuberkulose auftritt, während der Gravidität überhaupt nichts Krankhaftes erkennen lassen.

Als Zeichen von Aktivität haben vor allem Temperatursteigerungen zu gelten. Außerdem ist jeder Fall mit Bazillen im Auswurf als aktiv zu betrachten. Dagegen hat das Stadium der Krankheit insofern weniger Bedeutung, als wir daran festhalten müssen, daß eine aktive Tuberkulose auch im Beginn, selbst bei sehr geringem Befund, die Unterbrechung der Schwangerschaft indiziert.

Dagegen ist die künstliche Unterbrechung bei Verdacht auf Phthisis incipiens ohne sichere Diagnose niemals erlaubt. In zweifelhaften Fällen sind daher alle Mittel zu versuchen, um zu einer sicheren Diagnose zu kommen. Am besten ist es, die Patientin zu diesem Zweck auf die interne Abteilung eines Krankenhauses zu legen.

Da man nie mit Sicherheit sagen kann, wie die Tuberkulose bei Fortdauer der Gravidität und wie sie bei Unterbrechung verlaufen würde, ist die Indikation kaum jemals eine absolute. Aber auf der anderen Seite darf auch die Berechtigung zum Eingriff nicht bestritten werden, wenn die Wahrscheinlichkeit einer Verschlimmerung durch die Schwangerschaft gegeben ist, und das trifft für alle aktiven Fälle mit Fieber zu.

Wenn Kehlkopftuberkulose als besonders dringende Indikation aufgeführt wird, so hat das seine Berechtigung, indem bei einer solchen die Lungenschwindsucht gewöhnlich rasch fortschreitet und jede stark progrediente Form ganz besonders einen Eingriff erheischt.

Bei fortgeschrittenen Fällen ist mit dem Abort die künstliche Sterilisation zu verbinden. Bei Phthisis incipiens ist das dagegen nicht berechtigt, weil noch eine Heilung möglich ist und später Schwangerschaften ohne Gefahr durchgemacht werden können.

Bei weit vorgeschrittener Phthise bringt auch die Unterbrechung der Schwangerschaft keine Heilung. Aber gerade diesen Kranken verlängert sie sicher das Leben, und der Arzt, der schon Phthisikerinnen am Ende einer Gravidität elendiglich hat zugrunde gehen sehen, wird versucht sein, auch in solchen Fällen den Abort möglichst früh einzuleiten, wird aber ernstlich prüfen müssen, ob diese Lebensverlängerung nach seinem Gewissen und nach der Rechtsprechung seines Landes die Opferung des Kindes erlaubt.

Wenn eine Patientin mit Lungentuberkulose geboren hat, so ist das Stillen zu verbieten. Die Laktation verschlimmert die ohnehin schon vorhandene Neigung zu Abmagerung und Schwäche, aber außerdem ist das Stillen der Kinder wegen der Gefahr der Infektion gefährlich. Das Kind muß so bald wie möglich von der Mutter getrennt werden.

ε) Die Therapie bei den einzelnen Formen der Lungentuberkulose.

Therapie der Lungenspitzentuberkulose. Früher glaubte man in der möglichst frühzeitigen Behandlung und gründlichen Ausheilung der Spitzentuberkulosen den Schlüssel zur Heilung der Tuberkulose des Einzelfalles und zur Bekämpfung der tuberkulösen Durchseuchung überhaupt gefunden zu haben. Heute wissen wir, daß nur etwa 7% der diagnostizierbaren und zeitweise Beschwerden machenden Spitzentuberkulose zu fortschreitender Phthise führen. Man hat daraus geschlossen, daß die Spitzentuberkulose harmlos und keiner Behandlung bedürftig sei. Aber 7% ist immer noch eine hohe Mortalität. Bei der Perityphlitis hat sich die Frühoperation als selbstverständliche Notwendigkeit durchgesetzt, obschon die Statistik gezeigt hat, daß bei konservativer Behandlung keine 3% der Krankheit erliegen. Bei der Spitzentuberkulose liegen die Verhältnisse insofern anders, als wir keine Methode kennen, sie rasch zur Heilung zu bringen. Wir müssen aber jede Spitzentuberkulose mit Bazillen im Auswurf oder mit ausgesprochenen Zeichen eines infektiösen Zustandes als behandlungsbedürftig betrachten und versuchen, sie zur klinischen Heilung zu bringen.

In solchen Fällen ist eine Sanatoriumskur notwendig, und eine solche im Hochgebirge ist die Methode der Wahl. Die Kur ist womöglich so lange fortzusetzen, bis die Tuberkelbazillen aus dem Sputum verschwunden sind und bis die Temperatur normal geworden ist.

Bei der Kur ist das wichtigste die Ruhe und die Freiluftbehandlung. In Fällen, in denen kein Fieber besteht oder die Temperatur wieder zur Norm zurückgekehrt ist, kommt dazu die Bewegungstherapie in Form von Spaziergängen.

Ist es absolut unmöglich, den Patienten an einen Kurort zu bringen, so soll man ihn wenigstens, wenn irgend möglich, für einige Wochen aufs Land schicken, aber ihm genaue Verhaltungsmaßregeln in bezug auf Liegekur usw. mitgeben. Im übrigen muß man für gute Ernährung sorgen, man kann Lebertran geben, Kreosot- und Guajakolpräparate verordnen und einen Versuch mit der Kuhnschen Saugmaske machen. Eine Tuberkulinkur dürfte sich empfehlen, wenn man Erfahrung in dieser Methode besitzt und der Patient vernünftig genug ist, sich dabei ruhig zu verhalten und die Temperatur regelmäßig zu messen. Das wichtigste ist aber immer die Durchführung einer Ruhekur. Freilich scheitert das oft daran, daß die Patienten arbeiten wollen oder müssen, daß die Frauen ihre Haushaltung besorgen usw. Bisweilen erlaubt die Tätigkeit der Fürsorgestellen und anderer wohltätiger Einrichtungen, in dieser Beziehung für die Patienten zu sorgen.

Patienten, die geheilt von der ersten Kur zurückkommen, müssen in der ersten Zeit vorsichtig überwacht und zur Schonung angehalten werden. Tritt ein Rückfall ein, der sich meistens zuerst durch das Wiederauftreten von Fieber zeigt, so ist, wenn möglich, eine Wiederholung der Sanatoriumskur anzuraten. Aber auch wenn kein Rückfall eintritt, so ist in den nächsten Jahren von Zeit zu Zeit ein Landaufenthalt zu empfehlen. Der Genesene ist so zu behandeln, wie es im Abschnitt über Prophylaxe besprochen ist.

Wenn beim Auftreten eines Rückfalles eine Kur im Sanatorium möglich ist, so hat sie in der Regel länger zu dauern als die erste. Bisweilen ist ein Aufenthalt im Höhenklima angezeigt, wenn der Patient beim ersten Male im Tiefland behandelt worden war. Tritt bei der zweiten Kur Heilung ein, so ist nachher ganz besondere Schonung und Vorsicht am Platze.

Häufig kommt der Patient von der ersten Kur nicht geheilt, sondern nur gebessert, aber arbeitsfähig zurück. Dann ist namentlich die Temperatur genau zu beobachten. Wenn sie steigt, so sollte der Patient Ruhe einhalten, oft ist einige Zeit hindurch Bettruhe notwendig. Doch ist es nicht immer möglich dieses Prinzip durchzuführen, und oft muß man seine Zuflucht zu Liegekuren während einiger Stunden des Tages, zum Verbot aller unnötigen Anstrengungen und dgl. nehmen. Bisweilen läßt sich eine Liegekur in einer Walderholungsstätte durchführen. Auch vorübergehende Landaufenthalte wirken wohltätig.

Bei Spitzentuberkulose mit negativem Bazillenbefund, die keine erhebliche Temperatursteigerung oder keine wesentliche Gewichtsabnahme zeigen, genügt eine kürzere Ruhekur, die durch „roborierende" Medikamente unterstützt werden kann. Eine Tuberkulinbehandlung kann sicher in solchen Fällen oft nützen und hat den Vorteil, daß man dabei den Patienten nicht aus den Augen verliert. Nach eingetretener Besserung ist eine sorgfältige Überwachung dringend nötig, um bei jeder Verschlimmerung sofort eine Behandlung einleiten zu können.

Bei sehr geringen allgemeinen Krankheitssymptomen oder gar bei zufälliger Entdeckung der Spitzentuberkulose ist kein Aussetzen der Arbeit nötig, selbst bei geringfügiger Temperatursteigerung, sondern nur die Verordnung einer gewissen Schonung und Vorsicht, hauptsächlich aber dauernde Überwachung, um beim Fortschreiten der lokalen oder allgemeinen Krankheitssymptome, namentlich beim Auftreten von Tuberkelbazillen, sofort eine gründliche Behandlung einleiten zu können. Auch in diesen Fällen kann eine Tuberkulinkur nützlich sein.

Therapie des Frühinfiltrats. Die meisten Frühinfiltrate heilen von selbst mit oder ohne Hinterlassung einer mehr oder weniger vollkommenen Abkapselung des oft nur kleinen käsig-pneumonischen Herdes, um den sie entstanden sind. Deshalb ist in der Regel nach Ablauf des ersten fieberhaften Anfalls keine Behandlung des Patienten nötig, wohl aber seine Überwachung. Wenn sich eine Kaverne ausbildet oder Zeichen von Ausbreitung der Tuberkulose erkennbar sind, so ist eine energische Behandlung nötig, die in der Regel im Anlegen eines Pneumothorax zu bestehen hat. Auch die Goldbehandlung kommt in Frage. Die Behandlung wird am besten in einem Sanatorium durchgeführt.

Bei den „Tochterinfiltraten" sind die gleichen Behandlungsprinzipien maßgebend.

Therapie der chronischen, rein produktiven oder gemischten Phthise. Bei der beginnenden Phthise ist, sobald das Stadium der Spitzentuberkulose oder des Frühinfiltrates überschritten ist, eine Sanatoriumskur, am besten im Hochgebirge, notwendig, wie sie bei der Therapie der Spitzentuberkulose erwähnt ist. Bei exsudativen Prozessen kann man die Goldbehandlung versuchen, die hier die besten Erfolge aufweist. Auch ein Pneumothorax kann nötig werden.

Ist die Krankheit weiter fortgeschritten, so ist die Verordnung von sekretionsbeschränkenden und Hustenmitteln, unter Umständen auch von Resolventien notwendig. Überhaupt wird, je mehr die Krankheit vorschreitet, die Behandlung immer mehr symptomatisch. Wenn es sich nicht mehr um eine Heilung handeln kann, so ist die Behandlung immer ein Kompromiß zwischen dem theoretisch besten einerseits und der Rücksicht auf die finanziellen Verhältnisse, die Wünsche und psychischen Bedürfnisse des Patienten andererseits. Bisweilen führt dauernde Niederlassung im Hochgebirge zu einem definitiven Stillstand des Leidens, bisweilen kann bei vernünftigem Verhalten auch in der Ebene die Arbeitsfähigkeit viele Jahre hindurch erhalten werden. Wichtig ist immer das Einschalten von Erholungsaufenthalten. Immer muß die zu bewältigende Arbeit dem vorhandenen Kräftezustand angepaßt werden. Bisweilen ist der Wechsel des Berufes notwendig. In geeigneten Fällen sind von Zeit zu Zeit Tuberkulinkuren vorzunehmen. Künstlicher Pneumothorax und chirurgische Eingriffe sind oft nötig.

Man vergesse nie die Prophylaxe der Umgebung des Patienten. Bei vielen Kranken ist es aber notwendig, alle Verordnungen so zu treffen, daß der Kranke glaubt, sie lägen in seinem eigenen Interesse. Die Phthisiker sind oft viel zu egoistisch, oder sie glauben zu wenig an die Schwere der eigenen Krankheit, um die Verordnungen zu befolgen, die im Interesse ihrer Umgebung getroffen werden.

Therapie der kavernösen Phthise. In jedem Stadium der Phthise verlangen die Kavernen eine besondere Berücksichtigung für die Behandlung. Weil sie so schwer ausheilen, wurde die Forderung aufgestellt, daß in jedem Fall ein künstlicher Pneumothorax angelegt werden sollte, wenn der Zustand der anderen Lunge es irgendwie gestattet, und daß, wenn der Pneumothorax nicht gelingt, eine Thorakoplastik vorzunehmen sei. Demgegenüber haben Turban und Staub, Jaquerod u. a. darauf hingewiesen, daß auch größere Kavernen oft ausheilen können. Jedenfalls wird man je nach den Umständen des Falles zuwarten dürfen, aber nicht zu lange, da sonst die Gefahr der Propagation der Phthise zu groß ist. Gerade in Fällen, in denen die Kaverne fast als einzige Veränderung in der Lunge erscheint und die Beschwerden erst seit kurzem eingesetzt haben, kann der Erfolg der Kollapstherapie wunderbar sein.

Beispiel: 26jährige Frau. Nach der vierten Entbindung erst an Mastitis, dann als „Influenza" erkrankt, kam nach 3 Monate dauernder erfolgloser Kur an der Riviera mit subfebrilen, zeitweise aber auch hochansteigenden Temperaturen in die Klinik, um festzustellen, „ob noch etwas anderes dahinterstecke". Der perkutorische und auskultatorische Befund war sehr gering, aber die Röntgenaufnahme zeigte einen Kavernenschatten von 4 cm Durchmesser im mittleren Lungenfeld nahe beim Hilus. Bald ließen sich auch Bazillen im Auswurf nachweisen. Patientin wurde zur Pneumothoraxbehandlung in ein Sanatorium geschickt, und dort erholte sie sich nach dem Anlegen des Pneumothorax sehr rasch. Der Pneumothorax wurde 2 Jahre lang unterhalten, und nach weiteren 3 Jahren ergab die Kontrolle, daß Patientin vollkommen gesund und auf der Lunge nichts mehr nachzuweisen war. Auch das Röntgenbild ließ die Kaverne nicht mehr erkennen, sondern nur noch eine geringe Schattenverdichtung an ihrer Stelle.

Therapie der fibrösen Phthise. Die von vornherein chronisch verlaufende fibröse Phthise bedarf keiner so energischen Behandlung durch Sanatoriumskuren wie die gewöhnliche Form. Allgemeine Schonung, wiederholte Landaufenthalte, Maßnahmen zur Hebung des Ernährungszustandes genügen in der Regel. Das Lungenleiden selbst muß ähnlich behandelt werden wie eine chronische Bronchitis oder Bronchiektasien. In Beziehung auf die Klimatotherapie kommt der Süden und die See viel mehr als das Hochgebirge in Betracht. Auch operative Eingriffe, besonders Phrenikotomie, können in Frage kommen.

Therapie der exsudativen Formen. In der Regel verlaufen diese Formen so rasch, daß eine rein symptomatische Therapie das einzig Mögliche ist. Bekommt man aber bei einer käsigen Pneumonie oder bei einer nicht zu verbreiteten disseminierten Tuberkulose den Eindruck, daß sich ein Stillstand zeigt, so ist ein Versuch mit Klimatotherapie, namentlich mit dem Hochgebirge (wenn der Puls nicht zu frequent ist) angezeigt. Das Tuberkulin hat keinen Zweck.

IX. Die Pneumonokoniosen.

Historisches. Seit Pearson (1813) wurde vielfach angenommen, daß eingeatmeter Staub bis in die Lunge eindringen könne. Aber lange Zeit wurde das auch von der Mehrzahl gerade der besten Autoren bestritten. Henle erklärte es für unwahrscheinlich, und Virchow behauptete, gestützt auf seine Untersuchungen des Pigmentes bei brauner Lungeninduration, daß das schwarze Pigment der Lunge aus Farbstoffen hervorgehe, die im Körper selbst gebildet werden. Erst als Traube bei einem Holzkohlenarbeiter sowohl im Sputum als auch in der Lunge selbst schwarze Partikelchen nachgewiesen hatte, die nichts anderes sein konnten als Stücke von Holzkohlen, änderte Virchow seine Ansicht, nahm aber immer noch an, daß ein Teil des schwarzen Pigmentkörner, die man in der Lunge findet, aus gelben und roten Pigmenten hervorgehe. Zenker hat dann bewiesen, daß auch eine Ablagerung von Eisenoxydstaub bei Arbeitern, die viel damit zu tun haben, in der Lunge stattfinden kann, und er nahm an, daß die pneumonischen und Zerfallserscheinungen, die er in seinem Fall fand, Folgen der Staubablagerungen seien. Er führte den Namen Pneumonokoniosis für alle Staubinhalationskrankheiten ein. Die Ablagerung von Steinstaub hat schon im Jahre 1703 Ramazzini nachgewiesen, und Peacock ist der erste, der (1860) Quarzsand aus einer chalikotischen Lunge dargestellt hat.

Definition. Als Pneumonokoniosen bezeichnen wir die Veränderungen des Lungengewebes, die durch Eindringen von Staub hervorgerufen werden. Je nach der Art des Staubes unterscheiden wir Anthrakosis, Siderosis, Silicosis und Chalicosis. Unter dem Begriff der Chalicosis oder Steinhauerlunge wird in der Regel auch das Eindringen von Sandsteinstaub begriffen, da die Krankheitserscheinungen und Sektionsbefunde den Kalksteinkrankheiten sehr ähnlich sind. Es ist aber besser, die chemische Natur der schädlichen Substanz nicht im Namen auszudrücken, da wir oft nicht wissen, welche Substanz die Ursache der Lungenveränderung ist. Wenn man deshalb innerhalb der Pneumonokoniosen Unterabteilungen machen will, so spricht man besser von Kohlenbergwerkslunge, Chamotte-, Porzellanarbeiter-, Sandsteinhauer-, Specksteinlungen usw.

Ätiologie. Kohle und Ruß einzuatmen hat jeder Kulturmensch genügend Gelegenheit. Krankheitserscheinungen werden dadurch aber nur dann hervorgerufen, wenn die Einatmung in besonders großen Mengen stattfindet, wie bei den Heizern, Köhlern, Kohlenträgern und namentlich den Bergleuten. Alle Formen von Kohle können Krankheitserscheinungen verursachen, doch gehört zum Entstehen einer Krankheit, die dem Individuum gefährlich wird, immer eine gewisse Disposition. Von Wichtigkeit ist bei der Anthrakose immer auch der Mineralgehalt der Kohle. Bei Arbeitern in Kohlengruben ist er wohl die Hauptursache der Erkrankung.

Von Metallstaub kommt in erster Linie Eisenoxyd in Betracht. Wir sehen Erkrankungen bei Bergleuten, aber nicht häufig, häufiger bei den Glaspolierern, die in Spiegelfabriken mit Eisenoxyd zu arbeiten haben, ferner bei Papierfärbern, die das zur Aufbewahrung des Blattgoldes dienende Papier imprägnieren. Doch ist bei der „Siderosis" immer auch Steinstaub in den Lungen vorhanden und wohl auch als die wichtigere Schädigung zu betrachten. Bei den Metallschleifern macht nicht der Staub der Metallteile, sondern der Staub der Schleifsteine die Krankheit (s. Staub-Oetiker).

Erkrankungen durch Steinstaub kommen in erster Linie bei Steinhauern, dann aber auch bei Arbeitern in Glasfabriken, bei Maurern und Metallschleifern (bei denen der Steinstaub gefährlicher ist als der Eisenstaub) vor. Auch bei Edelsteinarbeitern kommen sie zur Beobachtung. Am gefährlichsten ist der Sandsteinstaub und besonders der Quarzstaub, mit dem namentlich die Arbeiter in den Stampfwerken der Glasfabriken, die Mühlsteinarbeiter, und die Arbeiter in manchen Minen (z. B. Südafrika) zu tun haben. Er zeichnet sich durch Härte und spitzige Beschaffenheit der Kristalle aus.

Bei Arbeitern in der Porzellanfabrikation kommen Erkrankungen durch Tonstaub vor. Auch bei den Erkrankungen der in der Ultramarinfabrikation beschäftigten Menschen scheint der Tonstaub das Schädliche zu sein. Der Tonstaub wirkt durch die in ihm enthaltenen Quarzkristalle, deshalb werden die Tonarbeiter je nach der Art ihrer Beschäftigung in verschiedenem Maße von Pneumonokoniosen befallen.

Hier ist auch das Thomasphosphatmehl zu erwähnen, das in vielen Fällen schwere akute Pneumonien, häufiger aber eine intensive Pneumonokoniose zur Folge hat.

Pneumonokoniosen infolge von organischem Staub, wie er bei Arbeitern in der Tabak-, Baumwoll- und Wollenindustrie, bei Holzarbeitern, Drechslern, Müllern usw. zur Wirkung kommt, kommen kaum vor. Wir sehen hier vielmehr akute und chronische Bronchitis, und außerdem sind heutzutage die Vorrichtungen zur Beseitigung des Staubes viel besser geworden.

Bei einem Arbeiter, der in einem Müllereigeschäft dem Staub der Getreideverunreinigungen ausgesetzt war und der behauptete, alle Arbeiter erkrankten bei dieser Arbeit, sah ich eine zum Tode führende reine Bronchiektasie ohne die für Pneumonokoniose typischen anatomischen Veränderungen (vgl. S. 1217).

Für die Pneumonokoniosen ist, wie für alle anderen Erkrankungen, eine Disposition von größter Wichtigkeit. Nach Jarvis bildet die lymphatische Konstitution ein dispositionelles Moment. Namentlich sehen wir, daß jede schon vorhandene Erkrankung der Lungen die Disposition ganz erheblich steigert. Daß daneben auch die Art der Staubentwicklung, die Ventilation usw. von Wichtigkeit ist, braucht kaum erwähnt zu werden. Auch die Art der Arbeit, der Grad der Muskelanstrengung usw. ist von Bedeutung. Besonders dauernd vornübergebeugte Haltung des Körpers begünstigt die Erkrankung.

Wie weit das Eindringen von Bakterien mit dem Staub von Bedeutung ist, läßt sich nicht entscheiden. Bei der experimentellen Staubinhalation werden eigentliche Entzündungen vermißt. An sich ist es auch wahrscheinlich, daß in die durch den Staub verletzten Lungenpartien Mikroorganismen eindringen und ihre entzündungserregende Wirkung entfalten.

Pathologische Anatomie. Das Aussehen der Lunge ist verschieden, je nachdem Kohle, Kalk oder andere Staubarten darin deponiert sind.

Die Anthracosis pulmonum bildet bis zu einem gewissen Grad eine physiologische Erscheinung. Beim Neugeborenen ist die Lunge pigmentlos, aber oft schon in den ersten Monaten können schwarze Flecken an der Lungenoberfläche und im peribronchialen Bindegewebe zu sehen sein. Bei Erwachsenen können diese schwarzen Einlagerungen sehr verbreitet sein und stellenweise kleine schwarze Knötchen bilden. An der Lungenoberfläche ist das Pigment den Grenzen der Lobuli entsprechend netzförmig, oft in Streifen angeordnet. Über die Frage, ob diese Streifen den Interkostalräumen entsprechen oder unter den Rippen liegen, wurde viel diskutiert (Orsos, Beitzke, Kyrieleis). Loeschcke nimmt an, daß der Ruß sich an den Stellen sammelt, die bei der Inspiration unter den Rippen liegen und dem stärksten Inspirationszug ausgesetzt sind.

Mikroskopisch erkennt man, daß die Kohlepartikel häufig in verdicktem Bindegewebe, also in dem Produkt einer Entzündung liegen. Namentlich die knötchenartigen Verdickungen stellen das Resultat kleiner pneumonischer Herde dar. Wir sehen also hier schon den Beginn einer interstitiellen Pneumonie, doch ist dieser Zustand noch als normal zu bezeichnen und hat keinerlei nachteilige Folgen für den Gesundheitszustand.

Sammeln sich aber größere Mengen von Kohle oder Ruß an, so entsteht Desquamation der Alveolarepithelien und eine stärkere interstitielle Pneumonie. Größere Partien der Lunge können luftleer werden, sie fühlen sich hart an und sind schwarz. Bisweilen kommt es zu diffuseren, bisweilen zu knotigen Verdickungen.

Nicht selten entstehen bei starker Kohleablagerung Bronchiektasien dadurch, daß die Entzündung die Schleimhaut der Bronchien und das peribronchiale Gewebe ergreift. Auch die Retraktion des schrumpfenden Bindegewebes kann an der Entstehung der Bronchialerweiterung beteiligt sein. Die in den erweiterten Luftröhren sich etablierende Entzündung führt häufig zur Ulzeration der Wand, und es können dadurch Höhlen entstehen, die durchaus tuberkulösen Kavernen gleichen. Man bezeichnet das als Phthisis atra.

Eine sehr wichtige Rolle spielt bei der Entstehung des Bindegewebes und der Kavernen die Verödung der Lymphgefäße, die durch die Entzündung infolge des Fremdkörperreizes entsteht. Im Beginn und bei schwächerem Grade der Anthrakose wird das Pigment durch die Lymphgefäße nach den Bronchialdrüsen abgeführt, diese sind daher vergrößert, schwarz und derb. Schließlich aber erkranken die Lymphgefäße selbst und können vollständig obliterieren. Die Lymphdrüsen können auch erweichen und in Blutgefäße durchbrechen. Man findet dann feinste Kohlepartikel in der Leber, in der Milz und in der Niere. Bisweilen ist das auch festzustellen, ohne daß irgendwelche Zeichen eines Durchbruches zu finden sind. Man erklärt das dadurch, daß das Pigment von der Lunge aus direkt in das Blut gelangt. Das Vorkommen von Anthrakose in den Lymphdrüsen des Bauches wird teils durch Aufnahme aus dem Darm, teils durch direkten Transport von den Bronchialdrüsen, die Abflußbahnen nach den retrozöliakalen Lymphdrüsen haben, teils durch Verschleppung mit dem Blut erklärt.

Bei der Chalikosis kommt es zu knotiger, weniger zu diffuser interstitieller Schwielenbildung. Die Knötchen sind oft sehr klein, aber größer als miliare Tuberkel. Die Knötchen sind oft konzentrisch geschichtet, in der Mitte durch die Ablagerung von Kalk oder Silikaten grau, in der Peripherie durch Kohlenablagerung schwarz. Die Kohle lagert sich hier sekundär in den äußeren Partien ein, teilweise infolge der Verödung der Lymphgefäße. Bei großer Ausdehnung der Knötchenbildung kann die Lunge so hart werden, daß sie überhaupt nicht zu schneiden ist. Bronchiektasie und Kavernenbildung ist sehr häufig. Auch die Pleura nimmt an dem Entzündungsprozeß teil und zeigt oft hochgradige Verdickungen. Das lufthaltige Lungengewebe ist oft stark emphysematös. Auch die Bronchialdrüsen sind verdickt und derb.

Siderosis kommt meistens in schweren Formen zur Beobachtung. Die Lunge kann rot aussehen durch Einlagerung von Eisenoxyd, oder schwarz infolge von Eisenoxydoxydul oder Eisenphosphat. Die Induration ist meistens weniger knotig, mehr diffus.

Auch in anderen Organen wird der Staub gefunden, bisweilen bei Anthrakose schon makroskopisch als kleine schwarze Knötchen, besonders in Lymphdrüsen, Milz, Leber, Nieren. Diese Staubmetastasen müssen nach den Untersuchungen Koopmanns als hämatogen entstanden angesehen werden (Literatur bei Christ).

Pathogenese. Die Vorgänge bei der Einatmung von Staub sind vielfach experimentell untersucht worden. Am wichtigsten sind die Versuche von Arnold. Er fand nach der Einatmung von Ruß und Ultramarin unter verschiedenen Variationen der Dauer und des Staubgehaltes, daß der Staub am frühesten in den oberen, in größter Menge in den unteren Lappen deponiert wurde und zwar rechts stärker als links. Die Erklärung seiner Befunde hat Tendeloo in klarer Weise gegeben. Tendeloo führt aus, daß für die Ablagerung von Staub in Betracht kommt (außer spezifischem Gewicht des Staubes, Staubgehalt her Luft, usw.): 1. die Bewegungsenergie des zuführenden Luftstromes, also der Inspiration; 2. die Dauer der Stromwendung (Niederschlagbildung); 3. die Bewegungsenergie des abführenden (exspiratorischen) Luftstromes. Wichtig ist dabei die Tatsache, daß die Staubteile nicht durch die Bronchialwand, sondern in die Alveolen eindringen. In den kaudalen und lateralen Partien der Lunge ist sowohl der zuführende als der abführende Luftstrom stärker, in den kranialen und paravertebralen Gelegenheit zur Stromwendungs-Niederschlagsbildung am besten. Nach längerer Dauer der Einatmung zeigt sich, wenn man die Tiere noch längere Zeit leben läßt, eine allmähliche Aufhellung von den kaudalen nach den kranialen Partien. Das erklärt sich durch die Tätigkeit der Lymphgefäße.

Das Eindringen der Staubpartikelchen geht nämlich folgendermaßen vor sich. Während der meiste in den Bronchien niederfallende Staub durch die Flimmerbewegung nach außen befördert wird, dringt das in den Alveolen befindliche Material teils durch die Stomata, teils durch die Kittlinien in die Lymphräume ein. Die Phagozytose spielt dabei sicher eine Rolle, wie das Vorkommen von Staubzellen im Sputum beweist (deren Herkunft, entweder aus dem Blut oder durch Umwandlung von Alveolarepithelien immer noch strittig ist), aber notwendig ist die Phagozytose nicht. Da nämlich auf dem Weg vom Innern der Alveole bis zur Pleura der Druck bei der Inspiration immer mehr abnimmt, müssen kleine Teilchen, sobald sie durch die Epitheldecke hindurchdringen können, in das Gewebe aspiriert werden. Hier gelangen sie dann in die Lymphe und werden von dieser fortgeschwemmt. Die Aspiration der Fremdkörper erklärt auch deren Vordringen auf die Pleura pulmonalis, ja sogar durch den Pleuraspalt hindurch in die Pleura costalis. Sie erklärt aber auch, wie Aufrecht gezeigt hat, die seltenen Fälle, in denen spitze Fremdkörper oft von erheblicher Größe die Bronchialwand durchdringen, wie das Aufrecht bei der Einatmung von Thomasphosphatmehl beobachtet hat. Der Lymphstrom, der die eingedrungenen Partikel abführt, ist am lebhaftesten in den am stärksten respirierenden, also den kaudalen und lateralen Lungenteilen, deshalb findet in diesen, wie Arnold beobachtet hat, zuerst die Aufhellung statt.

Solange die Einatmung von Staub nur gering ist, genügt der Lymphstrom, um ihn in dem Maße abzuführen, daß keine Schädigung des Lungengewebes auftritt. Bei stärkerer Staubaufnahme wird aber der Lymphstrom insuffizient, deshalb bleiben die Staubpartikel liegen und erzeugen eine Entzündung. Aber auch in den Lymphgefäßen selbst verursachen sie eine entzündliche Reizung, und es kommt zu einer Verödung derselben und zu einem Übergreifen der Entzündung auf das Zwischengewebe. Dadurch kommt die perilobuläre oft längs der Gefäße besonders deutliche Bindegewebsbildung zustande. Der Grad, bis zu dem eine Staubanhäufung gedeihen kann, ohne eine Entzündung zu erregen, ist nun je nach dem Material sehr verschieden. Bei der Kohle ist die entzündungserregende Wirkung offenbar sehr gering. Deshalb sehen wir oft hohe Grade von Anthrakose, ohne daß die Lunge in ihrer Funktion geschädigt erscheint. Viel rascher entstehen Entzündung und Schwielenbildung bei Kalkstaub und besonders bei Quarzstaub.

Die Menge des Staubes, der in den Lungen deponiert werden kann, ist sehr erheblich. Kußmaul und Meinel fanden, daß in der Lunge eines Steinhauers bzw. eines Glasschleifers die Kieselsäure 24,7 bzw. 30,7% der Gesamtasche ausmachte, während sie beim Gesunden zwischen 4 und 17% schwankt. Zenker fand in einem Falle von Siderosis in beiden Lungen zusammen 21—22 g Eisenoxyd, statt 0,3—0,7%? beim Gesunden. Langguth konnte in der Trockensubstanz einer Bergmannslunge sogar 7,9% Eisenoxyd neben

12,0% Kieselsäure nachweisen. (Weitere Zahlen bei Staehelin im Handbuch der normalen und pathologischen Physiologie Bd. 2.)

Die Symptome von seiten der Lunge sind auch in den schweren Fällen von Pneumonokoniose derart, daß wir die Hauptschädigung in den sekundären Prozessen, Bronchiektasie usw. und in der begleitenden Bronchitis erblicken müssen. Die Entzündung des Lungengewebes selbst hat offenbar deshalb geringe Folgen, weil eben doch auch bei sehr großer Ausdehnung das restierende Lungengewebe noch groß genug ist und die Elastizität der Lunge gut genug erhalten bleibt, um eine normale Funktion zu gewährleisten. Nur in der Beziehung ist die Pneumonokoniose gefährlich, daß die Lymphwege obliteriert und dadurch die Ansiedlung des Tuberkelbazillus erleichtert wird.

Symptomatologie. In vielen Fällen macht die Pneumonokoniose überhaupt keine besonderen Erscheinungen. Das, was an den Patienten auffällt und was Ausdruck einer Störung der Gesundheit ist, sind die Folgen der begleitenden Bronchitis, des Emphysems, und dann, wo solche vorhanden sind, der Bronchiektasien und Kavernen.

So lange die Einatmung des schädlichen Staubes weiterdauert, besteht eine Bronchitis, die neben den Lungenveränderungen als koordinierte selbständige Krankheit besteht. Sie zeichnet sich oft durch das Auftreten bestimmter Verfärbungen des Sputums aus.

Der Auswurf bei Anthrakose läßt oft schwärzliche Partikelchen erkennen. Bei der mikroskopischen Untersuchung zeigt es sich, daß feine Körnchen teils frei, teils in großen einkernigen Zellen eingeschlossen sind (siehe Abb. 22, S. 1118). Seltener findet man längliche, spieß- oder nadelförmige Kohleteilchen. Die Kohlezellen unterscheiden sich nicht von denen, die man auch bei gesunden Menschen im sog. Morgensputum findet. Auch bei einer nicht auf Anthrakose beruhenden Bronchitis findet man sie. Charakteristisch für die Bronchitis, die durch das Einatmen von Kohlenstaub hervorgerufen ist, ist nur das besonders reichliche Auftreten der Kohlenteilchen. Bisweilen kann das ganze, oft recht reichliche Sputum eine grauschwärzliche oder schwärzlich-grünliche Färbung annehmen.

Bei Siderosis pulmonum ist das Sputum oft ockerfarbig infolge von Eisenoxyd, oft grau oder schwärzlich wie bei Anthrakosis. Mikroskopisch ist kein Unterschied von dieser zu konstatieren, erst durch die Untersuchung mit Ferrocyankalium und Salzsäure oder mit Schwefelammonium erkennt man an der Berlinerblau- oder Schwarzfärbung, daß es sich um Eisen handelt.

Ultramarin verursacht eine grünliche oder blaugrüne Verfärbung des Auswurfs. Sandstein- oder Kalkstaub ist in der Regel überhaupt nicht zu erkennen. In dem Fall von Arnold, bei dem gröbere Steinpartikelchen ausgehustet werden, handelt es sich um Konkremente, die durch Zerfall von chalikotischem Gewebe in einer Kaverne frei geworden waren.

Diese Bronchitis, die während des Einatmens der genannten Staubarten besteht, verschwindet mehr oder weniger rasch, nachdem der Erkrankte aus der staubigen Atmosphäre entfernt worden ist. Bei Arbeitern, die mit Ultramarin oder Englischrot zu tun haben, verschwindet die Färbung des Auswurfs in der Regel nach 8—14 Tagen. In dem Fall von Traube, der sich durch eine selten schwere Anthrakose auszeichnete, wurden die Kohlepartikelchen noch vier Monate lang ausgehustet.

Bei höheren Graden von Pneumonokoniose dauert aber die Bronchitis auch nach der Entfernung aus der Staubatmosphäre an. Meist sind dann mehr oder weniger ausgedehnte Bronchiektasien vorhanden, die ihre Entstehung entweder der chronischen Bronchitis selbst oder den entzündlichen, durch die eindringenden Fremdkörper erzeugten Veränderungen im Lungengewebe verdanken.

Daneben bestehen in der Regel mehr oder weniger ausgedehnte Erscheinungen von Lungenemphysem. Die weiteren Symptome hängen davon ab, ob

Zerfall von Lungengewebe eingetreten ist und ob sich in den erweiterten Bronchien eine putride Bronchitis angesiedelt hat. Die Kavernen machen dieselben Erscheinungen wie bei der Tuberkulose, dasselbe geballte Sputum, dieselben Hustenanfälle usw., die putride Bronchitis hat auch nichts Spezifisches.

Die Perkussion und Auskultation können unter Umständen ein vollständig negatives Resultat geben. In der Regel aber findet man die Erscheinungen von Bronchitis, Emphysem, manchmal auch von Bronchiektasien, seltener von Infiltration des Lungengewebes. Sind solche vorhanden, so betreffen sie recht oft vorwiegend die Oberlappen. Man erhält dann Dämpfung,

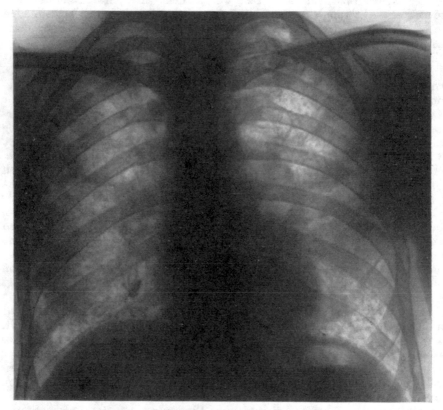

Abb, 87. Pneumonokoniose bei Metallarbeiter, ähnlich wie Miliartuberkulose (Sektion).

Veränderung des Atemgeräusches und Rasseln, teils von klingendem, teils von nicht klingendem Charakter. Eigentliche Kavernenerscheinungen sind sehr selten. Da die Veränderungen in den oberen Partien am stärksten sind und nach unten allmählich abnehmen, entsteht meistens der Eindruck einer chronisch verlaufenden, vorwiegend fibrösen Phthise. Auch der Patient, von dem Abb. 88 stammt, wurde lange Zeit als Tuberkulöser behandelt und mit der Diagnose Lungentuberkulose, sogar trotz vorhandener putrider Bronchitis ins Krankenhaus eingeliefert.

Das Röntgenbild der Pneumonokoniosen ist in den letzten Jahren vielfach studiert worden. Besonders wichtig sind die systematischen Untersuchungen von Krankenhausinsassen in Bergbau- und Industriegebieten (Klehmet, Patschkowsky, Ickert usw.) und von Arbeitern in Staubbetrieben (Holtzmann und Harms, Staub - Oetiker). Jarvis hat durch Serienuntersuchungen an Granitarbeitern, die sich über zwei Jahre erstreckten, und durch Vergleich mit Autopsien die Bedeutung des Röntgenbildes für die Pathogenese der Pneumonokoniosen darzulegen versucht. Er unterscheidet 6 Stadien: 1. Verdichtung des Hilusschattens, bedingt durch Lymphstauungen, zurückgehend beim Sistieren der Staubarbeit und beim Auftreten der Zeichen von Pleuraverdickungen (nach Jarvis Nachlassen des Lymphstromes von der Peripherie); 2. vermehrte Strangzeichnung, bedingt durch Veränderungen der peribronchialen

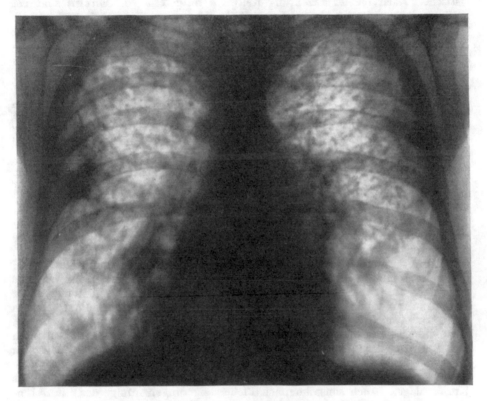

Abb. 88. Steinhauerlunge. (47 jähriger Steinhauer.)
Seit 11 Jahren Husten und Auswurf. Zeitweise als Tuberkulose behandelt, Kur in Davos. Nie Bazillen im Auswurf. In den letzten Monaten putride Bronchitis. Diagnose „Steinhauerlunge" durch die Sektion bestätigt. (Außerdem Hypertrophie und Dilatation des Herzens, braune Herzatrophie, Lungenemphysem, Bronchiektasien.) Nichts von Tuberkulose.

Lymphgefäße; 3. Auftreten von kleinen runden Schattenflecken; 4. fächerförmige, interlobulär bedingte Verschleierungen und wolkige Schatten; 5. periphere Nebel; 6. Verdichtung der peripheren Schatten. Staub - Oetiker und May und Petry unterscheiden 3, bzw. 4 Stadien, von denen die drei ersten den Stadien 1—3 von Jarvis ungefähr entsprechen, das vierte durch größere, unregelmäßige Schattenflecke gekennzeichnet ist. Andere Autoren sprechen von zwei Formen (nicht Stadien), der kleinknotigen und der grobknotigen. Die kleinknotige Form kann einer Miliartuberkulose sehr ähnlich sehen, die grobknotige einer vorgeschrittenen nodösen Phthise, nur sind die Schatten gleichmäßiger über beide Lungen verteilt. Kavernen kann man selten erkennen. Die verschiedenen Bilder stellen sicher nicht nur verschiedene Stadien der

Krankheit dar, sondern sind auch der Ausdruck eines verschiedenen patho-morphologischen Geschehens, teilweise durch individuelle Reaktionsweise, teil-weise durch die Art des inhalierten Staubes bedingt. So ist in meinem Material (auch seit der Entinschen Publikation) die kleinfleckigere Marmorierung bei Metallarbeitern, die gröbere bei Steinhauern vorherrschend. Die meisten Autoren geben an, daß die Veränderungen in den mittleren Partien am stärksten sind (z. B. Legge, Patschkowski), nach anderen ist die Bevorzugung der unteren (Staub - Oetiker) oder der oberen (Holtzmann - Harms) das Charakte-ristische. Nach meiner Erfahrung (teilweise mitgeteilt von Entin) sind bei mäßiger Intensität die oberen Lungenteile stärker ergriffen, bei größerer die mittleren. Das stimmt auch beim Vergleich der schwächeren Befunde von Holtzmann und Harms und der schweren von Staub -Oetiker und ent-spricht den oben besprochenen Erklärungen Tendeloos. Eine allerdings geringfügige Bevorzugung der rechten Lunge fanden Holtzmann und Harms, entsprechend den experimentellen Ergebnissen Arnolds.

Die Veränderungen im Röntgenbild sind nur zum geringsten Teil durch den abgelagerten Staub bedingt, hauptsächlich durch das neugebildete Gewebe, wie aus den chemischen Untersuchungen über den Mineralgehalt der Lungen hervorgeht, die einen relativ ge-ringen Staubgehalt der koniotischen Lungen zeigen (tabellarisch zusammengestellt bei Staehelin).

Auf Abb. 88 ist das Bild des S. 1684 erwähnten Falles wiedergegeben, und die fleckige Trübung ist darauf deutlich zu sehen. Die Sektion hat keine Spur von Tuberkulose ergeben. Von der Tuberkulose mit nodöser Verbreitung unterscheidet sich das Bild durch die mehr gleichmäßige Marmorierung, außerdem durch die gleichmäßige Verteilung auf beiden Lungen, die bei Tuberkulose kaum je vorkommt.

Verlauf. Die Pneumonokoniosen verlaufen ganz außerordentlich verschieden-artig. Es ist schon erwähnt worden, daß ganz bedeutende Grade von Anthrakose noch unter die normalen Lungen gerechnet werden müssen. In anderen, in denen die Autopsie keinen stärkeren Grad der Erkrankung aufdeckt als bei den symptomlos verlaufenden Fällen, bestand viele Jahre hindurch eine Neigung zu Katarrhen. Die schwereren Fälle gleichen vollkommen einer chronischen Bronchitis, die mit der Zeit zu Emphysem führt. Husten und Kurzatmigkeit stehen im Vordergrund der Krankheitserscheinungen. Dazu kommt das mehr oder weniger reichliche Sputum, das beim Auftreten von Bronchiektasien eine putride Beschaffenheit annehmen und in großen Mengen (maulvoll) expektoriert werden kann. Gelegentlich tritt eine akute Bronchopneumonie hinzu und wirft den Patienten einige Tage auf das Krankenlager. Auch sonst kommen Fiebersteigerungen infolge der Eiterreten-tionen zustande, die Patienten magern mit der Zeit ab, auch Trommelschlegel-finger können auftreten. So entsteht häufig ein Zustand, der einer chronisch verlaufenden Tuberkulose außerordentlich ähnlich sieht. Noch häufiger ist freilich, daß sich eine Tuberkulose in der erkrankten Lunge ansiedelt. Das Hinzutreten der Tuberkulose ruft meistens nur eine ganz ällmähliche Ver-schlimmerung des vorher schon bestehenden Krankheitsbildes hervor. In vielen Fällen bringt erst die Sektion die Entscheidung, ob eine Tuberkulose vorhanden war oder nicht, indem auch bei vorhandener Tuberkulose Bazillen oft viele Monate lang im Sputum vermißt werden können.

Nicht selten treten Husten, Auswurf und Dypspnoe anfallsweise auf, so daß asthmaähnliche Zustände entstehen. Wieder in anderen Fällen macht sich von Anfang an eine auffallende Blässe der Arbeiter bemerkbar.

Die Schwere des Verlaufs ist (neben der individuellen Disposition) von der Art des eingeatmeten Staubes abhängig. Verhältnismäßig harmlos verläuft die Anthrakosis, aber auch der Tonstaub macht langsam fortschreitende, wenig zu Zerfall neigende Erkrankungen, wenigstens bei den Porzellanarbeitern.

Weitaus am schlimmsten verlaufen die Pneumonokoniosen der Arbeiter, die mit dem Quarzstaub zu tun haben.

Man kann im Verlauf mehr oder weniger deutlich vier Stadien unterscheiden:

Das erste Stadium verläuft symptomlos, außer daß etwa eine Neigung zu akuten oder subakuten Bronchialkatarrhen besteht. Nur die Röntgenuntersuchung läßt die Pneumonokoniose erkennen. Die Zeit der Beschäftigung im Staub, die zur Entstehung röntgenologisch nachweisbarer Veränderungen nötig ist, ist recht verschieden, ebenso die Dauer dieses Stadiums.

Holtzmann und Harms fanden bei Porzellanarbeitern nach geringerer als 5 jähriger Berufstätigkeit noch keine Veränderung im Röntgenbild, von 10 jähriger an mäßige bis mittlere Grade, z. B. bei einem 58 jährigen Mann nach 44 Jahren Dreharbeit ausgesprochene Staublunge ohne die geringsten Beschwerden. Staub - Oetiker konnte bei den Metallschleifern einer Fabrik schon vom 5. Jahre an regelmäßig Veränderungen im Röntgenbild nachweisen. Bei einzelnen Berufsarbeitern (besonders bei Quarzstaub) können sie noch viel früher eintreten. Koelsch fand bei Zementarbeitern in 15%, bei Stahlkugelschleifern in 31%, bei Porzellanmachern in 45%, bei Sandsteinhauern in 63% der untersuchten Arbeiter nachweisbare Lungenveränderungen.

Im zweiten Stadium stellen sich die Beschwerden ein, die noch wenig beachtet werden. Die ersten Klagen pflegen Dyspnoe bei Anstrengungen zu betreffen. Daneben besteht leichter Husten mit Sputum, das je nach der Art des Staubes charakteristisch gefärbt ist. Gelegentlich enthält es auch Blut. Die Temperatur kann zeitweise etwas erhöht sein.

Das dritte Stadium muß von dem Zeitpunkte an gerechnet werden, an dem die Arbeitsfähigkeit zu leiden beginnt. Stärkere katarrhalische Beschwerden, oft mit Temperatursteigerung, werfen den Arbeiter zeitweise aufs Krankenlager, oder die zunehmende Dyspnoe zwingt ihn, eine leichtere Beschäftigung zu suchen. Der Husten wird chronisch, der Auswurf reichlicher, öfter mit Blut gemischt, selten rein blutig. Blässe und Abmagerung stellen sich ein, die Temperatur ist oft erhöht. Nachtschweiße sind nicht selten. In der Regel klagen die Patienten über Brustschmerzen, besonders in der Herzgegend. Die Perkussion ergibt noch wenig Veränderungen, die Auskultation zuerst nur Pfeifen und Schnurren, von wechselnder Intensität und Lokalisation, seltener Symptome von Verdichtung oder gar Zerfall des Lungengewebes. Dieses Stadium entwickelt sich aus dem vorhergehenden meistens allmählich, bisweilen aber auch plötzlich (Patschkowski) und kann Jahrzehnte dauern, aber auch nach kurzer Zeit in das folgende übergehen.

Das vierte (End-)Stadium gleicht vollkommen dem einer chronischen Lungenschwindsucht mit Abmagerung, Husten und Auswurf. Nur ist die Temperatur gewöhnlich nur wenig erhöht. Die Untersuchung der Brustorgane ergibt mangelhafte Erweiterungsfähigkeit des Thorax, tiefstehende Lungengrenzen, mehr oder weniger intensive Dämpfungen, klingende und nicht klingende Rasselgeräusche, sogar Kavernensymptome. Häufig liefern aber Perkussion und Auskultation nur geringe Resultate. Begleitende Pleuritiden, namentlich trockene, sind häufig. Gegenüber der Phthise ist oft die Dyspnoe auffallend. Der Patient von Arai konnte mit tiefliegendem Kopf am besten atmen. Der Tod tritt infolge von Herzschwäche oder allgemeiner Entkräftigung ein, wenn nicht eine Bronchopneumonie, eine putride Bronchitis oder sonst eine Krankheit dem Leiden ein Ende macht.

Komplikationen. Die Erkrankung der Lymphdrüsen ist eine regelmäßige, ja fast eine notwendige Begleiterscheinung der Pneumonokoniosen. Sie kann aber noch dadurch zu Komplikationen führen, daß die Drüsen entweder in ein Nachbarorgan durchbrechen oder eine Entzündung in der Umgebung erzeugen, die andere Organe in Mitleidenschaft zieht. Durchbruch erweichter

Drüsen kann erfolgen in die Bronchien, in Blutgefäße, in das Perikard, in die Speiseröhre. Die Folgen sind Aspirationspneumonien, Lungengangrän, Perikarditis usw. Fränkel beobachtete einen gleichzeitigen Durchbruch einer Drüse in die Aorta und einen Bronchus, wodurch eine tödliche Blutung herbeigeführt wurde. Die Verwachsung von Drüsen mit dem Ösophagus führt gelegentlich zu Traktionsdivertikeln. Die Schwielenbildung in der Umgebung erkrankter Drüsen kann zu Kompression von Bronchien oder sogar der Trachea führen. Die Folgen sind natürlich die gewöhnlichen einer Trachealoder Bronchostenose. Auch der Ösophagus kann durch Schwielenbildung komprimiert werden. Werden Pulmonalarterienäste komprimiert, so entstehen dadurch Stenosengeräusche. Immermann und Fränkel haben Fälle beschrieben, in denen das Geräusch, das das eine Mal über der Auskultationsstelle der Gefäßtöne, das andere Mal am Sternalansatz der rechten dritten Rippe am deutlichsten war, die ganze Systole erfüllte und sich noch in die Diastole hinein erstreckte. Auch eine Mediastino-Perikarditis schwieliger Natur kann durch Fortleitung der Entzündung entstehen.

Die Tuberkulose wird gewöhnlich als häufige Komplikation der Pneumonokoniose betrachtet. Nach den neueren Untersuchungen kommt es aber sehr auf die Art des Staubes an. Die hohe Tuberkulosesterblichkeit der Steinhauer beweist die tuberkulosefördernde Wirkung von Steinstaub (besonders Sandstein), selbst wenn man annimmt, daß in den Statistiken manche reine Pneumonokoniosefälle als Tuberkulose aufgeführt sind. Dagegen hat nach älteren Angaben der Kalk- und Gipsstaub eine schützende Wirkung gegen die Tuberkulose. Der Porzellanstaub hat keine vermehrte Sterblichkeit an Tuberkulose, sondern einen auffallend langsamen Verlauf einer vorhandenen Tuberkulose zur Folge. Auch von Kohlen- und Kupferschieferbergleuten wird ein auffallend chronischer Verlauf der Lungentuberkulose berichtet. Über die Art der Wirkung wissen wir noch wenig. Rößle nimmt eine fibrosefördernde chemische Wirkung der Kieselsäure an, andere Autoren im Gegenteil eine nekrotische Wirkung (Lit. bei Staehelin).

Über die Frage der Entstehung von malignen Tumoren aus Pneumonokoniosen vgl. Kapitel XV, bösartige Neubildungen.

Diagnose. An Pneumonokoniose ist zu denken, wenn bei einem Patienten mit den Erscheinungen von Bronchitis oder auch von Emphysem längere Zeit hindurch auch nach der Entfernung aus der Staubatmosphäre ein rauchgraues oder anders verfärbtes Sputum expektoriert wird. Die Diagnose gewinnt an Sicherheit, wenn über einzelnen Teilen der Lunge Dämpfungen nachzuweisen sind und stellenweise unbestimmtes Atmen zu hören ist. Aber auch ohne verfärbtes Sputum soll man an Pneumonokoniose denken, wenn bei einem Arbeiter, der der Einatmung von Staub, besonders Steinstaub, ausgesetzt war, die Erscheinungen von Bronchitis, Emphysem und Bronchiektasien oder gar die erwähnten Symptome kleiner Lungeninfiltrationen vorhanden sind. Findet man Kavernensymptome oder Lungenfetzchen bzw. elastische Fasern im Sputum, ohne daß wiederholte genaue Untersuchung zum Nachweis von Tuberkelbazillen führt, so darf die Diagnose auf Pneumonokoniose gestellt werden. Aber erst das Röntgenbild erlaubt eine sichere Diagnose.

Differentialdiagnose. Im wesentlichen kommen Tuberkulose, Emphysem und Bronchiektasien anderer Ätiologie in Frage. Tuberkulose kann nur durch genaueste Sputumuntersuchung ausgeschlossen werden. Bei Emphysem weist Bäumler auf die Wichtigkeit des Nachweises einer Retraktion der vorderen Lungenränder hin. Namentlich betont er, daß man bisweilen einen Dämpfungsstreifen lediglich am linken Sternalrand in den ersten zwei Interkostalräumen bei einer emphysematösen Lunge als Zeichen einer Pneumonokoniosis findet.

Dämpfungen und Rasselgeräusche über den oberen Partien sprechen für Pneumonokoniose, wenn man eine Kombination des Emphysems mit Tuberkulose ausschließen oder wenigstens unwahrscheinlich machen kann. Die Bronchiektasien infolge von Bronchitis sind besonders in den unteren Lungenpartien lokalisiert, während sie bei Pneumonokoniosen auch in den Oberlappen vorkommen. Die kongenitalen Bronchiektasien sind dagegen einseitig und unterscheiden sich dadurch von den Staubinhalationskrankheiten.

Das Röntgenbild kann nur mit Tuberkulose verwechselt werden. Aber bei dieser ist die Ausbreitung nie so gleichmäßig, hellere und dunklere Partien wechseln miteinander ab, in den relativ normalen Partien der Unterlappen erscheinen einzelne isolierte Schattenbezirke, und beide Lungen sind in ungleicher Stärke befallen. Freilich können Fälle vorkommen, in denen die Differentialdiagnose auch im Röntgenbild schwierig ist, und in leichteren Graden der Krankheit wird man überhaupt im Zweifel sein, ob die Lungenzeichnung noch in den Bereich des Normalen fällt, aber oft gestattet die Röntgenaufnahme eine sichere Diagnose.

Prognose. Im Beginn der Erkrankung ist die Prognose gut, wenn die Arbeiter der Einwirkung des täglichen Staubes definitiv entzogen werden. Gewöhnlich lassen sich aber die Patienten, nachdem ihre Beschwerden geschwunden sind, von der Notwendigkeit eines Berufswechsels oder der Anwendung von Vorsichtsmaßregeln nicht überzeugen. Deshalb schreitet die Krankheit in der Regel weiter. Aber auch bei Entfernung des Kranken aus der schädlichen Atmosphäre dauert es oft recht lange, bis Katarrhe, die erst relativ kurz bestehen, definitiv beseitigt werden können. Sind schon die Zeichen von Lungenschrumpfung, von Bronchiektasienbildung oder von Zerfall des Lungengewebes nachweisbar, so ist die Prognose ungünstig. Die nicht mehr zu beseitigende Bronchitis, die Bronchiektasien und das Emphysem führen schließlich den Tod herbei, wenn nicht der Zerfall des Lungengewebes unter dem Bilde einer Phthise ein rasches Ende bereitet oder gar eine tuberkulöse Infektion hinzutritt.

Behandlung. Es gibt kein Mittel, den in der Lunge abgelagerten Staub zu beseitigen, die Bindegewebswucherung zu beeinflussen oder luftleeres Lungengewebe wieder lufthaltig zu machen. Dagegen können die Veränderungen der Lunge, wenn sie noch nicht weit fortgeschritten sind, nach der Entfernung aus der Staubatmosphäre spontan zurückgehen, wie Jarvis durch Röntgenaufnahmen zeigen konnte. Man kann also beginnende Fälle durch rechtzeitige Änderung der Beschäftigung zur Heilung bringen. Das gelingt aber nur im ersten, beschwerdelosen Stadium. Daraus ergibt sich die (in Amerika und in Südafrika teilweise durchgeführte) Forderung, die Arbeiter in gefährlichen Staubbetrieben periodisch mit Röntgenstrahlen zu untersuchen und die beginnenden Pneumonokoniosen aus dem Betrieb zu entfernen.

Wenn die Krankheit schon vorgeschritten ist, so ist die Entfernung aus der Staubatmosphäre immer noch angezeigt. Im übrigen besteht die Therapie einzig in der Behandlung des Emphysems und der Bronchiektasien (bzw. der Bronchitis in der emphysematösen oder bronchiektatischen Lunge) und in der Unterstützung der Herzkraft. Sie unterscheidet sich also in keiner Weise von der gewöhnlichen Behandlung des Emphysems, der Bronchiektasien und der Bronchitis.

In prophylaktischer Beziehung hat die soziale Gesetzgebung durch Verbot der Arbeit jugendlicher Individuen und durch die Einführung einer Gewerbeaufsicht schon viel geleistet, und die Fabriken und Bergwerksbetriebe haben durch die Anwendung guter Ventilation usw. schon erheblich bessere Zustände geschaffen. Die Anwendung von Schutzmasken stößt in der Regel auf unüberwindliche Schwierigkeiten, weil die Lungenventilation bei der Arbeit so stark gesteigert wird, daß ein Widerstand, der den Staub einigermaßen filtriert, die Atmung zu stark behindert. Sommerfeld und Merkel verlangen für Arbeiter, die in Betrieben mit Entwicklung reichlicher Mengen scharfen Staubes beschäftigt werden, also namentlich in der Porzellanindustrie, in Schleifereien, Feilenhauereien, bei Steinhauerarbeiten usw., eine Heraufsetzung des Schutzalters auf 18 Jahre. Merkel fordert auch obligatorische ärztliche Untersuchung der einzustellenden Arbeiter. Wenn auch nicht alles erreicht werden kann, was in dieser Beziehung wünschenswert wäre, so kann doch der Arzt manches ausrichten. Er wird gelegentlich in die Lage kommen, die Prophylaxe im Einzelfall zu empfehlen, einen schwächlichen oder zur Tuberkulose disponiert erscheinenden jungen Mann von der Ergreifung eines derartigen Berufes abzuhalten. Ganz besonders muß aber darauf gedrungen werden, daß Arbeiter mit beginnenden Staubinhalationskrankheiten sich einer anderen Beschäftigung zuwenden.

Interessant ist der durch Tierexperimente gestützte Vorschlag von Haldane, von Oliver und von Koelsch, den gefährlichen Staubarten ungefährliche, z. B. Kohle, beizumengen, um dadurch die natürliche Selbstreinigung der Lunge zu befördern. Ob er technisch leichter ausführbar ist als die Absaugung des Staubes, erscheint fraglich.

X. Das Lungenemphysem.

(Emphysema pulmonum. Substantielles vesikuläres Lungenemphysem.)

Definition. Als chronisches substantielles Lungenemphysem bezeichnen wir eine dauernde Erweiterung der Lunge, bei der die Alveolen vergrößert sind und das Lungengewebe teilweise atrophiert ist.

Wir unterscheiden es also streng von der akuten Lungenblähung, die z. B. beim Asthma bronchiale, bei Ertrinkenden, im anaphylaktischen Schock, bei Luftembolie usw. auftritt.

Nicht ganz leicht ist die Trennung von vikariierendem oder komplementärem Lungenemphysem. Anatomisch und histologisch ist es mit diesem identisch, und früher wurde es auch klinisch nicht immer streng geschieden. Ohne weiteres fällt das lokalisierte vikariierende Emphysem außer Betracht, das durch Überdehnung einzelner Lungenpartien infolge von Schrumpfung benachbarter Gewebsteile entsteht. Dagegen muß nach den Untersuchungen Loeschckes ein Teil der Emphyseme, die früher vom Kliniker und vom pathologischen Anatomen als primäre Lungenerkrankung aufgefaßt wurden, als komplementäre Erweiterung gesunder Lungenteile infolge von primären Thoraxskelettveränderungen betrachtet werden. Klinisch können aber solche Fälle nur als Emphysemkrankheit bezeichnet werden, wenn die Lungenveränderung sich über große Bezirke des Organs erstreckt und Funktionsstörungen verursacht. Dann läßt sich immer auch mit klinischen Methoden eine Erweiterung der Lunge nachweisen.

Einfacher scheint auf den ersten Blick die Trennung vom senilen Emphysem. Dieses geht zwar auch mit einer Erweiterung der Lufträume der Lunge und einem Schwund von Lungengewebe einher, es führt aber nicht zu einer Vergrößerung, sondern zu einer Verkleinerung des gesamten Organs. Die Lungengrenzen sind nicht erweitert, der Thorax erscheint nicht vergrößert, sondern zusammengesunken, und bei der Sektion kollabieren die Lungen auf ein ziemlich kleines Volumen. Klinisch macht es wenig Erscheinungen, da der Schwund des Lungengewebes mit einer entsprechenden Herabsetzung des Volumens und der Funktion der übrigen Organe einhergeht.

Tendeloo betont auch vom pathologisch-anatomischen Standpunkt den Gegensatz zwischen „pathologischem" und senilem Emphysem und rechnet das Loeschckesche Kyphosenemphysem zum senilen. Für den Kliniker ist aber die Unterscheidung nicht immer leicht. Die Alterserscheinungen können isoliert in einem Organ beginnen, und dann stellt die Funktionsstörung dieses Organs eine Krankheit dar. Wenn der Kranke unter einer Lungenatrophie leidet, die den übrigen Altersbeschwerden vorauseilt, so unterscheidet er sich für den Arzt nicht von einem „pathologischen" oder „genuinen" Emphysem. Allerdings habe ich noch keinen Fall dieser Art gesehen, in dem nicht die Lungengrenzen erweitert gewesen wären.

Streng zu trennen ist das Emphysem von der wirklichen Lungenhypertrophie, die als echte kompensatorische Erweiterung mit Neubildung von Alveolargewebe vorkommt, aber äußerst selten ist (Jores).

Das interstitielle Emphysem hat mit dem vesikulären eigentlich nur den Namen gemein. Es ist bei den Krankheiten des Mediastinums besprochen.

Ätiologie. Das Lungenemphysem ist eine häufige Erkrankung. Fränkel fand es in mehr als $5^0/_0$ von 911 Sektionen. Auf der Basler medizinischen Klinik ist es in den Jahren 1908—1912 unter 8442 Aufnahmefällen 180 mal als Grundkrankheit oder wichtige Komplikation notiert worden, also in $2,1^0/_0$, von 1923—1927 in $2,4^0/_0$.

Das Alter hat einen wichtigen Einfluß auf die Entstehung von Lungenemphysem. Bei Kindern kommt es vor, ist aber außerordentlich selten, während akute Lungenblähungen recht häufig sind. Mit zunehmendem Alter wird es immer häufiger. Schon im dritten Lebensjahrzehnt ist es nicht selten zu beobachten, nach dem 40. Lebensjahre ist es schon recht häufig, und bis ins Greisenalter nimmt es an Häufigkeit immer zu.

Bei Männern ist es viel häufiger, was wohl auf die Berufs- und andere Schädlichkeiten zurückzuführen ist.

Die Ansichten über die Heredität sind geteilt. Wenn Fränkel darauf hinweist, daß oft in der gleichen Familie mehrere Mitglieder an chronischem Bronchialkatarrh, Emphysem oder Asthma leiden, so kann die Ursache in einer Disposition zu Asthma und Bronchitis liegen, man braucht deshalb keine vererbbare Schwäche des Lungengewebes (die ja ganz gut möglich wäre) anzunehmen.

Das wichtigste ist das Vorausgehen anderer Krankheiten der Respirationsorgane, namentlich des Asthmas und der Bronchitis. Sie spielen in der Pathogenese weitaus die wichtigste Rolle. Das gemeinsame Vorkommen von Bronchiektasien und Emphysem beruht wohl auf der gemeinsamen Grundlage der chronischen Bronchitis. Der Einfluß des Berufs ist bei der Besprechung der Pathogenese zu erwähnen.

Pathogenese. Als Ursache des Lungenemphysems hat man angenommen: 1. eine primäre Schwäche des elastischen Gewebes der Lunge; 2. primäre Störungen der Atmung, entweder der Inspiration oder der Exspiration; 3. primäre Veränderungen des Thoraxskelettes.

Wie Tendeloo ausführt, sind alle Annahmen imstande, alle beim Emphysem gefundenen Abweichungen zu erklären.

Die Ausdehnung des Thorax und der Lunge hängt ab einerseits von dem Unterschied zwischen dem Druck der atmosphärischen Luft (A) und dem in der Pleuraspalte herrschenden Druck (D), andererseits von der elastischen Kraft der Lunge und des Thorax. Die Lunge wird durch die Druckdifferenz A—D so viel ausgedehnt, der Thorax so viel eingezogen, als ihren elastischen Widerständen entspricht. Diese gegenseitige Beeinflussung der Dehnungsgrößen der Lungen einerseits, des Thorax (und des Zwerchfells) andererseits, nennt Tendeloo das Gesetz der Verteilung der Dehnungsgrößen. Wenn nun die elastische Kraft der Lunge vermindert wird, so muß sich bei gleichbleibender Differenz A—D entsprechend diesem Gesetz die Lunge erweitern, der Thorax weiter werden und das Zwerchfell abwärts steigen. Bei dieser vermehrten inspiratorischen Stellung müssen sich die inspiratorischen Hilfsmuskeln bei der Einatmung stärker anstrengen, sie müssen hypertrophieren und die vermehrte inspiratorische Anstrengung muß zu einer weiteren Vergrößerung von Thorax und Lunge beitragen.

Auf der andern Seite muß eine primäre Vergrößerung des Thorax selbstverständlich auch zu einer Erweiterung der Lunge führen, und als Folge der dauernden Überdehnung der Lunge kann diese atrophieren.

Die Erklärung der Zirkulationsstörung beim Emphysem ist bei allen Annahmen die gleiche.

Es frägt sich also, was für tatsächliche Unterlagen für die verschiedenen Annahmen vorhanden sind.

I. Die Annahme einer primären Störung der Elastizität der Lunge, die hauptsächlich von Virchow verfochten wurde, hat zur Voraussetzung, daß die Elastizität der Lunge wirklich verändert ist. Unter Elastizität versteht man die Dehnbarkeit, unter elastischer Kraft den Widerstand gegen die Dehnung, unter elastischer Nachwirkung die Unvollkommenheit der Elastizität. Beim Emphysem nimmt man in der Regel eine verminderte elastische Kraft an. Man hat sie noch wenig versucht zu bestimmen. Schon Perls, der den intratrachealen Druck der Leichenlunge beim Kollaps nach der Thoraxöffnung bestimmte, wies auf die Komplikationen hin, die durch Verschluß der Bronchien und andere pathologische Veränderungen der Lunge bedingt sind. Tendeloo bezeichnete früher als einzigen Beweis für die mangelhafte Elastizität der emphysematösen Lunge, daß Fingereindrücke an ihr länger bestehen bleiben als an einem gesunden Organ. Neuerdings ist die Lungenelastizität am Lebenden durch v. Neergaard und Wirz einwandfrei bestimmt worden durch gleichzeitige Schreibung der Pleuradruckkurve und der Pneumotachographenkurve. Dabei ergab sich bei einem Patienten mit Emphysem eine Herabsetzung der elastischen Kraft der Lunge bei Mittellage auf weniger als die Hälfte einer Lunge mit normaler Elastizität. In neuester Zeit hat Tendeloo zusammen mit seinen Schülern Versuche über die elastische Nachwirkung bei Streifen von Lungengewebe veröffentlicht. Er fand eine vom 25. Jahr an zunehmende elastische Nachwirkung auch bei gesunden Lungen, beim „pathologischen" Emphysem dagegen eine viel größere elastische Nachwirkung, als dem Alter entsprach.

Als Beweis für die mangelhafte Elastizität wurde vielfach angeführt, daß die elastischen Fasern in der emphysematösen Lunge spärlicher seien als in der gesunden, die genauen Untersuchungen von Sudsuki und von Tendeloo haben aber ergeben, daß „das elastische Fasergerüst gleichgroßer Lungenbläschen in bezug auf Stärke und Reichlichkeit der Fasern Verschiedenheiten aufweist, welche durchaus regellos und unabhängig davon sind, ob diese Bläschen akut oder chronisch, substantiell oder vikariierend oder senil emphysematös, oder endlich absichtlich mehr oder weniger vergrößerte (aufgeblasene) normale Lungenbläschen sind".

Orsós fand in emphysematösen Lungen neben der Verschmälerung und Streckung der elastischen Fasern auch Degenerationszeichen derselben, außerdem aber auch Neubildungsvorgänge, sowohl im elastischen als auch im kollagenen Gewebe, und zwar in beiden Fasersystemen, die er unterscheidet, nämlich im gröberen alveolären und im feineren interkapillaren. Er unterscheidet das senile oder atrophische (bisweilen auch in jüngeren Jahren auftretende) und das chronisch-idiopathische Emphysem dadurch, daß bei diesem Neubildungsvorgänge auftreten, bei jenem nicht. Im Emphysem, das mit schwerer Bronchitis kompliziert war, konnte er große Zerreißungen des elastischen Fasergerüstes nachweisen, daneben auch Kollaps einzelner Lungenpartien infolge dieser Zerreißungen. Es handelt sich aber doch wohl nur um quantitative Unterschiede, die als Grundlage einer Einteilung der verschiedenen Emphysemformen nicht geeignet sind.

Beweise dafür, daß der Mangel an Elastizität das primäre sei, sah man früher im Auftreten von Lungenerweiterung nach überstandenen Lungenkrankheiten und in der Pigmentarmut der emphysematösen Lunge.

Daß nach Überstehen akuter Lungenerkrankungen ein Emphysem entsteht, wird oft behauptet, doch habe ich ebensowenig wie Tendeloo sichere Beweise dafür finden können. Freilich hat Perls gefunden, daß in Leichen von Individuen, die an Typhus, akuter Phosphorvergiftung usw. verstorben waren, die elastische Kraft der Lunge geringer war als bei anderen. Auch Grawitz kommt zum Schluß, daß Lungenödem zu einer Elastizitätsverminderung des Lungengewebes und zur Entstehung von Emphysem führen könne. Bönniger konnte in der einen Lunge eines Kindes ein lokales Emphysem erzeugen, während die andere Lunge sich beim Aufblähen normal verhielt. Die Brüchigkeit des pneumonischen Lungengewebes bzw. der Lungen nach überstandener Pneumonie läßt sehr an die Möglichkeit denken, daß in diesen Lungen mit herabgesetzter Elastizität sich ein Emphysem entwickeln könnte. Wenn das aber der Fall wäre, so müßte das Emphysem häufig in einzelnen Lungenlappen isoliert angetroffen werden. Die Tatsache, daß das nicht der Fall ist, spricht direkt gegen die Annahme einer primären Elastizitätsverminderung.

Die Pigmentarmut der emphysematösen Lunge könnte, wie Tendeloo ausführt, nur dann im Sinne einer Entstehung des Emphysems in frühester Jugend verwertet werden, wenn bewiesen wäre, daß emphysematös gewordene Lungenpartien ihr Pigment nicht mehr loswerden können und daß emphysematöse Alveolen nicht mehr imstande sind, Staubteilchen aufzunehmen. Beide Annahmen sind unbewiesen. Im Gegenteil werden vikarierende Emphysemblasen, also Alveolen, die sicher nicht in der Jugend schon emphysematös waren, ebenfalls pigmentarm. Die Pigmentarmut ist deshalb wohl mit Tendeloo so zu erklären, daß die emphysematösen Lungenpartien relativ weniger atmen und daher weniger Gelegenheit haben, neue Staubpartikel aufzunehmen, während die Staubabfuhr auf dem Lymphwege ungehindert vor sich geht. Auch ist die Pigmentarmut zum Teil nur dadurch vorgetäuscht, daß sich das Pigment auf eine größere Fläche verteilt.

Die Erklärung des Emphysems durch eine angeborene oder erworbene Schwäche des Lungengewebes ist also durch keine sichere Tatsache gestützt. Es muß aber betont werden, daß die Möglichkeit einer Entstehung des Emphysems durch primären Elastizitätsverlust der Lunge durchaus nicht widerlegt ist.

Isaakssohn sah in dem Untergang der Kapillaren eine Ursache für den Elastizitätsverlust. Diese Veröding der Gefäße stellt aber nur einen Begleitvorgang der Atrophie dar und ist viel eher eine Folge als eine Ursache des Elastizitätsverlustes bzw. der Überdehnung. Bohr sieht das Primäre in der Atrophie des Lungengewebes und betrachtet die inspiratorische Stellung der Lunge als einen Kompensationsvorgang, der durch die Erweiterung eine Vermehrung der respiratorischen Fläche und einen verminderten Widerstand der Kapillaren erzeuge. Nach den Ausführungen auf Seite 1001 f. ist es dagegen ausgeschlossen, daß die Überdehnung eine Verbesserung der Zirkulation herbeiführt. Damit fällt die Grundlage der Theorie.

II. Während also die Beweise für die Entstehung des Emphysems durch primären Elastizitätsverlust der Lunge vollständig fehlen, sind die Grundlagen für die Annahme einer Entstehung der Krankheit infolge von primären Veränderungen der Atmung viel besser.

Diese Erklärung geht von der Annahme aus, daß aus irgendwelcher Ursache die Lungen in vermehrte inspiratorische Stellung gebracht werden, und daß aus der vorübergehenden vermehrten Lungenfüllung durch eine Veränderung der anatomischen Struktur schließlich eine dauernde werde. Bei vermehrter Inspirationsstellung der Lunge ist dieses Organ über seine Gleichgewichtslage hinaus mehr als normal gedehnt, und durch die Dauer dieses Zustandes wäre eine schließliche Dehnungsatrophie wohl denkbar. Es erhebt sich aber die Frage, ob es tatsächlich auch vorkommt.

Zur Beantwortung dieser Frage weist Tendeloo auf das komplementäre Emphysem hin, das eine solche Dehnungsatrophie darstellt. Zunächst entsteht immer eine akute Blähung der Lungenbläschen. Diese findet man z. B. in der nächsten Umgebung akut entstandener atelektatischer Herde (z. B. bei Bronchiolitis). Wenn einzelne Alveolen kollabieren, so müssen sie auf ihre Nachbarschaft einen Zug ausüben, die benachbarten Alveolen erweitern sich, so daß der Raum, der früher durch normale lufthaltige Lungenbläschen eingenommen war, jetzt teils durch kollabierte, teils durch erweiterte Lungenbläschen erfüllt wird. Werden die Alveolen in der Nachbarschaft atelektatischer Herde über ein gewisses Maß hinaus gedehnt, so gleichen sie einem chronischen Emphysem, sie werden blutarm, trocken, die Scheidewände verstreichen, die Wandung ist sehr dünn und kann sogar einreißen, die Alveolarporen sind erweitert.

Ein typisches Beispiel eines komplementären Emphysems, das aus einer dauernden Überdehnung hervorgegangen ist, führt Tendeloo an: Bei einem 14 Monate alten Mädchen, das an einem fast mannskopfgroßen Ovarialtumor gestorben war, war der Thorax in seiner kaudalen Hälfte sehr stark erweitert. Die kaudalen Lungenhälften waren stark emphysematös erweitert, die peripheren lateralen und ventralen Lungenbläschen daselbst bullös vergrößert. Kranialwärts und nach dem Hilus hin nahm der Grad dieser anatomischen Veränderungen gleichmäßig ab, und die kranialen Teile waren vollständig normal. Hier hatte also die Erweiterung der unteren Thoraxapertur einen dauernden Zug auf die unteren Lungenabschnitte ausgeübt, und soweit die Wirkung dieses Zuges reichte, war eine Überdehnung des Lungengewebes eingetreten und daraus ein typisches Emphysem entstanden.

Neben diesem komplementären Emphysem, das von Tendeloo statisches genannt wird, gibt es eines, zu dessen Entstehung der Einfluß der Atembewegungen notwendig ist. Tendeloo nennt es respiratorisches komplementäres Emphysem. Als Beispiel eines solchen führt er das Emphysem bei Pleuraverwachsungen an. Wenn die Lunge an der Stelle einer Pleuraverwachsung in Ruhe wäre, so wäre durchaus kein Grund vorhanden, daß die Alveolen ihre Größe verändern müßten. Wenn sich aber die Lunge erweitert, so kann sich der Teil, dessen Pleura verwachsen ist, nicht verschieben. Der Teil dagegen, der peripherwärts von der Verwachsung, also z. B. zwischen einer Pleuraverwachsung und dem Zwerchfellansatz liegt, muß bei der Inspiration den ganzen Raum ausfüllen, der normalerweise teilweise durch die sich nach abwärts verschiebenden weiter oben gelegenen Alveolen ausgefüllt würde. Die Lunge wird daher peripher von der Verwachsungsstelle bei jeder Inspiration übermäßig gedehnt, und die Folge ist eine Dehnungsatrophie, ein chronisches Emphysem, das man tatsächlich bei Pleuraverwachsungen in den Lungenteilen mit erheblicher Pleuraverschiebung, d. h. in den lateralen kaudalen und sterno-parasternalen Bläschen findet, immer auf derjenigen Seite der Pleuraverwachsung, wohin sich die Lunge zu bewegen sucht (Tendeloo).

Ein chronisches Emphysem entsteht aber nie durch eine kurzdauernde übermäßige Dehnung des Lungengewebes, sondern nur dann, wenn die übermäßige Dehnung längere Zeit besteht oder sich oft wiederholt.

Da nun das komplementäre Emphysem, das aus einer langedauernden Überdehnung hervorgeht, sich in anatomischer und histologischer Beziehung durchaus nicht von dem chronischen substantiellen Emphysem unterscheidet, so ist die Möglichkeit durchaus gegeben, daß auch dieses die Folge einer wiederholten oder dauernden Überdehnung ist, also eine Dehnungsatrophie darstellt.

Es erhebt sich nun noch die Frage, wie wir uns den Übergang einer rein funktionellen Blähung in eine dauernde Atrophie vorzustellen haben. Tendeloo denkt sich den Vorgang ganz analog wie die elastische Nachwirkung und Überdehnung eines Stückes Kautschuk. Er hat ausgedehnte Versuche an Aorten von Menschen und Kälbern angestellt, um zu beweisen, daß sich das elastische Gewebe, abgesehen von der vollkommeneren Elastizität, wie ein Stück Gummi verhält. Er hat auch an einer durchlöcherten Gummimembran gezeigt, daß ein Zug dieselben Deformitäten herbeiführt, wie wir sie beim Lungenemphysem haben.

Es scheint aber doch zweifelhaft, ob diese rein physikalische Annahme ausreichend ist, um den Schwund des Gewebes und den Untergang der Kapillaren zu erklären. Man könnte sich doch auch denken, daß die übermäßige Streckung der Kapillaren zu einer mangelhaften Ernährung und dadurch zu Atrophie des Gewebes führt.

Welche Ursachen können eine Überdehnung der ganzen Lungen und dadurch ein Emphysem erzeugen?

Bevor wir an die Erörterung dieser Fragen gehen, muß auf das Unhaltbare einer Anschauung hingewiesen werden, die vielfach Verwirrung gestiftet hat. Niemals kann die vergrößerte Lunge den Thorax erweitern. Die elastische Kraft der Lunge ist so gering, daß ein geringerer Druck genügt, um sie zu komprimieren. Wir sehen denn auch bei Sektionen in den seltensten Fällen, daß die Lunge den Thoraxraum vollständig ausfüllt. Wenn selbst in der Leiche, bei der der Brustkorb doch immer (schon vor der Eröffnung der Brusthöhle) mehr zusammengesunken ist. als der normalen Exspirationsstellung beim Lebenden entspricht, die Lunge über ihren Gleichgewichtszustand hinaus ausgedehnt ist, so muß das im Leben noch viel mehr der Fall sein. Selbst in den wenigen Fällen, in denen bei Eröffnung der Brusthöhle die Lunge direkt herausquillt, muß man berücksichtigen, daß der Thorax während des Lebens stärker ausgedehnt war. Vor mehr als 50 Jahren haben Donders und W. A. Freund darauf aufmerksam gemacht, daß in der Lunge bei der Einatmung ja immer ein negativer Druck herrsche, daß also die Lungenblähung immer nur durch Ansaugen zustandekommen und niemals die Lunge auf das Zwerchfell (Donders) oder auf die Brustwand (Freund) einen Druck ausüben könne. Nur während der Exspiration kann die Lunge einen Druck auf die Brustwand ausüben, aber nur dann, wenn die Exspiration durch Verschluß des Kehlkopfes (Husten) oder durch einen ventilartigen Verschluß der feineren Bronchien verhindert ist. Aber selbst dann kommt der Druck nur dadurch zustande, daß der Thorax und das Zwerchfell gegen das Luftkissen der Lunge drücken. Der Druck ist also immer von außen nach innen gerichtet, und immer muß eine Inspiration vorausgegangen sein, bei der der Brustraum erweitert wurde. Damit eine Lungenerweiterung oder eine Lungenblähung zustande kommen soll, müssen immer vorher verstärkte inspiratorische Kräfte auf Thorax und Zwerchfell eingewirkt haben.

a) Primäre Störungen der Atmungskräfte können eine akute Lungenblähung zur Folge haben. Das sieht man bisweilen bei den Leichen Ertrunkener. Hier führen die verstärkten Inspirationsbewegungen zu einer Blähung der Lunge, die vorwiegend die kaudal-lateralen Teile betrifft, also die Stellen, wo die Lungenbläschen am dehnungsfähigsten und die inspiratorisch wirkenden Kräfte am stärksten sind. Aber auch dann, wenn größere Lungenpartien außer Funktion gesetzt sind, kommt es zu einer (akuten oder dauernden) Blähung der übrigen Teile. Das ist z. B. der Fall bei Verstopfung eines Hauptbronchus, bei ausgedehnten Lungenschrumpfungen nach Pleuritis, Rippenresektionen und dergl. Bei Einschränkung der Zwerchfellatmung durch abnormen Inhalt in der Bauchhöhle, Peritonitis usw. kann es zu Emphysem der kranialen Lungenteile kommen, also der Lungenpartien, die durch verstärkte Aktion den Ausfall decken müssen. Rokitansky hat bei Menschen mit sitzender Lebensweise, die beim Sitzen die Arme stark bewegt haben, ein Emphysem der kranialen Teile beobachtet. Das Emphysem dieser Teile zeigt sich besonders an den Stellen, wo auch normalerweise die stärkste Verschieblichkeit vorhanden ist, nämlich an sternal-parasternalen Lungenbläschen. Umgekehrt findet man Emphysem der kaudalen, besonders der lateralen und diaphragmatischen Lungenteile bei ausgedehnten Erkrankungen in den kranialen Partien. Auch ein Teil des Emphysems bei Lungentuberkulose gehört hierher.

Diese Form des Emphysems kommt also durch verstärkte Atmung gesunder Lungenteile zustande. Allerdings wirkt dabei in einigen der angeführten Fälle auch die Schrumpfung einzelner Lungenbezirke mit, die zu einer Ausdehnung der übrigen Lungenteile führt. Es handelt sich also um eine Kombination von „statischem" komplementärem und respiratorischem Emphysem. In anderen Fällen ist aber kein Vakuum vorhanden, das die gesunden Teile ausfüllen müsse, sondern diese werden nur durch vermehrte Atmung emphysematös. Das Vorkommen dieses partiellen respiratorischen Emphysems beweist, daß verstärkte Atmung gesunder Lungenteile, ohne daß diese Atmung an sich auf Widerstände stößt, zu einer dauernden Überdehnung und zu einem richtigen anatomischen Emphysem führen kann.

In gleicher Weise können wir uns aber auch die Entstehung eines allgemeinen Emphysems denken. Experimentell hat sich verfolgen lassen, wie sich aus der temporären Lungenblähung eine dauernde entwickelt hat.

Bohr hat zuerst durch spirometrische Untersuchungen, Hofbauer durch Radioskopie nachgewiesen, daß durch Arbeitsdyspnoe, ja sogar durch willkürlich vertiefte Atmung nicht nur die Atemexkursionen vertieft werden, sondern sich auch die Mittellage der Lunge erhöht. Diese Befunde sind wiederholt bestätigt worden. Tammann und Bruns fanden eine regelmäßige Zunahme der Mittelkapazität und der Residualluft bei Bergleuten, nach Arbeit in 800 m Tiefe noch stärker als bei Arbeit über Tag (was die Autoren auf den Luftdruck beziehen, was aber eher auf die Hitze zurückzuführen ist).

Durig konnte bei sich selbst nachweisen, daß die Lungenblähung noch zwei Tage lang nach angestrengtem Bergsteigen bestehen blieb, und Hasselbalch beobachtete das Bestehen der dauernden Blähung noch nach vier Monaten. Wenn nun auch andere Autoren (Bönniger u. a.) die Lungenblähung nicht als konstante Folge vertiefter Atmung anerkennen, so ist doch der Beweis, daß durch vertiefte Atmung mit der Zeit ein Emphysem zustande kommen kann, experimentell geleistet.

Ob und wie oft das substantielle Emphysem einfach eine Folge solcher vertiefter Atmung ist, ist damit nicht gesagt. Am ehesten wird man das annehmen für das Emphysem bei körperlich schwer arbeitenden Menschen, bei Sportsleuten usw.

Hofbauer hat aber diese Erklärung auf alle Arten von Emphysem ausgedehnt, indem er davon ausgeht, daß der Lufthunger das einzig gemeinsame in der Ätiologie aller Emphysemfälle ist.

Diese Theorie fällt dahin, sobald man andere, wahrscheinlichere Ursachen nachweisen kann, und sie bleibt nur auf die Fälle beschränkt, in denen dieser Nachweis nicht gelingt. Sie sind aber außerordentlich selten.

b) Eine primäre Störung des Atmungswiderstandes läßt sich in dreierlei Weise denken. Eine Verengerung der Luftwege kann inspiratorisch, exspiratorisch oder in beiden Atmungsphasen wirksam sein.

1. Eine rein inspiratorische Verengerung sollte, wie es auf den ersten Blick scheint, nicht zu einer Lungenblähung führen können. Bei der ungestörten Ausatmung kann sich die Lunge ja vollständig entleeren. Es ist aber wohl möglich, daß der Lufthunger, noch bevor die Ausatmung vollständig ist, zu einer neuen Inspiration zwingt und so eine Blähung zustande kommt. So gut wie bei jeder anderen Art von Dyspnoe kann auch hier die Mittellage der Lunge im Sinne einer Blähung verändert werden. Tatsächliche Beobachtungen sind aber selten.

Tendeloo berichtet über Beobachtungen bei Diphtherie, die in diesem Sinne sprechen. Er fand eine Erweiterung der Lungenbläschen in den Teilen, die den inspiratorisch dehnenden Kräften am meisten ausgesetzt sind, die also nur durch erschwerte Inspiration zustande gekommen sein konnten. Das einzige Beispiel einer experimentellen dauernden Lungenblähung, das ich kenne, ist ein Hund, den Kuhn lange Zeit mit seiner Maske atmen ließ. und der im Vergleich mit seinem Zwillingsbruder ein ausgesprochenes Emphysem aufwies.

2. Eine Lungenblähung durch gestörte Exspiration bereitet dem Verständnis keinerlei Schwierigkeiten. Wenn die Luft gut eingeatmet, dagegen schlecht ausgeatmet werden kann, so bleibt sie eben in der Lunge zurück.

Wenn das exspiratorische Hindernis in der Trachea oder noch weiter oben sitzt, so kommt eine charakteristische Lokalisation des Emphysems zustande. Die Lungenbläschen, auf die die exspiratorischen Kräfte am stärksten wirken, werden nicht emphysematös, die Luft wird aus diesen in die Partien gepreßt, die am wenigsten Widerstand bieten, die also am wenigsten unter der Einwirkung exspiratorischer Kräfte stehen; das sind die kranialen und zwar besonders die sterno-parasternalen und apikalen Lungenbläschen. Dadurch muß eine Vorwölbung der Lungenspitzen zustande kommen.

Die stärkste derartige Behinderung der Exspiration sehen wir beim Pressen und beim Husten, so lange die Stimmritze noch nicht geöffnet ist. Hier kann man tatsächlich vor dem Röntgenschirm die Aufblähung der kranialen Teile nachweisen, indem die Lungen-spitzen sich deutlich aufhellen. In chronischer Weise sehen wir die einseitig gehinderte Exstirpation bei Berufsmusikern (namentlich bei engem Mundstück, speziell Hoboe) und bei Glasbläsern. Aber auch hier braucht das Emphysem nicht rein exspiratorischer Natur zu sein, indem der Hoboist und der Glasbläser die Lunge vor hem Blasen stark mit Luft füllen und zwischen dem Blasen möglichst kurze Pausen einschalten, in denen sie das Sauerstoffbedürfnis, bevor noch die Lunge vollständig entleert ist, zu einer vertieften, möglichst raschen Inspiration zwingt. Früher war es eine allgemeine Annahme, daß Glas-bläser und Spieler von Blasinstrumenten besonders häufig an Emphysem leiden. Dieser Annahme sind H. Fischer und Prettin und Leibkind und Jagic und Lipiner entgegen-getreten. Sie fanden bei Glasbläsern und Militärmusikern durchaus nicht besonders viele Emphysematiker. Lommel hat aber bei Glasbläsern durch spirometrische Untersuchungen festgestellt, daß die Residualluft doch durchweg erhöht war. Er möchte das aber nicht als Emphysem bezeichnen, da die untersuchten Individuen vollständig beschwerdefrei waren. Bruns und Becker konnten denselben Befund bei einzelnen Militärmusikern erheben. Es kommt also durch das dauernde Blasen zu einer vermehrten Inspirationsstellung der Lungen, ob sich aber daraus ein richtiges Emphysem entwickelt, hängt wohl von dem Grad und der Dauer der Störung und dem Auftreten von Bronchitis ab. Wahrscheinlich handelt es sich doch um leichte Grade von Emphysem.

Wenn das Hindernis in den tieferen Luftwegen, besonders in den Bronchiolen sitzt, so ist eine solche Verschiebung der Luft nicht möglich. Alle Alveolen sind in gleicher Weise durch die erschwerte Entleerung betroffen und bleiben abnorm stark gefüllt. Doch werden sich auch hier Unterschiede geltend machen, indem die Lungenteile, in denen das Ver-hältnis zwischen inspiratorischer und exspiratorischer Kraft für die Exspiration besonders ungünstig ist, also die kranialen, besonders suprathorakalen und sternal-mediastinalen, am stärksten gebläht werden. Bei der maximaler Störung, bei der die Lunge überhaupt auf das größtmögliche Volumen gedehnt wird, müssen diese Unterschiede aber verwischt sein. Ein Beispiel hierfür ist die akute Lungenblähung im Asthmaanfall.

3. Daß eine dauernde (in- und exspiratorische) Stenose zu einer Lungenblähung führt, wurde schon im allgemeinen Teil S. 1022 erwähnt. Der Lufthunger führt hier zu einer Einatmung, bevor die Ausatmung fertig ist. Eine in- und exspiratorische Stenose haben wir wohl in den meisten Fällen von Kehlkopfdiphtherie, wenn auch die eine oder andere Phase bisweilen stärker behindert erscheint. Daß hier die Lungenblähung lange Zeit bestehen bleiben kann, geht aus der Beobachtung Liebermeisters hervor, der sie noch nach vier Monaten nachweisen konnte. Hirtz konnte beim Kaninchen durch Ligatur der Trachea, Cervello beim Hund durch Verstopfen der Nasenlöcher ein Emphysem erzeugen.

Bei einem Emphysem, das durch dauernde Stenose entstanden ist, müssen sich die Erscheinungen der in- und exspiratorischen Blähung gemischt finden. Tatsächlich findet man nun bei den meisten Fällen von substantiellem Lungenemphysem sowohl die kaudal-lateralen Partien als auch die suprathorakalen gebläht.

Demgegenüber scheint für die rein exspiratorische Entstehung die Tatsache zu sprechen, daß die herausgenommene emphysematöse Lunge nicht kollabiert, sondern unter einem gewissen Druck steht, was sich bisweilen sehr deutlich darin äußert, daß beim An-stechen der Blasen die Luft unter zischendem Geräusch entweicht. Bönniger zeigte, daß die emphysematöse Lunge durch keinerlei Druck entleert werden kann. Volhard demon-strierte den geringen Exspirationsdruck der Emphysematiker, der auch schon durch Beobachtungen am Waldenburg schen Pneumatometer nachgewiesen war (A. Fränkel). Manche Emphysematiker sind nicht einmal imstande, nachts das Licht auszublasen. Das beweist aber noch nicht, daß ein Hindernis für die Exspiration auch für die Entstehung des Emphysems in Betracht kommt. Den mangelhaften Lungen-kollaps könnte man auch so erklären, daß die verschiedenartig erweiterten Bläschen und Blasen sich gegenseitig an ihrer Entleerung hindern, und daß ventilartige Verschlüsse auftreten, die erst durch die Entwicklung der Blasen bedingt sind.

Raither hat gezeigt, daß der Emphysematiker nach tiefster Inspiration nicht so rasch ausatmen kann wie der Gesunde. Er schließt daraus auf ein rein exspiratorisches Hinder-nis. Aber seine Kurven zeigen auch eine inspiratorische Behinderung, wenn auch in geringerem Grade.

Man könnte sich vorstellen, daß die Erschwerung der Atmung, wie sie sich in Raithers Kurven zeigt, durch die tiefe Inspirationsstellung an sich bedingt ist. Die Lunge ist bis zu ihrer Elastizitätsgrenze gedehnt, der Thorax ist starr, das Zwerchfell steht tief, die Inspirationsmuskulatur ist hypertrophisch. Alles das sind Umstände, die sowohl die In-spiration als auch die Exspiration erschweren müssen. Dazu kommt noch die Bronchitis. Auch die erwähnten ventilartigen Verschlüsse kommen in Betracht. Das erklärt aber nur die Atemstörung bei ausgebildetem Emphysem, nicht die Entstehung des Leidens. Für dieses kommt als wahrscheinlichster Faktor, der uns auch die Atemstörung bei ausgebildetem Emphysem erklärt, in erster Linie die Schwellung der Bronchialschleimhaut, die namentlich in den kleineren und kleinsten Bronchien zu einem Hindernis führen muß, in Frage. Es muß auch, namentlich Hofbauer gegenüber betont werden, daß man selten einen Emphysematiker sieht, der nicht gehustet hätte. Raither betont, daß das Zurückgehen der spezifischen Atemstörungen, das er bei seinen Emphysematikern bisweilen nachweisen konnte, sich nur durch das Zurückgehen einer Bronchitis erklären läßt. Auch Bittorf und Forschbach konnten eine Besserung der Lungenkapazität nachweisen, die sich, da das Lungengewebe sich selbst nicht verändert haben kann, nur durch die Besserung einer Bronchitis erklären läßt.

Eine Bronchitis der gröberen und mittleren Bronchien kann nur ein Hindernis verursachen, das während der beiden Atmungsphasen annähernd gleich bleibt. Ein Katarrh der feinsten Bronchien dagegen kann während der Exspiration ein verstärktes Hindernis verursachen, indem die Bronchiolen, ähnlich wie die Alveolen, wenn auch weniger stark, inspiratorisch erweitert, exspiratorisch verengert werden (vgl. Sonne). Deshalb erklärt eine Bronchiolitis eine vorwiegend exspiratorische Atmungsstörung. v. Neergaard und Wirz fanden die Strömungswiderstände bei einem Emphysemkranken (allerdings mit Bronchitis kombiniert) erhöht, und zwar auffallenderweise besonders im Inspirium. Die Form der dynamischen Pleuradruckkurve ließ auf eine vorwiegend in den tieferen Atemwegen lokalisierte Vermehrung der Widerstände schließen.

Wir können also noch nicht sagen, was die vorwiegende Ursache der meisten Emphyseme ist (soweit sie nicht auf primärer Thoraxveränderung beruhen). Man sollte meinen, daß die Untersuchung der Lokalisation der Erweiterungen Klarheit bringt. Aber mit der Zeit kann sich jedes Emphysem ausdehnen, und neben der primären Störung können im Lauf der Zeit noch andere Ursachen mitwirken. Tendeloo weist auf die Entstehung komplementären Emphysems neben atelektatischen Partien hin. Er betont, daß man noch mehr Emphyseme im Beginn untersuchen müsse, um zu einem Urteil zu gelangen. Loeschcke bestreitet überhaupt eine ausgesprochene Lokalisation im Sinne Tendeloos, die eine inspiratorische oder exspiratorische Ätiologie wahrscheinlich machen könnte. Andererseits hat Rohrer gezeigt, daß sich die Lokalisation des Emphysems in den peripheren Abschnitten leicht durch den vermehrten Widerstand des Luftstroms infolge des längeren Weges erklären läßt.

III. Entstehung des Emphysems durch primäre Veränderung des Thoraxskelettes. Während man früher das Emphysem immer nur durch primäre Störungen der Lunge und ihrer Tätigkeit erklärte, ist in den letzten 20 Jahren durch die Arbeiten Freunds und Loeschckes der Thorax mehr in den Vordergrund der Betrachtungen gerückt worden.

W. A. Freund hat 1858 und 1859 die starre Dilatation des Thorax beschrieben und schon damals den Mechanismus der Emphysementstehung auf dieser Grundlage klar auseinandergesetzt. Allgemeinere Beachtung fand seine Lehre aber erst, als er in den letzten Jahren seines Lebens seine Arbeiten wieder aufnahm und die therapeutischen Konsequenzen daraus ziehen lehrte. (Eine zusammenfassende Darstellung findet sich in der Monographie van den Veldens.)

W. A. Freund stellte durch ausgedehnte Untersuchungen fest, daß schon von frühester Jugend an die Rippenknorpel eine eigentümliche Entartung zeigen können, die sich von der gewöhnlichen senilen Verknöcherung unterscheidet, obschon sie mit zunehmendem Alter, bis ins höchste Greisenalter hinauf immer häufiger wird. Die Degeneration besteht in einer vom Zentrum ausgehenden schmutziggelben Verfärbung, Verhärtung und Auflockerung. Der Knorpel wird aufgetrieben, verdickt und zeigt Zerfaserung und Höhlenbildung. Am häufigsten fand Freund die Knorpel der zweiten und dritten Rippe, vorwiegend rechts, befallen. Er faßt diese Veränderungen als prämaturen Senilismus auf. Je nachdem die Veränderung fortschreitet oder alle Rippenknorpel ergriffen hat, unterscheidet er eine partielle fortschreitende und eine allgemeine starre Dilatation.

Die Folgen der Knorpelveränderung bestehen nämlich in einer Starre und Erweiterung des Thorax. Der Knorpel, der in allen Richtungen aufgetrieben, also auch verlängert ist, drängt die Rippe vom Sternum ab. Handelt es sich um eine einseitige Veränderung, so wird das Brustbein nach der gesunden Seite verschoben, ist die Veränderung beidseitig, so wird das Sternum nach vorne gedrängt, und, weil sich die Rippen bei ihrer Dehnung in den Wirbelgelenken drehen und in inspiratorische Stellung gebracht werden, gleichzeitig gehoben. Je nach der Ausdehnung des Prozesses auf verschiedene Knorpel kann der faßförmige oder der einfach inspiratorisch erweiterte Thorax resultieren.

Die Folgen dieser Anomalie für die Brustkorbmechanik zeigen sich zunächst darin, daß die Rippen in einer inspiratorischen Stellung stehen, aus der eine weitere Inspiration an sich schon schwer möglich ist, aber außerdem durch die Rigidität der Knorpel, die eine Torsion kaum zulassen, noch weiter erschwert wird. Noch schwerer ist das exspiratorische Zurückfedern gehindert. Dadurch werden die respiratorischen Bewegungen des Brustkorbs nach beiden Richtungen stark beschränkt. Man findet deshalb hochgradige Anstrengung und Hypertrophie der auxiliären Atemmuskeln. Auch der Musculus triangularis sterni ist stark und schon frühzeitig hypertrophisch. Im Zwerchfell findet man als Ausdruck der Überanstrengung vielfache Degenerationszeichen.

Dadurch, daß der Thorax in eine Inspirationsstellung gedrängt wird, wird auch die Lunge dauernd ausgespannt. Es entwickelt sich mit der Zeit eine Atrophie, und schließlich kann das Bild genau dasselbe werden wie bei einem Emphysem aus irgendeiner anderen Ursache.

Die Lehre Freunds hat vielfachen Widerspruch erfahren. Man hat eingewendet, die Veränderungen des Brustkorbs seien nicht Ursache, sondern Folge des Emphysems. In der Tat läßt sich die Knorpeldegeneration ebenso gut als Folge der dauernden Überdehnung der Knorpel erklären, wie die Lungenatrophie als Folge der dauernden Überdehnung der Lunge. Als Stütze seiner Auffassung führt Freund an: 1. „Die Leichenexperimente, welche zeigen, daß beim alveolären Emphysem aus starrer Dilatation die emphysematösen Lungen beim Eröffnen des Thorax sich niemals hervordrängen, im Gegenteil sich bis zu gewissem Grade zurückziehen und daß nach Durchschneidung eines degenerierten Rippenknorpels die frei gewordene Rippe in eine der exspiratorischen nahekommende Stellung zurückspringt;

2. die Beobachtung, daß unmittelbar nach Exzision eines keilförmigen Stückes aus dem degenerierten Rippenknorpel am lebenden Menschen die befreiten Rippen nach ab- und einwärts in Exspirationsstellung zurücksinken und sich bei der Atmung in normaler Weise bewegen, was bei dem starren Verhalten der benachbarten, noch nicht operierten Rippenbögen, im höchsten Grade auffällt und die hier wirksamen mechanischen Verhältnisse hell beleuchtet.“

Absolut beweisend sind beide Argumente nicht. Wenn man eine Entstehung des Emphysems durch Überdehnung, gleichviel aus welcher Ursache annimmt, so muß beim Beginn der Erkrankung der ganze Betrag der Erweiterung, während des Fortschreitens immer ein bestimmter Anteil derselben wieder ausgeglichen werden können, sobald die dehnende Kraft aufhört. Man kann sich vorstellen, daß die Degenerationserscheinungen, auch wenn sie nicht primärer Natur sind, und wenn sie sowohl die Lunge als auch den Thorax betreffen, beim Knorpel rascher zu einer Behinderung der Bewegung führen als bei der Lunge zu einem Elastizitätsverlust, d. h. daß der rückbildungsfähige Anteil beim Knorpel ein geringerer ist als bei der Lunge. Dann muß ein gewisser Lungenkollaps auch bei Eröffnung des Brustkastens auftreten. In den Fällen, in denen die Lunge relativ stark kollabiert, kommt man aber kaum ohne die Annahme einer primären Verminderung der Thoraxelastizität aus. Man muß deshalb Mohr recht geben, wenn er das Emphysem auf Grundlage primärer Thoraxstarre von dem andersartig entstandenen Emphysem dadurch unterscheidet, daß bei jenem die Lunge nach Eröffnung des Thorax stark kollabiert, bei diesem nicht. Doch muß andererseits betont werden, daß die Lunge bei der Sektion fast immer mehr oder weniger kollabiert und daß ein vollständiges Ausbleiben des Kollapses bei Eröffnung des Thorax oder gar ein Vorquellen recht selten ist.

Das zweite Argument Freunds beweist nicht, daß die Knorpeldegeneration das primäre sei, sondern nur, daß die Rippenknorpeldegeneration zu starker Thoraxdilatation führt. Die Rippe muß nach Durchschneidung des unelastisch gewordenen Knorpels auch dann zurücksinken, wenn die Elastizitätsstörung sekundär erworben ist.

Eine wichtige Erweiterung haben die Untersuchungen Freunds durch die Untersuchungen der Rippengelenke bei Emphysem durch v. Salis erfahren. Er fand an den Rippengelenken Degenerationen und chronische Arthritis, die mit den Jahren zunehmen und den Veränderungen an den Rippenknorpeln an die Seite zu stellen sind. Er ist geneigt, sie einfach als Alterserscheinungen aufzufassen, sagt aber am Schluß seiner Arbeit doch: „Als Stütze für Freunds Theorie könnte die Tatsache dienen, daß in den ausgesprochenen Fällen von starrem inspiratorischem Thorax mit exquisitem, substantiellem Lungenemphysem sich konstant schwere Veränderungen an den Rippenknorpeln und an den Rippengelenken nachweisen ließen, selbst dann auch, wenn die Fälle mehr jugendlichem Alter angehörten.“

Eine Thoraxstarre müssen wir sicher als physiologische Alterserscheinung auffassen. Jaquet hat die verminderte Elastizität des Thorax bei einem 43jährigen gegenüber einem 19jährigen Gesunden sehr hübsch nachgewiesen. In einzelnen Fällen müssen wir eine früh auftretende Thoraxstarre mit Freund als Ursache eines Emphysems annehmen, während sie in anderen Fällen auch Folge sein kann. Im einzelnen Fall läßt sich die Entscheidung schwer treffen. Im ganzen werden wir die Starre dann, wenn sie im Verhältnis zu der Lungenerweiterung sehr ausgesprochen ist und die übrigen ätiologischen Faktoren in geringem Maße vorhanden sind, als Ursache des Emphysems ansehen dürfen, ebenso dann, wenn nach Eröffnung eines starr dilatierten Brustkorbs die Lungen auffallend stark kollabieren. Auch in den Fällen, in denen wir die Thoraxstarre als Folge des Emphysems anzusehen geneigt sein könnten, verstärkt sie die durch das Emphysem bedingte Funktionsstörung oft in erheblichem Maße.

Auch Loeschcke nimmt als Ursache des Emphysems, und zwar der meisten Fälle, eine primäre Thoraxveränderung an. Im Gegensatz zu Freund sieht er die Ursache der Erweiterung nicht in den Rippen, sondern in der Wirbelsäule.

Loeschcke untersuchte die Thoraxform und die Wirbelsäule und fand, daß die Wirbelsäule bisweilen schon zwischen 20 und 30 Jahren, mit zunehmendem Alter aber immer häufiger an Spondylarthritis deformans erkrankt und daß diese zu einer Kyphose führt. „Bei dieser Abknickung senkt sich die obere Thoraxhälfte als Ganzes vornüber und drückt die unteren Rippen infolge der gemeinsamen Fixation am Sternum in Exspirationsstellung, während eine gleichzeitige kompensatorische Hebung der Rippen des sich senkenden Thoraxabschnittes erfolgt." Die oberen Rippen werden also inspiratorisch fixiert, und bei ihrem Durchschneiden erwies sich der Thorax als mobilisierbar. Ihre Exspirationsbewegung ist nicht gehemmt, kann aber nicht zur Geltung kommen, weil die unteren Rippen umgekehrt nur eine Inspirationsbewegung ausführen können. Dadurch wird der Thorax in seiner Gesamtheit unbeweglich, aber im Gegensatz zu dem Freundschen starr dilatierten Thorax ist die untere Apertur nicht erweitert. Doch hat die kompensatorische Lordose zur Folge, daß der Rippenwinkel stark vorspringt. Bei jeder kyphotisch fixierten Brustwirbelsäule ergab die Sektion einen starren Thorax und eine Lungenblähung. Die Verlängerung der Rippenknorpel, die Loeschcke in Übereinstimmung mit Freund konstatieren konnte, erklärt er dadurch, daß sich die Rippen infolge der Vordrängung des Sternums strecken müssen, was teils durch Knorpelverlängerung, teils durch gestreckteren Verlauf und seitliche Abflachung erreicht wird.

In weiteren, sehr wertvollen und ausgedehnten Untersuchungen an gehärteten Lungen und Brustkörben konnte Loeschcke zeigen, daß überall da, wo der Thorax sich erweitert, gleichgültig an welcher Stelle und aus welcher Ursache, ein „komplementäres" Emphysem entsteht. Er betrachtet deshalb das „substantielle" Emphysem im wesentlichen als „komplementäres". Je nach Sitz und Ausdehnung der Kyphose kommen verschiedene Grade und Lokalisationen des Emphysems zustande.

Auch die Verlagerung des Herzens und der Tiefstand des Zwerchfells lassen sich nach Loeschcke durch die Kyphose gut erklären. Loeschcke weist zunächst darauf hin, daß beim Emphysem im Gegensatz zu Zwerchfelltiefstand aus anderer Ursache (Habitus phthisicus, Enteroptose) das Herz nicht median und längs gestellt sei, sondern quer liege (vgl. unten bei der Besprechung der Röntgenuntersuchung des Emphysems). Er erklärt das dadurch, daß infolge der Kyphose der untere Teil des Sternums tiefer zu liegen kommt. Projiziert man im normal gebauten Thorax den unteren Pol des Sternums horizontal auf die Wirbelsäule, so trifft man den 10. Brustwirbel. Beim Kyphotiker liegt dagegen der untere Sternalpol an der Höhe des 1. und 2. Lendenwirbels. Diese Verschiebung hat aber nicht nur einen Tiefstand des Herzens in seiner Lage zur Wirbelsäule zur Folge, sondern auch einen horizontalen Verlauf des Zwerchfells. Während beim Normalen der vertikale Zwerchfellschenkel vom 3. Lendenwirbel bis in die Höhe des 10. Brustwirbels aufsteigt, wird er beim Kyphotiker viel kürzer, das Zwerchfell biegt schon in der halben Höhe in den horizontalen Verlauf um und kann bei hochgradigen Kyphosen sogar einen vertikalen Schenkel ganz vermissen lassen und vollkommen horizontal verlaufen. Im Zwerchfellmuskel glaubt Loeschcke bei mäßigen Graden der Kyphose Zeichen von Hypertrophie gefunden zu haben, die er als Kompensation deutet, bei sehr schweren Fällen atrophische Prozesse.

Loeschcke kommt zum Schluß, daß das Emphysem meistens eine Folge von Thoraxstarre sei und die primäre Ursache für die Thoraxstarre gewöhnlich in einer Erkrankung der Brustwirbelsäule liege.

Es ist aber nicht sicher, ob die Kyphose immer das primäre beim Emphysem ist. Sie ist schon lange bekannt und wurde früher dadurch erklärt, daß die Anspannung der Sternocleidomastoidei, die zur Herstellung der inspiratorischen Stellung des Thorax notwendig ist, nicht nur diesen Effekt hat, sondern auch auf die Wirbelsäule zurückwirkt, indem nicht nur der eine Insertionspunkt, das vordere Ende der Thoraxapertur gehoben, sondern auch der andere, der Processus mastoideus, nach abwärts gezogen wird. Dadurch muß eine Verstärkung der Halswirbelsäulelordose und eine Kyphose der oberen Brustwirbelsäule zustandekommen.

Ein Kyphosenthorax führt nach Loeschckes Ausführungen und nach seinen Abbildungen zu einer Verengerung einer Gruppe von Interkostalräumen. Auf Freunds Abbildungen sind alle erweitert. Das spricht dafür, daß der starr dilatierte Thorax etwas anderes ist als der Loeschckesche Thorax, daß also nicht immer die Kyphose die Ursache der Thoraxstarre ist.

Tendeloo bestreitet überhaupt, daß man beim Emphysem bei der Obduktion eine Kyphose findet, wenn man den Altersbuckel ausschaltet.

Jedenfalls umfaßt Loeschckes Kyphosenemphysem mehr als das, was der Kliniker als Emphysem bezeichnet, nämlich alle senilen und partiellen Kyphosenemphyseme, die weder den gesamten Rauminhalt des Thorax erweitern, noch die Lungengrenzen nach abwärts verschieben, also klinisch nicht nachweisbar sind und in der Regel auch keine eigentlichen

Emphysembeschwerden verursachen, wenn auch ihre Rückwirkung auf die Zirkulation ähnlich sein kann wie bei „substantiellem" Lungenemphysem. Andererseits enthält es die Emphyseme nicht, die aus einer dauernd vermehrten Inspirationsstellung des Thorax infolge von dauernd vertiefter Inspiration aus irgendwelcher Ursache hervorgehen, und die tatsächlich vorkommen, wie man bei der allmählichen Entstehung eines Emphysems aus einem Asthma schön beobachten kann. Je nach dem Mechanismus der vermehrten Inspiration muß die Brusthöhle sich bei diesen funktionellen Emphysemen in verschiedener Weise erweitern. Bei vorwiegender Zwerchfellatmung kommt es zu Tiefstand der Lungengrenzen ohne Erweiterung des Thorax im Breiten- und Tiefendurchmesser, bei vorwiegender Brustatmung zu inspiratorisch erweitertem Thorax, unter Umständen ohne Hinabrücken der Lungengrenzen, die je nach der Anspannung und Kraft der Wirbelsäulenmuskulatur zu einer Kyphose der oberen Brustwirbelsäule führt. Die Dauerspannung der Lunge muß in diesen Fällen genau gleich wie beim Loeschckeschen Emphysemthorax eine Atrophie des Gewebes, des anatomischen Emphysems, zur Folge haben. Wenn die Ursache der vermehrten Inspirationsstellung andauert, so bleibt die Atmung nie rein thorakal oder abdominal, und zum Schluß entsteht ein erweiterter Thorax mit tiefstehenden Lungengrenzen, mit mehr oder weniger deutlicher Kyphose und mit degenerativer Starre des Sklettes, so daß die Genese nicht mehr erkennbar ist.

Schon die tägliche Erfahrung zeigt, daß neben dem gewöhnlichen „faßförmigen" Thorax noch andere Formen des Brustkorbes vorkommen. Ich habe versucht, die verschiedenen Thoraxformen bei Emphysemkranken durch Aufzeichnung der Thoraxumrisse festzustellen (Klin. Wschr. 1922, 1724). Namentlich bei Frühfällen konnte man sie deutlich darstellen, so bei einem asthmatischem Emphysem einen kaum erweiterten Thorax trotz tiefer Lungengrenze, bei einem Emphysem infolge Säureinhalationsbronchitis einen inspiratorisch erweiterten Thorax ohne Kyphose, bei einem älteren Mann einen sehr tiefen Thorax ohne erweiterte Lungengrenzen, bei einem Asthmaemphysem einen birnförmigen Thorax mit erweiterten Lungengrenzen usw. Auch auf einzelne unten zu erwähnende Beobachtungen sei hingewiesen, so auf den Fall von Lundsgaard und Schierbeck mit paralytischem Thorax und normaler Totalkapazität und auf Rohrers Befunde von Inkongruenz zwischen Abnahme der elastischen Kräfte und Herabsetzung der Vitalkapazität.

IV. Zusammenfassend müssen wir also sagen, daß das Emphysem offenbar auf verschiedene Art zustandekommen kann, sowohl durch primäre Veränderungen des Thoraxskelettes, unter denen die Loeschckesche Kyphose eine wichtigere ätiologische Rolle spielen dürfte als die primäre Rippenknorpeldegeneration Freunds, als auch durch Störungen der Tätigkeit der Atmungsmuskeln, durch Überwiegen der Inspiration gegenüber der Exspiration, die wohl fast immer durch ein Atmungshindernis in den freien Bronchien, eine chronische Bronchiolitis, bedingt ist. Die verschiedenen Ursachen können auch gleichzeitig einwirken. Ob eine primäre Schwäche des elastischen Gewebes der Lunge als Ursache eine Rolle spielt, wissen wir nicht. Rohrer vermutet, daß die gleiche Ursache sowohl zur Schädigung der Lungenelastizität als auch zu Degenerationen im Thoraxskelett führen könne.

Zu erwähnen wäre noch die Theorie von Bard, der das Emphysem als Hypertrophie der Lunge auffaßt, die verschiedenartigen Mehransprüchen entgegenkommt, z. B. bei arthritischer Diathese den vermehrten Stoffwechselbedürfnissen, indem ihre lipolytische Kraft durch ihr Wachstum vermehrt wird.

Pathologische Anatomie. Eröffnet man den in Inspirationsstellung befindlichen und auch noch durch Tiefstand des Zwerchfells erweiterten Thorax, so retrahieren sich die Lungen nur wenig, seltener gar nicht. Ihre Oberfläche ist blaß, die Ränder abgerundet. Häufig sieht man besonders an der Spitze, an der Basis und am seitlichen vorderen Rand höckerige Blasen, die bis kindskopfgroß werden können (Emphysema bullosum). Die Lunge fühlt sich flaumkissenähnlich an, Fingereindrücke auf ihrer Oberfläche bleiben bestehen. Die großen Bronchien sind stark erweitert. Die Lunge ist auffallend leicht und erscheint bei durchfallendem Licht hell. Die Blasen sind immer am größten in den kaudalen lateralen, den parasternalen Teilen und an der Spitze. Sticht man eine Blase an, so schießt die Luft unter großem Druck heraus.

Mikroskopisch erkennt man in nicht zu erheblich veränderten Lungenpartien, daß die gleichmäßig großen Alveolen durch viel größere unregelmäßig begrenzte Räume ersetzt sind. Die Alveolen konfluieren und bilden mit dem aufgetriebenen Alveolargang zusammen häufig einen einzigen Raum, in den Reste von Alveolarsepten vielfach spornartig hineinragen. Oft kann man erweiterte Porenkanälchen in der Alveolarwand erkennen. Die Alveolarwände erscheinen verdünnt, die Kapillaren vielfach verödet, auch die Lymphbahnen veröden zum Teil. Das Epithel der Alveolen zeigt vielfach fettige Degeneration. Auch größere Zweige der Blutgefäße können veröden, Kaufmann fand darin Thrombosen und Obliteration durch Organisation der Thromben. Die Bronchialmuskulatur kann hypertrophisch, aber auch atrophisch sein, ebenso die glatte Muskulatur des Lungengewebes (Lénart). Die Bronchien zeigen die Zeichen des chronischen Katarrhs.

Über die Verteilung der Erweiterungen im Lungengewebe sind wir durch die schönen Ausgüsse unterrichtet, die Loeschcke anfertigte. Sie zeigen, daß die stärksten Veränderungen in den Alveolargängen vor sich gehen, während die Sacculi sich erst später an der Erweiterung beteiligen und die Bronchioli respiratorii meist unverändert sind. Die Alveolargangektasien sind teils diffus, wobei die Reste der Alveolen den Gängen als flache Vorwölbungen aufsitzen, teils herdförmig. Die herdförmigen Erweiterungen finden sich besonders an den Verzweigungsstellen der Alveolargänge, wobei die normalerweise dort befindliche scharfe Kante einschmilzt und ein „Infundibulum" entsteht (das in der gesunden Lunge fehlt). Die Alveolargänge verschmelzen immer mehr, so daß ein kugeliges Gebilde entsteht, dem die Reste der Gänge und die Sacculi aufsitzen „wie die Dornen auf dem Morgenstern oder die Zitzen auf dem Kuheuter". Benachbarte Alveolargänge seltener Sacculi) können verschmelzen und Blasen entstehen, in die mehrere Bronchioli respiratorii einmünden. Selbst die Septa interacinaria und interlobularia schwinden, so daß die Ausbreitungsgebiete größerer Bronchien breit kommunizieren.

Pissavy und Saidmann haben die Veränderungen der Gefäße mit Injektion und Röntgenaufnahmen untersucht und Ausbuchtungen der Arterien von 1—4 mm Dicke und Verminderung der Zahl der noch kleineren Arterien gefunden.

Pathologische Physiologie. Das auffallendste am Emphysem ist die Erweiterung der Lunge. Schon die gewöhnliche klinische Betrachtung scheint deshalb zu zeigen, daß die Mittellage erhöht ist, und daß die Residualluft vermehrt sein muß, die Reserveluft vermindert, die Komplementärluft verkleinert, daß die Lunge stark inspiratorisch gespannt ist und von dieser Lage aus nur geringe Exkursionen nach beiden Richtungen hin ausführen kann.

Dementsprechend muß die Vitalkapazität herabgesetzt sein. Das zeigt auch die Beobachtung des Emphysematikers bei körperlicher Arbeit. Die Herabsetzung der Vitalkapazität wurde schon von Hutchinson gefunden und schon von Wintrich und Waldenburg bestätigt und seither immer wieder beobachtet. Einzelne Autoren gehen so weit, die Diagnose eines Emphysems überhaupt vom Nachweis einer verminderten Vitalkapazität abhängig zu machen. Aber die normalen Grenzen sind weit, so daß bei leichten Fällen die Beurteilung schwierig ist, und es ist möglich, daß im Beginn der Krankheit die Vitalkapazität überhaupt noch nicht herabgesetzt ist. Für den Grad ihrer Verminderung ist übrigens nicht nur die anatomische Veränderung des Lungengewebes verantwortlich, sondern auch Bronchitis und Zirkulationsstörung. Wir sehen deshalb bei Besserung des Zustandes immer eine Erhöhung der Vitalkapazität.

Die übrigen Werte der Lungenfüllung wurden zuerst von Bittorf und Forschbach, von Bruns und von Siebeck mit der spirometrischen Methode untersucht. Sie fanden auffallenderweise in einzelnen Fällen von Emphysem keine Vermehrung der Residualluft. Als Erklärung nehmen Bruns und Siebeck an, daß die Methodik eben in diesen Fällen nicht genügt, indem in der emphysematösen Lunge die Mischung der eingeatmeten Luft mit der Residualluft ungenügend ist. Das ist auch sehr leicht verständlich. In den Lungen finden sich erweiterte Bläschen von sehr verschiedener Größe, in diesen kann unmöglich die Ventilation überall gleich sein. Die Beobachtung der herausgenommenen Lunge zeigt, daß einzelne Partien überhaupt nur bis zu einem gewissen Grade kollabieren können, daß also hier die Exspiration und somit auch die nächstfolgende Inspiration nur einen sehr geringen Wert haben können. Dazu kommt vielleicht noch, daß einzelne Lungenbezirke durch die vorhandene Bronchitis mehr oder weniger vollständig von der Ventilation abgeschlossen sind. Bei Besserung des Befindens kann unter Umständen nicht nur die Vitalkapazität zunehmen, sondern die Residualluft kann abnehmen, d. h. die Lungen kehren auf ein normaleres Volumen zurück, wie schon Bittorf und Froschbach gezeigt haben.

In neuerer Zeit sind die Werte für die Lungenfüllung beim Emphysem namentlich von Lundsgaard und Schierbeck bestimmt worden. Sie nehmen an, daß ihre Resultate richtig sind, weil sie nur Patienten ohne nennenswerte Bronchitis untersuchten, weil sie die Mischung der Luft in der Lunge mit der „Mischungskurve" kontrolliert haben und weil ihre Werte für das Totalvolumen mit der früher von ihnen ermittelten Berechnung aus den Brustmassen übereinstimmte. Sie fanden in 9 von 11 Fällen den Anteil der Residualluft an der Totalkapazität um 20—100% gegenüber der Norm erhöht, zweimal nur um 104—117%, dagegen die Mittelkapazität, gemessen am Maßstab der Totalkapazität, sechsmal normal, einmal sogar zu niedrig und nur dreimal um 20% oder mehr erhöht. Wenn man aber die Totalkapazität der Versuchspersonen mit deren Größe und Gewicht in Beziehung bringt (nach den S. 993 erwähnten Formeln), so findet man, daß sie bei allen vermehrt war (bis über 40%) mit Ausnahme eines einzigen, eines Asthmatikers mit paralytischem Thorax und rechtem epigastrischem Winkel, bei dem aber die Mittellage prozentual erhöht war. Im Vergleich mit den nach Größe und Gewicht zu erwartenden absoluten Zahlen für die Mittelkapazität und für die Residualkapazität sind beide Werte ausnahmslos erhöht, teilweise auf mehr als das Doppelte. Wir haben also keinerlei Grund, von der bisherigen Anschauung abzugehen, wonach das Lungenemphysem, das wir klinisch diagnostizieren, durch vermehrte Mittelkapazität und vermehrte Residualluft charakterisiert ist. Dabei kann die Totalkapazität normal sein, ist aber meistens vergrößert. Rohrer berechnete den Brusthöhleninhalt aus dem orthodiagraphisch bestimmten Brustmassen und erhielt bei 10 gesunden Männern 4,9—5,9 L., im Mittel 5,46 L., bei 14 Emphysematikern 6,1—9,1 L., im Mittel 7,4 L., mit Ausnahme eines Falles mit mäßig tiefen Lungengrenzen, anscheinend normal konfiguriertem, wenig beweglichem Thorax und herabgesetzter Vitalkapazität, dessen Thoraxvolumen nur 4,9 L. betrug und den er als primäre Thoraxstarre auffaßte.

Schon S. 1696 wurde erwähnt, daß der Exspirationsdruck beim Emphysematiker herabgesetzt ist. Rohrer fand als maximalen Exspirationsdruck im Mittel bei 18 Emphysematikern 70 mm Hg, während er bei gesunden Männern meist über 100 mm beträgt.

Die Atmung des Emphysematikers ist mehr oder weniger dyspnoisch. In leichteren Fällen zeigt sich die Dyspnoe nur bei starken Anstrengungen, in den schwersten Fällen schon in der Ruhe. Die Ursache dieser Dyspnoe kann verschiedenartig sein. Zunächst muß man daran denken, daß alle respiratorischen Kräfte unter ungünstigen Bedingungen einwirken. Der Thorax ist gedehnt, häufig starr, die Lunge über das Maß gedehnt, das Zwerchfell arbeitet in einer ungünstigen Weise, da es abgeflacht ist usw. Diese Veränderungen haben zum Teil eine Herabsetzung der elastischen Kräfte zur Folge. Oben wurde erwähnt, daß v. Neergaard und Wirz die Verminderung der elastischen Kraft der Lunge auf die Hälfte beim lebenden Emphysematiker nachweisen konnten. Rohrer hat die gesamten elastischen Kräfte gemessen und gefunden, daß diese bei seinen Kranken im Mittel auf die Hälfte herabgesetzt waren. „Am Schluß der Inspiration einer bestimmten Luftmenge ist die für die Ausatmung verfügbare elastische Anspannung durchschnittlich nur halb so groß wie beim Normalen." Freilich läßt sich gegen die Versuche Rohrers einwenden, daß nach den Untersuchungen Liljestrands u. a. eine aktive Muskelarbeit bei der Atmung willkürlich kaum ausgeschaltet werden kann. Rohrer fand auch, daß die Verminderung der elastischen Kräfte der Herabsetzung der Vitalkapazität durchaus nicht parallel geht. Die Vitalkapazität ist von den Grenzen, die der Exspiration durch die Vermehrung der Residualluft, der Inspiration durch die anatomischen Veränderungen am Thorax gesetzt sind, abhängig. Innerhalb dieser Grenzen ist die Elastizität für die Exspiration maßgebend. Wenn aber zu der herabgesetzten elastischen Kraft noch eine wesentliche Verminderung der Vitalkapazität kommt, so wird dadurch die Dyspnoe bei Muskelarbeit noch mehr gesteigert. Rohrer hat noch besonders auf die Schwäche der Bauchmuskulatur und die Herabsetzung der elastischen Kraft der Bauchwand hingewiesen.

Bei der Inspiration sind vorwiegend muskuläre Kräfte wirksam, und diese müssen wenigstens in vielen Fällen von Emphysem durch die abnorme Stellung des Thorax und daraus folgende Verschiebung der Insertionspunkte beeinträchtigt sein (vgl. auch Engelhard). Auch die unten erwähnte Störung des Gasaustausches spielt eine Rolle. Endlich kann noch bronchitische und kardiale Dyspnoe hinzukommen.

Wenig Einfluß hat wohl die Beschränkung der respiratorischen Fläche. Diese ist zwar verkleinert, aber der Ausfall kommt wohl den anderen Störungen gegenüber wenig in Betracht. Der Gasaustausch muß als normal angenommen werden, insofern als kein Hindernis für die Diffusion besteht. Freilich ist daran zu erinnern, daß die Ventilation nicht in allen Teilen der Lunge gleich ist, daß daher in einzelnen Teilen der Gasaustausch bei normaler Atmung ungenügend ist, wie unten erwähnt wird.

Das Atemvolumen ist beim Emphysematiker in der Regel vermehrt. Staehelin und Schütze fanden bei 44 Emphysematikern im Durchschnitt 10,1 L. Luft in der Minute gegenüber 7,2 L. bei den Gesunden, Rheinhardt bei 6 schweren Emphysematikern 11,8 L. gegenüber 7,6 bei den Gesunden. Der CO_2-Gehalt der Exspirationsluft muß bei der vermehrten Ventilation herabgesetzt sein und Reinhardt fand auch durchschnittlich nur $2,8\%$ statt $3,6\%$. Dieser verstärkte Luftwechsel erklärt sich teilweise durch die große Mittelkapazität, da das Atemvolumen größer sein muß, um die gleiche Erneuerung der Lungenluft herbeizuführen, teilweise durch die ungenügende Ventilation vieler Alveolen. Doch teilen Meakins und Davies auch normale Werte für das Atemvolum mit.

Dazu kommt vielleicht noch eine weitere Störung der Ventilation, auf die Beitzke aufmerksam gemacht hat. Die Emphysemlunge hat einen trichterförmigen Übergang am Ursprung der Bronchioli respiratorii und der Alveolargänge vom oberen nach dem unteren Abschnitt, während in der normalen Lunge sich das Lumen an den Teilungsstellen plötzlich erweitert. Durch Modellversuche Dresers, die er selbst weitergeführt hat, hält Beitzke für bewiesen, daß dadurch die Berührung der Inspirationsluft mit der Alveolarwand beim

Emphysem ganz erheblich verschlechtert wird. Wenn auch die Versuche dadurch unvollkommen sind, daß es nicht gelingt, die Form der Alveolargänge und ihre seitlichen Atmungsexkursionen im Modell nachzuahmen, so machen sie doch eine derartige Störung recht wahrscheinlich.

Der Gasaustausch zwischen Alveolarluft und Blut ist also durch die ungenügende Ventilation vieler Lungenpartien und durch die ungünstige Verteilung der Inspirationsluft in den alveolentragenden Gängen und Säcken gestört. Diese Störung wird oft noch durch Bronchitis mit Verstopfung der Bronchien durch Sekret verschlimmert, aber Meakins und Davies geben an, bei chronischer Bronchitis ohne Emphysem nie die gleichen Störungen der Blutarterialisation gefunden zu haben wie bei Lungenerweiterung. Als Folge der schlechten Ventilation haben wir eine Herabsetzung des Sauerstoffgehaltes im Blut zu erwarten, während der Kohlensäuregehalt infolge der vermehrten Lüftung normal sein kann. Beides wurde gefunden, doch kann die Sauerstoffsättigung in leichteren Fällen auch normal sein. In schweren Fällen kann der Kohlensäuregehalt vermehrt sein, dann ist auch die Alkalireserve erhöht, bisweilen auch der Kochsalzgehalt des Blutes erniedrigt. Es besteht also eine kompensierte gasförmige Azidosis, bei der auch die Sauerstoffbindungskurve des Blutes im Sinne einer besseren Sauerstoffsättigung verschoben ist. In solchen Fällen ist auch die Kohlensäurespannung in der Alveolarluft erhöht (was auch Hoover fand), wobei allerdings zu bemerken ist, daß ihre Bestimmung wegen der schlechten Ventilation auf Schwierigkeiten stößt. (Über die Störung der Atmungsfunktion des Blutes bei Emphysem vergleiche die Darstellung von Meakins und Davies.)

Reinhardt fand, daß beim Emphysematösen eine Vermehrung des Kohlensäuregehaltes in der Inspirationsluft die Atmung viel weniger vertieft als beim Gesunden. Scott und Meakins und Davies haben das bestätigt. Man könnte das durch die schlechte Mischung der Atmungsluft in den Alveolen erklären, aber Meakins und Davies haben gezeigt, daß es durch die erhöhte Alkalireserve bedingt ist, indem es gelang, bei Gesunden durch Einnahme von Natriumbikarbonat die Alkalireserve zu erhöhen und die gleiche Überempfindlichkeit gegen Kohlensäureeinatmung zu erzeugen. Dagegen ist die Tatsache noch nicht erklärt, daß der Emphysematöse bei starker Vermehrung des Kohlensäuregehaltes in der Inspirationsluft viel plötzlicher als der Gesunde eine unerträgliche Dyspnoe verspürt.

Über den Gaswechsel beim Emphysem liegen nur wenige Untersuchungen vor. Geppert fand bei 2 Emphysematikern normale Werte für Sauerstoffverbrauch und Kohlensäureabgabe in der Minute, doch war der prozentische Kohlensäuregehalt und das Sauerstoffdefizit in der Exspirationsluft infolge der starken Ventilation herabgesetzt. Durch das Auftreten einer Bronchitis wurde die Lungenventilation erheblich vermehrt. Reinhardt fand eine Vermehrung der Kohlensäureausscheidung, die er auf die vermehrte Atemarbeit bezog, aber seine Zahlen sind wegen mangelhafter Angaben über Körpergewicht usw. nicht zu verwerten. Grafe fand normale Werte. Wir können annehmen, daß der Gaswechsel beim Emphysem in der Regel normal ist, soweit er nicht durch die Atemarbeit vermehrt wird.

Die wichtigste Störung ist beim Emphysem, abgesehen von der begleitenden Bronchitis, die Behinderung der Zirkulation. Fränkel unterscheidet vier Ursachen der Zirkulationsstörung beim Emphysematiker: 1. Vermehrte Inspirationsstellung der Lunge; 2. intraalveoläre Drucksteigerung; 3. Obliteration der Lungenkapillaren; 4. Beschränkung der Atmungsexkursionen. Daß die Lungenblähung an sich die Zirkulation im Lungenkreislauf beeinträchtigt, ist an sich wahrscheinlich. Auf S. 1001 f. ist auseinandergesetzt, daß die Widerstände für den Blutstrom bei stark vermehrter inspiratorischer Stellung der Lungen sicher vermehrt sind. Die intraalveoläre Drucksteigerung kommt natürlich nur während der Hustenstöße in Betracht. Freilich wäre es möglich, daß während der Exspiration in einzelnen Lungenpartien ein stärkerer positiver Druck infolge eines Hindernisses für die Ausatmung eintritt. Doch kann dieses Moment nicht sehr wichtig sein. Das wichtigste ist wohl die Obliteration und der Schwund von vielen Lungenkapillaren. Wir müssen uns vorstellen, daß auch eine relativ mäßige Einengung der Lungenstrombahn ein merkbares Hindernis für die Tätigkeit des rechten Ventrikels bildet (vgl. oben S. 1048). Dazu kommt dann noch die erwähnte inspiratorische Lungenstellung, so daß ganz erhebliche Widerstände entstehen können. Ob die Beschränkung der Thoraxexkursionen irgendwelche Bedeutung hat, läßt sich kaum sagen. Über die Bedeutung der Atembewegungen als Pumpwirkungen für das Blut sind wir noch nicht genau orientiert. Ob nun diese Wirkungen andere sind, wenn sie von einer Inspirationsstellung ihren Ausgang nehmen, als bei mittlerer Dehnung der Lunge, läßt sich vollends nicht sagen.

Die Inspirationsstellung beim Emphysem unterscheidet sich von der gleich großen Ausdehnung einer normalen Lunge dadurch, daß die normale Lunge nur durch starke Ansaugung in diese Stellung gebracht werden kann, daß also dabei immer ein ziemlich stark negativer Druck in der Pleurahöhle und während der Einatmung auch eine starke Druckerniedrigung in den Alveolen vorhanden ist. Beim Emphysem dagegen verhält sich

der Druck in der Pleurahöhle wohl ungefähr so wie bei der normalen Lunge in mittlerer Stellung.

v. Neergaard und Wirz fanden sogar durch direkte Bestimmung mit Hilfe der Pleuradruckkurve bei einem Emphysematiker während ruhiger Atmung einen statischen Mitteldruck von —3,2 cm gegenüber —5,7 bei normalen Druckverhältnissen, also eine Verschiebung nach der exspiratorischen Seite. Deshalb fällt bei der Inspirationsstellung des
Emphysems die Druckerniedrigung weg, die bei normaler gleich stark ausgedehnter Lunge
die Kapillaren erweitert und die Zirkulation erleichtert. Die zirkulationserschwerenden
Momente müssen dadurch das Übergewicht bekommen. Ameuille gibt allerdings an,
bei Emphysematikern die gleichen Werte für Mitteldruck und für tiefsten Exspirationsdruck gefunden zu haben wie beim Gesunden, neben einer Unfähigkeit zum Erzeugen
positiven Pleuradrucks bei stärkster exspiratorischer Anstrengung.

Es sind also genug Ursachen vorhanden, die eine Vermehrung des Widerstandes für
das rechte Herz erklären. Als Folge eines solchen vermehrten Widerstandes sehen wir
denn auch in allen Fällen eine Hypertrophie des rechten Ventrikels auftreten. Auch
die Venenschwellung und Zyanose, die man namentlich an Hals und Kopf beobachtet,
sind die Folgen davon, daß der rechte Ventrikel gegen einen vermehrten Widerstand arbeitet
und es deshalb in seinem Zuflußgebiet leicht zu Stauungen kommt. Die Zyanose muß
man zwar teilweise auf die oben erwähnte mangelhafte Sauerstoffsättigung des Blutes
in den Lungen beziehen. Man hat auch darauf hingewiesen, daß die Zyanose bei vielen
Emphysematikern fehlt. Das trifft aber nur für den Ruhezustand zu. Sobald Muskelanstrengung auftritt, so wird der Emphysematiker, der eine schon bei geringer, der andere
erst bei stärkerer Muskelarbeit, zyanotisch. Freilich geht der Grad der Zyanose dem
klinisch nachweisbaren Grad des Emphysems durchaus nicht immer parallel. Es ist wohl
möglich, daß die Bronchitis darauf einen erheblichen Einfluß hat. Aber notwendig ist
sie nicht zur Erklärung der Zyanose. Soweit diese mit Venenschwellung einhergeht, ist sie
durch die Zirkulationsstörung zu erklären.

Als Folge der venösen Stase haben wir wohl die Hämoglobinvermehrung (und auch
die Polyglobulie) zu betrachten, die beim Emphysem häufig ist. Jones stellte auch eine
Vergrößerung der roten Blutkörperchen fest.

Im Gegensatz zu diesen klinischen und anatomischen Erfahrungen ist bisher der Nachweis einer Zirkulationsstörung beim Emphysem mit messenden Methoden noch nicht
geglückt. Weiß und Blumgart konnten mit ihrer Methode (Injektion von Radium-C
in die Vene) bei der Mehrzahl der Emphysematiker keine Verlangsamung der Blutge-
schwindigkeit weder des gesamten noch des Lungenkreislaufs finden. Doch beweist das
ohne Kenntnis der zirkulierenden Blutmenge nichts.

Auch den Venendruck fanden Weiß und Blumgart meistens normal.

Nur bei 4 von 25 Patienten konnten sie eine Verlangsamung des Gesamtkreislaufs
und des Lungenkreislaufs und eine Erhöhung des Venendrucks feststellen.

Auf einen besonderen Einfluß des Emphysems auf die Herztätigkeit, der bisher vernachlässigt war, haben Eppinger und Hofbauer hingewiesen. Sie haben gezeigt, daß
der Tiefstand und die Abflachung des Zwerchfells zu einer Kompression der Vena
cava an ihrem Durchtritt durch das Diaphragma führen, indem das Foramen quatrila-
terium seitlich komprimiert wird. Während der Hochstand des Zwerchfells beim Gesunden
jedesmal eine Erweiterung herbeiführt, so daß eine rhythmische Öffnung auftritt, kann
das tiefstehende Zwerchfell keinen solchen Wechsel herbeiführen. Deshalb bleibt beim
Emphysematiker der plethysmographisch nachweisbare Blutabfluß aus den unteren Extremitäten während der Exspiration aus, er tritt aber sofort ein, wenn man manuell das
Zwerchfell hochdrängt. Loeschcke beobachtete auffallende Blutüberfüllung des Abdomens, der Leber und der Milz.

Nicht nur für die Entstehung, sondern auch im Verlauf des Emphysems spielt die
Bronchitis eine wichtige Rolle. Offenbar begünstigt das Emphysem auch seinerseits
die Entstehung einer Bronchitis und erschwert deren Ausheilung. Man kann sich das dadurch
erklären, daß häufig neben infolge des Emphysems selbst, sondern infolge der primären
Bronchitis auch noch Bronchiektasien vorhanden sind. Man kann sich aber auch vorstellen, daß die Verlangsamung des Luftstromes in einzelnen Lungenpartien das Haftenbleiben von Mikroorganismen begünstigt.

Symptomatologie. Der Thorax ist bei höheren Graden des Emphysems
in den seltensten Fällen normal. Meistens zeigt er eine ganz charakteristische
Gestalt, die als tiefste oder gar übertriebene Inspirationsstellung charakterisiert ist. Er ist abnorm stark gewölbt, namentlich im Sagittaldurchmesser
erweitert, wozu eine leichte Kyphose das ihrige beiträgt, und sieht häufig faßförmig aus. Die Rippen verlaufen horizontal, die Interkostalräume sind breit,
und das Sternum steht nicht nur zu weit nach vorne, sondern auch zu hoch.

Der Hals ist kurz und dick. Die Sternocleidomastoidei sind verdickt und verkürzt. Durch ihre dauernde Kontraktion führen sie nicht nur eine Hebung des oberen Sternalendes, sondern andererseits auch eine Annäherung der Mastoidfortsätze an das Jugulum herbei, so daß der Hals und der Kopf nach vorne gezogen werden. Über den Lungenspitzen sieht man oft polsterförmige Vorwölbungen in der Fossa supraclavicularis, die bei Hustenstößen noch deutlicher hervortreten. Die untere Thoraxapertur ist erweitert, der Angulus epigastricus flacher als ein rechter. Die Herzgrube ist vorgewölbt, oft sieht man epigastrische Pulsation. Nicht selten aber ist die untere Thoraxapertur nicht einfach erweitert, sondern im Gegenteil wieder etwas eingezogen. Sahli, der für diese Form des Thorax den Ausdruck faßförmig reservieren will, erklärt das durch eine stärkere Entwicklung des Emphysems in den oberen Lungenteilen. Vielleicht rührt es aber auch von einer Einziehung des unteren Thoraxendes durch den Zug des Zwerchfells her. Auch Tendeloo ist der Ansicht, daß der faßförmige Thorax namentlich bei Emphysem der kranialen Teile vorkomme. Er sah diese Thoraxform besonders schön bei Patienten, die reichliche Gelegenheit zum Entstehen von Laryngitis gehabt hatten, und bei Glasbläsern, also bei Individuen, bei denen besonders ein durch Behinderung der Exspiration entstandenes, also vorwiegend kraniales Emphysem zu erwarten war. Eine wichtige Rolle für die Entstehung der verschiedenen Thoraxformen spielen auch die Veränderungen an den Rippenknorpeln, evtl. auch an den Rippengelenken.

Diese durch inspiratorische Fixierung zu erklärende Thoraxform ist vom primär starr dilatierten Brustkorb W. A. Freunds nicht zu unterscheiden (vgl. die Monographie von den Veldens, in der der starr dilatierte Thorax nach allen Richtungen analysiert ist). Dagegen müssen wir den Loeschckeschen Kyphosenthorax vom gewöhnlichen „faßförmigen" trennen, weil wir, wie meine oben erwähnten Messungen am Lebenden und Tendeloos Beobachtungen an der Leiche zeigen, durchaus nicht immer eine Kyphose sehen und weil der eigentliche Kyphosenthorax mit dem sekundär gehobenen Brustbein ein viel geringeres Volumen aufweist als der allgemein erweiterte Brustkorb.

Rohrer weist darauf hin, daß die meisten Emphysematiker schlaffe Bauchdecken haben, was ich auch bestätigen kann, und daß häufig, besonders beim Kyphosenemphysem, eine quere Falte über das Abdomen läuft, die es in einen kleineren, das Epigastrium umfassenden oberen und einen größeren unteren Abschnitt teilt, von denen sich der obere ausgiebiger an der Atmung beteiligt als der untere.

Neben dem erweiterten und dem Kyphosenthorax beobachtet man aber auch, allerdings viel seltener, einen paralytischen oder birnförmigen Brustkorb, besonders bei Asthmaemphysem. Nur die tiefstehenden Lungengrenzen und die typischen Beschwerden lassen dann die Lungenerweiterung erkennen.

Die Atmung des Emphysematikers ist immer mehr oder weniger dyspnoisch. Wenn sie auch in der Ruhe vollkommen normal scheint, so kann man doch oft nachweisen, daß die Lungenventilation vermehrt ist, und diese Vermehrung kann sowohl durch Beschleunigung als auch durch Vertiefung der Atemzüge zustande kommen (Staehelin und Schütze, Reinhardt). Die Atmung kann aber auch in der Ruhe vollkommen normal sein, dagegen bei Körperanstrengung dyspnoisch werden. Auf der anderen Seite ist bei hochgradigem Emphysem die Dyspnoe oft so schwer, daß der Patient mit aufgestützten Armen aufrecht dasitzt, es im Bett nicht aushält und sich an das offene Fenster begibt. Der Schlaf kann dadurch erheblich gestört werden. Gar nicht selten tritt diese Atemnot periodisch in verstärktem Maße auf, es können Anfälle auftreten, die an Asthma erinnern und sich von diesem unter Umständen nur durch das Fehlen des charakteristischen Sputums unterscheiden.

Betrachtet man die Atmung eines dyspnoischen Emphysematikers, so fällt die verstärkte Aktion der inspiratorischen Hilfsmuskeln auf. Aber auch die exspiratorischen Hilfsmuskel werden in Anspruch genommen, die Bauchmuskeln spannen sich in manchen Fällen bei der Ausatmung stark an und werden hart. Der Latissimus dorsi („Hustenmuskel" Wenckebachs) springt oft stark vor. Doch braucht durchaus keine Veränderung des Atemtypus im Sinne einer Verlängerung der Exspiration aufzutreten. Das Verhältnis zwischen der Dauer der Ein- und Ausatmung bewegt sich in normalen Grenzen (Staehelin und Schütze). Der schwache Exspirationsdruck, der die Emphysematiker am Blasen hindert, wurde S. 1696 und S. 1702 erwähnt.

Fast bei allen Formen des Emphysems fällt die mangelhafte Bewegung des Thorax bei der Atmung auf. Man sieht, wie sich die Halsmuskeln bei der Inspiration krampfhaft anstrengen, um den Brustkorb zu heben, aber der Erfolg ist gering. Die Atmung erfolgt fast rein abdominal. Doch ist eine vollständige Unbeweglichkeit des Thorax eine große Seltenheit. Fordert man den Patienten auf, möglichst tief zu atmen, so fällt auf, daß die Exkursionen nicht viel größer werden als bei seiner gewöhnlichen Atmung. Die Erweiterung des Thorax, gemessen mit dem Bandmaß, ist gering, die Lungengrenzen bewegen sich nur wenig.

Die Atembewegungen des Emphysematikers sind in letzter Zeit namentlich von Weitz und von Engelhard studiert worden. Bei gewöhnlicher Atmung stellte Weitz eine stärkere Vorwärtsbewegung und Hebung des Sternums als normal fest mit inspiratorischer Einziehung der seitlichen Brustpartien, bei tiefer Atmung eine geringere Bewegung des Sternums mit inspiratorischer Vorwölbung des Bauches. Creyx weist darauf hin, daß bei den Fällen ohne faßförmigen Thorax die unteren und seitlichen Partien des Brustkorbs inspiratorisch stark eingezogen werden. Engelhard fand im Gegensatz zu Staehelin und Schütze, die in ihren spirographischen Kurven keine wesentliche Formveränderung feststellen konnten, einen charakteristischen Verlauf der stethographischen Kurven in beiden Respirationsphasen. Gegenüber den früheren Hofbauerschen Versuchen haben ihre Untersuchungen den Vorteil der gleichzeitigen Bestimmung an mehreren Stellen des Thorax.

Die Perkussion ergibt Tiefstand der Lungengrenzen. Rechts vorn unten kann die Grenze bis zum unteren Rand der siebten Rippe, ja noch tiefer rücken. Auch die Leber wird nach abwärts verschoben, ihre untere Dämpfungsgrenze steht zu tief. Hinten stehen die Grenzen in der Höhe des zwölften Dorsalfortsatzes oder noch tiefer. Die absolute Herzdämpfung ist klein oder kann ganz verschwinden. Auch der Traubesche Raum kann teilweise durch Lungenschall ausgefüllt sein. Der Perkussionsschall ist abnorm laut und tief.

Die Auskultation ergibt in der Regel ein abgeschwächtes Vesikuläratmen mit verlängertem Exspirium. Daneben hört man aber fast immer die Zeichen eines Katarrhes, der bald nur in sehr geringem Maße, bald aber sehr ausgedehnt nachweisbar ist. Bisweilen hört man nur vereinzelte giemende Geräusche, bisweilen Rasselgeräusche feinblasigen bis grobblasigen Charakters, namentlich in den unteren Partien. Selten sind sie klingend, selbst wenn ausgedehnte Bronchiektasien vorhanden sind. Die darüber liegenden vergrößerten Lungenbläschen verhindern die Fortpflanzung der Schallwellen so, daß das Ohr nur nichtklingende Rasselgeräusche hört. Die bronchitischen Erscheinungen sind sehr wechselnd, sie können oft in kurzer Zeit kommen und vergehen.

Husten ist meistens vorhanden. Zu Zeiten kann er, entsprechend der Zunahme der Bronchitis, sehr heftig und quälend werden, auch anfallsweise auftreten. Der Auswurf entspricht ebenfalls dem Grade der Bronchitis und zeigt die für diese charakteristischen Eigenschaften, kann aber auch, wenn Bronchiektasien vorhanden sind, sehr reichlich, rein eitrig oder putrid sein.

Die Untersuchung des Herzens stößt bisweilen auf Schwierigkeiten, weil die Überlagerung durch die Lunge die Perkussion erschwert. Auch der Spitzenstoß kann vollständig verschwinden, so daß die Abgrenzung nach links oft auf Schwierigkeiten stößt. Doch gelingt es meistens durch Abstufung der Perkussionsstärke die Grenzen schließlich richtig herauszuperkutieren. In der Regel findet man eine leichte Verbreiterung der relativen Dämpfung nach rechts, doch kommt es im späteren Verlauf meistens auch zu einer wenn auch geringfügigen Verbreiterung nach links. Die absolute Herzdämpfung ist im Verhältnis zur relativen immer klein, oft kann sie, wie erwähnt, ganz fehlen. Bei der Auskultation fällt die Schwäche der Herztöne auf, die eine natürliche Folge der Überlagerung durch eine dicke Lungenschicht ist. Der zweite Pulmonalton ist verstärkt. Fehlt diese Verstärkung, so hat das meistens seinen Grund darin, daß der zweite Aortenton infolge einer gleichzeitigen Arteriosklerose oder Nephritis ebenfalls verstärkt ist.

Gewöhnlich bleibt es nicht bei der reinen Hypertrophie des rechten Ventrikels. Allmählich stellt sich eine Degeneration mit allen ihren Folgen ein. Als erstes Zeichen findet man gewöhnlich eine Pulsbeschleunigung, anfangs nur nach Anstrengung, später auch in der Ruhe. Daß die Herzschwäche auch die Zyanose verstärkt, ist selbstverständlich. Macht die Herzdegeneration weitere Fortschritte, so stellt sich oft Arythmia perpetua ein, Ödeme treten auf, auch Aszites und Hydrothorax können sich einstellen. Die Untersuchung des Herzens ergibt dann oft die Zeichen einer relativen Mitralinsuffizienz, später auch einer Trikuspidalinsuffizienz. Anfangs sind diese Symptome der Rückbildung fähig, mit der Zeit aber können sie dauernd bestehen bleiben, und bei den meisten Emphysematikern ist es die Herzschwäche, die schließlich den Tod herbeiführt.

Das Röntgenbild zeigt eine abnorme Helligkeit der Lungenfelder, in denen die Zeichnung des Hilusgefäßschattens auffallend scharf ist. Die großen Äste der Pulmonalarterie treten stark hervor. Das Herz steht tief, ist aber nicht so steil gestellt wie bei Habitus asthenicus und Enteroptose (vgl. Staehelin, Ergebn. d. inn. Med., Bd. 14). Assmann erklärt die Querstellung des Herzens trotz Zwerchfelltiefstand durch sklerotische Verlängerung der Aorta. Man findet sie aber auch bei jugendlichen Emphysematikern.

Komplikationen. Die wichtigste Komplikation des Emphysems ist, wie schon wiederholt erwähnt, die Bronchitis. Sie bildet wohl die Ursache der meisten Emphyseme, sie ist die beständige Begleiterin aller Formen der Krankheit. Ihre Intensität, ihre Ausbreitung, ihre Folgen für das subjektive Befinden sind außerordentlich verschieden, im übrigen unterscheidet sie sich durchaus nicht von einer andersartigen Bronchitis. Sie kann auch zu den gleichen Folgen führen wie eine andere Bronchitis, insbesondere zu Bronchiektasien. Diese können dann ihrerseits die Beschwerden erheblich vermehren und die Prognose verschlechtern. Auch zu Bronchopneumonien kann die Bronchitis führen, namentlich im höheren Alter.

Selten ist das Auftreten eines Pneumothorax durch Platzen emphysematöser Lungenteile.

Häufig findet sich Emphysem bei Bronchialasthma. Der Zusammenhang der beiden Krankheiten ist beim Kapitel Asthma besprochen. Hier sei nur erwähnt, daß die Asthmaanfälle die Beschwerden der Emphysematiker erheblich verstärken und das Leiden sehr qualvoll gestalten.

Verlauf. Das Emphysem stellt bisweilen einen chronischen, sich jahrzehntelang gleichbleibenden Zustand dar, der zu geringen Beschwerden

Veranlassung gibt, bisweilen aber auch ein progressiv verlaufendes, zum Tode führendes Leiden. Eine große Rolle spielt das Verhalten der Bronchitis für die Verschiedenartigkeit des Verlaufs, ferner die Widerstandsfähigkeit des Herzens. Wie weit eine angeborene Schwäche des Lungengewebes für den Verlauf entscheidend ist, entzieht sich vollständig der Beurteilung.

Im Beginn der Erkrankung stehen oft die Erscheinungen der Bronchitis im Vordergrund. Oft aber können diese nur in sehr geringem Maße ausgebildet sein, und der Patient merkt nur, daß er allmählich kurzatmiger wird. Anfangs fällt es ihm nur bei besonders anstrengenden Leistungen auf, etwa bei einer Bergtour oder beim raschen Treppensteigen, mit der Zeit bemerkt er diese Kurzatmigkeit immer häufiger. Eine kleine Erkältung, ein scheinbar spontan auftretender Husten führt zu einer erheblichen Steigerung der Kurzatmigkeit. In anderen Fällen ist man erstaunt, wie gering die Dyspnoe trotz einem bestehenden Emphysem ist. Namentlich bei Leuten, die schwer körperlich arbeiten müssen, bei Lastträgern, Bergführern usw. ist man oft überrascht, ein hochgradiges Emphysem zu finden, obschon die größten körperlichen Leistungen spielend vollbracht werden. Manchmal macht das Emphysem an sich keinerlei Beschwerden, und die ganze Krankheit verläuft unter dem Bild der chronischen Bronchitis.

Die Entwicklung des Emphysems kann Halt machen, und der Patient kann seine Krankheit behalten, bis Altersschwäche oder eine andere Erkrankung den Tod herbeiführt. Das Emphysem kann aber auch progressiv fortschreiten. Die Atemnot wird deutlicher, immer häufiger muß der Kranke wegen einer kleinen Bronchitis die Arbeit aussetzen, immer länger dauern die Folgen einer solchen Verschlimmerung. Auffallend ist, daß die Patienten oft abmagern, obwohl die Digestionsorgane in Ordnung sind. Doch gibt es andererseits auch Emphysematiker, die gerade wegen ihres Leidens, das sie zu einer ruhigeren Lebensweise zwingt, fettleibig werden.

Der weitere Verlauf der Krankheit hängt von dem Verhalten der Bronchitis und von der Funktion des Herzens ab. Bei vielen Patienten kommt es zu einem jahrelang andauernden qualvollen Zustand von Dyspnoe und Husten, während das Herz relativ gut bleibt, bis endlich Herzschwäche eintritt. In anderen Fällen beherrscht bald die Herzinfuffizienz die Szene, und die Krankheit verläuft ähnlich wie ein dekompensierter Herzfehler. Anfangs genügt Bettruhe, um die Ödeme zurückzubringen, die Zyanose zu mildern und den Puls kräftig zu gestalten, oder kleine Dosen von Digitalis haben auf Monate und Jahre hinaus einen dauernden Erfolg. Mit der Zeit kehren aber die Störungen der Herztätigkeit immer häufiger wieder und dauern immer länger, und schließlich versagt das Herz vollkommen und der Tod tritt ein.

Diagnose. Die Diagnose des Emphysems besteht in erster Linie im Nachweis erweiterter Lungengrenzen. Dazu kommt die Erweiterung des Thorax. Es gibt auch Emphyseme, die nur Vergrößerung des Brustkorbs zeigen und keinen Tiefstand der Lungengrenzen. Das ist jedenfalls selten, aber ich habe doch mehrere solche Fälle gesehen. Die vorwiegende Lokalisation des Emphysems an den Lungenrändern ist wohl die Ursache dafür, daß wir das Emphysem in der Regel perkussorisch so leicht nachweisen können.

Einzig das senile Emphysem geht ohne Erweiterung des Thorax und der Lungengrenzen einher. Es ist aber etwas ganz anderes als das, was man als Emphysem diagnostiziert, weil die Emphysembeschwerden selten deutlich hervortreten, sondern in der allgemeinen Herabsetzung der Funktionen untergehen.

Neuerdings wird vielfach dem Nachweis der Volumvermehrung der Lungen eine geringe Bedeutung beigemessen und das Hauptgewicht auf die Diagnose

des „funktionellen Emphysems" gelegt. Als wichtigstes Symptom dieses funktionellen Emphysems betrachtet man eine Kurzatmigkeit (meßbar durch die
Bestimmung der Vitalkapazität), für die man keine kardiale Ursache findet.
Weiß und Blumgart schlagen sogar vor, den Namen Emphysem für das
Krankheitsbild durch „Ventilationsinsuffizienz" zu ersetzen. Es ist möglich,
daß es Fälle gibt, in denen die übrigen diagnostischen Methoden im Stiche lassen
und nur die Verminderung der Vitalkapazität auf Emphysem hindeutet. Aber
die Grenzen der normalen Vitalkapazität sind groß, und die Vitalkapazität
wird durch viele Faktoren beeinflußt (sie ist z. B. auch bei Enteroptose herabgesetzt). Man kann sie deshalb nicht als Grundlage der Diagnose benützen,
sondern nur als Mittel, um den Grad der Funktionsstörung zu bestimmen,
wenn auch ihre Größe kein direktes Maß für die Kraft ist, die eine ruhige oder
mäßig vertiefte Atmung erfordert, also für die Funktionsstörung, unter der
der Emphysematiker am unmittelbarsten leidet. Die Grundlage der Diagnose
wird immer der Nachweis der erweiterten Lungengrenzen, in seltenen Fällen
der Nachweis der Brustkorberweiterung trotz normalem Stand der Lungengrenzen bilden.

Die Unterscheidung der einzelnen Emphysemformen ist leicht,
wenn es sich um ausgesprochenen Kyphosenthorax, paralytischen Brustkorb
usw. handelt. Dagegen ist die Unterscheidung der primären Thoraxdilatation
von den anderen Fällen von starr dilatiertem Thorax schwierig.

Doch gibt es Fälle, in denen der Thorax ganz oder fast unbeweglich ist,
die Rippen sich auch bei angestrengter Einatmung kaum heben, der Brustumfang sich nicht erweitert und andererseits die Erscheinungen des Bronchialkatarrhes stark zurücktreten. Hier muß man natürlich in erster Linie an primäre
Thoraxstarre denken. Aber auch wenn Bronchitis vorhanden ist, die Unbeweglichkeit des Thorax aber sehr ausgesprochen ist oder in einem Mißverhältnis
zu dem relativ geringen Tiefstand der Lungengrenzen steht, muß man an diese
Möglichkeit denken. Diese Überlegung ist besonders wichtig wegen der daraus
zu ziehenden therapeutischen Konsequenzen.

Differentialdiagnose. Erweiterte Lungengrenzen und vermehrte inspiratorische Mittellage des Brustkorbs kommen auch bei einer akuten Lungenblähung vor. Bei einem typischen Asthmaanfall wird die Verwechslung
kaum je vorkommen, dagegen kann man nach dem Aufhören des Anfalles oft
noch längere Zeit im Zweifel sein, ob neben dem Asthma ein dauerndes Emphysem vorhanden ist oder ob es sich nur um die Reste des ausklingenden Anfalles
handelt. Auch bei Bronchiolitis kann eine vorübergehende Lungenblähung
vorkommen, auch die Erweiterung der Lungengrenzen bei Miliartuberkulose
kann zu diagnostischen Verwechslungen Anlaß geben. In allen Fällen wird
aber die Beobachtung nach kurzer Zeit Klarheit bringen.

Schwierig ist manchmal die Unterscheidung von einer angeborenen Lungenhypertrophie, einem Pulmo excessivus. Bei diesem Zustand handelt es sich
um eine abnorm große, aber vollständig normale Lunge. Der Unterschied
zwischen diesen beiden Zuständen besteht für die Perkussion darin, daß die
angeborene Lungenvergrößerung gut bewegliche Grenzen zeigt, beim Emphysem dagegen die Verschieblichkeit immer mehr oder weniger gelitten hat. Steht
ein Spirometer zur Verfügung, so kann es die Entscheidung dadurch erleichtern,
daß es beim Pulmo excessivus eine normale, nicht selten sogar eine vermehrte
Vitalkapazität anzeigt, während sie beim Emphysem herabgesetzt ist.

An die Fälle von angeborener Lungenhypertrophie, die übrigens recht
selten sind (ich habe im Ambulatorium der ersten medizinischen Klinik in
Berlin unter etwa 6000 Patienten einen einzigen ausgesprochenen Fall gefunden),
reihen sich die Fälle an, in denen es durch schwere körperliche Arbeit

oder durch angestrengte und behinderte Ausatmung (z. B. Glasbläser, Berufsmusiker, Marktschreier, Sänger usw.) zu einer vermehrten Mittellage der Lunge gekommen ist. Hier weiß man in der Regel nicht, ob man das als normalen Zustand oder als Emphysem bezeichnen soll. Bei der Häufigkeit, mit der geringe Grade von Emphysem bei Sektionen gefunden werden, dürfen wir wohl annehmen, daß auch diese Fälle in der Regel beginnendes richtiges Emphysem darstellen. Jedenfalls sollten sie in praktischer Hinsicht so beurteilt werden, als ob es sich um eine Anlage zu Emphysem handelte.

Die Fälle von doppelseitigem Pneumothorax sind so außerordentlich selten, daß ihre Differentialdiagnose gegenüber dem Emphysem kaum erwähnt zu werden braucht. Einseitiger Pneumothorax ist ganz selten fälschlicherweise an Stelle eines akut entwickelten kompensatorischen Emphysems diagnostiziert worden.

Das senile Emphysem zeigt in der Regel keine erweiterten Lungengrenzen. Es kommen aber Kombinations- und Übergangsformen und Fälle vor, in denen man zweifelt, wie man sie rubrizieren soll. Praktisch ist das von geringer Bedeutung.

Prognose. Die Prognose richtet sich in erster Linie nach dem Verhalten der Herzens und der Bronchitis. Sind schon Erscheinungen von Herzinsuffizienz vorhanden, so sind die Aussichten sehr ungünstig. Sind sie noch nicht vorhanden, so hängt die Prognose vielfach davon ab, ob der Patient sich schonen kann und will. Auch in bezug auf die Bronchitis erheben sich oft die gleichen Fragen, im übrigen ist die Prognose der Bronchitis bei Emphysem insofern schlechter als ohne Emphysem, als ihre Beseitigung viel schwieriger ist.

Je früher das Emphysem auftritt, bzw. je länger es schon bei einem Patienten mittleren Alters besteht, um so schlechter ist im ganzen natürlich die Prognose.

Ein Zurückgehen der Lungenerweiterung, soweit sie durch Lungenatrophie bedingt ist, ist selbstverständlich ausgeschlossen. Dagegen sieht man gar nicht selten bei geeigneter Behandlung die Lungengrenzen zurückgehen, den Thoraxumfang kleiner werden. Das erklärt sich daraus, daß ein Teil der Erweiterung immer funktionell, nicht durch Atrophie bedingt ist. Jede Bronchitis kann die Lungengrenzen erweitern, ihre Beseitigung sie wieder auf ein kleineres Maß zurückbringen. Auch das subjektive Moment spielt eine wichtige Rolle, und oft gelingt es durch Beruhigung des Patienten evtl. durch kleine Morphiumgaben eine allmähliche Retraktion der Lungen zu erzielen. Die Erklärung dieser Tatsache begegnet keinen Schwierigkeiten, wenn man bedenkt, daß jede willkürlich vertiefte Atmung zu einer vermehrten Mittellage der Lunge führen kann. Man sei also in der Beurteilung des Grades der Lungenerweiterung vorsichtig, wenn man den Patienten zum ersten Male sieht.

Therapie. Wie schon erwähnt, ist ein Teil der Lungenblähungen bisweilen der Reduktion fähig. In der Regel wird es sich um eine durch Bronchitis bedingte Erweiterung handeln. Aber auch das subjektive Gefühl der Dyspnoe kann dabei eine Rolle spielen. Die Behandlung dieses Anteiles der Lungenerweiterung fällt also zusammen mit der Behandlung der Bronchitis und der symptomatischen Therapie.

Abgesehen davon ist es nur in einem Falle möglich, den Zustand der Lunge selbst zu beeinflussen, nämlich bei der primären Thoraxstarre. Ist der Brustkorb infolge der von Freund beobachteten Knorpelveränderungen in eine Inspirationsstellung geraten und hier fixiert, und ist die Lunge dadurch ausgespannt und teilweise atrophisch, so wird doch diese Dehnungsatrophie geringer sein als die durch die Widerstände im Luftstrom entstandene. Es wird also ein größerer Teil der Rückbildung fähig sein und eine erhebliche Verkleinerung der Lunge wird dann eintreten können, wenn es gelingt, die fehlerhafte Stellung des Thorax zu beseitigen. Viel wichtiger ist aber, daß es in diesen Fällen gelingen muß, die Beschwerden des Patienten und die Störungen der Funktion in weitestem Maße zu beseitigen, wenn die Beweglichkeit des Thorax wiederhergestellt wird. Das wird bezweckt durch die Resektion der Rippenknorpel, die W. A. Freund im Jahre 1859 angedeutet und 1901 in konkreterer Form vorgeschlagen hat.

Der Eingriff kann leicht unter Lokalanästhesie ausgeführt werden. Von einem parasternalen Längsschnitt aus, wobei die dünne Pleura besonders sorgfältig zu schonen ist, muß der 2. bis 5. Rippenknorpel auf eine Länge von 3 cm — nach einigen Autoren unter Mitnahme von Rippenstücken bis auf 5 cm — reseziert werden. Das Perichondrium soll mitexstirpiert oder durch Auftupfen von Säure zerstört werden, da sich sonst die hintere Knochenspange leicht regeneriert. Um einer erneuten Ankylose an der Durchtrennungsstelle vorzubeugen, kann man zwechmäßig kleine Partien des Musculus pectoralis zwischen die Resektionsstümpfe einlagern.

Nach dem Erscheinen der Freundschen Arbeiten haben manche Chirurgen viele Fälle operiert. Bis 1913 waren gegen 100 Fälle beschrieben (Statistiken von Garré und von Roubachow). Seither ist die Operation öfter ausgeführt worden.

Bei geeigneter Auswahl der Fälle ist die Gefahr der Operation sehr gering. Roubachow konnte allerdings 9 Todesfälle (unter 80) sammeln, aber die meisten waren solche, bei denen von vornerein der Zustand des Herzens oder die Bronchitis die Operation hätte verbieten sollen. In vielen Fällen war der Erfolg sehr gut.

Der Erfolg hängt natürlich sehr von der Auswahl der Fälle ab. Gute Resultate sind nur zu erwarten, wenn man sich auf die Fälle beschränkt, in denen wirklich eine ausgesprochene Thoraxstarre vorhanden ist, von der man annehmen kann, daß sie die Ursache des Emphysems ist. Die Möglichkeit dieser Diagnose wurde oben S. 1709 besprochen. Ferner soll man sich auf die Fälle beschränken, bei denen das Herz in gutem Zustand und die Bronchitis gering ist oder weitgehend gebessert werden kann. Sonst wird das Resultat der Operation stark in Frage gestellt. Beschränkt man sich auf solche Fälle, dann kann man allerdings sehr schöne Resultate sehen. Aber der Kreis der Operationsmöglichkeit wird dadurch erheblich eingeschränkt, namentlich wenn man bedenkt, daß von den Patienten mit geringen bronchitischen Beschwerden und gutem Allgemeinzustand nur ein kleiner Teil sich zur Operation entschließt. Nach meinen Erfahrungen ist die Indikation nur in wenigen Prozenten der Emphysemfälle erfüllt. Von denen, denen ich die Operation empfahl, hat sich nur einer operieren lassen, und zwar mit recht gutem Erfolg. Unmittelbar nach der Operation werden die Rippen, deren Knorpel reseziert wurden, beweglich und die Atemnot schwindet auffallend rasch. Die Patienten verspüren sofort eine große Erleichterung und die funktionelle Prüfung ergibt gute Resultate (vgl. von den Velden.) Doch möchte ich von den Velden darin recht geben, daß er vor einer Überschätzung der spirometrischen Untersuchungen warnt (vgl. oben S. 1701), und das Hauptgewicht auf die klinische Beurteilung legt.

Außer der Operation des starren Thorax gibt es keine direkte Beeinflussung des Emphysems. Die Therapie hat aber zwei große Aufgaben, nämlich die Behandlung der Bronchitis und des Herzens.

Was die Bronchitis betrifft, so unterscheidet sich deren Therapie nicht von der Behandlung jedes anderen Bronchialkatarrhs. Sie braucht deshalb hier nicht ausführlich besprochen zu werden, sondern es ist auf das Kapitel Bronchitis zu verweisen. Doch gestaltet sich die Behandlung einer Bronchitis bei Emphysem oft besonders schwierig. Die Anwendung der Exspektoranzien, des Morphiums usw. braucht nicht weiter erwähnt zu werden. Besonders gute

Dienste leistet bei der Bronchitis des Emphysematösen der Bronchitiskessel. Die Beseitigung der Bronchitis ist nicht nur für die Beseitigung der momentanen Beschwerden notwendig, sondern sie bringt, wie schon erwähnt, einen Teil der Lungenerweiterung zum Rückgang und sie verhindert die weitere Ausbildung des Emphysems.

Auch die Behandlung der Herzschwäche braucht hier nicht ausführlich erörtert zu werden. Sie richtet sich nach den in diesem Bande bei den Erkrankungen des Herzens besprochenen Grundsätzen. Jeder Emphysematiker ist, so lange sein Herz noch intakt ist, in bezug auf dieses als Prophylaktiker zu behandeln, d. h. vor allen Überanstrengungen zu hüten. Sobald Erscheinungen der Insuffizienz vorhanden sind, so ist die Herzschwäche zu behandeln, als ob sie auf irgend einer anderen Ursache beruhte. Man warte nicht zu lange mit der Anwendung von Digitalis, man beachte aber auch, daß der Patient, wenn er nach Ausheilung der Herzinsuffizienz wieder in die früheren Verhältnisse zurückkehrt, voraussichtlich in kürzester Zeit wieder an Herzschwäche erkranken wird.

Sowohl wegen der Herzschwäche als auch wegen der Bronchitis erhebt sich recht oft die Frage eines Berufswechsels, einer Pensionierung und dgl. In der Regel ist die Entscheidung leicht, da der Patient meistens selbst den Grad seiner Leistungsfähigkeit abzuschätzen vermag, viel besser als bei manchen anderen Krankheiten. Oft genügt auch reichlicher Urlaub in jedem Jahr, manchmal kann ein Spitalaufenthalt die Krankheit auf längere Zeit in ein erträgliches Stadium bringen.

Wie schon wiederholt erwähnt, kann die Dyspnoe auch auf die Dehnung der Lunge verschlimmernd wirken. Deshalb ist es berechtigt, auf die Dyspnoe direkt therapeutisch einzuwirken. Schon aus diesem Grunde ist es oft angezeigt, Emphysematikern einen Erholungsurlaub oder sogar für einige Zeit Bettruhe zu verordnen. Wenn das nicht zum Ziele führt, so ist Morphium angezeigt. Es liegt nahe, bei der anfallsweise gesteigerten Dyspnoe der Emphysematiker auch an Kontraktionen der Bronchialmuskulatur zu denken und deshalb Atropin zu verordnen. Ich habe aber davon nie Erfolge gesehen. Von Sauerstoffatmungen sieht man bei stärkerer Dyspnoe bisweilen überraschende Erleichterungen. Sie sind aus der S. 1703 besprochenen ungenügenden Sauerstoffsättigung des Blutes in der emphysematösen Lunge ohne weiteres verständlich.

Es sind nun noch einige Apparate zu besprechen, deren Anwendung oft sehr schöne Resultate zeigt, deren Wirkung aber nicht immer einfach zu erklären ist.

Zunächst sieht man oft sehr schöne Erfolge von täglichem wiederholten mehrstündigem Aufenthalt in pneumatischen Kabinetten. Auf S. 1105 ist erwähnt, daß man bei der Einwirkung komprimierter Luft auf den ganzen Körper eine Abblassung und Abschwellung der Schleimhaut der oberen Luftwege beobachtet. Es ist deshalb anzunehmen, daß der Aufenthalt in verdichteter Luft dadurch den Weg für die Atmungsluft frei macht und also in ähnlicher Weise wirkt wie bei der chronischen Bronchitis.

Vielfach wurde namentlich früher der Waldenburgsche Apparat angewandt, indem man diesen so regulierte, daß die Patienten normale Luft einatmen und in verdünnte Luft ausatmen. Es wurde angenommen, daß das Lungenvolumen dadurch allmählich verkleinert werde, wahrscheinlich findet aber in erster Linie eine Wirkung auf die Blutzirkulation statt, wie aus den Erfolgen der jetzt zu besprechenden Apparate hervorgeht.

Der Brunssche Apparat (vgl. S. 1105) stellt eine Druckverminderung in der Atmungsluft her, die während beider Phasen der Respiration gleich bleibt.

Hier kann es sich also nicht um eine Auspumpung der Lunge, wie sie beim W a l d e n-
b u r g schen Apparat angenommen wurde, handeln. Trotzdem werden von ihm
sehr gute Erfolge berichtet. Offenbar tritt, wie es auch B r u n s mit seinem
Apparat beabsichtigte, eine Erweiterung der Lungenkapillaren durch den
verminderten Druck, der auf den Alveolen lastet, ein, und dadurch wird die
Zirkulation verbessert. Der B r u n s sche Apparat hat vor dem W a l d e n b u r g-
schen den Vorteil der Billigkeit und der leichteren Handhabung voraus.

Bei der K u h n schen L u n g e n s a u g m a s k e (S. 1105) handelt es sich endlich
um eine einseitige Druckverminderung während der Inspiration. Man könnte
also denken, daß dadurch die Lungenblähung im Gegenteil vermehrt würde.
Aber trotzdem empfinden die Emphysematiker, wie ich mich auch selbst oft
überzeugen konnte, davon bisweilen eine bedeutende Erleichterung, die oft viele
Stunden anhält und auch nach der Beendigung der Kur andauert. Eine andere
Erklärung als durch die Besserung der Zirkulation scheint mir hier nicht möglich. Vielleicht wirkt die rein inspiratorische Druckverminderung deshalb
besonders günstig, weil nicht nur während der einen Atmungsphase die Hindernisse in den Kapillaren vermindert werden, sondern weil die normale Wirkung
der Atmung als Saug- und Druckpumpe dadurch verstärkt wird.

Sehr schöne Erfolge sieht man oft von der U n t e r s t ü t z u n g d e r A u s-
a t m u n g s b e w e g u n g. Am einfachsten kann diese durch m a n u e l l e K o m-
p r e s s i o n des Brustkorbes und des Bauches bewerkstelligt werden. Doch
gehört dazu viel Geschick und Übung von seiten des Masseurs. Sie wird deshalb
nicht sehr häufig angewandt, abgesehen von der schwedischen Methode.

Bequemer ist der R o ß b a c h s c h e A t m u n g s s t u h l. Infolge seiner Billigkeit kann ihn unter Umständen der Patient selbst anschaffen. Die Kranken
lernen rasch damit umgehen und empfinden von seiner Anwendung oft eine
bedeutende Erleichterung. Man kann sich auch oft davon überzeugen, daß
die Patienten nachher leichter atmen und weniger zyanotisch sind. Wichtig
ist, daß man anfangs nur wenige Minuten damit atmen läßt, aber mit der Zeit
die Dauer seiner Anwendung steigert, bis zu mehrmals täglich 20 Minuten.
Die B o g h e a n s c h e A t m u n g s m a s c h i n e hat dem R o ß b a c h s c h e n Stuhl
gegenüber den Vorteil, daß der Patient nicht aktiv mitzuwirken hat, aber den
Nachteil, daß die Kompression des Abdomens nicht so gleichmäßig ist wie
beim R o ß b a c h schen Atmungsstuhl, bei dem sie mit Hilfe der Bauchgurte,
wenn diese richtig gespannt sind, sehr schön erfolgt.

Einen besonderen Apparat zur Unterstützung der abdominalen Exspiration hat H o f-
b a u e r angegeben. Dieser Exspirator gibt durch Licht- und Hörsignale den Rhythmus
der Atmung an. Zuerst wird der Apparat so eingestellt, daß das Verhältnis von In- und
Exspiration so ist, wie es der Patient bei unbeeinflußter Atmung innehält. Der Kranke
muß die Exspiration s u m m e n d ausführen, was nach H o f b a u e r eine gleichmäßige langsame Entleerung der Lunge bedingt und gleichzeitig zur Nasenatmung zwingt. Allmählich
wird die Exspiration verlängert und der Patient angewiesen, seine Atmung immer in der
gelernten Art zu regulieren. Wenn er das gelernt hat, so wird eine andere Einrichtung
des „Exspirators" in Funktion gesetzt, nämlich das „Kompressorium". Dieses besteht
aus einem Luftkissen, das jedesmal am Ende der Exspiration aufgeblasen wird und die
Bauchwand eindrückt. Wie H o f b a u e r angibt, merken die Patienten bald, daß die auf
diese Weise bewirkte Empordrängung des Zwerchfells ihre Atmung erleichtert, und lernen
die gleiche Wirkung durch Anspannung der Bauchpresse herbeiführen.

Es ist eine Frage, wie alle die Apparate und Methoden, die die Exspiration
unterstützen, auf das Emphysem einwirken. Einen großen Anteil hat dabei
sicher die U n t e r s t ü t z u n g d e r E x p e k t o r a t i o n, daneben die Beförderung
der Zirkulation und endlich wohl auch die D i s z i p l i n i e r u n g d e r A t m u n g.
Ein Zurückgehen der Lungengrenzen gehört zu den Ausnahmen, und wenn
es vorhanden ist, so ist es wohl meist die Folge davon, daß die Bronchitis zurückgegangen ist. Die Erfolge, die man objektiv bei allen erwähnten Methoden

feststellen kann, bestehen immer nur in der Besserung der Bronchitis und im Rückgang der Symptome von seiten der Zirkulation.

Auch die Massage und Gymnastik können auf die Bronchitis und die Blutzirkulation wirken. Es kommen deshalb alle Maßnahmen in Betracht, die geeignet sind, die Expektoration zu befördern und das Herz, sei es durch Beeinflussung der Atembewegungen, sei es durch Beförderung der peripheren Zirkulation, zu unterstützen.

Neuerdings hat Ganter empfohlen, einen kleinen Pneumothorax anzulegen, und gute Erfolge davon berichtet. Wodurch diese Erfolge zustandekommen, ist schwer zu begreifen. Das gleiche gilt von der Phrenikusexairese, die Dünner und Mecklenburg empfehlen.

XI. Die Atelektase und die Zirrhose der Lunge.

Die Atelektase und die Zirrhose stellen keine Krankheiten dar, sondern anatomische Zustände, die auf verschiedenartigen Ursachen beruhen können. Da sie aber ziemlich charakteristische Symptomenkomplexe darstellen und mit typischen Funktionsstörungen verknüpft sind, müssen sie hier behandelt werden.

1. Die Lungenatelektase.

Definition. Unter Atelektase verstehen wir das Fehlen von Luft oder anderem Inhalt in den Alveolen. Die Alveolarwände liegen aneinander, und wenn dieser Zustand erworben ist, d. h. wenn die Alveolen früher lufthaltig waren, so kann man auch von Kollaps sprechen. Die Bezeichnung Atelektase (ἀτελής unvollständig und ἔκτασις Ausdehnung) ist eigentlich nicht korrekt, da es sich nicht um eine unvollständige, sondern um eine gar nicht vorhandene Ausdehnung der Alveolen handelt.

Ätiologie und Pathogenese. Die Atelektase kann durch drei Ursachen zustande kommen, die freilich häufig kombiniert sind.

1. **Atelektase infolge ungenügender Atembewegungen.** Das einfachste Beispiel bildet die Atelektase der Neugeborenen. Lebensschwache Kinder und solche, die durch den Geburtsakt schwer asphyktisch geworden sind, atmen häufig ungenügend oder gar nicht, und dann bleiben mehr oder weniger ausgedehnte Partien der Lungen luftleer. Auch Verletzungen des Schädels und Blutungen in das Gehirn bei schweren Geburten können eine mangelhafte Respirationstätigkeit zur Folge haben. Diese Atelektase der Neugeborenen ist insofern von Bedeutung, als nach der Ansicht mancher Autoren aus einer ungenügenden Entfaltung der Lunge unmittelbar nach der Geburt sich später Bronchiektasien entwickeln können. Es scheint aber sehr unwahrscheinlich, daß die zufälligen Störungen der Atmung im ersten Momente des Lebens Bronchiektasien zur Folge haben können, bei denen sich recht häufig auch andersartige Hemmungsbildungen nachweisen lassen (vgl. das Kapitel Bronchiektasien). Im späteren Leben sehen wir Atelektase infolge ungenügender Atmung namentlich bei geschwächten Individuen auftreten. Bei Kindern ist es vorwiegend die Rachitis, bei Erwachsenen sind es alle Krankheiten, die mit einem lange dauernden Krankenlager verbunden sind, insbesondere wenn die Reflextätigkeit darniederliegt, so daß die Atmungstätigkeit auf die normalen Reize hin nicht ausgiebig genug erfolgt. Die Atelektase bildet sich dann namentlich an den Lungenrändern aus. Es sei aber betont, daß man diese Atelektase häufig genug vorübergehend auch bei ganz gesunden Menschen findet, die lange unbeweglich gelegen haben.

Diese Form von Atelektase gehört zur Resorptionsatelektase, die durch Aufsaugung der Luft aus den Alveolen entsteht.

Wir haben uns den Mechanismus genau so zu denken wie bei der Resorption der Luft aus einem Pneumothorax. Wenn kein Luftwechsel in den Alveolen stattfindet, so setzt sich die Spannung der Gase in den Alveolargängen- und Säcken mit der Gasspannung des venösen Blutes ins Gleichgewicht. Dabei macht der Stickstoff einen größeren Prozentgehalt aus als in der atmosphärischen Luft. Er steht also unter einem höheren Partiärdruck als der Stickstoff im Blut, vorausgesetzt, daß der Druck in den Alveolen im ganzen hoch bleibt, selbst wenn ihr Volumen vermindert ist und ganz verschwindet. Wäre die Struktur der Lunge derart, daß die Elastizität der Alveolarwand dem Kollaps einen nennenswerten Widerstand entgegensetzt, so würde in den Lungenbläschen durch die Resorption der Luft ein negativer Druck zustande kommen müssen, der zur Ansaugung von Stickstoff aus dem Blut führt. Das Lungengewebe ist aber so gebaut, daß auch bei der stärksten Verengerung der Alveolen die Wände noch einen Druck auf das Lumen ausüben, wie Lichtheim gezeigt hat.

Der Stickstoff wird deshalb teilweise resorbiert, dadurch wächst der Partiärdruck von Sauerstoff und Kohlensäure, diese diffundieren teilweise in das Blut, der Stickstoffpartiärdruck wächst dadurch wieder, und so geht es fort, bis alle Luft resorbiert ist. So läßt sich auch die Tatsache erklären, daß die Leichenlunge nicht vollständig kollabiert, daß aber intra vitam eine Atelektase möglich ist. In der Leiche fehlt das zirkulierende Blut, das die Gase resorbieren kann.

Für diese Atelektase ist freilich die mangelhafte Atemtätigkeit selten die einzige Ursache, sondern häufig wird sie begünstigt durch eine gleichzeitig vorhandene Bronchitis, die den Luftzutritt erschwert, namentlich aber durch eine Kompression, die bei bettlägerigen Patienten häufig an den unteren Lungenrändern durch Druck des Abdomens zustande kommen kann. Diese Form der Atelektase nähert sich also den beiden jetzt zu besprechenden Formen.

2. Obstruktionsatelektase. Bei vollständigem Verschluß eines Luftröhrenastes wird die Luft in dem abgeschlossenen Bezirk in gleicher Weise resorbiert, wie es für die erste Form besprochen wurde. Daß nach Ligatur der Bronchien Atelektase eintritt, haben Mendelssohn schon 1844 und Lichtheim 1878 gezeigt. Das kann aber nur dann geschehen, wenn entweder die Verstopfung des Bronchus wirklich eine vollständige ist oder wenn gleichzeitig die Atmungskräfte darniederliegen, weil kräftige Atembewegungen bei einem unvollständigen Bronchialverschluß im Gegenteil zu einem Emphysem führen müssen. Wir sehen daher Obstruktionsatelektase namentlich bei der Bronchitis capillaris, insbesondere der Kinder (auch bei Diphtherie, Masern und Keuchhusten) und bei der Bronchitis alter und kachektischer Individuen.

3. Kompressionsatelektase. Da das Lungengewebe, wie bei der Besprechung der Resorptionsatelektase erwähnt wurde, der Verkleinerung keinen nennenswerten Widerstand entgegensetzt, so wird es durch jeden Druck von außen leicht atelektatisch gemacht. Man braucht sich nicht vorzustellen, daß der auf das Lungengewebe wirkende Druck positiv werden muß, sondern eine Verminderung des normalen negativen Druckes genügt.

Das Vorkommen von Kompressionsatelektase spricht für die von Tendeloo vertretene Ansicht, daß sich Druckveränderungen im Lungengewebe nur auf beschränkte Entfernungen fortpflanzen. Sonst müßte die Lunge sich im ganzen zurückziehen, und es könnte nicht zur Atelektase, z. B. der unteren Partien infolge von Kompression kommen. Aber auch für die Kompressionsatelektase ist die Resorption der Gase aus den Alveolen durch das zirkulierende Blut eine notwendige Voraussetzung. Denn die Leichenlunge kann auch durch den stärksten Druck nicht vollständig luftleer gemacht werden.

Die Ursachen der Kompressionsatelektase sind: a) Raumbeengung in der Pleurahöhle durch Flüssigkeit oder Luft. b) Raumbeengung durch außerhalb der Pleura gelegene Organe oder Geschwülste (Herzvergrößerung, Aneurysmen usw.). c) Raumbeengung durch Gestaltsveränderung des Thorax, besonders rachitische Kyphoskoliose. d) Kompression durch Empordrängung des Zwerchfells.

Pathologische Anatomie. Das Lungengewebe ist luftleer, zähe. Beim Zusammendrücken knistert es nicht, im Wasser sinkt es unter. Die Farbe kann infolge des verschiedenen Blutgehaltes verschieden sein. Mikroskopisch fehlt das Lumen der Alveolen, die Wände liegen aneinander.

In den atelektatischen Partien können sich verschiedenartige Veränderungen entwickeln:

Splenisation. Bei vielen Individuen, die an geschwächter Herzkraft leiden und Atelektase bekommen, ist das luftleere Gewebe gleichzeitig hyperämisch und ödematös. Dadurch bekommt es ein festes, milzähnliches Aussehen.

Atelektatische Pneumonie. Vielfach wird der Atelektase eine wichtige Rolle für die Entstehung der Bronchopneumonie zugeschrieben. Wie aber Ribbert ausführt, hat das wenig Wahrscheinlichkeit für sich, sondern meistens sind bei Atelektase gleichzeitig auch die Bedingungen für eine katarrhalische Lungenentzündung, eine Stauungsbronchitis und hypostatische Hyperämie vorhanden. Die Unterscheidung zwischen Splenisation und atelektatischer Pneumonie kann schwierig sein, häufig aber erlaubt die Trübung des abgestrichenen Saftes bei der Pneumonie ohne weiteres die Diagnose.

Kollapsinduration. Bei länger dauerndem Bestehen einer Atelektase entwickelt sich häufig eine Bindegewebsneubildung, die schließlich zu einer richtigen Lungenzirrhose führen kann. Man hat sich das so vorgestellt, daß die Alveolarwände, wenn sie lange aneinander liegen, einfach verkleben, indem die Epithelien desquamieren, und daß dann eine reaktive Bindegewebswucherung einsetzt. Das erscheint aber wenig wahrscheinlich, sondern in der Regel führt die Ursache der Atelektase auch zu einer interstitiellen Pneumonie, wie z. B. bei der Pleuritis (vgl. das Kapitel Chronische Pneumonie), oder die gleichzeitig vorhandene Bronchitis hat eine Peribronchitis zur Folge. In Pneumothoraxlungen findet man kein Verkleben der Alveolarwände, sondern nur eine Umwandlung des platten Alveolarepithels in kubisches Epithel, die von Borst als histologische Akkommodation aufgefaßt wird, ferner eine von dem peribronchialen, perivaskulären und pleurogenen Bindegewebe ausgehende Wucherung (siehe Warnecke, vgl. auch Jores). Diese Bindegewebswucherung ist wohl als Fortsetzung der regelmäßig durch den Reiz der Pneumothoraxgase entstehenden chronischen Pleuritis zu betrachten.

α) Die Atelektase der Neugeborenen.

Die Symptomatologie und Therapie der Atelektase der Neugeborenen kann hier nicht besprochen werden. Es sei nur darauf hingewiesen, daß sie nicht immer auf einer mangelhaften Entfaltung der fetalen Lunge beruht, sondern auch in einer Lunge eintreten kann, die schon geatmet hat. Ob es gelingt, durch ihre sorgfältige Behandlung die Entstehung von Bronchiektasien zu verhüten, erscheint nach dem oben Ausgeführten recht zweifelhaft.

β) Der massive Lungenkollaps.

Schon früher sind Fälle von Atelektase eines ganzen Lungenlappens ohne Kompression durch Pleuritis und dgl. und ohne Obstruktion eines Bronchus durch Fremdkörper oder Tumor beschrieben worden. So beschrieben Rommelaire und Levish schon 1883 (allerdings zweifelhafte) Fälle von ausgedehntem Kollaps, 1890 teilte W. Pasteur Fälle von Kollaps des Unterlappens nach Diphtherie mit, die er durch Zwerchfellähmung erklärte. Dann beobachtete W. Pasteur die gleiche Affektion nach Bauchoperationen und teilte 1914 15 Fälle mit. Während des Weltkriegs fand sie auf englischer Seite viel Beachtung, und seit 1921 wurde sie in Amerika vielfach beobachtet und bearbeitet, fast ausschließlich als „postoperativer Lungenkollaps".

Ätiologie. Weitaus am häufigsten wurde die Krankheit nach Bauchoperationen beobachtet, viel seltener nach Operationen oder Verletzungen am Thorax (z. B. Thorakoplastik, Berry), am Becken, in der Gesäß- oder Oberschenkelgegend. Die Art der Narkose scheint ohne Einfluß, selbst nach Lumbalanästhesie kamen Fälle vor. Die Angaben über die Häufigkeit schwanken. Pasteur gibt $0.8^0/_0$ der Bauchoperationen an, Scrimger $1.3^0/_0$ der Operationen, Mastics usw. fast $8^0/_0$ der größeren Operationen. Nach ihm machen sie $70^0/_0$ aller nach Operationen auftretenden Lungenkomplikationen aus.

Es ist sicher, daß manches, was früher als Embolie oder Pneumonie bezeichnet wurde, als reine Atelektase aufzufassen ist. Fontaine weist im Anschluß an eine Statistik Cutlers darauf hin, daß man etwa in der Hälfte der pulmonalen Operationskomplikationen nicht sicher sagen kann, um was es sich handelt, und daß unter dieser Hälfte, die bisher teils als Infarkt, teils als Pneumonie oder etwas anderes registriert wurde, ein noch nicht genauer zu schätzender Anteil auf massivem Lungenkollaps beruht.

Es ist aber auch ebenso sicher, daß jetzt von einzelnen Autoren manches als postoperative Atelektase bezeichnet wird, was ebensogut ein Infarkt oder eine Pneumonie sein könnte.

Es ist endlich aber auch sicher, daß solche Fälle von massivem Kollaps auch bei kachektischen und anderen chronisch Kranken vorkommen, auch bei akuten Krankheiten, aber bisher noch wenig Beachtung gefunden haben. Es ist längst bekannt, daß bei Patienten, die lange liegen oder an Zirkulationsstörungen leiden, Atelektase einzelner Lungenpartien auftritt, und daß bisweilen bei der Sektion ein ganzer Unterlappen atelektatisch gefunden wird. Von den weniger ausgedehnten Atelektaseformen ist vielleicht der ausgedehnte Kollaps zu trennen, nachdem sich gezeigt hat, daß er nach Operationen als selbständiges Krankheitsbild auftritt und regelmäßig mit Fieber einhergeht. So gut in der chirurgischen Klinik solche Fälle immer häufiger werden, nachdem die Aufmerksamkeit auf sie gelenkt worden ist, ebensogut ist zu erwarten, daß auch in anderen Zuständen als nur nach Operationen solche Krankheitsbilder zu finden sein werden, wenn man darauf achtet. Ich erinnere mich an mehrere Fälle von Kollaps eines ganzen Unterlappens oder eines großen Lungenabschnittes, in denen die Erklärung der pathologischen Anatomen, es sei eine Atelektase infolge Hochstand des Zwerchfells, nicht recht befriedigte. Auch das von Lederer aufgestellte Krankheitsbild der „Bronchotetanie" der Kinder (vgl. S. 1240) könnte vielleicht Fälle von „massivem Lungenkollaps" umfassen.

Pathogenese. W. Pasteur nahm eine Zwerchfellähmung als Ursache des Lungenkollapses an. Dagegen spricht, daß man bei Phrenikotomie keine Atelektasie sieht. Auch würde die Zwerchfellähmung die Fälle von Kollaps des Oberlappens nicht erklären. Doch wirkt sicher in manchen Fällen eine verminderte Zwerchfellexkursion als begünstigendes Moment.

Die Obstruktion eines Hauptbronchus durch Sekret als Ursache der Atelektase zählt zur Zeit am meisten Anhänger. Als Beweis dafür wird angeführt, daß alle Patienten an Bronchitis mit Schleimsekretion leiden, daß bei der Sektion meistens zäher Schleim in den Bronchien gefunden wird, bisweilen sogar richtige Schleimpfröpfe, und daß es mehrmals gelungen ist, mit Hilfe des Bronchoskops den Schleim zu entfernen und dadurch die Lunge rasch wieder zur Entfaltung zu bringen. Lee und Tucker injizierten mittels Bronchoskop von einem Patienten mit massivem Kollaps gewonnenen Schleim einem Hund in einen Bronchus und erzeugten dadurch eine ausgedehnte Atelektase. Coryllos führt die Krankheit auf Pneumokokkeninfektion zurück. Eine schwere Infektion soll zu Obstruktion dieses Hauptbronchus mit Schleim und dadurch zur der Pneumonie führen, eine leichte entweder nicht zu Obstruktion und dann nur zu Bronchitis, oder nur zu Obstruktion mit konsekutiver Atelektase. Gegen die alleinige Erklärung als Obstruktionsatelektase wurde angeführt, daß nicht immer bei der Sektion ein Schleimpfropf gefunden wird und daß einige Fälle beschrieben sind, die während der Operation so rasch entstanden, daß gar keine Zeit zur Resorption der Luft vorhanden war.

Eine nervöse Genese ist von verschiedenen Seiten angenommen worden. Man dachte an einen direkten nervösen oder vasomotorischen Reflex, der zu einer (nicht ganz durchsichtigen) Kontraktion der Lunge führe, namentlich zur Erklärung der erwähnten plötzlich während der Operation auftretenden Fälle. Ferner wurde die Möglichkeit erwogen, daß durch Vagusreizung eine aktive Kontraktion der Bronchien zu deren Verschluß führen könne. Doch wäre das schwer verständlich, da diese Kontraktion nach unserem bisherigen Wissen nur zu Erweiterung der Alveolen führt. Auch an eine Störung des Hering-Breuerschen Reflexes hat man gedacht. Eine nervöse Genese im weiteren Sinne ist dann gegeben, wenn die Atembewegungen an einem beschränkten Thoraxteil gehemmt sind, sei es durch Schmerzen, durch hemmende Reflexe oder durch ein mechanisches Hindernis. Bei Operationen im Oberbauch, die das Hauptkontingent der Fälle zu liefern scheinen, wirkt diese Ursache sicher mit.

Daß ein infektiöses Moment eine Rolle spielt, ist wegen der regelmäßigen Temperatursteigerung anzunehmen. Möglicherweise ist sie immer auf die Bronchitis zurückzuführen.

Am meisten Wahrscheinlichkeit hat die Obstruktionsatelektase durch zähen Schleim für sich. Doch wirkt sicher auch eine Reihe der übrigen genannten Faktoren mit.

Symptomatologie. Die Krankheit beginnt meistens einige Stunden oder Tage nach der Operation mit Beengung auf der Brust, Dyspnoe, Pulsbeschleunigung und plötzlicher Temperatursteigerung. Nicht selten erfolgt ein Schweißausbruch. Das Gesicht ist zuerst gerötet, nachher zyanotisch. Es kann auch von Anfang an Zyanose vorhanden sein.

Die Temperatur ist bisweilen nur subfebril, meistens stärker erhöht und kann bis 41° steigen.

Die Inspektion zeigt, daß eine Seite zurückbleibt. Am häufigsten ist der Unterlappen betroffen, deshalb bleiben besonders die unteren Partien bei der Atmung zurück. Es kann aber auch vorkommen, daß der untere Thoraxrand der erkrankten Seite eine flatternde Bewegung macht, was durch das Fehlen der Zwerchfellkontraktion erklärt wird. Die weniger atmende Seite ist eingezogen. Bisweilen erkennt man schon bei der Inspektion die Verlagerung des Herzens nach der kranken Seite. Bei Kollaps beider Unterlappen atmen nur die oberen Partien beider Brusthälften.

Die Perkussion ergibt über der kranken Partie eine Dämpfung, ferner eine Verschiebung der Mediastinalorgane nach der kranken Seite und einen Hochstand des Zwerchfells, besonders bei Atelektase des Unterlappens. Sitzt die Erkrankung rechts, so ist die Dämpfung intensiver, während bei Kollaps des linken Unterlappens, infolge des Zwerchfellhochstandes, der Schall tympanitisch sein kann.

Bei der Auskultation hört man meistens ein abgeschwächtes Atemgeräusch, nach einigem Bestand der Atelektase Bronchialatmen, oft auch klingendes Rasseln.

Auffallend ist, daß in den Fällen, in denen der Kollaps nach einer in Seitenlage ausgeführten Operation beobachtet wurde, ausnahmslos die Seite betroffen wurde, die während der Operation unten lag.

Ein regelmäßiges Symptom ist eine starke Bronchitis mit heftigem Husten und Entleerung von großen Mengen meist zähen, eitrigen Schleimes.

Die Pulsfrequenz ist immer stark erhöht, meistens über 120, nicht selten 140—160.

Die Röntgenuntersuchung ergibt eine Verschattung der erkrankten Lungenseite entsprechend den befallenen Lungenlappen. Die Verschattung kann so intensiv sein, daß keine Einzelheiten mehr erkennbar sind. Oft ist eine leichte Krümmung der Wirbelsäule mit Konvexität nach der erkrankten Seite und eine Verengerung des Thorax über der atelektatischen Lunge mit Verengerung der Interkostalräume sichtbar. Doch finden sich unter den publizierten Röntgenbildern solche, in denen diese Retraktion des Thorax fehlt. Der Mediastinal- und Herzschatten und die Trachealaussparung sind ebenfalls nach der Seite des Kollapses verschoben. Bei doppelseitiger Atelektase fehlt diese Verschiebung.

Verlauf. Nach 2—4 Tagen kann die Krankheit kritisch endigen. Gewöhnlich wirft der Patient dabei viel Schleim aus, und gleichzeitig wird die Atmung freier, die Temperatur sinkt kritisch ab. Innerhalb weniger Stunden verschwindet die Dämpfung, die Lungengrenzen werden wieder normal, der Thorax erweitert sich wieder, und das Herz nimmt wieder seine frühere Stellung ein.

Etwas häufiger ist ein lytischer Rückgang aller Symptome, der mehrere Tage in Anspruch nimmt.

Mastics, Spittler und McNamee unterscheiden 4 Verlaufsformen: 1. einen fulminanten Typus, der oft wenige Stunden nach der Operation auftritt, sehr alarmierend aussieht, aber gewöhnlich innerhalb 36 Stunden kritisch endigt. Einzelne Fälle sind, wie erwähnt, während der Operation aufgetreten, und es ist schon die Vermutung geäußert worden, ein großer Teil der auf dem

Operationstisch erfolgenden Todesfälle sei durch akuten Lungenkollaps bedingt; 2. einen milderen Typus, der sich vom fulminanten durch weniger alarmierende Symptome unterscheidet, aber wie dieser mit Krise oder mit Lyse endigen kann; 3. einen latenten Typus, dessen Symptome namentlich in Dyspnoe beim Liegen auf der gesunden Seite und leichter Temperatursteigerung bestehen, und den man nur bei genauer Untersuchung richtig erkennen kann; 4. einen abortiven Typus, in dem die Symptome ebenso plötzlich auftreten und ebenso bedrohlich erscheinen wie beim fulminanten Typus, aber nach wenigen Stunden unter Expektoration von reichlichem Schleim wieder verschwinden.

Diagnose. Die Diagnose der ausgesprochenen Fälle ist nicht schwierig, wenn man nach Operationen bei plötzlichem Auftreten von Fieber und Atemnot an einen massiven Lungenkollaps denkt. Schwieriger ist die Diagnose in weniger ausgesprochenen Fällen, und es ist fraglich, ob die große Häufigkeit dieser Operationskomplikationen bei einzelnen Autoren nicht nur dadurch vorgetäuscht ist, daß alle möglichen anderen Zustände jetzt als massiver Lungenkollaps gedeutet werden. Namentlich wenn nur über einem kleinen Bezirk eines Lappens eine Dämpfung gefunden wird, so ist die Diagnose unsicher, und unter den milden, latenten und abortiven Fällen dürften sich manche finden, die entweder gar keine Atelektase sind oder vorübergehende atelektatische Zustände bei Bronchitis usw., deren Vorkommen längst bekannt ist.

Differentialdiagnose. Die meisten Fälle sind offenbar bisher als Bronchopneumonie, Lungeninfarkt, Herzkollaps usw. gedeutet worden. Von allen diesen Zuständen unterscheidet sich der massive Lungenkollaps dadurch, daß bei ihm allein die Lunge luftleer ist (also Dämpfung gibt) und gleichzeitig verkleinert ist. Eine genaue Untersuchung, bei der die Röntgenaufnahme gute Dienste leisten kann, wird deshalb immer die Entscheidung bringen.

Komplikationen. Als Komplikationen werden eitrige Bronchitis, Bronchopneumonie und Pleuritis beschrieben. In einzelnen Fällen muß man sich fragen, ob es sich wirklich um Komplikation eines massiven Lungenkollapses handelt, oder ob nicht eher der sog. Kollaps als Ausschoppungsstadium einer Pneumonie oder als vorübergehende Atelektase bei einer Bronchitis zu bezeichnen ist.

Prognose. Wenn man von den während der Operation vorgekommenen Fällen absieht, so ist die Prognose nicht schlecht. Mastics, Spittler und McNamee hatten unter 50 Fällen keinen Todesfall. 11 heilten mit Krisis, 44 mit Lysis und 5 mit Komplikationen. Bei den publizierten Todesfällen ist vielfach der Tod nicht am Kollaps selbst, sondern an etwas anderem erfolgt, z. B. an dem Leiden, das zur Operation geführt hatte, an einer Pneumonie der anderen Seite usw.

Prophylaxe und Therapie. Die Entstehung eines massiven Lungenkollapses wird am ehesten vermieden, wenn man der Atmung und Expektoration der Operierten genügend Beachtung schenkt und dafür sorgt, daß sie nicht zu oberflächlich atmen. Deshalb ist auch vor zu straffen Verbänden bei Bauchoperationen gewarnt worden, die die Zwerchfellbewegung und die Expansion der unteren Thoraxpartien hindern. Bei ausgesprochenem Lungenkollaps hat gelegentlich schon das Lagern des Patienten auf die andere Seite zu plötzlichem Verschwinden der Atelektase geführt. Jedenfalls ist die Expektoration zu befördern und für vertiefte Atmung zu sorgen. Zu diesem Zweck wird auch die Inhalation eines Gemisches von Sauerstoff und Kohlensäure empfohlen, die auch zur Verhütung dieser Komplikationen gute Dienste leisten kann.

γ) Andere Formen von Atelektase.

Abgesehen von dem massiven Lungenkollaps, der bisher fast nur nach Operationen beobachtet wurde, sind keine besonderen Krankheitsbilder der

Atelektase bekannt, sondern ihre Symptome gehen im allgemeinen Bild der Grundkrankheit unter, von der sie nur eine Teilerscheinung bilden. Immerhin wäre es möglich, daß die darauf gelenkte Aufmerksamkeit auch bei chronischen (oder vielleicht auch akuten) Krankheiten Zustände von plötzlich auftretender Atelektase erkennen läßt, die eine ähnliche selbständige Bedeutung besitzen, wie der massive Kollaps der Chirurgen.

Aber auch wenn die Atelektase nicht als selbständige Episode im Verlauf einer Krankheit auftritt, kann sie eine große Bedeutung besitzen, denn wenn zwar durch die atelektatischen Partien keine erhebliche Blutmenge fließt, wie aus den Beobachtungen beim Pneumothorax hervorgeht, so wird doch durch den Kollaps der Lunge eine an sich schon mangelhafte Arterialisation des Lungenblutes noch mehr verschlechtert, außerdem wird aber wahrscheinlich auch der Lungenkreislauf beeinträchtigt. Tatsächlich sehen wir beim Auftreten von Atelektase nicht selten eine Zyanose sich entwickeln, beim Wiederentfalten der Lunge zurückgehen. Endlich ist die Gefahr der hypostatischen Pneumonie in atelektatischem Gewebe zu berücksichtigen.

Symptomatologie. Bisweilen macht die oberflächliche Atmung und die Zyanose des Patienten darauf aufmerksam, daß eine Atelektase vorliegen könnte. Die Untersuchung ergibt bei größerer Ausdehnung der Lungenveränderungen ähnliche Symptome wie bei einer Pneumonie. Dämpfung, Bronchialatmen, Bronchophonie, Verstärkung des Pektoralfremitus und Knisterrasseln können vorhanden sein. Leichtere Grade geben sich nur durch Knisterrasseln zu erkennen. Man hört es an den hinteren unteren Lungenrändern, aber oft nur bei den ersten Atemzügen. Nach einer Reihe tiefer Atemzüge oder nach einigen Hustenstößen kann das Knistern abnehmen oder ganz verschwinden.

Bei Kyphoskoliotischen kann man nicht selten Atelektasen nachweisen, die nach tiefen Atemzügen verschwinden. Sie haben sicher eine große Bedeutung für die Entstehung von Bronchopneumonien.

Das Röntgenbild zeigt die atelektatischen Partien mehr oder weniger stark verschattet. Doch macht selbstverständlich Hypostase allein eine ähnliche Verdunkelung. Herdförmige Atelektasenbildung macht ähnliche Schatten wie ein Infarkt oder eine Bronchopneumonie.

Diagnose. Die Diagnose der leichteren Grade von Atelektase ist in der Regel leicht. Die feinen Geräusche und ihr rasches Verschwinden ist so charakteristisch, daß in der Regel eine Verwechslung nicht möglich ist. Bei größerer Ausdehnung der Atelektase kann die Verwechslung mit einer Pneumonie oder mit einem Erguß vorkommen, namentlich da bei Atelektase bisweilen der Pektoralfremitus keine sichere Entscheidung gegenüber einer Flüssigkeitsansammlung zuläßt, weil beide Seiten sich gleich verhalten. Dann genügt es bisweilen den Patienten einige Zeit lang sich aufrichten zu lassen und eventuell durch kalte Abklatschungen die Atmung zu vertiefen (Lenhartz, Roch und Fulpius). Dabei verschwindet die Dämpfung und das Atemgeräusch wird vesikulär. Nur bei chronischer Atelektase tritt dabei kein Wechsel der Erscheinungen auf. Gelegentlich kann die Röntgenuntersuchung die Diagnose fördern.

Therapie. Die Atelektase bei Pleuritis und Pneumothorax ist, ebenso wie bei vielen anderen Zuständen, in der Regel kein Objekt der Behandlung. Die Einzelheiten sind in den entsprechenden Kapiteln erwähnt. Objekt der Therapie ist dagegen in erster Linie die Atelektase in den abhängigen Partien bei chronisch Kranken, bei Typhus usw. Sie wird am besten bekämpft durch Anregung einer tiefen Atmung. Am meisten erreicht man durch die Applikation von Kältereizen, sei es durch kühle Bäder und Übergießungen, oder durch Wickel und Abklatschungen. Von Wichtigkeit ist ferner die Beseitigung von Bronchitiden, endlich die Bekämpfung des Meteorismus, Sorge für regelmäßigen Stuhlgang, Vermeidung blähender Speisen und kühler Getränke.

Die gleichen Maßnahmen kommen auch für die Prophylaxe in Betracht. Schwer kranke Patienten müssen zu häufigem Lagewechsel veranlaßt werden.

2. Die Lungenzirrhose.

Ätiologie. Die Lungenzirrhose ist die Folge jeder chronischen Entzündung des Lungengewebes. Sie kommt daher bei sehr vielen Krankheiten zustande, bald in geringerer, bald in größerer Ausdehnung. Nach chronischer Pneumonie sehen wir die ausgedehntesten Zirrhosen, aber auch nach Pleuritiden, bei chronisch fibröser Phthise usw. kommen Sklerosierungen von großen Lungenbezirken vor. Kleinere Partien werden nach der Ausheilung jedes Prozesses, der zur Zerstörung von Lungengeweben geführt hat, zirrhotisch.

Symptomatologie. Die Erscheinungen von Lungenschrumpfung, die bei ausgedehnter Zirrhose auftreten, decken sich mit denen, die nach schweren Brustfellentzündungen zurückbleiben und mit „Retrécissement thoracique" einhergehen. Sie sind im Kapitel Pleuritis beschrieben.

Umschriebene Zirrhosen führen zu einer Einziehung der Brustwand an einer beschränkten Stelle und zu einer Verlagerung der Organe in der Nachbarschaft. Die befallene Seite bleibt bei der Atmung zurück.

Die Perkussion der geschrumpften Partien ergibt eine Abschwächung des Schalles, die bis zu einer absoluten Dämpfung fortschreiten kann. Andere Lungenpartien weisen infolge des komplementären Emphysems einen abnorm lauten und tiefen Schall, oft Schachtelton auf. Bei der Auskultation hört man meist abgeschwächtes, seltener bronchiales oder unbestimmtes Atmen. Rasselgeräusche, oft von klingendem Charakter, treten vorwiegend dann auf, wenn die Bronchien in den erkrankten Partien erweitert sind.

Nicht bei jeder Lungenschrumpfung braucht Husten und Auswurf vorhanden zu sein. Nur wenn Bronchiektasen vorhanden sind, ist es notwendigerweise der Fall, dann nimmt der Auswurf häufig die für diese charakteristische Beschaffenheit an.

Sehr schöne Resultate liefert oft die Röntgenuntersuchung. Man erkennt die Verschiebung des Mediastinums (vgl. darüber die Erkrankungen des Mediastinums in diesem Bande), die Verlagerung des Herzens und den Hochstand der einen Zwerchfellhälfte oft sehr deutlich. Die ganze Thoraxhälfte bzw. die betroffene Partie ist enger, die Rippen verlaufen steiler, die Interkostalräume sind schmäler. Die geschrumpfte Lungenpartie erscheint dunkler und hellt sich bei der Inspiration nicht oder nur sehr wenig auf. Freilich verdeckt die Verdunkelung des Lungenfeldes oft die anderen Symptome in erheblichem Maße.

Je nachdem die Schrumpfung eine ganze Lunge, einen einzelnen Lappen oder nur einen Teil eines solchen ergriffen hat, liefern Perkussion, Auskultation und Röntgenuntersuchung verschiedenartige Bilder. Manchmal können ganz bizarre Perkussionsfiguren und schwer zu deutende Krankheitsbilder entstehen.

Folgen und Komplikationen. Die Schrumpfung eines größeren Lungenabschnittes ist für den Körper nicht gleichgültig. Die harmloseste Folge ist die Entstehung von Lungenemphysem in den anliegenden Lungenabschnitten. Wichtiger ist die Tatsache, daß bei der Schrumpfung auch die Gefäße veröden und dadurch die Arbeit für den rechten Ventrikel vermehrt wird. S. 1048 wurde auseinandergesetzt, daß schon eine nicht sehr ausgedehnte Einschränkung der Lungenstrombahn die Arbeit für das rechte Herz bedeutend erschwert und es mit der Zeit zum Erlahmen bringt. Wir sehen bei allen ausgedehnteren Lungenschrumpfungen als Ausdruck der Mehrarbeit eine Verstärkung des zweiten Pulmonaltones. Bei Entblößung der Lungenarterie kann man auch den verstärkten Pulmonalklappenschluß häufig fühlen.

Gefährlich ist vielleicht auch die Verziehung des Herzens. Die Abbiegung oder Abklemmung der Vena cava inferior, die dabei notwendigerweise auftreten muß, ist sicher für die Herzaktion nicht gleichgültig.

Eine weitere Folge ist die Ausbildung von Bronchiektasien. Für die Erklärung ihrer Entstehung und für die Symptome sei auf das spezielle Kapitel verwiesen.

In der zirrhotischen Lunge können sich auch ulzeröse Prozesse entwickeln. Vgl. darüber das Kapitel Lungenabszeß.

Geringe Grade von Lungenschrumpfung werden ohne die geringsten Beschwerden oft jahrelang ertragen. Sind aber ausgedehntere Partien der Lunge geschrumpft, so werden die Patienten bei Anstrengungen dyspnoisch und häufig auch zyanotisch. In der Ruhe können sie sich scheinbar normal verhalten. Durch komplementäres Emphysem können mit der Zeit die Difformitäten sich soweit ausgleichen, daß man äußerlich kaum etwas bemerkt, und die Kranken können einen gänzlich gesunden Eindruck machen. Sobald aber Anforderungen an Atmung und Kreislauf gestellt werden, zeigt sich die Herzinsuffizienz. Mit der Zeit treten die Insuffizienzerscheinungen immer häufiger und intensiver auf, und bei Patienten mit großer Ausdehnung des Prozesses stellt sich früher oder später schwere Herzschwäche ein, die zum Tode führt. Aber wenn auch die Herzstörung nicht schwer genug ist, um für sich allein das Ende herbeizuführen, so macht sie sich in gefährlicher Weise geltend, wenn das Herz noch in anderer Weise, etwa durch beginnende Arteriosklerose geschwächt wird.

Therapie. Die ideale Therapie einer ausgedehnten einseitigen Lungenzirrhose ist die Thorakoplasitik. Sie beseitigt das Mißverhältnis zwischen der verkleinerten Lunge und dem Thorax, dessen Schrumpfung der Schrumpfung der Lunge nicht zu folgen vermag. Die Verschiebung des Mediastinums wird beseitigt und die Zirkulation verbessert. Wenn das Abwägen der Risiken zwischen der Operationsgefahr und der Gefahr, die die Zirrhose an sich für den Patienten bedeutet, den Rat zu einer Thorakoplastik verbietet, oder wenn der Patient die Operation ablehnt, kann eine Phrenikusexairese gute Dienste leisten. Sonst kann die Therapie einer ausgebildeten Lungenschrumpfung nur darin bestehen, daß man die Körperanstrengung auf das Maß reduziert, das der Patient ohne Störung der Herztätigkeit erträgt. Lungengymnastik kann zirrhotisches Lungengewebe niemals wieder funktionstüchtig machen. Sie kann höchstens die Körperform verbessern, indem die Brustwand wieder erweitert wird und sich der Thoraxraum mit emphysematöser Lunge füllt. Ob aber das Emphysematöswerden gesunder Lungenpartien ein Vorteil ist, dürfte doch sehr zu bezweifeln sein. Einzig wenn die Zirrhose noch nicht vollständig ausgebildet ist und die Erkrankung der Lunge stellenweise in Atelektase besteht, kann die Lungengymnastik etwas leisten. Das kommt bei ausgeheilten Pleuritiden vor, nicht aber bei Zirrhose nach einer Pneumonie oder nach einer anderen Lungenkrankheit.

XII. Fremdkörper in Bronchien und Lungen.
(Anhang: Bronchial- und Lungensteine.)

Ätiologie. Die meisten Fremdkörper gelangen von außen in die Bronchien, weit seltener sind die in den Bronchien selbst entstandenen Steine, die im Anhang behandelt werden sollen.

Am häufigsten sind es Knochenstückchen, die durch Verschlucken in die Bronchien eindringen. Aber auch Erbsen, Bohnen, große Fleischstücke usw. können beim Essen aspiriert werden. Bei Kindern können alle möglichen Gegenstände, Münzen, Nadeln usw. ihren Weg durch die Luftröhre finden, bei Erwachsenen gelegentlich falsche Gebisse. Hat der Fremdkörper die Enge des Kehlkopfs passiert, so gelangt er mit Vorliebe in den rechten Hauptbronchus, weil dieser in der unmittelbaren Fortsetzung der Trachea liegt, während der linke in einem Winkel abgeht.

Endlich sind noch die durch die Brustwand eingedrungenen Fremdkörper zu erwähnen, fast ausschließlich Projektile nach Schuß- oder Explosionsverletzungen.

Symptomatologie. Die unmittelbare Folge der Aspiration von Fremdkörpern ist heftiger Husten, verbunden mit starker Zyanose. Der Kranke kann so aussehen, als ob er ersticken müsse, selbst wenn der Fremdkörper klein und die wirkliche Gefahr gering ist. Nicht selten hat man den Eindruck, daß der Fremdkörper durch den Husten eine Zeitlang in den Luftwegen hin und her bewegt wird und daß dann eine Einklemmung auftritt.

Allmählich beruhigen sich diese Symptome, aber bald treten neue Erscheinungen auf. Dyspnoe stellt sich ein, der Husten wird wieder schlimmer und die Untersuchung ergibt Zurückbleiben der Atmung auf einer Seite, Abschwächung des Atemgeräusches und des Stimmfremitus, meistens auch Dämpfung, am häufigsten über einem Unterlappen.

Der weitere Verlauf gestaltet sich sehr verschieden. Recht selten ist es, daß der Fremdkörper ausgehustet wird. Dagegen kommt es nicht selten vor, daß die Erscheinungen schwerer werden, sei es, daß der Fremdkörper eine andere Lage einnimmt (so in dem Falle Weber die Drehung eines Pfennigstückes, das im rechten Bronchus steckte und anfangs geringe Erscheinungen machte, dann aber plötzlich den Tod verursachte), sei es durch Schwellung dre Bronchialschleimhaut oder durch Quellung des Fremdkörpers, was bei Erbsen und Bohnen häufig der Fall ist. Oft tritt Besinnungslosigkeit ein. Die Erscheinungen können aber auch nur anfangs gering bleiben und später in die einer chronischen Bronchitis und Bronchiektasie übergehen. Dabei können geringere oder stärkere Temperaturerhöhungen vorhanden sein. Auch das Bild der chronischen Pneumonie kann sich entwickeln. In anderen Fällen bildet sich unter hohem Fieber ein Abszeß oder eine Gangrän der Lunge. Oft haben Kranke, die einen Fremdkörper in den Luftwegen haben, das Gefühl von Übelkeit, gelegentlich auch Erbrechen. Sander, der selbst daran litt, vergleicht das Gefühl mit der Seekrankheit.

Gar nicht selten ist es, daß ein Fremdkörper lange Zeit liegen bleibt und nur die Symptome von Husten und Auswurf verursacht, nach Jahren plötzlich ausgehustet wird oder zu Gangrän oder Abszeß führt. Auch nachträgliches Eindringen der Fremdkörper in die hintere Trachealwand mit nachfolgender eitriger Mediastinitis ist beobachtet worden (Beyreuther). Ja es kann vorkommen, daß die Aspiration der Fremdkörper gar nicht bemerkt wird und erst viele Jahre später ein Lungenabszeß entsteht (vgl. den S. 1391 angeführten Fall). Sehr viel seltener machen eingeheilte Projektile nach jahrelanger Latenz Symptome. In günstigen Fällen wird mit dem Eiter und dem Lungengewebe auch der Fremdkörper ausgehustet, in ungünstigen führt die Erkrankung zum Tode. Endlich gibt es Fälle, in denen die Sektion als zufälligen Nebenbefund einen Fremdkörper in einem Bronchus aufwies.

Diagnose. Die Diagnose kann auch in frischen Fällen schwierig sein, wenn der Patient bewußtlos ist oder gar nicht weiß, daß er einen Fremdkörper aspiriert hat. Sie stützt sich auf die Symptome einer Bronchostenose. Metallene

Fremdkörper und auch Knochenstückchen kann man häufig mit Hilfe der Röntgenstrahlen nachweisen. Hat man Anhaltspunkte für die Diagnose durch die Anamnese oder hat eine genaue Untersuchung des Patienten bei einer akut aufgetretenen Affektion die Symptome einer Bronchostenose ergeben, so sollte immer eine Röntgenuntersuchung in verschiedenen Richtungen vorgenommen werden, außer wenn man weiß, daß ein schattengebender Körper nicht in Frage kommt.

Das Röntgenbild bringt freilich nicht in jedem Fall Sicherheit. Bei unvollkommener Technik können sogar metallene Fremdkörper unsichtbar bleiben. Sie können auch durch den Mittelschatten verdeckt werden und sind dann auch bei schräger Strahlenrichtung nicht immer zu erkennen. Auch Verwechslungen sind möglich. So berichtet Hornung von einem Jungen, bei dem 5 Jahre vorher aus dem Röntgenbild ein „Primärkomplex" diagnostiziert worden war, aber sowohl der chronische Husten als auch der „Primärkomplex" verschwanden, als eine Schraube ausgehustet wurde (vgl. auch den S. 1226 angeführten Fall von „Fremdkörperschatten" auf der verkehrten Seite.

Aber auch wenn der Fremdkörper nicht sichtbar ist, so kann das Röntgenbild Anhaltspunkte über die Lokalisation geben. Allerdings entsteht je nach der Vollständigkeit der Obturation eine atelektatische Verdunkelung mit Verschiebung des Mediastinums nach der kranken Seite oder umgekehrt eine Aufhellung durch Lungenblähung mit Mediastinalverschiebung nach der anderen Richtung. Da aber an der Seite der Erkrankung bei genauer Inspektion kein Zweifel sein kann, wird dadurch keine diagnostische Schwierigkeit geschaffen. Freilich ist auch das Röntgenbild zur Diagnose der Seite dann unnötig. Hingegen ermöglicht die Röntgenuntersuchung in verschiedener Richtung dann, wenn der Fremdkörper nicht im Stammbronchus, sondern in einem Ast sitzt, die Lokalisation.

Wenn irgend möglich, soll in jedem Fall von sicherer oder vermuteter Fremdkörperaspiration eine bronchoskopische Untersuchung vorgenommen werden, schon aus dem Grunde, weil sie recht oft die ⋅Entfernung des Fremdkörpers ermöglicht.

Schwieriger ist die Diagnose eines Fremdkörpers, wenn dieser einen Lungenabszeß, eine Bronchiektasie oder dgl. verursacht. Gelegentlich gelingt es durch Befragen des Patienten festzustellen, daß er sich vor Jahren einmal verschluckt hat und seither hustet. Die Hauptsache ist, daß man bei allen derartigen Erkrankungen an die Möglichkeit ihrer Entstehung durch Aspiration eines Fremdkörpers denkt. In veralteten Fällen liefern Röntgenbild und Bronchoskopie nicht so gute Resultate wie in frischen, weil der Fremdkörperschatten durch Lungenveränderungen verdeckt und bei der Bronchoskopie die Erkennung des Fremdkörpers durch Granulationsbildung erschwert sein kann.

Therapie. Das Ziel der Therapie muß natürlich immer die Entfernung des Fremdkörpers sein. Früher versuchte man es immer mit einem Brechmittel, und es gibt zweifellos Fälle, in denen dieses zum Ziele führte. Man sollte deshalb immer einen Versuch machen, z. B. 0,005—0,01 Apomorphinum hydrochloricum subkutan oder 0,1—0,2 Cuprum sulfuricum in $1^0/_0$iger Lösung per os. Manchmal gelingt es auch durch Herabhängen des Oberkörpers und Klopfen auf den Rücken das Aushusten herbeizuführen. Wenn der Fremdkörper nicht mit einfachen Mitteln in kurzer Zeit entfernt werden kann, so ist unter allen Umständen der Patient so bald wie möglich einem bronchoskopischen Extraktionsversuch zu unterwerfen, der um so mehr Aussicht auf Erfolg hat, je früher er ausgeführt wird. Obwohl schon Todesfälle bei Extraktionsversuchen vorgekommen sind, sind solche Versuche indiziert, weil sonst keine Heilung zu erwarten ist (Lit. bei Koch). Wenn man nicht zum Ziele gelangt,

so sollte man, sobald eine Lokalisation des Fremdkörpers möglich ist, die Entfernung durch Pneumotomie vornehmen, da die Anwesenheit eines Fremdkörpers in den Luftwegen immer eine Gefahr für den Träger bildet.

Handelt es sich um Fremdkörper, die schon vor langer Zeit aspiriert worden
sind, so wird man mit dem Anraten einer Operation zurückhaltender sein. Am
ehesten wird man sich dazu entschließen, wenn als Folge eine Bronchiektasie
aufgetreten ist. Handelt es sich dagegen um Abszeß oder Gangrän, so wird
man häufig sowieso eine Operation vornehmen und mit dieser die Entfernung
des Fremdkörpers verbinden.

Anhang.
Bronchial- und Lungensteine.

Gelegentlich findet man bei der Sektion tuberkulöser und anderer Menschen in einer
Kaverne oder in einem erweiterten Bronchus Kalkkonkremente, die Kirschkerngröße
erreichen oder sogar überschreiten können. Meist handelt es sich um eitriges Sekret, das
eingedickt und mit Kalk inkrustiert wurde, seltener um abgestoßene Bronchialknorpel-
verkalkungen oder verkalkte Lungenpartikel.

Scherer berichtet über 21 Fälle von „Lungensteinen" bei 16000 Insassen einer Heilstätte.

Die Steine bestehen aus kohlensaurem und phosphorsaurem Kalk (vgl. Scherer),
sehen weißlich aus, sind meist porös und lassen gelegentlich die Gestalt von Bronchien
erkennen.

Selten kommt es vor, daß derartige Konkremente klinische Erscheinungen machen.
Diese bestehen in Husten und Auswurf, auch Fieber, sogar Abmagerung und allgemeine
Infektionssymptome kommen vor, so daß das Bild einer Phthise vorgetäuscht werden
kann, selbst in Fällen, in denen keine Tuberkulose vorhanden ist. Das beruht darauf, daß
die Steine Veranlassung zu einer infektiösen Entzündung ihrer Nachbarschaft geben.

Einigermaßen charakteristisch sind die Anfälle von Husten und Dyspnoe, unter denen
die Steine ausgehustet werden können und die Veranlassung zu dem Namen „Stein-
asthma" gegeben haben. — Meist erfolgt in einem solchen Anfall die Expektoration von
reichlichem Eiter, unter dem ein Stein verborgen sein kann, der sogar dem Patienten entgehen oder sich nur durch das Auffallen in das Spuckglas bemerkbar machen kann. In
anderen Fällen verursacht er im Moment des Durchbrechens durch die Stimmritze ein
höchst unangenehmes Gefühl im Kehlkopf. Gelegentlich wird nur ein Stein ausgehustet,
und der Patient ist von seinem Leiden befreit, gelegentlich kommt es vor, daß Dutzende
von Steinen im Laufe der Zeit expektoriert werden.

Gefährlicher ist die Entstehung eines Lungenabszesses oder eines Empyems infolge der Anwesenheit von Konkrementen. Nicht selten kommt mehr oder weniger reichliche Hämoptoe vor.

Gelegentlich heilt das Leiden mit dem Aushusten der Steine aus, in der Regel aber
verursacht die Grundkrankheit weitere Beschwerden und geht unbeeinflußt durch die
Steinkrankheit weiter.

Die sogenannten Bronchialsteine stellen oft einfach das Resultat der Perforation einer
verkalkten Drüse in den Bronchus dar, verdienen also den Namen Bronchialsteine nicht,
der theoretisch auf Konkremente beschränkt sein sollte, die wenigstens längere Zeit in einem
Bronchus gelegen haben. Es gelingt aber nur in einzelnen Fällen, diese Perforationen zu
beobachten.

Zwei Fälle möchte ich erwähnen:

1. Ein 55jähriger Arzt konsultierte mich, weil er seit 4 Monaten bisweilen an Druck
und Stechen in der linken Brustseite, oft auch an starkem Husten, der mitunter etwas
sagoähnlichen Schleim produzierte, und an Druckempfindlichkeit links neben der Mitte
der Brustwirbelsäule litt. Er hatte das Gefühl, als ob eine Stenose an der Bifurkation
bestehe. Das Röntgenbild ließ im schrägen Durchmesser einen Schatten in Bifurkations-
höhe erkennen. Nach einigen Jahren bekam der Patient heftigen Husten, und plötzlich
mußte er 2 harte Stückchen aushusten, die sich als unregelmäßig geformte kalkhaltige
Konkremente erwiesen, aber sonst nur aus Bindegewebe bestanden.

2. Bei einer 60jährigen Frau, die mich wegen Hustenreiz und Schmerzen unter dem
Brustbein aufsuchte, vermutete ich ein Karzinom der Trachea oder eines Hauptbronchus
und brachte sie Herrn Prof. Siebenmann zur tracheoskopischen Untersuchung. Er fand
ein granulationsartiges Gewebe, das sich als sehr hart erwies und nur mit Mühe das Ab-
kneifen eines kleinen Gewebstückes erlaubte. Da die mikroskopische Untersuchung nur
Granulationsgewebe ergeben hatte, Herr Prof. Siebenmann aber meinte, es müsse ein

Karzinom sein, versuchte er nochmals, ein Probestück zu entfernen. Dabei gelangte er an eine harte Masse und extrahierte schließlich ein großes, unregelmäßiges, hartes Stück von Gewebe, das, wie die mikroskopische Untersuchung ergab, aus einem Kalkgerüst und Bindegewebe bestand und der ganzen Form nach nur eine verkalkte Drüse sein konnte. In beiden Fällen verschwanden die Beschwerden sofort.

Solche Perforationen sind offenbar nicht selten, aber man kann sie in der Regel nicht als Ursache des „Bronchialsteins" erkennen, sondern sieht nur das produzierte Konkrement. Es ist anzunehmen, daß ein großer Teil der in den Statistiken aufgeführten Lungen- und Bronchialsteine solchen Ursprungs ist.

Bei der Seltenheit der Erkrankung wird die **Diagnose** wohl immer nur dann zu stellen sein, wenn die Steine zur Beobachtung kommen. Gelegentlich wird vielleicht eine Röntgenuntersuchung, die auf Grund einer anderen Diagnose vorgenommen wurde, an die Möglichkeit von Bronchial- oder Lungensteinen denken lassen.

Eine besondere **Behandlung** der Erkrankung gibt es nicht.

XIII. Die Pleuritis.

Historisches. Die Pleuritis, die Brustfell- oder Rippenfellentzündung (französisch Pleurésie, englisch Pleurisy) wurde früher zusammen mit der Pneumonie als Peripneumonie bezeichnet und von ihr nicht getrennt. Zwar sind schon früher Versuche zu einer Trennung der verschiedenen Krankheiten gemacht worden, das Empyem war schon früher bekannt (Vesal hat z. B. eine Empyemoperation gemacht), aber erst Laënnec hat die Pleuritis anatomisch und klinisch genauer beschrieben.

Ätiologie. Die Pleuritis ist eine der häufigsten Krankheiten. Bei der Mehrzahl der Sektionen findet man Zeichen von frischer oder ausgeheilter Brustfellentzündung. Weinert stellte bei 1556 Obduktionen von Kriegsteilnehmern 770 mal verwachsene und 786 mal völlig freie Lungen fest.

Kein Alter ist verschont. Die exsudative Pleuritis ist beim männlichen Geschlecht häufiger als beim weiblichen.

Als Ursache jeder Form von Pleuritis müssen wir fast ausnahmslos Mikroorganismen voraussetzen. Im Tierversuch gelingt es zwar, durch Injektion reizender Substanzen aseptische Pleuritiden zu erzeugen. Am häufigsten hat man zu diesem Zweck Terpentinöl oder Aleuronatmehl verwandt. Doch kommt in der menschlichen Pathologie eine durch mechanische Reizung erzeugte Pleuritis fast nur dann in Betracht, wenn bei einer Rippenfraktur ein Knochenende oder der Kallus eine irritierende Wirkung ausübt. Namentlich die trockenen Pleuritiden, die nach Rippenfrakturen oft viele Jahre bestehen bleiben oder immer wieder rezidivieren, sind als aseptische Pleuritiden zu bezeichnen. Freilich kann bei einer mechanischen Reizung der Pleura leicht eine Infektion zustande kommen, indem sich Bazillen, die im Blute kreisen, in der geschädigten Partie ansiedeln, oder indem Mikroorganismen durch die lädierte Lunge in den Pleuraraum dringen. Für die traumatischen exsudativen Brustfellentzündungen hat das wohl als Regel zu gelten. Auch dann, wenn ein Hämo- oder Hydrothorax nach langem Bestehen die Charakteristika eines entzündlichen Ergusses annimmt und auch gewebliche Veränderungen entzündlicher Natur auf der Pleura auftreten, so kann man das entweder durch die mechanische Reizung oder durch das Hinzutreten von Infektionserregern erklären. Bei der Durchführung des künstlichen Pneumothorax entstehen recht häufig pleuritische Ergüsse, nach einigen Beobachtern in mehr als zwei Drittel der Fälle. Diese Regelmäßigkeit des Auftretens wurde als Beweis für die Entstehung durch aseptische Reizung der Pleura betrachtet. Nachdem aber Saugmann, v. Muralt u. a. in den meisten Exsudaten Tuberkelbazillen nachweisen konnten, werden auch diese Brustfellentzündungen meistens als infektiös aufgefaßt. Grawitz nimmt an, daß eingeatmeter Staub, der durch die unverletzte Lunge in die Pleurahöhle gelangt, hier eine Entzündung erzeugen könne, doch erscheint das unwahrscheinlich.

Eine häufigere Art der aseptischen Pleuritis ist die karzinomatöse. Wenn wir keine parasitäre Ätiologie der malignen Tumoren annehmen, so müssen wir die durch diese hervorgerufenen Pleuritiden als aseptische auffassen.

Für alle anderen Formen von Pleuritis ist eine Infektion die Voraussetzung. Die Erreger können sich in seltenen Fällen einzig in der Pleura festsetzen, in der Regel gelangen sie aber in diese aus einem Entzündungsherd in der Nachbarschaft oder auf dem Blutwege aus einem entfernten Krankheitsherd. Daß daneben aber noch eine besondere Disposition der Pleura von Bedeutung ist, zeigen die Versuche Noetzels und Königers, in denen eine Pleuritis viel leichter durch Impfung mit Streptokokken erzeugt werden konnte, wenn vorher ein Pneumothorax angelegt wurde.

Einen disponierenden Faktor für die Pleuritis haben wir in der Erkältung zu sehen, und wir können ihre ätiologische Bedeutung nicht in Abrede stellen. Ihre Wirkung läßt sich entweder durch eine direkte Abkühlung der Pleura costalis von der Oberfläche her oder durch Zirkulationsstörungen erklären, die sowohl in den Körperkreislauf (Pleura costalis), als auch in den Lungenkreislauf (Pleura pulmonalis) verlegt werden können. Man hört häufig Patienten eine Erkältung als Ursache der Erkrankung bezeichnen, aber im Gegensatz zur Pneumonie sind die Fälle, in denen eine offenkundige, über die täglichen Vorkommnisse hinausgehende Kälteschädigung des Körpers (z. B. Sturz ins Wasser) zu einer Pleuritis führt, ganz außerordentlich selten.

Das ist auch ganz begreiflich, da von allen Bakterien die Tuberkelbazillen für die Pleura die häufigste Krankheitsursache darstellen. Bei einer vorhandenen Tuberkulose werden aber die langsam eintretenden Veränderungen im tuberkulösen Herd selbst für die Wanderung der Bazillen an die Pleuraoberfläche wichtiger sein als geringe Veränderungen in der Resistenz des Brustfelles. Deshalb wird es selten vorkommen, daß gleichzeitig mit einer außergewöhnlich schweren thermischen Schädigung Tuberkelbazillen in die Pleura gelangen und viel häufiger wird bei wiederholter Einwanderung von Bazillen der Ausbruch einer Erkrankung davon abhängig sein, ob das Organ durch eine der häufig vorkommenden Kälteschädigungen momentan empfänglich ist oder nicht. Bei der Pneumonie dagegen ist die Möglichkeit einer Infektion durch Pneumokokken bei Menschen, die diese in ihrer Mundhöhle beherbergen, jederzeit gegeben.

Eine Pleuritis kann also primär (einzige Manifestation der Infektion) oder sekundär sein, und die sekundäre kann entweder durch Fortleitung aus der Nachbarschaft oder metastatisch entstehen. In vielen Fällen wird man freilich zweifelhaft sein, zu welcher Gruppe der Fall zu rechnen ist.

Eine primäre oder idiopathische Pleuritis wurde früher als häufig betrachtet. In Wirklichkeit beruhen aber die meisten der scheinbar idiopathischen Formen auf Tuberkulose und müssen zu den fortgeleiteten oder metastatischen gerechnet werden. Die auf anderen Infektionen beruhenden scheinbar idiopathischen Pleuritiden sind sehr selten. Und auch von diesen wird der größte Teil einer der anderen Gruppen zuzurechnen sein, indem ein primärer Herd in der Lunge oder in einem anderen Organ vorhanden ist, aber dem Nachweis entgeht (kryptogenetische Pleuritis). Doch läßt sich die Möglichkeit einer primären Lokalisation einer Infektion in der Pleura nicht in Abrede stellen. Fälle dieser Art sind aber sicher sehr selten.

Eichhorst weist darauf hin, daß Fälle von scheinbar idiopathischer Pleuritis bisweilen gehäuft in Form einer kleinen Epidemie auftreten. Es ist also möglich, daß es Infektionen gibt, die sich nur in einer Pleuritis äußern. Doch läßt sich auch eine zufällige Häufung von Fällen andersartiger Ätiologie nicht ausschließen. Das gleiche gilt für die gehäuften Fälle von Pleuritis sicca bei gleichzeitigem Lungenspitzenkatarrh und Influenzabazillen im Sputum, die Kindsborg mitgeteilt hat. Von einer kleinen Epidemie von hämorrhagischer Pleuritis, während Skorbut herrschte, haben Kretzer und Schomer berichtet.

Eine Epidemie von 48 Fällen, mit initialer Pharyngitis und Angina, beschreiben Attlee, Amsler und Beaumont.

Man könnte auch die Unterscheidung zwischen primärer und sekundärer Pleuritis statt vom ätiologischen Standpunkt von einem rein symptomatischen aus treffen, indem man als primär alle Pleuritiden bezeichnet, die bei einem vorher scheinbar gesunden Menschen auftreten, ohne daß sich klinisch eine andere Lokalisation der Krankheit nachweisen läßt. Diese Einteilung hat eine gewisse Berechtigung, indem die Pleuritis in diesen Fällen einziges Objekt der klinischen Beobachtung und der Therapie ist. Als sekundär wären dann die Pleuritiden zu bezeichnen, die im klinischen Bilde hinter der Grundkrankheit zurücktreten. Dann stößt man aber wieder auf die Schwierigkeit, daß die metapneumonische Pleuritis bald zu den primären, bald zu den sekundären Formen zu rechnen wäre. Aber auch bei der tuberkulösen Pleuritis gibt es eine primäre und eine sekundäre Form, die durch alle Übergänge miteinander verbunden sind, je nachdem der bestehende Tuberkuloseherd ganz latent bleibt oder schon während des Bestehens der Pleuritis mehr oder weniger deutliche Erscheinungen hervorruft.

Die Beweise für die tuberkulöse Natur der meisten scheinbar idiopathischen Pleuritiden bestehen einerseits darin, daß ein großer Teil der Geheilten später an Lungentuberkulose erkrankt (vgl. unten S. 1733 und S. 1767), andererseits darin, daß in sehr vielen Fällen der Nachweis von Tuberkelbazillen im Exsudat gelingt (nach Silberschmidt in der Hälfte der Fälle). Wenn der Nachweis unmöglich ist, so ist damit die tuberkulöse Natur noch nicht widerlegt. Die Bazillen sind offenbar nur in sehr geringer Menge oder in abgeschwächtem Zustand im Exsudat vorhanden. Der direkte mikroskopische Nachweis glückt fast nie. Auch der Tierversuch liefert häufig erst nach mehrmaliger Wiederholung ein positives Resultat. Nach den neueren Erfahrungen ist auch anzunehmen, daß bei den bisherigen Untersuchungen die Tiere nicht lang beobachtet wurden. Ich habe auch schon gesehen, daß die geimpften Meerschweinchen nach Monaten erst lokale Lymphdrüsentuberkulose hatten oder erst nach mehr als einem Jahr an Tuberkulose eingingen.

Von welcher Stelle aus die Tuberkelbazillen in die Pleura gelangen, ist nicht sicher. Gewöhnlich wird für den Erwachsenen angenommen, daß ein tuberkulöser Lungenherd bei seinem Wachstum die Pleura erreiche. Bei dem im Verlauf einer manifesten Phthise auftretenden Pleuritiden ist das ohne weiteres vorauszusetzen. Grau fand oft disseminierende tuberkulöse Herde im Röntgenbild und nimmt deshalb eine Entstehung aus hämatogenen Lungenmetastasen an. Bei Kindern ist die Kontaktinfektion von einem Drüsenherd wahrscheinlicher. Auch bei Erwachsenen ist diese Genese in manchen Fällen wahrscheinlich. Es ist aber auch möglich, daß Tuberkelbazillen auf dem Blutweg in die Gefäße der Pleurablätter eingeschleppt werden, oder daß der Lymphstrom sie aus einem tiefgelegenen Lungenherd in die Pleurahöhle einschwemmt. In einem Fall von Pleuritis, der 1913 auf meiner Klinik starb, fand man bei der Sektion die Pleurablätter mit Tuberkeln übersät, konnte aber trotz genauesten Suchens keine Tuberkulose in der Lunge oder im übrigen Körper finden. Nach den seitherigen Forschungsergebnissen ist selbstverständlich anzunehmen, daß sie übersehen wurde.

Pleuritiden, die aus der Nachbarschaft fortgeleitet werden, entstehen am häufigsten durch Erkrankung der Lungen. Bei dem Bau dieser Organe ist es eigentlich selbstverständlich, daß eine Fortleitung auf die Pleura recht häufig ist.

Die häufigste Ursache ist wohl (abgesehen von der eben erwähnten Tuberkulose) die Pneumonie. Sowohl die kruppöse als auch die katarrhalische Lungenentzündung verlaufen häufig mit mehr oder weniger ausgedehnter klinisch nachweisbarer Entzündung des Brustfells. Diese kann sich während der Lungenerkrankung oder erst nach deren Ablauf als Nachkrankheit entwickeln. Man spricht daher von parapneumonischer und von metapneumonischer Pleuritis.

Lungenabszeß geht häufig mit Pleuritis einher, die oft einen eitrigen Charakter annimmt. Bei Lungengangrän ist eine Komplikation von seiten der Pleura ebenso häufig, sehr oft handelt es sich dabei um jauchige Empyeme. Auch Pyopneumothorax ist nicht selten.

Weitere Erkrankungen der Lunge, die zu Pleuritis führen können, sind die Bronchiektasien, Aktinomykose, Karzinom und Sarkom, Echinokokken, Syphilis, Lungeninfarkt. Die Entzündung der Pleura kann dabei fibrinös, serös oder eitrig sein. Beim Infarkt und bei malignen Tumoren hat das Exsudat häufig eine hämorrhagische Beschaffenheit.

Auch bei einer einfachen Bronchitis kann das Brustfell beteiligt sein. Meist handelt es sich um trockene Entzündungen. Ob immer eine Bronchopneumonie, die vielleicht dabei klinisch nicht erkennbar ist, das Bindeglied bildet, ist fraglich. Ein Durchwandern von Entzündungserregern durch das intakte Lungengewebe erscheint nicht ausgeschlossen.

Außer von der Lunge kann die Entzündung auch von anderen Organen der Brusthöhle aus auf die Pleura übergehen. Geschwülste des Mediastinums, Mediastinitis, Erkrankungen der Speiseröhre (besonders zerfallen, Karzinome), Aneurysmen der Aorta verlaufen häufig mit Pleuritis.

Die Erkrankungen der Brustwand, die zu einer Pleuritis führen können, sind ebenfalls mannigfaltig. In erster Linie wäre die traumatische Brustfellentzündung zu nennen, die mit oder ohne Verletzung von Rippen einhergehen kann. Nicht selten bildet das Trauma nur die Auslösung der Krankheit, und deshalb ist ein Teil der Pleuritiden nach Brustverletzungen tuberkulöser Natur (vgl. das Kapitel Tuberkulose).

Karies der Rippen, der Brustwirbelsäule führt nicht selten zu Pleuritis, die häufig einen eitrigen Charakter annimmt. Auch die Durchwanderung eines Karzinoms von der Brustdrüse her kann zu Pleuritis führen.

Daß eine Perikarditis auf die Pleura übergreifen kann, ist ohne weiteres verständlich. Manchmal bilden aber Pleuritis und Perikarditis gleichzeitige Metastasen einer gemeinsamen Grundkrankheit oder entstehen beide von einer Lymphdrüse aus durch Kontaktinfektion.

Erkrankungen der Bauchhöhle können durch das Zwerchfell durchwandern und eine Entzündung der Pleura hervorrufen. Das erklärt sich leicht durch die Tatsache, daß von der Peritonealhöhle aus ein beständiger Lymphstrom nach der Pleurahöhle stattfindet, indem der peritoneale Zwerchfellüberzug Lymphstomata besitzt, die mit dem subpleuralen Lymphgefäßnetz in Verbindung stehen. Daneben kann aber auch der Mechanismus in Aktion treten, den E. Burckhardt für den umgekehrten Weg, die Infektion der Bauchhöhle vom Brustraum aus, festgestellt hat.

E. Burckhardt hat gefunden, daß die Vorbedingung die Läsion des Epithels ist, daß dann eine kleinzellige Infiltration erfolgt, die sich durch Muskelinterstitien und Subserosa fortpflanzt, ohne daß die Lymphgefäße dabei beteiligt sind. Auf diese Weise können subphrenische Abszesse, entzündliche Erkrankungen der Leber, allgemeine Peritonitis, Perityphlitis (Pleurésie appendiculaire von Dieulafoy), Paranephritis usw. zu einer Pleuritis Veranlassung geben. Bei der Fortpflanzung bösartiger Geschwülste der Bauchorgane (z. B. Karzinom der Flexura coli, des Magens, des Peritoneums) spielen dagegen wohl die Lymphwege die Hauptrolle.

Metastatische Pleuritis sehen wir bei allen möglichen Erkrankungen. Freilich wissen wir nie, ob die Pleura wirklich auf dem Blutwege infiziert wird oder von einem kleinen embolischen Herd an der Peripherie der Lunge. Von den übrigen Infektionen haben einige eine ganz besondere Vorliebe für die Pleura, bei anderen (z. B. Typhus, Masern und Malaria) bildet die Pleuritis eine große Seltenheit. Bei allgemeiner Sepsis ist der Erguß häufig eitrig. In vielen Fällen bildet die Entzündung der Pleura eine belanglose Manifestation unter den vielen Organaffektionen, in anderen gewinnt sie eine mehr oder weniger große Selbständigkeit und stellt die wichtigste Gefahr für den Kranken dar.

Nicht selten beobachten wir Pleuritis als Nachkrankheit nach verschiedenen Krankheiten, z. B. nach Typhus. Hier handelt es sich aber nicht um eine Äußerung des Krankheitserregers, sondern um eine Sekundärinfektion bei dem durch das lange Krankenlager geschwächten Patienten. Nicht selten sind diese Pleuritiden tuberkulöser Natur. O. Rosenbach weist darauf hin, daß man auch nach schweren Blutverlusten Pleuritiden beobachtet, häufig verbunden mit Venenthrombosen an den unteren Extremitäten.

Eine besondere Erwähnung verdient der akute Gelenkrheumatismus. Wir sehen bei ihm nicht selten eine Pleuritis auftreten, meistens gleichzeitig mit Perikarditis. Deshalb war die Vermutung berechtigt, daß die Ursache, die den Gelenkrheumatismus erzeugt, auch eine Pleuritis ohne Beteiligung der Gelenke hervorrufen könne. Bevor man die tuberkulöse Ätiologie der sogenannten primären Pleuritis erkannte, nahm man vielfach an, daß sie auf der gleichen Ursache wie der akute Gelenkrheumatismus beruhe. Diese Annahme schien darin eine Stütze zu finden, daß Fiedler angab, Patienten mit Pleuritis hätten häufig früher einen Gelenkrheumatismus durchgemacht. Man findet aber diese Angabe verhältnismäßig selten, und dann handelt es sich wohl meistens um einen tuberkulösen Gelenkrheumatismus (vgl. das Kapitel Sekundärstadium der Tuberkulose). Die Pleuritis, die auf der gleichen Ätiologie wie der akute Gelenkrheumatismus beruht, kommt nur zusammen mit Gelenkveränderungen vor, und zwar nur in den schwereren Fällen der Krankheit.

Bei einer Reihe von sogenannten Konstitutionskrankheiten, ferner bei Leiden, die eine Veränderung der Blutbeschaffenheit mit sich führen, tritt häufig eine Pleuritis auf. Dazu gehören Skorbut, Morbus maculosus, und vor allem die Nephritis. Häufiger ist bei dieser freilich der Hydrothorax, der mit der Zeit eine entzündliche Beschaffenheit annimmt. Doch kommen auch Pleuritiden vor, die von Anfang an alle Charakteristika der Entzündung zeigen. Die ätiologische Bedeutung der Nephritis ist in gleicher Weise aufzufassen wie bei der Endokarditis, die ja ebenfalls häufig bei Nephritiden eintritt. Wahrscheinlich handelt es sich immer um eine Sekundärinfektion bei einem empfänglichen Boden. Auch bei Gicht soll das Auftreten von Pleuritis häufig sein.

Von prädisponierenden Krankheiten seien ferner noch erwähnt Herzleiden, Arteriosklerose, Apoplexie. O. Rosenbach hat darauf aufmerksam gemacht, daß die Pleuritis bei Apoplektikern gewöhnlich auf der gelähmten Seite lokalisiert ist.

Alle erwähnten Ursachen der Pleuritis können eine fibrinöse, seröse oder eitrige Entzündung hervorrufen. Freilich führen einzelne Ursachen leichter zu eitrigen Entzündungen als andere. So schließen sich an Eiterungen der Nachbarschaft mit Vorliebe Empyeme an, aber die fortgeleitete Entzündung kann auch fibrinös oder serös bleiben. Im ganzen ist es auffallend, daß die gleiche Grundkrankheit bald die eine, bald die andere Form der Entzündung hervorrufen kann. Auch die gleichen Bakterien können verschiedenartige Formen der Entzündung erzeugen. Die Aufzählung der bakteriologischen Befunde, die bei den einzelnen Formen der Pleuritis gegeben werden soll, zeigt das deutlich. Einzig die jauchigen Empyeme machen naturgemäß eine Ausnahme, indem die Fäulnis nur durch bestimmte Erreger hervorgerufen wird.

Pathologische Anatomie. Im Beginn der Erkrankung besteht Hyperämie der Pleurablätter. Sehr bald zeigt sich aber Aufquellung, Proliferation und Desquamation von Deckzellen. Die Oberfläche der Pleura erscheint nicht mehr spiegelnd, sondern matt. Sehr
bald erfolgt eine leukozytäre Infiltration der Pleuralamellen und eine Exsudation von Serum
und Fibrin zwischen diese. Die Lymphgefäße werden verdickt, infiltriert, auch auf der
Oberfläche zeigt sich jetzt eine Ausschwitzung von Fibrin, das häufig netzförmige Auflagerungen bildet. Wird ein flüssiges Exsudat abgesondert, so kann dieses serofibrinös,
hämorrhagisch, eitrig oder jauchig sein, und je nach seiner Menge entstehen Verlagerungen
der übrigen Organe und Kompression der Lunge. Die Eigenschaften der Exsudate und
die Einwirkung auf die anderen Organe soll bei der Symptomatologie der einzelnen Formen
von Pleuritis besprochen werden. Bei Tuberkulose findet man außerdem in der Pleura
mehr oder weniger zahlreiche Tuberkel. Sie können hirsekorngroß oder kleiner sein, seltener
sind sie größer, von einem hyperämischen Hof umgeben, oder die Knötchen können zu
größeren Konglomeraten konfluieren und verkäsen. Die entzündlichen Erscheinungen
können fehlen (Tuberculosis pleurae), dann stellt die Erkrankung einen zufälligen Sektionsbefund dar. Bei der Verbindung mit Entzündung (tuberkulöse Pleuritis) kann das Exsudat
alle Formen, die auch sonst vorkommen, aufweisen, die Tuberkel sind bisweilen über beide
Brustfellblätter diffus verteilt und dicht gesät, bisweilen kann man nur vereinzelte, oft
in Gruppen stehende Knötchen entdecken.

Wenn es zur Resorption des Exsudates kommt, so kann alles spurlos verschwinden.
Besteht aber das Exsudat lange, so wächst Granulationsgewebe aus der Pleura in den
fibrinösen Belag (Pleuritis plastica, chronica, fibrosa). Dabei können leicht die
beiden Pleurablätter zusammen verkleben und später verwachsen, so daß flächenförmige
oder bandförmige, mehr oder weniger feste Adhärenzen entstehen (Pleuritis adhaesiva).
Auf der Pleura selbst können bis zu mehreren Zentimetern dicke Schwarten mit mehr oder
weniger glatter Oberfläche gebildet werden, die aus homogenem, teilweise hyalinem Bindegewebe bestehen. Die Auflagerungen auf der Pleura können ödematös, sulzig durchtränkt
sein. Die in den Pleuraschwarten neugebildeten Gefäße zeigen weitgehende Differenzierung
bis zu Arterien und Venen. Dabei verändern sich die Arterien in eigentümlicher Weise,
indem sie sklerosieren nach Art der Gefäße des Uterus oder der Ovarien (funktionelle Anpassung). Der Gefäßreichtum der Schwarten ist bis zu einem gewissen Grade abhängig
von der Ätiologie der Pleuritis, wobei tuberkulöse Schwarten gefäßärmer sind und mehr
zu keloidartiger Umwandlung des Bindegewebes neigen als fibröse pleuritische Neubildungen unspezifischen Charakters (Werthemann).

Eine länger bestehende Pleuritis bleibt häufig nicht auf das Brustfell beschränkt,
sondern setzt sich auf das benachbarte Bindegewebe fort, an der Brustwand als Peripleuritis, in der Lunge als interstitielle Pneumonie. Bei eitrigem Erguß können
auch diese Entzündungen einen purulenten Charakter annehmen, es kommt dann zum
peripleuritischen Abszeß oder zur Perforation, in der Lunge kann eine interstitielle, lymphangitische Pneumonie entstehen.

Mit der Zeit können sich viele Verwachsungen lösen, am leichtesten die an den be-
weglichsten Teilen der Lunge. An der Spitze, wo die Pleura pulmonalis und parietalis
sich kaum gegeneinander verschieben, bleiben flächenhafte Verwachsungen häufig bestehen, während die Adhäsionen über den Unterlappen in band- und strangförmige Gebilde ausgezogen werden und bald ganz verschwinden. Auch die Pleuraschwarten
schrumpfen und hinterlassen schließlich oft nur noch einen weißen, wenig verdickten Fleck.
Die Schrumpfung größerer Pleuraschwarten kann aber auch zu Kompressionsatelektase
führen. Nicht selten entstehen schließlich Bronchiektasien. Es ist aber nicht wahrscheinlich, daß deren Bildung durch einfaches Verkleben der Alveolarwände zu erklären ist,
sondern die Hauptrolle spielt wohl immer die von den Pleuren fortgeleitete interstitielle
Pneumonie.

1. Pleuritis sicca.

Ätiologie. Die Pleuritis sicca ist in der Regel nur ein Begleitsymptom von
anderen Krankheiten. Bisweilen macht sie den Eindruck einer primären Krankheit, doch ist sie dann meistens der Ausdruck einer Erkrankung, deren primäre
Lokalisation nicht zu erkennen ist. Bisweilen handelt es sich vielleicht um
einfache Bronchitiden, manchmal um Bronchiektasien, weitaus am häufigsten
aber um Tuberkulose. Auf die sich an trockene Pleuritiden anschließende
Lungentuberkulose wurde S. 1546 hingewiesen. Aber auch bei den Fällen, in
denen es später nicht zu einer Phthise kommt, ist eine tuberkulöse Ätiologie
meistens das wahrscheinlichste. Doch kommen sicher auch nichttuberkulöse
trockene Brustfellentzündungen vor, wie die S. 1728 erwähnte englische

Epidemie beweist, bei der von 48 Fällen 17 Pleuritis sicca hatten. Nicht selten schließt sich die trockene Pleuritis an ein Trauma der Brustwand an, manchmal mit nachweisbarer Rippenfraktur, manchmal ohne solche.

Pathogenese. Das Entstehen eines fibrinösen Exsudates hat man sich nach Schade so vorzustellen, daß die Entzündung an der Pleura mit besonderer Durchlässigkeit der Kapillaren, mit besonders starker Erweiterung der Poren zwischen den Endothelzellen einhergeht. Dann kann von Anfang an auch das besonders grob disperse Fibrinogen durchtreten, und die in die Pleurahöhle gesickerte Flüssigkeit gerinnt an Ort und Stelle. Durch die Gerinnung wird das Filter wieder gedichtet und der weitere Austritt von Exsudat gehindert.

Symptomatologie. Wenn die trockene Pleuritis scheinbar primär beginnt, so erkrankt der Patient in der Regel ziemlich plötzlich mit Schmerzen auf einer Seite, die bei tiefem Atmen stärker werden. Der Schmerz ist meistens stechend, kann aber auch dumpfer, rheumatoid sein. Bisweilen besteht etwas Husten. Die Temperatur ist häufig erhöht, überschreitet aber 38° selten in erheblichem Maße.

Die Untersuchung ergibt bei der Perkussion normale Verhältnisse (außer einer bisweilen nachweisbaren mangelhaften Verschieblichkeit der Lungengrenzen), bei der Auskultation ein mehr oder weniger charakteristisches Reibegeräusch, das durch das Vorbeistreifen der unebenen Pleurablätter aneinander entsteht. Dieses Geräusch kann sehr verschieden laut sein, dem Knarren von neuem Leder gleichen, oder in einem weichen Anstreichen bestehen. Dazwischen gibt es alle Übergänge. Am lautesten ist das Geräusch in der Regel an den Stellen, an denen die Verschiebung der Pleurablätter am größten, d. h. die Exkursionen der Lunge am ergiebigsten sind, also an den unteren Lungenrändern und in den seitlichen Partien. Über den Spitzen, wo die Verschiebung der Lunge gegen die Pleura minimal ist, hört man fast nie Reiben. Verwechslungen mit schnurrenden oder knackenden Rasselgeräuschen, selbst mit Knisterrasseln sind möglich (obschon das Reiben ziemlich selten an Knistern erinnert und dann ungleichmäßiger klingt als dieses). Als Unterschiede gegenüber den erwähnten Geräuschen ist vor allem zu nennen, daß das Reibegeräusch durch eine Reihe von tiefen Atemzügen fast immer abgeschwächt, häufig auch ganz zum Verschwinden gebracht wird, so daß die Demonstration in Perkussionskursen häufig auf Schwierigkeiten stößt. Dagegen wird das Rasseln durch Hustenstöße viel leichter zum Verschwinden gebracht. Ferner erfolgt das Reiben meistens unterbrochen, absatzweise, ist während der Exspiration oft ebenso laut oder noch lauter als während der Inspiration, nicht immer streng an die Atmungsphasen gebunden. Druck auf die Interkostalräume kann das Reiben verstärken. Das Reiben ist häufig auch zu fühlen, während Rasselgeräusche selten gefühlt werden können. Ein weiteres Symptom der Pleuritis sicca ist der Druckschmerz, der oft, aber durchaus nicht immer vorhanden ist.

Das Röntgenbild zeigt oft eine diffuse Verschattung der erkrankten Partie, besonders aber läßt die Durchleuchtung eine Hemmung der Zwerchfellbewegung erkennen.

Verlauf. Die Pleuritis sicca besteht häufig nur wenige Tage. Nach kurzer Zeit sinkt die Temperatur auf die Norm, das Reiben verschwindet, der Schmerz hört auf, und der Patient befindet sich wieder vollkommen wohl. Nicht selten aber bleibt das Reiben auf einer oder auf beiden Seiten wochenlang bestehen, die Temperaturen sind subfebril und das Allgemeinbefinden ist gestört. Hier stellt sich oft mit der Zeit eine Tuberkulose heraus.

Eine besondere Erwähnung verdienen die chronischen Formen, die Piéry als „Pleurésie à répitition" beschrieben hat, und auf die besonders Hollós und W. Neumann hinweisen. Die Patienten, vorwiegend Frauen, leiden an stets wiederkehrender trockener Pleuritis, die bisweilen immer an der gleichen

Stelle auftritt, oft aber auch in der Lokalisation wechselt. Die Temperatur ist bei jedem Schub erhöht, kann aber auch dauernd subfebril sein. Diese Fälle bilden den Übergang zu solchen, bei denen der Befund monate- und jahrelang gleich bleibt. Mantoux hat solche Fälle als „fébricule tuberculeuse bénigne interminable á manifestations pleurétiques" beschrieben. Das Allgemeinbefinden ist oft nur wenig gestört. Oft ist daneben der Befund einer geringfügigen gutartigen Spitzentuberkulose festzustellen. Schließlich heilt die Krankheit in der Regel aus, und die nachträgliche Entwicklung einer Phthise ist, wenn sie überhaupt vorkommt, jedenfalls sehr selten. Ich habe mehrere Fälle gesehen, die nach monatelangem Aufenthalt im Hochgebirge im gleichen Zustand zurückkehrten, nach dem Wiederbeginn der Arbeit nach kürzerer oder längerer Zeit heilten und seit vielen Jahren gesund geblieben sind.

Die traumatische Pleuritis kann wochenlang bestehen bleiben und noch nach vielen Monaten bei Anstrengungen oder Erkältungen wiederkehren, nach kürzerer oder längerer Zeit heilt sie schließlich doch aus. Doch kann sich hinter ihr unter Umständen auch eine traumatische Tuberkulose verbergen.

Ist die Pleuritis sicca der Ausdruck einer anderen Krankheit, so hat sie natürlich keine selbständige Bedeutung. Bei Pneumonie, Lungenabszeß usw. kann sie vorübergehend auftreten und rasch wieder verschwinden. In anderen Fällen ist sie der Vorbote der Perforation eines subphrenischen Abszesses, eines Karzinoms der Flexura coli o. dgl. und macht dann häufig nach einigen Tagen einem Empyem Platz.

Diagnose. Die Diagnose gründet sich einzig auf das charakteristische Reibegeräusch. Die Schwierigkeiten der Diagnose bestehen darin, die Ursache der Brustfellreizung festzustellen. In erster Linie denke man immer an Tuberkulose, dann an Bronchiektasie und an alle Erkrankungen von Organen in der Nachbarschaft der trockenen Pleuritis. Häufig führt der Nachweis eines Reibegeräusches auf die richtige Spur beim Bestehen einer bisher undiagnostizierbaren Krankheit.

Bisweilen führt die Röntgenuntersuchung zur Erkennung der Ätiologie.

Bei einem Kollegen, der plötzlich an einer heftigen trockenen Pleuritis erkrankt war, die sich über einen großen Teil einer Lunge ausdehnte und nicht weichen wollte, zeigte die Untersuchung vor dem Röntgenschirm einen kleinen runden Schatten, der bei der Atmung auf- und abgeschleudert wurde. Erst jetzt erinnerte er sich, daß er als Kind von einem Schrotschuß getroffen worden war. Ein Heftpflasterverband brachte dann die Entzündung rasch zur Heilung.

Neuerdings hat Fleischner angegeben, daß die trockene Pleuritis im Röntgenbild erkennbar sein kann, wenn die fibrinösen Auflagerungen eine gewisse Dicke erreichen. Man sieht dann, besonders bei schräger Strahlenrichtung, daß das Lungenfeld nicht ganz bis an die Bogen heranreicht, die der innere Rand der Rippen beim Umbiegen nach vorne bildet, sondern daß sich über eine mehr oder weniger große Strecke von oben bis unten ein Schattenstreifen herunterzieht, der das Lungenfeld von der Rippenkonkavität trennt (vgl. u. S. 1756, „lamelläre Pleuritis").

Prognose. Die Prognose ist gut bei den traumatischen Formen und in den Fällen, in denen die Grundkrankheit eine gute Prognose hat. Auch dann, wenn die Entzündung plötzlich auftritt und nach wenigen Tagen besser wird, darf man die Prognose günstig stellen. Sonst muß man immer daran denken, daß sich hinter der Pleuritis eine ernstere Krankheit verbirgt. Doch haben gerade die chronischen Fälle eine gute Prognose.

Allard fand, daß von 20 Patienten, die vor mindestens 15 Jahren eine Pleuritis sicca durchgemacht hatten, 4 an Tuberkulose gestorben waren und 4 an Lungentuberkulose litten. Köster fand bei der Nachuntersuchung von 57 Fällen mit „idiopathischer" Pleuritis sicca, daß 16 tuberkulös und 8 an Tuberkulose gestorben waren. Bei 37 Kranken, die nach einer Pleuritis sicca an Tuberkulose erkrankten, trat diese 11 mal im ersten, 20 mal zwischen dem zweiten und sechsten Jahre, 6 mal zwischen dem achten und zehnten Jahre auf. Von Lords 60 nachuntersuchten Fällen erkrankten 18 an Phthise, im Mittel nach 4—5 Jahren.

Therapie. In vielen Fällen genügt die Ruhe, um eine Heilung herbeizuführen. Manche Patienten wollen aber das Bett wegen der Affektion nicht hüten. Oft sieht man Schmerz und Reiben nach einem Jodanstrich rasch verschwinden. Auch Alkoholwickel, Senfpapier und andere Reizmittel beseitigen den Schmerz rasch. Schröpfköpfe wirken bisweilen noch stärker. Auch Blutegel sind nicht zu verachten. Das souveräne Mittel ist in den Fällen, in denen überhaupt eine Heilung möglich ist, die Ruhigstellung der erkrankten Seite durch einen Heftpflasterverband oder die Armfesselung nach Kuhn. Kuhn befestigt bei seinen Patienten die Hand der erkrankten Seite mit Hilfe eines Heftpflasterstreifens an dem Oberschenkel der Gegenseite, während dieser Oberschenkel etwas angezogen wird. Das Niedersinken des Beines zieht dann den Arm noch stärker herüber und hat eine erhebliche Einengung der kranken Seite und ihre völlige Ruhigstellung zur Folge.

Alle diese Maßnahmen leisten auch gute Dienste, wenn die Pleuritis auf einem schwereren Leiden beruht. Der Schmerz wird dadurch beseitigt, und häufig verschwindet auch das Reiben.

Pleuritis sicca diaphragmatica. Wenn sich die trockene Pleuritis am Zwerchfell lokalisiert, was gelegentlich bei scheinbar idiopathischer oder auf Lungenerkrankungen beruhender Entzündung, bisweilen aber auch bei Erkrankungen der angrenzenden Abdominalorgane der Fall ist, so wird die Diagnose natürlich sehr schwierig. Ein Reibegeräusch ist in der Regel nicht zu hören, und nur der Schmerz deutet auf eine Pleuritis hin. Die Schmerzen werden meist in der Höhe des Hypochondriums, auf der Seite und im Rücken in der Höhe der untersten Rippen gefühlt. Sie können auch gegen die Schulter zu ausstrahlen. Bei abdominaler Atmung werden sie besonders heftig. Auch der Schluckakt kann sehr schmerzhaft sein. Am schlimmsten werden die Schmerzen, wenn der Kranke husten, erbrechen oder aufstoßen muß. Auch Druck auf das Epigastrium steigert den Schmerz. Guéneau de Mussy hat eine Reihe von Schmerzpunkten angegeben, deren Empfindlichkeit bei Druck für die Pleuritis diaphragmatica charakteristisch sind, wie auch W. Neumann u. a. bestätigen, und wie ich auch wiederholt feststellen konnte: 1. ein Punkt zwischen den beiden Schenkeln des M. sternocleidomastoideus, wo der N. phrenicus um den M. scalenus ant. umbiegt; 2. die Stellen entlang des Sternalrandes der ersten Interkostalräume; 3. der eigentliche „bouton diaphragmatique", der im Kreuzungspunkt der Parasternallinie mit der Verlängerung der zehnten Rippe liegt; 4. die Gegend der Insertion des Zwerchfells am Thorax; 5. Punkte im Bereiche des Plexus cervicalis und über den Dornfortsätzen der Halswirbelsäule.

Infolge der Schmerzen bei der abdominalen Atmung atmen die Patienten bisweilen fast rein kostal, oberflächlich und beschleunigt. Die untere Thoraxpartie steht beiderseits oder nur auf der erkrankten Seite still. Fieber kann, wie bei jeder trockenen Pleuritis vorhanden sein.

Unter dem Namen des respiratorischen Bauchdeckenreflexes hat R. Schmidt ein Phänomen beschrieben, das für die Pleuritis diaphragmatica charakteristisch sein soll (Stenitzer). Beim Versuch, tief zu inspirieren, tritt eine blitzartige Zuckung im obersten Teil des M. rectus abdominis auf der erkrankten Seite ein. Zwingt man den Patienten längere Zeit mit der erkrankten Seite tief zu atmen, so kann das Phänomen verschwinden, es läßt sich aber durch Druck auf die schmerzhaften Interkostalräume wieder auslösen.

Die erwähnten Symptome erlauben bisweilen die Diagnose und die Differentialdiagnose gegenüber der Interkostalneuralgie und dem Muskelrheumatismus des Zwerchfells. Namentlich der Nachweis der Druckpunkte ist wichtig, aber sie sind nicht bei jeder Pleuritis diaphragmatica vorhanden. Besteht Fieber, so kann manchmal auch eine Perikarditis in Frage kommen. Bei aufmerksamer Beobachtung wird sie sich aber immer erkennen lassen. Erkrankungen der Organe im oberen Bauchraum kommen nicht nur differentialdiagnostisch, sondern auch als Ursache der Pleuritis in Betracht.

Nach Rennen verläuft die Pleuritis sicca diaphragmatica nicht selten unter dem Bild von Magenbeschwerden. Solche Fälle werden oft jahrelang als Magenleiden behandelt, bis die Röntgenuntersuchung Unregelmäßigkeiten des Zwerchfells, Wallungen und Verziehungen, Unregelmäßigkeiten der Gestalt bei der Atmung ergibt. Bei diagnostischen Tuberkulininjektionen, die zu Fieberreaktion führen, werden die Schmerzen stärker. Auch sonst sind oft Zeichen von Tuberkulose nachweisbar. Rennen ist der Ansicht, daß viele Fälle von ,,Ulcus" ohne okkultes Blut und ohne Röntgenbefund am Magen und Duodenum auf Tuberkulose mit Pleuritis diaphragmatica beruhen und daß sich dadurch die schlechten Resultate der diätetischen Therapie in solchen Fällen erklären.

Sind sichere Symptome einer Pleuritis diaphragmatica vorhanden, so kann es sich um eine trockene oder um eine abgesackte seröse oder eitrige Entzündung handeln. Die erwähnten Symptome sind natürlich bei allen diesen Formen gleich. Wenn keine anderen Erkrankungen der Respirationsorgane vorhanden sind, so kann das Röntgenbild Klarheit schaffen.

Die Röntgenuntersuchung sichert in vielen Fällen die Diagnose, aber durchaus nicht in allen. Es kann vorkommen, daß Form und Beweglichkeit des Zwerchfells normal sind, oft kommen sie nur bei tiefster Einatmung zum Vorschein. Deshalb sind die Aufnahmen immer in möglichst tiefer Inspirationsstellung vorzunehmen. Noch wichtiger ist oft die Durchleuchtung. Sie zeigt manchmal ein Zurückbleiben der erkrankten Zwerchfellhälfte, manchmal eine herabgesetzte Exkursionsbreite, manchmal Zacken, Wellungen, Buckel oder eine auffallend gerade Linie des Zwerchfells, manchmal ungenügende Eröffnung oder vollständige Obliteration des Randsinus, seltener Hochstand des Zwerchfells. Alle diese Veränderungen können nur in einer bestimmten Respirationsphase vorhanden sein. Selbstverständlich geht aus den Röntgenbefunden nicht hervor, ob noch eine Entzündung oder nur restierende Verwachsungen vorhanden sind. Wenn das Lungenfeld durch andere Prozesse verdunkelt ist, so kann die Differentialdiagnose schwierig sein.

Nach der Ausheilung einer Pleuritis diaphragmatica bleiben häufig Verwachsungen des Zwerchfells zurück, die zusammen mit den übrigen Erscheinungen der Pleuraverwachsungen besprochen werden sollen. Kraus hat eine dauernde Zwerchfellähmung als Folge von Pleuritis sicca beschrieben.

2. Pleuritis serofibrinosa.

Ätiologie. Die Ursachen der Pleuritis serofibrinosa sind die gleichen wie die bei der allgemeinen Ätiologie der Pleuritis erwähnten. In der größeren Zahl der Exsudate findet man keine Bakterien, weder durch mikroskopische Untersuchung noch durch Kultur. Die Mehrzahl dieser scheinbar bakterienfreien Exsudate hat aber die Fähigkeit, Meerschweinchen bei der Verimpfung tuberkulös zu machen (vgl. o. S. 1728). Bei den übrigen ist man aus den oben erwähnten Gründen nie sicher, ob sie nicht doch tuberkulöser Natur sind. Wir müssen daher annehmen, daß die größte Zahl der in den Kliniken beobachteten exsudativen Pleuritiden auf tuberkulöser Grundlage beruht. Etwa in 10—20% der Fälle lassen sich andere Bakterien züchten. Eichhorst fand unter 243 serösen Pleuraexsudaten 37 bakterienhaltig. Unter diesen waren zu finden: Pneumokokkus 15 mal, Staphylococcus pyogenes albus 11 mal, aureus 4 mal, Streptokokken mit Pneumokokken 4 mal, Staphylokokken und Pneumokokken 2 mal, Streptokokken und Staphylokokken einmal. Bei Kindern werden Pneumokokken viel häufiger gefunden, etwa in zwei Drittel aller Exsudate. Aber auch Typhusbazillen, Diphtheriebazillen, Friedländersche Bazillen, Meningokokken und alle möglichen anderen Mikroorganismen können gefunden werden.

Besonders zu erwähnen sind die Exsudate, die sich an einen traumatischen Hämothorax anschließen. Wahrscheinlich ist auch hier eine Infektion, sei sie die Folge einer gleichzeitigen traumatischen Lungenerkrankung oder eine Herabsetzung der pleuralen Widerstandskraft, gegenüber Infektionserregern, die Ursache der Entzündung, obschon man in der Regel keine Mikroorganismen nachweisen kann (vgl. Gerhardt).

Pathologische Physiologie und Pathogenese. Die Entstehung einer exsudativen Pleuritis läßt sich einfach erklären. Wenn Bazillen auf irgendeinem Wege in die Pleura gelangen, so können sie sich sehr leicht im ganzen Pleuraraum verbreiten, und das entstehende Exsudat sorgt dafür, daß sie an andere Teile der Pleura gelangen und das Brustfell in großer Ausdehnung zur Entzündung bringen können. Nur selten kommt es früh zu Verklebungen, die die weitere Ausbreitung der Entzündung hindern, und speziell die isolierte interlobäre Pleuritis ist nicht sehr häufig.

Die Pleuritis stellt, wie jede Entzündung, einen komplizierten Prozeß von Infektions- und Immunisationsvorgängen dar, und auch die Ausscheidung eines Exsudats läßt sich nicht in einfacher Weise als Ausdruck einer Schädigung oder als Schutzmaßregel auffassen. Ja es scheint, daß das Exsudat selbst Substanzen von entgegengesetzter Wirkung enthalten kann. Daß es recht häufig, wahrscheinlich sogar ausnahmslos, virulente Mikroorganismen enthält, wurde bereits erwähnt. Daneben lassen sich aber auch Antikörper nachweisen. Wassermann und Citron sind der Ansicht, daß die Antikörper von der Pleura gebildet werden und erst sekundär ins Blut übergehen. Sie injizieren Typhusbazillen intrapleural und kamen zum Resultat, daß die Antikörper anfangs in der Pleuraflüssigkeit reichlicher auftreten. Doch wird dem von Paetsch widersprochen, der bei seinen Versuchen zum entgegengesetzten Resultat kam. Nach ihm hätten wir uns vorzustellen, daß die von den Mikroorganismen in der Pleurahöhle erzeugten Gifte mit dem Blut in die blutbildenden Organe gelangen und hier die Produktion der Antikörper anregen. Diese werden durch das Blut dem ganzen Körper, somit auch der Brusthöhle, zugeführt.

Die Gifte und Antikörper sind am genauesten bei der tuberkulösen Pleuritis untersucht. Man findet tuberkulinähnliche Substanzen, regelmäßig Aggressine, bisweilen komplementbindende Körper, Agglutinine, selten Präzipitine und Opsonine, auch Antitoxine sollen vorhanden sein (Literatur bei Livierato und Crossonini). Auch eine Anregung der Leukozytose durch die Injektion von Exsudat bei tuberkulösen Tieren ist beobachtet (Eisner).

Die mit der Pleuritis einhergehenden Immunitätsvorgänge lassen erwarten, daß die Erkrankung der Pleura einen Einfluß auf die Grundkrankheit, besonders die Tuberkulose, haben könnte. Das wird von Königer auf Grund klinischer Beobachtung behauptet. Doch scheint mir die Tatsache nicht über alle Zweifel erhaben. Block kommt durch die Bearbeitung von 738 Krankengeschichten zum Schluß, daß die mit der Exsudatbildung verbundenen Vorgänge den Verlauf der Lungentuberkulose günstig beeinflussen, während das Endresultat infolge der postpleuritischen Verwachsungen ungünstig sei.

Auch die Bedeutung der lokalen Immunitätsvorgänge bei der Lungentuberkulose und das Zurücktreten der Antikörper im Blut bei dieser Krankheit sprechen dafür, daß nicht notwendigerweise ein Einfluß auf die Grundkrankheit ausgeübt werden muß.

Die Erklärung der Immunitätsvorgänge stößt im einzelnen auf große Schwierigkeiten. Zum Teil liegen die Probleme ähnlich wie bei der Pneumonie, doch fehlt bei der Pleuritis der Zerfall von Eiweiß, und die Infektionsvorgänge werden nicht durch die Proteolyse kompliziert. Freilich findet sich auch proteolytisches tryptisches Ferment im Pleuraexsudat, wenn reichlich polynukleäre Zellen darin vorhanden sind. Ed. Müller hat gezeigt, daß das durch Zentrifugieren gewonnene Sediment eine proteolytische Wirkung entfaltet, wenn es solche Leukozyten in größerer Menge enthält, dagegen nicht, wenn es vorwiegend aus Lymphozyten besteht. In der Flüssigkeit ist sehr selten eine proteolytische, viel häufiger umgekehrt eine hemmende Wirkung nachzuweisen. Ed. Müller erklärt das so, daß in der Flüssigkeit Antitrypsin vorhanden ist, daß dieses aber durch das proteolytische Ferment abgesättigt werden kann, wenn reichlich polynukleäre Zellen

zugrunde gehen. Ein peptolytisches Ferment konnten Lenk und Pollak in allen
Exsudaten nachweisen, aber im Gegensatz zum tryptischen am stärksten in den tuberkulösen und karzinomatösen, am schwächsten in den reinen Transsudaten, während die
akut entzündlichen in der Mitte standen. Eine Abhängigkeit vom Lymphozytengehalt
war nicht vorhanden. Zur Erklärung der Resorption ist aber eine proteolytische Wirkung
des Exsudates durchaus nicht notwendig. Allerdings glaubte Landsberg eine Resorption
unter Mitwirkung einer Proteolyse dadurch wahrscheinlich gemacht zu haben, daß er eine
Zunahme des Aminosäuregehalts im Verhältnis zum Eiweißgehalt im Pleuraexsudat
während dessen Resorption, eine Verminderung während des Wachstums feststellte. Doch
finden sich unter seinen Fällen auch Ausnahmen, und die Differenzen sind überhaupt
nicht groß. Die Versuche über die Autolyse von Pleuraexsudaten haben widersprechende
Resultate ergeben und sprechen jedenfalls nicht für eine wesentliche Bedeutung der Proteolyse. Eine Resorption von unverändertem Eiweiß bereitet dem Verständnis keine Schwierigkeiten. Einzig das niedergeschlagene Fibrin kann nicht direkt resorbiert werden, sondern
muß entweder durch Fermentwirkung resorptionsfähig gemacht oder durch gewebliche
Organisation beseitigt werden. Rosenmann konnte in den Exsudaten sowohl eine fibrin-
lösende als auch eine die Fibrinolyse hemmende Substanz nachweisen. In frischen Exsudaten
liegt die Hemmung vor. Ob die in den Exsudaten nachzuweisenden Oxydasen und Lipasen
eine Bedeutung für das weitere Schicksal eines Exsudates haben, wissen wir nicht. Die
Lipasen sollen in Exsudaten reichlicher sein als in Transsudaten (Literatur s. Gerhartz).

Deist fand in Pleuraexsudaten weniger Fibrinferment als der Fibrinogenmenge
entsprach.

Die chemische Zusammensetzung der Pleuraexsudate unterscheidet sich von
der des Blutserums hauptsächlich durch den geringen Eiweißgehalt und das Überwiegen
der Globulinfraktion über die Albuminfraktion. (Die Transsudate nähern sich, abgesehen
von dem noch geringen Eiweißgehalt, mehr dem Serum). Reststickstoff, Aminosäuren,
Ammoniak, Harnstoff und Purinkörper scheinen in ähnlichem Verhältnis vorzukommen
wie im Serum. Der Gehalt an Mineralsalzen ist im ganzen eher größer als im Blut, dagegen
weniger hoch als im Transsudat. Der Fett- und Lipoidgehalt ist wechselnd (Literatur bei
Gerhartz). Schade konnte auch flüchtige Säuren nachweisen. Eine diagnostische Bedeutung besitzt der durch Essigsäure in der Kälte fällbare Eiweißkörper (vgl. S. 1161).

Die volle Bedeutung gewinnt die quantitative Analyse des Pleuraexsudates, namentlich der Salze, erst dann, wenn die Bestimmungen gleichzeitig auch im Blut vorgenommen
werden. Erst dadurch wird es möglich, einen Einblick in die Bedingungen der Entstehung
und Resorption des Exsudates zu gewinnen. Die ersten Versuche, die bei der Entstehung und Resorption tätigen physikalischen Kräfte zu untersuchen, hat H. Meyer
auf Veranlassung von His angestellt. Meyer hat den osmotischen Druck in Pleuraexsudaten
und gleichzeitig im Blut der Patienten untersucht und gefunden, daß der Gesamtdruck
im Exsudat, während dieses steigt, stets geringer als der im Blut ist. Wären nur physikalische Kräfte der Osmose wirksam, so müßte dadurch eine Strömung von Wasser nach
dem Blute hin, also eine Resorption, zustande kommen. Während des Rückganges der
Exsudate fand er im Gegenteil einen erhöhten osmotischen Druck im Exsudat. Wenn
also trotzdem die Resorption zustande kommt, so erfolgt sie entgegen physikalischen
Kräften der Osmose. So lange das Exsudat stationär bleibt, ist der osmotische Druck in
Blut und Exsudat gleich. Ähnlich verhält sich das Kochsalz, das Eiweiß ist dagegen
im Exsudat immer in geringerer Konzentration vorhanden als im Blut. His schloß daraus,
daß keine physikalische Kraft, sondern eine aktive Sekretion der Endothelien die Ursache
der Exsudatbildung sei. Die Fortschritte der physikalischen Chemie haben aber gezeigt,
daß diese Annahme nicht nötig ist.

Zunächst ist die Diffusion nicht nur vom osmotischen Gesamtdruck abhängig, sondern
sie findet so lange statt, bis das Donnansche Gleichgewicht erreicht ist. Die Untersuchungen
von van Slyke, Wu und McLean und von Michaud sprechen dafür, daß das auch
für die pleuritischen Exsudate gilt. Dazu kommt noch der Quellungsdruck der Eiweißkörper und der übrigen kolloidal gelösten Substanzen. Als Ursache der Exsudation und
Resorption kommt in erster Linie eine krankhafte Veränderung der Membranfunktion
der Pleurakapillaren in Betracht, daneben auch noch Stoffwechselvorgänge im Entzündungsherd.

Schade hat mit seinen Mitarbeitern eingehende Untersuchungen an Pleuraexsudaten
und gleichzeitig am Blut der Kranken angestellt und gezeigt, wie wir uns nach dem gegen-
wärtigen Stand der physikalischen Chemie die Bildung des Exsudates vorzustellen haben.
Seine Befunde sind folgende: Kohlensäurespannung und Wasserstoffionenkonzentration
sind im Exsudat höher als im Serum, und zwar um so höher, je akuter die Entzündung
ist (in Exsudaten höher als in Transsudaten, bisweilen, den Neutralpunkt überschreitend,
in eitrigen Exsudaten höher als in serös-fibrinösen, im Eiter akuter Entzündungen höher
als in kalten Abszessen). Der osmotische Druck wurde in teilweiser Übereinstimmung
mit H. Meyer bei den meisten serösen Exsudaten niedriger, bei einigen höher gefunden

als im Serum, bei eitrigen dagegen ausnahmslos viel höher. Die elektrische Leitfähigkeit ist der des Blutserums ähnlich, aber immer gering (im Eiter sind die Verhältnisse etwas komplizierter); die Untersuchung der „Grenzleitfähigkeit" zeigt, daß im Exsudat Elektrolyte von verhältnismäßig geringerer Ionisierung als im Normalserum vorhanden sein müssen, daß aber auch im Blutserum der Kranken ähnliche Veränderungen vor sich gehen. Der Eiweißgehalt wurde, wie zu erwarten war, niedriger als im Serum gefunden, aber im ganzen um so höher, je mehr die aktuelle Reaktion nach der sauren Seite verschoben war. Der onkotische Druck (der dem Quellungsdruck der festen Gele entspricht, also die wasseranziehende und -retinierende Kraft der Kolloide) war ausnahmslos im Exsudat geringer als im Serum, ebenso die Viskosität, dagegen die Oberflächenspannung größer. K und Ca war in allen serösen Exsudaten in ähnlicher Menge wie im Blutserum vorhanden, Ca auch in eitrigen, während K in diesen vermehrt war. Der Phosphorsäuregehalt war in den serösen, noch mehr in den eitrigen Exsudaten höher als im Serum. Na und Cl verhielten sich verschieden. In einem Teil der Fälle ist im Exsudat Cl im Verhältnis zum Na (bei den eitrigen Exsudaten im Verhältnis zu den gesamten Kationen) im Vergleich mit dem Blut vermindert, meist auch Cl absolut gesunken, in einem Fall der serösen Fälle umgekehrt vermehrt. Besondere Versuche zeigten, daß das unterschiedliche Verhalten wahrscheinlich davon abhängt, ob im Entzündungsgebiet eine stärkere Azidose des Kapillarblutserums zustande kommt.

Im Blutserum der Pleuritiskranken fand Schade regelmäßig eine Erniedrigung des osmotischen Druckes, eine Abnahme des Na und Zunahme des Cl (bei eitrigem Exsudat auch Abnahme von Cl) und ein abnormes Schwanken des onkotischen Druckes (bisweilen erhebliche Herabsetzung) und seines Quotienten, ferner oft Vermehrung des Reststickstoffs.

Die Exsudatbildung haben wir uns nach Schade folgendermaßen vorzustellen: Wenn eine Entzündung in den Gewebsspalten der Pleura entsteht, werden die Kapillarwände undicht. Durch physikalisch-chemische Kräfte wird ein Ultrafiltrat abgepreßt, das mit zunehmender Porenweite des Filters albumin-, pseudoglobulin-, euglobulin- und fibrinogenhaltig wird. Dieses eiweiß- und elektrolythaltige Ultrafiltrat wird durch die Lymphspalten nach dem Prinzip der hydraulischen Presse in die Pleurahöhle gepreßt bzw. angesogen. Für diese Annahme sprechen alle Befunde. Bei eiweißdichter Kapillarmembran kommt das Flüssigkeitsgleichgewicht zwischen Blut und Gewebe dadurch zustande, daß der in der Länge der Kapillare sinkende hydrodynamische Druck im Anfangsteil stark genug ist, um entgegen dem wasserretinierenden onkotischen Druck im Serum Überwiegen des Ausstroms von Flüssigkeit und Elektrolyten in die Gewebe gegenüber dem Rückstrom zu bewirken, während im Endteil der Kapillaren der hydrodynamische Druck genug gesunken ist, um eine Umkehr der Stromrichtung herbeizuführen. Wenn die Membran für Eiweiß undicht wird, kommt ein viel geringerer Teil des onkotischen Druckes zur Wirkung, und die Folge ist eine stärkere Wirkung des hydrodynamischen Druckes, eine Verlegung des Umkehrpunktes der Strömungsrichtung nach der venösen Seite, ein Überwiegen des Ausstroms gegenüber dem Rückstrom, eine Retention von eiweiß- und elektrolythaltiger Flüssigkeit in den Gewebsspalten, die wegen der anatomischen Beschaffenheit der Pleura in die Brusthöhle abfließt. Der onkotische Druck wird durch die in jedem Entzündungsherd vorhandene Azidosis noch weiter herabgesetzt. Die von der des Blutplasmas wenig verschiedene elektrische Leitfähigkeit paßt gut zur Annahme eines Ultrafiltrats, ebenso die geringen Werte für Eiweißgehalt, spezifisches Gewicht und onkometrischen Druck im Exsudat, und die Werte für Oberflächenspannung und Viskosität sprechen nicht dagegen. Die osmotische Hypotonie erklärt Schade durch die Säuerung, teilweise auch durch die Ausfällung von Elektrolyten, speziell Ca in eitrigen Exsudaten. Doch kann sich das Verhältnis zwischen osmotischem Druck der Exsudate und des Blutes vorübergehend durch kompensatorische und andere Veränderungen im Blut verschieben, denen die Elektrolytverschiebungen erst allmählich nachkommen. Die Elektrolytverschiebungen selbst sind durch das Bestreben der Annäherung an das Donnansche Gleichgewicht bedingt. Wichtig ist aber auch die Azidosis des Entzündungsherdes. Ist diese gering, so besteht eine Grenzmembran nur in der Kapillarwand zwischen saurem Exsudat und alkalischem Serum, dann muß nach den Versuchen Schades das Exsudat gegenüber dem Serum Na ärmer und verhältnismäßig Cl reicher sein. Wenn dagegen durch stärkere Säurebildung oder kapillare Stromverlangsamung auch das Serum saurer wird, so kommt dazu eine zweite Membran zwischen dem sauren Serum und den alkalischen roten Blutkörperchen, die nach Schades Versuchen zu einem Einströmen von Cl nach der alkalischen und Abströmen von Na nach der sauren Seite führt.

Die Vorgänge bei der Resorption der Exsudate sind noch nicht so genau untersucht. Die Abdichtung des Membranfilters, Reaktionsveränderungen im Exsudat, Elektrolytverschiebungen im Blut und Änderungen des Blutstroms spielen eine noch nicht im einzelnen übersehbare Rolle, in einzelnen Fällen sicher auch eine Autolyse, zweifellos bei eitrigen Ergüssen. Das Problem wird dadurch kompliziert, daß die Beziehungen zwischen Pleurahöhle und Blutkapillaren im Lauf der Krankheit geändert werden. Die Pleurahöhle kommuniziert nicht mehr frei mit den an die Filtrationsmembran der Kapillarwand angrenzenden Lymphräumen, sondern durch die Verdickung des Pleuraendothels und Ablagerung von Fibrin hat sich eine neue Membran eingeschoben. Cobet und Ganter haben gezeigt, daß Jodnatrium von frischen Ergüssen aus gut resorbiert wird, von alten aus schlecht. Es ist deshalb verständlich, daß nach längerem Bestand eines Exsudates dessen Resorption viel langsamer vor sich geht als die Bildung.

Der Stoffwechsel bei der Pleuritis ist in erster Linie durch das bestehende Fieber bzw. durch die Grundkrankheit bedingt. Stickstoff- und Kochsalzretention besteht nur in Fällen mit schlechter Resorptionstendenz (Deist). Vermehrte Kochsalzzufuhr kann sogar diuretisch wirken (Bittorf und Jochmann). Diuretin soll nur auf die Wasserausscheidung wirken, während nach Bittorf und Jochmann eine Probepunktion zu einer Verarmung des Exsudates an Kochsalz führen kann. Während der akuten Entzündung besteht Neigung zu Wasserretention, während der Resorption Neigung zu Wasserabgabe, wie mit Hilfe des Wassertrinkversuchs Peyrer, Greuel u. a. gezeigt haben. Über den Gaswechsel s. u.

Die Wirkung der Pleuritis auf den Organismus beruht bei den serösen Ergüssen zum geringeren Teil auf der Infektion. Das Wichtigste ist die mechanische Wirkung des Exsudates. Diese ist aber nicht so einfach, wie man sie sich früher vorgestellt hat.

Man darf das Exsudat nicht einfach wie eine Flüssigkeit auffassen, die in einem Gefäß mit teilweise elastischen Wänden sich befindet, sich der Schwere nach verteilt und auf die Wände einen Druck ausübt, der ihrer Menge proportional ist. Diese Ansicht, die lange herrschte, und von der man ausging, um die Form der pleuritischen Dämpfung zu erklären (vgl. den Abschnitt Symptomatologie), wurde zwar schon früher von Sahli bekämpft, aber erst ganz verlassen, als die Röntgenuntersuchung zeigte, daß der Exsudatschatten nicht horizontal begrenzt wird, sondern bei geringer oder mittlerer Höhe seitlich emporsteigt. Kraus wies zuerst darauf hin, daß auch eine Probepunktion, bei der etwas Luft in das Exsudat gelangt, sich sofort im horizontalen Flüssigkeitsspiegel

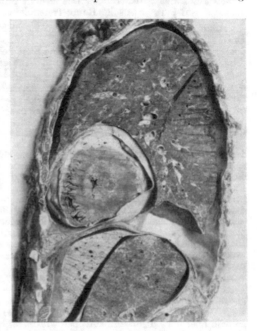

Abb. 89.
Gefrierschnitt eines Thorax mit Pleuraexsudat.
(Präparat von Prof. Loeschcke, Mannheim.)

an der höchsten Stelle einstellt. Es ist aber auch ohne diesen Beweis, den das Röntgenverfahren liefert, selbstverständlich, daß das Exsudat entsprechend dem negativen Druck in die Pleurahöhle hinaufgesaugt werden muß, aber nur so hoch, als es der hydrostatische Druck erlaubt. Die Flüssigkeit muß sich da am meisten ansammeln, wo die Lunge am stärksten ausweicht, also da, wo sie die größten Volumschwankungen bei der Atmung ausführt. Das sind, wie Tendeloo gezeigt hat, die seitlichen Partien. Assmann macht auch darauf aufmerksam, daß in der Regel die Sektion eine viel stärkere Atelektase des ganzen Unterlappens als des Oberlappens zeigt und daß ein isolierter Kollaps des Unterlappens besonders in den hinteren seitlichen Partien Raum für die Flüssigkeit schaffen muß. Allerdings ist über die Verteilung im einzelnen noch keineswegs Klarheit geschaffen. In den letzten Jahren sind zwar viele Untersuchungen vorgenommen worden, aber weder die röntgenologischen Untersuchungen (neuerdings besonders von Fleischner), noch die Injektion von erstarrenden Massen in die Pleurahöhle von menschlichen Leichen (Ganter, Leendertz) oder von Versuchstieren (Liebig), noch die Gefrierschnitte durch Leichen (Koch) haben die Frage restlos gelöst. Abb. 89 (nach einer von Herrn Prof. Loeschcke freundlicherweise überlassenen Photographie) zeigt ein wenig umfangreiches Exsudat, das größtenteils über dem Zwerchfell liegt und besonders den untersten Teil des Unterlappens komprimiert. Hinten steigt es deutlich in die Höhe und bewirkt eine Atelektase des hinteren unteren Lungenrandes, der dadurch zugespitzt erscheint. Auch vorne steigt er an dem Herzbeutel in die Höhe. Das Bild zeigt aber auch, daß die Lunge in einem solchen Präparat sich im ganzen zusammenzieht und den Brus taum nicht ganz ausfüllt, so daß es nicht ganz den

Verhältnissen am Lebenden entspricht. Die Lunge „schwimmt" nicht auf dem Exsudate, wie Koch annimmt, sondern das Exsudat verteilt sich, besonders wenn es nicht sehr groß ist, so im Brustraum, wie es der negative Druck in der Pleurahöhle, die Retraktionsfähigkeit der Lunge und der hydrostatische Druck erlauben. Es erscheint aber sehr unwahrscheinlich, daß es in dünner Schicht sehr hoch hinaufsteigen kann.

Gewöhnlich wird angenommen, daß das Exsudat zuerst den Pleurasinus ausfülle und bis zum Ansatz des Zwerchfells hinuntersteige. Aschoff hat gezeigt, daß diese Ansicht nur bedingt richtig sei und daß kleinere Exsudate offenbar sich nicht in die Sinus phrenicocostales hineinsenken, sondern oberhalb derselben stehen bleiben. Er schloß das aus Beobachtungen über gewisse Arten von Pleuraverwachsungen, besonders ringförmige Okklusionen am Eingang des Sinus. Das stimmt mit der Erfahrung überein, daß bei kleinen Exsudaten der Traubesche Raum freizubleiben pflegt.

Auch der Druck des Exsudates ist nicht so hoch, wie man ihn nach früheren Untersuchungen angenommen hatte. D. Gerhardt weist mit Recht darauf hin, daß früher der hydrostatische Druck der Flüssigkeitssäule nicht berücksichtigt wurde. Bei sehr großen Exsudaten muß natürlich an der tiefsten Stelle ein positiver Druck herrschen. Wenn man aber den auf die Lunge wirkenden Druck bestimmen will, so muß man, wenn man an einer tieferen Stelle den Druck mißt, den Druck der Flüssigkeitssäule, der zwischen diesem Punkt und der Lunge liegt, von dem gemessenen Druck subtrahieren. Einzig der an der Oberfläche der Flüssigkeit gemessene Druck entspricht demjenigen, der auf der Lunge lastet, aber nur an dieser Stelle. Denn einmal ist der Druck in der Pleurahöhle nicht an der ganzen Zirkumferenz, an der die retrahierte Lunge die Thoraxwand berührt, der gleiche, und dann kann an den zentralen Partien der Lungenbasis eventuell ein stärkerer Druck herrschen. Im ganzen wird man aber ziemlich richtige Werte erhalten, wenn man in der Nähe der höchsten Stelle des Exsudates den Druck mißt und von hier aus unter Berücksichtigung des Höhenunterschiedes und des spezifischen Gewichtes der Flüssigkeit für die tieferen Stellen den Druck berechnet. Gerhardt fand nun, in Übereinstimmung mit den Versuchen von Bard und Weitz, daß der Druck an der Oberfläche des Exsudates fast ausnahmslos negativ ist. Er betrug — 2 bis — 20 cm Flüssigkeit, und zwar war er gerade bei großen, frischen Exsudaten besonders tief, zwischen — 14 und — 20. Dieses Resultat ist, wie Gerhardt bemerkt, nur dadurch verständlich, daß man eine aktive kompensatorische Wirkung der Thoraxmuskulatur annimmt. Der Brustkorb erweitert sich entsprechend dem in der Pleurahöhle vorhandenen Flüssigkeitsquantum, so daß der normale negative Druck im freien Teile des Pleuraraumes wieder hergestellt wird. Für die Richtigkeit dieser Anschauung sind die Tierversuche Gerhardts eine gute Illustration. Eingießen von Flüssigkeit in die Pleurahöhle bei mit Morphium narkotisierten Hunden führte in Mengen bis zu mehr als einem halben Liter keine dauernde Drucksteigerung herbei. Im ersten Moment nach dem Einströmen war der Druck zwar hoch, so bald aber der Zufluß unterbrochen wurde, sank der Druck bei jeder Inspiration um einige Zentimeter, bis der gleiche Druck wie vor dem Einfließen erreicht war. Da die Flüssigkeit nicht resorbiert wurde, so kann das nur durch eine vermehrte inspiratorische Stellung des Thorax, die auf reflektorischem Wege zustande kam, erklärt werden. An dieser vermehrten Inspirationsstellung beteiligt sich aber nicht nur die kranke Seite, sondern auch die gesunde. Daß diese auch erweitert wird, ist eine bekannte Tatsache. Nur wurde sie früher durch Druck des Exsudates gegen das Mediastinum erklärt, während sie in Wirklichkeit einem aktiven Vorgang ihren Ursprung verdankt. Die durch Muskelarbeit bewirkte Erweiterung des Thorax spielt also bei der exsudativen Pleuritis eine große Rolle, und Gerhardt konnte wahrscheinlich machen, daß dann, wenn die Muskelkräfte nachlassen, eine solche Störung der Zirkulation eintritt, daß der Tod erfolgt.

Man darf sich aber nicht vorstellen, daß durch diese aktive Erweiterung des Thorax der Druck überall im Pleuraraum auf der normalen Höhe gehalten werde. Wenn das der Fall wäre, so würde ja die Lunge gar nicht atelektatisch. Ein gewisser Grad von Druckerhöhung ist also schon aus diesem Grund vorauszusetzen. Freilich braucht der Druck nicht sehr groß zu sein, um einen Lungenteil vollständig zu komprimieren. Wichtiger ist aber, daß für die tieferen Teile der Pleurahöhle gar nicht dieser Druck, der an der Oberfläche des Exsudates herrscht, in Betracht kommt, sondern daß zu diesem der hydrostatische Druck der darüber liegenden Wassersäule addiert werden muß. Diese kann leicht 15 cm hoch sein, so daß bei einem negativen Druck von — 10 cm Wasser am oberen Rand des Exsudates an der tiefsten Stelle leicht ein positiver Druck von + 5 cm herrschen kann. Aber auch bei kleineren Exsudaten kommt nicht nur die kompensatorische aktive Atemtätigkeit in Betracht, sondern schon eine Verminderung des normalen negativen Druckes genügt, um Verschiebungen der Organe hervorzurufen. Wenn also auch die Exsudathöhe so gering ist, daß der hydrostatische Druck den negativen Druckwert selbst an der tiefsten Stelle nicht in einen positiven umkehrt, so müssen doch Druckwirkungen auf die Nachbarschaft erkennbar sein.

Die mechanischen Wirkungen des Exsudates sind nicht in allen Teilen der Pleurahöhle die gleichen und bleiben auch nicht bei jeder Stellung des Kranken gleich. Wir haben hier ganz andere Verhältnisse vor uns als beim Pneumothorax und auch bei der Perikarditis. Am meisten macht sich also die mechanische Wirkung in den tiefsten Partien geltend, und zwar in erster Linie auf das Organ, das den geringsten elastischen Widerstand bietet, nämlich die Lunge. Da in dieser der Druck sich nicht weit fortpflanzt, so werden nur die untersten Partien komprimiert. Man sollte denken, daß das Lungengewebe zunächst nur auf ein der Druckvermehrung entsprechendes geringes Volum gebracht, dagegen nicht vollständig atelektatisch gemacht würde. Da aber mit dieser Kompression gleichzeitig die Luftzirkulation in der Lunge gestört wird, kommt es zur Resorption der Luft und zur Atelektase (vgl. das Kapitel Atelektase).

Außer auf die Lunge macht sich der vermehrte hydrostatische Druck in erster Linie auf das Zwerchfell geltend. Hier ist der Widerstand freilich erheblich größer, indem der intraabdominale Druck das Zwerchfell in die Höhe treibt. Der Tonus dieses Muskels hat zur Folge, daß auch bei großen Exsudaten in der Regel die normale Form gewahrt wird und nur die Stellung zustande kommt, die einer vertieften Inspiration entspricht. Nur in sehr seltenen Fällen wird das Zwerchfell durch den Druck des Exsudates nach abwärts gewölbt. Es ist auch schon von der Bauchhöhle aus ein solches Exsudat punktiert worden und Tordeus sah bei einem rechtsseitigen Erguß die Leber so tief verlagert, daß man oberhalb derselben Fluktuation durch die Bauchdecken fühlen konnte. Wahrscheinlich ist für eine solche Vorwölbung des Zwerchfells gegen das Abdomen hin eine Lähmung des Organs die notwendige Voraussetzung. Sonst löst sich immer das Zwerchfell zunächst vom Thorax ab und behält seine Kuppelform mehr oder weniger bei. Das Zwerchfell der gesunden Seite tritt ebenfalls tiefer, was als kompensatorische Erscheinung aufzufassen ist. Die kompensatorische Erweiterung der anderen Seite kommt auch für die Verschiebung der Mediastinalorgane in Betracht. Nur für die tieferen Teile des Mediastinums, also besonders für das Herz und für die Vena cava inf. spielt bei größeren Exsudaten der hydrostatische Druck eine Rolle.

Die Brustwand ist über dem Exsudat in der Regel vorgewölbt und zeigt nicht einfach die Gestalt, die der vertieften Inspirationsstellung entspricht. Das erscheint auch ganz begreiflich, wenn man sich daran erinnert, daß durch den normalen negativen Druck des Pleuraraumes bzw. durch die Elastizität der Lunge der Thorax des Gesunden aus seiner elastischen Gleichgewichtslage gebracht und eingezogen wird. Wird dieser negative Druck vermindert, so muß der Thorax sich vorwölben. Da über den oberen Teilen der Lunge der normale negative Druck herrscht, so entsteht eine Differenz in der Dehnung über den gesunden und kranken Partien. Auf die mangelnde Ansaugung des Thorax als Ursache der lokalen Vorwölbung hat schon O. Rosenbach hingewiesen.

Die Wirkung auf die Atmung hängt nur zum Teil von der Beschränkung der respiratorischen Fläche ab, zum Teil von der Schmerzhaftigkeit der Atembewegung, endlich von der mechanischen Störung infolge des Exsudatdruckes und der kompensatorischen Inspirationsstellung. Dazu kann sich auch eine Fieberdyspnoe gesellen.

Wenn die Atmung schmerzhaft ist, so erfolgt sie oberflächlich, wie bei der Pleuritis sicca, indem sowohl die Inspiration als die Exspiration gehemmt ist. Bei einem Exsudat ist Total- und Mittelkapazität herabgesetzt, bei Punktionen werden beide entsprechend der abgelassenen Flüssigkeit vermehrt (Siebeck). Doch entspricht die Kapazitätsabnahme nicht vollständig der Menge des Exsudates, indem ja die noch atmenden Lungenteile in vermehrter Inspirationsstellung stehen. Die maximale Exspiration ist verhindert, aber noch mehr ist die Inspiration gehemmt. Das Atemvolumen ist nur wenig vermehrt, nach Punktionen wird es etwas geringer (Siebeck). Die Vitalkapazität ist herabgesetzt.

Die Wirkung der Exsudate auf die Zirkulation ist besonders von Gerhardt studiert worden. Die Verengerung der Lungenstrombahn kann keinen sehr großen Einfluß haben, da die Kompression nur an einer relativ beschränkten Stelle so intensiv ist, daß die Zirkulation wesentlich erschwert wird (vgl. S. 1049). Erst wenn die Pleuraergüsse sehr groß sind und die Atemtätigkeit versagt, kommt es zu einem Ansteigen des Blutdruckes auch im rechten Ventrikel. Dagegen läßt sich schon bei sehr viel geringeren Exsudaten eine Stauung in den Venen des Halses nachweisen. Diese ist auf eine mangelhafte Saugkraft des Thorax zurückzuführen, die wir doch wohl in erster Linie als Folge der Druckvermehrung aufzufassen haben. Dazu kommt dann noch eine Abknickung der großen Hohlvenen, besonders der Vena cava inferior an ihrer Durchtrittsstelle durch das Zwerchfell, die sich teils durch Abknickung infolge der Verschiebung des Mediastinums, teils durch Kompression infolge Zwerchfelltiefstand (vgl. Eppinger und Hofbauer) erklären läßt. Sehr wichtig sind immer die verstärkten Atembewegungen und die mit ihnen verbundene vermehrte Inspirationsstellung des Thorax, weil dadurch die infolge des Exsudatdruckes auftretenden Zirkulationshindernisse vermindert werden. Läßt die Kraft der Atemmuskeln nach, so führt im Tierversuch die Kreislaufstörung den Tod herbei, und in dieser Weise sind auch die plötzlichen Todesfälle bei Menschen mit großen Exsudaten zu erklären.

Der Gaswechsel wird zunächst dadurch gestört, daß in einem Teil der Lunge das Blut nicht arterialisiert wird. In einem Teil der Lungenvenen fließt also venöses Blut, das sich dem arterialisierten beimischt, so daß in der Aorta kein rein arterielles Blut fließt. Freilich fließt durch die vollkommen atelektatischen Partien sehr wenig Blut, aber in den teilweise atelektatischen und den benachbarten, durch die Bewegungsbeschränkung an genügender Ventilation gehinderten Lungenteilen ist die Zirkulation nicht unterbrochen. Wir haben also, wie bei der Atelektase aus anderen Ursachen, bei der Pneumonie usw. im arteriellen Blut ein Sauerstoffdefizit zu erwarten, während vermehrte Ventilation der gesunden Lungenpartien die Kohlensäureüberladung kompensieren kann. Tatsächlich fand auch Hürter bei einem Pleuritispatienten im Arterienblut herabgesetzten Sauerstoffgehalt und normalen Kohlensäurewert. Bei sehr ausgedehnten Ergüssen und bei elenden Patienten wird aber die Ventilation ungenügend, um die Kohlensäure zu entfernen, und Kohlensäureretention mit einer vielleicht bis zu einem gewissen Grad kompensierten Azidose muß auftreten. Besonders eine oberflächliche Atmung, die auch durch Schmerzhemmung zustande kommen kann, kann gefährliche Folgen haben, wie bei der Pneumonie erwähnt wurde. Auf den gesamten Sauerstoffverbrauch hat das keinen Einfluß. Beim Tier und beim Menschen ist zwar manchmal vermehrter Sauerstoffverbrauch resp. vermehrte Kohlensäureabgabe gefunden worden, aber das läßt sich teils durch das Fieber bzw. die Infektion, teils durch die vermehrten Atmungsanstrengungen erklären. Dagegen zeigt sich im Gasgehalt des Blutes eine Störung, die bei der Kohlensäure durch die vermehrte Zirkulation ausgeglichen werden kann, die für den Sauerstoff nicht.

Wesentlich geringer sind die Wirkungen der abgekapselten Exsudate. Der Druck in ihnen kann freilich größer sein als in freien Ergüssen. Wenn Pleuraverwachsungen die Ausbreitung der Flüssigkeit verhindern, und wenn dazu noch die Lunge infiltriert ist, so kann der Sekretionsdruck so stark werden, daß das Exsudat auf seine Umgebung einen positiven Druck ausübt, selbst während der Inspiration (vgl. Gerhardt). Die Wirkung des Exsudates setzt sich viel weniger weit in die Umgebung fort als bei einem freien Erguß, die gesunde Seite braucht sich nicht kompensatorisch zu erweitern, die Zirkulationsstörung kann ganz fehlen. Natürlich hängt der Grad der Störung ganz wesentlich von der Ausdehnung des abgekapselten Exsudates, von der Starrheit der Wände usw. ab, und man wird alle Übergänge zwischen dem abgekapselten, die übrige Lunge kaum beeinflussenden, und dem freien Erguß in bezug auf die mechanischen Wirkungen zu erwarten haben. Wenn sich der abgekapselte Erguß resorbiert, oder wenn er durch Punktion entfernt wird, so können umgekehrt stark negative Druckwerte entstehen.

Symptomatologie. 1. **Allgemeinsymptome.** Bisweilen stehen die Allgemeinsymptome im Beginn der Erkrankung so stark im Vordergrund, daß die Pleuritis leicht übersehen werden kann. Erst die genaue Untersuchung führt zur Entdeckung eines kleinen Exsudates. In anderen Fällen spüren die Patienten überhaupt nichts außer Dyspnoe, und der Arzt findet zu seiner Überraschung ein großes Exsudat. Das Exsudat an sich hat wenig Einfluß auf das Allgemeinbefinden, dieses ist vielmehr abhängig von der Art der zugrundeliegenden Infektion.

Fieber fehlt selten ganz. Seine Höhe kann aber außerordentlich verschieden sein. Bald sind es nur subfebrile Temperaturen, bald kontinuierliches hohes Fieber, das bis zu 41° gehen kann. Die Temperatursteigerung kann ganz langsam und allmählich eintreten, in anderen Fällen wird sie durch einen Schüttelfrost oder wenigstens durch Frostschauer eingeleitet. Am häufigsten sieht man mäßig hohes Fieber, das schon nach wenigen Tagen bei Bettruhe lytisch absinkt oder nach längerem Bestand plötzlich oder allmählich zur Norm zurückgeht. Auch tiefe Remissionen, selbst in der Form von hektischem Fieber, kommen vor. Vollkommenes Fehlen von Fieber sieht man namentlich bei alten Leuten. Die Höhe und Art des Fiebers läßt keinen Schluß auf die Ätiologie der Erkrankung zu.

Auch plötzliches Ansteigen der schon gesunkenen Temperatur mit rascher Rückkehr auf die frühere Höhe kommt bisweilen wiederholt im Verlaufe einer Pleuritis zur Beobachtung.

Daß während der Resorption des Exsudates ein „Resorptionsfieber" vorkomme, ist schon behauptet worden, muß aber ganz außerordentlich selten sein. Die meisten Fälle lassen sich viel ungezwungener so deuten, daß das

Fieber auch während der Resorption der Ausdruck der noch bestehenden Infektion ist. Wenn im Anschluß an eine akute Exazerbation ein rasches Sinken des Exsudates nachzuweisen ist, so ist die Temperatursteigerung am ehesten als der Ausdruck eines Immunisationsvorganges (Anaphylaxie?) aufzufassen, der die Resorption zur Folge hat. Gelegentlich beobachtet man auf der erkrankten Seite eine höhere Achseltemperatur als auf der gesunden, doch ist das nicht konstant.

Häufig ist die Schweißsekretion vermehrt. Schweißparoxysmen, die mehrmals täglich auftreten können, sind nicht selten. Der Schweiß bricht meistens aus, während die Temperatur momentan im Absinken begriffen ist.

Verdauungsbeschwerden sind oft sehr ausgesprochen. Die Patienten haben einen schlechten Appetit, leiden an Brechreiz, nicht selten auch an Erbrechen. Klagen über Druck im Magen hört man häufig. Es handelt sich wohl hauptsächlich um direkte mechanische Wirkung der Zwerchfellverlagerung.

Husten gehört nicht zu den obligaten Symptomen der Pleuritis. In manchen Fällen fehlt er vollkommen. Doch kommt es auch vor, daß die Kranken von schmerzhaften Hustenanfällen gequält werden. Bisweilen tritt der Husten nur bei tiefen Atemzügen auf. Bei plötzlicher Entleerung des Exsudats kommen manchmal heftige Hustenstöße vor, auf die wir bei der Besprechung der Thorakozentese zurückkommen werden. Der Husten ist wohl weniger durch Reizung der Pleura als durch eine Bronchitis zu erklären, die sich in den atelektatischen Lungenpartien leicht entwickelt. Deshalb muß alles, was die atelektatischen Lungenbezirke zur Entfaltung bringt, Hustenstöße veranlassen können.

Sputum wird expektoriert, wenn gleichzeitig eine Bronchitis besteht oder wenn die primäre Erkrankung Auswurf zur Folge hat. Die „Expectoration albumineuse" wird bei der Besprechung der Therapie Erwähnung finden.

Schmerzen kommen bei den meisten Pleuritiden vor. Sie können außerordentlich heftig, kolikartig sein, von der Seite gegen den Rücken, die Schultern, die Arme und ins Epigastrium ausstrahlen. Auch reiner Schulterschmerz kommt vor, worauf Gerhardt die Aufmerksamkeit wieder gelenkt hat. Bisweilen werden die Schmerzen nur in der Magengegend empfunden, was auf diaphragmatische Reizung zu beziehen ist. Die Schmerzen werden durch alle Bewegungen, namentlich durch Husten und Nießen verschlimmert. Druck auf den Thorax vermehrt in der Regel die Schmerzen. Der Schmerz kann stechend, aber auch unbestimmt, dumpf sein. Bisweilen ist er genau gleich wie bei einer Interkostalneuralgie, selbst die typischen Druckpunkte können nachweisbar sein. Sehr selten tritt Schmerz auf der gesunden Seite, meistens an einer beschränkten Stelle auf. Schmerzen beim Schlucken sind nicht selten. Bisweilen sind die Schmerzen durch die Beteiligung des Zwerchfells bedingt. Dann zeigen sie den gleichen Charakter wie bei der Pleuritis diaphragmatica (siehe S. 1734). Auch die für diese typischen Druckpunkte können vorhanden sein.

Die Urinsekretion ist während des Bestandes des Exsudates vermindert. Die Verminderung läßt sich nicht ganz dadurch erklären, daß wegen der Flüssigkeitsansammlung zu wenig Wasser zur Verfügung steht. In manchen Fällen ist vielleicht die Infektion bzw. die durch sie verursachte Schweißsekretion die Ursache. Wahrscheinlich spielt aber auch, wie O. Rosenbach meint, die Zirkulationsstörung eine Rolle, und die Schweiße wären dann vielleicht als vikariierend anzusehen. Für die Bedeutung der Zirkulationsstörung spricht die Tatsache, daß während und nach der Resorption des Exsudates eine Polyurie

auftritt, die viel größer ist, als daß sie nur der Ausdruck der Flüssigkeits-
resorption sein könnte. Der Volhardsche Wasserversuch (vgl. Nierenkrankheiten, Bd. 6 dieses Handbuches) fällt während des Bestehens des Exsudates
verzögert, während der Resorption überschießend aus (Peyrer, Greuel u. a.).

Im Urin findet sich häufig etwas Eiweiß, während Zylinder selten gefunden
werden.

Der Puls ist teilweise abhängig vom Fieber, teilweise von der durch das
Exsudat gesetzten Zirkulationsstörung. Die Beschaffenheit des Pulses ist ein
wichtiger Anhaltspunkt dafür, wie stark der Kreislauf durch das Exsudat
beeinträchtigt ist. Nicht nur die Steigerung der Frequenz, sondern auch die
Kleinheit des Pulses ist beachtenswert. Häufig wird die Pulswelle mit Beginn
jeder Inspiration kleiner, wenn auch der Unterschied nicht so groß ist, wie er
nach den von vielen Autoren wiedergegebenen Pulskurven erscheint. Bei
diesen kommt die Schwankung häufig dadurch zustande, daß der Kranke bei
der Inspiration den Arm verschiebt. Gewöhnlich wird der Puls während der
Inspiration auch etwas frequenter. Eine starke respiratorische Arythmie hat
bei der exsudativen Pleuritis eine ernstere Bedeutung als bei den meisten
anderen Infektionskrankheiten, weil sie nicht durch eine Labilität des Vaguszentrums, sondern durch mechanische Momente bedingt ist.

Der Blutdruck ist in der Regel nicht erniedrigt, sondern im Gegenteil
bei größeren Exsudaten meistens etwas erhöht (Hensen). Wenn er sinkt, so
ist das ein prognostisch äußerst ungünstiges Symptom.

Der Kräftezustand der Patienten leidet in verschiedenem Maße. Die
Appetitlosigkeit, die Schlaflosigkeit und das Fieber sind hieran beteiligt. In
der Regel bleibt eine ziemlich erhebliche Abmagerung und Schwäche zurück,
so daß die Rekonvaleszenz ziemlich langsam erfolgt.

2. Lokale Symptome. Die Inspektion zeigt bisweilen, daß die Patienten
nicht auf dem Rücken liegen, sondern in halber, „diagonaler" Seitenlage auf
der erkrankten Seite. Durch diese Lage wird die gesunde Lunge entlastet.
Doch ist bei größeren Exsudaten die Rückenlage mit erhöhtem Oberkörper
bzw. eine sitzende Stellung dem Patienten meistens angenehmer. Aber auch
bei kleinen Exsudaten kommt Rückenlage, sogar Lage auf der gesunden Seite
zur Beobachtung, weil das Liegen auf der kranken Seite Schmerzen verursacht.

Die erkrankte Seite ist bei frischen Exsudaten immer vorgewölbt. Die
Vorwölbung ist im Gebiete der Flüssigkeitsansammlung besonders ausgesprochen,
aber auch die oberen Thoraxpartien sind erweitert. Die Zwischenrippenräume
sind breiter, verstrichen, in seltenen Fällen sogar vorgewölbt. Die Schulter
steht auf der kranken Seite höher, die Wirbelsäule ist leicht skoliotisch mit
nach der erkrankten Seite gerichteter Konvexität.

Besteht das Exsudat schon längere Zeit, so kann die erkrankte Seite auch
bei noch bestehendem Erguß enger erscheinen als die gesunde.

Gar nicht selten findet man die Haut über der erkrankten Seite gespannt,
glänzend, verdickt. Ältere Autoren, wie O. Rosenbach, fassen das als Stauungs-
ödem infolge des behinderten venösen Abflusses auf, doch ist es wahrscheinlicher mit Bönniger auf eine Störung der Lymphzirkulation zurückzuführen.

Sofort fällt auf, daß die erkrankte Seite bei der Atmung zurückbleibt.
Sie erweitert sich weniger, und die Erweiterung scheint später zu beginnen
als auf der gesunden Seite. Dieses Nachschleppen macht sich auch beim Beginn
der Exspiration bemerkbar. O. Rosenbach macht darauf aufmerksam, daß
dieses Nachschleppen nur durch eine reflektorische Hemmung der Atmung zu
erklären ist, weil es auch die Exspiration betrifft und auch bei kleineren Ergüssen regelmäßig vorkommt. Doch ist das Nachschleppen oft nur scheinbar,
durch den stärkeren optischen Reiz der ausgiebigeren Bewegung bedingt

(Richter). Die Interkostalräume werden häufig im Bereich des Ergusses inspiratorisch eingezogen, das Littensche Phänomen fehlt. Im übrigen ist die Atmung wohl immer beschleunigt und etwas oberflächlich. Auf die Bedeutung der oberflächlichen Atmung wurde S. 1042 hingewiesen.

Die Betrachtung des Thorax zeigt oft auch, daß der Spitzenstoß verschoben ist. Auch die häufig sichtbare Schwellung der Halsvenen wäre noch zu erwähnen. Sie beruht auf einer Zirkulationsschwäche, die aber bei unkomplizierter Pleuritis nie zu Ödem der Extremitäten führt.

Die Palpation findet, abgesehen von der Ergänzung der Inspektion, ihre wichtigste Aufgabe in der Prüfung des Stimmfremitus. Diese spielt im Nachweis eines Flüssigkeitsergusses die Hauptrolle. Um den Stimmfremitus richtig zu prüfen, muß man sich daran erinnern, daß die Vibrationen am stärksten werden, wenn die Höhenlage der Sprechstimme dem Eigenton der Lunge entspricht (vgl. Fr. Müller, Kongreß für innere Medizin, 1911). Deshalb entstehen Schwierigkeiten am leichtesten bei Individuen mit hoher Tonlage der Sprechstimme und relativ großem Thoraxraum, also besonders bei Frauen. Um hier den Stimmfremitus deutlicher zu machen, genügt es nicht, lauter sprechen zu lassen, sondern man muß auch die Patienten auffordern, die Stimmlage tiefer zu nehmen. Eine Abschwächung des Stimmfremitus kommt zustande, wenn die Fortpflanzung der Vibrationen vom Bronchialrohr nach der Thoraxoberfläche gehindert ist. Da das am häufigsten bei der Einschaltung eines fremden Mediums zwischen Lunge und Thoraxwand der Fall ist, ist die Aufhebung oder Verminderung des Pektoralfremitus recht oft das Zeichen einer Pleuritis oder eines Hydrothorax. Doch kann natürlich auch Luft im Pleuraraum die gleiche Wirkung haben. Aber auch wenn ein Bronchus verstopft ist, so kann der Stimmfremitus verschwinden. Tumoren, die ihn abschwächen, haben diese Wirkung wohl hauptsächlich infolge von Druck auf einen Bronchus. Ödem der Brustwand kann die Prüfung erschweren oder unmöglich machen, doch wird es selten zu einer Verwechslung Veranlassung geben. Dagegen entstehen Schwierigkeiten aus der Tatsache, daß pleuritische Schwarten den Stimmfremitus ebenso stark vermindern können wie eine Flüssigkeitsansammlung. Das Verschwinden eines Ergusses ist deshalb durch die Prüfung des Stimmfremitus nicht zu erkennen. Auch schwere Pneumonien haben nicht selten eine Abschwächung des Stimmfremitus zur Folge (Hochhaus). Zu betonen ist auch, daß die Abschwächung des Stimmfremitus im Greisenalter oft undeutlich ist, offenbar weil der starre Thorax als ganzer mitschwingt.

Wenn Atelektase eine Abschwächung des Pektoralfremitus herbeiführt, so ist wohl immer gleichzeitig ein Bronchus verstopft.

Gewöhnlich kann man drei Zonen unterscheiden. Im Gebiet des Exsudates ist der Fremitus abgeschwächt oder aufgehoben, am oberen Rand findet sich eine Zone mit verstärktem Fremitus (komprimierte Lunge), weiter oben ist der Fremitus normal. Bei abgesackten Pleuritiden kann bisweilen unterhalb der Abschwächungszone normaler Stimmfremitus konstatiert werden, auch kann inmitten eines Gebietes mit vermindertem Fremitus stellenweise ein normaler zu fühlen sein.

Will man zu sicheren Resultaten gelangen, so prüfe man den Pektoralfremitus nicht unmittelbar nach dem Aufsetzen, sondern erst nach einigen tiefen Atemzügen, wenn die mechanischen Verhältnisse stabiler geworden sind, verstopfte Bronchien durchgängig geworden sind usw.

Durch die Palpation kann man in seltenen Fällen erkennen, daß das Zwerchfell (bei linksseitigem Erguß) nach abwärts vorgewölbt ist. Eichhorst beschreibt einen Fall, bei dem diese Ausbuchtung ganz plötzlich eintrat.

Die Perkussion ergibt an der Stelle des Exsudates eine mehr oder weniger intensive Dämpfung. Kleine Exsudate können sich freilich dem Nachweis durch die Perkussion entziehen, doch können wohl Ergüsse von 400—500 ccm immer nachgewiesen werden.

Die Form der Dämpfung ist bei kleineren und mittelgroßen Exsudaten in der Regel eine typische. Ihre obere Grenzlinie steigt von der Wirbelsäule nach außen an, erreicht in der hinteren Axillarlinie ihre größte Höhe (vgl. Abb. 90) und fällt nach vorne ab, so daß häufig an der vorderen Brustwand keine Dämpfung mehr nachweisbar ist. Manchmal kann man eine mehr S-förmige Begrenzungslinie nachweisen. Diese Ellis - Damoiseausche Kurve ist das Objekt vielfacher Erörterungen gewesen. Früher stellte man sich vor, daß die Flüssigkeit im Thoraxraum die gleiche Lage einnehmen müsse wie Wasser in einem Glas, und man nahm an, daß die typische Begrenzung durch die seitliche Lage des Patienten zustande komme und durch Verwachsung fixiert werde. Die Einzelheiten der Kurve erklärte man durch die schallabschwächende Wirkung der Weichteile. Aber die typische Begrenzung kann man in allen Fällen beobachten, ob die Patienten herumgegangen sind, auf der gesunden oder auf der kranken Seite gelegen haben, ob das Exsudat frei beweglich ist (geringe Verschiebung der Grenze bei Lagewechsel) oder nicht.

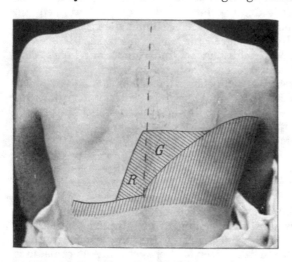

Abb. 90. Dämpfung bei Pleuritis exsudativa. (Etwas schematisiert.) R Rauchfußsches Dreieck. G Garlandsches Dreieck.

Am einfachsten ist die oben erwähnte Erklärung, wonach das Exsudat in den seitlichen Partien am höchsten in den Thorax hinaufgesaugt wird. Bei sehr großen Exsudaten fehlt eine solche typische Begrenzung, da der Lunge überhaupt nicht mehr viel Raum zur Verfügung steht. Man bekommt dann gewöhnlich auf der ganzen Seite Dämpfung, und nur über der Spitze, im ersten Interkostalraum und vielleicht noch etwas unterhalb der Fossa supraspinata bleibt die Dämpfung wenig intensiv. Das hier hörbare Bronchialatmen beweist dann, ebenso wie der verstärkte Stimmfremitus, daß die komprimierte Lunge der Brustwand anliegt.

Es muß betont werden, daß die Dämpfungsgrenze sich sehr verschieden gestalten kann, je nachdem man stärker oder schwächer perkutiert. Das Exsudat ist an seiner oberen Begrenzung immer nur in dünner Schicht vorhanden, weiter oben liegt keine normale, sondern komprimierte Lunge der Brustwand an. Deshalb erhält man die Grenze namentlich der absoluten Dämpfung bei leiser Perkussion weiter oben, bei der leisen Perkussion hat aber auch die Dicke der Weichteile (z. B. Skapula) einen erheblichen Einfluß auf den Perkussionsschall. Es ist deshalb begreiflich, wenn nicht nur über die Erklärung der tatsächlichen Verhältnisse, sondern auch über diese selbst vielfach Uneinigkeit herrscht.

Einige Eigentümlichkeiten, die bei pleuritischer Dämpfung häufig zur Beobachtung kommen, müssen noch erwähnt werden. Eine gewisse diagnostische Bedeutung kommt dem Rauchfußschen (Groccoschen) paravertebralen Dreieck zu. Es besteht in einer Dämpfungszone, die auf der gesunden Seite neben der Wirbelsäule in den untersten Thoraxpartien nachweisbar ist und sich nach oben gegen die Wirbelsäule hin zurückzieht (vgl. Abb. 90).

Für die Entstehung des Grocco - Rauchfußschen Dreiecks gibt es drei Erklärungen. Die eine, von Rauchfuß selbst stammende, faßt die Dämpfung der unteren prävertebralen Abschnitte der Gegenseite als Ausdruck des verminderten Luftgehaltes der gesunden Lunge auf, die durch die Verschiebung des Mediastinums auf die Seite gedrängt und infolgedessen teilweise atelektatisch ist. Dieser Erklärung haben sich Sahli, Goldscheider, Brauer angeschlossen, und für sie ist in neuerer Zeit besonders Denecke eingetreten. Die andere, zuerst von Koranyi und Escherich aufgestellte Erklärung beruht auf der schon 1852 von Mazonn festgestellten Tatsache, daß in der Nähe luftleerer Massen der Perkussionsschall am Thorax abgeschwächt wird, und führt die Dämpfung darauf zurück, daß die Schwingungen der Brustwand an dieser Stelle durch das fehlende Mitschwingen der benachbarten Teile gedämpft seien. Leenderts, v. Hosslin, Turban schließen sich dieser Erklärung an. Beide Erklärungen werden durch Versuche an der Leiche, Röntgenbeobachtungen und andere Untersuchungen gestützt. Eine Verschiebung des Mediastinums über die Wirbelsäule hinaus ist zweifellos möglich, wie die im Röntgenbild sichtbaren Überblähungen bei künstlichem Pneumothorax bewiesen, und bei dem hydrostatischen Druck, der gerade in den unteren paravertebralen Teilen des Exsudates am größten ist, ist eine Verschiebung des kaudalen Mediastinums mit Sicherheit zu eiwarten und auch in Pleuraausgüssen und Gefrierschnitten gefunden worden. Andererseits ist eine Dämpfung des Schalles neben luftleeren Massen ebenfalls bewiesen. Wahrscheinlich wirkt beides mit, aber die Mediastinalverschiebung spielt die größere Rolle. Starke Perkussion kann nach Sahli bewirken, daß daneben noch die verminderte Schwingungsfähigkeit der Brustwand zur Geltung kommt, was allerdings nach Turban nicht zutrifft. Roch und Dufour haben das Dreieck auf die nach unten dicker werdende Muskulatur neben der Wirbelsäule zurückgeführt, die auch bei gesunden Menschen eine (dann aber beiderseitige) dreieckige Dämpfung erkennen läßt, was aber bei der Symmetrie des Schalles nicht aufzufallen pflegt. Von der Existenz eines solchen paravertebralen Dreiecks beim Gesunden kann man sich jederzeit überzeugen.

Eine ausgesprochene dreieckige Dämpfung bei leiser Perkussion kommt aber nur bei Mediastinalverschiebung vor und diese spricht in zweifelhaften Fällen immer für eine Pleuritis. Freilich haben Hamburger, Matthes und Hochhaus auch bei kruppöser Pneumonie eine dreieckige Dämpfung auf der gesunden Seite gefunden, und Hochhaus hat gezeigt, daß auch hier eine Verschiebung des Mediastinums durch starke Schwellung der pneumonischen Lunge möglich ist. Doch bilden solche Fälle seltene Ausnahmen. In der Regel wird man bei der Differentialdiagnose gegenüber der Pneumonie eine ausgesprochene paravertebrale dreieckige Dämpfung trotzdem für ein Exsudat in die Wagschale werfen können.

Das Garlandsche Dreieck (vgl. Abb. 90) besteht in einer Aufhellung des Schalles neben der Wirbelsäule auf der kranken Seite und kommt dadurch zustande, daß das Exsudat von der Wirbelsäule nach außen ansteigt. Bei sehr leiser Perkussion erhält man auch in diesem Bezirk Dämpfung, wie Sahli mit Recht betont. Sahli glaubt, daß im Gebiet des Garlandschen Dreiecks eine dünne Exsudatschicht vorhanden sei, er weist aber selbst darauf hin, daß die leichte Dämpfung auch durch die komprimierte Lunge erklärt werden kann. Der Nachweis des Garlandschen Dreiecks ist für die Differentialdiagnose gegenüber der Pneumonie noch wichtiger als das Rauchfußsche, da bei der Pneumonie die Dämpfung meistens der Lappengrenze entspricht, während die äußere Begrenzung des Garlandschen Dreiecks gerade senkrecht zu dieser verläuft. Bei sehr großen Exsudaten fehlt das Dreieck.

Wichtig ist auch der Nachweis des Garlandschen Dreiecks bzw. der Ellis-Damoiseauschen Linie bei doppelseitigen Erguß zur Differentialdiagnose gegenüber Atelektase usw. (vgl. Hoefer und Herzfeld).

Bei linksseitigen Exsudaten kommt es oft ziemlich frühzeitig zu einer Dämpfung im Gebiete des Traubeschen halbmondförmigen Raumes,

d. h. des Gebietes von Magenschall, das nach links durch die Milz, nach oben durch die linke Lungengrenze, nach rechts durch den Leberrand und nach unten durch den Rippenbogen begrenzt wird. Da wenigstens der obere Teil des Traubeschen Raumes schon bei sehr kleinen Exsudaten häufig gedämpft wird, so erlaubt uns der Nachweis dieser Dämpfung häufig die Diagnose eines Pleuraergusses in einem sehr frühen Stadium. Aber auch dann, wenn die Flüssigkeitsansammlung größer ist, aber die Dämpfung auch eine andere Deutung zuläßt, wird die Diagnose durch die Beachtung des Traubeschen Raumes häufig entschieden. Doch kann die Dämpfung des Traubeschen Raumes fehlen und die untere Dämpfungsgrenze dem normalen unteren Lungenrand entsprechen, was den S. 1795 erwähnten Beobachtungen Aschoffs an Pleuraverwachsungen entspricht und dadurch zu erklären ist, daß das Exsudat nicht in die Komplementärräume des Sinus phrenicocostalis hineinzusinken braucht. Bei sehr großen Exsudaten kann der ganze Traubesche Raum absolut gedämpft sein.

Bei rechtsseitigen Exsudaten sieht man nicht selten die vordere Dämpfungsgrenze neben dem Herzen in die Höhe steigen, so daß die Herzdämpfung den Sternalrand nach rechts mehr oder weniger weit zu überragen scheint. Die Grenze verläuft von den oberen Teilen des Sternums aus nach unten und außen, ähnlich wie bei einer Pericarditis exsudativa. Diese Dämpfung rührt daher, daß das Exsudat im Gebiete des vorderen Lungenrandes in die Höhe steigen kann, weil hier, wie an allen Stellen, wo die Lunge sich stark verschiebt, offenbar ein stark negativer Druck herrscht. Diese Dämpfung ist deshalb wichtig, weil sie nicht selten eine akute Dilatation des Herzens vortäuscht.

Die pleuritische Dämpfung nimmt nach unten bei lauter Perkussion an Intensität zu und kann so intensiv werden, wie sie ohne Flüssigkeitserguß kaum je beobachtet wird. Gewöhnlich besteht auch bei der Perkussion ein auffallendes Resistenzgefühl, das bei direktem Beklopfen besonders deutlich wird. Die Grenzen der Dämpfung ändern sich bei tiefer Atmung nur wenig, doch fehlt die Verschieblichkeit nur dann vollständig, wenn Adhäsionen vorhanden sind. Bei Lagewechsel tritt gewöhnlich eine Verschiebung auf, die aber auch bei freier Beweglichkeit der Flüssigkeit niemals so ausgesprochen ist, daß etwa eine horizontale Linie entstünde. Beim Aufsetzen steigt die vordere Dämpfungsgrenze gewöhnlich nur etwa um die Breite eines Interkostalraumes. Selbst bei Lage auf der gesunden Seite bleibt die Grenze etwa in der hinteren Axillarlinie am höchsten. Stärkere Verschiebungen kommen nur dann zustande, wenn der Patient lange Zeit in der neuen Lage verweilt hat, wie Sahli betont. Aber auch unter diesen Umständen ist die Verschiebung in der Regel nur gering.

Wenn frühzeitig Verklebungen entstehen, so kommen abgekapselte Exsudate zustande, bei denen die Dämpfungsfiguren nicht die typischen Formen annehmen. Natürlich können die größten Mannigfaltigkeiten vorhanden sein, selbst abgesackte Exsudate über der Spitze sind beobachtet worden. Hier müssen aber die interlobären und die diaphragmatischen Ergüsse noch besonders erwähnt werden, da bei ihnen die Perkussion häufig gar kein Resultat oder doch nur ein undeutliches liefert. Oft kann man nur die durch das Exsudat bewirkte Kompression der benachbarten Lungenteile nachweisen, man erhält also nur eine relative Dämpfung, die dem Verlauf einer Interlobärspalte mehr oder weniger entspricht, bzw. eine Dämpfung der untersten Lungenpartien. Die übrige Symptomatologie soll weiter unten besprochen werden.

Von Pitres ist 1898 das „signe du sou" als wichtiges diagnostisches Hilfsmittel empfohlen worden. Es entspricht dem Metallklang, der bei Stäbchenplesimeterperkussion über einem Pneumothorax auftritt, und unterscheidet sich von diesem dadurch, daß der

Schall zwar metallisch, aber nicht so ausgesprochen, nicht so hoch und nicht so laut klingt. Slatowerchownikow legt diesem Symptom eine größere Bedeutung bei als der Perkussion und der Prüfung des Stimmfremitus. In manchen Fällen ist es in der Tat sehr deutlich und der Metallklang tritt ganz plötzlich auf, sobald das auskultierende Ohr und die perkutierte Münze unterhalb des Exsudatsspiegels zu liegen kommen. Aber nicht immer ist es ausgesprochen, und der metallische Beiklang ist häufig nicht deutlicher als er gelegentlich auch bei normaler Lunge gefunden wird.

Oberhalb der Dämpfung findet sich gewöhnlich eine Zone auffallend tympanitischen Schalles, der durch die Kompression bzw. Erschlaffung der Lunge bedingt ist. Ist das Exsudat sehr groß, so ist dieser „Skodasche Schall" unterhalb der Klavikula deutlich nachzuweisen. Er ändert dann während der Atmung seine Höhe (Williamsscher Trachealton) und läßt bei lauter Perkussion häufig das Geräusch des gesprungenen Topfes erkennen.

Von den Verschiebungen anderer Organe, die man durch die Perkussion nachweisen kann, ist in erster Linie die des Herzens zu erwähnen. Bei rechtsseitigem Erguß kann die Herzspitze weit nach links und infolge des Zwerchfelltiefstandes gleichzeitig nach abwärts rücken. Bei linksseitigem Exsudat kann die rechte Herzgrenze bis zur rechten Mamillarlinie hinüberwandern. Gleichzeitig verschwindet die Pulsation links vom Sternum, dafür tritt auf der rechten Seite des Brustbeins eine Pulsation auf, die an der rechten unteren Begrenzung so intensiv sein kann, daß man glaubt, hier liege der Spitzenstoß und das Herz habe sich um seine Achse gedreht. In Wirklichkeit wird aber das Herz fast ausnahmslos nur nach rechts verschoben (vgl. bei Pneumothorax).

Die Leber wird meistens im ganzen nach abwärts verschoben und auffallend selten um ihre sagittale Achse gedreht. Der Grund dafür ist der, daß auch die Zwerchfellhälfte der gesunden Seite tief steht, weil eine kompensatorische Inspirationsstellung auftritt.

Für die Erkennung der Rückbildung eines Exsudates leistet die Perkussion nicht so viel, wie man erwarten könnte. Die Verwachsungen an der Exsudatgrenze und die Schwartenbildung sorgen dafür, daß die Ausdehnung der Dämpfung lange Zeit unverändert bleibt, während die Dicke der Flüssigkeitsschicht schon erheblich abgenommen hat. Deshalb nimmt nur die Intensität der Dämpfung ab, dieser Unterschied läßt sich aber nur schwer nachweisen. Das Bandmaß liefert zuverlässigere Resultate.

Die Mensuration ist deshalb von großer Wichtigkeit. Sie ist aber nicht ganz leicht und erfordert große Sorgfalt. Man muß immer vier Maße nehmen, nämlich den Umfang jeder Thoraxhälfte über der Mamilla und in der Höhe des Schwertfortsatzes. Nur dann lassen sich die Resultate einer späteren Messung mit früheren Befunden vergleichen. Fehler, die durch ungleichmäßiges Anlegen des Bandmaßes bei den verschiedenen Messungen gemacht wurden, springen sofort in die Augen, wenn man die vier Zahlen jeder Untersuchung miteinander vergleicht. Hat man die Messung immer in gleicher Weise vorgenommen, so erkennt man, daß mit fortschreitender Resorption nicht nur die kranke, sondern auch die gesunde Seite enger wird. Die Verkleinerung der kranken Seite tritt aber sehr viel rascher ein, und schon bevor die Perkussion einen Rückgang des Exsudates mit Sicherheit nachweisen läßt, kann der Umfang der kranken Seite deutlich kleiner sein als der der gesunden. Nicht selten scheint die Anamnese zu beweisen, daß das Exsudat erst seit kurzer Zeit besteht, die Mensuration ergibt aber, daß die kranke Seite eingezogen ist und daß das Exsudat deshalb schon älter sein muß.

Die Auskultation ergibt im Beginn der Erkrankung nicht selten Reiben, ebenso beim Bestehen eines Exsudates in der Nähe von dessen Grenze. Das wichtigste ist aber das Auftreten eines Reibegeräusches an Stellen, wo früher

Flüssigkeit nachweisbar war. Es beweist sicherer als alles andere, daß die Pleurablätter jetzt aneinander liegen.

Das Atemgeräusch fehlt an den Stellen, wo das Exsudat eine dicke Schicht bildet, vollständig. Wo die Schicht dünn ist, kann man je nach dem Grade der Lungenkompression unbestimmtes oder bronchiales Atmen hören. Auch an der oberen Grenze des Exsudates kann Bronchialatmen oder unbestimmtes Atmen wahrzunehmen sein, das allmählich in scharfes, normales oder abgeschwächtes Vesikuläratmen übergeht. Die Stärke des Atemgeräusches ist nicht nur von der Dicke der Exsudatschicht, sondern auch von der Tiefe der Atmung, von der Durchgängigkeit der Bronchien usw. abhängig, so daß daraus keinerlei differentialdiagnostische Schlüsse gezogen werden können.

Recht häufig hört man neben dem Atemgeräusch auch Rasselgeräusche, die je nach dem Zustand des Lungengewebes klingend oder klanglos sein können. Sie verdanken ihre Entstehung Schleimansammlungen in den Bronchien bzw. einer Bronchitis, die sich häufig über die Grenze der komprimierten Lunge hinaus ausdehnt. Man muß deshalb in der Diagnose von Veränderungen in der Lunge, die etwa als Ursache der Pleuritis in Betracht kommen könnten, außerordentlich vorsichtig sein. Insbesondere ist es unmöglich, bei einem vorhandenen Erguß ein sicheres Urteil über den Zustand der Lungenspitze auf der kranken Seite zu gewinnen, und eine beginnende Lungentuberkulose läßt sich mit Sicherheit in der Regel nur dann nachweisen, wenn sie auf der anderen Seite als die Pleuritis lokalisiert ist.

Die Auskultation der Stimme ergibt bisweilen laute, bisweilen abgeschwächte Bronchophonie. Die Stärke der gehörten Stimme hängt nicht nur von der Größe des Exsudates, sondern auch von der Kraft der Stimmgebung, vom Zustand der Lunge usw. ab, so daß man keine diagnostischen Schlüsse daraus ziehen kann. Eine besondere Modifikation ist die Ägophonie, die man am häufigsten bei frischen Exsudaten zu hören bekommt. Der meckernde Beiklang rührt von einer periodischen Verstärkung und Abschwächung der Schallwellen her.

Das sog. Baccellische Phänomen besteht darin, daß die Flüsterstimme um so weniger deutlich gehört werden soll, je zellreicher das Exsudat ist. Die Regel stimmt aber durchaus nicht immer, und die Probepunktion wird dadurch nicht im geringsten ersetzt.

Die Probepunktion liefert nicht nur den Beweis einer Flüssigkeitsansammlung, sondern sie erlaubt auch die Natur des Ergusses zu erkennen. Als Punktionsspritze nimmt man am besten eine 10 ccm fassende sog. Rekordspritze. Die Nadel muß immer lang sein, da man sonst bei dicken Auflagerungen und Schwarten nicht bis ins Exsudat gelangt. Die Nadel darf auch nicht zu dünn sein, da bei eitrigen Exsudaten die Flüssigkeit so dick sein kann, daß es unmöglich ist, sie durch eine dünne Kanüle durchzusaugen (vgl. auch S. 1785). Wenn man bei einer Punktion nichts erhält, wiederhole man den Versuch an einer anderen Stelle. Das Exsudat bei der Pleuritis ist meistens leicht getrübt, gelblich oder gelblich grünlich. Bei längerem Stehen scheidet sich ein Gerinnsel aus, das sich allmählich zusammenzieht, alle korpuskulären Elemente mit sich reißt und in der klaren Flüssigkeit langsam sinkt. Das spezifische Gewicht beträgt meist 1015—1020, der Eiweißgehalt 4—6%. Über die Unterscheidung von Transsudaten durch die Bestimmung des spezifischen Gewichtes und durch den Nachweis des mit Essigsäure fällbaren Eiweißkörpers vergleiche das Kapitel Hydrothorax.

Sehr wichtig ist das Verhalten der zelligen Elemente im Exsudat. Die „Cytodiagnostik" erlaubt bis zu einem gewissen Grade die Unterscheidung zwischen tuberkulösen, karzinomatösen und andersartigen Pleuritiden, doch darf ihre Bedeutung nicht überschätzt werden, da außer der Ätiologie auch die Dauer der Entzündung und die Akuität eine Rolle spielt.

Zur Untersuchung des Zellgehaltes muß das Exsudat zentrifugiert werden, und zwar möglichst rasch, da sonst die Gerinnselbildung die Gewinnung der Zellen erschwert. Die Fibrinausscheidung kann verhindert werden, wenn man das Exsudat durch Wasser verdünnt. Die Gestalt der Zellen wird dadurch nicht verändert, wenn man die Flüssigkeit nicht zu lange stehen läßt. Es empfiehlt sich deshalb, einen Teil des Inhaltes der Punktionsspritze sofort mit Wasser zu verdünnen und den anderen Teil durch Zusatz von Essigsäure in bezug auf seine entzündliche Natur zu prüfen. Nach dem Zentrifugieren wird der Bodensatz zwischen zwei Objektträgern ausgestrichen und am besten nach May-Grünwald gefärbt.

Akut entzündliche Ergüsse enthalten meistens viele Zellen, unter denen die polynukleären Leukozyten vorherrschen, oft sogar die meisten zelligen Elemente darstellen. Außerdem finden sich meist vereinzelte rote Blutkörperchen und spärliche Lymphozyten und Pleuraendothelien. Dieses Verhalten ist in erster Linie charakteristisch für die durch Streptokokken, Staphylokokken, Pneumokokken, Typhusbazillen hervorgerufenen und die bei akutem Gelenkrheumatismus auftretenden Entzündungen. Doch kommt das auch bei einzelnen tuberkulösen Ergüssen im Beginn der Erkrankung vor. Dauert der Erguß länger, so verschiebt sich das Verhältnis immer mehr zugunsten der Lymphozyten, doch wiegen oft noch lange Zeit die polynukleären Zellen vor. Diese zeigen häufig Degenerationserscheinungen, die in einer Quellung, Aufhellung und verminderten Färbbarkeit von Kern und Protoplasma und im Auftreten von Vakuolen im Zelleib bestehen.

Ähnlich verhalten sich die Pleuritiden nach Lungeninfarkt.

Die tuberkulösen Ergüsse zeichnen sich häufig von vorneherein durch ein Vorwiegen der Lymphozyten aus. In anderen Fällen sind anfangs viele polynukleäre Zellen und wenig Lymphozyten vorhanden, doch kehrt sich das Verhältnis von der zweiten Woche an in der Regel um. Die polynukleären Zellen sollen nach Königer in anderer Weise degenerieren als bei den akuten Infektionen, sie sollen schrumpfen, wobei der Kern pyknotisch wird, oder sie sollen direkt zerfallen. Da die Granula dabei verschwinden können, so ist eine Verwechslung mit kleinen Lymphozyten nicht immer ausgeschlossen. Endothelien sind selten in großer Anzahl vorhanden.

Die Exsudate bei Neubildungen zeichnen sich meistens durch einen hohen Gehalt an Endothelien aus und enthalten häufig Geschwulstzellen, die im Kapitel über die Neubildungen besprochen sind.

Die Transsudate sind gewöhnlich durch einen reichlichen Gehalt an Endothelien neben zahlreichen Lymphozyten charakterisiert. Bei langer Dauer der Ergüsse treten dann meistens als Zeichen der entzündlichen Reizung polynukleäre Leukozyten auf.

Manche Fälle sind durch einen starken Gehalt an eosinophilen oder Mastzellen charakterisiert. Die Ursache dieser Eigentümlichkeit ist unbekannt. Irgendeine Beziehung zur Ätiologie der Erkrankung oder zur Zusammensetzung des Blutes besteht nicht. Nach Bayne-Jones kommt Eosinophilie in 1—5% aller Brustfell- und in mehr als einem Achtel aller pneumonischen Pleuraexsudate vor (neue Literatur siehe bei Clarke). Bisweilen können alle Zellen eosinophiel sein, wie ich auch schon gesehen habe, allerdings in einem Fall von Pleuritis bei Leukämie.

Hämorrhagische Beschaffenheit des Exsudates kommt fast nur bei tuberkulöser Pleuritis, Infarktpleuritis und bei malignen Neubildungen vor. Bei der tuberkulösen Entzündung ist ein hämorrhagischer Erguß aber durchaus nicht die Regel. Chylöse und pseudochylöse Beschaffenheit hat die gleiche Ätiologie (vgl. darüber im Kapitel Zirkulationsstörungen).

Die Röntgenuntersuchung ergibt meistens ein recht charakteristisches Bild. Auf der erkrankten Seite besteht in den kaudaleren Partien ein tiefer Schatten, der keine Einzelheiten mehr erkennen läßt. Nach außen werden freilich die Zwischenrippenräume wieder heller, so daß man manchmal die Wölbung des tiefstehenden Zwerchfells noch erkennen kann (vgl. Abb. 91). Nach oben hellt sich der Schatten allmählich etwas auf, so daß die Rippen wieder zu erkennen sind. Bei kleinen und bei mittelgroßen Exsudaten sieht

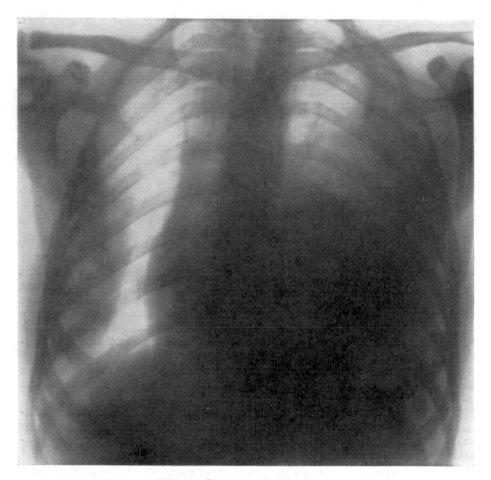

Abb. 91. Pleuritis exsudativa sinistra.

man ganz regelmäßig den Schatten an der lateralen Seite des Thorax in die Höhe steigen, und die obere Begrenzung des Exsudatschattens bildet eine konkave, unscharfe Linie. Diese Begrenzung ist charakteristisch für einen Flüssigkeitserguß und erlaubt die Differentialdiagnose gegenüber einer pneumonischen Infiltration und einem Tumor, dagegen nicht die Unterscheidung zwischen Exsudat und Transsudat. Der Rest des Lungenfeldes ist in der Regel dunkler, bisweilen aber auch heller als die andere Seite, was besonders auf Abb. 91 über der Spitze deutlich ist.

Die nach außen ansteigende Form des Exsudatschattens wird dadurch erklärt, daß die bessere Retraktionsfähigkeit der seitlichen Lungenpartien ein höheres Emporsteigen der Flüssigkeit an dieser Stelle gestattet (vgl. unter Pathogenese). Allerdings macht Assmann darauf aufmerksam, daß das scheinbare Absteigen des Exsudats auch durch eine größere Schichtdicke, die der Röntgenstrahl bei sagittaler Richtung in den äußeren Partien zu durchdringen hat, bedingt sein könnte. Neuerdings glauben Fleischner und Sanders durch Röntgenbeobachtungen nach Injektion einer kleinen Schicht Jodöls bewiesen zu haben, daß die Flüssigkeit ringsum gleich hoch steht, aber nach oben in so dünner Schicht, daß nur die die ganze Schicht durchlaufenden Strahlen, also bei sagittaler Durchleuchtung die lateralen einen genügenden Schatten geben, um ein sichtbares Bild zu erzeugen. Die Anschauungen Fleischners scheinen aber noch nicht genügend begründet.

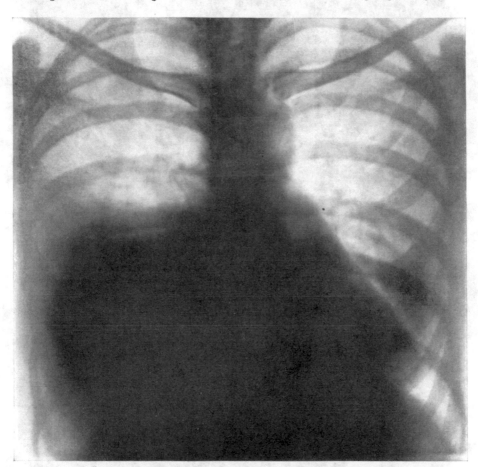

Abb. 92. Pleuritis exsudativa dextra.

Bei der Respiration ändern sich die Verhältnisse nur wenig, ebenso bei Lagewechsel, selbst wenn der Patient tagelang eine andere Stellung einnimmt.

Diese Tatsache, auf die zuerst Kraus hinwies, war im Hinblick auf die klinischen Erfahrungen über die geringe Verschieblichkeit der Dämpfung nicht überraschend. Die Verschieblichkeit fehlt aber nie ganz, und es war deshalb von jeher üblich, die Aufnahmen womöglich in stehender oder sitzender Stellung zu machen, weil dann die Form der Dämpfung charakteristischer und das obere Lungenfeld heller wird. Die Untersuchungen Lenks haben dazu als neues Ergebnis die Beobachtung erbracht, daß bei Oberkörpertieflage das untere Lungenfeld durchsichtiger werden kann, was aber bei den Bedenken, die diese Lage für einen Pleuritiker erwecken muß, nur selten eine praktische Bedeutung haben dürfte.

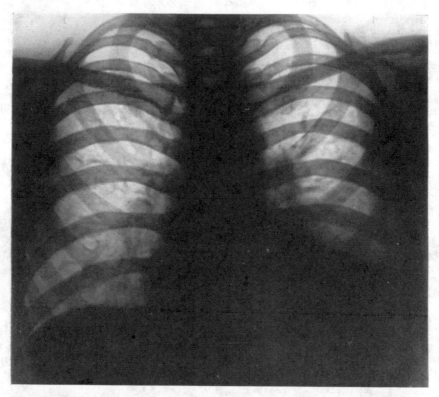

Abb. 93. Pleuritis exsudativa sinistra im Beginn. Aufnahme vom 5. IX. 1925.

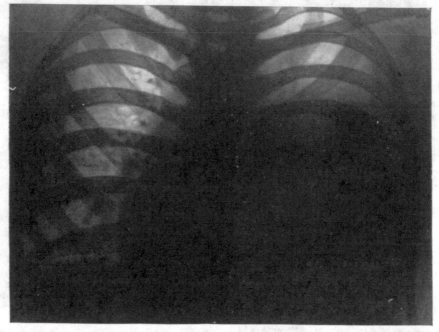

Abb. 94. Pleuritis exsudativa sinistra auf der Höhe der Entwicklung.
Aufnahme vom 10. IX. 1925.

Bisweilen kommt ein Hochstand des Zwerchfells zur Beobachtung, was auf Beteiligung des Diaphragmas an der Entzündung und auf Zwerchfelllähmung zu beziehen ist (Kraus). Selten kommt es, am ehesten bei alten Leuten, zu einer Vorwölbung des Zwerchfells gegen das Abdomen, was auf der linken Seite sichtbar werden kann.

Außerdem erkennt man die Verschiebung der Mediastinalorgane. Bei linksseitigem Erguß (Abb. 91) kann der Aortenbogen vor den Schatten der Wirbelsäule rücken, die rechte Kontur des Herzens erscheint einfach nach rechts verschoben, und man erkennt daran den Vorhofbogen und den Schatten

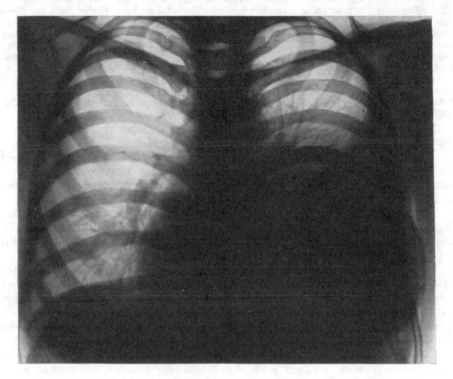

Abb. 95. Pleuritis exsudativa sinistra im Rückgang. Aufnahme vom 17. IX. 1925.

der Vena cava superior. Dieses Gefäß ist, wie es scheint, nicht nur einfach verschoben, sondern auch abnorm stark gefüllt. Nach Kraus sieht man bisweilen rechts neben der Wirbelsäule einen Schatten, der die Wirbelkörper überragt und die Form eines rechtwinkligen Dreiecks mit einer langen Kathete, der Wirbelsäule, und einer kurzen, der unteren Schattengrenze hat. Der Schatten reicht mit seiner Spitze höher hinauf als das Exsudat der kranken Seite. Kraus bezieht ihn auf das verschobene Mediastinum und das Exsudat. In der Regel erkennt man, wie auch auf Abb. 91, die Verschiebung der Trachea in Form einer rechts von der Mittellinie liegenden Schattenaussparung.

Bei rechtsseitigem Exsudat (Abb. 92) ist das Herz nach links verschoben, wobei die drei Bogen erhalten bleiben. Der Aortenbogen ist nach links gerückt, der Schatten der Vena cava sup. rechts von der Wirbelsäule fehlt. Die Trachea kann in gleicher Weise verschoben sein, wie bei linksseitigen Exsudaten.

Abb. 92 ist ein typisches Beispiel dafür, wie die Schattenbildung auch durch die Weichteile beeinflußt wird. Der Schatten auf der rechten Seite ist nicht nur infolge des Exsudates so dunkel, sondern auch deshalb, weil die Mamma der Patientin der Platte aufgelegen hat. Dadurch kann auch der Schatten links vom Herzen bedingt sein und braucht keineswegs der Ausdruck eines interlobären Exsudats zu sein. Die Aufhellung am äußeren Rande des Exsudates beruht zum Teil auch darauf, daß der Thorax hier der Platte nicht angelegen hat.

Neuerdings hat Fleischner als „lamelläre Pleuritis" einen Schattenstreifen am äußeren Rand des Lungenfeldes beschrieben, der besonders in schräger Strahlenrichtung am hinteren äußeren Thoraxrand sichtbar wird. Das normale Lungenfeld wird außen durch die konkave Seite der nach vorne umbiegenden Rippen begrenzt. Bisweilen sieht man aber hier, besonders bei mageren Individuen, einen mehrere Millimeter bis über 1 cm breiten Schattenstreifen, der innerhalb der Kreissegmente, die die Rippenbögen hier bilden, von oben nach unten zieht und das Lungenfeld am Rand verkleinert wie bei einem dünnen schalenförmigen Pneumothorax der Luftstreifen. Nach innen kann dieser Streifen durch eine dunklere Linie begrenzt sein. Fleischner deutet diesen Streifen als pleuritischen Schatten, der entweder durch Pleuraverdickung oder durch ein die Lungen schalenförmig umgebendes Exsudat bedingt sei, bisweilen auch durch beides, was Fleischner mit den Angaben französischer Autoren über „Corticopleuritis" in Beziehung bringt (ein Ausdruck, der allerdings auch in anderem Sinne gebraucht wird). Eine solche schalenförmige Ausbreitung einer dünnen Flüssigkeitsschicht im Pleuraraum bereitet jedoch dem physikalischen Verständnis Schwierigkeiten, da der hydrostatische Druck einer mehrere Millimeter dicken Flüssigkeitslamelle bei der Elastizität der Lunge kaum durch kapillare Ansaugung kompensiert werden kann.

Kleine Exsudate verursachen einen Schatten, der eben den Sinus phrenicocostalis ausfüllt und im Stehen viel besser zu sehen ist als im Liegen. Außerdem fällt bisweilen bei der Durchleuchtung eine mangelhafte Verschieblichkeit des Zwerchfells auf. Sehr große Exsudate machen eine vollständige Verdunklung des ganzen Lungenfeldes, in der keine Einzelheiten mehr zu erkennen sind.

Neben den Veränderungen, die durch das Exsudat hervorgerufen werden, sieht man natürlich auch die Zeichen der primären Lungenkrankheit. Durch die Kombination verschiedener Schatten kann das Bild stark verwischt werden.

Ganz besonders muß betont werden, daß bei kleinen Exsudaten der Schatten vollkommen fehlen kann. Es kann vorkommen, daß man auf der Röntgenplatte nichts von einem Exsudatschatten zu erkennen vermag, und trotzdem unmittelbar nachher durch die Punktion mehrere 100 ccm entleert werden. Ich habe mehrere Fälle gesehen, in denen auch die nachträgliche Betrachtung der Aufnahme nur freie Lungenfelder zeigte (vgl. Zadek).

Nicht nur durch Lungenherde wird das Bild der Lunge oberhalb des Exsudates getrübt, sondern auch durch die Kompression. Koester weist besonders darauf hin, daß die Lungenspitze oberhalb eines Flüssigkeitsergusses immer getrübt ist, wenn nicht etwa tuberkulöse Herde in der anderen Spitze den Unterschied verwischen oder umkehren. Man darf deshalb die Lungenspitzen während des Bestehens einer exsudativen Pleuritis ebenso wenig nach dem Röntgenbild wie nach der Perkussion beurteilen wollen.

Die Lunge der gesunden Seite weist bei größeren Exsudaten immer eine dunklere Zeichnung als normal auf, was teils auf Kompression, teils auf Hyperämie zu beziehen ist.

Mit der Heilung der Pleuritis geht der Schatten langsam zurück. Auf Abb. 93—95 läßt sich das Anwachsen und Abnehmen des Ergusses schön verfolgen. Das Röntgenbild läßt keinen Unterschied zwischen dem Schatten des Exsudates und dem der daraus resultierenden Schwarte erkennen. Es kann uns deshalb keine Auskunft darüber geben, ob noch Flüssigkeit vorhanden ist oder nicht.

Verlauf. Die meisten serofibrinösen Pleuritiden mit mittelgroßem Exsudat zeigen, nachdem das Fieber etwa 2—3 Wochen bestanden hat, ein lytisches Absinken der Temperatur und gleichzeitig einen Rückgang des Exsudates, um nach kurzer Zeit ganz abzuheilen. Die Abnahme des Flüssigkeitsergusses läßt sich, wie bereits erwähnt, am besten mit Hilfe des Bandmaßes feststellen. Die Aufhellung der Dämpfung erfolgt langsamer als die Verkleinerung des Thoraxumfanges, und die Schwartenbildung erlaubt häufig keine Entscheidung darüber, ob noch Flüssigkeit vorhanden ist, da ja pleuritische Auflagerungen nicht nur Dämpfung, sondern auch Abschwächung des Stimmfremitus zur Folge haben. Auch das Röntgenbild gibt, wie erwähnt, keinen Aufschluß. Der Nachweis von Reibegeräuschen hat eine große Bedeutung, da er das Verschwinden des Ergusses mit Sicherheit anzeigt.

Ein Zeichen der beginnenden Resorption ist das Ansteigen der Urinmenge. Auch der Wasserversuch kann, wie S. 1744 erwähnt wurde, Anhaltspunkte geben.

Die Schrumpfungserscheinungen sind im Abschnitt Pleuraverwachsungen beschrieben (S. 1794 ff.). Hier sei nur darauf hingewiesen, daß ihre Ausbildung schon zu einer Zeit beginnt, da das Exsudat noch besteht.

Gleichzeitig mit dem Sinken des Fiebers und der Resorption des Ergusses bessert sich auch das Allgemeinbefinden, der Appetit kehrt wieder und die Kräfte nehmen zu. Dagegen kann es noch längere Zeit dauern, bis die Dyspnoe verschwindet, und die Rekonvaleszenz nimmt gewöhnlich eine ziemlich lange Zeit in Anspruch.

Nicht immer verläuft die Pleuritis so gutartig, das Exsudat kann viele Wochen bestehen, die Temperatur kann immer von neuem wieder ansteigen, bis schließlich die Heilung erfolgt. Häufiger bleiben nach einem anfänglichen raschen Zurückgehen der Flüssigkeitsansammlung kleine Restexsudate zurück, deren Resorption viele Wochen auf sich warten läßt. Hier kann die Therapie den Verlauf ganz wesentlich beeinflussen. Manchmal kommen septische Formen vor, die unter unregelmäßig schwankendem Fieber und mit auffallender Herzschwäche verlaufen. Schwere Prostration, Benommenheit des Sensoriums, trockene Zunge zeigen einen schwer infektiösen Zustand an, der in keinem Verhältnis zur Ausdehnung des lokalen Prozesses steht. Solche Fälle erinnern an Empyeme, doch kann das Exsudat während der ganzen Krankheit klar bleiben. Bisweilen erfolgt ganz plötzlich der Tod, viele Fälle heilen aber schließlich vollkommen aus.

Selten sieht man ganz akute Fälle, die unter rapider Entwicklung eines gewaltigen Exsudates und sehr hohen Temperaturen rasch zum Tod führen können. Häufiger erfolgt der Tod erst nach längerem Bestehen eines Exsudates, manchmal plötzlich durch Versagen der Atmungskräfte (S. 1740), bisweilen auch unter dem Bilde zunehmender Entkräftung.

Eine große Zahl von Pleuritiden nimmt einen sehr leichten Verlauf, führt nur zu einem geringen Exsudat und heilt nach kurzem Fieber aus. Aber auch große Exsudate und hochfieberhafte Erkrankungen können sehr rasch in Genesung übergehen.

Doppelseitige Exsudate sind nicht die Regel. Doch hört man recht häufig auf der gesunden Seite vorübergehend etwas Reiben, und bei größeren Ergüssen läßt sich nicht so ganz selten auf der anderen Seite eine geringe Flüssigkeitsansammlung nachweisen.

Bei tuberkulösen Pleuritiden kommt es vor, daß das Exsudat zwar ausheilt, daß aber die Temperaturen nicht ganz zur Norm zurückkehren, sondern subfebril bleiben oder unregelmäßige Steigerungen zeigen. Der Husten bleibt bestehen, und mit der Zeit entwickelt sich immer deutlicher das Bild einer Lungentuberkulose. Häufig lassen sich die ersten physikalischen Zeichen auf der nicht von der Pleuritis betroffenen Seite nachweisen.

In diesen Fällen muß man annehmen, daß die Pleuritis die Folge einer schon in Entwicklung begriffenen Lungenphthise ist, also in das Tertiärstadium der Tuberkulose gehört.
Viel häufiger freilich heilt die Pleuritis aus, und erst später zeigt sich eine beginnende
Phthise. Dann haben wir die Pleuritis zum Sekundärstadium der Tuberkulose zu rechnen.
Vielfach ist auch behauptet worden, daß bei rascher Resorption pleuritischer Ergüsse
leicht eine Miliartuberkulose ausbreche. Es scheint sich aber um sehr seltene Vorkommnisse zu handeln.

Seltener als die scheinbar primäre tuberkulöse Brustfellentzündung ist die
Pleuritis, die im Verlaufe einer Lungenphthise auftritt, also die früher
„sekundäre tuberkulöse Pleuritis" genannte Erkrankung, die man besser als

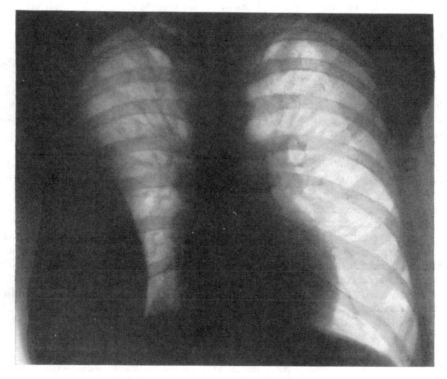

Abb. 96. Abgekapseltes tuberkulöses Empyem (gleicher Patient wie Abb. 109 und 97).
Aufnahme: 5. X. 1921. Pat. hatte nach der Ausheilung einer Pleuritis (vgl. Abb. 109,
S. 1797) 7 Monate wieder gearbeitet, war am 1. VIII. 1921 mit Dyspnoe und Schmerzen
der r. Seite erkrankt. Eintritt in die Klinik: 3. X. 21. Probepunktion: ziemlich dünner
Eiter, vorwiegend polynukleäre Leukozyten.

Begleitpleuritis bezeichnet (Königer). Sie wird oft durch raschen hohen
Temperaturanstieg eingeleitet. Bei weit vorgeschrittener Lungenerkrankung
ist nicht selten Schüttelfrost vorhanden. In diesen Fällen verläuft die Pleuritis
in der Regel auch besonders schwer und führt nicht selten zum Tode. Sonst
ist der Verlauf nicht wesentlich von der „primären" Form verschieden, nur
dauert es meistens länger, bis der Erguß verschwindet. Bisweilen beobachtet
man einen günstigen Einfluß auf das Grundleiden, nach Königer vorzugsweise
bei größeren Flüssigkeitsansammlungen. Hier wirkt die Lungenkompression
günstig. Doch möchte ich mich nach meinen Erfahrungen den Autoren anschließen, die die Besserung der Phthise als die Ausnahme betrachten. Die
Regel ist, daß die Lungenerkrankung während und nach der Pleuritis raschere
Fortschritte macht.

Bei der Pneumonie können wir parapneumonische und metapneumonische Exsudate unterscheiden. Jene haben nur eine geringe Bedeutung, diese zeigen das Bild einer selbständigen Krankheit und beginnen erst, wenn das Fieber schon abgesunken ist, oft eine Anzahl von Tagen nach der Krise. Sie nehmen meistens einen raschen und günstigen Verlauf. Zadek beobachtete unter über 500 Fällen von Pneumonie 4 mal die Entwicklung einer metapneumonischen Pleuritis auf der von der Pneumonie nicht befallenen Seite.

Ein Erguß kann sich nach kürzerem oder längerem Bestehen eitrig umwandeln. An dieses Ereignis muß man denken, wenn plötzlich die Temperatur

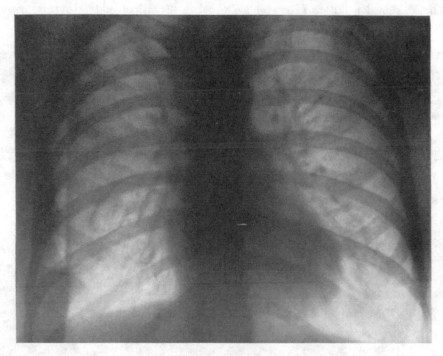

Abb. 97. Tuberkulöses Empyem nach Punktion und Ersatz des Eiters durch Luft (gleicher Patient wie Abb. 109 u. 96). Aufnahme vom 5. XII. 1921. Am 15. X. 1921 waren 650 ccm Eiter (im Ausstrich Tuberkelbazillen) entleert und durch die gleiche Menge Luft ersetzt worden.

wieder zu steigen beginnt und der Allgemeinzustand sich verschlechtert. Nicht immer verrät sich aber die Umwandlung durch eine Temperatursteigerung, und wenn ein Erguß mit Fieber bestehen bleibt, so muß man immer von Zeit zu Zeit durch eine Probepunktion feststellen, ob das Exsudat noch serös ist.

Die abgesackte Pleuritis. Bei längerem Bestand eines Exsudates bilden sich an dessen oberer Grenze wohl immer Verklebungen, die es mehr oder weniger stark abkapseln. Diese Absackung kann aber auch frühzeitig auftreten, so daß der Erguß von Anfang an lokalisiert bleibt. Nicht selten findet man solche abgesackte Ergüsse an der Seite des Thorax. Sie können hier ziemlich weit hinaufreichen und geben ein charakteristisches Röntgenbild (vgl. Abb. 96 und 97), auf das auch Aßmann hinweist (auf seine Erklärung kann hier nicht eingegangen werden). Außerdem gibt es drei Formen, die besonders erwähnt werden müssen, nämlich die Pleuritis interlobaris, die Pleuritis diaphragmatica und die Pleuritis mediastinalis. Endlich ist die Pleuritis bei Polyserositis zu erwähnen, ebenso die Pleuritis im Kindes- und Greisenalter.

Pleuritis interlobaris. Wenn eine Pleuritis in der Spalte zwischen zwei Lappen beginnt und wenn sich frühzeitig Verklebungen bilden, so kann es vorkommen, daß das Exsudat nicht in die freie Pleurahöhle überfließen kann, sondern sich nur zwischen den beiden Lappen ansammelt. Das Lungengewebe beider Lappen wird komprimiert, Verdrängungserscheinungen können auftreten, das klinische Bild unterscheidet sich dabei wesentlich von der Pleuritis mit freiem Exsudat. Die Erscheinungen sind je nach der Größe des Ergusses sehr verschieden (ältere Literatur siehe bei A. Fränkel und Dietlen, neuere bei Assmann und bei Fleischner).

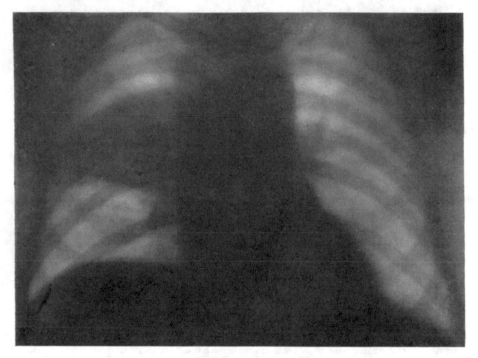

Abb. 98. Interlobäres Exsudat zwischen rechtem Ober- und Mittellappen.

Um die topographischen Verhältnisse bei der interlobulären Pleuritis zu verstehen, muß man sich den Verlauf der Lappengrenzen klar machen (vgl. S. 984). Man wird dann erwarten, daß ein Dämpfungsstreifen auftritt, der von hinten oben um den Thorax herum nach vorn unten zieht, oder daß die Erscheinungen von Lungenkompression oder eines bis an den Thorax reichenden Exsudates nachweisbar werden. Ebensolche Erscheinungen werden auch längs der vierten Rippe auf der rechten Seite (Grenze zwischen Mittel- und Unterlappen) auftreten können. Je nach der Größe des Exsudates sind aber die Symptome verschieden.

Beträgt das Exsudat nur wenige 100 ccm, so entsteht im Verlauf eines dieser Streifen eine schmale Dämpfung, die sich aber nicht über die ganze Ausdehnung der Lappengrenze erstreckt, sondern bald auf den hinteren, bald auf den seitlichen oder vorderen Teil derselben beschränkt bleibt. Oberhalb und unterhalb dieser Dämpfung läßt sich nicht selten abnorm tiefer oder tympanitischer Lungenschall nachweisen. Mit der Vergrößerung des Exsudats nimmt die Ausdehnung der Dämpfung in der Längsrichtung und in der Breite zu. Im Bereiche der Dämpfung kann man häufig eine Abschwächung des Atemgeräusches erkennen, während in der Umgebung Bronchialatmen oder Rasselgeräusche nachweisbar sein können. Das Wachsen der Dämpfung und die relativ rasche Zunahme der Kompressionssymptome läßt häufig die Differentialdiagnose gegenüber einem Tumor stellen, und die Lokalisation an der Lappengrenze macht ein interlobäres Exsudat wahrscheinlicher als einen Lungenabszeß oder eine pneumonische Infiltration.

Etwas sicherere Resultate ergibt die Röntgenuntersuchung Auf Abb. 98 ist das Bild eines interlobären Exsudates wiedergegeben Charakteristisch ist daran die scharfe Begrenzung und die gleichmäßige Intensität des Schattens. Die Form kann verschieden sein, je nachdem das Exsudat in den äußeren oder inneren, in den vorderen oder hinteren Partien mächtiger ist, und je nachdem die Lunge dem Druck nachgibt

Kleine Exsudate geben oft einen charakteristischen schmalelliptischen oder bandartigen Schatten. Manchmal sieht man auch einen rundlichen Schatten (Assmann). Die schräge oder frontale Untersuchung zeigt dann freilich oft eine längliche Gestalt, die dem Verlauf der Lappengrenze entspricht. Größere Exsudate können verschiedene Formen annehmen, je nachdem sie in verschiedener Höhe, Distanz von der vorderen Brustwand und Entfernung von der Mittellinie gelegen sind. Meistens ist die untere Grenze mehr gerade, die obere mehr bogenförmig, aber auch das umgekehrte kommt vor. Der Schatten ist gewöhnlich vom Zwerchfellschatten durch eine helle Zone getrennt, aber bei Sitz des Ergusses in den unteren Teilen der Lappenspalte kann diese Schattenunterbrechung fehlen. Starke Lendenlordose kann die Darstellung im Röntgenbild erleichtern.

Den sicheren Nachweis eines Exsudates kann man nur durch die Probepunktion erbringen (lange Nadel!), aber selbst dann kann man im Zweifel bleiben, ob nicht eine wandständige abgekapselte Pleuritis vorliegt.

Solche interlobäre Exsudate sind wahrscheinlich ziemlich häufig, namentlich als Begleiter von Pneumonien. Die klinische Beobachtung ergibt nichts, was darauf hinweist, die Röntgenuntersuchung zeigt aber eine auffallend scharfe Begrenzung des pneumonischen Schattens. In Abb. 44 (S. 1321) läßt z. B. die scharfe Grenzlinie und die Intensität des Schattens in deren Nähe ein interlobäres Exsudat vermuten. Hier blieb diese Grenzlinie im Zusammenhang mit einem Schattenstreifen noch lange bestehen, nachdem die Resolution der Pneumonie eingetreten war und der übrige Schatten sich aufgehellt hatte.

Große Flüssigkeitsansammlungen von $1/2$—1 Liter und mehr legen sich der Pleura parietalis meist direkt an oder bleiben von ihr nur durch eine dünne Lungenschicht getrennt. Meistens erhält man deshalb in der Axillarlinie eine Dämpfung mit Abschwächung des Atemgeräusches und des Stimmfremitus und findet hier bei der Probepunktion Flüssigkeit. Auf dem Rücken kann der Schall in den unteren Partien eine auffallende Aufhellung zeigen, während in mittlerer Höhe eine Zone absoluter Dämpfung besteht, die Dämpfung kann aber auch bis zum unteren Lungenrand hinab intensiv sein, was in der Kompression des Unterlappens seine Erklärung findet. Man kann dann leicht zur Annahme einer freien Flüssigkeitsansammlung gelangen. Als Unterscheidungsmerkmal ist nach Fränkel eine Verschiebung des Herzens wichtig, die im Verhältnis zur relativ geringen Ausdehnung des vermuteten Exsudates auffallend stark ist, sowie bei linksseitigen Ergüssen das Freibleiben des Traubeschen Raumes. Verwechslungen sind immer möglich, und es kann vorkommen, daß man bei der Punktion an der Hinterseite des Thorax keine Flüssigkeit erhält, dagegen in der Axillarlinie diese leicht nachweisen kann.

Das Röntgenbild dieser großen interlobulären Exsudate kann verschiedene Formen zeigen und ist oft schwer von einem großen Abszeß oder einer anderen zirkumskripten Affektion zu unterscheiden (vgl. Abb. 106f., S. 1781f), wie übrigens auch die kleinen Flüßigkeitsansammlungen in den Lappenspalten.

Wenn die Exsudate in der Pleuraspalte eine gewisse Größe erreicht haben, so können sie in die freie Pleurahöhle durchbrechen. Nach Sabourin findet das besonders leicht am Anfang oder am Ende einer Interlobärspalte statt. Da gewöhnlich in der Umgebung fibrinöse Entzündung besteht, so breitet sich das Exsudat zunächst nicht auf große Strecken aus, und es entsteht eine „hemdenknopfförmige" Pleuritis (Sabourin). Der Durchbruch soll sich durch Temperaturanstieg, Schmerzen und Reibegeräusche an der Durchbruchstelle manifestieren.

Die Prognose der interlobären Exsudate ist offenbar günstig, da man Sektionen von Menschen, die an dieser Krankheit gestorben sind, nicht zu sehen bekommt.

Pleuritis diaphragmatica. Ähnlich wie die interlobäre Pleuritis bleibt eine Flüssigkeitsansammlung auf der Zwerchfellfläche verborgen. Die Symptome sind dann gleich wie bei der Pleuritis diaphragmatica sicca und es sei deshalb auf S. 1734 verwiesen. Einzig die Röntgenuntersuchung kann einen Schatten ergeben, auch ein auffallend breiter Zwerchfellschatten (links!) wird als charakteristisch für eine (flächenhafte) Flüssigkeitsansammlung über dem Zwerchfell angegeben.

Pleuritis mediastinalis. Auch zwischen der Pleura mediastinalis und der Pleura pulmonalis können Flüssigkeitsansammlungen zustande kommen, die abgesackt bleiben und deshalb der Diagnose große Schwierigkeiten machen.

Frick hat die Fälle der Literatur gesammelt und zuerst das Krankheitsbild der verschiedenen Formen gezeichnet (vgl. auch Savy, neuere Darstellungen bei Assmann und Fleischner).

Die Pleuritis mediastinalis anterior sinistra führt zu Schmerzen hinter dem Sternum oder zwischen dem Brustbein und der linken Mamma. Die Schmerzen sind aber nicht dauernd vorhanden, sondern können wechseln, und ihre Intensität ist sehr verschieden. Dyspnoe und Oppression sind selten sehr stark. Bei der Untersuchung findet man, wenn das Exsudat klein ist, einen Dämpfungsbezirk links neben dem Sternum, der sich bis zur Mamillarlinie erstrecken kann. Bei großen Ergüssen ist die Dämpfung breiter, überragt den rechten Sternalrand und kann sich gegen die linke Axillarlinie und hinauf bis zur zweiten Rippe erstrecken. Das Herz kann nach rechts verschoben sein und die Pulsation nur rechts vom Sternum fühlen lassen. Auch eine Vorwölbung der Herzgegend ist bisweilen vorhanden. Über der Dämpfung ist das Atemgeräusch abgeschwächt, bisweilen kann auch Abschwächung des Stimmfremitus nachgewiesen werden. Eine Verwechslung mit Perikarditis ist möglich, doch spricht gegen eine solche, daß die Pulsation des Herzens rechts vom Sternum gefühlt und die Herztöne hier am deutlichsten gehört werden. Eine scharfe Grenze zwischen der Dämpfung und dem Lungenschall soll dagegen für eine Perikarditis sprechen. Ferner ist eine Verwechslung möglich mit einer abgesackten Pleuritis, die nicht an der mediastinalen Fläche der Lunge sitzt. Der Nachweis einer starken Verschiebung des Mediastinums ist entscheidend für die Diagnose einer Pleuritis mediastinalis. Ein Mediastinalabszeß kommt nur bei eitrigen Ergüssen differentialdiagnostisch in Frage, hier kann die Entscheidung, wenn die Ätiologie nicht etwa auf den richtigen Weg führt, unmöglich werden.

Die Pleuritis mediastinalis anterior dextra macht im ganzen ähnliche Erscheinungen wie die linksseitige Erkrankung, nur erscheint die Dämpfung zuerst rechts, und das Herz wird nach links verschoben. Die Zyanose ist viel stärker und auch die Gefahr einer tödlichen Zirkulationsstörung ist viel größer. Eine Verwechslung mit Vergrößerung des Herzens nach rechts ist möglich, doch fehlt die epigastrische Pulsation und das Röntgenbild wird wohl ein klares Resultat geben. Mediastinaltumoren unterscheiden sich durch den Verlauf, für Mediastinalabszesse gilt das gleiche wie bei der linksseitigen Entzündung.

Die Pleuritis mediastinalis posterior macht die gleichen Drucksymptome, wie alle anderen raumbeschränkenden Prozesse im hinteren Mediastinum (vgl. Erkrankungen des Mediastinums in diesem Bande). In mehreren Fällen ist anfallsweiser Husten, der an Pertussis erinnerte, beschrieben worden. Differentialdiagnostisch kommen alle Krankheiten des hinteren Mediastinums in Frage, und nur die Entwicklung der Symptome wird eine Wahrscheinlichkeitsdiagnose erlauben. Wenn Stridor vorhanden ist, so wird unter Umständen eine tracheoskopische oder bronchoskopische Untersuchung notwendig.

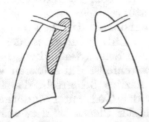
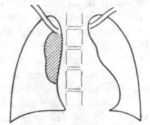

Abb. 99. Pleuritis mediastinalis ant. sup. dextra.

Abb. 100. Pleuritis mediastinalis post. sup. dextra.

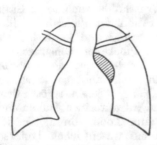
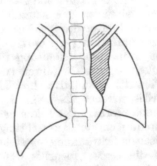

Abb. 101. Pleuritis mediastinalis ant. sup. sin.

Abb. 102. Pleuritis mediastinalis post. sup. sin.

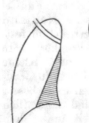
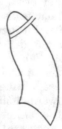
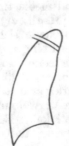
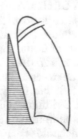
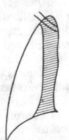
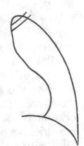

Abb. 103. Pleuritis mediast. post. inf. dextra.

Abb. 104. Pleuritis mediast. post. inf. sin.

Abb. 105. Pleuritis mediast. post. sup. et inf. dextra.

Abb. 98—104. Verschiedene Formen der Pleuritis mediastinalis.
(Abb. 99—105 nach Pincherle). (Aus W. Lüthold; Beitr. Klin. Tbk. **1927**. Bd. 66.)

Eine sichere Diagnose ist nur mit Hilfe der Röntgenuntersuchung möglich. Abb. 99—105 (aus der Arbeit von Lüthold) geben die verschiedenen Formen des Schattens bei den einzelnen Lokalisationen wieder. Aus ihnen geht auch ohne weiteres hervor, daß die Differentialdiagnose gegenüber Perikarditis, Bronchialdrüsenschwellung, Abszessen (vgl. Abb. 60, S. 1394), Tumoren usw. nicht immer leicht ist. Außerdem sind die Schatten nicht immer deutlich, und oft erstreckt sich die Exsudation auch in die Lappenspalten oder in den diaphragmatischen Teil der Pleurahöhle, so daß schwer zu deutende Bilder entstehen.

Pleuritis bei Polyserositis. Eine Kombination von Pleuritis mit Perikarditis oder mit Peritonitis ist nicht selten, man kann sogar sagen, daß bei der Mehrzahl der Entzündungen des Perikards und des Peritoneums die Pleuren beteiligt sind. Biswcilen werden aber alle Höhlen scheinbar gleichzeitig oder kurz nacheinander befallen, so daß man von einer Polyserositis oder Panserositis sprechen kann. Am häufigsten ist diese tuberkulöser Natur.

Eine besondere Stellung nimmt die Polyserositis fibrosa ein. Diese Krankheit beginnt mit trockenen oder exsudativen Entzündungen an der Pleura oder am Perikard und führt zu Verwachsungen und Schwartenbildung, namentlich an den serösen Flächen in der Nähe des Zwerchfells. Im späteren Verlauf tritt immer abdominale Stauung ein und der Aszites beherrscht das Krankheitsbild. Nach jahrelanger Krankheit erfolgt der Tod unter ähnlichen Erscheinungen wie bei der Leberzirrhose. Die Rolle der Pleura bei diesem Krankheitsbild, zu dem auch die Zuckergußleber und die perikarditische Pseudoleberzirrhose gehören, kann verschieden sein. Manchmal scheint sie den Ausgangspunkt der Infektion zu bilden, in anderen Fällen beteiligt sie sich in den ersten Zeiten an der Entzündung wie die anderen serösen Höhlen. In den späteren Jahren des Leidens können in der Brusthöhle auch reine Stauungsergüsse auftreten (vgl. Gofferjé). Die Obliteration der Pleurahöhle hat vielleicht auch eine Bedeutung für die Lymphströmung und kann bei Doppelseitigkeit zu Aszites führen (vgl. den Abschnitt Pleuraverwachsungen).

Pleuritis exsudativa im Kindesalter. Bei Kindern ist die serofibrinöse Pleuritis seltener als beim Erwachsenen, wenn auch nicht so selten wie die trockene Form. Doch kommen schon beim Neugeborenen seröse Brustfellentzündungen zur Beobachtung, die infolge von intrauteriner Pneumonie oder septischer Erkrankung entstehen und immer zum Tode führen. Im übrigen zeigt die seröse Pleuritis des Kindesalters keine wesentlichen Unterschiede von der der Erwachsenen, nur ist das Verhalten der Temperatur, des Pulses und der Dyspnoe häufig unregelmäßiger und wechselnder als bei diesen und die Diagnose schwieriger. Interlobäre und mediastinale Pleuritis ist verhältnismäßig häufig (Neuland, Lüthold, Fleischner). Bei etwa einem Fünftel der Fälle läßt sich eine tuberkulöse Ätiologie sicher nachweisen. Neuland stellte bei 5 von 29 untersuchten Kindern eine negative Pirquetreaktion fest.

Bei Säuglingen fällt oft auf, daß sie beim Liegen auf der kranken Seite nicht trinken wollen. Druck auf die Brustwand löst oft Schreien aus. Kleine Kinder, die auf Befragen antworten, verlegen den Schmerz meistens ins Epigastrium. Die Inspektion läßt häufig die Vorwölbung der kranken Seite besser erkennen als bei älteren Individuen. Die lokalen Beschwerden sind namentlich bei kleineren Kindern manchmal so gering, daß die Krankheit unter dem Bild einer chronischen Kachexie verläuft. Nur die genaueste Untersuchung läßt dann die Natur der Krankheit erkennen. Die Perkussion muß sehr zart ausgeübt werden, da die Dämpfungen nur schwer zu erkennen sind. Die Abschwächung des Atemgeräusches ist nicht so deutlich wie beim Erwachsenen, man findet über den Ergüssen im Gegenteil recht oft lautes Bronchialatmen.

Die Prognose ist im Kindesalter jedenfalls nicht schlechter als in späteren Jahren (vgl. Nobel, Neuland). Bei der tuberkulösen Entzündung ist die Gefahr einer späteren Lungentuberkulose, wie oben erwähnt, geringer.

Pleuritis exsudativa im Greisenalter. Bei alten Leuten verläuft die Pleuritis, wie alle Krankheiten, häufig schleichender als in jüngeren Jahren, unter dem Bild einer allgemeinen Schwäche und Kachexie. Aber auch die objektiven Symptome sind weniger deutlich, die Dämpfung weniger intensiv und besonders der Stimmfremitus nicht so deutlich vermindert, ja er kann ebenso stark sein wie auf der gesunden Seite, weil der starre Thorax als Ganzes schwingt. Deshalb ist die Diagnose oft schwierig, und man sollte in verdächtigen Fällen rascher zur Punktionsspritze greifen als bei jüngeren Individuen.

Komplikationen. Bei der serösen Pleuritis kommen sowohl entzündliche als auch mechanisch bedingte Komplikationen vor. Von vielen läßt sich nicht entscheiden, ob sie auf Entzündung oder auf mechanische Momente zurückgeführt werden müssen. Die Kombination mit anderen Krankheiten, bei denen die Pleuritis selbst die Komplikation bildet, ist hier nicht zu besprechen.

Verdauungsbeschwerden, Schlaflosigkeit, quälender Husten, Kopfschmerzen usw. sind nicht selten. Dagegen kommen ernstere Komplikationen von seiten des Nervensystems, wie Benommenheit und Delirium, nur in Ausnahmefällen vor.

Herzschwäche kommt, abgesehen von den Fällen mit starker mechanischer Zirkulationsbehinderung, bei dekrepiden Individuen selbst dann zur Beobachtung, wenn der Erguß gering und das Fieber niedrig ist. Ziemlich häufig sind Thrombosen in den Venen der unteren Extremität. Sie führen nicht ganz selten zu Lungenembolien.

Eine seltene Komplikation ist eine Stimmbandlähmung. Sie tritt meistens linksseitig auf und wird teils durch mechanischen Druck, teils durch Lymphdrüsenschwellung oder Entzündung des perineuralen Bindegewebes erklärt.

Das Blut zeigt bisweilen eine geringe Herabsetzung des Hämoglobingehaltes und der Erythrozytenzahl, häufiger eine geringe Leukozytose. Bei tuberkulöser Pleuritis sind bisweilen die Lymphozyten relativ vermehrt.

Komplikationen von seiten der Haut sieht man bisweilen bei tuberkulösen Pleuritiden in Form von Erythema nodosum und multiforme und von Purpura.

Diagnose. Die Diagnose einer typischen Pleuritis ist nicht schwierig. Die charakteristische Dämpfung, die Resistenz bei der Perkussion und die Abschwächung des Pektoralfremitus sind so charakteristisch, daß eine Verwechslung kaum möglich ist. Die Probepunktion (vgl. S. 1750) bringt in der Regel nur die Bestätigung der Diagnose. Sie muß trotzdem in allen Fällen vorgenommen werden, da das Exsudat auch unter Umständen, unter denen man es nicht erwartet hätte, eitrig sein kann. Auch zur Entscheidung, ob ein Hydrothorax vorliegt, ist die Probepunktion bisweilen notwendig. Endlich liefert die Probepunktion Aufschluß über die Frage, ob dicke Schwarten vorhanden sind, und über die Ätiologie der Entzündung.

Wenn die Diagnose auf eine serofibrinöse Pleuritis gestellt ist, so muß immer die Frage nach der Ätiologie entschieden werden. Zu diesem Zwecke ist einerseits genaueste Untersuchung der Lungen (auch der gesunden!) und der übrigen Organe, andererseits die Probepunktion erforderlich. Bei einer richtigen sekundären, d. h. im Verlauf einer anderen Krankheit eintretenden Pleuritis ist die Entscheidung in der Regel nicht schwierig, dagegen ist bei der scheinbar primären Pleuritis die Grundkrankheit häufig nicht leicht zu erkennen. Die meisten „idiopathischen" Brustfellentzündungen beruhen ja auf Tuberkulose, doch sind auch die karzinomatösen nicht selten, und gelegentlich kann auch eine akute Entzündung der Respirationsorgane, die selbst nur geringe Erscheinungen macht, auf die Pleura übergreifen. Hier liefert häufig die Untersuchung des Zentrifugates der Punktionsflüssigkeit gute Dienste, doch sind, wie oben besprochen, Täuschungen möglich. Häufig entscheidet nur der Verlauf oder erst die nach der Heilung des Exsudates zurückbleibenden

Krankheitssymptome. Auch die Röntgenuntersuchung kann unter Umständen schon frühzeitig die Entscheidung bringen.

Differentialdiagnose. Schwierigkeiten können gelegentlich gegenüber der Pneumonie entstehen. Wie namentlich Hochhaus betont hat, ist die Abschwächung oder das Fehlen des Pektoralfremitus bei der Pneumonie gar nicht so selten (vgl. auch massive Pneumonie S. 1313 und Splenopneumonie S. 1367) und es kommen selbst Verdrängungserscheinungen vor. Wichtig ist in erster Linie der Verlauf der Dämpfungsgrenze, die bei der Pneumonie in der Regel den Lappengrenzen folgt, während die pleuritische Dämpfung am Rücken senkrecht zur Lappengrenze von der Wirbelsäule nach außen ansteigt. Stärkere Verdrängungserscheinungen sprechen immer für Pleuritis, und speziell die gar nicht so selten fühlbare Verlagerung der Trachea kommt bei Pneumonie wohl kaum je zur Beobachtung, wenn sie nicht etwa durch einen Kropf bedingt ist. Das Rauchfußsche Dreieck beweist nur dann einen Erguß, wenn es sehr ausgesprochen ist, da es, wie oben erwähnt, auch bei Pneumonie vorkommen kann. Bei linksseitigen Pleuritiden ist die Dämpfung im Gebiete des Traubeschen Raumes von großer Bedeutung. Ferner ist charakteristisch für Pleuritis die von oben nach unten allmählich eintretende Verminderung des Pektoralfremitus, die zunehmende Intensität der Dämpfung und die fortschreitende Abschwächung des Atemgeräusches. Knisterrasseln hört man bei einem Erguß nur an dessen oberer Grenze, im ganzen Bereich der Dämpfung ist es nur bei Pneumonie hörbar. Eine rasche Entscheidung bringt gewöhnlich das Röntgenbild, das bei der Pleuritis die erwähnte nach außen ansteigende konkave Schattengrenze zeigt. In manchen Fällen bringt freilich nur die Probepunktion Aufschluß.

Schwieriger ist häufig die Frage zu entscheiden, ob neben einer Pneumonie noch ein Exsudat vorhanden ist oder ob sich hinter einem Erguß eine Lungenentzündung verbirgt. Im ersten Fall führt häufig nur die auffallende Intensität der Dämpfung auf die richtige Spur, und die Probepunktion bringt allein die sichere Entscheidung. Da die Exsudate oft abgekapselt sind, wird die Diagnose noch schwieriger, und es wird sicher mancher Erguß übersehen. Im zweiten Fall kann der Verlauf, manchmal auch das Auftreten von rostfarbenem Sputum Klärung bringen, es ist aber schon den besten Diagnostikern vorgekommen, daß sie eine Pneumonie übersehen haben.

Die Differentialdiagnose gegenüber dem Hydrothorax kann aus der Form und Beweglichkeit der Dämpfung niemals entschieden werden. Einzig der Verlauf, die Grundkrankheit und die allgemeinen Infektionssymptome lassen eine Vermutungsdiagnose zu, Sicherheit gewährt nur die Probepunktion, worüber das Wichtige im Kapitel Hydrothorax gesagt ist.

Die Schwierigkeiten der Diagnose des interlobären, diaphragmatischen und mediastinalen Exsudates wurden oben erwähnt.

Die differentialdiagnostischen Schwierigkeiten, die bei Tumoren in Frage kommen, werden in dem Kapitel über die Geschwülste besprochen.

Prognose. Die Prognose der serofibrinösen Pleuritis ist an sich günstig. Gefährdet sind nur sehr elende Individuen und solche mit kranken Zirkulationsorganen. Daß ein kräftiger Mensch an einer serösen Pleuritis stirbt, ist eine Seltenheit, es kann aber bei schwerer Pleuratuberkulose vorkommen. Nur sehr selten führt die Zirkulationsbehinderung durch das Exsudat zum Tode, und bei richtiger Behandlung sollte das überhaupt nicht vorkommen. Häufiger verursacht die Pleuritis eine Venenthrombose, die zu einer Lungenembolie führt. Bisweilen erliegen die Kranken der Stärke der Infektion, bisweilen führt eine langdauernde Pleuritis durch Kräfteverfall zum Tode.

Lord hatte unter mehr als 500 Pleuritisfällen 4 Todesfälle, davon 2 an Lungenembolie, 1 an Pleuritis acutissima, 1 an Lungenödem bei doppelseitigem Exsudat. An der Basler medizinischen Klinik wurden von 1912—1927 489 exsudative Pleuritiden (als Hauptleiden) behandelt. Davon starben 20, aber nur 4 infolge der Pleuritis allein, und zwar 2 an Lungenembolie, 1 an albuminöser Effektoration, 1 an Kreislaufinsuffizienz. Die Pleura war in diesem Fall von Tuberkeln übersät, aber vielleicht hätte eine frühere Punktion das Leben retten können. Die anderen 16 Fälle verteilen sich auf 6 Phthisen, 7 Fälle mit Arteriosklerose und Herzdegeneration, 2 Fälle von Polyserositis und 1 Fall von Pneumonokoniose.

Die erwähnte günstige Prognose gilt nicht für die sekundären Pleuritiden im engeren Sinne. Diese können häufig den Tod des schon geschwächten Patienten herbeiführen. Auch wenn die Pleuritis nicht eine Folge der Grundkrankheit ist, sondern bei einem chronischen Leiden infolge von Sekundärinfektion hinzutritt, so ist ihre Prognose sehr ernst. Bei diesen „terminalen" Brustfellentzündungen handelt es sich bisweilen auch um einen Hydrothorax, der sich entzündlich umgewandelt hat.

Außer den erwähnten 489 Pleuritisfällen wurden 1912—1927 an der Basler Klinik noch 58 Patienten behandelt, bei denen eine zum Tode führende Grundkrankheit mit Pleuritis verbunden war und die Exsudatbildung den Tod beschleunigt haben kann: 16 vorgeschrittene Phthisen und Miliartuberkulosen, 17 schwere Erkrankungen des Herzens und der Gefäße, 5 Karzinome, 5 Schrumpfnieren usw.

Aber wenn auch die Pleuritis ausheilt, so kann sie doch Schädigungen hinterlassen, die für das Individuum Gefahren in sich bergen. Zunächst seien hier die Bronchiektasien erwähnt, die sich in einem Lungenlappen, der durch ein Exsudat komprimiert war, nicht selten entwickeln. Über den Mechanismus ihrer Bildung siehe das Kapitel Bronchiektasie.

Ein seltenes Vorkommnis ist die Entstehung einer ausgedehnten Lungenzirrhose. Dagegen dauert es oft lange, bis die Entfaltung der Lunge wieder vor sich geht und bis die pleuritischen Schwarten sich zurückbilden. Während dieser Zeit empfindet der Patient noch starke Dyspnoe und häufige Schmerzen. Diese langsame Wiederherstellung hat zur Folge, daß man bei jeder Pleuritis mit mittelgroßem Exsudat auf etwa $1/4$ Jahr bis zum Wiedereintritt der Arbeitsfähigkeit zu rechnen hat.

Da die meisten der idiopathischen Pleuritiden auf Tuberkulose beruhen, so muß man immer mit der Gefahr rechnen, daß später die Lunge erkrankt.

Nach der Statistik von Koester, die sich auf 514 nachuntersuchte Fälle erstreckt, tritt bei Erwachsenen (über 15 Jahre) in mindestens der Hälfte aller Fälle später eine Tuberkulose auf, bei Kindern unter 15 Jahren nur in einem Drittel der Fälle. In der großen Mehrzahl der Fälle (Dreiviertel) zeigt sich die Lungentuberkulose innerhalb der ersten fünf Jahre nach der abgelaufenen Brustfellentzündung. Die Größe des Exsudates und das Verhalten der Temperatur hat keinerlei Einfluß auf die Prognose in bezug auf die tuberkulöse Erkrankung. Koester glaubt aus seinem Material schließen zu können, „daß die bei älteren Personen nach einer Pleuritis auftretende Tuberkulose mehr akut verläuft und eine schlechtere Prognose bietet".

Diese Zahlen Koesters beziehen sich auf das Material eines Krankenhauses. Für besser situierte Klassen dürfte sich die Prognose günstiger gestalten, und das erklärt auch, weshalb die persönlichen Eindrücke mancher Ärzte mit den Ergebnissen der Koesterschen Statistik nicht übereinstimmen. Englische Arbeiten (zit. bei Lord) ergeben 30 bis 55% Phthisen bei der Nachuntersuchung. Wenn Nyiri weniger fand, so kann das auf der geringen Zahl der Nachuntersuchungen beruhen. Bei Kindern unter 5 Jahren fanden Neuland, Nobel u. a. in $1/5—1/7$ Zeichen von Tuberkulose bei der späteren Kontrolle.

Bei der Prognosenstellung ist endlich auch die Möglichkeit einer eitrigen Umwandlung des Exsudats nicht außer acht zu lassen (nach Loch nur in 1,3%).

Therapie. Das wichtigste bei der Behandlung der serösen Pleuritis ist absolute Bettruhe. Man kann immer wieder die Erfahrung machen, daß Patienten, bei denen die Temperatur nicht sinken und das Exsudat nicht zurückgehen will, in kurzer Zeit genesen, wenn man die bis dahin unvollkommen durchgeführte Bettruhe streng gestaltet, wenn man sie nicht mehr zum Zweck der Defäkation aufstehen läßt usw. Zwar wird von verschiedenen

Seiten empfohlen, die Kranken im Bett Atemübungen und andere Bewegungen machen zu lassen, sobald die Temperatur zu sinken beginnt, sie im Zimmer herumgehen zu lassen, sobald das Fieber verschwunden ist, und es läßt sich nicht bestreiten, daß manche Fälle trotzdem ausheilen. Aber gerade bei den schwereren Fällen kann man immer wieder die Beobachtung machen, daß die Genesung um so rascher eintritt, je ruhiger der Patient bleibt und je mehr die Ruhe durch gute Krankenpflege garantiert ist. Erst wenn man annehmen kann, daß das Exsudat vollkommen verschwunden ist, soll man den Patienten Bewegungen machen und aufstehen lassen.

Gegen die Behandlung mit absoluter Ruhe wird vielfach der Einwand geltend gemacht, daß dadurch die Ausbildung der Atelektase begünstigt und der Boden für die Entstehung von Bronchiektasien vorbereitet werde. Aber die Erweiterung der Luftröhren ist gar nicht die Folge der Atelektase, sondern wird durch die Fortsetzung der pleuritischen Entzündung in das Zwischengewebe der Lunge bedingt (vgl. das Kapitel Bronchiektasien), und diese Entzündung wird durch Bewegungen sicher begünstigt. Auch die Schwartenbildung wird nicht dadurch vermindert, daß die vorübergehend atelektatischen Partien durch tiefe Atemzüge mit Luft gefüllt werden.

Daß lokale Anwendung von thermischen Mitteln und Hautreizen auf die Brustwand die Zirkulation in der Pleura costalis verändern und den Verlauf der Entzündung daselbst modifizieren können, ist eigentlich selbstverständlich. Daß sie die Aufsaugung des Exsudates befördern und den Ablauf der Krankheit verkürzen können, hat freilich noch niemand bewiesen. Dagegen sieht man recht oft bei derartigen Maßnahmen die Schmerzen rasch abnehmen und die Dyspnoe geringer werden. Deshalb ist in allen Fällen von diesen Hilfsmitteln Gebrauch zu machen.

Für gewöhnlich genügt die Anwendung feuchtwarmer Umschläge (vgl. S. 1100). Die meisten Patienten empfinden es am angenehmsten, wenn man die Wickel dauernd liegen läßt bzw. nur alle drei Stunden erneuert. Das Wasser wird besser lauwarm genommen als ganz kalt. Nur bei sehr ausgedehnten Ergüssen verspüren die Patienten bisweilen von den Wickeln eine Beengung, die ihre Anwendung verbietet. Vor der Applikation von Kälte, besonders von Eis, ist im allgemeinen zu warnen. In den späteren Stadien sind Kataplasmen, Thermophore, elektrische Heizapparate usw. vorzuziehen.

Bei sehr starken Schmerzen sind die Hautreizmittel anzuwenden, die bei der Behandlung der Pleuritis sicca erwähnt wurden. Auch bei starker Dyspnoe verschaffen sie oft eine große Erleichterung, besonders die Schröpfköpfe.

Die Ernährung des Patienten soll der allgemeinen Fieberdiät entsprechen, solange die Temperatur erhöht ist, sie soll ferner berücksichtigen, daß die Verdauungsorgane durch verschiedene Ursachen geschädigt sind und nur leicht verdauliche Speisen ertragen, sie soll aber möglichst ausgiebig sein, da jede Pleuritis sich lange hinziehen kann und die Prognose vom Kräftezustand des Patienten abhängt. Man gebe also von Anfang an kleine, aber häufige Mahlzeiten, nur leicht verdauliche Speisen mit möglichst hohem Nährwert, und man helfe eventuell durch appetitreizende Mittel nach. Auch die Regelung des Stuhlganges darf nicht verabsäumt werden.

Medikamentöse Therapie. Eine wichtige Indikation bildet häufig die Herzschwäche. Auch dann, wenn durch die Punktion die gefährlichsten Folgen der Flüssigkeitsansammlung momentan beseitigt werden, kann die Verordnung von Herzmitteln notwendig sein, weil das Herz unter den Nachwirkungen der mechanischen Schädigung leidet, noch dringender ist sie bisweilen erforderlich, wenn das Herz mehr durch toxische als durch mechanische Einwirkung geschädigt ist. In zweifelhaften Fällen ist die prophylaktische Verordnung eines Digitalisinfuses ebenso zweckmäßig wie bei der Pneumonie, bei akuter Herzschwäche ist Kampfer bzw. Koramin oder Kardiazol und Koffein am Platze.

Husten, Schmerzen und Dyspnoe erfordern oft die Anwendung von Morphium bzw. seinen Derivaten und von Schlafmitteln. Doch ist Vorsicht am Platze. da die vermehrte Inspirationsstellung der Lunge, die zum Teil die Ursache der Dyspnoe und der Schmerzen ist, eine Kompensationsvorrichtung für die gestörte Zirkulation darstellt, wie oben auseinandergesetzt wurde. Ein Nachlaß der Muskelspannung, die den Thorax in dieser Kompensationsstellung hält, kann für die Zirkulation gefährlich werden und plötzlich den Tod herbeiführen. Deshalb darf niemals eine so tiefe Narkose herbeigeführt werden, daß ein Nachlaß des reflektorisch erhöhten Tonus zu befürchten ist. Dagegen sind kleine Gaben von narkotischen Mitteln, die die Empfindung der Dyspnoe vermindern, ohne den Reflex zu stören, nur nützlich. Auch die Beseitigung der Schmerzen fördert nur die richtige Funktion dieses Kompensationsvorganges. Daß der Husten für die mechanischen Verhältnisse nur schädlich sein kann, ist ohne weiteres klar. Ist er trocken, so muß er unter allen Umständen unterdrückt werden, befördert er Sekret zutage, so ist er auf sein notwendiges Maß zurückzuführen, dann sind auch Expektorantien am Platze.

Wenn die Temperatursteigerung mit lästigen Fiebersymptomen, wie Kopfschmerz, Schlaflosigkeit usw. verbunden ist, so sind Antipyretika am Platze. Sie sind auch dann anzuwenden, wenn das Fieber sich lange hinzieht.

Von jeher hat man versucht, Mittel zu finden, die die Resorption des Exsudates befördern. Des größten Rufes erfreuen sich in dieser Hinsicht die Salizylpräparate. Alle Anhänger dieser Therapie empfehlen große Dosen, mindestens 4,0—8,0 Natrium salicylicum oder die entsprechenden Dosen der Ersatzpräparate. Mit Sicherheit dürfen wir ihnen eine Wirkung wohl nur bei der Pleuritis zuschreiben, die auf akutem Gelenkrheumatismus beruht. Für die anderen Fälle kann man die Berechtigung ihrer Anwendung vielleicht daraus herleiten, daß die Salizylsäure im Gegensatz zu anderen Medikamenten bei innerer Verabreichung sehr leicht in die Exsudate übergeht. Rosenbach findet sie besonders wirksam bei frischen Fällen, namentlich solchen, die mit hohem Fieber verlaufen, während sie bei schleichenden Erkrankungen und bei stationärem Exsudat ganz versagen oder wenig wirksam seien. Freilich ist dazu zu bemerken, daß die akuten Fälle auch ohne Salizylsäure häufig rasch ausheilen.

Als resorptionsbeförderndes Mittel wird auch das Jod empfohlen, sowohl in Form seiner Salze (0,5—2,0 pro die), als auch in Form der Tinktur (3 bis 5 Tropfen in 50,0 Wasser). Besonders in den späteren Stadien der Krankheit bei verzögerter Resorption soll das Jod wirksam sein. Auch Jodeisen wird gerühmt. Endlich erfreuen sich die Arsenpräparate und arsenhaltigen Mineralwässer großer Beliebtheit.

Die Erfahrung, daß bei Cholera pleuritische Exsudate bisweilen rasch verschwinden, war die Veranlassung, die Ableitung auf den Darm immer wieder zu versuchen. Bei frischen Exsudaten erreicht man dadurch nichts, in veralteten Fällen kann man einen Versuch damit machen. Zu diesem Zwecke sind Kalomel und die salinischen Abführmittel am geeignetsten.

Beliebter sind die Diuretika. Ihr Nutzen ist aber durchaus nicht erwiesen, doch hat man bisweilen den Eindruck, als ob ein stationäres Exsudat nach der Anregung der Diurese zu sinken beginne.

Schweißtreibende Mittel sind ebenfalls vielfach empfohlen worden. Bei veralteten Fällen kann man sich bisweilen des Eindrucks nicht erwehren, daß Schwitzprozeduren aller Art das Verschwinden des Exsudates befördern. Doch ist es fraglich, ob es sich nur um die Wirkung der Wasserentziehung oder um die Beförderung der Hautzirkulation handelt. Bei schwächlichen Patienten und bei schwererer Zirkulationsstörung ist die diaphoretische Behandlung selbstverständlich kontraindiziert.

Ähnlich wie die Wasserentziehung durch Anregung der Schweißsekretion kann auch der Durst auf die Resorption eines Exsudates wirken. In der Form der Schrothschen Kur wird die Wasserentziehung heutzutage nicht mehr durchgeführt, doch sind von verschiedener Seite gute Resultate durch trockene Diät berichtet worden. Die Wasserarmut der Kost spielt auch eine Rolle bei der Karellschen Kur, die unten erwähnt werden soll.

Achard und Laubry fanden, daß Kochsalzzufuhr pleuritische Exsudate vermehrt. Deshalb wird vielfach kochsalzarme Kost bei Exsudaten empfohlen. Andererseits haben Robinson u. a. reichliche Kochsalzzufuhr als gutes Mittel zur Beseitigung der Flüssigkeitsansammlung bei Pleuritis angegeben. Bei einer Krankheit, die so verschiedenartig verlaufen kann, sind die Beweise für die Wirksamkeit hoher oder niedriger Kochsalzzufuhr schwer zu erbringen. Auch für die theoretische Betrachtung liegen die Verhältnisse, wie oben erwähnt, recht kompliziert. Bei Transsudaten ist eine Wirkung der Kochsalzentziehung viel eher anzunehmen.

L. Blum empfiehlt Chlorkalzium als gleichzeitig diuretisch und antiphlogistisch wirkendes Mittel. Aus theoretischen Gründen ist Schade zur Empfehlung von Kalksalzen wegen deren kapillardichtenden Eigenschaften gekommen.

Blum gibt 15—30 g $CaCl_2$ täglich mehrere Tage hintereinander, und zwar in stündlichen Dosen von 1—2 Kaffeelöffel einer Lösung von 30 g $CaCl_2$ in 100 g Wasser. Die Lösung wird am zweckmäßigsten mit 40 g granuliertem $CaCl_2$ ($CaCl_2 + 2 H_2O$) hergestellt, da nur dieses (unter gutem Verschluß!) haltbar ist. Während der Medikation muß chlorarme Kost gegeben werden. Man sieht tatsächlich oft schon nach 1—2 Tagen die Temperatur sinken, die Urinmenge steigen und das Exsudat zurückgehen, bisweilen nach dem Aussetzen die Erscheinungen wiederkehren und bei Wiederholung der Kur wieder verschwinden. Die Methode hat aber den Nachteil, daß das Salz schlecht schmeckt und nicht selten Magenbeschwerden verursacht. Weniger Bedeutung hat der bisweilen folgende Durchfall. Die Blumsche Vorschrift ist insofern zweckmäßig, als der Geschmack bei starker Konzentration noch am erträglichsten ist und bei stärkerer Verdünnung schlechter wird. Man kann die 1—2 Kaffeelöffel in ganz wenig Milch oder Milchkaffee lösen, namentlich muß man aber Milch, Milchkaffee oder Sirup nachtrinken lassen. Trotz dieser Vorsichtsmaßregeln scheitert die Kur oft am Widerstand der Patienten. Blum fand alle anderen Kalziumsalze viel weniger wirksam.

1907 hat Feenders aus der Hißschen Klinik über günstige Erfolge der Karellschen Milchkur bei Pleuritis exsudativa berichtet. Sie besteht darin, daß der Patient nichts genießt außer geringen Mengen von Milch. Die ursprüngliche Verordnung von Karell verlangte in der ersten Woche 3—4mal täglich 60—100 ccm abgerahmter Milch, in der zweiten Woche zwei Liter im Tag. Empfehlenswerter ist es, die Kur auf wenige Tage zu beschränken, am ersten Tag im ganzen nur $^1/_4$ Liter Milch, am zweiten $^1/_2$, am dritten $^3/_4$ Liter zu geben und dann wieder andere Nahrung zuzulegen. In seltenen Fällen, in denen auch wiederholte Punktionen nicht zum Ziel führen, kann man die Milchkost noch länger fortsetzen. Die Anwendung der Kur wird sich überhaupt auf hartnäckige protrahierte Fälle und akute Erkrankungen mit sehr großem Exsudat beschränken, kann aber in diesen Fällen ganz vorzügliches leisten. Die Durchführung ist leicht, da die Patienten meist weder über Hunger noch über Durst klagen, wenn man das Quantum Milch in halbstündlichen Intervallen genießen läßt und die Kur nicht zu lange fortsetzt.

Auch Proteinkörpertherapie ist empfohlen worden, z. B. mit Novoprotin, Yatrenkasein, Kaseosan (Tellgmann und Kanellis).

Autoserotherapie. Gilbert hat 1894 empfohlen, dem Patienten sein eigenes Exsudat subkutan zu injizieren. Man verfährt am einfachsten so, daß man mit der Probepunktionsspritze 1—3 ccm aspiriert, dann die Nadel soweit zurückzieht, daß die Spitze unter der Haut liegt, und den Spritzeninhalt an der gleichen Stelle subkutan injiziert. Von vielen Seiten ist eine Beschleunigung der Resorption durch dieses Verfahren angegeben worden. Ich selbst habe keinen Erfolg davon gesehen. Eisner hat im Tierexperiment wenigstens einen Anstieg der Leukozytenkurve als Folge der Methode beobachten können. Königer behauptet einen ungünstigen Einfluß auf die Tuberkulose, die der Pleuritis zugrunde liegt. Neumann und Pometta haben einige, zum Teil recht schwer verlaufene Inokulationstuberkulosen bei Autoserotherapie mitgeteilt, so daß von dieser Methode abgesehen werden muß.

Die Thorakozentese. Die Punktion der Brusthöhle ist ein Eingriff, dessen Anwendung die Prognose der exsudativen Pleuritis in den letzten Jahrzehnten wesentlich verbessert hat. Über die Technik und die Indikationen schien früher in allen wesentlichen Punkten Einigkeit zu herrschen, gegenwärtig wird aber vielfach die abgelassene Flüssigkeit durch Luft oder Gas ersetzt. Mit dieser Modifikation des Eingriffs wird oft auch eine Erweiterung der Indikationen verbunden.

Hier soll zuerst die einfache Punktion besprochen werden, erst nachher die Lufteinblasung.

Die Technik der Punktion ist recht einfach. Freilich muß man berücksichtigen, daß der Druck in der Pleurahöhle auch bei Gegenwart eines Exsudates negativ ist, und daß deshalb das einfache Einstechen eines Troikarts wie bei der Bauchpunktion häufig nicht genügt. Andererseits ist der Druck an den tiefen Stellen, wo man zu punktieren pflegt, um den Betrag der Höhe der Flüssigkeit vermehrt und in der Regel positiv, wenigstens im Beginn der Punktion. Besonders bei großen Exsudaten ist das der Fall, ebenso bei lange bestehenden Flüssigkeitsansammlungen, also gerade bei den Zuständen, in denen Punktionen gemacht werden. Es kann aber doch vorkommen, daß der Druck an der Einstichstelle negativ ist, deshalb sind bestimmte Vorsichtsmaßregeln notwendig.

Früher wurde der Potainsche Aspirationsapparat viel benützt. Er besteht aus einem Troikart mit Absperrhahn und seitlichem Schlauchansatz und aus einer Flasche, in der mit Hilfe einer Pumpe ein negativer Druck hergestellt werden kann. Die Flasche wird mit dem Schlauch des Troikarts in Verbindung gesetzt, durch einen Hahn abgeschlossen und evakuiert. Dann wird der Troikart eingestochen, das Stilet herausgezogen und durch Öffnung des Hahnes die Kommunikation zwischen Pleurahöhle und Aspirationsflasche hergestellt. Der Apparat hat den Vorteil, daß durch Verstellen des Hahnes die Geschwindigkeit des Ausflusses geregelt werden kann, daß ein sehr rasches Ausfließen überhaupt nicht möglich ist und daß bei Unterbrechung der Entleerung durch Vorlagerung von Fibringerinnseln usw. mit Hilfe eines stumpfen Stiletes die Kanüle wieder frei gemacht werden kann, ohne daß der Schlauch abgenommen zu werden braucht. Der Nachteil des Apparates besteht in den verschiedenen Hähnen und Schliffen, die immer unbrauchbar werden, wenn der Apparat nicht viel benützt wird. Außerdem besteht die Gefahr, daß der Druck zu stark erniedrigt wird und am Ende der Punktion die Lunge zu stark angesaugt wird.

Der Dieulafoysche Apparat besteht aus einer Spritze mit doppeltem Schlauchansatz und einer Hohlnadel. Mit Hilfe eines Hahnes wird die Spritze mit dem Schlauchansatz zur Punktionsnadel in Verbindung gesetzt, dann die Flüssigkeit aspiriert und nach Umstellung des Hahnes die Flüssigkeit aus der Spritze entleert. Bei diesem Apparat ist die Gefahr einer zu starken Ansaugung noch größer.

Man kann die Punktionen auch ohne die erwähnten Apparate vornehmen, indem man für den Beginn der Punktion auf die Aspiration verzichtet und sie nachher durch Heberwirkung herstellt. Man kann sich einer Hohlnadel bedienen, die direkt mit dem Schlauch verbunden ist, oder man kann einen Troikart nehmen, der mit einem Hahn versehen ist. Besitzt der Troikart keinen Hahn, so kann man die Hülse zuerst mit dem Schlauch versehen und dann das Stilet durch den Schlauch durchstechen. Nach Einstechen in die Pleurahöhle und Herausziehen des Stilets wird der Schlauch tiefer über die Kanüle gestülpt, so daß der Schlitz verschlossen wird. Ein Troikart mit Hahn ist vorzuziehen, weil bei Verlegung der Kanüle das Stilet wieder eingestochen werden kann, und weil das Aufstülpen des Schlauches bei liegender Punktionsnadel Schmerzen bereiten kann.

Der Schlauch muß eine Klemme tragen, dann kann auch bei negativem Druck im Beginn der Punktion das Exsudat entleert werden. Während nämlich bei positivem Druck die Flüssigkeit nach dem Einstechen sofort herausläuft und den Schlauch füllt, wird bei negativem Druck etwas Luft in die Pleurahöhle angesaugt. Dieses Ereignis ist, wie die Beobachtung vor dem Röntgenschirm zeigt, viel häufiger als man gewöhnlich annimmt, es bringt aber keinerlei Schaden. Sieht man nun, daß keine Flüssigkeit ausfließt, so klemmt man den Schlauch an seinem peripheren Ende ab und saugt durch Streichen des zusammengedrückten Schlauches die Flüssigkeit in diesen an. Ist einmal der Schlauch mit Flüssigkeit gefüllt, so bringt man sein freies Ende, am besten mit einem Trichterchen armiert, auf den Boden eines Gefäßes, das man tiefstellt. Auf diese Weise erhält man eine genügende Heberwirkung, die aber durch Ungeschick oder Unruhe des Kranken gelegentlich zerstört werden kann, so daß rasches Abklemmen des Schlauches notwendig ist.

Zur Vermeidung jeder Aspiration von Luft kann man sich auch eine Vorrichtung nach Art der Fürbringerschen Saugflasche improvisieren. Diese besteht aus einer großen Flasche mit doppelt durchbohrtem Gummistöpsel. Durch diesen gehen zwei Glasrohre, von denen das eine, auf den Boden reichende, mit der Punktionsnadel in Verbindung steht, das andere kurze frei endet. Die Flasche wird zuerst mit 300 ccm sterilen Wassers gefüllt, mit dem Stöpsel verschlossen und dann wird die Punktionsnadel in steriles Wasser getaucht und durch Ansaugen mit dem Mund an dem kurzen Glasrohr der Schlauch und das lange Glasrohr mit sterilem Wasser gefüllt, bis von der Punktionsnadel bis an den Grund der Flasche eine ununterbrochene Wassersäule besteht. Nun wird der Schlauch abgeklemmt und die Punktionsnadel eingestochen. Auf diese Weise erreicht man von Anfang an eine Heberwirkung.

Als Vorbereitung zur Punktion ist keine sehr gründliche Desinfektion erforderlich, sondern es genügt Abwaschen mit Äther und Alkohol, oder noch besser Bepinseln mit Jodtinktur oder Jodbenzin. Bei empfindlichen Patienten kann die Haut mit Chloräthyl oder mit Novokain-Adrenalin unempfindlich gemacht werden.

Als Ort des Eingriffes wählt man unter allen Umständen eine Stelle, wo Dämpfung und abgeschwächter Pektoralfremitus besteht. Bei freien Ergüssen ist der 9. Interkostalraum in der Skapularlinie oder zwischen dieser und der hinteren Axillarlinie der Ort der Wahl. Bei abgekapselten Exsudaten muß natürlich an anderen Stellen eingestochen werden, doch ist dann Vorsicht wegen der Möglichkeit einer Arterienverletzung geboten. Dorsal von der Axillarlinie ist die Arteria intercostalis durch den Rippenrand geschützt, weiter vorne nicht. Neben dem Sternum verläuft, $\frac{1}{2}$—1 cm vom Sternalrand entfernt, die Arteria mammaria interna (vgl. diesen Band, S. 2).

Niemals unternehme man eine Punktion, bevor man an der betreffenden Stelle durch die Probepunktion Exsudat nachgewiesen hat.

Über die Menge des Exsudates, das abgelassen werden darf, lassen sich keine allgemeinen Regeln aufstellen. Manche Autoren empfehlen nie mehr als $1\frac{1}{2}$ Liter zu entfernen, während andere in der möglichst vollkommenen Entleerung das Ziel jeder Punktion sehen. Man hat sich nach dem Kräftezustand des Patienten, nach seinen Spannungsgefühlen und vor allem nach dem Puls zu richten. Wird dieser schlecht, wird der Patient blaß oder expektoriert er gar ein schaumiges oder blutiges Sputum, so ist die Punktion sofort zu unterbrechen, ebenso wenn er anfängt zu husten. Die Entleerung darf nicht zu rasch geschehen, doch ist auch hier der Zustand des Kranken maßgebend. Bei älteren und schwächlichen Individuen, bei Verdacht auf ein Karzinom, bei Pneumonie und bei schwerer Tuberkulose gehe man langsamer vor als bei kräftigen Individuen mit scheinbar idiopathischer Pleuritis. Im ganzen gilt die Regel, daß man einen Liter nicht rascher als in 20 Minuten entleeren soll. Vielfach ist empfohlen worden, sich nach dem Druck in der Pleurahöhle zu richten und es sind besondere Einrichtungen angegeben worden, um die Druckmessung während der Aspiration vorzunehmen. Die Druckmessung hat aber wenig Zweck, da man in der Regel nicht erkennen kann, wie hoch das Exsudat momentan steht, wieviel vom Druck also auf den hydrostatischen Anteil zurückzuführen ist.

Die Störungen der Thorakozentese beruhen meistens darauf, daß durch ein Fibringerinnsel das Lumen der Kanüle verstopft wird, oder daß sich die Lunge oder das Zwerchfell vor die Öffnung legen. Vorschieben des Stilets oder eines Obturators oder Lagewechsel der Nadel beseitigt das Hindernis gewöhnlich.

Die Gefahren einer Punktion sind sehr gering. Anstechen einer Interkostalarterie kommt nur bei abnormem Verlauf vor und kann, wenn die Arterie
sklerotisch verändert ist, in sehr seltenen Fällen zum Tode führen. Häufiger
wird die Lunge verletzt. Doch hat auch das in der Regel keine üblen Folgen.
Doch ist es wohl möglich, daß manche der kleinen Zwischenfälle, die als „Pleurareflex" aufgefaßt werden, auf gleichzeitige Verletzung einer Lungenvene und
Eröffnung des Luftraumes der Lunge mit konsekutiver Luftembolie beruhen.
Größere Luftembolien können aus mechanischen Gründen kaum je zustande
kommen.

Aufregungszustände, Ohnmacht, Krämpfe usw. werden bisweilen als Pleurareflex (pleurale Eklampsie usw.) aufgefaßt. Vielleicht sind sie, wie erwähnt,
durch kleine Luftembolien zu erklären, häufig handelt es sich aber nur um
rein hysterische Erscheinungen.

Auftreten von Blut im Exsudat hat nicht viel zu bedeuten, wenn es
sich um geringe Mengen handelt. Ansaugung an der hyperämischen Pleura,
Zerreißen kleiner Adhäsionen usw. erklären solche Vorkommnisse zur Genüge.
Es ist dann nur eine besonders vorsichtige Entleerung angezeigt. Bei stärkerer
Blutung muß die Punktion unterbrochen werden, dann steht die Hämorrhagie
von selbst und das Entstehen eines Hämothorax ist außerordentlich selten.
Sehr selten ist auch der Eintritt einer Hämoptoe bei Phthisikern oder eines
Pneumothorax durch Ruptur einer tuberkulösen Kaverne.

Häufiger beobachtet man Erscheinungen von Herzschwäche, bestehend
in Kollaps, Dyspnoe, Ohnmacht. Viele Zwischenfälle treten fast nur bei zu
rascher Entleerung des Exsudates auf. Auch die Loslösung von Thromben
aus Lungenvenen oder Herzrohr mit Embolien ins Gehirn oder in die Extremitäten, die man in seltenen Fällen beobachtet hat, werden am ehesten durch
langsame Entleerung vermieden.

Eine mit Recht gefürchtete Komplikation ist die „Expectoration albumineuse". Der Patient fängt an zu husten, nach kurzer Zeit beginnt er ein
schaumiges Sputum auszuwerfen, das immer reichlicher wird, und schließlich
kann der Tod unter dem Bilde der Erstickung und Herzschwäche auftreten.
Dieser Zufall wird fast ausnahmslos bei Individuen getroffen, die an Herzschwäche oder an schweren Lungenerkrankungen (Karzinom usw.) leiden. Auch
die wenigen Fälle, die ich sah, betrafen dekrepide Patienten mit schwerer
Arteriosklerose, sicheren oder vermuteten Bronchialkarzinomen u. dergl. Einige,
bei denen die Punktion beim Auftreten von Husten unterbrochen wurde, kamen
mit dem Leben davon, zwei oder drei starben, trotzdem die gleiche Vorsichtsmaßregel beobachtet wurde.

Dieses Ereignis wird meistens als Lungenödem, bisweilen aber auch als Durchbruch
des Exsudates in die Lunge erklärt. Für die zweite Erklärung sind in letzter Zeit Waldvogel und Gerhardt eingetreten. Als Beweis für das Aushusten des Exsudates führt
man an, daß nach einigen Analysen der Eiweiß- und Kochsalzgehalt der expektorierten
Flüssigkeit und des Exsudates übereinstimmt. In den drei Fällen, in denen ich Bestimmungen vornehmen ließ, waren die Werte zweimal gleich, einmal etwas verschieden.
Daß die seroalbuminöse Expektoration der Ausdruck eines Lungenödems sein kann,
beweisen die wenigen Fälle der Literatur (nach Korach sind es 3) von Auftreten nach
Empyem, in denen kein Eiter, sondern eine seröse Flüssigkeit ausgehustet wurde. Bei einer
80jährigen Frau, die zwei Stunden nach Punktion von 800 ccm Exsudat (spezifisches
Gewicht 1013, Eiweißgehalt 15⁰/₀₀) starb, ergab die Sektion außer einem Magenkarzinom
und Lungenemphysem ein Ödem des komprimierten Unterlappens. Daß aber auch ein
serofibrinöses Exsudat ausgehustet werden kann, geht daraus hervor, daß eitrige Ergüsse
nicht so selten ausgehustet werden. Freilich ist bei Eiterdurchbruch das Vorausgehen
einer Nekrose der trennenden Membran wie bei jedem Abszeßdurchbruch anzunehmen.
Deshalb hat die Ansicht Korachs viel Wahrscheinlichkeit für sich, wonach ein Teil der
Fälle auf Aushusten des Exsudates infolge einer (unbemerkten) Stichverletzung der Lunge
durch die Punktionsnadel, der Rest durch Ödem der plötzlich entfalteten Lunge zu
erklären ist.

Wichtig ist, daß immer Hustenstöße das fatale Ereignis einleiten, und vieles spricht dafür, daß die Unterdrückung des Hustenreizes seinen Eintritt verhindern kann. Man soll deshalb bei schwächlichen Individuen durch prophylaktische Morphiumdarreichung das Auftreten von Husten verhindern und bei Hustenstößen die Punktion sofort unterbrechen. Daneben ist selbstverständlich sehr langsame Entleerung erforderlich.

Die Indikationen für die Thorakozentese sind dreierlei Art:

1. Starke Verdrängungserscheinungen. Wenn die Dyspnoe sehr hochgradig, der Puls schlecht ist und starke Zyanose besteht, wenn die Verschiebung des Herzens und die Größe des Ergusses zeigen, daß es sich um eine rein mechanische Gefahr handelt, so wird niemand zögern, die Punktion auszuführen. Auch wenn das Exsudat klein ist, aber infolge seiner Lage die Vermutung eines abgekapselten Ergusses, der auf die Zirkulationsorgane drückt, entstehen läßt, so kann kein Zweifel bestehen. Besonders auf die Pleuritis mediastinalis sei in dieser Beziehung aufmerksam gemacht. Derartige Fälle, bei denen die Lebensgefahr ins Auge springt, sind aber durch alle Zwischenstufen mit harmlosen Pleuritiden verbunden. Es wird deshalb immer eine Sache des freien Ermessens sein, welche Exsudate man als bedrohlich ansieht. Selbstverständlich gilt die Regel, daß man lieber einmal zuviel als einmal zuwenig punktieren soll. Namentlich soll man trotz gutem Puls bei starker Dyspnoe die Punktion vornehmen, da, wie oben erwähnt, die größte Gefahr in der plötzlichen Insuffizienz der Atemmuskulatur besteht. Man schadet dem Patienten ja nicht, man riskiert nur, daß das Exsudat wieder die gleiche Höhe erreicht wie vor der Punktion. Wenn man aber dem Patienten durch die Entleerung des Exsudates ruhige Nächte verschafft, wenn man die Zirkulationsverhältnisse bessert, so stellt man sicher günstigere Verhältnisse für die Ausheilung der Entzündung her. Deshalb ist die Punktion bei starken Verdrängungserscheinungen immer angezeigt. Auch Meyersteins Versuche (vgl. unten) weisen darauf hin.

2. Verzögerte Resorption. Wenn ein Exsudat lange Zeit stationär bleibt, so sieht man nach einer Punktion häufig, daß die Flüssigkeit sich nicht mehr oder nur in geringem Maße wieder ansammelt. Am deutlichsten ist der Erfolg, wenn nach Ablauf des Fiebers und teilweiser Aufsaugung des Ergusses ein sogenanntes Restexsudat zurückbleibt. Aber auch bei bestehendem Fieber kann der Krankheitsprozeß bisweilen günstig beeinflußt werden. Man sieht dann, daß nach der Punktion das Fieber heruntergeht und der Patient sich erholt. Freilich kommt es nicht selten vor, daß das Fieber hoch bleibt und der Erguß sich wieder ansammelt. Deshalb hat es im ganzen keinen Zweck, zu früh zu punktieren, und man soll wenigstens das Stationärbleiben des Exsudates und einen teilweisen Abfall der Temperatur abwarten. Ich habe mich selten veranlaßt gesehen, wegen „Restexsudat" zu punktieren.

3. Die sog. Trousseausche Indikation. Trousseau riet, gestützt auf Erfahrungen über plötzliche Todesfälle, nicht nur bei unmittelbarer Todesgefahr zu operieren, sondern immer dann, wenn das Exsudat sehr groß sei und bis zum ersten Interkostalraum hinauf Dämpfung bestehe. So große Ergüsse werden aber immer erhebliche Verdrängungserscheinungen machen und fallen daher heutzutage unter das Gebiet der ersten Indikation.

Vielfach ist versucht worden, die Indikationen für die Punktionsbehandlung zu erweitern. Königer suchte zu beweisen, daß bei der anscheinend primären tuberkulösen Pleuritis die Punktion einen günstigen, bei der sekundären häufig einen ungünstigen Einfluß ausübe. Er empfiehlt deshalb bei der primären Pleuritis häufiger zu punktieren, und als besten Zeitpunkt gibt er das Ende der zweiten bis Anfang der vierten Krankheitswoche an. Das ist aber die Zeit, in der eine große Zahl von Pleuritiden von selbst ausheilt. Meyerstein hat gezeigt, daß die Resorption der Flüssigkeit durch einen Pleuradruck, der einem mittelgroßen Exsudat entspricht, nicht verschlechtert, durch die Entfernung des Exsudats also nicht verbessert wird. Dagegen muß nach Meyersteins Versuchen ein günstiger Effekt der Entfernung großer Ergüsse angenommen werden, die unter die Indikation Nr. 1 fallen. Nyiri hat durch Vergleich von Fällen, die teils mit, teils ohne Punktion behandelt wurden, gezeigt, daß die Heilungsdauer bei beiden Gruppen die gleiche war und bei den ohne Punktion behandelten die Verwachsungen sogar geringer waren. Allerdings ist die Zahl der Nachuntersuchungen gering. Jedenfalls ist ein Vorteil der Punktionsbehandlung über die mechanische Indikation hinaus noch niemals bewiesen worden.

Punktion mit Lufteinblasung. In neuerer Zeit versucht man vielfach die Punktion durch Einblasung von Luft, Sauerstoff oder Stickstoff zu ergänzen (S. Geselschap, Holmgren, Vaquez, A. Schmidt u. a.). Der Zweck ist dabei ein doppelter. Einzelne Autoren legen das Hauptgewicht darauf, daß, wenn die Flüssigkeit durch ein Gas ersetzt wird, die Änderung der Druckverhältnisse nicht plötzlich, wie bei der einfachen Punktion, sondern allmählich erfolgt. Am Schluß der Operation ist der Druck nicht wesentlich verschieden von dem vorher herrschenden, dann wird das Gas allmählich resorbiert, und auf diese Weise erfolgt die Herstellung normaler Druckverhältnisse und die Entfaltung der Lunge viel langsamer, als wenn das Exsudat nur abgelassen wird. Die Indikation für diese Operation wäre also vorzugsweise dann gegeben, wenn wegen starker Verdrängungserscheinungen die Punktion angezeigt ist. Wenn man sich aber daran erinnert, daß der Druck bei der Punktion in der Pleurahöhle (abgesehen vom hydrostatischen Druck) gar nicht zu sinken braucht, daß infolge der Entfernung der Flüssigkeit die Thoraxwand aus der vermehrten Inspirationsstellung in eine normalere Lage zurückkehren kann, daß die aktive Muskelspannung vermindert wird, so wird man sich fragen, ob der Nutzen der Lufteinblasung wirklich so groß ist, wie es auf den ersten Blick scheinen möchte. Einzig bei abgekapselten Ergüssen mit starrer Wandung, ferner bei sekundären Pleuritiden, wo die Gefahr der plötzlichen Ausdehnung der kollabierten kranken Lunge sehr groß ist, endlich bei schwächlichen Individuen, bei denen die Gefahr der Expectoration albumineuse besteht, dürfte die Einblasung von Luft oder Stickstoff angezeigt sein. Aber auch hier muß man sich klar machen, daß dann, wenn man aus einem freien Exsudat einen Pneumothorax macht, die oberen gesunden Lungenpartien komprimiert werden, daß die unteren sich also erheblich ausdehnen können, selbst wenn das Volumen der gesamten Lunge und der Inhalt des Thoraxraumes unverändert sind. Es ist deshalb nicht ohne weiteres ersichtlich, daß die Methode Vorzüge vor wiederholten kleineren Punktionen in solchen Fällen hat. Vielleicht wären diese sogar vorzuziehen.

Der andere Zweck, den man mit der Lufteinblasung verfolgt, ist die Vermeidung von Pleuraverwachsungen. Man stellt sich vor, daß durch das Gas die Pleurablätter voneinander getrennt erhalten bleiben, bis die Entzündung abgeheilt ist und daß dann später keine Verwachsungen mehr eintreten. Man hat deshalb versucht, diese Operation bei allen Pleuritiden anzuwenden, und speziell in Frankreich scheint das vielfach üblich. Das Gefährliche ist aber nicht in erster Linie die Pleuraverwachsung, sondern die Fortsetzung der Entzündung in die Lungensepten, und ob diese nicht durch die Lufteinblasung begünstigt wird, wissen wir nicht. Die Befunde von mehrkammerigen Exsudaten nach Punktion mit Luftersatz (Rosenberg, Cobet usw.) zeigen, daß sich auch nach der Lufteinblasung noch Verwachsungen

bilden. Ferner wissen wir, daß der Pneumothorax eine Disposition der Pleura
zu Entzündungen schafft, und deshalb ist der Vorteil der Herstellung eines
Pneumothorax bei einer Pleuritis nicht über allen Zweifel erhaben. Die bisherigen Veröffentlichungen beweisen die Vorzüge der Methode noch keineswegs. Sie zeigen nur, daß viele Pleuritiden dabei ausheilen können, aber sie
heilen auch sonst. Auch die Frage, ob die vollständige Entleerung eines
Exsudates, die als Vorzug der Methode gepriesen wird, etwas erwünschtes
ist, ist nicht unbedingt zu bejahen. Neumann, Bacmeister, Cobet u. a.
halten sie bei frischen Ergüssen direkt für schädlich.

Die Ausführung der Methode kann in zweierlei Weise geschehen. Entweder man ersetzt
aus einem Pneumothoraxapparat das abgelassene Exsudat durch irgendein Gas, oder man
läßt einfach durch die Kanüle nach dem Ablaufen des Exsudates Luft eintreten. Ad.
Schmidt empfahl, die Patientin quer über zwei Betten so zu legen, daß die Punktionsstelle zwischen den Betten an die tiefste Stelle kommt, und dann den Lufteintritt frei
erfolgen zu lassen. Bei der offenen Punktion hat man natürlich keine Kontrolle über die
Menge der eingetretenen Luft, und bei nicht allzugroßen freien Exsudaten wird wahrscheinlich mehr Luft eindringen als der abgelassenen Flüssigkeit entspricht. Auch darf die Möglichkeit einer Infektion durch Luftkeime in Krankensälen nicht vollkommen vernachlässigt werden, selbst wenn sie recht gering ist.

Einzelne Autoren (Spengler, Bacmeister) empfahlen die Punktion mit Gasersatz
bei stark hämorrhagischen Ergüssen zum Zweck der Verhinderung erneuten Blut-
verlustes in die Pleura. Noch besser wird der Zweck erreicht, wenn man überhaupt keine
Entlastungspunktion vornimmt. Ist eine solche notwendig, so kann die vikariierende
Gaseinblasung zweckmäßig sein, schon aus diagnostischen Gründen.

Diagnostisch kann die Punktion mit Gasersatz recht nützlich sein. Wenn
ein Exsudat über einem Tumor, einem Abszeß o. dergl. auftritt, so wird die
Diagnose des Grundleidens durch Dämpfung und Röntgenschatten der Flüssigkeit unmöglich gemacht, und auch die Entfernung des Ergusses allein ermöglicht sie oft nicht. Dagegen kann durch einen Pneumothorax, der nur die
gesunden Lungenteile komprimiert, der Schatten der Lungenaffektion deutlicher gemacht werden.

Zum Schluß wäre noch die Behandlung seröser Exsudate durch Injektion von
Jodoformglyzerin zu erwähnen, die nach Königer eine Vermehrung der polynukleären
Zellen im Exsudat zur Folge hat und die Pleuritis günstig beeinflussen soll.

Nach der Heilung des Exsudates ist gewöhnlich die Behandlung nicht
zu Ende. Die zur Pleuritis führende Lungenaffektion braucht in der Regel
noch eine Therapie. Bei den scheinbar idiopathischen Pleuritiden ist dem
Zustand der Lunge genaue Aufmerksamkeit zu schenken, und der Patient
muß oft wie eine Phthisis incipiens, immer aber als tuberkuloseverdächtig
behandelt und beaufsichtigt werden. Endlich verlangen die Verwachsungen
immer eine Therapie, die im Abschnitte Pleuraverwachsungen besprochen
werden soll.

3. Die Pleuritis purulenta.

Die eitrige Pleuritis, Empyema pleurae, Pleuritis purulenta s. suppura-
tiva, unterscheidet sich von der serofibrinösen Pleuritis zunächst nur dadurch,
daß der Leukozytengehalt des Exsudates sehr viel reichicher ist. Manchmal
handelt es sich um dicken Eiter, manchmal um eine dünnere Flüssigkeit, bei
der man sogar in Zweifel sein kann, ob man von einem Empyem oder von einem
leukozytenreichen serofibrinösen Exsudat sprechen will. Doch ist die Entscheidung in der Regel nicht schwierig und in zweifelhaften Fällen bringen
die nächsten Tage die Entscheidung, ob sich das Exsudat zu einem eitrigen
entwickelt oder unverändert bleibt.

Die Absonderung eines eitrigen Exsudates ist immer die Folge einer starken
Entzündung (sei es, daß der Reiz sehr stark, die Mikroorganismen sehr virulent

oder der Körper sehr empfänglich ist), und schon aus diesem Grunde sind die Symptome der Allgemeininfektion bei einem Empyem sehr viel schwerer, als bei einer serösen Pleuritis. Aber auch das Produkt dieser starken Entzündung, der Eiter, macht, weil er in einer geschlossenen Höhle ist, Infektionssymptome, da die Zerfallsprodukte der abgestorbenen Leukozyten resorbiert werden und toxisch wirken. Dazu kommt noch die Fremdkörperwirkung des Eiters auf die Umgebung, so daß das Krankheitsbild ein unvergleichlich viel schwereres wird. Aus diesen Gründen ist die Trennung zwischen serofibrinöser und purulenter Pleuritis notwendig und klinisch auch meistens leicht durchführbar.

Über den Gehalt der eitrigen Pleuraexsudate an Eiweißkörpern und deren Abbauprodukten sowie an Fermenten s. Otori und Gerhartz.

Ätiologie. Das Empyem ist erheblich seltener als die serofibrinöse Pleuritis. In den Jahren 1899—1912 wurden auf der medizinischen Klinik in Basel 86 Fälle behandelt, von denen 53 auf die chirurgische Klinik verlegt wurden. Auf der chirurgischen Klinik wurden außerdem noch 52 Fälle behandelt, die direkt dorthin eingewiesen waren. Das ergibt im ganzen für diesen Zeitraum 138 Fälle, während in der gleichen Zeit etwas über 400 seröse Pleuritiden auf der medizinischen Klinik behandelt wurden, wobei noch zu berücksichtigen ist, daß die Empyeme viel häufiger das Krankenhaus aufsuchen.

Wie die seröse Pleuritis, so kommt auch die eitrige bei Männern häufiger vor als bei Frauen, bei Kindern ist dagegen das Empyem im Gegensatz zur serösen Pleuritis häufiger als bei Erwachsenen. Bei Säuglingen scheint es ungefähr ebenso oft vorzukommen wie bei älteren Kindern (Zybell).

Die Ätiologie der eitrigen Pleuritis ist prinzipiell die gleiche, wie die der anderen Formen, aber es besteht insofern ein großer Unterschied, als die Häufigkeit der einzelnen Ursachen eine ganz andere ist. Von den scheinbar primären Empyemen (in Lords Statistik 32,9% aller Fälle), die im Kindesalter am häufigsten sind, beruht nur der kleinere Teil auf Tuberkulose, die Mehrzahl auf Infektion mit Pneumokokken oder Streptokokken, und als Ursache läßt sich meistens in der Anamnese eine überstandene Angina oder andere Erkrankung der oberen Luftwege, eine infizierte Wunde, Furunkel o. dergl. nachweisen. (Auf Staphylokokkenempyeme der Kinder nach Staphylokokkenerkrankung der oberen Luftwege hat Schottmüller hingewiesen.) Die Ursache des Empyem ist hier wohl immer ein kleiner pneumonischer Herd oder eine kleine metastatische Lungeneiterung. Die große Mehrzahl aller Empyeme schließt sich an manifeste Lungenerkrankungen an, weitaus am häufigsten an Pneumonien (in Lords Statistik 55,6% aller Empyeme), seltener an Lungeneiterungen. Daneben spielt aber auch die Fortleitung einer Infektion der Nachbarschaft auf die parietale Pleura eine Rolle, besonders von subphrenischen Abszessen und anderen Erkrankungen der Abdominalorgane, seltener von Brustwandabszessen. Endlich ist die Vereiterung eines traumatischen Hämothorax und das Empyem nach Verletzungen durch Stich oder Schuß zu erwähnen. Im Weltkriege wurden zahlreiche eitrige Pleuritiden nach Granatsplittern und Schußverletzungen beobachtet, teils in unmittelbarem Anschluß an die Verwundung (besonders nach Speiseröhrenverletzung und transdiaphragmatischen Magendarmverletzungen), teils erst nach Wochen, selbst Monaten. Die Tuberkulose spielt eine geringere Rolle als bei der serofibrinösen Pleuritis.

Hedblom fand unter 310 in 5 Jahren beobachteten chronischen Empyemen in 9,3% sichere Pleuratuberkulose (meistens durch mikroskopische Untersuchung eines exzidierten Pleurastückes festgestellt), aber im letzten Jahr hatte sich der Prozentsatz durch häufige Biopsien auf 17,7% erhöht. Bei Hinzurechnung der übrigen als Tuberkulose anzusprechenden Fälle (wovon 16 bei sicherer Organtuberkulose) kommt er auf

20—26% sichere oder wahrscheinliche tuberkulöse Ätiologie der Empeme. Unter 78 Empyemen der Basler chirurgischen Klinik fand Haller 14 tuberkulöse, 64 waren akute (vorwiegend Pneumo- und Streptokokken).

Unter den Mikroorganismen, die im Empyemeiter gefunden werden, steht der Pneumokokkus an erster Stelle. Netter fand zwar in Paris den Streptokokkus häufiger als den Fränkelschen Diplokokkus, dagegen fand Lord in Boston und New-York den Pneumokokkus in 39,4%, den Streptokokkus in 20,4%, den Staphylokokkus in 3,6%, Mischinfektionen in 16%, und in 18,2% blieben die Kulturen steril. Exsudate, aus denen sich keine Bakterien züchten lassen, sind, wenn sie nicht etwa jauchiger Natur sind (vgl. unten), als tuberkulös zu betrachten, doch besteht auch die Möglichkeit, daß die ursprünglichen Erreger (Pneumokokken) absterben und das Exsudat steril wird. Gee und Horder fanden in London den Pneumokokkus in 73%, den Streptokokkus in 2% der Fälle. Bei Kindern ist der Pneumokokkus vorherrschend, Cotton fand ihn in 69%, Rivière in 87,3% der Fälle.

Der Eiter ist je nach dem Erreger verschieden beschaffen, am dünnsten sind gewöhnlich die Streptokokkenexsudate.

Symptomatologie. Die physikalischen Symptome sind die gleichen wie bei der serofibrinösen Pleuritis, und es gibt mit Ausnahme der Probepunktion kein einziges Zeichen, das die Unterscheidung zwischen einem serösen und einem eitrigen Erguß möglich macht. Das Baccellische Phänomen hat sich nicht als brauchbar erwiesen (vgl. o.). Einzig bei drohendem Durchbruch nach außen läßt sich aus der pulsierenden Vorwölbung am Brustkorb die Diagnose stellen, aber dann handelt es sich fast immer um Fälle, in denen die Diagnose schon früher hätte gestellt werden sollen. Ödeme der Brusthaut über dem Erguß sind bei Empyem häufiger bei serösem Exsudat, können aber auch bei einem solchen vorkommen.

Bei eitrigem Erguß ist der Druck in der Regel höher als bei serösem und erreicht häufig positive Werte. Ferner kommt es sehr leicht zu Verwachsungen und Abkapselung des Exsudates, sodann machen oft sehr kleine Eiteransammlungen schwere Symptome, so daß die Ergebnisse der physikalischen Diagnostik häufig gering sind. Das Röntgenverfahren spielt deshalb hier eine besonders große Rolle, und es ergibt, abgesehen davon, daß der Erguß häufiger abgekapselt ist, die gleichen Resultate wie bei der serösen Pleuritis. Vielfach wird behauptet, daß der Schatten eines eitrigen Exsudates dunkler sei, doch läßt sich in praxi mit dieser Regel (die übrigens Aßmann als falsch erklärt, und die ich auch nicht anerkennen kann) nichts anfangen.

Die Allgemeinsymptome sind häufig schwerer und stürmischer als bei der nichteitrigen Brustfellentzündung. Die Temperatur zeigt einen unregelmäßigeren Verlauf, leichte Fieberschauer und Schweißausbrüche sind nicht selten, auch Schüttelfröste kommen vor. Die Patienten sehen häufig auffallend blaß und verfallen aus, der Ernährungszustand leidet stark, der Puls ist im Verhältnis zur Ausdehnung des lokalen Prozesses merkwürdig frequent und klein. In der Regel ist eine Leukozytose im Blut vorhanden, die hohe Grade erreichen kann.

In anderen Fällen sind die Allgemeinsymptome durchaus nicht von denen bei seröser Pleuritis verschieden. Man glaubt dann eine gewöhnliche Brustfellentzündung vor sich zu haben, macht nur aus dem Grunde eine Probepunktion, weil man sie prinzipiell bei jedem Erguß ausführt, und ist erstaunt, Eiter zu finden.

Die Kombination der allgemeinen und lokalen Symptome ist je nach der Ätiologie des Empyems verschieden.

Das „primäre" Empyem kann ganz plötzlich auftreten, häufiger entwickelt es sich langsam, schleichend. Die Allgemeinsymptome sind gering, die Temperatur nur wenig erhöht, die lokalen Beschwerden beschränken sich auf mehr oder weniger ausgesprochene abnorme Gefühle in der Brust, Kurzatmigkeit bei Anstrengungen und einen immer wiederkehrenden trockenen Husten. Nach kürzerer oder längerer Zeit magern aber die Patienten ab und werden matt und elend. Die Untersuchung deckt die Zeichen eines Pleuraergusses auf, doch kann der Nachweis bei abgekapselten Exsudaten schwierig sein. Die Probepunktion fördert Eiter zutage.

Ein Teil dieser „autochthonen" Empyeme zeigt bei der bakteriologischen Untersuchung Pneumo-, Strepto- oder Staphylokokken. Wie erwähnt, erlaubt die Anamnese nicht selten, eine überstandene Erkrankung der oberen Luftwege oder einen ausgeheilten Eiterherd als Ursache der pleuralen Metastase festzustellen. Diese Empyeme geben, wenn sie drainiert werden, im ganzen eine gute Prognose.

Bei dekrepiden und alten Individuen entwickelt sich das Empyem meistens schleichend. Die Kranken fühlen sich elend, die Zunge ist stark belegt, der Appetit ist schlecht; häufig sind Diarrhöen vorhanden. Die Temperatur kann normal sein, oder die rektale Messung kann Fieber anzeigen, während das Thermometer in der Achselhöhle nicht über die Norm steigt. In solchen Fällen sind Nachtschweiße häufig ein charakteristisches Symptom.

Ein großer Teil dieser „autochthonen" Empyeme ist aber tuberkulöser Natur. Außerdem kommen tuberkulöse Empyeme auch im Anschluß an eine Rippenkaries, häufiger im Verlauf einer manifesten Lungenphthise vor. Manchmal geht eine Pneumonie oder eine andere akute Erkrankung der Respirationsorgane voraus. Im Eiter findet man bisweilen Tuberkelbazillen, bisweilen daneben auch andere Mikroorganismen. Nicht selten ist der Eiter anscheinend steril. Auch der Tierversuch versagt oft. Jedes anscheinend sterile Empyem ist auf Tuberkulose verdächtig, und in den meisten Fällen liegt diese Ätiologie der Brustfelleiterung zugrunde. Die mikroskopische Untersuchung ergibt fast immer Lymphozyten. Die rein tuberkulösen Empyeme zeichnen sich häufig durch eine dünne Beschaffenheit des Eiters aus. Der Verlauf kann außerordentlich verschieden sein, ebenso die Allgemeinsymptome. Bisweilen kann ein Empyem lange Zeit, selbst Jahre bestehen, ohne dem Patienten andere Beschwerden zu verursachen als eine mäßige Dyspnoe. In anderen Fällen macht es hohes Fieber und bringt den Kranken sehr herunter. Selbst akute, sehr bösartige Formen werden beobachtet.

Bei der kruppösen Pneumonie kann man parapneumonische und metapneumonische Empyeme unterscheiden. Die metapneumonischen sind die häufigeren. Sie entstehen meistens erst nach der Krise, bisweilen aber auch während des lytischen Abfalles der Temperatur. Auch dann, wenn eine Krise vorausgegangen ist, besteht gewöhnlich keine vollkommen fieberfreie Periode, sondern die Temperaturen bleiben subfebril, um sich allmählich wieder zu erheben. Mit der Zeit bildet sich immer deutlicher ein Erguß aus, während mehr oder weniger schwere allgemeine Infektionssymptome auftreten. Nach der Drainage heilen sie in der Regel rasch. Die parapneumonischen Empyeme sind erheblich viel seltener, kommen aber doch, wie D. Gerhardt gezeigt hat, häufiger vor, als man gewöhnlich denkt. Die meisten zeichnen sich durch vier Eigentümlichkeiten aus: 1. durch die Entwicklung des eitrigen Exsudates während des Fieberstadiums, ohne daß die Temperaturkurve etwas von diesem Ereignis erkennen läßt; 2. durch ihre Gutartigkeit, indem der Erguß sich spontan resorbiert, ohne daß der Verlauf der Pneumonie und die Entfieberung irgendwie durch das Exsudat beeinflußt erscheinen; 3. durch das Fehlen von nachweisbaren Mikroben im Exsudat, wenigstens in den meisten Fällen, während bisweilen bei der ersten Punktion Pneumokokken gefunden werden, bei einer weiteren das Exsudat steril ist; offenbar gehen die Pneumokokken rasch zugrunde; 4. durch die geringe Menge des Exsudates. In vielen Fällen erhält man nur wenige ccm Eiter. Diese Eigentümlichkeiten haben zur Folge, daß die parapneumonischen Empyeme nur bei genauester Untersuchung gefunden und sicher häufig übersehen werden. In anderen Fällen dagegen kann das Exsudat wesentlich größer sein, die Resorption tritt nicht spontan auf, das Fieber fällt nicht kritisch ab und der Verlauf kann sogar auffallend bösartig sein. Es scheint aber, daß auch größere parapneumonische Empyeme spontan resorbiert werden können, ohne daß die kritische Entfieberung gehindert wird. Gerhardt konnte in einem solchen Falle, der sich durch eine langsame Rekonvaleszenz auszeichnete, avirulente Pneumokokken im Eiter nachweisen. Endlich findet man bisweilen bei Sektionen von Pneumonikern kleine frische, fibrinös-eitrige Ergüsse, die intra vitam nicht diagnostiziert worden waren und für den Verlauf offenbar keine Bedeutung hatten, sondern eher als Ausdruck der besonders bösartigen Infektion zu betrachten sind.

Bei parapneumonischen und metapneumonischen Empyemen findet man in der Regel Pneumokokken, selten Streptokokken oder gleichzeitig beide Mikroorganismen. Bisweilen kann man anfangs Pneumokokken, später Streptokokken oder Staphylokokken nachweisen, bisweilen auch von Anfang an Streptokokken. Früher faßte man das als Sekundärinfektion auf, nach den neueren Anschauungen muß man aber auch die Möglichkeit der Umwandlung von Pneumokokken in Streptokokken zugeben.

Die bronchopneumonischen Empyeme haben wir besonders während der Grippezeit kennen gelernt. Sie kommen sowohl parapneumonisch als auch metapneumonisch, und zwar zu ganz verschiedenen Zeiten nach dem Ablauf der akuten Lungenentzündungserscheinungen (bis zu mehreren Monaten) vor. Diese Spätempyeme müssen offenbar dadurch erklärt werden, daß die Influenzapneumonien unter Hinterlassung von Nekrosen ausheilen können, wie wir aus den Obduktionsbefunden der an Grippepneumonie Verstorbenen schließen müssen, und daß von diesen Nekrosen nachträglich die Pleura infiziert wird. Diese Influenzaempyeme zeichnen sich dadurch aus, daß sie meistens abgekapselt sind und sich besonders an der lateralen Thoraxseite lokalisieren, sowie dadurch, daß sie in der Regel gutartig verlaufen. Doch kommen auch totale und interlobäre Exsudate vor, und die eitrige Pleuritis verläuft bisweilen auch bösartig. (Aus dem gleichen Krankenmaterial haben Liebmann und Schinz gutartige, v. Beust bösartige Fälle mitgeteilt.) Nicht ganz selten ist Pneumothorax nach partiellem Durchbruch in die Lunge.

Die Empyeme bei Lungenabszeß und -gangrän, bei Karzinom, Aktinomykose, Echinokokkus usw. sind nicht selten putrid. Bisweilen stellen sie eine Komplikation dar, die leicht übersehen wird, häufig aber treten sie ganz in den Vordergrund, so daß das Grundleiden erst im späteren Verlauf der Krankheit oder bei der Sektion erkannt wird. Die Empyeme bei diesen Krankheiten verlaufen fast immer bösartig und führen trotz sachgemäßer Behandlung zum Tode. Bei Bronchiektasien sind die Empyeme im ganzen selten, außer wenn eine fötide Bronchitis vorhanden ist. Häufig schließen sie sich an eine Bronchopneumonie an, die bei Bronchiektasie nicht selten ist.

Wenn ein Empyem aus einer serösen Pleuritis hervorgeht, so kann der Übergang ziemlich plötzlich erfolgen. Dann markiert ein rascher Temperaturanstieg bei erheblicher Verschlechterung des Allgemeinbefindens oft dieses Ereignis. Häufiger erfolgt der Übergang allmählich und wird nur bei aufmerksamer Beobachtung erkannt.

Das durch Infektion eines Pneumothorax entstandene Empyem ist weiter unten in Kapitel Pyopneumothorax besprochen.

Doppelseitige Empyeme sind im ganzen selten. Doch denke man immer an die Möglichkeit eines solchen Ereignisses.

Abgekapselte Empyeme. Die eitrige Pleuritis hat eine ganz besondere Neigung, sich abzukapseln. Diese Tatsache ist deshalb wichtig, weil sie die Diagnose erschwert, aber auch der Therapie Hindernisse bereitet. Häufig kommt es zu mehrkammerigen Ergüssen, auch zur Entwicklung von Eiteransammlungen an Stellen, die voneinander entfernt liegen. Bisweilen kann das Exsudat an einer Stelle eitrig sein, an anderen serös. Besonders zu er-

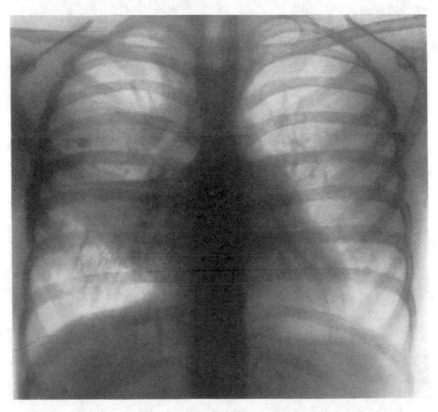

Abb. 106. Interlobäres Exsudat bei 16jährigem Mädchen (gleiche Pat. wie Abb. 107). Aufnahme vom 21. Januar 1922, nachdem am 14., 16. und 20. Januar je 250—350 hämorrhagischer Flüssigkeit mit Staphylokokken entleert worden waren.

wähnen sind die interlobären, diaphragmatischen und mediastinalen Empyeme. Die Lokalsymptome, die sie machen, sind die gleichen wie bei den Entzündungen seröser Natur, deshalb sei auf S. 1759 ff. verwiesen.

Nur darauf sei hingewiesen, daß interlobäre Empyeme nicht selten in die freie Pleurahöhle durchbrechen. Im Gegensatz zu den serösen Exsudaten sind natürlich die Allgemeinerscheinungen viel schwerer. Recht häufig ist der Beginn der einen fieberhaften Krankheit mit unbestimmten Symptomen von seiten der Thoraxorgane, und man findet lokal keine Veränderungen, die eine Diagnose erlauben. Die Röntgenuntersuchung führt dann oft auf die richtige Fährte, aber sie kann auch schwer deutbare Bilder liefern. Bisweilen deckt erst der weitere Verlauf oder gar die Sektion ein abgekapseltes Empyem an einer der erwähnten Stellen auf. Zum Glück bricht der Eiter nicht selten in die Lunge durch, so daß eine Spontanheilung erfolgt.

Empyema pulsans. In seltenen Fällen zeigen die obersten Interkostalräume über dem Erguß eine Pulsation. Das kommt fast ausschließlich bei eitriger Beschaffenheit des Exsudates vor, doch sind auch einige Fälle von

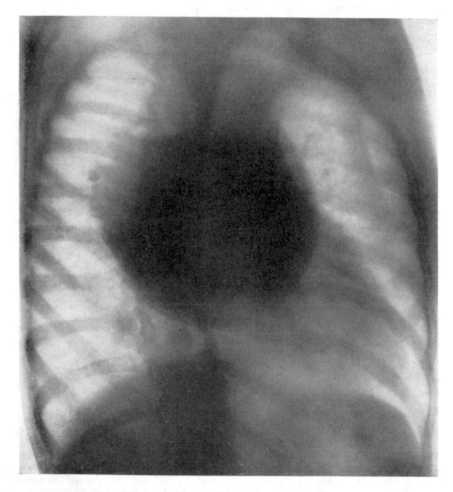

Abb. 107. Interlobäres Exsudat im schrägen Durchmesser (gleiche Pat. wie Abb. 106). Aufnahme vom 14. Februar 1922. Am gleichen Tage Rippenresektion in der chirurgischen Klinik und Eröffnung einer glattwandigen Höhle. Aus der Probeexzision eines Stückes der Wandung wurde die histologische Diagnose auf Pleuraschwarte gestellt.

Seropleuritis pulsans beschrieben. Fast immer handelt es sich um linksseitige Ergüsse. Bei Empyema necessitatis kann der subkutane Abszeß pulsieren.

Zum Zustandekommen einer Pleuritis pulsans ist nach Eichhorst notwendig, daß die Herzkraft eine gute, das Pleuraexsudat umfangreich und die Interkostalmuskulatur paretisch ist. Comby verlangt ferner noch, daß die Lunge luftleer sei und Adhäsionen mit dem Herzbeutel bestehen. Damit das Herz einen Erguß in starke Pulsation versetzen und eine Fortsetzung dieser Pulsation auf die Thoraxoberfläche zustande kommen kann, muß jedenfalls die Lunge wenig nachgiebig sein, da sie sonst dem Pulsationsdruck eher nachgibt als die Thoraxwand. Bard konnte durch graphische Registrierung zeigen, daß die Pulsationen arterieller Natur sind, und erklärt sie durch den Puls der Arterien in der komprimierten Lunge, was natürlich einen vollständigen Lungenkollaps und das Fehlen einer Sklerose oder Infiltration der Lunge (neben großem Exsudat und nachgiebiger Thoraxwand) zur Voraussetzung hat.

Die Prognose der Pleuritis pulsans wird von Comby als schlecht erklärt, während Eichhorst das bestreitet. (Über Pleuritis pulsans vgl. Keppler, Bard.)

Verlauf. Wenn ein Empyem nicht entleert wird, so wird es nur in den seltensten Fällen spontan resorbiert. Eine Ausnahme machen die kleinen parapneumonischen Eiterergüsse, bei denen, wie schon erwähnt, diese Art der Heilung die Regel ist. Auch bei Kindern ist eine Spontanresorption nicht ganz selten. Bisweilen tritt sie nach einer Probepunktion ein, und jeder erfahrene Arzt kennt Fälle dieser Art. Freilich ist es fraglich, ob die Probepunktion dabei etwas zu tun hat, denn in der Regel wird man, wenn nach der Probepunktion nicht bald ein Rückgang des Ergusses bemerkbar ist, operativ eingreifen und deshalb keine Gelegenheit haben, eine eventuell eintretende Spontanresorption zu konstatieren. Bei Erwachsenen ist Spontanresorption schon viel seltener. Am ehesten kommt sie bei Pneumokokkenexsudaten zur Beobachtung.

Viel häufiger führt das Empyem zu langedauerndem Siechtum. Das Fieber besteht fort, die Patienten werden immer elender und schließlich erfolgt der Tod an Entkräftung. Auch Amyloidosis kann eintreten. In anderen Fällen dauert es nicht so lange, sondern unter schweren Infektionssymptomen führt die Krankheit rasch zum Tode. Auch das Übergreifen der Entzündung auf das Perikard oder metastatische Erkrankungen (Hirnabszeß, Meningitis, Endokarditis) können dem Leben ein Ende bereiten. Bei Kindern sind nach Hagenbach Metastasen besonders häufig. Die Fortleitung der Entzündung kann zu einer „pleurogenen" interstitiellen dissezierenden akuten Pneumonie führen.

Auf der anderen Seite kommt auch ein milder Verlauf vor. Die Patienten fühlen sich im ganzen wohl, können sogar arbeitsfähig sein, und erst nach einer Reihe von Jahren führt sie ein akuter Schub mit Fieber, ein zunehmendes Siechtum oder die immer mehr zunehmende Schrumpfung der Thoraxseite zum Arzt. Es sind durchaus nicht nur tuberkulöse Empyeme, die so chronisch verlaufen, sondern auch solche, die sich an akute Erkrankungen der Respirationsorgane anschließen. Bisweilen bilden sich dann in der Pleura Verkalkungen aus.

Der Eiter kann sich aber auch selbst einen Abfluß verschaffen, am häufigsten in die Lunge, seltener durch die Brustwand nach außen.

Wenn der Eiter plötzlich in die Lungen gelangt, so wird der Patient unvermutet von Hustenreiz befallen und wirft eine große Menge von eitrigem Sputum aus. Der Eiterdurchbruch kann so plötzlich erfolgen, daß der Kranke lebhafte Atemnot bekommt und mitunter sogar erstickt, namentlich wenn er im Schlaf davon überrascht wird. Es kann auf einmal ein Liter und mehr ausgehustet werden. Nach einigen Stunden nimmt die Menge des Auswurfes ab, aber noch mehrere Tage lang werden oft mehrere 100 ccm ausgehustet. Das Ausgeworfene ist anfangs geruchlos, sieht aus wie reiner Eiter und läßt unter dem Mikroskop Leukozyten (mehr oder weniger verfettet und zerfallen), bisweilen auch Cholesterintafeln, Hämatoidin und Charcot-Leydensche Kristalle erkennen. Häufig stellt sich in den nächsten Tagen ein stinkender Geruch ein, der offenbar durch Zersetzung des Eiters in den Luftwegen bedingt ist. Gleichzeitig mit dem Eiterauswurf sinkt das Fieber, die Dämpfung wird kleiner und der Patient erholt sich. Es kann auch vorkommen, daß der Eiterabfluß

vorübergehend aufhört, das Fieber wieder ansteigt und das Exsudat in der
Brusthöhle steigt, bis ein erneuter Durchbruch erfolgt.

Man sollte eigentlich erwarten, daß beim Durchbruch des Eiters auch der
Weg für die Luft frei wird und ein Pneumothorax entsteht. Das wird aber
nur sehr selten beobachtet. Eichhorst vermutet, daß die Fistel einen ventilartigen Bau besitze, so daß die Passage nur von der Pleurahöhle nach der Lunge
offen sei. Nach den Verhältnissen beim Pneumothorax erscheint das nicht
wahrscheinlich. Es ist eher anzunehmen, daß der positive Druck, der in diesen
Fällen wohl immer im Exsudat herrscht, das Eindringen der Luft verhindert.

Diese Perforation kommt besonders häufig bei abgekapselten, interlobären,
mediastinalen und diaphragmatischen Ergüssen vor. Mit Ausnahme der letzteren
brechen die Exsudate häufiger in den Mittel- und Oberlappen als in den Unterlappen durch.

Der Durchbruch des Empyems kann aber auch allmählich erfolgen. Dann
sind die Erscheinungen weniger stürmisch, und man hat schon von Perforatio
insensibilis gesprochen. Dabei soll keine gröbere Verletzung der Lunge
vorhanden sein, sondern das Lungengewebe soll sich wie ein Schwamm voll-
saugen und den Eiter in die Alveolen weiter befördern. Es ist aber durchaus
nicht notwendig, hier einen anderen Vorgang als beim plötzlichen Durchbruch
anzunehmen.

Der bisher besprochene Durchbruch des Eiters in die Lunge führt in der
Regel rasch zur Heilung. Wenn dagegen der Durchbruch in andere Organe
erfolgt, so kann der Verlauf ungünstiger sein und zum Tode führen. Perforation
in den Ösophag, in die Trachea, in das Perikard, in Blutgefäße ist schon
beobachtet worden. Relativ häufig ist der Durchbruch in das Mediastinum.
Vom hinteren Medistinum aus kann sich der Eiter einen Weg nach allen Richtungen suchen und selbst am Oberschenkel zum Vorschein kommen.

Der Durchbruch durch die Brustwand wird Empyema necessitatis
genannt. Er kommt vorzugsweise zwischen Mamillarlinie und Axillarlinie
(Eichhorst) oder neben dem Sternum zur Beobachtung. Zuerst zeigt sich
ein umschriebenes Ödem der Brustwand. Dann entsteht eine immer deutlichere Vorwölbung, die sich oft heiß anfühlt und Fluktuation erkennen läßt.
Beim Husten und Pressen wird sie größer, auch bei tiefer Atmung kann sie
ihren Umfang verändern. Die Haut wird immer dünner und es bildet sich eine
Öffnung, aus der Eiter hervorquillt. Es kann auch vorkommen, daß bei einer
Hustenbewegung die Stelle plötzlich platzt und der Eiter im Strahl heraus-
spritzt. Seltener senkt sich der Eiter unter der Haut und kann am Bauch
zum Vorschein kommen. Auch beim Empyema necessitatis kommt selten
ein Pneumothorax zustande.

Im Gegensatz zum Durchbruch nach den Lungen führt die Perforation
der Brustwand nicht zu rascher Heilung. Der Eiter entleert sich nur teilweise
und es bleibt eine Fistel zurück, aus der beständig Eiter fließt. Die Fistel
kann auch vorübergehend verschlossen werden und sich wieder öffnen. Die
Kranken fühlen sich zuerst wohl, aber mit der Zeit leidet ihr Ernährungszustand, sie magern ab, in unregelmäßigen Intervallen tritt Fieber auf, Amyloidosis kann sich einstellen und schließlich erfolgt, oft erst nach Jahren, der
Tod an Entkräftung.

Aber auch nach erfolgter Drainage kann das Empyem chronisch werden.
Das ereignet sich, wenn die Drainage ungenügend war, die Öffnung von vorneherein zu klein angelegt wurde oder sich verstopft hatte, oder wenn neben der
eröffneten Eiterhöhle noch andere vorhanden waren oder sich durch vorzeitige Verklebungen gebildet hatten. Bei richtiger Drainierung kann die
Heilung ausbleiben, wenn die Pleurainfektion mit der Entleerung des Eiters

nicht ausheilte (also in erster Linie bei tuberkulösem Empyem), wenn Fremd-körper in der Pleura liegen bleiben (Geschosse, Echinokokken, nekrotische Rippenstücke, auch die eine Zeitlang intrapleural gebrauchte Bismutpaste), oder endlich, wenn die Lunge durch pleuritische Schwarten oder durch Zirrhose verhindert wird, den Brustraum wieder auszufüllen, oder wenn eine Bronchial-fistel besteht. Solche Patienten können jahrelang herumgehen und selbst arbeitsfähig sein, während die Operationsfistel dauernd oder intermittierend etwas Eiter austreten läßt, aber in der Regel führen Retentionen immer wieder zu Fieber, oft stürmischer Art, oder es stellt sich dauerndes Siechtum ein.

Diagnose. Für die Diagnose des Empyems sind folgende Regeln zu be-herzigen.

1. Sobald man einen Erguß nachgewiesen hat oder vermutet, soll man eine Probepunktion vornehmen. Man wird dann gar nicht so selten durch den Befund von Eiter überrascht, selbst wenn die Sachlage ganz klar und ein Empyem ausgeschlossen schien.

2. Bei allen fieberhaften Zuständen unklaren Ursprungs, selbst wenn die Symptome von seiten der Respirationsorgane gering sind oder ganz fehlen, denke man an die Möglichkeit einer eitrigen Pleuritis. Insbesondere fahnde man auf abgekapselte Empyeme. Namentlich ist die Röntgenuntersuchung nicht zu vernachlässigen.

3. Wenn ein seröser Erguß vorhanden ist, so denke man daran, daß er sich jederzeit eitrig umwandeln kann.

4. Man rechne immer mit der Möglichkeit, daß an einer Stelle ein seröses, an einer anderen ein eitriges Exsudat vorhanden sein kann.

5. Wenn eine fieberhafte Krankheit besteht, deren Symptome durch eine nachgewiesene Affektion der Respirationsorgane vollständig erklärt wird, so vergesse man nie, daß außer der diagnostizierten Krankheit auch noch ein Empyem bestehen kann. Besonders häufig ist eine eitrige Pleuritis, frei oder abgekapselt, bei Pneumonie (parapneumonisch und metapneumonisch), bei Lungenabszeß und bei Eiterungen der Nachbarorgane.

6. Wenn man an die Möglichkeit eines Empyems denkt, ist die Probe-punktion mit einer langen und weiten Nadel vorzunehmen. Gelingt es nicht, Flüssigkeit zu aspirieren, so muß der Spritzenstempel beim Herausziehen angezogen werden, so daß auch während des Herausziehens aspiriert wird; dann bleibt häufig ein Eitertropfen in der Kanüle, den man nachher heraus-spritzen kann. Es kommt auch vor, daß bei negativem Punktionsresultat nach dem Herausziehen der Nadel aus der Punktionsöffnung ein Tropfen Eiter hervorquillt.

Die Differentialdiagnose gegenüber all den Zuständen, die unter Umstän-den mit einem Empyem verwechselt werden können, kann unmöglich im einzelnen besprochen werden. Nur auf einiges sei hingewiesen.

Bei abgekapselten Empyemen kann unter Umständen die Differential-diagnose gegenüber einem wandständigen Lungenabszeß Schwierigkeiten bereiten, sogar unmöglich sein. Schwierig kann ferner die Unterscheidung zwischen Pleuritis diaphragmatica und subphrenischem Abszeß werden. Als differentielles Merkmal wird angegeben, daß sich beim subphrenischen Abszeß die untere Lungengrenze mehr oder weniger respiratorisch verschiebt, und daß aus dem Punktionstroikart die Flüssigkeit, wenn sie aus der Pleura-höhle stammt, bei der Ausatmung rascher abtropft, wenn sie dagegen aus der Bauchhöhle kommt, bei der Einatmung. Auch der Nachweis von peritoniti-schen Erscheinungen, Reiben usw. ist wichtig. Gar nicht so selten ist es vor-gekommen, daß von einem Interkostalraum aus durch die komprimierte Lunge hindurch ein subphrenischer Abszeß punktiert wurde. Bisweilen kann die

Röntgenuntersuchung die Entscheidung bringen. Auch die oben erwähnten sensiblen Symptome der Pleuritis diaphragmatica sind wichtig, da sie bei subphrenischen Abszessen fehlen. Die Pleuritis mediastinalis purulenta kann mit allen möglichen raumbeengenden Prozessen im Mediastinum verwechselt werden. Für die Unterscheidung sind die obenerwähnten Symptome der mediastinalen Brustfellentzündung einerseits, die im Kapitel Mediastinum besprochenen Erscheinungen andererseits zu berücksichtigen.

Ein Empyema pulsans kann mit einem Aneurysma verwechselt werden, doch läßt in der Regel die Lokalisation der Pulsation keinen Zweifel übrig.

Ein peripleuritischer Abszeß gibt selten Veranlassung zur Verwechslung mit einem Empyem, da er sich flächenhafter ausbreitet und keine Verdrängungserscheinungen macht.

Prognose. Die Prognose eines Empyems hängt natürlich in weitem Maße von der Grundkrankheit ab. Die Prognose des Empyems selbst, bei dem die Grundkrankheit ausheilt, d. h. vor allem des pneumonischen und „autochthonen Empyems" ist auch bei sachgemäßer Behandlung keine absolut gute. Die Todesfälle sind zum Teil dadurch bedingt, daß die Intoxikation schon zur Zeit des Eingriffs zu weit vorgeschritten ist, zum Teil dadurch, daß die Infektion zu schwer ist, als daß der Eiterabfluß die Allgemeinintoxikation genügend herabsetzen könnte. Früher kam dazu noch die Gefahr des Operationsschocks, doch ist dieser durch die neueren Methoden, die Lokalanästhesie und die Vermeidung des operativen Pneumothorax ganz bedeutend vermindert worden. Die Resultate der Empyembehandlung haben sich in den letzten 20 Jahren ganz bedeutend verbessert.

In vielen Fällen bleibt eine Thoraxfistel zurück, die nach jahrelangem Bestehen durch Entkräftung, Amyloidentartung usw. zum Tode führen kann, wenn keine operative Behandlung eingreift. Besonders häufig ist das der Fall bei den tuberkulösen Empyemen, die überhaupt eine schlechtere Prognose geben. Als besser gilt die Prognose bei Streptokokkenempyemen, am besten bei Pneumokokkenexsudaten. Doch gilt diese Regel durchaus nicht immer.

Bei konservativer Behandlung ist die Prognose als fast absolut infaust zu bezeichnen. Einzig die kleinen parapneumonischen Empyeme werden regelmäßig spontan resorbiert, ferner heilen abgekapselte Eiterergüsse verhältnismäßig häufig durch Perforation in die Luftwege, endlich können Pneumokokkenempyeme bei Kindern, sehr viel seltener bei Erwachsenen von selbst verschwinden. Doch sind das Ausnahmen, mit denen man nicht rechnen kann.

Therapie. Ubi pus, ibi evacua, das gilt ganz besonders für das Pleuraempyem, das sich nur so schwer spontan Abfluß verschaffen kann. Nur über die zweckmäßigste Art des Evakuierens sind die Meinungen geteilt. Die Behandlung der frischen akuten Fälle und des veralteten Empyems müssen streng geschieden werden, ferner müssen die abgekapselten Ergüsse und die tuberkulöse eitrige Pleuritis gesondert betrachtet werden.

Für die akuten frischen Fälle kommen die wiederholte einfache Evakuationspunktion, die Heber- oder Aspirationsdrainage und die Rippenresektion in Frage.

Die einfache Evakuationspunktion ist bei parapneumonischen, insbesondere Grippenempyemen angezeigt, weil hier eine Spontanresorption möglich ist und der Zustand des Patienten dazu zwingt, den Eingriff so klein wie irgend möglich zu gestalten. Durch die Punktion wird die mechanische Gefahr des Empyems beseitigt und die Resorption toxischer Stoffe aus der Pleurahöhle vermindert.

In einzelnen Fällen zeigt sich in den nächsten Tagen, daß das Empyem sich nicht wieder angesammelt hat, daß die Temperatur normal wird und sich der Patient erholt. Dann kann man mit einer (oder auch mehreren) einfachen

Punktionen auskommen. In anderen Fällen füllt sich freilich die Pleurahöhle wieder mit Eiter, die Temperatur geht nicht herunter oder steigt wieder, und man muß doch noch für dauernden Abfluß sorgen. Aber auch dann hat man durch die Punktion Zeit gewonnen, um den Eingriff zu einer Zeit vorzunehmen, in der der Patient über die größte Infektionsgefahr hinweg ist und größere Widerstandskraft besitzt.

Auch bei metapneumonischen Empyemen kann man, wenn keine stürmischen Erscheinungen vorhanden sind, es zuerst mit der einfachen Entlastungspunktion versuchen. Man kommt aber damit in der Regel nicht aus. Deshalb wird man in den meisten Fällen besser von vornherein eine Dauer-drainage anlegen.

Elias hat empfohlen, das akute Empyem durch wiederholte Punktion mit jeweiligem Ersatz des entleerten Eiters durch Lufteinblasung zu behandeln. Die Entfieberung erfolgt dabei aber langsamer als bei der Dauerdrainage.

Das schonendste Verfahren der Dauerdrainage ist die Bülausche Heberdrainage oder die besser wirkende Aspirationsdrainage.

Ausführung der Bülauschen Heberdrainage. Nach Desinfektion wird unter Lokalanästhesie (Novokain-Adrenalin) die Haut am besten mit einem Messer durchtrennt, dann wird durch die Muskulatur und die Pleura ein Troikart mit 8,5 mm Durchmesser eingestoßen. Der Ort der Wahl ist die Axillar-linie im neunten oder achten Interkostalraum. Das Stilet wird herausgezogen, der Hahn des Troikarts geschlossen und in die Kanüle ein genau passender Gummischlauch eingeführt. Nach dem Öffnen des Hahns wird der Gummischlauch in die Pleura-höhle vorgestoßen und die Kanüle entfernt. Durch Abklemmen des Schlauches kann man verhindern, daß während dieser Mani-pulation Luft in die Pleurahöhle eindringt. Das Drainrohr wird darauf mit Heftpflasterstreifen an der Haut befestigt. Das äußere Ende des Schlauches wird durch ein Glasrohr mit einem Schlauch von etwa 1 m Länge verbunden und dieser in eine vorher mit aseptischer Flüssigkeit gefüllte Flasche

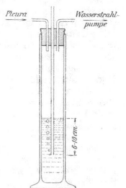

Abb. 108. Druckflasche zur Regulierung des Aspirationsdruckes bei der Empyemdrainage. (Nach Massini, Zeit-schr. f. d. ges. exper. Medizin, Bd. 2, S. 115).

geleitet. Sobald der Eiter die Luft aus dem Schlauch verdrängt hat, stellt sich eine Heberwirkung her, die nun dauernd unterhalten wird. Durch verschiedene Stellung der Flasche kann man die Aspiration stärker oder schwächer gestalten. Im Beginn em-pfiehlt es sich, die Entleerung nicht allzu rasch vor sich gehen zu lassen, deshalb ist zeitweise Abklemmung des Schlauches durch Quetschhähne zu empfehlen. Wenn der Zustand des Patienten ihm erlaubt aufzustehen, so kann er die Flasche mit sich herum-tragen, doch muß dann der Schlauch abgeklemmt werden, und nur zeitweise wird der negative Druck durch Verbindung mit der Flasche bzw. Öffnung der Klemme wieder her-gestellt. Wenn die Sekretion nachläßt, wird der Drain allmählich herausgezogen, so daß er immer weniger in die Brusthöhle hineinragt, bis er ganz entfernt werden kann.

Ausführung der Thorakozentese mit nachfolgender Aspirationsdrainage durch die Wasserstrahlpumpe. Das Verfahren, das an der Basler medizinischen Klinik angewandt wird, unterscheidet sich von der Bülauschen Operation nur dadurch, daß an Stelle der Heberwirkung eine permanente Saugwirkung tritt. Der Troikart wird in gleicher Weise eingeführt, der eingelegte Drain wird aber, nachdem die Kanüle ent-fernt ist, nicht mit einer gewöhnlichen Flasche verbunden, sondern mit einer Vorrichtung, die auf Abb. 108 abgebildet ist. Sie besteht aus einem Glaszylinder mit dreifach durch-bohrtem Stopfen, die durch ein Glasrohr mit der Pleura, durch ein anderes mit einer Wasserstrahlpumpe verbunden ist. Das mittlere Rohr taucht in die Flüssigkeit ein, die aus dem abgeflossenen Eiter besteht (später bei geringerem Abfluß müssen statt dessen andere Flüssigkeiten eingefüllt werden) und eventuell mit einer Schicht Öl zur Vermeidung des Spritzens bedeckt werden kann. Je nachdem man das Rohr eintaucht, kann man einen beliebigen negativen Druck herstellen. Saugt die Wasserstrahlpumpe zu stark, so wird einfach die atmosphärische Luft durch das mittlere Rohr gesaugt und der negative Druck kann nie einen stärkeren Grad erreichen.

Statt der Wasserstrahlpumpe mit Druckventilflasche kann man auch einen Gummi-ball an den Drain anschließen, entweder einen Ventilball, der eine Ansaugung gestattet, oder einen einfachen Gummiball mit zwei Schlauchansätzen, die mit Klemmen verschlossen werden können. Während die zwischen Punktionsdrain und Ballon liegende Klemme geschlossen wird, drückt man den Ball zusammen, dann schließt man die Klemme des Schlauches zwischen Ballon und Auffanggefäß und öffnet die Klemme am Schlauch zum Punktionsdrain wieder. Wenn sich der Gummiball vollgesogen hat, so wird er nach entsprechender Klemmenstellung geleert und wieder in Saugstellung gebracht. Der Druck kann auf diese Weise nicht so gut reguliert werden wie mit Wasserstrahlgebläse und Saugflasche, doch genügt es in der Regel, die nötige Variation durch häufigeres oder selteneres Ansaugen zu bewerkstelligen, und man ist unabhängig vom Vorhandensein eines Wasserhahns, an dem die Wasserstrahlpumpe angesetzt werden kann.

Sowohl bei der Wasserstrahlpumpe als auch beim Saugball empfiehlt es sich, nach der ersten vollständigen Entleerung des Eiters nur zeitweise zu aspirieren. Doch sollen die Unterbrechungen nie zu lange ausgedehnt werden, damit sich der Drain nicht verstopft.

Nachbehandlung. Bei der Aspirationsdrainage ist die Nachbehandlung der schwierigere Teil des Eingriffs. Die Hauptsache ist, daß der Abfluß bis zur Heilung des Empyems freigehalten wird. Wenn sich der Schlauch durch Fibringerinnsel verstopft, können sie oft durch Ausstreichen des Schlauchs beseitigt werden. Auch Eingießen einer geringen Menge von physiologischer Kochsalzlösung befreit oft den Drain von den Gerinnseln und macht den Abfluß wieder frei. Bewährt hat sich auch die von Hermannsdorfer angegebene Pepsinsäurelösung: Pepsin 20,0, Acid. muriat. 2,0, Acid. carbolic. 2,0, Aq. destill. 400,0. Von dieser Lösung läßt man 150—200 ccm einfließen (ohne Druck!) und nach Abklemmung des Schlauches 6 Stunden und länger in der Pleurahöhle verweilen. Andere Spülungen (mit Preglscher oder Dakinscher Lösung) werden von den meisten Autoren als gefährlich erklärt.

An den ersten zwei Tagen ist der Wechsel des Drains zu vermeiden, später kann er notwendig werden, weil die Öffnung sich erweitert und neben dem Drain Eiter ausfließt und Luft eindringt. Doch ist die Wiedereinführung des Drains oft schwierig, bisweilen unmöglich. Wird zu stark angesaugt, so legen sich leicht die Pleurablätter in der Nähe der Thoraxöffnung aneinander und schließen andere Partien des Exsudates ab. Solche Retentionen werden am besten vermieden, wenn man nur mit geringer Kraft ansaugt. Aber selbst dann sind sie nicht mit Sicherheit zu verhindern. In diesem Falle gelingt es bisweilen, durch Vorschieben des Drains dem Eiter Abfluß zu verschaffen, in seltenen Fällen muß noch eine zweite Öffnung angelegt werden. Doch ist die Stelle der Retention nicht immer leicht zu finden, da die Schwartenbildung in der Umgebung, die Kompression der Lunge usw. die physikalischen Symptome verwischen und auch die Schatten auf dem Röntgenbild undeutlich machen. Auch eine nachträglich vorgenommene Rippenresektion bringt nicht immer den erhofften Erfolg. Es kann auch vorkommen, daß die starren Wände der Eiterhöhle deren Kollaps verhindern, dann entstehen Schmerzen und Oppressionsgefühl. Bisweilen ist das die Folge allzustarker Aspiration und kann durch sanftere Saugwirkung verhindert werden, bisweilen beruht es aber auch auf der starren Beschaffenheit der Wand und deren Unfähigkeit, sich der Pleura costalis anzulegen. In diesen Fällen handelt es sich immer um eine Abkapslung des Empyems, und die Behandlung ist die gleiche wie bei den primär abgesackten Eiteransammlungen.

Mit der Aspirationsdrainage wurden seit 1911 an der Basler medizinischen Klinik die meisten akuten Empyeme behandelt. Wenn es sich nicht um ein Empyem bei Bronchialkarzinom, Lungenabszeß o. dgl. oder um ein tuberkulöses Empyem handelte, so gelang es fast immer, mit der Aspirationsdrainage auszukommen. (Über die Fälle der ersten Jahre dieser Behandlung vgl. Mitlin, Massini). In einigen Fällen war freilich der Abfluß ungenügend, und nachträglich mußte eine Rippenresektion vorgenommen werden. Das bereitet aber keine Schwierigkeiten und ist kein Grund, es nicht mit der Aspirationsdrainage zu versuchen. Ganz selten bildet sich durch Hervorquellen von Eiter neben dem Schlauch eine Brustwandphlegmone, die einen chirurgischen Eingriff erforderlich machte.

Die einfache Thorakozentese hat den großen Vorteil, daß auf einfache Weise die Bildung eines Pneumothorax verhütet wird, während für diesen Zweck bei Rippenresektionen immer kompliziertere Verfahren angewandt werden müssen. Gewöhnlich wird dagegen eingewandt, daß kein so dicker Schlauch eingeführt werden kann, wie bei einer Rippenresektion, daß also leichter Eiterretention eintreten könne. Tatsächlich ist es auch leichter, durch eine Rippenresektionswunde verstopfende Fibrinmassen zu entfernen oder einen verstopften Drain durch einen andern zu ersetzen. In der Regel sind aber die Fibrinmassen kein dauerndes Hindernis, sondern sie[4]verflüssigen sich, und außerdem besitzen wir in der Salzsäurepepsinlösung ein Mittel, um die Verflüssigung zu befördern. Die Hauptgefahr der dauernden Eiterretention droht nicht von seiten der Fibrinmassen, sondern von seiten der Verklebungen und Verwachsungen, die sich nach Rippenresektion ebensogut bilden können. Endlich kann jederzeit die einfache Aspirationsdrainage abgebrochen und eine Rippenresektion ausgeführt werden.

Revilliod (vgl. Dissertation Archavsky) schlug eine einfache Thorakotomie mit Einführung eines Drains im Interkostalraum vor. Der Drain wird mit einem als Daueraspiration wirkenden Gummiball verbunden. Das hat aber gegenüber dem Einstechen eines Troikarts den Nachteil, daß der Abschluß des Drains nicht so sicher ist.

Die Rippenresektion. Die sicherste Methode, um dem Eiter Abfluß zu verschaffen, ist die Rippenresektion.

Nach eventueller Morphiuminjektion (oder bei Kindern nach Darreichung einiger Tropfen Opiumtinktur) wird die Haut durch Novokaininfiltration unempfindlich gemacht und Novokain auf das Periost und an dem oberen und unteren Rand der zu entfernenden Rippe injiziert. Gewöhnlich wählt man dazu die 8. oder 9. Rippe zwischen vorderer und hinterer Axillarlinie, bei abgekapselten Ergüssen natürlich die Stelle, wo die Probepunktion Eiter ergeben hat. Dann wird durch einen Schnitt die Haut über der Rippe durchgetrennt, die Rippe freigelegt und das Periost in der Mitte etwas über die Ausdehnung des zu resezierenden Stückes hinaus durchschnitten. Mit dem Raspatorium wird zuerst das vordere, dann das hintere Periost abgelöst, mit dem Elevatorium die Rippenspange abgehoben und auf beiden Seiten mit der gebogenen Rippenschere durchschnitten, meist in einer Länge von etwa 6 cm. Nach Blutstillung und nochmaliger Probepunktion wird das hintere Periost der Rippe, die darunter liegende Faszie und die Pleura durch einen Schnitt in der Richtung des entfernten Rippenstückes durchtrennt und der Eiter langsam abgelassen. Dann wird ein mit einer Sicherheitsnadel versehener Drain eingeführt, die Wunde teilweise vernäht und ein abdichtender Verband angelegt.

Die einfache Rippenresektion hat den Nachteil, daß ein Pneumothorax entsteht. Bei einem abgesackten Empyem hat das nicht viel zu sagen. Bei einem freien Erguß entsteht aber die Gefahr einer vorher nicht vorhandenen Mediastinalverschiebung und Störung der Zirkulation, so daß die ohnehin schon geschwächten Patienten dem Operationsschock erliegen können. Deshalb waren früher die Resultate der Rippenresektion recht wenig befriedigend. So sah Gerhardt (Korr.-Blatt f. Schweizerärzte 1910, S. 1215) unter 27 operierten Empyemfällen 12 Todesfälle, worunter 5 bei einfachen oder metapneumonischen Empyemen (bei den übrigen 7 war der Tod ein unheilbares Grundleiden oder Komplikation mit Perikarditis bedingt). Deshalb wurde schon vor 25 Jahren versucht, die Resultate der Operation durch Beseitigung oder Vermeidung des Pneumothorax zu verbessern, und in den letzten Jahren sind die Operationsmethoden weiter vervollkommnet worden. Wenn aber die Hilfsmittel für Aspirationsdrainage nicht zur Verfügung stehen, muß die einfache Rippenresektion ausgeführt werden, und Sauerbruch betont mit Recht, daß jeder Arzt sie beherrschen sollte wie die Tracheotomie. Die Ventilverbände von Thiel und Tiegel verfolgen den Zweck, den Pneumothorax dadurch zu beseitigen, daß bei Exspiration die Luft aus dem Pneumothorax entweichen kann und bei Inspiration nicht wieder angesaugt wird. Perthes schloß den Drain zuerst an eine Wasserstrahlpumpe an, später an die von Storch angegebenen Wasserflaschen, die durch durchbohrte Pfropfen und einen Schlauch miteinander in Verbindung stehen und bei verschiedener Standhöhe eine Saugwirkung ausüben. Endlich zeigt Iselin, daß es bei der Rippenresektion gar nicht nötig ist, zuerst einen Pneumothorax anzulegen, sondern daß man diesen vermeiden kann, wenn man in die freigelegte Pleura parietalis einen Pezzerschen Katheter einführt. Zur Aspiration empfahl er einen Gummiball entsprechend dem Revilliodschen Verfahren. Sauerbruch hat das Überdruckverfahren für die Ausführung der Rippenresektion empfohlen: Vor der Operation wird das Empyem durch einfache Punktion entleert, dann der Überdruckapparat in Funktion gesetzt und die Rippenresektion unter mäßigem Überdruck vorgenommen, der während des Eiterabflusses weiter erhöht werden kann. Wenn die Lunge sich nicht ganz an die Thoraxwand anlegt, so wird die noch offene Pleurahöhle tamponiert. Während der fortgesetzten Lungenblähung wird ein luftdichter Verband angelegt.

Durch das Überdruckverfahren vermeidet man die Entstehung eines Pneumothorax, den man nachträglich beseitigen muß. Selbstverständlich muß auch der Verbandwechsel unter Überdruckverfahren ausgeführt werden. Auf diese Weise werden die Nachteile, die die Rippenresektion früher gegenüber der einfachen Aspirationsdrainage hatte, im wesentlichen beseitigt und die Rippenresektion der Chirurgen unterscheidet sich heutzutage nicht mehr stark von der Aspirationsdrainage der inneren Medizin. Es bleibt nur noch der Nachteil des etwas größeren Eingriffes. Dagegen besteht der Vorteil der breiteren Eröffnung und der günstigeren Abflußverhältnisse. v. Beust hatte mit beiden Methoden die gleichen Erfolge (Mortalität der Rippenresezierten 22%, der nach Bülau Drainierten 23%), obschon die Aspirationsdrainage nur bei einem Teil seiner Fälle technisch vollkommen durchgeführt wurde.

Die Nachbehandlung nach Rippenresektion erfordert die gleiche Sorgfalt wie nach Aspirationsdrainage. Sie ist deshalb etwas leichter, weil der Drain weiter ist und weil er beim Wechseln durch die größere Öffnung leicht wieder eingeführt werden kann. Doch machen die Fibringerinnsel auch bei der Rippenresektion hie und da Schwierigkeiten, und Hermannsdorfer hat die oben erwähnte Lösung auch für die Behandlung der Rippenresezierten empfohlen.

Der Zeitpunkt der Entfernung des Drains ist verschieden. Es gibt metapneumonische Empyeme, die die Entfernung schon nach wenigen Tagen erlauben. Im allgemeinen muß man ihn aber etwa 4 Wochen lang liegen lassen. Die Entfernung ist erlaubt, wenn die Temperatur längere Zeit normal geblieben ist und wenn dabei einige Tage lang kein Eiter mehr abfließt. Wenn täglich noch eine kleine Menge Flüssigkeit herauskommt, so ist das keine Kontraindikation gegen die Entfernung des Drains, da eine gewisse Menge Wundsekret sich immer bilden muß, so lange der Drain in der Pleurahöhle liegt. Wichtig ist, daß man den Drain vor der vollständigen Entfernung allmählich verkürzt, so daß zum Schluß nur noch ein kleines Stück in die Pleurahöhle einragt.

Wenn trotz genügenden Abflusses die Temperatur nicht sinkt, so muß man annehmen, daß entweder eine zweite Höhle vorhanden ist, die mit der eröffneten nicht in Kommunikation steht, oder daß ein Lungenabszeß sich hinter dem Empyem verbirgt. Die Röntgenuntersuchung, die auch sonst zur Kontrolle des Heilverlaufs notwendig ist, läßt oft den Herd erkennen. Manche Lundenabszesse brechen freilich von selbst in die eröffnete Pleurahöhle durch, andere können bei ausgedehnter Rippenresektion schon von Anfang an gefunden und eröffnet werden. Sonst ist es notwendig, eine ausgedehnte Rippenresektion vorzunehmen und unter Überdruck den Herd zu suchen.

Wenn die Drainage einige Zeit unterhalten wird, so bilden sich regelmäßig Verwachsungen, und das Empyem kapselt sich ab, auch wenn es vorher frei war. In der Regel legt sich die Lunge auch in dem abgekapselten Bezirk der Brusthöhle an, und die Höhle verkleinert sich immer mehr, namentlich wenn das Anlegen durch Absaugen unterstützt wird. Es gibt aber Fälle, in denen die Lunge von einer starren Membran überzogen oder geschrumpft ist, so daß sie sich nicht entfalten kann. Diese Restempyemhöhlen müssen nach den gleichen Prinzipien wie das chronische Empyem behandelt werden.

Bei den abgekapselten Empyemen liegen die Verhältnisse etwas anders. Die Entstehung eines Pneumothorax schadet hier weniger, auf der anderen Seite ist die Wand häufig starr und legt sich der Kostalpleura nicht gut an. Deshalb wird man sich leichter von vorneherein zur Rippenresektion entschließen. Bei den frischen para- und metapneumonischen Herden kommt man aber oft mit wiederholter Punktion oder kurz dauernder Aspirationsdrainage durch eine Troikartöffnung aus.

Das chronische, nicht tuberkulöse Empyem. Chronische, nicht tuberkulöse Empyeme bereiten der Behandlung dadurch Schwierigkeiten, daß die starre Wand der Empyemhöhle das Anlagern der Lunge an die Brustwand verhindert. Wenn keine Fistel vorhanden ist, so gelingt es bisweilen trotzdem, mit wiederholter Punktion oder mit dauernder Aspiration die Höhle zu verkleinern oder schließlich zum Verschwinden zu bringen. In den meisten Fällen müssen aber operativ anatomische Verhältnisse geschaffen werden, die ein Anlegen der Lunge an die Brustwand erlauben.

Zuerst wurde von Delorme die Dekortikation der Lunge empfohlen. Unter temporärer Brustwandresektion werden die Schwarten, die die Lunge wie ein Panzer einhüllen, stumpf oder scharf abgelöst, bis die Lungenoberfläche wieder sichtbar ist und sich an der Atmung beteiligt. Die Operation ist aber wegen der Gefahr der Verletzungen und der Infektion fast allgemein verlassen worden.

Deshalb empfahl Estlander die extrapleurale Rippenresektion. Schede entfernte auch die parietale Pleura und legte an ihre Stelle einen Hautmuskellappen. Auch dieser Eingriff ist gefährlich. Sauerbruch empfiehlt deshalb die Ausführung in mehreren Zeiten.

Er verkleinert partielle und totale Höhlen zunächst im senkrechten Durchmesser. Durch Phrenikotomie wird das Zwerchfell der kranken Seite gelähmt; es rückt herauf. Unmittelbar darauf oder 3—4 Tage später reseziert man in Lokalanästhesie paravertebral-extrapleural die 1.—6. Rippe. Man bleibt außerhalb der Eiterhöhle, operiert daher aseptisch und kann die Wunde fast vollkommen vernähen. Allerdings verzichtet man dabei vorläufig auf Durchtrennung der Rippen am Brustbein und damit auf ihre Exstirpation. 3 Wochen später wird dann, gleichfalls in örtlicher Betäubung, der untere Brustkorb durch bogenförmigen Schnitt freigelegt; die 7.—11. Rippe werden von der Wirbelsäule bis zum Brustbein mit samt der Brustfellschwarte reseziert. Da zurückbleibende vertebrale Stümpfe nicht selten den Zweck der Operation, völligen Kollaps der Höhle, vereiteln, sind sie schon jetzt auszurotten, wenn nötig aus ihren Gelenken herauszudrehen. Die Wunde wird breit tamponiert und nur zum Teil genäht. Wieder 3 Wochen später werden in Lokalanästhesie von einem Parasternalschnitt aus die bei der ersten Operation stehengebliebenen vorderen Stümpfe der 1.—6. Rippe am Brustbein abgetragen. Gleichzeitig wird, wenn nötig, das Rippenfell fortgenommen."

Die Resultate der Behandlung des chronischen Empyems sind in den Händen geübter Chirurgen verhältnismäßig gut. Nach Hedblom starben von 230 nicht tuberkulösen Empyemfällen der Mayoklinik (71mal Punktion und Drainage, 78mal Irrigation antiseptischer Lösungen, 29 Dekortikationen, 52 Thorakoplastiken) nur 5 im Anschluß an die Operation (2mal Punktion und Drainage, 1 Dekortikation, 2 Thorakoplastiken). Von 189 Fällen mit bekanntem Endresultat waren $159 = 84\%$ geheilt, $17 = 9\%$ bedeutend gebessert.

Wenn eine äußere Fistel vorhanden ist, so muß sie operativ beseitigt werden, in der Regel gleichzeitig mit der Thorakoplastik.

Bronchialfisteln heilen, wenn sie nicht groß sind, in der Regel gleichzeitig mit der Heilung des Empyems. Ist das nicht der Fall, so müssen sie nach Eröffnung des Thorax operativ angegangen werden, was bisweilen recht schwierig ist. Die Technik ist hier nicht zu besprechen.

Das tuberkulöse Empyem verlangt eine andere Behandlung als die übrigen eitrigen Brustfellentzündungen. Es macht in der Regel keine starken Infektionssymptome, so lange es nicht mischinfiziert ist. Deshalb ist in erster Linie die Mischinfektion zu vermeiden und auf die offene Behandlung zu verzichten. Es gibt tuberkulöse Empyeme, die jahrelang ohne Beeinträchtigung des Allgemeinbefindens und der Arbeitsfähigkeit bestehen und deshalb am besten überhaupt nicht punktiert werden, noch viel weniger durch Operationen verstümmelt werden dürfen. In anderen Fällen bildet das tuberkulöse Empyem eine Quelle chronischen Siechtums. Dann versucht man am besten durch wiederholte Punktionen mit Ersatz des Eiters durch Stickstoff oder Luft eine allmähliche Verkleinerung und Ausheilung der Pleuritis zu erreichen. Hedblom empfiehlt das Auswaschen der Pleurahöhle mit antiseptischen Lösungen, und zwar dann, wenn die Röntgenaufnahme eine Verdickung sowohl der viszeralen als auch der parietalen Pleura zeigt, also keine starke Resorption zu befürchten ist, mit Natriumhypochloritlösung, sonst mit physiologischer Kochsalzlösung oder antiseptischen Farblösungen. Wenn man damit nicht zum Ziele kommt, ist eine Thorakoplastik notwendig.

Das mischinfizierte tuberkulöse Empyem ist viel schwieriger zu behandeln. Ist es geschlossen, so ist ebenfalls zuerst wiederholte Punktion mit Stickstofffüllung zu versuchen. Vielfach werden Spülungen mit antiseptischen Lösungen (Lysoform, Methylenblau, Trypaflavin, Rivanol, Dakinsche Hypochloritlösung usw.) empfohlen. Kommt man damit nicht zum Ziel, so muß eine Thorakoplastik versucht werden. Das offene mischinfizierte tuberkulöse Empyem muß breit eröffnet und später einer Thorakoplastik angeschlossen werden. Meistens gelingt es aber dadurch nicht, das Leben zu retten.

Beim nicht mischinfizierten tuberkulösen Empyem sind die Resultate günstig. Nach Hedblom kam unter 80 Fällen der Mayoklinik (20 mit Drainage, 21 mit antiseptischen Spülungen, 7 mit Dekortikation, 32 mit Thorakoplastik behandelt) kein einziger Todesfall vor, und von 54 mit bekanntem Endresultat waren $33 = 61\%$ geheilt und $17 = 32\%$ behielten nur eine geringe Resthöhle.

Der Oleothorax. In neuester Zeit wird für die Behandlung des chronischen Empyems, speziell des tuberkulösen, die Füllung der Pleurahöhle mit Olivenoder Paraffinöl (mit Eukalyptusöl antiseptisch gemacht) empfohlen (vgl. S. 1668). Die Erfolge werden sehr gerühmt, unter 28 Fällen 16 Heilungen (Fontaine, L'oléothorax, Paris 1929). Vgl. auch unter Therapie des Pyopneumothorax.

Anhang: Die Pleuraphlegmone.

Pleuraphlegmone nennt Sauerbruch ein schweres, oft tödlich verlaufendes entzündliches Ödem der Pleura, bei dem die Exsudation sehr gering ist und das subseröse Gewebe der ganzen Pleura infiltriert, die Serosa trüb und schwach mit Fibrin belegt ist. Die Erkrankung schließt sich bisweilen an Verletzungen der Nachbarorgane, auch an Operationen der Speiseröhre usw. an und führt meist in wenigen Tagen unter dem Bild einer schweren Allgemeininfektion zum Tode. Auch Übergreifen auf das Mediastinum und Mediastinalphlegmone kommt vor. Sofortige breite Thorakotomie kann das Leben retten. Die Phlegmone geht dann in gewöhnliche eitrige Pleuritis über.

4. Empyema putridum.

Wenn der Eiter bei einer Pleuritis faulig zersetzt und übelriechend ist, so spricht man von putridem, fötidem, ozänösem oder jauchigem Empyem.

Ätiologie. Zur Entstehung des fötiden Geruches sind immer Fäulnisbakterien notwendig, die übelriechende Stoffe bilden.

Bisweilen werden Kolibazillen aus dem Eiter gezüchtet, bisweilen andere Fäulniserreger. Recht häufig wachsen bei der gewöhnlichen Kultur keine Mikroorganismen, selbst wenn man solche im Ausstrichpräparat nachgewiesen hat. Früher nahm man an, daß es sich in diesen Fällen um abgestorbene Bakterien handelt, in neuerer Zeit hat man dagegen erkannt, daß die Erreger anaerob sind und deshalb bei der gewöhnlichen Züchtungsart nicht wachsen. Mit der Verbesserung der Methodik haben sich die positiven Befunde von anaeroben Bakterien gehäuft (s. Massini, daselbst auch Literatur). Neben den Fäulnisbakterien findet man oft auch die gewöhnlichen Eitererreger. Die Flora ist die gleiche wie bei der fötiden Bronchitis und Bronchiektasie.

Die Fäulniserreger können entweder in ein schon vorhandenes Exsudat hineingelangen, oder eine putride Entzündung der Nachbarschaft kann sich auf die Pleuren fortsetzen. Am häufigsten entsteht die putride Pleuritis im Anschluß an gangränöse Lungenerkrankungen bzw. an fötide Bronchitis und Bronchiektasien. Auch eine putride Erkrankung der Mediastinalorgane, ein zerfallendes Ösophaguskarzinom, ein perforierendes Speiseröhrendivertikel, subphrenische Eiterungen, Leberabszesse usw. können sich auf das Brustfell fortsetzen. Selten entstehen jauchige Empyeme bei Lungentuberkulose, am ehesten noch bei Perforation einer Kaverne, dann ist meist ein Pyopneumothorax die Folge. Auch Verletzungen der Brustwand, selbst Infektionen eines künstlichen Pneumothorax bei der Nachfüllung können eine putride Pleuritis erzeugen. Auch in diesen Fällen ist das Exsudat häufig zuerst serös und nimmt erst nachträglich einen eitrigen und fötiden Charakter an.

Symptomatologie. Das entscheidende Symptom ist der üble Geruch des Empyemeiters. Außerdem zeichnet sich der Eiter häufig durch eine dünnflüssige Beschaffenheit und hellere Farbe aus. Nicht selten kommt es zur Sedimentierung, so daß die obenstehenden Teile des Exsudates klarer sind als die tieferen. Bei der mikroskopischen Untersuchung sieht man wenig guterhaltene Leukozyten, die meisten sind zerfallen, daneben erkennt man Kernreste und Detritus.

Das putride Empyem unterscheidet sich von dem aputriden durch eine besondere Bösartigkeit des Verlaufes. Das Fieber ist aber in der Regel nicht hoch, es ist unregelmäßig und kann vollkommen fehlen. Der Beginn ist häufig schleichend. Schüttelfröste und Nachtschweiße können vorkommen. Am auffallendsten ist gewöhnlich der rasche Verfall der Kranken, der mangelhafte Appetit, das Darniederliegen der Kräfte, das schlechte Aussehen, der kleine Puls.

Daneben bestehen häufig die Symptome der zugrunde liegenden Krankheit. Es kommt aber auch vor, daß das putride Empyem anscheinend primär auftritt. Wahrscheinlich liegt dann doch ein Krankheitsherd in der Lunge der Pleuritis zugrunde.

Häufig sind die putriden Empyeme abgekapselt. Nicht selten findet sich infolge einer Gasentwicklung durch die Fäulnisbakterien auch gasförmiger Inhalt in der Pleurahöhle. Ist dieser nur gering, so macht er nur geringe Symptome oder kann sich dem Nachweis ganz entziehen. Ist er erheblich, so muß man von einem Pyopneumothorax sprechen, der im Kapitel Pneumothorax geschildert ist.

Dieulafoy teilt die „Pleurésies ozéneuses" in drei Gruppen ein:
1. Pleurésies fétides, Empyeme mit übelriechendem Eiter.
2. Pleurésies putrides, Empyeme mit üblem Geruch und Gasbildung.
3. Pleurésies gangréneuses, Empyeme mit Gangränfetzen.

Die Unterscheidung ist prinzipiell richtig, hat aber klinisch, abgesehen vom Pyopneumothorax, wenig Bedeutung. Insbesondere wird es Zufall sein, ob die dritte Form erkannt wird oder ob sich vorhandene Gangränfetzen dem Nachweis entziehen.

Diagnose. Die Diagnose richtet sich nach den gleichen Grundsätzen wie beim aputriden Empyem. Nur daran sei erinnert, daß man bei einer putriden Pleuritis durch die Probepunktion bisweilen ein Exsudat erhält, das sich in seinem Aussehen nur wenig von einem serösen unterscheidet, und an dem der Geruch das einzig Charakteristische ist. Deshalb ist es notwendig, bei einer Probepunktion immer auch den Geruch der Flüssigkeit zu prüfen.

Prognose. Die Prognose des jauchigen Empyems ist, wenn nicht operiert wird, womöglich noch schlechter als die des aputriden. Nicht selten entstehen nekrotische Eiterungen der benachbarten Teile, auch Senkungsabszesse kommen vor. Besonders gefährlich ist der rapide Kräfteverfall.

Bei richtiger Behandlung ist die Prognose nicht schlechter als beim gewöhnlichen Empyem, vorausgesetzt, daß die Grundkrankheit keine schlechte Prognose bedingt.

Therapie. Die Entleerung des Exsudates und die Sorge für dauernden Abfluß ist noch notwendiger als beim nichtjauchigen Empyem. Der Eingriff muß möglichst frühzeitig gemacht werden.

Die Methoden der Entleerung sind die gleichen wie beim gewöhnlichen Empyem. Eine Rippenresektion ist durchaus nicht immer notwendig. Bei der Thorakozentese mit nachfolgender Aspirationsdrainage haben wir auch bei jauchigen Empyemen gute Resultate erzielt. Nur bei schwer septischem Zustand ist eine Rippenresektion vorzuziehen.

5. Cholesterinhaltige Exsudate.

In seltenen Fällen findet man sowohl in serös-fibrinösen als auch in eitrigen Exsudaten Cholesterin, oft in erheblichen Mengen. Bis über $15^0/_{00}$ wurden gefunden. In anderen Fällen sind nur mikroskopisch Cholesterintafeln zu sehen, und die Analyse ergibt nur kleine, quantitativ nicht bestimmbare Spuren. Bald sind es Ergüsse, die durch ihren seidenartigen Glanz auffallen und beim Schütteln ein Schillern und Aufblitzen von zahllosen kleinen Punkten erkennen lassen, bald milchartig getrübte oder eitrige Flüssigkeiten, in denen massenhaft Schüppchen glänzen, bald hämorrhagische oder schokoladebraune Exsudate, in denen sich ein Brei von Cholesterinkristallen am Boden absetzt oder eine schillernde Haut von Cholesterintafeln auf der Oberfläche schwimmt.

In den cholesterinreichen Exsudaten, die darauf untersucht wurden, waren auch ziemliche Mengen von Fett enthalten (Ruphert, Chauffard und Girard). Neben den Cholesterintafeln finden sich in der Regel reichlich Leukozyten, rote Blutkörperchen und Detritus.

Meistens handelt es sich um chronische (bisweilen seit Jahrzehnten bestehende), selten um tuberkulöse oder karzinomatöse Exsudate.

Doch hat Kraffczyg eine in weniger als 2 Monaten bis zur Heilung verlaufende tuberkulöse Pleuritis mit $4,9^0/_{00}$ Cholesterin in der serösen Flüssigkeit beschrieben.

Bei einem Patienten, der zwei Jahre vorher an hämorrhagischer Pleuritis erkrankt war und 2 Monate später nur noch Dämpfung und pleuritisches Reiben zeigte, aber von da an nie ganz gesund blieb, fand ich eine schokoladenbraune Flüssigkeit mit massenhaft Cholesterintafeln und wenig Leukozyten. Unter wiederholten Punktionen mit Ersatz der abgelassenen Flüssigkeit durch Luft verkleinerte sich die Exsudathöhle, die Flüssigkeit wurde vorübergehend leukozytenreicher, schließlich nur noch schwach hämorrhagisch, und der Cholesteringehalt ging rasch zurück. $1^1/_2$ Jahre später starb der Patient an einem, wie die Sektion ergab, vom Pankreaskopf ausgehenden Karzinom, das auf Leber, Pleurahöhlen, Perikard usw. übergegriffen hatte. In einem anderen Fall fanden wir bei einem Patienten, bei dem schon vor mehr als einem Jahr in einem auswärtigen Krankenhaus eine schokoladebraune Flüssigkeit punktiert worden war, einen ebenfalls schokoladebraunen, sterilen Erguß mit Detritus, Hämosiderinkristallen und massenhaft Cholesterintafeln. Nach einem Monat trat hohes Fieber auf, und das Exsudat enthielt Staphylokokken. Nach Einleitung einer Saugdrainage fiel die Temperatur, aber nach einer Woche wurde der Erguß eitrig, gelb und übelriechend, und beim Stehen bildete sich im Bodensatz von gelblichem Eiter, darüber eine helle Flüssigkeit, auf der Cholesterintafeln schwammen. Eine Schedesche Thorakoplastik hatte geringen Erfolg, und erst eine Dekortikation, bei der Kalkplatten aus der Pleura entfernt wurden, brachte trotz nachfolgender schwerer Blutung und Pneumonie schließlich Heilung.

Izar teilt die cholesterinhaltigen Ergüsse in folgende Gruppen:

1. Die viel häufigeren Exsudate mit Cholesterinkristallen, ohne daß die chemische Analyse eine nennenswerte Vermehrung des Cholesteringehaltes im Erguß erzielt. Sie lassen sich in zwei Unterabteilungen trennen:

a) Empyeme. Bei diesen ist die Bildung von Cholesterin auf zerfallende Eiterkörperchen zurückzuführen.

b) Seröse Ergüsse. In ihnen führt Izar die Ausscheidung von Cholesterinkristallen auf eine verminderte Lösungsfähigkeit der Flüssigkeit für das Cholesterin zurück.

2. Echte Cholesterinergüsse mit stark erhöhtem Cholesteringehalt des Exsudates und gleichzeitiger Hypercholesterinämie, die er als das primäre betrachtet. Dagegen spricht, daß auch bei hohem Cholesteringehalt des Exsudates der Cholesterinspiegel des Blutes nur zeitweise oder gar nicht erhöht zu sein braucht (Chauffard und Girard bei $17^0/_{00}$ Cholesterin im Erguß!) und daß bei Hypercholesterinämie auch Exsudate ohne Cholesterinkristalle vorkommen.

Wir möchten deshalb mit Kraffczyg annehmen, daß das Cholesterin immer aus zerfallenen Zellen oder vielleicht auch (nach der Ansicht von Chauffard und Girard) aus zerfallenen Pseudomembranen stammt.

Eine prognostische Bedeutung kommt dem Cholesteringehalt nur dann zu, wenn er sehr groß ist. Dann ist er ein Zeichen dafür, daß die Resorption des Exsudates durch eine dicke Pleuraschwarte oder ein anderes Hindernis unmöglich gemacht wird. Enthält der Erguß auch Eiter, so deckt sich die Prognose mit der des Empyems.

Die Therapie besteht in wiederholter Punktion. Wenn sie nicht zum Ziele führt, muß ein operativer Eingriff wie beim chronischen Empyem ausgeführt werden.

Die chylösen und pseudochylösen Exsudate sind im Kapitel Zirkulationsstörungen (S. 1162) besprochen.

6. Die Pleuraverwachsungen.

Nach Abheilung einer Pleuritis bleiben in der Regel Verwachsungen der beiden Pleurablätter zurück, außerdem häufig eine Schrumpfung der Pleurahöhle. Je nach der Ausdehnung der Verwachsungen können daraus mehr oder weniger erhebliche Störungen und Beschwerden resultieren.

Mit den Verwachsungen ist immer mehr oder weniger ausgedehnte Schwar-tenbildung verbunden. Klinisch tritt die Bedeutung der Schwarten weit hinter der der Verwachsungen zurück, und nur wenn eine sonst bewegliche Membran durch Verdickung versteift ist (z. B. die Pleura mediastinalis), so entstehen dadurch Funktionsstörungen. Eine Verdickung und Versteifung der Pleura pulmonalis nach pleuritischen Exsudaten kann den Verschluß der Pleurahöhle verhindern und zu einer Flüssigkeitsansammlung „ex vacuo" führen, die nicht selten Cholesterin enthält. Auch Verkalkungen der Pleura, die bisweilen panzerartige Platten bilden, können die Exkursionen der Brust-wand erheblich beeinträchtigen.

Aschoff hat die Pleuraverwachsungen einer eingehenden Untersuchung unterzogen. Er unterscheidet die völlige Obliteration der Pleurahöhle von den umschriebenen, flächen-, band- und strangförmigen Verwachsungen der Lunge mit der Brustwand, der Lungenlappen untereinander und der Brustwandflächen untereinander.

Unter den Verwachsungen der Lungen mit der Brustwand hebt er von den flächenhaften Verwachsungen die auf das Spitzengeschoß beschränkten oder von da sich bis zur 5. Rippe (auf das ganze Obergeschoß) sich erstreckenden Spitzenverwachsungen, die Lungenzwerchfellverwachsungen (die sich auch paravertebral in die Höhe ausbreiten können) und die in der Höhe der Lungengrenzen (besonders rechts an der Grenze zwischen Mittel- und Oberlappen) mehr oder weniger ausgebreiteten Lappengrenzenverwachsungen hervor.

Die band- und strangförmigen, oft auch zeltdachartigen Adhäsionen sind weniger an der Spitze (wo die Verwachsungen meist flächig sind) lokalisiert. Sonst findet man im Bereich des Obergeschosses solche umschriebenen Verwachsungen meist über älteren ver-narbten Tuberkuloseherden. Unabhängig von phthisischen Lungenveränderungen erscheinen Verwachsungen an den vorderen und seitlichen Partien vielfach reihenförmig angeordnet, den Rippen bzw. den Interkostalräumen folgend. Auch die Interlobärverwachsungen können auf die Brustwand übergreifen und zeltdachartige Verlötungen bilden. Endlich findet man Verwachsungen des Lungenrandes mit dem Zwerchfell, oft halbkreisförmig zusammenhängend, oft in einzelne kleine Stränge oder schwache Brücken aufgelöst. Oft sind nur noch Reste dieser Verwachsungen in Form von zottenartigen Auswüchsen des Zwerchfells vorhanden. Diese basalen ringförmigen Verwachsungen der Lunge sind oft nicht auf das Zwerchfell beschränkt, sondern greifen auch auf die kostale Pleura über, so daß längs des ganzen unteren Lungenrandes ein kostal-pulmonal-phrenikaler Verwachsungsring entsteht, der den Sinus phrenicocostalis vom übrigen Cavum pleurae abtrennt. In diesem Ring sind nicht selten Lücken vorhanden, in die sich emphysematöse Lungenpartien vorstülpen („Sinushernien"). Aus diesen ringförmigen basalen Lungen-brustwandverwachsungen schließt Aschoff, daß die pleuritischen Exsudate den Sinus phrenicocostalis oft nicht eröffnen und nicht ausfüllen.

Die interlobären Verwachsungen sind recht häufig. Sie können membranartig die ganze Lappenspalte einnehmen oder nur Stränge zwischen den Lappen bilden und sind oft spinnengewebsartig dünn. Bisweilen sind nur noch Reste in Form von gröberen oder feineren zottigen Auswüchsen an den gegeneinander stoßenden Rändern der Lungenlappen zu sehen. Daß die interlobären Verlötungen durch zeltdachartige Membranen mit der Pleura costalis verbunden sein können, wurden schon erwähnt.

Verwachsungen zwischen Brustwandflächen unter sich können nur da zu-standekommen, wo diese ohne Zwischenlagerung von Lunge aneinander liegen, also im Sinus phrenicocostalis. Auch hier kommen flächenhafte, totale und strangförmige, partielle Verwachsungen vor. Auch wenn der ganze Sinus obliteriert ist, kann die Lunge, außer Verlötung der Unterfläche mit dem Zwerchfell und des basalen Randes mit der Pleura costalis, frei von Verwachsungen sein. Die partielle oder totale Obliteration des Sinus phrenicocostalis kann nur durch Exsudate, die den Sinus entfaltet und ausgefüllt haben, erklärt werden. Wenn der untere Lungenrand an der Verwachsung beteiligt ist, kann er gewulstet und rund sein anstatt zugespitzt.

Im ganzen ist die Schrumpfung um so stärker, je größer der Erguß war und je länger er bestehen blieb. Doch gibt es auch Ausnahmen, manchmal entwickelt sich nach einer leichten Pleuritis eine auffallend schwere Veränderung, in anderen Fällen ist man überrascht, daß die erwartete Schrumpfung fast ganz ausbleibt. Gewöhnlich dauert es einige Wochen, bis die größte Intensität der Thoraxeinziehung, des Retrécissement thoracique erreicht ist, dann beginnt sich die Seite wieder langsam auszudehnen, doch wird gewöhnlich nach wenigen

Wochen ein Zustand erreicht, in dem die Fortschritte nur sehr gering sind. Nach Monaten und Jahren können die Veränderungen vollständig ausgeglichen sein, doch behalten viele Menschen eine mehr oder weniger starke Schrumpfung ihr ganzes Leben lang.

In anderen Fällen bleiben lokale Verwachsungen zurück, die bei tiefen Atemzügen, Witterungswechsel usw. noch jahrelang Schmerzen verursachen können.

a) Die Brustwandschrumpfung und die Obliteration der Pleurahöhle.

Ätiologie. Nach Ausheilung jeder ausgedehnten Pleuritis bleibt eine Einziehung der erkrankten Brusthälfte zurück. Zum Teil ist sie durch Verdickung und Schrumpfung der Kostalpleura bedingt, größtenteils aber dadurch, daß die Lunge sich nicht entfalten kann und deshalb die Thoraxwand einzieht. Die Entfaltung der Lunge ist teilweise durch die Verdickung und Schrumpfung der Pleura pulmonalis gehindert, bisweilen spielen auch interstitiell pneumonische Prozesse, die durch Fortsetzung der Entzündung von der Pleura her entstanden sind, eine Rolle.

Symptomatologie. Schon bei der Inspektion fällt auf, daß die eine Brustseite enger ist als die andere. Besonders auf der Höhe der 6.—8. Rippe fällt das in die Augen, namentlich in den seitlichen Partien. Der Unterschied im Umfang beider Brusthälften beträgt selten mehr als 2—3 cm. Häufig tritt der Unterschied bei der Betrachtung von hinten deutlicher zutage als beim Blick von vorne. Man erkennt dann auch, daß die Wirbelsäule gekrümmt ist und eine Konkavität nach der geschrumpften Seite zeigt. Schon diese Skoliose führt zu einem Tiefstand der Schulter, dieser wird aber dadurch noch verstärkt, daß die Thoraxhälfte auch im Längsdurchmesser verkürzt ist. Die Rippen sind aneinander gerückt, sie können sich berühren und selbst dachziegelförmig überdecken. Das Schulterblatt wird meistens nicht nur tiefer, sondern auch nach vorne gezogen, sein hinterer Rand steht vom Rücken ab, der untere Winkel ist der Medianlinie genähert. Die Brustwarze steht tiefer als auf der gesunden Seite.

Wenckebach hat darauf hingewiesen, daß die Skoliose regelmäßig weiter oben ihre stärkste Ausbildung zeigt als die Einziehung der Rippen, weil der Ansatz der Rippen an der Wirbelsäule höher ist als ihre eingezogenen Stellen. In seltenen Fällen ist die Skoliose nach der erkrankten Seite konkav, was Hofbauer durch Freibleiben des phrenikokostalen Winkels (oder breite Ausfüllung durch Schwartenmassen) erklärt, wodurch die nach ihm die Ursache der Skoliose bildende Reflexhemmung der Zwerchfellstreckung fortfällt.

Hofbauer beschreibt als häufiges Symptom der Brustfellverwachsung eine durch tonische Schultermuskelkontraktion bedingte mit Schmerzen in der Brust einhergehende Störung der Armhebung in seitlicher Richtung. Er erklärt sie als viszeromotorischen Reflex, um die Streckung des Zwerchfells zu verhindern, die bei der seitlichen Armhebung als Folge der dabei stattfindenden Rippenhebung und Erweiterung der unteren Thoraxapertur auftritt.

Bei der Atmung bleibt die kranke Seite zurück, wie man durch Inspektion und Palpation leicht nachweisen kann.

Auch die Nachbarorgane werden nach der kranken Seite gezogen. Das Mediastinum rückt seitwärts, der Schall über den oberen Teilen des Sternums kann heller werden und statt dessen kann ein breiter Dämpfungsstreifen an seinem Rand auftreten. Das Herz ist oft stark verschoben, so daß bei linksseitiger Schrumpfung die Spitze in der Axillarlinie liegen kann, bei rechtsseitiger Retraktion die Pulsation auf der linken Seite verschwinden und dafür rechts vom Sternum bis über die Mammillarlinie hinaus gefühlt werden kann. Doch findet selbst dann, wenn man glaubt, die Herzspitze am äußersten rechten Rand der fühlbaren Pulsation zu fühlen, nie eine Drehung des Herzens um seine Sagittalachse statt, sondern immer bleibt die Herzspitze links gelagert, wie man sich namentlich durch das Elektrokardiogramm überzeugen kann. Bei linksseitiger Schrumpfung rückt das Herz auch in die Höhe. Das Zwerchfell wird in die Brusthöhle hinaufgezogen, die Lungengrenze steht auf der kranken Seite höher, bei linksseitiger Schrumpfung wird der Traubesche Raum vergrößert, der Zwerchfellschatten steht bei der Röntgenuntersuchung zu hoch, bei rechtsseitiger Schrumpfung rückt die Leberdämpfung in die Höhe. Die Trachea wird, wie man durch Betastung leicht feststellen kann, nach der kranken Seite verschoben.

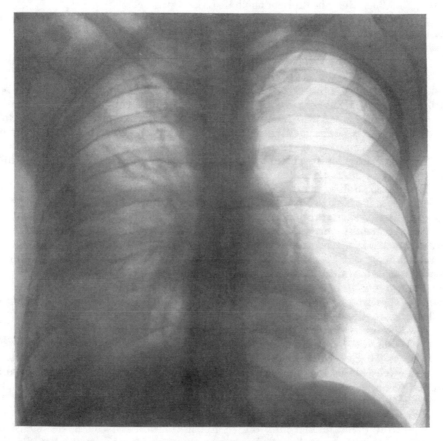

Abb. 109.   Schwarte nach tuberkulöser exsudativer Pleuritis bei 26 jährigem Mann. (Gleicher Patient wie Abb. 96 u. 97, S. 1758 f.), Aufnahme vom 29. VII. 20. Die Probepunktion ergab nach Durchstechen einer dicken Schwarte nur wenig Exsudat mit Lymphozyten.

Die Röntgenuntersuchung ergibt in der Regel außer den Verschiebungen der Nachbarorgane eine diffuse Verdunklung des Lungenfeldes (Abb. 109). Sie kann aber auch vollkommen fehlen, wenn die Pleurablätter verwachsen sind, ohne verdickt zu sein. Dann sieht man nur die Verengerung der Brusthälfte, die Verschmälerung der Interkostalräume usw. (Abb. 97 S. 1759). Wenn dickere Schwarten auf einen Teil der Pleurahöhle beschränkt sind, so kommen sie oft nur bei einer bestimmten Strahlenrichtung zum Ausdruck. Bisweilen ist der Schatten in den oberen Partien intensiver, wenn hier starke Verklebungen und Pleuraverdickungen sich ausbildeten, während das Exsudat der abhängigen Partien ohne Hinterlassung von Schwarten resorbiert wurde.

Kalkplatten in den pleuritischen Schwarten erscheinen als dunkle Schatten von unregelmäßiger Intensität und Gestalt (Abb. 111). Fleischner hat darauf hingewiesen, daß Schwarten oft nur an der Stelle im Röntgenbild sichtbar sind, wo die Strahlen sie in tangentialer Richtung treffen, also am Rand des Lungenfeldes, wo sie einen Streifen längs der Begrenzung des Lungenfeldes durch die Rippen bilden, und daß dieser Streifen häufig nur bei schräger Aufnahme erkannt werden kann (vgl. ,,lamelläre" Pleuritis, S. 1756).

Wenn das Zwerchfell sichtbar ist, so erkennt man seinen Hochstand, seine unregelmäßige Gestalt und mangelhafte Beweglichkeit.

Die Funktionsstörungen, die durch die Thoraxschrumpfung bedingt sind, lassen sich von den durch die Obliteration der Pleurahöhle verursachten kaum trennen.

Die Wirkung auf die Zirkulation zeigt sich in den meisten Fällen in einer Zyanose, die bisweilen nur bei Anstrengungen deutlich wird. Zum Teil handelt es sich um eine Störung der Lungenzirkulation, die zu Herzhypertrophie führt (Hirsch, Deist), teils um die Behinderung des Venenabflusses in den Brustraum. Auch die Verschiebung des Herzens spielt eine große Rolle (vgl. Herz, Die Beeinträchtigung des Herzens usw.). Über die Folgen für die Lymphzirkulation vgl. u. (Prognose).

Die Atmung ist beschleunigt und angestrengt, die Residualluft ist erhöht (Bittorf und Forschbach), die Vitalkapazität vermindert.

Diagnose. Selten wird die Diagnose Schwierigkeiten bereiten. Eine Verwechslung mit anderen Prozessen, die zu Schrumpfung einer Thoraxseite führen, ist bei Berücksichtigung der Anamnese kaum möglich. Dagegen kann bisweilen schwer zu entscheiden sein, ob sich hinter einer eingezogenen Brustwand noch eine andere Krankheit der Lunge verbirgt. Besonders die Untersuchung auf beginnende Tuberkulose wird durch eine Pleuraschrumpfung und Retraktion der Thoraxwand bedeutend erschwert. Die Röntgenuntersuchung nützt in diesem Falle gewöhnlich nicht viel, während sie bei der Differentialdiagnose gegenüber anderen Lungenerkrankungen, die zu Retraktion führen, gute Dienste leistet.

Prognose. In den meisten Fällen bildet sich die Schrumpfung mit der Zeit zurück und die Verwachsungen lösen sich bis auf mehr oder weniger große Reste. Wenn Bronchiektasien entstehen, so ist daran eher die interstitielle Bindegewebsentwicklung in der Lunge als die Pleuraverwachsung schuld, außer wenn diese an einer bestimmten Stelle bestehen bleibt (vgl. u.). Bei Verwachsungen, die sich nicht zurückbilden, entsteht oft Hypertrophie des Herzens (vgl. Hirsch), die zu Degeneration führen kann. Totale Obliteration beider Pleurahöhlen muß die Lymphzirkulation schädigen, da der Strom von der Bauchhöhle nach dem Pleuraraum gestört ist. Vielleicht hat die Verwachsung der Lungenbasis mit dem Zwerchfell eine große Bedeutung bei der Polyserositis fibrosa (vgl. S. 1764).

Prophylaxe und Therapie. Schon oft ist empfohlen worden, die Ausbildung ausgedehnter Verwachsungen dadurch zu verhüten, daß man die Pleuritiskranken möglichst frühzeitig Atemübungen vornehmen läßt. Es scheint aber sehr fraglich, ob der Zweck dadurch erreicht wird. Wenn noch eine entzündliche Reizung besteht, so muß diese durch Zerrung und Dehnung nur ungünstig beeinflußt werden. Es ist sicher viel besser, einige Wochen nach dem vollständigen Verschwinden des Ergusses zu warten und dann ganz allmählich mit systematischen Übungen zu beginnen. Wir sehen auch hochgradige Schrumpfungen mit der Zeit sich ausgleichen, und wenn die Wiederausdehnung ausbleibt, so sind daran tiefgreifende gewebliche Veränderungen schuld, die man nicht durch grobe mechanische Behandlung verhindern kann, sondern die man dadurch sicher eher begünstigt. Freilich wird ein Teil der Fälle bei frühzeitiger energischer Atemgymnastik früher arbeitsfähig, aber es erscheint doch zweifelhaft, ob man diesen Vorteil dadurch erkaufen will, daß man andere Kranke durch diese Methode sicher schädigt. Wenn man bedenkt, daß ein großer Teil der Patienten tuberkulös ist, und wenn man bedenkt, wie wichtig gerade die Ruhigstellung bei den Tuberkulosen ist, die man gut kontrollieren kann, nämlich bei den chirurgischen, so wird man zur Vorsicht neigen.

Sind alle entzündlichen Erscheinungen vollkommen abgeklungen, so beginne man mit systematischen Atemübungen. Doch gehe man allmählich vor und verlange keine Anstrengungen, die mit lebhafter Dyspnoe und starken Schmerzen verbunden sind. Wiederholte geringfügige Dehnung löst die Verwachsungen besser und schonender als kurzdauernde übermäßige Zerrungen. Hofbauer empfiehlt, den Patienten schon frühzeitig zuerst auf die kranke Seite zu legen, da die Zwerchfellhälfte der unten liegenden Seite nach Beobachtungen am Röntgenschirm ausgiebiger auf- und absteigt als die obere, und dann Übungen vorzunehmen, von denen die hauptsächlichste in Hebungen des Armes auf der kranken Seite besteht, während der Arm der gesunden Seite gegen die Brust gedrückt wird und die Exkursionen der gesunden Thoraxhälfte hindert.

Im Beginn ist eine Muskelarbeit das beste, die mit mäßiger Vertiefung der Atmung verbunden ist. Die Kranken sollen in allmählich beschleunigtem Tempo spazieren gehen, dann Treppen steigen. Daneben kann man bald mit speziellen Atemübungen beginnen. Einige Übungen des Müllerschen Systems sind sehr gut, ebenso die schwedische Gymnastik. Recht gute Dienste leistet auch die Kuhnsche Lungensaugmaske. Mit der Zeit sollen die Anforderungen immer mehr gesteigert werden. Doch richte man sich immer nach dem Einfluß der Maßnahmen auf die Dyspnoe und nach den subjektiven Empfindungen des Kranken.

Erst wenn man durch systematische Steigerung der Leistungen eine Gewöhnung erreicht hat, darf man schwere Arbeit erlauben. Oft erhebt sich die Frage, ob man Sport, z. B. Bergsteigen, gestatten soll, ob man zur Absolvierung eines Militärdienstes raten darf usw. Dann berücksichtige man die Ätiologie der Pleuritis. Bei Verdacht auf Tuberkulose ist Vorsicht dringend geboten.

b) Flächenförmige Verwachsungen der Pleura.

Ätiologie. Viel häufiger als totale Obliteration der Pleurahöhle sind partielle flächenförmige Verwachsungen. Besonders oft sieht man sie über den Oberlappen, namentlich über der Spitze, da hier die Verschiebung der Pleurablätter gegeneinander gering ist, so daß die Verwachsungen begünstigt werden. Da, wo die Pleurablätter sich bei der Atmung stark gegeneinander verschieben, werden die Verwachsungen viel leichter gelöst und strangförmig ausgezogen.

Symptomatologie. Eine flächenhafte Pleuraverwachsung hat zur Folge, daß die peripheren Teile der Lunge sich an dieser Stelle bei der Atmung nicht verschieben können. Auch die Teile, die bei der Inspiration an die Stelle rücken sollten, wo die Verwachsung sitzt, sind in ihrer Bewegung beschränkt, die Lungenbläschen können sich deshalb wenig ausdehnen. Dafür werden die Teile, die zwischen der Verwachsung und dem unteren Lungenrande liegen, stärker gezerrt, sie füllen sich bei der Inspiration stärker und werden deshalb mit der Zeit emphysematös. Ist die Wand der Bronchien durch irgendwelche Prozesse geschwächt, so entwickeln sich auch Bronchiektasien.

Außer den Bronchiektasien bestehen die Folgen einer flächenhaften Pleuraverwachsung darin, daß der Kranke Schmerzen bei tiefer Atmung, häufig auch Dyspnoe empfindet. Aber auch Schmerzen, die nicht mit der Atmung zusammenhängen, können vorkommen, besonders bei Witterungswechsel.

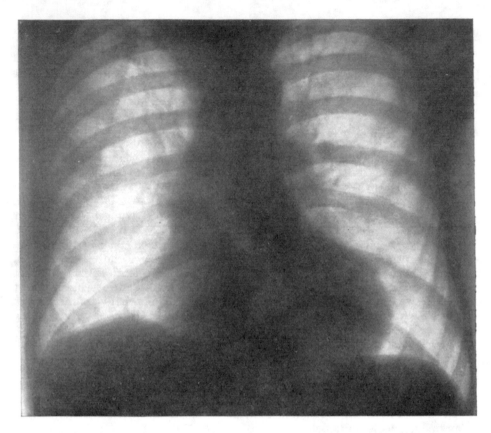

Abb. 110. Adhäsion der Lunge an der rechten Zwerchfellhälfte.
Die Schattenstränge nach den Lungenspitzen lassen eine (abgeheilte?) Spitzentuberkulose
vermuten, die klinisch keine Erscheinungen machte.

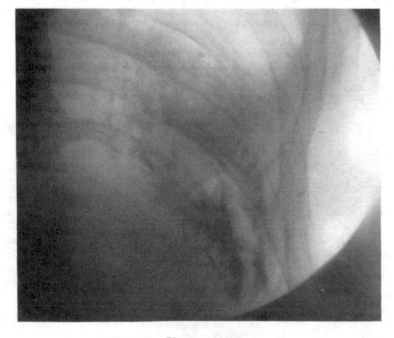

Abb. 111. Pleuraverkalkungen.

Diagnose. In der Regel erkennt man den Zustand daran, daß bei tiefer Atmung die befallene Seite zurückbleibt. Nicht selten aber entziehen sich die flächenhaften Verwachsungen der Diagnose vollkommen.

Das Röntgenbild zeigt bei flächenhafter Verwachsung der Lunge mit der Brustwand unter Umständen eine Einziehung der Rippen, und bei der Durchleuchtung kann man das Zurückbleiben bei der Atmung erkennen. Bisweilen sind auch Verkalkungen als intensive, unregelmäßige Schatten erkennbar (Abb. 111).

Die interlobären flächenhaften Verwachsungen erscheinen im Röntgenbild bisweilen als Schattenstreifen, die bei verschiedener Strahlenrichtung ihre Form und Intensität ändern. Am häufigsten sieht man Verwachsungen zwischen Ober- und Mittellappen als schmalen horizontalen Strich, der in der Höhe des Vorhofkavawinkels oder etwas weiter unten nach außen zieht. Bei der Sektion eines Falles, in dem das Röntgenbild einen solchen Schattenstrich zeigte, konnte ich zarte Verwachsungen in der Obermittellappenspalte feststellen, sonst keine Veränderung, die das Bild hätte erklären können. Alle anderen Lappenverwachsungen können keine so schönen strichförmigen Schatten erzeugen, auch im schrägen Durchmesser nicht, da sie nirgends Ebenen, sondern gewellte Flächen bilden. Je nach der Durchleuchtungsrichtung kann ein mehr oder weniger breiter Streifen erscheinen. Bei der Drehung des Patienten vor dem Röntgenschirm wird der Streifen schärfer und schmaler, oder schwächer und breiter, um in einzelnen Richtungen ganz zu verschwinden.

Die diaphragmatischen flächenhaften Verwachsungen lassen im Röntgenbild weder eine Formveränderung noch eine Bewegungsstörung des Zwerchfells erkennen, wenn nicht gleichzeitig die Lungenränder mit der Brustwand oder die beiden Flächen des Sinus phrenicocostalis unter sich verwachsen sind. Diese basalen Okklusionsverwachsungen sind bei den zirkumskripten Verwachsungen besprochen.

Neben den flächenhaften sind nicht selten auch band- oder strangförmige Verwachsungen vorhanden. Im Röntgenbild sind sie oft allein sichtbar.

Therapie. Wenn man nach einer abgelaufenen Pleuritis ausgedehntere Pleuraverwachsungen vermutet, so kann man versuchen, ihre Lösung in gleicher Weise zu befördern, wie es bei der Behandlung des Retrécissement thoracique besprochen wurde.

c) Zirkumskripte Verwachsungen der Pleura.

Strang- und bandförmige Verwachsungen findet man bei Sektionen außerordentlich häufig. Oft machen sie keinerlei Beschwerden, bisweilen können sie aber zu Schmerzen bei tiefer Atmung Veranlassung geben und die Respiration stören und schwere Arbeit unmöglich machen.

Die **Diagnose** dieser Verwachsungen ist nicht immer leicht. Bisweilen kann die mangelhafte Verschieblichkeit der Lungenränder einen Hinweis geben, bei mediastinalen und diaphragmatischen Verwachsungen sieht man häufig im Röntgenbild zipfelförmige, zeltdachartige Schattenfortsätze vom Mediastinalschatten in das Lungenfeld hineinragen oder am Zwerchfell einzelne Zacken vorspringen, sei es nur bei tiefer Inspiration oder auch während der Exspiration. Doch hüte man sich, die physiologische Zweiteilung des Zwerchfells, die namentlich rechts bei tiefer Inspiration nicht selten beobachtet wird, mit Verwachsungen zu verwechseln. Sie ist nach Aßmann auf die verschiedene Kontraktionskraft der einzelnen Zwerchfellbündel zu beziehen.

Besonders schön stellen sich die basalen Verwachsungen der Lungenränder mit der Brustwand und der Pleura diaphragmatica mit der Pleura costalis im Röntgenbild dar. Der Sinus phrenicocostalis erscheint ausgefüllt und wird auch bei tiefer Inspiration nicht sichtbar. Bei dieser kann das Zwerchfell eine gerade Linie bilden. Man soll deshalb bei Menschen, die über Schmerzen bei der Atmung oder auch andere unbestimmte Brustschmerzen klagen, ohne daß man durch die gewöhnlichen Untersuchungsmethoden eine Erklärung dafür findet, das Röntgenverfahren zu Hilfe nehmen, aber man darf sich dabei nicht auf eine einzige Plattenaufnahme beschränken, sondern man muß auch die Atmung des Patienten vor dem Durchleuchtungsschirm beobachten. Ich habe Kranke gesehen, die jahrelang als Simulanten betrachtet worden waren und bei denen erst die Röntgenuntersuchung Zwerchfellverwachsungen nachwies. Das Bild einer Zwerchfellverwachsung ist auf Abb. 110 wiedergegeben, mediastinale Verwachsungen sind auf Abb. 114 (unterhalb des Aortenbogens) und Abb. 30, S. 1213 (am rechten Herzrand) sichtbar.

Deist hat gezeigt, daß man Verwachsungen auch mit Hilfe der stethographischen Aufzeichnung der Atembewegungen feststellen kann. Wenn man einen Trichter, der durch einen Schlauch mit einer Schreibvorrichtung verbunden ist, auf Stellen des Thorax aufsetzt, wo Pleuraverwachsungen vorhanden sind, so zeigen die Kurven einen der normalen Bewegung entgegengesetzten Gang, ein Einsinken des Interkostalraums bei der Inspiration. Durch gleichzeitiges Schreiben einer Kurve an einer gesunden Stelle oder auf der gesunden Seite kann die Respirationsphase festgestellt werden, die jeder Stelle der Kurve entspricht. Deist empfiehlt die Methode besonders zum Aufsuchen von Stellen ohne Verwachsungen für die Anlegung eines künstlichen Pneumothorax und hatte damit für diesen Zweck sehr gute Erfolge.

Therapie. Man kann versuchen, durch systematische Atemgymnastik die Lösung der Verwachsungen herbeizuführen. Bisweilen gelingt es nicht, und es bleibt dann nur übrig, dem Patienten schwere Muskelarbeit zu verbieten.

XIV. Der Pneumothorax.

Historisches. Der Name Pneumothorax stammt von Itard, einem Schüler Beyles, der in seiner Dissertation die Gasansammlung in der Pleurahöhle bearbeitete. Laennec hat dann die Krankheit anatomisch und klinisch genau studiert und eine symptomatische, durch Perforation entstandene und eine essentielle Form unterschieden, die durch Gassekretion zustande kommen sollte. Skoda, Wintrich u. a. haben die Symptome weiter erforscht und den Mechanismus klarer gemacht. Die Arbeiten Weils und anderer brachten neue Kenntnisse über die Wirkungen des Pneumothorax auf Respiration und Zirkulation, und in letzter Zeit hat die Verwendung der Stickstoffeinblasung in der Phthiseotherapie das Interesse für den Mechanismus von neuem erweckt und zahlreiche Arbeiten hervorgerufen, unter denen besonders die Brauers zu nennen sind.

Definition. Unter Pneumothorax verstehen wir die Anwesenheit von Luft in der Pleurahöhle. Gesellt sich dazu ein seröser oder eitriger Erguß, so sprechen wir von Seropneumothorax oder Pyopneumothorax. Je nachdem die Luft durch die Brustwand oder durch die Lunge eingedrungen ist, unterscheiden wir einen inneren und einen äußeren Pneumothorax. Endlich machen wir einen Unterschied zwischen offenem, geschlossenem oder Ventilpneumothorax, je nachdem die Öffnung in beiden Respirationsphasen durchgängig oder verschlossen ist oder sich bei der Exspiration anders verhält als bei der Inspiration.

Pathogenese und pathologische Physiologie. Normalerweise ist die Pleurahöhle leer, d. h. sie besteht aus einer Spalte, die nur wenige Tropfen Flüssigkeit enthält. Eröffnet man bei der Leiche die Brusthöhle, so sinkt die Lunge zusammen und nimmt ihre elastische Gleichgewichtslage an, der Thorax erweitert sich etwas, bis er ebenfalls seine elastische Gleichgewichtslage erreicht hat. Eröffnet man beim lebenden Tier die Pleurahöhle von außen, so sieht man, wie sich bei jeder Inspiration die Lungenränder zurückziehen, bis die Lunge schließlich ganz kollabiert ist (s. Reineboth). Die inspiratorische Erweiterung der Brusthälfte führt zum Eintritt einer Luftmenge, die der Größe der Thoraxöffnung entspricht. Dadurch kann das Organ, da die Brustwand wenigstens an einer Stelle seine Zusammenziehung nicht verhindert, der elastischen Kraft des Gewebes folgen und in dem Maße kollabieren, als Luft von außen eindringt. Ist nur wenig Luft eingedrungen, so wird sie durch den elastischen Zug der Lunge rasch so stark verdünnt, daß sie dieser elastischen Kraft das Gleichgewicht hält und die Lunge nicht stärker kollabieren kann. Wenn nun die erste Exspiration erfolgt, so entsteht ein positiver Druck, dadurch wird Luft aus der Lunge nach der Trachea hin, aber auch Luft durch die Brustwunde aus der Pleura nach außen ausgetrieben. Von der Größe der Thoraxöffnung hängt es ab, wieviel Luft bei der nächsten Inspiration eindringen kann, immer aber wird bei der Inspiration mehr Luft angesogen, als bei der Exspiration entweicht, weil der elastische Zug der Lunge die Ansaugung der Luft von außen, aber auch deren Expression aus der Lunge nach der Trachea begünstigt. So resultiert schließlich immer ein kompletter Pneumothorax, nur die Geschwindigkeit, mit der er entsteht, ist je nach der Größe der Thoraxöffnung verschieden.

Ist der Pneumothorax hergestellt, so ist das Verhalten des Tieres ganz verschieden, je nachdem die Wunde offen bleibt oder verschlossen wird. Früher stellte man sich die Sache ziemlich einfach vor. Man nahm an, daß in diesem Moment auf der Pneumothoraxseite Atmosphärendruck herrsche, auf der gesunden Seite ein negativer Druck, daß das Mediastinum zwar etwas nach der gesunden Seite gedrängt sei und deren Atmung etwas behindere, daß aber im ganzen die Respiration der gesunden Lunge normal sei. Der Unterschied gegenüber dem Gesunden sollte im wesentlichen darin bestehen, daß die eine Lunge allein atmet und die Luft in der anderen nicht arterialisiert wird. Höchstens der Verschiebung des Herzens maß man noch eine gewisse Bedeutung für die Zirkulation bei, indem die Abknickung der Gefäße schädlich sein kann. Neuere Untersuchungen, die im Anschluß an die Einführung der Pneumothoraxtherapie bei Lungentuberkulose vorgenommen wurden (vor allem Brauer und Bruns), haben gezeigt, daß die Verhältnisse komplizierter liegen.

Das Verhalten der einzelnen Tierarten ist sehr verschieden und wird im wesentlichen durch die Struktur des Mediastinums bestimmt. Wenn dieses straff und wenig nachgiebig ist, wie beim Kaninchen, so wird die gesunde Seite viel weniger beeinflußt, als wenn es locker ist und dem Drucke ausweicht, wie beim Hund. Das menschliche Mediastinum dürfte in seinem Verhalten zwischen dem des Hundes und dem des Kaninchens stehen.

Der offene Pneumothorax wird vom Kaninchen gut ertragen. Die eröffnete Pleurahöhle ist teils durch Erweiterung der Brustwand, teils durch Tiefertreten des Zwerchfells (Über die Ursachen dieser teilweise aktiven Thoraxerweiterung vgl. unten), teils durch eine geringe Verlagerung des Mediastinums nach der gesunden Seite weiter als diese. Bei jeder Inspiration wird das Herz und das Mediastinum etwas gegen die atmende Lunge angesaugt, während der Exspiration kehren sie zurück und drücken auf die kollabierte Lunge. Verengert man die Trachea, so daß Preßbewegungen auftreten, so wird der Oberlappen aufgeblasen, aber nicht nur in der gesunden, sondern auch in der Kollapslunge. Hier tritt also eine Verschiebung der Luft von einer Lunge nach der anderen auf („Pendelluft" nach Brauer). Drückt man auf das Abdomen des Tieres, so tritt heftige Dyspnoe auf, was man nach Sehrwald dadurch erklären muß, daß die Kontraktion des Zwerchfells das Mediastinum anspannt und daß die Empordrängung des Zwerchfells diese Fixierung des Mediastinums verhindert (vgl. u.).

Beim Hund führt die Anlegung eines weit offenen Pneumothorax rasch zum Tode. Bei jeder Inspiration wird die ganze nachgiebige Mediastinalscheidewand mit dem Herzen und den Gefäßen in die geschlossene Thoraxhälfte angesogen (Mediastinalflattern). In die Lunge kann deshalb nur wenig Luft eintreten. Sogar ein Teil der Pneumothoraxlunge wird mit den nachgiebigen Partien des Mediastinums in die gesunde Brusthöhle herübergesogen. Bei der Exspiration wird die Luft nicht ausgetrieben, sondern das Mediastinum wird gegen die offene Pleurahöhle zurückgedrängt. In kurzer Zeit entsteht schwerste Dyspnoe und Zyanose und die Tiere gehen in 1—2 Minuten zugrunde.

Anders gestalten sich die Verhältnisse, wenn die Pleurawunde geschlossen wird oder wenn der Pneumothorax durch Punktion und Einfüllung von Stickstoff hergestellt wird. Ist die Stickstoffmenge nicht zu groß, oder beobachtet man das Tier einige Zeit, nachdem ein äußerer Pneumothorax wieder verschlossen worden war, so sieht man bei Kaninchen, daß der Druck auf der Pneumothoraxseite bei der Exspiration schwach positiv, bei der Inspiration gleich 0 oder schwach negativ ist. Stellt man auf der Pneumothoraxseite einen positiven Druck her, so beobachtet man, daß auch auf der gesunden Seite der Druck sich verändert. Er steigt aber lange nicht so stark wie auf der kranken. Nach kurzer Zeit sinkt der Druck in beiden Pleurahöhlen, auf der gesunden kann er normal werden, auf der kranken bleibt er aber zu hoch. Das allmähliche Sinken des Druckes ist wohl dadurch zu erklären, daß die Thoraxwand aktiv erweitert wird, ähnlich wie es auch bei der Pleuritis der Fall ist. Das Mediastinum ist vermöge seiner Festigkeit imstande, einen Druckunterschied zwischen beiden Pleurahöhlen aufrecht zu erhalten. (Freilich tritt auch eine nachträgliche Überdehnung aus.) Bei Hunden gleicht sich der Druck in beiden Pleurahöhlen sofort aus und wird auf beiden Seiten wieder negativ. Das Mediastinum wird auf die gesunde Seite hinübergedrängt, und durch aktive Thoraxerweiterung wird dafür gesorgt, daß der Druck negativ bleibt und die Lunge nicht ganz kollabiert.

Die ganze Brusthöhle stellt einen kommunizierenden Raum dar, in dem zwei Lungen und freie Luft ist, beide Lungen sind auf ein kleineres Volumen zusammengedrängt, aber keine kollabiert vollständig und beide können trotz der in einer Pleurahöhle vorhandenen Luft atmen. Bei der inspiratorischen Erweiterung des Thorax wird die Luft der Pleurahöhle verdünnt und ihr Volumen etwas vergrößert, aber schon bei relativ geringer Volumenvermehrung wird der Druck darin so stark negativ, daß er auch die Lunge erweitert und den Lufteintritt durch die Trachea gestattet. Läßt man soviel Stickstoff einströmen, daß die Erhaltung eines negativen Druckes nicht mehr möglich ist, so geht das Tier zugrunde. Bei Tieren, die schon längere Zeit einen Pneumothorax mit sich herumtragen, sind viel größere Stickstoffmengen notwendig, um den Tod herbeizuführen, weil sie sich an die kompensatorische Erweiterung der Thoraxwand und an ausgiebigere inspiratorische Thoraxbewegungen gewöhnt haben und ihre Atmungsmuskulatur größeren Anforderungen gewachsen ist. Es ist noch zu bemerken, daß nach den Untersuchungen von Bruns die Pneumothoraxseite immer ausgiebigere Bewegungen ausführt als die gesunde Seite.

Das verschiedene Verhalten der Mediastinalwand hat zur Folge, daß sich bei Kaninchen eine Atelektase der Pneumothoraxlunge ausbildet, bei Hunden nicht. Bei diesen wird ja die Lunge auch auf der kranken Seite beständig gelüftet. Nun ist bekannt, daß bei der Leichenlunge kein vollständiger Kollaps besteht, sondern daß die Alveolen noch lufthaltig sind. Die Pneumothoraxlunge des Kaninchens unterscheidet sich aber dadurch von der Leichenlunge, daß die Zirkulation erhalten ist. Die Luft wird deshalb resorbiert, wobei sich die gleichen Vorgänge abspielen, die bei der Besprechung der Heilung des Pneumothorax erörtert werden sollen. Freilich bleibt auch die kollabierte Lunge nicht ganz ruhig. Ähnlich wie beim Hund trotz der Anwesenheit von Luft im Pleuraraum eine Atembewegung möglich ist, muß sie auch beim Kaninchen stattfinden, und daß beim Menschen durch einen Pneumothorax die Atmung nicht vollständig unterbrochen werden muß, beweisen die Fälle von doppelseitigem Pneumothorax, von denen unten ein Beispiel mitgeteilt wird. Dagegen sind diese Atembewegungen der kollabierten Lunge nur sehr wenig ausgiebig. Infolge des verhältnismäßig größeren Luftvolumens in der Pleurahöhle wird bei gleichen Druckschwankungen eine stärkere Volumenzunahme des Pleuraraumes zustande kommen als in der kleineren Lunge, und außerdem befindet sich die Lunge in einem Dehnungszustand, in dem die Druckschwankungen einen verhältnismäßig geringeren Einfluß auf das Volumen haben als in der Nähe der normalen Mittellage, wo bekanntlich optimale Bedingungen herrschen. Aus diesen Gründen ist die Lüftung der Pneumothoraxlunge nur sehr gering, so daß es zur Resorption der Luft kommen kann.

Da die Atelektase auch beim Menschen zustande kommt, so muß hier das Mediastinum eine ähnliche Festigkeit besitzen wie beim Kaninchen. Dagegen ist das Mediastinum nicht so starr, daß es nicht zu einem gewissen Grad von respiratorischer Verschiebung kommen könnte, die natürlich bei einem geschlossenen Pneumothorax in der Weise zustande kommen muß, daß die Scheidewand bei der Inspiration nach der Pneumothoraxseite, nicht wie beim offenen nach der atmenden Seite, angesogen wird. Wir sehen in der Tat bei der Röntgendurchleuchtung, daß das Mediastinum bei jeder Inspiration nach der Pneumothoraxseite herübergezogen wird. Diese Bewegung hat aber natürlich keine schädlichen Folgen, sondern unterstützt im Gegenteil die Ventilation der gesunden Lunge.

Beim Menschen kommt ein nach außen offener Pneumothorax nur sehr selten zur Beobachtung. Die penetrierenden Brustwunden schließen sich meist rasch, und die Lungenverletzungen führen in der Regel zu einem Ventilpneumothorax. Ein offener, äußerer Pneumothorax entwickelt sich fast nur bei einer Rippenresektion, und die moderne Chirurgie sucht hier sein Entstehen nach Möglichkeit zu vermeiden. Auch bei der Empyemoperation, bei der er freilich in vielen Fällen nicht so gefährlich ist, wenn nämlich die Pleura durch Schwartenbildung starr geworden ist, wird er heutzutage meistens verhindert. Wenn er vorkommt, so ist er sehr gefährlich, weil Pendelluft und Mediastinalflattern auftritt. Etwas weniger gefährlich ist der nach innen offene Pneumothorax, der durch den Einriß von Kavernen und Abszessen, aber auch durch Verletzungen zustande kommt.

Weitaus die meisten Fälle von spontanem Pneumothorax beim Menschen stellen einen Ventil- oder Stauungspneumothorax dar. Jede Lungenwunde, sei sie durch Verletzung (z. B. Rippenfraktur) oder durch Zerfall von krankem Lungengewebe zustande gekommen, wird durch die Inspiration erweitert, durch die Exspiration verengert oder ganz geschlossen. Durch den Ausatmungsdruck werden die Wundränder aneinander gedrängt und nur bei sehr großen Wunden ist ein unvollständiger Verschluß denkbar. (Das kommt bisweilen bei Traumen vor, dann entsteht der gefürchtete offene Pneumothorax.) Wenn nun eine Wunde bei jeder Inspiration eröffnet wird, so tritt dabei jedesmal Luft in die Pleurahöhle. Bei der Exspiration entweicht sie gar nicht oder nur zum Teil, aber selbst ein teilweises Austreten in die Lunge ist bei beständig offener Wunde nur dann möglich, wenn die Wunde in den oberen Partien sitzt oder wenn die Luftansammlung einen höheren Grad erreicht hat. Wenn erst wenig Luft in die Pleurahöhle eingetreten ist, so bildet sie zuerst eine Blase an der eröffneten Stelle, dann breitet sie sich vorwiegend nach oben aus, während die Pleurablätter sich „abrollen", bis die ganze Lunge von der Brustwand abgetrennt ist. Das wird bei ventilartigem Verschluß solange dauern, bis auch auf der Höhe der Inspiration keine Luft mehr eindringen kann, d. h. bis soviel Luft in der Pleurahöhle vorhanden ist, daß die Inspiration nichts mehr anzusaugen vermag. Niemals kann aber soviel Luft eindringen, daß auch auf der Höhe der tiefsten Inspiration ein positiver Druck herrscht. Er kann höchstens bei einer gut durchgängigen Fistel auf der Höhe der Einatmung gleich dem Atmosphärendruck werden. In den meisten Fällen wird die Fistel dem Luftstrom ein gewisses Hindernis bieten, so daß zum Eintreten in die Pleurahöhle ein negativer Druck in dieser notwendig ist. Man muß aber bedenken, daß nicht der bei der normalen Atmung vorhandene Inspirationsdruck entscheidend ist, sondern der bei den tiefsten Atemzügen eintretende. Hier füllt sich die Pleurahöhle mit Luft, bei der nächsten Exspiration wird der Druck positiv, und wenn nun weniger tiefe Atemzüge folgen, kann bei diesen auch während der Inspiration der Druck positiv bleiben. Zahlreiche Untersuchungen beim Menschen haben in der Tat im Ventilpneumothorax einen Druck ergeben, der auf der Höhe der Inspiration um 0 schwankt und bei der Exspiration Werte von etwa $+ 5$ bis $+ 6$ cm Wasser erreicht, während der Druck im offenen Pneumothorax in- und exspiratorisch in der Nähe des Atmosphärendruckes bleibt und im geschlossenen Pneumothorax ein negativer Druck herrscht.

Die Erweiterung des Thorax, die wir beim Pneumothorax beobachten, kommt also nicht dadurch zustande, daß die Luft die Brustwand aufbläst, sondern dadurch, daß aktive Muskelkräfte eine vermehrte inspiratorische Stellung herbeiführen. Auf der gesunden Seite ist freilich auch auf der Höhe der Inspiration die Erweiterung nicht so stark wie auf der kranken, sondern der dort immer vorhandene „negative Druck" im Pleuraraum führt zu einer geringen Einziehung des Thorax im Verhältnis zu der Lage, die die Brustwand einnehmen würde, wenn sie von beiden Seiten gleich stark belastet wäre. Ferner ist die aktive Muskelspannung auf der kranken Seite größer als auf der gesunden. Die Differenzen sind aber nicht sehr groß, und auf der Höhe der Einatmung ist die Pneumothoraxseite nur wenig erweitert. Dagegen behält sie während der Ausatmung ihre Stellung fast unverändert bei, so daß jetzt ein erheblicher Unterschied zwischen beiden Brusthälften besteht.

Diese aktive Inspirationsstellung des Thorax kommt offenbar auf reflektorischem Wege zustande, ähnlich wie bei der Pleuritis exsudativa. Sie hat zwar nicht denselben Effekt wie bei dieser, indem es nicht gelingt, einen negativen Druck aufrecht zu erhalten, sondern bei jeder vermehrten Inspirationsstellung mehr Luft in die Pleurahöhle eingesogen wird. Sie hat aber insofern eine teleologische Bedeutung, als bei der Erweiterung des ganzen Brustkorbes das Mediastinum gespannt und die Aufrechterhaltung eines negativen Druckes auf der gesunden Seite erleichtert wird. Sonst würde bei jeder Exspiration das Mediastinum weit nach der gesunden Seite herüberrücken, und auch während der Inspiration wäre die Verschiebung größer als sie tatsächlich ist. Auf der Höhe der Inspiration haben wir im Pneumothorax Atmosphärendruck, in der gesunden Pleurahöhle würde der normale Druck etwa $- 6$ bis $- 13$ mm Hg betragen. Diese Druckdifferenz müßte eine sehr starke Mediastinalverschiebung bedingen, wenn die Scheidewand nicht durch die inspiratorische Stellung etwas versteift wäre.

Diese Differenz im Druck zwischen beiden Seiten hat zur Folge, daß wir bei Pneumothorax viel stärkere Verlagerungen der Organe sehen als bei pleuritischen Exsudaten. Freilich dürfte die Differenz nicht so groß sein, als es nach den eben angeführten Zahlen scheinen möchte. Es ist anzunehmen, daß auch auf der gesunden Seite der Druck etwas steigt, ähnlich wie es bei Kaninchen mit geschlossenem Pneumothorax beobachtet wird.

Die Bedeutung der muskulären Kräfte als Kompensationsvorrichtung erklärt auch, weshalb ein plötzlich eintretender Pneumothorax zum Tode führen kann. Es handelt sich um ein Versagen der Muskelaktion, ähnlich wie bei den Todesfällen infolge der Pleuritis. Beim traumatischen Pneumothorax kommt freilich noch etwas anderes hinzu. Es entwickelt sich leicht ein Mediastinalemphysem, und von hier kann die Luft in das Gewebe der anderen Lunge eindringen und auf der gesunden Seite ebenfalls einen Pneumothorax hervorrufen (vgl. Sauerbruch).

Eine noch stärkere Zunahme des Druckes im Pneumothorax, auch auf der Höhe der Inspiration über den Nulldruck hinaus, kann dann zustande kommen, wenn ein Pyopneumothorax mit gasbildenden Bakterien besteht. Dann kann es zu den höchsten Graden von Verdrängung kommen, wie in dem auf Abb. 115 abgebildeten Fall.

Beim geschlossenen Pneumothorax sind die Verhältnisse viel einfacher. Wenn sich die Lungenwunde schließt, so befindet sich die Pleurahöhle unter den Druckverhältnissen, die bei der letzten Inspiration mit Eintritt von Luft in die Pleurahöhle bestanden. Der Druck wird also auf der Höhe der Inspiration dem Atmosphärendruck nahestehen, bei der Exspiration positiv werden. Beim künstlichen Pneumothorax sind selbstverständlich auch während der Inspiration positive Werte möglich. Auch dann, wenn ein Pneumothorax längere Zeit bestanden hat, kann durch Nachlaß des Tonus der Inspirationsmuskeln eine vermehrte Spannung der Pneumothoraxluft entstehen. Beim geschlossenen Pneumothorax wird jede Inspiration auch im Pneumothoraxraum eine Verminderung, jede Exspiration eine Vermehrung des Druckes hervorrufen. Deshalb ist eine geringe Lungenlüftung wohl möglich (vgl. oben).

Die Zusammensetzung der Pneumothoraxgase ist schon von Davis, Wintrich, dann von Hoppe - Seyler, Ewald, in neuerer Zeit von Tobiesen, Tachau und Thilenius, Graß und Meiners, Rist und Strohl, Dautrebande und Spehl, Hill und Campbell usw. untersucht worden. Sie ist natürlich verschieden, je nachdem es sich um einen offenen oder geschlossenen Pneumothorax handelt. Beim offenen kann sie sich der atmosphärischen Luft nähern. Werte von 2—3% CO_2, aber auch weniger, von 16% O_2 und mehr wurden gefunden. Beim geschlossenen und Ventilpneumothorax sind die Werte in der Regel auffallend gleichmäßig, solange keine Entzündung und kein Exsudat besteht. Auch bei künstlichem Pneumothorax stellen sie sich recht ähnlich ein, gleichgültig welches Gas zur Füllung benützt wurde. Der Kohlensäuregehalt beträgt meistens 6—8%, der Sauerstoffgehalt 2—4%, der Stickstoffgehalt 88—90%. Diese gleichmäßige Zusammensetzung der Gase ist dadurch zu erklären, daß sich ein Gleichgewicht zwischen den Gasspannungen im Pneumothorax und im umgebenden Gewebe herstellen muß. Rist und Strohl glauben gezeigt zu haben, daß die Tension des Sauerstoffes und der Kohlensäure im geschlossenen reizlosen Pneumothorax der Tension der Gase im Venenblut entspricht. Ihre Voraussetzungen für die Blutgasspannungen sind aber, wie Dautrebande und Spehl gezeigt haben, zum Teil unrichtig. Dautrebande und Spehl haben in zwei Fällen von unvollkommenem künstlichem Pneumothorax die Gasspannungen in der Brusthöhle und im arteriellen Blut bestimmt und daraus berechnet, daß die Kohlensäure im Pneumothorax eine etwas niedrigere Spannung als die des venösen Blutes hatte, während die des Sauerstoffes jedenfalls nicht höher war als im venösen Blut. Sie kommen durch Rechnung zur Annahme, daß in ihren beiden Fällen die Zusammensetzung der Pneumothoraxluft nicht von der Gasspannung des venösen, sondern von der des Blutes abhängig war, das durch die teilweise komprimierte, aber noch schwach atmende Lunge floß. Die Kohlensäurespannung im Pneumothorax entsprach genau dem Kohlensäuregehalt des arteriellen Blutes. Daß die Sauerstoffspannung viel niedriger war, erklären sie dadurch, daß der Sauerstoff 25 mal langsamer diffundiert und deshalb für ihn nicht die Gasspannung der Lunge, sondern die der übrigen an die Höhle angrenzenden Teile, also im wesentlichen die des venösen Blutes maßgebend ist. Wenn die Lunge vollkommen komprimiert ist, so muß sich der Pneumothoraxinhalt mit der Gasspannung im Gewebe der Pleura ins Gleichgewicht setzen. Wäre die Gasspannung in den Geweben gleich wie im venösen Blut, so hätten wir (unter Berücksichtigung der verschiedenen Gesamtdruckes im Pneumothorax, der Wasserdampfspannung usw.) im Pneumothoraxgas 5—7,5% CO_2 und 4—7% O_2 zu erwarten. In Wirklichkeit ist wohl nur der Kohlensäuredruck in den Geweben ähnlich wie im venösen Blut (vgl. Campbell), dagegen der Sauerstoffdruck wesentlich geringer. Mit diesen Annahmen stimmen die Analysen der Pneumothoraxluft gut überein.

Dieses Gleichgewicht stellt sich recht rasch her. Nach der Herstellung eines künstlichen Pneumothorax durch Stickstoffeinblasung strömt durch Diffusion namentlich Kohlensäure rascher ein als der Sauerstoff verschwindet, so daß das Pneumothoraxvolumen innerhalb einer bis zwei Stunden merklich größer werden und der Patient eine unangenehme Spannung verspüren kann. Gleichzeitig tritt eine vorübergehende Alkalose des Blutes mit ihren Folgen für die Urinausscheidung auf, und auch der respiratorische Quotient sinkt (Einzelheiten bei Meakins und Davis).

Sobald aber die Pleura entzündet ist, werden die Zahlen für die Kohlensäure höher, für den Sauerstoff geringer. Dieser kann überhaupt verschwinden, während die Kohlensäure auf 10—13% oder noch höher steigt, bisweilen nachweislich höher als im Venenblut (Dautrebande). Wir haben anzunehmen, daß sich die Pneumothoraxgase mit den Gasspannungen im Exsudat ins Gleichgewicht setzen, wie Tachau und Thilenius aus ihren Versuchen schließen. Diese Versuche sind allerdings nicht sehr vollkommen, und die direkten Bestimmungen Schades ergaben in serösen pleuritischen Exsudaten nur Kohlensäurespannungen entsprechend 5,7—8,4% CO_2, nur in eitrigen 12,3—21,3% (in einem mit bakterieller Kohlensäurebildung 81%). Aber seine Fälle sind nicht zahlreich genug, um das Vorkommen höherer Kohlensäurespannungen in nicht eitrigen Exsudaten auszuschließen. Auch ohne daß ein Exsudat vorhanden ist, kann der Gehalt an Kohlensäure höher, an Sauerstoff niedriger sein als sonst im trockenen Pneumothorax, nämlich wenn die Pleura entzündet ist. Man hat solche Werte schon vor dem Auftreten eines Exsudates (Tobiesen) und nach der Resorption eines solchen (Tachau und Thilenius) beobachtet. In diesen Fällen ist die Gasspannung im entzündeten Gewebe das maßgebende.

Im putriden Pyopneumothorax wird das Gas durch den Stoffwechsel der Bakterien geliefert. Die Zusammensetzung ist deshalb eine andere. Hoppe - Seyler fand in einem Fall 49% Kohlensäure und 21% Wasserstoff.

Der Druck des Stickstoffes ist für die Resorption des Pneumothorax entscheidend. Sein Prozentgehalt beträgt, wie erwähnt, immer etwa 88—90%, weil bei ur-
sprünglicher Füllung der Pleurahöhle mit atmosphärischer Luft mehr Sauerstoff aus dem
Pneumothorax in das Gewebe abgegeben wird, als Kohlensäure zuströmt. Wenn man
auch berücksichtigt, daß diese 88—90% nicht einem Stickstoffpartiärdruck von 88—90%
des äußeren Luftdruckes entsprechen, sondern daß die Wasserdampfspannung im Pneumothorax und unter Umständen auch ein negativer Gesamtdruck in der Brusthöhle den Wert
des Stickstoffdruckes herabsetzen, so ergibt die Rechnung, daß der Partiärdruck des Stickstoffes im Pneumothorax immer größer ist als der Partiärdruck des Stickstoffes in der
atmosphärischen Luft, unter dem das Blut mit Stickstoff gesättigt ist. Das zirkulierende
Blut muß deshalb in der Pleurahöhle Stickstoff aufnehmen und in der atmenden Lunge
abdunsten. Da aber durch die Absorption von etwas Stickstoff aus dem Pneumothorax
der Gesamtdruck nur wenig geändert wird und im darinbleibenden Gase Sauerstoff und
Kohlensäure einen größeren Prozentgehalt des Gesamtdruckes ausmachen, steigt ihr Partiärdruck, sie diffundieren ins Gewebe, bis der frühere Prozentgehalt wieder hergestellt ist.
Dann ist aber der Prozentgehalt an Stickstoff und somit dessen Partiärdruck wieder gestiegen, er wird wieder absorbiert, und das wiederholt sich so lange, bis der ganze Pneumothorax resorbiert ist. Wenn also keine neue Luft durch eine offene oder ventilartig sich öff-
nende Lungenwunde das resorbierte Gas ersetzt, so muß der Pneumothorax im Verlauf einiger
Wochen verschwinden. Nur wenn die Wände so starr sind, daß keine Wiederausdehnung
der Lunge möglich ist, bleibt auch der geschlossene Pneumothorax bestehen. Dann ist
aber auch die Pleura so verdickt, daß ihre Gasdiffusion gestört wird.
    Der Einfluß des Pneumothorax auf die Blutgase ist früher im Tierexperiment,
in letzter Zeit auch beim Menschen (allerdings nur beim künstlichen Pneumothorax) studiert
worden. Früher stellte man sich vor, daß durch die von der Atmung ausgeschaltete Lunge
annähernd ebenso viel Blut fließe wie durch die gesunde, daß also unarteriellisiertes mit gut
arterialisiertem Blut sich im linken Vorhof mische. Durch vermehrte Ventilation der gesunden Lunge kann das Plus von Kohlensäure ausgeglichen werden, das Minus an Sauerstoff
kann aber niemals ersetzt werden. Deshalb war im arteriellen Blut ein annähernd normaler Kohlensäuregehalt und ein stark herabgesetzter Sauerstoffgehalt zu erwarten. Das
fand tatsächlich Sackur im Tierversuch beim offenen Pneumothorax (mit Herabsetzung
des Sauerstoffgehaltes auf die Hälfte bis ein Viertel). Bruns fand dagegen beim offenen
Pneumothorax auch erhöhte Kohlensäurewerte, was durch Mediastinalflattern und Pendelluft zu erklären ist. Beim geschlossenen Pneumothorax fand Bruns dagegen nur eine
sehr geringe Vermehrung der Kohlensäure und Verminderung des Sauerstoffes. Beim Menschen hat Hürter schon 1912 (bei künstlichem Pneumothorax) ein sehr geringes Sauerstoffdefizit gefunden, das sogar nach körperlicher Anstrengung ganz verschwand. In den letzten
Jahren sind diese Untersuchungen an Menschen bei künstlichem Pneumothorax vieler-
orts ausgeführt worden und haben jedesmal einen normalen Wert oder eine geringfügige
Herabsetzung für den Sauerstoffgehalt bei wenig oder gar nicht verändertem Kohlensäuregehalt ergeben. Das kann nur dadurch erklärt werden, daß durch die komprimierte Lunge
sehr wenig Blut fließt. Dautrebande und Spehl berechnen für ihre Fälle von unvoll-
ständigem Pneumothorax mit nicht ganz ruhig gestellter Lunge, daß nur ein Sechstel des
gesamten Lungenblutes durch die Pneumothoraxlunge floß. Meakins und Davis haben
bei Nachfüllungen beobachtet, daß die Sauerstoffsättigung bisweilen um 1—3% verschlechtert, andere Male dagegen um ebensoviel verbessert wurde. Sie erklären das dadurch, daß je nach dem Zustand der Lunge die Kompression zu ungenügender Lüftung
der nicht ganz von der Zirkulation ausgeschlossenen Lunge oder zu einer Unterbrechung
des Blutstromes in Partien führen könne, in denen vorher durch tuberkulöse oder andere
Veränderungen die Ventilation herabgesetzt und die Alveolarluft sauerstoffarm war. Sie
konnten außerdem feststellen, daß das arterielle Blut unmittelbar nach der Nachfüllung
kohlensäurearm wurde und eine Alkalose mit den entsprechenden Veränderungen im Urin
entstand. Das ist, wie das gleichzeitige Sinken des respiratorischen Quotienten, durch
das Einströmen von Kohlensäure aus dem Blut in den Pneumothorax zu erklären und geht
in kurzer Zeit vorüber.
    Aus den Untersuchungen über den künstlichen Pneumothorax kann man folgern, daß
beim spontanen, vollständigen, geschlossenen Pneumothorax fast kein Blut durch die
atelektatische Lunge fließt und daß sozusagen das ganze Blut des kleinen Kreislaufes in
der gesunden Lunge vollständig arterialisiert wird. Zur Entfernung der Kohlensäure ist
allerdings Voraussetzung, daß diese Lunge doppelt so stark ventiliert wird wie vorher. Dann
werden das Minuten-Luftvolumen und die Zusammensetzung der Exspirationsluft keine
Veränderung gegenüber der Norm aufweisen.
    Gaswechseluntersuchungen haben dementsprechend normale Werte ergeben.
Die Beschränkung der respiratorischen Oberfläche, die durch Ausschaltung einer Lunge
erreicht wird, macht sich nur bei Anstrengungen geltend. Wir beobachten deshalb in
der Regel eine Dyspnoe stärkeren Grades erst bei vermehrten Ansprüchen an die Atmung.

Wesentlich anders gestalten sich die Verhältnisse beim Spannungspneumothorax. Allerdings haben die Erfahrungen beim künstlichen Pneumothorax gezeigt, daß auch ein erheblicher Überdruck ohne nennenswerte Beschwerden vertragen werden kann. Aber dann hatte der Körper Zeit, sich an die veränderten Bedingungen zu gewöhnen, und vielleicht ist auch das Mediastinum durch Pleuraveränderungen versteift. Bei plötzlichem Auftreten des gleichen Überdruckes kann die Mediastinalverschiebung stärker ausfallen und eine zirkulatorische Dyspnoe hinzukommen, außerdem eine starke Erweiterung der gesunden Seite zur Aufrechterhaltung eines erträglichen negativen Druckes in dieser Seite notwendig werden und die Dyspnoe vermehren. Besonders beim jauchigen Pneumothorax ist das der Fall, weil die Gasentwicklung durch die Mikroorganismen zu ungewöhnlich hohen Druckwerten und Verschiebungen führen kann (vgl. Abb. 115, S. 1827).

Beim offenen Pneumothorax können Mediastinalflattern und Pendelluft hochgradige Dyspnie verursachen.

Die Atemmechanik ist beim Menschen wiederholt untersucht worden. Die Untersuchungen der Vitalkapazität usw. fallen natürlich nur beim geschlossenen Pneumothorax zuverlässig aus. Hier fand man eine Verminderung der Residualluft, dagegen eine Vermehrung der Mittellage, eine Verringerung der Reserveluft, Komplementärluft und Vitalkapazität. Die Atemgröße ist meistens vermehrt, bisweilen sogar recht erheblich (Literatur s. bei Bittorf).

Der Einfluß des Pneumothorax auf die Zirkulation ist durch die oben erwähnten Nachuntersuchungen über die arteriellen Blutgase wenigstens in einem Punkte wesentlich geklärt worden. An sich ist eine Einwirkung des Pneumothorax in drei Richtungen möglich: auf die Widerstände in den Kapillaren der Lunge, auf die Ansaugung des Blutes in die Thoraxvenen und insHerz und auf die Widerstände in den großen Thoraxgefäßen infolge von Verschiebung und Abknickung. Von diesen drei Wirkungen war die auf die Lungenkapillaren bis zu diesen Untersuchungen strittig. Eine Zeitlang nahm man an, daß die kollabierte Lunge mehr Blut aufnehme, daß der größere Teil des Lungenblutes deshalb durch die Pneumothoraxseite fließe und nicht arterialisiert werde und daß dadurch die Dyspnoe zu erklären sei. Diese „Kurzschlußtheorie" wurde von Brauer angegriffen, und nach den Analysen des arteriellen Blutes durch Hürter u. a. ist, wie schon erwähnt, als bewiesen anzunehmen, daß durch die komprimierte Lunge fast gar kein Blut fließt. Offenbar ist, wie schon Bruns betont hat, gar nicht der Ausdehnungsgrad der Lunge maßgebend, dessen Einfluß auf die Zirkulation immer noch nicht durchsichtig ist, sondern der Druck, der von beiden Seiten auf den Alveolen lastet bzw. die Druckdifferenz zwischen Pleura- und Bronchialraum (vgl. S. 1049f.). Diese Druckdifferenz ist unter allen Umständen geringer als in der Norm, es kann sogar (beim künstlichen Pneumothorax) eine dauernde Kompression vorhanden sein. Die Unwegsamkeit der Kapillaren einer Lunge muß zu einer Vermehrung der Arbeit für den rechten Ventrikel führen. Dazu kommt noch, daß wahrscheinlich in der gesunden Pleurahöhle der Druck ebenfalls nicht so niedrig ist wie normal, daß also auch auf dieser Seite eine, wenn auch geringe, Widerstandsvermehrung vorhanden ist.

Wichtiger als dieses Hindernis, das wir wohl nicht sehr hoch veranschlagen dürfen (vgl. S. 1048f.), ist für den Kreislauf die Druckerhöhung im Mediastinum, die zu einem Widerstand für den Abfluß des Blutes aus den Körpervenen in den Thorax führen muß. Wir sehen die Wirkung dieser Druckerhöhung nicht selten an den gestauten Halsvenen. Dazu kommt die Behinderung der diastolischen Erweiterung der Herzhöhlen infolge des vermehrten Pleuradruckes.

Die Mediastinalverschiebung muß die Vena cava sup. und ihre Äste, besonders aber die Vena cava inf. abknicken und teilweise komprimieren. Welchen Einfluß die Abknickung dieser Gefäße hat, können wir freilich kaum abschätzen. Dagegen muß unter allen Umständen der Tiefstand des Zwerchfelles, ähnlich wie beim Emphysem, eine Behinderung des Abflusses aus der unteren Hohlvene zur Folge haben.

Aber alle diese Störungen der Zirkulation sind nicht so groß, daß sie nicht durch eine relativ geringe Mehrarbeit des Herzens ausgeglichen werden könnten. Bei jahrelangem Bestehen eines (künstlichen) Pneumothorax ist freilich schon mehrmals eine Herzhypertrophie beobachtet worden, und im Tierversuch läßt sich regelmäßig eine Hypertrophie des rechten Ventrikels nachweisen (Bruns), aber die Zirkulationsstörung spielt im ganzen nur eine geringe Rolle, besonders beim spontanen Pneumothorax, bei dem niemals so große Werte des Überdruckes erreicht werden, wie beim künstlichen, und bei dem die Luftansammlung bald resorbiert wird. Die Gefahr besteht beim natürlichen Pneumothorax, wenn das Herz nicht vorher schon geschwächt war, nur in der Infektion der Pleurahöhle. Einzig beim Spannungspneumothorax kann die Zirkulationsstörung gefährlich werden.

Der Blutdruck ist beim Menschen in der Regel nicht verändert. Nur bei traumatischem Pneumothorax hat man schon Erhöhung des Blutdruckes mit Vaguspulsen beobachtet, was Walter auf Vagusreizung zurückführt.

Zum Schluß möge zusammengefaßt werden, welche Vorstellung wir uns über die Ge-
fahren des Pneumothorax machen müssen. Beim offenen Pneumothorax wird die
Atmung dadurch unwirksam, daß die Luft nicht durch die Trachea angesogen und aus-
getrieben, sondern zwischen beiden Lungen hin- und herbewegt wird (Pendelluft), so daß
Erstickung eintritt. Außerdem kann das Mediastinalflattern zur Folge haben, daß die
Luft in der gesunden Lunge zurückbleibt und die Exspiration das Mediastinum nach der
Pneumothoraxseite vortreibt, statt die Luft durch die Trachea zu blasen, während die
Inspiration nur ein Ansaugen des Mediastinums, keinen Lufteintritt zur Folge hat. Bis
zu einem gewissen Grad wird das Mediastinalflattern dadurch verhindert, daß durch vermehrte Inspirationsstellung und Tiefstand des Zwerchfelles das Mediastinum fixiert wird;
das erfordert aber eine erhebliche Muskelanstrengung, die durch die notwendige Vermehrung der Lungenventilation (wegen der unvollständigen Arterialisierung des Blutes) noch
vermehrt wird. Deshalb kann bei offenem Pneumothorax die Kraft der Atmungsmuskulatur ungenügend sein und die Insuffizienz der Atmung, namentlich bei schwächlichen Individuen, zum Tode führen, der also hier durch Erstickung eintritt. Auch bei
längerem Bestehen eines Pneumothorax kann die Atmung plötzlich versagen und wie
bei der Pleuritis der Tod dadurch eintreten. Die Zirkulationsstörung spielt nur eine
verschlimmernde Rolle und kann nur bei schon bestehender Herzschwäche oder bei vorhandener Atmungsinsuffizienz fatal werden.

Der geschlossene oder Ventilpneumothorax führt dagegen, wenn nicht etwa
die andere Lunge hochgradig erkrankt und insuffizient ist, nicht zu einer gefährlichen
Störung der Atmung. Die Gefahr droht einzig von seiten der Zirkulation, ähnlich wie
bei der exsudativen Pleuritis. Jedoch wird die Zirkulationsstörung nie so erheblich wie
bei dieser, offenbar weil die verschlimmernde Wirkung des hydrostatischen Druckes fehlt.
Die Störung wird durch vermehrte inspiratorische Stellung des Thorax (Versteifung des
Mediastinums) vermindert; deshalb kann bei ungenügender Herzkraft das Versagen der
Muskelaktion den Tod herbeiführen, sei es daß bei plötzlichem Eintritt des Pneumothorax
die Muskelkräfte der Aufgabe nicht gewachsen sind oder daß sie nach längerem Bestehen
der Luftansammlung erlahmen.

Die Dyspnoe des Kranken mit geschlossenem oder Ventilpneumothorax ist zum Teil
auf die Zirkulationsstörung, zum Teil auf die notwendige kompensatorische Anstrengung
der Atmungsmuskulatur und die Innehaltung der vermehrten Inspirationsstellung zurückzuführen.

Die mechanischen Verhältnisse des partiellen Pneumothorax sind je nach der
Ausdehnung des Luftraumes sehr verschieden. Eine kleine Luftansammlung hat nur einen
sehr geringen Einfluß auf die Lunge und beeinträchtigt Atmung und Zirkulation kaum.
Je größer der Luftraum wird, um so mehr nähern sich die Verhältnisse denen des totalen
Pneumothorax. Die Druckverhältnisse sind sehr verschieden, der Druck kann positiv
oder negativ sein, je nach der Retraktion, die in den verwachsenen Pleurapartien auftritt.

Pathologische Anatomie. Bei der Leiche fällt gelegentlich eine starke Ausdehnung
der Pneumothoraxseite auf, doch kann der Unterschied so gering sein, daß man ihn gar
nicht bemerkt. Wie wir gesehen haben, ist der Druck intra vitam häufig vom Atmosphärendruck nicht wesentlich verschieden, was nur mit Hilfe inspiratorischer aktiver Erweiterung
der erkrankten Seite möglich ist. Nach dem Tode hört diese aktive Inspiration auf, der
Thorax sinkt zusammen, und man sollte einen positiven Druck erwarten, der größer ist
als während der Exspiration im lebenden Körper, wenn nicht das Volumen des Gases infolge der Abkühlung kleiner würde. Eine Abkühlung um 20^0 würde das Volumen des
Gases um etwa $1/14$ verkleinern. Der Überdruck ist deshalb in der Leiche nicht groß und
die Luft entweicht beim Anstechen der Brustwand selten unter einem zischenden Geräusch.
Um den Pneumothorax zu erkennen, muß deshalb die bekannte Probe gemacht werden,
die im Aufheben einer Weichteilfalte, Eingießen von Wasser und Eröffnen des Brustkorbes
unter Wasser besteht.

Die Lunge ist zusammengesunken, luftleer und liegt der Wirbelsäule an, wenn sie
nicht etwa durch Verwachsungen an der Brustwand fixiert ist. Außerdem erkennt man
die Verlagerung der übrigen Organe.

Die Durchbruchsstelle an der Pleura pulmonalis erkennt man bisweilen ohne
weiteres, oft aber ist es notwendig, die Lunge unter Wasser zu bringen und vom Bronchus
her mit Luft aufzublasen, damit man die Stelle findet, an der die Gasblasen aus der Lunge
austreten. Doch wird die Untersuchung häufig dadurch erschwert, daß sich die Lunge
nicht ohne Zerreißungen aus ihren Verwachsungen lösen läßt.

Bisweilen findet man nur eine Perforationsöffnung, manchmal auch mehrere. Sie
können stecknadelkopfgroß, aber auch viel größer sein. Ihre Gestalt ist bald rundlich,
bald spaltförmig, bald unregelmäßig. Am häufigsten findet man sie in den unteren Teilen
des Oberlappens, besonders zwischen Mamillar- und Axillarlinie in der Höhe der zweiten
bis vierten Rippe.

Je nach der Ätiologie des Pneumothorax führt die Öffnung in verschiedenartig verändertes Lungengewebe. Bei Tuberkulose ist es am häufigsten ein puriform erweichter
oder richtig erweichter oder richtig vereiterter subpleuraler Käseherd, seltener sind es
Emphysemblasen, unter denen B. Fischer die nach seiner Meinung nicht durch Dehnungsatrophie, sondern demarkierende Nekrose entstehenden „Arriosionsemphysemblasen" und
das wirkliche vikariierende Emphysem unterscheidet. Bei Entstehung durch Abszeß,
Gangrän, Infarkte, Tumoren usw. führt der Weg in Zerfallshöhlen, bei Emphysemgenese
in mehr oder weniger große Emphysemblasen, häufig in der Nähe von Pleuraverwachsungen.
Sehr selten handelt es sich um interstitielles Emphysem. B. Fischer hat gezeigt, daß man
bisweilen geplatzte „Spitzennarbenblasen" findet. In einem Fall Hornungs war das
gesunde Gewebe der Lunge in einem künstlichen Pneumothorax eingerissen und hatte
aus einem partiellen einen vollständigen Pneumothorax gemacht, so daß der Tod eintrat.

Außerdem findet man bei der Sektion die Veränderungen, die das Grundleiden an
der Lunge hervorgerufen hat.

Ätiologie. Der traumatische Pneumothorax ist hier nicht zu besprechen,
da er in das Gebiet der Chirurgie gehört.

Weitaus die häufigste Ursache des Pneumothorax ist die Lungentuberkulose. Statistiken der Eichhorstschen Klinik ergaben, daß 6% der Lungentuberkulösen an reinem oder mit Erguß kompliziertem Pneumothorax erkrankten,
Männer häufiger als Frauen (30 Männer, 7 Frauen). Doch ist zu berücksichtigen,
daß Pneumothoraxfälle namentlich in vergangenen Zeiten die Krankenhäuser
öfter aufgesucht haben als andere Phthisiker. In meinem Material sind die
Fälle von Spontanpneumothorax seltener. Drasche erhielt in einer großen
Statistik 1,9%. Noch seltener sind sie unter dem Material von Lungenheilstätten
(Schröder 4 : 5000, Sonies 3 : 1500, Spengler 0,34%). Kleine abgesackte
Pneumothoraxblasen sind häufiger, wenn auch manche in der Literatur veröffentlichte Fälle zweifelhaft sind. Auch die komprimierte Lunge eines künstlichen Pneumothorax kann einreissen, so daß ein vollständiger Pneumothorax
entsteht (s. Hornung).

Außer bei Tuberkulose kommt Pneumothorax am häufigsten durch Abszeß und Gangrän der Lunge zustande. Auch die Fälle, die im Anschluß
an Lungeninfarkt und Bronchiektasie erkranken, verdanken ihre Entstehung einem gangränösen Zerfall des Lungengewebes. Als weitere Ursache
findet man Echinokokken, die der Pleura anliegen und beim Bersten die
Pleurahöhle eröffnen können.

Seltener führt das Lungenemphysem zum Pneumothorax, und im Verhältnis zur Häufigkeit dieser Erkrankung ist das Ereignis außerordentlich
selten. Unter allen Fällen von Pneumothorax dürften die durch Emphysem
entstandenen kaum 1—2% betragen. Hayashi fand unter 67 Fällen von Spontanpneumothorax im Frankfurter Pathologischen Institut 3 mal geplatzte
Emphysemblasen als Ursache. Diese 67 Fälle waren 0,7% der Sektionen.

Erkrankungen benachbarter Organe können dann zu Pneumo-
thorax führen, wenn sie selbst Luft enthalten oder wenn sie zu einer Perforation sowohl der Pleurahöhle als auch der Lunge führen. Ösophaguskarzinom,
Traktionsdivertikel der Speiseröhre und Sondenverletzungen dieses Organs
haben zur Folge, daß verschluckte Luft aus dem Ösophag oder aus dem Magen
in die Brusthöhle übertritt. Vereiterte Bronchialdrüsen können gleichzeitig
in die Pleurahöhle und in einen Bronchus perforieren.

Selten führen Erkrankungen der Bauchorgane zu Pneumothorax. Doch
sind schon Fälle beschrieben, in denen ein Magenkarzinom, ja sogar ein Darm-
krebs in die Pleurahöhle perforiert ist. Selbstverständlich findet man dann
im Pneumothorax keine atmosphärische Luft, sondern Darm- oder Magengase.

Wenn ein Pleuraempyem in die Luftwege durchbricht, so kann dabei
auch Luft in die Brusthöhle eindringen. Doch wurde schon im Kapitel Pleu-

ritis erwähnt, daß durchaus nicht jeder Durchbruch eines Empyems zu Pneumothorax führt.

Nach der Punktion eines Exsudates tritt gar nicht selten ein Pneumothorax auf. Früher hat man die Frage erörtert, ob es sich hier um einen „Pneumothorax ex vacuo" handle. Die Möglichkeit eines solchen ist theoretisch nicht zu bestreiten. Wenn in der Pleurahöhle ein sehr starker negativer Druck besteht, so müssen die Blutgase abdunsten, ebensogut wie wir durch die Evakuationspumpe die Gase aus dem Blut entfernen können. Das Entstehen eines Pneumothorax nach Punktion läßt sich aber viel einfacher durch das Eindringen von Luft durch die Punktionsöffnung erklären, sei es, daß gröbere oder kleinere Unvorsichtigkeiten bei der Punktion vorgekommen sind (falsche Stellung der Hähne am Potainschen Apparat, undichte Schlauchabschlüsse usw.), oder daß die Punktionsöffnung während eines Momentes klaffte. In der Regel entsteht nur eine kleine Luftblase über dem zurückgebliebenen Exsudat. Solche Ereignisse kommen aber, wie man sich durch die Röntgenuntersuchung überzeugen kann, nicht selten vor.

Ein Pneumothorax kann ohne jede äußere Veranlassung entstehen, was bei dem Verlauf der Krankheiten, die ihn erzeugen, ohne weiteres begreiflich ist. Nicht selten führt aber ein äußerer Anlaß zu seiner Bildung, eine starke körperliche Anstrengung, Pressen u. dgl. Ob solche Vorkommnisse auch bei einer gesunden Lunge zu einem Pneumothorax führen können, erscheint sehr fraglich. In den Fällen, in denen ein Pneumothorax im asthmatischen Anfall (vgl. das Kapitel Asthma), bei Pertussis, bei diphtherischer Kehlkopfstenose aufgetreten ist, liegt die Möglichkeit einer Schädigung des Lungengewebes doch sehr nahe. Bei künstlichem Pneumothorax kann die Nachfüllung die Lunge zum Zerreissen bringen, so daß aus dem partiellen ein vollständiger (sogar tödlicher) Pneumothorax wird.

Über die Entstehung der Perforation durch äußere Einwirkungen herrschen vielfach unklare Ansichten. Man nimmt ohne weiteres an, daß eine schwache Stelle beim Husten oder Pressen platzen könne. Aber eine Blase kann nur platzen, wenn ihr Innendruck größer ist als der Außendruck. In der Pleurahöhle ist aber der Druck während der Exspiration, auch beim Husten und Pressen, immer höher als der Alveolardruck. Man kann sich also viel leichter ein Einreißen der Lunge während starker Inspiration als ein Platzen während starker Exspiration vorstellen. Einzig an wenigen Stellen kann bei starkem Innendruck (Pressen bei geschlossener Stimmritze) der Außendruck geringer sein, nämlich da, wo die Thoraxwand überhaupt keinen starken Exspirationsdruck ausüben kann, wo weder der knöcherne Brustkorb noch der Abdominaldruck, noch der Druck der anderen Brusthälfte einwirken, also an der Lungenspitze. Hier fehlt eine Bedeckung durch kräftige Wände, und durch starkes Pressen bei geschlossener Stimmritze kann die Luft aus den anderen Lungenteilen in die Spitze gedrückt werden, diese aufblähen und zum Platzen bringen. Aber dort findet sich nur selten die Perforationsöffnung. Natürlich ist bei starken Thoraxquetschungen (Überfahrenwerden usw.) eine so starke Verdrängung der Luft unter hohem Druck in andere Lungenpartien möglich, daß auch außerhalb der Spitze das Gewebe platzen kann.

Ein anderer möglicher Mechanismus ist der, daß die Lunge gar nicht durch Druckdifferenz zwischen Alveolarluft und Pleuraspalte, sondern durch Zerrung einreißt. Brunner, Cahn, B. Fischer u. a. haben auf die Bedeutung von Pleuraadhärenzen hingewiesen, und in der Nachbarschaft von solchen kommen ja sehr leicht auch Emphysemblasen zustande. Auch bei scheinbar gesunden Lungen sind Verwachsungen mit benachbarter lokaler Emphysembildung nicht selten. Bei besonders starken (in- oder exspiratorischen) Verschiebungen der Lunge gegenüber der Brustwand ist das Einreißen solcher Stellen wohl denkbar. Es ist deshalb nicht von der Hand zu weisen, daß eine abnorm starke Anstrengung auch bei geringfügigen Lungenveränderungen, die sonst keineswegs hätten zu einer Arrosion der Pleurahöhle führen müssen, einen Pneumothorax erzeugen kann.

In einer Reihe von Fällen wird keine Ursache gefunden. Friesdorf konnte 1927 177 solche Beobachtungen in der Literatur feststellen. Er bezweifelt bei dem sog. idiopathischen Pneumothorax die tuberkulöse Ätiologie, ebenso wie Dorendorf. Die meisten Fälle werden wohl doch

auf einer kleinen tuberkulösen Veränderung der Lunge beruhen. B. Fischer
nimmt an, daß die meisten durch das Platzen von Spitzennarbenblasen entstehen, die doch wohl fast immer auch auf Tuberkulose zurückzuführen sind.

Er beschreibt 3 Fälle, von denen einer als Nebenbefund beobachtet wurde, einer wegen
Doppelseitigkeit des Pneumothorax und einer infolge Verblutung aus der Rißstelle starben.
Er schließt daraus, daß diese Form des Pneumothorax gutartig sei und daß deshalb alle
gutartigen Fälle die gleiche Ursache haben. Auch Brunner hat solche Fälle beschrieben
(vgl. auch Ljungdahl).

Endlich wäre noch der Pneumothorax zu erwähnen, der sich bei einer
Rippenresektion entwickelt, sowie der künstliche Pneumothorax, der zur
Behandlung von Lungentuberkulose und von seröser oder eitriger Pleuritis
angelegt wird.

Die erwähnten Ursachen führen durchaus nicht immer zu einem reinen
Pneumothorax, sondern häufig zu Hydro- oder Pyopneumothorax. Vielfach ist das Primäre nicht der Pneumothorax, sondern die Pleuritis, und erst
später gesellt sich die Luftansammlung dazu. Es kann auch vorkommen, daß
sich in der Pleurahöhle, gewöhnlich bei einem schon vorhandenen Exsudat,
gasbildende Bakterien ansiedeln und durch deren Produkte ein Pneumothorax
entsteht.

Die Häufigkeit der einzelnen Ursachen für den Pneumothorax geht aus der
folgenden Zusammenstellung von Biach hervor, die sich auf alle innerhalb 38 Jahren
in drei Wiener Spitälern beobachteten Fälle bezieht.

Lungentuberkulose	715 mal	(77 %)
Lungenbrand	65 ,,	(7 %)
Pleuraempyem	45 ,,	(5 %)
Verletzungen	32 ,,	(3 %)
Bronchiektasen	10 ,,	(1 %)
Lungenabszeß	10 ,,	(1 %)
Lungenemphysem	7 ,,	
Verjauchter hämorrhagischer Lungeninfarkt	4 ,,	
Thorakozentese	3 ,,	
Perforation der Speiseröhre	2 ,,	
,, des Magens	2 ,,	
Spulwürmer in der Brustfellhöhle	2 ,,	
Lungenechinokokkus	1 ,,	
Durchbruch eines abgesackten Peritonealexsudates	1 ,,	
,, von Bronchialdrüsen	1 ,,	
Karies der Rippen	1 ,,	
,, des Brustbeines	1 ,,	
Abszeß der Brustdrüse	1 ,,	
Fistel zwischen Pleura und Colon infolge von Hyda-tiden	1 ,,	
Unbestimmte Ursachen	14 ,,	(2 %)

Summa 918 Beobachtungen.

In dieser Statistik fehlt das Empyem und ist die Lungentuberkulose relativ
schwächer vertreten als nach den Erfahrungen der meisten inneren Kliniken.
An diesen macht sie nach der Angabe fast aller Autoren mindestens 90 % aus.
Hayashi hatte aber unter 67 Obduktionsfällen auch nur 52—78 %.

1. Der reine Pneumothorax.

Symptomatologie. Die Inspektion ergibt in der Regel eine Erweiterung
der erkrankten Brusthälfte und deren mangelhafte Beweglichkeit bei der Atmung.
Freilich ist die Differenz auf der Höhe der Inspiration häufig gering, und das
einzige augenfällige Symptom ist dann das Zurückbleiben der einen Thoraxhälfte bei der Atmung. Oft zeigt die Inspektion die Verlagerung der Organe,
die seitliche Verschiebung der Herzpulsation. Auf der erkrankten Seite fehlt

das Littensche Phänomen. Es sei darauf hingewiesen, daß auch in einer retrahierten Brustseite ein Pneumothorax vorkommen kann, wenn z. B. eine Lungentuberkulose die Brustwand eingezogen hat. Hier fehlen auch die Verschiebungen der Organe, ja es kann vorkommen, daß das Herz nach der Pneumothoraxseite verlagert ist.

Die Palpation läßt die Differenzen in der Form und Bewegung der Brusthälften deutlich erkennen, häufig ergibt sie außerdem noch als auffälliges Symptom eine seitliche Verlagerung des Kehlkopfes und der Trachea. Das wichtigste ist die Abschwächung des Stimmfremitus, die über einem Pneumothorax regelmäßig nachzuweisen ist.

Die Perkussion gibt zunächst genaueren Aufschluß über die Verlagerungen der verschiedenen Organe. Am auffälligsten ist die Verschiebung des Herzens und des Mediastinums. Über dem oberen Teil des Sternums wird der Schall laut, dafür kann neben dem Brustbein auf der gesunden Seite ein breiter Dämpfungsstreifen auftreten. Sehr selten reicht der Pneumothoraxschall über den Sternalrand hinaus gegen die andere Seite hinüber. Das Herz kann bei rechtsseitigem Pneumothorax soweit nach links hinüberrücken, daß der Spitzenstoß in der Axillarlinie zu fühlen ist. Bei linksseitigem Pneumothorax stärkeren Grades verschwinden Dämpfung und Pulsation auf der linken Seite des Sternums vollkommen, statt dessen erscheinen sie rechts vom Sternum, und nicht selten kann man den Herzschlag bis zur rechtzn Mamillarlinie fühlen. Dabei hat man häufig das Gefühl an der rechten äußersten Grenze den Spitzenstoß unter der Hand zu haben. Es sind ganz wenige Fälle beschrieben, in denen eine Drehung des Herzens um seine Längsachse in der Weise, daß der Spitzenstoß nach rechts schaute, mit Sicherheit konstatiert wurde. Seit wir mit Hilfe des Elektrokardiogramms die Lage des Herzens feststellen können, hat es sich gezeigt, daß immer der Spitzenstoß am meisten nach links liegt und das Herz nur wenig um seine Längsachse gedreht wird. Die Leber ist bei rechtsseitigem Pneumothorax nach abwärts verschoben, ihr unterer Rand kann in Nabelhöhe nachweisbar sein. Bei linksseitigem Pneumothorax ist bisweilen auch eine Verschiebung der Milzdämpfung nachweisbar.

Der Perkussionsschall über dem Pneumothorax ist sehr verschieden, je nach der Spannung der Luft im Brustfellraum. Bei offenem Pneumothorax und bei einer geschlossenen Höhle, deren Spannung dem Atmosphärendruck entspricht, ist der Schall laut und tympanitisch. Je höher aber der Druck im Pneumothorax ist, um so leiser wird der Schall und um so mehr verliert er seinen tympanitischen Klang, ähnlich wie bei dem bekannten Versuch mit der Schweinsblase, die einen um so leiseren und weniger tympanitischen Schall bei der Perkussion liefert, je stärker sie aufgeblasen wird. Der Schall über dem Pneumothorax unterscheidet sich daher häufig wenig vom normalen und macht den Eindruck, als ob die Lunge gebläht sei, da die Grenzen des Schalles sehr tief stehen.

Das wichtigste ist das Auftreten metallischer Klangphänomene, die in Hohlräumen von regelmäßiger Gestalt mit glatten Wandungen zustande kommen. Bei gewöhnlicher Perkussion kann man den Metallklang höchst selten nachweisen, sondern nur bei der Stäbchen - Plessimeterperkussion. Wenn man einen festen Gegenstand (Plessimeter oder Münze) auf die Thoraxoberfläche legt und mit einem Stäbchen (Stiel des Perkussionshammers oder Bleistift) darauf klopft, so hört man mit dem aufgelegten Ohr einen deutlichen Metallklang, viel ausgesprochener metallisch als das „Signe du Sou" bei Pleuraergüssen. Selten ist es auch wahrnehmbar, wenn man das Ohr einige Zentimeter von der Brustwand entfernt hält. Doch dürfen Perkussions- und Auskultationsstelle nicht an jedem beliebigen Ort über dem Pneumothorax gewählt werden,

und es kommt vor, daß man mit Stäbchen und Plessimeter die ganze Vorderfläche der Brust, mit dem Ohr den ganzen Rücken absuchen muß, bis man
Stellen findet, an denen der Metallklang zu hören ist.

Nicht selten entsteht bei kräftiger Perkussion das Geräusch des zersprungenen Topfes. Vielfach wird es als Zeichen dafür aufgefaßt, daß eine
offene Kommunikation zwischen Pleura und Lunge, d. h. ein offener Pneumothorax besteht (siehe z. B. Eichhorst). Nach den Ausführungen von Geigel
erscheint es jedoch wohl möglich, daß das Geräusch des zersprungenen Topfes
auch beim geschlossenen Pneumothorax entstehen kann. Bei stark gespanntem
Pneumothorax ruft der Perkussionsstoß bisweilen das sog. Münzenklirren
hervor.

Für den Pneumothorax charakteristisch ist der Biermersche Schallwechsel, der in einem Höherwerden des Schalles im Sitzen, in einem Tiefer-
werden im Liegen besteht. Freilich kommt auch ein Schallwechsel im umgekehrten Sinne zur Beobachtung. Gewöhnlich wird der Schallwechsel, ähnlich wie der Gerhardtsche, dadurch erklärt, daß beim Stehen ein Exsudat
auf das Zwerchfell drücke und dadurch den Längsdurchmesser der Höhle er-
weitere. Wenn das richtig wäre, so dürfte man nur bei einem Pneumothorax,
der durch einen Flüssigkeitserguß kompliziert ist, einen Biermerschen Schallwechsel erwarten. Doch kann beim Stehen auch der Zug der Leber den Hohlraum vergrößern, andererseits wirkt die veränderte Wandspannung auf die
Höhe des Schalles, so daß die Verhältnisse durchaus nicht in jedem Falle ohne
weiteres klar sind.

Der Wintrichsche Schallwechsel, der bekanntlich in einem Tiefer-
werden des Schalles beim Schließen des Mundes besteht, kommt wohl nur
bei offener Kommunikation zwischen Pleura und Lunge zustande. Bei offenem
äußerem Pneumothorax wird der Schall tiefer, wenn man die Brustwunde
verschließt.

Die Auskultation ergibt durchaus nicht immer die für diesen beweisenden
Phänomene. In recht vielen Fällen ist das Atemgeräusch nur abgeschwächt
oder ganz aufgehoben. Abschwächung oder gar Aufhebung des Atemgeräusches
über einer Lunge muß immer den Verdacht auf einen Pneumothorax erwecken.
Das Atemgeräusch, das für einen Pneumothorax beweisend ist (abgesehen
davon, daß es auch bei großen Kavernen vorkommt), ist das amphorische.
Nicht selten hört man auch ein Bronchialatmen mit metallischem Nachklang.
Auch etwa vorhandene Rasselgeräusche nehmen einen metallischen Klang an.
Bisweilen hört man durch den Pneumothorax hindurch die Herztöne mit metal-
lischem Klang.

Die Röntgenuntersuchung liefert bei Pneumothorax sehr charakteristische Resultate. An Stelle der Lungenzeichnung tritt überall da, wo
Luft ist, eine auffallende Helligkeit auf. Außerdem erkennt man den Tiefstand
des Zwerchfells. Das Zwerchfell behält aber immer seine normale Wölbung
bei und ist nie nach unten ausgebuchtet, die Phrenikokostalwinkel sind deutlicher als beim Gesunden. Nach den oben gegebenen Darlegungen über die
mechanischen Bedingungen beim Pneumothorax erscheint das auch selbstverständlich.

Bei der Durchleuchtung beobachtet man eine charakteristische Erscheinung,
die nicht selten die Diagnose entscheidet, nämlich die sog. paradoxe Zwerchfellbewegung. Bei der Inspiration rückt das Diaphragma in die Höhe, bei
der Exspiration bewegt es sich nach abwärts, so daß eine eigentümliche Schaukel-
bewegung der beiden Zwerchfellhälften resultiert.

Dieses Phänomen, das früher fälschlicherweise auf eine Zwerchfellähmung zurückgeführt wurde, ist von Bittorf und von Wellmann befriedigend erklärt worden. Bei

der Inspirationsbewegung wird der Thorax gehoben und das Zwerchfell angespannt. Auf der gesunden Seite hat das ein Eindringen von Luft in die Lunge zur Folge. Das Zwerchfell kann sich deshalb nach abwärts bewegen und erzeugt eine Druckvermehrung im Abdomen. Auf der Pneumothoraxseite wird durch die Inspirationsbewegung nur eine Luftverdünnung hergestellt. Diese zeigt sich auch dadurch, daß das Mediastinum nach dem Pneumothorax hinüber gezogen wird, wie auf dem Durchleuchtungsschirm deutlich zu erkennen ist. Durch diese Mediastinalverschiebung wird die Zwerchfellhälfte auf der Pneumothoraxseite verkleinert, d. h. die Insertionspunkte an der Brustwand und am Centrum tendineum werden einander genähert, das Zwerchfell also entlastet. Nun ist die Kraft der Thoraxmuskeln bei verstärkter Inspiration größer als die des Zwerchfells, dazu kommt die eben erwähnte Relaxation der Zwerchfellhälfte infolge der Mediastinalverschiebung und endlich die inspiratorische Druckerhöhung im Abdomen, der im Pneumothorax ein Unterdruck entgegensteht, während auf der gesunden Seite der Druck in der Lunge nicht weit vom Atmosphärendruck entfernt ist. Infolgedessen wird das Zwerchfell bei der Inspiration in den Pneumothorax hinaufgezogen; bei der Exspiration, während der der Druck im Pneumothorax steigt, der Druck im Abdomen sinkt und die Abdominalorgane gegen die gesunde Brusthälfte ausweichen können, kehrt das Zwerchfell auf der Pneumothoraxseite in seine Ruhelage zurück, d. h. es steigt abwärts.

In einem Falle von Pneumothorax hatte ich Gelegenheit, eine „umgekehrte paradoxe Zwerchfellbewegung" zu beobachten. Bei einem Patienten, bei dem eine Lungentuberkulose zu starker Schrumpfung einer Seite und zu einem Pneumothorax in der geschrumpften Seite geführt hatte, sah ich vor dem Röntgenschirm die wiegende Bewegung bei der Atmung des Zwerchfells. Bald aber merkte ich, daß die Zwerchfellhälfte auf der Pneumothoraxseite sich in normaler Weise bewegte, auf der gesunden Seite sich umgekehrt zu bewegen schien. Die Erklärung ergab sich bei genauerer Betrachtung bald. Der Pneumothorax war abgekapselt, die Seite stark geschrumpft, so daß das Zwerchfell hier überhaupt nur geringe Exkursionen ausführte und diese Bewegungen in normaler Richtung ausführen konnte. Auf der anderen Seite bestanden Verwachsungen des Zwerchfells (später durch Autopsie bestätigt), die dieses verhinderten, nach abwärts zu steigen. Bei tiefer Atmung wurde der Thorax gehoben und die verwachsenen Stellen des Zwerchfells in die Höhe gezogen, so daß eine scheinbare Aufwärtsbewegung bei der Inspiration zustande kam.

Ist die Gasmenge im Pneumothorax gering, so umgibt sie schalenförmig den Lungenschatten, der an seiner ganzen Peripherie von der Brustwand losgelöst erscheint. Je größer die Luftmenge ist, um so mehr ist die Lunge kollabiert, und schließlich liegt sie in der Gegend des Hilus als längliches Gebilde, als sog. Lungenstumpf mit scharfen Rändern der Wirbelsäule an. Der Schatten der kollabierten Lunge ist viel dichter als der der gesunden. Der vollständige Kollaps der Lunge ist aber nicht häufig. In der Regel hat die Lungenkrankheit vor dem Eintritt des Pneumothorax zu Verwachsungen zwischen Pleura pulmonalis und Pleura parietalis geführt, so daß sich die Lunge an einzelnen Stellen nicht retrahieren kann. Auf Abb. 112 sieht man bei einem künstlichen Pneumothorax, bei dem ein erheblicher Überdruck bestand (das Herz ist weit nach rechts herübergerückt, die Herzspitze überragt den Wirbelsäulenschatten nur wenig nach links), den Lungenschatten bis an die Spitze hinaufreichen, in der Höhe des Hilus eine Ausbuchtung nach außen machen und in der Mitte des Zwerchfells an dieses anstoßen. Hier hatten also Verwachsungen an der Spitze, in mittlerer Höhe und am Zwerchfell die vollständige Retraktion verhindert. Auch in Abb. 114 und Abb. 115 ist kein vollständiger Kollaps zustande gekommen, sondern die Lunge zeigt einzelne Verwachsungen.

Die Verschiebung der Mediastinalorgane, speziell des Herzens, zeigt sich im Röntgenbild immer sehr deutlich. Sie ist in Abb. 112 (linksseitiger Pneumothorax) und in Abb. 114 (rechtsseitiger Pneumothorax) ohne weiteres ersichtlich. Bisweilen kann sie so stark sein, daß der Schatten der gesunden Lunge über die Wirbelsäule hinüber in das Pneumothoraxfeld hineinreicht (Überblähung nach Brauer).

Die subjektiven Erscheinungen sind beim Pneumothorax außerordentlich verschieden. Erfolgt sein Eintritt allmählich, so bemerken die Patienten davon nur sehr wenig. Atemnot bei Anstrengung kann das einzige Symptom sein, und nicht selten ist sie so gering, daß der Patient wenig darauf

achtet. Tritt der Pneumothorax plötzlich ein, so können dagegen sehr erhebliche Atembeschwerden bestehen. Der Grad der Dyspnoe hängt außerdem
auch von der Ausdehnung der bestehenden Lungenerkrankung und dem Zustand der Zirkulation, wie er schon vor dem Pneumothorax vorhanden war, ab.

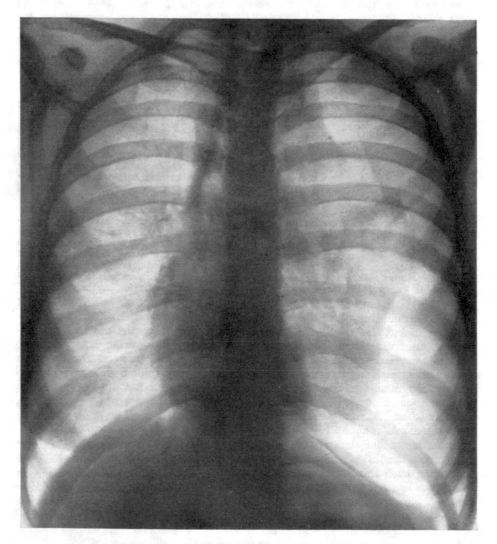

Abb. 112. Pneumothorax arteficialis sinister. (Erklärung im Text.)

Beim Ventilpneumothorax mit starker Spannung kann die Dyspnoe höchste
Grade erreichen, aber in anderen Fällen von Ventilpneumothorax ist sie nur
gering. Das ist nur durch verschiedene Weite der Ventilöffnung zu erklären.
Daß bei offenem Pneumothorax die Dyspnoe hochgradig ist, ist nach dem oben
(S. 1803f.) Gesagten selbstverständlich.

Die Zahl der Atemzüge ist bisweilen vermindert, bisweilen erhöht, ihre
Tiefe meistens vergrößert.

Schmerzen bei tiefer Atmung sind häufig, seltener auch in der Ruhe.
Sie werden bisweilen nicht auf die kranke Seite, sondern ins Epigastrium verlegt.

Gewöhnlich zeigt sich eine Zirkulationsstörung durch Füllung der Venen im Gebiet der Vena cava superior. Die Pulsfrequenz ist manchmal vermehrt, in der Regel aber nicht in hohem Maße. Auf die Zirkulationsstörung ist auch das Ohrensausen, Schwindelgefühl usw. zu beziehen, wodurch die Patienten bisweilen belästigt werden.

Die Stimme ist häufig leise, tonlos, doch kann sie bisweilen auch einen metallischen Beiklang annehmen.

In seltenen Fällen besteht Hautemphysem. Bei traumatischem Pneumothorax kann es leicht zustande kommen, indem die Luft aus dem Pleuraraum (besonders bei Hustenstößen) in das Unterhautzellgewebe tritt. Aber auch bei anderen Formen des Pneumothorax kann sich ein Hautemphysem entwickeln, dadurch, daß Luft in das interstitielle Gewebe der Lunge eintritt, Mediastinalemphysem erzeugt und vom Mediastinum aus unter die Haut tritt.

In einem Fall der Basler Klinik trat im Verlauf einer Lungentuberkulose plötzlich ein Schmerz in der Brust auf, dann entstand ein Hautemphysem, das sich rasch über den ganzen Körper verbreitete. Das Röntgenbild zeigte einen partiellen Pneumothorax. Hautinzisionen ließen eine Menge Luft austreten, aber immer nur vorübergehend, bis ein jauchiges Empyem nach außen perforierte und das Hautemphysem rasch verschwand. Hier hatte die Luft durch die arrodierte Pleura ihren Weg ins Subkutangewebe gefunden, wie später auch die Sektion bestätigte.

Partieller Pneumothorax. Da der Pneumothorax vorzugsweise bei der Lungentuberkulose entsteht, ferner bei anderen Erkrankungen, die häufig zu Pleuraverwachsungen führen, so kommt es nicht selten zum Luftaustritt in eine durch Verwachsungen abgeschlossene Partie des Brustfellraumes. Die Symptome dieses abgesackten Pneumothorax sind sehr verschieden. Bisweilen simulieren sie, wie Niemeyer sagt, eine Kaverne, bisweilen machen sie deutlichere Pneumothoraxerscheinungen. Nicht selten handelt es sich um einen zufälligen Nebenbefund bei einer Phthise, den man auf einer Röntgenplatte entdeckt. Bisweilen leiden die Patienten unter Schmerzen oder mäßiger Dyspnoe.

Die Röntgenuntersuchung ergibt bei partiellem Pneumothorax häufig einen Ausfall der Lungenzeichnung in einem beschränkten Gebiet. Die Lunge erscheint daselbst von der Brustwand zurückgezogen, durch einen ziemlich scharfen bogenförmigen Schattenrand begrenzt. Nicht immer zeigt sich der partielle Pneumothorax bei sagittaler Strahlenrichtung, sondern der Patient muß frontal oder schräg durchleuchtet werden. In diesen Fällen ergibt das Bild beim gewöhnlichen Strahlengang bisweilen eine Aufhellung in irgendeinem Lungenbezirk, der an die Möglichkeit eines partiellen Pneumothorax denken läßt und zur Untersuchung in anderen Richtungen Veranlassung gibt.

Der partielle Pneumothorax kann im Röntgenbild mit einer großen Kaverne verwechselt werden. Als Unterscheidungsmerkmal wird angegeben, daß die Kaverne auch längs der Begrenzung des Lungenfeldes durch die Rippen oft den Schattenstreifen der Kavernenwand erkennen läßt, aber dieses Merkmal ist, wie Aßmann betont, nicht zuverlässig. Sicherer wird die Deutung einer runden Schattenaussparung als Pneumothorax, wenn sie sich in kurzer Zeit verkleinert.

Der partielle Pneumothorax lokalisiert sich nicht selten an den mediastinalen Pleuraflächen. Dieser mediastinale Pneumothorax macht Bilder, die genau das Negativ der mediastinalen Pleuritis darstellen. Für die Gestalt ihrer Varianten sei deshalb auf S. 1762f. verwiesen (s. a. Fleischner).

Wiederholt ist auch ein interlobärer Pneumothorax beschrieben worden. Aber Aßmann betont, daß oft eine Verwechslung mit Kavernen vorliegt. Im ganzen zeigt der interlobäre Pneumothorax eine weniger ringförmige und weniger scharf begrenzte Gestalt als eine Kaverne.

Verlauf. Ein Pneumothorax kann ganz plötzlich entstehen und dabei zu stürmischen Erscheinungen führen. Die Patienten fühlen im Anschluß an eine Anstrengung oder ohne jede äußere Veranlassung einen heftigen Schmerz, wie wenn etwas gerissen wäre, sie bekommen heftige Atemnot, Erstickungsangst und können nach wenigen Minuten oder Stunden unter dem Bilde der Erstickung sterben. (Pneumothorax acutissimus).

Viel häufiger entwickelt sich der Pneumothorax weniger stürmisch. Ein bis dahin scheinbar gesunder Mensch oder ein Phthisiker bemerkt, daß

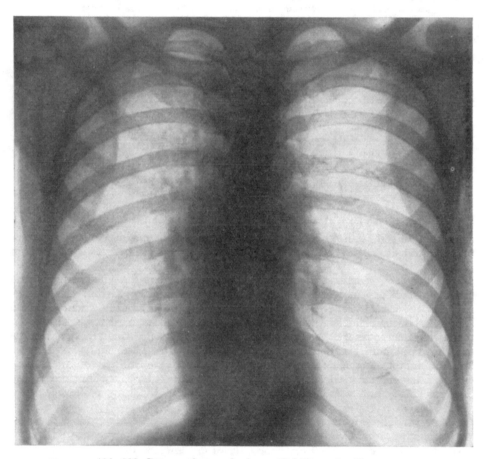

Abb. 113. Pneumothorax duplex. (Erklärung im Text.)

er kurzatmig wird, er fühlt Schmerzen auf der Brust und sucht nach einigen Tagen den Arzt auf. Dieser findet einen voll ausgebildeten Pneumothorax, und häufig ist man erstaunt, daß der Kranke so lange noch umhergehen und Arbeit verrichten konnte.

Der Patient, von dem Abb. 114 gewonnen ist, war ein Operettensänger, der seit acht Tagen an Atemnot litt. Die Dyspnoe war ziemlich plötzlich aufgetreten, die Untersuchung hatte einen starren Thorax mit beiderseits tiefstehenden Lungengrenzen, fast fehlendes Atemgeräusch und auf beiden Seiten spärliche Ronchi sibilantes ergeben. Die Diagnose war auf Asthma bronchiale bei einem Emphysematiker gestellt worden; erst als die Atemnot nicht weichen wollte, wurde eine Röntgenuntersuchung vorgenommen, und diese ergab einen Pneumothorax bei einer mit Emphysem komplizierten Lungentuberkulose. Der

Patient war mit seinem Pneumothorax eine Woche lang allabendlich in einer Operette aufgetreten.

Nicht selten kommt es vor, daß ein Phthisiker über eine schlechte Nacht klagt, deren Ursache er in einem Witterungswechsel, in einer Aufregung oder dergleichen erblickt, und daß dann die Untersuchung einen frischen Pneumothorax aufdeckt. Man kann es sogar erleben, daß man bei einem Schwindsüchtigen, den man einige Wochen lang nicht mehr untersucht hat, einen Pneumothorax entdeckt, dessen Eintritt keinerlei auffällige Symptome gemacht hatte.

Ein Pneumothorax kann monatelang, selbst jahrelang ohne Veränderung bestehen, der Patient kann dabei herumgehen und seine Arbeit verrichten. In der Regel stellt sich jedoch ein Erguß ein, die Krankheit wird zum Hydro- oder Pyopneumothorax, deren Symptome unten besprochen werden sollen. Recht viele Fälle zeigen auch bald nach ihrer Entstehung einen Rückgang der Symptome, und im Laufe einiger Tage oder Wochen wird die Luft vollständig resorbiert (Fälle von rascher Resorption s. bei Szupak). Auch die Entwicklung eines serösen Exsudates ist in der Regel kein Hindernis für die schließliche Resorption.

Rezidivierender Pneumothorax. Es sind Fälle beschrieben, in denen im Laufe einiger Jahre drei- oder viermal (sogar 11 mal!) ein Pneumothorax auftrat und wieder ausheilte (vgl. Ljungdahl).

Doppelseitiger Pneumothorax. Recht selten kommt ein doppelseitiger Pneumothorax zur Beobachtung. Gewöhnlich stellt man sich vor, daß ein solcher sehr rasch zum Tode führen müsse. Dieser Auffassung ist D. Hellin entgegengetreten. Tatsächlich ist auch schon eine ganze Reihe von Fällen mit ausheilendem doppelseitigem Pneumothorax beschrieben worden (Lit. bei Faschingbauer), wie auch die Erfahrungen mit dem doppelseitigen künstlichen Pneumothorax beweisen, daß das Leben mit doppelseitigem geschlossenem Pneumothorax gut vereinbar ist. In vielen Fällen wird aber der doppelseitige Pneumothorax rasch zum Tode führen, in anderen wenigstens nach relativ kurzer Zeit.

Abb. 113 gibt das Bild eines doppelseitigen Pneumothorax wieder. Der Fall, der von Massini und Schönberg ausführlich veröffentlicht wurde, lag acht Tage auf der Basler medizinischen Klinik. Wann der doppelseitige Pneumothorax eingetreten war, ließ sich nicht feststellen. Der Kranke zeigte hochgradige Dyspnoe, tiefstehende Lungengrenzen, fehlende, absolute und undeutliche relative Herzdämpfung, leises Atemgeräusch, neben der Wirbelsäule spärliche Rasselgeräusche. Die Röntgenaufnahme ließ die Diagnose eines doppelseitigen Pneumothorax stellen, die durch die Sektion bestätigt wurde. Als Ursache des Pneumothorax fand sich nur ein Emphysem mit Perforation beider Lungen. Daß der Patient mit seinem Pneumothorax offenbar ziemlich lange gelebt hat, läßt sich vielleicht in diesem Falle dadurch erklären, daß Verwachsungen bestanden, die einen vollständigen Kollaps der Lunge verhinderten. Immerhin sind, wie aus dem Röntgenbild hervorgeht, die beiden Lungen auf ein kleines Volumen zusammengeschrumpft.

Diagnose. Die Diagnose des Pneumothorax ist nicht immer leicht. Wenn nicht plötzlich eine Dyspnoe aufgetreten ist, so denkt man gewöhnlich nicht an einen Pneumothorax. Den wichtigsten Hinweis gibt die Inspektion. Bleibt die eine Seite bei der Atmung zurück, während der Schall wenig verändert erscheint und das Atemgeräusch abgeschwächt oder gar aufgehoben ist, so denke man immer an einen Pneumothorax und fahnde nach den charakteristischen Symptomen, insbesondere nach Metallklang bei Stäbchenplessimeterperkussion. Ist die Verschiebung der Organe deutlich, und ist gar noch amphorisches Atmen zu hören, so ist die Diagnose freilich nicht schwierig. In vielen Fällen ist das wichtigste, daß man an die Möglichkeit eines Pneumothorax denkt und daraufhin untersucht. Bei jedem Phthisiker, bei dem sich das Befinden verschlechtert, untersuche man auf Pneumothorax. In zweifelhaften Fällen bringt die Röntgenuntersuchung rasch Klarheit.

Differentialdiagnose. Bei einem vollständigen Pneumothorax ist eine Verwechslung höchstens mit einseitigem Emphysem möglich. Wenn die eine
Lunge tuberkulös verändert und die andere kompensatorisch emphysematös
ist, so kann ein Krankheitsbild entstehen, das mit dem Pneumothorax eine gewisse Ähnlichkeit hat. Daß ein vorhandenes Emphysem beider Lungen den
Pneumothorax der einen Seite kann übersehen lassen, zeigt der S. 1818 mitgeteilte
Fall, der auch illustriert, wie leicht die Unterscheidung mit dem Röntgenverfahren ist.

Leichter sind Verwechslungen möglich beim abgekapselten Pneumothorax. Am schwierigsten ist die Differentialdiagnose gegenüber einer Lungenkaverne, ja sie kann vollständig unmöglich sein, weil die physikalischen
Erscheinungen die gleichen sein müssen und sich das anatomische Bild des
einen Zustandes von dem des anderen nur dadurch unterscheidet, daß die
Pleura in einem Fall die äußere, im anderen die nach der Lunge zu gerichtete
Wand der Höhle bildet. Als Unterscheidungsmerkmale kann man einzig angeben, daß bei den Kavernen die Interkostalräume häufiger eingezogen, beim
Pneumothorax häufiger vorgewölbt sind, ferner daß der Wintrichsche Schallwechsel beim Pneumothorax seltener ist als bei den Kavernen. Plötzliches
Auftreten der Symptome spricht natürlich für Pneumothorax. Die Röntgenuntersuchung gibt, wie oben erwähnt, oft keinen Aufschluß. Auch eine Verwechslung mit subdiaphragmatischer Gasblase ist möglich.

Dehio hat einen Fall mitgeteilt, der viele Jahre auf Grund der Röntgenuntersuchung
und des übrigen Befundes als Pneumothorax aufgefaßt wurde, bei dem aber die Sektion
eine 2 Liter fassende Emphysemblase ergab.

Verwechslungen mit einer Hernia diaphragmatica sind ebenfalls möglich. Die Anamnese, die Abhängigkeit der Beschwerden von der Darmtätig-
keit, das Auftreten von Geräuschen, die nicht mit der Atmung, sondern mit
der Darmbewegung in Zusammenhang stehen, werden oft die Diagnose ermöglichen, häufig wird das Röntgenbild die Entscheidung treffen lassen.

Auftreibung des Magens kann unter Umständen einen abgesackten
Pneumothorax vortäuschen. Die Röntgenuntersuchung wird die Frage sofort klären, aber auch sonst ist häufig eine Entscheidung möglich, eventuell
führt die Einführung einer Schlundsonde zum Ziel, durch die der Gasinhalt
des Magens rasch entleert wird.

Prognose. Je akuter ein Pneumothorax eintritt, um so gefährlicher ist
er. Aber auch ein Pneumothorax, der ganz allmählich entstanden ist und
längere Zeit hindurch ein stationäres Verhalten zeigt, kann mit der Zeit gefährlich werden, besonders dadurch, daß zu der Luft im Brustfellraum ein entzündliches Exsudat hinzutritt, daß also aus dem reinen Pneumothorax ein
Hydro- oder Pyopneumothorax wird. Auch wenn das Grundleiden
Fortschritte macht, kann eine Gefahr entstehen. Es ist klar, daß bei einem
bestehenden Pneumothorax die Ausbreitung einer Krankheit auf der Lunge,
die allein die Atmung zu besorgen hat, schon viel rascher zu einer tödlichen
Atmungsinsuffizienz führen muß, als wenn die andere Lunge einen Teil des
Atemgeschäftes übernehmen kann.

In vielen Fällen bringt aber der Pneumothorax durchaus keine Lebensgefahr, sondern er kann monate- und jahrelang bestehen, ohne die Patienten
wesentlich zu belästigen. Die Kranken können sogar ihrer Arbeit nachgehen.
Nach kürzerer oder längerer Zeit wird dann die Luft resorbiert und es tritt
vollständige Heilung ein.

Die Prognose des Pneumothorax richtet sich nach dem Zustand der Lungenfistel. Ein geschlossener Pneumothorax wird in der Regel ziemlich rasch
resorbiert, die Gefahr einer Exsudatbildung ist gering, und die Verdrängungs-

erscheinungen können nicht zunehmen. Ein offener Pneumothorax dagegen birgt immer die Gefahr einer Infektion in sich, dagegen kann die Verdrängung der Nachbarorgane und die Zirkulationsstörung, wenn nicht dadurch in kürzester Frist der Tod herbeigeführt wird, nicht zunehmen.

Beim Ventilpneumothorax ist sowohl die Gefahr einer Infektion und Exsudatbildung als auch die Möglichkeit einer weiteren Zunahme der Verdrängungserscheinungen vorhanden. Aber selbst wenn die Wirkung auf die Nachbarorgane und die Zirkulationsstörung nicht zunimmt, so besteht immer die Gefahr eines plötzlichen Todes durch Insuffizienz der Atemmuskulatur.

Ein offener oder Ventilpneumothorax kann sich aber immer durch Ausheilen der Lungenwunde in einen geschlossenen verwandeln. Mit Ausnahme der traumatischen Fälle ist das sogar die Regel. Aus diesem Grunde ist die unmittelbare Prognose des Pneumothorax, insofern das Grundleiden nicht zum Tode führt, in der Mehrzahl der Fälle günstig.

Die Infektionsgefahr ist in erster Linie von der Grundkrankheit abhängig. Handelt es sich um Abszeß oder Gangrän der Lunge, so wird die Pleura unweigerlich infiziert. Beim tuberkulösen Pneumothorax ist das der Fall, wenn er durch Perforation einer Kaverne entstanden ist. Wenn dagegen eine Emphysemblase platzt (was, wie oben erwähnt, vielleicht der Entstehungsmechanismus der meisten Fälle von „spontanem" Pneumothorax ist), so bleibt die Infektion der Pleura fast immer aus.

Von Spenglers 42 Fällen von tuberkulösem Pneumothorax starben nur 4 innerhalb 2—7 Tagen am Pneumothorax, 15 4 Wochen bis 8 Jahre später an Infektion der Pleurahöhle oder fortschreitender Tuberkulose, 16 (= 38%) blieben gesund. Von 5 war der Ausgang unbekannt.

Schon vor längerer Zeit wurde die Beobachtung gemacht, daß eine Lungentuberkulose durch einen spontan entstandenen Pneumothorax günstig beeinflußt werden kann. Diese Erfahrung bildete den Anlaß zur Einführung der Kollapstherapie mit Hilfe von Stickstoffeinblasung bei dieser Krankheit. Die Fälle von Lungentuberkulose, bei denen ein spontan entstandener Pneumothorax diese günstige Wirkung hat, bilden aber die Minderzahl. Meistens sind beim Eintritt des Ereignisses schon beide Lungen erkrankt, und die Tuberkulose schreitet weiter und führt häufig rascher zum Tode, als wenn kein Pneumothorax entstanden wäre (vgl. Cahn).

Der partielle Pneumothorax bringt selten eine Erstickungsgefahr mit sich. Dagegen ist die Gefahr der Pleurainfektion die gleiche wie beim totalen.

Therapie. Ist ein Pneumothorax unter stürmischen Erscheinungen aufgetreten, so ist eine Beruhigung des Patienten das erste Erfordernis. Man wird deshalb zunächst eine Morphiumeinspritzung machen müssen. Daneben sind häufig Analeptica und Herzmittel notwendig. Auch Hautreize sind oft von Vorteil. Man erreicht meistens, daß die Patienten weniger dyspnoisch werden, und man kann dann die spontane Resorption des Pneumothorax abwarten. Nützt aber die erwähnte Therapie nichts, so kann eine Punktion notwendig werden.

Bei traumatischem Pneumothorax, der zu bedrohlichen Erscheinungen führt, ist in der Regel eine Operation mit Verschließung der Lungenwunde am Platze (vgl. Sauerbruch).

Die Punktion des Pneumothorax kann auf verschiedene Weise ausgeführt werden. Besteht eine starke Spannung, so genügt die einfache Punktion, um eine Verminderung des Druckes bis zur Höhe des Atmosphärendruckes herbeizuführen. Da aber der Spannungspneumothorax nur bei Ventilverschluß zustande kommt, so wird der Erfolg nur vorübergehend sein können. Um ihn dauernd zu gestalten, könnte man versuchen, nach Unverricht einen Drain einzulegen, der die Kommunikation mit der äußeren Luft aufrecht erhält.

Sahli berichtet von einem Fall, in dem er das versucht hat. Der Patient wurde aber dadurch nicht erleichtert, sondern bekam im Gegenteil heftigste Atemnot. Dagegen konnte er, bei einer Verengerung des Schlauches am besten atmen, besser als bei offenem und als bei ganz geschlossenem Schlauch. Sahli erklärt das in einleuchtender Weise dadurch, daß beim weit offenen Pneumothorax Pendelluft entsteht. Bei jeder Exspiration wird Luft aus der gesunden Seite unter positivem Druck ausgepreßt und gelangt in die andere Lunge, die unter keinem Druck steht und deshalb aufgeblasen wird. Bei der Inspiration wird diese Luft von der gesunden Lunge wieder angesogen. Beim geschlossenen Pneumothorax kann das nicht eintreten, weil auch auf der kranken Seite der Druck während der Exspiration vermehrt wird, so daß ein Widerstand für die Pendelbewegung der Luft besteht und diese deshalb durch die Trachea entweicht. Ist beim offenen Pneumothorax die Kommunikation mit der Außenluft nur gering, wie das durch Zuklemmen des Schlauches erreicht wird, so entstehen im Pneumothoraxraume zwar geringe, aber doch wirksame Druckschwankungen im gleichen Sinne wie in der gesunden Lunge, und dadurch wird die Pendelluft verhindert, andererseits kann ein Teil der Pleuralluft bei der Exspiration entweichen und es kommt nicht zu einer so starken Füllung wie beim Ventilpneumothorax.

Noch praktischer dürfte aber die permanente Absaugung durch Aspirationsdrainage mit Hilfe der Wasserstrahlpumpe sein, wie sie bei der Empyemtherapie geschildert wurde. Die permanente Absaugung der Luft mit Hilfe der Wasserstrahlpumpe könnte auch in Fällen von offenem Pneumothorax versucht werden. Ich hatte einmal Gelegenheit, es zu versuchen, konnte aber den Patienten nicht retten, auch nicht bei sehr geringem Unterdruck. Es ist selbstverständlich, daß ein zu starker Unterdruck einfach Luft durch die Lunge saugt, den Verschluß der Fistel verhindert, und eine schon verschlossene Fistel wieder aufreißen kann. Es ist deshalb empfohlen worden, überhaupt keine Dauerpunktion vorzunehmen, sondern nur wiederholt kleine Mengen Gas abzulassen, so daß der Druck schwach positiv bleibt (Spengler), oder die aus dem Dauertroikart entweichende Luft durch einen Schlauch in ein Glasrohr zu leiten, das in eine Wasserflasche gerade so weit eingetaucht wird, daß ein geringer Überdruck entsteht. Landolt hat dafür eine besondere Kanüle angegeben, weil in seinem Fall durch Verschiebung der Kanüle Hautemphysem entstand. Diese Verfahren konnten freilich weder in meinem oben erwähnten noch in Landolts Fall den Tod verhindern.

Doch sind die Fälle, in denen eine Absaugung überhaupt notwendig erscheint, im ganzen selten. Die Erfahrungen beim künstlichen Pneumothorax haben gelehrt, daß der Mensch einen recht großen Überdruck ohne Schaden ertragen kann. Deshalb kann man in der Regel, namentlich bei langsam entstandenem Pneumothorax, die Druckverhältnisse ruhig intakt lassen, solange kein Exsudat hinzutritt. Die Frage einer Punktion oder Dauerdrainage entscheidet man am besten nicht nach den vorhandenen Druckwerten und nicht nach dem Zustand der Lungenfistel, sondern nach dem Grade der Dyspnoe, an der der Patient leidet.

In der Regel wird man also die Spontanheilung des Pneumothorax abwarten können. Der Patient soll jedenfalls in der ersten Zeit Bettruhe einhalten, da dadurch die Heilung der Lungenwunde begünstigt und die Gefahr der Infektion vermindert wird. Fängt der Pneumothorax an, sich zu resorbieren, so ist keine strenge Bettruhe erforderlich, solange die Temperatur normal ist. Bei der geringsten Temperatursteigerung muß aber der Kranke wieder das Bett hüten. Bleibt der Pneumothorax unverändert, so kann man fieberlose Patienten trotzdem vorsichtig aufstehen lassen, ja man kann ihnen sogar mäßige Arbeit erlauben, doch muß man beim spontanen Pneumothorax viel vorsichtiger sein als beim artefiziellen, da jener nur durch die Lungenfistel konstant gehalten wird und deshalb eine Infektionsgefahr besteht, die bei diesem beinahe völlig fehlt.

Bei chronischem Pneumothorax kann man versuchen, die Lungenfistel durch Erzeugung einer Entzündung zum Verschwinden zu bringen. Spengler sah nach einmaliger Injektion von 30 ccm 30%iger Traubenzuckerlösung einen vorher hartnäckig andauernden Pneumothorax nach 4tägiger Fieberreaktion verschwinden. Ähnliche Erfolge hatte Kuleke. Auch der Oleothorax (vgl. S. 1668) ist empfohlen worden. Er soll teils durch mechanischen Verschluß kleiner Fisteln, teils durch desinfizierende Wirkung auf die Wunde, teils durch Immobilisierung der Lunge den Pneumothorax zur Ausheilung bringen.

Neben dem Pneumothorax muß selbstverständlich das Leiden, das zu seiner Entstehung geführt hat, berücksichtigt werden. Stellt der Pneumothorax eine zweckmäßige Selbstheilung dar, so muß er durch Stickstoffeinblasungen künstlich unterhalten werden (vgl. das Kapitel Lungentuberkulose).

2. Der Seropneumothorax.

Ätiologie. Da der Pneumothorax immer durch Eindringen atmosphärischer Luft in die Pleurahöhle zustande kommt, so sollte man annehmen, daß fast immer Infektionserreger mit der Luft in die Brusthöhle gelangen und hier eine Entzündung erzeugen. In der Regel entsteht aber zuerst ein reiner Pneumothorax, und erst später entwickelt sich die Pleuritis. Offenbar genügen die spärlichen Mikroorganismen nicht, um eine Pleuritis zu erzeugen, solange das Endothel intakt ist. Mit der Zeit schädigt die Anwesenheit von Gas die Endothelien, und deshalb entsteht bei langer Dauer eines Pneumothorax recht häufig ein entzündliches Exsudat. Wir beobachten das nicht nur beim spontan entstandenen Pneumothorax, sondern auch beim aseptischen artefiziellen.

Brauer hat ausdrücklich darauf hingewiesen, daß man nicht so selten Patienten mit ausgedehnter exsudativer Pleuritis zu Gesicht bekommt, bei denen man vor dem Röntgenschirm den Rest eines Pneumothorax über der Flüssigkeit nachweisen oder durch eine genaue Anamnese die Entstehung der Pleuritis aus einem Pneumothorax wahrscheinlich machen kann. Diese „Ersatzexsudate" unterscheiden sich nur dadurch von der gewöhnlichen Brustfellentzündung, daß man womöglich die Entleerung des Ergusses vermeiden soll.

Die Ursachen dieser Verminderung der Resistenz der Pleuraepithelien ist immer noch nicht klar. Noetzel hat sie zuerst untersucht. Königer fand, daß die Resistenz um so stärker vermindert wird, je größer (beim Kaninchen) die eingefüllte Stickstoffmenge ist. Meyerstein fand eine Verminderung der Resorptionskraft der Pleura, sowohl bei der Einfüllung von Luft, als auch von Flüssigkeit, die dem Grade der Raumbeengung proportional war. Hieraus geht hervor, daß mechanische Momente eine große Rolle spielen müssen. Königer machte auch die Beobachtung, daß eingebrachte Staphylokokken in der Pneumothoraxhöhle ihre Virulenz vermehrten.

Symptomatologie. Wenn zu einem Pneumothorax ein Exsudat hinzutritt, so kann der Druck erheblich gesteigert werden, die Verdrängungserscheinungen werden stärker, und die Gefahr für den Patienten wird größer.

Häufig macht sich der Eintritt der Pleuritis durch Temperatursteigerung bemerkbar. Das Fieber kann hohe Grade erreichen, in der Regel ist es aber nur gering. Aber auch die Fälle sind nicht selten, in denen es vollständig fehlt.

Die gleichzeitige Anwesenheit von Flüssigkeit und Luft in der Pleurahöhle macht sich durch einige charakteristische physikalische Symptome geltend.

Die Perkussion ergibt in den abhängigen Partien Dämpfung. Die Grenze der Dämpfung steht im Gegensatz zur Pleuritis ohne Gasansammlung immer horizontal. Bei Rückenlage reicht sie neben der Wirbelsäule höher hinauf, bei aufrechter Stellung steht sie vorne und hinten gleich hoch. Zur Feststellung der Grenzen ist aber eine leise Perkussion erforderlich. Auch bei dieser reicht aber die Dämpfung weniger hoch als der Flüssigkeitsspiegel (Geigel, v. Hößlin). Bäumler hat darauf aufmerksam gemacht, daß bisweilen an Stellen, wo sicher

Exsudat ist, tympanitische Schallbezirke vorhanden sind. Wächst das Exsudat an, so entsteht dadurch nicht nur eine Vergrößerung der Dämpfung und eine stärkere Verschiebung der Nachbarorgane, sondern auch eine Abnahme der Tympanie über den lufthaltigen Partien, da deren Spannung zunimmt.

Die Auskultation ergibt als am meisten charakteristisches Symptom die Succussio Hippocratis. Wenn man den Patienten schüttelt, so hört

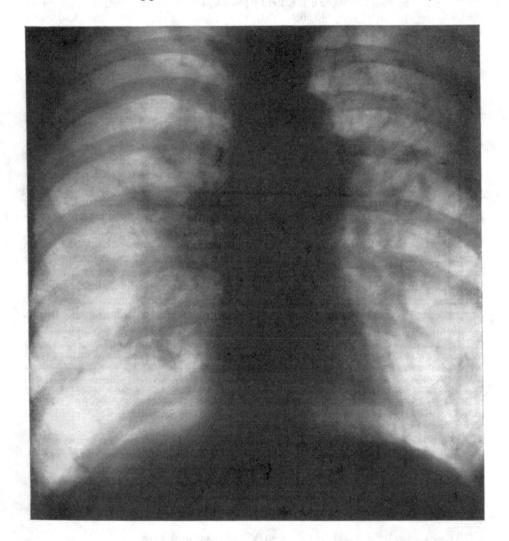

Abb. 114. Pneumothorax dexter.

man mit dem aufgelegten Ohr, bisweilen auch in einiger Entfernung vom Kranken, ein metallisch klingendes Plätschern. Nicht selten hören die Patienten das Geräusch selbst, und sie können es dann durch Bewegung des Körpers leicht willkürlich hervorrufen. Das Symptom hat deshalb eine besonders große Bedeutung, weil es häufig die Diagnose einer Flüssigkeitsansammlung im Pneumothorax sichert, bevor diese groß genug ist, um eine nachweisbare Dämpfung hervorzurufen.

Auch die Herzaktion kann metallisch klingende Plätschergeräusche erzeugen.

Nicht selten hört man ein Geräusch, das wie ein fallender Tropfen klingt und deshalb schon lange den Namen der Gutta cadens trägt. Leichtenstern konnte nachweisen, daß das Geräusch in der Tat durch Flüssigkeit entstehen kann, die von zottigen Auflagerungen an der Pleura herabtropft. Als Wasserpfeifengeräusch hat Unverricht ein Geräusch bezeichnet, das metallisch klingt und den Eindruck macht, als ob Luftblasen durch eine Flüssigkeit hindurchgingen. Es soll dadurch entstehen, daß die Lungenfistel unter der Höhe des Exsudatspiegels liegt und bei jeder Inspiration Luft aus der Lunge in die Pleura übertritt. Riegel hat das Geräusch Fistelgeräusch genannt, doch sind unter diesem Namen auch noch andere Phänomene beschrieben worden.

Sehr klare Bilder liefert fast immer die Röntgenuntersuchung. Das Exsudat bildet einen Schatten mit gerader horizontaler Begrenzung nach oben, wie es bei einer Flüssigkeitsansammlung in einem lufthaltigen Raum erwartet werden muß (vgl. Abb. 115). Das erlaubt einerseits den Nachweis geringster Mengen von Luft, und auf diese Weise ist es möglich, nach Punktionen von Pleuraexsudaten häufig das Eindringen von etwas Luft zu erkennen. Andererseits ist es dadurch möglich, auch sehr kleine Ansammlungen von Flüssigkeit in einem Pneumothorax nachzuweisen, die auf keine andere Weise festzustellen sind. Bei sehr kammerigem Pneumothorax sieht man biweilen etagenförmige Exsudate.

Auf Abb. 114 erkennt man auf der rechten Seite die ersten Anfänge eines Exsudats. Dieses Bild, das von dem S. 1818 erwähnten Patienten gewonnen wurde, zeigt an beiden Sinus phrenicocostales den Schatten der runden Blende, die eben bis hierher reicht. Links sieht man in diesen Schatten hinein die Zwerchfellkontur sich fortsetzen, rechts dagegen ist statt dessen der Winkel durch einen horizontal begrenzten kleinen Schatten ausgefüllt.

Vor dem Durchleuchtungsschirm beobachtet man am Schattenniveau Bewegungen, die von dreierlei Art sein können. Bei der Atmung, während der der Schatten eine paradoxe Bewegung macht, sieht man nicht selten schwappende Bewegungen des Exsudatspiegels. Selbst ein richtiges Emporspritzen kann man bei tiefer Atmung bisweilen beobachten. Beim Schütteln des Patienten entstehen Erschütterungen in der Oberfläche des Ergusses, die der Succussio Hippocratis entsprechen. Endlich kommen auf der linken Seite Bewegungen zustande, die vom Herzen mitgeteilt werden.

Diagnose. Die Diagnose eines Seropneumothorax ist in der Regel leicht, leichter als die des reinen Pneumothorax. Namentlich die Succussio Hippocratis ist nicht schwer nachzuweisen. Die ersten Anfänge der Exsudatbildung erkennt man am leichtesten im Röntgenbild. Namentlich für die Feststellung eines partiellen Seropneumothorax ist diese unerläßlich.

Hat man die Diagnose auf die gemeinsame Anwesenheit von Flüssigkeit und von Luft gestellt, so ist eine Probepunktion notwendig, um zu konstatieren, ob die Flüssigkeit seröser oder eitriger Natur ist.

Prognose. In den meisten Fällen stellt der Hydrothorax eine harmlose Komplikation des Pneumothorax dar, der die Resorption der Luft nicht beeinträchtigt und nach dem Verschwinden des gasförmigen Inhaltes ebenfalls ausheilt. Oft befördert er sogar die Resorption der Luft, er tritt als sog. Ersatzexsudat an deren Stelle. Bisweilen kann er freilich durch die Vermehrung des Druckes auch gefährlich werden, endlich kann er sich mit der Zeit eitrig umwandeln.

Therapie. Die Behandlung kann in den meisten Fällen ebenso wie beim Pneumothorax konservativ sein. Im ganzen muß die Anwesenheit von Flüssigkeit zu einer strengeren Einhaltung von Körperruhe veranlassen. Patienten mit großen Ergüssen sollen das Bett hüten. Bei kleineren Ergüssen kann man das Umhergehen gestatten, wenn kein Fieber vorhanden ist und die Dyspnoe nur gering ist. Namentlich gilt das für den artefiziellen Pneumothorax, während beim spontanen größere Vorsicht geboten ist.

Starker Druck und erhebliche Kompressionserscheinungen können einen Eingriff notwendig machen. Man könnte sowohl das Gas als auch das Exsudat entleeren. Wegen der hydrostatischen Wirkung der Flüssigkeit ist aber die Punktion des Exsudates vorzuziehen, die sich nach den gleichen Regeln zu richten hat wie bei der serösen Pleuritis.

3. Der Pyopneumothorax.

Ätiologie. Ein Pyopneumothorax kann dadurch entstehen, daß in einem reinen Pneumothorax sich ein Exsudat ansammelt und allmählich eitrig wird, oder dadurch, daß bei der Fortleitung eines entzündlichen Prozesses aus der Nachbarschaft eine eitrige Pleuritis entsteht und gleichzeitig oder nachher eine Perforation erfolgt. Die einzelnen Krankheiten, die zu einem derartigen Ereignis führen können, sind oben erwähnt worden. Es ist leicht verständlich, daß Eiterungen und Gangrän der Lunge und anderer Organe meistens nicht zu einem reinen Pneumothorax, sondern gleichzeitig auch zu einem purulenten Flüssigkeitserguß führen müssen. Wenn wir bei der Tuberkulose häufig einen reinen Pneumothorax sehen, der nur Gas oder außerdem nur einen serösen Erguß enthält (Eichhorst sah unter 18 Fällen von tuberkulösem Pneumothorax siebenmal Eiteransammlung), so beweist das, daß die Mischinfektion mit Eitererregern bei der Lungentuberkulose keine sehr große Rolle spielt. Daß beim Durchbruch eines Empyems in die Lungen selten ein Pyopneumothorax entsteht, wurde S. 1784 erwähnt.

Die Bakterien, die man in einem Pyopneumothorax findet, sind die gleichen wie beim Empyem ohne Gasansammlung. Nur bringt es die Natur der krankhaften Prozesse, die zu Pyopneumothorax führen können, mit sich, daß häufig auch Fäulniserreger in die Pleurahöhle gelangen und daß deshalb das Exsudat eine jauchige Beschaffenheit annimmt. Da die Fäulniserreger oft Gase bilden, so können sie auch auf einem anderen Wege als infolge einer Perforation einen Pneumothorax hervorrufen. Wenn sich gasbildende Bakterien in der Pleurahöhle ansiedeln, so erzeugen sie nicht nur eine Pleuritis, sondern auch eine Gasansammlung, die dann natürlich nicht aus atmosphärischer Luft besteht, sondern aus den Produkten des Bakterienstoffwechsels. Doch gibt es wenige Fälle, in denen diese Entstehungsweise eines Pneumothorax wahrscheinlich ist (z. B. Levy). Wenn der Pneumothorax durch Lungenperforation entstanden ist, so mischt sich das Gas der Bakterien der ursprünglich im Pleuraraum vorhandenen Luft nur bei. Daß in einem Pneumothorax Schwefelwasserstoff vorhanden sein kann, hat schon im Jahre 1823 Duncan nachgewiesen.

Zu erwähnen ist noch, daß ein Pyopneumothorax auch bei der Nachfüllung eines künstlichen Pneumothorax entstehen kann. Schlimmer ist die Perforation einer Lungenkaverne in einen künstlichen Pneumothorax.

Der tuberkulöse Pyopneumothorax kann durch Tuberkelbazillen allein oder durch eine Mischinfektion bedingt sein. Im ersten Fall ist die Erkrankung weniger bösartig als im zweiten.

Symptomatologie. Der Pyopneumothorax macht die gleichen Symptome wie der Seropneumothorax, nur sind die Zeichen einer Allgemeininfektion ausgesprochener als bei diesem. Die Allgemeinsymptome sind die gleichen wie bei der Pleuritis purulenta und putrida, sie brauchen deshalb hier nicht besprochen zu werden. Am schwersten wird die Gesundheit durch den jauchigen Pyopneumothorax geschädigt.

Während in den meisten Fällen der Krankheitszustand plötzlich viel ernster wird, wenn sich in einem Pneumothorax eine Eiteransammlung bildet oder wenn das seröse Exsudat purulent wird, braucht das beim tuberkulösen Pneumothorax nicht der Fall zu sein. Nur wenn die Eiterung durch eine sekundäre Infektion bedingt ist, so wird das Allgemeinbefinden schwer beeinträchtigt. Dann kann, namentlich bei jauchigem Exsudat, auch bei Perforation einer Kaverne in den Pneumothorax, die Krankheit in wenigen Wochen den Tod herbeiführen. Wenn die Tuberkelbazillen die alleinige Ursache der Eiterung

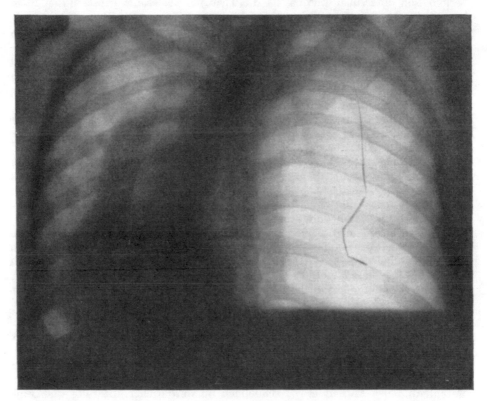

Abb. 115. Pyopneumothorax sinister mit hochgradiger Mediastinalverschiebung (siehe Text).

sind, so kann ein Pyopneumothorax monate- und selbst jahrelang bestehen, ohne eine ernstliche Gefahr zu bringen.

Die Lokalsymptome beim Pyopneumothorax unterscheiden sich dann von denen eines Seropneumothorax, wenn gasbildende Bakterien vorhanden sind. Dann kann die Produktion des Gases ganz enorme Druckwerte erzeugen und zu so starken Verdrängungen führen, wie man sie sonst kaum je beobachtet.

Abb. 115 ist ein Beispiel hierfür. Sie stammt von einer 30jährigen Patientin, bei der wegen beginnender Lungentuberkulose ein künstlicher Pneumothorax seit einem Jahr mit gutem Erfolg unterhalten wurde, bis im Anschluß an eine Nachfüllung hohes Fieber und starke Dyspnoe aufgetreten waren. Die Probepunktion ergab stinkenden graugrünlichen Eiter. Auf dem Bild sieht man, daß das Herz ganz nach der rechten Seite verschoben ist. Der Spitzenstoß liegt in der Medianlinie, der rechte Herzrand reicht fast bis zur Außenseite des Thorax. Die linke Lunge liegt der Wirbelsäule bandförmig an und überragt die

Querfortsätze nicht. Nur in ihrem oberen Teil ist sie verwachsen, so daß das Spitzenfeld verdunkelt ist. Diese Verwachsungen haben offenbar verhindert, daß die Aorta noch weiter nach rechts hinüberrücken konnte, ihr Bogen reicht bis zur Mitte, während ihr ansteigender Teil weit nach rechts hinüber verschoben ist. Der obere Teil der rechten Lunge ist entsprechend der geringeren Verschiebung des oberen Mediastinums ziemlich hell, während der untere Teil durch das verlagerte Herz komprimiert erscheint. Etwa in der Mitte des rechten Lungenfeldes sieht man die stark gefüllte Vena cava superior. Der Schatten des eitrigen Exsudates auf der linken Seite reicht nicht weit hinauf.

Diagnose. Die Diagnose des Pyopneumothorax unterscheidet sich nur dadurch von der des Seropneumothorax, daß die Probepunktion Eiter ergibt. Der Eiter muß namentlich bei tuberkulösem Pyopneumothorax immer bakteriologisch untersucht werden, da die Therapie bei einem tuberkulösen Eiter anders ist als bei einer Sekundärinfektion.

Differentialdiagnostisch kommen alle Zustände in Frage, die beim reinen Pneumothorax und beim Seropneumothorax erwähnt wurden. Außerdem kann aber ein abgekapselter Pyopneumothorax auch mit einem Zustand verwechselt werden, den Leyden unter dem Namen Pyopneumothorax subphrenicus beschrieben hat. Diese gashaltigen subphrenischen Abszesse, die durch Perforation des Magens oder Darmes entstehen, können das Zwerchfell weit in den Pleuraraum hineindrängen, sie können sogar seine Muskulatur zerstören und die Pleura diaphragmatica hoch in den Brustraum vorwölben. Bisweilen läßt die Entwicklung der Krankheit die Diagnose richtig stellen, indem peritonitische Reizsymptome und andere Erscheinungen, die auf die Bauchhöhle hinweisen, vorausgegangen sind. In vielen Fällen kann man durch manometrische Messung die Entscheidung treffen, da beim subphrenischen gashaltigen Abszeß der Druck bei der Inspiration zunimmt und bei der Exspiration sinkt. Doch können geringe Druckverschiebungen in diesem Sinne, wie Rosenbach zeigte, auch bei einem Pleuraexsudat vorkommen. Wenn die Probepunktion fäkulent riechende Massen ergibt, so spricht das natürlich für einen subphrenischen Abszeß. Die Röntgenuntersuchung läßt bei diesem die obere Begrenzung durch das Zwerchfell erkennen und läßt wohl immer die Unterscheidung mit Sicherheit treffen. Das Littensche Phänomen fehlt beim richtigen Pyopneumothorax, ist dagegen beim „Pyopneumothorax" subphrenicus vorhanden.

Prognose. Die Eiterung verschlimmert die Prognose des Pneumothorax in allen Fällen. Doch kann durch eine zweckmäßige Behandlung die Mehrzahl der Fälle geheilt werden, wenn nicht das Grundleiden eine solche Heilung ausschließt. Im letzten Falle bleibt auch bei richtiger Therapie eine Fistel zurück und der Patient stirbt schließlich an chronischer Eiterung und Entkräftung, eventuell an amyloider Degeneration, wenn nicht das Grundleiden selbst zum Tode führt.

Der tuberkulöse Pyopneumothorax verhält sich, wenn er durch Sekundärinfektion hervorgerufen ist, wie jeder andere Pneumothorax mit eitrigem Exsudat. Wenn dagegen die Eiterung durch den Tuberkelbazillus bedingt ist, so kann der Pyopneumothorax ohne wesentliche Beeinträchtigung des Gesundheitszustandes viele Jahre bestehen. In den meisten Fällen entwickelt sich freilich in kürzerer oder längerer Zeit ein chronisches Siechtum. Schlecht wird die Prognose, wenn der tuberkulöse Pyopneumothorax dauernd drainiert und dadurch sekundär infiziert wird. Einzelne Fälle heilen freilich nach der Entfernung des Ergusses rasch aus, bei der Mehrzahl dagegen dauert die Eiterung fort, es entsteht eine Fistel, und wenn keine Sekundärinfektion hinzutritt und den Verlauf verschlimmert, so verfällt der Patient dem chronischen Marasmus, der Amyloidentartung usw. Behandelt man dagegen den Pyopneumothorax konservativer, so kann er ohne wesentlichen Schaden für den Patienten lange Zeit bestehen.

Therapie. Für die Therapie gelten, mit Ausnahme des tuberkulösen Pneumothorax, die gleichen Regeln wie für das Empyem, d. h. für den Eiter muß so rasch als möglich ein dauernder Abfluß geschaffen werden, bis die Entzündung der Pleura ausgeheilt ist.

Im Gegensatz zur eitrigen Pleuritis sind beim Pyopneumothorax keine besonderen Vorrichtungen notwendig, um das Eindringen von Luft zu verhüten. Deshalb ist eine einfache Rippenresektion ohne Luftabsaugung erlaubt. Recht oft genügt aber die Punktion mit Aspiration, wie sie im Kapitel Empyem beschrieben wurde.

Wenn die Dauerdrainage des Pyopneumothorax nicht zum Ziele führt, so kann man Spülungen der Pleurahöhle mit desinfizierenden Lösungen versuchen. Methylenblau, Natriumhypochlorit, Rivanol und viele andere Mittel sind empfohlen worden, in letzter Zeit besonders Preglsche Jodlösung, die man nach Spülung der Pleurahöhle mit Kochsalzlösung in Mengen von 50 bis 300 ccm einführt und liegen läßt (W. Unverricht). Selbstverständlich ist Vorsicht wegen der Möglichkeit einer Resorption nötig (vgl. das Kapitel eitrige Pleuritis). In chronischen Fällen bleibt nur die Thorakoplastik übrig wie bei der eitrigen Pleuritis. Es sei deshalb auf dieses Kapitel verwiesen. Auch der Oleothorax ist empfohlen worden. Freilich erreicht man damit keine Ausheilung, sondern im günstigsten Fall ein Verschwinden der Sekundärinfektion. Deshalb ist recht oft eine nachträgliche Thorakoplastik notwendig.

Der nicht mischinfizierte tuberkulöse Pyopneumothorax ist möglichst konservativ zu behandeln, ganz wie das tuberkulöse Empyem ohne Pneumothorax. Oft genügen wiederholte Punktionen, die natürlich mit peinlicher Asepsis vorgenommen werden müssen. Wenn dabei aber der Allgemeinzustand des Patienten schlechter wird, so kann man einen Versuch mit desinfizierenden Spülungen (Preglsche Jodlösung nach W. Unverricht) oder mit einem Oleothorax machen, oft wird aber, wie beim einfachen tuberkulösen Empyem, noch eine Thorakoplastik notwendig. Das gilt in gleicher Weise für den spontanen tuberkulösen Pyopneumothorax wie für den künstlichen Pneumothorax mit sekundärer eitriger Pleuritis.

XV. Die Geschwülste der Trachea, der Bronchien, der Lunge und der Pleura.

1. Gutartige Geschwülste.

Gutartige Neubildungen der Trachea sind selten. Nach Krieg waren bis 1907 bekannt: 42 Chondrome und Osteome, 41 Papillome, 25 Fibrome, 14 intratracheale Strumen, 6 Adenome, 4 Lipome und 2 Lymphome. Die klinischen Erscheinungen bestehen in Hustenreiz, der bisweilen zu krampfartigen Hustenanfällen führt, Dyspnoe (als Folge der Trachealstenose), unangenehmen Sensationen im Hals und hinter dem Sternum. Die Diagnose ist nur mit Hilfe der Spiegeluntersuchung möglich. Auch die Therapie wird in der Regel Sache des Spezialisten.

Die gutartigen Tumoren der Bronchien und der Lunge haben eine noch geringere klinische Bedeutung. Fibrome, Adenome, Lipome, Chondrome und Osteome werden fast nur als zufällige Nebenbefunde auf dem Sektionstisch entdeckt (über Enchondrome vgl. Hickeym und Simson, Reboul, über Lipome Feller, über Adenome Knoflach und Marchesani, über Amyloidtumoren Ephraim, Kschikscho, Ecoffey, über Myome Deussing, Schwab). Selten entstehen durch Druck auf einen Luftröhrenast Bronchiektasien (vgl. Kirch). Eine etwas größere Bedeutung haben die Dermoidzysten. Sie machen sich meistens um das 20. Lebensjahr durch das Aushusten von Haaren bemerkbar und führen je nach der Größe und dem Sitz zu verschiedenartigen Störungen. Gewöhnlich stellt sich mit der Zeit eine Infektion ein, Abszesse, Pneumonien oder Empyem können den Tod herbeiführen. Das Röntgenbild wird als runder, scharf begrenzter Schatten beschrieben (Powell und Hartley). Eröffnung und Drainage der Höhle hat selten vollkommene Ausheilung, immer aber eine bedeutende Besserung zur Folge (Lit. bei Shaw und Williams und in Sauerbruchs Chirurgie der Brustorgane).

ᵀAuch an der Pleura kommen Fibrome, Lipome, Osteome, Chondrome, Angiome vor. Sie erreichen selten eine erhebliche Größe und machen nur ganz ausnahmsweise die physikalischen Symptome eines Tumors.

2. Bösartige Neubildungen.

a) Bösartige Neubildungen der Trachea.

In der Trachea sind bösartige Neubildungen selten. Von primären Karzinomen konnte Nager 1907 37 Fälle zusammenstellen. Sie entstehen meistens an der Bifurkation und haben den Typus des Plattenepithelkrebses. Da sie in der Regel frühzeitig in einen Hauptbronchus hineinwachsen, entsteht das gleiche Krankheitsbild wie beim Bronchialkarzinom. Die primären Sarkome entwickeln sich in der Regel von der vorderen Wand aus. Die sekundären malignen Tumoren entstehen fast immer durch Übergreifen einer Geschwulst aus der Nachbarschaft, besonders von der Schilddrüse aus.

b) Primäre bösartige Neubildungen in Bronchien und Lungen.

Vorkommen und Ätiologie. Früher galten primäre maligne Tumoren der Bronchien und Lungen als große Seltenheiten, die gegenüber den sekundären Geschwülsten der Lungen weit zurücktraten. Gegenwärtig sehen wir aber primäre bösartige Geschwülste fast ebenso häufig wie sekundäre. In den Jahren 1914—1925 kamen auf der Basler medizinischen Klinik (unter 27300 Aufnahmen) 53 Fälle von primärer Geschwulst der Bronchien und Lungen (von denen der pathologische Anatom 47 als Karzinome, 6 als Sarkome erklärte) zur Sektion, gegenüber 56 Fällen von Lungenmetastasen bei primärer Geschwulst in einem anderen Organ.

Die primären Tumoren machen also bei Einrechnung der wenigen nicht zur Sektion gekommenen mehr als 2⁰/₀₀ der Aufnahmen aus — oder 0,6—0,7⁰/₀ der Gesamtsektionen = 5⁰/₀ der Karzinomsektionen. Die von Lubarsch mitgeteilte Sammelsektionsstatistik des Deutschen Reiches über die Jahre 1920/21 ergab primäre Lungen- und Bronchialkarzinome in 0,52⁰/₀ aller Sektionen und in 5,3⁰/₀ aller Karzinomsektionen. An einzelnen Orten wurden noch höhere Prozentzahlen gefunden (10⁰/₀ der Karzinomsektionen und darüber).

Männer sind viel häufiger befallen als Frauen. Das Verhältnis des männlichen zum weiblichen Geschlecht beträgt in meinem Material 1,9 : 1, bei Kikuth 1,8 : 1, in Lubarschs Sammelstatistik fast 4 : 1. In Lubarschs Statistik machen die primären Bronchial- und Lungenkarzinome 8⁰/₀ aller männlichen und nur 2,7⁰/₀ aller weiblichen Krebssektionen aus. Für das männliche Geschlecht kommt ihre Häufigkeit gleich nach den Karzinomen des Magens und der Speiseröhre, beim weiblichen erst nach denen des Uterus, der Brustdrüse, der Gallenwege und des Darmes.

Das Alter, in dem die Erkrankung auftritt, ist am häufigsten (etwas über die Hälfte der Fälle) das sechste und siebente Lebensjahrzehnt. Aber auch jenseits des siebenzigsten Jahres sind die Fälle nicht selten, und zwischen dem vierzigsten und fünfzigsten Jahr ist die Erkrankung schon ziemlich häufig, im Alter von 20—29 Jahren zählte Kikuth 7 Fälle (von 246). Ein Adenokarzinom bei einem 16 Monate alten Mädchen ist von Schwyter mitgeteilt worden.

Die Häufigkeit des primären Bronchial- und Lungenkrebses hat in den letzten Jahrzehnten zugenommen, wie aus vielen Statistiken Deutschlands, Österreichs und der Schweiz hervorgeht. Auch aus Ungarn (v. Zalka), aus Prag (Holzer), aus England (Duguid), aus Amerika (Lichty,

Wright und Baumgartner, Hoffmann, Barron) wird das gleiche berichtet.

Vielfach ist auch angenommen worden, daß die Zunahme nur eine scheinbare sei, bedingt durch bessere Diagnostik (z. B. Breckwoldt, Fried). Dieser Einwand läßt sich aber gegenüber den Sektionsstatistiken nicht aufrecht erhalten, da die anatomische Diagnostik durch häufigere mikroskopische Untersuchung zwar Fortschritte gemacht hat, aber nicht in dem Maße, daß die großen Unterschiede in den Zahlen dadurch erklärt werden könnten (vgl. Staehelin). Selbstverständlich ist nur Sektionsstatistiken beweisend, und unter diesen nur solche, die die Fehlerquellen ausschalten, wie sie durch das Altersverhältnis der Obduzierten usw. bedingt sind. Das trifft für das Verhältnis der Fälle von primärem Bronchial- und Lungenkarzinom zu den gesamten Karzinomen zu. Auch hier können noch Fehler durch zu geringe Zahlen entstehen, wie Breckwoldt gezeigt hat, indem auch bei großem Sektionsmaterial in einem Jahr verhältnismäßig wenig Fälle zur Beobachtung kommen. Aber die größeren Statistiken zeigen fast alle übereinstimmend eine Zunahme, namentlich wenn sie bis zur Jahrhundertwende zurückgehen, so daß kein Zweifel an der Tatsache bestehen kann. In Basel ist auch ein Vergleich mit einer guten Statistik der gesamten Krebsmortalität möglich, die von 1870—1919 für die Karzinome der anderen Organe (berechnet auf die Altersklassen) nicht zugenommen hat (vgl. Staehelin).

Auffallenderweise hat die Zunahme nicht überall zu gleicher Zeit eingesetzt. An einigen Orten, z. B. in Oslo (zit. nach Hampeln) und in Innsbruck (Marchesani) war sie bis in die letzten Jahre nicht nachweisbar. In Riga setzte die Zunahme schon vor 1900 ein (Hampeln) und erreichte 1915/16 ihren Höhepunkt (Brandt). In Berlin, Hamburg, Basel ist die Zunahme schon zur Zeit der Jahrhundertwende nachweisbar, wird aber erst später deutlicher, z. B. in Zürich und in Basel ziemlich plötzlich um 1911/12 (Lauf, Wahl, Kikuth, Probst, Staehelin). In Jena wurde die Zunahme erst von 1920 an bemerkt (Berblinger), in Heidelberg (wo allerdings die Zahl schon 1906 hoch war) besonders 1924 (Katz), in Prag 1911, stärker 1919 (Holzer). Während in Basel seit 1914 keine Zunahme mehr bemerkbar ist, stieg die Häufigkeit in Zürich 1916 noch weiter an. In Leipzig, wo die Zahl schon seit 1900 hoch war, stieg sie von 1914—1918, dann wieder 1924 stark an (Seyfarth), ebenso in Wien (Ferenczy und Matolczy).

Diese Zunahme des primären Bronchial- und Lungenkarzinoms läßt sich nur so erklären, daß die Krankheit durch eine noch unbekannte Schädigung ausgelöst werden muß, die seit der Jahrhundertwende mehr oder weniger überall auf die Menschheit einwirkt, aber an verschiedenen Orten zu verschiedenen Zeiten begonnen hat wirksam zu werden.

Die Grippe, die Berblinger u. a. als Ursache anschuldigen, fällt außer Betracht, da die Zunahme des Krebses an vielen Orten schon vor ihrem Auftreten beobachtet wurde. Man hat an die Einatmung von Teerbestandteilen infolge der zunehmenden Straßenteerung gedacht (Bloch, Staehelin). Dafür könnte sprechen, daß es Murphy und Sturm gelungen ist, durch Einreiben von Teer in die Haut von Mäusen primäre Adenokarzinome der Lungen ohne Hautläsion zu erzeugen. Sie erklären das dadurch, daß der Teer die Widerstandskraft gegenüber karzinomerzeugenden Reizen herabsetzt, wie solche in Form von Staubinhalation einwirken können. Meine Versuche mit Ratten, die auf Teerboden lebten, haben bisher fehlgeschlagen. Heilmann denkt an die Inhalation von Bestandteilen der Öle oder der Brennstoffprodukte von Automobilen. Andere (z. B. Hampeln) nehmen unspezifische Staubinhalation als Ursache der Krebsentwicklung an. Aber ein Zusammenhang zwischen Pneumonokoniosen und Bronchialkarzinom ist (außer beim unten zu besprechenden Schneeberger Lungenkrebs, der als Argument nicht zu verwerten ist) nie beobachtet worden. In meinen in den Dissertationen Dynkin und Sachs bearbeiteten Fällen war nie eine Kombination mit Pneumonokoniose vorhanden, und seither habe ich nur in einem einzigen Fall ein gemeinsames Vorkommen dieser Krankheiten gesehen.

Auch der Beruf hat keinen nachweisbaren Einfluß auf die Entstehung des Bronchialkarzinoms.

Ob ein Trauma eine maligne Neubildung der Lungen oder der Bronchien zur Folge haben kann, ist noch ganz ungewiß. Die wenigen (z. B. von Hedinger) veröffentlichten Fälle sind durchaus nicht beweisend.

Wenn wir also die auslösende Ursache noch nicht kennen, so müssen wir doch zugeben, daß chronische Bronchial- und Lungenerkrankungen die Entstehung des Karzinoms begünstigen können. Schon wiederholt sind alte Veränderungen in den Lungen oder Bronchien, z. B. syphilitische Narben (auch in

einem meiner, von Sachs veröffentlichten Fälle) gefunden und als Ausgangspunkt des Tumors angesprochen worden. In den Fällen von Dynkin und
Sachs aus meiner Klinik waren in 60% Angaben über früher überstandene
Krankheiten der Respirationsorgane in der Krankengeschichte zu finden, 40%
klagten über seit Jahren bestehenden Husten, bei zwei Fünfteln ergab die
Sektion neben dem Tumor Lungenemphysem. Frommel fand bei 41 Fällen
21mal Emphysem, 8 mal Tuberkulose, 29 mal starke Einwirkung von Straßenstaub.

Eine weitere Disposition zu Krebs ist durch die Konstitution gegeben.
Darauf deutet die Tatsache, daß gar nicht selten der Tumor sich im kongenital
mißgebildeten Lungengewebe entwickelt, und daß oft gleichzeitig noch andere
Fehlbildungen gefunden werden (Schwyter). Lynch konnte bei einem weißen
Mäusestamm in mehr als 80% durch Einreiben von Teer Lungenkrebs erzeugen.
bei einem grauen Stamm nur in 22%. Die Kreuzungsversuche ließen es als
möglich erscheinen, daß ein oder mehrere dominante Erbfaktoren für die stärkere
Empfindlichkeit verantwortlich zu machen sind.

Eine besondere Bedeutung für die Erforschung der Ätiologie hat der ,,Schnee-
berger Lungenkrebs", der als eine häufige Erkrankung der in den Schneeberger Gruben beschäftigten Bergleute von Härting und Hesse in den 70er
Jahren des letzten Jahrhunderts beschrieben wurde.

Von etwa 650 Arbeitern starben 1869—1871 63 an der Krankheit, dann sank die Zahl
langsam, was auf Verbesserung der hygienischen Verhältnisse bezogen wurde. Die anatomische Diagnose wurde in einem Fall auf Lymphosarkom gestellt. 1913 konnte aber
Arnstein in einem Falle nachweisen, daß es ein Karzinom war. Von 1920 an fand die Krankheit wieder erneute Beachtung und wurde systematisch untersucht (Uhlig, Rostoski,
Schmorl, Aßmann). Unter der stark zurückgegangenen Belegschaft sind Pneumono-
koniosen außergewöhnlich verbreitet, und in $3^1/_4$ Jahren starben von 154 untersuchten
Bergleuten 21, davon 13 an autoptisch festgestelltem, 2 an nur klinisch diagnostiziertem
Bronchialkarzinom. Es wurde vermutet, daß die Pneumonokoniose, deren Symptome in
allen Fällen den rasch fortschreitenden Zeichen des Krebses jahrelang vorausgingen, die
Ursache der Karzinombildung sei, aber sonst ist das Karzinom in pneumonokoniostischen
Lungen selten (vgl. Staehelin), und aus anderen Staubberufen ist keine solche Häufung
von Lungenkrebs bekannt geworden. Wir müssen also doch wohl in chemischen Einwirkungen den in diesen Gruben gewonnenen Speisekobaltes (Kobalt oder Arsen) die Ursache
des Karzinoms suchen.

Nach den Beobachtungen über den Schneeberger Lungenkrebs muß man
annehmen, daß die Pneumonokoniosem (wie auch andere Bronchial- und Lungen-
schädigungen) eine Disposition für die Entstehung von Karzinom schaffen
können, daß aber für den Ausbruch der Krankheit chemische Reize verantwortlich zu machen sind, und daß die Zunahme des Leidens in den letzten Jahrzehnten
durch die zunehmende Einwirkung bestimmter Substanzen auf die Bevölkerung
zurückzuführen ist.

Pathologische Anatomie. Weitaus am häufigsten sind, wie schon erwähnt,
die Karzinome. In den größeren Statistiken ist die rechte Lunge um ein geringes
häufiger der Sitz der Geschwulst als die linke und die Oberlappen gegenüber den
Unterlappen ein wenig bevorzugt. Der Krebs entwickelt sich entweder von den
Bronchien oder vom Lungengewebe aus. Am häufigsten bilden die Schleimdrüsen der Bronchialschleimhaut den Ausgangspunkt, seltener die Deckepithelien der Bronchien oder das Alveolarepithel. Neuerdings wird auch ein
Ursprung von den Basalzellen angenommen (Brandt). Unter 41 von Sachs
veröffentlichten Fällen war nur 1 Alveolarkarzinom und 6 Karzinome, in denen
der Zusammenhang mit einem Bronchus nicht sicher nachgewiesen werden
konnte, alle anderen zweifellose Bronchialkrebse (ähnlich bei Kikuth).

Man kann folgende Formen unterscheiden:

1. Geschwülste, die vom Hilus ausgehen. Bisweilen bilden sie zirkumskripte Verdickungen der Wand eines Bronchus 2. bis 3. Ordnung. Selten

sind polypöse Geschwülste (vgl. Malkwitz). Die Bronchialkarzinome verbreiten sich vom Bronchus aus weiter, entweder 1. in das umgebende Lungengewebe hinein (vgl. Abb. 118), so daß ein großer Knoten mit dem Bronchus im Zentrum entsteht, oder 2. in den Lymphwegen, wobei wieder zwei Formen vorkommen: a) das Karzinom folgt den Bronchien und umgibt diese scheidenförmig bis zur Lungenoberfläche (vgl. Abb. 123), selbst flächenförmig auf die Pleura übergreifend, oder es entsteht b) eine Lymphangitis carcinomatosa, die sich weithin ausbreitet und sehr zierliche Bilder erzeugen kann.

2. Geschwülste mitten in einem Lungenlappen. Sie sind viel seltener (unter den 41 Karzinomen von Sachs nur 3 mal), unter 225 Karzinomen Kikuths höchstens 21 mal) und können von einem Bronchus oder vom Alveolarepithel ausgehen. Die Tumoren sind rundlich, zirkumskript und können recht groß werden. In den übrigen Lungenpartien findet man häufig kleinere metastatische Knoten (vgl. Abb. 125).

3. Diffuse Infiltrate, die ähnlich aussehen wie käsige Pneumonie. Eine größere Partie der Lunge, selbst ein ganzer Lappen kann ergriffen sein. Auch diese Tumoren können sowohl von den Bronchien als vom Alveolarepithel ausgehen. Die Bronchien selbst können innerhalb des Tumors deutliche Geschwülste und Wandinfiltrationen erkennen lassen.

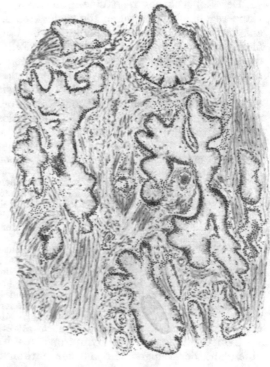

Abb. 116.
Primäres Karzinom der Lunge (Adenokarzinom). Schwache Vergr. (Nach Jores.)

Diese Geschwulstart ist makroskopisch oft nicht leicht zu erkennen. Hedinger hat 2 Fälle mitgeteilt, in denen er zuerst die Diagnose auf Tuberkulose bzw. Zirrhose auf wahrscheinlich tuberkulöser Grundlage stellte und erst bei der mikroskopischen Untersuchung die krebsige Natur erkannte.

Histologisch erweisen sich die Bronchial- und Lungentumoren meist als Zylinderzellenkarzinome (vgl. Abb. 116), seltener als Plattenepithelkrebse. Auch Kankroide (Hermann) und Gallertkrebse (Eismayer) sind beschrieben. Die seltenen Fälle von Karzinom in Bronchiektasien oder phthisischen Kavernen (von der Wand ausgehend) sind Plattenepithelkrebse.

Die Krebsmassen können das Lungengewebe verdrängen, aber auch in die Alveolen hineinwachsen und diese mit neugebildeten Zellen ausfüllen. Sie wuchern auch manchmal durch die Alveolarporen von einem Lungenbläschen in das andere. Nicht selten entstehen Bilder, die wie Bronchopneumonien oder käsig-pneumonische Herde aussehen.

Die Tumoren und Infiltrate zerfallen häufig und können zur Bildung von Höhlen Veranlassung geben, wodurch die Ähnlichkeit mit tuberkulösen Infiltraten noch größer wird. Auch Blutungen in die Höhlen können auftreten. Es kommt aber auch vor, daß die Neubildung gangränös zerfällt. Arrosion großer Gefäße kann den Tod herbeiführen. Infolge der

Verengerung von Bronchialästen bilden sich oft peripher von diesen Bronchi-ektasien. In dem hinter der Stenose liegenden Lungengebiet können sich ebenfalls Abszesse, Gangränherde und aputride Nekrosen des Lungengewebes finden. In der Umgebung des Tumors findet man oft akut- oder chronisch-pneumonische Exsudate oder chronisches Ödem.

Nicht selten ist die Pleura beteiligt, oft in Form karzinomatöser Schwarten, oft mit Exsudatbildung. Auch andere Nachbarorgane können per continuitatem ergriffen werden.

Der Lungenkrebs zeigt eine große Neigung zur Bildung von Metastasen. Ganz regelmäßig erkranken die regionären Lymphdrüsen, besonders die bron-chialen, seltener die supraklavikularen. Von entfernten Metastasen wird am häufigsten (in mehr als einem Drittel der Fälle) die Leber befallen, dann kommen die übrigen Teile der gleichen oder entgegengesetzten Lunge, etwa ebenso häufig (in etwa $20^0/_0$) das Skelettsystem, dann das Gehirn, die Nieren und Neben-nieren. In seltenen Fällen findet man bei ausgedehnter Metastasenbildung einen ganz kleinen primären Bronchialtumor. In der karzinomatösen Lungen-partie siedelt sich nicht selten eine Tuberkulose an. Doch kann auch der Krebs in einer tuberkulösen Lunge entstehen.

Unter 57 meiner Fälle ergab die Sektion 10 mal ausgedehnte tuberkulöse Verände-rungen, darunter 3 mal scheinbar ausgeheilte zirrhotische Herde, 6 mal offenbar fortschrei-tende Tuberkulose in nicht karzinomatösen Lungenpartien und einmal frisches tuberkulöses Gewebe in der Umgebung eines kavernös zerfallenen Bronchialkarzinoms.

Primäre Sarkome sind erheblich viel seltener. Es handelt sich teils um rundzellige, teils um spindelzellige Geschwülste. Sie bilden meistens solitäre große Knoten, die einen ganzen Lappen und einen noch größeren Bezirk durchsetzen können. Nicht immer läßt sich entscheiden, ob sie von der Lunge oder von der Pleura ausgehen. Die Sarkome neigen weniger zu Zerfall als die Karzinome.

In einzelnen Fällen ist der pathologische Anatom nicht imstande, mit Sicherheit die Differentialdiagnose zwischen Karzinom und Sarkom aus dem histologischen Bild zu stellen (so bei den von Sachs veröffentlichten Fällen 3 mal gegenüber 39 sicher als Karzi-nom und 4 sicher als Sarkom angesprochenen Fällen).

Die Lymphosarkome gehen teilweise von den Lymphdrüsen des Mediastinums, seltener von dem peribronchialen Lymphgewebe oder einer Thymus persistens aus. Meistens wuchert die Geschwulst längs den Bronchien weiter. Sie zerfällt nicht, und man kann innerhalb des Tumors die Bronchien noch gut erkennen.

Symptomatologie. Die Symptome des Karzinoms der Trachea, der Bron-chien und der Lungen und die der Sarkome unterscheiden sich nicht vonein-ander.

Im Beginn der Krankheit fühlen die Patienten oft eine allgemeine Mattigkeit, die einige Wochen bis Monate dauern kann, ohne daß ärztliche Hilfe notwendig erscheint. Was die Kranken beunruhigt, ist in der Regel zuerst Husten, Auswurf, Schmerzen oder unangenehme Sensationen im Hals, auf der Brust oder auf der Seite. Gar nicht selten ist die Dyspnoe das wichtigste, worüber geklagt wird. Auch die Untersuchung ergibt in diesem Stadium nichts Weiteres als eine geringe Bronchitis oder ein Pleuraexsudat, das zunächst als harmlose Brustfellentzündung aufgefaßt wird und sich erst später als Ausdruck eines primären oder sekundären malignen Pleuratumors erweist. Wieder in anderen Fällen führt eine Rekurrensparese die Kranken zum Arzt. Erst mit der Zeit entwickelt sich das eine oder andere charakteristische Symptom.

Dyspnoe ist bei allen bösartigen Neubildungen der Trachea, der Lunge oder der Pleura recht häufig. Anfangs tritt sie nur bei Anstrengungen auf, mit der Zeit wird sie immer intensiver. Sie beruht bisweilen auf einer Kom-pression der Trachea durch Drüsenmetastasen, bisweilen auf einer Verlegung der Luftröhre oder eines Hauptbronchus, bisweilen auf dem Pleuraexsudat. Es muß aber bemerkt werden, daß die Atemnot selbst bei vollkommenem Ver-schluß eines Hauptbronchus vollständig fehlen kann; sogar bei Tumoren der

Trachea kann sie vermißt werden, weil die Geschwulst sich bisweilen von der Bifurkation aus nur in der Richtung des einen Hauptbronchus ausdehnt.

Stridor kann auftreten, wenn der Tumor die Trachea teilweise ausfüllt oder (Metastasen in den Mediastinaldrüsen!) von außen zusammendrückt. Auch Verlegung oder Kompression eines Hauptbronchus kann Stridor hervorrufen, aber durchaus nicht in jedem Fall. Bei Geschwülsten der Bifurkation kann der Stridor fehlen, aus den gleichen Gründen, die die Dyspnoe vermissen lassen.

Brustschmerzen werden nach meinem und Bergmarks Material in mehr als einem Drittel aller Fälle angegeben. Die Schmerzen sind am stärksten bei Vorhandensein eines pleuritischen Ergusses. Nach Entleerung desselben können sie sich noch erheblich steigern, was wohl auf die Zerrung durch die starrwandige Pleura zurückzuführen ist. Sonst beschränken sich die Schmerzen in der Regel nur auf ein dumpfes Gefühl auf der Brust. Bisweilen fehlt auch dieses. Daß aber Schmerzen auf der Brust für die Diagnose wegleitend sein können, geht aus dem Fall von Karzinom des linken Oberlappenbronchus hervor, von dem unten die Bilder der Röntgenplatte und des anatomischen Präparates wiedergegeben sind (Abb. 117 u. 118). Bei Tumoren der Trachea sind Schmerzen, Kitzel und andere Sensationen unter dem Sternum häufig. Auch Schmerzen beim Schlucken und Schlingbeschwerden kommen vor, was sich leicht durch Kompression der Speiseröhre erklären läßt. Der Nervus recurrens wird durch die primäre Geschwulst oder durch die Drüsenmetastasen in Mitleidenschaft gezogen. Nicht jedesmal braucht Heiserkeit zu entstehen, sondern oft erkennt man die Störung nur bei der Laryngoskopie.

Fieber ist in mehr als der Hälfte der Fälle von Lungenkrebs vorhanden. Doch ist es selten hoch, meistens unregelmäßig. Ob immer nur sekundäre Infektionen Ursache der Temperatursteigerung sind, bleibe dahingestellt.

Husten ist in der Regel vorhanden, doch beruht er zum Teil auf sekundären Prozessen, wie Bronchitis, die nicht selten sich einstellt. Bei Trachealtumoren kann er sehr quälend werden.

Als charakteristisches Zeichen des Auswurfes wird vielfach himbeergeléeartige Beschaffenheit angegeben, die von beigemischtem Blut herrührt. Sie ist aber recht selten, nach meiner Erfahrung kaum in 5% der Fälle. Sehr viel häufiger (nach den Statistiken von Sachs und von Bergmark bei einem Drittel der Kranken) sind streifige Beimengungen von Blut oder ziegelrote Färbung, aber häufig fehlt jede hämorrhagische Beimischung. In einzelnen Fällen von Sarkom wurde grüner oder olivenfarbiger Auswurf beobachtet.

Die mikroskopische Untersuchung des Sputums gibt nicht in allen Fällen charakteristische Befunde. Am häufigsten werden Fettkugeln getroffen, auf deren diagnostische Bedeutung Lenhartz großen Wert legt. Sie kommen wahrscheinlich durch Verfettung von Tumorzellen zustande. Solche große Fettkugeln hat man nach Lenhartz nur bei Lungenkrebs gefunden, wenn er auch nicht daran zweifelt, daß sie auch bei anderen Krankheiten vorhanden sein können. Jedenfalls ist ihr gehäuftes Auftreten ein dringendes Verdachtsmoment. Bei gangränösem Zerfall des Tumors wird der Auswurf übelriechend.

Seltener findet man Geschwulstzellen im Auswurf. Sie sind nur dann mit Sicherheit zu erkennen, wenn sie in solchen Verbänden zusammenliegen, daß die karzinomatöse oder sarkomatöse Struktur einwandfrei ist. Am wenigsten kann ein Zweifel bestehen, wenn die Partikelchen so groß sind, daß sie mit bloßem Auge gesehen werden. Doch ist das recht selten. In zweifelhaften Fällen ist Härtung des Sputums und Schneiden mit dem Mikrotom zu empfehlen. Aber auch damit habe ich noch höchst selten ein einwandfreies Resultat erhalten.

Die Inspektion läßt nicht selten das Nachschleppen einer Brusthälfte erkennen. Auch eine Vorwölbung infolge der Ausbildung eines Exsudates kann vorhanden sein. Ist kein Erguß in der Pleurahöhle, so ist die Seite in der Regel eingezogen. Wenn die Drüsenmetastasen zu einer Kompression der Vena cava sup. geführt haben, so beobachtet man häufig eine Schwellung der Halsvenen, ein- oder doppelseitig, seltener ein Ödem des Halses und des Gesichts. Auch die Brustvenen können stark gefüllt sein, und Fränkel weist darauf hin, daß bisweilen die unpaare Vena epigastrica sup., die normalerweise das Blut aus den oberen Teilen der Brustwand der Vena mammaria int. (und somit der Vena cava sup.) zuführt, stark erweitert ist und eine Blutströmung in umgekehrter Richtung, von oben nach unten, erkennen läßt. Seltener sieht man über dem Sternum oder an anderen Stellen der Brustwand Geschwülste, die durch das Durchwachsen des Tumors bedingt sind. Etwas häufiger sind kleine Hautmetastasen an der Brustwand (und auch an anderen Körperstellen).

Der Kehlkopf zeigt bisweilen eine vertikale Pulsation (Oliver - Cardarellisches Symptom). Auch einzelne Thoraxpartien können eine mehr oder weniger deutliche Pulsation erkennen lassen.

In vielen Fällen sind vergrößerte Supraklavikulardrüsen, meist nur einseitig oder auf einer Seite stärker nachweisbar, bisweilen auch Vergrößerung der axillaren, selten der inguinalen Lymphknoten.

Die Perkussion ergibt in den typischen Fällen eine Dämpfung über dem Tumor. Wenn dieser vom Oberlappenbronchus ausgeht, so erstreckt sich die Dämpfung in den ersten Interkostalräumen vom Sternum nach außen und läßt in der Regel die Spitze frei. Bei Tumoren des Unterlappenbronchus ist der Schall hinten unten leise, wird aber oft gegen die Basis zu wieder lauter. Die Geschwülste, die in der Peripherie der Lappen ihren Ursprung haben, machen oft mehr oder weniger deutliche Dämpfungen, verändern aber den Lungenschall nicht immer. Auch beginnende Bronchialkarzinome machen sich bei der Perkussion nicht bemerkbar. Wenn die Geschwulst wächst, so wird die Dämpfung ausgedehnter, aber immer weniger charakteristisch. Auch Atelektase, Ödem und chronische Pneumonie in der Umgebung des Tumors können die Dämpfungen vergrößern, und recht oft wird der Perkussionsbefund durch ein Pleuraexsudat beherrscht. Die Dämpfungen können recht unregelmäßig sein und, wie schon Fränkel betont hat, von Tag zu Tag wechseln, offenbar infolge von Atelektase und Ödem. Von diagnostischer Wichtigkeit ist, daß der Stimmfremitus über der Dämpfung häufig herabgesetzt ist, was Verwechslungen mit Ergüssen zur Folge haben kann. Im Gegensatz zu diesen findet man aber keine Verschiebung des Mediastinums nach der gesunden Seite, sondern eher nach der kranken, wenn nicht das Bild durch Karzinommassen verwischt wird, die über die Mitte hinübergewuchert sind.

Das Atemgeräusch kann bronchial, sogar amphorisch sein. Häufig ist es aber abgeschwächt vesikulär oder unbestimmt. Namentlich bei noch wenig weit vorgeschrittenem Bronchialkrebs besteht der charakteristische Befund in abgeschwächtem Atmen bei fehlender Dämpfung, also in den Zeichen einer Bronchialstenose.

Rasselgeräusche können vollkommen fehlen. Wenn sie zu hören sind, so rühren sie von einer begleitenden Bronchitis oder vom Zerfall des Tumors her.

Das Curschmannsche Symptom (auffallend gute Hörbarkeit der Herztöne an der hinteren Thoraxwand) ist in einzelnen Fällen nachweisbar, aber nicht spezifisch.

Ein pleuritisches Exsudat ist in etwa einem Drittel der Fälle vorhanden. Die Flüssigkeit ist oft hämorrhagisch, aber durchaus nicht immer, sondern in der kleineren Zahl der Fälle. Bisweilen ist der Blutgehalt außerordentlich

hoch. So wurden in einem Fall von Bergmark und Quensel an zwei aufeinanderfolgenden Tagen zusammen mehr als 3 Liter Flüssigkeit mit einem durchschnittlichen Gehalt von 3 Millionen roten Blutkörperchen entleert. Auch
chylöse, pseudochylöse und Cholesterinexsudate kommen vor, bei Zerfall des
Tumors auch eitrige und jauchige.

Die Punktion bringt gewöhnlich nur vorübergehende Erleichterung. Das
Exsudat sammelt sich rasch wieder an, und seine Größe nimmt immer mehr zu.
Bisweilen vermindert die Punktion die Schmerzen gar nicht, sondern kann sie
sogar noch verschlimmern, wenn die Wand der Höhle starr und eine Ausdehnung
der Lunge unmöglich ist. Doch kommt es auch vor, daß ein Exsudat vorübergehend zurückgeht oder sogar vollkommen verschwindet (Dynkin, Bergmark).

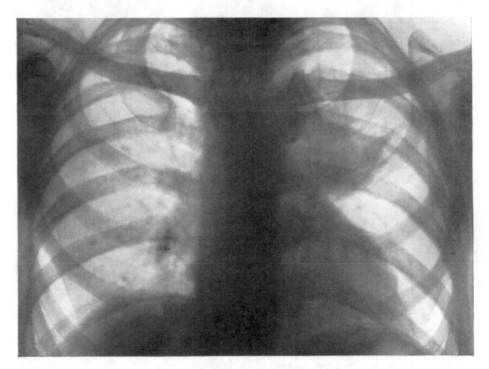

Abb. 117. Röntgenbild des auf Abb. 118 abgebildeten Karzinoms des linken Bronchus.

Die mikroskopische Untersuchung des Exsudates ergibt neben den roten
Blutkörperchen vorwiegend Lymphozyten. Häufig findet man auch große
Zellen mit Vakuolen. Durch die Vakuole kann der Kern an die Wand gedrückt
werden, so daß „Siegelringzellen" entstehen. Stadelmann und Pick betrachteten sie als degenerierte Krebszellen, die die Diagnose eines Karzinoms erlauben.
Schon Fränkel wies darauf hin, daß sie auch in anderen Exsudaten vorkommen,
dagegen hielt er „Riesenvakuolenzellen", die den zwanzigfachen Umfang
eines Leukozyts haben können und oft durch die Anwesenheit mehrerer Vakuolen bretzelartige Form zeigen, für spezifisch. Aber auch solche Zellen habe
ich schon in Exsudaten gesehen, die mit Tumoren nichts zu tun hatten. Krebszellen können nur als solche erkannt werden, wenn sie in Verbänden vereinigt
sind. Die Erkennung wird erleichtert, wenn man nach Pick die Flüssigkeit
zentrifugiert, härtet und schneidet. Der Nachweis gelingt aber nicht oft.

Pick empfiehlt den Bodensatz wiederholt zu zentrifugieren, zuerst mit 10%igem Formalin, schließlich mit absolutem Alkohol und Xylol, dann geschmolzenes Paraffin zuzugeben und den Paraffinblock durch Zerschlagen des Gläschens zu befreien.

In seltenen Fällen sind makroskopisch sichtbare Geschwulstpartikel in der Flüssigkeit, so daß der Erguß wie Griessuppe aussehen kann.

Wenn die Probepunktion keine Flüssigkeit ergibt, so kann sie trotzdem die Erkennung der Krankheit erlauben, indem bisweilen Geschwulstpartikelchen in oder an der Kanüle hängen bleiben, deren mikroskopische Untersuchung die

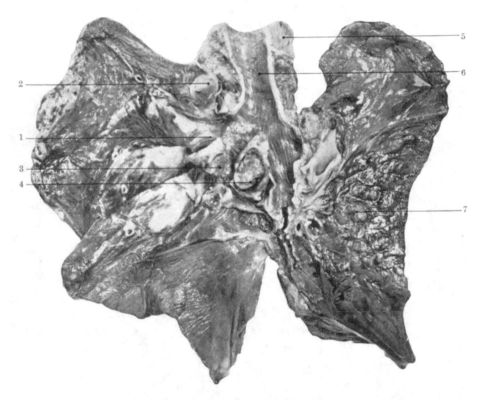

Abb. 118. Linke Lunge des Falles, von dem Abb. 117 stammt. 1 Ausgangsstelle des Tumors, dessen Massen sich hell vom Lungengewebe abheben; 2, 3, 4 Karzinomatöse Drüsen; 5 Rechter Bronchus; 6 Linker Bronchus; 7 Pneumonisch infiltrierte Lungenpartien.

Diagnose möglich macht. Grawitz, der auf diese Weise einmal ein Lungensarkom diagnostizierte, ließ deshalb die Methode durch Hellendall empfehlen. Sie bedingt aber immer eine gewisse Gefahr, da man nie weiß, ob der Tumor nicht zerfallen ist und die Punktion eine Blutung oder eine Infektion der Pleura hervorrufen kann. Man beschränkt die Probepunktion deshalb besser auf die Fälle, in denen man einen Pleuraerguß vermutet. Hat man sich (was nicht selten vorkommt) geirrt, so soll man die Gelegenheit einer derartigen Diagnose nicht unbenützt vorübergehen lassen und während des Herausziehens der Spritze den Stempel anziehen, um womöglich ein Gewebsfetzchen zur Untersuchung zu gewinnen.

Die Röntgenuntersuchung ist in der Regel das wichtigste für die Erkennung maligner Lungentumoren. Otten hat zuerst darauf hingewiesen, daß man 2 Formen unterscheiden kann.

1. „Hiluskarzinom", d. h. vom linken Hilus ausgehende Schatten, die nach außen mehr oder weniger scharf begrenzt sind und gewöhnlich Ausläufer in das Lungenfeld senden. Die Schatten können sich auch bis an den Rand des Lungenfeldes erstrecken und den Eindruck einer Pneumonie erwecken, besonders bei Ausgang vom Oberlappenbronchus, wobei die untere Begrenzung eine scharfe Linie sein kann. Seltener (z. B. in einem von Sachs abgebildeten Falle) besteht der Schatten in einem schmalen Streifen neben dem Mittelschatten.

Abb. 117 gibt das Röntgenbild eines 47jährigen Patienten wieder, der angab, daß er vor 14 Tagen an Husten und Auswurf erkrankt sei, nachdem er sich schon 3 Wochen lang nicht recht wohl gefühlt habe. Die Untersuchung ergab eine geringe, diffuse Bronchitis.

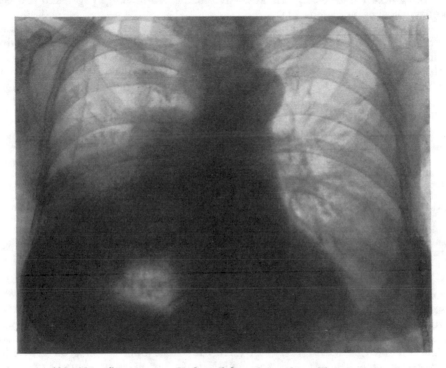

Abb. 119. Carcinoma cylindrocellulare des rechten Unterlappens.
Aufnahme 9 Tage vor dem Tode.

Sie besserte sich rasch, aber der Patient klagte immer über Schmerzen hinter dem Sternum. Als ich ihn darauf genau untersuchte, fand ich eine geringe Abschwächung des Schalles und des Atemgeräusches über dem linken Oberlappen. Die Röntgenuntersuchung (siehe Abb. 117) ließ die Diagnose auf Karzinom des linken Oberlappenbronchus stellen. 4 Wochen nach dem Eintritt in die Klinik starb der Kranke plötzlich, und die Sektion bestätigte die Diagnose. Das anatomische Präparat ist auf Abb. 118 abgebildet. Es leuchtet ohne weiteres ein, daß hier die Röntgenplatte die anatomischen Veränderungen recht getreu wiedergegeben hat.

2. „Lappentumoren", d. h. umschriebene Schatten in einem Lungenfeld, meist von rundlicher Gestalt. Wenn sie scharf begrenzt sind, können sie wie ein Echinokokkus aussehen. Meistens ist aber ihre Gestalt unregelmäßiger, und ihre Begrenzung weniger scharf. Sie sind, wie schon erwähnt, selten.

Diese beiden Typen können aber ineinander übergehen und sind deshalb nicht immer streng zu trennen (vgl. Abb. 119). Das Bild wird auch oft durch peribronchiale oder lymphangitische Weiterverbreitung der Neubildung

kompliziert, die eine diffuse Trübung oder eine netzförmige Zeichnung hervorruft. Dazu kommen sekundäre Prozesse, die das Bild verwischen. Von solchen
sind zu erwähnen:

1. Die durch die Bronchostenose (bei Bronchialkrebs) hervorgerufenen
Lungenveränderungen. Im Gebiet des verengerten Bronchus bildet sich eine
Atelektase aus, die zu einer Verschattung des Lungenfeldes führt. Mit der Zeit
schrumpft der Lappen wie bei einer fibrösen Phthise.

2. Ödem und chronische Pneumonie in der Umgebung des Tumors können
den Schatten der Geschwulst vergrößern und verschleiern.

3. Abszeß und Gangrän können zentrale Aufhellung, sogar mit Flüssigkeitsspiegel hervorrufen.

4. Am häufigsten kompliziert ein Pleuraexsudat den Tumorschatten.
Wenn er klein ist, so kann der Tumor daneben noch erkennbar sein (z. B. in dem
Bild eines metastatischen Sarkoms Abb. 124). Wenn das Exsudat ausgedehnt
ist, so wird die ganze Seite so verdunkelt, daß vom Tumor nichts mehr zu
sehen ist.

5. Gar nicht selten macht eine gleichzeitig vorhandene Lungentuberkulose die richtige Deutung des Bildes schwierig oder unmöglich.

Diese Komplikationen sind in erster Linie Schuld daran, daß das Röntgenbild nicht immer einen typischen Schatten gibt.

Von 24 durch Sachs veröffentlichten Fällen meiner Klinik, von denen Röntgenaufnahmen vorliegen, sind nur 10 typische Bilder, 5 mal verdeckt der Exsudatschatten alles, 2 mal führte das Röntgenbild zur Diagnose eines Mediastinaltumors bzw. einer Struma maligna mit Lungenmetastasen, 4 mal ließ sich das Bild von einer anderen Lungenkrankheit (Tuberkulose, die in 3 Fällen neben dem Tumor vorhanden war, oder Infarkt) nicht unterscheiden. 1 mal sah das Bild des primären Sarkoms aus wie eine Stauungslunge (die tatsächlich auch vorlag). 1 mal beschränkte sich der Schatten des Oberlappenbronchuskarzinoms auf einen schmalen Streifen rechts vom oberen Mediastinalschatten (abgebildet bei Sachs), und 1 mal machte das (bei der Untersuchung wahrscheinlich schon vorhandene) Bronchialkarzinom überhaupt keinen Schatten.

Die Jodfüllung der Bronchien kann die Diagnose eines Bronchialkarzinoms wesentlich erleichtern. Man sieht an der Stelle der Neubildung entweder
eine Einschnürung des Bronchialschattens, der sich peripherwärts wieder er-
weitert, oder der Schatten endigt hier stumpf oder mit einer mehr oder weniger
ausgezogenen Spitze. Oberhalb der Stenose ist der Schatten gewöhnlich auf
einer kurzen Strecke verbreitert. Wenn das Karzinom schon groß genug ist,
um selbst einen Schatten neben dem Mittelschatten zu erzeugen, so sichert
die Lage des Stenosenbildes im Tumorschatten die Diagnose. Noch wichtiger
ist der Stenosennachweis mit der Bronchialfüllung dann, wenn die Geschwulst
selbst noch keinen erkennbaren Schatten macht. Dann gestattet er oft eine
Frühdiagnose.

Die Bronchoskopie kann ebenfalls entscheidende Befunde liefern. Sie
läßt den Tumor, wenn er in der Trachea, in einem Stammbronchus oder in einem
Lappenbronchus sitzt, oft ohne weiteres erkennen. Doch muß die Diagnose
immer durch eine Probeexzision gesichert werden, weil auch andere Erkrankungen
der Bronchien (vgl. den S. 1725 erwähnten Fall einer perforierenden anthrakotischen Drüse) ähnlich aussehen können.

Die Untersuchung des übrigen Körpers kann Metastasen aufdecken.
Besonders achte man auf Hautmetastasen.

Das Blut zeigt selten ausgesprochene Anämie, dagegen häufig eine polynukleäre Leukozytose. Zahlen bis 66 500 sind beobachtet worden (Bergmark).
Die Senkungsreaktion der roten Blutkörperchen ist beschleunigt, oft sehr
stark.

Trommelschlägelfinger können vorkommen. Über Osteoarthropathie vgl. Weinberger.

Komplikationen. Die exsudative Pleuritis ist eine so häufige Komplikation, daß sie bei der Symptomatologie besprochen wurde. Dort wurde schon erwähnt, daß sie nicht selten das erste Symptom eines Lungentumors bildet. Ganz besonders gilt das vom Empyem. Ich habe schon mehrmals gesehen, daß ein scheinbar „autochthones" Empyem trotz guter Eröffnung nicht heilen wollte, sondern unter zunehmender Entkräftung zum Tode führte und daß dann die Sektion ein (diagnostiziertes, vermutetes oder nicht vermutetes) Bronchialkarzinom aufdeckte.

Zerfall des Tumors führt oft zum Krankheitsbild von Abszeß oder Gangrän der Lunge. Oft stellt dieses Ereignis nur das Ende des Leidens dar, oft wird aber dadurch das Karzinom erst manifest und führt dann meistens in kurzer Zeit zum Tode.

Eine Pneumonie tritt nicht selten hinzu und beschleunigt das Ende.

Nicht selten sind Thrombosen der Halsvenen und selbst der Vena cava durch Einwachsen von Tumormassen oder Kompression von außen.

Regelmäßig wird die Zirkulation gestört, weil der Tumor auf die obere Hohlvene oder auf die Vorhöfe drückt, oft auch in sie einwächst, ins Perikard einbricht oder das ganze Herz verdrängt, oder weil chronische Pneumonie und Lungenödem den Pulmonalkreislauf schädigen.

Von besonderer Wichtigkeit sind die Metastasen, weil sie nicht selten das erste sind, was Symptome macht. Von den 35 Fällen meiner Klinik, die Sachs veröffentlicht hat, wurden 7 in scheinbar gesundem Zustand von Krankheitserscheinungen befallen, die durch Metastasen bedingt waren. Meist sind es Hirnmetastasen, die als Apoplexie oder primärer Hirntumor imponieren, dann Knochenmetastasen, z. B. Wirbelmetastasen mit Symptomen von Querschnittsläsion des Rückenmarkes oder nur von Lumbago oder Ischias, oder in einem meiner Fälle eine Geschwulst an der Ulna, seltener Metastasen in den Lymphdrüsen oder in der Leber.

Verlauf. Der weitere Verlauf gestaltet sich sehr verschieden. Karzinome der Trachea können von Anfang an die Erscheinung einer Trachealstenose machen und durch diese allmählich zum Tode führen. In anderen Fällen besteht monatelang das Bild einer einfachen Tracheitis, bis plötzlich Erstickungsanfälle auftreten, die dem Leben rasch ein Ende machen. Kachexie kann vorhanden sein, sie kann aber auch lange Zeit, selbst bis zum Tode vollständig fehlen.

Die Bronchial- und Lungenkarzinome verlaufen offenbar in der Regel lange Zeit ohne alle Symptome. Etwas Husten und Auswurf können die einzigen Zeichen sein, die allmählich auf eine Affektion der Respirationsorgane aufmerksam machen. Oft läßt aber auch dieses Symptom im Stich, weil sich das Karzinom häufig bei chronischen Hustern entwickelt. Schmerzen auf der Brust oder blutiger Auswurf führen oft den Patienten zum Arzt, oder er fühlt sich erst krank, wenn Dyspnoe oder eine Komplikation auftritt.

In seltenen Fällen steht die Kachexie im Vordergrund. Das ist bisweilen bei alten Leuten der Fall, bei denen oft nur eine Verschlimmerung einer Emphysembronchitis oder Altersschwäche vermutet wird und erst die Sektion die Neubildung aufdeckt. Sonst ist es auffallend, wie viele Patienten bei der Anamnese angeben, nichts von Abmagerung bemerkt zu haben. Diese pflegt allerdings im Verlauf des Leidens aufzutreten und rasche Fortschritte zu machen, und die Kräfte nehmen gewöhnlich in kurzer Zeit stark ab, aber die Mehrzahl der Kranken erliegt ihrem Leiden, bevor hochgradige Abmagerung eingetreten ist.

Der Tod erfolgt also selten an Entkräftung, häufiger an Erstickung oder an Zirkulationsstörung infolge der thorakalen Stauung, an komplizierender

Pleuritis, Pneumonie, Abszedierung oder Gangrän des Tumors, Empyem oder endlich an Metastasen. Auch Hämoptoe kann zum Tode führen.

Die Dauer des Leidens vom Auftreten der ersten Symptome bis zum Tode ist im Vergleich zu anderen malignen Tumoren kurz. Nach Kikuths Statistik, mit der meine Zahlen gut übereinstimmen, stirbt mehr als ein Fünftel der Patienten mit Karzinom innerhalb von 3 Monaten, bisweilen sogar innerhalb des ersten Monats nach dem in der Anamnese angegebenen Beginn des Leidens, mehr als ein Drittel im zweiten Vierteljahr, fast ebensoviel nach $^1/_2$—1 Jahr, nur ganz ausnahmsweise länger als zwei Jahre. Auffallenderweise war bei 6 primären Sarkomen meines Materials (Dynkin und Sachs) die Lebensdauer durchwegs länger, 4 mal 1—2, 1 mal sogar über 5 Jahre.

Die Ursache der kurzen Krankheitsdauer ist wohl seltener in raschem Wachstum des Karzinoms begründet. Allerdings kann man gelegentlich ein solches rasches Wachstum beobachten, so z. B. in einem Fall, dessen Röntgen-skizzen von Sachs wiedergegeben sind, wo der Tumorschatten in 10 Wochen auf die fünffache Größe anwuchs. Auch die Lokalisation des Tumors ist von Bedeutung, indem er wegen der Nachbarschaft des Herzens früh zu Zirkulations-störungen führt, und indem er schon bei geringer Größe die Atmung beeinträch-tigt. Auch das frühzeitige Auftreten von Metastasen in lebenswichtigen Organen verkürzt die Lebensdauer. In der weitaus größten Zahl der Fälle müssen wir aber annehmen, daß der Tumor lange Zeit hindurch symptomlos bestanden hat und gewachsen ist, bis die Kranken etwas von ihm merken. Das beweisen die Fälle von zufällig bei Sektionen entdeckten Bronchialkarzinomen, z. B. bei Verblutung aus Ulcus ventriculi (Sachs), bei Emphysem mit Herzinsuffizienz (Bergmark, Dynkin), besonders aber die Tatsache, daß wir recht oft bei Patienten, die mit einer ganz kurzen Anamnese oder sogar mit Metastasen-symptomen ohne jede Anamnese eines Leidens der Respirationsorgane ins Krankenhaus kommen, schon eine große Geschwulst im Röntgenbild fest-stellen können.

Atypische Verlaufsarten sind recht häufig:

1. Die Krankheit verläuft unter dem Bild eines Mediastinaltumors, wenn der Druck auf die Halsvenen oder deren Thrombose frühzeitig auftreten.

2. Die sekundären Veränderungen in der Lunge oder Pleura stehen im Vordergrund, und die ersten und auch weiterhin herrschenden Symptome sind die einer schweren Pleuritis, eines Empyems, eines Lungenabszesses oder einer Lungengangrän.

3. Die Krankheitserscheinungen sind die der Herzinsuffizienz.

4. Die Metastasen machen die ersten und einzigen Symptome, die Krank-heit verläuft also unter dem Bild eines Hirntumors, einer progressiven Paralyse, eines Diabetes insipidus (R. Schwarz), einer Spondylitis, eines Magentumors usw.

Diagnose. Die malignen Tumoren der Trachea sind bisweilen leicht zu erkennen, wenn sie Hustenreiz und frühzeitig Stenoseerscheinungen machen. Die Tracheoskopie und die mit ihrer Hilfe ausgeführte Probeexzision bringen dann die sichere Entscheidung. Recht oft sind aber die Symptome nicht so auf-fallend und unterscheiden sich nicht von denen eines Bronchial- oder Lungen-tumors.

Die malignen Bronchial- und Lungentumoren sind heutzutage viel leichter zu erkennen als früher. Noch 1904 stellte Sehrt fest, daß unter 178 aus der Literatur gesammelten Fällen nur 6 mit der richtigen Diagnose zur Sek-tion kamen. Heutzutage pflegt die Diagnose in mehr als der Hälfte der Fälle gestellt zu werden (s. Staehelin), weil die Krankheit besser bekannt geworden ist und namentlich weil die Röntgenuntersuchung die Diagnose häufig ermöglicht. Diese kann aber nur dann richtig verwertet werden, wenn man rechtzeitig an die Möglichkeit eines Tumors denkt.

Verdacht auf Tumor muß entstehen:

1. Wenn Husten mit blutigem Auswurf auftritt, besonders wenn dieser himbeergeleeartige Beschaffenheit zeigt, was allerdings bei Bronchialkarzinom nicht die Regel ist und was gelegentlich auch sonst vorkommt, z. B. bei Infarkten.

2. Wenn Brustschmerzen ohne andere erkennbare Ursache auftreten und sich wiederholen.

3. Wenn die Symptome einer Tracheo- oder Bronchostenose oder eines raumbeschränkenden Prozesses im Brustraum sich allmählich ausbilden.

4. Wenn eine Pleuritis nicht heilen will, wenn die Brustseite dabei eingezogen ist und wenn die Flüssigkeit hämorrhagisch ist. Man denke aber daran, daß blutige Ergüsse auch bei Tuberkulose und Infarkt vorkommen, und daß nur in der Minderzahl der Karzinome das Exsudat hämorrhagisch ist, nach de la Camp sogar nur ausnahmsweise. Vorübergehender Rückgang des Exsudates ist kein Gegenbeweis gegen Tumor (Fälle von Sachs und Bergmark).

5. Bei jedem „autochthonen" Empyem, Lungenabszeß oder Lungengangrän. Auch hier ist vorübergehende Besserung oder selbst Heilung kein Gegenbeweis gegen Tumor.

Bei einem 40jährigen Patienten, der auf die Basler medizinische Klinik mit einem Lungenabszeß, anscheinend nach atypischer Pneumonie, aufgenommen wurde, verschwanden unter Salvarsanbehandlung Fieber und Auswurf in wenigen Wochen, und eine nach seinem Austritt aus der Klinik vorgenommene Durchleuchtung ließ nichts mehr von dem früheren ausgedehnten Befund erkennen. Ein halbes Jahr später kam er auf die chirurgische Klinik mit einem Rezidiv. Wegen des kachektischen Aussehens dachte ich an ein Karzinom und bat den Chirurgen um eine Probeexzision aus dem Gewebe bei Anlaß der Rippenresektion, und die mikroskopische Untersuchung bestätigte die Vermutung. Die bald darauf erfolgte Autopsie ergab ein Bronchialkarzinom mit Zerfall.

6. Wenn seit einiger Zeit Husten besteht und Kachexie eingetreten ist, ohne daß Tuberkelbazillen gefunden werden, besonders bei älteren Leuten. Doch ist, wie schon erwähnt, die Kachexie im ganzen wenig ausgesprochen.

7. Bei jeder unklaren Erkrankung der Respirationsorgane, besonders bei älteren Leuten.

8. Wenn Symptome für einen Tumor in einem anderen Organ vorhanden sind, muß man immer auch daran denken, daß es sich um Metastasen eines Bronchialkarzinoms handeln könnte.

Wahrscheinlich wird die Diagnose, wenn Perkussion und Auskultation einen typischen Befund ergeben und namentlich wenn das Röntgenbild charakteristisch ist, oder Drüsenschwellungen nachzuweisen sind, wenn ferner mit der Zeit die Lungensymptome zunehmen, der Auswurf blutig wird und Kachexie sich entwickelt. Ausdrücklich sei darauf hingewiesen, daß das Röntgenbild die Diagnose nicht absolut sicher macht (vgl. unter Differentialdiagnose). Die Jodölfüllung der Bronchien kann die Diagnose sicherer gestalten. Eine Unterscheidung zwischen Karzinom und Sarkom ist auch mit Hilfe des Röntgenbildes nicht immer möglich.

Absolut sicher wird die Diagnose, wenn die mikroskopische Untersuchung einen malignen Tumor ergibt. Das Material zur Untersuchung kann aus dem Sputum oder aus einem Pleuraexsudat gewonnen werden, doch glückt beides verhältnismäßig selten. Häufiger gelang es an der Basler Klinik metastatisch erkrankte Drüsen zum Zweck der Untersuchung herauszuschneiden. Auch Hautmetastasen können gelegentlich zur Untersuchung benützt werden.

Bei zwei Sarkomen waren Probeexzisionen aus dem Tumor selbst möglich, der die Brustwand bzw. die Spitzenpleura durchwuchert hatte. Ein Fall von Probeexzision bei Anlaß einer Rippenresektion wurde oben erwähnt. Endlich kann mit Hilfe der Bronchoskopie Tumormaterial gewonnen werden.

Eine Frühdiagnose ist noch am besten mit Hilfe der Bronchoskopie möglich. In vorgerücktem Stadium erlaubt es oft der Zustand des Patienten nicht, diese Methode anzuwenden. Bei isolierten Tumoren in einem Lungenlappen kann unter Umständen das Röntgenbild eine Frühdiagnose erlauben.

Differentialdiagnose. Wenn kein typisches Röntgenbild vorliegt oder wenn der Exsudatschatten alles verdeckt, so kommen differentialdiagnostisch ziemlich

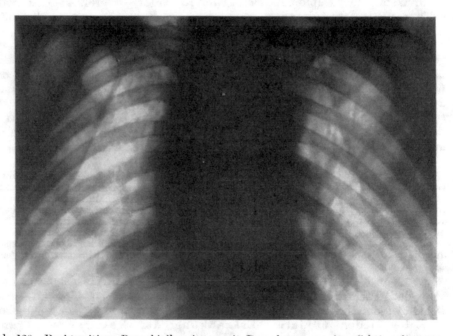

Abb. 120. Rechtsseitiges Bronchialkarzinom mit Bronchopneumonien. Sektionsdiagnose: Flacher Krebs der Schleimhaut der Bronchien im rechten Mittel- und Unterlappen mit kontinuierlicher Fortsetzung in den rechten Lungenhilus und Umwachsung der Speiseröhre. Ausgedehnte Metastasen in die rechtsseitigen bronchialen, trachealen und andere Lymphdrüsen. Multiple Bronchopneumonien. Röntgenaufnahme am Tag vor dem Tode.

alle chronischen Lungenleiden in Frage. Eine rasch zunehmende Kachexie, hämorrhagisches Sputum ohne Tuberkelbazillen, hämorrhagische Pleuritis kann oft zur richtigen Diagnose führen, sicher wird diese aber erst dann, wenn der oben besprochene mikroskopische Nachweis gelingt.

Aber auch wenn das Röntgenbild typisch scheint, sind noch Verwechslungen möglich.

Ähnliche Bilder wie ein Bronchialkarzinom (z. B. Abb. 120) können Mediastinaltumoren, Bronchialdrüsentuberkulose (vgl. Abb. 74, S. 1718), Pneumonien und Abszesse (vgl. Abb. 41, S. 1302 und Abb. 59, S. 1386), mediastinale und interlobäre Empyeme, Lungensyphilis, Aktinomykose, selbst Lungentuberkulose machen, kurz alle lokalisierten Lungenprozesse, die im Röntgenbild teilweise in den Hilusschatten projiziert werden oder an ihn anstoßen. Oft kann die Durchleuchtung und Aufnahme in verschiedener Richtung die Diagnose erleichtern, bisweilen auch die Jodfüllung der Bronchien. Auch ein diagnostischer Pneumothorax ist empfohlen worden. Oft muß aber die Diagnose auf Grund fortlaufender Beobachtung aus allgemein klinischen Gesichtspunkten gestellt werden, wenn ein mikroskopischer Tumornachweis unmöglich ist.

Isolierte Tumorschatten in der Lunge (sog. Lappentumoren) sind von einem umschriebenen Schatten eines anderen Lungenprozesses nicht zu unterscheiden. Vor allem kommen Bronchopneumonien, Infarkte (vgl. den S. 1855 angeführten Fall), interlobäre Exsudate, selbst Echinokokken und Aktinomykose in Betracht (vgl. Lüdin). In der Regel wird die Beobachtung, das Wachstum des Tumors im Röntgenbild, oder das Auftreten von Metastasen in den Lymphdrüsen usw. die Entscheidung bringen.

Schwierig kann die Differentialdiagnose gegenüber der Lungentuberkulose werden, besonders wenn beide Krankheiten gleichzeitig vorhanden sind. Dann wird der Tumor leicht übersehen. Man denke deshalb bei einem Röntgenbild, das neben der Zeichnung einer Lungentuberkulose auch auf Tumoren verdächtige Schatten zeigt, immer an diese Möglichkeit und fahnde nach Lymphdrüsenmetastasen, Tumorelementen im Sputum usw., wie man auch immer nach Tuberkelbazillen suchen soll, wenn man die Diagnose auf Tumor gestellt hat.

Auch die Unterscheidung zwischen primärem Tumor und Metastasen kann Schwierigkeiten bereiten. Nicht nur isolierte Tumorschatten im Lungenfeld können der Ausdruck einer Metastase sein, sondern auch der Schatten des „Hiluskarzinoms" kann durch eine Metastase hervorgerufen werden (vgl. Abb. 126, S. 1852).

Zwei Fehldiagnosen habe ich dadurch erlebt, daß bei beiden Patienten einige Jahre früher eine Knochengeschwulst entfernt worden war, bei der die histologische Diagnose auf Sarkom gelautet hatte. Natürlich nahm ich metastatisches Lungensarkom an, aber bei der Sektion wurde ein Bronchialkarzinom diagnostiziert (beidemale durch mikroskopische Untersuchung).

c) Primäre bösartige Geschwülste des Brustfells.

Die primären malignen Tumoren der Pleura sind selten. 1914—1925 kamen auf der Basler medizinischen Klinik nur 4 Fälle zur Sektion, dagegen 53 Fälle von primärem Karzinom oder Sarkom der Bronchien und Lungen.

Pathologische Anatomie. Sehr selten sind Sarkome. Sie können über kindskopfgroß werden und die Lunge erheblich komprimieren. Bisweilen zeigen sie eine auffallend geringe Tendenz zum infiltrativen Wachstum, doch kommt ein solches auch vor, ebenso Metastasenbildung (vgl. Dorendorf, Mehrdorf). Auch im Kindesalter kommen primäre Sarkome vor (s. Lehndorff). Histologisch sind es meistens Rundzellensarkome, doch kommen auch Spindel- und Riesenzellensarkome vor. Die Sarkome wachsen oft zu großen Geschwülsten von mehr als 1 kg Gewicht an („Pleurariesensarkome", vgl. Schneider, Nevinny).

Etwas häufiger, aber immerhin noch selten, ist das Endotheliom (Endothelkrebs) der Pleura, das heute vielfach Mesotheliom genannt wird.

Nach vielen Autoren kann es aus dem Endothel der Lymphgefäße entstehen, nach Ribbert nur aus dem Oberflächenepithel oder aus versprengten Keimen. Gegenwärtig neigt die Mehrzahl der Autoren Ribbert zu (z. B. Dubray und Rosson, Zeckwer), doch wird die andere Möglichkeit vielfach noch zugegeben.

Es bildet eine derbe Infiltration, oft in Form einer dicken Schwarte, die die Lunge stark komprimieren kann. Auf der Pleuraoberfläche sieht man (Abb. 121) mehr oder weniger große, flache, beetartige, leistenförmige oder polypöse Exkreszenzen. Die Geschwulst setzt sich längs den Lymphbahnen in die Lunge fort und bildet hier bisweilen zirkumskripte, ziemlich große Tumoren und ausgedehnte Infiltrationen. Die bronchialen und mediastinalen Lymphdrüsen können sehr stark infiltriert sein und den Übergang des Tumors auf die andere Pleurahöhle vermitteln. In der Brusthöhle sammelt sich in der Regel ein häufig hämorrhagischer Erguß. Auch durch das Zwerchfell kann die Wucherung fortschreiten. Metastasen in entfernten Organen sind selten. Der histologische Bau ist aus Abb. 122 ersichtlich.

In der Pleurahöhle ist regelmäßig ein — meist hämorrhagischer — Erguß vorhanden.

Symptomatologie. Die Krankheit beginnt meistens mit Schmerzen in einer Brusthälfte, die außerordentlich heftig sein können. Dazu gesellt sich bald Atemnot. Husten ist oft vorhanden, aber gewöhnlich kein Auswurf.

Die Untersuchung ergibt in der Mehrzahl der Fälle die Zeichen eines Pleuraergusses. Bei der Punktion stößt man bisweilen durch dicke, schwarten-

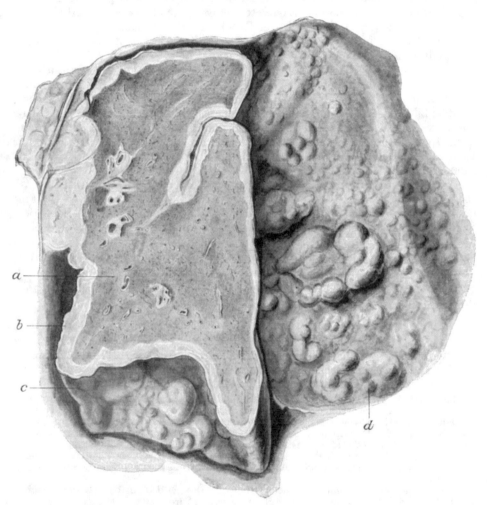

Abb. 121. Endothelkrebs der Pleura. a Durchschnitt durch die linke Lunge. b Verdickte Pleura pulmonalis. c Basis der Lunge mit geschwulstig verdickter Pleura. Im rechten Teil des Bildes Pleura costalis mit Geschwülsten (d) besetzt. (Nach Jores.)

artige Massen, bis man Flüssigkeit erhält. Es kann auch vorkommen, daß man an mehreren Stellen einstechen muß, bis Exsudat kommt. Das Exsudat ist meistens hämorrhagisch, ja es kann wie reines, flüssiges Blut aussehen (A. Fraenkel). Wenn man es entleert, so empfinden die Patienten gewöhnlich keinerlei Erleichterung. Es kann sogar vorkommen, daß die Schmerzen viel heftiger werden und erst wieder abnehmen, wenn die Flüssigkeit sich wieder bis zur früheren Höhe angesammelt hat. Offenbar sind es die starren Wände der Pleurahöhle, die durch die Entleerung des Inhaltes gezerrt werden.

Die mikroskopische Untersuchung der Flüssigkeit ergibt oft nur rote Blutkörperchen, Lymphocyten und Endothelien, die wie bei einer tuberkulösen Pleuritis aussehen können. Oft findet man aber auch Verbände von Deckzellen, die verfettet sein können, Riesenvakuolenzellen, Siegelring- und Bretzelzellen, wie sie bei den primären Lungenkrebsen erwähnt wurden. Dort wurde auch darauf hingewiesen, daß diese Formen für bösartige Neubildung nicht beweisend sind. Die Diagnose wird erst dann sicher, wenn man größere Verbände von Zellen in typischer Anordnung mit reichlichen Mitosen nachweisen kann, was bisweilen nach Fixieren und Schneiden des Zentrifugates oder einzelner Bröckel gelingt.

Wenn keine größere Flüssigkeitsansammlung vorhanden ist, so findet man bisweilen unregelmäßige Dämpfungen mit abgeschwächtem Stimmfremitus und mehr oder weniger stark verändertem Atmen.

Die kranke Seite kann vorgewölbt oder eingezogen sein. Immer bleibt sie bei der Atmung zurück.

Wenn die mediastinale Pleura stark befallen ist, so können auch die Erscheinungen eines Mediastinaltumors, Stauung im Gebiet der oberen Hohlvene, Rekurrenslähmung hinzutreten.

Die Temperatur kann normal, aber auch mäßig erhöht sein.

Verlauf. Die Krankheit führt in der Regel innerhalb weniger Monate zum Tode. Nach den Punktionen füllt sich die Pleurahöhle immer wieder, meistens mit der gleichen, blutigen Flüssigkeit,

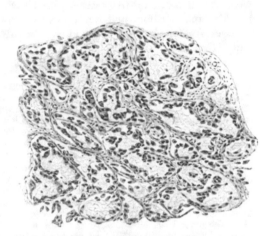

Abb. 122. Endotheliom der Pleura. (Starke Vergr.). (Nach Jores.)

und die Dyspnoe kehrt, wenn sie durch die Punktion erleichtert wurde, mit gleicher Stärke zurück und wird immer schlimmer, während die Schmerzen weiterbestehen oder noch zunehmen. Dazu kommt Kachexie, und die Kranken gehen an Entkräftung, Herzschwäche oder Erstickung zugrunde.

Diagnose. Eine Pleuritis, die bei normaler oder wenig erhöhter Temperatur immer wiederkehrt, und mit starken Schmerzen verbunden ist, muß, namentlich wenn sie hämorrhagisch ist, immer den Gedanken an eine maligne Neubildung wecken. Doch ist die Differentialdiagnose gegenüber einer sekundären Pleurakarzinose, besonders bei primärem Lungen- oder Bronchialkrebs, in der Regel unmöglich, weil im Röntgenbild der Exsudatschatten alles andere verdeckt und eine Abgrenzung gegenüber dem Tumorschatten nicht zuläßt.

Wenn das Exsudat fehlt oder klein ist, so kann die unregelmäßige Form der Dämpfung mit Abschwächung des Stimmfremitus zusammen mit den Allgemeinsymptomen, den Schmerzen usw. zur richtigen Diagnose führen, wie ich es auch schon erlebt habe.

Bei den 4 erwähnten Fällen der Basler Klinik wurde zweimal vermutungsweise die Diagnose auf Primärtumor der Pleura gestellt, in einem auf Lungentuberkulose, bei einer 90 jährigen Frau mit Apoplexie wurde der Tumor übersehen.

d) Sekundäre Karzinome und Sarkome der Bronchien, Lungen und Pleura.

Die sekundären Tumoren werden allgemein als die viel häufigeren bezeichnet. Für die Sarkome trifft das sicher zu, für die Karzinome aber nur mehr im recht geringen Maße, seit die primären Bronchialkarzinome so häufig geworden sind (wenn man von den nur mikroskopisch nachweisbaren klinischen Metastasen absieht, die nach M. B. Schmidts Untersuchungen recht häufig sind).

Die Bearbeitung des Materials der Basler Klinik aus den Jahren 1914—1925 durch L. Gurwitsch ergab bei 84 Sektionen sekundäres Lungenkarzinom. Darunter waren aber 28 Fälle von Metastasen bei primärem Lungen- oder Bronchialkarzinom und nur 56 Fälle von Lungenmetastasen bei Krebs anderer Organe, während im gleichen Zeitraum 47 primäre Bronchial- oder Lungenkarzinome an der Klinik zur Sektion kamen.

Von diesen 56 Fällen waren 20 primäre Karzinome der Mamma, 15 des Magens, 5 des Darmes, 3 der Speiseröhre. Der Rest verteilt sich auf primären Krebs von 9 anderen Organen. Auch Metastasen von Chorionepitheliomen kommen vor (vgl. Deist).

Die sekundären Geschwülste der Lunge entstehen entweder auf dem Blutweg, auf dem Lymphweg oder durch Einwachsen von der Nachbarschaft (z. B. bei Mammakarzinom und beim Pleuramesotheliom). Letulle und Jacquelin nehmen für seltene Fälle sogar auch eine intrabronchiale Verschleppung mit dem Luftstrom an.

Die hämatogene Metastasierung erfolgt durch Embolie von Krebszellverbänden, die in den kleinsten Arterien stecken bleiben. Wie M. B. Schmidt gezeigt hat, sind solche Embolien recht häufig, aber die meisten Krebszellen gehen offenbar rasch zugrunde. Die lebensfähigen Zellen wuchern, nachdem sie eine Verbindung zwischen dem Thrombus und der Intima gebildet hat, durch diese in die Gefäßwand (Stern). Die weitere Verbreitung geschieht durch direktes Einwandern in Alveolen und interlobäre Verbreitung oder durch Verschleppung und Wucherung in den adventiellen Lymphraum bis zu intrapulmonalen Lymphknoten, von denen aus die Bronchialwand durchwachsen werden kann (Schmorl). Hämatogene Metastasen wachsen meistens zu rundlichen Knoten aus.

Die Verbreitung auf dem Lymphweg innerhalb der Lunge kann von primären oder metastatischen Karzinomherden aus in der Richtung des Lymphstroms hiluswärts nach den bronchomediastinalen Lymphdrüsen (und von hier aus retrograd zu den supraklavikulären und retropankreatischen) erfolgen oder retrograd von den Bronchialdrüsen aus, die entweder auf dem oben erwähnten Weg oder' ebenfalls retrograd (z. B. bei obstruierender Karzinose des Ductus thoracicus) erkrankt sind. Dann wuchern die Krebsmassen in den Lymphgefäßen in die Lunge hinein, erweitern und verstopfen die Lymphgefäße und erzeugen dadurch eine Kompression von Alveolen, Bronchiolen und Gefäßen, Ödem der Bronchialschleimhaut, bisweilen auch eine Endarteriitis obliterans carcinomatosa (v. Meyenburg, Ceelen). Über die Metastasenbildung beim primären Lungen- und Bronchialkrebs vgl. Dosquet.

Die sekundären Geschwülste der Lunge können in mehreren Formen auftreten, ähnlich wie die primären Tumoren:

1. Als Knoten von verschiedener Größe, hirsekorn- bis faustgroß, selbst noch größer, in der Regel multipel, bisweilen sehr dicht stehend (vgl. Abb. 124).

Solche knotigen Metastasen kommen bei Karzinomen, Sarkomen, Chondromen und Chorionepitheliomen, auch bei Endotheliomen der Pleura zur Beobachtung. Besonders reichliche Geschwülste sieht man oft bei Rundzellensarkomen und Melanosarkomen. In den Knoten treten nicht selten Blutungen auf.

2. Als strang- und netzförmige Wucherungen, die den Lymphgefäßen entlang ziehen und zierliche rosenkranzartige Bildungen (Lymphangitis carcinomatosa), bisweilen bronchopneumonieartige Herde hervorrufen, die aber auch längs den Bronchien sich ausbreiten und diese scheidenförmig umgeben und stenosieren können.

Auf Abb. 123 ist eine solche peribronchiale Karzinomatose wiedergegeben, die nach einem Mammatumor entstanden war. Auch die Sarkome der Mediastinaldrüsen, die Endotheliome der Pleura und die bei den primären Geschwülsten erwähnten Lymphosarkome zeigen oft peribronchiale und lymphangitische Verbreitung, ebenso die Tumoren, die von Metastasen in den Bronchialdrüsen (z. B. bei Speiseröhren- und Magenkarzinom) ausgehen. Der Ösophaguskrebs kann aber auch direkt auf die Lungen übergreifen und ähnliche Bilder erzeugen.

3. Akute Miliarkarzinomatose der Lungen ist selten und erzeugt Bilder, die von einer Miliartuberkulose schwer zu unterscheiden sein kann. Häufiger sieht man in makroskopisch unveränderten Lungen unter dem Mikroskop embolische Geschwulstpfröpfe

und kleine Wandinfiltrate. Offenbar gehen die Tumorzellen nach der embolischen Verschleppung recht oft zugrunde.

4. Bisweilen entsteht nach der Embolie ein hämorrhagischer Infarkt. Man findet dann statt eines Blutthrombus einen Geschwulstpfropf in der Arterie.

Sekundäre Geschwülste der Pleura entstehen meist durch Einwandern aus der Nachbarschaft. Sie können als umschriebene Knoten oder diffus auftreten. In der Brusthöhle ist fast immer ein Exsudat vorhanden, das häufig hämorrhagische Beschaffenheit zeigt. Bisweilen ist die ganze Pleura von kleinen Knötchen übersät und verdickt, so daß ein Bild entsteht, das der Tuberkulose sehr ähnlich sieht und mit dieser verwechselt werden kann (Carcinosis pleurae).

Symptomatologie. Viele sekundäre Lungentumoren verlaufen vollkommen symptomlos. Meistens ist aber etwas Husten vorhanden, der jedoch die Patienten in der Regel wenig belästigt und im Krankheitsbild der Kachexie, des Primärtumors oder anderer Metastasen untergeht. Zum Schluß kommt häufig eine Pneumonie hinzu.

In einer kleinen Zahl von Fällen machen die Lungenmetastasen direkte Symptome, nämlich wenn es zu Stenose eines Bronchus oder zu Rekurrenslähmung durch größere Tumoren kommt, außerdem wenn die unten zu besprechende Miliarkarzinose oder generalisierte lymphangitische Karzinose vorliegt.

Abgesehen von diesen seltenen Fällen ist es auffallend, wie wenig Symptome selbst eine reichliche Durch-

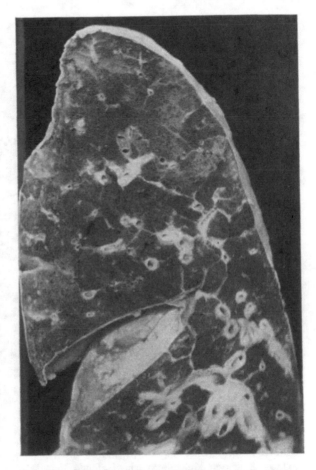

Abb. 123. Sekundäres Lungenkarzinom, nach einem Karzinom der Mamma, mit peribronchialer Verbreitung. Lumièrephotographie nach einem Präparat des Basler Pathologisch-anatomischen Instituts.

setzung der Lungen mit Karzinom- oder Sarkomknoten macht, insbesondere daß keine Dyspnoe vorhanden ist (vgl. Gurwitsch).

Die ausgesprochensten Symptome macht die karzinomatöse Pleuritis. Sie kann zu schwerer Dyspnoe und zu lebhaften Schmerzen führen, gegen die auch wiederholte Punktionen wenig nützen, weil sich das Exsudat immer wieder ansammelt. Oft werden nach der Punktion die Schmerzen noch heftiger, wie bei den primären Pleuratumoren. Auch hier ist der Blutgehalt des Exsudates charakteristisch, wenn er auch nicht immer vorhanden ist. In einem

Fall von Pleuritis nach Oberschenkelsarkom, in dem die Pleura 3 Liter Flüssigkeit enthielt, betrug deren Hämoglobingehalt ein Drittel von der des Blutes, und die Sektion ergab eine blutende Sarkommetastase in der Lunge. Die mikroskopischen Befunde wurden bei den primären Lungentumoren besprochen.

Die Untersuchung ergibt, wenn kein pleuritisches Exsudat vorhanden ist, recht wenig. Eine deutliche Dämpfung fehlt in der Regel, und das Atem-

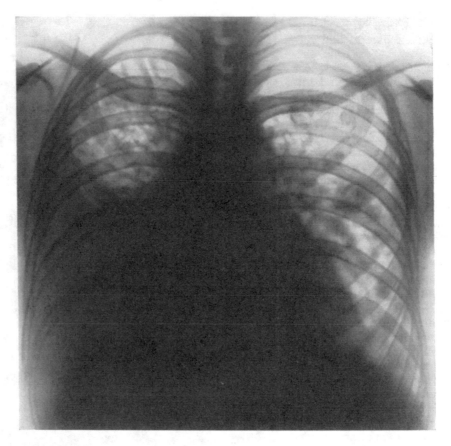

Abb. 124. Metastasen von Ostoidsarkom des Oberschenkels, 2 Wochen vor dem Tode. Sektionsdiagnose: Multiple knochenbildende Metastasen beider Lungen und der Pleuren; sarkomatöse Durchwachsung des rechten Zwerchfells mit Umwandlung der Kuppe in eine dicke Knochenplatte; sarkomatöse Durchwachsung der Rippen mit panzerförmiger Ummauerung der Lunge; Metastasen der Lungenhilus- und unteren Trachealdrüsen.

geräusch ist wenig oder gar nicht verändert. Geringfügige bronchitische Geräusche können vorhanden sein, fehlen aber häufig ganz. Man ist oft erstaunt, bei negativem Perkussions- und Auskultationsbefund auf dem Röntgenbild oder auf dem Sektionstisch eine Durchsetzung beider Lungen mit massenhaften Tumorknoten zu finden. Nur wenn der Tumor von der Nachbarschaft eingewandert ist, also besonders bei Mammakarzinom, ist die Brustwand infiltriert und starr. Dann ist freilich oft ein Pleuraexsudat nachweisbar.

Das Röntgenbild der sekundären Lungentumoren kann recht typisch sein. Man findet bei knotigen Metastasen beide Lungenfelder von mehr oder

weniger zahlreichen, verschieden großen rundlichen Schattenflecken durchsetzt (Abb. 124). Doch können die Bilder recht unscharf sein, und in der Regel
sieht man auf dem Röntgenbild viel weniger Knoten als bei der Sektion, selbst
wenn diese unmittelbar nachher erfolgt.

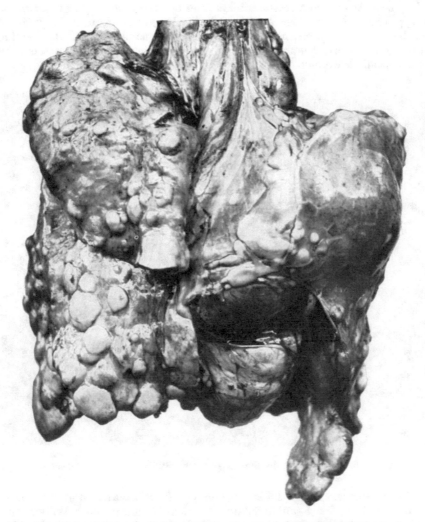

Abb. 125. Metastatische Sarkomknoten der Lungen bei primärem Beckensarkom.

Ein Beispiel hierfür sind Abb. 125 und 126. Sie stammen von einem Patienten, der an
einem primären Sarkom des Beckens litt. Das anatomische Präparat zeigt eine gewaltige
Menge von Tumoren, die auf dem (3 Tage vor dem Tode aufgenommenen!) Röntgenbild
fehlen. Dieses gibt nur eine große Geschwulst wieder, die beim Herausnehmen der Lunge
im Thorax zurückgeblieben war. Eine Momentaufnahme hätte vielleicht etwas mehr ergeben, aber die Betrachtung des Bildes zeigt, daß es sich keineswegs um eine schlechte
Aufnahme handelt. Die meisten Autoren erklären die Tatsache, daß das Röntgenbild immer
zu wenig Tumoren zeigt, dadurch, daß die plattenförmigen Geschwülste keine scharfen
Schatten geben, aber beim Vergleich mit anderen Affektionen kommt man zur Überzeugung,
daß die Ursache in der Natur des Tumorgewebes liegen muß, das die Strahlen nicht stark
absorbiert.

Abb. 126 zeigt auch, daß der Schatten eines größeren Knotens dem Bild eines Bronchialtumors sehr ähnlich sehen kann.

Dazu kommen oft weitere Veränderungen des Röntgenbildes infolge von Hypostase, Ödem, Pneumonie, so daß die Röntgenbilder die Metastasen oft nur sehr unvollkommen wiedergeben.

Nur zwei Arten von Metastasenbildung in der Lunge sind noch zu erwähnen, die typische Röntgenbilder geben und die besondere Krankheitsbilder und auch besondere anatomische Formen darstellen, nämlich die Miliarkarzinose und die generalisierte lymphangitische Karzinose. Sie sind in den letzten Jahren vielfach studiert worden.

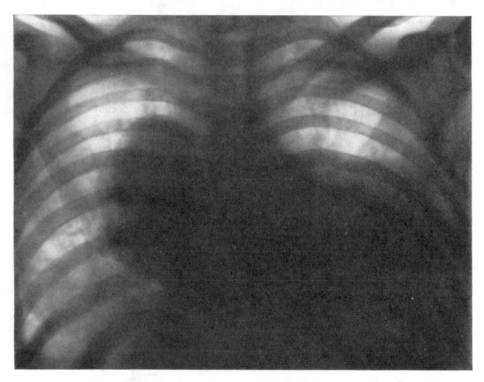

Abb. 126. Röntgenbild des Falles von Abb. 125. Links Pleuraexsudat.

Miliarkarzinose. Einige Fälle wurden von R. Schwarz, Weil, Assmann u. a. beschrieben. Das Krankheitsbild gleicht vollkommen einer akuten Miliartuberkulose und führt unter Dyspnoe, Tachypnoe und Zyanose meist afebril zum Tode. Diazoreaktion fehlt. Bei der Sektion wird oft makroskopisch eine Miliartuberkulose diagnostiziert und erst bei der mikroskopischen Untersuchung die krebsige Natur der Knötchen erkannt. Auch das Röntgenbild sieht aus wie eine Miliartuberkulose. Die Miliarkarzinose beruht wie die Miliartuberkulose auf einer hämatogenen massenhaften Metastasenbildung in den Lungen und kommt vorwiegend bei jüngeren Leuten mit kleinen Magenkarzinomen vor. Sie ist sehr selten, und ich habe noch keinen Fall gesehen.

Assmann weist mit Recht darauf hin, daß einige der veröffentlichten Fälle wohl in Wirklichkeit generalisierte Lymphangitis gewesen sein dürften und daß der Ausdruck Miliarkarzinose vielleicht bisweilen einfach im Sinne der knötchenförmigen Karzinose gebraucht wird. Vielleicht dürften sogar alle Fälle als auf dem Lymphwege entstanden zu erklären sein. Das Krankheitsbild und die Ätiologie (kleine primäre Magenkrebse) sind identisch. In einem Fall meiner Beobachtung (mitgeteilt von L. Gurwitsch) stellte der pathologische Anatom zuerst die Diagnose auf Miliarkarzinose, aber die mikroskopische Untersuchung zeigte die Lymphgefäße zwischen den Knötchen vollgepfropft von Krebszellen. Eine gleichzeitige massenhafte Überschwemmung der Lungen mit kleinsten Krebselementen auf dem Blutwege bereitet auch dem Verständnis viel größere Schwierigkeiten als eine Überschwemmung mit Tuberkelbazillen.

Die generalisierte lymphangitische Karzinomatose der Lunge ist etwas häufiger.

Ihr Krankheitsbild wurde schon 1874 von Troisier beschrieben, dann besonders von Bard studiert, der 1918 auch zwei Fälle mitteilen konnte, in denen er intra vitam die Diagnose gestellt hatte. Die anatomische Kenntnis wurde namentlich durch v. Meyenburg gefördert. Seither haben Bernard und Cain, Assmann, Gurwitsch u. a. Fälle mitgeteilt.

Schon bei der Besprechung der pathologischen Anatomie wurde das lymphangitische Fortschreiten des Karzinoms erwähnt. Man beobachtet es in einzelnen Bezirken der Lunge recht häufig, sowohl beim primären Bronchialkrebs als auch beim sekundären Lungenkarzinom. Es gibt aber auch Fälle von Ausbreitung des Karzinoms über ausgedehnte Partien, sogar über alle Teile beider Lungen, und bei dieser Generalisation entstehen typische Symptome. Die Sektion zeigt dann feinere oder gröbere netzförmige Verdickungen des Lungengewebes, oft auch kleine Knötchen, läßt aber bisweilen makroskopisch kaum eine Veränderung erkennen, während die histologische Untersuchung eine ausgedehnte Lymphangitis carcinomatosa ergibt (v. Meyenburg).

Das hervorstechende Symptom ist die Dyspnoe. Sie entwickelt sich gewöhnlich sehr rasch, nimmt immer mehr zu und exazerbiert oft in nächtlichen Anfällen. Die Atemzüge sind beschleunigt und oberflächlich. Mit dem Zunehmen der Dyspnoe entsteht auch eine immer hochgradigere Zyanose. Schließlich tritt Suffokation ein.

Husten ist mehr oder weniger stark vorhanden. Der Auswurf ist meistens gering, kann aber auch reichlicher und sanguinolent werden. In einem Fall sah ich sehr reichliche Expektoration einer dünnen klaren Flüssigkeit.

Regelmäßig ist Fieber vorhanden, oft bis über 39⁰.

Die Untersuchung der Lungen ergibt im Beginn oft gar keine Veränderung, später oft ein rauhes Atemgeräusch mit verlängertem Exspirium, schließlich auch giemende und feinblasige Rasselgeräusche. In dem erwähnten Fall waren die Rasselgeräusche schon frühzeitig reichlich und ausgedehnt.

Das Röntgenbild zeigte in den bisher veröffentlichten Fällen eine feinfleckige Marmorierung ähnlich wie bei Miliartuberkulose, das aber bei genauerem Zusehen strangförmige Verbindungen zwischen den Knötchen erkennen läßt (Assmann).

Bard unterscheidet: 1. perakute Fälle, in denen die Dyspnoe in 2—3 Tagen zum Tode führt; 2. akute Fälle mit einem Krankheitsverlauf von 1—2 Wochen; 3. subakute Fälle, in denen der Tod 3—4 Wochen nach dem Beginn der akuten Dyspnoe eintritt. Ich habe zwei Fälle beobachtet, in denen der Verlauf chronischer war und der Tod erst 1—2 Monate nach dem Beginn der Dyspnoe erfolgte (mitgeteilt von L. Gurwitsch).

Auffallend ist, daß diese Form der Metastasierung anscheinend nur oder fast nur bei kleinen primären Magenkarzinomen vorkommt, die meistens erst bei der Sektion entdeckt wurden. In zwei Fällen (v. Meyenburg, Gurwitsch) waren vorher Ovarialtumoren operativ entfernt worden, die erst später als Metastasen eines Magenkrebses erkannt wurden. Auffallend ist ferner die Bevorzugung des jüngeren Alters. Von den bis 1918 veröffentlichten Fällen war keiner über 40 Jahre alt. v. Meyenburg beobachtete aber eine 71 jährige Frau, ich eine 53 jährige mit diesem Leiden.

Diagnose. Die Diagnose der sekundären malignen Tumoren des Brustfells ist leicht, wenn eine primäre Geschwulst in einem anderen Organ vorhanden ist oder operativ entfernt wurde. Doch kann auch jemand nach erfolgreicher Radikaloperation einer bösartigen Geschwulst an einer Pleuritis andersartiger Ätiologie oder selbst an einem primären Tumor der Respirationsorgane erkranken (vgl. die S. 1845 erwähnten Fälle). Doch werden dadurch selten Fehldiagnosen verursacht.

Die auf die Lungen beschränkten Metastasen entgehen der Diagnose oft, weil sie keine Symptome machen und die Folgen des Primärtumors oder andere Metastasen das Bild beherrschen. In den meisten Fällen macht nur eine Röntgenaufnahme die Diagnose möglich.

Das Röntgenbild ist in manchen Fällen eindeutig, kann aber auch zu Verwechslungen Anlaß geben. So wurde der auf Abb. 120 (S. 1844) sichtbare Herdschatten im rechten Lungenfeld als Tumormetastase gedeutet, aber die Sektion ergab eine Bronchopneumonie. Auch mit allen anderen herdförmigen Schatten sind Verwechslungen möglich, mit Böckschem Sarkoid (Kuznitzky und Bittorf, Assmann, vgl. auch Martenstein, Mylius und Schiermann), mit Lymphogranulom (Forschbach, Assmann, Lind).

Die Miliarkarzinose und die generalisierte lymphangitische Karzinose der Lunge können erkannt werden, wenn man die Krankheit kennt und bei rasch zunehmender Dyspnoe und Cyanose an sie denkt. Leicht ist die Diagnose, wenn sich die Symptome, wie in meinem oben erwähnten Fall, an die Operation eines malignen Tumors anschließen. Sonst wird man in der Regel an eine Miliartuberkulose denken und sich durch das Röntgenbild in dieser Diagnose bestärken lassen. Auch der Obduzent kann diese Diagnose bestätigen, bis er an den Magen kommt und den Primärtumor entdeckt und durch mikroskopische Untersuchung die karzinomatöse Natur der Lungenveränderung feststellt. Intra vitam kann die genaue Betrachtung des Röntgenbildes Zweifel an der Diagnose einer Miliartuberkulose aufkommen lassen und auf die richtige Spur führen. Auch eine negative Diazoreaktion muß daran denken lassen, daß keine Miliartuberkulose, sondern eine Karzinose vorliegt.

e) Therapie der bösartigen Geschwülste.

Eine operative Behandlung kommt selten in Frage, weil die meisten Geschwülste nicht mehr radikal entfernt werden können, wenn die Diagnose gestellt wird und weil die überwiegende Mehrzahl, die Bronchialkarzinome, sich an einer Stelle entwickeln, wo auch eine Frühoperation immer auf Schwierigkeiten stoßen wird.

Eine Radikaloperation ist vielleicht auf bronchoskopischem Wege in den seltenen Fällen von frühzeitig entdeckten polypösen Tracheal- und Bronchialkarzinomen möglich. Dann aber sind Resektionen von Lungenkarzinomen möglich, die peripher in der Lunge auftreten.

Sauerbruch empfiehlt, in einer ersten Sitzung eine Rippenresektion von entsprechender Ausdehnung vorzunehmen und die Arterie des zu entfernenden Lappens zu unterbinden und 3—4 Wochen später den Lungenlappen zu resezieren.

Die meisten bisher ausgeführten Operationen hatten, auch wenn der Patient den Eingriff überstand, keinen Dauererfolg. Über die besten Resultate berichtet Sauerbruch: von fünf Operierten waren zwei nach 2 bzw. 5 Jahren rezidivfrei, die drei anderen starben 5—6 Tage nach der Resektion.

Endlich kann bei den äußerst seltenen Fällen primärer Pleuratumoren, die diagnostiziert werden, so lange sie noch lokalisiert sind, einmal eine Resektion erfolgreich sein. Pleuratumoren von teilweise ganz riesiger Größe sind von Garré, Dorendorf und v. Eiselsberg entfernt worden (Novinny).

Andere chirurgische Eingriffe, die empfohlen worden sind, sind Brust-wandresektionen bei starker Schrumpfung oder Verziehung der Trachea und Freilegen der Lunge zum Zweck intensiver Röntgenbestrahlung. Von beiden Operationen gibt Sauerbruch an, gute Erfolge zu haben.

Die Röntgenbehandlung der malignen Tumoren von Bronchien, Lungen und Pleura hat bisher noch keine erfreulichen Resultate gezeigt. Die meisten Mitteilungen geben an, daß die Patienten höchstens noch $1^1/_2$ Jahre gelebt haben. Einzelne Fälle von längerer Lebensdauer sind beschrieben, doch kommen solche Ausnahmen auch ohne Röntgenbestrahlung vor. Außerdem ist nicht immer sicher, ob die Diagnose wirklich richtig war.

In dieser Beziehung habe ich einen besonders eindrücklichen Fall gesehen. Bei einem 62jährigen Mann mit Dyspnoe und wiederholter Hämoptysis ergab das Röntgenbild im Oktober 1919 einen dem rechten Herzrand und der rechten Zwerchfellhälfte aufsitzenden, kuglig vorspringenden, ziemlich scharf begrenzten Schatten, der fast bis an die Brustwand reichte. Die Diagnose wurde auf einen malignen Tumor gestellt, der entweder vom Unter-lappenbronchus oder von der Lunge selbst ausging. Nach energischer Röntgenbestrahlung zeigt das Röntgenbild im Januar 1920 einen Rückgang des Schattens bis auf etwa ein Viertel seines Volumens. Der Schatten war auch weniger dicht und weniger gleichmäßig geworden, hatte sich vom Zwerchfell und von der äußeren Thoraxwand zurückgezogen und war nur noch gegen unten und außen durch eine scharfe, kreisbogenförmige Linie begrenzt. Der Patient wurde entlassen mit der Weisung wiederzukommen. Im Mai 1920 suchte er die Klinik wieder auf, und jetzt war der Schatten wieder beinahe auf das frühere Volumen angewachsen. Nach wiederholter, energischer Bestrahlung ging der Schatten bis zum August 1920 wieder stark zurück. Ich glaubte jetzt, ich hätte endlich einen sicheren Rückgang eines Lungenkarzinoms durch Bestrahlung gesehen. Aber es entwickelte sich dann eine zu-nehmende Herzinsuffizienz, und am 4. Dezember starb der Patient plötzlich in einem Anfall von Dyspnoe. Die Sektion ergab nichts von Karzinom, dagegen alte indurierte Infarktherde an der Stelle des diagnostizierten Karzinoms bei Hypertrophie und Dilatation des Herzens.

Gegen die Wirksamkeit der Röntgentherapie spricht auch die Tatsache, daß die verschiedenen Autoren ganz verschiedene Dosen empfehlen.

Trotzdem fühlt man sich immer wieder veranlaßt, die Röntgenbestrahlung zu versuchen, weil man gelegentlich Fälle sieht, die nach der Bestrahlung eine deutliche Verminderung ihrer Dyspnoe angeben.

Bei metastatischen Lungentumoren gibt Holfelder (in Krauses Handbuch der Röntgentherapie) an, Remissionen bis zur Dauer von einem Jahr durch Bestrahlung erreicht zu haben, wenn lymphangitische Ausbreitung des Karzinoms in der Lunge zu erkennen war. Auch bei karzinomatöser Pleu-ritis sieht man gelegentlich einen vorübergehenden Rückgang des Exsudates nach Bestrahlung.

Von der Radiumbehandlung habe ich ebensowenig wie andere günstige Resultate gesehen. Altschul (in Heimanns Strahlenbehandlung gut- und bös-artiger Geschwülste) warnt davor wegen der bisweilen zu beobachtenden akuten Verschlimmerung.

Symptomatische Behandlung. Fast immer hat sich die Behandlung auf die Bekämpfung der Schmerzen, des Hustens und der Schlaflosigkeit zu beschränken. Mit Opiaten muß man freigebig sein. Sauerstoff schafft bisweilen Erleichterung. Daneben sind gelegentlich Expektorantien, Herzmittel usw. notwendig.

XVI. Die Syphilis der Trachea, der Bronchien, der Lunge und der Pleura.

1. Sekundäre Syphilis.

Im Sekundärstadium der Lues beobachtet man bisweilen einen Roseolenausschlag in der Trachea und den Bronchien. Auch Papeln kommen vor. Klinisch machen sie wenig Erscheinungen. Eine leichte Bronchitis ist nicht selten, die mit dem Abheilen der Hautaffektion rasch verschwindet. Es ist aber auch möglich, daß es sich in allen als spezifisch aufgefaßten Fällen um ein zufälliges Zusammentreffen handelt (Lyon).

Auch eine Beteiligung der Lungen an der Frühsyphilis ist schon behauptet worden. Die Fälle halten aber der Kritik nicht stand (Lyon).

Selten tritt gleichzeitig mit dem Exanthem eine Pleuritis sicca oder serofibrinosa auf, die unter spezifischer Therapie rasch heilt.

2. Tertiäre Syphilis.
a) Tertiäre Syphilis der Trachea und der Bronchien.

Viel seltener als der Kehlkopf werden Trachea und Bronchien von tertiärer Syphilis befallen, aber wenn die Krankheit auftritt, so kann sie sehr gefährlich werden, so daß die rechtzeitige Erkennung von großer Wichtigkeit ist. Besonders zu erwähnen ist, daß in der Hälfte der Fälle die Kranken nichts von einer überstandenen Syphilis wissen. Am häufigsten entsteht die Affektion 4—6 Jahre nach dem Schanker, bisweilen aber schon nach weniger als 1 Jahr.

Pathologische Anatomie. In der Trachea lokalisiert sich die Krankheit mit Vorliebe in der Regio subcricoidea und in der Nähe der Bifurkation, in den Bronchien an den der Bifurkation benachbarten Ringen.

Die gummöse Infiltration kann zirkumskript oder diffus auftreten. Sie kann in der Schleimhaut oder in der Submukosa entstehen und von da auf die Knorpel und deren Umgebung übergreifen, sie kann aber auch peritracheal beginnen. Bekommt man ein Schleimhautgumma bei der Tracheoskopie zu Gesicht, so sieht man eine rundliche, rote, speckig aussehende Vorwölbung.

Bald beginnt der Zerfall. Der Geschwürsgrund ist grau oder gelblich, die Ränder scharf geschnitten, rot. Bisweilen entstehen zirkuläre Geschwüre, die den ganzen Umfang der Trachea einnehmen, bisweilen unregelmäßig begrenzte, serpiginöse Ulzerationen. Die Infiltrationen und der Zerfall schreiten vorwärts, bald mehr gegen den Larynx, bald gegen die Bronchien, in seltenen Fällen bis in das Lungengewebe. Der Zerfall greift auch in die Tiefe, die Knorpel werden sequestriert, die Umgebung in den Prozeß einbezogen. Bei extratrachealer Entstehung perforiert das Geschwür in die Trachea, wobei mehrere Fistelgänge entstehen können. In der Umgebung der Luftröhre kann die gummöse Infiltration auf die Lymphdrüsen übergreifen, sich im Mediastinum verbreiten, den Rekurrens komprimieren und schließlich in die Aorta, in die Pulmonalarterie, die Vena cava sup. oder den Ösophagus perforieren.

Wenn die Heilung eintritt, so entsteht eine Narbe, die zu starken Retraktionserscheinungen führt. Leistenartige Vorsprünge, netzartige Verdickungen und zirkuläre Verengerungen sind das Resultat. Das Lumen der Trachea kann auf Bleistiftdicke reduziert, das eines Hauptbronchus fast verschlossen werden. Auf beiden Seiten der Stenose tritt eine Erweiterung auf. Die Trachea ist häufig auch in ihrer Länge verkürzt. Die peritracheale Entzündung hat nicht selten eine Fixation des Kehlkopfes zur Folge, so daß er selbst beim Schlucken sich kaum bewegt.

Die trachealen, peribronchialen und mediastinalen Lymphdrüsen sind vergrößert. Außerdem findet man häufig auch Veränderungen im Kehlkopf und in anderen Organen, besonders in der Leber. Die Lunge selbst zeigt sekundäre Läsionen, bei Lues eines Bronchus Bronchiektasien, ferner Emphysem, nicht selten Tuberkulose, endlich terminale Pneumonien, Lungenödem usw. Lungensyphilis ist bisweilen vorhanden, kann aber auch ganz fehlen.

Symptomatologie. Im Beginn ist häufig Husten das einzige Symptom. Er ist nicht selten bellend und tritt anfallsweise auf. Dieser Krampfhusten kommt nicht nur bei Schleimhautgummen, sondern auch bei peritrachealer Erkrankung vor. Mit der Zeit wird er heftiger und von einem unangenehmen Gefühl in der Gegend der Trachea und unter dem Sternum begleitet. Gleichzeitig kann sich Dyspnoe einstellen, die namentlich nachts und bei Anstrengungen lebhaft wird. Der Auswurf ist im Beginn schleimig, gering, später wird er reichlicher, schleimig-eitrig, bisweilen mit Blutstreifen vermischt oder etwas fötid. Bei genauer Untersuchung erkennt man manchmal Fetzchen von Gewebe, elastische Fasern oder, was für die Diagnose besonders wichtig ist, Knorpelstückchen. Im Anschluß an die Expektoration solcher Gewebsstückchen kann eine auffallende vorübergehende Besserung eintreten, weil der Weg für die Atmung dadurch frei geworden ist, man hat aber auch schon plötzliche

Todesfälle beobachtet, weil die Schleimhaut, die durch den Verlust des Knorpels ihren Halt verloren hatte, ventilartig das Lumen verschloß.

Im Stadium der Narbenstenose entsteht das Bild der Tracheal- oder Bronchostenose, für deren Symptome auf das Kapitel IV verwiesen sei. Doch sind die Symptome durchaus nicht konstant, man hat schon bei hochgradiger Verengerung alle Erscheinungen vermißt, bis plötzlich ein Anfall von Atemnot dem Leben ein Ende machte. In anderen Fällen tritt die Dyspnoe wiederholt anfallsweise auf, oder sie steigert sich zeitweise, bleibt aber beständig in geringerem Grade bestehen. Es ist deshalb wahrscheinlich, daß vorübergehende Schwellung der Schleimhaut eine große Rolle spielt.

Wenn die Narbenstenose nicht die Trachea oder einen Hauptbronchus befällt, so machen nur die sekundär entstehenden Bronchiektasien Symptome. Es ist immer noch unbekannt, wie viel Fälle von Bronchiektasien auf luetischer Grundlage beruhen. Rössle vermutet, daß ein Teil der als kongenital aufgefaßten Bronchiektasien syphilitischer Natur sein könnte, weil das für diese als charakteristisch geltende Kennzeichen der Pigmentarmut auch bei syphilitischen Narben vorhanden ist. Manche Autoren gehen in der Annahme einer syphilitischen Ätiologie noch viel weiter.

Verlauf. Gerhardt unterscheidet drei Stadien: 1. das irritative, 2. das Stadium der dauernden Stenose, 3. das suffokatorische.

1. Das irritative Stadium entspricht der Entwicklung und dem Zerfall der gummösen Neubildung. Es kann $1/2$—1 Jahr dauern. Es beginnt langsam und geht allmählich in das folgende über, wenn es nicht erkannt und behandelt wird.

2. Das Stadium der dauernden Dyspnoe, das ebenso lange dauern kann. Die Kranken können durch die dauernde Atemnot ihre Kräfte verlieren, abmagern, wozu auch das häufig vorhandene hektische Fieber beiträgt. Sie sterben an langsamer Atemnot, an einer Komplikation, oder die Krankheit geht in das dritte Stadium über. Eine vollständige Heilung ist kaum möglich, doch kann der Anteil der Störung, der durch die Infiltration und Ulzeration bedingt ist, behoben werden, und selbst bei narbiger Trachealstenose kann bisweilen eine Tracheotomie die Erstickung verhindern und das Leben noch jahrelang erhalten. Bei Stenose eines Bronchus kann der Patient noch lange leben, wenn die Therapie dafür sorgt, daß die syphilitische Erkrankung nicht weiterschreitet.

3. Das suffokatorische Stadium. Wenn die ersten schweren Erstickungsanfälle auftreten, so tritt der Tod meist nach wenigen Tagen in einem neuen Anfall ein. Bisweilen führt der erste Anfall zum Tod, so daß man nicht von einem suffokatorischen Stadium sprechen kann.

Wenn die Bronchialnarben zu Bronchiektasien geführt haben, unterscheidet sich der Verlauf in keiner Weise von Bronchiektasien anderer Ätiologie.

Komplikationen. Die Komplikationen der Bronchostenose sind an anderer Stelle erwähnt. Am häufigsten entstehen gefährliche Zustände durch das Fortschreiten der gummösen Infiltration in der Umgebung der Trachea und Bronchien. Durchbrüche in die Aorta, in eine Pulmonal- oder Bronchialarterie, in die obere Hohlvene, führen in der Regel rasch den Tod herbei. Perforation in die Speiseröhre verursacht eine tödliche Lungengangrän oder Erstickung durch Speiseteile. Übergreifen der Ulzeration auf das Gewebe des Mediastinums hat eitrige oder jauchige Mediastinitis zur Folge. Nicht selten entsteht eine Lungengangrän, und endlich wird das Ende oft durch eine Pneumonie herbeigeführt, die sich als Aspirationspneumonie oder als kruppöse oder katarrhalische Lungenentzündung einstellen kann.

Diagnose. Im irritativen Stadium ist die Diagnose recht schwierig. Der bellende, oft in Anfällen auftretende Husten, die Dyspnoe und das unangenehme Gefühl unter dem Sternum können den Gedanken an eine syphilitische Erkrankung wachrufen. Narben am Gaumen und luetische Veränderungen in der Nase und am Kehlkopf machen die Diagnose wahrscheinlicher, da recht häufig eine Affektion der oberen Luftwege vorausgegangen ist. Die positive Wassermannreaktion bestärkt den Verdacht, und wenn man gar im Sputum Knorpelstücke findet, so ist die Diagnose so gut wie sicher. Am meisten leistet aber oft die Tracheo- und Bronchoskopie (vgl. S. 1096f.), die die Gummata und Ulzerationen zu Gesicht bringt. In zweifelhaften Fällen hilft die Diagnose ex juvantibus.

Im Stadium der dauernden Dyspnoe ist die Diagnose leichter. Eine Tracheo- oder Bronchostenose läßt immer an eine luetische Ätiologie denken, und der Nachweis anderer Zeichen von bestehender oder überstandener Syphilis glückt häufig. Die Wassermannreaktion bestätigt die Diagnose. Auch in diesem Stadium sollte die Tracheobronchoskopie nicht versäumt werden. Freilich kann sie auch versagen, wie in dem Fall von Hochhaus, in dem die gummöse Wucherung beider Hauptbronchi nicht erkannt wurde.

Prognose. Wenn die Kranken im irritativen Stadium in Behandlung kommen und die Diagnose gestellt wird, so ist die Prognose gut. Leider ist das aber selten der Fall, so daß die Mortalität mindestens 75% (Conner) beträgt.

Therapie. In jedem Fall ist eine energische antiluetische Behandlung am Platz. Sie kann selbst in den späteren Stadien Nutzen bringen, da ein Teil der gefährlichen Erscheinungen immer auf gummöser Infiltration, fast nie alles auf Narbenbildung beruht. Bei dringender Gefahr ist Salvarsan in Verbindung mit Quecksilber oder Bismut vorzuziehen, sonst ist auch eine Bismut- oder Jodbehandlung gut. Die Therapie muß fortgesetzt werden, bis die Wassermannsche Reaktion negativ geworden ist.

Narben können durch Sondenbehandlung gedehnt werden, deren Technik hier nicht zu besprechen ist. Bei hochsitzender Trachealverengerung kann eine Tracheotomie nötig werden. Auch Exzision eines Stückes Trachea und Vereinigung der Enden durch Naht ist schon ausgeführt worden.

b) Tertiäre Lungensyphilis.

Die Angaben über die Häufigkeit der tertiären Syphilis in den Lungen schwanken selbst bei den pathologischen Anatomen sehr beträchtlich.

Gürich fand unter 23 179 Sektionen 1914—1925 in Hamburg-Eppendorf nur 34 Männer und 1 Frau mit syphilitischen Veränderungen am Respirationsapparat, meistens an Kehlkopf, Trachea und Bronchien, nur „einige Male" tiefgreifende Narben, die als Ausheilungsvorgänge gummöser Lungenprozesse aufzufassen waren. Ein frisches Gumma war nicht darunter. Demgegenüber fand Rössle in wenigen Jahren in Jena 25 Fälle, allerdings vorwiegend von interstitieller Pneumonie, und stellte die Behauptung auf, die Lungensyphilis sei ebenso häufig wie die Knochen- und Lebersyphilis, und die Sicherheit ihrer anatomischen Diagnose werde nur durch die Sicherheit bei Aorten-, Knochen- und Lebersyphilis unterbrochen. Auch Letulle und Dalsace betonen die Häufigkeit luetischer Residuen in den Lungen.

Daraus geht hervor, daß gummöse Prozesse an den Lungen beim Erwachsenen äußerst selten sind und daß sie, wenn sie auftreten, in der Regel spontan ausheilen, daß aber die interstitielle Pneumonie offenbar häufiger vorkommt.

In den letzten Jahren ist eine ganze Reihe von Fällen veröffentlicht worden, teils mit, teils ohne Röntgenbild, wenige mit Sektionsbefund. Aber es ist sehr zweifelhaft, wie viele davon wirklich Lungensyphilis hatten. Sogar bei manchen mit Sektionsbefund müssen große Bedenken auftauchen, wenn z. B. das Obduktionsresultat nur summarisch ohne Beschreibung mitgeteilt wird und die beigegebenen Röntgenbilder offenbar Kalkschatten darstellen, während die pathologischen Anatomen das ausnahmslose Fehlen von Verkalkung als charakteristisch bezeichnen (v. Hansemann, Rössle, Berblinger).

Pathologische Anatomie. Die Syphilis der Lungen kann in drei, vielleicht auch mehr Formen auftreten:

1. Gummata kommen einzeln oder multipel vor, am häufigsten in den mittleren Partien der Lunge oder auch an der Basis. Ihre Größe kann sehr verschieden sein, von der eines Hanfkorns bis einer Walnuß und darüber. In den ersten Stadien sind es Knoten von weicher Konsistenz, die einen gelblichen Kern und eine blaßrote bis graue äußere Partie unterscheiden lassen und zackig begrenzt sind. Berblinger weist auf die Ähnlichkeit einzelner Fälle mit käsiger Bronchopneumonie hin. Nach längerem Bestand tritt meist Erweichung und Verkäsung des Zentrums, schließlich bindegewebige Umwandlung ein. Die Kapsel ist in der Regel fest und sendet strahlige Ausläufer in die Umgebung. Die Unterscheidung von tuberkulösen oder (wenn die Verkäsung fehlt) von pneumonokoniotischen Herden kann schwierig sein. Die gummöse Form ist sehr selten und kommt namentlich in frischen Stadien fast nie in die Hände des pathologischen Anatomen.

2. Die kavernöse Form kann dadurch entstehen, daß eine Gumma erweicht und in einen Bronchus durchbricht und eine Kaverne mit fester, bindegewebiger Kapsel zurückläßt. Die kavernöse Form ist mindestens ebenso selten und auf dem Sektionstisch kaum sicher zu erkennen, wie auch Rössle betont.

3. Die chronische interstitielle Pneumonie ist nach Rössle unvergleichlich viel häufiger. In ihren ersten Anfängen ist sie makroskopisch kaum zu erkennen. Mikroskopisch sieht man eine Infiltration in den Alveolarsepten, im interazinösen, interlobulären und interlobären Bindegewebe und in der Bronchialwand. Zuerst überwiegen Lymphozyten und feinste Spindelzellen, später kommen Plasmazellen hinzu, Exsudat fehlt in den Alveolen und in den Alveolarwänden. Erst im interlobären Bindegewebe findet man Ödem. Die Arterien zeigen nur stellenweise Endarteriitis. In dem so veränderten Gewebe finden sich miliare Gummen eingestreut.

„Mit zunehmender Vernarbung ist die interstitielle syphilitische Pneumonie immer leichter zu erkennen; das fertige Bild zeichnet sich durch netzartig gestrickte, helle oder nur wenig rußgeschwärzte Narben, durch weißliche Auszeichnung der Außenwand von Bronchien und Gefäßen aus. Nun treten auch fleckige und streifige Verödungen von Lungengewebe durch desquamative Pneumonie und Kollapsinduration, eitrige Katarrhe und Erweiterungen von Bronchien auf" (Rössle). Im Schwielengewebe findet man oft reichliche neugebildete glatte Muskelfasern. Die Lymphdrüsen zeigen oft eine fleckig-graurötliche Schwellung. Die Pleura kann durch Verwachsung und Verdickung am Krankheitsprozeß teilnehmen, und eine glatte flache Pleuranarbe kann den darunter liegenden Herd verraten.

Die stärksten Infiltrate bzw. ihre Narben begleiten die Bronchien, Gefäße und interlobulären Septen und strahlen von ihnen aus. Am häufigsten findet man diese netzförmigen und strahligen Verdickungen im Unterlappen, besonders im rechten, und im Mittellappen (vgl. Abb. 129 S. 1863).

Berblinger betont, daß eine scharfe Trennung der diffusen interstitiellen Pneumonie, der gummösen und kavernösen Form im Einzelfall oft nicht durchzuführen ist. Auch Rössle weist darauf hin, daß die kavernösen und grobknotigen Herde in groben syphilitischen Schwielen liegen.

3. Ob glatte und desquamative Pneumonie auf luetischer Basis beruhen können, ist nicht sicher. Auch Entzündungen, die ähnlich wie die Affektionen der Neugeborenen aussehen, sind beschrieben.

Die Pleura ist bisweilen in Form schwartiger Pleuritis beteiligt. Nicht selten ist gleichzeitig Syphilis der Trachea und der gröberen Bronchien, häufig Lues anderer Organe nachzuweisen. Die regionären Drüsen sind regelmäßig vergrößert.

Eine besondere Schwierigkeit der pathologisch-anatomischen Erkennung liegt darin, daß der Spirochätennachweis fast nie glückt (bisher einwandfrei erst in den beiden Fällen von M. Koch und Schmorl), oder daß Gebilde gefunden werden, wie sie auch in normalen Lungenschnitten vorkommen.

Symptomatologie. Die Krankheit beginnt offenbar meist erst viele Jahre nach der syphilitischen Infektion. Doch hat Berblinger einen Fall mitgeteilt, der 4 Jahre nach der Ansteckung zum Tode führte. Auch zwei Fälle von Lungensyphilis bei kongenitaler Lues sind beschrieben (Dutsch bei 2jährigem, Kayser bei 12jährigem Kind).

Verhältnismäßig am meisten charakteristisch ist die Form der Phthisis syphilitica. Sie beginnt in der Regel langsam, mit trockenem Husten und zunächst rein schleimigem Sputum. In manchen Fällen ist im Beginn die Dyspnoe das Symptom, das am meisten in die Augen springt. Fieber fehlt in diesem Stadium meist vollkommen, der Ernährungszustand leidet nicht im geringsten.

Allmählich wird das Sputum mehr eitrig und nimmt bisweilen eine rötliche oder braune Färbung an. Die mikroskopische Untersuchung läßt nicht selten elastische Fasern erkennen. Besonders in kleinen Krümelchen sind sie zu finden. Doch sind die elastischen Fasern nicht immer nachzuweisen, da sie schon im Gumma selbst (wie auch in den Gummen anderer Organe) zugrunde gehen können. Auch jetzt fehlt das Fieber in der Regel noch und der Ernährungszustand bleibt gut, obschon die Lungenveränderungen schon ausgesprochen sind.

Die Untersuchung der Lungen ergibt meistens im Beginn einige Rasselgeräusche mit oder ohne geringe Dämpfung an einer beschränkten Stelle, mit Vorliebe rechts im Mittellappen. In anderen Fällen bildet sich der Symptomenkomplex einer umschriebenen Induration aus: Dämpfung, Veränderung des Atemgeräusches bis zum bronchialen, und erst später gesellen sich Rasselgeräusche hinzu.

In vielen Fällen stellen sich deutlichere Zeichen von Kavernenbildung ein. Sie können im Ober- oder Unterlappen entstehen, je nach der ersten Lokalisation und dem Fortschreiten der Affektion. Zu dieser Zeit tritt meistens Fieber auf, der Kräftezustand leidet, und die Kranken können jetzt ganz den Eindruck eines Phthisikers machen. Doch fehlt nicht selten die Kachexie auffallend lange. Schließlich erfolgt der Tod doch meistens unter dem Bild der Phthise, wenn nicht die richtige Diagnose gestellt und die antiluetische Therapie eingeleitet wird und wenn keine Komplikation dem Leben ein Ende macht.

Nicht immer ist aber das Krankheitsbild das einer ,,Phthisis". Bisweilen bestehen jahrelang nur die Symptome einer chronischen Bronchitis oder einer leichten Lungentuberkulose ohne sicher nachweisbare Veränderungen der Lunge. Deshalb werden verhältnismäßig viele solche Fälle in Lungenheilstätten oder Fürsorgestellen entdeckt, und eine Anzahl ist veröffentlicht worden, bei denen an der Diagnose kein Zweifel bestehen kann, weil gleichzeitig andere syphilitische Lokalisationen bestanden und die spezifische Kur ein schon jahrelang bestehendes Leiden prompt beseitigte (vgl. z. B. Wilmans).

Solchen Erkrankungsformen liegt offenbar eine interstitielle Pneumonie zugrunde.

Die interstitielle Pneumonie kann aber auch unter dem Bild der kardialen Stauung verlaufen. Groedel hat zwei Fälle mitgeteilt, bei denen eine Herzaffektion angenommen wurde (und teilweise auch vorhanden war) und antiluetische Behandlung rasche Besserung brachte. Einen noch eindrücklicheren Fall hat Winkler mitgeteilt. Es ist bei der Lokalisation der interstitiellen Pneumonie in der Gegend der großen Lungengefäße begreiflich, daß sowohl der frische Prozeß als auch die Schwielen sie komprimieren können. Deshalb ist nicht immer ein Erfolg von spezifischer Therapie zu erwarten. Immerhin ist darauf hinzuweisen, daß auch eine Herzgefäßlues mit Stauungslunge das gleiche, unter spezifischer Behandlung zurückgehende Röntgenbild darbieten kann.

Interstitielle syphilitische Pneumonien von geringer Ausdehnung verlaufen offenbar oft ganz symptomlos. Es kann auch sein, daß die durch sie bedingten Funktionsstörungen in einem Krankheitsbild untergehen, daß durch andere Ursachen, etwa eine luetische Aortitis oder Herzklappenaffektion, bedingt ist.

Auch Bronchialasthma auf luetischer Grundlage wird beschrieben, das auf spezifische Behandlung prompt ausheilen und bei dem das Röntgenbild die Zeichen einer interstitiellen Pneumonie darbieten kann (Fraenkel, Romberg usw.).

In anderen Fällen verläuft die Krankheit unter dem Bild von Bronchiektasien, die sich in einem Unterlappen entwickeln. Das sind die Fälle, in denen die gröberen Bronchien den Ausgangspunkt bilden. Nicht selten sind sie mit einer Syphilis der Trachea oder der Hauptbronchien kombiniert.

Sehr selten entsteht ein ähnliches Krankheitsbild wie bei der akuten tuberkulösen Pneumonie bzw. Bronchopneumonie.

Das Röntgenbild der pulmonalen Syphilis kann recht verschieden sein. Ein absolut typischer Schatten existiert nicht. Eine große Anzahl von Bildern ist veröffentlicht worden (Lindvall und Tillgren, Deutsch, Schröder, Pontano, Gähwyler, Assmann, Lossen, Fränkel usw., aber die Diagnose ist durchaus nicht bei allen sicher (vgl. die Kritik Assmanns).

Wenn z. B. ein rundlicher Schatten während einer antiluetischen Kur verschwindet, so kann es sich ebensogut um ein zufälliges zeitliches Zusammentreffen mit einem tuberkulösen „Frühinfiltrat" gehandelt haben. Ein zufälliges zeitliches Zusammentreffen von

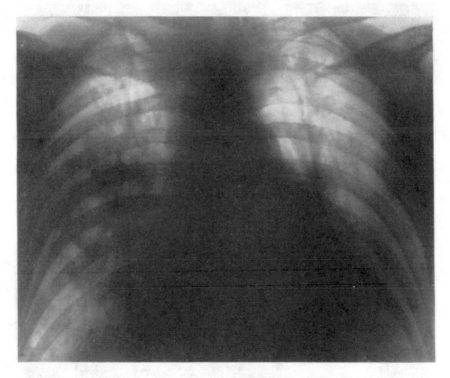

Abb. 127. Lungensyphilis (Erklärung im Text).

Kur und ausheilender Krankheit ist auch bei Schatten von angeblicher syphilitischer Pneumonie möglich, wenn man bedenkt, daß nur die Fälle publiziert werden, in denen ein vieldeutiger Schatten während einer spezifischen Kur zurückgeht und nicht die viel zahlreicheren, in denen das nicht eintritt. Es ist auch nicht ausgeschlossen, daß eine chronische Pneumonie andersartiger Ätiologie auf Salvarsan oder Jod reagiert. Selbst bei sezierten Fällen ist die Diagnose nicht immer sicher.

Die interstitielle Pneumonie scheint in manchen Fällen einen ziemlich charakteristischen Schatten zu geben. Er besteht in einer Verschattung der Hilusgegend, auffallenderweise meistens rechts, die strangförmige Ausläufer besonders nach unten und seitlich aussendet. Das Bild kann wie eine verstärkte Stauungslunge aussehen.

Abb. 127 ist ein Beispiel. Es stammt von einem 59jährigen Mann, der am 28. November 1922 mit den Zeichen eines schweren dekompensierten Herzfehlers in die Klinik gebracht wurde. Er gab an, seit 1907 an Lungenkatarrh zu leiden und auch einmal in einem Lungensanatorium gewesen zu sein, ohne daß Bazillen gefunden wurden. Seither habe er an Brustfellentzündung und an Grippe gelitten und habe sich seit einer erneuten Grippe im

September nicht mehr erholt. Die Untersuchung ergab außer Herzfehler- und Stauungs-
symptomen Trommelschlägelfinger. Es bestand reichlich eitriger Auswurf. Am 30. November trat der Tod ein, und die Sektion deckt außer einer Stenose und Insuffizienz der
Mitralklappen mit schweren Stauungserscheinungen (u. a. Lungeninduration, chronisches
und akutes Lungenödem) eine chronische retikuläre fibröse Pneumonie, Bronchiektasien
und schwartige Pleuritis auf, die auf Syphilis zurückgeführt wurden, außerdem einen abgekapselten Kreideherd in der rechten Spitze und fragliche Narben am Stirnbein.

Das Röntgenbild (Abb. 127) zeigt die auch sonst für interstitielle luetische Pneumonie
als charakteristisch angegebenen Veränderungen, nämlich einen vom Hilus ausgehenden
großen Schatten, rechts größer als links, der sich stellenweise dentritisch verzweigt, ins
Lungenfeld fortsetzt und auf der rechten Seite bronchiektatische Aufhellungen in sich

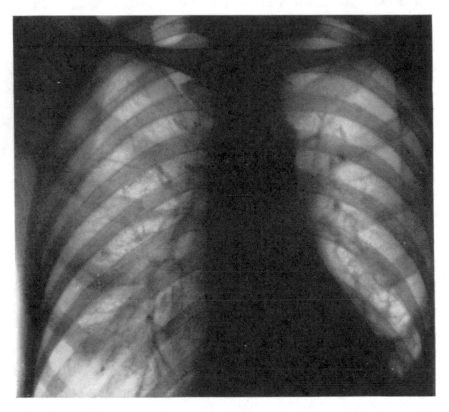

Abb. 128. Interstitielle syphilitische Pneumonie der linken Lunge. (Erklärung im Text.)
Derselbe Fall wie Abb. 129.

schließt. Außerdem ist, besonders in den unteren Partien, das Bild durch Stauung, Ödem
und Pleuraschwarte getrübt.

Bei geringer Ausdehnung und Intensität der interstitiellen Pneumonie können die
Bilder atypischer und weniger eindrucksvoll sein.

So sieht man auf Abb. 128 neben dem linken Herzrand grobmaschige Netzstruktur mit
ziemlich feinen Netzfäden, die sich stellenweise zu größeren strahligen Knoten verdichten.
Der Sinus phrenicocostalis ist durch einen nach außen ansteigenden dichten Schatten
ausgefüllt, parallel dessen oberen Rand verläuft etwas weiter oben ein Schattenstrang.

Das anatomische Bild der linken Lunge (Abb. 129) zeigt, daß der netzförmigen Zeichnung
bindegewebige Stränge entsprechen, die oberhalb der schwartig verödeten Lappenspalte
im Lungengewebe verlaufen und teilweise strahlige Narben miteinander verbinden. Eine
gröbere syphilitische Narbe ist auf der linken Seite des Bildes direkt oberhalb der Lappengrenze im Schnitt getroffen, eine feinere, retikulierte syphilitische Narbe etwas weiter oben
an der Pleura. Dicht dabei sieht man zwei bronchiektatische Höhlen. Im Unterlappen
sind erweiterte Bronchien getroffen, die in einer ebenfalls von strang- und netzförmigem

Bindegewebe durchsetzten Lungenpartie liegen. Auffallend ist, daß von der Interlobär-
schwarte im Röntgenbild nichts zu sehen ist. Die Ausfüllung des Zwerchfellwinkels im Röntgenbild ist der Ausdruck einer basalen syphilitischen Pleuraschwarte, die auf der anatomischen Abbildung nicht mehr zu sehen ist. Die schiefrige Induration auf der Lungenspitze
ist eine abgeheilte Tuberkulose.

Diese Abb. 128 und 129 stammen von einem 46jährigen Mann, der am 6. August
1923 auf die Basler medizinische Klinik aufgenommen wurde und am 16. September an
einem Magenkarzinom starb. Er gab an, von 1899 bis 1918 wiederholt an Lungenblutungen
gelitten zu haben, und war auch wiederholt in einer Heilstätte gewesen. Das Röntgenbild
wurde kurz nach dem Eintritt aufgenommen. Die Sektion deckte sonst keine sicheren

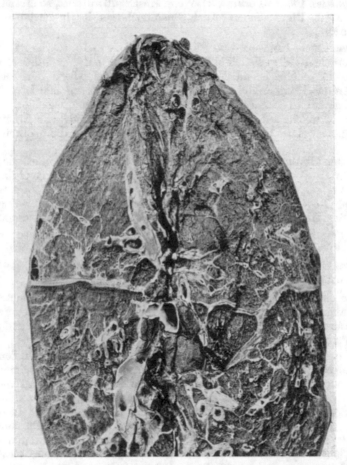

Abb. 129. Syphilitische interstitielle Pneumonie (derselbe Fall wie Abb. 128).
(Erklärung im Text.)

luetischen Veränderungen auf, nur eine fragliche Ostitis syphilitica des Stirnbeines (daneben ein Magenkarzinom mit Metastasen).

Gummata müssen rundliche Schatten verursachen. Erbsen- bis bohnengroße Schatten außerhalb des Hilus werden von Groedel beschrieben, etwas
größere von anderen Autoren. Doch ist zu erwarten, daß jedes ältere Gumma
einen unregelmäßigen Schatten gibt, weil sich strahlige Narben bilden.

Die kavernöse Lungensyphilis macht Schatten mit zentraler Aufhellung,
die wohl nie so schöne Bilder liefert wie gelegentlich tuberkulöse Kavernen,
da die syphilitische Höhle immer in einem dichten Gewebe liegt.

Komplikationen. Von gleichzeitigen Lokalisationen der Syphilis in anderen Organen ist an erster Stelle die Erkrankung der Trachea und der Bronchien (bisweilen auch der Nase und des Rachens), sowie die Leberlues zu erwähnen, ganz besonders aber die Aortenlues. Nicht selten erstreckt sich die syphilitische Neubildung auf die Lymphdrüsen der Nachbarschaft, wodurch eine Kompression und Lähmung des N. recurrens herbeigeführt werden kann.

Auch Kombination mit Cavathrombose kommt vor.

Die Pleura ist gewöhnlich nur in der Nähe des Lungenherdes in Form einer trockenen Pleuritis erkrankt. Wenn ein Erguß auftritt, so erreicht er höchst selten größere Dimensionen. Auch Pneumothorax ist beschrieben (Roubier und Bouget).

Die wichtigste Komplikation ist die mit Tuberkulose. Sie ist recht häufig, und in manchen Fällen siedelt sich die Tuberkulose in der syphilitisch erkrankten Lunge an, in anderen ist die Tuberkulose sicher älter, wie in den beiden Fällen, von denen das Röntgenbild in Abb. 127 u. 128 wiedergegeben ist. Es ist dann, wie z. B. gerade in diesen beiden Fällen, schwer zu sagen, welche Symptome auf die Syphilis, welche auf die Tuberkulose zu beziehen sind. Die Erkennung einer Syphilis neben einer Tuberkulose stößt deshalb auch auf die größten Schwierigkeiten.

Über den Einfluß einer Lungenlues auf eine bestehende Tuberkulose ist schon viel geschrieben worden. Meistens wird angegeben, daß die Syphilis ungünstig auf den Verlauf der Tuberkulose einwirke. Samson kommt zum Schluß, daß allgemeine Regeln sich nicht aufstellen lassen.

Daß das Hinzutreten einer Tuberkulose zu einer Lues ein ungünstiges Ereignis ist, ist selbstverständlich. Ob aber die Syphilis als solche dadurch zum Fortschreiten gebracht oder am Ausheilen verhindert wird, scheint mir nicht bewiesen.

Hämoptoe ist ziemlich selten.

Unter den Komplikationen, die den Tod herbeiführen können, sind noch Lungengangrän (z. B. Lossen), Pneumonien und amyloide Degeneration der Organe zu nennen. Herzinsuffizienz entsteht selten auf Grund der Zirkulationsstörung in den Lungen (vgl. S. 1860).

Diagnose. Die Hauptsache ist, daß man in jedem Fall, der den Eindruck einer Lungentuberkulose, eines Abszesses, eines Lungentumors, einer Lungenzirrhose oder zirkumskripter Bronchiektasien macht, ohne daß die Ätiologie klar ist, an Syphilis denkt. Ist dann das Krankheitsbild auch sonst für diese Leiden nicht ganz typisch, ist eine „Lungentuberkulose" ohne Bazillenbefund in den mittleren Partien der Lunge lokalisiert, hat sich der Abszeß sehr chronisch entwickelt, so wird der Verdacht dringender. Dann suche man nach Zeichen überstandener Syphilis und mache die Wassermannsche Reaktion. Ist Lues nachgewiesen, so ist noch lange nicht gesagt, daß die Lungenerkrankung etwas damit zu tun hat. In manchen Fällen wird die Berücksichtigung des Verlaufes, die Sputumuntersuchung, unter Umständen auch das Röntgenbild die Diagnose wahrscheinlich machen, aber eine Entscheidung bringt (mit Ausnahme der Fälle, in denen eine Tracheal- oder Bronchialsyphilis durch die direkte Spiegeluntersuchung festgestellt wurde) einzig ein Versuch mit spezifischer Behandlung. Deshalb soll man es sich zur Regel machen, in allen zweifelhaften Fällen eine solche vorzunehmen. Schaden wird man kaum, ja es besteht im Gegenteil die Gefahr, daß man dadurch bei einer der erwähnten Krankheiten eine vorübergehende Besserung herbeiführt und sich daher fälschlicherweise für Lues entscheidet, doch wird der weitere Verlauf, das Ausbleiben einer Heilung, von der falschen Fährte abbringen.

Wenn man es sich zur Regel macht, in allen Fällen, in denen die entfernte Möglichkeit einer Lungensyphilis besteht, auf Zeichen von Lues zu achten und bei positiver Wassermannreaktion eine spezifische Kur durchzuführen (was ja immer im Interesse eines latent Syphilitischen liegt), so wird man sich unzähligemale davon überzeugen, daß keine Lungenlues vorliegt. Wenn man es aber ein einziges Mal erlebt, auf diese Weise einen Fall zu entdecken und durch die Therapie zu retten, so ist man für die vielen diagnostischen Enttäuschungen reichlich belohnt.

Differentialdiagnose. Wohl die meisten Fälle werden kürzere oder längere Zeit für Phthisen gehalten, und deshalb sollen die Ärzte an Lungenkurorten am meisten Gelegenheit haben, die Krankheit zu sehen. Bei der Differentialdiagnose nützen die gewöhnlich angegebenen Regeln nicht viel. Wenn die Krankheit in den mittleren Partien zuerst die deutlichsten Erscheinungen gemacht hat, das Fieber (im Gegensatz zu den meisten atypisch lokalisierten Phthisen!) fehlt und keine Bazillen gefunden werden, so ist freilich der Verdacht recht naheliegend, aber meistens nützt es im einzelnen Fall nicht viel zu wissen, daß bei der Syphilis die Hämoptoe seltener, der Ernährungszustand verhältnismäßig besser, das Fieber geringer und die Dyspnoe größer ist. Die Schwierigkeit wird dadurch noch vermehrt, daß in sehr vielen Fällen zu der Lues eine Tuberkulose hinzutritt, so daß nicht einmal der positive Bazillenbefund entscheidet. Der negative ist bekanntlich noch weniger beweisend. Am besten ist es immer, in zweifelhaften Fällen eine antiluetische Kur vorzunehmen, was auch bei einem Phthisiker mit positiver Wassermannreaktion nur von Vorteil sein kann.

Der einzige Fall von kavernöser Lungensyphilis, den ich gesehen habe (aber erst nach der Heilung), war jahrelang als Phthise behandelt worden und mehrmals in Davos gewesen. Erst als der Mann der Patientin an progressiver Paralyse erkrankte, führte man bei der Frau, in deren Auswurf man nie Bazillen gefunden hatte, die Wassermannreaktion aus, und als diese positiv war, wurde durch eine spezifische Behandlung eine Ausheilung mit Kavernenbildung herbeigeführt. Von da an bestanden immer Bronchitiden, und schließlich stellte sich eine tödliche Bronchopneumonie ein (keine Sektion).

Das Röntgenbild kann zu allen möglichen Verwechslungen Anlaß geben und darf deshalb nie als Beweis für eine Lungensyphilis gelten. Die interstitielle Pneumonie kann ein gleiches Bild wie eine Stauungslunge, wie ein Bronchialkrebs, ein Mediastinaltumor usw. zeigen. Die Gummata sind von einem anderen umschriebenen Schatten (Alveolarkarzinom, Krebsmetastasen, Bronchopneumonie, tuberkulöses Frühinfiltrat usw.) nicht zu unterscheiden. Eine kavernöse Syphilis endlich macht genau den gleichen Schatten wie ein Hohlraum anderer Ätiologie.

Prognose. Auch wenn keine antiluetische Behandlung durchgeführt wird, ist die Heilung offenbar die Regel. Denn man findet bei Sektionen Syphilitischer recht oft Narben, viel seltener in Heilung begriffene Gummata als zufälligen Nebenbefund in der Lunge und nur äußerst selten floride Lungenlues. Aber die Heilung erfolgt nicht immer spontan, und speziell in den Fällen, die klinische Erscheinungen machen, wird die Krankheit ohne spezifische Therapie in der Regel den Tod herbeiführen. Wird aber die antiluetische Behandlung richtig durchgeführt, so sind auch weit vorgeschrittene Fälle (selbst im kachektischen Stadium) heilbar. Die Narbenbildungen werden freilich nicht beseitigt, und an Stelle der Defekte bleiben Bronchiektasien und Kavernen zurück, die später immer zu gefährlichen Komplikationen führen können, so daß immer eine möglichst frühzeitige Erkennung und Behandlung zu erstreben ist. Auch die Tuberkulose, die sich auf dem Boden einer Syphilis entwickelt, geht nach deren Abheilung ihren selbständigen Weg weiter.

Therapie. Die antiluetische Kur muß so energisch wie möglich durchgeführt werden, d. h. so weit es der Kräftezustand der Patienten erlaubt. Man wird deshalb womöglich Neosalvarsan, kombiniert mit Bismut oder Quecksilber, anwenden, aber mit Vorsicht, indem man am besten zuerst mit 3—4 Spritzen Bismut (2 mal wöchentlich), dann erst mit 0,15 Neosalvarsan beginnt und die Dosen von Salvarsan, sofern das Mittel vertragen wird, steigert, bis zu 0,45 oder 0,6 Salvarsan wöchentlich, während zwischen den Salvarsaninjektionen 2 mal Bismut eingespritzt wird. Im ganzen müssen mindestens 5 g Salvarsan und 20 Bismutspritzen gegeben werden. Wenn nötig, ist die Kur bald zu wiederholen, und inzwischen kann man Jodpräparate geben. Bei heruntergekommenen Kranken wird man von vornherein die Kur auseinanderziehen, so daß sie länger als 10 Wochen dauert, oder man wird sie durch Perioden mit Jodmedikation unterbrechen. Womöglich sollte die Behandlung bis zum Negativwerden der Wassermannreaktion fortgesetzt und dann noch ein oder zwei Kuren vorgenommen werden.

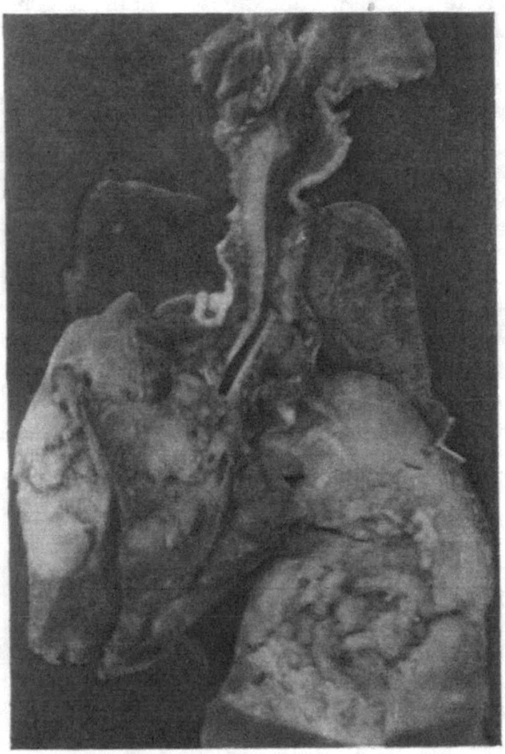

Allerdings hat man auch mit Jodpräparaten oft glänzende Erfolge (2—6—10 g Jodkali oder entsprechende Mengen eines anderen Präparates). Aber man wird sich heutzutage nur in Ausnahmefällen auf Jod beschränken.

Bei gleichzeitig bestehender Lungentuberkulose wird vielfach vor Salvarsan gewarnt oder wenigstens sehr vorsichtiges Vorgehen empfohlen (Schröder, Ritter usw.). Doch scheint mir allzugroße Ängstlichkeit nicht begründet.

Abb. 130. Lues congenita der Lungen mit akut entzündlichen Prozessen. (Lumièrephotographie.) (Präparat des Basler Patholog.-anatom. Instituts.)

c) Die gummöse Pleuritis.

Außer den erwähnten Brustfellentzündungen bei Lungenlues, der trockenen Form, den Exsudaten und der adhäsiven Pleuritis, wie sie bei der indurierenden Lungenerkrankung vorkommt, gibt es in seltenen Fällen auch eine mehr selbständige Entzündung der Pleura, die freilich auch mit Lungensyphilis kombiniert zu sein pflegt, aber sich anatomisch durch gummöse Struktur auszeichnet, wie in dem Fall von Jacquin, in dem die Pleura in eine dicke Schwarte mit käsigen, hanfkorn- bis erbsengroßen Einsprengungen verwandelt war. Nach Dieulafoy ist für die luetische Pleuritis hochgradige Dyspnoe und die Geringfügigkeit der Erleichterung nach der Punktion charakteristisch. A. Fränkel erwähnt lebhafte Schmerzen und auffallend starke Einziehung der Brustwand trotz kurzem Bestand des Exsudates. Der Erguß kann hämorrhagisch sein. Die zystologische Untersuchung ergibt Lymphozyten.

Die **Diagnose** wird vermutungsweise gestellt werden können, wenn bei einem syphilitischen Individuum die oben erwähnten Eigentümlichkeiten vorhanden sind und wenn man trotz kurzem Bestand bei der Punktion auf dicke Schwarten stößt. Schlesinger verlangt für die sichere Diagnose den Nachweis einer Komplementablenkung im Exsudat, die größer ist als im Blut, den Spirochätenbefund in der Flüssigkeit oder den positiven Ausfall der Impfversuche mit dem Erguß.

Die **Therapie** hat sich einerseits nach den allgemeinen Prinzipien der Pleuritisbehandlung zu richten, andererseits in einer energischen antiluetischen Kur zu bestehen.

3. Hereditäre Syphilis.

Pathologische Anatomie. Beim Fetus und Neugeborenen tritt die Syphilis in mehreren Formen auf, die häufig kombiniert sind.

1. Zirkumskripte Gummata. Diese Form ist relativ selten.

2. Interstitielle Entzündung. Sie ist am häufigsten und auch am charakteristischsten für Syphilis. Oft erkennt man geringe Grade nur mikroskopisch.

3. Katarrhalisch-pneumonische Herde, die bald gleichmäßig über die ganze Lunge verteilt, bald mehr herdförmig auftreten. Die ganze Lunge erscheint bisweilen gleichmäßig verdichtet und weiß (Pneumonia alba Virchows). Mikroskopisch erkennt man Füllung der Alveolen mit desquamierten verfetteten Epithelien. Doch sind reine Fälle dieser Art außerordentlich selten, während die desquamative Pneumonie in Verbindung mit der interstitiellen Entzündung häufig ist.

4. Selten kommen auch akut-entzündliche Prozesse vor. Das Bild einer solchen Lunge, bei der die Entzündung einen ganz akuten Charakter hatte (polynukleäre Leukozyten) und zu Abszedierung führte, ist in Abb. 130 wiedergegeben. Der Fall (Fetus von 8 Monaten, der 10 Minuten nach der Geburt starb) ist in der Arbeit von T. Haerle ausführlich beschrieben, wo auch das mikroskopische Bild reproduziert ist.

Symptomatologie. In den meisten Fällen handelt es sich um Frühgeburten, die tot zur Welt kommen oder nicht lebensfähig sind und nach kurzer Zeit sterben. Ist aber, worauf Heller hingewiesen hat, der Prozeß nicht zu ausgedehnt, so ist ein längeres Leben möglich. Die Kinder zeigen dann Dyspnoe und Zyanose. Sehr selten werden sie älter als 2—3 Monate. Doch wird in einzelnen Fällen die Pubertät oder sogar das erwachsene Alter erreicht. Es ist nicht ausgeschlossen, daß Fälle von Lungenschrumpfung oder Bronchiektasien unklarer Ätiologie auf kongenitaler Lues beruhen.

Als Folge hat Woenekhaus eine Hemmung der Lungenanlage durch kongenitale Lues beschrieben.

Syphilis hereditaria tarda. Wenige Fälle von Syphilis hereditaria tarda der Lunge sind beschrieben. Sie zeigen das gleiche Bild wie die Erkrankung der Erwachsenen. Andere Zeichen hereditärer Lues sind wohl immer vorhanden. Spezifische Behandlung hat in mehreren Fällen zur Heilung geführt.

XVII. Die Aktinomykose (und Streptotrichose) von Lunge und Brustfell.

Aktinomykose und Streptotrichose werden dadurch voneinander unterschieden, daß als Aktinomyzes die Pilze bezeichnet werden, deren Drusen einen Strahlenkranz von kolbig aufgetriebenen Pilzfadenenden zeigen, als Streptothrix die, denen dieser Strahlenkranz fehlt. Das Myzel und die Sporenbildung ist bei beiden gleich.

Petruschky faßte beide Gruppen als zwei Gattungen der Familie der Trichomyzeten zusammen, und auch jetzt noch halten einzelne Autoren an der Zweiteilung fest (Rodella, Dresel und viele klinische Arbeiten). Aber im ganzen macht sich immer mehr eine einheitliche Auffassung geltend, und für alle Arten wird der Ausdruck Aktinomyzes gebraucht. Die Gründe für die Zusammenfassung bestehen darin, daß sich botanisch keinerlei Unterschiede in der Struktur der Pilzfäden nachweisen lassen, daß alle Übergänge zwischen den kurzfädigen, anaeroben, keulenbildenden, aus menschlichen oder tierischen Körpern gezüchteten Aktinomyzesformen und den in der Natur vorkommenden saprophytischen, langfädigen, aeroben, keulenlosen Formen vorkommen, und namentlich darin, daß anaerober Aktinomyzes mit kurzen Pilzfäden durch die Infektion mit Grannen und Getreide entsteht, an denen immer nur die langfädigen aeroben Formen gefunden werden. Die Keulenbildung wird deshalb als eine Reaktion des Pilzes auf die Einwirkung der tierischen Gewebe aufgefaßt, die im Einzelfall auch ausbleiben kann (vgl. Lieske). In klinischer Hinsicht unterscheiden sich die Erkrankungen durch die beiden Pilzarten keineswegs.

Die Aktinomyzeten gehören nach der herrschenden Ansicht weder zu den Bakterien noch zu den höheren Pilzen, den Hyphomyzeten, sind aber mit den Bakterien näher verwandt und zeigen besonders zum Tuberkelbazillus nahe Beziehungen. Sie unterscheiden sich aber scharf von den Trichobakterien, die sicher zu den Schizomyzeten gehören, obschon sie auch lange Fäden bilden. Die Trichobakterien haben aber keine wirkliche Verzweigung wie die Aktinomyzeten, sondern ihre Gattung Leptothrix hat gar keine, die Gattung Cladothrix eine falsche Verzweigung.

In der Literatur, besonders in der französischen, sind Aktinomyzesarten auch unter dem Namen Nocardia und Oospora beschrieben.

Die Aktinomyzeten sind in der Natur außerordentlich stark verbreitet und finden sich regelmäßig in der Ackererde, an fast allen überirdischen und unterirdischen Pflanzenteilen, in den Gewässern, in der Luft, auf feuchten Wänden, auf Tapeten, im Bodenstaub, oft auch in den Fäzes der Menschen und Tiere, auf Rinderhaaren, in kariösen Zähnen usw. Bisher sind über 150 Arten beschrieben, deren Merkmale aber vielfach nicht entscheidend sind, und deren Eigenschaften überdies stark wechseln.

Die Lungenaktinomykose ist nicht häufig. Auf der Basler Klinik wurden in 10 Jahren 5 sichere Fälle unter fast 22 000 Aufnahmen festgestellt. Sie soll $12-15\%$ der gesamten Aktinomykosefälle ausmachen (Schlegel).

Ätiologie. Der Strahlenpilz (Aktinomyces bovis s. hominis s. Streptothrix usw.) ist ein fadenförmiger, $0,5-0,8\,\mu$ breiter Spaltpilz, der sich rechtwinklig verzweigt und unter geeigneten Bedingungen Sporen, Stäbchen, Fäden und strahlenartige Kolben, auch andere Involutionsformen bildet.

Im menschlichen und tierischen Körper (aber nicht in der freien Natur) bildet er Drusen, die aus einem zentralen dünnen Flechtwerk von verzweigten Pilzfäden und aus einem Mantel aus viel dichterem Fadengeflecht bestehen (Abbildungen s. Bd. I dieses Handbuches S. 1404). An einer Stelle ist der Mantel oft durchbrochen, und von hier aus wächst das Fadengeflecht als sog. Wurzellager in das Gewebe hinein, sich reichlich verzweigend. Der Mantel ist bedeckt von strahlig angeordneten Kolben, die eine keulenförmige Gallertbildung der Pilzscheide darstellen und als Degenerationsprodukte aufzufassen sind. Die Fäden selbst zeigen reichliche Verzweigungen und Sporenbildung und sind vielfach durch Septen geteilt. Auch kleine Stäbchen und Kokken sind im Myzel vorhanden. Diese Drusen, die also eine Hohlkugel mit oder ohne Wurzel darstellen, erreichen gewöhnlich eine Größe von etwa $^3/_4$ mm, sind also mit bloßem Auge eben erkennbar. Selten werden sie größer. Man sieht aber unter dem Mikroskop auch zahlreiche noch kleinere Körner. Die Gebilde sind von talgartiger Konsistenz und zeigen eine bald mehr graue, bald mehr grünliche oder schwefelgelbe Farbe.

Nicht in allen Fällen sind solche Kolben nachzuweisen. Die Drusen bestehen dann nur aus einem Geflecht von rechtwinklig verzweigten Pilzfäden, die auch Stäbchen und Kügelchen enthalten können. Das sind die Pilze, die meistens noch als Streptothrix bezeichnet werden.

Die Färbung kann mit gewöhnlichen Bakterienstoffen geschehen. Die Fäden sind grampositiv. Am besten eignet sich eine etwas modifizierte Gramsche Methode. Man färbt mit Anilingentianaviolett, behandelt das Präparat aber nicht mit Jod, sondern bringt es direkt in Pikrokarmin und spült mit absolutem Alkohol ab. Die Pilzfäden erscheinen dann blau, die Keulen rot.

Die Züchtung gelingt auf vielen Nährböden, am besten bei $34-37^0$ und bei schwachsaurer Reaktion ($p_H = 6,8$). Besonders empfohlen wird der Zusatz von Bierwürze oder Malzextrakt. Manche Formen wachsen nur unter Einschränkung des Sauerstoffes.

Die **Infektion** erfolgt wohl meistens durch aktinomyzeshaltige Pflanzen. Wo die Infektionsquelle nachgewiesen werden konnte, handelte es sich meistens um Getreidegrannen, besonders von Gerste. Einwandfreie Übertragungen von erkrankten Tieren auf den Menschen sind nicht bekannt. Zur Infektion ist wohl immer eine Verletzung der Haut oder Schleimhaut notwendig.

Pathogenese. Die Lunge kann auf drei Wegen ergriffen werden. 1. Durch direkte Aspiration der Pilze, 2. durch Überwandern der Erkrankung von einem Nachbarorgan, 3. durch Metastase auf dem Blutwege.

1. Primäre Erkrankung. In einzelnen Fällen wurde bei der Sektion im Lungenherd eine Getreidegranne oder ein Zahnfragment gefunden. Es kann also durch Aspiration von Pflanzenteilen, die mit Aktinomykose besetzt sind, oder durch Verschlucken von Stücken eines kariösen Zahnes, in dem sich Aktinomykose entwickelt hat, eine Infektion der Respirationsorgane zustande kommen. In beiden Fällen ist meistens die Unsitte des Kauens von Grashalmen, Getreidekörnern usw. die Ursache der Erkrankung. Daneben kommt auch die Einatmung von Staub in Betracht (z. B. beim Dreschen).

2. Fortgeleitete Erkrankung. Von prävertebralen Abszessen, die durch eine primäre Erkrankung am Hals, am Oberkiefer oder von der Speiseröhre aus entstanden sind, kann die Lunge infiziert werden, ebenso von der Leber aus. Es ist auch möglich, daß in einzelnen Fällen der Pilz von den Tonsillen aufgenommen wird und von hier auf dem Lymphwege bzw. durch die große Hohlvene und das Herz in die Lunge gelangt.

3. Metastatische Entstehung einer Lungenerkrankung von einem irgendwo im Körper befindlichen aktinomykotischen Abszeß aus ist selten, aber in einigen Fällen nachgewiesen (vgl. Werthemann).

Im Einzelfall ist die Entstehung nicht immer festzustellen, wie in dem bei der Besprechung des Röntgenbefundes erwähnten Fall, in dem 6 Jahre nach einer (ausgeheilten) Kieferaktinomykose eine pulmopleurale Aktinomykose entstand, die ebenso gut durch hämatogene wie durch Aspirationsmetastasen zustandegekommen sein kann.

Pathologische Anatomie. Bei der primären Lungenaktinomykose bildet sich zuerst, wahrscheinlich begünstigt durch die Fremdkörper-Wirkung, durch Eindringen des Pilzes in die Bronchialwand eine Rundzelleninfiltration, eine Nekrose und eine Entzündung in der Nachbarschaft. So entsteht ein bronchopneumonischer Herd, in dem sich die Aktinomycesdrüsen entwickeln. Durch die Erweichung können Höhlen entstehen, die in die Bronchien durchbrechen, so daß die Aktinomyceskörner im Sputum erscheinen. In der Nachbarschaft bildet sich eine mächtige Bindegewebsentwicklung, so daß große Teile der Lunge in ein derbes schwieliges Gewebe verwandelt werden. In diesem finden sich verzweigte Fistelgänge, Granulationsherde und kleine Hohlräume, die teils mit zerfallenen Leukozyten, teils mit Detritus gefüllt sind.

In den Krankheitsherden, die mit Vorliebe in den Unterlappen sitzen, findet man immer reichliche Aktinomyceskörner, bisweilen daneben auch verschiedene andere Mikroorganismen. Durch Mischinfektion können auch sekundäre entzündliche Veränderungen, unter anderem Gangrän zustande kommen.

Aber auch andere Bilder wurden beobachtet, z. B. das einer Grippepneumonie (Husik).

Die Erkrankung schreitet nach der Lungenoberfläche fort und ergreift die Pleura entweder in Form exsudativer oder trockener Entzündung. Nach der Verlötung der Brustfellblätter greift die Aktinomykose auf die Brustwand über (Peripleuritis), und es entstehen schwielige Verdickungen und gewundene Fistelgänge in der Muskulatur und im subkutanen Gewebe des Thorax. Hier kriecht der Prozeß oft unter der Haut weiter und erzeugt prall elastische Geschwülste, bevor es zum Durchbruch kommt.

Eine ähnliche Peripleuritis kann auch dadurch zustande kommen, daß die Krankheit durch das mediastinale oder prävertebrale Bindegewebe die Brustwand erreicht und sich in dieser weiter verbreitet.

Durch die Induration des Lungengewebes kommt es zur Schrumpfung und zur Einziehung der Brustwand.

Die Krankheit geht aber auch auf die Nachbarorgane über, auf das Perikard und selbst das Herz, in die Bauchhöhle, auf die Leber und die Milz.

Die embolisch oder durch sekundäre Aspiration entstandenen Lungenherde sehen teils wie Pneumonien, teils wie Infarkte aus, teils sind es Abszesse. Sie enthalten die Aktinomyzeskörner in großer Menge. Auch zahlreiche kleine Herde, die aussehen wie Miliartuberkulose, kommen vor (Wourlisch, Werthemann).

Symptomatologie. Die Aktinomykose kann unter drei Formen auftreten, von denen die eine, die bronchitische, außerordentlich selten ist. Sie verläuft unter dem Bild einer hartnäckigen chronischen Bronchitis (vgl. Skworzoff).

Die pulmonale Form verläuft in der Regel in drei, mehr oder weniger ausgeprägten Stadien.

1. Das bronchopulmonale Stadium. Die Kranken fangen an zu husten und werfen spärliches schleimig-eitriges Sputum aus. Der Auswurf ist nicht selten mit Blut vermischt und kann himbeergeléeartig aussehen. Die Untersuchung der Lungen ergibt zunächst nichts als etwa einige Rasselgeräusche. Mit der Zeit entsteht eine mehr oder weniger deutliche Dämpfung, meist über einem Unterlappen. Fieber, Nachtschweiße stellen sich ein, der Patient magert ab und macht den Eindruck eines Phthisikers oder eines an Lungenkrebs Erkrankten.

2. Das pleural-thorakale Stadium. Mit dem Übergreifen der Krankheit auf die Pleura stellt sich entweder eine exsudative Brustfellentzündung oder eine Schrumpfung der Thoraxwand ein. Diese entsteht aber auch dann, wenn ein Pleuraexsudat vorhanden war, das sich resorbiert hat. Die Pleuraerkrankung kann unter hohem Fieber und Schüttelfrost einsetzen, aber auch ganz allmählich sich einstellen. Nach einiger Zeit entstehen unter der Haut Geschwülste, die Pseudofluktuation zeigen können und bei der Inzision einen schwieligen Bau erkennen lassen.

3. Das fistulöse Stadium. Wenn die subkutanen Herde aufbrechen, so entstehen langwierige fistulöse Eiterungen. Unter fortdauerndem, bald hektischem, bald unregelmäßigem Fieber verfallen die Kranken immer mehr und nehmen eine erdfahle Farbe an; nicht selten entsteht Amyloid; Metastasen in allen Organen, auch in der Haut und den Muskeln, können auftreten, und unter zunehmendem Marasmus tritt schließlich der Tod ein, meist 1—2 Jahre nach dem Beginn der Krankheit, bisweilen erst nach 5 Jahren, seltener schon nach wenigen Monaten.

Auch andersartiger Krankheitsverlauf kommt vor. Das Leiden kann unter dem Bild einer Pneumonie auftreten, die sich nicht lösen will und unter zunehmender Entkräftung oder durch Ausbildung eines drusenhaltigen Empyems zum Tode führt (Lenhartz, Schill, Husik).

Leichtere Fälle, die spontan ausheilen, sind wahrscheinlich nicht so selten, wie man gewöhnlich annimmt.

Adler berichtet über einen 44jährigen Mann, der seit dem 16. Jahr alle 2—3 Jahre an Lungenblutungen litt, bei dem mit 41 Jahren Aktinomyzesdrüsen nachgewiesen wurden, während katarrhalische Erscheinungen über beiden Lungenlappen, Trommelschlägelfinger, Dyspepsie bestand, und der dann spontan ausheilte.

Auch eine Lungentuberkulose kann sich in der aktinomykotischen Lunge ansiedeln.

Die scheinbar primäre Pleuraaktinomykose stellt die dritte Form dar. Sie entsteht wohl meistens vom Ösophagus aus, bisweilen aber auch von einem Lungenherd, der selbst keine Erscheinungen macht. Sie verläuft von vornherein unter dem Bild des zweiten bis dritten Stadiums der Lungenaktinomykose.

Die physikalischen Symptome sind außerordentlich verschieden.

Der Auswurf läßt oft die charakteristischen Körner von bloßem Auge erkennen. Recht oft führt aber nur die wiederholte mikroskopische Untersuchung zu ihrer Entdeckung. Elastische Fasern werden selten gefunden, und ihr Fehlen wurde von A. Fraenkel als charakteristisch im Gegensatz zur Lungentuberkulose bezeichnet. Offenbar gehen sie in den Abszessen durch Fermentwirkung zugrunde. Doch sind sie in einigen Fällen gefunden worden (Glaser und Hart).

Das Röntgenbild hat nichts Typisches. Alle möglichen Bilder sind beschrieben worden: Gruppen von hanfkorngroßen Schatten (Adler), diffuse Sprenkelung (Glaser und Hart), Schatten wie Pneumonie (Assmann), Tuberkulose (Weber) oder Lungengangrän (Kautz), tumorartige Herde (Otten, Lüdin). Auch ich habe schon recht verschiedenartige Bilder gesehen, die meistens in erster Linie an eine meist atypisch lokalisierte Tuberkulose denken ließen.

Abb. 131 zeigt ein Bild wie eine Tuberkulose. Sie stammt von einem 57 jährigen Patienten, der seit 2 Jahren an allgemeiner Schwäche, seit einiger Zeit an Auswurf litt und 8 Wochen

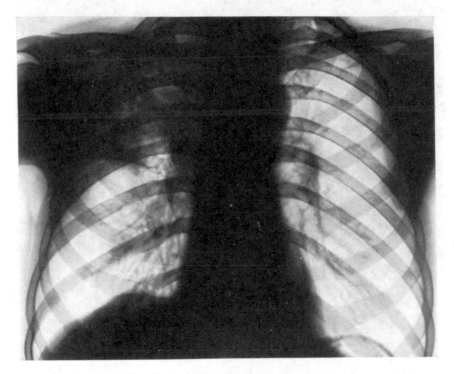

Abb. 131. Aktinomykose der rechten Lunge. (Erklärung im Text.)

vor dem Eintritt auf die Klinik bettlägerig wurde. Die Untersuchung ließ in erster Linie an Tuberkulose denken, und für eine solche sprach auch das Röntgenbild. Aber in dem reichlichen Auswurf konnten nie Tuberkelbazillen nachgewiesen werden, dagegen typische Aktinomyzesdrusen. Pat. wurde gebessert entlassen, starb aber trotz Jodmedikation 10 Wochen später. (Keine Sektion.)

Abb. 132 läßt einen tumorähnlichen großen Schatten und fleckig-streifige Zeichnung neben einem Exsudatschatten erkennen. Der 46 jährige Patient war 1918 wegen Aktinomykose des Oberkiefers auf der Basler chirurgischen Klinik behandelt und mit Jodkali und Röntgenbestrahlung geheilt worden. Im Juli 1924 trat er auf die medizinische Klinik ein, nachdem er 3 Wochen vorher mit Schmerzen auf der rechten Brustseite erkrankt war. Die Untersuchung ergab einen Pleuraerguß und das auf Abb. 132 wiedergegebene Röntgenbild. Wegen der Anamnese wurde im Sputum und im Exsudat immer wieder auf Drusen untersucht, aber nie solche gefunden, allerdings auch keine Tuberkelbazillen. Dagegen gelang es nach einiger Zeit in einer Lungenheilstätte, nach langem Suchen Aktinomyzes im Auswurf nachzuweisen. Pat. wurde auf die medizinische Klinik zurückverlegt, von hier auf die chirurgische Klinik. Jetzt konnten auch im Pleuraexsudat Aktinomyzesdrusen nachgewiesen werden. Trotz Jodmedikation, Röntgenbestrahlung und Thorakoplastik trat nur vorübergehende Besserung ein, und am 3. Juni 1926 starb Pat. nach fieberhaftem Verlauf an Entkräftung, nachdem noch ein Abszeß mit Aktinomyzesdrusen an der rechten Brustwand aufgetreten war. Die Sektion ergab eine hochgradige aktinomykotische Schwarte an der rechten Pleura und eine wenig ausgedehnte Aktinomykose in der atelektatischen rechten Lunge, Durchwachsen der Aktinomykose durch das Zwerchfell und auf die Brustwirbel. Der ursprüngliche Herd am Oberkiefer war vollkommen ausgeheilt. Man muß wohl einen auf dem Blutweg oder durch Aspiration entstandenen subpleuralen Lungenherd als Ursprung der Pleuraaktinomykose annehmen.

In leichten oder beginnenden Fällen sind die Röntgenbilder noch weniger charakteristisch.

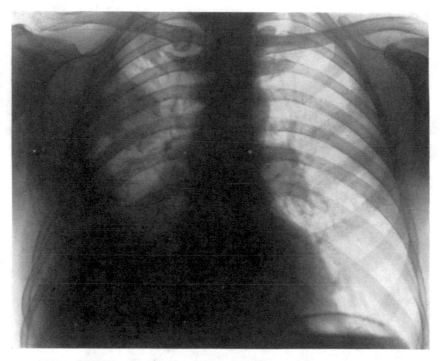

Abb. 132. Aktinomykose der Lungen und Pleura. (Erklärung im Text.)

Die pleurale Aktinomykose macht oft einen Exsudatschatten, innerhalb dessen keine Einzelheiten zu erkennen sind. Daneben sind wie auf Abb. 132 oft noch pulmonale Herde erkennbar. Bisweilen ist auch der Schatten des abgesackten Exsudates zu sehen.

In einem Fall, den ich konsultativ sah, war der Schatten der rechtsseitigen mediastinal-pleuralen Aktinomykose als Mediastinaltumor und später, als eine Schwellung in der Gegend des Sternoklavikulargelenkes auftrat und durch die Haut perforierte, als erweichte Drüsentuberkulose aufgefaßt worden. Als ich die Patientin sah, waren außerdem mehrere erweichte Schwellungen mit Fistelbildung über dem Sternum und rechts davon vorhanden, und die Untersuchung ließ leicht Aktinomykose erkennen.

Diagnose. Im ersten, bronchopulmonalen Stadium ist die Diagnose außerordentlich schwierig. Nur wenn man es sich zur Regel macht, in jedem Fall von hartnäckiger eitriger Bronchitis auch an Aktinomykose zu denken und das Sputum daraufhin zu untersuchen (Grampräparat, wenn makroskopisch keine Körner zu erkennen sind!), wird man die Diagnose stellen können. Wenn man Drusen findet, so ist die Diagnose gesichert. Doch gelingt der Nachweis auch bei großer Aufmerksamkeit nicht immer. Der Kulturversuch ergibt nicht immer ein Resultat. Der sichere mikroskopische Nachweis von Drusen mit Keulen beweist immer, daß es sich um einen pathogenen Mikroorganismus handelt, dagegen kann es sich bei typischem Myzel (rechtwinklig verzweigte Fäden!) ohne Kolben immer um zufällige Beimengungen aus Nahrungsresten handeln, da die saprophytischen Pilze auf allen möglichen Nahrungsmitteln vorkommen. Deshalb ist nur wiederholter Befund beweisend. Leptothrixarten, die noch häufiger als Saprophyten, auch in der Mundhöhle, vorkommen, unterscheiden sich durch das Fehlen rechtwinkliger Verzweigungen.

Das Röntgenbild ist selten so charakteristisch, daß man daraus die Diagnose stellen könnte. Freilich liefert es oft den Beweis, daß keine reine Bronchitis, sondern ein Lungenherd vorliegt, aber die Natur dieses Herdes kann durchaus nicht erkannt werden.

Im pleurothorakalen Stadium kann die Schrumpfung der Brustwand neben den anderen Erscheinungen an Aktinomykose erinnern. Sicherer wird die Diagnose, wenn Schwellungen unter der Brusthaut erscheinen. Eine Probepunktion (mit dicker Nadel!) wird dann die charakteristischen Pilzelemente zutage fördern.

Im fistulösen Stadium wird die Diagnose kaum verfehlt werden, doch kann dieses Stadium auch vollkommen fehlen.

Bei Pleuraaktinomykose, die nicht von der Lunge ausgegangen ist, kann der Nachweis von Aktinomyzeskörnern im Pleuraexsudat und das Auftreten von Geschwulstknoten unter der Haut die Diagnose ermöglichen.

Differentialdiagnose. Die häufigste Fehldiagnose ist wohl die Tuberkulose. Daneben kommen für die Lungenaktinomykose besonders noch Tumoren, seltener Echinokokkus, chronischer Abszeß oder Gangrän, Syphilis usw. in Betracht. Die Unterscheidung wird oft möglich sein, wenn man das Sputum immer wieder auf Aktinomyzesdrusen und Pilzrasen untersucht. Dagegen erlaubt die Röntgenuntersuchung nie eine sichere Differentialdiagnose.

Bei der Pleuraaktinomykose, die keinen Lungenherd erkennen läßt, kommt jede chronische Pleuritis andersartiger Ätiologie, ein Empyema necessitatis, ein Pleuratumor oder ein pleuraler Echinokokkus in Betracht. Der Nachweis der Pilze im Exsudat wird in der Regel die Diagnose ermöglichen.

Prognose. Spontanheilungen sind selten. Aber auch die Therapie hat nur in verhältnismäßig wenigen Fällen dauernden Erfolg.

Es ist allerdings möglich, daß es mehr leichte, spontan ausheilende Fälle gibt, als gegenwärtig diagnostiziert werden.

Die erwähnten, in 10 Jahren an meiner Klinik beobachteten 5 Fälle, von sicherer Aktinomykose sind alle gestorben.

Therapie. In einzelnen Fällen hat Jodkali in großen Dosen überraschend schnelle Heilung herbeigeführt, in anderen freilich auch ganz versagt. In der Lunge liegen die Verhältnisse insofern ungünstig, als sich derbe Bindegewebswucherungen um die Herde bilden, die das Eindringen des Mittels erschweren. Man soll aber in allen Fällen einen Versuch mit Jodsalzen machen, jedoch immer große Dosen (bis zu 12 g sind empfohlen) anwenden.

Wenn man damit nicht zum Ziel kommt, ist in allen Fällen, in denen die Erkrankung einigermaßen zirkumskript ist, operativ einzugreifen. Nach Resektion der erkrankten Weichteile und Entfernung von Lungengewebe mit dem Paquelin, ja selbst nach einfacher Thorakozentese des Pleuraergusses hat man schon Heilung eintreten sehen, obschon erkranktes Gewebe in der Lunge zurückgeblieben war.

Doch sind die Erfolge schlecht (Sauerbruch).

In neuester Zeit wird Röntgenbehandlung empfohlen. Sie sollte jedenfalls versucht werden, wenn Jodmedikation nicht zum Ziele führt. Bisher sind die Erfolge freilich recht zweifelhaft (v. Tempsky, Heeren).

XVIII. Seltenere Pilzerkrankungen.

1. Schimmelpilzerkrankungen (Pneumonomykosen).

Ätiologie und Pathogenese. Virchow, der die ersten genauen Untersuchungen über die Pneumonomykosis angestellt hat, war der Ansicht, daß es sich nur um ein saprophytisches Wachstum handle. Neuere Forschungen haben aber gezeigt, daß die Schimmelpilze primär Schädigungen erzeugen können, daß sie eine Nekrose der Bronchialwand verursachen und auch das Lungengewebe zur Zerstörung bringen können (vgl. bes. Saxer).

Die Pilze gelangen wohl fast immer durch Einatmung in die Bronchien. In einzelnen Fällen scheint eine embolische Entstehung der Lungenaffektion wahrscheinlicher. Die Entstehung der Erkrankung wird durch allgemeine oder lokale Schwäche begünstigt. Sie tritt hauptsächlich bei Diabetikern und dekrepiden Individuen auf und wird häufig durch Erkrankungen der Lunge, wie Bronchiektasien, Tuberkulose, pneumonische Prozesse, begünstigt.

Von Dieulafoy, Chantemesse und Widal wurde als „maladie des gaveurs des pigeons" eine Krankheit beschrieben, die bei Taubenmästern und anderen Berufsarten vorkommt, bei denen viel Mehlstaub inhaliert wird, wie z. B. bei Haarkämmern. Die Krankheit soll ähnlich wie Tuberkulose verlaufen (Pseudotuberculosis aspergillina) und entweder ausheilen oder in Tuberkulose übergehen.

Die Pilze, die gefunden werden, sind vorwiegend Aspergillus fumigatus, viel seltener Mucor corymbifer. Über die Rolle des Aspergillus niger sind die Akten noch nicht geschlossen.

Pathologische Anatomie. Bisweilen findet man in der Trachea und den Bronchien Schimmelrasen, ohne daß es zu Nekrosen oder Lungenerkrankungen gekommen ist. Viel häufiger erzeugen die Pilze eine Nekrose der Bronchialschleimhaut bzw. des Lungengewebes, die sich durch Kernarmut auszeichnet. Nach außen ist der Herd durch einen Wall von mehr oder weniger zerfallenen Leukozyten abgegrenzt, der von pneumonisch verändertem Lungengewebe umgeben sein kann. Der nekrotische Lungenherd sieht helbgrau oder graugrün aus und zeigt nicht selten einen fächerigen Bau. In der Höhle erkennt man den Bronchus, in dem der Pilz reichliche Fruktifikationsorgane treibt. Die nekrotische Partie wird ausgestoßen, und es entsteht eine Höhle, die sich durch das Fehlen des fötiden Geruches von einer Gangränhöhle unterscheidet. Das Endresultat kann eine vollkommen abgeschlossene Kaverne mit dünner Wand sein, wie in dem von Gelpke beschriebenen Fall, der einen Patienten meiner Abteilung betrifft.

Der Patient war wegen Herzfehler und stenokardischen Beschwerden auf der Abteilung und zeigte geringe Temperatursteigerungen. Unter zunehmender Schwäche und wiederholten Anfällen von Stenokardie trat nach einigen Wochen der Tod ein. Die Sektion ergab als Nebenbefund eine links an das Mediastinum angrenzende dünnwandige, mit schleimigem Eiter gefüllte Höhle, die zuerst als abgekapselter mediastinaler Pleuraabszeß aufgefaßt wurde, sich aber bei der genaueren Untersuchung als Lungenkaverne erwies. Sie war von gewebsartig angeordneten Strängen durchzogen, auf denen ein weißer Rasen aus Aspergillus fumigatus lag.

Macaigne und Nicaud beschreiben einen Fall, in dem die eine Lunge vollkommen sklerosiert und geschrumpft war und alle Arterien der Lunge bis zum Sternum vollkommen thrombosiert waren.

Symptomatologie. Aus dem oben erwähnten Fall geht hervor, daß die Schimmelpilzerkrankung ganz symptomlos verlaufen kann. Häufiger verursacht sie Krankheitserscheinungen, die entweder das Bild der Lungentuberkulose oder das der Bronchiolitis chronica mit Ausgang in Lungenschrumpfung zeigen. In beiden Fällen kann die Krankheit ausheilen, sie kann aber auch durch Marasmus oder sekundäre Zirkulationsstörungen zum Tod führen. Auch Übergang in Tuberkulose kommt vor. Im Fall von Macaigne und Nicaud traten vom 18. Jahr an alle 2—3 Monate Lungenblutungen auf, bis die Pat. mit 70 Jahren an Kreislaufinsuffizienz starb. Eine Lungengangrän durch Aspergillus hat Esser mitgeteilt.

Schimmelpilzwucherungen bei Grippe haben Kleberger, Lang und Grubauer beschrieben.

Diagnose. Die Diagnose wird aus dem Sputum gestellt, in dem man bei sorgfältiger Untersuchung die charakteristischen Pilzelemente nachweisen kann, bald in hämorrhagischen

Eiter oder Schleim eingehüllt, bald in Bronchialgerinnsel eingebettet, bald in Bröckeln von nekrotischem Lungengewebe.

Prognose. Nach Saxer ist die Pneumonomykose eine ziemlich harmlose Erkrankung. Fränkel macht aber darauf aufmerksam, daß sie bei schwächlichen Individuen recht wohl verderblich werden kann, unter allen Umständen aber die Prognose der sonst vorhandenen Krankheit ernst erscheinen läßt.

Therapie. Als Behandlung wird Inhalation von Terpentin, Karbolsäure oder Wasserdämpfen empfohlen.

2. Soor.

Soor ist in einigen wenigen Fällen teils in den Bronchien, teils in pneumonischem oder nekrotischem Lungengewebe nachgewiesen worden. Es scheint, daß er sowohl bronchopneumonische Erkrankungen als auch Nekrosen erzeugen kann (Lit. bei Fränkel und bei Plaut). Auch tuberkuloseähnliche Krankheitsbilder werden beschrieben.

In den letzten Jahren sind ziemlich viele Fälle in den Tropen (Castellani) und in Ägypten unter dem Namen Bronchomoniliasis beschrieben worden (Castellani, Farad, Chalmers und Macdonald). Steinfield hat Moniliainfektion bei Asthma mitgeteilt. Doch ist die botanische Stellung der isolierten Pilze und selbst ihre pathologische Bedeutung in vielen Fällen der Literatur zweifelhaft.

3. Sporotrichosis.

Die Sporotrichose wird als Hautkrankheit mit Beeinträchtigung des Allgemeinbefindens seit den Untersuchungen von de Beurmann und Gougerot ziemlich häufig beobachtet, und es sind auch einige Fälle mit fieberhaftem Bronchialkatarrh, mit Dämpfung auf einer Seite, mit phthiseartigen Symptomen beschrieben worden, bei denen die Sektion gummöse Knoten und andere Veränderungen der Lunge ergeben hat. Die Beteiligung der Lunge konnte bisweilen intra vitam erkannt werden, auch mit Hilfe des Röntgenbildes (Lit. bei Buschke und Langer, ferner ein Fall von Forbus).

4. Blastomykosis.

Auch die Blastomykose ist eine Hautkrankheit, die Metastasen in den Lungen machen kann. Die Stellung der verschiedenen Pilze, die die Krankheit erzeugen, im botanischen System ist noch unklar. Beteiligung der Lungen ist schon beobachtet worden. Einen Fall eines tuberkuloseähnlichen Krankheitsbildes mit einem Sproßpilz haben Torbado und Arciniega mitgeteilt, ebenso Wovschin. Von einzelnen Autoren werden auch die Soorerkrankungen zu den Blastomykosis gerechnet.

XIX. Tierische Parasiten.

1. Der Echinokokkus.

Ätiologie und Pathogenese. Die Echinokokkenkrankheit der Lungen kann auf verschiedene Weise zustande kommen. Entweder gelangen die verschluckten Onkosphären der Taenia echinococcus aus dem Mund oder aus der Speiseröhre in die Vena cava superior oder einen ihrer Äste, indem sie aktiv die Wand durchbohren. Sie kommen so in das rechte Herz und von da in die Lungen. Sie können aber auch einen anderen Weg in das rechte Herz finden, indem sie von den tiefsten Teilen des Verdauungskanals aus in die Verzweigungen der Vena hypogastrica eindringen. Wenn sie auf den dazwischen gelegenen Darmteilen in die Venen einwandern, so ist eine Verschleppung in die Lungen sehr unwahrscheinlich, da die Parasiten unterwegs in der Leber abgefangen werden. Dagegen ist es sehr wohl möglich, daß die Onkosphären nach der Verdauung der Schale die Magen- oder Darmwand durchbohren und in die Lymphgefäße einwandern, um in den Ductus thoracicus und in das Venensystem zu gelangen. Ferner ist eine aerogene Entstehung des Leidens möglich, jedoch recht unwahrscheinlich. Endlich kann von der Leber aus eine Echinokokkusblase in die rechte Pleurahöhle und von da in die Lunge durchbrechen.

Die Lokalisation in der Lunge kommt nach den verschiedenen Statistiken in $7-12\,^0/_0$ der Echinokokkusfälle zur Beobachtung. In der Regel finden sich beim Blasenwurm der Lunge keine anderen Ansiedelungen des Parasiten im Körper, ausgeschlossen sind solche (z. B. in der Leber) aber nicht. Am häufigsten ist der rechte Unterlappen befallen.

Diese Prädilektionsstelle läßt sich dadurch erklären, daß der Blutstrom in der Arterie des rechten Unterlappens am kräftigsten ist und alle möglichen Fremdkörper mit sich reißt, wie ja auch die Embolien dort am häufigsten sind. Von manchen Autoren wird die Bevorzugung des rechten Unterlappens aber dadurch erklärt, daß viele Lungenechinokokken durch Einwanderung von der Leber her zustande kommen, ohne daß sie klinische Erscheinungen machen, bevor die Zyste in der Lunge zu einer gewissen Größe herangewachsen ist. Als Beweis für diese Anschauung werden Röntgenbilder angeführt, auf denen man einen strangförmigen Schatten wahrnehmen kann, der den Echinokokkus mit der Zwerchfellkuppe verbindet.

Der Lungenechinokokkus ist in den Gegenden am häufigsten, wo der Blasenwurm überhaupt am meisten verbreitet ist, also besonders in Mecklenburg, Pommern usw.

Pathologische Anatomie. Der multilokuläre Echinokokkus ist in der Lunge außerordentlich selten. Hauser hat eine solche Beobachtung mitgeteilt (vgl. über den multilokulären Echinokokkus Posselt).

Der unilokuläre Echinokokkus der Lunge gleicht in seinem Bau den Echinokokkusblasen der anderen Organe. Die Blase kann steril sein (Acephalozyste) oder Tochterblasen enthalten, die sich im Inneren der Mutterblase (Echinococcus hydatidosus endogenus) oder zwischen dieser und der vom menschlichen Körper gelieferten Bindegewebskapsel (Echinococcus hydatidosus exogenus) entwickeln. Die Bindegewebskapsel stellt weniger das Produkt einer reaktiven Entzündung als das einer regressiven Metamorphose dar (Ahlers). Die Kapsel zeichnet sich dadurch aus, daß sie sehr dünnwandig ist, was das erhebliche Wachstum des Parasiten erklären mag. Die Blasen können Kindskopfgröße erreichen und sogar überschreiten.

In der Umgebung des Echinokokkus bilden sich oft reaktive Entzündungsprozesse aus. Chronische Pneumonie, Induration, Abszeß und Gangrän kommen vor.

Am häufigsten kommt es durch die zunehmende Vergrößerung der Blase zu einer Nekrose an einer Stelle der Bronchialwand und schließlich zur Perforation in einen Bronchus. Dann kann die ganze Blase auf einmal ausgehustet werden, viel häufiger reißt dabei die Wand ein, kleinere Tochterblasen und Stücke von Blasenwand werden, untermischt mit der Flüssigkeit und den Scoleces, unter Hustenstößen entleert. Seltener stirbt der Parasit ab, das Ganze schrumpft zusammen und verwandelt sich in eine bröckelige, Kalk und Cholesterin enthaltende Masse. In dieser lassen sich noch lange Zeit Membranfetzen und Echinokokkushaken nachweisen. Häufiger infiziert sich der Zysteninhalt nach dem Absterben, und es kommt zur Bildung eines Abszesses, der nach einem Bronchus perforiert. Auch nach einer Perforation ohne vorausgegangene Eiterung kann die zurückgebliebene Höhle infiziert werden und sich in einen Lungenabszeß umwandeln.

Gefährlicher als der Durchbruch in die Luftwege ist die Perforation in die Pleurahöhle. Sie kommt zustande, wenn die Zyste in der Nähe der Lungenoberfläche sitzt, ohne daß Pleuraverwachsungen den Durchbruch verhindern. Empyem und selbst Pneumothorax kann die Folge sein (vgl. Arnstein). Die Perforation kann auch durch das Zwerchfell in die Bauchhöhle stattfinden.

Eine primäre Lokalisation des Echinokokkus in der Pleurahöhle ist außerordentlich selten. Peripleurale Entstehung kommt (sehr selten) vor, dann neigt die Blase zur Perforation durch die Brustwand nach außen.

Der Inhalt der Echinokokkusblase ist eine klare, leicht opaleszierende Flüssigkeit, die häufig Fetttröpfchen enthält, verschieden reagiert und meist ein geringeres spezifisches Gewicht als 1015 besitzt. Wenn sie nicht infiziert ist, so sind nur Spuren von Eiweiß vorhanden. Regelmäßig sind Bernsteinsäure und Kochsalz, bisweilen Leucin, Tyrosin, Cholesterin und Inosit nachweisbar. Bei der mikroskopischen Untersuchung erkennt man immer die charakteristischen Echinokokkushäkchen.

Symptomatologie. Nach Dieulafoy unterscheidet man drei Stadien der Erkrankung:

Das erste oder Initialstadium verläuft häufig ganz latent. In vielen Fällen macht es aber deutliche Erscheinungen, besonders Husten, kleine Hämoptysen und nicht selten eine Pleuritis, die in Schüben auftreten und mit oder ohne Erguß verlaufen kann. Mit der Zeit stellt sich auch zäher, schleimiger,

häufig blutig gefärbter Auswurf ein. Manchmal kommen plötzliche Fieberanstiege, selbst Schüttelfröste vor, wobei sich bisweilen durch Perkussion und
Auskultation entzündliche Vorgänge der Bronchien oder des Lungenparenchyms
an zirkumskripter Stelle nachweisen lassen. Diese akuten fieberhaften Zwischenfälle, die in der Regel nach wenigen Tagen abheilen, sind also nicht immer der
Ausdruck einer Vereiterung der Zyste, sondern die Folge von Reaktionsvor-
gängen, die im umgebenden Lungengewebe durch das Wachstum des Parasiten
ausgelöst werden. Schmerzen sind im Initialstadium nur in unbedeutendem
Maße vorhanden, wenn nicht eine Pleuritis besteht.

Die Symptome des Initialstadiums haben große Ähnlichkeit mit der beginnenden Lungentuberkulose, und es sind Fälle bekannt, in denen die
Patienten viele Monate und selbst Jahre in Lungenheilstätten zugebracht
haben.

Das zweite Stadium charakterisiert sich durch die Erscheinungen der
ausgesprochenen Geschwulstbildung. Man findet bei der Untersuchung
umschriebene Dämpfungen mit abgeschwächtem Atemgeräusch oder Bronchialatmen, über denen selten Rasselgeräusche wahrnehmbar sind. Der Pektoralfremitus ist über diesen Herden meistens abgeschwächt, Aegophonie soll vorkommen.

Wenn die Zyste groß ist, so können Verdrängungserscheinungen auftreten,
die Brustwand kann vorgewölbt sein, Atemnot kann sich einstellen, dadurch
entstehen, wenn die Blase im Unterlappen sitzt, nicht selten Symptome, die
an Pleuritis erinnern. Als Unterscheidungsmerkmal wird häufig angegeben,
daß die Dämpfungsgrenze bei Echinokokkus nach oben konvex verläuft, während sie bei Pleuritis (an der vorderen Brustwand!) nach oben konkav ist.

In diesem Stadium können auch sehr heftige Schmerzen vorhanden sein.

Das dritte Stadium ist das der Perforation oder Vereiterung.

Die Perforation in die Pleurahöhle zeigt sich häufig durch lebhafte
Schmerzen an einer beschränkten Stelle an. Selten tritt die Perforation symptomlos ein. Es entsteht ein Empyem, das recht hartnäckig verlaufen, aber
bei geeigneter Behandlung ausheilen kann. Ich kenne einen Fall, in dem die
Diagnose erst gestellt wurde, als bei einer Spülung der Pleurahöhle nach der
Rippenresektion Echinokokkusblasen heraussprangen und auf dem Boden
herumkollerten.

Seltener entsteht bei der Perforation ein Pneumothorax, der dann in der
Regel durch einen eitrigen Erguß kompliziert wird. Ganz besonders besteht
die Gefahr eines Pneumothorax, wenn vor dem Durchbruch in die Pleurahöhle
schon eine Kommunikation der Zyste mit den Luftwegen entstanden war.
Dann kann der Pneumothorax äußerst stürmisch einsetzen und zum Tode
führen.

Die Perforation in die Luftwege wird in der Regel durch starken Hustenreiz und Atemnot eingeleitet. In sehr seltenen Fällen wird dann plötzlich eine
große Blase mit klarem Inhalt ausgehustet, die sich als der unverletzte Echinokokkus erweist. Häufiger stürzt wasserklarer Inhalt aus dem Mund, meistens
ist es mehr oder weniger reiner, geruchloser oder stinkender Eiter. Auch ocker-
gelbe Farbe des Eiters wird beobachtet, wenn nämlich eine Verbindung der
Lungenzyste mit der Leber besteht. Manchmal findet man in dem Eiter einzelne Blasen oder Stücke von Membranen, die wie halbgekochtes Eiweiß aussehen. Unter dem Mikroskop gelingt es in der Regel, Echinokokkushaken
nachzuweisen, freilich oft erst nach langem Suchen.

Nicht selten verläuft das Aushusten mit starker Hämoptoe. Die Blutungen dieses Stadiums sind sehr viel stärker als die während des Wachstums
der Blase auftretenden, sie können sogar lebensgefährlich werden. Das ist ganz

begreiflich, da es sich während der Perforation um Arrosion oder Zerreißung größerer Gefäße handelt, während im Initialstadium nur Stauungs- und Kongestionsblutungen zustande kommen.

Außer durch eine Blutung kann bei der Perforation der Tod dadurch erfolgen, daß eine große Blase die Luftwege verschließt. Doch ist das außerordentlich selten. Dagegen können beim Durchbruch gefährliche Zustände entstehen, die von vornherein als Vergiftungssymptome imponieren und die wir als Überempfindlichkeitsphänomene erklären können. Diese Erscheinungen treten nicht nur bei Perforation in die Luftwege oder in einer anderen Richtung auf, sondern, und zwar ganz besonders intensiv, nach Punktionen der Zyste.

In der Regel beobachten wir nur eine ausgebreitete Urtikaria. In selteneren Fällen tritt Kollaps, Zyanose, heftigste Atemnot, Singultus, Übelkeit und Erbrechen, epileptiforme Anfälle oder Schüttelfrost auf. In vereinzelten Fällen haben diese Erscheinungen im Lauf einiger Minuten oder Stunden zum Tode geführt.

Diese Symptome erinnern lebhaft an die Erscheinung des anaphylaktischen Schocks, und ihr Zustandekommen ist ohne weiteres einleuchtend Durch Resorption geringer Mengen von eiweißartigen Substanzen aus der Echinokokkusblase, also durch parenterale Aufnahme von körperfremdem Eiweiß muß es zu einer Sensibilisierung des Körpers kommen. Wenn nun bei der Perforation oder Punktion eine Überschwemmung mit diesen Substanzen eintritt, so müssen Überempfindlichkeitsphänomene auftreten. Es ist ohne weiteres verständlich, daß diese um so schwerer ausfallen, je mehr Zysteninhalt resorbiert wird, was besonders bei Perforation in die Pleurahöhle oder bei der Punktion (bei der die Flüssigkeit zum mindesten den Stichkanal überschwemmt) der Fall sein muß. Aber auch bei Perforation in die Luftwege muß es leicht zu einer Resorption von Zysteninhalt kommen.

Nach dem Aushusten des Echinokokkus tritt in der Regel rasch eine Heilung ein. In seltenen Fällen infiziert sich die entstandene Höhle, und die Erscheinungen von Lungenabszeß oder Gangrän können sich anschließen.

Erfolgt vor dem Aushusten der Zyste eine Vereiterung derselben, so entsteht Fieber, Hustenreiz usw., kurzum das ganze Bild eines Lungenabszesses. Auch in diesem Fall kann die Perforation rasch zur Heilung führen, es kann aber auch ein chronischer Abszeß oder eine Gangrän sich entwickeln.

Ganz andere Symptome entstehen natürlich, wenn ein Echinokokkus der Pleurahöhle durch Perforation eines Leberechinokokkus entstanden ist. Dann bilden sich, gewöhnlich unter lebhaften Schmerzen, die Symptome einer Pleuritis aus. Doch kann die Blase auch, ohne eine ausgebreitete Entzündung des Brustfells zu erzeugen, direkt in die Lunge perforieren.

Eine besondere Besprechung verlangen der Röntgenbefund, das morphologische Verhalten des Blutes und die Veränderungen im Serum.

Die Röntgenuntersuchung ergibt häufig recht charakteristische Bilder, nicht selten schon im Initialstadium, in dem sonst eine Diagnose unmöglich ist. Fast immer ist der Schatten kreisförmig, intensiv und so scharf begrenzt wie bei keiner anderen Lungenerkrankung. Selten wird das Bild durch die Schatten begleitender pneumonischer Prozesse verschleiert. Außerdem erkennt man häufig die Verschiebungen der Nachbarorgane und eine mangelhafte Beweglichkeit des Zwerchfelles auf der kranken Seite. Doch ist die scharfe Begrenzung nicht immer so deutlich, daß eine Verwechslung mit einer Geschwulst oder einem Abszeß ausgeschlossen wäre. Wenn man Abb. 133 mit Abb. 55 S. 1383 (Gangrän) vergleicht, so erscheint der Unterschied nicht so bedeutend, daß man eine Täuschung für unmöglich halten sollte.

Wird der Echinokokkus ausgehustet, so erkennt man die zentrale Aufhellung oft sehr deutlich.

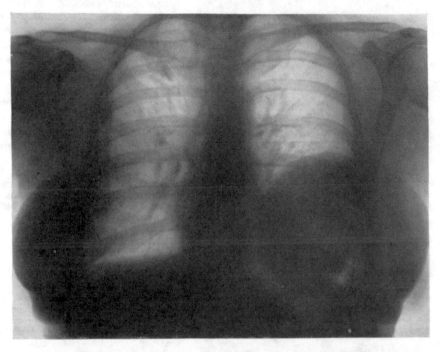

Abb. 133. Lungen-Echinokokkus. (Später durch Aushusten spontan geheilt.)

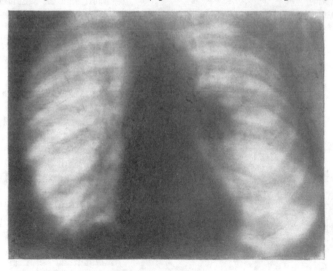

Abb. 134. Echinokokkus der linken Lunge. Dorsoventrale Aufnahme.
Aufnahme der I. Med. Klinik in Berlin (vgl. Wadsack, Berl. klin. Wochenschr. 1906).

Abb. 134 u. 135 sind ein sehr hübsches Beispiel hierfür. Sie stammen von einem Patienten der ersten medizinischen Klinik in Berlin und sind schon von Wadsack veröffentlicht worden. Abb. 134 ist vor der Perforation, Abb. 135 nachher aufgenommen, nachdem die Häkchen im Sputum nachgewiesen waren.

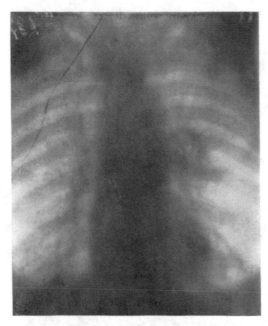

Abb. 135. Echinokokkus der linken Lunge;
ausgehustet.

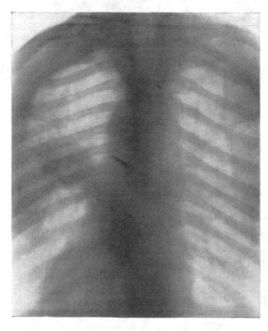

Abb. 136. Echinokokkus der linken Lunge.
Ventrodorsale Aufnahme.

Die Röntgenuntersuchung erlaubt aber nicht, nur die Diagnose Echinokokkus zu stellen, sondern auch zu erkennen, wo der Prozeß lokalisiert ist und ob mehrere Blasen vorhanden sind. Beides ist für die Therapie von Wichtigkeit. Um festzustellen, wie tief die Blase im Lungengewebe sitzt und von welcher Seite sie am besten zugänglich ist, ist Durchleuchtung und Aufnahme in verschiedener Richtung notwendig.

Als Beispiel vergleiche man Abbildung 134 und 136, die vom gleichen Patienten stammen. Man erkennt dann, daß auf Abb. 134 das Bild der Blase viel schärfer erscheint und näher an die Mittellinie projiziert ist. Die Zyste muß also der vorderen Brustwand näher gewesen sein.

Abb. 133 stammt von einer 41 jährigen Patientin, die seit 2 Jahren an Schmerzen auf der Brust, vorübergehend auch an Pleuritis litt und längere Zeit als Tuberkulose behandelt wurde. Nachdem die Intrakutanreaktion die aus dem Röntgenbild gestellte Diagnose bestätigt hatte, wurde der Patientin nur der Rat gegeben, sich zu schonen. Ein halbes Jahr später hustete sie Skolizes und Membranen aus, und ein Jahr später war sie geheilt.

Einige Autoren (Stöcklin) empfehlen zur sicheren Röntgendiagnose einen künstliche Pneumothorax, doch ist er kaum je nötig.

Im Blut findet man häufig neben einer geringen Leukozyjtose eine ausgesprochene Eosinophilie. Nach Barling und Welsh ist sie in 50 % der Fälle deutlich, in 35 % wird sie vollkommen vermißt. Der diagnostischen Verwertung eines positiven Befundes tut die Tatsache keinen Eintrag, daß wir Eosinophilie auch bei allen anderen tierischen Parasiten, bei Bronchialasthma. Neurasthenie usw. finden. Die Eosinophilie kann sehr hohe Grade erreichen, bis zu mehr als 50 % der Leukozyten. Nach der Ruptur der Blase kann die Eosinophilie noch ansteigen, nach dem Ausstoßen oder Absterben des Parasiten verschwindet sie in der Regel im Verlauf einiger Wochen oder Monate.

Hält sie länger an, so muß man, wenn andere Ursachen ausgeschlossen sind, annehmen, daß nicht alle Parasiten eliminiert sind.

Wichtig ist die Tatsache, die von französischen Autoren gefunden wurde, daß es in den Wandungen der Echinokokkusblase und im umgebenden Gewebe häufig zu einer lokalen Anhäufung von eosinophilen Zellen kommt, was wir auf ähnliche Weise wie die lokale Eosinophilie beim Asthma (vgl. dieses) zu erklären haben, nur daß beim Echinokokkus die lokale Anhäufung infolge einer chemotaktischen Wirkung des Parasiten viel leichter verständlich ist.

Im Blutserum findet sich gelegentlich eine positive Präzipitinreaktion gegenüber der Zystenflüssigkeit, doch ist der Befund nicht konstant. Wichtiger ist die Komplementbindungsmethode. Als Antigen wird besonders Hydatidenflüssigkeit vom Hammel empfohlen, die in den Schlachthöfen leicht zu erhalten ist. Sie soll mindestens ein halbes Jahr haltbar sein. Doch scheint die Reaktion insofern nicht spezifisch, als auch Taenienextrakt als Antigen die gleichen Resultate liefert. Wichtiger ist die Tatsache, daß die Reaktion bei vorhandenem Echinokokkus negativ ausfallen kann, daß also nur eine positive Reaktion beweisend ist. Für die Technik der Reaktion sei auf Weinberg und auf Horowitz - Wlassowa verwiesen. Brauchbarer scheint die Intrakutanreaktion, die bei Verwendung menschlicher Hydatidenflüssigkeit streng spezifisch ist (Deusch). Aber auch mit tierischem Blaseninhalt erhielt ich positive Resultate.

Diagnose. Fränkel sagt: „Es gibt nur zwei absolut sichere Erkennungszeichen des Lungenechinokokkus, erstens: das Erscheinen ganzer Zysten oder von Bestandteilen solcher — Membranstücke, Häckchen — im Auswurf; zweitens: die besondere Beschaffenheit der durch Punktion gewonnenen Flüssigkeit, welche, falls keine Vereiterung stattgefunden hat, gewöhnlich ein wasserklares Aussehen bietet, eiweißfrei, dafür aber reichlich kochsalzhaltig ist und bei der mikroskopischen Untersuchung ebenfalls Häckchen aufweist."

Mit Recht weist aber Fränkel darauf hin, daß das zweite der erwähnten Erkennungszeichen des Echinokokkus, die Punktion, nicht angewandt werden darf, da die oben erwähnten Gefahren, zu denen sich noch die Möglichkeit einer Infektion bei vereiterten Zysten und die Gefahr einer Verschleppung der Parasiten gesellt, größer sind als der Nutzen einer richtigen Diagnose. Man wird daher von den Vorteilen der Untersuchung einer Punktionsflüssigkeit nur dann profitieren können, wenn man die Probepunktion aus Versehen vorgenommen hat, was ganz leicht vorkommen kann, wenn man ein freies oder abgekapseltes Pleuraexsudat diagnostiziert hat. In diesen Fällen kann die Untersuchung der Flüssigkeit zu der überraschenden Entdeckung eines Echinokokkus führen.

Die Regel Fränkels über die zwei sicheren Kennzeichen gilt aber heutzutage nicht mehr ganz. In den letzten Jahren haben wir im Röntgenverfahren, in der morphologischen und in der serologischen Blutuntersuchung und in der Intrakutanreaktion Methoden kennen gelernt, die häufig die Diagnose mit Sicherheit oder wenigstens mit größter Wahrscheinlichkeit stellen lassen, bevor die Zyste perforiert ist. Wenn man sich daran gewöhnt, in allen Fällen von unklaren Lungenleiden die Röntgenstrahlen zu Hilfe zu nehmen und in allen Fällen unklarer Erkrankungen irgendeines Organs auch das Blut zu untersuchen, so wird man durch den Befund des typischen Schattens und der Eosinophilie von selbst auf die richtige Diagnose gestoßen. In allen verdächtigen Fällen sollte dann die Komplementbindungsmethode und die Intrakutanreaktion zu Hilfe gezogen werden, deren Resultate unter Berücksichtigung der übrigen Symptome häufig die Diagnose entscheiden, besonders wenn die Reaktion positiv ausfällt.

Die Verdachtsmomente, die an einen Echinokokkus denken lassen, sind der Beginn mit Husten und blutigem Auswurf, der auffällige Wechsel im Befinden und im physikalischen Befund, eventuell das Auftreten von Dämpfungen mit geringem auskultatorischem Befund.

Differentialdiagnose. In erster Linie kommt die beginnende Tuberkulose in Betracht, und in der Tat sind schon viele Kranke monate- und jahrelang als Phthisiker behandelt worden (vgl. auch den S. 1880 angeführten Fall). Der Sitz der Symptome an einer anderen Stelle als an der Spitze, das häufige Blutspucken, das seltene und vorübergehende Auftreten von Fieber (während gerade bei ungewöhnlicher Lokalisation der Tuberkulose das Fieber hoch zu sein pflegt), das Fehlen von Rasselgeräuschen über der Dämpfung, alles das sind Dinge, die zur Untersuchung mit Röntgenstrahlen, zur Herstellung von Blutpräparaten und eventuell zur Vornahme der Komplementbindungsreaktion veranlassen müssen.

Die Unterscheidung von einem Tumor kann schwieriger sein. Der Perkussions- und Auskultationsbefund kann gleich, der Röntgenschatten ähnlich sein. Fehlende Abmagerung spricht im ganzen gegen einen Tumor, nachweisbare Drüsen für einen solchen. Die Entscheidung kann durch die morphologische und serologische Blutuntersuchung herbeigeführt werden. Auch ein Aortenaneurysma kann differentialdiagnostisch in Frage kommen (Lange), ist aber durch Röntgenuntersuchung in verschiedener Richtung auszuschließen.

Die Unterscheidung von Aktinomykose der Lunge kann durch die Untersuchung des Sputums und des Blutes wohl meistens ermöglicht werden, ebenso die Unterscheidung von Lungensyphilis.

Ein Echinokokkus des Unterlappens wird wohl selten mit einem pleuritischen Exsudat verwechselt werden, wenn die Röntgenuntersuchung vorgenommen wird. Da das aber nicht immer der Fall ist, kann es vorkommen, daß man einen Pleuraerguß vermutet und die Probepunktion vornimmt. Erhält man dabei eine wasserklare Flüssigkeit, so soll man an die Möglichkeit eines Echinokokkus denken und unter dem Mikroskop nach Hacken suchen.

Hinter einer Pleuritis kann sich ein Echinokokkus verbergen. Auffälliger Wechsel, Verschwinden und Wiederkehr des Ergusses müssen an den Blasenwurm denken lassen. Häufig bringt die Röntgenuntersuchung Aufklärung. Wenn aber der Erguß zu ausgedehnt ist und alle Einzelheiten durch den Schatten verdeckt werden, so kann einzig die Überlegung, daß eine Pleuritis, die nicht rasch ausheilt, unter anderem auch auf einem Echinokokkus beruhen kann, zur Blutuntersuchung Veranlassung geben.

Bei der Differentialdiagnose gegenüber einem subphrenischen Abszeß, Echinokokkus oder Tumor kommen die gleichen Überlegungen in Frage, die bei der Unterscheidung zwischen Pleuritis und subphrenischem Abszeß erwähnt sind. Der Durchbruch eines Leberechinokokkus in die Pleurahöhle wird oft erst bei der Operation erkannt.

Prognose. Die Prognose ist ernst, aber nicht durchaus ungünstig. Die Gefahren bestehen hauptsächlich in der Vereiterung der Zyste oder in der Infektion der Höhle nach der Eliminierung des Parasiten. Erstickung oder tödliche Blutung bei der Perforation in die Luftwege sind viel seltenere Ereignisse, noch ungewöhnlicher sind gefährliche anaphylaktische Zufälle bei der Entleerung.

Therapie. Die Behandlung ist je nach dem Sitz der Erkrankung und dem Moment, in dem die Diagnose gestellt wird, verschieden. Bei noch nicht perforierten Zysten soll man, wenn sie in der Nähe des Hilus sitzen, die spontane Perforation abwarten. Liegt dagegen die Zyste nicht allzuweit von der Pleura entfernt, so soll sie durch Pneumotomie eröffnet werden. Nach Garré sind von 79 Fällen, die der Pneumotomie unterzogen wurden, 71 geheilt und nur 8 gestorben. Dagegen hatte Morawitz unter 3 operierten Fällen drei Todesfälle, unter 6 konservativ behandelten keinen. Er rät deshalb, die Operation auf die großen, peripher sitzenden Echinokokken zu beschränken.

Zur Unterstützung der Heilung ist künstlicher Pneumothorax empfohlen worden (Alexander).

Nach der Perforation in die Pleurahöhle ist eine Rippenresektion, eventuell mit nachfolgender Pneumotomie notwendig.

Bei der Perforation in die Luftwege erheischt in der Regel der Hustenreiz eine Behandlung durch Sedativa. Zur Verhütung von Sekundärinfektionen werden Inhalationen von Terpentin usw. empfohlen.

2. Der Lungencysticercus.

In seltenen Fällen werden auch Zystizerken in der Lunge gefunden. Auch Röntgenbilder sind mitgeteilt worden (Jacksel, Reinberg).

3. Paragonimus Westermani.

Als Paragonimus Westermani wird der Parasit bezeichnet, der von Baelz Distoma pulmonale genannt wurde und der in China, Formosa, Korea und namentlich in Japan häufig ist, aber auch auf den Philippinen, im Südsee-Archipel und in Nordamerika und Venezuela vorkommt. In anderen Ländern wurden bisher nur eingeschleppte Fälle beobachtet, und diese nur ganz vereinzelt (vgl. Stiles und Abend). Neuerdings hat Amrein einen in Europa entstandenen Fall beschrieben.

Die Lungenegel gelangen aus dem Verdauungstrakt in die Lungen und liegen hier einzeln in bis haselnußgroßen Zysten, deren oft zahlreiche (bis 20) zu sehen sind. Auch in der Pleura kommen sie vor.

Die Parasiten in der Lunge erzeugen Husten mit mißfarbigem Auswurf und namentlich häufig wiederkehrende, jedoch nie sehr abundante Blutungen. Die Hämoptysis kann auch das einzige Symptom darstellen. Mit der Zeit entwickelt sich eine Schrumpfung der Brustwand, häufig auch Emphysem und Bronchiektasien. Meistens sind aber die Beschwerden auffallend gering. Die Prognose ist quoad vitam günstig.

Die Diagnose kann auf Grund des Befundes von Eiern im Sputum gestellt werden. Diese sind oft in großen Mengen zu sehen, von ovaler Gestalt, oft mit deutlich sichtbarem Deckel, 0,08—0,13 mm lang und 0,05—0,08 mm breit. Außerdem enthält das Sputum oft elastische Fasern, Cholesterintafeln und Charcot-Leydensche Kristalle. Auch die Komplementbildungsreaktion kann zur Diagnose verwendet werden (Amrein). Im Röntgenbild waren im Falle Abends 8—10 stecknadelkopfgroße, zerstreute intensive wunde Schatten vorhanden, im Falle Amreins ein tumorartiger rundlicher Schatten in der Hilusgegend.

Als Therapie werden Salvarsan, Jodkali und Emetin empfohlen. Amrein war mit Pneumothoraxbehandlung sehr zufrieden.

Auch **Distomum hepaticum** ist in der Lunge beschrieben (de Gouvéa).

Für weitere Einzelheiten sei auf die Handbücher der Tropenkrankheiten von Mense und Scheube hingewiesen, sowie auf das Handbuch Brauns und die Arbeit Amreins.

Literatur.

Hand- und Lehrbücher.

Bacmeister, A.: Lehrbuch der Lungenkrankheiten. 3. Aufl. Leipzig 1923. — Bethe u. a.: Handbuch der normalen und pathologischen Physiologie. Bd. 2 (Atmung). Berlin 1925.

Fränkel: (a) Allgemeine Diagnostik und allgemeine Symptomatologie der Lungenkrankheiten. Berlin 1890. — (b) Spezielle Pathologie und Therapie der Lungenkrankheiten. Berlin 1904.

Geigel, R.: Lehrbuch der Lungenkrankheiten. München u. Wiesbaden 1922.

Hoffmann, F. A.: Die Krankheiten der Bronchien. Nothnagels spezielle Pathologie und Therapie. 2. Aufl. Leipzig 1912.

Kraus u. Brugsch: Spezielle Pathologie und Therapie innerer Krankheiten, Bd. 3. Berlin u. Wien: Urban & Schwarzenberg 1924.

Lenhartz: Krankheiten der Bronchien und Lungen in Ebstein-Schwalbe, Handbuch der praktischen Medizin. 2. Aufl. Stuttgart 1905. — Lord, F. H.: Diseases of the bronchi, lungs and pleura. 1925.

Müller, Fr.: Bronchialerkrankungen in Klemperer, Neue dtsch. Klin. 2, 369. Berlin 1928.

Osler: Modern Medicine. 3. Aufl., herausgeg. von Mac Crae. Bd. 4. Diseases of the respiratory system London 1927.

Powell and Hartley: Diseases of the lungs. London 1921.

Roger, Widal, Teissier: Nouveau traité de médecine. Tome 11/12. Paris 1923.

Sauerbruch: Die Chirurgie der Brustorgane. Bd. 1. Berlin 1920. Bd. 2. Berlin 1925.

A. Allgemeiner Teil.

I. Anatomisches.

Backmann: C. r. Soc. Biol. Paris 93, 540 (1925). — Baltisberger: Z. Anat. 61, 249 (1921). — Bräucker: Arch. klin. Chir. 137, 463 (1925) u. 139, 1 (1926); Beitr. Klin. Tbk. 66, 1 (1927). — Braune u. Stahel: Arch. f. Anat. 1886, 5.

Corning: Topographische Anatomie. 3. Aufl. Wiesbaden 1913.

Felix: (a) Anatomie der Atmungsorgane. Handbuch der normalen und pathologischen Physiologie. Bd. 2 (Atmung), S. 37. Berlin 1925. (b) Topographische Anatomie des Brustkorbs, der Lungen und Lungenfelle. Sauerbruchs Chirurgie der Brustorgane. 3. Aufl. Bd. 1, S. 4. Berlin 1928. — Franke: Über die Lymphgefäße der Lunge. Dtsch. Z. Chir. 119 (1912).

Helm: Anat. Anz. 10, Nr 17. — Hoffmann, F. A.: Die Krankheiten der Bronchien. Nothnagels spezielle Pathologie und Therapie. 2. Aufl. Leipzig 1912. — Husten: Beitr. path. Anat. 68 (1921).

Koike: Arch. f. Laryng. 27, 226 (1913).

Lénart: Zbl. Path. 34, 202 (1923). — Letulle: Presse méd. 1924, 713. — Loeschcke: Beitr. Klin. Tbk. 56, 211 (1923).

Marchand, R. G.: Les pores interalvéolaires du poumon chez l'homme et chez quelques animaux. Thèse de Lille 1912. — Miller, W.: (a) Amer. Rev.Tbc. 11, 1 (1925). — (b) Anat. Rec. 5, 99 (1911). — Most, A.: Die Topographie des Lymphgefäßapparates des menschlichen Körpers und ihre Beziehungen zu den Infektionswegen der Tuberkulose. Bibl. med. C, H. 21. Stuttgart 1908. — Müller, L. R.: Beiträge zur Anatomie, Histologie und Physiologie des Nervus vagus. Dtsch. Arch. klin. Med. 101, 421 (1910).

Orsós: Beitr. path. Anat. 41 (1907).

Schmorl: Zur Frage der beginnenden Lungentuberkulose. Münch. med. Wschr. 1901, 1995. — Schulze, F. E.: Sitzgsber. preuss. Akad. Wiss., Physik.-math. Kl. 14, 258 (25. Febr. 1915). — Seufferheld: Beitr. Klin. Tbk. 7.

Willson: Amer. J. Anat. 30, 267 (1922).

II. Physiologisches.

Anrep u. Bulatao: J. of Physiol. 60, 175 (1925). — Aschoff, L.: Z. exper. Med. 60, 52 (1926). — Asher: Die Physiologie der Atmung. Schweiz. med. Wschr. 1922, 1.

Barcroft: The Respiratory Function of the blood. Cambridge 1914, Part. I (Lessons from High Altitudes). 2. Aufl. Cambridge 1925. — Barcroft, Hartridge u. Parsons: J. of Physiol. 53, 450 (1920). — Bass: (a) Z. exper. Med. 44, 463 (1925). (b) Z. exper. Med. 46, 55 (1925). (c) Z. exper. Med. 51, 158 (1926). — Bayer: (a) Regulation der Atmung. Handbuch der normalen und pathologischen Physiologie. Bd. 2 (Atmung), S. 230. Berlin 1925. (b) Pharmakologie der Atmung. Handbuch der normalen und pathologischen Physiologie. Bd. 3 (Atmung), S. 455. Berlin 1925. — Beitzke: Dtsch. Arch. klin. Med. 146, 91 (1924). — Bohr: (a) Blutgase und respiratorischer Stoffwechsel. Nagels Handbuch der Physiologie des Menschen. Bd. 1, S. 54. Braunschweig 1905. (b) Dtsch. Arch. klin. Med. 88 (1907). — Du Bois u. R. Reymond: Arch. f. Physiol. 1910. — Boruttau: Die Atembewegungen und ihre Innervation. Nagels Handbuch der Physiologie des Menschen. Bd. 1, S. 1. Braunschweig 1905. — Bräucker: Arch. klin. Chir. 137, 463 (1925) u. 139, 1 (1925). — Bruns: Dtsch. Arch. klin. Med. 108, 469 (1912). — Bullowa u. Gottlieb: Amer. J. med. Sci. 160, 98 (1920).

Christie u. Beanes: Arch. internat. Med. 30, 34 (1922). — Cloetta: (a) Arch. f. exper. Path. 70, 407. (b) Pflügers Arch. 152, 339 (1913). (c) Arch. f. Physiol. 152, 339 (1913). — Cloetta u. Anderes: (a) Arch. f. exper. Path. 76, 125 (1914). (b) Arch. f. exper. Path. 77, 251 (1914). (c) Arch. f. exper. Path. 79, 301.

Dixon u. Ransom: J. of Physiol. 45, 413 (1912). — Dreser: Z. exper. Med. 25, 223 (1922). — Dreyer: Lancet 1919 II, 227.

Ebert: Arch. f. exper. Path. 75, 391 (1914). — Eckstein u. Rominger: Z. Kinderheilk. 28, 1 (1921). — Einthoven: Pflügers Arch. 124, 246. — Elias: Zur Bedeutung des Säurebasenhaushaltes. Erg. inn. Med. 25, 192 (1924). — Elias u. Fellner: Stauungstypen

bei Kreislaufstörungen. Wien 1926. — Eppinger u. Hofbauer: Z. klin. Med. 72, 54. — Eppinger, v. Papp u. Schwarz: Das Asthma cardiale. Berlin 1924. — Evans u. Starling: J. of Physiol. 46, 413 (1913). —
Frédéricq: Arch. internat. Physiol. 10, 391 (1911). — Fröhlich, W.: Z. Physiol. 9, 1 (1909).
Gelderen, van: Nederl. Tijdschr. Geneesk. 65 I, 2272 (1921). — Gerhardt, D.: Z. klin. Med. 30, 37. — Gertz: Acta med. scand. (Stockh.) 56, 71 (1922). — Gesell: Amer. J. Physiol. 66, 5 (1923). — Gollwitzer-Meier: Biochem. Z. 151, 54 (1924). — Grafe: Die pathologische Physiologie des Gesamt- und Kraftstoffwechsels. Erg. Physiol. II 21 (1923). — Gutzmann u. Loewy: Pflügers Arch. 180, 111 (1920).
Haldane: Respiration New Haven 1922. — Hasselbalch: Biochem. Z. 46, 403 (1912). — Hasselbalch u. Lundsgaard: Skand. Arch. Physiol. (Berl. u. Lpz.) 27, 13 (1912). — Hediger: Med. Klin. 1921, Nr 25. — Henderson: Physiological Regulation of Acid-Base Balance. Physiol. Rev. 5, 131 (1925). — Hess: Dtsch. Arch. klin. Med. 106, 478. — Hess u. Pollak: Wien. Arch. klin. Med. 12, 477 (1926). — Heubner: Durchlässigkeit der Lunge für fremde Stoffe. Handbuch der normalen und pathologischen Physiologie. Bd. 3 (Atmung), S. 473. Berlin 1925. — Heymans u. Ladon: C. r. Soc. Biol. Paris 90, 1286 (1924). — Hiramatsu: Mitt. med. Fak. Tokyo 22, 189 (1919). — Hoover: Arch. int. Med. 30, 1 (1922). — Huckert: Inaug.-Diss. Marburg 1913.
Jacobs: Amer. J. Physiol. 53, 463 (1920). — Jaquet: Der respiratorische Stoffwechsel. Erg. Physiol. 2 (Biochemie), 457 (1903).
Kaiser: Nederl. Tijdschr. Geneesk. 1, Nr 1 (1912). — Kraus: Z. exper. Path. u. Ther. 14. — Kretz: Wien. Arch. inn. Med. 7, 555 (1924). — Krogh: (a) Skand. Arch. Physiol. (Berl. u. Lpz.) 23, 248 u. Brit. med. J. 19, 1342 (1910). (b) J. of Physiol. 49, 271 (1915). — Krogh u. Lindhard: J. of Physiol. 47, 30 (1913) u. 48, 431 (1914).
Le Blanc u. de Lind van Wyngaarden: Pflügers Arch. 204, 601. — Liebermeister: Dtsch. med. Wschr. 1922, 1547. — Liebmann: Arch. f. exper. Path. 68, 59. — Liljestrand: (a) Skand. Arch. Physiol. (Berl. u. Lpz.) 35 (1917). (b) Chemismus des Lungengaswechsels. Handbuch der normalen und pathologischen Physiologie. Bd. 2 (Atmung), S. 190. Berlin 1925. — Liljestrand u. Stenström: Skand. Arch. Physiol. (Berl. u. Lpz.) 39, 167 (1920). — Löhr: Z. exper. Med. 39, 67 (1924). — Loeschcke: Verh. Ges. dtsch. Naturforsch. Innsbruck 1924, path. Sekt. — Loewy: Die Gase des Körpers und der Gaswechsel. Oppenheimers Handbuch der Biochemie, 2. Aufl., Bd. 6, S. 1. Jena 1924. — Lohmann u. Ed. Müller: Sitzgsber. Ges. Naturwiss. Marburg 1912, Nr 2 u. Nr 8 u. 7. Mai u. 9. Juli 1913. — Lumsden: J. Physiol. 57, 153 u. 354, 58, 81 u. 111 (1923). — Lundsgaard u. Schierbeck: Acta med. scand. (Stockh.) 58, 470 (1923).
Macleod u. Page: Amer. J. Physiol. 60, 134 (1922). — Mauthner u. Pick: Münch. med. Wschr. 1915, 1141. — Mayer, Magne u. Plantefol: C. r. Acad. Sci. Paris 170, 1347 (1920). — Meakins u. Davies: Respiratory Function in Disease. Edinburg u. London 1925. — Meltzer: J. of Physiol. 13, 218 (1892). — Minkowski: Allgemeine Pathologie der Atmung. Marchand-Krehl, Handbuch der allgemeinen Pathologie. Bd. 2, I. Abt., S. 521 f. Leipzig 1912. — Miescher, Fr.: Arch. f. Physiol. 1885, 335. — Müller, L. R.: Die Lebensnerven, 2. Aufl. Berlin 1924. — Myers: Vital capacity of the Lung. Baltimore 1925.
Neergaard, v.: (a) Beitr. Klin. Tbk. 65, 476 (1927). (b) Z. exper. Med. 66, 373 (1929). — Neergaard, v. u. Wirz: Z. klin. Med. 105, 35 u. 51 (1927).
Pincussohn: Chemie der Lunge. Oppenheimers Handbuch der Biochemie. Bd. 2, 2, S. 369. Jena 1909.
Reinhart: Dtsch. Arch. klin. Med. 127, 300 (1918). — Rohrer: Physiologie der Atembewegung. Handbuch der normalen und pathologischen Physiologie. Bd. 2 (Atmung), S. 70. Berlin 1925. — Roth: Beitr. Klin. Tbk. 4, 347.
Schafer: Quart. J. exper. Physiol. 12, 395 (1920). — Schenk: Die Innervation der Atmung. Erg. Physiol. 7, 65 (1908). — Schulgin: Z. Physiol. 10, 367 (1910). — Skramlik, v.: Die Physiologie der Luftwege. Handbuch der normalen und pathologischen Physiologie. Bd. 2 (Atmung), S. 128. Berlin 1925. — de Somer: J. Physiol. et Path. gén. 21, 320 (1923) u. 24, 1 (1926). — Starling: The production and absorption of lymph. Schäfers Text book of Physiology. Bd. 1, S. 285. London 1898. — Starling u. Fühner: J. of Physiol. 47, 286 (1913). — Stövesandt: Arch. f. exper. Path. 65, 253. — Streub: Störungen der physikalisch-chemischen Atemregulation. Erg. inn. Med. 25, 1 (1924). — Suner: J. Physiol. et Path. gén. 18, 702 (1920). — Suner u. Bellido: J. Physiol. et Path. gén. 19, 214 (1921).
Tendeloo: Studien über die Ursachen der Lungenkrankheiten. I. (Physiologischer) Teil. Wiesbaden 1901. — Tigerstedt: Der kleine Kreislauf. Erg. Physiol. 2 (Biophysik), 528 (1903). — Toyama: Z. exper. Med. 46, 168 (1925). — Trendelenburg: Arch. f. exper. Path. 69, 79 (1912).

Weber: Arch. f. Physiol. **1914**, 63. — **Weitz:** Dtsch. Arch. klin. Med. **143**, 193 (1923). — **Wenckebach:** (a) Über pathologische Beziehungen zwischen Atmung und Kreislauf. Slg klin. Vortr., N. F. **1907**, 465/6. (b) Die wirksamen Kräfte und Faktoren am Thorax. Wien. Arch. inn. Med. **1**, 1 (1920). — **West:** Arch. of internal Med. **25**, 306 (1920). — **Winterstein:** Pflügers Arch. **138** (1911) u. **187**, 923 (1921). — **Wirz:** Pflügers Arch. **199**, 1 (1923). — **Wyß**, v.: Dtsch. Arch. klin. Med. **109**, 595.

Zuntz u. **Loewy:** Die wissenschaftlichen Grundlagen der Sauerstofftherapie in Michaelis' Handbuch der Sauerstofftherapie. Berlin 1906.

III. Allgemeine Pathologie.

Zusammenfassende Werke:

Cohnheim: Vorlesungen über allgemeine Pathologie. 2. Aufl., Bd. 2, S. 161. Berlin 1882.
Grafe: Die pathologische Physiologie des Gesamt- und Kraftstoffwechsels. Erg. Physiol. II **21** (1923).
Haldane: Respiration. New Haven 1922.
Matthes: Die Erkrankungen der Atmungs- und Kreislauforgane. v. **Noordens** Handbuch der Pathologie des Stoffwechsels. Bd. 1, S. 828. Berlin 1906. — **Meakins** u. **Davies:** Respiratory Function in Disease. Edinburg u. London 1925. — **Minkowski** u. **Bittorf:** Pathologie der Atmung. **Krehl** u. **Marchand**, Handbuch der allgemeinen Pathologie. Bd. 2, 1. Abt. Leipzig 1912.
Staehelin: Die Pathologie der Atmung. Schweiz. med. Wschr. **1922**, 8 u. 30. — **Straub:** Die physikalisch chemische Atemregulation und ihre Störungen. Erg. inn. Med. **25**, 1 (1924).
Tendeloo: Studien über die Ursachen der Lungenkrankheiten. 2. Teil. Wiesbaden 1903.
Ein Teil der Literatur ist auch unter II. Physiologisches angeführt.

Einzelne Arbeiten.

Abelous u. **Soula:** C. r. Soc. Biol. Paris **85**, 6—7 (1921). — **Adlersberg** u. **Porges:** (a) Klin. Wschr. **1922**, 1200 u. 2139 u. **1923**, 2024. (b) Z. exper. Med. **42**, 678 (1924). (c) Wien. Arch. klin. Med. **8**, 185 (1924). — **Adlersberg** u. **Samet:** Wien. Arch. inn. Med. **9**, 337 (1924). — **Aschoff:** (a) Erg. inn. Med. **26**, 1 (1924). (b) Z. exper. Med. **50**, 52 (1926). — **Atkinson** u. **Ets:** J. Labor. a. clin. Med. **8** (1922). Zit. nach **Dautrebande**.

Barber: J. of exper. Med. **30**, 569. — **Barbour:** J. of Pharmacol. **5**, 393 (1914). — **Barcroft:** The Respiratory Function of the Blood. Part. I. Cambridge 1914. Lessons from high altitudes. 2. Aufl. Cambridge 1925. Deutsche Übersetzung Berlin 1927. — **Barr** u. **Peters:** J. of biol. Chem. **45**, 571 (1921). — **Barrach** u. **Woodwell:** Arch. int. Med. **28**, 421 (1921). — **Baß:** Z. exper. Med. **46**, 55 (1925). — **Bernard, le Play** u. **Mantoux:** J. Physiol. et Path. gén. **15**, 16 (1913). — **Bien:** Zur Anatomie und Ätiologie der Trichterbrust. Beitr. path. Anat. **52**, 567 (1912). — **Binet:** Presse méd. **1926**, No 59, 931. — **Biot:** Études clin. et exp. sur la respirations de Cheyne-Stokes Paris 1878. — **Bittorf** u. **Forschbach:** Untersuchungen über die Lungenfüllung bei Krankheiten. Z. klin. Med. **70**. — **Blumenfeld:** Beitr. Klin. Tbk. **50**, 180 (1922). — **Böninger:** Halbseitige Lymphstauung bei Erkrankung der Lunge und Pleura. Berl. med. Ges., 11. Mai 1910; Berl. klin. Wschr. **1910**, 1034. — **Bruns:** (a) Dtsch. Arch. klin. Med. **107**, 468 (Gasgehalt des Blutes) u. **108**, 469. (b) Z. exper. Path. u. Ther. **7** (Lungenblähung) (1909). (c) Med. Klin. **1910** (Spirometrische Untersuchungen), Nr 39. — **Bull:** J. of exper. Med. **31**, 233. — **Bullowa:** Amer. J. med. Sci. **166**, 565 (1923). — **Busquet** u. **Vischniac:** C. r. Soc. Biol. Paris **84**, 852 (1921).

Citronblatt: Inaug.-Diss. Basel 1913. — **Cloetta:** (a) Über die Zirkulation der Lunge und deren Beeinflussung durch Über- und Unterdruck. Arch. f. exper. Path. **66**, 409 (1911). (b) Arch. f. exper. Path. **70**, 407 (1912). — **Cobet:** Dtsch. Arch. klin. Med. **143**, 253 (1923). — **Collip** u. **Backus:** Amer. J. Physiol. **51**, 568 (1920).

Dautrebande: Rapport sur l'acidose, 18e Congrès français de Méd. Paris u. Nancy 1925. — **Dautrebande** u. **Haldane:** J. of Physiol. **55**, 296 (1921). — **Davies, Haldane** u. **Priestley:** J. of Physiol. **53**, 60 (1919). — **Drinker** u. **Agassiz:** Amer. J. of Physiol. **72**, 151 (1925). — **Drinker, Peabody** u. **Blumgart:** J. of exper. Med. **35**, 77 (1922). — **Drury:** Heart **7**, 165 (1920).

Ebstein: (a) Über die angeborene und erworbene Trichterbrust. Slg klin. Vortr. Nr 541/42. Leipzig 1909. (b) Münch. med. Wschr. **1909**, 2377. — **Eckstein** u. **Rominger:** Arch. Kinderheilk. **70**, 258 (1922). — **Egger:** Festschrift f. Prof. R. Massini, Jahresbericht über die Allgemeine Poliklinik d. Kant. Baselstadt im Jahre 1901, S. 37. Basel 1902. — **Elias:** Zur Bedeutung der Säurebasenregulierung und ihrer Störungen. Erg. inn. Med. **25**, 192 (1924). — **Endres:** Z. exper. Med. **41**, 601 (1924). — **Engelmann:** Z. klin. Med. **100**, 315 (1924). — **Eppinger** u. **Hess:** (a) Die Vagotonie. Berlin: August Hirschwald 1910. (b) Wien. klin. Wschr. **1909**, Nr 24. — **Eppinger** u. **Schiller:** Wien. Arch. klin. Med. **2**, 581 (1921). — **Eppinger** u. **Wagner:** Wien. Arch. inn. Med. **1**, 88 (1920).

Fleisch: Z. allg. Physiol. 19, 269 (1921). — Foot: Amer. J. Path. 3, Nr 5 (1927). — Forschbach u. Bittorf: Die Beeinflussung der Mittellage der Lunge bei Gesunden. Münch. med. Wschr. 1910, 1327. — Franck: Z. exper. Med. 36, 127 (1923). — Fraser, Roß u. Dreyer: Quart. J. Med. 15, 195 (1922). — Freudenberg u. György: (a) Jb. Kinderheilk. 96 (1921). (b) Biochem. Z. 124 (1921). — Frey, W.: (a) Klin. Wschr. 1923, 672. (b) Z. exper. Med. 31, 49 (1923). — Frugoni: Berl. klin. Wschr. 1910, 1005.

Gerhardt, D.: (a) Experimentelle Beiträge zur Lehre vom Lungenkreislauf und von der mechanischen Wirkung pleuritischer Ergüsse. Z. klin. Med. 55. (b) Gegenseitige Beeinflussung von Atmungs- und Kreislaufstörungen. Verh. naturforsch. Ges. Basel 21. (c) Über inspiratorische Einziehungen am Thorax. Z. klin. Med. 30, 37. — Goldscheider, Joachimoglu u. Rost: Med. Klin. 1926, 239 u. 282. — Gollwitzer-Meier: Dtsch. med. Wschr. 1925, 980. — Gollwitzer-Meier u. Meyer: Z. exper. Med. 40, 70 (1924). — Grant: Arch. int. Med. 30, 355 (1922). — Grant u. Goldman: Amer. J. Physiol. 52, 209 (1920). — Grigaut: Revue de la Tbc. 2, 208 (1921). — Guieysse-Pellissier: Ann. Méd. 11, 495 (1922).

Harrop: (a) J. of exper. Med. 20, 241 (1919). (b) Bull. Hopkins Hosp. 30, 62 (1919). — Harrop u. Loeb: J. amer. med. Assoc. 81, 452 (1923). — Hart u. Harrass: Der Thorax phthisicus. Stuttgart 1908. — Hart, v. Hansemann u. Lissauer: Berl. klin. Wschr. 1907, Nr 27. — Head: Die Sensibilitätsstörungen der Haut bei Viszeralerkrankungen. Deutsch von W. Seiffert. Berlin 1898. — Healy: Amer. J. Obstetr. 2, Nr 2 (1921). Zit. nach J. amer. med. Assoc. 77 II, 967. — Henderson: Amer. J. Physiol. 21—27 (1908—1910) u. 46, 533 (1918). — Henschen: Die Chirurgie der Brustwand. Handbuch der praktischen Chirurgie. 5. Aufl., Bd. 2. Stuttgart 1925. — Herzog: Dtsch. Arch. klin. Med. 124, 38 (1918). — Hess u. Rosenbaum: Wien. Arch. klin. Med. 2, 264 (1923). — Hess, L.: a) Wien. Arch. inn. Med. 2, 477 (1921). (b) Kardiales Asthma. Med. Klin. 1920, 527. (c) Med. Klin. 1921, 372. — Hess, L. u. Pollak: Wien. Arch. inn. Med. 12, 477 (1926). — Heß, R.: Dtsch. Arch. klin. Med. 106, 478 (1912). — Heubner: Durchlässigkeit der Lunge für fremde Stoffe. Handbuch der normalen und pathologischen Physiologie. Bd. 2, S. 473. Berlin 1925. — Hoesslin, v.: Das Sputum. Berlin: Julius Springer 1921. — Hofbauer: (a) Semiologie und Differentialdiagnostik der Kurzatmigkeit. Jena 1904. (b) Störungen der äußeren Atmung. Erg. inn. Med. 4, 1 (1909). (c) Wien. klin. Wschr. 1909, Nr 46. (d) Beitr. Klin. Tbk. 58, 240 (1924). (e) Erg. Path. II 19, 1 (1921). (f) Atmungspathologie und -therapie. Berlin 1921. — Hoff: Klin. Wschr. 1925, 1059. — Hoffmann, V.: Mitt. Grenzgeb. Med. u. Chir. 32 (1920). — Hoover: (a) J. amer. med. Assoc. 71, 880 (1918). (b) J. amer. med. Assoc. 78, 966 (1922). — Hopkins u. Chillingworth: Amer. J. Physiol. 53, 283 (1920). — Huebschmann u. Arnold: Virchows Arch. 259, 165 (1924). — Hürter: Dtsch. Arch. klin. Med. 108, 1.

Jackson: J. amer. med. Assoc. 79, 1399 (1922). — Jacobs: Amer. J. Physiol. 53, 457 (1920). — Jaquet: Arch. f. exper. Path. 30, 311 (1892). — Justin-Bezançon u. Monceau: C. r. Soc. Biol. Paris 88, 1024 (1923).

Kämmerer u. E. Meyer: Über morphologische Veränderungen von Leukozyten außerhalb des Tierkörpers. Fol. haemat. (Lpz.) 7, 91 (1909). — Karcher: Beiträge zur Therapie der internen Folgeerscheinungen von Verkrümmungen der Wirbelsäule. Korresp.bl. Schweiz. Ärzte 1907, 329. — Kirkwood u. Myers: Lancet 1923 II, 65. — Kornfeld: (a) Klin. Wschr. 2, 1739 (1923). (b) Z. exper. Med. 38, 289 (1923). (c) Z. exper. Med. 41, 547 (1924). — Kraus: (a) Über den Einfluß von Krankheiten auf den respiratorischen Stoffwechsel. Z. klin. Med. 22, 444 (1893). (b) Die Ermüdung als ein Maß der Konstitution. Bibl. med. Abt. D I, H. 3. Kassel 1897. — Krieskemper: Med. Klin. 1927, Nr 12, 436. — Krutzsch: Frankf. Z. Path. 23, 247 (1920). — Kubasch: Dtsch. Arch. klin. Med. 153, 247 (1924).

Lang: Arch. exper. Zellforsch 2, 93 (1925). — Langlois u. Binet: Le choc traumatique in Roger-Widal-Teissier. Nouveau traité de méd. Tome 7, p. 211. Paris 1924. — Laqueur u. Magnus: Z. exper. Med. 13, 200 (1921). — Le Blanc: Beitr. Klin. Tbk. 50, 21 (1921). — Leube: Diagnose der inneren Krankheiten. 7. Aufl. Leipzig 1904. — Lichtheim: (a) Die Störungen des Lungenkreislaufs. Berlin 1876. (b) Arch. f. exper. Path. 10, 53. — Liebermeister: Lungendehnung und Lungenvolumen. Zbl. Path. 1907, 664. (b) Studien über die Atmungsmechanik bei plötzlich auftretender Larynxstenose. Dtsch. med. Wschr. 1908, Nr 39. (c) Frankf. Z. Path. 28, 253 (1922). — Liljestrand: Skand. Arch. Physiol. (Berl. u. Lpz.) 35 (1917). — Loewy: Kohlensäure in Heffters Handbuch der experimentellen Pharmakologie. Bd. 1, S. 73. Berlin 1923. — Lommel: Zur Physiologie und Pathologie der Flimmerepithels der Atmungsorgane. Dtsch. Arch. klin. Med. 94, 365 (1908). — Lumsden: J. of Physiol. 58, 81, 111 (1923). — Lundsgaard: J. of exper. Med. 30, 147 (1919). — Lundsgaard u. Schierbeck: (a) Acta med. scand. (Stockh.) 58, 470 (1923). (b) Acta med. scand. (Stockh.) 58, 495 (1923). — Lundsgaard u. van Slyke: Cyanosis. Medic. Monograph. New York 1923.

Mackenzie: Krankheitszeichen und ihre Auslegung. Deutsch v. E. Müller. 2. Aufl. Würzburg 1913. — Mainzer: (a) Z. exper. Med. 52, 476 (1926). (b) Klin. Wschr. 1925, 1918. — Means: Dyspnoea. Medicine 3, 309 (1924). — Morawitz u. Siebeck: Die Dyspnoe durch Stenose der Luftwege. I. Gasanalytische Untersuchungen. Dtsch. Arch. klin. Med. 97, 201 (1909). — Moritz: Anomalien im Lungenkreislauf. Marchand-Krehl, Handbuch der Allgemeinen Pathologie. Bd. 2, 2. Abt., S. 85. — Müller, Friedrich: Beiträge zur Kenntnis des Muzins und einiger damit verbundenen Eiweißstoffe. Z. Biol. 42, 468. — Müller, L. R.: Mitt. Grenzgeb. Med. u. Chir. 18, 600.

Neergaard, v.: Klin. Wschr. 1926, Nr 46, 2148. — Noeggerath u. Salle: Jb. Kinderheilk. 74.

Oeller: Krkh.forschg 1 (1924).

Pal: Med. Klin. 1912, 2020. — Peiper: Klin. Wschr. 1922, 1647. — Peltesohn: Z. orthop. Chir. 33, 475 (1913). — Peters: (a) Klin. Wschr. 1924, 1535. (b) Amer. J. Physiol. 43, 113 (1917). — Peters u. Barr: Amer. J. Physiol. 54, 307 (1920). — Plesch: (a) Kreislaufprobleme. Dtsch. med. Wschr. 1926, 1159. (b) Chemie des Sputums. Oppenheimers Handbuch der Biochemie. Bd. 3, 1, S. 11. (c) Über Wirbelversteifung mit thorakaler Starre. Erg. inn. Med. 7, 487 (1911). — Porges: Klin. Wschr. 1924, 209. — Porges, Leimdörfer u. Markovici: Z. klin. Med. 73, 389 (1911) u. 77, 446 (1913). — Possati: Gazz. internaz. med.-chir. 1912, 97. Zit. nach Kgr. Zbl. inn. Med. 1 (1912). — Posselt: Über subjektives Empfinden und Schmerzphänomene bei Bronchialerkrankungen. Med. Klin. 1911, 1862 u. 1912, 69 u. 201. — Pottenger: Beitr. Klin. Tbk. 22, 1 (1912).

Reach u. Röder: Biochem. Z. 22, 471. — Recht: Klin. Wschr. 3, 916 (1924). — Reinberg: Fortschr. Röntgenstr. 33, 661 (1925). — Reinwein: Z. physiol. Chem. 156, 144 (1926). — Roger et Binet: Rev. Méd. 42, 1 (1925). — Rohner u. Borchert: Dtsch. Arch. klin. Med. 59, 585. — Rohrer: Schweiz. med. Wschr. 51, 765 (1921). — Romanoff: Experimente über Beziehungen zwischen Atmung und Kreislauf. Arch. f. exper. Path. 64, 183 (1911). — Rosenbach: Münch. med. Wschr. 1900, Nr 20. — Rubow: Untersuchungen über die Atmung bei Herzkranken. Dtsch. Arch. klin. Med. 92, 255 (1908).

Sackur: Z. klin. Med. 29, 25 (1896). — Sahli: Lehrbuch der klinischen Untersuchungsmethoden. 6. Aufl. Leipzig 1913. — Sandoz: Untersuchungen über die Bedeutung des Sternalwinkels bei Lungentuberkulose. Inaug.-Diss. Basel 1907. — Sauerbruch: Münch. med. Wschr. 1912, 625. — Schjerning: Beitr. Klin. Tbk. 50, 96 (1922). — Schott: Dtsch. Arch. klin. Med. 144, 86 (1924). — Schultze: Beitr. Klin. Tbk. 26, 205 (1913). — Seemann: Beitr. path. Anat. 74, 345 (1925). — Siebeck: (a) Z. Biol. 55, 267 (Ventilation bei verschiedenem Atemtypus). (b) Dtsch. Arch. klin. Med. 107, 252 (Atemmechanik bei kardialer Dyspnoe). — Sluiter: Arch. néederl. Physiol. 9, 461 (1924). — Stadtmüller: Beitr. path. Anat. 67, 528 (1920). — Staehelin: (a) Asthma bronchiale. Jkurse ärztl. Fortbildg München, Febr. 1912. (b) Kreislauf und Lunge. Jkurse ärztl. Fortbildg München Febr. 1913. (c) Atmung und Kreislauf. Jkurse ärztl. Fortbildg München, Febr. 1913. (d) Der Husten. Jkurse ärztl. Fortbildg München 5, 32 (1914). (e) Staubinhalation. Handbuch der normalen und pathologischen Physiologie. Bd. 2 (Atmung), S. 515. Berlin 1925. — Staehelin u. Schütze: Z. klin. Med. 75. — Starling u. Verney: Proc. roy. Soc. Lond., Ser. B. 97, 321 (1925). — Stiller: Die asthenische Konstitutionskrankheit. Stuttgart 1907. — Straub: (a) Über den kleinen Kreislauf. 1. Mitt. Dtsch. Arch. klin. Med. 121, 394 (1917). (b) Dtsch. Arch. klin. Med. 116, 409 (1914). — Straub u. Gollwitzer-Meier: Klin. Wschr. 3, 5 (1924). — Strauss: (a) Berl. klin. Wschr. 1910, Nr 5. (b) Klin. Wschr. 1927, Nr 7, 296.

Unverricht: Klin. Wschr. 1927, Nr 18, 855.

Velden, von den: Der starr dilatierte Thorax. Stuttgart 1910. Vernon: J. of Physiol. 38, 20 (1909).

Wanner: Beiträge zur Chemie des Sputums. Dtsch. Arch. klin. Med. 75 u. Inaug.-Diss. Basel 1903. — Wassermann: Wien. Arch. klin. Med. 2, 220 u. 238 (1923). — Weiss u. Kolmer: Arch. int. Med. 31, 263 (1923). — Weitz: Dtsch. Arch. klin. Med. 143, 193 (1923). — Wellmann: Dtsch. Arch. klin. Med. 101, 387 (1911). — Wenckebach: (a) Über pathologische Beziehungen zwischen Atmung und Kreislauf. Slg klin. Vortr., N. F. 1907, Nr 465/6. (b) Wien. Arch. klin. Med. 1, 1 (1920). (c) Über den Körperbau bei der Trichterbrust. Verh. dtsch. Ges. inn. Med. 1923, 123. — Westhues: Beitr. path. Anat. 77, 432 (1925). — Winternitz: Ther. Mh. 1912, 169. — Winternitz u. Lambert: J. exper. Med. 29, 537 (1919).

IV. Allgemeine Ätiologie.

Arnold: Untersuchungen über Staubinhalation. Leipzig 1885.

Beitzke: Virchows Arch. 184 (1906).

Dürk: Studien über die Ätiologie und Histologie der Pneumonie usw. Dtsch. Arch. klin. Med. 58, 368.

Heidenhain: Virchows Arch. 70, 441. — Hopkins u. Parker: J. of exper. Med. 27, 1 (1918).
Jarisch: Wien. klin. Wschr. 1919, Nr 28.
Kayser: Pflügers Arch. 47, 543. — Klipstein: Experimentelle Beiträge zur Frage der Beziehungen zwischen Bakterien und Erkrankungen der Atmungsorgane. Z. klin. Med. 34, 191. — Külbs: Lunge und Trauma. Arch. f. exper. Path. 62, 39 (1909).
Landau: Fortschr. Röntgenstr. 24, 539 (1917). — Levy: Amer. J. med. Sci. 159, 237 1920). — Liljestrand u. Sahlstedt: Skand. Arch. Physiol. (Berl. u. Lpz.) 46, 94 (1924). — Lode: Arch. f. Hyg. 28. — Loewy u. Gerhartz: Arch. ges. Physiol. 155, 231 (1924),
Most: Die Topographic des Lymphgefäßapparates in ihren Beziehungen zu den Infektionswegen der Tuberkulose. Bibl. med. Abt. C., H. 21. Stuttgart 1908. — Müller, Fr.: Münch. med. Wschr. 1897, 1382. — Müller, W.: Experimentelle und klinische Studien über Pneumonie. Dtsch. Arch. klin. Med. 71 (1901).
Quensel: Über Vorkommen von Bakterien in Lungen und bronchialen Lymphdrüsen gesunder Tiere. Z. Hyg. 40 (1902).
Ronzani: (a) Arch. f. Hyg. 63, 339 (1907). (b) Arch. f. Hyg. 67, 287. — Rosenthal, J.: Über Erkältung. Berl. klin. Wschr. 1872, 453. — Rossbach u. Aschenbrandt: Z. Ohrenheilk. 1881, 43. — Rusca: Dtsch. Z. Chir. 132 (1914).
Selter: Bakterien im gesunden Körpergewebe und deren Eintrittspforten. Z. Hyg. 54, 363 (1906).
Tendeloo: Studien über die Ursachen der Lungenkrankheiten. Teil I, Wiesbaden 1901. Teil II, Wiesbaden 1902.
Wegelin: Korresp.bl. Schweiz. Ärzte 1917, 1595. — Wrzosek: Bedeutung der Luftwege als Eingangspforte für Mikroben usw. Arch. exper. Path. 44, 398 (1906).
Zillesen: Über Erkältung als Krankheitsursache. Inaug.-Diss. Marburg 1897.

V. Allgemeine Diagnostik.

Zusammenfassende Darstellungen.

Edens: Lehrbuch der Perkussion und Auskultation sowie der ergänzenden Untersuchungsmethode. Berlin 1920.
Fränkel: Diagnostik und allgemeine Symptomatologie der Lungenkrankheiten. Wien 1890.
Gerhardt: Lehrbuch der Auskultation und Perkussion. 6. Aufl. Tübingen 1900. — Geigel: Leitfaden der diagnostischen Akustik. München 1909.
Sahli: Lehrbuch der klinischen Untersuchungsmethoden. 7. Aufl. Leipzig 1928.

Einzelne Arbeiten.

Albert: Beitr. Klin. Tbk. 52, 284 (1922). — Assmann: (a) Dtsch. Arch. klin. Med. 132, 335 (1920). (b) Die klinische Röntgendiagnostik der inneren Erkrankungen. 3. Aufl. Leipzig 1924. (c) Die Bedeutung der Röntgenuntersuchung von Lunge und Mediastinum für die innere Medizin. Fortschr. Röntgenstr. 36, 543 (1927).
Beyne: Presse méd. 1923, 698. — Bezançon u. de Jong: Traité de l'examen des crachats. Paris 1913. — Binet u. Bourgeois: Presse méd. 1920, 381. — Blum: Dtsch. Arch. klin. Med. 140, 247 (1922). — Bönnier: Berl. klin. Wschr. 1919, 727. — Bohr: Dtsch. Arch. klin. Med. 88. — Brauer: Verh. dtsch. Ges. inn. Med. 37. Kongr. Wiesbaden 1925, 95. — Brauer u. Fahr: Beitr. Klin. Tbk. 63, 659 (1926). — Bretschger: Pflügers Arch. 210, 134 (1925). — Bruns: Med. Klin. 1910, Nr 39.
Czylharz u. Pick: Wien. klin. Wschr. 1925, 529.
Dietlen u. Chaperon: J. Radiol. Électrol. 7, 329 (1923). — Dietlen, Assmann usw.: Die Röntgenuntersuchung der Lungen und des Mediastinums, mit Aussprache. Verh. dtsch. Ges. inn. Med. 39. Kongr. Wiesbaden 1927.
Ebstein: Die Tastperkussion. Stuttgart 1901. — Edens u. Ewald: Dtsch. Arch. klin. Med. 123, 275 (1917).
Fahr: Arch. int. Med. 39, 286 (1927). — Fleisch: (a) Dtsch. Arch. klin. Med. 142, 62 (1923). (b) Pflügers Arch. 209, 713 (1925). — Fleisch-Thebesius: Münch. med. Wschr. 1920, 99. — Fröschels u. Stockert: Wien. Arch. inn. Med. 6, 427 (1923).
Goldscheider: (a) Dtsch. Arch. klin. Med. 94, 480. (b) Z. klin. Med. 69. — Gröber: Dtsch. Arch. klin. Med. 82. — Groedel: Atlas und Grundriß der Röntgendiagnostik in der inneren Medizin. 4. Aufl. München 1924. — Groedel u. Wachter: Klin. Wschr. 1926, Nr 7, 290. — Guieysse-Pelissier: C. r. Soc. Biol. Paris 1920.
Heinz: Wien. klin. Wschr. 1914, 606. — Hochstetter: Z. Tbk. 40, 110 (1924). — Hörnicke: Münch. med. Wschr. 1922, 819. — Hoesslin, v.: Das Sputum. 2. Aufl. Berlin 1926. — Hofbauer: Semiologie und Differentialdiagnostik der Kurzatmigkeit auf Grund

der Atemkurve. Jena 1904. — Homma: J. of orient. Med. 4, 56 (1926). — Hornung: Beitr. Klin. Tbk. 57, 48 (1923). — Hübscher: Beitr. klin. Chir. 13, 209 (1895). Illig: Fortschr. Roentgenstr. 39, 428 (1929). Josefson: Schweiz. med. Wschr. 1926, 241. Knipping u. Ponndorf: Beitr. Klin. Tbk. 63, 329 (1926). — Koranyi: Dtsch. med. Wschr. 1918, 168. — Korbsch: Lehrbuch und Atlas der Laparo- und Thorakoskopie. — Krause u. Friedrich: Beiträge zur Röntgendiagnostik von Lungenkranken. Z. med. Elektrol. u. Röntgenkde 8, 16. — Krönig: Berl. klin. Wschr. 1889, 809 u. 1900, 442. — Kubasch: Dtsch. Arch. klin. Med. 152, 247 (1926). Landau: Klin. Wschr. 4, 1861 (1925). — Lenhartz: (a) Lungenkrankheiten. Ebstein-Schwalbe, Handbuch der praktischen Medizin. 2. Aufl. Stuttgart 1905. (b) Mikroskopie und Chemie am Krankenbett. 10. Aufl. von Erich Meyer. Berlin 1922. — Lichtwitz: Wien. klin. Wschr. 1926, 133. — Liebmann: (a) Z. klin. Med. 84, 378 (1917). (b) Zur Methodik der mikroskopischen Untersuchungen des Auswurfs. Berl. klin. Wschr. 1918, 975. (c) Schweiz. med. Wschr. 1926, 145. — Lorey: (a) Fortschr. Röntgenstr. 33, Kongreßh., 58 (1925). (b) Irrtümer in der Röntgendiagnostik der Lungen, des Mediastinums und des Zwerchfells. Schwalbe, Irrtümer der allgemeinen Diagnostik und Therapie. H. 4, S. 127, Leipzig 1924.
Martini: (a) Dtsch. Arch. klin. Med. 139, 65, 167 u. 257 (1922). (b) Arch. int. Med. 32, 313 (1923). (c) Klin. Wschr. 1924, 305, 339. — Martini u. Müller: Dtsch. Arch. klin. Med. 143, 159 (1923). — Müller, Fr. v.: (a) Diagnostik der Lungenkrankheiten. Z. ärztl. Fortbildg 1912, 417. (b) Verh. 28. Kongr. inn. Med. Wiesbaden 1911, 181. (c) Verh. dtsch. Ges. inn. Med. 39. Kongr. 1927, 349. — Muralt, v.: Beitr. Klin. Tbk. 16, 121. — Myers: (a) Arch. int. Med. 30, 648 (1922). (b) The Vital Capacity of the Lungs. Baltimore 1925.
Pech: Presse méd. 1921, 93. — Petschacher: Wien. Arch. inn. Med. 8, 369 (1924). — Plesch: Chemie des Sputums in Oppenheimer, Handbuch der Biochemie. 2. Aufl., Bd. 5, S. 421, Juni 1925. — Pottenger: Beitr. Klin. Tbk. 22, 1. — Priesel: Fortschr. Roentgenstr. 40, 804 (1929). — Propper: Schweiz. med. Wschr. 1925, 637.
Rieder u. Hammer: Die Röntgenuntersuchung der Lungen und Bronchien. Lehrbuch der Röntgenkunde von Rieder u. Rosenthal. 2. Aufl., Bd. 1, S. 392. Leipzig 1924. — Rieder u. Rosenthal: Lehrbuch der Röntgenkunde. Bd. 1. 2. Aufl. Leipzig 1924.
Schlaepfer: (a) Dtsch. Z. Chir. 159, 132 (1920). (b) Beitr. Klin. Tbk. 1923, 98. (c) Air Embolism following Various Diagnostic or Therapeutics Procedures in Diseases of the Pleura and the Lung. Hopkin Hosp. Bull. 33, 321 (1922). (d) Die intrapleuralen Reflexe und ihre Bedeutung bei operativen Eingriffen. Erg. Chir. 14, 797 (1921). — Schut: Die Tuberkulose im Röntgenbild. Beitr. Klin. Tbk. 24, 145. — Selling: Dtsch. Arch. klin. Med. 90. — Sergent u. Cottenot: (a) J. Radiol. et Electrol. 7, 441 (1923). (b) Presse méd. 1925, 500. — Shepard u. Myers: Arch. int. Med. 35, 337 (1925). — Sicard et Forestier: Soc. méd. Hôp. Paris 17. März 1922. — Siebeck: Z. Biol. 55, 267. — Staehelin: Die Röntgenuntersuchung der Lunge. Schweiz. med. Wschr. 1926, 376 u. 389. — Staehelin, F.: Berl. klin. Wschr. 1919, 562. — Staehelin u. Schütze: Z. klin. Med. 75.
Tigerstedt: Handbuch der physiologischen Untersuchungsmethoden. Bd. 2. Atembewegungen von Schenk. Leipzig 1908. — Traube: Gesammelte Beiträge zur Physiologie und Pathologie. Bd. 2. Berlin 1867. — Turban: Münch. med. Wschr. 1927, 1399.
Unverricht: Technik und Methodik der Thorakoskopie. Leipzig 1925.
Vries-Reilingh, de: Nederl. Tijdschr. Geneesk. 1912 I, Nr 9.
Waldvogel: Dtsch. Arch. klin. Med. 89, 322 (1906). — Weil: Erg. inn. Med. 28, 371 (1925). — Weisz: Diagnostik mit freiem Auge (Ektoskopie). 2. Aufl. Berlin 1925. — Winkler: (a) Z. exper. Med. 47, 676 (1925). (b) Wien. klin. Wschr. 38, 883 (1925). (c) Wien. klin. Wschr. 38, 955 (1925). (d) Klin. Wschr. 4, 1641 (1925). (e) Wien. Arch. inn. Med. 11, 15—95 (1925). (f) Wien. Arch. inn. Med. 12, 569 (1926). (g) Beitr. Klin. Tbk. 61, 754 (1925). (h) Beitr. Klin. Tbk. 63, 221 u. 235 (1926).

VI. Allgemeine Therapie.

Zusammenfassende Darstellungen.

Bayer: Pharmakologie der Atmung. Handb. d. norm. u. path. Phys. 2. Berlin 1925.
Goldscheider u. Jakob: Handbuch der physikalischen Therapie. Leipzig 1901/02.
Hofbauer: Atmungspathologie und -therapie. Berlin 1921.
Matthes: Klinische Hydrotherapie. 2. Aufl. Jena 1903.
Wide: Handbuch der medizinischen Gymnastik. Wiesbaden 1894.

Einzelne Arbeiten.

Apolant: Ther. Mh. 1894.
Bernoulli: Arch. f. exper. Path. 66, 313 (1911). — Besredka: Ann. Inst. Pasteur 34, 50—54 (1920). — Boghean: Berl. med. Wschr. 1904, 1101. — Brauer: Beitr. Klin.

Tbk. 45, 174; Ther. Gegenw., Jan. 1921. — Bruns: (a) Med. Klin. 1912, Nr 20. (b) Klin. Wschr. 1923, 2333 u. 1927, 1548. (c) Verh. 39. Kongr. dtsch. Ges. inn. Med. Wiesbaden 1927, 120. — Bruns u. Rhaesa: Beitr. Klin. Tbk. 50, 6 (1922). — Bruns u. Schmidt: Med. Klin. 1921, 1136. — Burton-Opitz: Amer. J. Physiol. 61, 562 (1922).
Calvert: J. of Physiol. 20, 158 (1896). — Christen: Münch. med. Wschr. 1910, 2639. — Cohn-Kindborg: Berl. klin. Wschr. 1906, 1335.
David: Z. klin. Med. 74 (1912) u. Z. f. exper. Path. 11, 239 (1912).
Eckstein u. Rominger: Z. Kinderheilk. 28, 226 (1921). — Ephraim: Berl. klin. Wschr. 1910, 1276 u. 1317. — Eysselsteijn, van: Die Methoden der künstlichen Atmung usw. Berlin 1912.
Heinz: Verh. Kongr. inn. Med. 1901, 258. — Heubner: (a) Z. exper. Med. 10, 269 (1920). (b) Klin. Wschr. 1925, 2099. — Heubner, de Jongh u. Laquer: Klin. Wschr. 1924, 2342. — Hofbauer: Med. Klin. 1910, 430. — Hückel: Z. physik. Ther. 30, 57 (1925). — Hückel u. Kipper: Z. physik. Ther. 30, 190—202 (1925).
Iselin: Mitt. Grenzgeb. Med. u. Chir. 23, 431.
Janossy: Med. Klin. 1925, 1009. — Jaquet: Arch. f. exper. Path. 1908. Festschrift für Schmiedeberg.
Kirchberg: Atmungsgymnastik und Atmungstherapie. Berlin 1913. — Koch: Beitr. Klin. Tbk. 52, 312 (1922). — Kuhn: Die Lungensaugmaske. Berlin 1911 u. Ther. Mh. 1910, 411. — Kuttner u. Laqueur: Ther. Mh. 1912, 30.
Lahmann: Z. physik. Ther. 31, 66 (1926). — Leendertz: Münch. med. Wschr. 1920, 1408. — Leschke: Münch. med. Wschr. 1914, 976. — Liebmann: Arch. f. exper. Path. 68, 59. — Liljestrand: Mitt. Grenzgeb. Med. u. Chir. 26, 470 (1913). — Liljestrand, Wollin u. Nilsson: Skand. Arch. Physiol. (Berl. u. Lpz.) 29, 149 (1913). — Loewy: Der heutige Stand der Physiologie des Höhenklimas. Erg. Hyg. 8, 311 (1926).
Macht u. Giu-Ching: J. of Pharmacol. 18, 111 (1921). — Meltzer u. Auer: Berl. klin. Wschr. 1910, 566. — Meyer, G.: Z. ärztl. Fortbildg 10, 11 (1913). — Meyer, G. u. A. Loewy: Berl. klin. Wschr. 1908, Nr 24. — Meyer, H. H. u. R. Gottlieb: Experimentelle Pharmakologie. Berlin 1910. — Michaelis: Handbuch der Sauerstofftherapie. Berlin 1906. — Muszkat: Technik der Inhalationstherapie. Berlin 1923.
Quincke: Berl. klin. Wschr. 1898, 515.
Rautenberg: Dtsch. med. Wschr. 1923, 17. — Rénon et Mignot: C. r. Soc. Biol. Paris 83, 209 (1920). — Rossbach: Verh. Kongr. inn. Med. 1887, 217. — Rossbach u. Aschenbrandt: Berl. klin. Wschr. 1892, 281.
Sänger: (a) Med. Klin. 1910, 2017. (b) Med. Klin. 1912, Nr 23. — Sauerbruch: Chirurgie der Brustorgane. 2. Aufl., Bd. 1. Berlin 1920 u. Bd. 2, 1925. — Schelenz: Z. Tbk. 35, 344 (1922). — Schmidt u. David: Münch. med. Wschr. 1911, 939. — Schnizer, v.: Med. Klin. 1925, 595. — Sellheim: Med. Klin. 1926, 1323. — Siegel: Z. physik. Ther. 31, 167 (1926). — Spiess: Dtsch. med. Wschr. 1913, 2510. — Stadler: Ther. Mh. 26, 644 (1912). — Stäubli: Münch. med. Wschr. 1913, 113.
Trendelenburg: Arch. f. exper. Path. 69, 79 (1912).
Vogt: Ther. Mh. 1912, 566.
Zülzer: Ver. inn. Med. Berlin, 21. Febr. 1910. Dtsch. med. Wschr. 1910, 586. — Zuntz u. Loewy: Handbuch der Sauerstofftherapie von Michaelis. Berlin 1906.

B. Spezieller Teil.

I. Zirkulationsstörungen.

1. Stauungslunge und Stauungsbronchitis.

Assmann: Erfahrungen über die Röntgenuntersuchung der Lungen. Jena 1914.
Galdi: Dtsch. Arch. klin. Med. 75, 256. — Gigon: Beitr. path. Anat. 55, 46 (1912). Kaufmann: Lehrbuch der speziellen pathologischen Anatomie. 7/8. Aufl. Berlin 1922/23. Lénart: Zbl. Path. 34, 202 (1923).
Marchand: Verh. dtsch. path. Ges., 10. Tagg 1906. — Müller, Fr.: Erkrankungen der Bronchien. Deutsche Klinik am Eingang des 20. Jahrhunderts. Bd. 4, S. 298f.
Risel: Dtsch. med. Wschr. 1909, Nr 4. — Romanoff: Arch. f. exper. Path. 64, 183.
Sticker: Anämie und Hyperämie der Lunge. Nothnagels spezielle Pathologie und Therapie Bd. 14, 2. Teil, 4. Abt. Wien 1900, S. 108.

2. Lungenhypostase.

Aufrecht: Lungenentzündungen in Nothnagels spezieller Pathologie und Therapie. Bd. 14, 2. Teil. Wien 1899.
Fränkel: Spezielle Pathologie und Therapie der Lungenkrankheiten. Berlin 1904.
Lenhartz: Ebstein-Schwalbes Handbuch der praktischen Medizin. Bd. 1, 2. Aufl. Stuttgart 1905.

3. Lungenödem.

Auer u. **Gates**: J. of exper. Med. **26**, 201 (1917).
Brysz: Über 24 Fälle von tödlicher Lungenembolie nach 3967 Bauch- und Bruch-operationen. Inaug.-Diss. Basel 1915.
Camescasse: Le monde médical. Juli 1918, Nr 544, p. 198.
Davis: Brit. med. J. **1**, 257 (1910). — **Debré, Semelaigne** u. **Cournand**: Presse méd. **1926**, 1617.
Eckstein: Münch. med. Wschr. **1921**, 1485.
Fay: J. nerv. Dis. **60**, 113 (1924).
Hoesslin, v.: Münch. med. Wschr. **1907**, Nr 44. — **Hoover**: J. amer. med. Assoc. **71**, 880 (1918).
Jores: Dtsch. Arch. klin. Med. **87**, 389. — **Jürgens**: Z. exper. Med. **25**, 123 (1921).
Kaufmann: Lehrbuch der speziellen pathologischen Anatomie. 6. Aufl. Berlin 1912. — **Klemensiewicz**: Lungenödem. **Krehl-Marchand**: Handbuch der allgemeinen Patho-logie. Bd. 2, 1, S. 424 (Lit.). Leipzig 1912. — **Kockel**: Naturforschervers. Frankfurt 1896. — **Kotowschtschikow**: Z. exper. Path. u. Ther. **13**, 411 (1913). — **Kramer**: Vjschr. gerichtl. Med., III. F., **53** (1917) u. Inaug.-Diss. Basel 1917. — **Kraus**: Z. exper. Path. u. Ther. **14**, 402 (1913).
Lambert u. **Gremels**: J. of Physiol. **61**, 98 (1926). — **Laqueur**: Pflügers Arch. exper. Physiol. **184**, 104 (1920). — **Laqueur** u. **Magnus**: Z. exper. Med. **13**, 200 (1921). — **Laqueur** u. de **Vries-Reilingh**: Dtsch. Arch. klin. Med. **131**, 310 (1920). — **Llopart**: Vergiftungen durch „nitrose Gase". Inaug.-Diss. Zürich 1912.
Mackenzie: Herzkrankheiten. 2. Aufl. Deutsch von F. Grote. Berlin 1910. — **Marchand**: Dtsch. Arch. klin. Med. **75**. — **Méry** u. **Babonneix**: Brouardel-Gilbert-Thoinot, Traité de méd. Tome 29, p. 749. Paris 1910. — **Modrakowski**: Pflügers Arch. **158**, 527 (1914). — **Montier**: Presse méd. **1918**, No 12. **Müller**, v.: Z. exper. Med. **13**, 220 (1928).
Neumann: Virchows Arch. **161**. — **Nissen**: Münch. med. Wschr. **1927**, Nr 32, 1362.
Risel: Dtsch. med. Wschr. **1909**, Nr 4. — **Roos**: Inaug.-Diss. Basel 1914. — **Rothlin**: Schweiz. med. Wschr. **1927**, 388.
Sahli: (a) Arch. f. exper. Path. **19**, 433. (b) Z. klin. Med. **13**, 482. — **Schauenstein**: Erg. Path. 8, 300 (1902). — **Schlomovitz**: Arch. int. Med. **25**, 472 (1920). — **Schneider**: Münch. med. Wschr. **1925**, 424. — **Staehelin**: Jkurse ärztl. Fortbildg **1920**, Febr.-H. — **Sticker**: Das Lungenödem. Nothnagels spezielle Pathologie und Therapie. Bd. 14, 2. Teil, 4. Abt., S. 132. Wien 1900 (Lit.). — **Stuertz**: Lungenoedem, in **Kraus-Brugsch**, Spezielle Pathologie und Therapie, Bd. 3. Berlin 1924.
Tyson: Lancet **203**, 859 (1922).
Williams: Lancet, 7. Dez. **1907**.
Zimmer: Dtsch. med. Wschr. **1924**, 16.

4. Lungenembolie.

Aufrecht: Embolie, Thrombose und Infarkt. Nothnagels spezielle Pathologie und Therapie. Bd. 14, 1. Hälfte, Teil 2, 381. Wien 1899 (Lit.).
Benecke: Die Embolie. **Krehl-Marchand**, Handbuch der allgemeinen Pathologie. Bd. 2, Abt. 2, S. 311. Leipzig 1913 (Lit.). — **Bibergeil**: Arch. klin. Chir. **78**. — **Bingold**: (a) Arch. path. Anat. **232**, 22 (1921). (b) Münch. med. Wschr. **1925**, 1237. — **Boehm** u. **Kühne**: Fortschr. Röntgenstr. **34**, 302 (1926). — **Brugsch** u. **Fränkel**: Lungenembolie in **Kraus-Brugsch**, Spezielle Pathologie und Therapie, Bd. 3. Berlin 1924. — **Bruns** u. **Sauerbruch**: Mitt. Grenzgeb. Med. u. Chir. **23**, 343.
Dunn: Quart. J. Med. **13**, 129 (1920).
Fischer: Berl. klin. Wschr. **1918**, Nr 31 u. 41.
Georgi: Beitr. path. Anat. **54**, 401 (1912).
Hedinger u. **Christ**: Zbl. Path. **33**, 355 (1923). — **Hoffmann**: Dtsch. med. Wschr. **1926**, 1581. — **Hofmann**: Beitr. path. Anat. **54**, 622 (1912). — **Hüper**: Med. Klin. **1922**, 373.
Katase: Korresp.bl. Schweiz. Ärzte **1917**, 545. — **Kaufmann**: Lehrbuch der speziellen pathologischen Anatomie. 7/8. Aufl. Berlin 1922/23. — **Kohlmann**: (a) Fortschr. Röntgenstr. **30**, 70 (1922). (b) Fortschr. Röntgenstr. **32**, 1 (1924). — **Kretz**: Verh. dtsch. path. Ges. 15. Tagg **1912**, 273.
Lenhartz: Ebstein-Schwalbes Handbuch der praktischen Medizin. Bd. 1, 2. Aufl. Stuttgart 1905. — **Leo**: Dtsch. med. Wschr. **1922**, 155. — **Litten**: Berl. klin. Wschr. 1882, Nr 28—29. — **Lubarsch**: Allgemeine Pathologie Bd. 1, 1, 1905.
Meneghetti: Frankf. Z. Path. **27**, 447 (1922). — **Möller**: Beitr. path. Anat. **71**, 27 (1922). — Le **Moignic**: C. r. Soc. Biol. Paris **81**, 519, 590 u. 868 (1918).
Oberndorfer: Münch. med. Wschr. **1928**, 683. — **Olbrycht**: Dtsch. Z. gerichtl. Med. **1**, 642 (1922).

Quervain, de: Schweiz. med. Wschr. 1925, Nr 22.

Reye: Zbl. Path. 23, 1025 (1912). — Rössle: Verh. naturforsch. Ges. Basel 40, 1 (1929). — Rupp: Arch. klin. Chir. 115, 689 (1921).

Schönberg: Zbl. Path. 27, 73 (1916). — Schumacher u. Jehn: Z. exper. Med. 3, 340 (1914). — Sonnenburg: Arch. klin. Chir. 68. — Strueff: Virchows Arch. 198.

Thorel: Erg. Path. 11, 2, 486f. (1906) u. 14, 2, 491f. (1911) (Lit.). — Tönniessen: Münch. med. Wschr. 1921, 1280.

Weingarten: Schweiz. med. Wschr. 1926, Nr 11, 248. — Wolf: Virchows Arch. 174, 454.

5. Thrombose der Lungenarterien.

Battistini: Riv. Clin. med. 1914. Zit. nach Zbl. Herzkrkh. 7, 35 (1915). — Benecke: Krehl-Marchand, Handbuch der allgemeinen Pathologie. Bd. 2, Abt. 2, S. 277. Leipzig 1913.

Förster: Ges. inn. Med. Wien, 16. März 1922. Wien. med. Wschr. 1922, Nr 14. — Fränkel: Dtsch. med. Wschr. 1909, 1123.

Gaultier: Gaz. Hôp. Paris 1907, 1287.

Josserand: Livre jubilaire du Prof. J. Teissier, p. 333. Lyon 1910.

Kraus: Dtsch. med. Wschr. 1909, 1123.

Löwenstein: Frankf. Z. Path. 27, 226 (1922). — Lutz: Berl. klin. Wschr. 1913, Nr 34.

Méry u. Babonneix: Nouveau Traité de Méd. von Brouardel, Gilbert u. Thoinot. Tome 29, p. 784. Paris 1910. — Möller: Beitr. path. Anat. 71, 27 (1922). — Mombur: Thèse de Paris 1898.

Pick: Dtsch. med. Wschr. 1909, 1122.

Stadelmann: Dtsch. med. Wschr. 1909, 1089.

Thorel: Erg. Path. 14, 2, 83f. (Lit.).

6. Lungenblutung.

Baer: Frankf. Z. Path. 10, 147. — Bang: Beitr. Klin. Tbk. 37. — Blümel: Med. Klin. 1910, 1131 u. 1175. — Boit: Beitr. Klin. Tbk. 37.

Cheinisse: Presse méd. 1920, No 65, 637. — Cornet: Die Tuberkulose. Nothnagels spezielle Pathologie und Therapie. Bd. 14, Abt. 2, Teil 2, 2. Aufl. Wien 1907.

Egger: Korresp.bl. Schweiz. Ärzte 1913, 1367.

Frey: Wirkung von Medikamenten auf Lungenblutung. Z. exper. Path. u. Ther. 7, 88 (1910).

Girardet: Dtsch. med. Wschr. 1914, 1425.

Haedicke: Münch. med. Wschr. 1917, Nr 38. — Hedinger: Verh. dtsch. path. Ges. 11. Tagg 1907, 303. — Heymann: Ther. Gegenw. 1925, 63. — Hoffmann, H.: Dtsch. med. Wschr. 1926, 1581.

Jastrzab: Ein Fall von Miliartuberkulose infolge Durchbruchs einer Kaverne in die Aorta. Inaug.-Diss. Basel 1925. — Jessen: Münch. med. Wschr. 1916, Nr 24.

Kuhn: Die Lungensaugmaske. Berlin 1911.

Libmann u. Ottenberg: J. amer. med. Assoc. 81, 2030 (1923). — Lunde: Beitr. Klin. Tbk. 43, 175 (1920).

Magnus-Alsleben: Verh. dtsch. Kongr. inn. Med. 1913, 315. — Mattei u. Escudier: Presse méd. 1925, 1361.

Nauwerck: Münch. med. Wschr. 1923, 1084.

Philippi: Korresp.bl. Schweiz. Ärzte 1913, 1367.

Saenger: Ther. Mh. 1913, 644. — Schmidtmann: Zbl. Path. 29, Nr 7 (1918). — Sticker: Lungenblutungen. Nothnagels spezielle Pathologie und Therapie. Bd. 14, 2. Teil, Abt. 4, S. 1. Wien 1900 (Lit.).

Velden, von den: (a) Z. exper. Path. u. Ther. 7. (b) Dtsch. med. Wschr. 1909, Nr 5. — Volland: Ther. Mh. 1911, H. 10 u. 1912, H. 5.

Zehner: Z. Tbk. 32, 276 (1920).

7. Hydrothorax.

Lunin: Abhandlungen aus der Medizinischen Klinik in Dorpat, herausgeg. von Unverricht, Wiesbaden 1893.

Rivalta: Policlinico 1904. — Roch u. Fulpius: Semaine méd. 1910, 448.

Sahli: Lehrbuch der klinischen Untersuchungsmethoden. 5. Aufl., Bd. 2, S. 1030f. Leipzig 1909. — Staehelin: Münch. med. Wschr. 1902, 1413.

Umber: Z. klin. Med. 48, 364. — Unverricht: Hydrothorax. Ebstein-Schwalbe, Handbuch der praktischen Medizin. Bd. 1, 2. Aufl. Stuttgart 1905 (Lit.).

8. Hämothorax.

Sauerbruch: Chirurgie der Brustorgane. 2. Aufl., Bd. 2. Berlin 1925.
Unverricht: Hämothorax. Ebstein-Schwalbe, Handbuch der praktischen Medizin.
Bd. 1, 2. Aufl. Stuttgart 1905.
Zahn u. Walker: Biochem. Z. 58, 130.

9. Chylothorax.

Finkelkraut: Ascites chylosus und Chylothorax duplex bei einem Fall von atrophischer
Leberzirrhose und Karzinom des Pankreaskopfes. Inaug.-Diss. Basel 1914.
Gandin: Pathogenese und Klassifikation der milchartigen Ergüsse. Erg. inn. Med.
12, 218 (1913) (Lit.). — Gerhartz: Chemie der Exsudate und Transsudate. Oppen-
heimers Handbuch der Biochemie. 2. Auf., Bd. 4, S. 185. Jena 1923.
Jankowsky: Klin. Wschr. 1924, 937.
Lindenfeld: Über einen Fall von traumatischem rechtsseitigem Chylothorax. Inaug.-
Diss. Zürich 1919. — Löffler: Chylaszites und Chylothorax. Korresp.bl. Schweiz. Ärzte
1912, 1049. — Lorenz: Z. klin. Med. 106, 187 (1927).
Rotmann: Z. klin. Med. 31.
Unverricht: Chylothorax in Ebstein-Schwalbe, Handbuch der praktischen Medizin.
Bd. 1, 2. Aufl. Stuttgart 1905.

II. Bronchitis.

1. und 2. Bronchitis acuta und chronica.

Abrahams, Hallows, Eyre u. French: Lancet, 8. Sept. 1917.
Bezançon et de Jong: (a) Paris méd. 12, 56—58 (1922). (b) Presse méd. 1922, 1005. —
Biermer: Krankheiten der Bronchien. Virchows Handbuch der speziellen Pathologie
und Therapie. Erlangen 1865. — Brückner, Gaethgens u. Vogt: Jb. Kinderheilk.
77, 417. — Brugsch u. Fränkel: Akute und chronische Bronchitis, in Kraus-Brugsch
spezielle Pathologie und Therapie, Bd. 3, Berlin 1924.
Campbell u. Poulton: Quart. J. Med. 20, 27 (1926). — Chiari: Bruns' Beitr. 81,
594 (1913). — Curschmann: Münch. med. Wschr. 1909, 377.
Falkenhausen, v.: Fortschr. Geb. Röntgenstr. 29, 586 (1922). — Feer: Med. Klin.
1912, 639. — Florand, François et Flurin: Bull. Soc. méd. Hôp. Paris 30, 746 (1914). —
Fukushi: Virchows Arch. 217, 16 (1914).
Geppert: Charité-Ann. 9, 283. — Gey: Virchows Arch. 255, 528 (1925). — Goldzieher:
Zbl. Path. 29, Nr 18/19 (1918). — Graser: Zbl. Chir. 52, 2514 (1925). — Grote u. Hamann:
Dtsch. med. Wschr. 1923, 511.
Hammerschmidt: Dtsch. militärärztl. Ztg 1903, 257. — Hochhaus: Med. Klin.
1913, Nr 49. — Hoffmann, F. A.: Die Krankheiten der Bronchien. Nothnagels spezielle
Pathologie und Therapie. 2. Aufl. Wien 1912. — Hürter: Dtsch. Arch. klin. Med. 108, 20.
Karcher: Dtsch. Arch. klin. Med. 85, 244. — Klare: Münch. med. Wschr. 1926,
1440. — Kramer: Vjschr. gerichtl. Med. 3. Folge 53 (1917).
Lederer: Jb. Kinderheilk. 96, 198 (1921). — Lehndorff: Z. Kinderheilk. Orig. 5,
201 (1912).
Mackey: Brit. med. J. 1922, 715. — Müller, Fr.: Erkrankungen der Bronchien in
Klemperer, Neue dtsch. Klin. 2, 269. Berlin 1928.
Perkins: Brit. med. J. 1923, 1137. — Petzetakis: Klin. Wschr. 1924, Nr 23, 1026. —
Posselt: Med. Klin. 1909, 278, 653f. u. 726f.
Rieß: Münch. med. Wschr. 1925, 758. — Roch u. Frommel: Rev. méd. Suisse rom.
1925, 111. — Ronzani: Arch. f. Hyg. 67. — Roos: Inaug.-Diss. Basel 1914.
Schmorl: Münch. med. Wschr. 1925, 757. — Seidl: Münch. med. Wschr. 1926, 95. —
Singer: Dtsch. med. Wschr. 1912, 2401. — Steinfield: J. Labor. a. Clin. med. 8, 744
(1923). — Stephan: Dtsch. Z. Nervenheilk. 47/48, 735 (1913). — Symes: Brit. med. J.
1923, 1137f.
Teichmüller: Dtsch. Arch. klin. Med. 60, 577 u. 63, 444.
Webb and Gilbert: J. amer. med. Assoc. 76, 714 (1921).

3. Bronchitis putrida.

Hitzig: Virchows Arch. 141, 28. — Hoffmann, A.: Krankheiten der Bronchien.
2. Aufl. Wien 1912.
Kerschensteiner: Dtsch. Arch. klin. Med. 75, 132 (1902).
Leyden u. Jaffe: Dtsch. Arch. klin. Med. 2, 488. — Loebisch u. Rokitansky:
Zbl. inn. Med. 1890, Nr 1.
Müller, Fr.: Klemperer, Neue dtsch. Klin. 2, 269 (1928).

Noica: Contribution à l'étude de la fétidité dans les maladies de l'appareil respiratoire. Thèse de Paris 1899.
Sasaki u. Otsuka: Dtsch. med. Wschr. 1913, 159.

4. Bronchiolitis obliterans.

Conciliis, de: Riforma med. 36, 1048 (1920).
Dunin-Karwicka: Virchows Arch. 210, 87 (1912).
Fränkel: Spezielle Pathologie und Therapie der Lungenkrankheiten. Berlin 1904.
Huebschmann: Beitr. path. Anat. 63 (1916).
Kaufmann: Lehrbuch der speziellen pathologischen Anatomie. 7/8. Aufl. Berlin 1922/23.
Müller, Fr.: Erkrankungen der Bronchien. Klemperer, Neue dtsch. Klin. 2, 269. Berlin 1928.
Posselt: Med. Klin. 1909, 656.
Schmorl: Verh. dtsch. path. Ges. Dresden 1907.

5. Bronchitis pseudomembranacea.

Engel: Med. Klin. 1926, 1179.
Gordon: Bronchitis fibrinosa bei Herzkrankheiten. Inaug.-Diss. Zürich 1917.
Lemierre, Léon-Kindberg u. Lévesque: Presse méd. 1923, 613.
Markowitsch: Inaug.-Diss. Basel 1907. — Müller, Fr.: Erkrankungen der Bronchien. Klemperer, Neue dtsch. Klin. 2, 269. Berlin 1928.
Pappenheimer: Med. Klin. 1922, 1557. — Pilot and Davis: Arch. int. Med. 34, 313 (1924).
Schröder: Beitr. Klin. Tbk. 46, 125 (1920).
Walker, Chandler: Amer. J. med. Sci. 159, 825 (1920). — Wörner: Münch. med. Wschr. 1922, 1412.

6. Spirochaetosis bronchialis.

Bezançon et Etchegoin: C. r. Soc. Biol. Paris 92, 55 (1925). — Bezançon et de Jong: La spirochétose bronchique in Nouv. Trait. de Méd. von Roger, Widal-Teissier. Tome 11, p. 246. 1923. — Bloedorn and Houghton: J. amer. med. Assoc. 76, 1559 (1921). — Brumpt: Les Spirochétoses, in Nouv. Trait. de Méd. von Roger, Widal Teissier, Tome 4, p. 496. 1922.
Castellani: (a) Lancet, 19. Mai 1906, 1384. (b) Brit. med. J., 18. Sept. 1909, 782. (c) Presse méd. 1917, 397. — Castellani u. Chalmers: Manual of tropic Med. 1919. p. 1882.
Delamare: Spirochétoses, respiratoires, stomatogènes. Paris 1924.
Faust: Arch. int. Med. 32, 343 (1922).
Galli-Valerio: (a) Zbl. Bakter. Orig. 76 (1915). (b) Korresp.bl. Schweiz. Ärzte 1917, 169. — Gaté u. Billa: Presse méd. 1927, 513.
Huizenga: Amer. J. trop. Med. 3, 143 (1923). Zit. nach Kongreßzbl. inn. Med. 31, 329.
Lancereaux: Presse méd. 1919, 556.
Mense: Handbuch der Tropenkrankheiten. 1923. S. 745. — Mühlens: Arch. Schiffs- u. Tropenhyg. 24, 139 (1920).
Robert: C. r. Soc. Biol. 85, 230 (1921). — Rothwell: J. amer. med. Assoc., 4. Juni 1910.
Salomon: Arch. Méd. 1920, 53.
Vincent: C. r. Soc. Biol. Paris 86, 1002 (1922). — Violle: Presse méd. 1918, 81.

III. Bronchiektasie.

Armand Delille: Presse méd. 1924, 421. — Assmann: (a) Erfahrungen über die Röntgenuntersuchung der Lungen, Arbeiten aus der Med. Klinik zu Leipzig (Prof. v. Strümpell), H. 2. Jena 1914. (b) Klinische Röntgendiagnostik innerer Erkrankungen. 2. Aufl. Leipzig 1922.
Bard: J. méd. Lyon. 1924, 381. — Bäumler: Z. klin. Med. 62, 1 (1907). — Bauer: (a) Beitr. Klin. Tbk. 43, 214 (1920). (b) Beitr. Klin. Tbk. 57, 61 (1923). — Beekmann: Virchows Arch. 244, 84 (1923). — Bezançon u. Weil: Presse méd. 32, 157 (1924). — Bittorf: Z. ärztl. Fortbildg 1908, Nr 17. — Bonnamour, Badolle, Gaillard et Brochier: Lyon. méd. 136, 3 (1925). Zit. nach Kongreßzbl. inn. Med. 41, 346. — Bossert u. Leichtentritt: Dtsch. med. Wschr. 1921, Nr 6. — Brauer: (a) Kollapstherapie der Bronchien. Fortschr. Ther. 2, 1 (1926). (b) Pathologie und Therapie der Bronchiektasie. Verh. dtsch. Ges. inn. Med. 37. Kongr. Wiesbaden 1925, 95. — Brauer u. Fahr: Beitr. Klin. Tbk. 63, 659 (1926). — Buchmann: Frankf. Z. Path. 8, 263. — Burrell and Melville: Lancet 209, 278 (1925).

Cahn-Bronner: Verh. dtsch. Kongr. inn. Med. 37. Kongr. Wiesbaden **1925,** 136. — Chilesotti: Zit. nach Fr. Müller. — Criegern, v.: Über akute Bronchiektasie. Leipzig 1903.
Davidsohn: Berl. klin. Wschr. **1907,** 33.
Edens: Dtsch. Arch. klin. Med. **81,** 334 (1904). — Eppinger: Angeborene Krankheiten der Lungen. Erg. Path. 8, 267 (1902).
Fraenkel, A.: Dtsch. med. Wschr. **1895,** 10.
Gerhardt, C.: Dtsch. Arch. klin. Med. **15,** 1 (1875).
Hoffmann, F. A.: Krankheiten der Bronchien in Nothnagels spezielle Pathologie und Therapie. 2. Aufl. Wien 1912. — Humbert: Rev. Méd. **1904,** 453. — Hutinel: Presse méd. **1911,** Nr 14.
Jex-Blake: Brit. med. J. **1920,** 591. — Joerdens: Fortschr. Röntgenstr. **27,** 258 (1920).
Kan: Arch. f. Laryngol. **33,** 280 (1920). — Keller: Beitr. Klin. Tbk. **22,** 165. — Kißling: Klin. Wschr. **1925,** 832. — Kowitz: Verh. dtsch. Ges. inn. Med. 37. Kongr. Wiesbaden **1925,** 135. — Külbs: Mitt. Grenzgeb. Med. u. Chir. **25,** 549.
Lenk, Haslinger u. Presser: Fortschr. Röntgenstr. **34,** 117 (1926). — Loeschcke: (a) Zbl. Path. **37,** 242 u. 543 (1926). (b) Beitr. Klin. Tbk. **64,** 382 (1926). — Lynah: Med. Rec. **97,** 215 (1920).
Müller, Fr.: Klemperer, Neue Klinik 2, 269. Berlin 1928.
Neisser: Z. klin. Med. **42,** 88.
Pilot u. Davis: Arch. int. Med. **34,** 313 (1924). — Posselt: Bronchiektasie (Übersichtsref.). Med. Klin. **1910,** 385, 463 u. 506. — Propper: Schweiz. med. Wschr. **1925,** 642.
Quervain, de: Korresp.bl. Schweiz. Ärzte **1912,** 905.
Sandoz: Beitr. path. Anat. **41,** 495 (1907). — Schott: Dtsch. med. Wschr. **52,** 1258 (1926).
Tillmann: Acta med. scand. (Stockh.) **59,** 515 (1923).
Ujiie: Schweiz. Arch. Tierheilk. **1919,** 34. — Unverricht: Berl. klin. Wschr. **1919,** 516.
Vogt: Jb. Kinderheilk. **74,** 627. — Volhard: Münch. med. Wschr. **1912,** Nr 32.
Weil et Gardère: Lyon. méd. **118,** (1912). Zit. Kongreßzbl. inn. Med. **4,** 248. — Wiese: Die Bronchiektasien im Kindesalter. Bd. 2, von „Die Tuberkulose und ihre Grenzgebiete". Berlin 1927.
Ylppö: Z. Kinderheilk. **1924,** 128.
Zinn: Ther. Gegenw. **1914,** 337.

IV. Tracheo- und Bronchostenosen.

Gerhardt: Dtsch. Arch. klin. Med. 2. — Gold, Ziegler: Beitr. path. Anat. **68,** 278 (1921).
Hart: Arch. f. Laryng. **34,** 131 (1921). — Heller: Z. exper. Med. **2,** 453 (1914). — Hoffmann: Die Krankheiten der Bronchien. Nothnagels spezielle Pathologie und Therapie. 2. Aufl. Wien 1912.
Jackson: Zbl. Laryng. **1909.** — Jacobson: Fortschr. Röntgenstr. **20,** 294 (1913). — Jores: Zbl. Path. **33,** Sonderbd. Festschrift für M. B. Schmidt 1923, S. 332.
Manges: Amer. J. Röntgenol. **11,** 517 (1924). — Müller, Fr.: Die Erkrankungen der Bronchien. — Klemperer, Neue Klinik, 2, 269. Berlin 1928.
Nissen u. Cokkalis: Dtsch. Z. Chir. **194,** 50 (1925).
Oppikofer: Arch. f. Laryng. **26** u. **27.**
Pfeiffer: Dtsch. med. Wschr. **1920,** Nr 47.
Ziegler: Dtsch. med. Wschr. **1913,** 2238.

V. Asthma.
Zusammenfassende Darstellungen.

Coke: Asthma. Bristol 1923.
Frugoni u. Ascona: L'asma bronchiale. Turin 1927.
Goldscheider: Asthma bronchiale. Deutsche Klinik am Eingang des 20. Jahrhunderts Bd. 12. — Grimm: Das Asthma. Jena 1925. (Ausführliche Darstellung mit mehr als 1000 Literaturnummern.)
Kleewitz: Verh. dtsch. Ges. inn. Med. 38. Kongr. Wiesbaden **1926,** 84.
Morawitz: Asthma in Kraus-Brugsch, Spezielle Pathologie und Therapie innerer Krankheiten. Bd. 3. Berlin 1923.
Rackemann: Hay fever and asthma in Osler-Mac Crae, Modern Med. 4, 78. London 1927.
Siegel: Das Asthma, Jena 1912.
Weber: Über experimentelles Asthma. Arch. f. Physiol. **1914,** 63.

Einzelne Arbeiten.

Adkinson u. Walker: J. med. Res. 41, 457 (1920). — Alexander: Arch. int. Med. 20, 636 (1917). — Alexander u. Royce Paddock: Arch. int. Med. 27, 184 (1921). — Ancona: Policlinoco, sez. med. 1923, 45. — Auld: Brit. med. J. 1921, Nr 3150, 696. — Avellis: Münch. med. Wschr. 1905, 2010.

Baehr u. Pick: Arch. f. exper. Path. 74, 41 u. 65 (1913). — Bass: Z. exper. Med. 51, 158 u. 184 (1926). — Bauer: Mschr. Kinderheilk. Orig. 12, 510 (1913). — Behrendt u. Hopmann: Klin. Wschr. 1924, 2233. — Bergerhoff: Strahlenther. 21, 681 (1926). — Besche, de: (a) Amer. J. med. Sci. 166, 265 (1923). (b) Z. ärztl. Fortbildg 1926, 137. — Bezançon u. de Jong: (a) Paris méd. 11, 20 (1921). (b) Asthme in Roger-Widal-Teissier, Nouv. traité de méd. Tome 11, p. 274. Paris 1923. — Birnstiel: Fol. haemat. (Lpz.) 28, 7 (1922). — Bloch: Arch. f. Dermat. 145, 34 (1924). — Blum, Delaville u. van Caulaert: C. r. Soc. Biol. Paris 91, 1287 (1924). — Böttner: (a) Med. Klin. 1925, 197. (b) Verh. dtsch. Ges. inn. Med. 38. Kongr. Wiesbaden 1926, 135. — Bouveyron: C. r. Soc. Biol. Paris 86, 19 (1922). — Braeucker: (a) Arch. klin. Chir. 137, 463 (1925) u. 139, 1 (1926). (b) Verh. dtsch. Ges. inn. Med. 38. Kongr. Wiesbaden 1926, 134. — Bregsitter u. Dreyfuß: Arch. f. exper. Path. 107, 371 (1925). — Brown, Van der Voer, Cooke, Coca u. a.: Studies in Specific Hypersensitiveness, I—IX, J. of Immun. 7, 97f. (1922). — Brügelmann: Das Asthma. Berlin 1910. — Busson u. Ogata: Wien. klin. Wschr. 1925, 219.

Castelnau: Presse méd. 1923, 682. — Caulfield: J. amer. med. Assoc. 76, 1071 (1921). — Chandler: Lancet 208, 1177 (1925). — Chelmonsky: Dtsch. Arch. klin. Med. 105, 522. — Claude: Paris méd. 1924, 387. Zit. nach Kongreßzbl. inn. Med. 38, 253. — Claude u. Simonin: Presse méd. 1926, 1011. — Cloetta: Arch. f. exper. Path. 73, 233 (1913). — Costa: Dtsch. med. Wschr. 1922, 1373. — Curschmann: (a) Bronchotetanie. Münch. med. Wschr. 1914, 289. (b) Dtsch. Arch. klin. Med. 132 (1920). (c) Münch. med. Wschr. 1921, 195.

Dehner: Klin. Wschr. 1927, 1412.

Ebstein: Dtsch. med. Wschr. 1911, Nr 42. — Edens: Klin. Wschr. 1924, 1382. — Eimer: Fortschr. Ther. 1, 640 (1925). — Engelhard: Dtsch. Arch. klin. Med. 144, 271 (1924). — Ephraim: (a) Dtsch. med. Wschr. 1912, 1453. (b) Berl. klin. Wschr. 1910, Nr 37/38. (c) Arch. f. Laryngol. 24. — Eppinger u. Hess: Die Vagotonie. Sammlung klinischer Abhandlungen über Pathologie und Therapie der Stoffwechsel- und Ernährungsstörungen. Herausgeg. von v. Noorden. H. 9/10. Berlin 1910. — Erkes: Zbl. Chir. 53, 718 (1926).

Fischer, W.: (a) Beitr. path. Anat. 55. (b) Münch. med. Wschr. 1927, Nr 25, 1047. — Fränkel, A.: Spezielle Pathologie und Therapie der Lungenkrankheiten. Berlin 1904, S. 72. — Frankfurter: Wien. klin. Wschr. 1913, 970. — Friedberg: Arch. Kinderheilk. 69, 1. — Fründ: Bruns' Beitr. 136, 581 (1926). — Frugoni: (a) Beitr. Klin. Tbk. 61, 203 (1925). (b) Policlinico, sez. med. 32, 161 (1925).

Galup: (a) Presse méd. 1923, 555. (b) Presse méd. 1922, 93. — Gerhardt, D.: Z. angew. Anat. 6, 375 (1920). — Goldschmidt: Münch. med. Wschr. 1910, 1991. — Grossmann: Z. klin. Med. 62, 179 (1907).

Hack: Operative Radikalbehandlung bestimmter Formen von Migräne, Asthma, Heufieber. Wiesbaden 1884. — Hajos: (a) Wien. klin. Wschr. 1925, 410. (b) Z. exper. Med. 45, 503 (1925). — Hajos u. Enyedy: Z. exper. Med. 45, 497 (1925). — Hajos u. Kürti: Z. exper. Med. 46, 625 (1925). — Heatly u. Crowe: Bull. Hopkins Hosp. 34, 410 (1923). — Heinecke u. Deutschmann: Münch. med. Wschr. 1906, 797. — Hesse: Dtsch. med. Wschr. 1926, 870. — Hoeßlin, v.: Münch. med. Wschr. 1907, Nr 44. — Hofbauer: (a) Med. Klin. 1910, 430 u. 894. (b) Wien. med. Wschr. 1911, Nr 51. (c) Münch. med. Wschr. 1917, 466. (d) Wien. klin. Wschr. 1914, Nr 7; 1923, Nr 13 u. 1925, Nr 49. — Homma: (a) Virchows Arch. 233, 11 (1921). (b) J. of orient. Med. 4, 56 (1926). Zit. nach Kongreßzbl. inn. Med. 44, 382 (1926). — Huber u. Koeßler: Arch. int. Med. 30, 689 (1922).

Jansen: Klin. Wschr. 1926, 2402. — Januschke u. Pollak: Arch. f. exper. Path. 66, 205. — Jungmann u. Brüning: Klin. Wschr. 1924, 399.

Kämmerer: (a) Münch. med. Wschr. 1922, 542. (b) Verh. dtsch. Ges. inn. Med. 38. Kongr. Wiesbaden 1926, 122. (c) Allergische Diathese und allergische Krankheiten. München 1926. (d) Erg. inn. Med. 32, 373 (1927). — Kämmerer u. Erich Meyer: Fol. haemat. (Lpz.) 7, 91 (1909). — Kaeß: Klin. Wschr. 1924, 880. — Kappis: Med. Klin. 1924, 1347. — Karkavy: Proc. Soc. exper. Biol. a. Med. 22, 225 (1925). Zit. nach Kongreßzbl. inn. Med. 40, 677 (1925). — Kayser: Ther. Mh. 1912, 165. — Keller: Arch. f. Dermat. 148, 82 (1924). — Kempinski: Dtsch. med. Wschr. 1925, Nr 38, 1561. — Kerpolla: Acta med. scand. (Stockh.) 62, 162 (1925). — Klewitz: (a) Klin. Wschr. 1924, 228. (b) Med. Klin. 1925, 1181. (c) Fortschr. Ther. 1925, 743. — Klinkert: Z. klin. Med. 89, 156 (1920). —

König: Münch. med. Wschr. **1927**, 960. — Kümmell: Arch. klin. Chir. **133**, 593 u. **142** (1924). — Kuhn: Med. Klin. **1910**, Nr 42/43. — Kylin: Z. exper. Med. **41, 439** (1924). Larsen, Paddok u. Alexander: J. of Immun. **1922**, 81. — Larsen u. Bell: Amer. J. Dis. Childr. **24**, 441 (1922). Zit. nach Kongreßzbl. inn. Med. **27**, 318. — Lederer: (a) Z. Kinderheilk. **7**, 1 (1913). (b) Erg. inn. Med. **19**, 56 (1920). — Lemierre, Léon-Kindberg u. Lévesque: Presse méd. **1923**, 613. — Levy-Dorn: Berl. klin. Wschr. **1908**, 286. — Liebreich: Le sang in vitro. Paris 1921. — Löhr: Z. exper. Med. **39**, 67 (1924). — Loewenstein: Med. Klin. **1926**, 994. Macht u. Ting: J. of Pharmacol. **18**, 111 (1921). — Marchand: Dtsch. Arch. klin. Med. **127**, 184. — Marfan: Presse méd. **1920**, 481. — Marum: Strahlenther. **16, 817** (1924). — Marx: Dtsch. med. Wschr. **1923**, 477. — Meakins: J. of Path. **24**, 79 (1921) (s. auch Meakins u. Davies, Respiratory Function in Disease, S. 195, Edinburg 1925). — Milani: Policlinico, sez. prat. **29**, 1420 (1922). — Moos: Münch. med. Wschr. **1923**, 805. — Morawitz: Fortschr. Ther. **1**, 100 u. 130 (1925). — Müller, A.: Med. Klin. **1925**, 1493. — Müller, Fr.: Z. ärztl. Fortbildg **1912**, Nr 14. Nagel: Arch. f. exper. Path. **110**, 129 (1925). — Neergaard, v. u. Wirz: Z. klin. Med. **105**, 52 (1927). — Neumann: Wien. Arch. inn. Med. **6**, 407 (1923). — Noeggerath u. Reichle: Mschr. Kinderheilk. **24**, 530 (1923). Oliver: Lancet **203**, 907 (1922). Pagniez: (a) Presse méd. **1920**, 65. (b) Presse méd. **1923**, 643. — Pal: Dtsch. med. Wschr. **1912**, 1774. — Petow: Verh. dtsch. Ges. inn. Med. 38. Kongr. Wiesbaden **1926**, 112. Planta, v.: Ann. Schweiz. balneol. Ges. **1910**, H. 6, 39. — Pöhlmann: Münch. med. Wschr. **1925**, 57. — Pollak u. Robitschek: Wien. klin. Wschr. **1926**, Nr 22. — Pollitzer: Med. Klin. **1919**. — Pollitzer u. Stolz: (a) Med. Klin. **1925**, 1043. (b) Wien. klin. Wschr. **1925**, 829. — Posselt: (Übersichtsreferat). Med. Klin. **1909**, 840, 879 u. 919. Rackemann: (a) J. of Immun. **5**, 373 (1920). (b) Boston med. J. **187**, 211 (1922). — Rackemann u. Graham: J. of Immun. **8**, 295 (1923). — Ramirez: J. amer. med. Assoc. **74**, 984 (1919). — Rehbein: Münch. med. Wschr. **1925**, 1885. — Reichmann: Med. Klin. **1922**, 1090. — Rénon u. Jacquelin: Bull. Acad. Méd. Paris **86**, 204 (1921). — Rietschel: Mschr. Kinderheilk. **12**, 261. — Roch u. Schiff: Bull. Soc. méd. Hôp. Paris **37**, No 20, 882 (1921). — Rogers: Brit. med. J. **1921**, Nr 3159, 71. — Rohde: Arch. klin. Chir. **139**, 667 (1926). — Rongel: Arch. Méd. Enf. **16**, 95 (1913). — Rosenbloom: Amer. J. méd. Sci. **160**, 414 (1920). — Roth: (a) Klin. Wschr. **1**, 1500 (1922). (b) Verh. dtsch. Ges. inn. Med. **1923**, 239. — Rüscher: Münch. med. Wschr. **68**, 1155 (1921). Sahli: Lehrbuch der klinischen Untersuchungsmethoden. 6. Aufl. Wien 1913. — Salecker: Münch. med. Wschr. **1907**, 358. — Sänger: Über Asthma und seine Behandlung. 2. Aufl. Berlin 1917. — Schaefer: Verh. dtsch. Ges. inn. Med. 38. Kongr. Wiesbaden **1926**, 111. — Schottmüller: Dtsch. med. Wschr. **1922**, 1474. — Schröder: Beitr. Klin. Tbk. **46**, 125 (1920). — Schulz u. Reichmann: Dtsch. med. Wschr. **1923**, 1081. — Snapper, Grünbaum u. Rümke: Klin. Wschr. **1925**, 389. — Sonne: Acta med. scand. (Stockh.) **58**, 313 (1923). — Staehelin: (a) Entstehung und Behandlung des Asthma bronchiale. Jkurse ärztl. Fortbildg, Febr.-H. München 1912. (b) Charité-Ann. **34**, 1. — Staehelin u. Schütze: Z. klin. Med. **75**, 1. — Stäubli: Münch. med. Wschr. **1913**, Nr 3. — Storm van Leeuwen: (a) Allergische Krankheiten. Berlin 1926. (b) Verh. dtsch. Ges. inn. Med. 38. Kongr. Wiesbaden **1926**, 106. (c) Schweiz. med. Wschr. **1926**, 705. (d) Klin. Wschr. **1925**, 1294. — Storm van Leeuwen, Bien, Kremer u. Varekamp: Z. Immun.-forschg **44**, 1 (1925). — Storm van Leeuwen, Bien u. Varekamp: Z. Immun.forschg **43**, 490 (1925). — Storm van Leeuwen u. Kremer: Klin. Wschr. **1926**, 691. — Storm van Leeuwen u. Nijk: Klin. Wschr. **1923**, Nr 27. — Storm van Leeuwen u. Varekamp: Münch. med. Wschr. **1922**, 849. — Storm van Leeuwen, Varekamp u. Bien: Klin. Wschr. **1924**, 520. — Strümpell, v.: (a) Med. Klin. **1910**, 889 (exsudat. Diathese). (b) Med. Klin. **1908**, 6 (vasomotor. exsudat. Ätiol.) Tedeschi: Riforma méd. **37**, 1117 (1921). — Thannhauser u. Weinschenk: Dtsch. Arch. klin. Med. **139**, 100 (1922). — Thomas, Famulener u. de Mouy: Arch. int. Med. **34**, 85 (1924). — Thomas u. de Mouy: Arch. int. Med. **34**, 79 (1924). — Tiefensee: Schriften Königsberg. Gelehrten-Ges. H. 6 (1926). Zit. nach Kämmerer. — Trousseau: Med. Klin., nach der 2. Aufl. deutsch bearbeitet von L. Culmann, 2, 405. Würzburg 1868. — Turban u. Spengler: Ann. schweiz. Ges. Baln. **1906**, H. 2, 72. Ullmann: Dtsch. Arch. klin. Med. **144**, 19 (1924). — Umber: Münch. med. Wschr. **1924**, 1759. Vallery-Radot: Bull. Soc. méd. Hôp. Paris **39**, 460 (1923). — Vallery-Radot, Blamoutier u. Giroud: Presse méd. **1925**, 1649. — Vallery-Radot u. Haguenau: Bull. Soc. med. Hôp. Paris **37**, 1251 (1921). — Vallery-Radot, Haguenau u. Dollfus: Presse méd. **1923**, 1057. — Veil: Verh. dtsch. Ges. inn. Med. 38. Kongr. Wiesbaden **1926**,

113. — Veitch: Brit. med. J. 1924, Nr 3288, 13. — Velden, von den: Münch. med. Wschr. 1907, Nr 14.

Walker, Chandler: Arch. int. Med. 22, 466 (1918). — Wassermann: Münch. med. Wschr. 1912, 24. — Weber: Arch. f. Physiol. 1914, 63. — Widal u. Abrami: Presse méd. 1924, 473. — Widal, Abrami u. Gennes: Presse méd. 1922, 385. — Widal, Abrami u. Joltrain: Presse méd. 1922, 341. — Widal, Abrami u. Lermoyez: Presse méd. 1922, 1891. — Widal, Lermoyez, Abrami, Brissaud u. Joltrain: Presse méd., 11. Juli 1914. — Widal u. Pasteur Vallery-Radot: Presse méd. 1920, 93. — Wiechmann u. Paal: Klin. Wschr. 1926, 1827. — Wittkower u. Petow: Z. klin. Med. 106, 215 (1927). — Witzel: Klin. Wschr. 1925, 448. — Wolf: Schweiz. med. Wschr. 1925, 955.

Ziertmann: Münch. med. Wschr. 1894, Nr 38/39.

VI. Die Lungenentzündungen.

1. Allgemeines.

Abel: Die Kapselbazillen. Handbuch der pathologischen Mikroorganismen. 3. Aufl., Bd. 6, S. 243. Jena 1928. — Aufrecht: Die Lungenentzündungen. Nothnagels spezielle Pathologie und Therapie. Bd. 14, Teil I.

Bezzola: Virchows Arch. 136, 345. — Blake u. Cecil: J. of exper. Med. 31, 445 u. 32, 719 (1920).

Camp, de la: Die Lungenentzündungen. Kraus-Brugsch, Spezielle Pathologie und Therapie innerer Krankheiten. Bd. 3, S. 139. Berlin 1921.

Engel: Erkrankungen der Respirationsorgane. Pfaundler-Schloßmann, Handbuch der Kinderheilkunde. 3. Aufl., Bd. 3. Leipzig 1924.

Fränkel: Spezielle Pathologie und Therapie der Lungenkrankheiten. Berlin 1904.

Jessen: Schweiz. med. Wschr. 1926, Nr 39.

Kramer: Über Chlorgasvergiftung. Inaug.-Diss. Basel 1917 u. Vjschr. gerichtl. Med. 53 (1917).

Lauche: Die Entzündungen der Lunge und des Brustfells. Handbuch der speziellen pathologischen Anatomie und Histologie. Bd. 3, I. Teil, S. 701. Berlin 1928.

Müller, W.: Dtsch. Arch. klin. Med. 74, 111.

Neufeld u. Schnitzer: Pneumokokken. Handbuch der pathologischen Mikroorganismen. 3. Aufl., Bd. 4, S. 1913. Jena 1928.

Rasquin: Arch. méd. expér. et Anat. path. Paris 22, 804 (1910). — Ribbert: (a) Lehrbuch der pathologischen Anatomie. 4. Aufl. (b) Respirationsorgane. Brüning u. Schwalbe Handbuch der Pathologie des Kindesalters. Bd. 2, I. Abt., S. 485. Wiesbaden 1913.

Stillman u. Brand: J. of exper. Med. 40, 733, 743 (1924).

Tendeloo: Studien über die Ursachen der Lungenkrankheiten. 2. Teil. Wiesbaden 1904.

2. Pneumonia crouposa.

Abelsdorff: Dtsch. med. Wschr. 1923, 792. — Adler u. Singer: Med. Klin. 1925, 429. — Arnett: J. amer. med. Assoc. 85, 966 (1925). — Aufrecht: Die Lungenentzündungen. Nothnagels spezielle Pathologie und Therapie. 2. Aufl. Wien 1919. — Avery: J. amer. med. Assoc. 70, 17 (1918). — Avery, Chickering, Cole u. Dochez: Acute Lobar Pneumonia. Monogr. Rockefeller Inst. med. Res. Nr 7. New York 1917.

Baeck: Inaug.-Diss. Breslau 1904. — Berger: Wien. klin. Wschr. 1926, Nr 33—35. — Bergmann u. Kochmann: Klin. Wschr. 1923, 1011. — Bezançon u. Griffon: Bull. Soc. méd. Hôp. Paris, 15. April 1898. — Bezançon u. de Jong: Ann. Méd. 11, 177 (1922). — Bezzola: Virchows Arch. 136, 345. — Binger u. Brow: J. of exper. Med. 39, 677 (1924). — Binger, Hastings u. Sendroy: J. of exper. Med. 45, 1081 (1927). — Bittorf: Dtsch. Arch. klin. Med. 91, 212. — Bittorf u. Jochmann: Dtsch. Arch. klin. Med. 89, 486. — Boehm: Dtsch. Arch. klin. Med. 98, 583 (1910). — Boehnke u. Mouriz-Riesgo: Z. Hyg. 79, 355 (1915). — Borchenski u. Gröbel: Mschr. Geburtsh. 22, 490. — Broadbent: Lancet 206, 6 (1924). — Butry: Dtsch. Arch. klin. Med. 29, 193.

Cahn-Bronner: (a) Ther. Gegenw. 1927, H. 3. (b) Erg. inn. Med. 21, 420 (1922). (c) Münch. med. Wschr. 1923, 548. (d) Dtsch. Ges. inn. Med. Kongr. 1928. — Cheyron: Rev. internat. Méd. et Chir. 1920, 53. — Conner: Arch. int. Med. 13, 349 (1914). — Cotoni: Ann. Méd. 1, 525 u. 617 (1914).

Daichowski: Klin. Wschr. 1926, 412. — Dietschy: Die Albuminurie im Fieber. Inaug.-Diss. Basel 1906.

Engel: Klin. Wschr. 1925, 681. — Eppinger: Die hepatolienalen Erkrankungen. Berlin 1920. — Eppinger, v. Papp u. Schwarz: Über das Asthma cardiale. Berlin 1924.

Feigl u. Querner: Z. exper. Med. 9, 153 (1919). — Figueiredo Guiao: Inaug.-Diss. Genf 1917 (Thèse 772). — Franck: Z. exper. Med. 36, 127 (1923). — Franke: Dtsch. Z. Chir. 119. — Friedemann: Klin. Wschr. 1922, 1056.

Gerhardt: Mitt. Grenzgeb. Med. u. Chir. 26, 695. — Groß: Dtsch. Arch. klin. Med. 100, 94. — Grünberg: Über bakteriologische Befunde bei Pneumonie. Inaug.-Diss. Basel 1913. — Haas: Dtsch. med. Wschr. 1923, 688. — Hagenbuch: Mitt. Grenzgeb. Med. u. Chir. 33 (1921) u. Inaug.-Diss. Basel 1921. — Heidelberger, Goebel u. Avery: J. of exper. Med. 42, 727 (1925). — Hesse: Münch. med. Wschr. 1918, 1125. — Hippel, v.: Dtsch. med. Wschr. 1916, 1089. — Hochhaus: Dtsch. Arch. klin. Med. 101, 580 (1911). — Hoeßlin, v.: Dtsch. Arch. klin. Med. 93, 404. — Hoff: Korresp.bl. Schweiz. Ärzte 1913, 1410. — Hürter: Dtsch. Arch. klin. Med. 108, 22 (1912).

Iwersen: Kongreßzbl. inn. Med. 1, 142 (1912).

Jacobson: Über traumatische Pneumonien. Inaug.-Diss. Köln 1922. — John: Dtsch. med. Wschr. 1923, 380. — Jürgensen: Kruppöse Pneumonie. v. Ziemssens Handbuch der speziellen Pathologie und Therapie. 3. Aufl., Bd. 5, Teil I. — Julianelle: J. of exper. Med. 44, 113 (1926).

Kakinuma: Mitt. med. Fak. Tokyo 29, 587 (1922). — Karger: Med. Klin. 1920, 466. — Kaufmann: Lehrbuch der speziellen pathologischen Anatomie. 7/8. Aufl. Berlin 1922/23. — Kempmann: Münch. med. Wschr. 1924, 170. — Klein: Med. Klin. 1920, 953. — Klieneberger: Dtsch. med. Wschr. 1918, 1237. — Kocher: Dtsch. Arch. klin. Med. 115, 82 (1914). — Kraus: Z. klin. Med. 22, 588. — Krehl: Verh. dtsch. Ges. inn. Med. 40. Kongr. Wiesbaden 1928.

Lamar u. Meltzer: Zbl. path. Anat. 33, 289. — Landouzy u. Griffon: Pneumonie in Brouardel-Gilbert-Thoinot, Nouveau traité de médecine. Vol. 29, p. 103. Paris 1910. — Le Blanc: Beitr. klin. Tbk. 50, 21 (1922). — L épine: Rev. Méd. 19, 404. — Levy: Arch. int. Med. 32, 359 (1923). — Liebermeister: Münch. med. Wschr. 1909, Nr 15. — Liebmann: Dtsch. Arch. klin. Med. 118, 190 (1916). — Lord u. Nye: J. of exper. Med. 35, 685f. (1922). — Lubarsch: Handbuch der ärztlichen Erfahrungen im Weltkrieg. Bd. 8, S. 73. Leipzig 1921. — Lüdke: Dtsch. med. Wschr. 1922, 1537. — Lundsgaard: Medicine 1925, 345. — Lusky u. Friedstein: Amer. J. Dis. Childr. 19, 337 (1920).

Mackenzie: J. of exper. Med. 41, 53 (1925). — Mac Lean: Arch. of exper. Med. 27, 212 — Matthes: v. Noordens Pathologie des Stoffwechsels. Bd. 1, S. 828. Berlin 1906. — Maver u. Schwartz: Arch. int. Med. 17, 459 (1916). — Meakins: Arch. int. Med. 25, 1 (1920). — Meakins u. Davies: Respiratory Function in Disease. Edinburg 1925. — Menetrier u. Stévenin: Pneumonie in Roger-Widal-Teissier, Nouv. Traité de méd. Tome 1, p. 173. Paris 1920. — Morawitz u. Dietschy: Arch. f. exper. Path. 54, 88. — Morgenroth: Ther. Mh., Febr. 1912. — Morgenroth, Schnitzer u. Berger: Z. Immun.forschg 43, 169 (1925). — Müller, E. F.: Z. Hyg. 97, 26 (1922). — Müller, Fr.: Verh. naturforsch. Ges. Basel 12, 252. — Müller, W.: Dtsch. Arch. klin. Med. 74, 80 (1902).

Neill: J. of exper. Med. 44, 199 (1926). — Neill, Fleming u. Gaspari: J. of exper. Med. 46, 735, 755 u. 777 (1927). — Neufeld u. Händel: (a) Pneumokokken. Handbuch der pathologischen Mikroorganismen. 2. Aufl., Bd. 4, S. 513. Jena 1912. (b) Berl. klin. Wschr. 1912, 680. — Norris u. Farley: Lobar Pneumonia. Osler-Mac-Crae, Modern Medicine. 3. Aufl. London 1925.

Ohlmann: Dtsch. med. Wschr. 1919, 1023.

Päßler: Münch. med. Wschr. 1901, 289. — Paisseau u. Iser-Solomon: Ann. Méd. 15, 1 (1924). — Paul: J. of exper. Med. 46, 793 u. 807. — Peabody: J. of exper. Med. 16, 701 (1912). — Pelnar: Zbl. inn. Med. 1909, Nr 35. — Port: Münch. med. Wschr. 1909, 806. — Prigge: Dtsch. Arch. klin. Med. 139, 1 (1922).

Ramseyer: Inaug.-Diss. Zürich 1919. — Reid: Boston med. J. 162, 217. Zit. nach Kongreßzbl. inn. Med. 3, 377. — Reimann: (a) J. of exper. Med. 45, 1 (1927). (b) J. of exper. Med. 45, 807 (1927). (c) J. of exper. Med. 43, 87, 97 u. 107 (1926) u. 45, 609 (1927). — Rieder: Münch. med. Wschr. 1906, 1945. — Robertson u. Sia: J. of exper. Med. 39, 219 (1924). — Roubier: Presse méd. 1925, 1571.

Sante: Amer. J. Röntgenol. 10, 351 (1923). — Schittenhelm: Jber. Immun.forschg I 6, 163 (1910). — Schläpfer: Beitr. Klin. Tbk. 5, 43. — Schnabel: (a) Z. Hyg. 93, 175 (1921). (b) Z. Immun.forschg Orig. 32, 153 (1921). — Schneider, Marg.: Inaug.-Diss. Basel 1917. — Schoch: Schweiz. med. Wschr. 1926, 1017. — Schürer u. Eimer: Münch. med. Wschr. 1923, 903. — Schultze: Dtsch. Arch. klin. Med. 73, 350 (1902). — Seibert: Münch. med. Wschr. 1909, 1834. — Siebeck: Dtsch. Arch. klin. Med. 100, 214. — Silberstein: Z. Hyg. 107, 725 (1927). — Simon, O.: Dtsch. Arch. klin. Med. 70. — Solowzeff: Z. klin. Med. 68. — Stadie: (a) J. of exper. Med. 30, 215 (1919). (b) J. of exper. Med. 35, 337 (1922). — Stern: Traumatische Entstehung innerer Krankheiten. 1910. — Steyrer: Röntgendiagnose der Pneumonie in Grödels Atlas und Grundriß der Röntgendiagnostik in der inneren Medizin. München 1909. — Straßmann: Vjschr. gerichtl. Med.

59 (1920). — Straub: Erg. inn. Med. 25, 1 (1924). — Strauß: Akute Nephritiden. Kraus-Brugsch, Spezielle Pathologie und Therapie. — Stuber u. Rütten: Münch. med. Wschr. 1913, Nr 29, 1585. — Swojechotow: Kongreßzbl. inn. Med. 1, 607. — Szenti: Fortschr. Med. 1927, Nr 12.
Tachau: Dtsch. Arch. klin. Med. 104, 457 (1911). — Tendeloo: Studien über die Ursachen der Lungenkrankheiten. 2. Teil, S. 229f. — Thomas: J. amer. med. Assoc. 77, 2101 (1921). — Thomas u. Parker: Arch. int. Med. 26, 125 (1920). — Thorner: Schweiz. med. Wschr. 1921, Nr 36/37 u. Inaug.-Diss. Basel 1921.
Uthoff: Klin. Mbl. Augenheilk. 58, 1 (1917).
Voit: Dtsch. Arch. klin. Med. 148, 313 (1925).
Wachter: Med. Klin. 1912, 403. — Weaver: N. Y. med. J., 1. Nov. 1919 (vgl. Presse méd. 1920, 126). — Weil u. Mouriquand: Ann. Méd. et Chir. 1913, 275 u. 284. — Werner: Korresp.bl. Württemberg. Ärztever. 1890. — Widmer: Die pneumonische Pseudoappendizitis bei Kindern. Inaug.-Diss. Zürich 1916. — Wiens: Z. klin. Med. 65, 53 (1908). — Wolowelsky: Untersuchungen über das Verhalten der Leukozyten bei Pneumonie. Inaug.-Diss. Basel 1918. — Wolpe: Münch. med. Wschr. 1924, 363. — Wyß, v.: Z. klin. Med. 70, 121.
Yoshida: Biochem. Z. 23, 239. — Yoshioka: Z. Hyg. 97, 232 (1923).
Zadek: Berl. klin. Wschr. 1919, 846.

3. Herdpneumonie.

Bahrdt: Münch. med. Wschr. 1912, 2326 u. 1919, 839. — Bie: Acta med. scand. (Stockh.) 55, 589 (1921). — Blake u. Cecil: J. of exper. Med. 32, 695 u. 719.
Cole u. Mac Callum: J. amer. med. Assoc. 70, 1146 (1918).
Dürck: Arch. klin. Med. 58, 638. — Duken: Münch. med. Wschr. 1920, 63.
Escherich: Jb. Kinderheilk. 49, 174.
Finkelstein: Jb. Kinderheilk. 51, 262. — Finkler: Verh. Kongr. inn. Med. 1888, 420 u. 1889, 411. — Fränkel: Virchows Arch. 254, 363 (1925). — Friedberg: Arch. Kinderheilk. 71, 264 (1922).
Gielczynski: Wien. med. Wschr. 1912, 959. — Gonin: Virchows Arch. 239, 303 (1922).
Kuczynski u. Wolff: Erg. Path. 19 II, 947 (1921).
Liebmann u. Schinz: Z. klin. Med. 90, 345 (1921). — Loeschcke: Mschr. Kinderheilk. 41, 135 (1928).
Mayor: J. med. Res. 41, 373 (1920).
Roger: Rev. Méd. 15, 281. — Roussy u. Leroux: (a) C. r. Soc. Biol. Paris 48, 623 (1921) u. 780 (1921). (b) Ann. Méd. 9, 161 (1921).
Wassermann: Dtsch. med. Wschr. 1893, 1201. — Wenckebach: Wien. Arch. klin. Med. 1, 34 (1920). — Wollstein: N. Y. State J. Med. 23, Nr 4 (1923, April).

4. Pneumonien mit besonderer Ätiologie.

Butry: Dtsch. Arch. klin. Med. 29, 193 (1881).
Callum, Mac: Monogr. Rockefeller Inst. med. Res. Nr 10. New York 1919.
Dieudonné: Dtsch. mil.ärztl. Z. 21, 99 (1892).
Enderlen: Münch. med. Wschr. 1892, 869. — Eppinger: Die Hadernkrankheit. Jena 1894.
Fränkel: Virchows Arch. 254, 363 (1925).
Galli-Valerio: La pneumonie épidémique et contagiense. Der Alpenstich, Lausanne 1919. — Gautret: Les pneumonies à scories. Thèse de Paris 1899.
Heim u. Agasse-Lafont: Arch. gén. Méd. 1914, 111.
Lister: Publ. S. afric. Inst. med. Res. Nr 10. Johannisburg 1917.
Neisser: Tuberculosis. 7, 385 (1908). — Nieberle: Erg. Path. 21 II, 611 (1925).
Opitz: Zbl. Gewerbekrkh. 8, 223 (1920).
Pincsohn: Dtsch. Arch. klin. Med. 137, 25 (1921).
Rhos: Psittakosis. Mense, Jahrbuch der Tropenkrankheiten. 3. Aufl., Bd. 2, S. 248. 1924. — Ritter: Dtsch. Arch. klin. Med. 25, 53.
Schottmüller: Münch. med. Wschr. 1898, 1231.
Uhlenhuth u. Hübener: Kolle-Wassermann, Handbuch der pathologischen Mikroorganismen. Bd. 8, S. 1090.
Watkins-Pitchford: Lancet 1, 37 (1921). — Wiedenmann: Dtsch. Arch. klin. Med. 25, 389.
Zander: Dtsch. med. Wschr. 1919, 1180.

5. Lungenkongestion und Splenopneumonie.

Austrogesilo: Z. klin. Med. 76, 423.
Carrière: Rev. Méd. 1898, 765 u. 951 u. 1899, 54.

Harvier: Congestions pulmonaires. Roger-Widal-Teissier, Nouv. Traité de méd.
Tome 11, p. 401. Paris 1923. — Hochhaus: Dtsch. Arch. klin. Med. **101**, 589 (1911).
Méry u. Babonneix: Congestion pulmonaire u. Splénopneumonie. Brouardel-
Gilbert-Thoinot, Nouv. Traité de Med. Tome 29, p. 715, 763. 1910.
Reymond: Rev. méd. Suisse rom. **1920**, 675.

6. Chronische Pneumonie.

Aufrecht: Die Lungenentzündungen (s. unter VI., 1.). S. 334.
Berglund: Beitr. Klin. Tbk. **62**, 745 (1926). — Brenner: Münch. med. Wschr. **1913**,
1547. — Blum: Fortschr. Röntgenstr. **34**, 512 (1926).
Deist: Klin. Wschr. **1923**, 550.
Fränkel: Lungenkrankheiten (s. unter VI., 1.). S. 334 u. 471.
Goette: Dtsch. Arch. klin. Med. **155**, 71 (1927). — Goette u. Hook: Dtsch. Arch.
klin. Med. **155**, 125 (1927).
Herbst: Arch. Kinderheilk. **68**, 1 (1920).
Kahlden, von: Zbl. Path. **8**, 561 (1897).
Leffler: Beitr. Klin. Tbk. **59**, 651 (1924).
Westermark: Acta radiol. (Stockh.) **7**, 626 (1926).

VII. Lungenabszeß und Lungengangrän.

Apolant: Ther. Mh. **1894**. — Aufrecht: Nothnagels spezielle Pathologie und
Therapie. Bd. 14, 2. Teil, S. 410 u. 419. Wien 1899.
Bezançon u. de Jong: Formes cliniques et pathogénie de la gangrène pulmonaire.
Rapport 18. Congr. franç. Méd. Nancy **1925**. Paris: Masson & Cie. 1925. — Bingold:
Virchows Arch. **232**, 22 (1921). — Brugsch u. Fränkel: Lungenabszeß und Lungen-
gangrän, in Kraus-Brugsch, Spezielle Pathologie und Therapie, Bd. 3. Berlin 1924. —
Bykowa: Virchows Arch. **258**, 617 (1925).
Cantelli: Riforma méd. **1922**, 481. — Clendening: J. amer. med. Assoc. **74**, 941
(1920). — Coenen: Dtsch. med. Wschr. **1912**, 1169.
Delamare: Spirochétoses respiratoires stomatogènes. Paris: Masson 1924.
Fetterolf and Fox: Amer. J. med. Sci. **166**, 802 (1923). — Filehne: Erlang. physiol.
med. Sitzgsber. **1877**. — Fishberg and Kline: Arch. int. Med. **27**, 61 (1921). — Fränkel:
(a) Berl. klin. Wschr. **1898**, Nr 40. (b) Spezielle Pathologie und Therapie der Lungen-
krankheiten. S. 527. Berlin 1904.
Ganter: Z. Ohrenheilk. **68**, 352 (1913). — Garré u. Quincke: Grundriß der Lungen-
chirurgie. 2. Aufl. Jena 1912. — Guillemot: Recherches sur la gangrène pulmonaire.
Thèse de Paris **1890**. — Guisez: Presse méd. **1921**, 162.
Harvier: Pneumonie disséquante. Roger-Widal-Teissier, Nouv. traité de méd.
Tome 11, p. 468. Paris 1923. — Hofmann: Wien. klin. Wschr. **1922**, 129.
Kline and Blankenhorn: J. amer. med. Assoc. **81**, 719 (1923). — Kirch: Frankf.
Z. Path. **20** (1917). — Kißling: (a) Über Lungenbrand. Mitt. Hamburg. Staatskrk.anst.
6, H. 1 (1906). (b) Über Lungenbrand. Erg. inn. Med. **5**, 38 (1910). (c) Münch. med.
Wschr. **1924**, 1457. (d) Fortschr. Ther. **1925**, Nr 8. — Külbs: Mitt. Grenzgeb. Med. u.
Chir. **25**, 549.
Lauche: Lungenabszeß und Lungenbrand. Handbuch der speziellen pathologischen
Anatomie von Henke u. Lubarsch. Bd. 3, 1. Teil, S. 845. Berlin 1928. — Lemierre
u. Léon-Kindberg: Ann. Méd. **15**, 244 (1924). — Lenhartz: Ebstein-Schwalbe,
Handbuch der praktischen Medizin. 2. Aufl., Bd. 1, S. 271. Stuttgart 1905. — Leyden, v.:
Slg klin. Vortr. Nr 26. — Leyden, v. u. Jaffé: Dtsch. Arch. klin. Med. **2**.
Massini: Z. exper. Med. **2**, 81. — Mühlens: Z. Hyg. **57** (1907).
Pappenheim: Berl. klin. Wschr. **1897**, Nr 37. — Parisot u. Caussade: Traitement
des gangrènes pulmonaires. Rapport 18. Congr. franç. Méd. Nancy **1925**. Paris: Masson
& Cie. 1925. — Peemöller: Dtsch. med. Wschr. **1922**, 690. — Plaut: Dtsch. med. Wschr.
1914, 115 u. **1920**, 1384.
Quincke: (a) Über die chirurgische Behandlung der Lungenkrankheiten. Mitt. Grenz-
geb. Med. u. Chir. **9**, 305. (b) Berl. klin. Wschr. **1898**, 515.
Roch: Rev. méd. Suisse rom. **1922**, 65.
Schridde: Münch. med. Wschr. **1921**, 868. — Stöcklin: Beitr. Klin. Tbk. **46**, 256
(1920). — Strauß: Ther. Gegenw., Nov. **1918**.
Wyß-Asdery: Thèse de Genève **1923**.

VIII. Tuberkulose.
Allgemeine Werke.

Alexander u. Beekmann: Röntgenatlas der Lungentuberkulose des Erwachsenen.
Leipzig 1927. — Aufrecht: Pathologie und Therapie der Lungenschwindsucht. Wien
1905.

Bandelier u. **Roepke:** (a) Lehrbuch der spezifischen Diagnostik und Therapie der Tuberkulose. 11.—13. Aufl. Leipzig 1922 (Lit.). (b) Die Klinik der Tuberkulose. 5. bis 7. Aufl. Leipzig 1924—1925. — **Bartel:** Pathogenese der Tuberkulose. Berlin 1918. — **Blümel:** Handbuch der Tuberkulosefürsorge. München 1926. — **Braun, Schröder** u. **Blumenfeld:** Handbuch der Tuberkulose. 3. Aufl. Leipzig 1922/23. — **Brunner:** (a) Die chirurgische Behandlung der Lungentuberkulose. Tbk. bibl. Nr 13. Leipzig 1924. (b) Anzeigen und Ergebnisse der operativen Behandlung der Lungentuberkulose. Erg. inn. Med. **27,** 390 (1925).

Calmette: L'Infection bacillaire et la Tuberculose. 3. Aufl. Paris 1928. — **Cornet:** Die Tuberkulose. **Nothnagels** spezielle Pathologie und Therapie. Bd. 14, 2. Hälfte, 2. Abt., 2. Aufl. Wien 1907 (Lit.).

Duken u. **Beitzke:** Die ambulante Diagnostik der Kindertuberkulose. München 1926.

Gräff u. **Küpferle:** Die Lungenphthise. Ergebnisse vergleichender röntgenologisch-anatomischer Untersuchungen. Textteil und Bilderteil. Berlin 1923.

Harms: Die Entwicklungsstadien der Lungentuberkulose. Leipzig 1926. — **Hayek, v.:** Das Tuberkuloseproblem. 2. Aufl. Berlin 1921. — **Henius:** Lungentuberkulose, in **Kraus-Brugsch,** Spezielle Pathologie und Therapie, Bd. 3. Berlin 1924. — **Huebsch-mann:** Pathologische Anatomie der Tuberkulose. Berlin 1928.

Kleinschmidt: Tuberkulose der Kinder. 2. Aufl. Leipzig 1927.

Letulle u. **Halbron:** Tuberkulose. **Roger-Widal-Teissier,** Nouveau traité de méd. Tome 12. Paris 1923. — **Liebermeister:** Tuberkulose, ihre verschiedenen Erscheinungsformen und Stadien, sowie ihre Bekämpfung. Berlin 1921. — **Loewenstein:** Handbuch der gesamten Tuberkulosetherapie. Berlin 1923.

Neumann: Die Klinik der beginnenden Tuberkulose Erwachsener. Wien 1925.

Pagel: Die allgemeinen pathomorphologischen Grundlagen der Tuberkulose. Berlin 1917. — **Powell** u. **Hartley:** Diseases of the Lungs. 5. Aufl. Kapitel Tuberkulose. London: H. K. Lewis 1911.

Redeker u. **Walter:** Entstehung und Entwicklung der Lungentuberkulose des Erwachsenen. Leipzig 1928. — **Ribbert:** Respirationsorgane. **Brüning** u. **Schwalbe,** Handbuch der Pathologie des Kindesalters. Bd. 2, 1. Wiesbaden 1913.

Ulrici: Diagnostik und Therapie der Lungen- und Kehlkopftuberkulose. Berlin 1924.

Wells, de Witt, Long: The Chemistry of Tuberculosis. Baltimore 1923.

Folgende Artikel im Handbuch der pathogenen Mikroorganismen. 3. Aufl., von **Kolle, Kraus, Uhlenhuth,** Jena 1928:

Klopstock: Chemotherapie der Tuberkulose und Lepra. Bd. 5, S. 1233. — **Kraus:** Über die Grundlagen der Schutzimpfung gegen Tuberkulose nach **Calmette** mit BCG. Bd. 5, S. 887. — **Küster:** Kaltblütertuberkulose. Bd. 5, S. 1037.

Löwenstein: (a) Die Anwendung des Tuberkulins beim Menschen. Bd. 5, S. 919. (b) Tuberkuloseimmunität. Bd. 5, S. 777.

Möllers: Tuberkulose. I. Tuberkelbazillen. Bd. 5, S. 615.

Poppe: Pseudotuberkulose. Bd. 4, S. 413.

Selter u. **Blumenberg:** Tuberkulose. 2. Pathologie, Infektionswege und Infektionsquellen. Bd. 5, S. 711.

Einzelne Arbeiten.

Achelis: Dtsch. Arch. klin. Med. **104,** 353. — **Adler:** (a) Wien. Arch. inn. Med. **7,** 27 (1923). (b) Klin. Wschr. **1922,** 170. — **Alexander:** (a) Frühdiagnose der Lungentuberkulose. 3. Aufl. Leipzig 1925. (b) Beitr. Klin. Tbk. **65,** 119 (1927). — **Albrecht:** Frankf. Z. Path. **1,** 214 (1907). — **Amrein:** Lungentuberkulose. Berlin 1923. — **Anthony** u. **Kowitz:** Beitr. Klin. Tbk. **68,** 18 (1928). — **Arima, Aoyama** u. **Ohnawa:** Z. Tbk. **47,** 97 u. 197 (1927). — **Aronade:** Die Tuberkulose der Säuglinge. Erg. inn. Med. **4,** 134 (1909). — **Aschoff:** (a) Nomenklatur. Münch. med. Wschr. **1922,** 183. (b) Über die natürlichen Heilungsvorgänge bei der Lungenphthise. Verh. dtsch. Ges. inn. Med. **1921,** 13 (auch separat erschienen). — **Austgen:** Z. Tbk. **33,** 274 (1921).

Bacmeister: (a) Mitt. Grenzgeb. Med. u. Chir. **23,** 583 (1911). (b) Münch. med. Wschr. **1913,** 343. (c) Verh. 30. dtsch. Kongr. inn. Med. **1913,** 407. (d) Die Entstehung der menschlichen Lungenphthise. Berlin 1914. (e) Das Kavernenproblem. Beitr. Klin. Tbk. **67,** 157 (1927). — **Bacmeister** u. **Baur:** Die klimatische Behandlung der Tuberkulose. Erg. Med. 7. Berlin 1925. — **Bacmeister** u. **Rickmann:** Röntgenbehandlung der Lungen- und Kehlkopftuberkulose. Leipzig 1924. — **Baer** u. **Engelsmann:** Dtsch. Arch. klin. Med. **112,** 56. — **Bauer:** Les formes cliniques de la Tuberculose pulmonaire. Paris 1927. — **Bauer:** (a) Konstitutionelle Disposition zu inneren Krankheiten. 3. Aufl. Berlin 1923. (b) Dtsch. Arch. klin. Med. **126,** 203 (1918). — **Baumgarten, v.:** (a) Dtsch. med. Wschr. **1922,** Nr 34, 1126. (b) Beitr. path. Anat. **69,** 27 (1921). — **Behring, v.:**

Einführung in die Lehre von der Bekämpfung der Infektionskrankheiten. Berlin 1912. — Beitzke: (a) Verhältnisse der kindlichen tuberkulösen Infektion zur Schwindsucht der Erwachsenen. Berl. klin. Wschr. 1921, 912. (b) Fortschreitende Phthisen. Handbuch der ärztlichen Erfahrungen im Weltkrieg. Bd. 8 (pathologische Anatomie). Leipzig 1921. (c) Infektionswege. Z. Tbk. 37, 401 (1923). (d) Spitze. Beitr. Klin. Tbk. 57, 351 (1924). — Berger, Hunziker u. A. Staehelin: Schweiz. med. Wschr. 1928, 839. — Bergerhoff: Beitr. Klin. Tbk. 49, 108 (1921). — Bernou: Revue de la Tbc. III. s. 7 (1926). — Bessau: Klin. Wschr. 1925, 337. — Bernard u. Nélis: Presse méd. 1927, 721. — Bezançon et Jacquelin: Presse méd. 1929, 733. — Bezançon et Philibert: Presse méd. 1926, Nr 3, 33. — Biemann: Beitr. Klin. Tbk. 63, 1 (1926). — Bingold: Beitr. Klin. Tbk. 68, 734 (1928). — Bloch: Die allgemeine pathologische Bedeutung der Dermatomykosen. Halle 1913. — Bloch u. Massini: Z. Hyg. 63 (1909). — Bloeme, de: Nederl. Tijdschr. Geneesk. 1920, 943. — Boenheim: Beitr. Klin. Tbk. 49, 233 (1921). — Bosco: Presse méd. 1929, 831. — Braeuning: Z. Tbk. 33, 129 (1920). — Brauer: Dtsch. med. Wschr. 1914, Nr 17. — Brauer u. Spengler: Beitr. Klin. Tbk. 19, 1. — Brayer, Mc: J. amer. med. Assoc. 77, 861 (1921). — Brieger: (a) Schweiz. med. Wschr. 1925, 763. (b) Beitr. Klin. Tbk. 61, 97 (1925). (c) Beitr. Klin. Tbk. 63, 403 (1926). — Bruck: Med. Klin. 1913, 1879. — Burckhardt, H.: Z. Tbk. 7, 1. — Burckhardt, M.: Z. schweiz. Statistik 1906. Bussenius: Die Tuberkulose im Weltkriege. Handbuch der ärztlichen Erfahrungen im Weltkrieg. Bd. 3, S. 398. Leipzig 1921.

Calmette: (a) Presse méd. 1926, 241. (b) La vaccination préventive contre la tuberculose par le B. C. G. Paris 1927. Aus dem Franz. übersetzt von H. H. Kalbfleisch. Leipzig 1928. — Camp, de la: (a) Z. Tbk. 8, 120. (b) Med. Klin. 1906, Nr 1. (c) (Kavernen). Beitr. Klin. Tbk. 50, 281 (1922). — Camp, de la u. Küpferle: Med. Klin. 1913, 2016. — Camp, de la u. Mohr: Z. exper. Path. u. Ther. 1. — Cann, Mc. u. Barr: Arch. int. Med. 26, 663 (1920). — Cardis: Revue de la Tbc. 9, 604 (1928). — Caro: Z. klin. Med. 89, 49 (1920). — Cerdeiras: Fortschr. Röntgenstr. 25, 244 (1918). — Chommer: Über die Steigung der Rektaltemperatur nach Körperbewegung und ihre Bedeutung für die Diagnose der Lungentuberkulose. Inaug.-Diss. Basel 1912. — Citronblatt: Inaug.-Diss. Basel 1913. — Combe: Rev. méd. Suisse rom. 1913, No 3. — Cori: Ther. Halbm.h. 1921, 236. — Courmont u. Boissel: Bull. Acad. Méd. Paris, 12 u. 15. Mai 1925.

Darányi: Dtsch. med. Wschr. 1922, 553. — Dautrebande u. Davies: C. r. Soc. Biol. Paris 88, 647 (1923). — David: Z. exper. Path. u. Ther. 11 (1912). — Deycke: (a) Praktisches Lehrbuch der Tuberkulose. Berlin 1920. (b) Münch. med. Wschr. 1924, 548. (c) Z. Tbk. 29. — Deycke u. Altstaedt: Münch. med. Wschr. 1913, 2217. — Deycke u. Much: Münch. med. Wschr. 1913, Nr 3/4. — Diehl: Beitr. Klin. Tbk. 68, 173 (1928). — Diehl u. Kremer: Thorakoskopie und Thorakokaustik. Die Tuberkulose und ihre Grenzgebiete in Einzeldarstellung. Bd. 7. Berlin 1929. — Doerr: Allergie und Anaphylaxie. Handbuch der pathologischen Mikroorganismen. 3. Aufl., Bd. 1, S. 759. 1929. — Dreyer u. Burell: Lancet 203, 374 (1922). — Dubois: Schweiz. med. Wschr. 1920, 772. — Dübi: Beitr. Klin. Tbk. 29, 195 (1914). — Dumarest et Brette: La Pratique du Pneumothorax thérapeutique. 3. éd. Paris 1929.

Eber: Die Tuberkulose der Tiere. Erg. Path. 18 II, 1 (1917). — Edel: Beitr. Klin. Tbk. 50, 167 (1922). — Edens: Die primäre Darmtuberkulose des Menschen. Erg. inn. Med. 2, 142 (1908). — Egger: (a) Korresp.bl. Schweiz. Ärzte 1913, Nr 39. (b) Schweiz. med. Wschr. 1926, 609. — Eggers: Beitr. Klin. Tbk. 47, 373 (1921). — Einis: Virchows Arch. 256, 429 (1925). — Elias u. Pick: Wien. klin. Wschr. 1920, 674. — Eliasberg u. Neuland: (a) Jb. Kinderheilk. 93, 88 (1920). (b) Jb. Kinderheilk. 94, III. F. 44, 102 (1921). — Engelhardt: Beitr. Klin. Tbk. 26, 155. — Engelsmann: Z. Tbk. 44, 373 (1926). — Ernst: Die amyloide Entartung. Handbuch der normalen und pathologischen Physiologie. Bd. 5, S. 1254. Berlin 1928.

Faber: Acta tbc. scand. (Københ.) 1 (1925). — Feldt: (a) Klin. Wschr. 1927, 1136. (b) Die Goldbehandlung der Tuberkulose und der Lepra. Halle 1924. — Fischer: Münch. med. Wschr. 1922, 814. — Foot: J. of exper. Med. 32, 513, 539 (1920) u. 33, 271 (1921). — Forlanini: Erg. inn. Med. 9, 621 (1912). — Forßner: 4. Confér. de Union internat. contre Tbc. Lausanne 1924. — Fraenkel: Die Bedeutung der Röntgenreizstrahlen in der Medizin usw. Strahlenther. 12, 2 (1921). — Fraenkel u. Graeff: Münch. med. Wschr. 1921, 445. — Franco: (a) Arch. di Radiol. (Napoli) 3 (1926). (b) Fol. med. (Napoli) 1927, Nr 17. — Freund, R.: Beitr. Klin. Tbk. 68, 606 (1928). — Freund, W. A.: (a) Ther. Gegenw. 1902, H. 1. (b) Ther. Mh. 1902, H. 6. (c) Münch. med. Wschr. 1907, Nr 48. (d) s. Lit. unter Emphysem. — Freund u. Magat: Z. Hyg. 104, 720 (1926). — Frey: Der künstliche Pneumothorax. Leipzig 1921. — Friedberg: Arch. Kinderheilk. 69, 107. — Friedmann, Fr. Franz: (a) Berl. klin. Wschr. 1912, 2214. (b) Berl. klin. Wschr. 1913, Nr 45. — Frisch, v.: Klin. Wschr. 1925, 977. — Frisch u. Starlinger: Z. exper. Med. 24, 142 (1921). — Frischbier: Z. Tbk. 33, 7 (1920).

Gerhardt, D.: Ther. Gegenw., Dez. 1909. — Ghon: (a) Der primäre Lungenherd bei der Tuberkulose der Kinder. Wien 1912. (b) Beitr. path. Anat. **69**, 65 (1921). (c) Z. exper. Med. **50**, 26 (1926). — Ghon u. Pototsching: Beitr. Klin. Tbk. **41**, 103 (1919). — Ghon u. Winternitz: Z. Tbk. **39**, 401 (1924). — Gloor: Verh. dtsch. Ges. inn. Med. **39**. Kongr. Wiesbaden 1927, 295. — Gonnermann: Z. physiol. Chem. **99**, 297 (1917). — Graeff: Beitr. Klin. Tbk. **70**, 173 (1928). — Grafe: Dtsch. Arch. klin. Med. **95**, 543. — Gram: Arch. int. Med. 28, 312 (1921).— Grau: Ther. Mh., Juni 1913, 401. — Gravesen: Beitr. Klin. Tbk. **65**, 117 (1929). — Greck, de: Klin. Jb. 24 u. Inaug.-Diss. Berlin 1910. — Gumpertz: Beitr. Klin. Tbk. **30**, 200 (1914). — Guth: Beitr. Klin. Tbk. **53**, 94 (1922) u. **55**, 33 (1923).

Hager: Klin. Wschr. **1925**, 592. — Hamburger: (a) Münch. med. Wschr. **1923**, 54. (b) Klin. Wschr. **1927**, 68. (c) Beitr. Klin. Tbk. 50, 162 (1922). — Hansemann, v.: Berl. klin. Wschr. **1911**, 1. — Harms: Die Entwicklungsstadien der Lungentuberkulose. Leipzig 1926. — Hart u. Harras: Der Thorax phthisicus. Stuttgart 1908. — Hecht: Med. Klin. **1926**, 285. — Hecht u. Bonem: Beitr. Klin. Tbk. **65**, 763 (1927). — Hedinger: Verh. dtsch. path. Ges. 10. Tagg 1906, 13. — Heinelt: Beitr. Klin. Tbk. **63**, 799 (1926) u. **66**, 458 (1927). — Heller: Berl. klin. Wschr. **1904**, 517. — Henes: Dtsch. Arch. klin. Med. **111**, 122. — Hill: Amer. Rev. Tbc. **17**, 113 (1928). — Hittmair: Z. klin. Med. **102**, 412 (1925). — Hohn: Münch. med. Wschr. **1926**, 609 u. 2162. — Huebschmann: (a) Lungentuberkulose. Münch. med. Wschr. **1921**, 1380. (b) Einteilung und Entstehung. Beitr. Klin. Tbk. **55**, 76 (1923). — Hyge: Kongreßzbl. inn. Med. **36**, 346 (1924).

Ickert: (a) Z. Tbk. **45**, 291 (1926). (b) Beitr. Klin. Tbk. **63** (1926). (c) Dtsch. med. Wschr. **1927**, 57. (d) Tuberkulose 8, 114 (1928).

Jadassohn: (a) Med. Klin. **1923**, 913. (b) Klin. Wschr. **1925**, 1964. — Jadassohn u. Martenstein: Med. Klin. **1923**, 1210. — Jansen: Dtsch. Arch. klin. Med. **145**, 209 (1924). — Jaquerod: Spéléologie pulmonaire. Etude clin. et radiol. des cavernes tub. Paris: Masson 1928. — Jchok: Z. angew. Anat. 5 (1919). — Jonescu u. Grünberger: Z. klin. Med. **68**, 295 (1909). — Jousset: Semaine méd. **1904**, 289. — Jütte: Beitr. Klin. Tbk. **56**, 17 (1923). — Junker: Münch. med. Wschr. **1913**, 1376.

Käding: Münch. med. Wschr. **1924**, 225. — Kämmerer: Erg. inn. Med. **32**, 373 (1927). — Kahle: Beitr. Klin. Tbk. **47**, 296 (1921). — Kahn: Beitr. Klin. Tbk. 28 (1914). — Karczag: Beitr. Klin. Tbk. **41**, 1 (1919). — Katz u. Leffkowitz: Erg. inn. Med. **33**, 266 (1928). — Kausch: Dtsch. med. Wschr. **1907**, Nr 50. — Kieffer: Z. Tbk. **33**, 9, 65 u. 137 (1920). — Kiehnle: Führt die Tuberkulose in ihrem Verlauf zu einer vermehrten Kariesfrequenz? Inaug.-Diss. Erlangen 1921. — Kirch u. Schuberth: Beitr. Klin. Tbk. **61**, 761 (1925). — Kirchner: Z. Tbk. **43**, 345 (1925). — Kleemann: Beitr. Klin. Tbk. **49**, 138 (1921). — Klemperer: Z. klin. Med. 80, 82 (1914). — Klopstock: Dtsch. med. Wschr. **1925**, 1621. — Klotz: Münch. med. Wschr. **1920**, 964. — Köhler: Z. Tbk. **17**. — Königer: Münch. med. Wschr. **1920**, 205. — Königsfeld u. Puhl: Z. exper. Med. **35**, 340 (1923). — Koranyi: Dtsch. med. Wschr. **1918**, 168. — Krause: The Evolution of Tubercle. New York 1927. — Krönig: Die Frühdiagnose der Lungentuberkulose. Dtsch. Klin. **11**. Berlin 1907. — Kühn: (a) Beitr. Klin. Tbk. **60**, 281 (1925). (b) Münch. med. Wschr. **1923**, 937. — Külbs: Z. klin. Med. **73**. — Küpferle: Strahlenther. 2, 590. — Kuhn: (a) Ther. Mh. **1910**, Nr 8/9 u. **1919**, 201. (b) Die Lungensaugmaske. Berlin 1911. (c) Beitr. Klin. Tbk. 27, 311. — Kuß: (a) L'oléothorax. Arch. méd.-chir. Appar. respirat. 1 (1926). (b) De l'hérédité parasitaire de la tuberculose humaine. Thèse de Paris 1898. — Kuthy: Z. Tbk. **20**, 38 (1913).

Labbé u. Vitry: Rev. Méd. **32**, 818 (1912). — Lampé: Dtsch. med. Wschr. **1913**, 1774. — Lampé u. Cnopf: Fermentforschg 1, 269 (1915). — Landau: Med. Klin. **1926**, 461. Lang: J. inf. Dis. 37, 430 (1925). — Lange: Z. Hyg. 106 ,1 (1926). — Langer: (a) Münch. med. Wschr. **1922**, 76. (b) Dtsch. med. Wschr. **1926**, 396. – Langston: J. Labor. a. Clin. med. 7, 293 (1922). — Leeuwen, Storm van: Beitr. Klin. Tbk. **68**, 703 (1928). — Leschke: Dtsch. med. Wschr. **1926**, 1983. — Letulle: La tuberculose pleuro-pulmonaire 107 planches autochromes. Paris 1916. — Leuchtenberger: Beitr. Klin. Tbk. 50, 322 (1922). — Lewandowsky: Die Tuberkulose der Haut. Berlin: Julius Springer 1916. — Liebmann: Z. Tbk. **32**, 341 (1920). — Liebermeister: (a) Virchows Arch. **197**, 332. (b) Über nichttuberkulöse Lungenspitzenkatarrhe. Dtsch. med. Wschr. **1921**, 266. (c) Die sekundäre Tuberkulose vom Standpunkt des Klinikers. Z. Tbk. **42**, Erg.-H. 7, 618 (1925). — Linden, Gräfin, Meissen u. Strauß: Beitr. Klin. Tbk. **23** u. 24. — Loeschcke: (a) Beitr. pathol. Anat. 77, 231 (1927). (b) Beitr. Klin. Tbk. **56**, 211 (1923); 64, 344 (1926) u. 68, 251 (1928). — Löwenstein: Die Anwendung des Tuberkulins beim Menschen. Kolle-Wassermann, Handbuch der pathogenen Mikroorganismen. 2. Aufl., Bd. 5, S. 549. Jena 1913 (Lit.). — Loewy: Der heutige Stand der Physiologie des Höhenklimas. Berlin 1926. — Long u. Seibert: Amer. Rev. Tbc. **13**, 448 (1926). — Looft: C. r. Soc. Biol. Paris 91, 190 (1924). — Lossen: Beitr. Klin. Tbk. **66**, 751 (1927). — Lüthy: Schweiz. med. Wschr. **1927**, 993. — Lundberg: (a) Acta med. scand. (Stockh.) 62, 46 (1925). (b) Acta tbc. scand. (Københ.)

1, 179 (1927). — Lydtin: (a) Z. Tbk. **39**, 1 (1923). (b) Z. Tbk. **45**, 273 (1926). (c) Beitr. Klin. Tbk. **65**, 332 (1927).

Maendl: Z. Tbk. **35**, 184 (1921). — Maes: Z. Hyg. **91** (1921). — Magat, Semler u. Ullmann: Med. Klin. 1925, Nr 27/28. — Magnus-Alsleben: Verh. 30. dtsch. Kongr. inn. Med. Wiesbaden 1913. — Malach: Inaug.-Diss. Basel 1913. — Manoukhine: Le traitement de la tuberculose par la leucocytolyse contécustive à l'irridation de la rate. Paris 1922. — Mantoux: Presse méd. 1922, 995. — Marchand: Münch. med. Wschr. 1922, 55. — Massini: Schweiz. med. Wschr. 1921, 223 u. 1156 u. 1927, 708. — Matéfy: Med. Klin. 1923, 725. — Maximow: J. inf. Dis. **34**, 549 (1924), **37**, 418 (1926). — Mayer: Berl. klin. Wschr. 1920, Nr 49 u. 50. — Medwedeff: Zur Frage der Muchschen Granula. Inaug.-Diss. Basel 1914. — Merkelbach: Z. klin. Med. **110**, 427 (1929). — Metschnikoff, Burnet u. Tarassovitsch: Ann. Inst. Pasteur, Nov. 1911. — Meyer, Arthur: Dtsch. Arch. klin. Med. **90**, 408. — Meyer-Bisch: (a) Klin. Wschr. 1922, 1879. (b) Beitr. Klin. Tbk. **65**, 317 (1926). — Meyerowitsch: Über den Kochsalzwechsel bei fiebernder Tuberkulose. Inaug.-Diss. Zürich 1911. — Möller: Dtsch. med. Wschr. 1926, 1647. — Möllers: Veröff. Koch-Stiftg H. 1. Leipzig 1913. — Möllgaard u. Mitarbeiter: Chemotherapy of Tuberculosis. Kopenhagen 1924. — Moro u. Keller: Dtsch. med. Wschr. 1926, 433. — Mosse: Einfluß der sozialen Lage auf die Tuberkulose. Mosse u. Tugendreich, Krankheit und soziale Lage. München 1917. — Much: (a) Tuberkulose. Erg. Hyg. **2** (1917). (b) Pathologische Biologie. Leipzig 1920. (c) Die Partigengesetze und ihre Allgemeingültigkeit. Leipzig 1920. (d) Immunität. Brauer, Schröder, Blumenfeld, Handbuch der Tuberkulose. 3. Aufl., Bd. 1. Leipzig 1922. — Mühlberg: Beitr. Klin. Tbk. **71**, 657 (1929). — Müller, Fr. v.: (a) Verh. dtsch. path. Ges. 9. Tagg 1905, 95. (b) Münch. med. Wschr. 1921, 379. — Müller, O. u. Brösamler: Beitr. Klin. Tbk. **50**, 289 (1922). — Müller, Pius: Dtsch. Arch. klin. Med. **158**, 34 (1928). — Müller u. Anthes: Dtsch. Arch. klin. Med. **158**, 54 (1928). — Müller u. Quincke: Dtsch. Arch. klin. Med. **158**, 42 u. 62 (1928) u. **160**, 24 (1928). — Muralt, v.: (a) Die nervösen und psychischen Störungen der Lungentuberkulösen. Med. Klin. 1913, Nr 44/46. (b) Beitr. Klin. Tbk. **16** (fortgeleitete Rasselgeräusche). (c) Der künstliche Pneumothorax. 2. Aufl. Berlin 1922.

Naegeli: (a) Über die Häufigkeit der Tuberkulose. Verh. 24. Kongr. inn. Med. 1907, 165. (b) Über die Häufigkeit, Lokalisation und Ausheilung der Tuberkulose. Virchows Arch. **160**, 426 (1900). — Neuberg u. Klopstock: Med. Klin. 1926, 1078. — Neuer u. Feldweg: Klin. Wschr. 1926, 939. — Neufeld: (a) Immunität bei Tuberkulose. Z. Tbk. **35**, 1 (1922). (b) Dtsch. med. Wschr. 1925, 7. — Neumann: Die Klinik der beginnenden Tuberkulose Erwachsener. Wien 1925. — Neumann u. Wolf: Beitr. Klin. Tbk. **66**, 688 (1927). — Nicol: (a) Beitr. Klin. Tbk. **52**, 228 (1922). (b) Beitr. Klin. Tbk. **30**, 221 (1914).

Oeri: Beitr. Klin. Tbk. **26**, 123. — Orsós: Verh. dtsch. path. Ges. **15**, 136 (1912). — Osawa: Z. exper. Med. **41**, 23 (1924). — Ott: (a) Die chemische Pathologie der Tuberkulose. Berlin 1903. (b) Z. klin. Med. **50**, 432.

Pal: Med. Klin. 1924, 1726. — Pankow u. Küpferle: Die Schwangerschaftsunterbrechung bei Lungen- und Kehlkopftuberkulose. Leipzig 1911. — Paterson: Trans. 6. internat. Congr. Tbc. Washington 1 II, 890. Philadelphia 1908. — Petroff: J. of exper. Med. **21**, 38 (1921). — Petruschky: (a) Beitr. Klin. Tbk. **30**, 215 (1914). (b) Tuberkulose-Immunität. Erg. Immun.forschg 1, 189 (1914). (c) Münch. med. Wschr. 1915, 145. — Phelebon: Presse méd. 1927, 1131. — Philippi: (a) Die Lungentuberkulose im Hochgebirge. Stuttgart 1906. (b) Über die Behandlung der Lungentuberkulose im Hochgebirge. Würzburg. Abh. **13**, H. 11. Würzburg 1913. (c) Die klinische und röntgenologische Untersuchung der Lungenkranken. München 1929. — Piéry et le Bourdellès: La pratique du pneumothorax artificiel. Paris: Masson 1913. — Pindborg: Z. Tbk. **19**, 431 (1913). — Pinner, Grau u. Schulte-Tigges: Partigenforschung und -Therapie. Tbk. bibl. Nr 7. Leipzig 1922. — Pirquet, v.: Allergie. Erg. inn. Med. **5**, 459. — Plesch: Z. exper. Path. u. Ther. **3**, 446. — Ponndorf: Die Heilung der Tuberkulose. Leipzig 1923. — Pottenger: (a) Beitr. Klin. Tbk. **22**, 1 (1912). (b) Z. Tbk. **19**, 319 (1912). — Puhl: Beitr. Klin. Tbk. **52**, 116 (1922).

Rabinowitsch-Kempner: Dtsch. med. Wschr. 1927, 267. — Raether: Dtsch. med. Wschr. 1912, 1283. — Ranke: (a) Münch. med. Wschr. 1913, 2153. (b) Dtsch. Arch. klin. Med. **119**, 297 (1916). (c) Beitr. Klin. Tbk. **52**, 212 (1922). — Raphael u. Eldrigde: Arch. int. Med. **27**, 604 (1921). — Reiche: (a) Münch. med. Wschr. 1901, 1369. (b) Münch. med. Wschr. 1911, 2003. (c) Med. Klin. 1916, 1039. — Reichelt: Dtsch. med. Wschr. 1927, 483. — Reinhart: Korresp.bl. Schweiz. Ärzte 1917, 1153. — Reinwein: Dtsch. Arch. klin. Med. **144**, 37 (1924). — Rennen: Beitr. Klin. Tbk. **58**, 320 (1924). — Robin: Bull. Acad. Méd. Paris, **62**, 217. — Römer: Kritisches und Antikritisches zur Lehre von der Phthiseogenese. Beitr. Klin. Tbk. **22**, 301. — Römer u. Joseph: Experimentelle Tuberkulosestudien. Beitr. Klin. Tbk. **17**, 279. — Rößle: Schweiz. med. Wschr. 1923, 1053. — Rolly: Dtsch. Arch. klin. Med. **103**, 93. — Romberg: (a) Z. Tbk. **34**, 191 (1921). (b) Über die Entwicklung der Lungentuberkulose. Berlin 1927. — Rona: Med. Klin. 1925, 311. —

Ronzoni: 5. Confer. internat. Union against Tbc. Washington **1926** u. Amer. Rev. Tbc. **15**, 1 (1927). — Rosenfeld: Biochem. Z. **142**, 239 (1923). — Rosenstein u. Schmidtke: Beitr. Klin. Tbk. **59**, 199 (1924). — Rosenthal: Dtsch. med. Wschr. **1923**, 249. — Rothacker u. Charon: Zbl. Bakter. Orig. **69**, 478. — Rothe: Veröff. Koch-Stiftg H. 2. Leipzig 1913. — Roussel: La tuberculose conjugale. Paris: Maloine 1922. — Rowe: Z. Tbk. **40**, 283 (1924). — Rueben: Inaug.-Diss. Freiburg i. Br. 1913. — Ruge: Z. Tbk. **15**, 146.

Sachs u. Klopstock: Dtsch. med. Wschr. **1923**, 1292. — Sahli: (a) Tuberkulinbehandlung. 4. Aufl. Basel 1913. (b) Schweiz. med. Wschr. **1920**, 557 u. **1923**, 877. — Salomon u. Wallace: Med. Klin. **1909**, 579. — Samson: (a) Z. Tbk. 44 u. 47. (b) Dtsch. med. Wschr. **1925**, 1144. — Sauerbruch u. Herrmannsdorfer: Münch. med. Wschr. **1926**, 47 u. 108 u. **1928**, 35. — Saugmann: Behandlung der Lungentuberkulose mit künstlichem Pneumothorax. Med. Klin. **1911**, Beih. 4. — Schereschewsky: Zur Frage der Therapie der Lungenschwindsucht mit künstlichem Pneumothorax. Inaug.-Diss. Basel 1914. — Schilling: Med. Klin. **1927**, 1965. — Schirp: Beitr. Klin. Tbk. **49** (1922). — Schittenhelm: Über Anaphylaxie vom Standpunkt der pathologischen Physiologie und der Klinik. Jber. Erg. Immun.forschg **6** I, 115 (1913). — Schläpfer: Beitr. Klin. Tbk. **5**, 43. — Schlüter: Die Anlage zur Tuberkulose. Leipzig 1905. — Schmidt, Martha: Beiträge zur Kenntnis der Krankheitsdauer und der Prognose der Lungentuberkulose. Inaug.-Diss. Basel 1920. — Schmidt u. David: Münch. med. Wschr. **1911**, 939. — Schmincke: Beitr. Klin. Tbk. **65**, 124 (1927). — Schürmann: (a) Beitr. Klin. Tbk. **57**, 185 (1923). (b) Virchows Arch. **260**, 664 (1926). — Schultz-Brauns: Virchows Arch. **273**, 1 (1929). — Secher: (a) Die Behandlung von Tuberkulose mit Sanokrysin-Serum. Erg. inn. Med. **29**, 213 (1926). (b) Die Behandlung der Tuberkulose mit Tuberkulin und Serum nach Möllgaard. Tbk. bibl. Nr 20. Leipzig 1925. — Seidel: Münch. med. Wschr. **1908**, 1321. — Seitler: Z. Tbk. **33**, 1 (1920). — Selter: Dtsch. med. Wschr. **1925**, 1181. — Serog: Berl. klin. Wschr. **49**, 2126 (1912). — Seufferheld: Beitr. Klin. Tbk. **7**. — Simon: Beitr. Klin. Tbk. **65**, 467 (1927). — Solis-Cohen: Arch. int. Med. **8**, 684 u. 824 (1911). — Sorgo: (a) Med. Klin. **1918**, 184. (b) Wien. med. Wschr. **1923**, 2041. — Staehelin, F.: Beitr. Klin. Tbk. **43**, 28 (1919). — Staehelin, R.: (a) Gaswechsel und Energieverbrauch nach Nahrungsaufnahme. Z. klin. Med. **66**, 201. (b) Respiratorischer Stoffwechsel bei Nachtschweiß. Z. klin. Med. **66**, 241. (c) Über Altersphthise. Berl. klin. Wschr. **1910**, Nr 9. — Steinert: Beitr. Klin. Tbk. **68**, 545 (1928). — Stern: Die Psyche des Lungenkranken. Halle a. S. 1925. — Sternberg: (a) Z. Tbk. **39**, 178 (1923). (b) Über die Klassifikation der chronischen Lungentuberkulose. Tbk. bibl Nr 25. Leipzig 1926. — Stivelmann u. Bendove: Amer. Review Tbc. **11**, 53 (1925). — Stöcklin: (a) Z. Tbk. **35**, 241. (b) Beitr. Klin. Tbk. **51**, 351 (1922). — Strauss: Zbl. Hyg. **105**, 416 (1922).

Tachau: Münch. med. Wschr. **1916**, 1148. — Tachau u. Mickel: Münch. med. Wschr. **1916**, 1148. — Teissier: Semaine méd., 1. Dez. **1909**. — Teissier u. Arloing: C. r. Assoc. franç. Avancement Sci. Congr. Clermont-Ferrand **1908**. — Tendeloo: (a) Studien über die Ursachen der Lungenkrankheiten. Wiesbaden 1902. (b) Krankheitsforschg **6**, H. 3. (c) Krankheitsforschg **1**, 195 (1925). — Tobiesen: Dtsch. Arch. klin. Med. **115**, 399 (1914). Toenniessen: (a) Münch. med. Wschr. **1922**, 957. (b) Dtsch. med. Wschr. **1924**, 629 u. 665. — Töppich: Beitr. Klin. Tbk. **52**, 166 (1922). — Trojan u. Pongor: Zbl. Tbk. **52**, 209 (1928). — Turban: (a) The Diagnosis of Tuberculosis of the Lung. London 1905. (b) Über Heilung vorgeschrittener Lungentuberkulose. Z. Tbk. **26**, 1. (c) Zur Frage der Bedeutung psychischer Momente. Z. Tbk. **26**, 241. (d) Klassifikation der Lungentuberkulose. Z. Tbk. **40**, 404 (1924). (e) Münch. med. Wschr. **1927**, 1399. — Turban u. Staub: Z. Tbk. **41**, 81 (1925).

Uhlenhuth: Verh. dtsch. Ges. inn. Med. 33. Kongr. Wiesbaden **1921**, 50. — Ulrici, Graß u. Meyer: Kritische Wertung des Friedmann-Mittels. Tbk. bibl. Nr 3. Leipzig 1921. — Unverricht: (a) Z. Tbk. **33**, 193 (1921). (b) Dtsch. med. Wschr. **1921**, 1020; **1926**, 1298. — Urbino: Presse méd. **1925**, 1332.

Vannini: Bull. Sci. Med. **1908**, Nr 8. — Vogel-Eysern: Beitr. Klin. Tbk. **57**, 65 (1923). — Volland: Ther. Mh. **1912**, 351. — Voorhoeve: Dtsch. Arch. klin. Med. **110**, 231. — Voornveld, van: Schweiz. med. Wschr. **1920**, Nr 26/27.

Wassermann, v.: (a) Immunität bei Tuberkulose. Ref. Dtsch. Tbk.kongr. **1921**, Z. Tbk. **34**, 596. (b) Dtsch. med. Wschr. **1923**, 303. — Webb: Bull. Hopkins Hosp. **21**, 231 (1912). — Wegelin: Korresp.bl. Schweiz. Ärzte **1910**, 913. — Weinberg: (a) Gefahr tuberkulöser Infektion durch Ehegatten. Med. Klin. **1909**, 909. (b) Die Kinder der Tuberkulösen. Leipzig 1913. — Weinert: Allgemeines über phthisische Infektion. Handbuch der ärztlichen Erfahrungen im Weltkrieg. Bd. 8 (pathologische Anatomie). Leipzig 1921. Weisz: (a) Med. Klin. **1912**, 2095. (b) Wien. klin. Wschr. **1912**, 697. — Wenckebach: Wien. klin. Wschr. **1918**, 379. — Westenhöffer: Berl. klin. Wschr. **1911**, 1063. — Westergren: Die Senkungsreaktion. Erg. inn. Med. **26**, 577 (1924). — Wildbolz: Korresp.-bl. Schweiz. Ärzte **1919**, 793. — Willis: Amer. Rev. Tbc. **17**, 240 (1928). — Wolff-Eisner:

Frühdiagnose und Tuberkuloseimmunität. 3. Aufl. Leipzig 1922. — Wolff, F.: (a) Verh. 29. Kongr. inn. Med. Wiesbaden 1912, 372. (b) Beitr. Klin. Tbk. 29, 33 (1912). — Würz: Schweiz. med. Wschr. 1925, 783 u. Inaug.-Diss. Basel 1925.

Zarfl: Jb. Kinderheilk. 5 (1913). — Zuntz, Loewy, Müller u. Caspari: Höhenklima und Bergwanderungen. Berlin 1906. — Zwick u. Titze: Tuberkulinimpfungen bei Haustieren. Kolle-Wassermann, Handbuch der pathogenen Mikroorganismen. Bd. 5, S. 703. 1913.

IX. Pneumonokoniosen.

Arai: Virchows Arch. 228, 510 (1920). — Arnold: Untersuchungen über Staubinhalation und Staubmetastase. Leipzig 1885. — Aufrecht: Die Lungenentzündungen. Nothnagels spezielle Pathologie und Therapie. Bd. 14, Teil 2, S. 303.

Bäumler: Münch. med. Wschr. 1900, 525. — Beitzke: Virchows Arch. 254, 626 (1925).

Christ: Frankf. Z. Path. 29, 398 (1923).

Entin: Über Pneumonokoniosen. Inaug.-Diss. Basel 1915 u. Fortschr. Röntgenstr. 31, 22 (1915).

Fränkel: Spezielle Pathologie und Therapie der Lungenkrankheiten. S. 491. Berlin 1904.

Holtzmann u. Harms: Zur Frage der Staubeinwirkung der Lungen auf die Porzellanarbeiter. Tbk. bibl. Nr 10. Leipzig 1923.

Ickert: Staublunge und Tuberkulose bei den Bergleuten des Mansfelder Kupferschieferbergbaus. Tbk. bibl. Nr 15. Leipzig 1924.

Jarvis: Amer. J. Röntgenol. 9, 226 (1922).

Koopmann: Virchows Arch. 253, 423 (1924).

Langguth: Dtsch. Arch. klin. Med. 55, 255. — Loeschcke: Beitr. Klin. Tbk. 64, 344 (1926).

Merkel: Dtsch. Arch. klin. Med. 42, 179.

Oliver: Diseases of occupation. London 1908. — Orsós: Verh. dtsch. path. Ges. 23. Tagg Wiesbaden. Leipzig 1928.

Patschkowski: Beitr. Klin. Tbk. 57, 113 (1923).

Rößle: Beitr. Klin. Tbk. 47, 325 (1921).

Staehelin: Staubinhalation. Handbuch der normalen und pathologischen Physiologie. Bd. 2, S. 515. 1925. (Lit.!) — Staub-Oetiker: Dtsch. Arch. klin. Med. 119, 469 (1916).

Tendeloo: Studien über die Ursachen der Lungenkrankheiten. Wiesbaden 1902. — Thorel: Beitr. path. Anat. 20, 85.

Wainwright u. Nichols: Amer. J. med. Sci. 130, Nr 3 (1905). Zit. nach Erg. Path. 12, 339 (1908).

Zenker: Dtsch. Arch. klin. Med. 2, 116.

X. Lungenemphysem.

Ameuille: C. r. Soc. Biol. Paris 83, 485 (1920).

Bard: Ann. Méd. 17, 201 (1925). — Becker: Inaug.-Diss. Marburg 1911 u. Beitr. Klin. Tbk. 19, 337. — Beitzke: Dtsch. Arch. klin. Med. 146, 91 (1924). — Bittorf u. Forschbach: Z. klin. Med. 70 (1910). — Bohr: Dtsch. Arch. klin. Med. 88. — Bönniger: (a) Verh. 26. Kongr. inn. Med. 1909, 400. (b) Z. exper. Path. u. Ther. 5. — Bruns: Med. Klin. 1910, Nr 39.

Cervello: Riforma med. 1890. — Creyx: C. r. Soc. Biol. Paris 83, 543 (1920).

Dautrebande: C. r. Soc. Biol. Paris 93, 1025 (1925). — Dünner u. Mecklenburg: Ther. Gegenw. 1925, 1912. — Durig: Zbl. Physiol. 1903.

Engelhard: Dtsch. Arch. klin. Med. 144, 217 (1924).

Freund, W. A.: (a) Der Zusammenhang gewisser Lungenkrankheiten mit primären Rippenknorpelanomalien. Erlangen 1859. (b) Z. exper. Path. u. Ther. 3, 479. (c) Berl. klin. Wschr. 1912, Nr 36. (d) Dtsch. med. Wschr. 1911, Nr 27 u. 1913, Nr 13.

Ganter: Münch. med. Wschr. 1926, 230. — Garrè: Das Lungenemphysem. Die Operation des starr dilatierten Thorax. Erg. Chir. 4, 265 (1912).

Hasselbalch: Dtsch. Arch. klin. Med. 93, 64. — Hirtz: Thèse de Paris 1887. — Hofbauer: (a) Mitt. Labor. radiol. Diagnostik 1907, H. 2. (b) Dtsch. med. Wschr. 1912, Nr 33. (c) Wien. klin. Wschr. 1912, Nr 13. (d) Med. Klin. 1910, 430. — Hoffmann: Lungenemphysem. Nothnagels spezielle Pathologie und Therapie. Bd. 14, H. 3. 1900. Hoover: Arch. int. Med. 11, 52 (1913).

Isaaksohn: Virchows Arch. 53, 466.

Jagic u. Lipiner: Wien. klin. Wschr. 1919, Nr 26/27. — Jaquet: Arch. f. exper. Path. Suppl. 1908 (Festschr. f. Schmiedeberg), 309. — Jores: Zbl. Path. 33, 332 (1923).

Lénart: Zbl. Path. 43, 202 (1923). — Liebermeister: (a) Zbl. Path. 18, Nr 16 (1907). (b) Dtsch. med. Wschr. 1908, Nr 39. — Liljestrand, Wollin u. Nilsson: Skand. Arch.

Physiol. (Berl. u. Lpz.) **29**, 149 (1913). — Loeschcke: (a) Verh. dtsch. path. Ges. **16.** Tagg Marburg **1913**, 435. (b) Beitr. path. Anat, **68.** 213 (1921). (c) Störungen des Luftgehaltes der Lunge. Handbuch der speziellen pathologischen Anatomie und Histologie von Henke u. Lubarsch. Bd. 3, 1. Teil. 1928. — Lommel: Verh. Kongr. inn. Med. **1910**, 777. — Lundsgaard u. Schierbeck: Acta med. scand. (Stockh.) **58**, 470 u. 514 (1923).
Mohr: Berl. klin. Wschr. **1907**, Nr 27.
Neergaard, v. u. Wirz: Z. klin. Med. **105**, 35 u. 51 (1927).
Pissavy u. Saidmann: Presse méd. **1922**, 799.
Raither: Beitr. Klin. Tbk. **22**, 137. — Reinhardt: Dtsch. Arch. klin. Med. **109**, 192 (1913). — Rohrer: Münch. med. Wschr. **1916**, 1219. — Roubachow: Rev. de Chir. **48**, 417 (1913).
Salis: Frankf. Z. Path. **4**, H. 3 (1910); Inaug.-Diss. Basel 1910. — Scott: Arch. int. Med. **26**, 544 (1920). — Siebeck: Dtsch. Arch. klin. Med. **100**, 204 u. **102**, 390. — Sinnhuber: Das Lungenemphysem. Kraus u. Brugsch spezielle Pathologie und Therapie. Bd. 3, Berlin 1927. — Sonne: Acta med. scand. (Stockh.) **58**, 313 (1923). — Staehelin: (a) Pathologie, Pathogenese und Therapie des Lungenemphysems. Erg. inn. Med. **14**, 516 (1915). (b) Klin. Wschr. **1922**, 1721. — Staehelin u. Schütze: Z. klin. Med. **75.**
Tammann u. Bruns: Z. exper. Med. **33**, 350 (1923). — Tendeloo: (a) Studien über die Ursachen der Lungenkrankheiten. II. (pathologischer) Teil. Wiesbaden 1902. (b) Erg. inn. Med. **6**, 1 (1910). (c) Med. Klin. **1909**, 1300. — Tendeloo, Hennemann u. Metz: Krankheitsforschg **7**, 163 (1929).
Velden, von den: Der starr dilatierte Thorax. Stuttgart 1910. — Volhard: Verh. Kongr. inn. Med. **1908** (Diskbem.).
Weiß u. Blumgart: J. Clin. Investigation. Bd. 4, S. 555. 1927. — Weitz: Dtsch. Arch. klin. Med. **143**, 193 (1923).

XI. Atelektase und Zirrhose.

Aufrecht: Die Lungenentzündungen. Nothnagels spezielle Pathologie und Therapie. Bd. 14, II.
Hoffmann: Atelektase. Nothnagels spezielle Pathologie und Therapie. Bd. 14, 2. Teil, 3. Abt., S. 128. Wien 1900.
Jores: Zbl. Path. **33**, 332 (1923).
Lenhartz: Lungenkrankheiten. Ebstein-Schwalbe, Handbuch d. prakt. Med. 2. Aufl. Bd. 2. Stuttgart 1905.
Ribbert: Handbuch der Pathologie des Kindesalters von Brüning u. Schwalbe. Bd. 2, 1. Wiesbaden 1913. — Roch u. Fulpius: Semaine méd. **1910**, 448.
Tendeloo: Studien über die Ursachen der Lungenkrankheiten. Wiesbaden 1904.
Warnecke: Beitr. Klin. Tbk. **16**, 171.
Zusammenfassende Arbeiten über massiven Lungenkollaps mit Lit.:
Fontaine: Lyon chir. **55**, 385 (1928).
Mastics, Spittler u. Mc Namee: Arch. Surg. **15**, 155 (1927) u. **18 II**, H. 1 (1929).

XII. Fremdkörper, Bronchial- und Lungensteine.

Beyreuther: Münch. med. Wschr. **1925**, 598.
Gottstein: Mitt. Grenzgeb. Med. u. Chir. Suppl. **3**, 279.
Hoffmann: Die Krankheiten der Bronchien. Nothnagels spezielle Pathologie und Therapie. 2. Aufl. Wien 1912. — Hornung: Münch. med. Wschr. **1926**, 867.
Koch: Z. Ohrenheilk. **79**, 125 (1920). Eingehende Berücksichtigung der Lit.
Posselt: Bronchialkonkremente. Med. Klin. **1911**, 458.
Scherer: Beitr. Klin. Tbk. **49**, 17 (1921).

XIII. Pleuritis.

Allard: Beitr. Klin. Tbk. **16**, H. 3. — Archavski: Inaug.-Diss. Genf 1891. — Aschoff: Über gewisse Gesetzmäßigkeiten der Pleuraverwachsungen. Veröff. Kriegs- u. Konstit.-Path. H. 14. Jena 1923. — Aßmann: Röntgenuntersuchung der Lungen. Jena 1914. — Attlee, Amsler u. Beaumont: Lancet **207**, 492 (1924).
Bacmeister: Münch. med. Wschr. **1922**, 1243. — Bard: Presse méd. **1921**, 501. — Bayne-Jones: Hopkins Hosp. Bull. **27**, 12 (1916). — v. Beust: Mitt. Grenzgeb. Med. u. Chir. **32**, 94 (1920). — Bittorf: Handb. d. allg. Path. von Krehl u. Marchand Bd. 1, 1. Abt., S. 584. Leipzig 1912. — Bittorf u. Jochmann: Dtsch. Arch. klin. Med. **89**, 485. — Bloch u. Fuchs: Arch. f. Dermat. **96**. — Block: Beitr. Klin. Tbk. **50**, 311 (1922). — Blum: Presse méd. **1922**, 231. — Bönniger: Berl. klin. Wschr. **1910**, 1034. — Bruns u. Ewig: Erkrankungen der Pleura. Kraus u. Brugsch, Spez. Path. u. Ther. innerer Krankh. Bd. 3, S. 431f.

Chauffard u. Girard: Bull. Soc. méd. Hôp. Paris 40, 1434 (1924). — Clairmont: Interlobäre Pleuritis. Arch. klin. Chir. 3, 335 (1919). — Clarke: J. amer. med. Assoc. 79, 1591 (1922). — Cobet: Z. Tbk. 50, 198 (1928). — Cobet u. Ganter: Dtsch. Arch. klin. Med. 132, 35 (1920) u. 135, 146 (1921). — Curschmann: Dtsch. Arch. klin. Med. 53, 1. Deist: (a) Dtsch. med. Wschr. 1924, 600. (b) Dtsch. Arch. klin. Med. 134, 1 (1920) u. 136, 347 (1921). — Denecke: Dtsch. Arch. klin. Med. 131, 125 (1920) u. 134, 363 (1920). — Devic u. Savy: Revue Méd. 1910. — Dietlen: Über interlobäre Pleuritis. Erg. inn. Med. 12, 196 (1913). Eichhorst: Handb. d. spez. Path. u. Therap. 6. Aufl., Bd. 1, Berlin 1904. — Eisner: Z. klin. Med. 76. — Elias: Mitt. Grenzgeb. Med. u. Chir. 38, 543 (1925). — Eppinger: Allg. u. spez. Pathologie des Zwerchfells. Wien 1911. Feenders: Inaug.-Diss. Göttingen 1907. — Fleischner: (a) Klin. Wschr. 1925, 875. (b) Fortschr. Röntgenstr. 36, 120 (1927). (c) Das Röntgenbild der interlobären Pleuritis und seine Differentialdiagnose. Erg. med. Strahlenforschg 2 (1926). — Fränkel, A.: Ther. Gegenw. 1910, 337. — Frick: J. amer. med. Assoc. 55, 2042 (10. Dez. 1910). Ganter: Dtsch. Arch. klin. Med. 141, 68 (1922). — Gerhardt: (a) Korresp.bl. Schweiz. Ärzte 1908, Nr 10. (b) Arch. f. exper. Path., Schmiedeberg-Festschrift, Suppl.-Bd., 228 (1908). (Druck im Pleuraexsudat.) (c) Mitt. Grenzgeb. Med. u. Chir. 26, 695 (parapneumon. Empyem). (d) Z. klin. Med. 55 (Zirkulationsstörung). Münch. med. Wschr. 1913, Nr 52 (Schulterschmerz). (e) Pleuritis nach Brustschüssen. Münch. med. Wschr. 1915, 1693. (f) Empyembehandlung mit Saugdrainage. Mitt. Grenzgeb. Med. u. Chir. 30, 309 (1918). — Gerhartz: Chemie der Transsudate und Exsudate in Oppenheimers Handb. d. Biochemie. Bd. 4, S. 185. Jena 1923. — Geselschap: (a) Inaug.-Diss. Groningen 1910. (b) Ther. Gegenw., Sept. 1910. — Gofferjé: Annalen der städtischen Allgemeinen Krankenhäuser zu München. Bd. 12. München 1907. — Goldscheider: Berl. klin. Wschr. 1910. — Greuel: Med. Klin. 1925, 1080. Hamburger: Wien. klin. Wschr. 1906, Nr 14, 27. — Hedblom: J. amer. med. Assoc. 81, 999 (1923). — Heller: Bruns' Beitr. 102 (1916). — Hensen: Dtsch. Arch. klin. Med. 67. — Herrmannsdorfer: Münch. med. Wschr. 1923, 1219. — Herz: Die Beeinträchtigung des Herzens durch Raummangel. Wien 1909. — His: Dtsch. Arch. klin. Med. 85, 164. — Hochhaus: Dtsch. Arch. klin. Med. 101, 571. — Hoefer u. Herzfeld: Berl. klin. Wschr. 1920, 574. — Hoesslin, v.: Münch. med. Wschr. 1921, 1312. — Hofbauer: (a) Wien. klin. Wschr. 1913, 295. (b) Schweiz. med. Wschr. 1924, 632. (c) Dtsch. med. Wschr. 1925, Nr 48. — Holmgren: Mitt. Grenzgeb. Med. u. Chir. 22, 173. — Hürter: Dtsch. Arch. klin. Med. 108, 22 (1912). Iselin: Beitr. klin. Chir. 102, 587 (1916). — Izar: Fol. med. (Napoli) 6 (1920). Keppler: Dtsch. Arch. klin. Med. 90. — Kindsborg: Med. Klin. 1926, 1039. — Koch: Thoraxschnitte von Erkrankungen der Brustorgane. Ein Atlas. Berlin 1924. — Königer: (a) Dtsch. Kongr. inn. Med. Wiesbaden 1913, 397. (b) Z. Tbk. 17 u. 18. (c) Kongr. inn. Med. 1911, 276. — Koester: (a) Z. klin. Med. 73, 460. (b) Dtsch. med. Wschr. 1921, Nr 36. — Korach: Berl. klin. Wschr. 1919, 412. — Kraffczyk: Z. klin. Med. 99, 391 (1924). — Kraus: (a) Röntgenuntersuchung von Pleura und Zwerchfell in Rieder u. Rosenthals Lehrb. d. Röntgenkunde. Bd. 1. Leipzig 1913. (b) Ver. inn. Med. Berlin, 2. Dez. 1912. Dtsch. med. Wschr. 1913. — Kretzer u. Schomer: Münch. med. Wschr. 1918. — Kuhn: Med. Klin. 1911, Nr 40. Landsberg: Wien. Arch. inn. Med. 2, 467 (1921). — Le Blanc: Beitr. klin. Tbk. 50, 21 (1922). — Leendertz: Dtsch. Arch. klin. Med. 134, 352 (1921). — Lenk: (a) Fortschr. Röntgenstr. 33, 673 (1925). (b) Wien. Arch. inn. Med. 11, 459 (1925). — Lenk u. Pollak: Dtsch. Arch. klin. Med. 109, 351 (1913). — Levi: Zbl. Grenzgeb. Med. u. Chir. 18, 286 (1914). — Liebig: Z. exper. Med. 55, 627 (1927). — Liebmann u. Schinz: Mitt. Grenzgeb. Med. u. Chir. 32, 1 (1920). — Livierato u. Crossonini: Zbl. Bakter. I 58, 139. Lord: (a) Diseases of the pleura in Osler-Mc Crae. Modern Medicine. 3. Aufl., Vol. 4, 221. (b) Boston med. J. 160, 469 (1909). Massini: (a) Z. exper. Med. 2, 81. (b) Ther. Mh. 1915, 522. — Matthes: (a) v. Noordens Pathologie des Stoffwechsels I. Berlin 1906. (b) Med. Klin. 1908, Nr 38. — Meyer, H.: Dtsch. Arch. klin. Med. 85, 149. — Meyerstein: Beitr. Klin. Tbk. 24, 19. — Michaud: Schweiz. med. Wschr. 1926, 561. — Müller, Ed.: Dtsch. Arch. klin. Med. 91, 291. Neuland: Klin. Wschr. 1922, 470. — Neumann: Beitr. Klin. Tbk. 39, 189 (1918). — Nobel: Wien. klin. Wschr. 1921, 423. — Noetzel: Arch. klin. Med. 80, 679. — Nyiri: Wien. Arch. inn. Med. 13, 35 (1926). Otori: Z. Heilk. 25, 141. Paetsch: Zbl. Bakter. Orig. 60, 255. — Perthes: Bruns' Beitr. 20, 37. — Peyrer: Med. Klin. 1924, 637. — Pincherle: Radiol. Med. 12, 277 (1925). — Pometta: Schweiz. med. Wschr. 1925, 1005. Ramond: Bull. méd. 26, 122 (1912). — Reineboth: Dtsch. Arch. klin. Med. 58, 178. — Rennen: Arch. Verdgskrkh. 28, 328 (1921). — Richter: Münch. med. Wschr.

1914, 310. — Roch u. Dufour: Semaine méd. **1908**, 505. — Rosenberg: Mitt. Grenzgeb. Med. u. Chir. **32**, 267 (1920). — Rosenbach, O.: Die Erkrankungen des Brustfells. Nothnagels spezielle Pathologie und Therapie. Bd. 14, I. Wien 1899. — Rosenmann: Klin. Wschr. **1923**, 450.

Sabourin: Arch. gén. Méd. **91**, 5. — Sahli: Lehrbuch der klinischen Untersuchungsmethoden. 6. Aufl. Wien 1913. — Savy: Progrès méd. **1910**, 371. — Schade, Claussen, Habler, Hoff, Mochizucki u. Birner: Z. exper. Med. **49**, 294 (1926). — Schottmüller: Beitr. Klin. Inf.krkh. **3**, 361 (1914). — Siebeck: Dtsch. Arch. klin. Med. **100**, 215. — Silberschmidt: Beitr. Klin. Tbk. **60**, 128 (1924). — Slatowerchownikow: Dtsch. med. Wschr. **1912**, 1282. — van Slyke, Wu u. Mc Lean: J. of biol. Chem. **56**, 765 (1923). — Spengler, L. u. Sauerbruch: Münch. med. Wschr. **1913**, 2825. — Stintzing u. Cobet: Behandlung der Erkrankungen des Brustfells und Mittelfellraumes. Handb. d. ges. Therap. 6. Aufl., Bd. 3, S. 340. Jena 1926.

Tellgmann u. Kanellis: Dtsch. med. Wschr. **1925**, Nr 16. — Traube: Zur Nosologie und Diagnose der totalen Verwachsungen beider Pleurablätter. Beitr. Path. u. Physiol. **3**, 338. — Turban: Münch. med. Wschr. **1927**, 1399.

Vaquez: Bull. Acad. Méd. **1908**, 31.

Waldvogel: Dtsch. Arch. klin. Med. **89**, 322. — Wassermann u. Citron: Z. Hyg. **50**, 331. — Wenckebach: Mitt. Grenzgeb. Med. u. Chir. **19**, 842. — Werthemann: Virchows Arch. **270**, 605 (1928).

Zadek: (a) Berl. klin. Wschr. **1920**, 321. (b) Med. Klin. **1920**, 64. — Zybell: Das Empyem im Säuglingsalter. Erg. inn. Med. **11**, 611 (1913).

XIV. Pneumothorax.

Bäumler: Dtsch. Arch. klin. Med. **131**, 263 (1920). — Bard: Semaine méd. 16. Okt. **1901**. — Biach: Wien. med. Wschr. **1880**, 6. — Bittorf: (a) Pathologie der Atmung in Marchand-Krehl, Allg. Path. 2, 1, 584. Leipzig 1912. (b) Münch. med. Wschr. **1910**, 1218 (paradoxe Zwerchfellbewegung). — Brauer: Über Pneumothorax. Marburger Universitätsprogramm 1906. — Brunner: Mitt. Grenzgeb. Med. u. Chir. **33**, 124 (1921). — Bruns: (a) Beitr. Klin. Tbk. **12**, 1. (b) Dtsch. Arch. klin. Med. **107**, 468 (1912). Bruns u. Ewig: Erkrank. d. Pleura, Kraus-Brugsch spezielle Pathologie und Therapie. Bd. 3. Berlin 1924.

Cahn: Dtsch. med. Wschr. **1917**, 1469. **1918**, 623 — Campbell: J. of Physiol. **57**, 273 (1923).

Dautrebande et Spehl: C. r. Soc. Biol. Paris **86**, 973 (1922) u. **92**, 451 (1925). — Dehio: Dtsch. med. Wschr. **1925**, 817. — Devic u. Savy: Rev. Méd. **1910**. — Drasche: Wien. klin. Wschr. **1899**, 1277. — Dorendorf: Klin. Wschr. **1926**, 274.

Eichhorst: Spezielle Pathologie u. Therapie. 6. Aufl., Bd. 1, 1904.

Faschingbauer: Wien. klin. Wschr. **1919**, Nr 31/32. — Fischer, B.: Z. klin. Med. **95**, 1 (1922). — Fleischner: Beitr. Klin. Tbk. **55**, 51 (1923). — Friesdorf: Münch. med. Wschr. **1927**, 627.

Geigel: Leitfaden der diagnostischen Akustik. Stuttgart 1908. — Graß u. Meiners: Beitr. Klin. Tbk. **51**, 134 (1922).

Hayashi: Frankf. Z. Path. **16**, 1 (1915). — Hellin: Mitt. Grenzgeb. Med. u. Chir. **17**. — Hill and Campbell: Brit. med. J. **1**, 752 (1923). — v. Hößlin: Münch. med. Wschr. **1921**, 1312. — Hornung: Med. Klin. **1913**, 744. — Hürter: Dtsch. Arch. klin. Med. **108**, 21 (1912).

Königer: Verh. dtsch. Kongr. inn. Med. Wiesbaden **1913**, 397. — Kulcke: Münch. med. Wschr. **1920**, 1175.

Landolt: Schweiz. med. Wschr. **1920**, 699. — Levy: Arch. f. exper. Path. **35**, 335. — Leyden: Z. klin. Med. **1**, 320. — Ljungdahl: Dtsch. Arch. klin. Med. **126**, 224 (1918).

Massini u. Schönberg: Berl. klin. Wschr. **1916**, 1076. — Meyer, Nather u. Ochsner: Dtsch. Z. Chir. **188**, 13 (1924). — Meyerstein: Beitr. Klin. Tbk. **24**, 19.

Nötzel: Dtsch. Arch. klin. Chir. **80**, 679.

Reineboth: Dtsch. Arch. klin. Med. **58**. — Rist et Strohl: Presse méd. **1922**, 69. — Rosenbach, O.: Pneumothorax. In Nothnagels spez. Path. u. Therap. Bd. 14, 1. Hälfte, S. 198. Wien 1899.

Sackur: Z. klin. Med. **29**, 25. — Sahli: Lehrbuch der klin. Untersuchungsmethoden. 5. Aufl., S. 1043. Leipzig 1909. — Sauerbruch: Beitr. klin. Chir. **60**, 450. — Savy: Progrès méd. **1910**, 371. — Schmidt, A.: Münch. med. Wschr. **1912**, 1417. — Sehrwald: Dtsch. med. Wschr. **1889**, Nr 15. — Sonies: Z. Tbk. **46**, 353 (1926). — Spengler: Schweiz. med. Wschr. **1923**, 309. — Spengler u. Sauerbruch: Münch. med. Wschr. **1913**, 2825. — Szupak: Gesammelte Abhandlungen aus der medizinischen Klinik zu Dorpat, herausg. v. Unverricht. S. 377. Wiesbaden 1903.

Tobiesen: Dtsch. Arch. klin. Med. **115**, 399 (1914).

Unverricht, H.: Pneumothorax in Ebstein-Schwalbe, Handb. d. prakt. Med. 2. Aufl., Bd. 1. Stuttgart 1905. — Unverricht, W.: Klin. Wschr. 1924, 19. Walther: Dtsch. Z. Chir. 119, 254. — Weil: Dtsch. Arch. klin. Med. 25, 39 u. 29, 364. — Wellmann: Dtsch. Arch. klin. Med. 103, 387.

XV. Geschwülste.

Anke: Inaug.-Diss. München 1884. — Arnstein: Wien. klin. Wschr. 1913, 748. — Aßmann: Med. Klin. 1924, 1757 u. 1796. — Aufrecht: Lungenkarzinom. Nothnagels spez. Path. u. Therap. Bd. 14, 1. Teil, 2. Hälfte, S. 362. Wien 1899. Bard: (a) Semaine méd. 1906, 145. (b) Rev. méd. Suisse rom. 1918, 5. — Barron: Arch. Surg. 4, 642 (1922). — Berblinger: Klin. Wschr. 1925, 913. — Bergmark u. Quensel: Acta med. scand. (Stockh.) 59, 710 (1923). — Bernard et Cain: Arch. Méd. expér. 25, 333 (1913). — Brandt: (a) Virchows Arch. 262, 211 (1926). (b) Mitt. Grenzgeb. Med. u. Chir. 39, 74 (1926). — Breckwoldt: Z. Krebsforschg 23, 128 (1926). Ceelen: Med. Klin. 1920, Nr 4. — Cohn: Die nichttuberkulösen Erkrankungen im Röntgenbilde. Würzburg. Abh. Leipzig 1924. Deist: (a) Klin. Wschr. 1923, 1842. (b) Klin. Wschr. 1924, 2200. — Deussing: Multiple primäre Myome der Lunge. Diss. München 1912. — Dorendorf: Dtsch. med. Wschr. 1914, 225. — Dosquet: Virchows Arch. 234 (1921). — Du Bray and Rosson: Arch. int. Med. 26, 715 (1920). — Duguid: Lancet 213, 111 (1927). — Dynkin: Über die primären malignen Lungentumoren. Inaug.-Diss. Basel 1915. Eckersdorf: Zbl. allg. Path. 1906. — Ecoffey: Arch. franç. Path. gén. 1924, H. 7. — v. Eiselsberg: Wien. klin. Wschr. 1922, Nr 22. — Eismayer: Z. Krebsforschg 21, 203 (1924). — Ephraim: Berl. klin. Wschr. 1913, 685. Feller: Virchows Arch. 236, 470 (1922). — Ferenczy u. Matolcsy: Wien. klin. Wschr. 1927, 618. — Fishberg: Arch. int. Med. 37, 745 (1926). — Forschbach: Fortschr. Röntgenstr. 28, 87 (1921). — Fränkel: (a) Spezielle Pathologie und Therapie der Lungenkrankheiten. S. 931. Berlin 1904. (b) Dtsch. med. Wschr. 1911, 531. — Fried: Arch. int. Med. 35, 1 (1925). — Frommel: Rev. Méd. 44, 31 (1927). — Fürbringer: Dtsch. med. Wschr. 1911, 571. Garré u. Quincke: Lungenchirurgie. 2. Aufl. Jena 1912. — Gurwitsch, Leja: Über die Symptome der sekundären malignen Lungentumoren, insbesondere über die Dyspnoe bei der generalisierten karzinomatösen Lymphangitis. Inaug.-Diss. Basel 1928. Schweiz. med. Wschr. 1928 II, 981. — Gutzeit: Z. Krebsforschg 19, 30 (1922). Härting u. Hesse: Vjschr. gerichtl. Med. N. F. 30 u. 31. — Hampeln: Mitt.Grenzgeb. Med. u. Chir. 36, 145 (1923). — Hanf: Virchows Arch. 264, 366 (1927). — Hedinger: Schweiz. med. Wschr. 1923, 165. — Heilmann: Virchows Arch. 255, 549 (1925). — Hellendall: Z. klin. Med. 37, 435. — Hermann: Z. Krebsforschg 13, 446 (1913). — Hickey m and Simpson: Acta radiol. (Stockh.) 5, 259 (1926). — Hoffmann: San Francisco Cancer Survey 3. Preliminary Report. San Francisco 1927. — Holzer: Med. Klin. 1925, 1235. Katz: Z. Krebsforschg 25, 368 (1927). — Kikuth: Virchows Arch. 255, 107 (1925). — Kirch: Zbl. Path. 28, 545 (1917). — Klemperer, F.: Dtsch. med. Wschr. 1911, 573. — Knoflach u. Marchesani: Frankf. Z. Path. 28, 551 (1922). — Krieg: Beitr. klin. Chir. 58. — Kschikscho: Virchows Arch. 209, 464 (1912). — Kuznitzky u. Bittorf: Münch. med. Wschr. 1915, 1349. Lenhartz: Ebstein-Schwalbes Handb. d. prakt. Med. Bd. 1. Stuttgart 1905. — Letulle et Jacquelin: Presse méd. 1924, 825. — Lichty, Wright u. Baumgartner: J. amer. med. Assoc. 86, 144 (1926). — Lind: Sv. Läkartidn. 1927, 890, zitiert nach Kongreßzbl. inn. Med. 48, 50 (1927). — Lubarsch: Med. Klin. 1924, 299. — Lüdin: Fortschr. Geb. Röntgenstr. 34, 899 (1926). — Lynch: J. of exper. Med. 46, 917 (1927). Malkwitz: Frankf. Z. Pathol. 26, 189 (1921). — Marchesani: Frankf. Z. Pathol. 30, 158 (1924). — Martenstein: Arch. f. Dermat. 147, 70 (1924). — Mehrdorf: Virchows Arch. 193. — v. Meyenburg: Korresp.bl. Schweiz. Ärzte 1919, 1668. — Murphy u. Sturm: J. of exper. Med. 42, 693 (1925). — Mylius u. Schiermann: Beitr. klin. Tbk. 73, 196 (1929). Nager: Arch. f. Laryng. 20. — Nevinny: Mitt. Grenzgeb. Med. u. Chir. 40, 277 (1927). Otten: Fortschr. Röntgenstr. 15 u. 30, 60 (1922). Pick, F.: Intrathoratische Tumoren. Kraus-Brugsch spezielle Pathologie und Therapie Bd. 3. Berlin 1924. — Pick, L.: Dtsch. med. Wschr. 1911, 570f. — Powell u. Hartley: Diseases of the lungs and pleurae. 5. Aufl. London: Lewis 1911. — Probst: Z. Krebsforschg 25, 431 (1927). Reboul: Des enchondromes pulmonaires primitifs. Thèse de Lyon 1919. — Rostoski, Saupe u. Schmorl: Z. Krebsforschg 23, 360 (1926). — Rotter: Dtsch. med. Wschr. 1913, 1665. Sachs: Schweiz. med. Wschr. 1924, 1156; Inaug.-Diss. Basel 1924. — Schmidt, R.: Med. Klin. 1913, 2059 u. 1926, 1869. — Schmorl: (a) Zbl. Path. 33, 192 (1923). (b) Münch.

med. Wschr. **1924**, 757. — Schneider: Virchows Arch. **252**, 706 (1924). — Schwyter: Frankf. Z. Path. **36**, 146 (1927). — Seyfarth: Dtsch. med. Wschr. **1924**, 1497. — Shaw u. Williams: Lancet **1905**, **2**, 1325. — Stadelmann: Dtsch. med. Wschr. **1911**, 572. — Staehelin: Klin. Wschr. **1926**, 1853. — Stern: Virchows Arch. **241**, 219 (1923). Uhlig: Virchows Arch. **230**, 76 (1921). Wahl: Z. Krebsforschg **25**, 302 (1927). — Weil: Fortschr. Röntgenstr. **19**, 142 (1912). — Weinberger: Wien. klin. Arch. **2**, 357 (1921). Zalka, v.: Z. Krebsforschg **26**, 130 (1928). — Zeckwer: Arch. int. Med. **34**, 191 (1924).

XVI. Syphilis.

Balzer: Syphilis de la trachée, des bronches et des poumons in Brouardel-Gilbert-Thoinot. Traité Méd. **29**, 623. Paris 1910. — Berblinger: Med. Klin. **1927**, 1330. Conner: Amer. J. med. Sci., Juli **1903**, 57. Denker: Dtsch. med. Wschr. **1912**, 11. — Deutsch: Fortschr. Röntgenstr. **24**, 17 (1916). — Dutsch: Virchows Arch. **219** (1925). Flockemann: Zbl. Path. **1899**. — Fränkel: (a) Spezielle Pathologie und Therapie der Lungenkrankheiten. S. 882. Berlin 1904. (b) Syphilis der Brustorgane. In Meirowsky und Pinkus: Die Syphilis. Berlin 1923. Gähwyler: Beitr. Klin. Tbk. **57**, 364 (1924). — Gerhardt, C.: Dtsch. Arch. klin. Med. **2**, 535. — Groedel: (a) Münch. med. Wschr. **1919**, 318. (b) Lungensyphilis in Kraus und Brugsch, Spezielle Pathologie und Therapie innerer Krankheiten. Bd. 3, 1923. — Gürich: Münch. med. Wschr. **1925**, 980. Haerle: Jb. Kinderheilk. **78**, 125. — Heller: Dtsch. Arch. klin. Med. **42**, 159. — Herxheimer: (a) Lues acquisita in Lubarsch-Ostertag. Erg. Path. **11**, 1 (1907). (b) Kongenitale Syphilis. Erg. Path. **12** (1908). — Hochhaus: Münch. med. Wschr. **1913**, Nr 7, 385. Jacquin: Thèse de Paris **1884**. Kayser: Fortschr. Röntgenstr. **22**, 214 (1914). Letulle et Dalsace: Presse méd. **1926**, 385. — Lindvall u. Tilgren: Beitr. Klin. Tbk. **24**, 311. — Lossen: Beitr. Klin. Tbk. **66**, 761 (1927). — Lyon: Med. Klin. **1925**, 403. — Neumann: Syphilis. Nothnagels spez. Path. u. Therap. Bd. 23, 2. Aufl. Wien 1899. Pontano: Policlinico, sez. prat., **1920**, Nr 46. — Proksch: Die Literatur über die venerischen Krankheiten. Bonn 1900. Ritter: Beitr. Klin. Tbk. **52**, 297 (1922). — Rössle: Münch. med. Wschr. **1918**, 992. — Romberg: Münch. med. Wschr. **1918**, 1266. — Roubier u. Bouget: Rev. Méd. **1912**, 185. Samson: Z. Tbk. **39**, 161 (1923). — Schlesinger: (a) Syphilis der Bronchien und Lungen im Handb. der Geschlechtskrankheiten von Finger, Jadassohn, Ermann und Groß. Bd. 3, S. 559. Wien 1912 (Lit.). (b) Syphilis der Pleura. Ebenda S. 584 (Lit.). (c) Syphilis und innere Medizin. III. Teil. Berlin 1926. — Schröder: Tuberkulose **1924**, Sonderh. 33. Tanaka: Virchows Arch. **208**, 429. Wilmans: Münch. med. Wschr. **1916**, 1481. — Winkler: Münch. med. Wschr. **1922**, 667. — Woenckhaus: Virchows Arch. **229**, 147 (1920).

XVII. Aktinomykose.

Adler: Prag. med. Wschr. **1912**, 386. De Beurmann et Gougerot: Les sporotrichoses. Paris: Alcan 1912. Dresel: Zbl. Bakter. Orig. **95**, 412 (1925). Glaser u. Hart: Z. klin. Med. **90**, 294 (1921). Heeren: Röntgenpraxis. Beih. Fortschr. Röntgenstr. **1**, 475 (1929). — Husik: Virchows Arch. **268** (1928); Inaug.-Diss. Zürich 1928. Kautz: Fortschr. Röntgenstr. **30**, 72 (1922). Lenhartz: Dtsch. Arch. klin. Med. **136**, 129 (1921). — Lieske: Allgemeines über die Aktinomyceten, in Kolle, Kraus, Uhlenhuth. Handb. d. pathog. Mikroorg. 3. Aufl., 5, 17. Jena 1927. Otten: Fortschr. Röntgenstr. **15**. Peemöller: Beitr. Klin. Tbk. **50**, 523 (1922). (Lit. über Lungenstreptotrichose.) — Petruschky: Die pathogenen Trichomyzeten und Trichobakterien in Kolle-Wassermann. Handb. d. path. Mikroorganismen, 2. Aufl., Bd. 5, S. 267. Jena 1913. — Posselt: Aktinomykose der Bronchien. Med. Klin. **1911**, 1357 u. 1386. Retzlaff: Lungenaktinomykose, in Kraus-Brugsch spezielle Pathologie und Therapie Bd. 3. Berlin 1924. — Rodella: Zbl. Bakter. Orig. **84**, 450 (1920). Schill: Wien. Arch. inn. Med. **10**, 409 (1925). — Schlegel: Strahlenpilzkrankheit. Aktinomykose. Kolle, Kraus, Uhlenhuth. Handb. d. pathogenen Mikroorganismen. 3. Aufl., Bd. 5, S. 41. Jena 1927. — Skworzoff: Virchows Arch. **261**, 503 (1926). v. Tempsky: Bruns' Beitr. **139**, 207 (1927).

Weber: Fortschr. Röntgenstr. 17. — Werthemann: Virchows Arch. 255, 719 (1925). — Wourlisch: Über miliare Aktinomykose der Lungen. Inaug.-Diss. Zürich 1922.

XVIII. Seltene Pilzerkrankungen.

Ballin: Z. Hyg. 60. — de Beurmann u. Gougerot: Les sporotrichoses. Paris 1912. — Buschke u. Joseph: Die Sproßpilze. Kolle, Kraus, Uhlenhuth. Handb. d. pathog. Mikroorg., 3. Aufl., Bd. 5, S. 321. Leipzig 1928. — Buschke u. Langer: Die Sporotrichose. Kolle, Kraus, Uhlenhuth. Handb. d. pathog. Mikroorg., 3. Aufl., Bd. 5, S. 401. Leipzig 1928.
Castellani: (a) Lancet 92, 13 (1912). (b) J. trop. Med. 16, 102 (1913). (c) J. trop. Med. 24, 149 (1921). — Chalmers u. Macdonald: J. trop. Med. 23, 1 (1920).
Esser: Virchows Arch. 257, 4 (1925).
Farah: Presse méd. 1921, 713. — Forbus: Amer. Rev. Tbc. 16, 599 (1927). Zitiert nach Kongreßzbl. inn. Med. 49, 312 (1928). — Fränkel: Spezielle Pathologie und Therapie der Lungenkrankheiten. Berlin 1904.
Gelpke: Inaug.-Diss. Basel 1913.
Kleberger: Dtsch. med. Wschr. 1920, 1170.
Lang u. Grubauer: Virchows Arch. path. Anat. 245, 480 (1923).
Macaigne u. Nicaud: Presse méd. 1926, 401. — Müller: Dtsch. med. Wschr. 1920, 1169.
Plaut: Die Hyphenpilze oder Eumyzeten in Kolle-Wassermann, Handb. d. pathog. Mikroorg. 2. Aufl., Bd. 5, S. 20 (Schimmelpilze) u. S. 42 (Soor). Jena 1913. — Posselt: Med. Klin. 1909, 655 (Lit.).
Risel: Dtsch. Arch. klin. Med. 85.
Saxer: Pneumonomycosis aspergillina. Jena 1900 (Lit.). — Steinfield: J. amer. med. Assoc. 82, 83 (1924). — Sticker: Schimmelpilzerkrankungen der Lunge. Nothnagels spez. Path. u. Therap. Bd. 14, 2. Teil, 4. Abt., S. 156. Wien 1900 (Lit.).
Torbado u. Arciniega: Zbl. Bakter. Orig. 96, 273 (1925).
Wovschin: Med. Rec. 84, 388 (1913).

XIX. Tierische Parasiten.

Abend: Dtsch. Arch. klin. Med. 100, 501 (1910). — Alexander: Zbl. inn. Med. 1920, 801. — Amrein: Schweiz. med. Wschr. 1923, 576. — Arnstein: Wien. klin. Wschr. 1920, 234.
Behrenroth: Der Lungenechinokokkus. Erg. inn. Med. 10, 499 (1913). (Lit.) —Braun: Die tierischen Parasiten des Menschen. 4. Aufl. Würzburg 1908.
Deusch: Dtsch. med. Wschr. 1925, 1319.
Fränkel: Spezielle Pathologie und Therapie der Lungenkrankheiten. Berlin 1904.
de Gouvéa: Thèse de Paris 1895.
Hauser: Festschrift für die Universität Erlangen. Leipzig 1901. — Horowitz-Wlassowa: Zur Frage des serologischen Nachweises der Echinokokkeninfektion. Dtsch. med. Wschr. 1926, 147 (Lit.).
Jaksch-Wartenhorst: Med. Klin. 1924, 5.
Lenk: Wien. klin. Wschr. 1922, 341.
Morawitz: Ther. Gegenw., Okt. 1918.
Posselt: Münch. med. Wschr. 1906, 537.
Reinberg: Fortschr. Röntgenstr. 33, 382 (1925).
Stiles: Hopkins Hosp. Bull. 1904. — Stöcklin: Beitr. Klin. Tbk. 46, 256 (1921).
Wadsack: Berl. klin. Wschr. 1906, 1097. — Weinberg: Die Echinokokken und die Serumdiagnostik der Echinokokkenkrankheit in Kolle-Wassermann, Handb. d. pathogenen Mikroorganismen. 2. Aufl., Bd. 8, S. 123. Jena 1913 (Lit.).

Namenverzeichnis.

Die *kursiv* gedruckten Zahlen beziehen sich auf die Literaturverzeichnisse.

Gutzmann *741*, 949, 950, 990, *1885*.
Guyot 812, *972*.
György 1010, *1887*.

Haarpuder 449.
Haas *601*, 1340, *1900*.
Haas, G. 22.
Haass *613*.
Haberlandt *600*.
Haberlandt, L. 59, 60, 75, *596*.
Habler *1911*.
Hachen 1585.
Hack 794, 795, 798, *970*, 1242, *1897*.
Hackenthal 1455.
Haedicke 1158, *1893*.
Haedicke, Joh. *615*.
Häffner 778.
Händel 1273, 1280, 1294, 1295, 1335, *1900*.
Haenel 869.
Hänisch *608*, *741*.
Haenlein 1107.
Haerle, T. 1867, *1913*.
Härting 1832, *1912*.
Hagard 999.
Hagemann 297.
Hagenbach 1783.
Hagenbuch, M. 1329, *1900*.
Hager 1610, *1905*.
Haggard 219, 994.
Hagmann 1240.
Haguenau *1898*.
Haidar Bey 829.
Hainau 473.
Hajek 749, 763, 764, 782, 807, 812, 881, 930, *967*, 968, *969*, *970*, *978*.
Hajós 1229, 1252, 1253, 1272, *1897*.
Halbey *618*.
Halbron *1903*.
Haldane 218, 239, *605*, 988, 994, 995, 996, 998, 1007, 1008, 1016, 1021, 1027, 1028, 1031, 1032, 1050, 1099, 1690, 1695, *1885*, *1886*.
Hall 23.
Halle 763, 764, 858, *967*.
Hallenberger *622*.
Haller 119, 1778.
Haller, A. v. 9.
Hallopeau 576.
Hallows 1167, *1894*.
Halyabbas 877.
Hamann 1176, 1188, *1894*.
Hamburger 556, *629*, 1403, 1428, 1436, 1440, 1443, 1446, 1464, 1475, 1476, 1521, 1527, 1602, 1605, 1747, *1905*, *1910*.
Hamel 1444, 1445.
Hammer 463, *1890*.

Hammerschmidt 1166, *1894*.
Hampeln 366, 475, *620*, *621*, 1831, *1912*.
Hanau 1305.
Hanberg *978*.
Hand 1428.
Handfield-Jones, R. M. *976*.
Handford 103, *599*.
Handowsky 295.
Hanf *1912*.
Hanfbauer 1028.
Hansberg 908, 912, *978*.
Hansemann, v. 402, *741*, 965, 1037, 1039, 1369, 1461, 1462, 1467, 1468, 1551, 1615, 1859, *1887*, *1905*.
Hansen *618*.
Hansen, Armauer 820.
Hanszel *978*.
Harbitz 311, 1428.
Hardie 1284.
Hare 474.
Harke 771, *969*.
Harmer 814, 932.
Harms 1506, 1685, 1686, 1687, *1903*, *1905*, *1908*.
Harper, S. *978*.
Harras 1037, 1038, 1463, *1905*.
Harris 265.
Harrison, W. J. *976*.
Harrop 243, 1008, 1009, 1011, 1027, 1032, *1887*.
Hart *611*, 1036, 1037, 1038, 1194, 1225, 1463, 1475, 1871, *1887*, *1896*, *1905*, *1913*.
Hartley 1830, *1884*, *1903*, *1912*.
Hartmann 144, *601*, 790, 844, 856, 858, *970*.
Hartridge *1884*.
Hartz, H. *604*.
Harvey 41.
Harvier *1902*.
Hasebroeck, K. *600*.
Hasebroek 53, 455, 534, *596*, *597*, *604*, *611*, *615*, *620*.
Hasenfeld 350, 424, *603*, *620*.
Hasenfeld, A. *620*.
Hashimoto 525.
Haslinger *980*, 1226, *1896*.
Hasse 677, 678, 679, 680, 687, *741*.
Hasselbach 240, 992, 998, *1885*.
Hasselbalch *1908*.
Hasselberg 447.
Hasslauer *972*.
Hastings *1899*.
Hatscher 280, *613*.
Haudek 671, *741*.
Hauffe *615*.
Haun 142.
Haupt 583, 584, *632*, 1451.
Hauser 1876, *1914*.
Hausmann *622*, *976*.

Hayashi 1810, 1812, *1911*.
Hayek, v. 916, 1456, 1634, 1640, 1642, 1643, *1903*.
Haythorn 1059.
Head 426, 509, 517, *611*, 627, 1061, *1887*.
Healey 1011, *1887*.
Heatley 1229, 1266, *1897*.
Heberden 528.
Hebra 818.
Hecht 287, 1585, 1590, *1905*.
Hedblom 1777, 1791, *1910*.
Hediger *608*, *615*, 1002, *1885*.
Hedinger 228, 472, 1137, 1141, 1152, 1535, 1831, 1833, *1892*, *1893*, *1905*, *1912*.
Hedrén 1428.
Heeker, v. *618*.
Heeren 1874, *1913*.
Heffter 275, *1887*.
Hegar 581.
Heiberg *972*.
Heiberg, K. A. *974*.
Heide, V. O. *615*.
Heidelberger 1281, *1900*.
Heidemann *618*.
Heidenhain 3, 19, 42, *741*, 1065, *1889*.
Heidenhain, M. *596*.
Heilbronner *608*.
Heilmann 1831, *1912*.
Heilner 438, *622*, 628.
Heim 526, 1281, 1365, *1901*.
Heinecke 1235, *1897*.
Heineke 1059.
Heinelt 1580, 1581, *1905*.
Heinicke 100, 102, 103, *599*.
Heinz 1069, 1099, *1889*, *1891*.
Heinze 917, 920, 1593.
Heitz 85, 161.
Hellendal, H. *629*.
Hellendall 1838, *1912*.
Heller 451, 469, 473, 529, 568, *596*, *624*, *625*, 916, 1202, 1427, 1430, 1468, 1535, 1594, 1867, *1896*, *1905*, *1910*, *1913*.
Heller, A. 559, *630*, 889.
Heller, R. *596*, *603*.
Hellin, D. 1819, *1911*.
Hellmann *613*, 828, 839.
Helm 985, *1884*.
Helmont, van 1244.
Helwig *613*.
Hendelsohn *976*.
Henderson 50, 218, 219, *605*, 994, *1885*, *1887*.
Henderson, Y. 999, 1008, 1010, 1012, 1051.
Henes *1905*.
Henius *1903*.
Henke *976*, 1273, 1428, *1902*, *1909*.
Henkel 150, *603*.
Henle 751, 1679.
Hennemann *1909*.
Henny 563, *630*.

Mayor 1345, *1901*.
Mazonn 1747.
Meakins 218, 999, 1007, 1008, 1009, 1014, 1016, 1018, 1019, 1027, 1028, 1033, 1046, 1047, 1051, 1099, 1179, 1250, 1251, 1287, 1292, 1293, 1585, 1664, 1702, 1703, 1806, 1807, *1885*, *1886*, *1898*, *1900*.
Means *1888*.
Means, J. H. *611*.
Meckel *617*.
Mecklenburg 1714, *1908*.
Medwedeff 1412, 1601, *1906*.
Meek 66.
Mehrdorf 1845, *1912*.
Meier 144, 239, *603*, 1032.
Meinel 1682.
Meiners 1806, *1911*.
Meirowsky *1913*.
Meissen 1645, *1905*.
Melchior 871.
Meltzer 1276, *1885*, *1891*, *1900*.
Melville 1220, *1895*.
Mende *608*.
Mendel 1336, 1606.
Mendelssohn 1715..
Mendelsohn 225.
Meneghetti 1142, *1892*.
Menetrier 1307, 1311, 1312, 1319, *1900*.
Mengel 346, 382.
Menschel 250, *611*.
Mense 1198, 1883, *1895*.
Menzel *968*, 977, *979*.
Menzel, K. M. *474*, 827.
Mercier *603*.
Mercken 575.
Merk 124.
Merkel 1177, 1690, *1908*.
Merkelbach 1589, 1609, *1906*.
Merle *604*.
Merry. *968*.
Méry 1150, *1892*, 1893.
Messner 1426.
Metheweson 105.
Metschnikoff 838, 1482, 1485, 1486, *1906*.
Mettetal 1452.
Mettleitner *742*.
Metz *1909*.
Meyenburg 1848, 1853, *1912*.
Meyer *3*, 68, 568, 930, 1010, 1016, 1643, *1887*, *1907*, *1911*.
Meyer, de *610*.
Meyer, A. 775, 867, 880, *975*, 1451.
Meyer, A. W. 94.
Meyer, Arthur *614*, *969*, 1580, *1906*.
Meyer, E. 292, 528, 593, *612*, *614*, *632*, 888, 932, 1235, 1426, *1887*.
Meyer, Edmund 745, 812, 824, 839, 842, 851, 878, 879, 930,

955, 966, *967*, *968*, *969*, *970*, *971*, *973*, *975*, *976*, *978*, *979*, *980*.
Meyer, Erich 280, 295, 447, 586, *632*, 1059, 1586, *1890*, *1897*.
Meyer, F. 1261.
Meyer, F. G. A. 829.
Meyer, Fr. 289.
Meyer, Fritz 930.
Meyer, G. 1104, *1891*.
Meyer, H. 1111, 1737, *1910*.
Meyer, H. H. *614*, *1891*.
Meyer, I. *623*.
Meyer, J. de 110, 197.
Meyer, Max 804, 806, 839, 856, 860, 910, *971*, *975*, *978*.
Meyer, O. B. 53, *598*.
Meyer, Paul 486.
Meyer-Bisch 1581, 1584, 1585, *1906*.
Meyerowitsch *1906*.
Meyerowitsch, N. 1581.
Meyerstein 1774, 1775, 1823, *1910*.
Michael *599*, *628*.
Michaelis 996, *1886*, *1891*.
Michaeloff 36.
Michailow, S. *597*.
Michaud 1737, *1910*.
Michel 497, 760, 780.
Miescher 988, 998.
Miescher, Fr. *1885*.
Mignot 1108, *1891*.
Miki 208.
Mikulicz, v. 818, *973*, *974*.
Milani *1898*.
Miller 103, *599*, 983, 984, 985, 995.
Miller, W. *1884*.
Minervi 159.
Minkowski 3, 127, *604*, *614*, *626*, *743*, 998, 1001, 1026, 1028, *1885*, *1886*.
Minnigerode, W. *979*.
Minin 1100.
Minning 1442.
Mintz *619*.
Misch 841.
Missirlin 506.
Mitchell *968*.
Mitchell, Ph. 878.
Mitlin 1788.
Mitulescu 1441.
Mobitz 50, 55, 98, 212, 219, 228, 246, *605*.
Mochizucki *1911*.
Modrakowski 1126, 1127, *1892*.
Möller 218, 1137, 1138, 1149, 1150, 1419, 1630, *1892*, *1893*, *1906*.
Möllers 1413, *1903*.
Möllers, B. 1420, 1421.
Möllgaard 931, 1403, 1643, 1644, 1645, *1906*, *1907*.

Mönckeberg 9, 10, 11, 12, 13, 21, 22, 102, 103, 261, 325, 330, 386, 404, 414, 416, 529, 556, *599*, *602*, *611*, *623*, 1475.
Möslein *743*.
Mohr 346, *620*, *740*, 1564, *1904*, *1909*.
Molitor 294.
Mombur *1893*.
Monceaux 1058, *1887*.
Monti *743*, 1279, 1476.
Montier 1130, *1892*.
Moor 480.
Moore 103, *599*, *971*.
Moore, C. H. *625*.
Morawitz 220, 239, 528, 546, *626*, *628*, 939, 1021, 1267, 1290, 1525, 1883, *1888*, *1896*, *1898*, *1900*, *1914*.
Mordhorst, A. *598*.
Morgagni 98, 403, 548, 1401.
Morgenroth 1273, 1281, 1336, 1455, *1900*.
Morison 13.
Moritz 129, 130, 165, 166, 167, 170, 171, 172, 182, 231, 236, 345, 351, 398, 424, 443, 458, 550, 554, *597*, *604*, *605*, *608*, *616*, *632*, 728, *743*, 881, *967*, *979*.
Moritz, E. 1235, 1246, 1250.
Moritz, F. 228.
Moritz, O. 225.
Morlot *976*.
Moro 1430, 1451, 1453, 1526, 1527, 1607, 1608, 1643, *1906*.
Morrison *743*.
Mortensen 226.
Mosler 199, *631*.
Mosse *1906*.
Mosso 158, 221, *604*, 1014.
Most 869, 879, 1064, *1884*, *1889*.
Most, A. *975*.
Moulinier *608*.
Mourad-Krohn, G. H. *599*.
Moure 830.
Mouriquand 1312, *1901*.
Mouriquard 1303.
Mouriz-Riesgo 1294, *1899*.
Mouy, de *1898*.
Mracek *619*.
Much *624*, 930, 1411, 1412, 1449, 1454, 1608, 1642, 1646, *1904*, *1906*.
Muck *970*.
Mudd 1065.
Mühlberg 1059, 1080, 1574, *1906*.
Mühlens 1199, 1379, *1895*, *1902*.
Mühlhäuser 1600.
Mühsam 407.
Müller 47, 50, 102, 103, 160, 161, 206, 219, 492, 504, *599*,

Sachverzeichnis.

124*

Printed in the United States
By Bookmasters